U0232864

# 药师手册

# Pharmacist's Handbook

（第 4 版）

主　编　喻维新　赵汉臣　张晓东

主　审　刘宝庆　吴振英　陈宜彬　庞浩龙

副主编　（以姓氏笔画为序）

王　荣　王东兴　刘　萍　周国华

栗志远　郭代红　彭　程　蒯丽萍

中国健康传媒集团

中国医药科技出版社

## 内容提要

本书是一本科学、实用的药学工具书，共分七篇：第一篇药事管理；第二篇西药综合知识；第三篇中药综合知识；第四篇药剂学综合知识；第五篇药学服务；第六篇药物临床研究；第七篇应急救治药品保障。附录收载了临床常用的医学检验项目正常参考值及临床意义，麻醉药品、精神药品和毒性药品目录，美国国家职业安全与卫生研究所抗肿瘤药及其他危害职业暴露药物目录，医药学常用术语英文及缩写，部分中医药名著简介等。

本手册由富有药学管理和实践经验的药学专家编写。全书密切结合医院临床实际，富含大量的图表、数据，强调医院药师不同岗位的职责、工作流程和操作规范，直观、实用，针对性、可操作性、指导性强，是医院药师不可或缺的案头综合性工具书，适合医院药师使用，也可供药店药师、临床医护人员及医院管理人员参考。此外，纸质书同时配有电子书，读者只需扫描封底二维码，登录中国医药科技出版社“医药大学堂”，激活图书，便可方便地在手机等上阅读。

**图书在版编目（CIP）数据**

药师手册 / 喻维新，赵汉臣，张晓东主编. — 4 版. — 北京：中国医药科技出版社，2019.7

ISBN 978-7-5214-1243-7

Ⅰ. ①药… Ⅱ. ①喻… ②赵… ③张… Ⅲ. ①药物学－手册 Ⅳ. ① R9-62

中国版本图书馆 CIP 数据核字（2019）第 135570 号

**美术编辑** 陈君杞
**版式设计** 锋尚设计

出版 **中国健康传媒集团 | 中国医药科技出版社**
地址 北京市海淀区文慧园北路甲 22 号
邮编 100082
电话 发行：010-62227427 邮购：010-62236938
网址 www.cmstp.com
规格 787 × 1092mm $^{1}/_{16}$
印张 $75^{1}/_{4}$
字数 1641 千字
版次 2019 年 7 月第 4 版
印次 2019 年 7 月第 1 次印刷
印刷 三河市万龙印装有限公司
经销 全国各地新华书店
书号 ISBN 978-7-5214-1243-7
**定价** 338.00 元



获取新书信息、投稿、为图书纠错，请扫码联系我们。

# 编 委 会


**主　编**　喻维新　赵汉臣　张晓东

**主　审**　刘宝庆　吴振英　陈宜彬　庞浩龙

**副主编**　（以姓氏笔画为序）

王　荣　王东兴　刘　萍　周国华

栗志远　郭代红　彭　程　蒯丽萍

**编　者**　（以姓氏笔画为序）

习兰花　马雪萍　王　冬　王　昌　王　荣

王　敏　王东兴　王东晓　王爱华　史文慧

邢建华　朱　曼　刘　萍　刘晶晶　齐谢敏

汤智慧　孙　艳　孙月梅　杜丽娜　芮建中

李　俊　李　望　李　辉　李　翔　李　鋆

李文斌　吴　燕　吴燕子　迟　强　张明霞

张晏洁　张晓东　张娟红　陈　静　陈　超

陈玉艳　陈锦珊　岳新瑞　周国华　赵　倩

赵汉臣　赵安鹏　栗志远　贾王平　郭　妍

郭　蓉　郭元晖　郭代红　鹿　辉　彭　程

喻维新　蒯丽萍　蔡　乐　潘　英　戴佳丽

# 序

《药师手册》是1992年由军队药学专家组织编写的一部大型工具书，主要读者对象是在医院工作的中级职称以上的药师。该书由于内容丰富，涉及医院药学工作的方方面面，实用性强，出版后好评如潮，军队和地方药学工作者均争相购买。该书为军队乃至全国的医院药学的健康发展做出过重要贡献。

科技在发展，社会在进步。医院药师在医院的作用和地位已有了重要变化。药师的职责已由过去的以供应合格的药品或参与合理用药为主的临床药学模式，发展为以病人为中心，为病人提供全方位的药学技术服务的模式。药师要审查处方、参与医护查房、确保病人的用药安全与医疗质量的提高。社会和医院对药师有了更高的要求。药师们必须不断学习，提升专业知识的深度和广度。《药师手册》的再版适应了这种需求，它删除了前三版过时的和现已较少使用的一些篇章；对保留篇章的内容做了全面补充、更新并新增了中药综合知识、应急救治药品保障两篇，使整书更加实用。

负责《药师手册》第4版编写的专家大都具有博士或硕士学位，是军队各大医院的药学部（药剂科、药理科）的主任，他（她）们年轻有为，有渊博的药学专业知识，又有丰富的基层实践经验，深知基层药师的实际困难和诉求。他（她）们怀着深厚的感情把自己的知识和经验分享出来，我在这里向他（她）们表示敬意。

纵观全书，这是一本科学、新颖、实用的药学工具书，我愿推荐给医院药学界的各位朋友，是以为序。

2019年6月18日

# 第4版前言

《药师手册》是一部药学专业综合性工具书，自1992年首版以来，深受医疗机构广大药学专业人员的喜爱，几次加印和再版。鉴于国家药品监督管理法规的不断更新和完善，药学科学理论和技术的飞速发展，医院药学已由传统的药物供应阶段和参与临床用药、促进合理用药为主的临床药学阶段，发展为以病人为中心、强调改善病人生命质量的药学服务阶段。社会对药师的要求更高了，药师的责任更重大了。为适应这一发展形势，满足广大医药工作者的需求，我们决定对前3版的内容进行重大调整，重新组织编写了《药师手册》第4版。

《药师手册》第1版由原解放军总后勤部卫生部药材局裘雪友局长、喻维新处长和原北京军区总医院孙定人主任药师共同发起，是老一代药学家为我军药学事业留下的一笔丰厚财富；也是我军老一代药学家对军队药学事业高度责任感的具体体现。《药师手册》既是药学工具书，又是一部药学发展的纪实，内含时代的变迁和药学发展的轨迹。衷心希望新一代药学家，把《药师手册》作为我军药学事业的传家宝，一代一代传下去。

我们在编写《药师手册》第4版的过程中，始终坚持承前启后、继往开来、不断创新、发扬光大的宗旨，不断探索编纂内容和形式如何与时俱进，适应药学事业的发展和时代的潮流，适应新形势发展的需要。我们参考了其他专业技术手册的编写风格和文体特点，努力摆脱药物学和说明书的套路，体现手册简明扼要、注重数据依据、不做长篇理论赘述等特点，尽可能多地为基层药学工作者提供有价值的参考数据，使其成为基层药学人员的案头书、身边的智囊库。为此，我们多次修订编写大纲，多次调整编写队伍，多次进行实际调研，多次研讨题材结构，历时10年方成此稿。在这一思想指导下，《药师手册》第4版重点做了以下方面的改动。

第一，在内容上做了较大调整。主要有：①随着国家药品管理法的修订和国家药品监督管理机构的改革，药事管理的规章不断完善和更新，为此，彻底重写了药事管理篇，重点介绍了与医院药师相关的药事管理法律法规；②西药综合知识篇，重点介绍了常用西药的各种药学参数及合理应用；③为弘扬中医药学，适应我国强化中医药建设的大好形势，便于加强对中药的学习和应用，专门增设了中药综合知识篇，重点介绍了中成药和中药饮片、中药注射剂的合理应用，并把前辈中医药师必须熟背的中医药学最经典的著作简介编辑在附录中；

④药剂学综合知识篇，重点介绍了常用药物剂型、药用辅料、制药过程中的洁净度及消毒灭菌、静脉药物集中调配等内容，删繁就简，便于查阅；⑤药学服务篇，紧跟药学科技发展前沿，重点介绍了药师提供的各种药学服务，与时俱进，突出了药师在疾病治疗中的参与性和服务性；⑥药物临床研究篇，紧密结合临床需要，注意普及与提高相结合，重点介绍了药物临床试验的各种规范和注意事项，指导性强；⑦为便于基层药学人员适应突发事件需要，能准确、快速地筹备药品，新增了“应急救治药品保障”篇；⑧附录的内容进行了大量更新，删掉了过于陈旧的内容；⑨鉴于医院药剂科药物制剂和药物分析方面的工作日益减少，故第4版未再收载这方面的内容。至于前几版中的实验室技术、药用数学、医学基础知识和计算机在药学中的应用等4篇内容则融入了其他各篇。

第二，在编写风格上做了新的探索。纵观各类药学手册，普遍特点都是沿用药物学或药品说明书的文体风格。如何创出一条新路，摆脱传统约束，显现出《手册》的特点，始终萦绕在我们脑海中。在第4版《药师手册》的编写中，我们进行了大胆探索，虽说只是初步的改动，但总算迈出了第一步。我们力求密切结合临床实际，尽可能地全面收集整理了药学学科各领域先进、实用的概念，数据和资料，富含大量的图表，对很多同类药物进行了横向比较；强调不同岗位药师的职责、工作流程和操作规范，直观、实用、可操作性强，便于查阅。这些是否妥当、是否实用，还需广大读者在实践中考证。

第三，为了适应网络时代的发展要求，本手册在出版纸制书的同时，配有电子书，读者只需扫描封底二维码，登录中国医药科技出版社“医药大学堂”，激活图书，便可方便地在手机等上阅读。

本手册由国内药学领域富有管理和实践经验的专家编写，他（她）在药学学科的不同领域都深耕多年，颇有建树，了解当今药师们工作中的实际需求，为本手册作为工具书的编写夯实了基础、增添了活力。

本次修订，作者们虽然尽了最大努力，参阅的文献资料很多，但因水平和时间所限，不足和缺点在所难免，敬请广大读者批评指正。

编　者

2019年5月8日

# 目　录

## 第一篇　药事管理



## 第二篇　西药综合知识

# 第三篇 中药综合知识

# 第四篇　药剂学综合知识

# 第五篇 药学服务

# 第六篇　药物临床研究

# 第七篇　应急救治药品保障

# 附　录

第一篇

# 药事管理

# 第一章　药事管理立法

药事管理立法是指由特定的国家机关，依据法定的权限和程序，制定、认可、修订、补充和废除药品管理法律规范的活动。药品管理立法是现代药品法制化管理的基础，也是对药品的研制、生产、流通、使用和监督管理等各项工作管理的基本手段。

## 第一节　药事管理法律体系

### 一、药事管理法律体系的内涵与特征

药事管理法律体系是实现药学事业法制化管理的基础和前提，它对于保证药品质量，保障人体用药安全有效，维护公众身体健康，促进医药事业健康发展，具有不可替代的作用。

#### （一）药事管理法律体系的内涵

**1. 药事管理法律体系的概念**　药事管理法律体系是我国药事管理政策中具有国家强制力的部分，药学领域的任何单位和个人都必须遵守。药事管理法律体系是以《宪法》为依据，以药事基本法为主干，由数量众多的单行药事管理法律、法规、规章及其他药事规范性文件，按照一定的标准、原则、功能和层次组成一个相互配合、相互补充、相互协调和相互制约的规则系统，以最大限度地实现药品的安全性、有效性、经济学、合理性。整个规则系统组成严密，对各项药事活动进行严格的法律调整，以保证药品质量，保障公众的用药安全和用药的合法权益。

**2. 药事管理法律体系的构成**　药事管理法律体系是由一系列调整药学事业的行为规则组成，依据药事管理法律规则调整的具体药事领域的不同，将所有药事管理法律规则进行分类，把调整统一领域的法律规则集中到一起，可以得出药事管理法律体系的横向结构和纵向结构。横向结构是对药品的研制、生产、流通、使用和监督管理等各个药事管理领域的专门问题进行规定，便于人们对药事管理法律体系调整的各个药事领域的总体把握。纵向结构是指因药事管理法律载体形式及其效力的等级不同，而形成的不同的法律效力层级，上下级的规范性文件之间存在依附与服从关系，最终形成内容庞杂的药事法律体系。

#### （二）药事管理法律体系的特征

**1. 科学性**　药品质量问题直接影响用药者的健康和生命安全，因此，药品管理法律体系建设与发展的目的就是通过科学的手段加强药品监督管理，保障用药人的合法权益，保障人民的健康权。药事管理法律体系的科学性不仅是指法律本身内容的科学性，还包括执法的科学性。

**2. 规范性**　建立药品管理法律体系的目的是规范人们在研究、制造、经营、使用、监督管理药品时的行为，这些行为必须确保药品的安全、有效。在现代药事管理法律体系中，药品所涉

及的各个环节都有相应的以医药科学技术为基础的技术法律规范，它们日益体系化，并占据重要地位。

3. **系统性** 现代药品管理法律体系不断完善，药事法规不断增加，条文更加详尽、精确，并紧密衔接。围绕药品质量的各项工作无一不受到法律规范的控制和管理，表现出越来越强的系统性特征。

4. **国际化** 近年来，各国药品管理法律体系的建设目标越来越相似，内容越来越相近，参与国际性药品管理和制定药品管理的公约、协议、规范的国家不断增加，这是因为衡量药品性质的标准不会因国家国体、政体不同而发生变化。加之，药品的国际贸易和技术交流日益频繁，客观环境要求统一标准。

## 二、药事管理法律的体系形式

药事管理法律体系在形式上由宪法、法律、行政法规、部门规章、地方性法规和地方规章等组成。这些不同形式的法律文件，依据其制定修改主体及审议颁布程序的不同，具有不同的法律效力等级。

1. **宪法** 宪法是由全国人民代表大会通过最严格的程序制定的、具有最高法律效力的规范性文件，是我国的根本大法。它所规定的基本原则是我国立法工作的依据。《中华人民共和国宪法》第二十一条明确规定，国家发展医疗卫生事业，发展现代医药和我国传统医药，鼓励和支持农村集体经济组织、国家企业事业组织和街道组织举办各种医疗卫生设施，开展群众性的卫生活动，保护人民健康。这是药事管理法律体系中最根本的法律依据。

2. **法律** 宪法虽然居于最高地位，但宪法只做出原则性规定，难以直接应用于药事管理实践活动中。药事管理的法律是依照一定的立法程序制定的规范性文件，它所规定的通常是社会关系中某些基本的和主要的方面，它的法律效力仅次于宪法，是制定法规和规章的依据。法律由国家主席签署，并以中华人民共和国主席令公布。药事管理的法律有《中华人民共和国药品管理法》，以及散见于其他法律中涉及药事管理相关内容的法律规范。

3. **行政法规** 行政法规是指国务院制定和发布的规范性文件，它的法律效力仅次于法律。如《药品管理法实施条例》《麻醉药品管理办法》《中药品种保护条例》《关于建立城镇职工基本医疗保险制度的决定》等。药品监督管理行政法规的名称主要包括条例、规定和办法，具体区别如下。①条例：对某一方面的行政工作做出比较全面、系统的规定，如《药品管理法实施条例》。②规定：对某一方面的行政工作做出部分规定，如《关于建立城镇职工基本医疗保险制度的决定》等。③办法：对某一项行政工作做出比较具体的规定，如《麻醉药品管理办法》等。

4. **部门规章** 部门规章是指国务院各部、各委员会根据法律和国务院的行政法规、决定、命令，在本部门权限内发布的命令、指示等。它的法律效力仅次于法规。就药事管理规章而言，它主要是由国家药品监督管理部门依照法定职权和程序，制定、修订、发布的，主要涵盖了药事活动的各个领域，是把药事管理法律和行政法规的规定进行落实和具体化的主要法律性文件，是构成药事管理法律体系的主要部分。现行的规章有《药品注册管理办法》《药品生产质量管理规范》《药品经营质量管理规范》等。

5. **地方性法规** 地方性法规是指省、自治区、直辖市的人民代表大会及其常务委员会制定和发布的规范性文件。地方性法规只能在本辖区内有效，并且不能与国家的宪法、法律和行政法规相抵触，例如《上海市药品不良反应报告和监测管理实施办法》等。

6. 政府承认或加入的国际条约　国际条约一般属于国际法范畴，它是指国际社会公认，调整国家关系或处理许多国家共同关心的问题的法律、和约、协议、宣言、规范等。经我国政府缔结的双边、多边协议、条约和公约等，在我国也具有约束力，也构成当代中国法源之一。例如1985年我国加入《1961年麻醉药品单一公约》和《1971年精神药物公约》。

## 第二节　药事管理相关法规的主要内容

### 一、总则性法律法规

药事管理总则性法律法规是对所有药事领域具有普遍意义的总体问题进行规定和调整，内容包括药事管理法的宗旨、药事方针和国家药事管理体制等，这些总则性法律法规对各个药事管理领域具有普遍的指导意义。

#### （一）《中华人民共和国药品管理法》和《药品管理法实施条例》

《中华人民共和国药品管理法》以下简称《药品管理法》，于1984年9月20日第六届全国人民代表大会常务委员会第七次会议通过，并经2015年4月24日第十二届全国人民代表大会常务委员会第十四次会议第二次修正。《药品管理法》是调整国家药品监督管理机构、药品生产企业、药品经营企业、医疗机构和公民个人在药品相关活动中产生的法律关系的法律，它是衡量国家药品活动合法性的唯一标准，是制定各项具体药品法律的依据。《药品管理法》共十章104条。

《药品管理法实施条例》，于2002年8月4日以国务院令第360号公布，并根据2016年2月6日国务院令第666号《国务院关于修改部分行政法规的决定》修订。《药品管理法实施条例》是《药品管理法》的配套法规，是遵循《药品管理法》的立法宗旨和原则，对法的相关规定的进一步细化，增加了法的可操作性，并与《药品管理法》章节相对应，因此两者是一个整体。《药品管理法实施条例》共计十章80条，主要内容如下。

1. 立法目的　《药品管理法》第一章总则的第一条就明确描述了立法目的：加强药品监督管理，保证药品质量，保障人体用药安全，维护人民身体健康和用药的合法权益。

2. 适用范围

（1）地域范围　根据规定，本法适用的地域范围是中华人民共和国境内。香港、澳门特别行政区按照其基本法规规定办理。

（2）对象范围　《药品管理法》适用的对象范围是与药品有关的各个环节和主体，包括药品的研制者、生产者、经营者和使用者，以及具有药品监督管理的责任者。其中，使用者仅指医疗单位对病人使用药品的活动，而不包括病人本人。“者”包括单位或个人，单位包括中国企业、中外合资企业、中外合作企业、外资企业，个人包括中国人、外国人。

3. 我国药品发展方针　我国药品发展方针包括两方面：一是发展现代药和传统药，充分发挥其在预防、医疗和保健中的作用；二是鼓励创造新药，保护公民、法人和其他组织研究、开发新药的合法权益。

4. **药品监督管理体制** 《药品管理法》规定，国家药品监督管理部门主管全国药品监督管理工作。国务院有关部门在各自的职责范围内负责与药品有关的监督管理工作。国务院有关部门包括国家卫生健康委员会、国家中医药管理局、人力资源和社会保障部、国家发展和改革委员会、工业和信息化部、商务部、财政部、国家医疗保障局（2018年国务院机构改革新成立）等。

省级药品监督管理部门负责本行政区域内的药品监督管理工作。省、自治区、直辖市人民政府有关部门在各自的职责范围内负责与药品有关的监督管理工作。

5. **药品检验机构的设置及职能** 药品检验机构是我国药品监督管理体系的重要组成部分，是国家对药品质量实施技术监督检验的法定性专业技术机构，由同级药品行政监督部门领导，对药品质量进行法定监督和检验。药品检验机构分为国家级、省级、地（市）级和县级四级，各自负责辖区内的药品技术监督工作。

药品检验机构的法定任务是，承担依法实施药品审批和药品质量监督管理检查所需的药品检验工作。

6. **主要管理内容**

（1）药品生产企业管理 《药品管理法》和《药品管理法实施条例》明确了药品生产企业管理的规定，主要包括开办药品生产企业的审批规定和程序，需要具备的人员、厂房、设施、卫生环境、质量控制和规章制度等条件，需要取得的两证一照，即药品生产许可证、药品生产质量管理规范认证证书和营业执照，以及其他药品生产应当遵守的规定等。

（2）药品经营企业管理 《药品管理法》和《药品管理法实施条例》明确了开办药品经营企业的审批主体和审批程序，包括应具备的人员、场地、设施设备、卫生环境、质量控制和规章制度条件，需要取得的两证一照，即药品经营许可证、药品经营质量管理规范认证证书和营业执照，药品经营行为管理规定和城乡集贸市场销售药品管理规定等。

（3）医疗机构的药事管理 《药品管理法》和《药品管理法实施条例》明确了医疗机构的相关管理规定，包括药学人员的配备，医院制剂的管理，医疗机构采购、储存、调配和配备药品的管理规定等。

医疗机构必须配备依法经过资格认定的药学技术人员，审核和调配处方岗位的药剂人员必须是依法经资格认定的药学技术人员。

医疗机构配制制剂从本质上说属于药品生产范畴。医疗机构配制的制剂应当是本单位临床需要而市场上没有供应的品种，配制制剂必须具备相应的硬件条件，并向所在地省级药品监督管理部门提出申请，获得医疗机构制剂许可证和制剂批准文号后才能进行生产。医院制剂仅在医疗机构内部使用，但不得在市场上销售和进行广告宣传。

医疗机构药剂管理还规定，必须建立并执行进货检查验收制度、药品保管制度，必须有真实完整的购销记录，个人设置的门诊部、诊所等医疗机构不得配备常用药品和急救药品以外的其他药品。药学技术人员必须按规定调配处方。

（4）药品管理 《药品管理法》和《药品管理实施条例》明确了药品管理的具体要求，涉及药品的研制、生产、临床使用的全过程。对新药研制管理、进口药品管理和中药饮片管理进行了规范，对生产销售假、劣药品做出禁止性规定，并要求执行国家中药品种保护制度、药品储备制度、药品分类管理制度、药品的再评价制度、特殊管理药品制度等。药品管理是国家对药品实施监督管理的最基本规定，是保证药品质量、维护人民身体健康的关键部分。

按照《药品管理法实施条例》规定，新药是指未曾在中国境内上市销售的药品，新药研究中必须严格执行《药物非临床研究质量管理规范》和《药物临床研究质量管理规范》，注重保护新药知识产权，并为新药上市后设立5年监测期，保护公众用药安全。根据2015年11月4日第十二届全国人民代表大会常务委员会第十七次会议审议通过的《关于授权国务院在部分地方开展药品上市许可持有人制度试点和有关问题的决定》，原国家食品药品监督管理总局制订了化学药品注册分类工作改革方案，对我国化学药品的注册分类进行了调整，调整前后化学药品注册分类比较见表1-1。按照新的注册分类，新药的定义调整为中国境内外均未上市的药品。

表1-1　化学药品新注册分类与2007年版注册分类比较

| 新注册分类 | 包含的情形 | 新监测期 | 2007年版分类 | 2007年版监测期 |
|---|---|---|---|---|
| 1. 境内外均未上市的创新药 | 含有新的结构明确的、具有药理作用的化合物，且具有临床价值的原料药及其制剂 | 5年 | 1.1 通过合成或者半合成的方法制得的原料药及其制剂<br>1.2 天然物质中提取或者通过发酵提取的新的有效单体及其制剂 | 5年 |
| 2. 境内外均未上市的改良型的新药 | 2.1 含有用拆分或者合成等方法制得的已知活性成分的光学异构体，或者将已知活性成分成酯，或者将已知活性成分成盐（包括含有氢键或配位键的盐），或者改变已知盐类活性成分的酸根、碱基或金属元素，或者形成其他非共价键衍生物（如络合物、螯合物或包合物），且具有明显临床优势的原料药及其制剂 | 3年 | 1.3 用拆分或者合成等方法制得的已知药物中的光学异构体及其制剂 | 5年 |
| | | | 4. 改变已上市销售盐类药物的酸根、碱基（或者金属元素），但不改变其药理作用的原料药及其制剂 | 3年 |
| | 2.2 含有已知活性成分的新剂型（包括新的给药系统）、新处方工艺、新给药途径，且具有明显临床优势的制剂 | 4年 | 2. 改变给药途径且尚未在国内外上市销售的制剂 | 4年 |
| | | | 5. 改变国内已上市销售药品的剂型，但不改变给药途径的制剂 | 3年 |
| | 2.3 含有已知活性成分的新复方制剂，且具有明显临床优势 | 4年 | 1.4 由已上市销售的多组分药物制备为较少组分的药物 | 4年 |
| | | | 1.5 新的复方制剂 | |
| | 2.4 含有已知活性成分的新适应症的制剂 | 3年 | 1.6 已在国内上市销售的制剂增加国内外均未批准的新适应症 | 无 |

为全面提升药品质量，《药品管理法》明确规定药品必须符合国家标准，《中华人民共和国药典》和药品标准为国家药品标准，中药饮片应按规定的标准炮制。药品进口须经国家药品监督管理部门审批注册，国外企业生产的药品须取得《进口药品注册证》，中国香港、澳门和台湾地区企业生产的药品须取得《医药产品注册证》，方可从指定口岸办理进口。禁止进口疗效不确定、不良反应大或者其他原因危害人体健康的药品。疫苗类制品、血液制品、用于血源筛查的体外诊

断试剂以及国家药品监督管理部门规定的其他生物制品在销售前或者进口时，应当按照国家药品监督管理部门的规定进行检验或者审核批准；检验不合格或者未获批准的，不得销售或者进口。

《药品管理法》中明确规定了假药和劣药及按假药、劣药论处的情形。"有下列情形之一的，为假药：①药品所含成分与国家药品标准规定的成分不符的；②以非药品冒充药品或者以他种药品冒充此种药品的""有下列情形之一的药品，按假药论处：①国家药品监督管理部门规定禁止使用的；②依照本法必须批准而未经批准生产、进口，或者依照本法必须检验而未经检验即销售的；③变质的；④被污染的；⑤使用依照本法必须取得批准文号而未取得批准文号的原料药生产的；⑥所标明的适应症或者功能主治超出规定范围的"。

药品成分的含量不符合国家药品标准的，为劣药。"有下列情形之一的药品，按劣药论处：①未标明有效期或者更改有效期的；②不注明或者更改生产批号的；③超过有效期的；④直接接触药品的包装材料和容器未经批准的；⑤擅自添加着色剂、防腐剂、香料、矫味剂及辅料的；⑥其他不符合药品标准规定的"。

（5）药品包装管理　直接接触药品的包装材料和容器必须符合药用要求，并经药监部门审批方可使用。药品包装必须遵循符合药品质量，方便储存、运输和医疗使用的原则，同时按规定印有或贴有标签并附说明书。中药饮片包装必须印有或者贴有标签。2017年10月8日中共中央办公厅、国务院办公厅印发《关于深化审评审批制度改革鼓励药品医疗器械创新的意见》文件，提出原料药、药用辅料和包装材料在审批药品注册申请时一并审评审批，不再发放原料药批准文号。

（6）药品价格和广告管理　《药品管理法》和《药品管理法实施条例》规定，药品定价应遵循公平、合理和诚实信用、质价相符的原则，药品的生产企业、经营企业和医疗机构应当制定和标明药品零售价格，禁止暴利和损害用药者利益的价格欺诈行为，禁止在药品购销中账外暗中给予、收受回扣或者其他利益。医疗机构应当向病人提供所用药品的价格清单；医疗保险定点医疗机构还应当按照规定如实公布其常用药品的价格，加强合理用药的管理。

药品广告必须经省级药监管理部门批准，并发给广告批准文号后，方可发布。广告内容必须真实、合法，不得含有虚假的内容，非药品广告不得有涉及药品的宣传。药品价格和广告适用《中华人民共和国价格法》《中华人民共和国广告法》的规定。

（7）药品监督　药品监督是指药品监督管理的行政主体，依照法定职权，对行政相对方是否遵守法律、法规、行政命令、决定和措施所进行的监督检查活动。药品监督管理部门是药品监督检查的行政主体，主要包括国家药品监督管理部门，省级药品监督管理部门及其依法设立的市级、县级药品监督管理机构等。药品监督管理行政相对方包括申报药品注册的药品研制单位、药品生产企业和个人、药品经营企业和个人、使用药品的医疗机构和有关人员等。

药品监督检查的对象和内容是，向药品监督管理部门申报，对其审批的药品研制的事项、药品生产的事项、药品经营的事项、医疗机构使用药品的事项进行监督检查；以及对GMP、GSP认证合格的药品生产、经营企业进行认证后的跟踪检查。在进行监督检查过程中，药品监督管理部门应当对被检查人的技术秘密和业务秘密进行保密。药品监督管理部门应根据监督检查的需要，对药品质量进行抽查检验，对检验结果有异议的，相关企业可以申请复验。

药品不良反应报告制度是药品监督的一部分，药品生产企业、药品经营企业和医疗机构必须经常考察本单位所生产、经营、使用的药品质量、疗效和反应，发现可能与用药有关的严重不良反应，必须及时向当地省级药品监督管理部门和卫生行政部门报告。

（8）法律责任　主要包括违反《许可证》及药品批准证明文件管理应当承担的法律责任；生产、销售假药、劣药及为假劣药提供运输、保管、仓储等便利条件应当承担的法律责任；违反《药品管理法》其他有关规定应当承担的法律责任；药品监督管理部门及设置、确定的药品检验所（机构及个人）违反《药品管理法》规定应当承担的法律责任。

（9）附则　附则是附在法律最后部分的说明性及补充性条文，是法律的重要组成部分，与法律的其他部分具有同等的效力。《药品管理法》和《药品管理法实施条例》附则主要包括法律的实施时间，以及药品、辅料、医疗机构制剂等12个术语的含义。在法律效力上，附则规定中国人民解放军执行《药品管理法》的具体办法由国务院、中央军事委员会依据《药品管理法》制定。

### （二）《中国人民解放军实施〈中华人民共和国药品管理法〉办法》

为加强军队药品监督管理，由国务院和中央军委于2005年1月1日起正式颁布实施了《中国人民解放军实施〈中华人民共和国药品管理法〉办法》（以下简称《军队药品管理办法》）。《军队药品管理办法》共计38条，内容包括军队药品监督管理体制；军队特需药品的研发与管理，军队战备药材储备，军队药品的研制、采购、供应、使用、监督，以及军队医疗机构制剂管理；违法行为的处置等。它是加强和规范军队药品监督管理、保证药品质量、保障广大部队官兵身体健康和用药安全的重要手段。

### （三）《中华人民共和国中医药法》

《中华人民共和国中医药法》（以下简称《中医药法》），于2017年7月1日起实施。《中医药法》将党和国家关于发展中医药的方针政策用法律形式固定下来，从法律层面明确了中医药的重要地位、发展方针和扶持措施，为中医药事业发展提供了法律保障。《中医药法》共计九章63条，其中涉及中药管理的内容主要是中药保护与发展。

国家鼓励医疗机构根据本医疗机构临床用药需要配制和使用中药制剂，支持应用传统工艺配制中药制剂，支持以中药制剂为基础研制中药新药。《中医药法》还对医疗机构配制和使用中药制剂、配制及委托配制、相关责任承担等做出了规定。医疗机构还应加强中药制剂品种的不良反应监测，药品监督管理部门应加强对中药制剂品种配制、使用的监督管理。

## 二、分则性法律法规

分则性法律法规只介绍总则性法规中涉及专项的部分，以及出台的专项法规内容。

### （一）研发管理

新药研究管理的主要目的是通过在新药研究过程中，严格贯彻实施相关的法律、法规、政策、制度，严格控制与约束药学技术人员，使之以科学的态度运用医药科学专业技术，保证新药在临床前研究阶段、临床研究阶段及申报注册阶段各项资料真实、规范、完整，从而保证新药研究的质量水平，从根本上保障人体用药的安全、有效、经济、合理。药品研发的质量管理规定如下。

1.《药物非临床研究质量管理规范》　简称GLP，于2017年9月1日开始执行，共计12章50

条。GLP的宗旨是为保证药物非临床安全性评价研究的行为规范，数据真实、准确、完整，保障公众用药安全，规范行业行为，推动药品研发，确保药品质量。GLP涉及的内容主要包括从事药物非临床研究的组织机构设置和人员职责，设施设备和操作系统，标准操作规程和实施，质量保证系统和文件管理系统，以及委托研究等。

2.《药物临床试验质量管理规范》 简称GCP，于2016年12月开始向社会公开征求意见。该版GCP共计8章81条。GCP的宗旨：为保证药物临床试验过程规范，数据和所报告结果的科学、真实、可靠，以达到保护受试者的权益和安全的目的。进行药物临床试验必须有充分的科学依据，只有当预期的获益大于风险时，方可开始和/或继续临床试验。

GCP对临床试验全过程进行规定，包括方案设计、组织实施、执行、监查、稽查、记录、分析、总结和报告。GCP明确了受试者的权益和安全是临床试验考虑的首要因素，并高于对科学和社会获益的考虑。临床试验方案必须清晰、详细、可操作，并获得伦理委员会的批准后方可执行。研究者在临床试验过程中必须遵守临床试验方案和医疗常规，凡涉及医学判断或临床决策必须由临床医生做出。

### （二）注册管理

《药品注册管理（修订稿）》于2017年10月开始向社会征求意见。修订稿共计9章187条，涉及药品注册的概念、基本要求、临床试验的申报受理和审评审批、药品上市许可的申报受理和审评审批、药品注册标准和说明书管理、药品上市后的变更和再注册管理、药品注册的审评审批时限、药品注册的监督管理和法律责任等内容。该办法明确了药品审批应遵循以临床需求为目标，以法规为依据，以科学、透明、一致和可预见性为原则，鼓励以临床价值为导向的药物研制，实行中国上市药品目录集制度，设立优先审评审批制度，建立药品上市许可持有人制度、临床主导的团队审评制度、项目管理人制度、与申请人会议沟通制度、专家咨询委员会公开论证重大分歧制度、审评结论和依据公开制度等，用科学、适应中国医药行业发展阶段的方式提升药品评审质量。

**1. 药品注册的概念**　药品注册是指药品注册申请人（以下简称申请人）依照法定程序和相关要求提出申请，药品监督管理部门对拟上市药品的安全性、有效性、质量可控性等进行审查，做出行政许可决定的过程。药品注册申请包括药物临床试验申请、药品上市许可申请、上市后补充申请及再注册申请。

**2. 药品注册的分类**　药品注册可分为三类：①化学药品注册，可分创新药、改良型新药、仿制药注册；②生物制品注册，可分为新型生物制品、改良型生物制品、生物类似药注册；③中药、天然药物注册，可分为创新药、改良型新药、同方类似药、古代经典名方注册。不同分类，其具体申报资料要求各有不同。

**3. 药品注册的申请**　新药注册申请，是指未曾在中国境内外上市销售的药品的临床试验或上市申请；其中，改良型新药注册申请，是指对已上市药品改变剂型、改变给药途径、增加新适应症等且具有明显临床优势的药品的注册申请。仿制药注册申请，是指生产与已上市原研药或参比药品安全、质量和疗效一致的药品的注册申请。上市后补充申请，是指药品上市许可申请经批准后，改变、增加或者取消原批准相关事项或者内容的注册申请。再注册申请，是指药品批准证明文件有效期满后上市许可持有人拟继续持有该药品的注册申请。

**4. 药物临床试验注册的管理** 药物临床试验注册的管理包括药物临床试验申请的申报受理、审评与审批、变更管理以及药物临床试验的风险控制管理。

（1）申报受理 申请人应当将药物临床试验的启动、暂停、恢复、提前终止、结束等相关信息按要求在国家药品监督管理部门药物临床试验信息管理平台进行登记，负责组织收集、分析评估不良事件，提前制订并及时采取风险控制措施，并定期向药品审评机构报告新药临床试验进展情况。药品审评机构可以在药物临床试验过程中启动监督检查。

（2）审评与审批 药品审评机构对药物临床试验申请进行审评与审批，并在规定时限内形成审评结论，申请人可按照提交的方案开展药物临床试验。药品审评机构可基于审评需要，启动对临床前研究的现场检查或抽样检验。

（3）药物临床试验变更 药物临床试验变更是指药物临床试验申请通过审评与审批后，涉及申请人信息、药物临床试验方案以及有关药物安全性、有效性和质量的药学以及临床和非临床研究等方面信息的变更等。

（4）风险控制 申请人应当建立药物临床试验安全监测与评估体系，权衡对受试者和公众健康预期的受益与风险，预期的受益应超过可能出现的损害。药物临床试验期间，申请人发现新的安全性风险的，应当及时采取有效的风险控制措施，包括加强安全监测、修改药物临床试验方案、暂停或终止药物临床试验等。药品审评机构有权根据实际情况，对临床试验提出加强风险控制的具体要求，直至责令暂停。药物临床试验被责令暂停超过12个月，需重新申请方可继续进行。

**5. 药品上市许可** 药品上市许可是申请人对拟在中国境内上市药品的安全性、有效性、质量可控性等完成研究评价后，向国家药品监督管理部门提出上市许可申请，国家药品监督管理部门经审查做出是否给予行政许可的过程。药品上市许可的研究工作应以满足临床需求为目的，一般来说，口服制剂能够满足临床需求的，不批准注射剂上市；肌内注射制剂能够满足临床需求的，不批准静脉注射制剂上市；不批准大容量注射剂、小容量注射剂、注射用无菌粉针之间互改剂型，且无明显临床优势的申请。原料药、药用辅料和包装材料应与相应制剂进行关联审评与审批。

**6. 药品注册标准和说明书**

（1）药品注册标准 是指国家药品监督管理部门批准给申请人特定药品的标准，其内容主要包括生产工艺、质检规程及质量指标、检验方法等技术要求。药品注册标准由申请人提出，药品审评机构负责药品注册标准的审评，在批准药品上市时由国家药品监督管理部门一并核准。药品注册标准应当符合《中华人民共和国药典》通用技术要求，并不得低于国家药品标准。获得上市许可的药品必须按照核准的注册标准进行生产。

（2）药品标准物质 指供药品标准中物理和化学测试及生物方法试验用，具有确定特性量值，用于校准设备、评价测量方法或者给供试药品赋值的物质，包括标准品、对照品、对照药材、参考品。国家药品检验机构负责标定国家药品标准物质。

（3）药品名称、说明书和标签 申请上市许可药品的通用名称、说明书和标签应当符合规定，并在批准药品上市时由国家药品监督管理部门予以核准。

**7. 药品上市后的变更与再注册** 药品上市后的变更是指已获批上市药品注册批件及附件载

明内容发生的变化，以及其他在药品生产、质控、使用条件等方面发生的变化。获准上市的药品，药品注册批件有效期为5年。药品注册批件有效期届满前，需要继续上市的，药品上市许可持有人应当在有效期届满6个月前申请再注册。

**8. 药品注册时限**　药品注册时限是指药品注册的一般审评与审批程序的受理、审查、审批等工作的最长时间，根据规定中止审批或者申请人补充资料等所用时间不计算在内。国家对药物临床试验申请、药品上市许可申请、上市后变更与再注册、药品检验、现场检查等设定工作时限。

**9. 监督检查**　药品监督管理部门应建立药物研制监管体系，按药品全生命周期管理，要求药品上市许可持有人对批准上市的新药设立药物警戒系统，并按照年度报告要求提交安全性监测信息。

**10. 药品上市许可持有人制度**　药品上市许可持有人制度是欧洲、美国、日本等制药发达国家和地区在药品监管领域的通行做法，该制度采用药品上市许可与生产许可分离的管理模式，允许药品上市许可持有人（药品上市许可证明文件的持有者，即药品生产企业、研发机构或者科研人员）自行生产药品，或者委托其他生产企业生产药品。药品上市许可持有人制度可以解除药品注册与生产许可“捆绑”的模式，促进药品上市许可持有人对上市药品的安全性、有效性和质量可控性进行持续考察研究，对抑制药物研发的低水平重复建设，鼓励创新，提升药品质量具有重要意义。

2016年5月，国务院办公厅印发《药品上市许可持有人制度试点方案》，在全国10个省（市）开展药品上市许可持有人制度试点。

### （三）药品生产

根据2004年8月原国家食品药品监督管理局公布，并于2017年11月7日修正的《药品生产监督管理办法》的规定，开办药品生产企业需符合人员、厂房、设施、质量管理和质量检验机构及人员、规章制度等方面的条件，同时申请人应当向拟办企业所在地省级药品监督管理部门提交相应审批材料。

省级药品监督管理部门进行审核，对符合规定的核发《药品生产许可证》。新开办的药品生产企业、药品生产企业新建药品生产车间或者新增生产剂型的，应当自取得药品生产证明文件或经批准正式生产之日起30日内，按照国家规定向相应的药品监督管理部门申请《药品生产质量管理规范》认证。

### （四）药品流通

我国对药品经营实行许可证制度。《药品管理法》规定，开办药品经营企业必须取得《药品经营许可证》。2004年原国家食品药品监督管理局公布，并于2017年11月7日修正的《药品经营许可证管理办法》中，明确规定药品经营许可的目的是为规范药品经营行为，合理布局药品经营企业，方便群众购药。该办法的主要内容包括《药品经营许可证》申请的条件、程序、变更与换发、日常监督管理等事项的办理。该办法还对申领《药品经营许可证》需要具备的规则制度、人员、场所、设施设备和卫生环境等做出了明确要求，是药品经营企业开展经营活动应具备的基本条件。为了进一步加强药品市场监管，规范药品流通秩序，保障公众用药安全，2006年12月原国家食品药品监督管理局颁布了《药品流通监督管理办法》，该办法共5章47条，对药品生产、经营企业购销药品和医疗机构购进、储存药品做出了规定。

为规范互联网药品信息服务活动，保证互联网药品信息的真实、准确，原国家食品药品监督管理总局于2017年11月发布了新修订的《互联网药品信息服务管理办法》。互联网药品信息服务是指通过互联网向上网用户提供药品（含医疗器械）信息的服务活动。信息产业部门是互联网药品信息服务网站的经营管理机构，药品监督管理部门负责对互联网药品信息服务网站的监督管理。互联网药品信息服务分为经营性和非经营性两类。经营性互联网药品信息服务是指通过互联网向上网用户有偿提供药品信息等服务的活动。非经营性互联网药品信息服务是指通过互联网向上网用户无偿提供公开的、共享性药品信息等服务的活动。

拟提供互联网药品信息服务的网站，应当在向国务院信息产业主管部门或者省级电信管理机构申请办理经营许可证或者办理备案手续之前，按照属地监督管理的原则，向该网站主办单位所在地省级药品监督管理部门提出申请，经审核同意后发给《互联网药品信息服务资格证》，该证书有效期为5年。提供互联网药品信息服务的网站，应当在其网站主页显著位置标注《互联网药品信息服务资格证书》的证书编号。该办法对效期届满的换证、收回，以及项目变更等行为做出了明确规定。

为进一步规范网络药品经营，原国家食品药品监督管理总局组织起草了《网络药品经营监督管理办法》，并于2017年11月向社会征求意见。该办法的适用范围是在中华人民共和国境内从事网络药品经营，包括网络药品销售活动、网络药品交易平台服务，以及相关监督管理工作。

### （五）药品监督管理

**1. 药品召回管理** 药品召回是指药品生产企业，包括进口药品的境外制药厂商，按照规定程序收回已上市销售的存在安全隐患的药品。安全隐患，是指由于研发、生产等原因可能使药品具有的危及人体健康和生命安全的不合理危险。但已经确认为假药、劣药的，不适用召回程序。对上市后存在缺陷的药品实施召回制度，是国际上为保障公共用药安全而常采取的一种药品监管措施。

2007年12月，原国家药品监督管理局发布了《药品召回管理办法》，规定召回药品的生产企业所在地省级药品监督管理部门负责药品召回的监督管理工作，国家药品监督管理部门监督全国药品召回的管理工作。该办法对药品召回前的安全隐患调查和评估的内容做出规定，明确了召回主体、召回程序和召回中药品生产企业的责任，同时将药品召回分两类、三级，有利于风险控制。两类即主动召回和责令召回。主动召回是药品生产企业对收集的信息进行分析，对可能存在安全隐患的药品按进行调查评估，发现药品存在安全隐患的，决定召回。责令召回是指药品监管部门经过调查评估，认为存在安全隐患，药品生产企业应当召回药品而未主动召回的，应当责令药品生产企业召回药品。三级是根据药品安全隐患的严重程度来区分的。一级召回是针对使用该药品可能引起严重健康危害的；二级召回是针对使用该药品可能引起暂时的或者可逆的健康危害的；三级召回是针对使用该药品一般不会引起健康危害，但由于其他原因需要召回的。办法同时规定，药品生产企业在做出药品召回决定后，应当制订召回计划并组织实施，一级召回在24小时内，二级召回在48小时内，三级召回在72小时内通知到有关药品经营企业、使用单位，停止销售和使用该药品，同时向所在地省级药品监管部门报告。该办法还对积极履行召回义务的企业可减免处罚，但不免除其依法应当承担的其他法律责任。而对发现药品存在安全隐患却不主动召回药品的企业，责令其召回药品，并处应召回药品货值金额3倍的罚款；造成严重后果的，由原发证部门撤销药品批准证明文件，直至吊销《药品生产许可证》。进口药品的境外制药厂商与境内药品生产企业一样是药品召回的责任主体，履行相同的义务。

2. **药品不良反应监测**　我国药品不良反应报告范围包括：新药监测期内的国产药品应当报告该药品的所有不良反应；其他国产药品，报告新的和严重的不良反应；进口药品自首次获准进口之日起5年内，报告该进口药品的所有不良反应；满5年的，报告新的和严重的不良反应。但鉴于目前实际状况，为避免漏报，上报原则为“可疑即报”。

为促进我国药品不良反应监测工作的制度化、科学化、规范化，原国家食品药品监督管理局和原卫生部联合对《药品不良反应报告和监测管理办法》进行了修订，并于2011年7月开始正式实施。该办法共计8章67条，主要内容包括药品不良反应报告主体和监测管理机构及其职责、报告与处置的程序、药品重点监测、评价与控制、信息管理和法律责任等内容。

为推动药品生产企业主动实施药品不良反应报告和监测制度，指导各级药品监管部门对企业开展药品不良反应报告和监测工作的检查，原国家食品药品监督管理总局于2015年7月发布了《药品不良反应报告和监测检查指南（试行）》，该指南主要从不良反应报告和监测工作的检查目的、检查类型、检查计划、检查地点、检查实施和监督管理等方面，详细规定了药品监督管理部门开展对药品生产企业不良反应报告和监测的检查工作。

3. **药品上市后再评价**　药品上市后再评价是根据医药最新科技水平，从药学、临床医学、药物流行病学、药物经济学及药物政策等方面，对已批准上市的药品的有效性、安全性、质量可控性、经济学以及使用合理性等进行系统评估的科学过程。它是药品上市前研究的延续，是预防和控制药品安全风险、确认和提升药品质量、遴选药品相关目录、整顿和淘汰药品品种的重要依据。

药品上市后再评价的内容主要围绕药品安全性评价、药品质量评价、临床有效性评价和经济性评价四个方面展开。我国已经实施或正在建立的药品上市后再评价制度的主要包括四个方面。

（1）新药Ⅳ期临床试验　Ⅳ期临床试验是新药上市后的应用研究阶段，其目的是考察在广泛使用条件下的药物疗效和不良反应，评价药品在普通或特殊人群中使用的利益与风险关系，以及改进给药剂量等。

（2）中药注射剂安全性评价　为进一步提高中药注射剂安全性和质量可控性，原国家食品药品监督管理局于2009年1月印发了《中药注射剂安全性再评价工作方案》，在全国范围内开展中药注射剂安全性再评价工作。通过开展中药注射剂生产工艺和处方核查、全面排查分析评价、有关评价性抽验、不良反应监测、药品再评价和再注册等工作，进一步规范中药注射剂的研制、生产、经营、使用秩序，消除中药注射剂安全隐患，确保公众用药安全。截至2018年3月，原国家食品药品监督管理总局已初步形成中药注射剂安全性再评价方案，并提出力争用5～10年时间基本完成对已上市药品注射剂进行的再评价。

（3）仿制药质量一致性评价　为全面提高仿制药质量，完善仿制药质量评价体系，2016年3月国务院办公厅下发了《国务院办公厅关于开展仿制药质量和疗效一致性评价的意见》，其中明确化学药品新注册分类实施前批准上市的仿制药，凡未按照与原研药品质量和疗效一致原则审批的，均须开展一致性评价。国家基本药物目录（2012年版）中2007年10月1日前批准上市的化学药品仿制药口服固体制剂，应在2018年底前完成一致性评价，对其中需开展临床有效性试验和存在特殊情形的品种，应在2021年底前完成一致性评价；逾期未完成的，不予再注册。化学药品新注册分类实施前批准上市的其他仿制药，自首家品种通过一致性评价后，其他药品生产企业的相同品种原则上应在3年内完成一致性评价；逾期未完成的，不予再注册。

为进一步规范仿制药质量和疗效一致性评价工作，原国家食品药品监督管理总局在2017年2月发布了《仿制药质量和疗效一致性评价工作中改规格药品（口服固体制剂）评价一般考虑》《仿制药质量和疗效一致性评价工作中改剂型药品（口服固体制剂）评价一般考虑》和《仿制药质量和疗效一致性评价工作中改盐基药品评价一般考虑》等3个技术指南，2017年8月发布了《关于仿制药质量和疗效一致性评价工作有关事项的公告》，2017年9月发布了《仿制药质量和疗效一致性评价受理审查指南（需一致性评价品种）》和《仿制药质量和疗效一致性评价受理审查指南（境内共线生产并在欧美日上市品种）》等相关管理规定。

（4）处方药与非处方药转换评价　处方药与非处方药分类管理是国际上普遍实施的保证公众用药安全和促进合理用药的药品管理制度。原国家食品药品监督管理局在2004年4月公布了6批4326个非处方药制剂品种，同时发布了《关于开展处方药与非处方药转换评价工作的通知》，其中规定除不得申请转换为非处方药的10种情况外，申请单位均可对其生产或代理的品种提出处方药转换评价为非处方药的申请。不得申请转换为非处方药的10种情况包括：监测期内的药品；用于急救和其他病人不宜自我治疗疾病的药品；消费者不便自我使用的药物剂型；需要在特殊条件下保存的药品；作用于全身的抗菌药、激素（避孕药除外）；含毒性中药材，且不能证明其安全性的药品；原料药、药用辅料、中药材、饮片；国家规定的特殊管理的药品；其他不符合非处方药要求的药品。2010年6月，原国家食品药品监督管理局发布《关于做好处方药转换为非处方药有关事宜的通知》，明确处方药与非处方药转换评价属药品上市后评价范畴，应以回顾性研究为主。2012年11月，原国家食品药品监督管理局组织制定了《处方药转换为非处方药评价指导原则（试行）》等6个技术文件，主要用于指导处方药与非处方药转换技术评价部门开展已上市处方药转换为非处方药的技术评价，是处方药转换为非处方药的评价总则。处方药转换为非处方药的安全性评价主要包括三个方面，即作为处方药时的安全性评价；处于消费者用药下的药品安全性；成为非处方药后广泛使用时出现滥用、误用情况下的安全性。

## 三、美国和欧盟的药事管理法规

1. 美国　美国是世界上制药业最发达的国家，也是药品研发创新能力最强的国家，这与美国政府的一系列制度和政策法规对药品市场的调节密不可分。美国药品监督管理是公认的严格的管理制度。在美国销售和供应药品必须遵守两大法律，即《联邦食品药品和化妆品法》（The Federal Food，Drug and Cosmetic Act，FDCA）和《联邦管制物质法》（The Federal Controlled Substances Act，CSA）。FDCA主要涉及在美国生产或进口药品及流通和销售药品的法律；CSA涉及预防和管理某些称作“管制物质”（如麻醉药品、精神药品等）滥用的法律。

**2. 欧盟** 欧盟药品监管与美国不同，集中与分权是欧盟实施药品管理的基本特征。所谓集中，是指药品的法令、方针都是由欧盟委员会确定；分权，即各类现场检查工作由各国的药品管理部门负责实施。为实现保护公众健康、建立药品自由流通的统一大市场这两个目标，欧盟制定、颁布并实施了一系列药事管理法规及指导性文件，大体由三类组成：第一类是指法令和法规，由欧盟委员会、欧洲议会及成员国部长委员会制定、通过的。它们具有法律效力，一旦颁布，各成员国必须遵循。法令在颁布数年后，也将陆续纳入各国法律。法令性文件是欧盟药事管理法规的主体，集中体现了欧盟对药品管理的主要原则和要求，是欧盟构建统一药事法规的基本法律框架，各成员国需要通过立法将其转化为国内法实施。第二类是指由欧盟委员会依据有关法令和法规而颁布实施的药品注册监督管理程序和GMP指南。第三类是指由欧洲药品管理局（European Medicines Agency，EMA）颁布实施的一些技术指南和对一些法规条款所做出的解释，它是指南和法规的协调机构，对统一欧盟标准起重要作用。

在药品上市许可的审批上，欧盟施行了两套审批程序：一是欧盟集中审批程序，即由EMA充分利用成员国的专家资源来完成所申请药品的审批程序，通过审批后可获得欧盟范围内的药品上市许可证，药品可以在欧盟各成员国的市场上自由销售；二是成员国自主审批程序，即欧盟成员国的药品监管部门根据各自药品审批的相关法规、申报程序和技术要求，对申请药品进行审批。一般情况下，欧盟某个成员国通过自主审批而批准上市的药品，其他成员国也会批准该药品在本国上市销售。

欧盟的药事法规主要涉及以下七个方面：药品上市许可、药品标准和计划书（包括委员会指南、实验室质量管理规范和临床质量管理规范等）、药品监管程序（包括药品相互认可程序、欧洲药品管理局指南、欧洲药品管理局许可的集中程序等）、药品销售方面的法规（包括药品批发的法令、药品销售质量管理规范、药品分类销售的法令等）、药品广告和标签的法规、为促进更大方面的法规（如儿科用药发展、传统天然药物发展等）。

# 第三节 药品标准法律体系

药品标准是由政府或权威机构组织编撰、发布的药品质量标准，它是监督与控制药品质量的法定技术依据，是药品生产、经营、使用、监督和检验共同遵循的质量标准，是国家药品保证体系的重要组成部分。制定药品标准的目的是为了促进药品质量提升，促进药品技术进步，促进产业结构优化，使药品标准工作适应科学监管，保障人民安全用药，提高社会经济效益和促进医药产业健康发展。

## 一、药品标准的概念与内容

### （一）药品标准的概念

药品标准是药品生产、供应、使用、检验和管理部门共同遵循的法定依据，它是根据药物自身的理化与生物学特征，按照来源、处方、制法和运输、贮藏等条件所制定的、用以检测药品质量是否达到用药要求并衡量其质量是否稳定、均一的技术规定。凡正式批准生产的药品（包括药品原料及其制剂、药材和饮片、成方制剂和单方制剂、植物油脂和提取物）、药用辅料、直接接触药品的包装材料和容器都要制定质量标准。

药品标准包括国家药品标准、药品注册标准以及各省级食品药品监督管理部门制定的地方药材标准、中药饮片标准或炮制规范、医疗机构制剂标准。

根据我国药品管理的法律规定，药品标准与药事管理的其他行为法律规范具有同样的法律效力。它不仅是药品监督管理的法定技术依据，同时也是药品生产、流通和使用过程中有关市场主体承担质量担保义务的最基本标准。

### （二）药品标准的内容

药品标准的内容主要依据药品的类别而定。目前，我国药品标准大致有三种类型：中药、化学药品和生物制品标准。药品标准的内容一般包括：①名称、成分或处方的组成；②含量及其检查、检验的方法；③制剂的辅料；④允许的杂质及其限量、限度；⑤技术要求以及作用、用途、用法、用量；⑥注意事项；⑦贮藏方法；⑧包装等。

由于药品的特殊性，许多药品标准除了质量规格和检验方法外，还包括药品生产工艺和饮片炮制规范等。

## 二、我国药品标准体系

### （一）药典标准

药典标准是国家药品标准体系的核心，《中华人民共和国药典》（以下简称《中国药典》）是由国家药品监督管理部门组织国家药典委员会制定与修订，是具有国家法律效力、记载药品标准及规格的法典。国家药品检验机构负责国家药品标准物质的标定等工作。《中国药典》的凡例、通则是药品标准的通用技术要求，在中华人民共和国境内上市的所有药品均应符合《中国药典》通用技术要求的规定。《中国药典》收载的品种应当为临床常用、疗效确切、工艺成熟、质量可控的药品。

《中国药典》的编制需要按照法定程序进行，编制大纲需经全体药典委员大会审核后由国家药品监督管理部门公布。国家药典委员会还组织编制《中国药典》英文版及有关配套工具书。根据国家药品标准发展的要求，国家药典委员会对符合《中国药典》收载品种遴选原则的药品标准以及通用检测方法和通则等进行立项，编制《中国药典》及其增补本。《中国药典》每5年颁布一版，《中国药典》增补本原则上每年颁布一版。《中国药典》一经颁布实施，其同品种原国家标准即同时废止。

最新版《中国药典》，共分为四部，第一部收载中药品种，第二部收载化学药品种，第三部收载生物制品品种，第四部收载通用检测技术要求、药用辅料及药包材标准。

### （二）药品注册标准

药品注册标准是国家药品标准体系的基础，它是由国家药品审评机构按照《药品注册管理办法》规定，对申请人提交的质量技术文件、研究数据进行审评，对于符合要求的药品注册申请核准药品注册标准。同时，药品审评机构还要对药品注册标准信息库定期更新和维护，并实施动态管理。药品注册标准无需对外公示。

药品注册标准不得低于国家药品标准，在《中国药典》或国家药品标准颁布后，药品生产企业应当及时审查其药品注册标准的适用性。对于药品注册标准与《中国药典》或国家药品标准的有关技术要求不符的、药品注册标准收载的检验项目少于《中国药典》或国家药品标准规定的、药品注册标准收载的质量指标低于《中国药典》或国家药品标准规定的，药品生产企业应当按照《药品注册管理办法》的规定进行修订，或申请废止该药品注册标准，执行《中国药典》或国家药品标准。对于药品注册标准收载的检验项目多于（包括异于）《中国药典》或国家药品标准规定的、药品注册标准收载的质量指标严于《中国药典》或国家药品标准规定的，药品生产企业应在执行《中国药典》或国家药品标准规定的基础上，同时执行药品注册标准的相应项目和指标。

### （三）部/局颁药品标准

部/局颁标准是国家药品标准体系的外延，它是原卫生部或原国家食品药品监督管理局组织国家药典委员会对不同企业的药品注册标准进行统一规范后的药品标准。一般来说，《中国药典》和部/局颁标准是对药品最基本的质量要求。对于生产企业来说，其出厂内控标准或注册标准必须高于/严于国家制定的统一标准。

### （四）地方药品标准

地方药品标准包括医疗机构制剂标准以及国家药品标准没有规定的地方药材标准、中药饮片标准或炮制规范。地方药品标准由省级药品监督管理部门参照本办法制定和修订，并在标准发布后30日内将地方药品标准批准证明文件、地方药品标准文本及编制说明报国家药品监督管理部门备案。

1. **中药炮制规范和地方性中药材标准**　中药炮制规范和地方性中药材标准一般是指各省、自治区、直辖市制定的中药炮制或中药饮片标准。有些未被国家药品标准收载的中药饮片，必须按照省级药品监督管理部门制定的《中药饮片炮制规范》执行。

2. **医疗机构制剂标准**　医疗机构制剂，是指医疗机构根据本单位临床需要经批准而配制、自用的固定处方制剂。我国医疗机构制剂的质量标准尚未实现全国统一管理，目前由省级药品监督管理部门审核批准。

（陈　静　张晓东）

# 第二章 药事组织与管理体制

## 第一节 药事组织的相关概念和类型

### 一、药事组织的相关概念

1. **药事组织** 药事组织包含了广义和狭义药事组织两个概念。狭义的药事组织是指为了实现药学社会任务所提出的目标，经由人为的分工形成的各种形式的组织机构的总称。广义的药事组织是指以实现药学社会任务为共同目标的人们的集合体，是药学人员相互影响的社会心理系统，是运用药学知识和技术的技术系统，是人们以特定形式的结构关系而共同工作的系统。

药事组织系统是卫生大系统中的子系统，且药事组织系统中因具体目标不同（如研发、生产、经营、使用、教育、管理等）又可分为若干相互联系和协作的子系统。

2. **药事管理** 药事管理是指为了保证公民用药安全、有效、经济、合理、方便、及时，宏观上国家依照宪法通过立法，政府依法通过施行相关法律，制定并施行相关法规、规章，以及在微观上药事组织依法通过施行相关的管理措施，对药事活动施行必要的管理，其中也包括职业道德范畴的自律性管理。

3. **药事管理体制** 药事管理体制是指一定社会制度下药事系统的组织方式、管理制度和管理方法，是关于药事工作的国家行政机关、企业和事业单位机构设置或开办、隶属关系和管理权限划分的制度，也是药事组织运行机制和工作制度。药事管理体制涵盖药品监督管理体制、生产与经营管理体制、药品使用管理体制、药学教育和科技管理体制等。

### 二、药事组织类型

药学的社会任务可分解为药品研发、生产、流通、使用、监管以及人才培养等方面，这是药事组织分类的基本框架依据。药事组织和卫生组织、经济组织、国家的行政组织等有密切的关系，并受历史文化制度的影响。目前，药事组织的基本类型有以下几种。

1. **药品生产、经营组织**

（1）药品生产企业 指生产药品的专营或兼营企业，是应用现代科学技术，获准从事药品生产活动，实行自主经营、独立核算、自负盈亏，具有法人资格的基本经济组织。药品生产企业按经济所有制类型不同，可分为全民所有制、集体所有制、民营企业、股份公司、中外合资、中外合作、外资企业等；按企业规模可分为大、中、小型企业；按所生产的产品可分为化学药生产企业（包括原料药和制剂）、中药制剂生产企业、中药饮片生产企业和生物制品生产企业等。

（2）药品经营企业　指经营药品的专营企业和兼营企业，分为药品经营批发企业和药品经营零售企业。药品经营批发企业一般称为医药公司，药品经营零售企业指社会药房。按照所经营品种，分为经营西药的医药公司和经营中药材、中成药的中药材公司，西药房和中药房。



**2. 医疗机构药房组织**　医疗机构药房组织是医疗机构不可分割的组成部分，是事业性组织，主要功能是通过给病人采购药品、调配处方、配制制剂、提供用药咨询等活动，保证其合理用药。医疗机构药房组织直接给病人提供药品和药学服务，其服务的重点是用药的质量及合理性，而非盈利性的自主经营。医疗机构药房组织在药事组织中占有重要地位，在我国是药师人数最多的组织，是和医疗系统直接交叉的组织。医疗机构药房自身的组织结构较为复杂，将在本篇第四章中详细介绍。

**3. 药学教育组织**　药学教育组织一般包括各类高等、职业院校以及科研院所的研究生培养部门。其主要功能是教育和培训维持发展药学事业的药师、药学家、药学工程师、药学企业家和药品监督管理人员。药学教育组织的目标是培养药学人才和研究成果，其子系统一般按学科专业进行划分。

**4. 药学科研组织**　药学科研组织的主要功能是开展与药物相关的科学研究，从药物的发现、合成，药学研究，临床研究到上市后再评价等。除了高等院校、专职科研机构、医疗机构外，许多药品生产企业也有自己的科研部门。近年来，为了适应市场需求及产业链关系的调整，医药研发合同外包服务机构（contract research organization，CRO）应运而生，对于大多数制药公司而言，将新药研发工作部分或全部委托CRO公司是现代专业分工的必然选择，主要包括临床试验方案和病例报告表的设计及咨询、临床试验监查工作、数据管理、统计分析以及统计分析报告的撰写等，这样更专业、更有效、更易得结果、更易成功和降低成本，是一种专业要求极高的外包服务。同期产生的还有合同注册组织（Contract Regulatory Affairs Organization，CRAO），专业从事药品注册及各种法规性事务，帮助药品生产企业开展药品注册及相关活动。

**5. 药品管理行政组织**　药品管理行政组织是指政府机构中管理药品和药学企事业组织的行政机构。其功能是代表国家对药品和药学企事业组织进行监督控制，从而保证国家意志的贯彻执行。政府药品监督管理机构的主要功能是以法律授予的权力，对药品进行全生命周期的质量和安全严格监督，保证生产、流通、使用环节的药品是合法、合格的，对违反药品管理法律法规和规章的行为依法进行处理。

**6. 药事社团组织**　社团（mass organizations）是具有某些共同特征、爱好的人相聚而成的互益组织。我国的社团一般具有非盈利和民间化两种基本组织特征。社团与政府组织、非正式组织或自然群体有着明显的区别。在药事兴起和形成过程中，药学社团组织作为行业协作的团体发挥了统一行为规范、监督管理、对外联系、协调等作用。近年来，在政府加强了对药品和药事的法律控制后，药事社团组织（药学相关协会）成为药学企、事业组织与政府机构联系的纽带，发挥了协助政府管理药事的作用，其功能是对医药行业、职业的管理。

## 第二节　药品监督管理行政组织

### 一、我国药品监督管理行政组织及发展沿革

药品监督管理是指药品监督管理行政机关依照法律法规的授权，依据相关法律法规的规定，对药品的研发、生产、流通和使用环节进行管理的过程。目前，国家市场监督管理总局下属的国家药品监督管理局为药品监督管理行政部门，主管全国药品监督管理工作。

1978年之前，我国不存在独立的药品监督管理行政组织，药品监管根据行业分属于各行业主管部门。1978年7月，直属国务院、由卫生部代管的国家医药管理总局成立，将原来属于商业部、化工部、卫生部的药材公司，医药公司，医药工业公司，医疗器械公司均划归国家医药管理总局统一领导、管理。1982年，国家医药管理总局改为国家医药管理局，归国家经济委员会领导。1998年，国务院按照精简、统一、效能的原则，决定将原国家医药管理局行使的药品生产流通监管职能、卫生部行使的药政管理和药检职能、国家中医药管理局行使的中药生产流通监管职能集中交由新组建的原国家药品监督管理局行使，将原国家医药管理局的行业管理职能移交给国家经济贸易委员会下属的医药司。此后，国务院又通过了药品监督管理体制改革方案，对省以下药品监督管理机构实施垂直管理，统一履行药政、药检和药品生产流通监督管理职能。2003年3月，第十届全国人民代表大会第一次会议通过了《国务院机构改革方案》。根据该改革方案，国务院在原国家药品监督管理局的基础上组建国家食品药品监督管理局（State Food and Drug Administration，SFDA）。该局为国务院直属机构，继续行使国家药品监督管理的职能，此外，负责食品、保健品、化妆品安全管理的综合监督和组织协调，依法组织开展对重大事故的查处。2008年3月，第十一届全国人民代表大会第一次会议批准了国务院机构改革方案，根据《国务院关于部委管理的国家局设置的通知》（国发[2008]12号），设立国家食品药品监督管理局（副部级），为原卫生部管理的国家局。2013年3月，为进一步提高食品、药品监督管理水平，根据第十二届全国人民代表大会第一次会议批准的《国务院机构改革和职能转变方案》和《国务院关于机构设置的通知》（国发[2013]14号），设立正部级国家食品药品监督管理总局（China Food and Drug Administration，CFDA），为国务院直属机构。原国家食品药品监督管理总局整合了国务院食品安全委员会办公室的职责、原国家食品药品监督管理局的职责、原国家质量监督检验检疫总局生产环节中的食品安全监督管理职责、原国家工商行政管理总局流通环节中的食品安全监督管理职责，实现了对生产、流通、消费环节的食品安全和药品的安全性、有效性实施统一监督管理。2018年3月17日，第十三届全国人民代表大会第一次会议表决通过了关于国务院机构改革方案的决定，组建国家市场监督管理总局，作为国务院直属机构，不再保留原国家工商行政管理总局、原国家质量监督检验检疫总局、原国家食品药品监督管理总局。同时，考虑到药品监管的特殊性，组建国家药品监督管理局（National Medical Products Administration，NMPA），由国家市场监督管理总局管理。市场监督实行分级管理，药品监管机构只设到省一级，现有的市、县药品监督管理局被取消，合并到市、县市场监管部门。

### 二、相关法律规定

《药品管理法》规定，国务院药品监督管理部门主管全国药品监督管理工作。国务院有关部

门在各自的职责范围内负责与药品有关的监督管理工作。省、自治区、直辖市人民政府药品监督管理部门负责本行政区域内的药品监督管理工作。省、自治区、直辖市人民政府有关部门在各自的职责范围内负责与药品有关的监督管理工作。国务院药品监督管理部门应当配合国务院经济综合主管部门，执行国家制定的药品行业发展规划和产业政策。



## 三、药品监督管理行政组织的主要机构及职能

### （一）国家药品监督管理部门（国家药品监督管理局）

#### 1. 国家药品监督管理局内设机构（副司局级）

（1）综合和规划财务司　负责机关日常运转，承担信息、安全、保密、信访、政务公开、信息化、新闻宣传等工作。拟订并组织实施发展规划和专项建设规划，推动监督管理体系建设。承担机关和直属单位预决算、财务、国有资产管理及内部审计工作。组织起草综合性文稿和重要会议文件。

（2）政策法规司　研究药品、医疗器械和化妆品监督管理重大政策。组织起草法律法规及部门规章草案，承担规范性文件的合法性审查工作。承担执法监督、行政复议、行政应诉工作。承担行政执法与刑事司法衔接管理工作。承担普法宣传工作。

（3）药品注册管理司（中药民族药监督管理司）　组织拟订并监督实施国家药典等药品标准、技术指导原则，拟订并实施药品注册管理制度。监督实施药物非临床研究和临床试验质量管理规范、中药饮片炮制规范，实施中药品种保护制度。承担组织实施分类管理制度、检查研制现场、查处相关违法行为工作。参与制定国家基本药物目录，配合实施国家基本药物制度。

（4）药品监督管理司　组织拟订并依职责监督实施药品生产质量管理规范，组织拟订并指导实施经营、使用质量管理规范。承担组织指导生产现场检查、组织查处重大违法行为工作。组织质量抽查检验，定期发布质量公告。组织开展不良反应监测并依法处置。承担放射性药品、麻醉药品、毒性药品及精神药品、药品类易制毒化学品监督管理工作。

（5）医疗器械注册管理司　组织拟订并监督实施医疗器械标准、分类规则、命名规则和编码规则，拟订并实施医疗器械注册管理制度。拟订并监督实施医疗器械临床试验质量管理规范、技术指导原则。承担组织检查研制现场、查处违法行为工作。

（6）医疗器械监督管理司　组织拟订并依职责监督实施医疗器械生产质量管理规范，组织拟订并指导实施经营、使用质量管理规范。承担组织指导生产现场检查、组织查处重大违法行为工作。组织质量抽查检验，定期发布质量公告。组织开展不良事件监测并依法处置。

（7）化妆品监督管理司　组织实施化妆品注册备案工作。组织拟订并监督实施化妆品标准、分类规则、技术指导原则。承担拟订化妆品检查制度、检查研制现场、依职责组织指导生产现场检查、查处重大违法行为工作。组织质量抽查检验，定期发布质量公告。组织开展不良反应监测并依法处置。

（8）科技和国际合作司（港澳台办公室）　组织研究实施药品、医疗器械和化妆品审评、检查、检验的科学工具和方法，研究拟订鼓励新技术、新产品的管理与服务政策。拟订并监督实施实验室建设标准和管理规范、检验检测机构资质认定条件和检验规范。组织实施重大科技项目。组织开展国际交流与合作，以及与港澳台地区的交流与合作。协调参与国际监管规则和标准的

制定。

（9）人事司　承担机关和直属单位的干部人事、机构编制、劳动工资和教育工作，指导相关人才队伍建设工作。承担执业药师资格管理工作。

（10）机关党委　负责机关和在京直属单位的党群工作。

（11）离退休干部局　负责机关离退休干部工作，指导直属单位离退休干部工作。

2. 国家药品监督管理局的职能

（1）负责药品（含中药、民族药，下同）、医疗器械和化妆品安全监督管理。拟订监督管理政策规划，组织起草法律法规草案，拟订部门规章，并监督实施。研究拟订鼓励药品、医疗器械和化妆品新技术新产品的管理与服务政策。

（2）负责药品、医疗器械和化妆品标准管理。组织制定、公布国家药典等药品、医疗器械标准，组织拟订化妆品标准，组织制定分类管理制度，并监督实施。参与制定国家基本药物目录，配合实施国家基本药物制度。

（3）负责药品、医疗器械和化妆品注册管理。制定注册管理制度，严格上市审评审批，完善审评审批服务便利化措施，并组织实施。

（4）负责药品、医疗器械和化妆品质量管理。制定研制质量管理规范并监督实施。制定生产质量管理规范并依职责监督实施。制定经营、使用质量管理规范并指导实施。

（5）负责药品、医疗器械和化妆品上市后风险管理。组织开展药品不良反应、医疗器械不良事件和化妆品不良反应的监测、评价和处置工作。依法承担药品、医疗器械和化妆品安全应急管理工作。

（6）负责执业药师资格准入管理。制定执业药师资格准入制度，指导监督执业药师注册工作。

（7）负责组织指导药品、医疗器械和化妆品监督检查。制定检查制度，依法查处药品、医疗器械和化妆品注册环节的违法行为，依职责组织指导查处生产环节的违法行为。

（8）负责药品、医疗器械和化妆品监督管理领域对外交流与合作，参与相关国际监管规则和标准的制定。

（9）负责指导省、自治区、直辖市药品监督管理部门工作。

（10）完成党中央、国务院交办的其他任务。

## （二）地方药品监督管理部门

地方药品监督管理部门包括省、自治区、直辖市药品监督管理部门。2013年4月，国务院发布《关于地方改革完善食品药品监督管理体制的指导意见》（国发[2013]18号），要求加快推进地方食品药品监督管理体制改革，整合监管职能和机构，省、市、县级政府原则上参照国务院整合食品药品监督管理职能和机构模式，结合本地实际，将原国务院食品安全委员会办公室、原食品药品监管部门、工商行政管理部门、质量技术监督部门的食品安全监管和药品管理职能进行整合，组建食品药品监督管理机构，对食品药品实行集中统一监管，同时承担本级政府食品安全委员会的具体工作。县级食品药品监督管理机构可在乡镇或区域设置食品药品监督管理派出机构，推进食品药品监管工作关口前移、重心下移，加快形成食品药品监管横向到边、纵向到底的工作体系。

省级药品监督管理部门有关药品管理的主要职责：

（1）贯彻落实国家和省级药品（含中药、民族药，下同）监督管理法律、法规、规章，起草相关地方性法规、规章草案，拟订相关规划、政策并监督实施。

（2）负责对药品的行政监督和技术监督。贯彻执行国家药典等药品、分类管理制度及药品研发、生产、经营、使用质量管理规范。负责药品注册管理。建立药品不良反应、医疗器械不良事件监测体系，并开展监测和处置工作。贯彻执行国家执业药师资格准入制度，指导监督执业药师注册工作。推行国家基本药物目录，配合实施国家基本药物制度。

（3）组织实施药品监督管理的稽查制度，组织开展相关产品质量抽验并发布质量公告；监督实施问题产品召回和处置制度；审查药品广告内容，组织查处重大违法行为；规范行政执法行为。

（4）负责药品安全事故应急体系建设，组织和指导药品安全事故应急处置和调查处理工作，监督事故查处落实情况。

（5）负责制定全省药品安全科技发展政策措施并组织实施，推动药品检验检测体系、电子监管追溯体系和信息化建设。

（6）负责开展药品安全宣传、教育培训、对外交流与合作，推进诚信体系建设。

（7）指导市、县药品监督管理工作，规范行政执法行为，完善行政执法与刑事司法衔接机制。

（8）承办省政府交办的其他事项。

### （三）药品监督管理其他相关部门

药品监督管理工作涉及多个政府职能部门，除药品监督管理部门外，其他行政管理部门在各自的职责范围内也负责与药品有关的监督管理工作，主要包括如下。

1. **卫生行政管理部门**　与药品监管相关的主要职责包括：建立国家基本药物制度；制定国家药物政策；组织制定国家基本药物目录；拟定国家基本药物采购、配送、使用的管理制度；负责医疗机构麻醉药品和精神药品的管理；负责医疗机构中与实施药品不良反应报告制度相关的管理工作；会同有关部门提出国家基本药物目录内药品生产的鼓励扶持政策建议，提出国家基本药物价格政策的建议；参与制定药典。2018年国务院机构改革后，履行卫生行政管理的部门原国家卫生和计划生育委员会进行了改组，成立了国家卫生健康委员会。

2. **中医药管理部门**　与药品监管相关的主要职责包括：拟定中医药和民族医药事业发展的战略、规划、政策和相关标准；负责指导中药及民族药的发掘、整理、总结和提高；负责中药资源普查，促进中药资源的保护、开发和合理利用。

3. **发展和改革宏观调控部门**　与药品监管相关的主要职责包括：负责检测和管理药品宏观经济，监督管理药品价格；依法制定和调整药品政府定价目录；拟定和调整纳入政府定价目录的药品价格。

4. **人力资源和社会保障部门**　与药品监管相关的主要职责包括：负责统筹拟定医疗与生育保险政策、规划和标准以及基金管理办法；组织拟订定点医疗机构、药店的医疗保险服务和生育保险服务管理、结算办法及支付范围等工作。根据2018年国务院机构改革方案，组建国家医疗保障局，作为国务院直属机构，其主要职责包括：拟定医疗保险、生育保险、医疗救助等医疗保障制度的政策、规划、标准并组织实施，涉及药品部分包括组织制定和调整药品的价格，制定药品和医用耗材的招标采购政策并监督实施等。上述由发展和改革宏观调控部门负责的药品价格相关职能并入国家医疗保障局。

5. **工业和信息化管理部门** 与药品监管相关的主要职责包括：负责拟定和实施制药产业的规划、政策和标准；承担医药行业管理工作；承担中药材生产扶持项目管理和国家药品储备管理工作；配合药监部门加强对互联网药品广告的整治。

6. **商务管理部门** 与药品监管相关的主要职责包括：负责药品流通行业管理；负责研究制定药品流通行业发展规划、行业标准和有关政策；推动药品流通行业结构调整；指导药品流通企业改革，推动药品现代流通方式的发展。

7. **海关** 与药品监管相关的主要职责包括：药品进出口口岸的设置；药品进口和出口的监管、统计与分析。

## 第三节 药品技术监督管理机构及职能

药品技术监督管理机构是药品监督管理的组成部分，为药品行政监督管理提供技术支撑与保障。在我国，药品技术监督管理机构主要包括：中国食品药品检定研究院、国家药典委员会、国家中药品种保护评审委员会、国家药品监督管理局药品审评中心、国家药品监督管理局食品药品审核查验中心、国家药品监督管理局药品评价中心、国家药品监督管理局执业药师资格认证中心等。药品技术监督部门是国家对药品质量实施技术监督检验的法定机构，对药品质量进行法定监督和检验。

1. **药品检验机构** 中国食品药品检定研究院（National Institute for Food and Drug Control，NIFDC），原中国药品生物制品检定所。为国家药品监督管理局直属事业单位（正局级），是国家检验药品、生物制品质量的法定机构和最高技术仲裁机构，是世界卫生组织指定的生物制品标准化和评价合作中心及国家指定的“中国医学细菌保藏管理中心”“中国药品生物制品标准化研究中心”“国家实验动物质量检测中心”“国家啮齿类实验动物种子中心”和“国家新药安全评价中心”。

2. **国家药典委员会** 中华人民共和国药典委员会（The Pharmacopoeia Commission of the People’s Republic of China），简称国家药典委员会（China Pharmacopoeia Committee），为国家药品监督管理局直属事业单位。第一届中国药典编纂委员会成立于1950年，负责制定中国药典，是我国最早成立的标准化机构，是负责组织制定和修订国家药品标准的技术委员会，是国家药品标准化管理的法定机构。1998年，国家政府部门机构改革，国务院将原卫生部的药政药检职能调整移交给原国家药品监督管理局，原隶属于卫生部的药典委员会从1998年9月划归原国家药品监督管理局，更名为国家药典委员会。2013年调整为国家食品药品监督管理总局直属单位，2018年国务院机构调整改革后变更为国家药品监督管理局直属单位。

3. **国家药品监督管理局药品审评中心** 国家药品监督管理局药品审评中心是国家药品监督

管理部门直属的药品注册技术审评机构，负责对申请注册的药品进行技术审评，组织开展相关的综合评审工作。1985年，《药品管理法》实施后成立了卫生部药品审评委员会，下设药品审评办公室，主要对新药进行技术审评。审评模式为依靠外部专家进行外部审评。1993年，药品审评办公室更名为卫生部药品审评中心。1998年，药品审评中心划归原国家药品监督管理局，更名为国家药品监督管理局药品审评中心。职能增加了对仿制药、进口药进行技术审评。2014年，更名为国家食品药品监督管理总局药品审评中心，建立了以临床疗效为核心，规范指导在前、沟通交流在中、审评决策在后的审评管理体系。2018年更名为国家药品监督管理局药品审评中心。



**4. 国家药品监督管理局食品药品审核查验中心**　国家药品监督管理局食品药品审核查验中心（Center for Food and Drug Inspection of CPLA）为国家药品监督管理部门直属事业单位。主要职责包括组织制定药品、医疗器械、化妆品审核查验工作的技术规范和管理制度。参与制定药品、医疗器械、化妆品相关质量管理规范及指导原则等技术文件。组织开展药品注册现场核查相关工作。开展药物研究、药品生产质量管理规范相关的合规性核查和有因核查。开展医疗器械相关质量管理规范的合规性核查、临床试验项目现场核查以及有因核查。组织开展药品、医疗器械、化妆品质量管理规范相关的飞行检查等。2018年国务院机构改革调整后更名为国家药品监督管理局食品药品审核查验中心。

**5. 国家中药品种保护评审委员会**　国家中药品种保护评审委员会（原国家食品药品监督管理总局保健食品审评中心）是原国家食品药品监督管理总局直属事业单位，承担国家中药品种保护、保健食品、化妆品的技术审评和食品许可指导工作。2018年国务院机构改革后划归国家市场监督管理总局，更名为国家中药品种保护评审委员会（国家市场监督管理总局食品审评中心）

**6. 国家药品监督管理局药品评价中心**　国家药品监督管理局药品评价中心（国家药品不良反应监测中心）是国家药品监督管理部门直属事业单位。主要职责包括：组织制定药品不良反应、医疗器械不良事件监测与再评价以及药物滥用、化妆品不良反应监测的技术标准和规范，组织开展药品不良反应、医疗器械不良事件、药物滥用、化妆品不良反应监测工作，开展药品、医疗器械的安全性再评价工作等。

## 第四节　国外药品监督管理组织

### 一、美国药品监督管理组织

**1. 联邦政府药品监督管理机构**　美国食品药品管理局（Food and Drug Administration，FDA）是由美国国会即联邦政府授权，专门从事食品与药品管理的保护公众健康和安全的集技术监督与行政监督合二为一的最高执法机构。其主要对美国国内生产及进口的食品、膳食补充剂、药品、疫苗、生物医药制剂、血液制品、医学设备、放射性设备、兽药和化妆品进行监督管理，此外，还负责执行健康法案（The Public Health Service Act）的第361号条款，包括公共卫生条件及州际旅行和运输的检查、对于诸多产品中可能存在的疾病的控制等。FDA设有总部及覆盖全美的区域办公室、地区办公室及派出检查站，从而在全美范围内形成一个独立、强大、权威的药品监管网络。

美国政府在健康和人类服务部设立了“食品药品管理局”，该机构由受总统任命并经参议院确认的专员领导；在联邦调查局设立了“药品执法管理局”（Drug Enforcement Administration，DEA），又称美国缉毒局，局长由美国总统和议会一同任免。

一般认为，美国食品药品管理局是药品管理的主要执法机构，它在管理药品方面的权威来自美国国会通过的《食品药品和化妆品法》及其修正法案。目前，美国食品药品管理局的监管体系由200多部法律构成，管理的重点在药品的安全和有效，主要手段包括对新药审批管理，对生产商和销售商资质认可，处方药和生物制品的开发、生产和广告管理，直接销售给消费者的非处方药管理等。2007年9月，美国国会颁布了《美国食品药品管理局2007年修正法案》，该方案赋予美国食品药品管理局新的职责，包括一系列用于规范药品上市和产品标示管理的权力，对生产企业已批准上市的药品进行上市后安全研究，建立药品安全动态监测机制，公开临床研究过程和结果，监督药品广告等。

美国食品药品管理局的组织机构见图2-1。

DEA的主要职责是全权负责管理麻醉药品和精神药品，主要通过《受控药物法案》和处方药监测计划对麻醉药品和精神药品进行研究与分析。《受控药品法案》中包含四类麻醉药品和精神药品，这四类药品如未按法案要求严格记录生产、经营和使用报告，其相应的个人和企业都会受到严厉惩罚。处方药监测计划始于2012年，首先在印第安纳州和俄亥俄州试点，其目的是建立一个全州药物处方信息和药房配药数据的电子数据库，可以对处方药，尤其是易导致滥用的麻醉药品和精神药品进行监测和追踪。该计划极大地减少了处方药滥用的行为，随后其他30个州也逐渐参与到其中，在处方药的监测标准上各个州虽然有略微差别，但基本上都是参照《受控药物法案》的要求设置监测范围。

**2. 州政府药品监督管理机构** 美国各州根据州卫生管理法规及各州《药房法》确定州卫生局药品监督管理机构及职责，选举产生州《药房法》的执法机构“药房委员会”。州卫生局既是州政府的职能机构，又是业务单位，不是纯粹的行政机关。各州药房委员会与州卫生药品监督管理机构和联邦政府的美国食品药品管理局不是上下级关系，而是协作关系。

**3. 美国药典委员会** 美国药典委员会（The United States Pharmacopoeia Convention）是为在美国境内生产和销售的处方药及非处方药、食物补充剂和其他保健产品制定质量标准的法定机构（科学的非营利组织）。根据《食品药品和化妆品法》规定，美国食品药品管理局有权对药品质量标准、检验方法载入药典的条文进行评价、审核，必要时通知美国药典委员会修订。除美国之外，USP标准和标准品在世界上其他130多个国家均得到承认和使用。美国药典委员会已在上海张江设立了在华分支机构，并为中国原料药企业提供认证。

## 二、欧盟药品监督管理组织

为加强药品监管，欧盟在欧盟和成员国两个层面上建立了完善有效的监管机构。欧洲药品管理局（European Medicines Agency，EMA）是欧盟的分支机构，也是欧盟药品安全规制的最高权力机构。它由欧盟各成员国所派代表组成，主要职能包括欧盟药品标准、药品审批、药品评价和监管药品安全等。EMA秘书处主要负责建立药品不良反应数据库，对欧盟认证的药品的临床使用进行监督，保证药品安全、有效使用。专利药委员会是EMA下属研究机构，主要负责各成员国上报的药品安全问题，并提出相应对策和建议。人用药品委员会和生物医药工作组则具体负责制定生

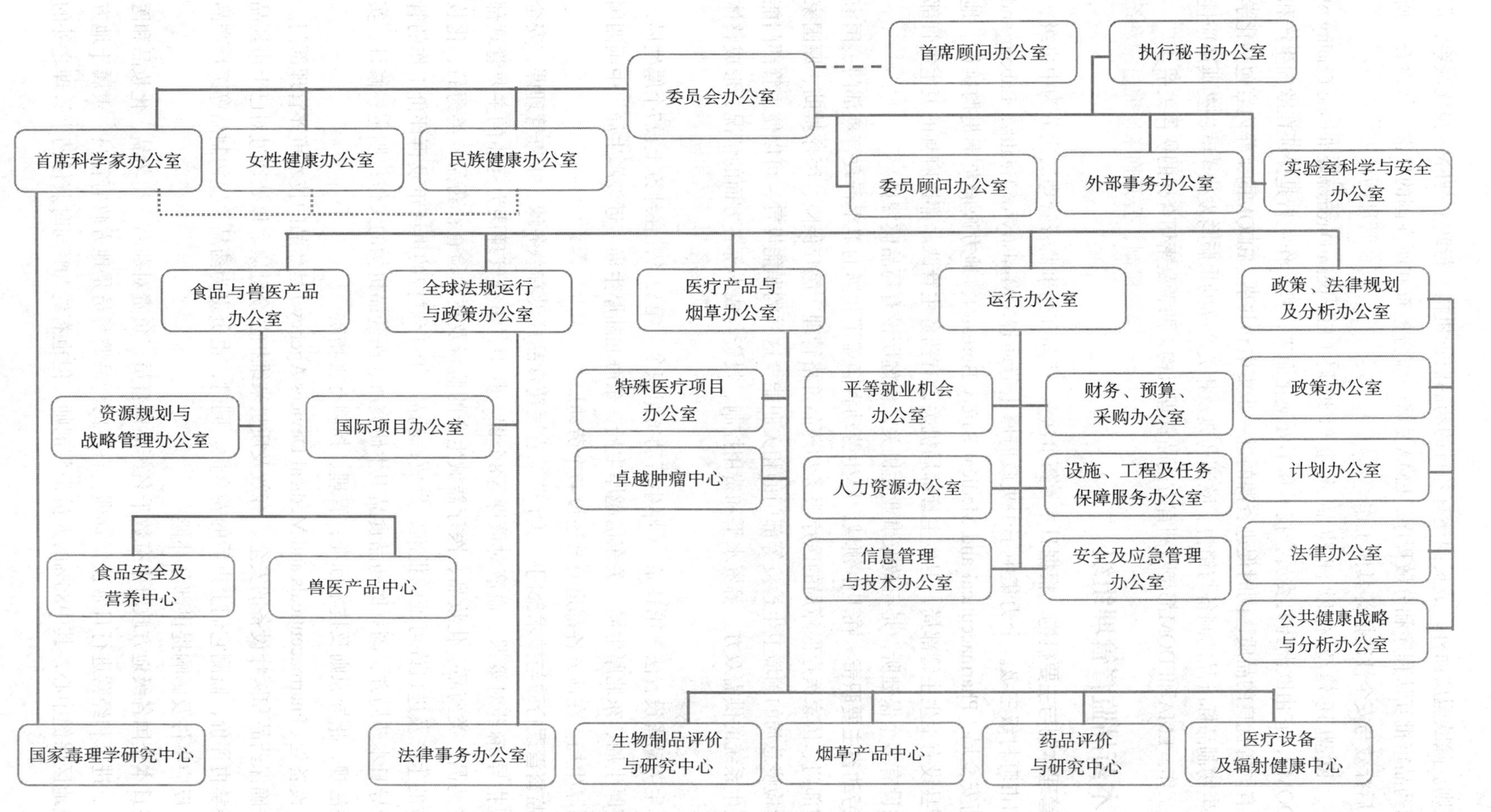


图 2-1 美国食品药品管理局的组织机构

物医药安全规则。除欧盟层面外，成员国还有各自的药品监管机构，行政上与EMA虽无联系，但承担了所在国药品审批互认程序和分散程序、EMA委派的监督检查和所在国的日常监督检查、所在国药品上市后疗效与安全性监控等具体工作。

除EMA外，欧盟还建立有欧洲药品质量管理局（European Directorate for the Quality of Medicines，EDQM），它由欧洲药典委员会技术秘书处演化而来，其工作主旨是保证在欧洲生产和销售的药品具有同等优良的品质，同时促进资源的进一步集中和共享。EDQM的工作内容包括化学药品标准品和生物制品标准品的制备与销售、欧洲药典及相关产品的出版与发行、欧洲药典适应性证书的认证等工作。EMA和EDQM都是欧洲官方药品管理机构，两者是密切合作的伙伴关系。

## 三、日本药品监督管理组织

**1. 卫生管理体制与主要机构** 根据日本《药事法》，药品和药事监督管理层次分为中央级、都道府县级和市町村级三级。全力集中于中央政府厚生劳动省（Ministry of Health，Labour and Welfare）医药安全局（Pharmaceutical and Medical Safety Bureau），地方政府负责贯彻执行。地方的各都道府县设有卫生主管部局，卫生主管部局机关设有药务主管课。都道府县的卫生主管部局在其辖区内设有多个保健所，是行政兼事业性机关，保健所设有药品监督员。

**2. 厚生劳动省主要职责** 在卫生领域，厚生劳动省涵盖了我国的卫生行政管理部门、国家药品监督管理部门、国家医疗保障局的医疗服务和药品价格管理、医疗保险、医疗救助、原国家质量监督检验检疫总局的国境卫生检疫等部门的相关职能。这样的职能设置，可以使主管部门能够通盘考虑卫生系统的供需双方、筹资水平和费用控制、投资与成本等各方面的情况，形成整体方案。

根据《厚生劳动省设置法》第18条、《厚生劳动省组织令》第52条，在地方上设7个厚生局，分别为北海道厚生局、东北厚生局、关东信越厚生局、东海北陆厚生局、近畿厚生局、中国四国厚生局、九州厚生局。在地方各都道府县还设47个劳动局。

**3. 药品监督管理行政与技术部门** 厚生劳动省医药食品局设有总务课、审查管理课、安全对策课、监视指导-麻药对策课、血液对策课等8个课。其中，审查管理课为药品的主要管理部门，主要负责药品、类药品、化妆品、医疗器械生产的监督及技术检查；药品、类药品、化妆品、医疗器械的生产及进口许可证的批准、发放；药品、医疗器械的再评审及再评价工作的管理；管理并指导日本药局方、国立医药品食品卫生研究所、医药品机构的工作；制定、修订、实施、执行相关法规，指导原则及技术标准；管理、控制有害物质。

药品医疗设备处（Pharmaceuticals and Medical Devices Agency）是药品的技术审评管理部门。其职责是通过确保药品和医疗设备的安全、有效及质量来维护公众健康。该处通过对已上市药品及医疗设备科学再评价，监测它们上市后的安全性。同时，也负责为药品、生物制品等医疗产品所引起的不良反应事件及影响提供部分补偿。

此外，在日本全国各级地方政府中有数千名药品监督员，负责对药品、类药品、化妆品和医疗器械的生产、进口和经营进行日常监督管理。日本的药品监督员是地方政府官员，隶属于地方政府药务课或地区保健中心，其中80%的人员是药剂师，但也有约70%同时兼任药事管理之外的其他相关职务。

## 四、世界卫生组织

世界卫生组织（World Health Organization，WHO）是联合国下属的一个专门机构，1948年6月成立，总部设在日内瓦，只有主权国家才能参加，是国际上最大的政府间卫生组织。世界卫生组织的宗旨是使全世界人民获得尽可能高水平的健康。世界卫生组织的主要职能包括：促进流行病和地方病的防治；提供和改进公共卫生、疾病医疗和有关事项的教学与训练；推动确定生物制品的国际标准。目前，世界卫生组织已经拥有194个会员国。

世界卫生组织与药品相关的专业机构有：①顾问和临时顾问委员会；②专家咨询团和专家委员会，共47个，其中有关药品、生物制品、血液制品的有6个，即生物制品标准化、药物成瘾和酒精中毒、药物评价、人血制品和有关产品、国际药典和药物制剂、传统医学专家委员会；③全球和地区医学研究顾问委员会；④世界卫生组织合作中心。我国有42个机构已被指定为世界卫生组织合作中心，其中涉及药品的质量控制合作中心（中国食品药品检定研究院），世界卫生组织传统药物合作中心（中国医学科学院药用植物资源开发研究所），世界卫生组织传统医学合作中心（中医科学院中药研究所）。

世界卫生组织总部秘书处设有总干事办公室，有总干事和5名助理总干事，每位助理总干事分管若干处。有关药品方面由“诊断、治疗和康复技术处”管理。主要工作有：①制定药物政策和药物管理规划，要求各国采取行动，选择、供应和合理使用基本药物；②药品质量控制，编辑和出版国际药典；主持药品的统一国际命名，以避免药品商品名称的混乱；出版季刊《药物情报》，通报有关药品功效和安全的情报；③生物制品，制定国际标准和控制质量，通过其合作中心向会员国提供抗生素、抗原、抗体、血液制品等的标准品，支持改进现有疫苗和研制新的疫苗；④药品质量管理，制定并经世界卫生大会通过《药品生产质量管理规范》（简称世界卫生组织的GMP）《国际贸易药品质量认证体制》（简称世界卫生组织的认证体制，1975年制定）两个制度，邀请各会员国参加和实施。

（蒯丽萍　张晓东）

# 第三章　药品与药品管理

## 第一节　药品的定义与分类及特性

### 一、药品的定义与分类

#### （一）药品的定义

**1. 我国对药品的定义**　药品，是指用于预防、治疗、诊断人的疾病，有目的地调节人的生理功能并规定有适应症或者功能主治、用法和用量的物质，包括中药材、中药饮片、中成药、化学原料药及其制剂、抗生素、生化药品、放射性药品、血清、疫苗、血液制品和诊断药品等。

**2. 其他国家或组织机构对药品的定义**　美国食品药品管理局对药品的定义为：旨在用于诊断、治疗、缓解、治疗或预防疾病的物品，以及旨在影响人或动物身体的结构或任何功能的物品。美国比我国对于药品的定义要广泛一些，将兽药也列入药品范围之内。同时，美国食品药品管理局对将一些具有药用功能的化妆品，如具有治疗头皮屑功效的洗发水等也列入药品类别，进行化妆品、药品双重管理。

英国药监机构对于药品的定义：用来预防或者治疗疾病的任何单一或混合物质，通过药理、免疫或者生理代谢作用来恢复、纠正或改善人的生理功能，或者用于医学诊断目的。

#### （二）药品的分类

**1. 传统药与现代药**　按照药品出现和发展的时间先后，药物分为传统药与现代药两大类。

（1）传统药　指各国历史上流传下来的药物，主要是动、植物药和矿物药。我国的传统药主要是中药，其治病的理论、药物加工的原则和选药的依据都是受中医辨证理论的指导。我国的传统药还包括各民族药，如藏药、蒙药、苗族药等。

（2）现代药　指19世纪以来逐步发展起来的化学药品、抗生素、生化药品等，是用合成、分离、提取、化学修饰、生物工程等现代科学方法得到的物质，并且是用现代医学理论和方法筛选确定其药效。我国一般称为西药。

**2. 处方药与非处方药**　主要是从药品的获得权限上对处方药和非处方药进行区分。

（1）处方药　是必须凭执业医师或执业助理医师处方才可调配、购买和使用的药品，处方药英语称prescription drug，ethical drug。这一类药品通常都具有一定的毒性及其他潜在的影响，用药方法和时间都有特殊要求，必须在医生指导下使用。

（2）非处方药　是不需要凭医师处方即可自行判断、购买和使用的药品，非处方药英语称nonprescription drug，在国外又称之为“可在柜台上买到的药物”（over the counter，OTC）。总体来说，非处方药是经过临床较长时间验证、疗效肯定、服用方便、被实践证明消费者可以在药师指导下自助选择的药品，但必须按非处方药标签和说明书所示内容合理使用。

**3. 新药、仿制药、医疗机构制剂** 根据《国务院关于改革药品医疗器械审评审批制度的意见》，将药品分为新药和仿制药。将新药定义为“未在中国境内外上市销售的药品”。根据物质基础的原创性和新颖性，将新药分为创新药和改良型新药。将仿制药定义为“与原研药质量和疗效一致的药品”。

根据《医疗机构制剂注册管理办法》中的定义，医疗机构制剂是指医疗机构根据本单位临床需要经批准而配制、自用的固定处方制剂。医疗机构配制的制剂，应当是市场上没有供应的品种。



**4. 国家基本药物、基本医疗保险药品** 国家基本药物是由国家政府制定的《国家基本药物目录》中的药品。根据2018年版《国家基本药物目录》中的定义，基本药物是适应基本医疗卫生需求，剂型适宜，价格合理，能够保障供应，公众可公平获得的药品。国家基本药物目录是各级医疗卫生机构配备使用药品的依据。

基本医疗保险药品是指在国家基本医疗保险制度指导下，为了保障城镇职工基本医疗用药，合理控制药品费用，由国家有关部门本着临床必需、安全有效、价格合理、使用方便的收载原则，调整和指定可供职工基本医疗保险需要、市场能够保证供应的纳入《国家基本医疗保险、工伤保险和生育保险药品目录》(以下简称《国家基本医疗保险药品目录》)的药品。

## 二、药品的质量特性和商品特性

### (一) 药品的质量特性

药品的质量特性是指药品与满足预防、治疗、诊断人的疾病，有目的地调节人的生理功能的要求有关的固有特性。药品的质量特性主要表现在以下4个方面。

**1. 有效性** 药品的有效性是指在规定的适应症、用法和用量的条件下，能满足预防、治疗、诊断人的疾病，有目的地调节人的生理功能的要求。有效性是药品质量的固有特性。我国对药品的有效性按在人体达到所规定的效应的程度分为“痊愈”“显效”“有效”。国际上有的则采用“完全缓解”“部分缓解”“稳定”来区别。

**2. 安全性** 药品的安全性是指按规定的适应症和用法、用量使用药品后，人体产生毒副反应的程度。大多数药品均有不同程度的毒副反应，因此，安全性也是药品的固有特性，只有在衡量有效性大于毒副反应，或可解除、缓解毒副作用的情况下才能使用某种药品。如各国政府在新药的审批中都要求研制者提供急性毒性、长期毒性、致畸、致癌、致突变等数据，就是为了保证药品的安全性。

**3. 稳定性** 药品的稳定性是指在规定的条件下保持其有效性和安全性的能力。所谓规定的条件是指在规定的有效期内，以及生产、贮存、运输和使用的条件，即药品的各项质量检查指标仍在合格范围内。稳定性也是药品的固有特性。

**4. 均一性** 药品的均一性是指药物制剂的每一单位产品都符合有效性、安全性的规定要求，即指药物制剂的每一片、每一支注射剂、每一包冲剂、每一瓶糖浆具有相同的品质。由于人们在服用药品时是按每单位剂量服用的，若每单位药物含量不均一，就可能造成病人用量的不足或用量过大而中毒，甚至导致死亡。所以，均一性是在制剂过程中形成的药物制剂的固有特性。

### （二）药品的商品特性

药品是一种特殊的商品，它具有普通商品的特性，即可以投入到社会中进行交换，具有价值和使用价值；但也有自己作为特殊商品的特征。作为特殊商品，药品主要有以下几方面特征。

1. 生命关联性　药品是与人民的生命相关联的物质。这是药品的基本商品特征。

2. 高质量性　药品只有合格品与不合格品之分。法定的国家药品标准是保证药品质量和划分药品合格与不合格的唯一依据。

3. 公共福利性　药品是防治疾病、维护人们健康的商品，具有社会福利性质。部分计划免疫药品特殊疾病治疗药品由国家免费提供。

4. 高度专业性　药品和其他商品不同的又一特征。

5. 品种多样性　品种多是药品与其他商品又一不同之处。

## 第二节　特殊管理药品的管理

根据《药品管理法》第三十五条的规定，国家对麻醉药品、精神药品、医疗用毒性药品、放射性药品，实行特殊管理。因此，麻醉药品、精神药品、医疗用毒性药品、放射药品是法律规定的特殊药品，简称为“麻、精、毒、放”。另外，根据国务院的有关规定，对药品类易制毒化学品和兴奋剂也实行一定的特殊管理。上述六大类药品均具有两重性，合理使用能够解除病人病痛，使用不当或滥用会影响到公众身心健康和生命安全。因此，必须对这六大类药品的流向和用途等实施特殊管理。在其生产、储存、流通、销售、使用等方面都有更加严格细致的规定。

### 一、麻醉药品和精神药品的管理

#### （一）麻醉药品和精神药品的概念及种类

1. 麻醉药品　是指连续使用后易产生身体依赖性、能成瘾癖的药品。《麻醉药品和精神药品管理条例》（以下简称《条例》）所称麻醉药品是指列入麻醉药品目录的药品和其他物质。

2. 精神药品　是指直接作用于中枢神经系统，使之兴奋或抑制，连续使用可产生依赖性的药品。《条例》所称精神药品，是指列入精神药品目录的药品和其他物质。

依据精神药品使人体产生的依赖性和危害人体健康的程度，精神药品分为第一类精神药品和第二类精神药品。

3. 非药用类麻醉药品和精神药品　是指未作为药品生产和使用，具有成瘾性或者成瘾潜力且易被滥用的物质。

非药用类麻醉药品和精神药品被发现有医药用途，被调整列入药品目录，不再列入非药用类麻醉药品和精神药品管制品种目录。对列入管理的非药用类麻醉药品和精神药品，禁止任何单位和个人生产、买卖、运输、使用、储存和进出口。

#### （二）麻醉药品和精神药品的管理机构及职责

国家药品监督管理部门负责全国麻醉药品和精神药品的监督管理工作，并会同国务院农业主管部门对麻醉药品药用原植物实施监督管理。省、自治区、直辖市人民政府药品监督管理部门负责本行政区域内麻醉药品和精神药品的监督管理工作。

国务院公安部门负责对造成麻醉药品药用原植物、麻醉药品和精神药品流入非法渠道的行为进行查处。县级以上地方公安机关负责对本行政区域内造成麻醉药品和精神药品流入非法渠道的行为进行查处。

国务院其他有关主管部门在各自的职责范围内负责与麻醉药品和精神药品有关的管理工作。县级以上地方人民政府其他有关主管部门在各自的职责范围内负责与麻醉药品和精神药品有关的管理工作。



### （三）麻醉药品和精神药品的管理内容

**1. 种植、研究和生产**　根据《麻醉药品和精神药品管理条例》《麻醉药品和精神药品生产管理办法（试行）》，麻醉药品药用原植物种植、麻醉药品和精神药品的实验研究及生产管理要点主要体现在以下几方面。

（1）生产总量控制　国家根据麻醉药品和精神药品的医疗、国家储备和企业生产所需原料的需要确定需求总量，对麻醉药品药用原植物的种植、麻醉药品和精神药品的生产实行总量控制。麻醉药品药用原植物种植企业由国家药品监督管理部门和国务院农业主管部门共同确定，其他单位和个人不得种植麻醉药品药用原植物。

（2）研究过程全程可控　开展麻醉药品和精神药品实验研究活动应当具备下列条件，并经国家药品监督管理部门批准：①以医疗、科学研究或者教学为目的；②有保证实验所需麻醉药品和精神药品安全的措施和管理制度；③单位及其工作人员2年内没有违反有关禁毒的法律、行政法规规定的行为。

麻醉药品和精神药品的实验研究单位申请相关药品批准证明文件，应当依照药品管理法的规定办理；需要转让研究成果的，应当经国家药品监督管理部门批准。药品研究单位在普通药品的实验研究过程中，产生本条例规定的管制品种的，应当立即停止实验研究活动，并向国家药品监督管理部门报告。国家药品监督管理部门应当根据情况，及时做出是否同意其继续实验研究的决定。麻醉药品和第一类精神药品的临床试验，不得以健康人为受试对象。

（3）定点生产　为严格麻醉药品和精神药品生产管理，国家对麻醉药品和精神药品实行定点生产制度。

国家药品监督管理部门按照合理布局、总量控制的原则，根据麻醉药品和精神药品的需求总量，确定麻醉药品和精神药品定点生产企业的数量和布局，并根据年度需求总量对数量和布局进行调整、公布。

**2. 经营**　根据《麻醉药品和精神药品管理条例》《麻醉药品和精神药品生产管理办法（试行）》，麻醉药品和精神药品定点批发企业除应当具备《药品管理法》第十五条规定的药品经营企业的开办条件外，还应当符合《条例》规定的麻醉药品和精神药品储存条件；有通过网络实施企业安全管理和向药品监督管理部门报告经营信息的能力；具有保证麻醉药品和第一类精神药品安全经营的管理制度。

**3. 使用**　根据管理规定，医疗机构需要使用麻醉药品和第一类精神药品的，应当经所在地设区的市级人民政府卫生主管部门批准，取得《麻醉药品、第一类精神药品购用印鉴卡》（以下简称《印鉴卡》），并凭《印鉴卡》向本省、自治区、直辖市范围内的定点批发企业购买麻醉药品和第一类精神药品。设区的市级人民政府卫生主管部门发给医疗机构印鉴卡时，应当将取得《印鉴卡》的医疗机构情况抄送所在地设区的市级药品监督管理部门，并报省、自治区、直辖市人民政府卫生主管部门备案。省、自治区、直辖市人民政府卫生主管部门应当将取得《印鉴卡》的医疗机构名单向本行政区域内的定点批发企业通报。

取得《印鉴卡》的必备条件：①有专职的麻醉药品和第一类精神药品管理人员；②有获得麻醉药品和第一类精神药品处方资格的执业医师；③有保证麻醉药品和第一类精神药品安全储存的设施和管理制度。

《印鉴卡》有效期为3年。《印鉴卡》有效期满前3个月，医疗机构应当向市级卫生行政部门重新提出申请。《印鉴卡》有效期满需换领新卡的医疗机构，还应当提交原《印鉴卡》有效期期间内麻醉药品、第一类精神药品的使用情况。

当《印鉴卡》中医疗机构名称、地址、医疗机构法人代表（负责人）、医疗管理部门负责人、药学部门负责人、采购人员等项目发生变更时，医疗机构应当在变更发生之日起3日内到市级卫生行政部门办理变更手续。

**4．处方资格及处方管理** 医疗机构应当按照国务院卫生主管部门的规定，对本单位执业医师进行有关麻醉药品和精神药品使用知识的培训、考核，经考核合格的，授予麻醉药品和第一类精神药品处方资格。执业医师取得麻醉药品和第一类精神药品的处方资格后，方可在本医疗机构开具麻醉药品和第一类精神药品处方，但不得为自己开具该种处方。

医疗机构应当将具有麻醉药品和第一类精神药品处方资格的执业医师名单及其变更情况，定期报送所在地设区的市级人民政府卫生主管部门，并抄送同级药品监督管理部门。执业医师应当使用专用处方开具麻醉药品和精神药品，单张处方的最大用量应当符合国务院卫生主管部门的规定。

对麻醉药品和第一类精神药品处方，处方的调配人、核对人应当仔细核对，签署姓名，并予以登记；对不符合本条例规定的，处方的调配人、核对人应当拒绝发药。

医疗机构应当对麻醉药品和精神药品处方进行专册登记，加强管理。麻醉药品处方至少保存3年，精神药品处方至少保存2年。

**5．麻醉药品和第一类精神药品借用及配制规定** 医疗机构抢救病人急需麻醉药品和第一类精神药品而本医疗机构无法提供时，可以从其他医疗机构或者定点批发企业紧急借用；抢救工作结束后，应当及时将借用情况报所在地设区的市级药品监督管理部门和卫生主管部门备案。

对临床需要而市场无供应的麻醉药品和精神药品，持有《医疗机构制剂许可证》和《印鉴卡》的医疗机构需要配制制剂的，应当经所在地省、自治区、直辖市人民政府药品监督管理部门批准。医疗机构配制的麻醉药品和精神药品制剂只能在本医疗机构使用，不得对外销售。

乡镇卫生院以上医疗机构应加强对购进罂粟壳的管理，严格凭执业医师处方调配使用。

医疗机构使用麻醉药品和第一类精神药品的其他有关规定详见第四章第二节相关内容。

**6．储存和运输**

（1）麻醉药品与第一类精神药品的储存

1）专库储存　麻醉药品和第一类精神药品的使用单位应当设立专库或者专柜储存麻醉药品

和第一类精神药品。专库应当设有防盗设施并安装报警装置；专柜应当使用保险柜。专库和专柜应当实行双人双锁管理。

2）专人专账管理　麻醉药品和第一类精神药品的使用单位，应当配备专人负责管理工作，并建立储存麻醉药品和第一类精神药品的专用账册。药品入库双人验收，出库双人复核，做到账物相符。专用账册的保存期限应当自药品有效期期满之日起不少于5年。

3）双人验收复核　麻醉药品和第一类精神药品入出库实行双人核查制度，药品入库需双人验收，出库需双人复核，做到账物相符。

4）不合格品处理　对因破损、变质、过期而不能销售的麻醉药品和精神药品品种，应清点登记造册，单独妥善保管，并及时向所在地县级以上药品监督管理部门申请销毁。

药品销毁必须经所在地县级以上药品监督管理部门批准，并在其监督下销毁。药品销毁应有记录并由监销人员签字，存档备查，企业或使用单位不得擅自处理。

（2）第二类精神药品的储存　应当在药品库房中设立独立的专库或者专柜储存第二类精神药品，并建立专用账册，实行专人管理。专用账册的保存期限应当自药品有效期期满之日起不少于5年。第二类精神药品的入库、出库，必须核查数量，做到准确无误。对因破损、变质、过期而不能销售的第二类精神药品品种，应清点登记造册，单独妥善保管，按要求集中申请销毁。

**7. 法律责任**　取得《印鉴卡》的医疗机构违反《条例》规定，有下列情形之一的，由设区的市级人民政府卫生主管部门责令限期改正，给予警告；逾期不改正的，处5000元以上1万元以下的罚款；情节严重的，吊销其《印鉴卡》；对直接负责的主管人员和其他直接责任人员，依法给予降级、撤职、开除的处分：①未依照规定购买、储存麻醉药品和第一类精神药品的；②未依照规定保存麻醉药品和精神药品专用处方，或者未依照规定进行处方专册登记的；③未依照规定报告麻醉药品和精神药品的进货、库存、使用数量的；④紧急借用麻醉药品和第一类精神药品后未备案的；⑤未依照规定销毁麻醉药品和精神药品的。

具有麻醉药品和第一类精神药品处方资格的执业医师，违反本条例的规定开具麻醉药品和第一类精神药品处方，或者未按照临床应用指导原则的要求使用麻醉药品和第一类精神药品的，由其所在医疗机构取消其麻醉药品和第一类精神药品处方资格；造成严重后果的，由原发证部门吊销其执业证书。执业医师未按照临床应用指导原则的要求使用第二类精神药品或者未使用专用处方开具第二类精神药品，造成严重后果的，由原发证部门吊销其执业证书。

未取得麻醉药品和第一类精神药品处方资格的执业医师擅自开具麻醉药品和第一类精神药品处方，由县级以上人民政府卫生主管部门给予警告，暂停其执业活动；造成严重后果的，吊销其执业证书；构成犯罪的，依法追究刑事责任。

处方的调配人、核对人违反本条例的规定未对麻醉药品和第一类精神药品处方进行核对，造成严重后果的，由原发证部门吊销其执业证书。

## 二、医疗用毒性药品的管理

### （一）医疗用毒性药品的概念、品种和分类

**1. 医疗用毒性药品的界定**　医疗用毒性药品（以下简称毒性药品），系指毒性剧烈、治疗剂量与中毒剂量相近，使用不当会致人中毒或死亡的药品。

2. 毒性药品的品种和分类　现行毒性药品的管理品种，由国家卫生部门会同国家药品监督管理部门规定。自1988年第一次发布毒性药品管理品种后，经过更新调整，现已公布的毒性药品的管理品种分为中药品种和西药品种两大类。

（1）28种毒性中药品种　砒石（红砒、白砒）、砒霜、水银、生马前子、生川乌、生草乌、生白附子、生附子、生半夏、生南星、生巴豆、斑蝥、青娘虫、红娘虫、生甘遂、生狼毒、生藤黄、生千金子、生天仙子、闹阳花、雪上一枝蒿、红升丹、白降丹、蟾酥、洋金花、红粉、轻粉、雄黄。

（2）13种毒性西药品种　去乙酰毛花苷丙、阿托品、洋地黄毒苷、氢溴酸后马托品、三氧化二砷、毛果芸香碱、升汞、水杨酸毒扁豆碱、亚砷酸钾、氢溴酸东莨菪碱、士的年、亚砷酸注射液、A型肉毒毒素及其制剂。

上述西药品种除亚砷酸注射液、A型肉毒毒素制剂以外的毒性西药品种是指原料药；上述西药品种士的年、阿托品、毛果芸香碱等包括其盐类化合物。

### （二）医疗用毒性药品的管理内容

1. 生产

（1）资格管理　毒性药品的生产是由药品监督管理部门指定的药品生产企业承担，未取得毒性药品生产许可的企业，不得生产毒性药品。

（2）生产要求　毒性药品年度生产、收购、供应和配制计划，由省、自治区、直辖市药品管理部门根据医疗需要制定，经省、自治区、直辖市卫生行政部门审核后，由药品监督管理部门下达给指定的毒性药品生产、收购、供应单位，并抄报国家药品监督管理部门。生产单位不得擅自改变生产计划，自行销售。

加工炮制毒性中药，必须按照国家药品标准或者省、自治区、直辖市卫生行政部门制定的炮制规范进行炮制。药材符合药用要求的，方可供应、配方和用于中成药生产。

2. 经营和使用　毒性药品的收购、经营，由各级药品监督管理部门指定的药品经营单位负责；配方用药由国营药店、医疗单位负责。其他任何单位或者个人均不得从事毒性药品的收购、经营和配方业务。

收购、经营、加工、使用毒性药品的单位必须建立健全保管、验收、领发、核对等制度；严防收假、发错，严禁与其他药品混杂，做到划定仓间或仓位，专柜加锁并由专人保管。

毒性药品的包装容器上必须印有毒药标志，在运输毒性药品的过程中，应当采取有效措施，防止发生事故。

医疗单位供应和调配毒性药品，凭医生签名的正式处方。国营药店供应和调配毒性药品，凭盖有医生所在的医疗单位公章的正式处方。每次处方剂量不得超过2日极量。

调配处方时，必须认真负责，计量准确，按医嘱注明要求，并由配方人员及具有药师以上技术职称的复核人员签名盖章后方可发出。对处方未注明“生用”的毒性中药，应当付炮制品。如发现处方有疑问时，须经原处方医生重新审定后再行调配。处方1次有效，取药后处方保存2年备查。

## 三、含特殊药品复方制剂的管理

### （一）品种范围

（1）口服固体制剂　每剂量单位：含可待因≤15mg的复方制剂；含双氢可待因≤10mg的复方制剂；含羟考酮≤5mg的复方制剂。

具体品种：阿司待因片、阿司可咖胶囊、阿司匹林可待因片、氨酚待因片、氨酚待因片（Ⅱ）、氨酚双氢可待因片、复方磷酸可待因片、可待因桔梗片、氨酚待因片、洛芬待因缓释片、洛芬待因片、萘普待因片、愈创罂粟待因片。

（2）含可待因复方口服液体制剂（列入第二类精神药品管理）复方磷酸可待因溶液、复方磷酸可待因溶液（Ⅱ）、复方磷酸可待因口服溶液、复方磷酸可待因口服溶液（Ⅲ）、复方磷酸可待因糖浆、可愈糖浆、愈酚待因口服液、愈酚伪麻待因口服溶液。

（3）复方地芬诺酯片。

（4）复方甘草片、复方甘草口服溶液。

（5）含麻黄碱类复方制剂。

（6）其他含麻醉药品口服复方制剂，如复方福尔可定口服溶液、复方福尔可定糖浆、复方枇杷喷托维林颗粒等。

（7）含曲马多口服复方制剂，如复方曲马多片、氨酚曲马多片、氨酚曲马多胶囊。

### （二）含特殊药品复方制剂的经营管理

具有《药品经营许可证》的企业均可经营含特殊药品复方制剂。药品生产企业和药品批发企业可以将含特殊药品复方制剂销售给药品批发企业、药品零售企业和医疗机构。（另有规定的除外）

药品批发企业购销含特殊药品复方制剂时，应对供货单位和购销单位的资质进行严格审核，确认其合法性后，方可进行含特殊药品复方制剂购销活动。药品生产、批发企业应核实并留存购销方资质证明复印件、采购人员（销售人员）法人委托书和身份证明复印件、核实记录等，并按照药品GMP、药品GSP的要求建立客户档案。

### （三）含特殊药品复方制剂的出库复核与配送管理

药品生产、批发企业销售含特殊药品复方制剂时，应当严格执行出库复核制度，认真核对实物与销售出库单是否相符，并确保药品送达购买方《药品经营许可证》所载明的仓库地址、药品零售企业注册地址，或者医疗机构的药库。

药品送达后，购买方应查验货物，无误后由入库员在随货同行单上签字。随货同行单原件留存，复印件加盖公章后及时返回销售方。销售方应查验返回的随货同行单复印件记载内容有无异常，并保存备查。

### （四）含特殊药品复方制剂的零售管理

药品零售企业销售含特殊药品复方制剂时，处方药应当严格执行处方药与非处方药分类管理有关规定，复方甘草片、复方地芬诺酯片列入必须凭处方销售的处方药管理，严格凭医师开具的处方销售；非处方药一次销售不得超过5个最小包装（含麻黄碱复方制剂另有规定除外）。

自2015年5月1日起，含可待因复方口服液体制剂（包括口服溶液剂和糖浆剂）已列入第二类精神药品管理。具有经营资质的药品零售企业，销售含可待因复方口服液体制剂时，必须凭医疗机构使用精神药品专用处方开具的处方销售，单方处方量不得超过7日常用量。

复方甘草片、复方地芬诺酯片应同含麻黄碱类复方制剂一并设置专柜由专人管理、专册登记，上述药品登记内容包括：药品名称、规格、销售数量、生产企业、生产批号。

药品零售企业销售含特殊药品复方制剂时，如发现超过正常医疗需求，大量、多次购买上述药品的，应当立即向当地药品监督管理部门报告。

### （五）含麻黄碱类复方制剂的管理

**1. 经营行为管理** 具有蛋白同化制剂、肽类激素定点批发资质的药品经营企业，方可从事含麻黄碱类复方制剂的批发业务。

严格审核含麻黄碱类复方制剂购买方资质，购买方是药品批发企业的必须具有蛋白同化制剂、肽类激素定点批发资质。药品零售企业应当从具有经营资质的药品批发企业购进含麻黄碱类复方制剂。

药品生产企业和药品批发企业销售含麻黄碱类复方制剂时，应当核实购买方资质证明材料、采购人员身份证明等情况，无误后方可销售，并跟踪核实药品到货情况，核实记录保存至药品有效期后1年备查。发现含麻黄碱类复方制剂购买方存在异常情况时，应当立即停止销售，并向当地县级以上公安机关和药品监管部门报告。

**2. 销售管理** 将单位剂量麻黄碱类药物含量大于30mg（不含30mg）的含麻黄碱类复方制剂，列入必须凭处方销售的处方药管理。医疗机构应当严格按照《处方管理办法》开具处方。药品零售企业必须凭执业医师开具的处方销售上述药品。

含麻黄碱类复方制剂每个最小包装规格麻黄碱类药物含量口服固体制剂不得超过720mg，口服液体制剂不得超过800mg。

**3. 广告管理** 对按处方药管理的含麻黄碱类复方制剂，其广告只能在医学、药学专业刊物上发布；不得在大众传播媒介发布广告或者以其他方式进行以公众为对象的广告宣传。

# 第三节 中药管理

## 一、中药的概念与分类

中药是指在中医药（包括汉族和少数民族医药）理论指导下用以防病治病的药物。中药具有独特的理论体系和形式，充分反映了我国历史、文化、自然资源等方面的特点，它是我国传统医药的重要组成部分，包括中药材、中药饮片和中成药三大部分。

**1. 中药材** 中药材是药用植物、动物、矿物的药用部分采收后经产地初加工形成的原料药材。一般传统中药材讲究道地药材，根据《中药材生产质量管理规范》对用语的解释，道地药材是指传统中药材中具有特定的种质、特定的产区或特定的生产技术和加工方法所生产的中药材。

**2. 中药饮片** “饮片”是指在中医药理论指导下，根据辨证施治和调剂、制剂的需要，对中药材进行特殊加工炮制后的制成品。中医临床用以治病的药物是中药饮片和中成药，而中成药的原料亦是中药饮片，并非中药材。所以，严格地讲，中药的性味归经及功效实为中药饮片的属性。饮片有广义与狭义之分：广义是指，凡是供中医临床配方用的全部药材统称为“饮片”。狭义则指切成一定形状的药材，如片、块、丝、段等称为饮片。中药饮片大多由中药饮片加工企业提供。

**3. 中成药**　“成药”是根据疗效确切、应用范围广泛的处方、验方或秘方，具备一定质量规格，批量生产供应的药物。在“成药”生产中，为有别于西药，故称之为“中成药”，如丸、散、膏、丹、露等。中成药应由依法取得《药品生产许可证》的企业生产，质量符合国家药品标准，包装，标签、说明书符合《药品管理法》规定。



## 二、中药管理的要求

### （一）中药材管理

**1. 中药材的生产、经营和使用规定**　根据《中医药法》，国家药品监督管理部门应当组织并加强对中药材质量的监测，定期向社会公布监测结果。国务院有关部门应当协助做好中药材质量监测有关工作。国家制定中药材种植养殖、采集、贮存和初加工的技术规范、标准，加强对中药材生产流通全过程的质量监督管理，保障中药材质量安全。中药材经营者应当建立进货查验和购销记录制度，并标明中药材产地。国家鼓励发展中药材现代流通体系，提高中药材包装、仓储等技术水平，建立中药材流通追溯体系。药品生产企业购进中药材应当建立进货查验记录制度。

**2. 中药材生产质量管理规范**　自2003年11月1日起，原国家食品药品监督管理局正式受理中药材GAP的认证申请，并组织认证试点工作。2016年2月3日，国务院印发《关于取消13项国务院部门行政许可事项的决定》，规定取消中药材生产质量管理规范（GAP）认证。

**3. 野生药材资源保护**　国家对野生药材资源实行保护、采猎相结合的原则，并创造条件开展人工种养。在我国境内采猎、经营野生药材的任何单位或个人，除国家另有规定外，都必须遵守《野生药材资源保护管理条例》。

另外，《中医药法》对药用野生动植物资源保护进行特别规定，明确国家保护药用野生动植物资源，对药用野生动植物资源实行动态监测和定期普查，建立药用野生动植物资源种质基因库，鼓励发展人工种植养殖，支持依法开展珍贵、濒危药用野生动植物的保护、繁育及其相关研究。

### （二）医疗机构中药饮片的管理

**1.《中医药法》对医疗机构中药饮片管理的规定**　对市场上没有供应的中药饮片，医疗机构可以根据本医疗机构医师处方的需要，在本医疗机构内炮制、使用。医疗机构应当遵守中药饮片炮制的有关规定，对其炮制的中药饮片的质量负责，保证药品安全。医疗机构炮制中药饮片，应当向所在地设区的市级人民政府药品监督管理部门备案。根据临床用药需要，医疗机构可以凭本医疗机构医师的处方对中药饮片进行再加工。

**2.《医院中药饮片管理规范》的要求**

（1）人员要求　医院应配备与医院级别相适应的中药学技术人员。直接从事中药饮片技术工作的，应当是中药学专业技术人员。三级医院应当至少配备一名副主任中药师以上专业技术人员，二级医院应当至少配备一名主管中药师以上专业技术人员，一级医院应当至少配备一名中药师或相当于中药师以上专业技术水平的人员。

负责中药饮片验收的，在二级以上医院应当是具有中级以上专业技术职称和饮片鉴别经验的人员；在一级医院应当是具有初级以上专业技术职称和饮片鉴别经验的人员。

负责中药饮片临方炮制工作的，应当是具有三年以上炮制经验的中药学专业技术人员。

中药饮片煎煮工作应当由中药学专业技术人员负责，具体操作人员应当经过相应的专业技术培训。

（2）采购　医院应当建立健全中药饮片采购制度。严禁擅自提高饮片等级、以次充好，为个人或单位谋取不正当利益。

（3）验收　医院对所购的中药饮片，应当按照国家药品标准和省、自治区、直辖市药品监督管理部门制定的标准和规范进行验收，验收不合格的不得入库。对购入的中药饮片质量有疑义需要鉴定的，应当委托国家认定的药检部门进行鉴定。有条件的医院，可以设置中药饮片检验室、标本室，并能掌握《中国药典》（一部）收载的中药饮片常规检验方法。购进中药饮片时，验收人员应当对品名、产地、生产企业、产品批号、生产日期、合格标识、质量检验报告书、数量、验收结果及验收日期逐一登记并签字。购进国家实行批准文号管理的中药饮片，还应当检查核对批准文号。发现假冒、劣质中药饮片，应当及时封存并报告当地药品监督管理部门。

（4）保管　中药饮片仓库应当有与使用量相适应的面积，具备通风、调温、调湿、防潮、防虫、防鼠等条件及设施。

（5）调剂与临方炮制中药饮片　装斗时要清斗，认真核对，装量适当，不得错斗、串斗。医院调剂用计量器具应当按照质量技术监督部门的规定定期校验，不合格的不得使用。

中药饮片调剂人员在调配处方时，应当按照《处方管理办法》和中药饮片调剂规程的有关规定进行审方和调剂。对存在“十八反”“十九畏”、妊娠禁忌、超过常用剂量等可能引起用药安全问题的处方，应当由处方医生确认（“双签字”）或重新开具处方后方可调配。

中药饮片调配后，必须经复核后方可发出。二级以上医院应当由主管中药师以上专业技术人员负责调剂复核工作，复核率应当达到100%。医院应当定期对中药饮片调剂质量进行抽查并记录检查结果。中药饮片调配每剂重量误差应当在±5%以内。

罂粟壳不得单方发药，必须凭有麻醉药处方权的执业医师签名的淡红色处方方可调配，每张处方不得超过3日用量，连续使用不得超过7日，成人一次的常用量为每日3～6g。处方保存3年备查。

医院进行临方炮制，应当具备与之相适应的条件和设施，严格遵照国家药品标准和省、自治区、直辖市药品监督管理部门制定的炮制规范炮制，并填写“饮片炮制加工及验收记录”，经医院质量检验合格后方可投入临床使用。

（6）煎煮　医院开展中药饮片煎煮服务，应当有与之相适应的场地及设备，卫生状况良好，具有通风、调温、冷藏等设施。医院应当建立健全中药饮片煎煮的工作制度、操作规程和质量控制措施并严格执行。中药饮片煎煮液的包装材料和容器应当无毒、卫生、不易破损，并符合有规定。

### （三）中成药的管理

国家鼓励和支持中药新药的研制和生产。国家保护传统中药加工技术和工艺，支持传统剂型中成药的生产，鼓励运用现代科学技术研究开发传统中成药。《中医药法》适当放宽限制，进一步丰富中药制剂组方来源，简化程序。生产符合国家规定条件的来源于古代经典名方的中药复方制剂，在申请药品批准文号时，可以仅提供非临床安全性研究资料。古代经典名方，是指至今仍广泛应用、疗效确切、具有明显特色与优势的古代中医典籍所记载的方剂。具体目录由国务院中医药主管部门会同药品监督管理部门制定。另外，实施中药品种保护，加强中药注射剂生产和临床使用管理，对应用传统工艺配制中药变审批制为备案制，对符合条件的中医诊疗项目、中药饮片、中成药和医疗机构中药制剂纳入基本医疗保险基金支付范围等，弥补中药制剂新品种审批慢、供给不足的短板，促进中药制剂的快速发展，充分体现中医药特色。



# 第四节　处方药与非处方药管理

## 一、处方药与非处方药的分类

处方药与非处方药是从药品的获得权限角度划分的。有些药品根据其适应症、剂量和疗程的不同，既可以作为处方药，又可以作为非处方药，这种具有双重身份的药品称之为“双跨”药品。这类药品的部分适应症适合自我判断和自我药疗，于是在“限适应症、限剂量、限疗程”的规定下，将此部分适应症作为非处方药管理，而病人难以判断的适应症部分仍作为处方药管理。大部分消化系统用药、解热镇痛类药都是“双跨”药品。以阿司匹林为例，作为处方药时可用于治疗风湿、类风湿性关节炎以及心血管疾病等，而作为非处方药时，出于安全性考虑，其适应症限定为解热、镇痛；再有，阿司匹林分别作为处方药和非处方药管理时，其使用的疗程、剂量也有所不同。

“双跨”品种判定的基本原则主要是看某药品的非处方药适应症（功能主治）是否缩小了原处方药的适应症治疗范围，适应症减少的，应按“双跨”处理。按“双跨”管理后，不能扩大该药品的治疗范围，不能改变该药品的用法，药品用量也不能超出原剂量范围。

## 二、处方药与非处方药的管理要求

### （一）处方药

**1. 标签、说明书**　对于进入流通领域的处方药而言，生产企业应将相应警示语或忠告语醒目地印制在药品包装或说明书上：“凭医师处方销售、购买和使用!”。

我国实行特殊管理的药品（麻醉药品、精神药品、医疗用毒性药品和放射性药品）一般均属于处方药，其说明书和标签必须印有规定的标识。

**2. 广告**　处方药只能在国务院卫生行政部门和国家药品监督管理部门共同制定的专业性医药报刊上进行广告宣传，不得在大众媒介上发布广告或者以其他方式进行以公众为对象的广告宣传。其目的是严格管理，防止消费者可能产生误导，使消费者能正确地理解和使用处方药。

原各级国家工商行政管理部门、国家药品监督管理部门结合医疗和药品广告的整顿工作，对处方药广告进行审批、监督和检查，严格查处处方药在大众媒体违规发布广告的行为。

### （二）非处方药

1．分类和专有标识

（1）分类　国家根据药品的安全性，将非处方药分为甲、乙两类，乙类非处方药使用相对更安全。

（2）专有标识　是用于已列入《国家非处方药目录》，并通过药品监督管理部门审核登记的非处方药药品标签、使用说明书、内包装、外包装的专有标识，也可用作经营非处方药药品的企业指南性标志。我国非处方药专有标识图案为椭圆形背景下的OTC 3个英文字母的组合，这也是国际上对非处方药的习惯称谓。

非处方药专有标识图案分为红色和绿色，红色专有标识用于甲类非处方药品，绿色专有标识用于乙类非处方药品。

使用非处方药专有标识时，药品的使用说明书和大包装可以单色印刷，标签和其他包装必须按照国家药品监督管理部门公布的色标要求印刷。单色印刷时，非处方药专有标识下方必须标示“甲类”或“乙类”字样。非处方药专有标识应与药品标签使用说明书、内包装、外包装一体化印刷，其大小可根据实际需要设定，但必须醒目、清晰，并按照国家药品监督管理部门公布的坐标比例使用。

非处方药药品标签、使用说明书和每个销售基本单元包装印有中文药品通用名称（商品名称）的一面（侧），其右上角是非处方药专有标识的固定位置。

2．包装、标签和说明书

（1）包装　非处方药的包装必须印有国家指定的非处方药专有标识，以便消费者识别和执法人员监督检查；包装必须符合质量要求，方便储存、运输和使用；每个销售基本单元包装必须附有标签和说明书。

（2）标签和说明书　非处方药的标签和说明书是指导病人正确判断适应症、安全用药的重要文件。非处方药的标签和说明书必须经过国家药品监督管理部门批准，用语要科学易懂，便于消费者自行判断、选择和使用。标签内容不得超出其非处方药说明书的内容范围。

**3．警示语或忠告语**　非处方药标签以及说明书或者包装上必须印有警示语或忠告语：“请仔细阅读药品使用说明书并按说明使用或在药师指导下购买和使用!”。

**4．广告**　非处方药是方便消费者自我保健、药疗的药品，消费者应详细了解其治疗功效。因此，非处方药可以在大众媒介上进行广告宣传，但广告内容必须经过审查批准，不能任意夸大或篡改，以正确引导消费者科学合理地进行自我药疗。

### （三）“双跨”药品

**1．包装、标签、说明书**　“双跨”药品既能按处方药管理，又能按非处方药管理，因此必须分别使用处方药和非处方药两种标签、说明书，其处方药和非处方药的包装颜色应当有明显区别。

“双跨”品种的非处方药部分，药品生产企业必须在国家药品监督管理部门公布转换为非处方药的品种名单及其说明书范本之后，到所在地的省级药品监督管理部门进行非处方药的审核登记，审核登记后使用非处方药包装、标签、说明书，按非处方药进行管理。药品生产企业应当严格按照相关要求制定或规范非处方药说明书和标签，非处方药的适应症、用法用量需与公布的非处方药说明书范本一致，禁忌症、注意事项、不良反应不得少于范本内容，不得以任何形式扩大非处方药适应症（功能主治）范围，其非处方药标签印有“请仔细阅读说明书并按说明使用或在药师指导下购买和使用”的忠告语。原处方药部分仍按照其作为处方药时批准使用的包装、标签、说明书生产和使用。

2. **商品名称**　根据《关于进一步规范药品名称管理的通知》，同一药品生产企业生产的同一药品，成分相同但剂型或规格不同的，应当使用同一商品名称，药品商品名称不得有夸大宣传、暗示疗效作用。据此，“双跨”药品不管是作为处方药还是非处方药管理，应当具有相同的商品名，并且其商品名称不得扩大或暗示药品作为处方药、非处方药的疗效。



3. **销售**　根据药品分类管理的要求，处方药与非处方药的销售模式有所区别，出于安全性的考虑，处方药的销售更为严格。“双跨”药品在作为处方药时，必须凭执业医师或助理执业医师开具的处方经药师审核后才能购买，而作为非处方药时，病人可以仔细阅读说明书并按说明使用或在药师指导下购买和使用。

4. **广告**　“双跨”药品作为“处方药”时不得在大众媒介上发布广告或者以其他方式进行以公众为对象的广告宣传，作为“非处方药”则可以在大众媒介上进行广告宣传。因此，“双跨”药品在大众媒体发布广告，进行适应症、功能主治或疗效方面的宣传，其宣传内容不得超出其非处方药适应症（或功能主治）范围。

# 第五节　进口药品管理

## 一、进口药品的概念和分类

凡是在中国大陆境外生产，从外国或港、澳、台地区进口，在大陆注册销售的药品都叫进口药品。主要分两类：一类是从港、澳、台地区进口的药品，在中国大陆注册销售，发给的是《医药产品注册证》。该证号的格式为H（Z、S）+8位数字，其中H代表化学药品，Z代表中药，S代表生物制品。一类是从其他国家进口的药品，在中国大陆注册销售，发给的是《进口药品注册证》。它是国家药品监督管理部门核发的允许国外生产的药品在中国注册、进口和销售使用的批准文件，《进口药品注册证》分为正本和副本，自发证之日起有效期5年。

## 二、进口药品的管理要求

### （一）备案

进口药品备案是指进口单位向允许药品进口的口岸所在地药品监督管理部门（以下称口岸药品监督管理部门）申请办理《进口药品通关单》的过程。麻醉药品、精神药品进口备案，是指进口单位向口岸药品监督管理部门申请办理《进口药品口岸检验通知书》的过程。

1. **相关部门及职责**　口岸药品监督管理部门负责药品的进口备案工作。口岸药品监督管理部门承担的进口备案工作受国家药品监督管理部门的领导。

2. **准许备案的药品种类**　下列情形的进口药品，必须经口岸药品检验所检验符合标准规定后，方可办理进口备案手续。检验不符合标准规定的，口岸药品监督管理部门不予进口备案：

①国家药品监督管理部门规定的生物制品；②首次在中国境内销售的药品；③国务院规定的其他药品。

## （二）口岸检验

**1．口岸检验的有关机构及职责** 在相关药品进口口岸，国家药品监督管理部门根据进口药品口岸检验工作的需要设立口岸药品检验所。进口药品口岸检验工作的指导和协调由中国食品药品检定研究院负责。口岸检验所需标准品、对照品由中国食品药品检定研究院负责审核、标定。口岸药品检验所接到《进口药品口岸检验通知书》后，应当在2日内与进口单位联系，进口单位提供出厂检验报告书和原产地证明原件，口岸药品检验所到规定的存货地点按照《进口药品抽样规定》进行现场抽样。对需进入海关监管区抽样的，口岸药品检验所应当同时与海关联系抽样事宜，并征得海关同意。抽样时，进口单位和海关的人员应当同时在场。

**2．抽样药品的检验** 口岸药品检验所应在抽样后20日内，完成检验工作，出具《进口药品检验报告书》。特殊品种或者特殊情况不能按时完成检验时，可以适当延长检验期限，并通知进口单位和口岸药品监督管理局。

对检验符合标准规定的进口药品，口岸药品检验所应当将《进口药品检验报告书》送交所在地口岸药品监督管理部门和进口单位。《进口药品检验报告书》应当明确标有“符合标准规定”或者“不符合标准规定”的检验结论。

对检验不符合标准规定的进口药品，口岸药品检验所应当将《进口药品检验报告书》及时发送口岸药品监督管理部门和其他口岸药品检验所，同时报送国家药品监督管理部门和中国食品药品检定研究院。

国家药品监督管理部门规定批签发的生物制品，口岸检验符合标准规定，审核符合要求的，应当同时发放生物制品批签发证明。

**3．药品样品的保存** 进口药品的检验样品应当保存至有效期满。不易贮存的留样，可根据实际情况掌握保存时间。索赔或者退货检品的留样应当保存至该案完结时。超过保存期的留样，由口岸药品检验所予以处理并记录备案。

**4．对检验结果有异议时的处理** 进口单位对检验结果有异议的，可以自收到检验结果之日起7日内向原口岸药品检验所申请复验，也可以直接向中国食品药品检定研究院申请复验。生物制品的复验直接向中国食品药品检定研究院申请。

口岸药品检验所在受理复验申请后，应当及时通知口岸药品监督管理部门，并自受理复验之日起10日内，做出复验结论，通知口岸药品监督管理部门、其他口岸药品检验所，报国家药品监督管理部门和中国食品药品检定研究院。

## （三）监督管理

**1．未能进行抽样的药品** 口岸药品检验所根据有关规定不予抽样但已办结海关验放手续的药品，口岸药品监督管理部门应当对已进口的全部药品采取查封、扣押的行政强制措施。

**2．首次抽验未达标的进口药品** 进口药品首次抽验后不达标，未在规定时间内提出复验或者经复验仍不符合标准规定的，口岸药品监督管理部门应当按照《药品管理法》以及有关规定做出行政处理决定。有关情况应当及时报告国家药品监督管理部门，同时通告各省、自治区、直辖市药品监督管理部门和其他口岸药品监督管理部门。

经复验符合标准规定的，口岸药品监督管理部门应当解除查封、扣押的行政强制措施，并将处理情况报告国家药品监督管理部门，同时通告各省、自治区、直辖市药品监督管理部门和其他口岸药品监督管理部门。

**3. 其他经检验不合规的进口药品**　除国家规定的必须经口岸药品检验所检验符合标准规定后，方可办理进口备案手续的进口药品外，其他进口药品，口岸药品检验所检验不符合标准规定的，进口单位应当在收到《进口药品检验报告书》后2日内，将全部进口药品流通、使用的详细情况，报告所在地口岸药品监督管理部门。



所在地口岸药品监督管理部门收到《进口药品检验报告书》后，应当及时采取对全部药品予以查封、扣押的行政强制措施，并在7日内做出行政处理决定。对申请复验的，必须自检验报告书发出之日起15日内做出行政处理决定。有关情况应当及时报告国家药品监督管理部门，同时通告各省、自治区、直辖市药品监督管理部门和其他口岸药品监督管理部门。

药品进口备案中发现的其他问题，由口岸药品监督管理部门按照《药品管理法》以及有关规定予以处理。

**4. 进口药品采购注意事项**　国内药品生产企业、经营企业以及医疗机构采购进口药品时，供货单位应当同时提供以下资料：①《进口药品注册证》（或者《医药产品注册证》）复印件、《进口药品批件》复印件；②《进口药品检验报告书》复印件或者注明“已抽样”并加盖公章的《进口药品通关单》复印件。

国家药品监督管理部门规定批签发的生物制品，需要同时提供口岸药品检验所核发的批签发证明复印件。

进口麻醉药品、精神药品，应当同时提供其《进口药品注册证》（或者《医药产品注册证》）复印件、《进口准许证》复印件和《进口药品检验报告书》复印件。

## 第六节　基本药物与基本医疗保险药品

### 一、基本药物及其管理制度

基本药物制度是全球化的概念，是政府为满足人民群众的重点卫生保健需要，合理利用有限的医药卫生资源，保障人民群众用药安全、有效、合理而推行的国家药物政策。基本药物制度涉及药品的生产、供应和使用的每一个环节，是国家药物政策的核心内容。

2009年8月18日我国正式公布《关于建立国家基本药物制度的实施意见》《国家基本药物目录管理办法（暂行）》和《国家基本药物目录（基层医疗卫生机构配备使用部分）》（2009年版），这标志着我国建立国家基本药物制度工作正式实施。2018年9月30日，国家卫生健康委员会、国家中医药管理局联合发布了《国家基本药物目录》（2018年版）

根据2018年《国务院办公厅关于完善国家基本药物制度的意见》（国办发［2018］88号），原则上各省不再增补基本药物品种，少数民族地区可增补少量民族药。

### （一）基本药物的分类

我国颁布执行的基本药物目录中，将基本药物分为化学药品、生物制品、中成药和中药饮片3部分。化学药品和生物制品主要依据临床药理学分类，共417个品种；中成药主要依据功能分类，共268个品种；中药饮片不列具体品种，用文字表述。

化学药品和生物制品主要分为抗微生物药，抗寄生虫病药，麻醉药，镇痛、解热、抗炎、抗风湿、抗痛风药，神经系统用药，治疗精神障碍药，心血管系统用药，呼吸系统用药，消化系统用药，泌尿系统用药，血液系统用药，激素及影响内分泌药，抗变态反应药，免疫系统用药，抗肿瘤药，维生素、矿物质类药，调节水、电解质及酸碱平衡药，解毒药，生物制品，诊断用药，皮肤科用药，眼科用药，耳鼻喉科用药，妇产科用药，计划生育用药25个类别。

中成药按功能分为内科用药、外科用药、妇科用药、眼科用药、耳鼻喉科用药、骨伤科用药6大类。

### （二）基本药物的遴选原则、范围与程序

1. **基本药物遴选原则** 国家基本药物遴选原则：防治必需、安全有效、价格合理、使用方便、中西药并重。与我国公共卫生、基本医疗卫生服务和基本医疗保障水平相适应；符合我国疾病谱的特点，能够满足基层医疗卫生机构常见病、多发病和传染病预防、治疗的需求；是临床首先选择使用的，基层医疗卫生机构能够配备，并能够保证可及供应；经国家药品监督管理部门批准正式上市、不含有国家濒危野生动植物药材。

2. **基本药物遴选范围** 国家基本药物应当是《中国药典》收藏的，国家卫生行政管理部门、国家药品监督管理部门颁布药品标准的品种。除急救、抢救用药外，独家生产品种纳入国家基本药物目录应当经过单独论证。以下药品不纳入国家基本药物目录遴选范围：①含有国家濒危野生动植物药材的；②主要用于滋补保健作用，易滥用的；③非临床治疗首选的；④因严重不良反应，国家药品监督管理部门明确规定暂停生产、销售或使用的；⑤违背国家法律、法规或不符合伦理要求的；⑥国家基本药物工作委员会规定的其他情况。

3. **国家基本药物目录制定程序** 国家基本药物遴选是根据药品安全性等信息，按照专家咨询评价、多方征求意见、多方论证并经专家委员会审核、审定的程序，科学、公正遴选国家基本药物。具体程序如下：①从国家基本药物专家库中，随机抽取专家成立目录咨询专家组和目录评审专家组，咨询专家不参加目录评审工作，评审专家不参加目录制订的咨询工作；②咨询专家组根据循证医学、药物经济学对纳入遴选范围的药品进行技术评价，提出遴选意见，形成备选目录；③评审专家组对备选目录进行审核投票，形成目录初稿；④将目录初稿征求有关部门意见，修改完善后形成送审稿；⑤送审稿经国家基本药物工作委员会审核后，授权国家卫生健康委员会发布。

### （三）基本药物的生产、经营和使用管理

1. **基本药物的生产管理** 政府举办的基层医疗卫生机构使用的基本药物，由省级人民政府指定的机构公开招标采购，并由招标选择的配送企业统一配送。参与投标的生产企业和配送企业应具备相应的资格条件。招标采购药品和选择配送企业，坚持全国统一市场，不同地区、不同所

有制企业平等参与、公平竞争。药品购销双方根据招标采购结果签订合同并严格履约。

国家对临床必需、用量小、市场供应短缺的基本药物，可通过招标采取定点生产等方式确保供应。

实行定点生产的品种，委托国家卫生健康委员会药具管理中心承担基本药物定点生产企业招标的组织实施工作，根据“基本药物定点生产试点协调机制”确定的《基本药物定点生产企业招标方案》，制定招标实施细则，在规定的时间发布招标文件，组织评审，并将结果报“基本药物定点生产试点协调机制”核准。政府办基层医疗卫生机构应全部配备使用定点生产品种，各级公立医院及其他医疗卫生机构也应优先配备使用定点生产品种。定点生产企业按照所划分的区域，直接在省级集中采购平台上挂网销售相应品种，应委托省级药品采购机构按照统一价格，从定点生产企业集中采购、集中支付货款，公立医院也应优先按照统一价格从定点生产企业采购相应品种，鼓励其他医疗卫生机构采购使用定点生产品种。



**2. 基本药物的经营管理**

（1）定价　基本药物由国家按通用名称制定统一的零售指导价，经营者在不突破政府有关规定的前提下，自主制定实际购销价格。省级人民政府根据招标情况在国家指导价格规定的幅度内，确定本地区基本药物统一采购价格，其中包含配送费用。政府办的基层医疗卫生机构对基本药物按进价实行零差率销售，其他非营利性医疗机构也要逐步取消药品加成。

（2）经营、流通过程要求　医疗机构和零售药店必须按照规定加强对基本药物进货、验收、储存、调配等环节的管理，保证基本药物质量；零售药店应当充分发挥执业药师等药学技术人员的作用，指导病人合理用药；应当建立健全药品不良反应报告、调查、分析、评价和处理制度，主动监测、及时分析、处理和上报药品不良反应信息，对存在安全隐患的，应当按规定及时召回；药品监督管理部门应当加强对医疗机构和零售药店基本药物质量的日常监督检查，对违法行为要依法予以查处，对医疗机构的查处结果应当及时通报同级卫生行政部门。

**3. 基本药物的使用管理**　未来，国家将建立健全医疗卫生机构基本药物配备和使用制度。目前有关国家基本药物使用的规定有：①自2009年起，确保政府举办的基层医疗卫生机构全部配备和使用基本药物，其他类型医疗卫生机构必须按规定首先选择配备基本药物，并将基本药物作为临床治疗的一线药物首先选择使用。②建立基本药物优先选择和合理使用制度。非政府举办的基层医疗卫生机构必须按规定使用基本药物。③卫生行政部门制订临床基本药物应用指南、基本药物处方临床应用指南和基本药物处方集，加强合理用药管理，确保规范使用基本药物。④医疗机构要按照国家基本药物临床应用指南和基本药物处方集，加强合理用药管理，确保规范使用基本药物。⑤促进基层医务人员合理用药。各地区、各有关部门要利用建立和规范基本药物采购机制的契机，引导和规范基层医务人员用药行为。加强基层医务人员的培训和考核，尽快推进基本药物临床应用指南和处方集在基层普遍使用，鼓励各地利用信息系统对基层医疗卫生机构和医务人员的用药行为进行监管。加大宣传力度，引导群众转变用药习惯，促进临床首选和合理使用基本药物。

## 二、基本医疗保险药品

### （一）基本医疗保险药品的分类

《国家基本医疗保险药品目录》西药部分和中成药部分所列药品为基本医疗保险、工伤保险和生育保险基金准予支付费用的药品，共2535个，包括西药1297个，中成药1238个（含民族药88个）。其中仅限工伤保险基金准予支付费用的品种5个；仅限生育保险基金准予支付费用的品种4个。《国家基本医疗保险药品目录》收载的西药甲类药品402个，中成药甲类药品192个，其余为乙类药品。基本医疗保险基金支付药品费用时区分甲、乙类，工伤保险和生育保险支付药品费用时不分甲、乙类。

甲类的药品是指全国基本统一的、能保证临床治疗基本需要的药品。这类药品的费用纳入基本医疗保险基金给付范围，并按基本医疗保险的给付标准支付费用。

乙类的药品是指基本医疗保险基金有部分能力支付费用的药品，这类药品先由职工支付一定比例的费用后，再纳入基本医疗保险基金给付范围，并按基本医疗保险给付标准支付费用。

### （二）基本医疗保险药品目录与使用要求

《国家基本医疗保险药品目录》分为凡例、西药、中成药、中药饮片四部分。凡例是对《国家基本医疗保险药品目录》的编排格式、名称剂型规范、限定支付范围等内容的解释和说明，西药部分包括了化学药和生物制品，中成药部分包括了中成药和民族药，中药饮片部分采用排除法规定了基金不予支付费用的饮片。参保人员使用目录内西药、中成药及目录外中药饮片发生的费用，按基本医疗保险、工伤保险、生育保险有关规定支付。国家免费提供的抗艾滋病病毒药物和国家公共卫生项目涉及的抗结核病药物、抗疟药物和抗血吸虫病药物，参保人员使用且在公共卫生支付范围的，基本医疗保险、工伤保险和生育保险基金不予支付。

（郭元晖　张晓东）

# 第四章　医疗机构药事管理与药学服务

## 第一节　医药机构药事管理与药学服务的概念及法规依据

### 一、医疗机构药事管理与药学服务的概念

1. **医疗机构药事管理**　原卫生部、国家中医药管理局、原中国人民解放军总后勤部卫生部联合印发的《医疗机构药事管理规定》（卫医政发〔2011〕11号）对医疗机构药事管理的内涵进行了界定，即是指医疗机构以病人为中心，以临床药学为基础，对临床用药全过程进行有效的组织实施与管理，促进临床科学、合理用药的药学技术服务和相关的药品管理工作。

2. **药学服务**　药学服务（pharmaceutical care，PC），是指药师所提供的以提高病人生活质量为目的，以合理药物治疗为中心的相关服务。而全程化药学服务，是指在整个医疗卫生保健过程中，药师应用药学专业知识，向医务人员、病人及家属提供直接的、负责任的、与药物使用有关的服务，以期提高药物治疗的安全性、有效性与经济性，实现改善与提高人类生活质量的目标。

### 二、实施医疗机构药事管理与药事服务的法规依据

近年来，我国相继出台了一系列关于医药卫生体制改革的新政策，已经并将持续对医疗机构药事管理与药学服务产生深远的影响。

#### （一）医药卫生体制改革的新政策

收集的政策文件8个，见表4-1。

表4-1　医药卫生体制改革的新政策文件

| 法规名称 | 颁发部门 | 文号 | 时间 |
|---|---|---|---|
| 《国务院深化医药卫生体制改革领导小组关于进一步推广深化医药卫生体制改革经验的若干意见》 | 中共中央办公厅、国务院办公厅 | | 2016年11月8日 |
| 《国务院关于印发“十三五”深化医药卫生体制改革规划的通知》 | 国务院 | 国发〔2016〕78号 | 2016年12月27日 |
| 《国务院办公厅关于印发深化医药卫生体制改革2017年重点工作任务的通知》 | 国务院办公厅 | 国办发〔2017〕37号 | 2017年4月25日 |
| 《国务院办公厅关于推进医疗联合体建设和发展的指导意见》 | 国务院办公厅 | 国办发〔2017〕32号 | 2017年4月23日 |

续表

| 法规名称 | 颁发部门 | 文号 | 时间 |
|---|---|---|---|
| 《关于在公立医疗机构药品采购中推行“两票制”的实施意见（试行）的通知》 | 国务院深化医药卫生体制改革工作领导小组办公室、原国家卫生和计划生育委员会、原国家食品药品监督管理总局、国家发展和改革委员会、工业和信息化部、商务部、国家税务总局、国家中医药管理局 | 国医改办发〔2016〕4号 | 2016年12月26日 |
| 《关于全面推开公立医院综合改革工作的通知》 | 原国家卫生和计划生育委员会 | 国卫体改发〔2017〕22号 | 2017年4月19日 |
| 《关于加强药事管理转变药学服务模式的通知》 | 原国家卫生和计划生育委员会办公厅、国家中医药管理局办公室 | 国卫办医发〔2017〕26号 | 2017年7月5日 |
| 《关于深化审评审批制度改革鼓励药品医疗器械创新的意见》 | 中共中央办公厅、国务院办公厅 | 厅字〔2017〕26号 | 2017年10月1日 |

以下重点对其中的5项政策文件进行简要概述。

**1.《国务院深化医药卫生体制改革领导小组关于进一步推广深化医药卫生体制改革经验的若干意见》** 本文件（以下简称《若干意见》）指出，深化医药卫生体制改革是党中央、国务院做出的重大决策，是全面深化改革和全面建成小康社会的重要任务，并明确提出推动医改向纵深发展的8条具体举措，即：①建立强有力的领导体制和医疗、医保、医药“三医”联动工作机制，为深化医改提供组织保障；②破除以药补医，建立健全公立医院运行新机制；③发挥医保基础性作用，加强对医疗服务的外部制约；④推进政事分开、管办分开，建立现代医院管理制度；⑤建立符合行业特点的人事薪酬制度，调动医务人员积极性；⑥以家庭医生签约服务和医疗联合体为重要抓手，加快分级诊疗制度建设；⑦充分利用互联网技术，改善群众就医体验；⑧发展和规范社会办医，满足多元化医疗服务需求。

**2.《国务院关于印发“十三五”深化医药卫生体制改革规划的通知》** 本通知明确提出，“十三五”期间要在分级诊疗、现代医院管理、全民医保、药品供应保障、综合监管等5项制度建设上取得新突破，同时统筹推进6个领域的改革，即：①建立科学合理的分级诊疗制度；②建立科学有效的现代医院管理制度；③建立高效运行的全民医疗保障制度；④建立规范有序的药品供应保障制度；⑤建立严格规范的综合监管制度；⑥统筹推进相关领域改革。

**3.《关于在公立医疗机构药品采购中推行“两票制”的实施意见（试行）的通知》** 本通知明确要求，在公立医疗机构药品采购中推行“两票制”，即生产企业到流通企业开一次发票，流通企业到医疗机构开一次发票。

**4.《关于全面推开公立医院综合改革工作的通知》** 本通知提出，2017年9月30日前全面推开公立医院综合改革，所有公立医院全部取消药品加成，标志着我国正式迈入全面药品零加成时代。

**5.《关于加强药事管理转变药学服务模式的通知》** 本通知在提高对药事工作重要性的认识、加强服务能力建设、规范临床用药行为和提升科学管理水平等四个方面提出了12条具体要求，即：①高度重视药事管理；②转变药学服务模式；③加强药学部门建设；④建立药师激励机制；⑤加强临床药师队伍建设；⑥落实相关制度规范；⑦加强处方审核调剂；⑧加大处方点评力度；⑨做好用药监测和报告；⑩创新药事管理方式；⑪推行信息化管理；⑫鼓励开展静脉用药集中调配。

### （二）医院药学转型发展的相关要求

国家一系列新政策的出台，必将对各级医疗机构的药事管理与药学服务产生极其深远的影响，归纳起来主要体现在以下6个方面。

**1. 医院药事管理与药学服务模式转型**　随着我国公立医院进入药品零加成时代，药事管理与药学服务必须转型升级，具体体现在：①药学部门定位从成本控制单元转型为效率提升单元；②模式定位从经验用药转型为精准用药；③药师定位从被动保障供应型转型为主动技术服务型；④管理定位从粗放式管理转型为精细化管理。2016年，由中国健康促进基金会医药知识管理专项基金专家委员会、中国药学会医院药学专业委员会、中国医院协会药事管理专业委员会等学术团体，在深入研究和探讨国内外药学服务项目、服务标准及收费的前提下，联合发布《中国药学服务标准与收费专家共识（2016年）》并呼吁药学服务应当标准化，即：①为向病人提供满意的服务，就必须开展服务的标准化建设；②规范服务内容，减少不同的药师提供服务的品质差异，才能不断提高服务质量；③根据药学服务的特点，建立和完善服务质量体系，规范药师的服务质量标准，不仅可以提高病人对药师服务的满意程度，也是考核药师工作质量的直接依据。《关于加强药事管理转变药学服务模式的通知》中特别提到“转变药学服务模式”，要求：各地要结合医学模式转变，推进药学服务从“以药品为中心”转变为“以病人为中心”，从“以保障药品供应为中心”转变为“在保障药品供应的基础上，以重点加强药学专业技术服务、参与临床用药为中心”。促进药学工作更加贴近临床，努力提供优质、安全、人性化的药学专业技术服务。

**2. 加快建设临床药师队伍**　药学工作是医疗机构工作的重要组成部分，是提高医疗质量、保证病人用药安全有效的重要环节，而临床药师是医师临床药物治疗的合作者、临床用药直接参加者。随着我国医改的深入推进，各级医疗机构尤其是综合性医院对临床药师的需求日益迫切，同时对其“懂医精药”的能力素质也提出更高要求，即临床药师除需要具有一定的医学基础知识与基础技能外，还要具有厚实、渊博的药物及药物治疗知识与技能，随时保持其领先水平，确保尽可能与临床医师产生互补性，并在参与临床药物治疗、实施药学查房和药师会诊、提供药品信息与用药咨询、开展临床药学教学和药学应用研究中发挥实质性作用。当前一个时期，实施临床药师专科化的实质是药师精通地利用专科化的药学知识直接为病人提供药学服务，使临床药物治疗效果逐渐提高，缩短病人住院时间，加快床位周转速度，实现医院的经济效益与社会效益的提高。

**3. 优化调整药品供应保障方式**　《若干意见》及《关于在公立医疗机构药品采购中推行“两票制”的实施意见（试行）的通知》均明确要求落实公立医院药品分类采购，并逐步实行“两票制”。《国务院关于印发“十三五”深化医药卫生体制改革规划的通知》也明确要求建立规范有序的药品供应保障制度，实施药品生产、流通、使用全流程改革，调整利益驱动机制，破除以药补医，理顺药品价格，保障药品安全有效、价格合理、供应充分，具体为：①完善药品和高值医用耗材集中采购制度，医疗机构每种药品采购的剂型原则上不超过3种，每种剂型对应的规格原则上不超过2种；②实施药品采购“两票制”改革，鼓励医院与药品生产企业直接结算药品货款、药品生产企业与配送企业结算配送费用，严格按合同回款；③进一步提高医院在药品采购中的参与度，落实医疗机构药品、耗材采购主体地位，促进医疗机构主动控制药品、耗材价格；④对实行备案采购的重点药品，明确采购数量、开具处方的医生，由医疗机构负责人审批后向药品采购部门备案。

**4. 工作重点转为临床合理用药监管** 《若干意见》明确要求所有公立医院取消药品加成，通过综合施策，逐步增加医疗服务收入（不含药品、耗材、检查、化验收入）在医院总收入中的比例，严格控制公立医院规模过快增长。同时要求，规范诊疗行为，利用信息化手段对所有医疗机构门诊、住院诊疗行为和费用开展全程监控和智能审核，做到事前提醒、事中控制、事后审核；开展处方点评，加强信息公开和社会监督；加强合理用药和不良反应监测，对价格高、用量大、非治疗辅助性等药品建立重点监控目录，开展跟踪监控、超常预警；重点药品可实行备案采购，明确采购数量、开具处方的医生，由医疗机构负责人审批后向药品采购部门备案。由此可见，临床合理用药监管必须纳入医疗机构质量管理体系并加以推动落实，也必然成为药学部门一项更加重要的职能。

**5. 全面提升科学管理水平** 随着我国医改的深入推进，医疗机构药事管理与药学服务必须朝着“标准化、信息化、自动化”的方向建设。通过建立标准化的内部管理流程，实施管理决策支持的信息化，引进自动化乃至智能化的设备，最大限度地实现资源优化整合，从源头把关药品质量，保证药品流通全程可控，提升药师工作效率并节约人力，推动开展全程化药学服务，进而全面提升用药安全管理水平与药学服务质量。总之，通过科学管理水平的全面提升，助推药事管理与药学服务由低技术含量向高技术含量转型。

**6. 逐步实现药学服务标准化及收费** 药事服务费是指医疗机构药学部门对其所提供的药品调剂服务和基本药学服务而收取的费用，包含对基本运营成本和药师专业技术服务价值的补偿。对药学服务收取费用是全世界范围内通行的做法，既体现药学服务的价值，也对行业和学科的健康发展起到良性促进作用。2013年，世界药学大会明确提出“没有付费的药学服务不可能持续”。我国在新医改文件中明确提出要增设药事服务费，取代饱受诟病的“以药补医”制度。2014年，中国药学会医院药学专业委员会、中国医院协会药事管理专业委员会、中华医学会临床药学分会等学术团体组织发布《医改进行时——我国医院药学发展专家共识》，指出医院药学工作是医院工作的重要组成部分，是提高医疗质量，保证病人用药安全、有效的重要环节；药师是构建医患和谐关系和保障民众生命安全不可替代的力量，药师提供的药学服务是国家民生工程建设的重要组成部分。2016年，《中国药学服务标准与收费专家共识》再次呼吁：①药师是保证社会安全和公众生命安全不可替代的力量，药学服务是国家民生工程建设的组成部分；②应尽快落实国家医改文件中提出的增设药事服务费，明确学科发展导向；③药学服务亟待标准化。同时，明确提出药师提供的药学服务具有五个方面的重要作用，即：①药师通过保证用药安全来保证人民群众的健康和生命安全；②药师通过保障合理用药来促进有限医疗资源的合理分配；③药师通过药物流行病学和药物经济学等研究，为药品生产者生产出更安全、更经济、更有效的药品提供了方向和数据支持，是医药科技发展的引领者；④药师通过监督和制约不当处方行为，促进合理用药，是缓解医患矛盾、担当医患沟通桥梁的重要力量；⑤药师是对医药流通领域不规范竞争监管的技术力量，对药品这一特殊商品的监管，关系着人民群众的身体健康，医药市场不能失去药师的有效监管。此外，《中国药学服务标准与收费专家共识》还提出相应的药学服务标准和药管服务收费的建议，主要涉及门诊调剂服务费、住院药学服务费、静脉用药配置服务费、专科药师药学服务费、治疗药物监测服务费、药物基因组学服务费、咨询药师服务费、药学情报服务费、药事管理与药物治疗管理服务费等。2016年底，国务院印发的《"十三五"深化医药卫生体制改革规划》中明确要求，要结合医疗服务价格改革，体现药事服务价值。2017年7月，由原国家卫生和计划生育委员会办公厅、国家中医药管理局办公室联合印发的《关于加强药事管理转变药学服务模式的通知》中也提出：鼓励各地在理顺医疗服务价格过程中，积极与地方价格主管等部门沟通协调，在医事服务费中体现药师劳务技术价值，也可以探索设立药事服务费，建立合理补偿机制，促进合理用药。总之，药学服务是医疗服务的有机组成部分，有助于提高医疗质量和病人用药安全；药学服务收费是体现药师的责、权、利及劳动价值的必要手段，也是医院药学发展的必然趋势。



## 第二节　医疗机构药事管理与药学服务的主要内容及法规依据

### 一、药品库房管理

#### （一）药品库房管理的概念

药品库房管理，是指对医疗机构内的药品目录与信息维护、采购需求计划编制、验收入库、储存保管、在库保养、出库发放、报损销毁及安全管理等全过程的管理活动。

#### （二）实施药品库房管理的法规依据

现有的法规依据除了上面已经提到的《关于在公立医疗机构药品采购中推行"两票制"的实施意见（试行）的通知》外，还有以下8个，见表4-2。

表4-2　实施药品库房管理的法规依据

| 法规名称 | 颁发部门 | 文号 | 时间 |
|---|---|---|---|
| 《二、三级综合医院药学部门基本标准（试行）》 | 原卫生部 | 卫医政发〔2010〕99号 | 2010年12月3日 |
| 《医疗机构药事管理规定》 | 原卫生部、国家中医药管理局、原解放军总后勤部卫生部 | 卫医政发〔2011〕11号 | 2011年1月30日 |
| 《医疗机构药品监督管理办法（试行）》 | 原国家食品药品监督管理局 | 国食药监安〔2011〕442号 | 2011年10月11日 |
| 《医疗机构麻醉药品、第一类精神药品管理规定》 | 原卫生部 | 卫医发〔2005〕438号 | 2005年11月14日 |

续表

| 法规名称 | 颁发部门 | 文号 | 时间 |
|---|---|---|---|
| 《军队麻醉药品和精神药品供应管理办法》 | 原解放军总后勤部卫生部 | 后发〔2007〕3号 | 2007年3月15日 |
| 《医院中药饮片管理规范》 | 国家中医药管理局、原卫生部 | 国中医药医政发〔2007〕11号 | 2007年3月12日 |
| 《国家中医药管理局办公室关于进一步加强中药饮片管理保证用药安全的通知》 | 国家中医药管理局办公室 | 国中医药办医政发〔2012〕22号 | 2012年5月4日 |
| 《国家中医药管理局关于进一步加强中药饮片处方质量管理强化合理使用的通知》 | 国家中医药管理局 | 国中医药医政发〔2015〕29号 | 2015年10月20日 |

1.《二、三级综合医院药学部门基本标准（试行）》 本标准对药品库房（以下简称“药库”）面积及设施配备做了明确的规定和要求。①二级综合医院：病床100～500张，药库面积80～300m$^2$；至少应当配备药品冷藏柜、麻醉与第一类精神药品专用柜、药品专用储存柜、计算机、打印机、温湿度控制装备等。②三级综合医院：病床501～1000张和门诊量1000～2000人次/日，药库面积300～400m$^2$；病床1000张和门诊量2000人次/日以上，每增加150张床或者门诊量1000人次/日，药库面积在400m$^2$基础上递增30m$^2$；至少应当配备药品冷藏柜、麻醉和第一类精神药品专用柜、药品专用储存柜、温湿度控制系统、计算机、打印机等，逐步配备药品管理信息系统。

2.《医疗机构药事管理规定》 本规定第四章“药剂管理”明确规定：①医疗机构应当根据《国家基本药物目录》《处方管理办法》《国家处方集》《药品采购供应质量管理规范》等制订本机构《药品处方集》和《基本用药供应目录》，编制药品采购计划，按规定购入药品。②医疗机构应当制订本机构药品采购工作流程；建立健全药品成本核算和账务管理制度；严格执行药品购入检查、验收制度；不得购入和使用不符合有关规定的药品。③医疗机构临床使用的药品应当由药学部门统一采购供应。经药事管理与药物治疗学委员会（组）审核同意，核医学科可以购用、调剂本专业所需的放射性药品，其他科室或者部门不得从事药品的采购、调剂活动，不得在临床使用非药学部门采购供应的药品。④医疗机构应当制定和执行药品保管制度，定期对库存药品进行养护与质量检查。药库的仓储条件和管理应符合《药品采购供应质量管理规范》的有关规定。⑤化学药品、生物制品、中成药和中药饮片应当分别储存，分类定位存放。易燃、易爆、强腐蚀性等危险性药品应当另设仓库单独储存，并设置必要的安全设施，制定相关的工作制度和应急预案。麻醉药品、精神药品、医疗用毒性药品、放射性药品等特殊管理的药品，应当按照有关法律、法规、规章的相关规定进行管理和监督使用。

3.《医疗机构药品监督管理办法（试行）》 本办法第二章“药品购进和储存”明确规定：①医疗机构购进药品，应当查验供货单位的《药品生产许可证》或者《药品经营许可证》和《营业执照》、所销售药品的批准证明文件等相关证明文件，并核实销售人员持有的授权书原件和身份证原件。医疗机构应当妥善保存首次购进药品加盖供货单位原印章的前述证明文件的复印件，保存期不得少于5年。②医疗机构购进药品时应当索取、留存供货单位的合法票据，并建立购进记录，做到票、账、货相符。合法票据包括税票及详细清单，清单上必须载明供货单位名称、药品名称、生产厂商、批号、数量、价格等内容，票据保存期不得少于3年。③医疗机构必须建立和执行进货验收制度，购进药品应当逐批验收，并建立真实、完整的药品验收记录。医疗机构接受捐赠药品、从其他医疗机构调入急救药品也应当遵守前款规定。④药品验收记录应当包括药品通用名称、生产厂商、规格、剂型、批号、生产日期、有效期、批准文号、供货单位、数量、价格、购进日期、验收日期、验收结论等内容。验收记录必须保存至超过药品有效期1年，但不得少于3年。⑤医疗机构应当建立健全中药饮片采购制度，按照国家有关规定购进中药饮片。⑥医疗机构应当有专用的场所和设施、设备储存药品。药品的存放应当符合药品说明书标明的条件。医疗机构需要在急诊室、病区护士站等场所临时存放药品的，应当配备符合药品存放条件的专柜。有特殊存放要求的，应当配备相应设备。⑦医疗机构储存药品，应当按照药品属性和类别分库、分区、分垛存放，并实行色标管理。药品与非药品分开存放；中药饮片、中成药、化学药品分别储存、分类存放；过期、变质、被污染等药品应当放置在不合格库（区）。⑧医疗机构应当制定和执行药品保管、养护管理制度，并采取必要的控温、防潮、避光、通风、防火、防虫、防鼠、防污染等措施，保证药品质量。⑨医疗机构应当配备药品养护人员，定期对储存药品进行检查和养护，监测和记录储存区域的温湿度，维护储存设施设备，并建立相应的养护档案。⑩医疗机构应当建立药品有效期管理制度。药品发放应当遵循“近效期先出”的原则。⑪麻醉药品、精神药品、医疗用毒性药品、放射性药品应当严格按照相关行政法规的规定存放，并具有相应的安全保障措施。

4.《医疗机构麻醉药品、第一类精神药品管理规定》 本规定第三章“麻醉药品、第一类精神药品的采购、储存”明确规定：①医疗机构应当根据本单位医疗需要，按照有关规定购进麻醉药品、第一类精神药品，保持合理库存。购买药品付款应当采取银行转账方式。②麻醉药品、第一类精神药品入库验收必须货到即验，至少双人开箱验收，清点验收到最小包装，验收记录双人签字。入库验收应当采用专簿记录，内容包括：日期、凭证号、品名、剂型、规格、单位、数量、批号、有效期、生产单位、供货单位、质量情况、验收结论、验收和保管人员签字。③在验收中发现有缺少、缺损的麻醉药品和第一类精神药品时应当双人清点登记，报医疗机构负责人批准并加盖公章后向供货单位查询、处理。④储存麻醉药品、第一类精神药品实行专人负责，专库（柜）加锁。对进出专库（柜）的麻醉药品、第一类精神药品建立专用账册，进出逐笔记录，内容包括：日期、凭证号、领用部门、品名、剂型、规格、单位、数量、批号、有效期、生产单位、发药人、复核人和领用签字，做到账、物、批号相符。⑤医疗机构对过期、损坏的麻醉药品、第一类精神药品进行销毁时，应当向所在地卫生行政部门提出申请，在卫生行政部门监督下进行销毁，并对销毁情况进行登记。卫生行政部门接到医疗机构销毁麻醉药品、第一类精神药品申请后，应当于5日内到场监督医疗机构销毁行为。第五章“麻醉药品、第一类精神药品的安全管理”还明确要求：①医疗机构麻醉、精神药品库必须配备保险柜，门、窗有防盗设施。有条件的医疗机构麻醉药品、第一类精神药品库应当安装报警装置。门诊、急诊、住院等药房设麻醉药品、第一类精神药品周转库（柜）的，应当配备保险柜，药房调配窗口、各病区、手术室存放麻醉药品、第一类精神药品应当配备必要的防盗设施。②麻醉药品、第一类精神药品储存各环节应当指定专人负责，明确责任，交接班应当有记录。

5. **中药饮片库房管理的规定** 需根据《医院中药饮片管理规范》《国家中医药管理局办公室关于进一步加强中药饮片管理保证用药安全的通知》《国家中医药管理局关于进一步加强中药饮片处方质量管理强化合理使用的通知》等具体执行。

6. **《关于在公立医疗机构药品采购中推行“两票制”的实施意见（试行）的通知》** 本通知明确要求：公立医疗机构在药品验收入库时，必须验明票、货、账三者一致方可入库、使用，不仅要向配送药品的流通企业索要、验证发票，还应当要求流通企业出具加盖印章的由生产企业提供的进货发票复印件，两张发票的药品流通企业名称、药品批号等相关内容互相印证，且作为公立医疗机构支付药品货款凭证，纳入财务档案管理。每个药品品种的进货发票复印件至少提供一次。鼓励有条件的地区使用电子发票，通过信息化手段验证“两票制”。

## 二、药品调剂

### （一）药品调剂的概念

药品调剂，是指在医疗机构内药师按照医师处方进行调剂及其所包含的药物信息服务在内的药学技术服务。药品调剂涉及多项药学领域的多单元操作过程，其步骤一般包括收方、审方、配方、包装、核对、发药和用药指导等。

### （二）开展药品调剂工作的法规依据

现有的法规依据除了上面已经提及的《二、三级综合医院药学部门基本标准（试行）》《医疗机构药事管理规定》《医疗机构药品监督管理办法（试行）》《医疗机构麻醉药品、第一类精神药品管理规定》《医院中药饮片管理规范》《国家中医药管理局办公室关于进一步加强中药饮片管理保证用药安全的通知》《国家中医药管理局关于进一步加强中药饮片处方质量管理强化合理使用的通知》《关于加强药事管理转变药学服务模式的通知》外，还有如下，见表4-3。

表4-3 开展药品调剂工作的法规依据

| 法规名称 | 颁发部门 | 文号 | 时间 |
|---|---|---|---|
| 《医院中药房基本标准》 | 原卫生部、国家中医药管理局 | 国中医药发〔2009〕4号 | 2009年3月16日 |
| 《处方管理办法》 | 原卫生部 | 原卫生部令第53号 | 2007年2月14日 |
| 《医疗机构中药煎药室管理规范》 | 原卫生部、国家中医药管理局 | 国中医药发〔2009〕3号 | 2009年3月16日 |

1. **《二、三级综合医院药学部门基本标准（试行）》** 本标准对门诊、住院调剂室的面积作了明确的规定和要求。①二级综合医院：对于门诊调剂室，日门诊量100～500人次，调剂室面积80～110m$^2$；日门诊量501～1500人次，调剂室面积110～160m$^2$；日门诊量1501～2500人次，调剂室面积160～200m$^2$。对于住院调剂室，病床100～500张，调剂室面积80～180m$^2$。设置有静脉用药集中调配中心（室）、对静脉用药实行集中调配的药剂科，住院调剂室的面积应减少约30%；只对危害药物和肠道外营养液实施集中调配的，应根据其调配规模和工作量减少5%～10%。②三级综合医院，对于门诊调剂室，日门诊量1501～2500人次，调剂室面积

200～280m$^2$；日门诊量2500人次以上，每增加1000人次，调剂室面积递增60m$^2$；日门诊量大于4500人次，每增加1000人次，调剂室面积递增40m$^2$。对于住院调剂室，病床501～1000张，调剂室面积180～280m$^2$；病床1000张以上，每增加100张床位，调剂室面积递增20m$^2$。设有静脉用药集中调配中心，对静脉用药实行集中调配的，则住院调剂室的面积应当减少约30%；只对危害药物和肠外营养液实行集中调配的，应当根据其调配规模和工作量减少5%～10%。

2.《医院中药房基本标准》 本标准明确要求：①中药房的面积应当与医院的规模和业务需求相适应。②中药饮片调剂室的面积，三级医院不低于100m$^2$，二级医院不低于80m$^2$；中成药调剂室的面积，三级医院不低于60m$^2$，二级医院不低于40m$^2$。③中药房应当远离各种污染源。中药饮片调剂室、中成药调剂室、中药煎药室应当宽敞，明亮，地面、墙面、屋顶应当平整，洁净，无污染，易清洁，应当有有效的通风、除尘、防积水以及消防等设施。④中药房的设备（器具）应当与医院的规模和业务需求相适应。



3.《医疗机构药事管理规定》 本规定第四章“药剂管理”明确两个方面的总体要求，即：①药学专业技术人员应当严格按照《药品管理法》《处方管理办法》及药品调剂质量管理规范等有关法律、法规、规章制度和技术操作规程，认真审核处方或者用药医嘱，经适宜性审核后调剂配发药品。发出药品时应当告知用法用量和注意事项，指导病人安全用药。为保障病人用药安全，除药品质量原因外，药品一经发出，不得退换。②医疗机构门急诊药品调剂室应实行大窗口或者柜台式发药；住院（病房）药品调剂室对注射剂按日剂量配发，对口服制剂药品实行单剂量调剂配发；肠外营养液、危害药品静脉用药应当实行集中调配供应。

4.《处方管理办法》 本办法第五章“处方的调剂”明确15个方面的具体要求，即：①取得药学专业技术职务任职资格的人员方可从事处方调剂工作。②药师在执业的医疗机构取得处方调剂资格，药师签名或者专用签章式样应当在本机构留样备查。③具有药师以上专业技术职务任职资格的人员负责处方审核、评估、核对、发药以及安全用药指导；药士从事处方调配工作。④药师应当凭医师处方调剂处方药品，非经医师处方不得调剂。⑤药师应当按照操作规程调剂处方药品，认真审核处方，准确调配药品，正确书写药袋或粘贴标签，注明病人姓名和药品名称、用法、用量，包装；向病人交付药品时，按照药品说明书或者处方用法，进行用药交代与指导，包括每种药品的用法、用量、注意事项等。⑥药师应当认真逐项检查处方前记、正文和后记书写是否清晰、完整，并确认处方的合法性。⑦药师应当对处方用药适宜性进行审核，审核内容包括：规定必须做皮试的药品，处方医师是否注明过敏试验及结果的判定；处方用药与临床诊断的相符性；剂量、用法的正确性；选用剂型与给药途径的合理性；是否有重复给药现象；是否有潜在临床意义的药物相互作用和配伍禁忌；其他用药不适宜情况。⑧药师经处方审核后，认为存在用药不适宜时，应当告知处方医师，请其确认或者重新开具处方。⑨药师发现严重不合理用药或者用药错误，应当拒绝调剂，及时告知处方医师，并应当记录，按照有关规定报告。⑩药师调剂处方时必须做到“四查十对”：查处方，对科别、姓名、年龄；查药品，对药名、剂型、规格、数量；查配伍禁忌，对药品性状、用法用量；查用药合理性，对临床诊断。⑪药师在完成处方调剂后，应当在处方上签名或者加盖专用签章。⑫药师应当对麻醉药品和第一类精神药品处方，按年月日逐日编制顺序号。⑬药师对于不规范处方或者不能判定其合法性的处方，不得调剂。⑭医疗机构应当将本机构基本用药供应目录内同类药品相关信息告知病人。⑮除麻醉药品、精神药品、医疗用毒性药品和儿科处方外，医疗机构不得限制门诊就诊人员持处方到药品零售企业购药。

5.《医疗机构药品监督管理办法（试行）》 本办法第三章“药品调配和使用”明确了9个方面的具体要求：①医疗机构应当配备与药品调配和使用相适应的、依法经资格认定的药学技术人员负责处方的审核、调配工作。②医疗机构用于调配药品的工具、设施、包装用品以及调配药品的区域，应当符合卫生要求及相应的调配要求。③医疗机构应当建立最小包装药品拆零调配管理制度，保证药品质量可追溯。④医疗机构配制的制剂只能供本单位使用。未经省级以上药品监督管理部门批准，医疗机构不得使用其他医疗机构配制的制剂，也不得向其他医疗机构提供本单位配制的制剂。⑤医疗机构应当加强对使用药品的质量监测。发现假药、劣药的，应当立即停止使用、就地封存并妥善保管，及时向所在地药品监督管理部门报告。在药品监督管理部门做出决定之前，医疗机构不得擅自处理。医疗机构发现存在安全隐患的药品，应当立即停止使用，并通知药品生产企业或者供货商，及时向所在地药品监督管理部门报告。需要召回的，医疗机构应当协助药品生产企业履行药品召回义务。⑥医疗机构不得采用邮售、互联网交易、柜台开架自选等方式直接向公众销售处方药。⑦医疗机构应当逐步建立覆盖药品购进、储存、调配、使用全过程质量控制的电子管理系统，实现药品来源可追溯、去向可查清，并与国家药品电子监管系统对接。⑧医疗机构应当每年组织直接接触药品人员进行健康检查，并建立健康档案。患有传染病或者其他可能污染药品的疾病的，不得从事直接接触药品的工作。⑨医疗机构应当定期组织从事药品购进、保管、养护、验收、调配、使用的人员参加药事法规和药学专业知识的培训，并建立培训档案。

6.《医疗机构麻醉药品、第一类精神药品管理规定》 本规定第四章“麻醉药品、第一类精神药品的调配和使用”明确规定：①医疗机构可以根据管理需要在门诊、急诊、住院等药房设置麻醉药品、第一类精神药品周转库（柜），库存不得超过本机构规定的数量。周转库（柜）应当每天结算。②门诊、急诊、住院等药房发药窗口麻醉药品、第一类精神药品调配基数不得超过本机构规定的数量。③门诊药房应当固定发药窗口，有明显标识，并由专人负责麻醉药品、第一类精神药品调配。④开具麻醉药品、第一类精神药品使用专用处方。处方格式及单张处方最大限量按照《麻醉药品、精神药品处方管理规定》执行。⑤处方的调配人、核对人应当仔细核对麻醉药品、第一类精神药品处方，签名并进行登记；对不符合规定的麻醉药品、第一类精神药品处方，拒绝发药。⑥医疗机构应当对麻醉药品、第一类精神药品处方进行专册登记，内容包括：病人（代办人）姓名、性别、年龄、身份证明编号、病历号、疾病名称、药品名称、规格、数量、处方医师、处方编号、处方日期、发药人、复核人。专用账册的保存应当在药品有效期满后不少于2年。⑦医疗机构应当为使用麻醉药品、第一类精神药品的病人建立相应的病历。麻醉药品注射剂型仅限于医疗机构内使用或者由医务人员出诊至病人家中使用；医疗机构应当为使用麻醉药品非注射剂型和精神药品的病人建立随诊或者复诊制度，并将随诊或者复诊情况记入病历。为院外使用麻醉药品非注射剂型、精神药品病人开具的处方不得在急诊药房配药。⑧医疗机构购买的麻醉药品、第一类精神药品只限于在本机构内临床使用。第五章“麻醉药品、第一类精神药品的安全管理”还明确规定：①对麻醉药品、第一类精神药品的购入、储存、发放、调配、使用实行批号管理和追踪，必要时可以及时查找或者追回。②医疗机构应当对麻醉药品、第一类精神药品处方统一编号，计数管理，建立处方保管、领取、使用、退回、销毁管理制度。③病人使用麻醉药品、第一类精神药品注射剂或者贴剂的，再次调配时，应当要求病人将原批号的空安瓿或者用过的贴剂交回，并记录收回的空安瓿或者废贴数量。④医疗机构内各病区、手术室等调配使用麻醉药品、第一类精神药品注射剂时应收回空安瓿，核对批号和数量，并做记录。剩余的麻醉药品、第一类精神药品应办理退库手续。⑤收回的麻醉药品、第一类精神药品注射剂空安瓿、废贴由专人负责计数、监督销毁，并做记录。⑥病人不再使用麻醉药品、第一类精神药品时，医疗机构应当要求病人将剩余的麻醉药品、第一类精神药品无偿交回医疗机构，由医疗机构按照规定销毁处理。

**7. 中药饮片的调剂管理规定**　需根据《医院中药饮片管理规范》《医疗机构中药煎药室管理规范》《国家中医药管理局办公室关于进一步加强中药饮片管理保证用药安全的通知》及《国家中医药管理局关于进一步加强中药饮片处方质量管理强化合理使用的通知》等具体执行。



## 三、静脉用药集中调配

### （一）静脉用药集中调配的概念

静脉用药集中调配是药品调剂的一部分，是指医疗机构药学部门根据医师处方或用药医嘱，经药师进行适宜性审核，由药学专业技术人员按照无菌操作要求，在洁净环境下对静脉用药物进行加药混合调配，使其成为可供临床直接静脉输注使用的成品输液操作过程。静脉用药集中调配要求在静脉用药集中调配中心（室）( pharmacy intravenous admixture service, PIVAS）中进行。

### （二）静脉用药集中调配的法规依据

现有的法规依据除了上面已提及的《二、三级综合医院药学部门基本标准（试行）》《医疗机构药事管理规定》《关于加强药事管理转变药学服务模式的通知》外，还有原卫生部办公厅2010年4月20日颁布的《静脉用药集中调配质量管理规范》（卫办医政发〔2010〕62号）。

**1.《二、三级综合医院药学部门基本标准（试行）》**　本标准对医疗机构静脉用药集中调配中心（室）的用房面积做了明确的规定和要求：①二级综合医院静脉用药集中调配中心（室），每日调配500袋（瓶）以下，调配室面积100 ~ 150m$^2$；每日调配501 ~ 1000袋（瓶），集中调配中心面积150 ~ 300m$^2$。②三级综合医院静脉用药集中调配中心，每日调配1001 ~ 2000袋（瓶）：集中调配中心面积300 ~ 500m$^2$；每日调配2001 ~ 3000袋（瓶）：集中调配中心面积500 ~ 650m$^2$；每日调配3001袋（瓶）以上，每增加500袋（瓶）递增30m$^2$。

**2.《医疗机构药事管理规定》**　本规定第四章“药剂管理”明确规定：①医疗机构根据临床需要建立静脉用药集中调配中心（室），实行集中调配供应。PIVAS应当符合《静脉用药集中调配质量管理规范》，由所在地设区的市级以上卫生行政部门组织技术审核、验收，合格后方可集中调配用药。②医疗机构建立PIVAS应当报省级卫生行政部门备案。

**3.《静脉用药集中调配质量管理规范》**　本规范是医疗机构静脉用药集中调配工作质量管理的基本要求，适用于肠外营养液、危害药品和其他静脉用药调剂的全过程。其中明确的总体要求涉及13个方面，即：①医疗机构采用集中调配和供应静脉用药的，应当设置PIVAS，其中肠外营养液和危害药品静脉用药应当实行集中调配与供应；②医疗机构集中调配静脉用药应当严格按照《静脉用药集中调配操作规程》执行；③人员基本要求；④房屋、设施和布局基本要求；⑤仪器和设备基本要求；⑥药品、耗材和物料基本要求；⑦规章制度基本要求；⑧卫生与消毒基本要求；⑨具有医院信息系统的医疗机构，PIVAS应当建立用药医嘱电子信息系统，电子信息系统应当符合《电子病历基本规范（试行）》有关规定；⑩PIVAS由医疗机构药学部门统一管理，医疗机构药事管理组织与质量控制组织负责指导、监督和检查本规范、操作规程与相关管理制度的落实；⑪医疗机构应当制定相关规章制度与规范，对静脉用药集中调配的全过程进行规范化质量管理；⑫药师在静脉用药调配工作中，应遵循安全、有效、经济的原则，参与临床静脉用药治疗，宣传合理用药，为医护人员和病人提供相关药物信息与咨询服务；⑬医疗机构PIVAS建设应当符合本规范相关规定。

4.《关于加强药事管理转变药学服务模式的通知》 本通知在“提升科学管理水平”部分明确鼓励开展静脉用药集中调配：①鼓励医疗机构根据需要建立PIVAS，将肠外营养液和危害药品静脉用药进行集中调配与供应；②已经建立PIVAS的，要按照《静脉用药集中调配质量管理规范》和《静脉用药集中调配操作规程》，加强规范管理，保证用药安全。

## 四、医疗机构制剂配制

### （一）医疗机构制剂的概念

《医疗机构制剂配制质量管理规范（试行）》对医疗机构制剂做了明确定义，即指医疗机构根据本单位临床需要而常规配制、自用的固定处方制剂。

### （二）医疗机构制剂配制的法规依据

在国家层面，现有的法规除了上面已经提及的《医疗机构药事管理规定》外，还有如下法规，见表4-4。

表4-4 医疗机构制剂配制的法规依据（国家层面）

| 法规名称 | 颁发部门 | 文号 | 时间 |
|---|---|---|---|
| 《药品管理法》 | 全国人民代表大会常务委员会 | | 2015年4月24日修订 |
| 《药品管理法实施条例》 | 国务院 | 国务院令第666号 | 2016年2月6日修订 |
| 《医疗机构制剂配制质量管理规范（试行）》 | 原国家药品监督管理局 | 局令第27号 | 2001年3月13日 |
| 《医疗机构制剂配制监督管理办法（试行）》 | 原国家食品药品监督管理局 | 局令第18号 | 2005年4月14日 |
| 《医疗机构制剂注册管理办法（试行）》 | 原国家食品药品监督管理局 | 局令第20号 | 2005年6月22日 |
| 《关于印发加强医疗机构中药制剂管理意见的通知》 | 原卫生部、国家中医药管理局、原国家食品药品监督管理局 | 国中医药医政发〔2010〕39号 | 2010年8月24日 |
| 《中医药法》 | 全国人民代表大会常务委员会 | 中华人民共和国主席令第59号 | 2016年12月25日 |

在军队层面，现有的法规依据如下，见表4-5。

表4-5　医疗机构制剂配制的法规依据（军队层面）

| 法规名称 | 颁发部门 | 文号 | 时间 |
| --- | --- | --- | --- |
| 《中国人民解放军实施〈中华人民共和国药品管理法〉办法》 | 国务院、中央军委 | 第425号令 | 2004年 |
| 《军队医疗机构制剂管理办法》 | 原解放军总后勤部卫生部 | 命令〔2005〕后字第28号 | 2005年 |
| 《关于加强军队医疗机构高风险品种制剂管理的通知》 | 原解放军总后勤部卫生部 | 卫药发〔2009〕19号 | 2009年 |
| 《军队医疗机构制剂许可证验收标准》（2015年版） | 原解放军总后勤部卫生部 | | 2015年 |
| 《中国人民解放军医疗机构制剂规范》（2015年版） | 中央军委后勤保障部 | | 2016年 |

此外，还有如下相关的规范及行业标准，见表4-6。

表4-6　医疗机构制剂配制的相关规范及行业标准

| 法规名称 | 颁发部门 | 文号 | 时间 |
| --- | --- | --- | --- |
| 《药品注册管理办法》 | 原国家食品药品监督管理局 | 局令第28号 | 2007年7月10日 |
| 《药物非临床研究质量管理规范》 | 原国家食品药品监督管理总局 | 局令第34号 | 2017年8月3日 |
| 《药物临床试验质量管理规范》 | 原国家食品药品监督管理局 | 局令第3号 | 2003年8月6日 |
| 《直接接触药品的包装材料和容器管理办法》 | 原国家食品药品监督管理局 | 局令第23号 | 2004年7月20日 |
| 《药品说明书和标签管理规定》 | 原国家食品药品监督管理局 | 局令第24号 | 2006年3月15日 |
| 《药品召回管理办法》 | 原国家食品药品监督管理局 | 局令第29号 | 2007年12月10日 |
| 《关于印发中药注册管理补充规定的通知》 | 原国家食品药品监督管理局 | 国食药监注〔2008〕3号 | 2008年1月7日 |
| 《关于印发药品注册现场核查管理规定的通知》 | 原国家食品药品监督管理局 | 国食药监注〔2008〕255号 | 2008年5月23日 |
| 《药品生产质量管理规范》 | 原卫生部 | 卫生部令第79号 | 2010年10月19日修订 |
| 《药品不良反应报告和监测管理办法》 | 原卫生部 | 卫生部令第81号 | 2011年5月4日 |
| 《医药工业洁净厂房设计规范》 | 住房和城乡建设部 | GB 50457—2008 | 2008年11月12日 |
| 《医药工业洁净室悬浮粒子的测试方法》 | 原国家质量监督检验检疫总局、国家标准化管理委员会 | GB/T16292—2010 | 2010年9月2日 |
| 《医药工业洁净室沉降菌的测试方法》 | 住房和城乡建设部、原国家质量监督检验检疫总局 | GB/T16294—2010 | 2010年9月2日 |
| 《洁净厂房设计规范》 | 住房和城乡建设部、原国家质量监督检验检疫总局 | GB50073—2013 | 2013年1月28日 |

下面重点介绍《药品管理法》《药品管理法实施条例》《医疗机构药事管理规定》及《中医药

法》中涉及医疗机构制剂配制的相关规定要求。

1.《药品管理法》 本法根据2015年4月24日第十二届全国人民代表大会常务委员会第十四次会议《关于修改〈中华人民共和国药品管理法〉的决定》第二次修正。其中，第四章“医疗机构的药剂管理”明确规定：①医疗机构配制制剂，须经所在地省、自治区、直辖市人民政府卫生行政部门审核同意，由省、自治区、直辖市人民政府药品监督管理部门批准，发给《医疗机构制剂许可证》。无《医疗机构制剂许可证》的，不得配制制剂。《医疗机构制剂许可证》应当标明有效期，到期重新审查发证。②医疗机构配制制剂，必须具有能够保证制剂质量的设施、管理制度、检验仪器和卫生条件。③医疗机构配制的制剂，应当是本单位临床需要而市场上没有供应的品种，并须经所在地省、自治区、直辖市人民政府药品监督管理部门批准后方可配制。配制的制剂必须按照规定进行质量检验；合格的，凭医师处方在本医疗机构使用。特殊情况下，经国务院或者省、自治区、直辖市人民政府的药品监督管理部门批准，医疗机构配制的制剂可以在指定的医疗机构之间调剂使用。医疗机构配制的制剂，不得在市场销售。

2.《药品管理法实施条例》 本条例根据2016年2月6日国务院令第666号《国务院关于修改部分行政法规的决定》修订。其中，第四章“医疗机构的药剂管理”明确规定：①医疗机构设立制剂室，应当向所在地省、自治区、直辖市人民政府卫生行政部门提出申请，经审核同意后，报同级人民政府药品监督管理部门审批；省、自治区、直辖市人民政府药品监督管理部门验收合格的，予以批准，发给《医疗机构制剂许可证》。省、自治区、直辖市人民政府卫生行政部门和药品监督管理部门应当在各自收到申请之日起30个工作日内，做出是否同意或者批准的决定。②医疗机构变更《医疗机构制剂许可证》许可事项的，应当在许可事项发生变更30日前，依照本条例第二十条的规定向原审核、批准机关申请《医疗机构制剂许可证》变更登记；未经批准，不得变更许可事项。原审核、批准机关应当在各自收到申请之日起15个工作日内做出决定。医疗机构新增配制剂型或者改变配制场所的，应当经所在地省、自治区、直辖市人民政府药品监督管理部门验收合格后，依照前款规定办理《医疗机构制剂许可证》变更登记。③《医疗机构制剂许可证》有效期为5年。有效期届满，需要继续配制制剂的，医疗机构应当在许可证有效期届满前6个月，按照国务院药品监督管理部门的规定申请换发《医疗机构制剂许可证》。医疗机构终止配制制剂或者关闭的，《医疗机构制剂许可证》由原发证机关缴销。④医疗机构配制制剂，必须按照国务院药品监督管理部门的规定报送有关资料和样品，经所在地省、自治区、直辖市人民政府药品监督管理部门批准，并发给制剂批准文号后，方可配制。⑤医疗机构配制的制剂不得在市场上销售或者变相销售，不得发布医疗机构制剂广告。发生灾情、疫情、突发事件或者临床急需而市场没有供应时，经国务院或者省、自治区、直辖市人民政府的药品监督管理部门批准，在规定期限内，医疗机构配制的制剂可以在指定的医疗机构之间调剂使用。国务院药品监督管理部门规定的特殊制剂的调剂使用以及省、自治区、直辖市之间医疗机构制剂的调剂使用，必须经国务院药品监督管理部门批准。

3.《医疗机构药事管理规定》 本规定第四章“药剂管理”明确规定：医疗机构制剂管理按照《药品管理法》及其实施条例等有关法律、行政法规规定执行。

4.《中医药法》 本法于2016年12月25日颁布，自2017年7月1日起施行。其中，第三章“中药保护与发展”明确规定：①国家鼓励医疗机构根据本医疗机构临床用药需要配制和使用中药制剂，支持应用传统工艺配制中药制剂，支持以中药制剂为基础研制中药新药。医疗机构配制中药制剂，应当依照《中华人民共和国药品管理法》的规定取得《医疗机构制剂许可证》，或者委托取得药品生产许可证的药品生产企业、取得医疗机构制剂许可证的其他医疗机构配制中药制剂。委托配制中药制剂，应当向委托方所在地省、自治区、直辖市人民政府药品监督管理部门备案。医疗机构对其配制的中药制剂的质量负责；委托配制中药制剂的，委托方和受托方对所配制的中药制剂的质量分别承担相应责任。②医疗机构配制的中药制剂品种，应当依法取得制剂批准文号。但是，仅应用传统工艺配制的中药制剂品种，向医疗机构所在地省、自治区、直辖市人民政府药品监督管理部门备案后即可配制，不需要取得制剂批准文号。医疗机构应当加强对备案的中药制剂品种的不良反应监测，并按照国家有关规定进行报告。药品监督管理部门应当加强对备案的中药制剂品种配制、使用的监督检查。其次，第七章“保障措施”中明确：县级以上地方人民政府有关部门应当按照国家规定，将符合条件的中医医疗机构纳入基本医疗保险定点医疗机构范围，将符合条件的中医诊疗项目、中药饮片、中成药和医疗机构中药制剂纳入基本医疗保险基金支付范围。此外，第八章“法律责任”中还明确：违反本法规定，委托配制中药制剂应当备案而未备案，或者备案时提供虚假材料的，由中医药主管部门和药品监督管理部门按照各自职责分工责令改正，没收违法所得，并处3万元以下罚款，向社会公告相关信息；拒不改正的，责令停止执业活动或者责令停止委托配制中药制剂活动，其直接责任人员5年内不得从事中医药相关活动。医疗机构应用传统工艺配制中药制剂未依照本法规定备案，或者未按照备案材料载明的要求配制中药制剂的，按生产假药给予处罚。总之，本法的颁布实施，对医疗机构制剂建设提供了新的发展机遇。

## 五、临床合理用药监管

### （一）合理用药的概念

合理用药是相对的，绝对的合理用药难以达到。1987年，世界卫生组织提出合理用药的标准是：①处方的药应为适宜的药物；②在适宜的时间，以公众能支付的价格保证药物供应；③正确地调剂处方；④以准确的剂量、正确的用法和疗程服用药物；⑤确保药物质量安全有效。

在我国，合理用药是指根据疾病种类、病人状况和药理学理论选择最佳的药物及其制剂，制定或调整给药方案，以期有效、安全、经济地防治和治愈疾病的措施。2013年12月，原国家卫生和计划生育委员会等部门联合发布合理用药十大核心信息，明确用药要遵循“能不用就不用，能少用就不多用；能口服不肌注，能肌注不输液”的原则。

### （二）实施临床合理用药监管的法规依据

现有的法规依据除上面已提及的《处方管理办法》《医疗机构药事管理规定》《关于加强药事管理转变药学服务模式的通知》外，还有如下，见表4-7。

表4-7　实施临床合理用药监管的法规依据

| 法规名称 | 颁发部门 | 文号 | 时间 |
|---|---|---|---|
| 《医院处方点评管理规范（试行）》 | 原卫生部 | 国医管发〔2010〕28号 | 2010年2月10日 |
| 《关于进一步改革完善药品生产流通使用政策的若干意见》 | 国务院办公厅 | 国办发〔2017〕13号 | 2017年1月24日 |
| 《抗菌药物临床应用管理办法》 | 原卫生部 | 卫生部令第84号 | 2012年4月24日 |
| 《抗菌药物临床应用指导原则（2015年版）》 | 原国家卫生和计划生育委员会办公厅、国家中医药管理局办公室、原解放军总后勤部卫生部药品器材局 | 国卫办医发〔2015〕43号 | 2015年7月24日 |
| 《卫计委关于进一步加强抗菌药物临床应用管理遏制细菌耐药的通知》 | 原国家卫生和计划生育委员会办公厅 | 国卫办医发〔2017〕10号 | 2017年2月27日 |
| 《关于持续做好抗菌药物临床应用管理有关工作的通知》 | 国家卫生健康委员会办公厅 | 国卫办医发〔2018〕9号 | 2018年5月9日 |
| 《关于进一步加强病人安全管理工作的通知》 | 国家卫生健康委员会办公厅 | 国卫办医发〔2018〕5号 | 2018年4月12日 |

下面重点介绍《医疗机构药事管理规定》《关于进一步改革完善药品生产流通使用政策的若干意见》及《关于加强药事管理转变药学服务模式的通知》对临床合理用药监管的有关规定要求。

**1.《医疗机构药事管理规定》** 本规定第二章“组织机构”明确医疗机构药事管理与药物治疗学委员会（组）涉及合理用药的职责包括：①推动药物治疗相关临床诊疗指南和药物临床应用指导原则的制定与实施，监测、评估本机构药物使用情况，提出干预和改进措施，指导临床合理用药；②监督和指导麻醉药品、精神药品、医疗用毒性药品及放射性药品的临床使用与规范化管理；③对医务人员进行有关药事管理法律法规、规章制度和合理用药知识教育培训，向公众宣传安全用药知识等。同时，明确药学部门具体负责药品管理、药学专业技术服务和药事管理工作，开展“以病人为中心，以合理用药为核心”的临床药学工作，组织药师参与临床药物治疗，提供药学专业技术服务。此外，第三章“药物临床应用管理”还明确规定：医疗机构应当建立由医师、临床药师和护士组成的临床治疗团队，开展临床合理用药工作。

**2.《关于进一步改革完善药品生产流通使用政策的若干意见》** 本意见由国务院办公厅于2017年1月24日颁发，其中第三部分“规范医疗和用药行为，改革调整利益驱动机制”明确：规定①促进合理用药。优化调整基本药物目录。公立医院要全面配备、优先使用基本药物。计生委（现国家卫生健康委员会）要组织开展临床用药综合评价工作，探索将评价结果作为药品集中采购、制定临床用药指南的重要参考。扩大临床路径覆盖面，2020年底前实现二级以上医院全面开展临床路径管理。医疗机构要将药品采购使用情况作为院务公开的重要内容，每季度公开药品价格、用量、药占比等信息；落实处方点评、中医药辨证施治等规定，重点监控抗生素、辅助性药品、营养性药品的使用，对不合理用药的处方医生进行公示，并建立约谈制度。严格对临时采购药品行为的管理。卫生计生部门要对医疗机构药物合理使用情况进行考核排名，考核结果与院长评聘、绩效工资核定等挂钩，具体细则另行制定。②进一步破除以药补医机制。坚持医疗、医保、医药联动，统筹推进取消药品加成、调整医疗服务价格、鼓励到零售药店购药等改革，落实政府投入责任，加快建立公立医院补偿新机制。推进医药分开。医疗机构应按药品通用名开具处方，并主动向病人提供处方。门诊病人可以自主选择在医疗机构或零售药店购药，医疗机构不得限制门诊病人凭处方到零售药店购药。具备条件的可探索将门诊药房从医疗机构剥离。探索医疗机构处方信息、医保结算信息与药品零售消费信息互联互通、实时共享。各级卫生等部门要结合实际，合理确定和量化区域医药费用增长幅度，并落实到医疗机构，严格控制医药费用不合理增长。定期对各地医药费用控制情况进行排名，并向社会公布，主动接受监督。将医药费用控制情况与公立医院财政补助、评先评优、绩效工资核定、院长评聘等挂钩，对达不到控费目标的医院，暂停其等级评审准入、新增床位审批和大型设备配备等资格，视情况核减或取消资金补助、项目安排，并追究医院院长相应的管理责任。③强化医保规范行为和控制费用的作用。充分发挥各类医疗保险对医疗服务行为、医药费用的控制和监督制约作用，逐步将医保对医疗机构的监管延伸到对医务人员医疗服务行为的监管。探索建立医保定点医疗机构信用等级管理和黑名单管理制度。及时修订医保药品目录。加强医保基金预算管理，大力推进医保支付方式改革，全面推行以按病种付费为主，按人头付费、按床日付费等多种付费方式相结合的复合型付费方式，合理确定医保支付标准，将药品耗材、检查化验等由医疗机构收入变为成本，促使医疗机构主动规范医疗行为、降低运行成本。④积极发挥药师作用。落实药师权利和责任，充分发挥药师在合理用药方面的作用。各地在推进医疗服务价格改革时，对药师开展的处方审核与调剂、临床用药指导、规范用药等工作，要结合实际统筹考虑，探索合理补偿途径，并做好与医保等政策的衔接。加强零售药店药师培训，提升药事服务能力和水平。加快药师法立法进程。探索药师多点执业。合理规划配置药学人才资源，强化数字身份管理，加强药师队伍建设。

3.**《关于加强药事管理转变药学服务模式的通知》** 本通知涉及提高对药事工作重要性的认识，加强服务能力建设，规范临床用药行为，提升科学管理水平四个部分。其中“规范临床用药行为”部分明确要求：①落实相关制度规范。各地要进一步落实《药品管理法》《麻醉药品和精神药品管理条例》《医疗机构药事管理规定》《抗菌药物临床应用管理办法》《中成药临床应用指导原则》《医院中药饮片管理规范》等有关法律法规规定，按照糖皮质激素类药物、麻醉药品、精神药品、抗菌药物、中成药、中药饮片等药物临床应用指导原则，全面加强管理，促进临床合理用药。②加强处方审核调剂。各地要按照《处方管理办法》，加强处方审核调剂工作，减少或杜绝不合理用药及用药错误。医疗机构要建立完善的处方审核制度，优化管理流程，确保所有处方经药师审核后调配发放。药师审核发现问题，要与医师沟通进行干预和纠正。药师调剂处方时须做到“四查十对”，保障病人用药安全。③加大处方点评力度。医疗机构要按照《医院处方点评管理规范（试行）》开展处方点评，对点评中发现的问题，重点是超常用药和不合理用药，进行干预和跟踪管理。中医医院还要按照《国家中医药管理局关于进一步加强中药饮片处方质量管理强化合理使用的通知》要求，建立严格的中药饮片处方专项点评制度，重点对不符合辨证论治等中医药理论的不合理用药，进行干预管理。将处方点评结果作为科室和医务人员处方权授予、绩效考核、职称评定和评价药师审核处方质量的重要依据，纳入当地卫生计生行政部门对医疗机构的绩效考核指标中。④做好用药监测和报告。医疗机构要建立完善临床用药监测、评价和超常预警制度，对药物临床使用安全性、有效性和经济性进行监测、分析、评估。纳入国家有关临床用药监测网络的，要保证数据上报及时、准确。

## 六、药品不良反应报告和监测

### （一）药品不良反应/事件的概念

1. **药品不良反应** 药品不良反应（adverse drug reaction，ADR），是指合格药品在正常用法用量下出现的与用药目的无关的有害反应。

2. **药品不良事件** 药品不良事件（adverse drug event，ADE），是指在用药过程中，发生对病人的身体健康或者生命安全造成损害或者威胁的事件。药品群体不良事件，则是指同一药品（同一生产企业生产的同一药品名称、同一剂型、同一规格的药品）在使用过程中，在相对集中的时间、区域内，对一定数量人群的身体健康或者生命安全造成损害或者威胁，需要予以紧急处置的事件。从ADE产生的成因出发，ADE包括药品标准缺陷、药品质量问题、ADR、用药失误及药品滥用。

### （二）开展药品不良反应报告和监测的法规依据

现有的法规依据包括《医疗机构药事管理规定》《药品不良反应报告和监测管理办法》《关于加强药事管理转变药学服务模式的通知》。

1. **《医疗机构药事管理规定》** 本规定第二章“组织机构”明确指出：药事管理与药物治疗学委员会（组）的职责包括分析、评估用药风险和药品不良反应，药品损害事件，提供咨询与指导。第三章“药物临床应用管理”还明确：医疗机构应当建立药品不良反应监测报告制度，医疗机构临床科室发现药品不良反应后，应当积极救治病人，立即向药学部门报告，并做好观察与记录。医疗机构应当按照国家有关规定向相关部门报告药品不良反应。

2. **《药品不良反应报告和监测管理办法》** 本办法明确规定：①医疗机构应当建立药品不良反应报告和监测管理制度，设立或者指定机构并配备专（兼）职人员，承担本单位的药品不良反应报告和监测工作。②从事药品不良反应报告和监测的工作人员应当具有医学、药学、流行病学或者统计学等相关专业知识，具备科学分析评价药品不良反应的能力。③医疗机构获知或者发现可能与用药有关的不良反应，应当通过国家药品不良反应监测信息网络报告；不具备在线报告条件的，应当通过纸质报表报所在地药品不良反应监测机构，由所在地药品不良反应监测机构代为在线报告。报告内容应当真实、完整、准确。④医疗机构应当配合药品监督管理部门、卫生行政部门和药品不良反应监测机构对药品不良反应或者群体不良事件的调查，并提供调查所需的资料。⑤药品生产、经营企业和医疗机构应当建立并保存药品不良反应报告和监测档案。⑥医疗机构有下列情形之一的，由所在地卫生行政部门给予警告，责令限期改正；逾期不改的，处3万元以下的罚款；情节严重并造成严重后果的，由所在地卫生行政部门对相关责任人给予行政处分：无专职或者兼职人员负责本单位药品不良反应监测工作的；未按照要求开展药品不良反应或者群体不良事件报告、调查、评价和处理的；不配合严重药品不良反应和群体不良事件相关调查工作的。

3. **《关于加强药事管理转变药学服务模式的通知》** 本通知对“做好用药监测和报告”明确要求：医疗机构要建立完善临床用药监测、评价和超常预警制度，对药物临床使用安全性、有效性和经济性进行监测、分析、评估。建立药品不良反应、用药错误和药品损害事件监测报告制度，临床科室、药学部门、医务部门按照各自职责做好相关工作。纳入国家有关临床用药监测网络的，要保证数据上报及时、准确。

此外，涉及药品不良反应报告和监测的工作依据还有《常见严重药品不良反应技术规范及评价标准》《过敏性休克药品不良反应判定评价标准》《严重过敏样反应药品不良反应判定评价标准》《严重皮肤黏膜损害药品不良反应判定评价标准》《肝损害药品不良反应判定评价标准》及《肾损害药品不良反应判定评价标准》等。

## 七、用药错误管理

### （一）用药错误的概念与分级

用药错误，是一个普遍存在并且影响和威胁到病人安全的重要问题。合理用药国际网络（INRUD）中国中心组临床安全用药工作组、中国药理学会药源性疾病专业委员会、中国药学会医院药学专业委员会和药物不良反应杂志社历时2年，结合我国医疗实际情况，明确了用药错误的定义、分级、风险因素、报告监测、防范措施等一系列问题，共同制定了《中国用药错误管理专家共识》（2014年版）。

1．**用药错误的概念**　用药错误是指药品在临床使用及管理全过程中出现的、任何可以防范的用药疏失，这些疏失可导致病人发生潜在的或直接的损害。用药错误可发生于处方（医嘱）开具与传递，药品储存、调剂与分发，药品使用与监测，用药指导及药品管理、信息技术等多个环节。其发生可能与专业医疗行为、医疗产品（药品、给药装置等）、工作流程与系统有关。它与ADR的区别在于，ADR是药品的自然属性，医务人员报告ADR无须承担相关责任，国家法规亦明确规定不得以ADR为理由提起医疗诉讼；而用药错误属于人为疏失，当事人常需要承担一定的责任。

2．**用药错误的分级**　根据用药错误造成后果的严重程度，参考国际标准，可将用药错误分为以下9级。A级：客观环境或条件可能引发错误（错误隐患）；B级：发生错误但未发给病人，或已发给病人但病人未使用；C级：病人已使用，但未造成伤害；D级：病人已使用，需要监测错误对病人的后果，并根据后果判断是否需要采取措施预防和减少伤害；E级：错误造成病人暂时性伤害，需要采取处置措施；F级：错误对病人的伤害可导致病人住院或延长病人住院时间；G级：错误导致病人永久性伤害；H级：错误导致病人生命垂危，须采取维持生命的措施（如心肺复苏、除颤、插管等）；I级：错误导致病人死亡。上述9级可归纳为4个层级。第一层级：错误未发生（错误隐患），包括A级；第二层级：发生错误，但未造成病人伤害，包括B、C、D级；第三层级：发生错误，且造成病人伤害，包括E、F、G、H级；第四层级：发生错误，造成病人死亡，包括I级。

### （二）开展用药错误管理的法规依据

现有的法规依据有《医疗机构药事管理规定》《关于加强药事管理转变药学服务模式的通知》。

1．**《医疗机构药事管理规定》**　本规定第二章“组织机构”明确要求：药事管理与药物治疗学委员会（组）的职责包含分析、评估用药风险和药品不良反应、药品损害事件，提供咨询与指导。第三章“药物临床应用管理”还明确要求：医疗机构应当建立用药错误和药品损害事件监测报告制度，医疗机构临床科室发现用药错误和药品损害事件后，应当积极救治病人，立即向药学部门报告，并做好观察与记录。医疗机构发生用药错误和药品损害事件应当立即向所在地县级卫生行政部门报告。

**2.《关于加强药事管理转变药学服务模式的通知》** 本通知对“做好用药监测和报告”做了明确要求：医疗机构要建立完善临床用药监测、评价和超常预警制度，对药物临床使用安全性、有效性和经济性进行监测、分析、评估。建立药品不良反应、用药错误和药品损害事件监测报告制度，临床科室、药学部门、医务部门按照各自职责做好相关工作。纳入国家有关临床用药监测网络的，要保证数据上报及时、准确。

此外，涉及用药错误管理的工作依据还有《中国用药错误管理专家共识》及用药错误管理系列技术指导原则，包括《医疗机构给药环节用药错误防范指导原则》《智能药柜应用环节用药错误识别与防范指导原则》《医疗机构药物咨询环节用药错误防范指导原则》《医疗机构中药饮片用药错误防范指导原则》《处方环节用药错误防范指导原则》《妊娠期和哺乳期病人用药错误防范指导原则》及《医疗机构药品实物流与信息流管理相关用药错误防范技术指导原则》。

### （三）用药错误的处置、报告、监测与信息利用

**1. 处置** E级及以上错误，医务人员应迅速展开临床救治，将错误对病人的伤害降至最低，同时积极报告并采取整改措施。A～D级用药错误除积极报告外，应及时总结分析错误原因，采取防范措施，减少同类错误发生的可能性。医疗机构应建立用药错误紧急处理预案以及院内的紧急报告制度。对于涉及群体和多发的用药错误事件，必须建立有效的紧急响应流程。

**2. 报告** 发生用药错误，鼓励自愿报告。原国家卫生和计划生育委员会于2012年成立INRUD中国中心组临床安全用药组，并建立全国临床安全用药监测网，接收各级医疗机构的用药错误报告。监测网设立国家级、省市级和医疗机构级三级结构。用药错误采取网络实时报告，网址为http：//inrud.cdidin.com，采用用户名和密码登录。监测网具备数据统计和分析功能。

**3. 监测** 用药错误的监测方法有多种，包括自愿报告、病历审查、计算机监测和直接观察等方法。推荐医疗机构采用自愿报告法进行日常医疗安全工作的监管。应用自愿报告法获得的数据虽不能完全反映用药错误的实际发生率，但对于识别错误来源，如特定药物、剂量、剂型和给药途径等具有重要价值，且容易实施。鼓励医务人员报告已经明确的用药错误。在条件具备时，病历审查法、计算机监测法及直接观察法也可用于用药错误的实践和研究。

**4. 信息** 利用医疗机构应建立用药错误信息分析、评价、分享、反馈及教育培训的长效机制，充分利用用药错误报告数据，及时发布预警信息；采用简报、培训等途径对医务人员进行宣传教育，提高用药错误的辨识和防范能力；挖掘用药错误数据资源，改善医疗机构信息系统，有效提升防范水平。医疗机构应通过适当途径向卫生和药品行政管理部门提出政策建议，促使药品生产及流通企业优化系统和流程，减少因药品包装、标签等原因引起的用药错误。在用药错误报告和监测过程中获取的病人和报告者信息、个人隐私和商业信息应予保密。用药错误报告的内容和统计资料是保障用药安全的依据，不应作为医疗事故、医疗诉讼和处理药品质量事故的依据。

## 八、治疗药物监测

### （一）治疗药物监测的概念

治疗药物监测（therapeutic drug monitoring，TDM）是近30多年来在药物治疗学领域内新崛起的一门边缘学科，是指导药物剂量个体化、提高医疗服务质量的有效途径。

传统TDM的研究对象为接受药物治疗的人体，核心内容为治疗方案的个体化，监测手段限于药代动力学原理和体内药物分析方法的运用。具体来讲，TDM是指在临床进行药物治疗过程中，观察药物疗效的同时，利用现代分析技术与方法，通过对病人提供的生物样本（血液、尿液、唾液、粪便等）的分析，监测病人服药后体内药物的浓度与分布，探讨药物的体内过程，并结合临床指标，以药代动力学和药效学基础理论为指导，拟定最佳的个体化给药方案（包括药物剂量、给药时间和途径等），从而达到满意的疗效及避免发生毒副反应，同时也可以为药物过量中毒的诊断和处理提供有价值的实验室依据。



随着分子生物学、药物基因组学等新技术方法的引入，目前TDM已发展成为多学科交融进行个体化药物治疗研究和应用的临床药学学科。国际治疗药物监测和临床毒理学会、中国药理学会治疗药物监测专业委员会赋予现代TDM新的内涵，即在病人的药物治疗过程中，根据药物基因组学、人口学、临床信息、药代动力学和药效学监测结果，优化设计或调整用药方案，达到个体化用药的实践过程。这一概念中研究对象和核心内容不变，但监测手段除药代动力学外，还包括药物基因组学、临床药物治疗学、药效学、分子生物学技术等。

### （二）开展治疗药物监测的法规依据

《医疗机构药事管理规定》第二章“组织机构”明确规定：药学部门具体负责药品管理、药学专业技术服务和药事管理工作，开展“以病人为中心，以合理用药为核心”的临床药学工作，组织药师参与临床药物治疗，提供药学专业技术服务。第三章“药物临床应用管理”要求：医疗机构应当建立由医师、临床药师和护士组成的临床治疗团队，开展临床合理用药工作。第五章“药学专业技术人员配置与管理”还明确规定：药师的工作职责包括参与临床药物治疗，进行个体化药物治疗方案的设计与实施，开展药学查房，为病人提供药学专业技术服务；参加查房、会诊、病例讨论和疑难、危重病人的医疗救治，协同医师做好药物使用遴选，对临床药物治疗提出意见或调整建议，与医师共同对药物治疗负责。

除此之外，药品说明书涉及的治疗要求，国内外专业技术指南与专家共识，以及国外（美国食品药品管理局、欧洲药品管理局等）的法规条文要求等，也是开展TDM工作的法规依据。

## 九、药物临床试验

### （一）药物临床试验的概念

药物临床试验（clinical trial），是指任何在人体（病人或健康志愿者）进行药物的系统性研究，以证实或揭示试验药物的作用、不良反应及/或试验药物的吸收、分布、代谢和排泄，目的是确定试验药物的疗效与安全性。

### （二）开展药物临床试验的法规依据

现有的法规依据除了上面已经提及的《药品管理法》《药品管理法实施条例》《药品注册管理办法》外，还有如下，见表4-8。

表4-8　开展药物临床试验的法规依据

| 法规名称 | 颁发部门 | 文号 | 时间 |
| --- | --- | --- | --- |
| 《药物临床试验质量管理规范》 | 原国家药品监督管理局 | 局令第3号 | 2003年8月6日 |
| 《国家食品药品监督管理总局关于发布药物临床试验数据现场核查要点的公告》 | 原国家食品药品监督管理总局 | 2015年第228号 | 2015年11月10日 |
| 《涉及人的生物医学研究伦理审查办法（试行）》 | 原卫生部 | 卫科教发〔2007〕17号 | 2007年1月11日 |
| 《药物临床试验伦理审查工作指导原则》 | 原国家食品药品监督管理局 | 国食药监注〔2010〕436号 | 2010年11月2日 |
| 《药物Ⅰ期临床试验管理指导原则（试行）》 | 原国家食品药品监督管理局 | 国食药监注〔2011〕483号 | 2011年12月2日 |
| 《抗肿瘤药物临床试验技术指导原则》 | 原国家食品药品监督管理局 | 国食药监注〔2012〕122号 | 2012年5月15日 |
| 《总局关于发布儿科人群药物临床试验技术指导原则的通告》 | 原国家食品药品监督管理总局 | 2016年第48号 | 2016年3月1日 |
| 《总局关于发布临床试验数据管理工作技术指南的通告》 | 原国家食品药品监督管理总局 | 2016年第112号 | 2016年7月27日 |
| 《总局关于发布临床试验的电子数据采集技术指导原则的通告》 | 原国家食品药品监督管理总局 | 2016年第114号 | 2016年7月27日 |
| 《总局关于药物临床试验数据核查有关问题处理意见的公告》 | 原国家食品药品监督管理总局 | 2017年第63号 | 2017年5月22日 |
| 《最高人民法院和最高人民检察院关于办理药品医疗器械注册申请材料造假刑事案件适用法律若干问题的解释》 | 最高人民法院、最高人民检察院 | 法释〔2017〕15号 | 2017年8月14日 |
| 《关于深化审评审批制度改革 鼓励药品医疗器械创新的意见》 | 中共中央办公厅、国务院办公厅 | 厅字〔2017〕26号 | 2017年10月1日 |
| 《病历书写基本规范》 | 原卫生部 | 卫医政发〔2010〕11号 | 2010年1月22日 |
| 《医疗机构病历管理规范（2013年版）》 | 原国家卫生和计划生育委员会、国家中医药管理局 | 国卫医发〔2013〕31号 | 2013年11月20日 |
| 《中华人民共和国执业医师法》 | 全国人民代表大会常务委员会 | 中华人民共和国主席令第5号 | 1998年6月26日 |

其中，《关于深化审评审批制度改革 鼓励药品医疗器械创新的意见》中“关于改革临床试验管理”对8个方面的工作进行了调整和明确：①临床试验机构资格认定实行备案管理。具备

临床试验条件的机构在药品监管部门指定网站登记备案后，可接受药品、医疗器械注册申请人委托开展临床试验。临床试验主要研究者应具有高级职称，参加过3个以上临床试验。注册申请人可聘请第三方对临床试验机构是否具备条件进行评估认证。鼓励社会力量投资设立临床试验机构。临床试验机构管理规定由原国家食品药品监督管理总局会同原国家卫生和计划生育委员会制定。②支持临床试验机构和人员开展临床试验。支持医疗机构、医学研究机构、医药高等学校开展临床试验，将临床试验条件和能力评价纳入医疗机构等级评审。对开展临床试验的医疗机构建立单独评价考核体系，仅用于临床试验的病床不计入医疗机构总病床，不规定病床效益、周转率、使用率等考评指标。鼓励医疗机构设立专职临床试验部门，配备职业化的临床试验研究者。完善单位绩效工资分配激励机制，保障临床试验研究者收入水平。鼓励临床医生参与药品、医疗器械技术创新活动，对临床试验研究者在职务提升、职称晋升等方面与临床医生一视同仁。允许境外企业和科研机构在我国依法同步开展新药临床试验。③完善伦理委员会机制。临床试验应符合伦理道德标准，保证受试者在自愿参与前被告知足够的试验信息，理解并签署知情同意书，保护受试者的安全、健康和权益。临床试验机构应成立伦理委员会，负责审查本机构临床试验方案，审核和监督临床试验研究者的资质，监督临床试验开展情况并接受监管部门检查。各地可根据需要设立区域伦理委员会，指导临床试验机构伦理审查工作，可接受不具备伦理审查条件的机构或注册申请人委托对临床试验方案进行伦理审查，并监督临床试验开展情况。卫生健康、中医药管理、药品监管等部门要加强对伦理委员会工作的管理指导和业务监督。④提高伦理审查效率。注册申请人提出临床试验申请前，应先将临床试验方案提交临床试验机构伦理委员会审查批准。在我国境内开展多中心临床试验的，经临床试验组长单位伦理审查后，其他成员单位应认可组长单位的审查结论，不再重复审查。国家临床医学研究中心及承担国家科技重大专项和国家重点研发计划支持项目的临床试验机构，应整合资源建立统一的伦理审查平台，逐步推进伦理审查互认。⑤优化临床试验审批程序。建立完善注册申请人与审评机构的沟通交流机制。受理药物临床试验和需审批的医疗器械临床试验申请前，审评机构应与注册申请人进行会议沟通，提出意见建议。受理临床试验申请后一定期限内，药品监管部门未给出否定或质疑意见即视为同意，注册申请人可按照提交的方案开展临床试验。临床试验期间，发生临床试验方案变更、重大药学变更或非临床研究安全性问题的，注册申请人应及时将变更情况报送审评机构；发现存在安全性及其他风险的，应及时修改临床试验方案、暂停或终止临床试验。药品注册申请人可自行或委托检验机构对临床试验样品出具检验报告，连同样品一并报送药品审评机构，并确保临床试验实际使用的样品与提交的样品一致。优化临床试验中涉及国际合作的人类遗传资源活动审批程序，加快临床试验进程。⑥接受境外临床试验数据。在境外多中心取得的临床试验数据，符合中国药品、医疗器械注册相关要求的，可用于在中国申报注册申请。对在中国首次申请上市的药品、医疗器械，注册申请人应提供是否存在人种差异的临床试验数据。⑦支持拓展性临床试验。对正在开展临床试验的用于治疗严重危及生命且尚无有效治疗手段疾病的药品、医疗器械，经初步观察可能获益，符合伦理要求的，经知情同意后可在开展临床试验的机构内用于其他病人，其安全性数据可用于注册申请。⑧严肃查处数据造假行为。临床试验委托协议签署人和临床试验研究者是临床试验数据的第一责任人，需对临床试验数据可靠性承担法律责任。建立基于风险和审评需要的检查模式，加强对非临床研究、临床试验的现场检查和有因检查，检查结果向社会公开。未通过检查的，相关数据不被接受；存在真实性问题的，应及时立案调查，依法追究相关非临床研究机构和临床试验机构责任人、虚假报告提供责任人、注册申请人及合同研究组织责任人的责任；拒绝、逃避、阻碍检查的，依法从重处罚。注册申请人主动发现问题并及时报告的，可酌情减免处罚。

（陈锦珊　张晓东）

# 第二篇

# 西药综合知识

# 第五章　药物学基本概念与基本知识

## 第一节　药物相关概念

1. **药物**　指能影响机体生理、生化和病理过程，用以预防、诊断、治疗疾病和计划生育的化学物质，包括所有具有治疗功效的化学物质；即经国家药品监督管理局批准上市的药品和尚未经国家药品监督管理局审批允许其上市生产、销售的药物。注意与药品概念的区别（药品概念详见第一篇）。

2. **药物的解剖学、治疗学及化学分类系统**　药物的解剖学、治疗学及化学分类系统（anatomical therapeutic chemical classification system，ATC分类系统）由世界卫生组织药物统计方法整合中心（the WHO Collaborating Centre for Drug Statistics Methodology）制定，第1版在1976年发布，1996年，ATC系统成为国际标准，现已经发布至2006年版。ATC代码共有7位，其中第1、4、5位为字母，第2、3、6、7位为数字。ATC系统将药物分为5个级别：第一级为一位字母，表示解剖学上的分类，共有14个组别（A为消化系统；B为血液系统；C为心血管系统；D为皮肤科用药；G为泌尿生殖系统及性激素；H为甾体激素；J为抗感染药；L为抗肿瘤药及免疫用药；M为肌肉骨骼系统；N为神经系统；P为抗寄生虫药；R为呼吸系统；S为感觉器；V为其他）；第二级为两位数字，表示治疗学上的分类；第三级为一位字母，表示药理学上的分类；第四级为一位字母，表示化学上的分类；第五级为两位数字，表示化合物上的分类。

3. **孤儿药**　孤儿药（orphan drug）又称罕见药，用于预防、治疗、诊断罕见病的药品。由于罕见病患病人群少、市场需求少、研发成本高，很少有制药企业关注其治疗药物的研发，因此这些药被形象地称为“孤儿药”。

罕见病根据世界卫生组织给出的定义，指的是患病人数占总人口0.65‰～1‰的疾病，常见的有血友病、苯丙酮尿症、白化病、成骨不全症、戈谢病等。虽然不同国家对罕见病的认定标准存在一定差异，我国也尚无明确的定义，但世界上已经确诊的罕见病有近7000种，并且其中有80%都是遗传性疾病。2018年5月11日，国家卫生健康委员会、科学技术部、工业和信息化部、国家药品监督管理局和国家中医药管理局等5部门联合公布了《第一批罕见病目录》。国家版罕见病名录共涉及121种罕见病。该名录的公布，将为全国各地的医疗卫生机构开展罕见病的预防、筛查、诊断、治疗和康复，以及制定相关科技研发、社会保障、医疗救助政策等相关工作提供参考和依据。

4. **专利药**　即在全球最先提出申请，并获得专利保护的药品，一般有20年的保护期，保护期内其他企业不得仿制。

5. **原研药**　是指境内外首个获准上市，且具有完整和充分的安全性、有效性数据作为上市依据的药品。

6. **仿制药**　是指与被仿制药具有相同的活性成分、剂型、给药途径和治疗作用的药品。

7. **国际非专利药品名称**　国际非专利药品名称（international nonproprietary names for pharmaceutical substances，INN）是由世界卫生组织制定的一种原料药或活性成分的唯一名称，INN已被全球公认且属公共财产，也称之为通用名称（generic names），为药品的国际统一的正式名称，可在全球范围通用，不能取得专利和行政保护。

8. **中国药品通用名称**　中国药品通用名称（China approved drug names，CADN）由国家药典委员会按照《药品通用名称命名原则》组织制定并报原卫生部备案的药品法定名称，是同一种成分或相同配方组成的药品在中国境内的通用名称，具有强制性和约束性。以国际非专利药品名称为依据，结合具体情况制定。凡上市流通的药品的标签、说明书或包装上必须要用通用名称。其命名应当符合《药品通用名称命名原则》的规定，不可用作商标注册。

9. **商品名称**　商品名称（trade names）或称商标名（brand names），是由制药生产企业或药品研发公司，为药品上市流通和保护知识产权而注册的名称。一种药品由于生产企业、制剂工艺、商标注册、剂型和规格的不同，可能有多种商品名。

10. **药品贮藏**　药品库房的相对湿度应保持在45%～75%。最新版《中国药典》凡例中对常用的9个贮存条件做了如下解释。①遮光：用不透光的容器包装，例如棕色容器或黑纸包裹的无色透明、半透明容器；②避光：避免曝光直射；③密闭：将容器密闭，防止尘土及异物进入；④密封：将容器密封，以防止风化、吸潮、挥发或异物进入；⑤熔封或严封：将容器熔封或用适宜的材料严封，以防止空气和水分侵入并防止污染；⑥阴凉处：不超过20℃；⑦凉暗处：避光并不超过20℃；⑧冷处：2～10℃；⑨常温：10～30℃。

## 第二节　药代动力学、药效动力学及抗菌药物治疗相关概念

1. **最小有效量/阈剂量**　最小有效量/阈剂量（minimum effective dose）即能引起最小药理效应的剂量或浓度。

2. **半数有效量/半数致死量**　即能引起半数动物有效或死亡的剂量分别称为半数有效量（$ED_{50}$）和半数致死量（$LD_{50}$），是构成药物治疗指数的测定指标。

3. **治疗指数**　即$LD_{50}/ED_{50}$值，其值越大，药物的安全程度越高。一般认为，当治疗指数＜2时，有较大的危险性。所以，在新药研究中，常测定$ED_{50}$和$LD_{50}$，以确定药品的安全范围。

4. **安全指数**　即$LD_5/ED_{95}$值，指引起5%动物死亡剂量与95%动物有效剂量的比值。安全指数越大，表示药物的毒性越小，安全性强。

5. **菌落形成单位**　菌落形成单位（colony-forming units，CFU）即单位体积中的细菌群落总数。在活菌培养计数时，由单个菌体或聚集成团的多个菌体在固体培养基上生长繁殖所形成的集落，称为菌落形成单位，以其表达活菌的数量。CFU/ml指的是每毫升样品中含有的细菌菌落总数；CFU/g指的是每克样品中含有的细菌菌落总数；CFU/$cm^2$指的是每平方厘米样品中含有的细菌菌落总数。

6. **最低抑菌浓度**　最低抑菌浓度（minimal inhibitory concentration，MIC）即抑制细菌生长

所需药物的最低浓度，试验时肉眼观察未见细菌生长的最低药物浓度即为MIC。通常以$MIC_{50}$和$MIC_{90}$分别表示某种抗菌药物抑制50%、90%受试菌生长所需的MIC。

7. **最低杀菌浓度** 最低杀菌浓度（minimal bactericidal concentration，MBC）即抗菌药物能使受试菌最初的活菌总数减少99.9%或以上所需要的最低抗菌药物浓度。通常用$MBC_{50}$和$MBC_{90}$分别表示药物能将50%或90%受试菌的最初活菌总数杀灭99.9%或以上所需要的MBC。

8. **抗菌药物折点** 抗菌药物折点（breakpoint）即根据抗菌药物抑制细菌生长所需要的MIC，结合常用剂量时在人体内所能达到的血药浓度，划分细菌对各种抗菌药物敏感和耐药的界限，亦称为“临界浓度”。根据试验方法的不同，折点可用浓度（mg/L或μg/ml）或抑菌圈直径（mm）表示。通常情况下，所有药敏试验均需依据折点将实验结果解释为敏感、中介或耐药。“折点”有多种解释：①野生型折点，指用于区分野生株菌群、获得性或选择性耐药菌群的MIC界值，有时也称为微生物学折点；②临床折点，用于区分预后良好的感染病原菌和治疗失败的感染病原菌，临床折点来源于感染病人的前瞻性临床研究；③PK/PD折点，来源于感染动物模型，并依据抗菌药物的PK/PD参数，通过数学或统计学方法推广至临床。

9. **防突变浓度** 防突变浓度（mutant prevention concentration，MPC）是指防止耐药突变菌株被选择性富集扩增所需的最低抗菌药物浓度。MPC代表一个严格限制耐药突变株选择的抗菌药物浓度阈值。MPC愈低，提示药物限制细菌耐药突变能力愈强。药物浓度≥MPC时，是时抑制敏感菌株和单次耐药突变菌株的生长，病原菌必须同时发生两次或更多次耐药突变才能生长。

10. **突变选择窗** 突变选择窗（mutant selection windows，MSW）即MPC与MIC之间的浓度。如果抗菌药物浓度位于MSW范围内，耐药突变菌株可被选择性富集扩增。MSW越宽，越易出现细菌耐药，因此关闭或缩小MSW将有助于防止耐药发生。MPC和MSW是对特定抗菌药物-病原体组合而言，因此同一种抗菌药物对不同病原体，其MPC和MSW值不同，不同抗菌药物对同一病原体的MPC和MSW值也不同，该理论为有效抑制细菌耐药及制定抗菌药物供应策略提供了新的思路和参考依据。

11. **选择性指数** 选择性指数（selection index，SI）即MPC与MIC之比，SI越小，MSW越窄，抗菌药物抑制耐药突变菌株选择的能力越强。

12. **抗真菌药物最低有效浓度** 抗真菌药物最低有效浓度（minimum effective concentration，MEC）即在棘白菌素抗真菌药物的抗丝状真菌药敏试验中，与自然生长的菌丝形态对照，能使菌丝形成小的、圆形的、致密的形态所需的最低抗真菌药物浓度。用以定量描述棘白菌素类对丝状真菌的抗真菌活性。

13. **抗菌药物后白细胞活性增强效应** 抗菌药物后白细胞活性增强效应（post-antibiotic leukocyte enhancement，PALE）是指在体内抗菌药物作用后，细菌形态发生变化，有利于增加白细胞的识别趋化或吞噬活性，表现为体内PAE延长，如氨基糖苷类和喹诺酮类在白细胞存在时，通常其PAE可延长1倍；但白细胞对PAE短的抗菌药物，如β-内酰胺类未见有明显的增强效果。

14. **亚抑菌浓度（Sub-MIC）效应** 指细菌直接暴露于低于MIC的抗菌药物浓度时，细菌生长仍可受到一定程度抑制的效应。

15. **异质性耐药** 异质性耐药（hetero-resistance）是细菌耐药的一种特殊类型，指在体外的常规药敏试验中，菌群中大部分亚群敏感，但也会出现小部分耐药亚群，极少数亚群甚至出现高水平耐药，即为异质性耐药。

16. **剂量依赖性敏感** 剂量依赖性敏感（susceptible-dose dependent，SDD）是指在药敏试验中，当菌株的药敏试验结果位于SDD区间时，该菌株的抗菌药物治疗成功率取决于药物使用的剂量。对体外药敏试验结果为SDD的菌株如要达到临床疗效，有必要使用一个相对高于折点规定的参考药物的剂量（可通过使用增加剂量或高频率给药等方式实现）。当药物有多个批准的使用剂量时，建议对SDD的菌株治疗采用最大允许剂量，以保证达到最高的达标概率，同时需要参照说明书和器官功能进行剂量调整。

17. **联合抑菌指数** 联合抑菌指数（fractional inhibitory concentration index，FICI）是指临床治疗重度细菌感染时常需要联合应用两种有协同或相加作用的抗菌药物。体外联合药敏试验通常以棋盘法设计，采用微量稀释法测定，计算FICI。FICI＝MIC A药联用/MIC A药单用＋MIC B药联用/MIC B药单用。当FICI≤0.5时提示协同效应，FICI为0.5～1为部分协同效应，1为相加效应，1＜FICI＜4为无关效应，FICI≥4为拮抗效应。

18. **血清杀菌效价** 血清杀菌效价（serum bactericidal activity，SBA）是指病人或健康人接受抗菌药物后一定时间（一般为达到$C_{max}$时间）采集血清，测定能抑制细菌生长的最高血清稀释倍数。血清杀菌效价试验是在病人应用抗菌药物后峰时和谷时取血，将血清做连续倍比稀释，在96孔微量平板上与致病菌共同孵育18～24小时后，确定可抑制细菌生长的最大稀释度；再取无菌生长各孔内容物置于无药MH（Mueller-Hinton Broth）肉汤中继续孵育18～24小时，以最终无菌生长孔的最大稀释度确认为SBA。SBA与抗菌药物浓度呈正相关，与MBC呈负相关，是一个能综合反映抗菌药物PK与PD特性的重要参数。

19. **T＞MIC（或Time＞MIC）** 即药物浓度高于MIC的时间。

20. **T＞MIC%** 即血药浓度超过MIC的时间与给药间隔时间的比值。

21. **敏感率（抑菌率）** 在临界浓度时药物抑制受试菌株的百分率，称为药物的抑菌率或细菌对药物的敏感率，常用于临床流行病学和细菌耐药性调查。

22. **杀菌曲线** 杀菌曲线（time-kill curves）是抗菌药物的时-效曲线，将细菌处于≥MIC的抗菌药物浓度下观察抗菌药物的杀菌速度。测定方法是将不同浓度（如1/2、1、2、4及64 MIC）的抗菌药物加入终浓度约$5 \times 10^5$ CFU/ml的细菌悬液中，于不同时间点取菌药混合物进行菌落计数。以菌落计数对数（lgCFU/ml）为纵坐标，药物作用时间为横坐标绘制出的药物作用时间-细菌浓度曲线，称为杀菌曲线。浓度依赖性抗菌药物在较高浓度范围内，随着抗菌药物浓度的增加，杀菌速度和能力增大，且PAE可能延长。非浓度依赖性抗菌药物的特征是一旦浓度达到一个阈值，即使再增加浓度，其杀菌速度和能力仍保持相对稳定。这种杀菌活性的饱和状态通常出现在MIC的低倍数（4～5倍）。当抗菌药浓度≥MIC时，菌量随时间延长逐渐减少，表明具有杀菌作用，为杀菌剂。菌量随时间变化不明显，曲线接近水平状，表明仅具抑菌作用，为抑菌剂。

23. **抗生素后效应** 抗生素后效应（post-antibiotic effects，PAE）是抗菌药物药效动力学的一个重要指标，是指抗菌药物与细菌短暂接触后，细菌受到非致死性损伤，当药物清除后，细菌恢复生长仍然持续受到抑制的效应。具体测定方法：将细菌短暂暴露于抗菌药物后，清除所有抗菌药物，测定细菌在恢复对数生长期与空白药物对照组的比较，数量增加10倍所需的时间差，其≥0.5小时，即该抗菌药物具有PAE。PAE的发生机制可能与作用在靶位的抗菌药物未解离而持续发挥作用，或是在抗菌药物作用下细菌生理功能缓慢恢复有关。PAE的大小反映抗菌药物作用后细菌恢复再生长延迟相的长短，亦反映抗菌药物作用于细菌后的持续抑制作用，故又称持续效应。PAE在不同抗菌药物和不同细菌中差异较大，且受抗菌药物浓度和作用时间等影响。对于革兰阳性菌，几乎所有抗菌药物都有一定的PAE；对于革兰阴性菌，干扰蛋白质和核酸合成的抗菌药物都有较长的PAE，这些药物包括氨基糖苷类、喹诺酮类、四环素类、氯霉素类及利福平等，多数β-内酰胺类对革兰阴性菌表现为短PAE或无PAE，但碳青霉烯类对革兰阴性菌仍有较长的PAE，亚胺培南对铜绿假单胞菌的PAE为1～2小时。

与抗细菌药物的PAE相对应，抗真菌药物与真菌短暂接触，当药物浓度低于MIC（或MEC）或药物被清除后，真菌生长仍然持续受到抑制的效应称为抗真菌后效应（post-antifungal effect，PAFE）。两性霉素B、氟胞嘧啶对真菌具有PAE，但吡咯类对真菌无PAE。PAE与PAFE的研究方法有形态学方法、活菌菌落计数法及生物发光法等。

24. **定植**　定植（colonization）是指各种微生物经常从不同环境进入人体，并能在一定部位定居和不断生长、繁殖后代的现象。定植的微生物必须依靠人体不断供给营养物质才能生长和繁殖，才能进而对人体产生影响（如导致感染）。定植的条件：①必须具有黏附力。细菌只有牢固地黏附在机体的黏膜上皮细胞上，才不会被分泌物、宿主的运动或其器官的蠕动冲击掉，这是细菌能够在人体定植的关键。②必须有适宜的环境。细菌要长期生存必须有一定的环境条件，如氧化-还原电势、pH值和营养物质等要能满足定植细菌的需要。③必须有相当的数量。在定植过程中，有一部分细菌会因黏附不牢固而脱落，即使已初步定植的细菌也会随上皮细胞的代谢活动而被排除。因此，从一开始就必须有大量的菌群，才可能有一定数量的细菌定植成功。

25. **定植抵抗力**　定植抵抗力是指已在特定部位定植的正常菌群一般都具有抑制其他细菌再定植的能力。有些微生物不能在人体定植，一方面是因为环境条件不适宜，另一方面则是由于宿主的机体存在着定植抵抗力。

26. **去污染**　去污染（decontamination）是指人为地将机体的正常菌群或已定植的细菌，部分或全部去除的一种防止感染措施。①全部去污染：为了防止术后感染，在术前给病人施用强力的广谱抗菌药物，以期在“无菌”条件下进行手术。有研究表明，采用全部去污染的术后感染发生率明显高于选择性去污染。因此全部去污染预防感染的做法已被逐渐放弃。②选择性去污染：就是采用窄谱抗菌药物，有针对性地去除某类细菌。

27. **条件致病菌**　条件致病菌（opportunistic pathogen）是指当机体抵抗力降低时，即免疫功能低下时，原来正常寄居或致病力很低的微生物可能侵入人体其他部位，这些微生物称为机会致病性微生物或条件病原微生物；如果是细菌或真菌则称为条件致病菌。

28. **机会感染**　机会感染（opportunistic infection）是指从原来寄居于肠道、口、咽和泌尿生殖道部位的正常菌群转移至其他易感部位造成的感染，又称内源性感染（endogenous infection）或自身感染（auto infection）。

29. **多重耐药细菌**　多重耐药细菌（multi-drug resistant bacteria，MDR）是指细菌对常用抗菌药物主要分类的3类或以上耐药，一般指单数概念，指某一种多重耐药菌。MDRO多指复数的概念，是multi-drug resistant organism的缩写，泛指所有重要的多重耐药菌。

**30. 广泛耐药细菌**　广泛耐药细菌（extensively drug resistant bacteria，XDR）是指细菌对常用抗菌药物几乎全部耐药，革兰阴性杆菌仅对黏菌素和替加环素敏感，革兰阳性球菌仅对糖肽类和利奈唑胺敏感。

**31. 泛耐药细菌**　泛耐药细菌（pandrug-resistant bacteria，PDR）是指细菌对所有分类的常用抗菌药物全部耐药，革兰阴性杆菌对包括黏菌素和替加环素在内的全部抗菌药物耐药，革兰阳性球菌对包括糖肽类和利奈唑胺在内的全部抗菌药物耐药。

## 第三节　药物治疗评价与处方相关概念

**1. 限定日剂量**　限定日剂量（defined daily dose，DDD）即用于主要治疗目的的成人的药物平均日剂量。世界卫生组织制定了解剖-治疗-化学的药物分类系统，确定了将DDD作为用药频度分析的单位；以DDD作为测量单位，较以往单纯的药品金额和消耗量更合理，不会受到药品销售价格、包装剂量以及各种药物每日剂量不同的影响，解决了因为不同药物一次用量不同、一日用药次数不同而无法比较的问题，可以较好地反映出药物的使用频度。由于各国用药情况不同，部分DDD值允许参阅药典或权威性药学书目中规定的治疗药物剂量。DDD本身不是一种用药剂量，而是一种技术性测量单位，不能反映推荐日剂量或处方日剂量，由于个体差异（如年龄和体重）以及药物代谢动力学的不同，药物日剂量通常有差别。DDD只是药物利用研究的技术单位，不能反映不同药物治疗上的等效剂量，因此DDD不能反映同一类药物产生相似治疗效果的日剂量。DDD是一个比值，同类药物和不同类药物的DDD可以进行数值上的比较。最新版《中国药典》《新编药物学》将DDD作为用药频度分析单位，不受治疗分类、剂型和不同人群的限制。确定DDD的原则：①DDD是根据成人用药制定的值，儿童尚无相应系统。②主要适应症表现在药物ATC代码上。当推荐的剂量需要根据体重来计算时，体重设定为70kg。需要强调的是，即使是主要用于儿童的制剂，如混合制剂和栓剂也是成人的日剂量；但是生长激素和氟化物片剂仍按照儿童使用的剂量。③确立DDD通常根据药物的维持剂量，一些初始剂量不同的药物不能在DDD中反映出来，如洋地黄类。④DDD通常是治疗剂量，但是，如果主要适应症是为了预防，就选择预防剂量，例如氟化物片剂和一些抗疟药的DDD就是预防剂量。⑤DDD通常依据产品的纯品装入量，没有给出不同的盐类制剂的DDD。⑥DDD以药物活性物质的重量单位来表示，在确定药物的DDD时，还应考虑某些特殊的情况。当用药途径不同剂量也不同时，应制定不同的DDD。⑦对于剂量不能用活性物质的重量来表示的复方制剂，其DDD是以单位剂量数为基础来确定，如片数、胶囊数或栓剂枚数。

**2. 用药频度**　用药频度（defined daily dose system，DDDs）=总用药量（g）/该药的DDD值。药品的总剂量，是指对同一品种、不同规格、不同厂家药品分别计算其总剂量（g），最后求和得到该品种消耗的总剂量（g）。DDDs可反映不同时间段的用药动态和用药结构。某药的DDDs大，说明用药频度高，用药强度大，对该药的选择倾向性大。另外，各种药物的DDDs还可以相加，可以比较不同类药物的用药频度以及不同阶段药物使用频度，使得地区、国家以及不同阶段的药物利用数据具有可比性，便于长期进行药物利用监测。相对于数量金额的比较，更科学合理。

**3．限定日费用** 限定日费用（defined daily dose consumption，DDDc）也叫日均费用。DDDc＝该药销售总金额（元）／该药的DDDs值。DDDc代表药品的总价格水平，表示病人应用该药的平均日费用。DDDc越大，表示病人的经济负担越重。

**4．药物利用指数** 药物利用指数（drug utilization index，DUI）是以DDDs除以实际用药天数，可作为判别临床用药是否合理的标准。若DUI＞1.0，说明医生所开日剂量＞DDD，用药不合理。

**5．药物利用评价** 药物利用评价（drug utilization review，DUR）是一个公认的、有组织的连续性项目（方案），它评价、分析并阐明在一个给定的卫生保健系统中按照规定的标准用药的模式。DUR是医疗保健质量衡量和改进的重要手段。医疗保健质量的衡量主要通过对医疗保健的结构、医疗保健的过程和医疗保健的结果的评估进行，而医疗保健的过程和结果往往以药物的利用为特征。因此，DUR在医院质量保证的实施过程中起着重要作用。

DUR的目的：①保证给病人所开处方和用药的安全性；②提高药物治疗的质量；③减少不必要的费用；④提供证明开展临床药学服务的正确性所必需的文件；⑤增进学科间交流和对药师知识、技术的认可；⑥增强医生对所提供治疗结果的质量和费用的关心；⑦促进DUR研究的开展，加强对药物利用的理解。

**6．药物利用评估** 药物利用评估（drug use/ usage/ utilization evaluation，DUE）指在药物治疗过程中，根据事先制定的标准，对药物选择、给药途径、给药剂量、药物配伍等问题是否合理、准确而进行的评价。"药物利用评价"是一具有组织的、不断运行的、为组织所认可的质量保证程序，它通过对药物使用进行的评价，及时发现问题，并通过一定的途径加以解决，以达到减少病人用药不当与错误，防止药物滥用以及控制治疗用药消费的目的，确保用药适宜、安全和有效。DUE由美国医疗机构联合评审委员会（The Joint Commission on Accreditation of Healthcare Organizations，JCAHO）在1986年正式提出，并要求各个医院建立相应的DUE方案，美国药学协会（American Pharmaceutical Association，APhA）也大力宣传与推荐。DUE由DUR发展而来，因而具有DUR的性质，即具有注重药物使用质量和数量的双重特性。所谓注重药物使用质量，是指以药物利用评价为手段，注重药物治疗效果的改进与完善。注重药物使用的数量，即指对药物治疗过程中药物的用量、所消耗的费用等所做的比较与评价。DUE与DUR的根本区别在于：DUE更注重对药物使用质量的评价，而DUR较DUE更多注重药物使用后数量的评价，具有一定的药物经济学性质。后者已成为独立系统，而前者尚处于摸索阶段。同时，药物使用评价也不应与上市后药物监测相混淆。上市后药物监测是对某上市药物在大规模范围内使用所做的研究，重点在药物的不良反应与毒副作用方面，而DUE是对经过选择的几类药物，根据事先制定的标准，对其使用所做的对照评价，重点考察药物用于病人后各类指标的变化。

**7．超说明书用药** 1992年，美国医院药师协会首次明确了药品说明书之外用法的含义：超说明书用药（off-label uses）又称药品未注册用法，是指药品的适应症、适用人群、用法用量等不在药品监督管理部门批准的说明书之内的用药。广东省药学会于2010年发布了《药品未注册用法专家共识》，指出药品未注册用法（unlabeled uses，off-label uses，out-of label usage or outside of labeling），是指药品使用的适应症、给药方法或剂量不在药品监督管理部门批准的说明书之内的用法。药品未注册用法的具体含义包括给药剂量、适应人群、适应症或给药途径等与药品说明书不同的用法。该共识中提出使用"药品未注册用法"应具备以下条件。

（1）在影响患者生活质量或危及生命的情况下，无合理的可替代药品。使用“药品未注册用法”时，必须充分考虑药品不良反应、禁忌症、注意事项，权衡病人获得的利益大于可能出现的危险，保证该用法是最佳方案。

（2）用药目的不是用于试验研究。

（3）有合理的医学实践证据，如有充分的文献报道、循证医学研究结果、多年临床实践证明及申请扩大药品适应症的研究结果等。

（4）经医院药事管理与药物治疗学委员会及伦理委员会批准，但紧急抢救情形下不受此条限制。

（5）保护病人的知情权。超说明书用药主要涉及两方面问题：法律问题和药品费用问题。由于超说明书用药未经药品监督管理部门批准，有效性和安全性需进一步证实，病人使用风险高于说明书内用药；医疗机构及医务人员也承担了高于常规治疗的医疗风险。在美国的医保法案中，将许多超说明书用药情况纳入了报销范畴。而目前我国超说明书用药费用仍主要需病人负担。目前，国内外对药品上市后超说明书使用尚未建立公认的评价体系和管理规范，世界各国对超说明书用药的管理程度参差不齐，无统一准则。全球有与超说明书用药相关立法的国家仅美国、德国、荷兰、意大利、新西兰、印度、日本7国，其中印度是唯一禁止超说明书用药的国家，但印度国内对此也存在较大争议。美国、英国、德国、意大利、荷兰、澳大利亚、新西兰、中国、日本和南非等10个国家有政府指导性/工作性文件及学术组织指南/建议提及超说明书用药操作流程的规范问题。我国迄今为止，尚无针对超说明书用药问题的法律法规。

**8. 临床路径**　临床路径（clinical pathway）是指针对某一疾病建立一套标准化治疗模式与治疗程序，是一个有关临床治疗的综合模式，以循证医学证据和指南为指导来促进治疗组织和疾病管理的方法，最终起到规范医疗行为，减少变异，降低成本，提高质量的作用。相对于指南来说，其内容更简洁、易读、适用于多学科多部门具体操作，是针对特定疾病的诊疗流程，注重治疗过程中各专科间的协同性，注重治疗的结果，注重时间性。新英格兰医学中心是公认的美国最早采用临床路径概念和在临床上应用的医院（1985年）。原卫生部分别于2009年10月13日、12月7日组织制定和颁发了《临床路径管理指导原则（试行）》《临床路径管理试点工作方案》，并于2010年1月5日公布了《临床路径管理试点工作试点医院名单》。原卫生部医政司组织制定了22个专业112个病种临床路径，确定了23个省（市）110家医院作为卫生部临床路经管理试点单位。临床路径是相对于传统路径而实施的，传统路径即是每位医师的个人路径，不同地区、不同医院、不同的治疗组或者不同医师个人针对某一疾病可能采用不同的治疗方案。采用临床路径后，可以避免传统路径使同一疾病在不同地区、不同医院、不同的治疗组或者不同医师个人间出现不同的治疗方案，避免了其随意性，提高准确性、预后等的可评估性。临床路径通过设立并制订针对某个可预测治疗结果的病人群体或某项临床症状的特殊文件、教育方案、病人调查、焦点问题探讨、独立观察、标准化规范等，规范医疗行为，提高医疗执行效率，降低成本，提高质量。临床路径包含以下内容或执行流程：疾病的治疗进度表；完成各项检查以及治疗目标和途径；有关的治疗计划和预后目标的调整；有效的监控组织与程序。临床路径的具体执行包含以下几方面内容：患者病历及病程记录，以日为单位的各种医疗活动多学科记录，治疗护理及相关医疗执行成员执行相关医疗活动后签字栏，变异记录表，分开的特殊协议内容。路径的制定是综合多学科医学知识的过程，这些学科包括临床、护理、药剂、检验、麻醉、营养、康复、心理以及医院管理，甚至有时包括法律、伦理等。

9. **处方**　见表5-1。

**表5-1　处方**

<table>
<tr><td colspan="6">1. 处方的性质：法律性、技术性、经济性</td></tr>
<tr><td colspan="6">2. 处方分类：法定处方、医师处方、协定处方</td></tr>
<tr><td colspan="6">3. 处方格式：前记、正文、后记</td></tr>
<tr><td colspan="6">4. 处方颜色</td></tr>
<tr><td colspan="2">普通处方</td><td colspan="2">白色</td><td colspan="2">右上角可标注“普通”字样</td></tr>
<tr><td colspan="2">急诊处方</td><td colspan="2">淡黄色</td><td colspan="2">右上角标注“急诊”字样</td></tr>
<tr><td colspan="2">儿科处方</td><td colspan="2">淡绿色</td><td colspan="2">右上角标注“儿科”字样</td></tr>
<tr><td colspan="2">麻醉药品和第一类精神药品处方</td><td colspan="2">淡红色</td><td colspan="2">右上角标注“麻、精一”字样</td></tr>
<tr><td colspan="2">第二类精神药品处方</td><td colspan="2">白色</td><td colspan="2">右上角标注“精二”字样</td></tr>
<tr><td colspan="6">5. 处方用药量</td></tr>
<tr><td colspan="2">单张处方</td><td colspan="2">≤5种药品，仅限于1名病人的用药</td><td>急诊处方</td><td>≤3日</td></tr>
<tr><td colspan="2">一般处方、第二类精神药品处方</td><td colspan="2">≤7日</td><td>医疗用毒性药品处方</td><td>≤2日</td></tr>
<tr><td rowspan="8">麻醉药品和第一类精神药品处方</td><td>住院病人</td><td colspan="4">1日常用量，处方逐日开具</td></tr>
<tr><td rowspan="7">门（急）诊</td><td rowspan="4">一般病人</td><td>注射剂</td><td>一次常用量</td><td rowspan="7">盐酸哌替啶：一次常用量，仅限医疗机构内使用<br>盐酸二氢埃托啡：一次常用量，仅限二级以上医院内使用</td></tr>
<tr><td>控、缓释制剂</td><td>≤7日</td></tr>
<tr><td>其他剂型</td><td>≤3日</td></tr>
<tr><td>哌醋甲酯</td><td>≤15日（仅限于治疗儿童多动症）</td></tr>
<tr><td rowspan="3">癌症，中、重度慢性疼痛病人</td><td>注射剂</td><td>≤3日</td></tr>
<tr><td>控、缓释制剂</td><td>≤15日</td></tr>
<tr><td>其他剂型</td><td>≤7日</td></tr>
<tr><td colspan="6">注：某些慢性病、老年病或特殊情况，处方用量可适当延长，应由医生注明理由</td></tr>
<tr><td colspan="6">6. 四查十对（药师）</td></tr>
<tr><td colspan="3">查处方</td><td colspan="3">对科别、姓名、年龄</td></tr>
<tr><td colspan="3">查药品</td><td colspan="3">对药名、剂型、规格、数量</td></tr>
<tr><td colspan="3">查配伍禁忌</td><td colspan="3">对药品性状、用法用量</td></tr>
<tr><td colspan="3">查用药合理性</td><td colspan="3">对临床诊断</td></tr>
<tr><td colspan="6">7. 处方有效期</td></tr>
<tr><td>当日有效</td><td colspan="5">特殊情况下需延长有效期的，由处方医师注明有效期，但不得超过3日</td></tr>
<tr><td>处方保存</td><td colspan="5">普通处方1年，医疗用毒性药品和第二类精神药品处方2年，麻醉药品和第一类精神药品处方3年</td></tr>
</table>

（彭　程）

# 第六章　常见疾病的药物治疗

## 第一节　常见疾病的糖皮质激素治疗

糖皮质激素的靶细胞分布于肝、肺、骨、脑、胃肠平滑肌、骨骼肌、成纤维细胞、淋巴组织、胸腺等处，因此其作用广泛而复杂，且随剂量不同而不同。

### 一、糖皮质激素适用的范围

1. **内分泌系统疾病**　用于原发性和继发性肾上腺皮质功能减退症、先天性肾上腺皮质增生症的替代治疗；肾上腺危象、垂体危象、甲状腺危象等紧急情况的抢救；重症亚急性甲状腺炎、Graves眼病、激素类生物制品（如胰岛素及其类似物、促皮质激素等）药物过敏的治疗等。大、小剂量地塞米松抑制试验可判断肾上腺皮质分泌状况，诊断和病因鉴别诊断库欣综合征。

2. **风湿性疾病和自身免疫病**　此类疾病种类繁多，达200余种，多与自身免疫有关，尤其是弥漫性结缔组织疾病皆有自身免疫参与，如红斑狼疮、类风湿关节炎、原发性干燥综合征、多发性肌病/皮肌炎、系统性硬化症和系统性血管炎等。

3. **呼吸系统疾病**　主要用于支气管哮喘、外源性过敏性肺泡炎、放射性肺炎、结节病、特发性间质性肺炎、嗜酸性粒细胞性支气管炎等。

4. **血液系统疾病**　多种血液系统疾病采用糖皮质激素治疗，主要为两种情况：一是治疗自身免疫病，如自身免疫性溶血性贫血、特发性血小板减少性紫癜等；二是利用糖皮质激素溶解淋巴细胞的作用，将其作为联合化疗方案的组分之一，用于淋巴系统恶性肿瘤如急性淋巴细胞白血病、淋巴瘤、多发性骨髓瘤等的治疗。

5. **肾脏疾病**　主要包括原发性肾病综合征、多种肾小球肾炎和部分间质性肾炎等。

6. **严重感染或炎性反应**　严重细菌感染性疾病如中毒型细菌性痢疾、暴发型流行性脑脊髓膜炎、重症肺炎，若伴有休克、脑病或其他与感染有关的器质性损伤等，在有效抗感染的同时，可加用糖皮质激素，以缓解中毒症状和器质性损伤；严重病毒性疾病如急性重型肝炎等，也可用糖皮质激素进行辅助治疗。

7. **重症病人**　可用于治疗各种原因所致的休克，但需结合病因治疗和抗休克治疗；也可用于急性肺损伤、急性脑水肿等。

8. **异体器官移植病人**　用于异体组织器官移植排斥反应的预防及治疗；异基因造血干细胞移植后的移植物抗宿主病的预防及治疗。

9. **过敏性疾病**　过敏性疾病种类众多，涉及多个专科，许多疾病如严重的荨麻疹等，需要糖皮质激素类药物治疗。

**10．神经系统损伤或病变** 如急性视神经病变（视神经炎、缺血性视神经病变）、急性脊髓损伤、急性脑损伤等。

**11．慢性运动系统损伤** 如肌腱末端病、腱鞘炎等。

**12．某些炎性反应后遗症** 应用糖皮质激素可预防某些炎性反应后遗症及手术后反应性炎症的发生，如组织粘连、瘢痕挛缩等。

## 二、糖皮质激素的治疗原则与治疗方案

糖皮质激素的治疗原则与治疗方案应综合病人病情及药物特点制订，治疗方案包括药物品种的选择、剂量、疗程和给药途径等。以下方案中除非明确指出给药途径，皆为全身用药即口服或静脉给药。

**1．药物品种的选择** 各种糖皮质激素的药效学和人体药代动力学特点不同，因此各有不同的临床适应症，应根据不同疾病和各种糖皮质激素的特点正确选用糖皮质激素品种。常用糖皮质激素类药物的比较见表6-1。

表6-1 常用糖皮质激素类药物的比较

| 类别 | 药物名称 | 对糖皮质激素受体的亲合力 | 水盐代谢（比值） | 糖代谢（比值） | 抗炎作用（比值） | 等效剂量（mg） | 血浆半衰期（min） | 作用持续时间（h） |
|---|---|---|---|---|---|---|---|---|
| 短效 | 氢化可的松 | 1.00 | 1.0 | 1.0 | 1.0 | 20.00 | 90 | 8～12 |
| | 可的松 | 0.01 | 0.8 | 0.8 | 0.8 | 25.00 | 30 | 8～12 |
| 中效 | 泼尼松 | 0.05 | 0.8 | 4.0 | 3.5 | 5.00 | 60 | 12～36 |
| | 泼尼松龙 | 2.20 | 0.8 | 4.0 | 4.0 | 5.00 | 200 | 12～36 |
| | 甲泼尼龙 | 11.90 | 0.5 | 5.0 | 5.0 | 4.00 | 180 | 12～36 |
| | 曲安西龙 | 1.90 | 0 | 5.0 | 5.0 | 4.00 | ＞200 | 12～36 |
| 长效 | 地塞米松 | 7.10 | 0 | 20.0～30.0 | 30.0 | 0.75 | 100～300 | 36～54 |
| | 倍他米松 | 5.40 | 0 | 20.0～30.0 | 25.0～35.0 | 0.60 | 100～300 | 36～54 |

注：表中水盐代谢、糖代谢、抗炎作用的比值均以氢化可的松为1计；等效剂量以氢化可的松为标准计。

**2．给药剂量** 生理剂量和药理剂量的糖皮质激素具有不同的作用，应按不同治疗目的选择剂量。一般认为给药剂量（以泼尼松为例）可分为以下几种情况。①长期服用维持剂量：2.5～15.0mg/d；②小剂量：＜0.5mg/(kg·d)；③中等剂量：0.5～1.0mg/(kg·d)；④大剂量：＞1.0mg/(kg·d)；⑤冲击剂量：（以甲泼尼龙为例）7.5～30.0mg/(kg·d)。

**3．疗程** 不同的疾病，糖皮质激素疗程不同，一般可分为以下几种情况。

（1）冲击治疗 疗程多小于5日。适用于危重症病人的抢救，如暴发型感染、过敏性休克、严重哮喘持续状态、过敏性喉头水肿、狼疮性脑病、重症大疱性皮肤病、重症药疹、急进性肾炎等。冲击治疗需配合其他有效治疗措施，可迅速停药，若无效，大部分情况下不可在短时间内重复冲击治疗。

（2）短程治疗 疗程小于1个月，包括应激性治疗。适用于感染或变态反应类疾病，如结核

性脑膜炎及胸膜炎、剥脱性皮炎或器官移植急性排斥反应等。短程治疗需配合其他有效治疗措施，停药时需逐渐减量至停药。

（3）中程治疗　疗程3个月以内。适用于病程较长且多器官受累性疾病，如风湿热等。生效后减至维持剂量，停药时需要逐渐递减。

（4）长程治疗　疗程大于3个月。适用于器官移植后排斥反应的预防和治疗及反复发作、多器官受累的慢性自身免疫病，如系统性红斑狼疮、溶血性贫血、系统性血管炎、结节病、大疱性皮肤病等。维持治疗可采用每日或隔日给药，停药前亦应逐步过渡到隔日疗法后逐渐停药。

（5）终身替代治疗　适用于原发性或继发性慢性肾上腺皮质功能减退症，并于各种应激情况下适当增加剂量。

4．**给药途径**　包括口服、肌内注射、静脉注射或静脉滴注等全身用药，以及吸入、局部注射、点滴和涂抹等局部用药。

## 三、糖皮质激素使用的注意事项

1．**重视疾病的综合治疗**　在许多情况下，糖皮质激素治疗仅是疾病综合治疗的一部分，应结合病人实际情况，联合应用其他治疗手段，如严重感染病人，在积极有效的抗感染治疗和各种支持治疗的前提下，为缓解症状，确实需要的可使用糖皮质激素。

2．**监测糖皮质激素的不良反应**　糖皮质激素的不良反应与用药品种、剂量、疗程、剂型及用法等明显相关，在使用中应密切监测不良反应，如感染、代谢紊乱（水、电解质、血糖、血脂）、体重增加、出血倾向、血压异常、骨质疏松、股骨头坏死等，小儿应监测生长和发育情况。

3．**注意停药反应和反跳现象**　糖皮质激素减量应在严密观察病情与糖皮质激素反应的前提下进行个体化处理，要注意可能出现的以下现象。

（1）停药反应　长期或大剂量使用糖皮质激素时，减量过快或突然停用可出现肾上腺皮质功能减退样症状，轻者表现为精神萎靡、乏力、食欲减退、关节和肌肉疼痛，重者可出现发热、恶心、呕吐、低血压等，危重者甚至发生肾上腺皮质危象，需及时抢救。

（2）反跳现象　在长期使用糖皮质激素时，减量过快或突然停用可使原发病复发或加重，应恢复糖皮质激素治疗并加大剂量，稳定后再慢慢减量。

4．**对特殊人群的使用**

（1）儿童　儿童长期应用糖皮质激素更应严格掌握适应症和妥当选用治疗方法。应根据年龄、体重（体表面积更佳）、疾病严重程度和患儿对治疗的反应确定糖皮质激素治疗方案。更应密切观察不良反应，以避免或降低糖皮质激素对患儿生长和发育的影响。

（2）妊娠期妇女　大剂量使用糖皮质激素者不宜怀孕。孕妇应慎用糖皮质激素。特殊情况下临床医师可根据情况决定糖皮质激素的使用，例如慢性肾上腺皮质功能减退症及先天性肾上腺皮质增生症病人妊娠期应坚持糖皮质激素的替代治疗，严重的妊娠疱疹、妊娠性类天疱疮也可考虑使用糖皮质激素。

（3）哺乳期妇女　哺乳期妇女应用生理剂量或维持剂量的糖皮质激素对婴儿一般无明显不良影响。但若哺乳期妇女接受中等剂量、中程治疗方案的糖皮质激素时不应哺乳，以避免经乳汁分泌的糖皮质激素对婴儿造成不良影响。

## 第二节　癌症疼痛的药物治疗原则与治疗方案

### 一、癌症疼痛的药物治疗原则

根据世界卫生组织癌症疼痛三阶梯止痛治疗指南，癌痛药物止痛治疗的五项基本原则如下。

**1. 口服给药**　口服为最常见的给药途径。对不宜口服病人可用其他给药途径，如吗啡皮下注射、病人自控镇痛，较方便的方法有透皮贴剂等。

**2. 按阶梯用药**　指应当根据病人疼痛程度，有针对性地选用不同强度的镇痛药物。

（1）轻度疼痛　可选用非甾体抗炎药（NSAIDs）。

（2）中度疼痛　可选用弱阿片类药物，并可合用非甾体抗炎药。

（3）重度疼痛　可选用强阿片类药，并可合用非甾体抗炎药。

在使用阿片类药物的同时，合用非甾体抗炎药，可以增强阿片类药物的止痛效果，并可减少阿片类药物用量。如果能达到良好的镇痛效果，且无严重的不良反应，轻度和中度疼痛也可考虑使用强阿片类药物。如果病人被诊断为神经病理性疼痛，应首选三环类抗抑郁药物或抗惊厥类药物等。常用阿片类镇痛药物的特点见表6-2。

表6-2　常用阿片类镇痛药的特点

| 药物名称 | 常用剂量（mg） | 口服药效：注射药效 | 镇痛时效（h） | 镇痛效力 | 依赖性 |
|---|---|---|---|---|---|
| 吗啡 | 10 | 低 | 4～5 | 高 | 高 |
| 美沙酮 | 10 | 高 | 4～6 | 高 | 高 |
| 哌替啶 | 60～100 | 中等 | 2～4 | 高 | 高 |
| 芬太尼 | 0.1 | 注射给药 | 1～1.5 | 高 | 高 |
| 可待因 | 30～60 | 高 | 3～4 | 低 | 中等 |
| 纳布啡 | 0.5～1 | 注射给药 | 3～6 | 高 | 低 |
| 喷他佐辛 | 0.3 | 注射给药 | 4～8 | 高 | 低 |

**3. 按时用药**　指按规定时间间隔规律性地给予止痛药。按时给药有助于维持稳定、有效的血药浓度。目前，控缓释药物临床使用日益广泛，强调以控缓释阿片药物作为基础用药的止痛方法，在滴定和出现暴发痛时，可给予速释阿片类药物对症处理。

**4. 个体化给药**　指按照病人病情和癌痛缓解药物剂量，制定个体化用药方案。使用阿片类药物时，由于个体差异，阿片类药物无理想标准用药剂量，应当根据病人的病情，使用足够剂量药物，使疼痛得到缓解。同时，还应鉴别是否有神经病理性疼痛的性质，考虑联合用药可能。

**5. 注意具体细节**　对使用止痛药的病人要加强监护，密切观察其疼痛缓解程度和机体反应情况，注意药物联合应用的相互作用，并及时采取必要措施，尽可能减少药物的不良反应，以期提高病人的生活质量。

### 二、癌症疼痛的药物治疗方案

#### （一）癌症疼痛的量化评估

**1. 数字分级法（numerical rating scale，NRS）**　使用《疼痛程度数字评估量表》对病人疼痛程度进行评估。将疼痛程度用0～10个数字依次表示，0表示无疼痛，10表示最剧烈的疼痛。交由病人自己选择一个最能代表自身疼痛程度的数字，或由医护人员询问病人：你的疼痛有多严重？由医护人员根据病人对疼痛的描述选择相应的数字。按照疼痛对应的数字将疼痛程度分为轻度疼痛（1～3），中度疼痛（4～6），重度疼痛（7～10）。疼痛程度数字分级如图6-1所示。

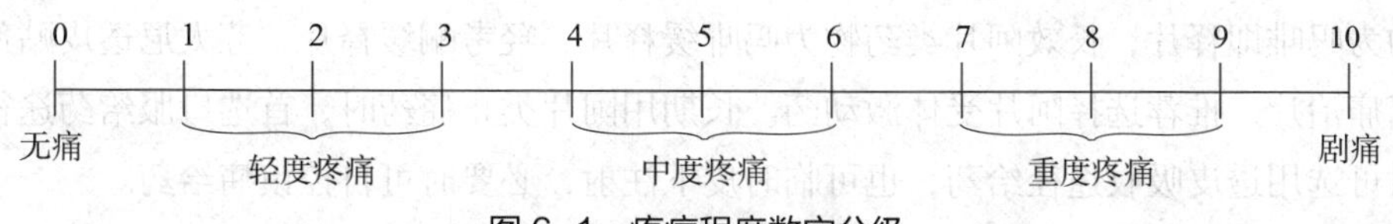


图6-1　疼痛程度数字分级

2. 面部表情疼痛评分量表法（face pain scale-revised，FPS-R）　由医护人员根据病人疼痛时的面部表情状态，对照《面部表情疼痛评分量表》进行疼痛评估，适用于表达困难的病人，如儿童、老年人，以及存在语言或文化差异或其他交流障碍的病人。面目表情疼痛评分如图6-2所示。

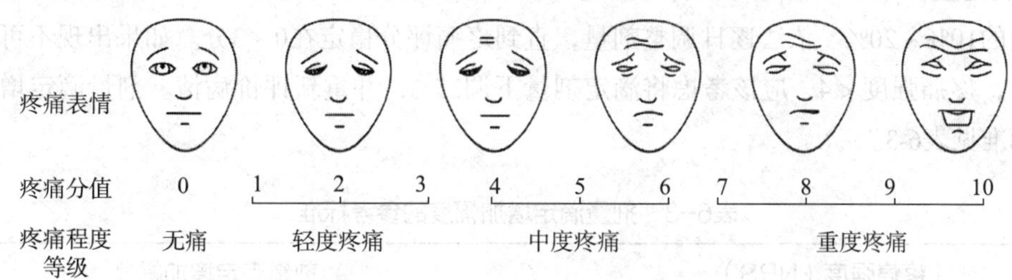


图6-2　面部表情疼痛评分

3. 主诉疼痛程度分级法（verbal rating scale，VRS）　根据病人对疼痛的主诉，将疼痛程度分为轻度、中度、重度三类。

（1）轻度疼痛　有疼痛但可忍受，生活正常，睡眠无干扰。

（2）中度疼痛　疼痛明显，不能忍受，要求服用镇痛药物，睡眠受干扰。

（3）重度疼痛　疼痛剧烈，不能忍受，需用镇痛药物，睡眠受严重干扰，可伴自主神经紊乱或被动体位。

## （二）癌症疼痛的药物治疗方法

应当根据癌症病人疼痛的程度、性质、正在接受的治疗、伴随疾病等情况，合理选择止痛药物和辅助药物，个体化调整用药剂量、给药频率，防治不良反应，以期获得最佳止痛效果，减少不良反应发生。

1. 非甾体抗炎药　是癌痛治疗的基本药物，不同非甾体抗炎药有相似的作用机制，具有止痛和抗炎作用，常用于缓解轻度疼痛，或与阿片类药物联合用于缓解中、重度疼痛。常用于癌痛治疗的非甾体抗炎药包括布洛芬、双氯芬酸、对乙酰氨基酚、吲哚美辛、塞来昔布等。

非甾体抗炎药常见的不良反应有：消化性溃疡、消化道出血、血小板功能障碍、肾功能损伤、肝功能损伤等。其不良反应的发生，与用药剂量及使用持续时间相关。非甾体抗炎药的日限制剂量为：布洛芬每日2400mg，对乙酰氨基酚每日2000mg，塞来昔布每日400mg。使用非甾体抗炎药，用药剂量达到一定水平时，增加剂量并不能增强止痛效果，但药物毒性反应将增加。因此，如需要长期使用非甾体抗炎药，或日剂量已达到限制性用量时，应考虑更换为阿片类；如为联合用药，则只增加阿片类剂量。

**2. 阿片类药物** 是中、重度疼痛治疗的首选药物。目前，临床上常用于癌痛治疗的短效阿片类药物为吗啡即释片，长效阿片类药物为吗啡缓释片、羟考酮缓释片、芬太尼透皮贴剂等。对于慢性癌痛治疗，推荐选择阿片受体激动药。长期用阿片类止痛药时，首选口服给药途径，有明确指征时可选用透皮吸收途径给药，也可临时皮下注射，必要时可自控镇痛给药。

（1）初始剂量的滴定　阿片类止痛药的疗效及安全性存在较大个体差异，需要逐渐调整剂量，以获得最佳用药剂量，称为剂量滴定。对于初次使用阿片类药物止痛的病人，按照如下原则进行滴定：使用吗啡即释片进行治疗，根据疼痛程度，拟定初始固定剂量5～15mg，每4小时1次；用药后疼痛不缓解或缓解不满意，应于1小时后根据疼痛程度给予滴定剂量，密切观察疼痛程度及不良反应。第一天治疗结束后，计算第二天药物剂量：次日总固定量=前24小时总固定量+前日总滴定量。第二天治疗时，将计算所得次日总固定量分6次口服，次日滴定量为前24小时总固定量的10%～20%。依法逐日调整剂量，直到疼痛评分稳定在0～3分。如果出现不可控制的不良反应，疼痛强度＜4，应该考虑将滴定剂量下调25%，并重新评价病情。剂量滴定增加幅度的参考标准见表6-3。

表6-3　剂量滴定增加幅度的参考标准

| 疼痛强度（NRS） | 剂量滴定增加幅度 |
|---|---|
| 7～10 | 50%～100% |
| 4～6 | 25%～50% |
| 2～3 | ≤25% |

对于未使用过阿片类药物的中、重度癌症疼痛病人，推荐初始用药选择短效制剂，个体化滴定用药剂量，当用药剂量调整到理想止痛及安全的剂量时，可考虑换用等效剂量的长效阿片类止痛药。

对于已使用阿片类药物治疗疼痛的病人，根据病人疼痛强度，按照表6-3要求进行滴定。对疼痛病情相对稳定的病人，可考虑使用阿片类药物控释剂作为背景给药，在此基础上备用短效阿片类药物，用于治疗暴发性疼痛。

（2）用药的维持　我国常用的长效阿片类药物包括吗啡缓释片、羟考酮缓释片、芬太尼透皮贴剂等。在应用长效阿片类药物期间，应当备用短效阿片类止痛药。当病人因病情变化，长效止痛药物剂量不足时，或发生暴发性疼痛时，立即给予短效阿片类药物，用于解救治疗及剂量滴定。解救剂量为前24小时用药总量的10%～20%。每日短效阿片解救用药次数＞3次时，应当考虑将前24小时解救用药换算成长效阿片类药按时给药。

阿片类药物之间的剂量换算，可参照换算系数表，见表6-4。换用另一种阿片类药物时，仍然需要仔细观察病情，并个体化滴定用药剂量。

表6-4　阿片类药物剂量换算

| 药物名称 | 非胃肠给药 | 口服 | 等效剂量 |
| --- | --- | --- | --- |
| 吗啡 | 10mg | 30mg | 非胃肠道：口服=1：3 |
| 可待因 | 130mg | 200mg | 非胃肠道：口服=1：1.2<br>吗啡（口服）：可待因（口服）=1：6.5 |
| 羟考酮 | 10mg |  | 吗啡（口服）：羟考酮（口服）=（1.5～2）：1 |
| 芬太尼透皮贴剂 | 25μg/h<br>（透皮吸收） |  | 芬太尼透皮贴剂（μg/h，q72h）<br>剂量=1/2×口服吗啡剂量（mg/d） |

如需减少或停用阿片类药物，则采用逐渐减量法，即先减量30%，两天后再减少25%，直到每天剂量相当于30mg口服吗啡的药量，继续服用两天后即可停药。

（3）不良反应的防治　阿片类药物的不良反应主要包括便秘、恶心、呕吐、嗜睡、瘙痒、头晕、尿潴留、谵妄、认知障碍、呼吸抑制等。除便秘外，阿片类药物的不良反应大多是暂时性或可耐受的。应把预防和处理阿片类止痛药不良反应作为止痛治疗计划的重要组成部分。恶心、呕吐、嗜睡、头晕等不良反应，大多出现在未使用过阿片类药物病人的用药最初几天。初用阿片类药物的数天内，可考虑同时给予甲氧氯普胺等止吐药预防恶心、呕吐，如无恶心症状，则可停用止吐药。便秘症状通常会持续发生于阿片类药物止痛治疗全过程，多数病人需要使用缓泻剂防治便秘。出现过度镇静、精神异常等不良反应，需要减少阿片类药物用药剂量。用药过程中，应当注意肾功能不全、高钙血症、代谢异常、合用精神类药物等因素的影响。

**3. 辅助用药**　辅助镇痛药包括抗惊厥类药、抗抑郁类药、皮质激素、*N*-甲基-D-天冬氨酸受体（NMDA）拮抗药和局部麻醉药。辅助药物能够增强阿片类药物止痛效果，或产生直接镇痛作用。辅助镇痛药常用于辅助治疗神经病理性疼痛、骨痛、内脏痛。辅助用药的种类选择及剂量调整，需要个体化对待。常用于神经病理性疼痛的辅助药物主要如下。

（1）抗惊厥类药　用于神经损伤所致的撕裂痛、放电样疼痛及烧灼痛，如卡马西平、加巴喷丁、普瑞巴林。加巴喷丁100～300mg口服，每日1次，逐步增量至300～600mg，每日3次，最大剂量为每日3600mg；普瑞巴林75～150mg，每日2～3次，最大剂量每日600mg。

（2）三环类抗抑郁药　用于中枢性或外周神经损伤所致的麻木样痛、灼痛，该类药物也可以改善心情、改善睡眠，如阿米替林、度洛西汀、文拉法辛等。阿米替林12.5～25mg口服，每晚1次，逐步增至最佳治疗剂量。

药物止痛治疗期间，应当在病历中记录疼痛评分变化及药物的不良反应，以确保病人癌痛安全、有效、持续缓解。

# 第三节　失眠的药物治疗原则与治疗方案

## 一、失眠的药物治疗原则

（1）在病因治疗、睡眠障碍的认知行为治疗和睡眠健康教育的基础上，酌情给予催眠药物。

（2）用药剂量应遵循个体化原则，小剂量开始给药，一旦达到有效剂量后不轻易调整药物剂量。

（3）按需、间断、足量。每周服药3～5日，而不是连续每晚用药。需长期药物治疗的病人宜"按需服药"，即预期入睡困难时，镇静催眠药物在上床前5～10分钟服用。上床30分钟后仍不能入睡时服用；比通常起床时间提前≥5小时醒来，且无法再次入睡时服用（仅适合使用短半衰期的药物）；当第2天日间有重要工作或事情时可于睡前服用；抗抑郁药不能采用间歇疗程的方法。

（4）疗程　应根据病人睡眠情况来调整用药剂量和维持时间：短于4周的药物干预可选择连续治疗；超过4周的药物干预需要每个月定期评估，每6个月或旧病复发时，需对病人睡眠情况进行全面评估；必要时变更治疗方案，或者根据病人的睡眠改善状况适时采用间歇治疗。

（5）特殊人群　儿童，孕妇，哺乳期妇女，肝肾功能损害、重度睡眠呼吸暂停综合征、重症肌无力病人不宜服用催眠药物治疗。

## 二、失眠的药物治疗方案

1. 药物的品种选择　用于失眠治疗的药物包括苯二氮䓬受体激动药（benzodiazepine receptor agonists，BzRAs）、褪黑素受体激动药、多塞平和食欲素受体拮抗药等。常用失眠治疗药物的特点见表6-5。

表6-5　常用失眠治疗药物的特点

| 类别 | 药物名称及剂型 | 血浆半衰期（h） | 口服推荐剂量（mg） | 适应症 | 常见不良反应/注意事项 |
|---|---|---|---|---|---|
| 苯二氮䓬受体激动药 | 佐匹克隆片 | 5 | 7.50/3.75[a] | 入睡及睡眠维持困难，短效 | 口苦 |
| | 右佐匹克隆片 | 6～9 | 2～3/1～2[a]；肝损害者睡前1～2 | 入睡及睡眠维持困难、早醒，中效 | 味觉异常 |
| | 唑吡坦片 | 2.5 | 5～10/2.5～5.0[a]；肝功能损害者睡前5.0 | 入睡困难，短效 | 有睡眠相关进食障碍及睡行症报道，抑郁症者慎用 |
| | 扎来普隆胶囊 | 1 | 5～20/5～10[a]；肝功能损害者睡前5 | 入睡困难，短效 | 镇静、眩晕、剂量相关的记忆障碍 |
| | 艾司唑仑片 | 10～24 | 1～2/0.5[a] | 入睡及睡眠维持困难，中效 | 口干 |
| | 替马西泮胶囊 | 8～10 | 7.5～30.0/7.5～15.0[a] | 入睡及睡眠维持困难，中效 | 镇静、疲乏、眩晕 |
| | 三唑仑片 | 2.5 | 0.125～0.500/0.125～0.250[a] | 入睡困难，短效 | 非一线用药 |
| | 氟西泮胶囊 | 30～100 | 15～30/15[a] | 睡眠维持困难，长效 | 次日嗜睡 |
| | 夸西泮片 | 20～40 | 7.5～15.0/7.5[a] | 入睡及睡眠维持困难、早醒，长效 | 困倦、头晕、疲乏、口干、消化不良 |
| | 劳拉西泮片 | 10～20 | 0.5～2.0/0.5～1.0[a] | 睡眠维持困难，中效 | 镇静、步态不稳 |
| 褪黑素受体激动药 | 雷美替胺片 | 1 | 8 | 入睡困难、昼夜节律失调，短效 | 禁与氟伏沙明联用，肝功能受损者禁用 |

续表

| 类别 | 药物名称及剂型 | 血浆半衰期（h） | 口服推荐剂量（mg） | 适应症 | 常见不良反应/注意事项 |
|---|---|---|---|---|---|
| 抗抑郁药 | 曲唑酮片 | 6～8 | 25～100 | 尤适用于焦虑/抑郁伴失眠者 | 口干、便秘、残留镇静作用、体位性低血压 |
| | 米氮平片 | 20～30 | 7.5～30.0 | 焦虑/抑郁伴失眠者首选 | 口干、便秘、食欲及体重增加 |
| | 氟伏沙明片 | 17～22 | 50～100 | 焦虑/抑郁伴失眠者 | 消化道症状 |
| | 多塞平片 | 8～15/24[b] | 3～6 | 睡眠维持困难、短期睡眠紊乱 | 无明显不良反应 |
| 食欲素受体拮抗药 | 苏沃雷生片 | 9～13 | 10～20 | 入睡及睡眠维持困难 | 残留镇静作用 |
| 抗癫痫药 | 加巴喷丁胶囊 | 5～9 | 100～900 | 酒精依赖、疼痛性失眠、RLS、睡眠时相前移 | 头晕、共济失调、白细胞减少 |
| 抗精神病药 | 喹硫平片 | 6 | 12.5～50.0 | 入睡困难 | 体重增加、Q-T间期延长、头痛、头晕、晶状体改变 |
| | 奥氮平片 | 51.8/33.8[c] | 2.5～10.0 | 矛盾性失眠 | 体重增加、代谢异常 |

注：RLS为不宁腿综合征；a表示＜65/≥65岁推荐剂量；b为两种形态；c表示老年人/年轻人的半衰期。

2. 药物治疗的顺序

（1）短、中效的BzRAs或褪黑素受体激动药（如雷美替胺）；

（2）其他BzRAs或褪黑素受体激动药；

（3）具有镇静作用的抗抑郁药（如曲唑酮、米氮平、氟伏沙明、多塞平），尤其适用于伴有抑郁和（或）焦虑症的失眠病人；

（4）联合使用BzRAs和具有镇静作用的抗抑郁药；

（5）处方药如抗癫痫药、抗精神病药不作为首选药物使用，仅适用于某些特殊情况和人群；

（6）巴比妥类药物、水合氯醛等虽已被美国食品药品管理局批准用于失眠的治疗，但临床上并不推荐应用；

（7）非处方药如抗组胺药常被失眠病人用于失眠的自我处理，临床上并不推荐使用。

此外，食欲素受体拮抗药中的苏沃雷生（suvorexant）已被美国食品药品管理局批准用于失眠的治疗。

3. 药物治疗的调整

（1）换药指征　推荐治疗剂量无效；对药物产生耐受性或严重不良反应；与正在使用的其他药物发生相互作用；长期使用（>6个月）导致减药或停药困难；有药物依赖史的病人。

（2）换药方法　如果首选药物治疗无效或无法遵医嘱服药，可更换为另一种短、中效的BzRAs或者褪黑素受体激动药。需逐渐减少原有药物剂量，同时开始给予另一种药物，并逐渐加量，在2周左右完成换药过程。

（3）常用减量方法　逐步减少睡前药量和（或）变更连续治疗为间歇治疗。

4．药物治疗的终止

（1）停药指征　病人感觉能够自我控制睡眠时，考虑逐渐减量、停药；如失眠与其他疾病（如抑郁症）或生活事件相关，当病因去除后，也应考虑减量、停药。

（2）停药原则　避免突然中止药物治疗，应逐步减量、停药，以减少失眠反弹，有时减量过程需要数周至数个月。

# 第四节　高尿酸血症和痛风的药物治疗原则与治疗方案

## 一、高尿酸血症和痛风的药物治疗原则

根据病人的病情及高尿酸血症（hyperuricemia，HUA）分型、药物的适应症、禁忌症及其注意事项等进行药物的选择和应用。

## 二、高尿酸血症和痛风的药物治疗方案

目前临床常见药物为抑制尿酸合成的药物和增加尿酸排泄的药物。

### （一）抑制尿酸合成的药物

黄嘌呤氧化酶抑制剂（xanthine oxidase inhibitors，XOI）抑制尿酸合成，包括别嘌醇及非布司他。别嘌醇及其代谢产物氧嘌呤醇可抑制黄嘌呤氧化酶（xanthine oxidase，XO）的活性（后者能使次黄嘌呤转为黄嘌呤，再使黄嘌呤转变成尿酸），使尿酸生成减少。

1．别嘌醇　【适应症】①慢性原发性或继发性痛风，控制急性痛风发作时，需同时应用秋水仙碱或其他非甾体抗炎药，尤其在治疗开始的几个月内；②用于伴有或不伴有痛风症状的尿酸性肾病；③用于反复发作性尿酸结石；④用于预防白血病、淋巴瘤或其他肿瘤在化疗或放疗后继发的组织内尿酸盐沉积、肾结石等 。

【用法及用量】①小剂量起始，逐渐加量，可以减少治疗开始时的烧灼感，也可以规避严重的别嘌醇相关的超敏反应。初始剂量每次50mg，每日2～3次，2～3周后增至每日200～400mg，分2～3次服用。严重痛风者可用至每日600mg。维持量成人每次100～200mg，每日2～3次。②肾功能下降时，如CrCl＜60ml/min，别嘌醇应减量，推荐剂量为每日50～100mg，CrCl＜15ml/min禁用。具体可根据肾小球滤过率调整剂量，见表6-6。儿童治疗继发性HUA常用量：6岁以内每次50mg，每日1～3次；6～10岁，每次100mg，每日1～3次。剂量可酌情调整。同样需要多饮水，碱化尿液。

表6-6　根据肾小球滤过率调整的别嘌醇推荐剂量

| 估算的肾小球滤过率［ml/（min·1.73m$^2$）］ | 别嘌醇剂量 |
|---|---|
| 120 | 350mg/d |
| 100 | 300mg/d |
| 80 | 250mg/d |
| 60 | 200mg/d |
| 40 | 150mg/d |
| 20 | 100mg/d |
| 10 | 100mg/2d |
| 0 | 100mg/3d |

【注意事项】别嘌醇的严重不良反应与所用剂量相关，当使用最小有效剂量能够使血尿酸达标时，尽量不增加剂量。

【不良反应】胃肠道症状、皮疹、肝功能损害、骨髓抑制等，应予监测。大约5%病人不能耐受。偶有发生严重的“别嘌醇超敏反应综合征”。

【禁忌症】对别嘌醇过敏，严重肝、肾功能不全和明显血细胞低下者，孕妇，有可能怀孕妇女以及哺乳期妇女禁用。

密切监测别嘌醇的超敏反应。主要发生在最初使用的几个月内，最常见的是剥脱性皮炎。使用噻嗪类利尿药及肾功能不全是超敏反应的危险因素。超敏反应在美国发生率是1∶1000，比较严重的有Stevens-Johnson综合征、中毒性表皮坏死松解症、系统性疾病（嗜酸性粒细胞增多症、脉管炎，以及主要器官的疾病），文献报道死亡率达20%～25%。

已有研究证明，别嘌醇相关的严重超敏反应与白细胞抗原*HLA-B*5801*密切相关，而朝鲜族CKD 3期病人（*HLA-B*5801*等位基因频率为12%）或者是中国汉族、泰国人（*HLA-B*5801*等位基因频率为6%～8%）中*HLA-B*5801*阳性者比白人高（白人*HLAB*5801*等位基因频率仅为2%），发生超敏反应的风险更大。因此，亚裔人群在使用别嘌醇前，应该进行*HLA-B*5801*基因检测，对于结果阳性的病人禁止使用，建议有条件时在用药前先进行基因检测。

**2. 非布司他** 通过与XO非竞争性结合，抑制XO活性，减少尿酸生成，从而降低血尿酸水平。与别嘌醇比较，非布司他的作用机制有以下特点：对氧化形式和还原形式的XO均有抑制作用，抑制尿酸合成的作用比别嘌醇强，对别嘌醇治疗无效的病人仍可有效；与别嘌醇相比，非布司他具有非嘌呤分子结构，是选择性XO抑制药；作用时间较长，适合每天一次用药；不影响嘌呤和嘧啶的正常代谢；49%通过肾脏排泄，45%通过粪便排泄，属于双通道排泄药物，因此轻中度肾功能减退病人无需调整剂量。

推荐起始剂量每日20～40mg，如果2～4周后血尿酸没有达标，剂量递增每日20mg，最大剂量每日80mg。当血尿酸低于靶目标值60μmol/L以上时，剂量可酌情递减每日20mg。eGFR＞30ml/（min·1.73m$^2$）时不需减量，对轻、中度肾功能减退者的疗效优于别嘌醇，并可用于别嘌醇过敏或*HLA-B5801*基因阳性者、不耐受和治疗失败的病人，重度肾功能减退病人非布司他需减量并密切监测肾功能。严重肝功能损害者慎用，注意个别病人也发生过敏反应。

### （二）增加尿酸排泄的药物

抑制尿酸盐在肾小管的主动再吸收，增加尿酸盐的排泄，从而降低血中尿酸盐的浓度，可缓解或防止尿酸盐结晶的生成，减少关节的损伤，亦可促进已形成的尿酸盐结晶的溶解。由于90%以上的HUA为肾脏尿酸排泄减少所致，促尿酸排泄药适用人群更为广泛。代表药物为苯溴马隆、丙磺舒。在使用这类药物时要注意多饮水和使用碱化尿液的药物。此外，在使用此类药物之前要测定尿尿酸的排出量，如果病人的24小时尿尿酸的排出量已经增加（＞3.54mmol）或有泌尿系结石则禁用此类药物，溃疡病或肾功能不全者慎用。

**1. 苯溴马隆** 【适应症】原发性和继发性高尿酸血症，痛风性关节炎间歇期及痛风结节肿等。长期使用对肾脏无显著影响，可用于CrCl＞20ml/min的肾功能不全病人。对于CrCl＞60ml/min的成人无需减量，每日50～100mg。通常情况下服用苯溴马隆6～8日SUA明显下降，降SUA强度及达标率强于别嘌醇，坚持服用可维持体内SUA水平达到目标值。长期治疗1年以上（平均13.5个月）可有效溶解痛风石。该药与降压、降糖和调脂药物联合使用，没有药物相互作用。

【用法及用量】成人开始剂量为口服50mg，每日1次，早餐后服用。用药1～3周检查血尿酸水平，在后续治疗中，成人及14岁以上病人肾功能正常者推荐剂量每日50～100mg，eGFR 30～60ml/（min·1.73m$^2$）者推荐剂量每日50mg。eGFR＜30ml/（min·1.73m$^2$）慎用，肾结石和急性尿酸性肾病病人禁用。

【注意事项】治疗期间需大量饮水，以增加尿量（治疗初期每日饮水量不得少于1500～2000ml），以促进尿酸排泄，避免排泄尿酸过多而在泌尿系统形成结石。在开始用药的前2周可酌情给予碳酸氢钠或枸橼酸合剂，使病人尿液的pH调节在6.2～6.9，以增加尿酸溶解度。定期测量尿液的酸碱度。治疗过程中定期随访尿pH值、尿尿酸排泄率、尿结晶和泌尿系统超声，尿尿酸排泄率不宜超过4200μmol/（d·1.73m$^2$）。

【不良反应】胃肠不适、腹泻、皮疹等。罕见肝功能损害，国外报道发生率为1/17000。

【禁忌症】对本品中任何成分过敏者；严重肾功能损害者（肾小球滤过率低于20ml/min）及患有严重肾结石的病人；孕妇、有可能怀孕妇女以及哺乳期妇女。

2. 丙磺舒 【适应症】①高尿酸血症伴慢性痛风性关节炎及痛风石，但必须肾小球滤过率>50～60ml/min；无肾结石或肾结石史；非酸性尿；不服用水杨酸类药物者。②作为抗生素治疗的辅助用药，与青霉素、氨苄西林、苯唑西林、邻氯西林、萘夫西林等抗生素同用时，可抑制这些抗生素的排出，提高血药浓度并能维持较长时间。

【用法及用量】成人每次0.25g，每日2次，一周后可增至每次0.5g，每日2次。根据临床表现及血和尿尿酸水平调整药物用量，原则上以最小有效量维持。

【注意事项】不宜与水杨酸类药（如阿司匹林）、依他尼酸、氢氯噻嗪、保泰松、吲哚美辛及口服降糖药同服。服用本品时应保持摄入足量水分（每日2500ml左右），防止形成肾结石，必要时同时服用碱化尿液的药物。定期检测血和尿pH值，肝、肾功能及血尿酸和尿尿酸等。

【不良反应】①胃肠道症状如恶心或呕吐等，见于约5%的服用者。偶可引起消化性溃疡。②能促进肾结石的形成，应保证尿pH值≥6.5。大量饮水并同服碱化尿液的药物，可防肾结石。③偶引起白细胞减少、骨髓抑制及肝坏死等少见不良反应。

【禁忌症】①对本品及磺胺类药过敏者；②肝、肾功能不全者；③伴有肿瘤的高尿酸血症者或使用细胞毒的抗癌药、放射治疗病人，均不宜使用本品，因可引起急性肾病；④有尿酸结石的病人；⑤不推荐儿童、老年人、消化性溃疡者使用；⑥痛风性关节炎急性发作症状尚未控制时不用本品。但如在本品治疗期间有急性发作，可继续应用原来的用量，同时给予秋水仙碱或非甾体抗炎药治疗。

### （三）新型降尿酸药物

1. **托匹司他** 与非布司他结合位点相同，通过与氧化型和还原型XO结合，抑制XO活性，减少尿酸生成。其抑制作用具有选择性，不影响其他嘌呤和嘧啶的合成。该药100%从肝代谢，代谢产物由胆汁排泄，肾脏安全性高。成年人起始日剂量20mg，每日2次；最大日剂量80mg，每日2次。

2. **促进尿酸分解的药物** 尿酸氧化酶可催化尿酸分解为分子量更小、水溶性更高的尿囊素，从而降低血尿酸水平，分为非重组氧化酶和重组氧化酶两类。非重组氧化酶临床耐受性差，易诱发变态反应。重组尿酸氧化酶主要包括：①重组黄曲霉菌尿酸氧化酶（rasburicase），又名拉布立酶，目前适用于化疗引起的高尿酸血症病人；②聚乙二醇化重组尿酸氧化酶（PEG-uricase），静脉注射使用。两者均有快速、强力降低SUA的疗效，主要用于重度HUA、难治性痛风，特别是肿瘤溶解综合征病人；③培戈洛酶（pegloticase），一种聚乙二醇化尿酸特异性酶，已在美国和欧洲上市，用于降尿酸及减少尿酸盐结晶的沉积，在欧洲获得治疗残疾的痛风石性痛风病人。目前在中国尚未上市。是常规治疗无效病人的药物选择之一，目前还没有肾功能减退病人使用重组尿酸酶的相关数据。

## （四）其他具有降尿酸作用的药物

**1. 氯沙坦**　血管紧张素Ⅱ受体阻滞药，具有保护肾脏作用。氯沙坦可通过抑制尿酸盐重吸收转运子1（URAT1）的活性促进尿酸排泄，可明显降低CKD病人的血尿酸水平，并延缓肾脏病进展。

**2. 钠-葡萄糖协同转运蛋白2（SGLT2）抑制药**　目前研究的药物有卡格列净、达格列净、依帕列净，它们均可不同程度地降低血尿酸水平，尤其对2型糖尿病病人而言，不仅有利于血糖控制，还可以降低血压、减轻体重、减小肾小球滤过压，改善蛋白尿。

## （五）用于急性痛风发作的药物

急性痛风发作时应积极给予抗炎镇痛治疗。既往已在服用降尿酸药物治疗者无需停药，尚未服降尿酸药物者需等待痛风缓解后适时再给予降尿酸药物治疗。

**1. 非甾体抗炎药（NSAIDs）**　各种NSAIDs均可有效缓解急性痛风症状，由于其肾毒性作用，不推荐为首选药物。此外，NSAIDs可能增加CKD病人的心血管疾病风险。因目前缺乏指南推荐其用于CKD人群的安全剂量，eGFR＞60ml/（min·1.73m$^2$）病人痛风发作时可谨慎使用NSAIDs，但应避免长期或大剂量使用；eGFR＜60ml/（min·1.73m$^2$）病人则尽量避免使用NSAIDs。非选择性NSAIDs如吲哚美辛等常见的不良反应是胃肠道症状，也可能加重肾功能不全，影响血小板功能等。必要时可加用胃保护剂，活动性消化性溃疡禁用，伴肾功能不全者慎用。选择性环氧化酶（COX）-2抑制剂胃肠道反应少见，但应注意其心血管系统的不良反应。依托考昔已被批准用于急性痛风性关节炎的治疗。

**2. 秋水仙碱**　推荐服药方式为一次0.5mg，每日3次；或首剂1.0mg，1小时后再用0.5mg，12小时后每日2次，一次0.5mg，连续用药至痛风急性症状完全缓解，24小时总量不超过6mg。若出现消化道症状及时停药，如停药3小时后仍有腹痛、腹泻、恶心、呕吐等，需及时就医。秋水仙碱有引起急性肾损伤的报道，用药过程中需监测肾功能。该药20%通过肾脏以原型排泄，重度肾功能减退时半衰期延长2～3倍，因此需根据eGFR调整剂量，eGFR≥10ml/（min·1.73m$^2$）时无需减量，eGFR＜10ml/（min·1.73m$^2$）减量50%。该药不能通过透析清除，对于血液透析和腹膜透析病人，推荐剂量为肾功能正常病人的50%，连续性肾脏替代治疗病人无需减量。秋水仙碱中毒的常见危险因素有年龄＞75岁、合用他汀类药物、肾移植、透析等。其不良反应较多，主要是严重的胃肠道反应，如恶心、呕吐、腹泻、腹痛等，也可引起骨髓抑制、肝细胞损害、过敏、神经毒性等，不良反应与剂量相关。低剂量（如0.5mg，每日2次）使用对部分病人有效，不良反应明显减少，但起效较慢，因此在开始用药第1天，可合用NSAIDs。

3．糖皮质激素　治疗急性痛风有明显疗效。通常用于不能耐受NSAIDs、秋水仙碱或肾功能不全者。可通过口服、关节内注射、肌内注射、静脉注射等途径给药。单关节急性发作，可行关节内注射，以减少药物的全身反应，但应除外并发感染。对于多关节或严重的急性发作可使用中、小剂量糖皮质激素，如口服泼尼松每日20～30mg，一般使用7～10日，或直至症状缓解。

### （六）中药

中药治疗痛风及HUA日益受到关注。中药具有抗炎、镇痛、活血、消肿和降低SUA的作用，但仍需循证医学证据支持。

### （七）药物的联合使用

如果单药治疗不能使SUA控制达标，可考虑联合用药，即XOI与促尿酸排泄的药物联用，同时其他排尿酸药物也可以作为合理补充，如氯沙坦、非诺贝特等，可辅助降低痛风病人的尿酸水平。如高血压病人伴SUA增高，选用氯沙坦抗高血压的同时，亦能降低SUA，也可用于并发SUA升高的慢性心功能不全病人。非诺贝特可作为治疗高三酰甘油血症伴HUA的首选。如果仍不能达标，还可以联合培戈洛酶。

### （八）降尿酸药的持续使用

研究证实，持续降尿酸治疗比间断服用者更能有效控制痛风发作，建议在SUA达标后持续使用，定期监测。

# 第五节　糖尿病的药物治疗原则与治疗方案

## 一、糖尿病的药物治疗原则

糖尿病是一种在遗传和环境因素长期共同作用下，由于胰岛素分泌绝对或相对不足引起的渐进性蛋白质、脂肪、水和电解质代谢紊乱的综合征，其中以高血糖为主要标志。糖尿病带给人们的危害不仅在于营养物质代谢紊乱，更重要的是糖尿病所引起的急、慢性并发症。因此合理控制血糖，有效预防和治疗糖尿病并发症是目前治疗糖尿病的基本原则。

## 二、糖尿病的药物治疗方案

根据各种药物的作用及作用机制不同，可将降糖药物分为以下几类。

### （一）口服降糖药

我国常用口服降糖药的作用特点见表6-7。

表6-7　我国常用口服降糖药的作用特点

| 类别 | 药物名称 | 每片含量（mg） | 每日常用剂量（mg/d） | 分服次数 | 低血糖 | 体重改变 | 其他安全性问题 |
|---|---|---|---|---|---|---|---|
| 双胍类 | 二甲双胍 | 250，500，850 | 500～2000 | 2～3 | 无 | 中性 | 胃肠道反应，乳酸酸中毒 |
| | 二甲双胍缓释片 | 500 | 500～2000 | 1～2 | 无 | 中性 | 胃肠道反应，乳酸酸中毒 |

续表

| 类别 | 药物名称 | 每片含量（mg） | 每日常用剂量（mg/d） | 分服次数 | 低血糖 | 体重改变 | 其他安全性问题 |
|---|---|---|---|---|---|---|---|
| 磺脲类 | 格列本脲 | 2.5 | 2.5 ~ 15 | 1 ~ 3 | 有 | 增加 | |
| | 格列吡嗪 | 2.5，5 | 2.5 ~ 30 | 1 ~ 3 | 有 | 增加 | |
| | 格列吡嗪控释片 | 5 | 5 ~ 20 | 1 | 有 | 增加 | |
| | 格列齐特 | 80 | 80 ~ 320 | 1 ~ 2 | 有 | 增加 | |
| | 格列齐特缓释片 | 30 | 30 ~ 120 | 1 | 有 | 增加 | |
| | 格列喹酮 | 30 | 30 ~ 180 | 1 ~ 3 | 有 | 增加 | |
| | 格列美脲 | 1，2 | 1 ~ 8 | 1 | 有 | 增加 | |
| | 消渴丸（含格列本脲） | 0.25（格列本脲/粒） | 5 ~ 30粒（含1.25 ~ 7.5mg格列本脲） | 1 ~ 3 | 有 | 增加 | |
| 格列奈类 | 瑞格列奈 | 0.5，1，2 | 1 ~ 16 | 2 ~ 3 | 有 | 增加 | |
| | 那格列奈 | 120 | 120 ~ 360 | 2 ~ 3 | 少 | 增加 | |
| | 米格列奈钙 | 10 | 20 ~ 60 | 2 ~ 3 | 有 | 增加 | |
| α-糖苷酶抑制剂 | 阿卡波糖 | 50 | 100 ~ 300 | 2 ~ 3 | 无 | 中性 | 胃肠道反应 |
| | 伏格列波糖 | 0.2 | 0.2 ~ 0.9 | 2 ~ 3 | 无 | 中性 | 胃肠道反应 |
| | 米格列醇 | 50 | 100 ~ 300 | 2 ~ 3 | 无 | 中性 | 胃肠道反应 |
| 二肽基肽酶-4抑制剂 | 西格列汀 | 100 | 100 | 1 | 很少 | 中性 | |
| | 沙格列汀 | 5 | 5 | 1 | 很少 | 中性 | |
| | 维格列汀 | 50 | 100 | 2 | 很少 | 中性 | |
| 噻唑烷二酮类 | 罗格列酮 | 4 | 4 ~ 8 | 1 ~ 2 | 无 | 增加 | 水肿，心力衰竭，骨折 |
| | 二甲双胍+罗格列酮 | 500/2/片 | 1 ~ 2 | 1 ~ 2 | 无 | 增加 | 水肿，心力衰竭，骨折、胃肠道反应 |
| | 吡格列酮 | 15 | 15 ~ 45 | 1 | 无 | 增加 | 水肿，心力衰竭，骨折 |

### 1. 单药治疗

（1）二甲双胍　二甲双胍是2型糖尿病病人的一线治疗用药，如无禁忌症且能耐受者，二甲双胍应贯穿全程治疗。其主要作用是抑制肝糖的输出，增加胰岛素的敏感性，对降低空腹血糖（fasting plasma glucose，FPG）效果好，可以使糖化血红蛋白（glycosylated hemoglobin，HbA1c）下降1.0% ~ 2.0%，并可减轻体重。单独使用二甲双胍不导致低血糖，但与胰岛素或促胰岛素分泌剂联合使用时，可增加低血糖发生的危险。二甲双胍的主要不良反应为胃肠道反应。从小剂量开始并逐渐加量是减少不良反应的有效方法。双胍类药物罕见的严重不良反应是诱发乳酸性酸中毒。双胍类药物禁用于肾功能不全[血清肌酐（Scr）水平男性＞1.5mg/dl（133 μ mol/L），女性＞1.4mg/dl（124 μmol/L）或肾小球滤过率（GFR）＜60ml/min]、肝功能不全、严重感染、缺氧或接受手术的病人。

（2）磺脲类　主要作用是促进胰岛B细胞分泌胰岛素，可使HbA1c降低1.0% ~ 2.0%。如果使用不当可致低血糖，特别是老年病人和肝、肾功能不全者。磺脲类药物还可以导致体重增加。有肾功能轻度不全的病人，宜选择格列喹酮。

（3）格列奈类　为非磺脲类促胰岛素分泌药，通过刺激胰岛素的早期分泌，有效降低餐后血糖，具有吸收快、起效快和作用时间短的特点，可降低HbA1c 0.3%～1.5%。需餐前即刻服用。格列奈类药物的常见不良反应是低血糖和体重增加，但低血糖的风险和程度较磺脲类药物小。此类药物肾损害病人无需调整剂量。

（4）α-糖苷酶抑制剂　主要作用是延缓糖类在胃肠道吸收，降低餐后血糖峰值。可使HbA1c下降0.5%～0.8%，不增加体重，并且有使体重下降的趋势，可与磺脲类、双胍类、噻唑烷二酮类（TZDs）或胰岛素等联用。常见不良反应为胃肠道反应如腹胀、排气多等。服药时从小剂量开始，逐渐加量是减少不良反应的有效方法。单独服用本类药物通常不会发生低血糖。如出现低血糖，需使用葡萄糖，而食用淀粉类食物纠正低血糖的效果差。

（5）二肽基肽酶-4抑制剂（DPP-4抑制剂）　为葡萄糖依赖性促进胰岛素分泌，抑制胰高糖素的分泌。可降低HbA1c 0.5%～1.0%，单独使用不增加低血糖发生的风险，也不增加体重。肾功能不全病人应按照药物说明书要求减少药物剂量。

（6）噻唑烷二酮类（TZDs）　胰岛素增敏剂，可以使HbA1c下降1.0%～1.5%。单独使用时不导致低血糖，但与胰岛素或促胰岛素分泌药联合使用时可增加低血糖发生的风险。体重增加和水肿是TZDs的常见不良反应，且与胰岛素联合使用时表现更加明显。TZDs的使用还与骨折和心力衰竭风险增加相关。有心力衰竭[纽约心脏学会（NYHA）心功能分级Ⅲ级以上]、活动性肝病或氨基转移酶升高超过正常上限2.5倍以及严重骨质疏松和骨折病史的病人禁用本类药物。

**2. 两种口服药物的联合治疗**　联合原则：同一类药的不同药物品种之间避免同时应用；可选择不同类型的药物两种联用，如需要也可三种联用。

## （二）胰岛素

胰岛素作为控制高血糖的重要手段，根据来源和化学结构的不同，可分为动物胰岛素（第1代胰岛素）、人胰岛素（第2代胰岛素）和胰岛素类似物（第3代胰岛素）；根据作用特点的差异，又可分为超短效胰岛素类似物、常规（短效）胰岛素、中效胰岛素、长效胰岛素（包括长效胰岛素类似物）和预混胰岛素（包括预混胰岛素类似物）。

推荐采用人胰岛素；费用许可时，可用胰岛素类似物；尽量不用动物胰岛素。

胰岛素类似物与人胰岛素相比，控制血糖的能力相似，但在模拟生理性胰岛素分泌和减少低血糖发生风险方面优于人胰岛素。胰岛素治疗方案如下。

**1. 起始胰岛素治疗**

（1）基础胰岛素　2型糖尿病病人在多种口服降糖药充分治疗、血糖仍未达标时，应该加用基础胰岛素治疗，在睡前用中效/长效胰岛素，起始剂量为0.2U/kg，根据FPG水平调整用量，通常每3～5日调整剂量一次，根据血糖水平每次调整1～4U，直至FPG达标。如用长效胰岛素类似物，FPG目标可定为5.6mmoL/L。

（2）预混胰岛素　在多种口服降糖药充分治疗后血糖仍未达标时，可以加预混胰岛素治疗，当使用每日2次注射方案时，应停用胰岛素促泌剂。具体方法有两种：①每日1次预混胰岛素，多于晚餐前注射，起始剂量一般为0.2U/（kg・d）；根据FPG水平调整用量，通常每3～5日调整1次，根据血糖水平每次调整1～4U，直至FPG达标。②每日2次预混胰岛素，起始胰岛素剂量一般为0.2～0.4U/（kg・d），按1∶1的比例分配到早餐前和晚餐前；根据FPG、早餐后血糖和晚餐前后血糖分别调整早餐前和晚餐前的胰岛素用量，每3～5日调整一次，根据血糖水平每次调整的剂量为1～4U，直到血糖达标。

2. 强化胰岛素治疗

（1）基础-追加方案　基础胰岛素治疗血糖仍未达标者，应该改为基础-追加方案，即睡前中效/长效胰岛素+任一餐时短效或速效胰岛素。监测空腹和注射餐时胰岛素后下一餐前血糖。睡前中效/长效胰岛素起始剂量为0.2U/kg，根据FPG水平调整用量，通常每3～5日调整剂量一次，根据血糖水平每次调整1～4U，直至FPG达标。餐前胰岛素一般首剂给予4U，根据下次餐前血糖水平调整上一餐前胰岛素剂量，每3～5日调整一次，根据血糖水平每次调整1～4U，直至血糖达标。

（2）餐时+基础胰岛素　为目前常用的胰岛素强化治疗方案，即三餐前短效/速效胰岛素+睡前基础胰岛素（中效/长效）；根据二、三餐前及睡前血糖水平分别调整睡前和三餐前的胰岛素用量，每3～5日调整一次，根据血糖水平每次调整的剂量为1～4U，直到血糖达标。

（3）一日3次预混胰岛素类似物　根据睡前和三餐前血糖水平进行胰岛素剂量调整，每3～5日调整一次，直到血糖达标。

（4）采用胰岛素泵　是胰岛素强化治疗的一种形式，需要使用胰岛素泵来实施。

### （三）其他降糖药

胰高血糖素样肽-1（GLP-1）受体激动药。此类药品见表6-8。

表6-8　我国市售的胰高血糖素样肽-1受体激动药

| 药物名称 | 每支剂量 | 每次常用剂量范围 | 作用时间（h） | 每天注射次数 |
|---|---|---|---|---|
| 艾塞那肽 | 0.3mg/1.2ml，0.6mg/2.4ml | 5～10μg | 10 | 2 |
| 利拉鲁肽 | 18mg/3ml | 0.6～1.8mg | 24 | 1 |

## 三、2型糖尿病的综合治疗方案

2型糖尿病病人除降糖治疗外，还应该综合控制血压、血脂和抗凝。对每例病人都应该筛查和处理这些问题。我国2型糖尿病综合控制目标见表6-9。

表6-9　我国2型糖尿病综合控制目标

| 检测指标 | 目标值 | |
|---|---|---|
| 血糖[a]（mmol/L） | 空腹 | 3.9～7.2 |
| | 非空腹 | ≤10.0 |
| HbA1c（%） | | ＜7.0 |
| 血压（mmHg） | | ＜130/80 |
| HDL（mmol/L） | 男性 | ＞1.0 |
| | 女性 | ＞1.3 |
| TAG（mmol/L） | | ＜1.7 |
| LDL（mmol/L） | 未并发冠心病 | ＜2.6 |
| | 并发冠心病 | ＜2.07 |
| BMI（$kg/m^2$） | | ＜24 |
| 主动有氧活动（分钟/周） | | ≥150 |

注：a为毛细血管血糖；HbA1c为糖化血红蛋白；HDL为高密度脂蛋白；TAG为三酰甘油；LDL为低密脂蛋白；BMI为体质指数；1mmHg=0.133kPa。

第六章

1. **降压治疗** 控制目标为＜130/80mmHg（1mmHg=0.133kPa），首选血管紧张素转换酶抑制剂（ACEI）或血管紧张素Ⅱ受体阻滞药（ARB）。

2. **调脂治疗** 降低LDL作为首要目标。

（1）已罹患心血管疾病的糖尿病病人 都应该使用他汀类调脂药，LDL降至2.07mmol/L（80mg/dl）以下或较基线状态降低30%～40%。

（2）没有心血管疾病且年龄在40岁以上者 如果LDL＞2.5mmoL/L或总胆固醇＞4.5mmol/L，使用他汀类调脂药；年龄在40岁以下者，如同时存在其他心血管疾病危险因素（包括高血压、吸烟、白蛋白尿、早发性心血管疾病家族史及估计的心血管疾病整体危险性增加），亦应开始使用他汀类药物。

（3）如果TAG＞4.5mmol/L（400mg/dl），应先用降低TAG为主的贝特类药物治疗。

3. **心血管疾病的二级预防/一级预防** 凡有适应症者，都应该开始和维持阿司匹林治疗。

# 第六节 高血压的药物治疗原则与治疗方案

本节相关缩写说明：CCB为钙通道阻滞药；ACEI为血管紧张素转换酶抑制剂；ARB为血管紧张素Ⅱ受体阻滞药；ACS为急性冠状动脉综合征；CKD为慢性肾病；eGFR为估算肾小球滤过率；ARR为醛固酮与肾素比值；RAAS为肾素-血管紧张素-醛固酮系统；RID为乳汁中分泌比（相对婴儿剂量），RID=婴儿药物剂量［mg/（kg·d）］/母乳剂量［mg/（kg·d）］，RID＜10%哺乳期可以应用；RID＜1%哺乳期应用安全；SSRI为选择性5-羟色胺再摄取抑制药；SNRI为5-羟色胺和去甲肾上腺素再摄取抑制药；CYP为细胞色素$P_{450}$；LactMed为美国国家医学图书馆药物与哺乳数据库。

## 一、高血压的药物治疗原则

降压药物应用应遵循下列四项原则：①剂量原则，一般人群采用常规剂量，老年人从小剂量开始；②优先原则，优先选择长效制剂（从长时疗效和平稳性考虑）和固定复方制剂（从依从性考虑）；③联合原则，联合用药（2级高血压或高危人群）；④个体化原则，依据不同并发症和病人对药物不同的耐受性给予个体化用药。

## 二、高血压的药物治疗方案

血压形成的基本因素为心输出量和外周血管阻力，参与血压调节的器官主要为脑、心、血管、肾，而心血管活动的调节涉及神经、体液等因素。抗高血压药通过作用于上述器官，调整神经、体液紊乱，减少心输出量和（或）降低外周血管阻力而发挥作用。抗高血压药的作用部位及机制见表6-10。

表6-10 抗高血压药作用部位及机制

<table>
<tr><th>药物类别</th><th>作用部位</th><th>机制</th></tr>
<tr><td>中枢性降压药</td><td rowspan="2">脑</td><td rowspan="2">减少交感神经放电活动<br>（减少心输出量）<br>（降低外周阻力）</td></tr>
<tr><td>β受体阻滞药</td></tr>
</table>

续表

<table>
<tr><th>药物类别</th><th>作用部位</th><th>机制</th></tr>
<tr><td>β受体阻滞药</td><td>心</td><td>减慢心率和减弱收缩力（减少心输出量）</td></tr>
<tr><td>α受体阻滞药</td><td rowspan="4">血管平滑肌</td><td rowspan="4">舒张血管平滑肌（降低外周阻力）</td></tr>
<tr><td>钙通道阻滞药</td></tr>
<tr><td>血管扩张药</td></tr>
<tr><td>肾素-血管紧张素系统抑制药</td></tr>
<tr><td>利尿药</td><td rowspan="3">肾</td><td rowspan="3">降低血容量（减少心输出量）</td></tr>
<tr><td>肾素-血管紧张素系统抑制药</td></tr>
<tr><td>β受体阻滞药</td></tr>
</table>

**1. 利尿药**　适用于大多数无禁忌症的高血压病人的初始和维持治疗，尤其适合老年高血压、难治性高血压、高血压并发心力衰竭、盐敏感性高血压等病人。对利尿药的应用推荐见表6-11。

表6-11　利尿药应用推荐

| 推荐建议 | 推荐等级 | 证据质量 |
| --- | --- | --- |
| 所有高血压病人的初始及维持治疗 | Ⅰ | A |
| 老年高血压病人 | Ⅰ | A |
| 难治性高血压病人 | Ⅰ | A |
| 高血压并发心力衰竭 | Ⅰ | C |
| 高盐摄入与盐敏感性高血压 | Ⅰ | C |

**2. 钙通道阻滞药**　降压疗效强，药效呈剂量依赖性，适用于轻、中、重度高血压，其中二氢吡啶类CCB优先选用的人群包括容量性高血压（如老年高血压、单纯收缩期高血压及低肾素活性或低交感活性的高血压）病人、并发动脉粥样硬化的高血压（如高血压并发稳定型心绞痛、颈动脉粥样硬化、冠状动脉粥样硬化及高血压并发周围血管病）病人；非二氢吡啶类CCB更适用于高血压并发心绞痛、高血压并发室上性心动过速及高血压并发颈动脉粥样硬化病人。对CCB的应用推荐见表6-12。

表6-12　CCB应用推荐

| 推荐建议 | 推荐等级 | 证据质量 |
| --- | --- | --- |
| 所有高血压病人，作为初始治疗及维持治疗 | Ⅰ | A |
| 老年单纯收缩期高血压病人，以预防心血管事件 | Ⅰ | A |
| 并发动脉粥样硬化的高血压病人，以预防卒中 | Ⅰ | A |
| 并发左心室肥厚的高血压病人，以预防心血管事件 | Ⅱa | B |
| 并发稳定型心绞痛的高血压病人 | Ⅰ | A |

3. **血管紧张素Ⅱ受体阻滞药（ARB）** 降压药效呈剂量依赖性，但不良反应并不随剂量增加而增加，适用于轻、中、重度高血压病人。优先选用的人群包括高血压并发左心室肥厚、高血压并发心功能不全、高血压并发心房颤动、高血压并发冠心病、高血压并发糖尿病肾病、高血压并发微量白蛋白尿或蛋白尿。对ARB的应用推荐表见表6-13。

表6-13 ARB应用推荐

| 推荐建议 | 推荐等级 | 证据质量 |
|---|---|---|
| 高血压病人初始及维持治疗的一线药物 | Ⅰ | A |
| 高血压并发左心室肥厚 | Ⅰ | A |
| 高血压并发心功能不全 | Ⅰ | B |
| 高血压并发心房颤动 | Ⅱa | B |
| 高血压并发冠心病 | Ⅱa | B |
| 高血压并发糖尿病肾病 | Ⅰ | A |
| 高血压并发微量白蛋白尿或蛋白尿 | Ⅰ | A |

4. **血管紧张素转化酶抑制剂（ACEI）** 主要适用于下列高血压病人：并发左心室肥厚和有心肌梗死病史的病人、并发左心室功能不全的病人、并发代谢综合征、糖尿病肾病、CKD、蛋白尿或微量白蛋白尿的病人、并发无症状性动脉粥样硬化或周围动脉疾病或冠心病高危的病人。高血压及有并发症时对ACEI的应用推荐见表6-14。

表6-14 高血压及有并发症时ACEI药物应用推荐

| 推荐建议 | 推荐等级 | 证据质量 |
|---|---|---|
| ACEI可以用于各类高血压病人（除非有禁忌症） | Ⅰ | B |
| 对并发糖尿病、有微量白蛋白尿及蛋白尿或伴有CKD 3期[eGFR＞30ml/（min·1.73m$^2$）]的高血压病人优先推荐使用ACEI | Ⅰ | A |
| 对于心脏收缩功能不全的高血压病人，在血压允许的情况下，推荐使用ACEI | Ⅰ | A |
| 对于射血分数保留的心脏舒张功能不全的高血压病人，推荐使用ACEI | Ⅱa | C |
| ACEI可用于存在新发或再发心房颤动风险的病人 | Ⅱa | C |
| ACEI+ARB用于高血压并发CKD的病人，可以带来获益，但是高钾血症等风险高，使用时需注意 | Ⅱb | A |

5. **β受体阻滞药** 尤其适用于并发快速性心律失常、冠心病、慢性心力衰竭、主动脉夹层、交感神经活性增高及高动力学状态的高血压病人。对β受体阻滞药的应用推荐见表6-15。

表6-15 β受体阻滞药应用推荐

| 推荐建议 | 推荐等级 | 证据质量 |
|---|---|---|
| 高血压病人诊室静息心率＞80次/分或24小时动态心电图平均心率＞80次/分 | Ⅱa | B |

续表

| 推荐建议 | 推荐等级 | 证据质量 |
|---|---|---|
| 高血压并发冠心病病人 | Ⅰ | B |
| 高血压并发慢性心力衰竭病人 | Ⅰ | A |
| 高血压并发心肌梗死病人 | Ⅰ | A |
| 高血压并发心率快的心房颤动病人 | Ⅱa | C |

6. $\alpha_1$受体阻滞药　一般不作为治疗高血压的一线药物，该药的最大优点是没有明显的代谢不良反应，可用于糖尿病、周围血管病、哮喘及高脂血症的高血压病人。对$\alpha_1$受体阻滞药的应用推荐见表6-16。

表6-16　$\alpha_1$受体阻滞药应用推荐

| 推荐建议 | 推荐等级 | 证据质量 |
|---|---|---|
| 一线降压药物治疗效果不佳时联合应用 | Ⅰ | B |
| 难治性高血压联合用药 | Ⅰ | C |
| 高血压并发良性前列腺增生 | Ⅰ | C |
| 高血压并发糖、脂质代谢异常联合用药 | Ⅱa | B |
| 慢性肾脏病并发高血压联合用药 | Ⅰ | C |
| 嗜铬细胞瘤及原发性醛固酮增多症筛查的准备用药 | Ⅰ | C |

7. 中枢性降压药

（1）第一代中枢性降压药（如可乐定）很少作为一线用药，通常与其他降压药物联用。主要用于中、重度高血压病人，也用于偏头痛、严重痛经、绝经后高血压及青光眼病人，亦可用于高血压急症以及戒绝阿片瘾时的快速戒除。目前，国内有可乐定透皮贴片用于治疗儿童注意缺陷多动障碍。

（2）第二代中枢性降压药（如利美尼定）与其他药物联用作为一线降压药物，也可用于治疗难治性高血压。该药对心脏血流动力学的影响较小，可用于缓解吗啡依赖后的戒断症状。对中枢性降压药的应用推荐见表6-17。

表6-17　中枢性降压药应用推荐

| 推荐建议 | 推荐等级 | 证据质量 |
|---|---|---|
| 难治性高血压，应用3种以上降压药，持续1个月以上，血压仍未达标，可加用中枢性降压药 | Ⅱa | C |
| 甲基多巴可用于妊娠期血压升高者 | Ⅰ | B |
| 莫索尼定与利美尼定有逆转左心室肥大作用 | Ⅱa | C |

## 三、高血压特殊并发症的药物治疗方案

对高血压特殊并发症的药物治疗方案分别见表6-18至表6-24，各种高血压急症的降压要求和降压目标及药物治疗方案见表6-25，代谢相关性高血压药物治疗方案见表6-26，儿童和青少年常用降压药的治疗方案见表6-27，妊娠并发高血压病人可应用的口服降压药见表6-28，哺乳期高血压病人可应用的降压药见表6-29，妊娠高血压药物治疗方案见表6-30，拟育夫妇中男性高血压病人药物治疗方案见表6-31，老年高血压药物治疗方案见表6-32，原发性醛固酮增多症筛查药物应用方案见表6-33，嗜铬细胞瘤术前药物应用方案见表6-34，库欣综合征药物治疗方案及不良反应表6-35，难治性高血压药物治疗方案见表6-36，阻塞性睡眠呼吸暂停综合征相关性高血压药物治疗方案见表6-37，肾血管性高血压药物治疗方案见表6-38，高血压伴抑郁及焦虑状态高血压药物治疗方案见表6-39。

表6-18　高血压并发糖尿病药物治疗方案

| 推荐建议 | 推荐等级 | 证据级别 |
|---|---|---|
| ACEI和ARB可用于高血压并发糖尿病病人 | Ⅰ | A |
| ARB可以用于糖尿病伴微量白蛋白尿病人 | Ⅰ | A |
| ACEI和ARB可用于临床蛋白尿及伴CKD的病人 | Ⅱa | A |
| 糖尿病病人使用ACEI/ARB血压仍＞140/90mmHg，可联合CCB或利尿药 | Ⅱa | B |
| α受体阻滞药可以用于高血压并发糖尿病血压控制不理想的病人 | Ⅱb | C |
| 伴静息心率＞80次/分的病人，可选用高选择性$\beta_1$受体阻滞药或α-β受体阻滞药 | Ⅱa | C |
| 存在反复低血糖发作的病人应慎用β受体阻滞药 | Ⅱa | C |

表6-19　高血压并发外周动脉粥样硬化的药物治疗方案

| 推荐建议 | 推荐等级 | 证据质量 |
|---|---|---|
| 高血压伴颈动脉增厚和斑块及冠状动脉斑块推荐使用CCB | Ⅰ | A |
| 高血压伴颈动脉增厚和斑块使用ACEI | Ⅱb | B |
| 高血压伴颈动脉增厚和斑块及冠状动脉斑块体积变化使用ARB | Ⅱa | B |
| 高血压伴动脉粥样硬化使用β受体阻滞药 | Ⅱb | C |
| 高血压伴动脉粥样硬化使用CCB/ACEI+他汀类药物 | Ⅰ | B |

表6-20　高血压并发冠心病药物治疗方案

| 病症 | 推荐建议 | 推荐等级 | 证据质量 |
|---|---|---|---|
| 高血压并发稳定型心绞痛 | β受体阻滞药缓解心绞痛发作，在左心收缩功能正常的冠心病病人中长期应用，以改善预后 | Ⅰ | A |
| 预防冠心病心室重构 | ACEI和ARB均可应用，ACEI不耐受者推荐使用ARB | Ⅰ | A |
| 高血压并发ACS | 推荐β受体阻滞药在发病24小时内应用，至少应用3年以上 | Ⅰ | A |

续表

| 病症 | 推荐建议 | 推荐等级 | 证据质量 |
|---|---|---|---|
| 高血压并发ACS | 推荐ACEI作为降压和改善预后的优先选择 | Ⅰ | A |
| | 不能耐受ACEI的病人优选ARB进行降压和改善预后治疗 | Ⅰ | B |
| | 利尿药可用于并发心力衰竭的高血压、冠心病病人 | Ⅰ | A |
| β受体阻滞药不能缓解的心绞痛 | 推荐使用CCB，优先推荐非二氢吡啶类CCB | Ⅱa | B |
| 不能耐受β受体阻滞药的病人 | 推荐使用长效硝酸盐类药物缓解心绞痛 | Ⅰ | C |

表6-21　高血压并发心房颤动的药物治疗方案

| 推荐建议 | 推荐等级 | 证据质量 |
|---|---|---|
| 减少高血压病人新发心房颤动的发生：ACEI/ARB作为首选 | Ⅱa | B |
| 减少高血压病人心房颤动复发：推荐ACEI/ARB，可以预防心房结构重构 | Ⅱb | B |
| 心房颤动病人心室率控制：推荐β受体阻滞药和非二氢吡啶类CCB作为一线药物 | Ⅰ | B |

表6-22　高血压并发CKD的药物治疗方案

| 推荐建议 | 推荐等级 | 证据质量 |
|---|---|---|
| 并发糖尿病的CKD病人，ACEI和ARB作为优先推荐 | Ⅰ | A |
| 高血压并发CKD病人，联合用药可优先选择CCB+ACEI/ARB | Ⅰ | A |
| 高血压并发CKD病人[eGFR＞30ml/（min・1.73m$^2$）]，RAAS抑制药联合利尿药 | Ⅱa | B |
| CKD病人，尿白蛋白≥30mg/24h时血压控制在≤130/80mmHg，ACEI和ARB作为优先推荐 | Ⅰ | A |
| 高血压并发CKD病人，可使用α-β受体阻滞药 | Ⅱa | C |
| 老年病人：60～79岁CKD病人，CCB优先推荐，未达＜140/90mmHg，能耐受可使用CCB+ACEI/ARB | Ⅱa | B |
| 血液透析病人透析前药物治疗：ACEI、ARB、CCB | Ⅱa | B |

表6-23　高血压并发卒中的药物治疗方案

| 推荐建议 | 推荐等级 | 证据质量 |
|---|---|---|
| 预防卒中复发，首选利尿药、ACEI或二者联合 | Ⅰ | B |
| ARB或CCB对卒中的二级预防可能有益 | Ⅱa | B |
| β受体阻滞药与安慰剂相比，可能降低卒中风险；但与活性药物相比，增加卒中风险，不推荐作为卒中一级和二级预防的初始选择 | Ⅱb | A |

第六章

表6-24　高血压并发心力衰竭的药物治疗方案

| 推荐建议 | 推荐等级 | 证据质量 |
|---|---|---|
| 高血压并发心力衰竭C～D期（射血分数降低的心力衰竭）： | | |
| 血压降至<130/80mmHg | Ⅰ | C |
| 优先选用或联合使用： | | |
| ACEI/ARB | Ⅰ | A |
| β受体阻滞药 | Ⅰ | A |
| 醛固酮受体拮抗药 | Ⅰ | A |
| 利尿药（必要时使用袢利尿药） | Ⅰ | C |
| 二氢吡啶类CCB（非洛地平，氨氯地平） | Ⅱb | B |
| 非二氢吡啶类CCB（维拉帕米，地尔硫䓬） | Ⅲ | C |
| 高血压并发心力衰竭C～D期（射血分数保留的心力衰竭）： | | |
| 血压降至<130/80mmHg | Ⅰ | C |
| 优先选用或联合使用： | | |
| ACEI/ARB | Ⅱa | A |
| β受体阻滞药 | Ⅱa | B |
| 醛固酮受体拮抗药 | Ⅱb | A |
| CCB | Ⅱb | C |
| 利尿药 | Ⅱb | C |

表6-25　各种高血压急症的降压要求和降压目标及药物治疗方案

| 临床病症 | 药物名称/类别 | 降压要求 | 降压目标 | 推荐等级 | 证据质量 |
|---|---|---|---|---|---|
| 高血压脑病 | 乌拉地尔或尼卡地平 | 不宜过快，给药开始1小时内将舒张压降低25%，不超过50% | 血压160～180/100～110mmHg | Ⅰ | C |
| 蛛网膜下隙出血 | 尼卡地平、拉贝洛尔、艾司洛尔 | 防止出血加剧及血压过度下降，引起短暂性神经功能缺陷，造成迟发弥漫性脑血管致死性痉挛 | 收缩压<150～160mmHg | Ⅰ | C |
| 颅内出血 | 拉贝洛尔、尼卡地平、乌拉地尔、氢氯噻嗪等等 | 当急性脑出血病人收缩压>220mmHg，积极静脉降压；收缩压>180mmHg，静脉降压并根据临床表现调整降压速度 | 血压<160/90mmHg | Ⅰ | B |
| 急性脑梗死 | 尼卡地平、拉贝洛尔、艾司洛尔、乌拉地尔等 | 一般不积极降压，稍高的血压有利于缺血区灌注，除非血压>220/120mmHg。如考虑紧急溶栓治疗，为防止高血压致脑出血，血压>185/110mmHg时应降压治疗 | 24小时降压应不超过25% | Ⅰ | B |

续表

| 临床病症 | 药物名称／类别 | 降压要求 | 降压目标 | 推荐等级 | 证据质量 |
|---|---|---|---|---|---|
| 主动脉夹层 | 首选静脉途径的β受体阻滞药，必要时可联合使用乌拉地尔、硝普钠、尼卡地平等 | 将收缩压降至120mmHg以下 | 血压90～110/60～70mmHg，心率60～75次/分 | Ⅰ | C |
| 急性心力衰竭 | 硝普钠、硝酸甘油、乌拉地尔、利尿药等 | 立即降压（1小时内），减轻心脏前、后负荷 | 血压<140/90mmHg，收缩压应保持≥90mmHg | Ⅰ | C |
| 急性冠状动脉综合征 | 硝酸甘油、艾司洛尔、地尔硫䓬、尼卡地平 | 降低血压、减少心肌氧耗氧，但不影响冠状动脉灌注压及冠状动脉血流 | 降压的目标值为<130/80mmHg，舒张压不宜<70mmHg，尤其不应<60mmHg | Ⅰ | C |
| 肾衰竭 | 袢利尿药、乌拉地尔、硝酸酯类、尼卡地平、拉贝洛尔 | 避免血压剧烈波动，平稳降压，保证肾灌注 | 血压目标值为140/90mmHg | Ⅰ | C |
| 围手术期高血压 | 艾司洛尔、拉贝洛尔、乌拉地尔、尼卡地平 | 血压波动明显，应使用作用快的降压药物 | 将血压降至高于基线血压10%左右 | Ⅰ | C |
| 子痫/先兆子痫 | 拉贝洛尔或尼卡地平，硝苯地平 | 止痉、降压，必要时可终止妊娠 | 目前无一致意见。一般认为应降至130～150/80～100mmHg | Ⅰ | C |
| 嗜铬细胞瘤危象 | 酚妥拉明、拉贝洛尔 | 一般情况下，先使用α受体阻滞药，再使用β受体阻滞药；若出现室性心律失常，α受体阻滞药和β受体阻滞药需同时使用 | 目前无一致意见。建议遵循高血压急症总体降压原则。警惕血压过度下降，注意补充血容量 | Ⅰ | C |

表6-26　代谢相关性高血压的药物治疗方案

| 推荐建议 | 推荐等级 | 证据质量 |
|---|---|---|
| 首选ACEI或ARB单药应用 | Ⅰ | B |
| 长效二氢吡啶类CCB作为二线药物联合使用 | Ⅰ | B |
| 小剂量噻嗪类利尿药或醛固酮受体拮抗药用于难治性高血压 | Ⅱa | B |
| 高选择性β受体阻滞药或α-β受体阻滞药 | Ⅱb | B |
| α受体阻滞药 | Ⅱa | B |

表6-27　儿童和青少年常用降压药的治疗方案

| 药物类别 | 药物名称 | 推荐起始日剂量 | 最大日剂量 | 用法 |
|---|---|---|---|---|
| CCB | 氨氯地平 | 0.06～0.3mg/kg | 5～10mg | qd |
| | 非洛地平 | 2.5mg | 10mg | qd |
| | 硝苯地平 | 0.25～0.5mg/kg | 3mg/kg（至120mg） | qd、bid |

续表

| 药物类别 | 药物名称 | 推荐起始日剂量 | 最大日剂量 | 用法 |
|---|---|---|---|---|
| ACEI | 卡托普利 | 0.3～0.5mg/kg | 6mg/kg | bid、tid |
| | 依那普利 | 0.08～0.6mg/kg | | qd |
| | 福辛普利 | 0.1～0.6mg/kg | 40mg | qd |
| | 赖诺普利 | 0.08～0.6mg/kg | 0.6mg/kg（至40mg） | qd |
| | 雷米普利 | 1.5～6mg | | qd |
| ARB | 坎地沙坦 | 0.16～0.5mg/kg | | qd |
| | 厄贝沙坦 | 75～150mg | 300mg | qd |
| | 氯沙坦 | 0.7mg/kg～50mg | 1.4mg/kg（至100mg） | qd、bid |
| | 缬沙坦 | 0.4mg/kg | 40～80mg | qd |
| 利尿药 | 阿米洛利 | 0.4～0.6mg/kg | 20mg | qd |
| | 呋塞米 | 0.5～2.0mg/kg | 6mg/kg | qd、bid |
| | 氢氯噻嗪 | 0.5～1mg/kg | 3mg/kg | qd |
| | 螺内酯 | 1mg/kg | 3.3mg/kg（至100mg） | qd、bid |
| β受体阻滞药 | 阿替洛尔 | 0.5～1mg/kg | 2mg/kg（至100mg） | qd、bid |
| | 美托洛尔 | 0.5～1mg/kg | 2mg/kg | qd、bid |

表6-28　妊娠并发高血压病人可应用的口服降压药

| 药物名称 | 妊娠分级 | 用法用量 | 对孕妇的不良影响 |
|---|---|---|---|
| 甲基多巴 | B | 500mg/d～3g/d，bid | 外周水肿、焦虑、噩梦、嗜睡、口干、低血压、孕妇肝损害，对胎儿无严重不良影响 |
| 拉贝洛尔 | C | 200～1200mg/d，bid～tid | 持续的胎儿心动过缓、低血压、新生儿低血糖 |
| 氢氯噻嗪 | B | 12.5～25mg/d，qd | 胎儿畸形、电解质紊乱、血容量不足 |
| 硝苯地平 | C | 30～120mg/d，qd | 低血压，抑制分娩（尤其与硫酸镁联用时） |
| 肼屈嗪 | B | 50～300mg/d，bid～qid | 低血压、新生儿血小板减少 |

表6-29　哺乳期高血压病人可应用的降压药

| 药物类别 | 药物名称 | 妊娠药物情报 | LactMed | RID（%）* |
|---|---|---|---|---|
| CCB | 硝苯地平 | 可以 | 可以 | 1.9 |
| | 尼卡地平 | 可以 | 可以 | 0.07 |
| | 氨氯地平 | 可以 | 因为缺乏数据，建议用其他药物 | 1.4 |
| | 地尔硫䓬 | 可以 | 可以 | 0.87 |
| α-β受体阻滞药 | 拉贝洛尔 | 可以 | 可以 | |
| β受体阻滞药 | 普萘洛尔 | | 可以 | 0.28 |

续表

| 药物类别 | 药物名称 | 妊娠药物情报 | LactMed | RID（%）* |
|---|---|---|---|---|
| 中枢性降压药 | 甲基多巴 | 可以 | 可以 | 0.11 |
| 血管扩张药 | 肼屈嗪 | 可以 | 可以 | |
| ACEI | 卡托普利 | 可以 | 可以 | 0.02 |
| | 依那普利 | | | 0.17 |

表6-30　妊娠高血压药的治疗方案

| 推荐建议 | 推荐等级 | 证据质量 |
|---|---|---|
| 推荐妊娠并发严重高血压，收缩压＞160/110mmHg时开始药物治疗 | Ⅰ | C |
| 推荐血压＞150/100mmHg，特别是并发蛋白尿时，应考虑启动药物治疗 | Ⅱb | C |
| 推荐甲基多巴、拉贝洛尔、硝苯地平用于妊娠并发高血压病人，高血压急症时可静脉应用拉贝洛尔 | Ⅱa | B |
| 妊娠和计划妊娠女性应避免使用RAAS抑制药，包括ACEI、ARB及直接肾素抑制药 | Ⅲ | C |

表6-31　拟育夫妇中男性高血压病人的药物治疗方案

| 推荐建议 | | 推荐等级 | 证据质量 |
|---|---|---|---|
| 推荐拟育夫妇中男性高血压病人使用的药物 | 优先选用CCB和ACEI | Ⅱa | C |
| | 可选用奈必洛尔 | Ⅱa | B |
| 对男性性功能有潜在影响的药物 | 醛固酮受体拮抗药 | Ⅱb | C |
| | 噻嗪类利尿药 | Ⅱb | C |
| | β受体阻滞药（奈必洛尔除外） | Ⅱb | C |

表6-32　老年高血压药的治疗方案

| 推荐建议 | 推荐等级 | 证据质量 |
|---|---|---|
| CCB、ARB、ACEI及小剂量利尿药均为老年高血压病人一线降压用药的推荐 | Ⅰ | A |
| 老年高血压病人，特别是单纯收缩期高血压病人首选CCB和利尿药 | Ⅰ | A |
| 所有种类降压药物均可用于老年糖尿病病人，优选RAAS抑制药，尤其是并发蛋白尿或微量白蛋白尿 | Ⅰ | A |
| 老年高血压并发左心室肥厚者初始治疗选择至少一种可以逆转左心室肥厚的药物，如ACEI、ARB、CCB | Ⅱa | B |
| 老年高血压并发颈动脉粥样硬化病人选择CCB和ACEI | Ⅱa | B |

表6-33　原发性醛固酮增多症筛查药物应用方案

| 药物类别及名称 | 推荐建议 | 注意事项 |
|---|---|---|
| 非二氢吡啶类CCB：维拉帕米、地尔硫䓬 | 优先推荐 | Ⅱ度或Ⅲ度房室传导阻滞及心功能不全者禁用 |

续表

| 药物类别及名称 | 推荐建议 | 注意事项 |
| --- | --- | --- |
| $α_1$受体阻滞药：特拉唑嗪、多沙唑嗪等 | 优先推荐，可与非二氢吡啶类CCB联用 | 首剂减半，晚间入睡前服用。老年、直立性低血压、心功能不全者慎用 |
| 二氢吡啶类CCB：氨氯地平、贝尼地平 | 对非二氢吡啶类CCB不能耐受者可选择氨氯地平或贝尼地平 | 筛查前已应用此类药，可不停药筛查，若ARR大于阈值则继续后续检查 |
| RAAS抑制药：ACEI、ARB | 仍不能控制血压时可选用 | 筛查前已应用此类药，可不停药筛查，若ARR大于阈值则继续后续检查 |
| 醛固酮受体拮抗药及保钾利尿药：螺内酯、依普利酮、阿米洛利、氨苯蝶啶 | 不推荐，筛查前停药≥4周 | 注意电解质和肾功能 |
| 非保钾利尿药：噻嗪类利尿药、袢利尿药 | 不推荐，筛查前停药≥4周 | 注意电解质和肾功能 |
| β受体阻滞药：美托洛尔、比索洛尔、卡维地洛 | 不推荐，筛查前停药≥2周 | 心功能不全、冠心病等强适应症病人不宜骤然停药 |
| 中枢$α_1$受体阻滞药：可乐定、甲基多巴 | 不推荐，筛查前停药≥2周 | 骤然停药易引起血压反跳，宜缓慢停药 |
| 其他：非甾体抗炎药、甘草制剂 | 筛查前停药≥2周 | |

表6-34　嗜铬细胞瘤术前药物应用方案

| 药物类别／名称 | 用法用量 | 注意事项和使用时间 |
| --- | --- | --- |
| 基本药物治疗 | | |
| α受体阻滞药：酚苄明 | 起始剂量为10mg，bid。后续根据血压情况调整剂量 | 2周以上 |
| 特拉唑嗪 | 初始剂量为1mg/d，逐渐增量为2～5mg/d，常用终剂量为20mg/d | 2周以上 |
| 多沙唑嗪 | 初始剂量为1mg/d，逐渐增量至2～8mg/d，视血压情况逐渐增加剂量，常用终剂量为32mg/d | 2周以上 |
| β受体阻滞药（包括α-β受体阻滞药） | 低剂量开始，逐渐递增剂量，如琥珀酸美托洛尔25mg，qd起，可逐渐加量，常用终剂量为25mg，bid | 必须在使用α受体阻滞药后（4～7日）使用。术前，术中扩容注意容量负荷，充分钠盐摄入及补充水分 |
| 危象药物治疗 | | |
| 酚妥拉明 | 2.5～5mg，1mg/min，iv，根据血压水平可每5分钟重复 | 如有低血压，需先扩容 |
| 低分子右旋糖酐、平衡液 | 出现低血压时使用 | 扩容后可使用α受体阻滞药 |

表6-35　库欣综合征药物治疗方案及不良反应

| 药物名称 | 用法用量 | 不良反应 |
| --- | --- | --- |
| 甲吡酮 | 每次0.2g，bid。可根据病情调整用量为每次1g，qid | 可致女性多毛等 |

续表

| 药物名称 | 用法用量 | 不良反应 |
| --- | --- | --- |
| 酮康唑 | 0.2～1g/d，由小剂量开始，分4～6次口服 | 可轻度短暂升高肝酶水平及可致男性性功能减退等 |
| 米托坦 | 4～10g/d，tid～qid，数周至数月后改为维持量，2～4g | 胃肠道不适、头晕、头痛、皮疹等 |
| 米非司酮 | 5～22mg/（kg·d） | 少数病人发生类Addison病样改变，男性病人出现阳痿、乳腺增生 |

注：库欣综合征病人80%有高血压；药物治疗适用于轻症不愿手术者，或作为手术、放疗后的辅助治疗。

表6-36　难治性高血压药物治疗方案

| 药物类别 | 推荐等级 | 证据质量 |
| --- | --- | --- |
| ARB/ACEI+CCB+利尿药（A+C+D） | Ⅱa | C |
| 心率增快： | | |
| （A+C+D）+β受体阻滞药 | Ⅰ | C |
| 心率偏慢： | | |
| （A+C+D）+α受体阻滞药 | Ⅰ | C |
| （A+C+D）+醛固酮受体拮抗药 | Ⅱa | B |
| （A+C+D）+中枢性降压药 | Ⅰ | C |

表6-37　阻塞性睡眠呼吸暂停综合征相关性高血压药物治疗方案

| 药物类别 | 推荐等级 | 证据质量 | 药物类别 | 推荐等级 | 证据质量 |
| --- | --- | --- | --- | --- | --- |
| ARB | Ⅱa | C | β受体阻滞药 | Ⅱa | C |
| ACEI | Ⅱa | C | 利尿药 | Ⅱa | C |
| CCB | Ⅱa | C | 中枢性降压药 | Ⅲ | C |

表6-38　肾血管性高血压药物治疗方案

| 推荐建议 | 推荐等级 | 证据质量 |
| --- | --- | --- |
| 单侧肾动脉狭窄导致的肾血管性高血压，建议选用ACEI、ARB、CCB、β受体阻滞药 | Ⅰ | A |
| 双侧肾动脉狭窄导致的肾血管性高血压，建议选用CCB、β受体阻滞药 | Ⅰ | C |
| 双侧肾动脉狭窄引起的肾血管性高血压，CCB和β受体阻滞药控制血压不达标可加用利尿药 | Ⅰ | C |
| 双侧肾动脉狭窄或单功能肾动脉狭窄导致的肾血管性高血压，慎用或禁用ACEI或ARB | Ⅱb | B |

表6-39　高血压伴抑郁及焦虑状态的药物治疗方案

| 推荐建议 | 推荐等级 | 证据质量 |
| --- | --- | --- |
| 以氟西汀、帕罗西汀、舍曲林及西酞普兰等为代表的SSRI是目前抗焦虑、抑郁的一线用药，而且在心血管病中应用相对安全 | Ⅱa | C |

第六章

续表

| 推荐建议 | 推荐等级 | 证据质量 |
|---|---|---|
| 以文拉法辛、度洛西汀为代表的SNRI类药物能够增加高血压的发生风险，但具有良好的抗焦虑和抑郁效果 | Ⅱa | C |
| ARB、ACEI及CCB可以用于有焦虑和抑郁状态的高血压病人 | Ⅱb | C |
| 亲脂性高的β受体阻滞药不适合用于并发抑郁状态和抑郁症的高血压病人 | Ⅱb | C |
| 中枢神经抑制药类降压药物不推荐用于并发抑郁和焦虑的高血压病人 | Ⅲ | C |

## 第七节　慢性心力衰竭的药物治疗原则与治疗方案

本节相关缩写说明：HF-REF为射血分数降低性心力衰竭；ACEI为血管紧张素转化酶抑制剂；ARB为血管紧张素Ⅱ受体阻滞药；LVEF为左心室射血分数；NYHA为纽约心脏病学会；AMI为急性心肌梗死；MRA为醛固酮受体拮抗药；rh-BNP为重组人脑利钠肽。

### 一、慢性心力衰竭的药物治疗原则

改善临床症状和生活质量，预防或逆转心脏重构，减少再住院，降低死亡率是慢性心力衰竭的治疗原则。慢性心力衰竭的治疗已从利尿、强心、扩血管等短期血流动力学/药理学措施，转为以神经内分泌抑制药为主的长期的、修复性的策略，目的是改变衰竭心脏的生物学性质。

**1. 病因治疗**　控制高血压、糖尿病等危险因素，使用抗血小板药物和他汀类调脂药物进行冠心病二级预防。

**2. 改善症状**　根据病情调整利尿药、硝酸酯和强心药的用法用量。

**3. 正确使用神经内分泌抑制药**　从小剂量增至目标剂量或病人能耐受的最大剂量。

**4. 监测药物反应**

（1）水钠潴留减退者，可逐渐减少利尿药剂量或小剂量维持治疗，早期很难完全停药。每日体重变化情况是检测利尿药效果和调整剂量的可靠指标，可早期发现体液潴留。在利尿药治疗时，应限制钠盐摄入量。

（2）使用正性肌力药物的病人，出院后可改为地高辛，反复出现心力衰竭症状者停用地高辛，易导致心力衰竭加重。如出现厌食、恶心、呕吐时，应测地高辛浓度或试探性停药。

（3）ACEI或ARB每1～2周增加一次剂量，同时监测血压、血肌酐和血钾水平，若血肌酐显著升高、高钾血症或有症状性低血压时应停用ACEI（或ARB）。

（4）病情稳定、无体液潴留且心率≥60次/分的病人，可以逐渐增加β受体阻滞药的剂量，若心率＜55次/分或伴有眩晕等症状时，应减量。

**5. 监测频率**　病人应每天自测体重、血压、心率并登记。出院后每两周复诊1次，观察症状、体征并复查血液生化，调整药物种类和剂量。病情稳定3个月且药物达到最佳剂量后，每月复诊1次。

## 二、慢性心力衰竭的药物治疗方案

1. 慢性射血分数降低性心力衰竭的药物治疗方案 见表6-40。

表6-40 慢性心力衰竭药物治疗方案

| 药物类别 | 推荐建议 | 推荐类别 | 证据水平 |
| --- | --- | --- | --- |
| ACEI | 所有慢性HF-REF病人均必须使用，且需终生使用，除非有禁忌症或不能耐受 | Ⅰ | A |
| β受体阻滞药 | 所有慢性HF-REF，病情相对稳定，以及结构性心脏病且LVEF≤40%者，均必须应用，且需终生使用，除非有禁忌症或不能耐受 | Ⅰ | A |
| 醛固酮受体拮抗药 | 所有已用ACEI（或ARB）和β受体阻滞药，仍持续有症状（NYHA心功能分级Ⅱ～Ⅳ级）且LVEF≤35%的病人 | Ⅰ | A |
| | AMI后、LVEF≤40%，有心力衰竭症状或既往有糖尿病病史 | Ⅰ | B |
| ARB | LVEF≤40%、不能耐受ACEI的病人 | Ⅰ | A |
| | LVEF≤40%、尽管使用了ACEI和β受体阻滞药仍有症状，如不能耐受醛固酮受体拮抗药，可改用ARB | Ⅱb | A |
| 利尿药 | 有液体潴留证据的病人均应给予利尿药，且应于出现水钠潴留的早期应用 | Ⅰ | C |
| 地高辛 | 已应用ACEI（或ARB）、β受体阻滞药、醛固酮受体拮抗药和利尿药治疗，仍持续有症状、LVEF≤45%的病人，尤其适用于心力衰竭并发快速性心房颤动者 | Ⅱa | B |
| | 窦性心律、LVEF≤45%、不能耐受β受体阻滞药的病人 | Ⅱb | B |
| 伊伐布雷定 | 窦性心律、LVEF≤35%、已使用ACEI（或ARB）和醛固酮受体拮抗药治疗的病人，如β受体阻滞药已达到目标剂量或最大耐受剂量、心率≥70次/分，且持续有症状（NYHA心功能分级Ⅱ～Ⅳ级） | Ⅱa | B |
| | 如不能耐受β受体阻滞药、心率≥70次/分，也可考虑使用 | Ⅱb | C |

2. 药物初始治疗、联合治疗、治疗方案的调整原则

（1）ACEI和β受体阻滞药联用 两药联用被称为“黄金搭档”，可产生相加或协同的有益效应，使死亡率进一步下降。关于ACEI与β受体阻滞药的应用顺序，CIBIS Ⅲ试验比较了先应用比索洛尔或依那普利的效益，结果显示两组疗效或安全性均相似。ACEI与β受体阻滞药联合使用能发挥最大益处。在一种药物低剂量的基础上加用另一种药物，较单纯加量获益更多。在应用低或中等剂量ACEI的基础上，及早加用β受体阻滞药，既易于稳定临床状况，又可早期发挥β受体阻滞药降低猝死的作用和两药的协同作用。两药联用后，可根据临床情况的变化，交替和逐步递增各自的剂量，分别达到各自的目标剂量或最大耐受剂量。为避免低血压，β受体阻滞药与ACEI可于1天中不同时间段服用。

（2）ACEI与醛固酮受体拮抗药联用　临床研究证实，两药联用可进一步降低慢性心力衰竭病人的病死率，较为安全，但需监测血钾水平，尤其是老年、肾功能减退者。通常与排钾利尿药联用，以避免发生高钾血症。在上述ACEI和β受体阻滞药黄金搭档基础上加用醛固酮受体拮抗药，称为“金三角”，是慢性HF-REF的基本治疗方案。

（3）ARB与β受体阻滞药或醛固酮受体拮抗药联用　不能耐受ACEI的病人，可以ARB代替。此时，ARB联合β受体阻滞药，以及在此基础上再加用醛固酮受体拮抗药，类似于“黄金搭档”和“金三角”。

（4）慢性心力衰竭药物治疗流程　慢性HF-REF的药物治疗流程见图6-3。

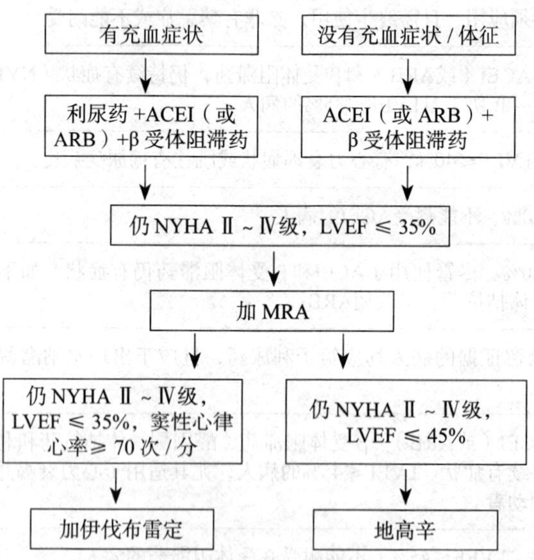


图6-3　慢性HF-REF（NYHA心功能分级Ⅱ～Ⅳ级）药物治疗流程

3．肺动脉高压导致右心衰竭的药物治疗方案　见表6-41。

表6-41　肺动脉高压导致右心衰竭的药物治疗方案

| 药物类别 | 药物名称 | 用法 | 推荐类别及证据水平（世界卫生组织心功能分级） | | | | | |
|---|---|---|---|---|---|---|---|---|
| | | | 心功能Ⅱ级 | | 心功能Ⅲ级 | | 心功能Ⅳ级 | |
| 钙通道阻滞药 | | | Ⅰ | C | Ⅰ | C | – | – |
| 内皮素受体拮抗药 | 安立生坦 | | Ⅰ | A | Ⅰ | A | Ⅱb | C |
| | 波生坦 | | Ⅰ | A | Ⅰ | A | Ⅱb | C |
| | 马西替坦 | | Ⅰ | B | Ⅰ | B | Ⅱb | C |
| 5型磷酸二酯酶抑制剂 | 西地那非 | | Ⅰ | A | Ⅰ | A | Ⅱb | C |
| | 他达那非 | | Ⅰ | B | Ⅰ | B | Ⅱb | C |
| | 伐地那非 | | Ⅱb | B | Ⅱb | B | Ⅱb | C |

续表

| 药物类别 | 药物名称 | 用法 | 推荐类别及证据水平（世界卫生组织心功能分级） | | | | | |
|---|---|---|---|---|---|---|---|---|
| | | | 心功能Ⅱ级 | | 心功能Ⅲ级 | | 心功能Ⅳ级 | |
| 鸟苷酸环化酶激动剂 | 利奥西呱 | | Ⅰ | B | Ⅰ | B | Ⅱb | C |
| 前列环素类似物 | 伊前列醇 | 静脉注射 | – | – | Ⅰ | A | Ⅰ | A |
| | 伊洛前列素 | 吸入 | – | – | Ⅰ | B | Ⅱb | C |
| | | 静脉注射 | – | – | Ⅱa | C | Ⅱb | C |
| | 曲前列环素 | 皮下注射 | – | – | Ⅰ | B | Ⅱb | C |
| | | 吸入 | – | – | Ⅰ | B | Ⅱb | C |
| | | 静脉注射 | – | – | Ⅱa | C | Ⅱb | C |
| | | 口服 | – | – | Ⅱb | B | – | – |
| | 贝前列素 | | – | – | Ⅱb | B | – | – |
| 前列环素受体激动剂 | 可来帕格（口服） | | Ⅰ | B | Ⅰ | B | – | – |

### 4. 终末期心力衰竭的药物治疗方案

（1）心力衰竭病人常用静脉正性肌力药　见表6-42。

表6-42　心力衰竭病人常用静脉正性肌力药

| 药物类别 | 药物名称 | 用法用量 | 适应症 | 注意事项 |
|---|---|---|---|---|
| 强心苷 | 洋地黄类 | 西地兰0.2～0.4mg缓慢iv，2～4小时后可再用0.2mg，伴快速心室率的心房颤动病人可酌情适当增加剂量；慢性充血性心力衰竭病情平稳者可改为口服地高辛0.25mg，qd，需监测地高辛浓度（尤其肾功能不全病人） | 并发急性充血性心力衰竭、肺水肿、心源性休克、快速心房颤动，多与利尿药、血管扩张药联用 | 洋地黄中毒、房室传导阻滞、肥厚型梗阻性心肌病预激综合征、缩窄性心包炎、严重二尖瓣狭窄所致心力衰竭、急性心肌梗死在急性期（24小时内）不宜使用洋地黄类药物 |
| β肾上腺素能激动剂 | 多巴胺 | 2～5μg/（kg·min）静脉滴注小剂量〔＜3μg/（kg·min）〕有选择性扩张肾动脉、促进利尿的作用；大剂量〔＞5μg/（kg·min）〕应用有正性肌力作用和血管收缩作用；＞10μg/（kg·min）时可增加左心室后负荷和肺动脉压 | 并发急性充血性心力衰竭、严重低血压、肺水肿、心源性休克、心输出量降低 | 正在使用β受体阻滞药的病人不推荐使用多巴胺和多巴酚丁胺，因可引起快速性心律失常而加重心绞痛等 |
| | 多巴酚丁胺 | 起始剂量为2～3μg/（kg·min），iv gtt，最高可用至20μg/（kg·min） | | |

续表

| 药物类别 | 药物名称 | 用法用量 | 适应症 | 注意事项 |
| --- | --- | --- | --- | --- |
| 磷酸二酯酶抑制剂 | 米力农 | 负荷剂量为25～75μg/kg，5～10分钟缓慢iv，后以0.25～1.0μg/（kg·min）维持iv gtt，一日最大剂量不超过1.13mg/kg | 适用于对洋地黄、利尿药、血管扩张药治疗无效或效果欠佳的急、慢性心力衰竭并发慢性充血性心力衰竭反复急性发作、心输出量降低，用于其他正性肌力药无效时 | 常见不良反应包括低血压和心律失常，不宜长期使用 |
| 钙离子增敏剂 | 左西孟旦 | 首次剂量为6～12μg/kg，iv（＞10分钟），继以0.1μg/（kg·min），iv gtt，可酌情减半或加倍；对于收缩压＜100mmHg的病人，不需负荷剂量，可直接用维持剂量，防止发生低血压 | | 应用时需监测血压和心电图，避免血压过低和心律失常发生 |

（2）心力衰竭病人常用静脉血管扩张药　见表6-43。

表6-43　心力衰竭病人常用静脉血管扩张药

| 药物名称 | 起始剂量 | 递增剂量 | 最大剂量 | 疗程 |
| --- | --- | --- | --- | --- |
| 硝酸甘油 | 5～10μg/min | 每5～10分钟增加5～10μg/min | 100～200μg/min | 48小时 |
| 硝普钠 | 0.25μg/（kg·min） | 每5～10分钟增加0.5μg/（kg·min） | 10μg/（kg·min） | 72小时 |
| rh-BNP | 负荷剂量：1.5～2.0μg/kg缓慢iv | | 维持剂量：0.01～0.02μg/（kg·min），iv gtt | 72小时 |

# 第八节　冠心病的药物治疗原则与治疗方案

## 一、冠心病的药物治疗原则

改善心肌缺血、减轻临床症状与预防心肌梗死、改善预后、降低病人病死率是冠心病的药物治疗原则。具体可归纳为：①改善冠状动脉循环，改善心肌缺血；②减少和防治冠状动脉痉挛；③降低高血黏状态，有效控制血压、血糖、血脂；④防治心律失常；⑤预防心梗及猝死；⑥切忌骤然停药、随意加减药量；⑦介入治疗后坚持用药。

## 二、冠心病的药物治疗方案

1. 冠心病一级预防的药物治疗方案　见表6-44、表6-45。

表6-44　冠心病一级预防药物治疗方案

| 药物名称 | 用法用量 | 适应症 | 注意事项 |
| --- | --- | --- | --- |
| 常用β受体阻滞药 | | | |

续表

| 药物名称 | 用法用量 | 适应症 | 注意事项 |
|---|---|---|---|
| 美托洛尔 | 普通片起始剂量：12.5～25mg，bid<br>目标剂量：50～100mg，bid<br>缓释片起始剂量：50mg，qd<br>目标剂量：200mg，qd | 高血压并发因儿茶酚胺增多诱发的快速型心律失常、冠心病（CSA、ACS、有/无症状心肌缺血）、充血性心力衰竭 | 高度房室传导阻滞、严重心动过缓、心源性休克、支气管痉挛性疾病（支气管哮喘）、严重周围血管病病人禁用，妊娠期及哺乳期妇女禁用；长期应用者避免突然停药，应在1～2周内逐渐减量停药 |
| 富马酸比索洛尔 | 起始剂量：2.5mg，qd<br>目标剂量：10mg，qd | | |
| 阿替洛尔 | 起始剂量：6.25～12.5mg，qd<br>目标剂量：25～50mg，qd | | |
| 常用二氢吡啶类CCB | | | |
| 硝苯地平 | 起始剂量：30mg，qd<br>维持剂量：30～60mg，qd | 高血压、冠心病（CSA、ACS、有/无症状心肌缺血）或并发肾功能不全 | 抑制心肌收缩力，对心力衰竭病人不推荐使用任何CCB，除非病人存在难以控制的高血压、心动过速，必要时可与β受体阻滞药联用，以减少其发生，但应注意联用时加重或诱发对心脏的抑制作用；胫前、踝部水肿为常见不良反应，可与利尿药联用，以减轻或消除水肿症状；妊娠期及哺乳期妇女禁用 |
| 氨氯地平 | 起始剂量：5mg，qd<br>维持剂量：5～10mg，qd | | |
| 非洛地平 | 起始剂量：5mg，qd<br>维持剂量：5～10mg，qd | | |
| 拉西地平 | 起始剂量：4mg，qd<br>维持剂量：4～8mg，qd | | |
| 常用ACEI | | | |
| 卡托普利 | 12.5～50mg，qd | CSA伴高血压、糖尿病、LVEF<40%、并发CDK的病人，如无反指征，均应接受ACEI，CSA并发其他血管病变者也可使用 | 严重血管性水肿、过敏、严重低血压、严重主动脉狭窄或流出道梗阻、双侧肾动脉狭窄、肾衰竭（血肌酐>225mmol/L）、妊娠期妇女、高血钾者禁用；肾功能不全时应于使用前、使用期间评估肾功能 |
| 贝那普利 | 10～20mg，qd | | |
| 福辛普利 | 10～20mg，qd | | |
| 依那普利 | 5～10mg，qd，最大剂量为40mg/d，分次服用 | | |
| 培哚普利 | 4～8mg，qd | | |
| 雷米普利 | 5～10mg，qd | | |
| 赖诺普利 | 10～20mg，qd | | |
| 咪达普利 | 5～10mg，qd常用 | | |
| ARB | | | |
| 氯沙坦 | 25～100mg，qd | 不能耐受ACEI时改用ARB | 现市售ARB类药物的复方制剂包括：海捷亚（氯沙坦50mg/氢氯噻嗪12.5mg）、复代文（缬沙坦80mg/氢氯噻嗪12.5mg）、倍博特（缬沙坦80 mg/氨氯地平5mg）、美嘉素（替米沙坦80mg/氢氯噻嗪12.5mg）、安博诺（厄贝沙坦150mg或300mg/氢氯噻嗪12.5mg）及复敖坦（奥美沙坦酯20mg/氢氯噻嗪12.5mg）等，相应注意事项需参照每种单药 |
| 缬沙坦 | 80～160mg，qd | | |
| 替米沙坦 | 20～80mg，qd | | |
| 坎地沙坦 | 4～8mg，qd | | |
| 厄贝沙坦 | 150～300mg，qd | | |
| 奥美沙坦 | 20～40mg，qd | | |
| 阿利沙坦酯 | 80～240mg，qd | | |

续表

| 药物名称 | 用法用量 | 适应症 | 注意事项 |
| --- | --- | --- | --- |
| 缬沙坦钾氢氯噻嗪 | 常用的起始剂量和维持剂量为qd，每次1片（50mg+12.5mg）。对反应不足的病人，可以调整为每次1片（100mg+12.5mg），必要时可将剂量增至qd，每次2片（50mg+12.5mg），且此剂量为一日最大剂量。通常在开始治疗3周内获得抗高血压效果 | 用于治疗高血压，适用于联合用药治疗的病人 | 不能用于血容量不足的病人（如服用大剂量利尿药治疗的病人）。对严重肾功能不全（肌酐清除率≤30 ml/min）或肝功能不全病人不推荐使用。老年高血压病人不需调整起始剂量，但该药（100mg+25mg）不应作为老年病人的起始治疗。该药可以和其他抗高血压药物联用 |
| 缬沙坦氢氯噻嗪 | 该药含缬沙坦80mg/氢氯噻嗪12.5mg，qd，每次1片 | 用于治疗单一药物不能充分控制血压的轻度、中度原发性高血压 | 为减少剂量非依赖性不良反应，通常只在单药治疗不能达到满意效果时才考虑联合用药。缬沙坦不良反应通常少见，且与剂量无关。氢氯噻嗪不良反应主要为低钾血症，与剂量有关，其剂量非依赖性不良反应主要为胰腺炎 |
| 缬沙坦氨氯地平 | 该药为复方制剂，每片含缬沙坦80mg，氨氯地平5mg，根据病人个体化情况用药 | 治疗原发性高血压，该药用于单药治疗不能充分控制血压的病人 | 缬沙坦的不良反应通常与剂量无关；氨氯地平的不良反应既有剂量依赖性（主要是外周水肿），也有剂量非依赖性，前者较后者常见 |
| 替米沙坦氢氯噻嗪 | 含替米沙坦80mg，氢氯噻嗪12.5mg；该药可用于单用替米沙坦不能充分控制血压的成人病人，gd，饮水送服，餐前或餐后服用；建议改用复合制剂之前，应对复合制剂中两种成分分别进行剂量滴定 | 用于治疗原发性高血压，该药固定剂量复方制剂（替米沙坦80mg/氢氯噻嗪12.5mg）可用于单用替米沙坦不能充分控制血压的病人 | 禁忌症：对该药活性成分或任何赋形剂过敏；对其他磺胺衍生物过敏（因为氢氯噻嗪是一种磺胺衍生物）；妊娠第2个月、第3个月以及哺乳期；胆汁淤积性疾病以及胆道梗阻性疾病；重度肝功能损害；重度肾功能损害（肌酐清除率＜30 ml/min）；难治性低钾血症、高钙血症 |
| 厄贝沙坦氢氯噻嗪 | 该药规格为两种，150/12.5mg：每片含厄贝沙坦150mg，氢氯噻嗪12.5 mg；300/12.5mg：每片含厄贝沙坦300mg，氢氯噻嗪12.5mg；qd，空腹或进餐时服用；剂量大于厄贝沙坦300mg/氢氯噻嗪25mg时，不推荐使用qd | 用于治疗原发性高血压，该固定剂量复方可用于单方厄贝沙坦或氢氯噻嗪不能有效控制血压的病人 | 禁忌症：妊娠第4～9个月；哺乳期；已知对本品活性成分或其中的任何赋形剂成分过敏或对其他磺胺衍生物过敏者。下列禁忌症和氢氯噻嗪有关：严重肾功能损害（肌酐清除率＜30ml/min）；顽固性低钾血症、高钙血症；严重肝功能损害，胆汁性肝硬化和胆汁淤积性疾病 |

注：CCB为钙通道阻滞药；ACEI为血管紧张素转化酶抑制剂；ARB为血管紧张素Ⅱ受体阻滞药；CSA为慢性稳定型心绞痛；ACS为急性冠状动脉综合征。

表6-45　冠心病一级预防常用他汀类调脂药物的治疗方案

| 药物名称 | 用法用量 | 适应症 | 注意事项 |
|---|---|---|---|
| 洛伐他汀 | 25～40mg，qn | 混合型高脂血症、Ⅰ型高脂蛋白血症及纯合子家族性高胆固醇血症冠心病（CSA、ACS有/无症状心肌缺血）血运重建术后缺血性脑卒中。若LDL水平较高，强化治疗LDL水平较高，强化治疗LDL水平降低不明显，可联用烟酸类药物及依折麦布 | 下列情况禁用：对该类药物严重过敏者、活动性肝病、严重肝脏损害、胆汁淤积性肝硬化严重横纹肌溶解者；妊娠期及哺乳期女性 |
| 辛伐他汀 | 起始剂量：20～40mg，qn，建议剂量范围为5～80mg/d，剂量应根据基础LDL水平进行个体化调整，调整剂量应间隔4周或以上 | | |
| 阿托伐他汀 | 起始剂量：10mg，qn，最大剂量为80mg（剂量调整方法同辛伐他汀） | | |
| 瑞舒伐他汀 | 起始剂量：5mg，qn，最大剂量为20mg（剂量调整方法同辛伐他汀） | | |
| 普伐他汀 | 起始剂量：5mg，qn，最大剂量为20mg（剂量调整方法同辛伐他汀） | | |
| 氟伐他汀 | 起始剂量：20～40mg，qn，建议剂量范围为20～80mg/d（剂量调整方法同辛伐他汀） | | |
| 匹伐他汀 | 1～2mg，qn | | |

注：LDL为低密度脂蛋白；CSA为慢性稳定型心绞痛；ACS为急性冠状动脉综合征。



2. 心绞痛的药物治疗方案　见表6-46。

表6-46　心绞痛的药物治疗方案

| 药物类别 | 药物名称 | 用法用量 | 适应症 | 注意事项 |
|---|---|---|---|---|
| 常用硝酸酯类药物 | 硝酸甘油 | 片剂：含服0.3～0.6mg，5分钟后可重复含服（药效持续1.5～7分钟，每日剂量为2.0mg）<br>喷剂：0.4mg舌下喷用，5分钟后可重复（药效持续1.5～7分钟）<br>静脉制剂：5～100μg/min（7～8小时后耐药） | 心绞痛、急性心肌梗死、严重低血压、严重急性心力衰竭；与β受体阻滞药联用，可增加抗缺血作用 | 贫血、机械性梗阻性心力衰竭、青光眼病人以及对硝酸酯类药物过敏者禁用，禁与西地那非联用 |
| | 硝酸异山梨酯 | 普通片剂：10～60mg，tid或4～6小时1次<br>缓释制剂：一次20～60mg，每日2～3次<br>静脉滴注制剂：2～7mg/h | | |
| | 单硝酸异山梨酯 | 普通口服剂型：20～60mg，bid<br>缓释制剂：50mg或60mg，qd | | |
| 常用非二氢吡啶类CCB | 盐酸地尔硫䓬 | 片剂：心绞痛每次15～30mg，tid；高血压治疗初始每次30～60mg，tid。静脉制剂：心绞痛1～5μg/（kg·min），最大剂量为5μg/（kg·min）；并发高血压、快速心房颤动5～10mg于3分钟缓慢iv | 冠心病（心绞痛，对变异型心绞痛、微血管心绞痛效果佳） | 肝、肾衰竭，心力衰竭，缓慢型心律失常病人禁用 |

注：CCB为钙通道阻滞药。

**3. 冠心病二级预防的药物治疗方案**　冠心病二级预防常用抗血小板药的治疗方案见表6-47。

表6-47　冠心病二级预防常用抗血小板药的治疗方案

| 药物名称 | 用法用量 | 适应症 | 注意事项 |
| --- | --- | --- | --- |
| 阿司匹林肠溶片 | ACS：建议首次剂量为300mg，嚼碎后服用以加快吸收，后维持100mg/d | ACS病人可联用阿司匹林和氯吡格雷/替格瑞洛，CSA、无症状性心肌缺血及微血管性心绞痛病人可单用阿司匹林或氯吡格雷；缺血性脑卒中；心房颤动 | 过敏、活动性出血、血友病及严重血小板减少症病人禁用（消化道溃疡病人禁用阿司匹林，可选择服用氯吡格雷/西洛他唑）；出血性脑卒中史病人禁用替格瑞洛 |
| 硫酸氢氯吡格雷片 | 负荷剂量：未服用过此药物的ACS病人，行直接PCI前需冲服600mg以快速达到有效浓度，非急诊PCI或接受溶栓治疗时可冲服负荷剂量300 mg；维持剂量：75 mg，qd | | |
| 替格瑞洛片 | 起始负荷剂量：180mg，维持剂量：90 mg，bid | | |
| 西洛他唑片 | 口服100mg，bid，可根据病情适当增减 | | |
| 替罗非班 | 静脉注射并持续静脉滴注，静脉注射起始剂量为10μg/kg，3分钟内注射完毕，以0.15μg/（kg·min）维持静脉滴注，持续至术后12～36小时 | ACS | 出血高危病人慎用，曾有血小板减少者慎用，需密切监测血小板 |

注：PCI为经皮冠状动脉介入治疗；CSA为慢性稳定型心绞痛；ACS为急性冠状动脉综合征。

**4. 经皮冠状动脉介入治疗常用抗凝药的治疗方案**　冠心病PCI围术期常用抗凝药见表6-48。

表6-48　冠心病PCI围术期常用抗凝药的治疗方案

| 药物名称 | 用法用量 | 适应症 | 注意事项 |
| --- | --- | --- | --- |
| 华法林 | 口服第1～3日，3～4mg，第3日后给予维持剂量，2.5～5mg/d（保持INR 2～3） | 冠心病并发心房颤动、既往行金属瓣膜换瓣术后、并发肺栓塞；若联合抗血小板药物治疗时应密切监测INR | 肝、肾功能损害，严重高血压，凝血功能障碍伴出血倾向，活动性溃疡，近期外伤手术病人及妊娠期妇女禁用 |
| 利伐沙班 | 冠心病病人：推荐剂量为20mg，qd；PCI术后病人：推荐剂量为2.5mg，bid | 用于非瓣膜性心房颤动成人病人，降低卒中和全身性栓塞的发生风险 | 凝血功能障碍伴出血倾向、活动性溃疡、近期外伤手术病人禁用 |
| UFH | 深部皮下注射：7500U，bid<br>PCI术中静脉使用：70～100U/kg，根据ACT（250～350秒）调整追加剂量；若联用替罗非班，50～70U/kg，ACT维持在200～250秒<br>静脉滴注：0.9%氯化钠注射液100ml中加2万～4万U，qd，滴注前可静脉注射5000 U作为初始剂量 | ACS、防治导管器械血栓形成（PCI、IABP、临时起搏器），血液透析，其他血管内留置导管等 | 肝素过敏者，肝功能损害、严重高血压、凝血功能障碍伴出血倾向、活动性溃疡、近期外伤手术、血小板减少病人禁用 |
| LMWH | 预防血栓栓塞：皮下注射1支/次，bid；治疗血栓栓塞性疾病：皮下注射，bid，血栓形成剂量根据体重调整 | ACS、心房颤动、防止导管器械（PCI、IABP、临时起搏器），血液透析，其他血管内留置导管等 | 肝素过敏者，肝功能损害、严重高血压、凝血功能障碍伴出血倾向、活动性溃疡、近期外伤手术、血小板减少病人禁用 |

续表

| 药物名称 | 用法用量 | 适应症 | 注意事项 |
|---|---|---|---|
| 戊聚糖钠 | 每次2.5 mg，qd，皮下注射 | ACS | 肾衰竭[eGFR＜20ml/（min·$1.73m^2$）]、出血倾向病人禁用，对介入操作预防接触血栓无效 |
| 比伐卢定 | 负荷剂量0.75mg/kg 静脉注射，后持续静脉滴注 1.75mg/（kg·h）至PCI结束后4小时，术中根据ACT结果调整用量，若ACT＜225秒，则需再追加静脉注射0.3mg/kg | 适用于择期PCI、STEMI及NST-ACS急诊PCI术中抗凝，可用于需要抗凝治疗的出血高危病人（如肝素诱发的血小板减少症） | 活动性出血、对比伐卢定或水蛭素过敏者禁用 |

注：UFH为普通肝素；LMWH为低分子肝素；ACS为急性冠状动脉综合征；eGFR为估测的肾小球滤过率；PCI为经皮冠状动脉介入治疗；INR为国际标准化比值；ACT为活化凝血时间；IABP为主动脉内球囊反搏；STEMI为S-T段抬高型心肌梗死；NST-ACS为非S-T 段抬高型急性冠状动脉综合征。

5. **常用溶栓药物的治疗方案**　S-T段抬高型心肌梗死常用溶栓药物的治疗方案见表6-49。

表6-49　STEMI常用溶栓药物的治疗方案

| 药物名称 | 用法用量 | 适应症 | 注意事项 |
|---|---|---|---|
| 尿激酶 | 2.2万U/kg（150万U左右）30分钟内静脉滴注，同时配合肝素皮下注射7500～1万U，q12h，或LMWH皮下注射，每次1支，bid | 发病12小时内的病人，并发急性肺栓塞、周围动脉栓塞、深静脉血栓病人 | 2小时内有出血、手术、外伤史、心肺复苏超过10分钟或已有明确的胸部组织损伤者，或不能压迫止血的血管穿刺者，近期溃疡病史、未控制的高血压（≥160/110mmHg）、疑有主动脉夹层、凝血功能障碍、感染性心内膜炎（活动期）病人禁用；链激酶具有抗原性，需注意过敏反应 |
| 链激酶/重组链激酶 | 100万～150万U于1小时内静脉滴注，同时配合肝素皮下注射7500～1万U，q12h，或LMWH皮下注射，每次1支，bid | | |
| rt-PA | STEMI病人：首先15mg，静脉注射；继之于30分钟内0.75mg/kg（＜50mg），静脉滴注；再于60分钟内静脉滴注0.5mg/kg（＜35mg，总量为100mg）。给药前静脉注射肝素5000U，继之以1000U/h，静脉滴注，APTT维持在60～80秒。国内经验应用总量为50mg，rt-PA 8mg，静脉注射，42mg于90分钟内静脉滴注，配合肝素静脉应用 | | |
| 瑞替普酶 | 静脉注射：总量为36mg，每次注射18mg（10MU），缓慢注射2分钟以上，2次注射间隔30分钟 | | |
| 尿激酶原 | 总量为50mg，先将20mg加入10ml NS溶解后，3分钟内静脉注射完毕，其余30mg溶于90ml NS，30分钟内静脉滴注 | | |

注：STEMI为S-T段抬高型心肌梗死；rt-PA为重组组织型纤溶酶原激活药；APTT为活化部分凝血活酶时间；LMWH为低分子肝素。

（赵　倩）

# 第七章　抗菌药物的合理应用

## 第一节　临床微生物学基本知识

1. 人体正常菌群　见表7-1。

表7-1　寄居在人体各部位的正常菌群

| 部位 | 主要微生物 |
| --- | --- |
| 皮肤 | 葡萄球菌属、八叠球菌、JK群棒状杆菌、痤疮丙酸杆菌等 |
| 眼结膜 | 表皮葡萄球菌、JK群棒状杆菌、丙酸杆菌属等 |
| 口腔 | α型溶血或非溶血链球菌、肺炎链球菌、奈瑟菌属、卡他莫拉菌、嗜血杆菌属、类白喉杆菌、真杆菌、具核梭杆菌、拟杆菌属、厌氧革兰阳性和阴性球菌、念珠菌属等 |
| 鼻咽腔 | 葡萄球菌属、α型和β型溶血链球菌、肺炎链球菌、奈瑟菌属、嗜血杆菌属、大肠埃希菌、念珠菌属等 |
| 肠道（空肠末端、回肠、结肠） | 肠球菌属、大肠埃希菌、产气肠杆菌、变形杆菌属、铜绿假单胞菌、葡萄球菌属、八叠球菌、产气荚膜梭菌、拟杆菌属、双歧杆菌、真杆菌、具核梭杆菌、消化球菌、消化链球菌、念珠菌属等 |
| 前尿道 | 表皮葡萄球菌、肠球菌属、JK群棒状杆菌、非致病性抗酸杆菌等 |
| 阴道 | 肠球菌属、奈瑟菌属、乳杆菌、JK群棒状杆菌、大肠埃希菌、拟杆菌属、厌氧球菌等 |

2. 临床常见的病原微生物　见表7-2。

表7-2　临床常见的病原微生物

| 分类 | 病原微生物 |
| --- | --- |
| 革兰阳性需氧球菌 | 金黄色葡萄球菌、表皮葡萄球菌、α型溶血链球菌（草绿色链球菌等）、β型溶血链球菌（A群和B群）、非溶血链球菌、肺炎链球菌、肠球菌属等 |
| 革兰阴性需氧球菌 | 脑膜炎奈瑟菌、淋病奈瑟菌、卡他莫拉菌等 |
| 革兰阴性需氧杆菌 | 不动杆菌属（鲍曼不动杆菌、洛菲不动杆菌）、假单胞菌属（铜绿假单胞菌和其他假单胞菌）、粪产碱杆菌、布鲁菌属、百日咳杆菌、军团菌属等 |
| 革兰阴性厌氧杆菌 | 脆弱拟杆菌、具核梭杆菌等 |
| 革兰阴性兼性厌氧菌 | 肠杆菌科细菌（大肠埃希菌、肺炎克雷伯菌、变形杆菌属、肠杆菌属、伤寒沙门菌、沙门菌属、志贺菌属、鼠疫杆菌等）、流感嗜血杆菌等 |
| 弧菌科 | 霍乱弧菌、El Tor弧菌、副溶血弧菌、亲水气单胞菌、河弧菌等 |

续表

| 分类 | 病原微生物 |
| --- | --- |
| 厌氧球菌 | 消化球菌、消化链球菌和韦荣球菌等 |
| 形成芽孢的细菌 | 炭疽芽孢杆菌、蜡样芽孢杆菌、破伤风梭菌、产气荚膜梭菌、肉毒梭菌、艰难梭菌等 |
| 不形成芽孢的革兰阴性杆菌 | 产单核细胞增生李斯特菌、红斑丹毒丝菌等 |
| 其他重要致病菌及病原微生物 | 白喉棒状杆菌、结核分枝杆菌、麻风分枝杆菌、放线菌属、诺卡菌属、立克次体属、支原体属、衣原体属、各种病毒、某些原虫（疟原虫、弓形虫等）和各种真菌 |

**3. 临床常见病原菌微生物学特征和临床致病性**　见表7-3。

表7-3　临床常见病原菌微生物学特征和临床致病性

| 病原菌属 | 微生物学特征 | 致病性 |
| --- | --- | --- |
| 葡萄球菌属 | 无鞭毛，无芽孢，需氧或兼性厌氧，耐盐，通常排列成不规则的葡萄串状 | 为革兰阳性球菌，毒力强，可产生多种侵袭性酶及毒素，引起疖、痈、骨髓炎等侵袭性疾病和食物中毒、烫伤样皮肤综合征。凝固酶阴性葡萄球菌以表皮葡萄球菌为代表，可引起人工瓣膜性心内膜炎，尿道、中枢神经系统感染和菌血症等 |
| 肠球菌属 | 无芽孢，无荚膜，个别菌种有稀疏鞭毛，兼性厌氧 | 为革兰阳性球菌，肠球菌属为人类肠道中的正常菌群，多见于尿路感染，也可见于腹腔和盆腔的创伤感染。肠球菌引起的菌血症常发生于有严重基础疾病的老年人、长期住院接受抗菌药物治疗的免疫功能低下病人 |
| 链球菌属 | 呈球形或椭圆形，链状排列。无芽孢，无鞭毛，培养早期形成透明质酸荚膜 | 链球菌革兰染色阳性，A群链球菌也称化脓性链球菌，引起急性呼吸道感染、丹毒、软组织感染、猩红热等，还可致肾小球肾炎、风湿热等变态反应疾病。B群链球菌又称无乳链球菌，主要引起新生儿败血症和脑膜炎。肺炎链球菌主要引起大叶性肺炎、支气管炎、中耳炎、菌血症等。草绿色链球菌是人体口腔、消化道、女性生殖道的正常菌群，偶可引起亚急性细菌性心内膜炎 |
| 肠杆菌属 | 短粗，无芽孢，有周身鞭毛，运动活泼，兼性厌氧 | 为革兰阴性杆菌，临床标本中检出率最高的是阴沟肠杆菌和产气肠杆菌，可引起泌尿道感染和呼吸道感染、伤口感染以及败血症 |
| 埃希菌属 | 直短杆状，多数有周鞭毛，能运动，有菌毛，兼性厌氧，营养要求不高 | 为革兰阴性菌，致病因素包括侵袭力和毒素，可引起人体各部位感染，以尿路感染为主，还可引起菌血症、肺炎、胆道感染、新生儿脑膜炎、手术后腹腔感染及灼伤创面感染等。常与厌氧菌、粪肠球菌混合感染，其脓液常有粪臭味 |
| 克雷伯菌属 | 无鞭毛，无芽孢，有较厚的荚膜，多数菌株有菌毛。需氧或兼性厌氧，营养要求不高 | 为革兰阴性杆菌，多感染免疫力低下的人群，其中以肺炎克雷伯菌的致病性较强且较多见。肺炎克雷伯菌可引起典型的原发性肺炎，也可引起各种肺外感染，包括婴儿的肠炎和脑膜炎、成人医源性泌尿道感染，以及外伤感染和菌血症 |
| 假单胞菌属 | 无芽孢，散在排列，菌体直或微弯，有单鞭毛或丛鞭毛，运动活泼 | 为革兰阴性杆菌，有多重毒力因子，包括菌毛、内毒素、外毒素和侵袭性酶。改变或损伤宿主正常的防御机制，如烧伤、留置导尿管、气管切开插管或免疫机制缺损的病人，常可导致皮肤、尿路、呼吸道等感染 |

续表

| 病原菌属 | 微生物学特征 | 致病性 |
| --- | --- | --- |
| 不动杆菌属 | 为一群不发酵糖类、氧化酶阴性、硝酸盐还原阴性、不能运动的菌属 | 为革兰阴性杆菌，临床标本中最常见的是鲍曼不动杆菌，为条件致病菌。其致病物质目前尚不清楚，主要引起呼吸道、泌尿生殖道和血液的医院感染。该属微生物常感染较衰弱的病人，如应用医疗设备或接受多种抗菌药物治疗的烧伤或ICU病人，所致的疾病包括呼吸道感染、泌尿生殖道感染、伤口感染、软组织感染和菌血症 |
| 假丝酵母菌属（念珠菌） | 以白假丝酵母菌最为常见，其次为热带假丝酵母菌、克柔假丝酵母菌等。白假丝酵母菌也称白色念珠菌，呈圆形或卵圆形，革兰染色阳性，但着色不均匀。以出芽方式繁殖，形成的芽生孢子可伸长成芽管，不与母细胞脱离而发育成假菌丝 | 最重要的毒力因素就是对机体上皮细胞的黏附和随后形成的假菌丝以及产生的胞外蛋白酶，可侵犯人体许多部位，如皮肤、黏膜、肠道、肺、肾、脑等，严重时可引起全身感染 |
| 隐球菌 | 新生隐球菌在组织中呈圆形或卵圆形，菌体外有宽厚荚膜，折光性强，一般染色法不易染色。常见出芽现象，但不生成假菌丝 | 本菌属外源性感染，经呼吸道侵入人体，由肺经血行播散时可侵犯所有脏器组织，主要侵犯肺、脑及脑膜，也可侵犯皮肤、骨和关节。新生隐球菌病好发于细胞免疫功能低下者 |

4．常见细菌天然耐药的抗菌药物　见表7-4。

表7-4　常见细菌天然耐药的抗菌药物

| 细菌种属 | 天然耐药的抗菌药物 |
| --- | --- |
| 葡萄球菌 | 氨曲南、头孢他啶、替莫西林、多黏菌素B、萘啶酸等 |
| 链球菌 | 氨曲南、替莫西林、低水平氨基糖苷、多黏菌素、萘啶酸、夫西地酸等 |
| 肠球菌 | 头孢菌素、复方磺胺、低水平氨基糖苷、夫西地酸等 |
| 肠杆菌 | 青霉素G、氨苄西林、氨苄西林/克拉维酸、第1代头孢菌素、头霉素类、糖肽类、利奈唑胺、大环内酯类、林可霉素类、夫西地酸、利福平等 |
| 非发酵菌 | 青霉素、头孢唑林、头孢孟多、头孢呋辛、头孢西丁、糖肽类、利奈唑胺、大环内酯类、林可霉素类、夫西地酸、利福平等 |
| ①鲍曼不动杆菌 | 氨苄西林、头孢噻肟、头孢曲松、厄他培南、磺胺类、磷霉素等 |
| ②铜绿假单胞菌 | 氨苄西林、头孢噻肟、头孢曲松、厄他培南、磺胺类、四环素类（替加环素）、磷霉素等 |
| ③嗜麦芽窄食单胞菌 | 氨苄西林、替卡西林、哌拉西林、哌拉西林/他唑巴坦、头孢唑林、头孢噻肟、头孢曲松、厄他培南、亚胺培南、氨基糖苷类、磷霉素等 |

5. 抗菌药物作用机制　见表7-5。

表7-5　抗菌药物作用机制

| 作用部位 | 抗菌药物 | 主要靶位 |
| --- | --- | --- |
| 细胞壁 | β-内酰胺类 | 肽酰转移酶 |
| | 杆菌肽 | 异戊二烯磷酸盐 |
| | 糖肽类 | 酰基-D-丙氨烯-D-丙氨酸 |
| | 环丝氨酸 | 丙氨酸消旋酶、丙氨酸合成酶 |
| | 磷霉素 | 丙酮酸转移酶 |
| | 棘白菌素类 | 抑制*β*-（1，3）-D-糖苷合成酶，抑制真菌细胞壁葡聚糖合成 |
| 细胞膜 | 多黏菌素类 | 磷脂类 |
| | 多烯类（两性霉素B、制霉菌素等） | 固醇类 |
| | 吡咯类（酮康唑、氟康唑等） | 去甲基酶（影响麦角固醇合成） |
| 核糖体（蛋白质合成） | 氯霉素 | 肽酰转移酶 |
| | 大环内酯类 | 转位 |
| | 林可霉素类 | 抑制肽酰转移酶 |
| | 夫西地酸 | 延伸因子G |
| | 四环素类 | 核糖体A位 |
| | 氨基糖苷类 | 与核糖体30S亚单位结合 |
| | 噁唑烷酮类 | 抑制70S起始复合物形成 |
| | 梭链孢酸 | 延伸因子G |
| 核酸 | 喹诺酮类 | DNA促旋酶（α亚单位） |
| | 新生霉素 | DNA促旋酶（β亚单位） |
| | 利福平 | RNA聚合酶 |
| | 硝基咪唑类（甲硝唑等） | 氧化DNA，使DNA链断裂 |
| | 硝基呋喃类 | 干扰细菌氧化还原酶，抑制DNA合成 |
| 叶酸合成 | 磺胺药 | 二氢叶酸合成酶 |
| | 二氨基嘧啶类（甲氧苄啶等） | 二氢叶酸还原酶 |

6. 细菌耐药机制与药物选择　见表7-6。

表7-6　细菌耐药机制与药物选择

| 菌株名称 | 细菌耐药机制与药物选择 |
| --- | --- |
| 产超广谱β-内酰胺酶（ESBLs）菌株 | ESBLs能水解青霉素类、广谱头孢菌素和氨曲南，可根据药敏试验结果选择加酶抑制剂的复方制剂、碳青霉烯类和氨基糖苷类等 |
| 产AmpC 酶的菌株 | AmpC酶是肠杆菌科细菌和铜绿假单胞菌由染色体或质粒介导产生的β-内酰胺酶，可水解头霉素类抗菌药物，酶抑制剂克拉维酸或他唑巴坦对其活性无抑制作用。可根据药敏试验结果选择碳青霉烯类、氨基糖苷类、第4代头孢菌素、喹诺酮类抗菌药物等 |

第七章

续表

| 菌株名称 | 细菌耐药机制与药物选择 |
| --- | --- |
| 产碳青霉烯酶的菌株 | 可水解碳青霉烯类抗菌药物如亚胺培南或美罗培南，且其活性不被酶抑制剂克拉维酸或他唑巴坦抑制，常表现出泛耐药特征，治疗可选抗菌药物较少。可根据药敏试验结果选择氨基糖苷类、喹诺酮类、替加环素、磺胺类或多黏菌素等 |
| 青霉素结合蛋白改变菌株 | 金黄色葡萄球菌中的*mecA*基因可编码青霉素结合蛋白PBP2a，该蛋白质与药物的亲合力显著降低，对绝大多数的*β*-内酰胺类抗菌药物耐药。可根据药敏试验结果选用糖肽类、利奈唑胺、达托霉素、磺胺类、氟喹诺酮类、利福平和磷霉素等 |
| 产氨基糖苷类钝化酶的菌株 | 产酶株对阿米卡星和庆大霉素等高度耐药，选用时应除外氨基糖苷类药物 |
| 携有万古霉素耐药基因的菌株 | 目前在肠球菌中已发现9种万古霉素耐药基因，基因不同，对万古霉素和替考拉宁的耐药表型不同。如*vanA*或*vanD*基因菌株对万古霉素和替考拉宁均表现耐药；而*wanB*或*vanC*基因菌株仅对万古霉素耐药，对替考拉宁敏感 |

7. **抗菌药物与微生物作用的必备条件** 见表7-7。

表7-7 抗菌药物与微生物作用的必备条件

| 项 目 | 必备条件 |
| --- | --- |
| 抗生素作用微生物 | 微生物体内存在对该抗生素低浓度即敏感的靶点 |
| | 该抗生素能穿透细菌表面，并能以足够量抵达靶点 |
| | 在与靶点结合前，该抗生素即不被失活，也不被细菌排出菌体外 |
| 细菌抵制抗生素 | 在药物进入细菌菌体之前或之后，特殊的酶使抗生素失活或结构改变 |
| | 细胞壁发生改变，对抗生素的通透性降低 |
| | 药物被主动排除于菌体之外 |
| | 靶点发生改变，使抗生素的结合不紧密 |
| | 耐药机制不一定单独存在，两种或多种不同机制相互作用决定一种微生物对一种抗生素的实际耐药水平 |

8. **药敏结果的判断** 见表7-8。

表7-8 药敏结果的判断

| 名 称 | 定 义 |
| --- | --- |
| 抗菌药物敏感试验（AST） | 是测定抗菌药物在体外对病原微生物有无抑菌或杀菌作用的方法，目的是检测可能引起感染的细菌对一种或多种抗菌药物的敏感性。临床微生物实验室通常采用美国临床与实验室标准化委员会公布的药敏结果判断标准，采用三级划分制，即高度敏感（S）、中介（I）、耐药（R） |
| 高度敏感（S） | 表示该菌所致的感染，采用药物常用剂量治疗有效，即常规剂量时达到的平均血药浓度超过该药对细菌MIC的5倍或5倍以上 |
| 中度敏感（I） | 表示该菌所致的感染需要用高剂量药物时才有效，或细菌处于体内抗菌药物浓缩的部位或体液（如尿、胆汁、肠腔等）中时才能被抑制，采用常规剂量时达到的平均血药浓度相当于或略高于该药对细菌的MIC。毒性较小的抗菌药物，适当高剂量可获得临床疗效 |

续表

| 名　称 | 定　义 |
| --- | --- |
| 耐药（R） | 表示药物对某种细菌MIC高于治疗剂量的药物在血或体液内可能达到的浓度；或该菌能产生灭活抗菌药物的酶，则不论其MIC值大小如何，仍应判定该菌为耐药 |

# 第二节　抗菌药物临床应用的基本原则

**1．抗菌药物治疗性应用的基本原则**　见表7-9。

表7-9　抗菌药物临床治疗性应用的基本原则

| 项　目 | 内　容 |
| --- | --- |
| 使用指征 | 根据病人的症状、体征、实验室检查或放射、超声等影像学结果，诊断为细菌、真菌感染者方有应用抗菌药物指征。由结核分枝杆菌、非结核分枝杆菌、支原体、衣原体、螺旋体、立克次体及部分原虫等病原微生物所致的感染亦有应用抗菌药物指征。缺乏细菌及上述病原微生物感染的临床或实验室证据，诊断不能成立者，以及病毒性感染者，均无应用抗菌药物指征 |
| 抗菌药物选择 | 原则上应根据病原菌种类及病原菌对抗菌药物敏感性的结果及药物的PK/PD选择用药。对临床诊断为细菌性感染的病人应在开始经验性抗菌治疗前，及时留取相应合格标本进行病原学检测，以尽早明确病原菌和药敏结果，据此并结合临床实际情况调整抗菌药物治疗方案 |
| 经验治疗 | 对于临床诊断为细菌性感染的病人，在未获知细菌培养及药敏结果前，或无法获取培养标本时，可根据病人的感染部位、基础疾病、发病情况、发病场所、既往抗菌药物用药史及其治疗反应等推测可能的病原体，并结合当地细菌耐药性监测数据，先给予抗菌药物经验治疗。待获知病原学检测及药敏结果后，结合先前的治疗反应调整用药方案；对培养结果阴性的病人，应根据经验治疗的效果和病人情况采取进一步诊疗措施 |
| 品种选择 | 根据病原菌种类及药敏试验结果尽可能选择针对性强、窄谱、安全、价格适当的抗菌药物，进行经验治疗者可根据感染部位判断可能的病原菌及当地耐药状况选用抗菌药物 |
| 给药剂量 | 一般按各种抗菌药物的治疗剂量范围给药。治疗重症感染（如血流感染、感染性心内膜炎等）和抗菌药物不易达到的部位的感染（如中枢神经系统感染等），抗菌药物剂量宜较大（治疗剂量范围高限）；而治疗单纯性下尿路感染时，由于多数药物尿药浓度远高于血药浓度，则可应用较小剂量（治疗剂量范围低限） |
| 给药次数 | 为保证药物在体内能发挥最大药效，杀灭感染灶病原菌，应根据PK/PD的原则给药。青霉素类、头孢菌素类和其他β-内酰胺类、红霉素、克林霉素等时间依赖性抗菌药，应一日多次给药。氟喹诺酮类和氨基糖苷类等浓度依赖性抗菌药可一日给药1次 |
| 疗程 | 抗菌药物疗程因感染不同而异，一般宜用至体温正常、症状消退后72～96小时，有局部病灶者需用药至感染灶控制或完全消散。但血流感染、感染性心内膜炎、化脓性脑膜炎、伤寒、布鲁菌病、骨髓炎、B群链球菌咽炎和扁桃体炎、侵袭性真菌病、结核病等需较长的疗程方能彻底治愈，并减少或防止复发 |
| 给药途径 | 对于轻、中度感染的大多数病人，不必采用静脉或肌内注射给药，一般予以口服治疗，选取口服吸收良好的抗菌药物品种，仅在下列情况下可先予以注射给药：①不能口服或不能耐受口服给药的病人（如吞咽困难者）；②病人存在明显可能影响口服药物吸收的情况（如呕吐、严重腹泻、胃肠道病变或肠道吸收功能障碍等）；③所选药物有合适抗菌谱，但无口服剂型；④需在感染组织或体液中迅速达到高药物浓度，以达杀菌作用者（如感染性心内膜炎、化脓性脑膜炎等）；⑤感染严重、病情进展迅速、需给予紧急治疗的情况（如血流感染、重症肺炎患者等）；⑥病人对口服治疗的依从性差。肌内注射给药时难以使用较大剂量，其吸收也受药代动力学等众多因素影响，因此只适用于不能口服给药的轻、中度感染者，不宜用于重症感染者。治疗全身性感染或脏器感染时应避免局部应用抗菌药物 |

第七章

续表

| 项　目 | 内　容 |
| --- | --- |
| 联合应用 | 单一药物可有效治疗的感染不需联合用药，联合用药时宜选用具有协同或相加作用的药物联合，联合用药通常采用2种药物联合，3种及3种以上药物联合仅适用于个别情况，如结核病的治疗。仅在下列有指征情况时联合用药：①病原菌尚未查明的严重感染，包括免疫缺陷者的严重感染；②单一抗菌药物不能控制的严重感染，需氧菌及厌氧菌混合感染，2种及2种以上复数菌感染，以及多重耐药菌或泛耐药菌感染；③需长疗程治疗，但病原菌易对某些抗菌药物产生耐药性的感染；④毒性较大的抗菌药物，联合用药时剂量可适当减少，但需有临床资料证明其同样有效 |

## 2. 非手术病人抗菌药物的预防性应用

（1）非手术病人抗菌药物的预防性应用　见表7-10。

表7-10　非手术病人抗菌药物的预防性应用

| 项　目 | 内　容 |
| --- | --- |
| 预防目的 | 预防特定病原菌所致的或特定人群可能发生的感染 |
| 预防用药基本原则 | ①用于尚无细菌感染征象，但暴露于致病菌感染的高危人群；②预防用药适应症和抗菌药物选择应基于循证医学证据；③应针对一种或两种最可能细菌的感染进行预防用药，不宜盲目地选用广谱抗菌药或多药联合预防多种细菌多部位感染；④应限于针对某一段特定时间内可能发生的感染，而非任何时间可能发生的感染；⑤应积极纠正导致感染风险增加的原发疾病或基础状况，可以治愈或纠正者，预防用药价值较大；原发疾病不能治愈或纠正者，药物预防效果有限，应权衡利弊决定是否预防用药；⑥以下情况原则上不应预防使用抗菌药物：普通感冒、麻疹、水痘等病毒性疾病；昏迷、休克、中毒、心力衰竭、肿瘤、应用肾上腺皮质激素等病人；留置导尿管、留置深静脉导管以及建立人工气道（包括气管插管或气管切口）病人 |
| 对某些细菌性感染的预防用药指征与方案 | 在某些细菌性感染的高危人群中，有指征地预防性使用抗菌药物，预防对象和推荐预防方案，抗菌药物在预防非手术病人某些特定感染中的应用。此外，严重中性粒细胞缺乏（ANC≤$0.1\times10^9$/L）持续时间超过7日的高危病人和实体器官移植及造血干细胞移植的病人，在某些情况下也有预防用抗菌药物的指征，但由于涉及病人基础疾病、免疫功能状态、免疫抑制药等药物治疗史诸多复杂因素，其预防用药指征及方案需参阅相关专题文献 |

（2）抗菌药物在非手术病人某些特定感染中的预防性应用　见表7-11。

表7-11　抗菌药物在预防非手术病人某些特定感染中的预防性应用[1]

| 预防感染种类 | 预防用药对象 | 抗菌药物选择 |
| --- | --- | --- |
| 风湿热复发 | 风湿性心脏病儿童：经常发生链球菌咽峡炎或风湿热的儿童及成人 | 苄星西林、青霉素V |
| 感染性心内膜炎 | 心内膜炎高危病人[2]，在接受牙科或口腔操作前 | 阿莫西林或氨苄西林，青霉素过敏者用克林霉素 |
| 肺孢菌病 | 获得性免疫缺陷综合征病人CD4细胞计数＜200/mm$^3$者；造血干细胞移植及实体器官移植受者 | SMZ/TMP（磺胺甲噁唑/甲氧苄啶） |
| 流行性脑脊髓膜炎 | 托儿所、部队、学校中的密切接触者；病人家庭中的儿童 | 利福平（孕妇不用）、环丙沙星（限成人）、头孢曲松 |

续表

| 预防感染种类 | 预防用药对象 | 抗菌药物选择 |
|---|---|---|
| 流感嗜血杆菌脑膜炎 | 病人家庭中未经免疫接种的≤4岁儿童；有发病者的托幼机构中，≤2岁未经免疫的儿童；托幼机构在60日内发生2例以上病人，且入托对象未接种疫苗时，应对入托对象和全部工作人员预防用药 | 利福平（孕妇不用） |
| 脾切除后/功能无脾者菌血症 | 脾切除后儿童 | 定期接种肺炎链球菌、B型流感嗜血杆菌疫苗和四价脑膜炎奈瑟菌疫苗，5岁以下儿童：每日阿莫西林或青霉素V口服，直到满5岁；5岁以上儿童：每日青霉素口服，至少1年 |
| | 患镰状细胞贫血和地中海贫血的儿童（属于功能无脾） | 根据年龄定期接种上述疫苗。5岁以下儿童：每日青霉素V口服，直到满5岁；5岁以上儿童：每日青霉素口服，有人建议至少用药至18岁。出现发热时可予阿莫西林/克拉维酸或头孢呋辛。青霉素过敏者可予 SMZ/TMP 或克拉霉素 |
| 新生儿淋病奈瑟菌或衣原体眼炎 | 每例新生儿 | 四环素或红霉素眼药水滴眼 |
| 百日咳 | 主要为与百日咳病人者密切接触的幼儿和年老体弱者 | 红霉素 |
| 新生儿B群溶血性链球菌（GBS）感染 | 孕妇有GBS尿症；妊娠35～37周阴道和肛拭培养筛查有GBS寄殖；孕妇有以下情况之一者：<37周早产；羊膜早破≥18小时；围生期发热、体温38℃以上者；以往出生的新生儿有该菌感染史者 | ①青霉素G、氨苄西林；②青霉素过敏，但发生过敏性休克危险性小者：头孢唑啉；③青霉素过敏，有发生过敏性休克者：克林霉素或红霉素 |
| 实验室相关感染 | ①实验室工作者不慎暴露于布鲁菌<br>高危者（接触量多）、低危者（接触量少）<br>②妊娠妇女<br>③实验室工作者暴露于鼠疫耶尔森菌 | ①高危者：多西环素+利福平；②低危者：每周2次血清试验，转阳时开始用药，多西环素+利福平<br>SMZ/TMP ± 利福平<br>多西环素或SMZ/TMP |

注：[1]疟疾、甲型流感、巨细胞病毒感染、对乙型或丙型病毒性肝炎或HIV 病人血或其他体液组织的职业暴露等寄生虫或病毒感染时亦有预防用药指征，未包括在本表内。[2]高危病人指进行任何损伤牙龈组织、牙周区域或口腔黏膜操作伴有以下心脏基础疾病的病人：①人工瓣膜；②既往有感染性心内膜炎病史；③心脏移植术后发生的瓣膜病变；④先天性心脏疾病合并以下情况：未纠正的发绀型先天性心脏病（包括姑息分流术），通过导管或手术途径植入异物或装置的先天性心脏病手术后的前6个月，先天性心脏病缺损修补术植入补片后仍有残留缺损及分流。

### 3. 围手术期抗菌药物的预防性用药

（1）围手术期抗菌药物的预防性用药的目的与原则　见表7-12。

表7-12　围手术期抗菌药物的预防性用药的目的与原则

| 项　目 | 内　容 |
|---|---|
| 预防用药目的 | 主要是预防手术部位感染，包括浅表切口感染、深部切口感染和手术所涉及的器官/腔隙感染，但不包括与手术无直接关系的、术后可能发生的其他部位感染 |
| 预防用药原则 | 围手术期抗菌药物预防用药，应根据手术切口类别、手术创伤程度、可能的污染细菌种类、手术持续时间、感染发生机会和后果严重程度、抗菌药物预防效果的循证医学证据、对细菌耐药性的影响和经济学评估等因素，综合考虑决定是否预防用抗菌药物。但抗菌药物的预防性应用并不能代替严格的消毒、灭菌技术和精细的无菌操作，也不能代替术中保温和血糖控制等其他预防措施 |

（2）围手术期抗菌药物手术切口分类　见表7-13。

表7-13　围手术期抗菌药物手术切口分类

| 类　别 | 内　容 |
| --- | --- |
| 清洁手术（Ⅰ类切口） | 手术脏器为人体无菌部位，局部无炎症、无损伤，也不涉及呼吸道、消化道、泌尿生殖道等人体与外界相通的器官。手术部位无污染，通常不需预防用抗菌药物。在下列情况时可考虑预防用药：①手术范围大、手术时间长、污染机会增加；②手术涉及重要脏器，一旦发生感染将造成严重后果者，如头颅手术、心脏手术等；③异物植入手术，如人工心瓣膜植入、永久性心脏起搏器放置、人工关节置换等；④有感染高危因素如高龄、糖尿病、免疫功能低下（尤其是接受器官移植者）、营养不良等病人 |
| 清洁-污染手术（Ⅱ类切口） | 手术部位存在大量人体寄殖菌群，手术时可能污染手术部位引致感染，故此类手术通常需预防用抗菌药物，包括上、下呼吸道，上、下消化道，泌尿生殖道手术，或经以上器官的手术，如经口咽部手术、胆管手术、子宫全切除术、经直肠前列腺手术，以及开放性骨折或创伤手术等 |
| 污染手术（Ⅲ类切口） | 已造成手术部位严重污染的手术。此类手术需预防用抗菌药物。造成手术部位严重污染的手术包括：手术涉及急性炎症，但未化脓区域；胃肠道内容物有明显溢出污染；新鲜开放性创伤，但未经及时扩创；无菌技术有明显缺陷，如开胸、心脏按压者 |
| 污秽-感染手术（Ⅳ类切口） | 有失活组织的陈旧创伤手术；已有临床感染或脏器穿孔的手术。在手术前即已开始治疗性应用抗菌药物，术中、术后继续，此不属预防应用范畴 |

（3）围手术期抗菌药物预防应用给药方案　见表7-14。

表7-14　围手术期抗菌药物预防应用给药方案

| 项　目 | 内　容 |
| --- | --- |
| 给药方法 | 给药途径大部分为静脉输注，仅有少数为口服给药。静脉输注应在皮肤、黏膜切开前0.5～1小时内或麻醉开始时给药，在输注完毕后开始手术，保证手术部位暴露时局部组织中抗菌药物已达到足以杀灭手术过程中沾染细菌的药物浓度。万古霉素或氟喹诺酮类等由于需输注较长时间，应在手术前1～2小时开始给药 |
| 预防用药维持时间 | 手术时间较短（<2小时）的清洁手术术前给药一次即可。如手术时间超过3小时或超过所用药物半衰期的2倍以上，或成人出血量超过1500ml，术中应追加一次。清洁手术的预防用药时间不超过24小时，心脏手术可视情况延长至48小时。清洁-污染手术和污染手术的预防用药时间亦为24小时，污染手术必要时延长至48小时。过度延长用药时间并不能进一步提高预防效果，且预防用药时间超过48小时，耐药菌感染机会增加 |

（4）围手术期抗菌药物预防应用的品种选择　见表7-15。

表7-15　围手术期抗菌药物预防应用的品种选择[①②]

| 手术名称 | 切口类别 | 可能的污染菌 | 抗菌药物选择 |
| --- | --- | --- | --- |
| 脑外科手术（清洁，无植入物） | Ⅰ | 金黄色葡萄球菌、凝固酶阴性葡萄球菌 | 第1、2代头孢菌素[③]，MRSA感染高发医疗机构的高危病人可用（去甲）万古霉素 |
| 脑外科手术（经鼻窦、鼻腔、口咽部手术） | Ⅱ | 金黄色葡萄球菌、链球菌属、口咽部厌氧菌（如消化链球菌） | 第1、2代头孢菌素[③]±[⑤]甲硝唑，或克林霉素+庆大霉素 |
| 脑脊液分流术 | Ⅰ | 金黄色葡萄球菌、凝固酶阴性葡萄球菌 | 第1、2代头孢菌素[③]，MRSA感染高发医疗机构的高危病人可用（去甲）万古霉素 |

续表

| 手术名称 | 切口类别 | 可能的污染菌 | 抗菌药物选择 |
|---|---|---|---|
| 脊髓手术 | Ⅰ | 金黄色葡萄球菌、凝固酶阴性葡萄球菌 | 第1、2代头孢菌素③ |
| 眼科手术（如白内障、青光眼或角膜移植、泪囊手术、眼穿通伤） | Ⅰ、Ⅱ | 金黄色葡萄球菌、凝固酶阴性葡萄球菌 | 局部应用妥布霉素或左氧氟沙星等 |
| 头颈部手术（恶性肿瘤，不经口咽部黏膜） | Ⅰ | 金黄色葡萄球菌、凝固酶阴性葡萄球菌 | 第1、2代头孢菌素③ |
| 头颈部手术（经口咽部黏膜） | Ⅱ | 金黄色葡萄球菌、链球菌属、口咽部厌氧菌（如消化链球菌） | 第1、2代头孢菌素③±⑤甲硝唑或克林霉素+庆大霉素 |
| 颌面外科（下颌骨折切开复位或内固定，面部整形术有移植物手术，正颌手术） | Ⅰ | 金黄色葡萄球菌、凝固酶阴性葡萄球菌 | 第1、2代头孢菌素③ |
| 耳鼻喉科（复杂性鼻中隔鼻成形术，包括移植） | Ⅱ | 金黄色葡萄球菌、凝固酶阴性葡萄球菌 | 第1、2代头孢菌素③ |
| 乳腺手术（乳腺癌、乳房成形术，有植入物如乳房重建术） | Ⅰ | 金黄色葡萄球菌、凝固酶阴性葡萄球菌，链球菌属 | 第1、2代头孢菌素③ |
| 胸外科手术（食管、肺） | Ⅱ | 金黄色葡萄球菌、凝固酶阴性葡萄球菌，肺炎链球菌，革兰阴性杆菌 | 第1、2代头孢菌素③ |
| 心血管手术（腹主动脉重建、下肢手术切口涉及腹股沟、任何血管手术植入人工假体或异物、心脏手术、安装永久性心脏起搏器） | Ⅰ | 金黄色葡萄球菌、凝固酶阴性葡萄球菌 | 第1、2代头孢菌素③，MRSA感染高发医疗机构的高危病人可用（去甲）万古霉素 |
| 肝、胆系统及胰腺手术 | Ⅱ、Ⅲ | 革兰阴性杆菌、厌氧菌（如脆弱拟杆菌） | 第1、2代头孢菌素或头孢曲松③±⑤甲硝唑，或头霉素类 |
| 胃、十二指肠、小肠手术 | Ⅱ、Ⅲ | 革兰阴性杆菌、链球菌属、口咽部厌氧菌（如消化链球菌） | 第1、2代头孢菌素③，或头霉素类 |
| 结肠、直肠、阑尾手术 | Ⅱ、Ⅲ | 革兰阴性杆菌、厌氧菌（如脆弱拟杆菌） | 第1、2代头孢菌素③±⑤甲硝唑，或头霉素类，或头孢曲松±⑤甲硝唑 |
| 经直肠前列腺活检 | Ⅱ | 革兰阴性杆菌 | 氟喹诺酮类④ |
| 泌尿外科手术：进入泌尿道或经阴道的手术（经尿道膀胱肿瘤或前列腺切除术、异体植入及取出，切开造口、支架的植入及取出）及经皮肾镜手术 | Ⅱ | 革兰阴性杆菌 | 第1、2代头孢菌素③，或氟喹诺酮类④ |
| 泌尿外科手术：涉及肠道的手术 | Ⅱ | 革兰阴性杆菌、厌氧菌 | 第1、2代头孢菌素③，或氨基糖苷类+甲硝唑 |
| 有假体植入的泌尿系统手术 | Ⅱ | 葡萄球菌属、革兰阴性菌 | 第1、2代头孢菌素③+氨基糖苷类，或万古霉素 |

续表

| 手术名称 | 切口类别 | 可能的污染菌 | 抗菌药物选择 |
|---|---|---|---|
| 经阴道或经腹腔子宫切除术 | Ⅱ | 革兰阴性杆菌、肠球菌属、B组链球菌、厌氧菌 | 第1、2代头孢菌素（经阴道手术加用甲硝唑）③，或头霉素类 |
| 腹腔镜子宫肌瘤剔除术（使用举宫器） | Ⅱ | 革兰阴性杆菌、肠球菌属、B组链球菌、厌氧菌 | 第1、2代头孢菌素③±⑤甲硝唑，或头霉素类 |
| 羊膜早破或剖宫产术 | Ⅱ | 革兰阴性杆菌、肠球菌属、B组链球菌、厌氧菌 | 第1、2代头孢菌素③±⑤甲硝唑 |
| 人工流产-剖宫产引流术 | Ⅱ | 革兰阴性杆菌、肠球菌属、链球菌、厌氧菌（如脆弱拟杆菌） | 第1、2代头孢菌素③±⑤甲硝唑，或多西环素 |
| 会阴撕裂修补术 | Ⅱ、Ⅲ | 革兰阴性杆菌、肠球菌属、链球菌属、厌氧菌（如脆弱拟杆菌） | 第1、2代头孢菌素③±⑤甲硝唑 |
| 皮瓣转移术（游离或带蒂）或植皮术 | Ⅱ | 金黄色葡萄球菌、凝固酶阴性葡萄球菌、链球菌属、革兰阴性菌 | 第1、2代头孢菌素③ |
| 关节置换成形术、截骨、骨内固定术、腔隙植骨术、脊柱术（应用或不用植入物、内固定物） | Ⅰ | 金黄色葡萄球菌、凝固酶阴性葡萄球菌、链球菌属 | 第1、2代头孢菌素③，MRSA感染高发医疗机构的高危病人可用（去甲）万古霉素 |
| 外固定架植入术 | Ⅱ | 金黄色葡萄球菌、凝固酶阴性葡萄球菌、链球菌属 | 第1、2代头孢菌素③ |
| 截肢术 | Ⅰ、Ⅱ | 金黄色葡萄球菌、凝固酶阴性葡萄球菌、链球菌属、革兰阴性菌、厌氧菌 | 第1、2代头孢菌素③±⑤甲硝唑 |
| 开放骨折内固定术 | Ⅱ | 金黄色葡萄球菌，凝固酶阴性葡萄球菌，链球菌属，革兰阴性菌，厌氧菌 | 第1、2代头孢菌素③±⑤甲硝唑 |

注：①所有清洁手术通常不需要预防用药，仅在有前述特定指征时使用；②胃十二指肠手术、肝胆系统手术、结肠和直肠手术、阑尾手术、Ⅱ或Ⅲ类切口的妇产科手术，如果病人对β-内酰胺类抗菌药物过敏，可用克林霉素+氨基糖苷类，或氨基糖苷类+甲硝唑；③有循证医学证据的第1代头孢菌素主要为头孢唑林，第2代头孢菌素主要为头孢呋辛；④我国大肠埃希菌对氟喹诺酮类耐药率高，预防应用需严加限制；⑤表中“±”是指两种及两种以上药物可联合应用，或不可联合应用。

**4. 特殊诊疗操作抗菌药物的预防应用** 见表7-16。

表7-16 特殊诊疗操作抗菌药物的预防应用

| 诊疗操作名称 | 预防用药建议 | 推荐药物 |
|---|---|---|
| 血管（包括冠状动脉）造影术、成形术、支架植入术及导管内溶栓术 | 不推荐常规预防用药，对于7日内再次行血管介入手术者、需要留置导管或导管鞘超过24小时者，则应预防用 | 第1代头孢菌素 |
| 主动脉内支架植入术 | 高危病人建议使用1次 | 第1代头孢菌素 |
| 下腔静脉滤器植入术 | 不推荐预防用药 | |
| 先天性心脏病封堵术 | 建议使用1次 | 第1代头孢菌素 |
| 心脏射频消融术 | 建议使用1次 | 第1代头孢菌素 |

续表

| 诊疗操作名称 | 预防用药建议 | 推荐药物 |
| --- | --- | --- |
| 血管畸形、动脉瘤、血管栓塞术 | 通常不推荐，除非存在皮肤坏死 | 第1代头孢菌素 |
| 脾动脉、肾动脉栓塞术 | 建议使用，用药时间不超过24小时 | 第1代头孢菌素 |
| 肝动脉化疗栓塞（TACE） | 建议使用，用药时间不超过24小时 | 第1、2代头孢菌素 ± 甲硝唑 |
| 肾、肺或其他（除肝外）肿瘤化疗栓塞 | 不推荐预防用药 | |
| 子宫肌瘤-子宫动脉栓塞术 | 不推荐预防用药 | |
| 食管静脉曲张硬化治疗 | 建议使用，用药时间不超过24小时 | 第1、2代头孢菌素，头孢菌素过敏病人可考虑氟喹诺酮类 |
| 经颈静脉肝内门腔静脉分流术（TIPS） | 建议使用，用药时间不超过24 小时 | 氨苄西林/舒巴坦或阿莫西林/克拉维酸 |
| 肿瘤的物理消融术（包括射频、微波和冷冻等） | 不推荐预防用药 | |
| 经皮椎间盘摘除术及臭氧、激光消融术 | 建议使用 | 第1、2代头孢菌素 |
| 经内镜逆行胰、胆管造影（ERCP） | 建议使用1次 | 第2代头孢菌素或头孢曲松 |
| 经皮肝穿刺胆管引流或支架植入术 | 建议使用 | 第1、2代头孢菌素，或头霉素类 |
| 内镜黏膜下剥离术（ESD） | 一般不推荐预防用药；如为感染高危切除（大面积切除，术中穿孔等）建议用药时间不超过24小时 | 第1、2代头孢菌素 |
| 经皮内镜胃造瘘置管 | 建议使用，用药时间不超过24小时 | 第1、2代头孢菌素 |
| 输尿管镜和膀胱镜检查，尿动力学检查；震波碎石术 | 术前尿液检查无菌者，通常不需预防用药；但对于高龄、免疫缺陷状态、存在解剖异常等高危因素者，可予预防用药 | 氟喹诺酮类，或SMZ/TMP，或第1、2代头孢菌素，或氨基糖苷类 |
| 腹膜透析管植入术 | 建议使用1次 | 第1代头孢菌素 |
| 隧道式血管导管或药盒置入术 | 不推荐预防用药 | |
| 淋巴管造影术 | 建议使用1次 | 第1代头孢菌素 |

注：①操作前半小时静脉给药；②手术部位感染预防用药有循证医学证据的第1代头孢菌素主要为头孢唑林，第2代头孢菌素主要为头孢呋辛；③我国大肠埃希菌对氟喹诺酮类耐药率高，预防应用应严加限制。

## 第三节　抗菌药物的使用管理

1. 抗菌药物临床分级管理　见表7-17。

表7-17　抗菌药物临床分级管理

| 级　别 | 特　点 |
| --- | --- |
| 非限制使用级 | 经长期临床应用证明安全、有效，对病原菌耐药性影响较小，价格相对较低的抗菌药物。应是已列入《国家基本药物目录》《国家处方集》和《国家基本医疗保险、工伤保险和生育保险药品目录》收录的抗菌药物品种 |

第七章

续表

| 级 别 | 特 点 |
| --- | --- |
| 限制使用级 | 经长期临床应用证明安全、有效，对病原菌耐药性影响较大，或者价格相对较高的抗菌药物 |
| 特殊使用级 | 具有明显或者严重不良反应，不宜随意使用；抗菌作用较强、抗菌谱广，经常或过度使用会使病原菌过快产生耐药的；疗效、安全性方面的临床资料较少，不优于现用药物的；新上市的，在适应症、疗效或安全性方面尚需进一步考证的、价格昂贵的抗菌药物 |

2. **抗菌药物处方权限与临床应用** 见表7-18。

表7-18 抗菌药物处方权限与临床应用

| 类 别 | 内 容 |
| --- | --- |
| 权限 | 根据《抗菌药物临床应用管理办法》规定，二级以上医院按年度对医师和药师进行抗菌药物临床应用知识和规范化管理的培训并考核合格后，按专业技术职称授予医师相应处方权和药师抗菌药物处方调剂资格。具有初级专业技术职务任职资格的医师，在乡、民族乡、镇、村的医疗机构独立从事一般执业活动的执业助理医师以及乡村医生，可授予非限制使用级抗菌药物处方权；具有中级以上专业技术职务任职资格的医师，可授予限制使用级抗菌药物处方权；具有高级专业技术职务任职资格的医师，可授予特殊使用级抗菌药物处方权 |
| 培训和考核内容 | ①《药品管理法》《执业医师法》《抗菌药物临床应用管理办法》《处方管理办法》《医疗机构药事管理规定》《抗菌药物临床应用指导原则》《国家基本药物处方集》《国家处方集》和《医院处方点评管理规范（试行）》等相关法律、法规、规章和规范性文件；②抗菌药物临床应用及管理制度；③常用抗菌药物的药理学特点与注意事项；④常见细菌的耐药趋势与控制方法；⑤抗菌药物不良反应的防治等 |
| 临床应用 | 根据感染部位、严重程度、致病菌种类以及细菌耐药情况、病人病理生理特点、药物价格等因素综合考虑，对轻度与局部感染病人应首先选用非限制使用级抗菌药物进行治疗；严重感染、免疫功能低下者合并感染或病原菌只对限制使用级或特殊使用级抗菌药物敏感时，可选用限制使用级或特殊使用级抗菌药物治疗 |
| 处罚 | 基层医疗机构参照有关要求，结合实际开展有效的抗菌药物处方检查管理工作。对出现抗菌药物超常处方3次以上且无正当理由的医师提出警告，限制其特殊使用级和限制使用级抗菌药物处方权；限制处方权后，仍出现超常处方且无正当理由的，取消其抗菌药物处方权，且6个月内不得恢复。药师未按照规定审核抗菌药物处方与用药医嘱，造成严重后果的，或者发现处方不适宜、超常处方等情况未进行干预且无正当理由的，医疗机构取消药师调剂资格，药师药物调剂资格取消后，6个月内不得恢复其药物调剂资格 |

3. **特殊级抗菌药物的管理** 见表7-19。

表7-19 特殊级抗菌药物的管理

| 类 别 | 管理内容 |
| --- | --- |
| 处方权限 | 特殊使用级抗菌药物按程序由具有相应处方权医师开具处方，应用中应严格掌握用药指征 |
| 会诊专家 | 特殊使用级抗菌药物会诊人员应由医疗机构内部授权，具有抗菌药物临床应用经验的感染性疾病科、呼吸科、重症医学科、微生物检验科、药学部门等具有高级专业技术职务任职资格的医师和抗菌药物等相关专业临床药师担任 |
| 使用限制 | 特殊级抗菌药物的选用应从严控制，不得在门诊使用 |

续表

| 类　别 | 管理内容 |
| --- | --- |
| 越级应用 | 感染病情严重者；免疫功能低下病人发生感染时；已有证据表明病原菌只对特殊使用级抗菌药物敏感的感染，可越级使用，使用时间限定在24小时之内，其后需要补办审办手续并由具有处方权限的医师完善处方手续 |

4. **抗菌药物遴选管理**　见表7-20。

表7-20　抗菌药物遴选管理

| 项　目 | 管理内容 |
| --- | --- |
| 供应目录 | 各省级卫生行政主管部门制定抗菌药物分级管理目录，各级、各类医疗机构应结合本机构的情况，根据省级卫生行政主管部门制定的抗菌药物分级管理目录，制定本机构抗菌药物供应目录，并向核发其《医疗机构执业许可证》的卫生行政主管部门备案。医疗机构严格控制本机构抗菌药物供应目录的品种数量，同一通用名称抗菌药物品种，注射剂型和口服剂型各不得超过2种，具有相似或者相同药理学特征的抗菌药物不得重复列入供应目录。头霉素类抗菌药物不超过2个品规；第3代及第4代头孢菌素（含复方制剂）类抗菌药物口服剂型不超过5个品规，注射剂型不超过8个品规；碳青霉烯类抗菌药物注射剂型不超过3个品规；氟喹诺酮类抗菌药物口服剂型和注射剂型各不超过4个品规；深部抗真菌类抗菌药物不超过5个品种 |
| 遴选流程 | 医疗机构遴选和新引进抗菌药物品种，应当由临床科室提交申请报告，经药学部门提出意见后，由抗菌药物管理工作组审议。抗菌药物管理工作组2/3以上成员审议同意，并经药事管理与药物治疗学委员会2/3以上委员审核同意后方可列入采购供应目录。抗菌药物品种或者品规存在安全隐患、疗效不确定、耐药率高、性价比差或者违规使用等情况的，临床科室、药学部门、抗菌药物管理工作组可以提出清退或者更换意见。清退意见经抗菌药物管理工作组1/2以上成员同意后执行，并报药事管理与药物治疗学委员会备案；更换意见经药事管理与药物治疗学委员会讨论通过后执行。清退或者更换的抗菌药物品种或者品规原则上12个月内不得重新进入本机构抗菌药物供应目录 |
| 临时采购 | 严格控制临时采购抗菌药物品种和数量，因特殊治疗需要，可以启动临时采购程序，临时采购由临床科室提出申请，说明申请购入抗菌药物名称、剂型、规格、数量、使用对象和使用理由，经本机构抗菌药物管理工作组审核同意后，由药学部门临时一次性购入使用。同一通用名称抗菌药物品种启动临时采购程序原则上每年不得超过5例次，如果超过5例次，应当讨论是否列入本机构抗菌药物供应目录。调整后的抗菌药物供应目录总品种数不得增加 |

5. **细菌耐药监测预警措施**　见表7-21。

表7-21　细菌耐药监测预警措施

| 措　施 | 细菌耐药率 |
| --- | --- |
| 预警通报 | 主要目标细菌耐药率超过30%的抗菌药物 |
| 慎重经验用药 | 主要目标细菌耐药率超过40%的抗菌药物 |
| 参照药敏试验结果 | 主要目标细菌耐药率超过50%的抗菌药物 |
| 暂停目标细菌临床应用，根据追踪结果决定是否恢复临床应用 | 主要目标细菌耐药率超过75%的抗菌药物 |

第七章

6．**抗菌药物临床应用管理评价指标及要求** 见表7-22。

表7-22 抗菌药物临床应用管理评价指标及要求

| 项目 | 抗菌药物品种（个） | 住院病人抗菌药物使用率（%） | 微生物送检率 | | | 门诊病人抗菌药物处方比例（%） | 急诊病人抗菌药物处方比例（%） | 抗菌药物使用强度（DDDS） | Ⅰ类切口手术病人预防使用抗菌药物比例（%） | 每月接受处方点评的医师比例/医师被点评处方（医嘱）数量 |
|---|---|---|---|---|---|---|---|---|---|---|
| | | | 送检率（%） | 限制使用级（%） | 特殊使用级（%） | | | | | |
| 三级综合医院 | ≤50 | ≤60 | 30 | 50 | 80 | ≤20 | ≤40 | ≤40 | ≤30 | ≥25%/不少于50份处方（或50条医嘱） |
| 二级综合医院 | ≤35 | ≤60 | 30 | 50 | 80 | ≤20 | ≤40 | ≤40 | ≤30 | |
| 口腔医院 | ≤35 | ≤70 | 30 | 50 | 80 | ≤20 | ≤40 | ≤40 | ≤30 | |
| 肿瘤医院 | ≤35 | ≤40 | 30 | 50 | 80 | ≤10 | ≤10 | ≤30 | ≤30 | |
| 儿童医院 | ≤50 | ≤60 | 30 | 50 | 80 | ≤25 | ≤50 | ≤20* | ≤30 | |
| 精神病医院 | ≤10 | ≤5 | 30 | 50 | 80 | ≤5 | ≤10 | ≤5 | ≤30 | |
| 妇产医院（妇幼保健院） | ≤40 | ≤60 | 30 | 50 | 80 | ≤20 | ≤20 | ≤40 | ≤30 | |

注：①*按成人规定日剂量标准计算；②抗菌药物品种数=本医疗机构药品采购目录中抗菌药物品种数，复方磺胺甲噁唑（磺胺甲噁唑与甲氧苄啶，SMZ/TMP）、呋喃妥因、青霉素G、苄星青霉素、5-氟胞嘧啶可不计在品种数内；③Ⅰ类切口手术病人预防使用抗菌药物比例不超过30%，原则上不联合预防使用抗菌药物。其中，腹股沟疝修补术（包括补片修补术）、甲状腺疾病手术、乳腺疾病手术、关节镜检查手术、颈动脉内膜剥脱手术、颅骨肿物切除手术和经血管途径介入诊断手术病人原则上不预防使用抗菌药物；④微生物送检率为接受抗菌药物治疗的住院病人抗菌药物使用前微生物（合格标本）送检率。

## 第四节 常用抗菌药物药代动力学/药效动力学特点与临床用药决策

1．**抗菌药物药代动力学/药效动力学（PK/PD）主要参数及临床意义** 见表7-23。

表7-23 抗菌药物药代动力学/药效动力学（PK/PD）主要参数及临床意义

| 名称 | 主要参数 | 临床意义 |
|---|---|---|
| 药动学（PK） | 血药峰浓度（$C_{max}$）、达峰时间（$T_{max}$）、血药浓度-时间曲线下面积（AUC）、生物利用度（$F$）、半衰期（$t_{1/2}$）、表观分布容积（$V_d$）、清除率（$Cl$）等 | ①通过对抗菌药物各项药动学参数的估算，根据病人感染性疾病的种类、病情及病原菌不同，结合药效学制订不同的抗感染的合理个体化给药方案；②抗菌新药临床评价；③筛选疗效确切的品种或制剂；④对药品质量进行监督；⑤用于急性和慢性给药相关的反应时间模式；⑥有助于定量评价药物在体内的表现和建立相应的体外溶出度标准，以确保在生产过程中的质量保证 |
| 药效学（PD） | 最低抑菌浓度（MIC）、最低杀菌浓度（MBC）、抗菌药物后效应（PAE）、防突变浓度（MPC）、突变选择窗（MSW）、选择指数（SI）等 | |

2. **抗菌药物的药效动力学分类及特点**　见表7-24。

表7-24　抗菌药物的药效动力学分类及特点

| 分　类 | 主要药物 | 特　点 |
|---|---|---|
| 时间依赖性抗菌药物（短PAE） | β-内酰胺类、氨曲南、克林霉素类、噁唑烷酮类、部分大环内酯类、氟胞嘧啶类等 | 药物浓度在一定范围内与杀菌活性有关，通常在药物浓度达到对细菌MIC的4～5倍时，杀菌速率达饱和状态，药物浓度继续增高时，其杀菌活性及速率并无明显改变，但杀菌活性与药物浓度超过细菌MIC时间的长短有关，血或组织内药物浓度低于MIC值时，细菌可迅速重新生长繁殖。此类抗菌药是指抗菌药物的杀菌作用主要取决于浓度高于细菌MIC的时间，且无明显PAE。此类药物PK/PD参数主要是$T>$ MIC |
| 时间依赖性抗菌药物（长PAE） | 阿奇霉素、四环素类、糖肽类、氟康唑等 | 这类药物也属于时间依赖性抗菌药物，但其杀菌作用呈现明显的持续效应，即有长的、显著的PAE。此类药物的PK/PD参数主要是AUC/MIC |
| 浓度依赖性抗菌药物 | 喹诺酮类、氨基糖苷类、两性霉素B、甲硝唑等 | 抗菌药物的杀菌作用依赖于其体内浓度，即药物浓度愈高，杀菌活性愈强。此类药物通常具有较长的PAE，即当细菌暴露于高浓度的这类药物后，在低于MIC的浓度下，复苏较慢，给药间隔适当延长并不会降低疗效，因此可将1日的药物剂量单次给予，以提高药物的峰浓度，达到最高疗效。此类药物PK/PD参数主要是$C_{max}$/MIC和AUC/MIC |

注：①浓度依赖性药物每日1次给药的治疗方案并非适用于所有感染病人，如氨基糖苷类抗生素每日1次给药不宜用于感染性心内膜炎、革兰阴性杆菌脑膜炎、大面积烧伤、骨髓炎、肺囊性纤维化、新生儿、孕妇及肾功能减退等病人。②不同种类的药物对同一种细菌$T>$MIC的要求是不同的，同一种药物对不同的细菌也不同，T>MIC不是一个固定的概念，它随药物和（或）细菌而改变，而且MIC为体外抑菌试验的结果，与临床治疗时病人的实际情况存在较大的差距。③通常组织液中药物浓度与血药浓度呈平行关系，但由于药物进入组织内需经穿透过程，因此组织液药物高峰浓度较血药峰浓度滞后到达，组织液内药物谷浓度亦滞后于血药谷浓度，基于血药浓度获得的$C_{max}$/MIC值可能被估计过高，而$T>$MIC值则估计过低，在制订给药方案时需综合考虑上述影响因素。④目前已知的PK/PD参数大部分来源于健康志愿者，而重症病人在各种病理生理状态下，药物的PK可能会有显著不同。目前的研究提出重症病人有器官功能障碍时，更多时须增加剂量，而非减少药物剂量。如呼吸机辅助呼吸的病人，其体内分布容积增大，采用常规的剂量、浓度可能达不到要求，治疗效果不佳，需要加大剂量。某些治疗方案如连续肾脏替代疗法（CRRT）特别是高通量CRRT的应用会增加抗菌药物的清除率，常规药物剂量可能导致治疗失败。

3. **抗菌药物在组织分布中的特点**　见表7-25。

表7-25　抗菌药物在组织发布中的特点

| 组织部位 | 浓度较高的抗菌药物 | 特　点 |
|---|---|---|
| 骨组织 | 克林霉素、林可霉素、磷霉素、利奈唑胺、氟喹诺酮类等 | 可在骨组织中达到杀灭病原菌的有效药物浓度，骨组织中药物浓度可达血药浓度的0.3～2倍，在治疗骨感染时，宜根据病原菌对抗菌药的敏感情况选用骨浓度高的药物 |
| 前列腺 | 氟喹诺酮类、红霉素、SMZ、TMP、四环素等 | 可在前列腺液和大多数组织达有效浓度 |
| 肾脏 | 青霉素类、头孢菌素类、碳青霉烯类、氨基糖苷类、大环内酯类、林可霉素类、利福平、磺胺类药物、呋喃妥因、喹诺酮类等 | 不同的抗菌药物在不同pH的尿液中，抗菌活性可有明显的差异，例如庆大霉素等氨基糖苷类在碱性尿中抗菌作用显著增强，而四环素类则在酸性尿中抗菌活性增高。因此治疗尿路感染时可根据情况加服碳酸氢钠，碱化尿液，或服用维生素C酸化尿液，以提高药物疗效 |

第七章

续表

| 组织部位 | 浓度较高的抗菌药物 | 特　点 |
| --- | --- | --- |
| 脑脊液 | ①脑脊液药物浓度与血药浓度的比率达50%～100%的药物：氯霉素、磺胺嘧啶、异烟肼、氟胞嘧啶、甲硝唑、氟康唑、异烟肼、吡嗪酰胺等<br>②脑脊液药物浓度与血药浓度的比率达5%～50%的药物：磺胺甲噁唑、甲氧苄啶、氨苄西林、替卡西林、哌拉西林、青霉素、头孢吡肟、头孢唑肟、头孢他啶、头孢噻肟、头孢曲松、头孢呋辛、氨曲南、亚胺培南、美罗培南、帕尼培南、左氧氟沙星、加替沙星、氧氟沙星、环丙沙星、万古霉素、利福平、乙胺丁醇、更昔洛韦、氨基糖苷类等 | 脑脊液中药物浓度是否可达有效治疗水平，取决于给药剂量和病原菌对药物的敏感性。当脑脊液药物浓度达到MBC 10倍时可达杀菌效果。苯唑西林、红霉素、克林霉素、酮康唑、两性霉素B等对血-脑屏障的穿透性较差，无论有无脑膜炎症，脑脊液中药物浓度均不能达到抑菌水平。某些血-脑屏障穿透性差者，如病情需要除全身用药外，亦可加用鞘内用药，如两性霉素B、妥布霉素等；脑脊液内可达有效药物浓度者并不需同时鞘内用药。替卡西林、哌拉西林尚不能达到对铜绿假单胞菌脑膜炎的治疗浓度。青霉素高剂量时亦不能达到对青霉素高度耐药肺炎链球菌脑膜炎治疗浓度；亚胺培南由于可致癫痫发作，避免用于脑膜炎病人 |
| 胆汁 | 大环内酯类、林可霉素类、利福平、头孢哌酮、头孢曲松、氨基糖苷类、氨苄西林、哌拉西林等 | 主要或部分药物由肝胆系统排泄，并有部分药物经胆汁排入肠道后被重新吸收入血，形成肠-肝循环 |
| 胎儿循环 | ①胎儿血药浓度与母体血药浓度比率达50%～100%的药物：氯霉素、四环素、羧苄西林、磺胺药、TMP、呋喃妥因、氧氟沙星等<br>②胎儿血药浓度与母体血药浓度比率达30%～50%的药物：庆大霉素、卡那霉素、链霉素、红霉素等<br>③胎儿血药浓度与母体血药浓度比率达10%～15%或更低的药物：头孢菌素类、多黏菌素类、苯唑西林、克林霉素等 | 抗菌药物可穿过血-胎屏障，自母体进入胎儿体内，妊娠期间应避免应用有损于胎儿的抗菌药物，尤其是对血-胎屏障通透性高的药物。如氨基糖苷类可经母体进入胎儿体内，损害第Ⅷ对脑神经，导致先天性耳聋；四环素类可致乳齿及骨骼发育受损；氟喹诺酮类可有一定量自母体进入胎儿体内，引起幼年动物的软骨损害 |

**4. 根据PK/PD特性优化抗菌药物治疗方案**　见表7-26。

**表7-26　根据PK/PD特性优化抗菌药物治疗方案**

| 抗菌药物类别 | 优化方案 |
| --- | --- |
| β-内酰胺类 | β-内酰胺类是时间依赖性抗菌药，为达到疗效，应尽量增加$T>$MIC值，需采用日剂量多次给药方案或持续静脉滴注。日剂量多次给药的血药峰值浓度较低，但血药浓度高于MIC的时间将明显延长，可明显提高疗效；持续静脉给药与全量静脉推注给药方案相比，可增大$T>$MIC，对治疗耐药菌特别重要，且可减少所需药量。动物实验及临床研究结果均显示，当β-内酰胺类抗生素体内药物浓度超过MIC的时间占给药间期的40%～50%时，预期可达85%以上的临床疗效，如$T>$MIC占给药间期的60%～70%时，则预期可获最佳细菌学疗效。但半衰期较长的β-内酰胺类抗菌药物则不需要增加日给药次数，如头孢曲松半衰期约为8小时，12～24小时给药1次即可 |
| 氨基糖苷类 | 氨基糖苷类由于其耳、肾毒性较大，目前研究发现，氨基糖苷类的耳、肾毒性不与$C_{max}$有关，而与谷浓度有关。一日多次或持续静脉滴注时，有较高比例的药物被肾皮质摄取，反而易造成药物在肾脏蓄积。氨基糖苷类的耳毒性取决于药物在耳蜗和淋巴中的蓄积程度，主要由于血药谷浓度较高而缓慢渗入内耳淋巴液蓄积所致；其次是接触时间长。接触时间短时较高血药浓度在耳外淋巴不会产生药物蓄积，日剂量单次给药可减少内耳的药物，降低耳毒性。而且在日剂量不变的情况下，与一日多次给药相比，单次给药的$C_{max}$更大，从而增加$C_{max}$/MIC值，临床有效率也明显提高。当$C_{max}$/MIC为8～12小时，临床有效率可达90% |

续表

| 抗菌药物类别 | 优化方案 |
| --- | --- |
| 氟喹诺酮类 | 氟喹诺酮类药物治疗革兰阴性杆菌危重感染病人时，包括铜绿假单胞菌感染者，$AUC_{24}$/MIC值需达100～125或更高时方可获良好细菌学疗效，而对肺炎链球菌下呼吸道感染者，$AUC_{24}$/MIC值达25～63时即可获良好疗效。当$C_{max}$/MIC值≥8～10和$AUC_{24}$/MIC值≥100时，可明显减少氟喹诺酮类药物治疗革兰阴性杆菌，包括铜绿假单胞菌耐药菌出现的危险性。当喹诺酮类血浓度＜MIC时，易导致治疗无效；血浓度＞MIC，但＜MPC时，治疗可能有效，但易选择出突变的耐药菌株 |
| 大环内酯类 | 各药物的药代动力学和药效学存在较大的差异。红霉素等第1代大环内酯类给药原则一般应按每日分次（3～4次）给药，使$T$＞MIC%达到40%～50%，达到满意的抗菌效果。第2代大环内酯类克拉霉素、阿奇霉素等由于具有明显PAE，AUC/MIC是与疗效相关的主要参数，确定给药间隔时，应根据药物浓度大于最低抑菌浓度（MIC）或最低杀菌浓度（MBC）时间加上PAE的持续时间，尽量减少给药次数（1～2次），达到满意杀菌效果的同时，降低不良反应 |
| 万古霉素、利奈唑胺 | 万古霉素属于时间依赖性抗菌药物，有较长的$t_{1/2}$和PAE，AUC/MIC与疗效密切相关，其最佳杀菌浓度为4～5倍MIC。临床上一般将日剂量分为2～3次给药。利奈唑胺属于时间依赖性抗菌药物，PK/PD评价指标为AUC/MIC和$T$＞MIC%，具有较长的PAE，对肺炎链球菌的PAE为3～4小时，当$T$＞MIC为40%时，一般可达到较好的疗效 |
| 抗真菌药物 | 两性霉素B为浓度依赖性且有较长的PAE，氟胞嘧啶属于时间依赖性药物，咪唑类属于时间依赖性且PAE较长。应用氟康唑治疗真菌感染时，应使AUC/ MIC值＞20，其对真菌的MIC≤8mg/L时，只需200mg的氟康唑即可达到该比值，对真菌的MIC在16～32mg/L时，则需400mg或800mg的氟康唑才可达到该比值 |

5. 部分β-内酰胺类药物延长或持续给药方案　见表7-27。

表7-27　部分β-内酰胺类药物延长或持续给药方案

| 药物（方法） | 最小稳定性 | 推荐剂量 |
| --- | --- | --- |
| 头孢吡肟（持续输注） | 37℃：8小时<br>25℃：24小时<br>4℃：≥24小时 | 负荷剂量：15mg/kg（输注30分钟以上），然后即刻开始<br>CrCl＞60ml/min：6g/d（输注24小时）<br>CrCl 30～60ml/min：4g/d（输注24小时）<br>CrCl 11～29ml/min：2g/d（输注24小时） |
| 头孢他啶（持续输注） | 37℃：8小时<br>25℃：24小时<br>4℃：≥24小时 | 初始剂量：15mg/kg（输注30分钟以上），然后即刻开始静脉持续滴注：<br>CrCl＞50ml/min：6g/d（输注24小时）<br>CrCl 30～50ml/min：4g/d（输注24小时）<br>CrCl 10～30ml/min：2g/d（输注24小时） |
| 多尼培南（延长输注时间） | 37℃：8小时<br>（0.9%氯化钠注射液）<br>25℃：24小时<br>（0.9%氯化钠注射液）<br>4℃：≥24小时<br>（0.9%氯化钠注射液） | CrCl≥50ml/min：500mg，q8h（输注4小时以上）<br>CrCl 30～49ml/min：250mg，q8h（输注4小时以上）<br>CrCl 11～29ml/min：250mg，q12h（输注4小时以上） |
| 美罗培南（延长输注时间） | 37℃：＜4小时<br>25℃：4小时<br>4℃：24小时 | CrCl≥50ml/min：2g，q8h（输注3小时以上）<br>CrCl 30～49ml/min：1g，q8h（输注3小时以上）<br>CrCl 11～29ml/min：1g，q12h（输注3小时以上） |

第七章

续表

| 药物（方法） | 最小稳定性 | 推荐剂量 |
| --- | --- | --- |
| 哌拉西林/他唑巴坦（延长输注时间） | 37℃：24小时<br>25℃：24小时<br>4℃：无 | 初始剂量：4.5g（输注30分钟以上），4小时以后开始：<br>CrCl≥20ml/min：3.375g，q8h（输注4小时以上）<br>CrCl＜20ml/min：3.375g，q12h（输注4小时以上） |
| 替莫西林 | 37℃：24小时<br>25℃：24小时<br>可用于替莫西林48/48ml稀释 | 初始剂量：2g（输注30分钟以上），立即开始<br>CrCl＞50ml/min：6g/d（输注24小时以上）<br>CrCl 31～50ml/min：3g/d（输注24小时以上）<br>CrCl 10～30ml/min：1.5g/d（输注24小时以上）<br>CrCl＜10ml/min：750mg/d（输注24小时以上）<br>连续性静脉血液滤过（CVVH）：750mg/d（输注24小时以上） |
| 万古霉素（持续输注） | 37℃：48小时<br>25℃：48小时<br>4℃：58日（浓度为10μg/ml） | 首剂负荷剂量15～20mg/kg iv（输注30～60分钟），之后30mg/kg iv（输注24小时）。无肾功能受损患者相关资料 |

注：①β-内酰胺类药物延长或持续给药方案已得到发表的数据支持，现有的及不断更新变化的数据表明，延长或持续输注至少与间隔给药等效；②采用持续静脉输注需考虑抗生素的稳定性，影响稳定性的因素包括药品质量、药物浓度、静脉滴注稀释液（如氯化钠注射液或5%葡萄糖注射液）输液装置不同及保存温度等。

### 6. 成人持续不卧床腹膜透析（CAPD）相关性腹膜炎的治疗方案

（1）经验性抗生素的选择和用法　经验性抗生素的抗菌谱需覆盖革兰阳性菌和阴性菌，并根据各中心细菌学监测情况，结合病人既往腹膜炎病史、导管出口处及隧道感染史选用抗生素。推荐腹透液中加入抗生素留腹治疗。腹腔用药治疗方案分为间断给药（每天或每间隔若干天仅在一次腹透液交换时加药）和持续给药（每次交换给药）两种，间断给药留腹治疗需持续至少6 小时。两种给药方法均可获得有效药物浓度。

在同一袋腹透液加入两种抗生素时，应注意是否存在配伍禁忌。万古霉素、氨基糖苷类抗生素和头孢菌素类药物混入一袋大于1L的透析液中是相容的，而氨基糖苷类与青霉素类抗生素存在配伍禁忌。任何需要混用的抗生素须分别用不同的注射器加入透析液中。应使用无菌技术加抗生素（加药前，使用碘伏在进药端口消毒，然后用70%乙醇棉签擦拭，或用氯己定消毒进药端口5分钟）。

推荐使用第1代头孢菌素（如头孢拉定或头孢唑林）联合第3代头孢菌素（如头孢他啶）作为腹膜炎的初始治疗方案。具体用法：头孢拉定或头孢唑林1g和头孢他啶1g，加入2L的透析液立即留腹4小时；并于当晚再次给予上述剂量的抗生素留腹过夜，之后继续每晚1次。头孢菌素过敏的病人，可用万古霉素替代第1代头孢菌素，氨基糖苷类药替代三代头孢菌素。不推荐把喹诺酮类抗生素作为革兰阴性菌的经验性治疗。

短期（≤2周）腹腔使用氨基糖苷类药抗生素是安全的，尽量避免重复或长期（≥3周）使用，以免出现可能的耳毒性以及残余的肾功能损害。成人持续不卧床腹膜透析相关性腹膜炎腹腔给药可采用间断给药或连续给药，具体剂量见表7-28。

推荐头孢类抗生素和氨基糖苷类抗生素采用间断或连续给药方案；喹诺酮类抗生素采用连续给药方案；万古霉素通常间隔5～7日给药1次，有条件的单位应监测万古霉素的血药浓度（谷浓度），维持谷浓度在15 mg/L以上。如谷浓度低于15mg/L，应追加1次剂量。

对于自动化腹膜透析（APD）腹膜炎病人，推荐APD临时转为CAPD，按照CAPD相关腹膜炎进行治疗。也可考虑在APD期间持续给药或在治疗间期额外给予间断留腹治疗的方案。

静脉使用抗生素：严重腹膜炎病人如合并发热（体温超过38.5℃）、血培养阳性、合并肺炎、感染性休克等情况时，建议联合静脉抗生素治疗。根据病人具体情况，可经验性使用第3代头孢菌素或第3代、4代喹诺酮类等抗生素治疗。

表7-28　成人持续不卧床腹膜透析相关性腹膜炎经验性治疗

| 药物类别及药物名称 | 间断给药（每日1次） | 持续给药（所有交换） |
|---|---|---|
| 氨基糖苷类 | | |
| 阿米卡星 | 2mg/kg | LD 25mg/L，MD 12mg/L |
| 庆大霉素 | 0.6mg/kg | LD 8mg/L，MD 4mg/L |
| 奈替米星 | 0.6mg/kg | MD 10mg/L |
| 妥布霉素 | 0.6mg/kg | LD 3mg/kg，MD 0.3mg/kg |
| 头孢菌素类 | | |
| 头孢唑林、头孢噻吩或头孢拉定 | 15 ~ 20mg/kg | LD 500mg/L，MD 125mg/L |
| 头孢他啶 | 1000 ~ 1500mg | LD 500mg/L，MD 125mg/L |
| 头孢吡肟 | 1000mg | LD250 ~ 500mg/L，MD100 ~ 125mg/L |
| 头孢哌酮 | ND | LD 500mg/L，MD 62.5 ~ 125mg/L |
| 头孢曲松 | 1000mg | ND |
| 青霉素类 | | |
| 阿莫西林 | ND | MD 150mg/L |
| 氨苄西林、苯唑西林或萘夫西林 | ND | MD 125mg/L |
| 青霉素G | ND | LD 50000 U/L，MD 25000U/L |
| 氨苄西林钠舒巴坦 | 2g/1g每12小时1次 | LD 750 ~ 100mg/L，MD 100mg/L |
| 哌拉西林他唑巴坦 | ND | LD 4 g/0.5 g，MD 1g/0.125 g |
| 喹诺酮类 | | |
| 环丙沙星 | ND | MD 50mg/L |
| 其他 | | |
| 万古霉素 | 15 ~ 30mg/kg，每5 ~ 7日1次 | LD 30mg/L，每袋1.5mg/kg |
| 替考拉宁 | 15mg/kg，每5日1次 | LD 400mg/L，每袋1.5mg/kg |
| 氨曲南 | 2g | LD 1000mg/L，MD 250mg/L |
| 亚胺培南/西司他丁 | 500mg，隔袋1次 | LD 250mg/L，MD 50mg/L |
| 美罗培南 | 1g | ND |
| 奎奴普丁/达福普汀 | 25mg/L，隔袋1次；联合静脉给药每次500mg，bid | |
| 抗真菌药 | | |
| 氟康唑 | 200mg，IP，每24 ~ 48小时 | ND |
| 伏立康唑 | 2.5mg/kg，IP，qd | ND |

注：ND为没有数据；IP为腹腔内加药；LD为负荷剂量；MD为维持剂量。

（2）已知细菌培养结果的特异性腹腔内药物治疗　成人持续不卧床腹膜透析相关性腹膜炎的药物治疗（病原学诊断明确）见表7-29。

第七章

表7-29　成人持续不卧床腹膜透析相关性腹膜炎的药物治疗（病原学诊断明确）

| 药物名称 | 特异性腹腔内治疗的药物剂量-已知培养结果 | | | |
|---|---|---|---|---|
| | 间断用药（qd） | | 持续用药（/升透析液） | |
| | 无尿 | 非无尿 | 无尿 | 非无尿 |
| 两性霉素B | NA | NA | MD 1.5mg | NA |
| 氨苄西林 | 250～500mg，po，bid | ND | 无负荷剂量，维持剂量125mg | ND |
| 氨苄西林/舒巴坦 | 2g，q12h | ND | LD 1g，MD 100mg | LD 1g，MD上调25% |
| 头孢唑林 | 15mg/kg | 20mg/kg | LD 500mg，MD 125mg | LD 500mg，MD上调25% |
| 头孢吡肟 | 1g/袋，qd | 1.25g | LD 500mg，MD 125mg | LD 250mg，MD上调25% |
| 头孢他啶 | 1～1.5g | ND | LD 500mg，MD 125mg | LD 500mg，MD上调25% |
| 环丙沙星 | 500mg，po，bid | ND | LD 50mg，MD 25mg | ND |
| 达托霉素 | | | LD 100mg，MD 20mg | LD 500mg，MD上调25% |
| 氟康唑 | 200mg，qd | ND | 200mg，qd | ND |
| 庆大霉素 | 0.6mg/kg | 剂量上调25% | 不推荐 | 不推荐 |
| 亚胺培南 | 1g/袋，q12h | | LD 250mg，MD 50mg | LD 250mg，MD上调25% |
| 伊曲康唑 | 100mg，q12h | 100mg，q12h | 100mg，q12h | 100mg，q12h |
| 甲硝唑 | 250mg，po，bid | ND | 250mg，po，bid | ND |
| 甲氧苄啶-磺胺甲噁唑（TMP-SMX） | 160mg/800mg，po，bid | ND | LD 320mg/1600mg，po<br>MD 80mg/400mg，po，qd | ND |
| 万古霉素 | 15～30mg/kg，q3～7d | 剂量上调25% | LD 1g，MD 25mg | LD 1g，MD上调25% |

注：①拔除腹透管的指征，1个月内同一致病菌导致复发；5日内临床治疗失败；穿刺点和隧道感染；真菌腹膜炎；粪便菌群的腹膜炎（提示肠道穿孔）。②除非有说明，所有剂量都是腹腔内给药。③CAPD=持续不卧床腹膜透析；LD=负荷剂量；MD=维持剂量；ND=没有资料；NA=无需调整，用肾功能正常时的剂量；无尿=尿量＜100ml/d；非无尿=尿量＞100ml/d。

## 第五节　临床常见病原体感染及感染性疾病的抗菌药物治疗

1. 主要病原体的抗菌药物选择　见表7-30。

表7-30　主要病原体的抗菌药物选择

| 病原体 | 首选药物 | 备选药物 |
|---|---|---|
| 金黄色葡萄球菌 | | |
| MSSA（甲氧西林敏感金黄色葡萄球菌） | 苯唑西林、氯唑西林 | 头孢唑林、头孢克洛、氨苄西林/舒巴坦、克林霉素 |
| MRSA（耐甲氧西林金黄色葡萄球菌） | 万古霉素、去甲万古霉素 | 替考拉宁、达托霉素、利奈唑胺、夫西地酸、利福平、磷霉素、SMZ/TMP（后四者用于联合治疗） |

续表

| 病原体 | 首选药物 | 备选药物 |
|---|---|---|
| CA-MRSA（社区获得性耐甲氧西林金黄色葡萄球菌） | | |
| 轻、中度感染 | SMZ/TMP或多西环素或利福平 | 克林霉素（D试验阴性者） |
| 严重感染 | 万古霉素或替考拉宁 | 达托霉素或利奈唑胺 |
| 凝固酶阴性葡萄球菌 | 万古霉素、去甲万古霉素 | 达托霉素或利奈唑胺 |
| 肺炎链球菌 | | |
| 青霉素敏感 | 青霉素 | 氨苄西林、阿莫西林 |
| 青霉素中介 | 大剂量青霉素G、氨苄西林或阿莫西林（用于非脑膜感染） | 左氧氟沙星、莫西沙星 |
| 青霉素耐药 | 头孢曲松、头孢噻肟、左氧氟沙星、莫西沙星 | 万古霉素±利福平 |
| 化脓性链球菌（A，C，G，F群） | 青霉素或青霉素V（对严重A群化脓性链球菌感染+克林霉素） | 阿莫西林、氨苄西林、头孢唑林、红霉素、阿奇霉素、克拉霉素 |
| 无乳链球菌（B群） | 青霉素G+庆大霉素 | 阿莫西林、氨苄西林、头孢唑林、红霉素、阿奇霉素、克拉霉素 |
| 草绿色链球菌（心内膜炎） | 青霉素G+庆大霉素 | 对青霉素G过敏者用万古霉素（或去甲万古霉素） |
| 粪肠球菌 | 青霉素或氨苄西林（系统感染）尿路感染（膀胱炎）：呋喃妥因、磷霉素 | 万古霉素（或去甲万古霉素、氨苄西林/舒巴坦） |
| 屎肠球菌 | 万古霉素或去甲万古霉素、呋喃妥因或磷霉素（尿路感染） | 利奈唑胺、严重感染可与氨苄西林或利福平或氟喹诺酮类或氯霉素联合 |
| 棒状杆菌JK | 万古霉素或去甲万古霉素 | 青霉素+庆大霉素（或阿米卡星） |
| 白喉棒状杆菌 | 红霉素 | 克林霉素 |
| 单核细胞增多性李斯特菌 | 氨苄西林 | SMZ/TMP、红霉素 |
| 淋病奈瑟菌 | | |
| 不产酶株 | 青霉素、头孢克肟、头孢泊肟 | 氨苄西林 |
| 产酶株 | 头孢曲松、大观霉素 | 氟喹诺酮类 |
| 脑膜炎奈瑟菌 | 青霉素 | 头孢曲松、头孢呋辛、头孢噻肟 |
| 卡他莫拉菌 | 阿莫西林/克拉维酸、氨苄西林/舒巴坦 | SMZ/TMP、红霉素、阿奇霉素、克拉霉素、头孢克洛、头孢丙烯等第2代头孢菌素 |
| 百日咳杆菌 | 红霉素 | SMZ/TMP |
| 布鲁菌属 | 链霉素（或庆大霉素） | 多西环素+利福平，SMZ/TMP+庆大霉素 |
| 鼠疫杆菌 | 链霉素、庆大霉素 | 环丙沙星、多西环素 |
| 嗜水气单胞菌 | 氟喹诺酮类 | SMZ/TMP、头孢噻肟、头孢曲松 |

第七章

续表

| 病原体 | 首选药物 | 备选药物 |
| --- | --- | --- |
| 土拉弗朗西丝菌（兔热病） | 庆大霉素、妥布霉素、链霉素 | 环丙沙星、多西环素 |
| 阴道加德纳菌 | 甲硝唑 | 克林霉素 |
| 流感嗜血杆菌 | | |
| 非产酶株 | 氨苄西林、头孢呋辛 | SMZ/TMP、氟喹诺酮类 |
| 产酶株 | 阿莫西林/克拉维酸、氨苄西林/舒巴坦 | 头孢噻肟、头孢曲松 |
| 杜克雷嗜血杆菌 | 头孢曲松、阿奇霉素 | 红霉素、环丙沙星 |
| 小肠结肠耶尔森菌 | SMZ/TMP、氟喹诺酮类 | 头孢噻肟、头孢曲松、庆大霉素、阿米卡星 |
| 大肠埃希菌 | | |
| 全身性感染 | 第3代或第4代头孢菌素±氨基糖苷类 | 哌拉西林/他唑巴坦、头孢哌酮/舒巴坦、氟喹诺酮类±氨基糖苷类 |
| 急性非复杂性下尿路感染 | 呋喃妥因、磷霉素口服 | 头孢氨苄、头孢拉定、头孢克洛口服，氟喹诺酮类、SMZ/TMP |
| 急性非复杂性上尿路感染 | 氨苄西林/舒巴坦、阿莫西林/克拉维酸 | 头孢呋辛、第3代头孢菌素、氟喹诺酮类 |
| 克雷伯菌属 | 第3代或第4代头孢菌素 | 头孢哌酮/舒巴坦、哌拉西林/他唑巴坦、氟喹诺酮类±氨基糖苷类、碳青霉烯类 |
| 柠檬酸杆菌属 | 第3代或第4代头孢菌素 | 头孢哌酮/舒巴坦、哌拉西林/他唑巴坦、氟喹诺酮类、亚胺培南、厄他培南、美罗培南等碳青霉烯类±氨基糖苷类 |
| 变形杆菌属 | 头孢噻肟、头孢曲松、氨苄西林/舒巴坦 | 氟喹诺酮类、氨基糖苷类 |
| 肠杆菌属，哈夫尼亚菌 | 头孢吡肟、环丙沙星±氨基糖苷类 | 头孢哌酮/舒巴坦、哌拉西林/他唑巴坦、亚胺培南、厄他培南、美罗培南等碳青霉烯类 |
| 摩根菌属 | 头孢噻肟、头孢曲松等第3代头孢菌素、阿米卡星 | 头孢哌酮/舒巴坦、哌拉西林/他唑巴坦 |
| 普罗威登斯菌 | 阿米卡星、氟喹诺酮类、第3代头孢菌素 | 哌拉西林+阿米卡星、碳青霉烯类 |
| 伤寒沙门菌 | 氟喹诺酮类、头孢曲松 | 氯霉素、阿莫西林、SMZ/TMP |
| 志贺菌属 | 氟喹诺酮类、阿奇霉素 | 磷霉素、SMZ/TMP、呋喃唑酮 |
| 沙雷菌属 | 第3、4代头孢菌素，碳青霉烯类，氟喹诺酮类 | 氨曲南、庆大霉素、头孢哌酮/舒巴坦、哌拉西林/他唑巴坦 |
| 不动杆菌属 | 碳青霉烯类、氟喹诺酮类+阿米卡星 | 氨苄西林/舒巴坦、头孢哌酮/舒巴坦 |
| 铜绿假单胞菌 | 头孢吡肟、头孢他啶、头孢哌酮、碳青霉烯类、环丙沙星+氨基糖苷类，严重感染头孢吡肟、头孢他啶+妥布霉素 | 头孢哌酮/舒巴坦±氨基糖苷类、哌拉西林/他唑巴坦、氨曲南±氨基糖苷类 |

续表

| 病原体 | 首选药物 | 备选药物 |
| --- | --- | --- |
| 嗜麦芽窄食单胞菌 | SMZ/TMP、头孢哌酮/舒巴坦、环丙沙星 | 替卡西林/克拉维酸 |
| 洋葱伯克霍德尔菌 | 头孢他啶、美罗培南、哌拉西林/他唑巴坦 | SMZ/TMP、米诺环素、TMP/SMZ+多西环素 |
| 产碱杆菌属 | 头孢哌酮/舒巴坦、哌拉西林/他唑巴坦、亚胺培南、美罗培南 | TMP/SMZ、哌拉西林、头孢他啶 |
| 空肠弯曲菌 | 红霉素 | 氟喹诺酮类 |
| 胎儿弯曲菌 | 庆大霉素 | 第3代头孢菌素 |
| 幽门螺杆菌 | 奥美拉唑+阿莫西林+克拉霉素 | 铋剂+四环素+甲硝唑+奥美拉唑 |
| 炭疽芽孢杆菌 | 环丙沙星、左氧氟沙星 | 多西环素 |
| 产气荚膜杆菌 | 青霉素 ± 克林霉素 | 多西环素 |
| 破伤风芽孢杆菌 | 青霉素、甲硝唑 | 多西环素 |
| 艰难梭菌 | 甲硝唑（口服） | 万古霉素口服（用于甲硝唑无效时） |
| 拟杆菌属 | 甲硝唑 | 克林霉素、厄他培南、碳青霉烯类、替卡西林/克拉维酸、哌拉西林/他唑巴坦、阿莫西林/克拉维酸、氨苄西林/舒巴坦 |
| 厌氧链球菌属 | 青霉素 | 克拉霉素 |
| 军团菌属 | 氟喹诺酮类（左氧氟沙星、加替沙星、莫西沙星）、阿奇霉素、红霉素 ± 利福平 | 克拉霉素 |
| 立克次体属 | 多西环素 | 氯霉素、氟喹诺酮类 |
| 肺炎支原体 | 红霉素、阿奇霉素、克拉霉素、氟喹诺酮类 | 多西环素 |
| 肺炎衣原体 | 红霉素、多西环素 | 红霉素、氟喹诺酮类 |
| 沙眼衣原体 | 多西环素、阿奇霉素 | 红霉素 |
| 以色列放线菌 | 氨苄西林、青霉素 | 多西环素、头孢曲松、克林霉素、红霉素 |
| 霍乱弧菌 | 多西环素、氟喹诺酮类 | SMZ/TMP |
| 星形诺卡菌 | SMZ/TMP | 米诺环素 |
| 布氏包柔体及其他包柔体 | 头孢曲松、头孢呋辛、多西环素、阿莫西林 | 青霉素（大剂量）、头孢噻肟 |
| 回归热包柔体 | 多西环素 | 红霉素 |
| 钩端螺旋体 | 青霉素 | 多西环素 |
| 梅毒螺旋体 | 青霉素 | 红霉素、多西环素、四环素 |

2. 常见感染性疾病的抗菌药物的经验性治疗

（1）呼吸系统感染抗菌药物的经验性治疗　见表7-31。

第七章

表7-31　呼吸系统感染抗菌药物的经验性治疗

| 感染类型 | 伴随症状 | 常见病原体 | 首选药物 | 备选药物 | 备注 |
|---|---|---|---|---|---|
| 急性上呼吸道感染 | | 病毒 | 无抗菌药物使用指征 | | |
| 急性细菌性咽炎/扁桃体炎 | Ⅰ型：渗出或弥漫性红肿<br>Ⅱ型：扁桃体周围脓肿<br>Ⅲ型：膜型咽炎 | A群溶血性链球菌，少数为C群或G群溶血性链球菌；溶血性棒状杆菌；肺炎支原体 | 青霉素G、普鲁卡因青霉素、口服青霉素V、阿莫西林 | 克林霉素、阿奇霉素、克拉霉素、红霉素、第2代头孢菌素口服 | ①大环内酯类、克林霉素用于青霉素过敏者；②苄星青霉素用于依从性差，难以完成全疗程者；③棱杆菌属，对大环内酯类耐药；④周围脓肿需外科引流，膜性咽炎需联合使用抗白喉类毒素治疗；⑤清除链球菌，疗程10日以上 |
| 急性气管、支气管炎 | | 通常为病毒，少数为肺炎支原体、肺炎衣原体或细菌 | 一般无抗菌药物应用指征 | 阿莫西林、阿奇霉素、克拉霉素、罗红霉素，上述药物不能耐受或过敏者予左氧氟沙星 | ①衣原体感染抗菌药物疗程需适当延长；②应对急性咳嗽评估，以排除肺炎；③若生命体征异常，肺部呼吸音不对称，或咳嗽≥3周应行胸X线片检查 |
| 慢性阻塞性肺疾病急性加重（COPD） | Ⅰ轻度急性加重 | 流感嗜血杆菌、肺炎链球菌、卡他莫拉菌、支原体、衣原体、病毒 | 口服：青霉素、阿莫西林/克拉维酸钾、阿奇霉素、克拉霉素、头孢呋辛酯或头孢克洛或头孢丙烯、左氧氟沙星、莫西沙星 | | ①抗菌治疗指征：具有呼吸困难、痰量增加、咳脓痰三项症状者；具有上述三项症状中的两项，且必须具有咳脓痰者；严重发作需要有创或无创的机械通气者；②铜绿假单胞菌的风险因素：近期住院治疗频繁发作（＞4次/年）或近期（＜3个月）；接受过抗菌药物治疗；病情严重（FEVI＜30%）；既往加重期分离出铜绿假单胞菌；③长期应用广谱抗菌药物和糖皮质激素者，应高度警惕合并曲霉菌感染的可能，进一步积极检查和治疗；④对确定或高度怀疑流感病毒感染者，应予抗病毒治疗 |
| | Ⅱ中至重度急性加重 | 流感嗜血杆菌、肺炎链球菌、卡他莫拉菌、支原体、衣原体、病毒、铜绿假单胞菌 | 头孢他啶、头孢比肟、头孢噻利、头孢哌酮/舒巴坦、哌拉西林/他唑巴坦、亚胺培南、美罗培南等，也可联合用氨基糖苷类、喹诺酮类（左氧氟沙星，环丙沙星） | | |
| 社区获得性肺炎（CAP） | 门诊治疗（推荐口服生物利用度高的抗菌药物） | | | | |
| | 青壮年或者无基础疾病者 | 肺炎链球菌、肺炎支原体、肺炎衣原体、流感嗜血杆菌等 | 口服：青霉素、阿莫西林、阿莫西林克拉维酸钾、第1代或第2代头孢菌素、大环内酯类、多西环素、喹诺酮类 | | ①门诊轻症病人，尽量使用生物利用度高的口服抗感染药物治疗；②我国部分城市肺炎链球菌及肺炎支原体对大环内酯类药物耐药率高，其临床意义尚缺少资料；③呼吸喹诺酮类仅适用于上述药物耐药率较高地区，β-内酰胺类过敏或不耐受和近3个月接受过其他类别抗菌药物治疗的病人 |

续表

| 感染类型 | 伴随症状 | 常见病原体 | 首选药物 | 备选药物 | 备注 |
|---|---|---|---|---|---|
| 社区获得性肺炎（CAP） | 老年人（≥65岁）或者有基础疾病者 | 肺炎链球菌、流感嗜血杆菌、需氧革兰阴性杆菌、金黄色葡萄球菌、卡他莫拉菌等 | 口服：第2代头孢菌素（头孢呋辛、头孢丙烯、头孢克洛等）±大环内酯类、阿莫西林/克拉维酸、氨苄西林/舒巴坦±大环内酯类、左氧氟沙星、莫西沙星等 | | 年龄＞65岁，存在基础疾病（如慢性心、肺、肝、肾疾病等），糖尿病、免疫抑制、酗酒、3个月内接受β-内酰胺类药物治疗，是肺炎链球菌耐药的危险因素，不宜单用四环素类或大环内酯类药物 |
| | 需入院治疗，但不必收入ICU的病人 | 肺炎链球菌、流感嗜血杆菌、混合感染（厌氧菌等）、需氧革兰阴性杆菌、金黄色葡萄球菌、肺炎支原体、肺炎衣原体等 | 静脉：第2代头孢菌素±四环素类、大环内酯类、呼吸喹诺酮类、阿莫西林/克拉维酸钾、氨苄西林/舒巴坦±大环内酯类、头孢曲松、头孢噻肟单用±大环内酯类 | | ①我国成人CAP致病菌中，肺炎链球菌对静脉青霉素耐药率约2%，中介率9%左右。青霉素中介肺炎链球菌感染的住院CAP病人仍可以通过提高静脉青霉素剂量达到疗效；②疑似非典型病原体感染，首选四环素类和呼吸喹诺酮类，亦可在综合评估后选择大环内酯类；③有基础疾病病人及老年人要考虑肠杆菌科杆菌感染可能并需进一步评估产ESBL肠杆菌科感染的风险；④老年人需关注吸入风险因素 |
| | 需要收入ICU的重症病人，无铜绿假单胞菌感染的危险因素 | 肺炎链球菌、需氧革兰阴性杆菌、流感嗜血杆菌、嗜肺军团菌、金黄色葡萄球菌、肺炎支原体等 | 头孢噻肟或头孢曲松+大环内酯类或喹诺酮类；静脉给予呼吸喹诺酮类+氨基糖苷类；静脉给予阿莫西林/克拉维酸或氨苄西林/舒巴坦±大环内酯类或喹诺酮类；厄他培南+静脉用大环内酯类 | | ①无基础疾病的青壮年，肺炎链球菌感染最常见，其他要考虑的病原体包括金黄色葡萄球菌、军团菌、流感病毒等；②有基础疾病和老年人评估产ESBL肠杆菌科细菌感染的风险，关注吸入风险因素及相关病原菌的药物覆盖；③怀疑MRSA感染（坏死性肺炎、合并脓胸），给予糖肽类（万古霉素、去甲万古霉素），替考拉宁，利奈唑胺 |
| | 需要收入ICU的重症病人，有铜绿假单胞菌感染的危险因素 | 肺炎链球菌、需氧革兰阴性杆菌、嗜肺军团菌、流感嗜血杆菌、金黄色葡萄球菌、肺炎支原体、铜绿假单胞菌等 | 具有抗铜绿假单胞菌活性的β-内酰胺类抗菌药物（如头孢他啶、头孢哌酮、头孢吡肟、头孢哌酮/舒巴坦、哌拉西林/他唑巴坦、美罗培南、亚胺培南等）+静脉用大环内酯类或环丙沙星、左氧氟沙星；必要时可联用氨基糖苷类 | | ①铜绿假单胞菌，危险因素主要为：气道铜绿假单胞菌定植；因慢性气道疾病，反复使用抗菌药物或糖皮质激素；②重症病人或明确耐药病人联合用药 |
| 医院获得性肺炎（HAP）/呼吸机相关性肺炎（VAP） | HAP轻、中度无耐药危险因素 | 肺炎链球菌、流感嗜血杆菌、金黄色葡萄球菌、肠杆菌科细菌 | 无抗假单胞菌活性的第3代头孢菌素（头孢曲松、头孢噻肟）或第4代头孢菌素（头孢吡肟、头孢噻利）或呼吸喹诺酮（左氧氟沙星、莫西沙星）或β-内酰胺类及其酶抑制复合制剂（阿莫西林/克拉维酸、氨苄西林/舒巴坦、哌拉西林/他唑巴坦、头孢哌酮/舒巴坦或厄他培南 | | 抗MSSA亦可选择苯唑西林或头孢唑林 |

续表

| 感染类型 | 伴随症状 | 常见病原体 | 首选药物 | 备选药物 | 备注 |
|---|---|---|---|---|---|
| 医院获得性肺炎（HAP）/呼吸机相关性肺炎（VAP） | HAP/VAP轻、中度，有MDR耐药危险因素 | 肺炎链球菌、流感嗜血杆菌、金黄色葡萄球菌、肠杆菌科细菌、MRSA、铜绿假单胞菌 | 头孢他啶或头孢吡肟或哌拉西林/他唑巴坦或头孢哌酮/舒巴坦±抗MRSA药物（万古霉素、去甲万古霉素、替考拉宁、利奈唑安）。如怀疑铜绿假单胞菌：抗假单胞菌头孢菌素或抗假单胞菌β-内酰胺+酶抑制剂复合制剂（哌拉西林/他唑巴坦、头孢哌酮/舒巴坦）或抗假单胞菌碳青霉烯类+左氧氟沙星或环丙沙星或氨基糖苷类（阿米卡星、妥布霉素） | | ①覆盖MRSA的指征：近3个月内静脉抗菌药物应用史，所在医院或病区MRSA在金葡菌的流行率>20%或不降，主动筛查，提示MRSA风险性在增加；②抗铜绿假单胞菌联合用药的指征：所在病房或ICU，该菌耐药率>10% |
| | HAP/VAP重度，有MDR耐药危险因素 | 肺炎链球菌、流感嗜血杆菌、金黄色葡萄球菌、肠杆菌科细菌、MRSA、铜绿假单胞菌、MDR/XDR肠杆菌科细菌、非发酵菌（铜绿假单胞菌、不动杆菌） | ①同HAP/VAP轻、中度治疗药物；②如果高度怀疑或确定碳青霉烯耐药肠杆菌（CRE）或CDR非发酵菌（铜绿假单胞菌、不动杆菌）。抗菌治疗可选择：①高剂量碳青霉烯（如美罗培南+多黏菌素或多黏菌素+磷霉素，或头孢他啶或头孢吡肟+阿莫西林/克拉维酸；②XDR铜绿假单胞菌：多黏菌素+有抗假单胞菌活性的β-内酰胺类或碳青霉烯类或喹诺酮类或同时三药联合；③XDR不动杆菌：含舒巴坦制剂（头孢哌酮/舒巴坦、氨苄西林/舒巴坦）+多黏菌素，或多黏菌素+碳青霉烯 | | ①多黏菌素不良反应严重，近来主张，仅在没有其他药物可选时使用，并推荐同时静脉给药和气道内局部给药，阿米卡星肺递送系统（PPDS）的给药剂量为400mg q12h；在VIP黏菌素E，推荐15mg q8h，经呼吸机雾化装置给药，其在肺部的PK/PD优于多黏菌素B；②治疗XDR不动杆菌舒巴坦剂量应当不低于6g/d，注意监测肾功能；③IDSA不推荐用替加环素治疗VIP，临床需结合实际情况考虑 |

（2）泌尿系统感染抗菌药物的经验性治疗　见表7-32。

表7-32　泌尿系统感染抗菌药物的经验性治疗

| 感染类型及伴随病症 | 病原体 | 首选药物 | 备选药物 | 备注 |
|---|---|---|---|---|
| 急性非复杂性下尿路感染（急性膀胱炎、尿道炎） | 大肠埃希菌为主，腐生葡萄球菌、肠球菌属 | 呋喃妥因或磷霉素氨丁三醇 | 口服头孢氨苄、头孢拉定、头孢克洛，氟喹诺酮类，SMZ/TMP | ①大肠埃希菌对氟喹诺酮类和SMZ/TMP已高度耐药，注意结合药敏试验结果选用；②呋喃妥因禁用于足月孕妇 |
| 急性非复杂性上尿路感染（急性肾盂肾炎） | 大肠埃希菌、其他肠杆菌科细菌、肠球菌属 | 氨苄西林、阿莫西林或第1、2、3代头孢菌素 | 氨苄西林/舒巴坦、阿莫西林/克拉维酸等，氟喹诺酮或碳青霉烯类 | 碳青霉烯类用于重症或伴血流感染 |
| 复杂性尿路感染 | 肠杆菌科细菌、铜绿假单胞菌、肠球菌 | 氟喹诺酮类、哌拉西林或氨苄西林或头孢噻肟，必要时可联用庆大霉素 | 头孢他啶、氨苄西林/舒巴坦、哌拉西林/他唑巴坦等 | ①抗感染药常需依据尿培养及药敏试验结果选用；②需纠正复杂因素才能控制感染，否则易转为慢性 |
| 反复发作性尿路感染 | 大肠埃希菌、其他肠杆菌科细菌、肠球菌属 | 发作时治疗方案同急性肾盂肾炎或急性膀胱炎 | | 可考虑在急性发作控制后予长期抑菌治疗，推荐每晚睡前SMZ/TMP 1片或呋喃妥因0.1mg，疗程3～6个月 |

续表

| 感染类型及伴随病症 | 病原体 | 首选药物 | 备选药物 | 备注 |
| --- | --- | --- | --- | --- |
| 学龄前儿童、孕妇感染 | 需氧革兰阴性杆菌、葡萄球菌属 | 根据尿培养及药敏结果制订治疗方案：可选阿莫西林，口服头孢菌素，呋喃妥因 | | 国内常见临床分离菌对SMZ/TMP耐药严重，推荐呋喃妥因 |

（3）血流感染抗菌药物的经验性治疗　见表7-33。

表7-33　血流感染抗菌药物的经验性治疗

| 感染类型 | 伴随症状 | 病原体 | 首选药物 | 备选药物 |
| --- | --- | --- | --- | --- |
| 原发性血流感染 | 没有明显的原发感染灶 | MRSA、耐甲氧西林凝固酶阴性葡萄球菌 | 万古霉素、去甲万古霉素、替考拉宁 | 达托霉素 |
| | | MSSA、甲氧西林敏感凝固酶阴性葡萄球菌 | 苯唑西林、头孢唑林 | 万古霉素、去甲万古霉素、替考拉宁 |
| | | 肠球菌 | 青霉素、氨苄西林 | 万古霉素、替考拉宁 |
| | | 大肠埃希菌、克雷伯菌属、肠杆菌属 | 头孢菌素敏感可选择：第3代头孢菌素如头孢他啶；第4代头孢菌素如头孢吡肟、头孢噻利 | 头孢菌素不敏感细菌可选择：哌拉西林/他唑巴坦、头孢哌酮/舒巴坦；碳青霉烯如厄他培南、亚胺培南/西司他丁、美罗培南、帕尼培南/倍他米隆厄他培南、比阿培南 |
| | | 铜绿假单胞菌、不动杆菌属 | 抗假单胞菌β-内酰胺类如头孢他啶、头孢吡肟、头孢噻利、哌拉西林/他唑巴坦、头孢哌酮/舒巴坦，碳青霉烯类如亚胺培南、美罗培南、帕尼培南/倍他米隆、比阿培南，酌情联合氨基糖苷类抗生素 | |
| 继发性血流感染 | 寻找并确定原发感染灶，及时采取感染控制措施，尽快开始恰当的抗菌药治疗，需要根据感染灶、可能致病菌及其药物敏感性，以及宿主免疫状态经验性选择抗菌药物 | | | |
| | CAP | 肺炎链球菌、流感嗜血杆菌、卡他莫拉菌 | 头孢曲松+阿奇霉素 | 厄他培南+阿奇霉或喹诺酮类左氧氟沙星或莫西沙星 |
| | HAP | 肠杆菌科、不动杆菌属、铜绿假单胞菌、MRSA | 亚胺培南/西司他丁或美罗培南或帕尼培南/倍他米隆或比阿培南或头孢哌酮/舒巴坦±万古霉素或利奈唑胺或替考拉宁或去甲万古霉素 | |
| | 导管相关感染（免疫功能正常者） | 表皮葡萄球菌、金黄色葡萄球菌 | 甲氧西林敏感菌株感染用苯唑西林、头孢唑林 | 甲氧西林耐药菌株感染者用万古霉素、去甲万古霉素、替考拉宁 |
| | 烧伤，中性粒细胞缺乏（免疫功能缺陷者） | 表皮葡萄球菌、甲氧西林敏感/耐药金黄色葡萄球菌、假单胞菌属、肠杆菌科、杰氏棒状杆菌、曲霉、根霉 | 万古霉素+抗假单胞菌头孢菌素或抗假单胞菌青霉素；或以上抗假单胞菌药物+氨基糖苷类，酌情选用抗真菌药物 | 万古霉素+抗假单胞菌碳青霉烯 |

第七章

续表

| 感染类型 | 伴随症状 | 病原体 | 首选药物 | 备选药物 |
|---|---|---|---|---|
| 继发性血流感染 | 腹膜炎 | 肠杆菌科细菌、拟杆菌属、肠球菌 | 哌拉西林/他唑巴坦、头孢哌酮/舒巴坦、厄他培南 | 亚胺培南/西司他丁、美罗培南、帕尼培南/倍他米隆、比阿培南 |
| | 胆囊炎、胆管炎 | 肠杆菌科细菌、肠球菌、拟杆菌、芽孢杆菌属、极少为念珠菌 | 头孢哌酮/舒巴坦、哌拉西林/他唑巴坦、厄他培南（肠球菌对头孢菌素天然耐药） | 亚胺培南西司他丁、美罗培南、帕尼培南/倍他米隆、比阿培南 |
| | 泌尿系统感染 | 肠杆菌科细菌（大肠埃希菌）、铜绿假单胞菌、肠球菌、金黄色葡萄球菌极少 | 哌拉西林/他唑巴坦、碳青霉烯类如亚胺培南/西司他丁、美罗培南、帕尼培南/倍他米隆、比阿培南 | 氟喹诺酮类如环丙沙星或左氧氟沙星（尿源细菌对喹诺酮类药物耐药率较高） |
| | 静脉营养 | 表皮葡萄球菌、金黄色葡萄球菌、念珠菌较常见 | 万古霉素±伏立康唑，或棘白菌素类 | |
| | 静脉脂肪乳 | 表皮葡萄球菌、糠秕马拉色菌 | 万古霉素、氟康唑 | 去甲万古霉素或替考拉宁 |

（4）中枢神经系统感染抗菌药物的经验性治疗　见表7-34。

表7-34　中枢神经系统感染抗菌药物的经验性治疗

| 感染类型 | 年龄/伴随情况 | 病原体 | 首选药物 | 备选药物 | 备注 |
|---|---|---|---|---|---|
| 细菌性脑膜炎 | 年龄＜1个月 | B群溶血性链球菌、大肠埃希菌、李斯特菌、肺炎克雷伯菌 | 氨苄西林+头孢曲松或头孢噻肟 | 氨苄西林+庆大霉素 | |
| | 1个月至50岁 | 肺炎链球菌、脑膜炎奈瑟菌，免疫缺陷者尚需考虑单核细胞李斯特菌 | 氨苄西林或头孢曲松或头孢噻肟+地塞米松（首剂在抗菌药物给药前10~20分钟使用）+万古霉素，如疑为李斯特菌，加用氨苄西林 | 美罗培南+万古霉素 | 青霉素严重过敏者，避免使用头孢类抗生素，可在万古霉素基础上加氯霉素（针对脑膜炎奈瑟菌），免疫缺陷病人加用SMZ/TMP 5mg/kg，q6h~8h（针对李斯特菌） |
| | ＞50岁 | 肺炎链球菌：脑膜炎奈瑟菌、单核细胞李斯特菌、革兰阴性杆菌 | 万古霉素+氨苄西林+头孢曲松+地塞米松（首剂在抗菌药物给药前15~20分钟使用） | 美罗培南+万古霉素 | 青霉素严重过敏者，避免使用头孢菌素，在培养结果获得前可在万古霉素基础上加用氯霉素，免疫缺陷病人加SMZ/TMP |
| | 继发于颅底骨折 | 肺炎链球菌、流感嗜血杆菌、A群链球菌 | 头孢曲松或头孢噻肟±万古霉素 | 万古霉素+美罗培南 | |
| | 颅脑手术或耳蜗植入后 | 肺炎链球菌、金黄色葡萄球菌、表皮葡萄球菌、肠杆菌科细菌、铜绿假单胞菌 | 万古霉素+头孢他啶或头孢吡肟或美罗培南或帕尼培南/倍他米隆或头孢哌酮/舒巴坦 | 利奈唑胺+抗革兰阴性菌药物 | |
| | 继发于穿透伤 | 金黄色葡萄球菌、表皮葡萄球菌、革兰阴性杆菌 | 万古霉素+头孢他啶或头孢吡肟或美罗培南或帕尼培南/倍他米隆 | 利奈唑胺+抗革兰阴性菌药物 | |

续表

| 感染类型 | 年龄/伴随情况 | 病原体 | 首选药物 | 备选药物 | 备注 |
|---|---|---|---|---|---|
| 细菌性脑膜炎 | 脑室腹腔分流术后（脑室炎/脑膜炎） | 表皮葡萄球菌、金黄色葡萄球菌、革兰阴性杆菌 | 头孢他啶或头孢吡肟或美罗培南或帕尼培南/倍他米隆+万古霉素 | 利奈唑胺+抗革兰阴性菌药物 | 若要保留分流管，可能需脑室内用药 |
|  | 颅脑创伤后，颅脑手术后 | 金黄色葡萄球菌、表皮葡萄球菌、肠杆菌科细菌、铜绿假单胞菌 | 苯唑西林或双氯西林或氯唑西林+头孢哌酮/舒巴坦或头孢他啶或头孢吡肟 | 怀疑MRSA，加用万古霉素 | 脓肿大于2.5cm者需要外科处理 |
| 脑脓肿 | 继发于心内膜炎 | 金黄色葡萄球菌、链球菌属、肠球菌 | 氯唑西林、万古霉素、去甲万古霉素 |  | 可加用氨基糖苷类药物，根据细菌培养结果选择药物 |
|  | 继发于鼻窦炎 | 厌氧和需氧链球菌、拟杆菌 | 头孢噻肟或头孢曲松+甲硝唑 | 拉氧头孢 |  |
|  | 继发于中耳炎、乳突炎 | 拟杆菌、链球菌、肠杆菌科细菌、铜绿假单胞菌 | 甲硝唑+头孢曲松或头孢噻肟（剂量同前），若怀疑铜绿假单胞菌，则联合头孢他啶或头孢吡肟 |  |  |
| 硬脑膜下积脓 | 大多继发于鼻窦炎、中耳炎 | 拟杆菌、链球菌、肠杆菌科细菌、铜绿假单胞菌 | 甲硝唑+青霉素+头孢他啶 |  |  |
| 海绵静脉窦炎 |  | 金黄色葡萄球菌、链球菌、流感嗜血杆菌 | 万古霉素+头孢曲松 | 利奈唑胺+头孢曲松 | 可用肝素 |

（5）腹腔与消化道感染抗菌药物的经验性治疗　见表7-35。

表7-35　腹腔与消化道感染抗菌药物的经验性治疗

| 感染类型 | 伴随病症 | 病原体 | 首选药物 | 备选药物 | 备注 |
|---|---|---|---|---|---|
| 自发性细菌性腹膜炎 | 多见于肝硬化或慢性肾炎腹水病人；诊断：腹腔液细菌培养阳性或腹水中中性粒细胞>250/$mm^3$，排除继发性腹膜炎 | 肠杆菌科细菌为主，包括产ESBL大肠埃希菌和克雷伯杆菌；其他有肺炎链球菌、肠球菌，厌氧菌少见 | 头孢曲松，或头孢噻肟，或头孢哌酮/舒巴坦，或哌拉西林/他唑巴坦，或厄他培南 | 头孢他啶或头孢吡肟，或碳青霉烯包括亚胺培南/西司他丁、美罗培南、帕尼培南/倍他米隆、比阿培南，或头孢美唑或头孢西丁+阿米卡星 | 血培养阳性者需治疗2周；肝病病人尽量不用氨基糖苷类 |
| 继发性腹膜炎 | 多见于腹腔脏器穿孔（小肠、阑尾、结肠） | 多菌种混合感染多见：肠杆菌科细菌（大肠埃希菌、克雷伯菌属、肠杆菌属）；拟杆菌（尤其在下消化道穿孔）；铜绿假单胞菌；其他有肠球菌，不动杆菌等 | 轻、中症：头孢他啶+甲硝唑，或哌拉西林/他唑巴坦，或头孢哌酮/舒巴坦，或厄他培南，或拉氧头孢<br>重症：亚胺培南/西司他丁、美罗培南、帕尼培南/倍他米隆、比阿培南、替加环素 | 对青霉素、头孢菌素过敏者可用莫西沙星 | 大多需手术治疗，经验治疗无需覆盖肠球菌 |

第七章

续表

| 感染类型 | 伴随病症 | 病原体 | 首选药物 | 备选药物 | 备注 |
|---|---|---|---|---|---|
| 腹膜透析引起的腹膜炎 | 诊断：腹透液浑浊，白细胞＞100/ml，中性粒细胞＞50% | 金黄色葡萄球菌（最多见），凝固酶阴性葡萄球菌肠杆菌和非发酵菌较少，偶有非结核分枝杆菌（偶发分枝杆菌、龟分枝杆菌） | 轻症：万古霉素或去甲万古霉素+头孢他啶或头孢曲松或头孢吡肟，加入腹透液<br>重症：相同药物静脉滴注，根据肾功能调整剂量，同时加药于腹透液中 | 厄他培南 | 用药前取200~400ml从腹腔引出的透析液离心，沉淀物做染色片及培养，涂片结果可指导经验治疗；若培养出多种革兰阴性杆菌，必须拔除透析管 |
| 腹腔脓肿 | 常见膈下、盆腔、肠袢间脓肿 | 肠杆菌科细菌、厌氧类杆菌、梭状芽孢杆菌 | 头孢他啶或头孢曲松或头孢吡肟+甲硝唑，或哌拉西林/他唑巴坦（剂量同继发性腹膜炎） | 厄他培南 | 关键治疗是充分引流（切开或穿刺抽吸、置管、冲洗），抗菌药物仅是辅助治疗 |
| 急性胆囊炎、急性胆管炎、胆源性脓毒症 | 常伴有胆道梗阻 | 肠杆菌科（大肠埃希菌、肺炎克雷伯菌、肠杆菌属）多见，非发酵菌（不动杆菌、铜绿假单胞菌），拟杆菌，肠球菌 | 第3代头孢菌素（头孢他啶，或头孢曲松）+甲硝唑，或头孢哌酮/舒巴坦、哌拉西林/他唑巴坦、厄他培南 | 严重感染危及生命：亚胺培南/西司他丁、美罗培南、帕尼培南/倍他米隆、比阿培南 | 重症感染和有胆道梗阻者必须充分引流（手术或置管）；重症感染需要覆盖厌氧菌；国外推荐用氟喹诺酮，但国内其耐药率高；头孢曲松不能与钙剂同用，易形成胆管泥沙 |
| 胰腺感染 | 多在急性胰腺炎、胰腺坏死的基础上发生；多发生于起病7~10日后；CT显示坏死病灶中气泡征；细针穿刺吸引物培养阳性是确诊金标准 | 大肠埃希菌、克雷伯菌属、变形杆菌、厌氧拟杆菌、肠球菌、葡萄球菌等 | 哌拉西林/他唑巴坦，或头孢哌酮/舒巴坦±甲硝唑 | 亚胺培南/西司他丁、美罗培南、帕尼培南/倍他米隆、比阿培南、氟喹诺酮类（莫西沙星，或环丙沙星或左氧氟沙星）±甲硝唑 | 抗生素预防急性胰腺炎并发感染的有效性尚无定论，如果用药，一般不超过两周；应根据细针穿刺吸引物或手术标本的细菌学检查结果调整用药方案；根据本地流行病学资料决定是否需要覆盖MRSA |
| 病原体不确定感染性腹泻 | 轻、中度腹泻 | 细菌、病毒和寄生虫均可引起轻中度腹泻 | 液体疗法：口服或静脉补液为主；通常不提倡使用抗菌药物。只有对于那些伴有血性腹泻（最有可能是细菌性痢疾）、疑似霍乱并重度脱水，严重非肠道感染（如肺炎）的病人需要使用抗菌药物 | | 感染大肠杆菌O157：H7的病人早期使用抗菌药物可增加发生溶血尿毒症综合征（HUS）的风险，不推荐使用抗菌药物；病毒性腹泻无有效抗病毒药物止泻：如有发热、血便或怀疑HUS时禁用 |
| | 重度腹泻（不成形便≥6次），合并毒血症（体温≥38℃），里急后重（血便或便中有白细胞） | 志贺菌、沙门菌、空肠弯曲杆菌、大肠杆菌O157：H7，产酸克雷伯菌 | 环丙沙星或左氧氟沙星 | SMZ/TMP | 病毒性腹泻无有效抗病毒药物，大肠杆菌O157：H7感染不推荐使用抗菌药物 |

续表

| 感染类型 | 伴随病症 | 病原体 | 首选药物 | 备选药物 | 备注 |
| --- | --- | --- | --- | --- | --- |
| 抗菌药物相关性腹泻 | 轻、中度：WBC＜$15\times10^9$/L，肌酐正常 | 艰难梭菌 | 停用引起腹泻的抗菌药物，观察48小时；口服甲硝唑10日 | 口服万古霉素10日；无法口服者，静脉滴注甲硝唑10日 | ①确定诊断，停用相关抗菌药物；②禁用止泻药；③益生菌治疗效果证据不充分；④考虑外科：肠穿孔、中毒性巨结肠、腹膜炎、系统性中毒、低血压、脓毒症、器官衰竭、精神改变、血WBC＞50000/μl、乳酸＞5mmol/L、药物5日无效；⑤改用万古霉素的情况：甲硝唑5日无效；二次复发；不能耐受甲硝唑；孕妇；＞65岁者；注意补液、肠道隔离等 |
| | 重度：WBC＞$15\times10^9$/L，肌酐升高50% | 艰难梭菌 | 口服万古霉素，可加至10日 | | |
| | 严重并发症：肠梗阻、中毒性巨结肠、低血压，需入ICU等 | 艰难梭菌 | 万古霉素鼻胃管+甲硝唑iv。完全肠梗阻者：万古霉素灌肠+甲硝唑iv，10日 | | |
| | 首次复发 | 艰难梭菌 | 万古霉素口服；或甲硝唑口服10日 | | |
| | 再次复发 | 艰难梭菌 | 万古霉素（125mg，po，qid）10日+减量（bid，7日；qd，7日）；万古霉素（125mg，po，qid）10日+脉冲（125～500mg/d，每2～3日，至少3周） | | |
| 幽门螺杆菌相关消化性胃溃疡 | 消化性溃疡、胃溃疡 | 幽门螺杆菌 | 三联：PPI（如奥美拉唑）+阿莫西林+克拉霉素14日<br>三联：PPI（如奥美拉唑）+甲硝唑+克拉霉素14日<br>序贯：PPI（如奥美拉唑）+阿莫西林5日，继以PPI（如奥美拉唑）+替硝唑+克拉霉素5日<br>四联：铋剂+PPI（如奥美拉唑）+四环素+甲硝唑10～14日；PPI（如奥美拉唑）+克拉霉素+阿莫西林+甲硝唑7～10日 | 三联：PPI（如奥美拉唑）+阿莫西林+左氧氟沙星10日 | ①若上述疗法均失败，考虑根据培养药敏结果调整用药；②由于克拉霉素耐药性逐渐升高，耐药高发地区选用不含克拉霉素方案；③对阿莫西林过敏病人采取不含阿莫西林方案，如三联：PPI（如奥美拉唑）+甲硝唑+四环素10日；三联：PPI（如奥美拉唑）+左氧氟沙星+克拉霉素10日；④PPI其他选择：兰索拉唑、雷贝拉唑、埃索美拉唑 |

（6）骨关节感染抗菌药物的经验性治疗 见表7-36。

表7-36 骨关节感染抗菌药物的经验性治疗

| 感染类型 | 伴随情况 | 病原体 | 首选药物 | 备选药物 | 备注 |
| --- | --- | --- | --- | --- | --- |
| 骨髓炎 | 血源性骨髓炎 | | | | |
| | 新生儿（＜4个月） | 金黄色葡萄球菌、肠杆菌、B群链球菌 | 苯唑西林+头孢他啶或头孢吡肟 | 怀疑MRSA：万古霉素或去甲万古霉素+头孢他啶或头孢吡肟 | 用药前应先做血培养及骨组织涂片和培养，疗程一般4～6周 |
| | ＞4个月小儿及成人 | 金黄色葡萄球菌、A群链球菌，肠道杆菌罕见 | MSSA感染，苯唑西林或氯唑西林4～6周 | 怀疑MRSA感染：万古霉素或去甲万古霉素 | 若涂片发现革兰阴性杆菌，加用头孢他啶或头孢吡肟 |

续表

| 感染类型 | 伴随情况 | 病原体 | 首选药物 | 备选药物 | 备注 |
|---|---|---|---|---|---|
| 骨髓炎 | 镰状细胞贫血 | 沙门菌属，其他革兰阴性杆菌 | 头孢曲松、环丙沙星（儿童除外）4～6周 | 头孢他啶或头孢哌酮/舒巴坦4～6周 | |
| | 静脉吸毒或接受血透者 | 金黄色葡萄球菌、铜绿假单胞菌 | 苯唑西林或氯唑西林+妥布霉素或环丙沙星4～6周 | 第3、4代头孢菌素+氨基糖苷类4～6周 | MRSA用万古霉素或去甲万古霉素 |
| | 继发于局灶感染的骨髓炎 | | | | |
| | 骨折复位内固定术后 | 金黄色葡萄球菌、革兰阴性杆菌、铜绿假单胞菌 | 怀疑MRSA感染：苯唑西林或氯唑西林+环丙沙星或妥布霉素 | 怀疑MRSA感染：万古霉素或去甲万古霉素或替考拉宁 | 根据病原体检查结果调整药物治疗方案 |
| | 胸骨劈开术后 | 金黄色葡萄球菌、表皮葡萄球菌 | 万古霉素或去甲万古霉素 | 万古霉素或去甲万古霉素+第3代头孢菌素或氟喹诺酮类 | |
| | 足底钉刺致骨髓炎 | 铜绿假单胞菌 | 头孢他啶或头孢哌酮/舒巴坦或头孢吡肟 | 环丙沙星（儿童除外）±氨基糖苷类 | |
| | 伴有血供不足的骨髓炎（神经系统损害和压力性损伤、外周血管病、糖尿病神经病变） | 多种病原菌：革兰阳性需氧/厌氧菌、革兰阴性需氧/厌氧菌 | 轻症（门诊）：阿莫西林/克拉维酸或氨苄西林/舒巴坦重症：头孢哌酮/舒巴坦或哌拉西林/他唑巴坦或头孢吡肟+甲硝唑 | 碳青霉烯类 | ①除非病情紧急，尽量避免经验性用药；②疗程至少8周；③清创并取骨标本做培养；④如有可能应重建血供 |
| | 慢性骨髓炎 | | | | |
| | 所有年龄段 | 金黄色葡萄球菌、肠杆菌科细菌、铜绿假单胞菌 | 根据细菌培养及药敏结果用药，不推荐经验用药，需要手术治疗 | | 急性发作可按血源性骨髓炎经验用药 |
| 感染性关节炎 | 成人急性单关节炎（无性传播疾病高危情况） | 金黄色葡萄球菌、化脓性链球菌、肺炎链球菌、流感嗜血杆菌、革兰阴性杆菌等 | 苯唑西林+第3代头孢菌素 | 苯唑西林+氨基糖苷类；若MRSA高发，用万古霉素或去甲万古霉素代替苯唑西林 | 根据培养结果行目标治疗 |
| | 成人急性单关节炎（有性传播疾病高危情况） | 淋病奈瑟菌、金黄色葡萄球菌、链球菌，革兰阴性杆菌少见 | 头孢曲松或头孢噻肟 | 万古霉素或去甲万古霉素+第3代头孢菌素；或苯唑西林（疑为MRSA感染时用万古霉素或去甲万古霉素）+氨基糖苷类或环丙沙星 | 革兰染色找淋病奈瑟菌常阴性；先采集血、尿及关节液标本，然后用药 |

续表

| 感染类型 | 伴随情况 | 病原体 | 首选药物 | 备选药物 | 备注 |
|---|---|---|---|---|---|
| 感染性关节炎 | 慢性单关节炎 | 布鲁菌、诺卡菌、分枝杆菌、真菌 | 无经验治疗 | | 均为目标治疗，根据微生物检查结果用药 |
| | 成人急性多关节炎 | 淋病奈瑟菌 | 头孢曲松或头孢噻肟 | | 需要除非感染性关节炎 |
| | 关节穿刺或关节镜等手术后 | 表皮葡萄球菌、金黄色葡萄球菌、肠杆菌科细菌、假单胞菌属 | 万古霉素或去甲万古霉素+抗假单胞菌氨基糖苷类 | 找到革兰阳性菌者：苯唑西林+氨基糖苷类 | 尽量确定感染病原菌 |
| | 人工关节术后 | 金黄色葡萄球菌（含MRSA）、表皮葡萄球菌、肠杆菌科细菌、铜绿假单胞菌 | 无经验治疗方案，需根据培养及药敏结果用药 | | 早期感染强调彻底清创，慢性感染必须去除假体 |

（7）皮肤软组织感染抗菌药物的经验性治疗　见表7-37。

表7-37　皮肤软组织感染抗菌药物的经验性治疗

| 感染类型 | 伴随情况 | 病原体 | 首选药物 | 备选药物 | 备注 |
|---|---|---|---|---|---|
| 急性蜂窝织炎 | | 链球菌、金黄色葡萄球菌 | 青霉素或苯唑西林或第1代头孢菌素；轻症口服，重症静脉滴注 | | |
| 毛囊炎 | | 金黄色葡萄球菌较多见 | 只需局部治疗：外用2%莫匹罗星软膏、2%夫西地酸软膏、2.5%碘酊、鱼石脂软膏 | | 常为自限性 |
| 脓疱疮 | | 金黄色葡萄球菌，A群溶血性链球菌 | 局部治疗为主，外用2%莫匹罗星软膏、2%夫西地酸软膏、鱼石脂软膏 | 皮损泛发、伴发热等全身症状者：口服氯唑西林、阿莫西林、头孢氨苄、头孢呋辛酯等 | |
| 疖、痈 | | 金黄色葡萄球菌 | 大的脓肿（直径>5cm）伴全身症状者需全身用药：口服氯唑西林或苯唑西林，或注射头孢唑林 | | ①浸润硬结期：热敷，局部用药；脓肿形成后；切开引流；②反复发作（疖病）者：2%莫匹罗星软膏涂抹鼻孔，每日2次，清除带菌状态 |
| 化脓性淋巴结炎 | | A、B群链球菌、金黄色葡萄球菌 | 青霉素或氯唑西林，轻症口服，重症静脉滴注 | | 口服第1、2代头孢菌素 |

续表

| 感染类型 | 伴随情况 | 病原体 | 首选药物 | 备选药物 | 备注 |
|---|---|---|---|---|---|
| 化脓性大汗腺炎 | 腋下或腹股沟汗腺角化堵塞引起 | 金黄色葡萄球菌、肠杆菌科、假单胞菌、厌氧菌 | 口服第1、2代头孢菌素（如头孢氨苄、头孢拉定、头孢呋辛酯、头孢克洛等），局部热敷、理疗 | | 多数需切开引流 |
| 淋巴管炎、急性丹毒 | | A群溶血性链球菌、金黄色葡萄球菌少见 | 轻症：口服苯唑西林或头孢氨苄；重症：静脉滴注青霉素或头孢唑林 | | 疗程要足够，否则容易复发；如有足癣，需同时治疗 |
| 坏死性筋膜炎 | | 常有多种细菌：A、C、G群链球菌，金黄色葡萄球菌，肠杆菌科细菌，厌氧菌（梭菌、消化链球菌） | 氯唑西林+甲硝唑或（哌拉西林/他唑巴坦或头孢哌酮/舒巴坦）±氨基糖苷类 | 重症可用碳青霉烯类 | 关键治疗是广泛切开；做脓液染色涂片，指导抗生素治疗 |
| 新生儿皮下坏疽 | 一般发生在腰骶部 | 金黄色葡萄球菌 | 青霉素、苯唑西林 | | |
| 烧伤创面感染 | | 金黄色葡萄球菌、铜绿假单胞菌、化脓性链球菌、肠杆菌科、粪肠球菌等 | 根据感染情况选择苯唑西林，或头孢唑啉，或哌拉西林/他唑巴坦，或头孢哌酮/舒巴坦 | 伴脓毒症者：碳青霉烯类+万古霉素或去甲万古霉素 | 及时切痂很重要 |
| 手术切口感染 | 不涉及消化道和女性生殖道的手术 | 金黄色葡萄球菌、表皮葡萄球菌 | 轻症，不伴有毒血症状：仅需通畅引流；伴全身毒血症状：氨苄西林/舒巴坦，或阿莫西林/克拉维酸，或头孢唑林，或头孢呋辛 | 怀疑MRSA感染：万古霉素或去甲万古霉素，或替考拉宁 | |
| 气性坏疽 | | 产气荚膜梭菌 | 青霉素+克林霉素 | 头孢曲松+大环内酯类 | 需紧急切开清创 |
| 动物咬伤后感染 | 猫咬伤 | 多杀巴斯德菌、金黄色葡萄球菌 | 阿莫西林/克拉维酸 | 头孢呋辛酯或多西环素 | 感染率高达80% |
| | 狗咬伤 | 多杀巴斯德菌、金黄色葡萄球菌、拟杆菌、梭杆菌 | 阿莫西林/克拉维酸 | 克林霉素+氟喹诺酮类（儿童除外） | 需使用狂犬病疫苗；感染率仅5%，严重咬伤才需要用药 |
| | 鼠咬伤 | 小螺旋菌、念珠状链球菌 | 阿莫西林/克拉维酸 | 多西环素 | 无需使用狂犬病疫苗 |
| 刺伤感染 | 一般刺伤 | 金黄色葡萄球菌、链球菌 | 环丙沙星或左氧氟沙星（儿童除外） | 轻微刺伤无需用药；小儿可用阿莫西林/克拉维酸 | 清洗，去除异物；深刺伤有可能发展为骨髓炎 |

续表

| 感染类型 | 伴随情况 | 病原体 | 首选药物 | 备选药物 | 备注 |
|---|---|---|---|---|---|
| 刺伤感染 | 穿透运动鞋的足底钉刺伤 | 铜绿假单胞菌 | 环丙沙星或左氧氟沙星（儿童除外） | 头孢他啶 | ①局部清创去净异物；②需预防破伤风 |
| | 涉及消化道和女性生殖道的手 | 金黄色葡萄球菌、表皮葡萄球菌、肠杆菌科、厌氧拟杆菌 | 轻症，不伴有毒血症状：仅需通畅引流；伴全身毒血症状：第2、3代头孢菌素+甲硝唑；或头孢哌酮/舒巴坦，或哌拉西林/他唑巴坦 | 怀疑MRSA感染：万古霉素或去甲万古霉素或替考拉宁 | |
| 糖尿病足感染 | 局限性感染范围<2cm | 金黄色葡萄球菌多见，少数为链球菌 | 氯唑西林或左氧氟沙星 | 头孢氨苄或头孢拉定 | |
| | 溃疡、炎症范围≥2cm且累及筋膜 | 常为混合感染：金黄色葡萄球菌、链球菌、肠杆菌科、铜绿假单胞菌、厌氧菌 | 氨苄西林/舒巴坦，或阿莫西林/克拉维酸 | 伴全身中毒症状：静脉用头孢哌酮/舒巴坦，哌拉西林/他唑巴坦，碳青霉烯类；怀疑MRSA感染：静脉用万古霉素或去甲万古霉素或替考拉宁 | ①控制血糖；②清创+负压吸引有效 |
| 非结核分枝杆菌感染 | 主要表现为皮肤脓肿反复破溃形成多处窦道，施行手术清创无效 | 龟分枝杆菌、脓肿分枝杆菌、偶然分枝杆菌、溃疡分枝杆菌等 | 克拉霉素，或阿奇霉素，或左氧氟沙星 | 其他有效的药物有阿米卡星、头孢西丁、头孢美唑、利福布汀、喹诺酮类、亚胺培南等 | ①明确病原体，联合用药可提高疗效；②疗程至少6个月，难治者超过1年；③通常还需辅以手术清创 |

## 第六节　抗菌药物皮肤过敏试验

1. 抗菌药物过敏试验的原则　见表7-38。

表7-38　抗菌药物过敏试验的原则

| 名　称 | 原　则 |
|---|---|
| 青霉素类 | ①无论采用何种给药途径，用青霉素类前必须详细询问病人有无青霉素类过敏史、其他药物过敏史、过敏性疾病史以及有无家族变态反应疾病史；②使用前需做皮试，皮试阳性者禁用，由于皮试阴性者不能完全排除出现过敏的可能，对所有使用者均应该密切观察；③病人在过分饥饿、剧烈运动或麻醉状态下不宜做皮试；④使用原药为皮试液的注射剂型在更换厂家或批号及停药7日后，应重新做皮试 |

第七章

续表

| 名　称 | 原　则 |
| --- | --- |
| 头孢菌素类 | ①目前关于头孢菌素类抗菌药物使用之前是否需要进行皮肤过敏试验尚无定论。因尚不清楚头孢菌素类抗菌药物产生变态反应的抗原，头孢菌素类药物的皮试液浓度与皮试方法无法定的、权威的统一要求；②如果药品说明书中规定用药前必须做皮肤过敏试验，必须按照要求进行过敏试验；③如果药品说明书上没有明确规定是否需要做皮肤过敏试验，需要综合考虑病人的情况后再决定是否需要进行皮肤过敏试验，如病人是否为过敏体质、有无药物过敏史、所患疾病的严重程度等；④如果进行头孢菌素类抗菌药物的皮肤过敏试验，除说明书中明确规定需要使用青霉素做皮试外，均应使用原药配制皮试液。目前国内推荐的头孢菌素类药物的皮试液浓度为300～500μg/ml，注射量为0.1ml |
| 其他 | 鉴于《中华人民共和国药典临床用药须知》的法律地位，目前应参照其推荐配制皮试液、操作进行结果判断 |

**2. 青霉素皮试方法及其他试验方法**　见表7-39。

表7-39　青霉素皮试方法及其他试验方法

| 皮试项目 | 内　容 |
| --- | --- |
| 皮试液配制 | ①取青霉素钠盐或钾盐，以0.9%氯化钠注射液配制成含20万U/ml青霉素溶液（80万U/瓶，注入4ml 0.9%氯化钠注射液即成）→取20万U/ml溶液1ml，加0.9%氯化钠注射液至1ml，成为2万U/ml溶液→取2万U/ml溶液0.1ml，加0.9%氯化钠注射液至1ml，成为2000U/ml溶液→取2000U/ml溶液0.25ml，加0.9%氯化钠注射液至1ml，即成含500U/ml的青霉素皮试液；②皮试液以现配现用为佳，如需保存宜4℃冷藏，但时间不应超过24小时 |
| 皮试方法 | 用75%乙醇消毒屈侧腕关节上方三横指（1岁以下儿童二横指）处皮肤，对乙醇敏感者改用0.9%氯化钠注射液。抽取皮试液0.1ml（含青霉素50U），做皮内注射成一皮丘（儿童注射0.02～0.03ml） |
| 结果判断 | 20分钟后观察，如局部出现红肿，直径＞1cm（或比原皮丘增大超过3mm）或局部红晕为阳性。对可疑阳性者，应在另一前臂用0.9%氯化钠注射液做对照试验 |
| 皮试禁忌症 | ①近4周内发生过速发型变态反应者；②过敏性休克高危人群，如哮喘控制不佳，小剂量变应原导致严重变态反应病史等；③有皮肤划痕症、皮肤肥大细胞增多症、急慢性荨麻疹等皮肤疾病 |
| 皮试前注意事项 | ①皮试本身亦可能导致速发型变态反应，应有抢救设备与药品准备。一旦发生变态反应，应及时就地救治；②应用抗组胺药物可能影响皮试结果，皮试前应停用全身应用一代抗组胺药（苯海拉明）至少72小时，二代抗组胺药（西替利嗪、氯雷他定）至少1周，停用鼻腔喷雾剂至少72小时；③雷尼替丁等$H_2$受体拮抗药应停用至少48小时；④β受体阻滞药和血管紧张素转化酶抑制剂（ACEI）等药物可能影响对速发型变态反应救治，皮试前应停用至少24小时，尤其可能存在严重变态反应时 |
| 严重速发性过敏反应 | ①迅速中止皮试操作；②及时建立静脉通路；③予以肌内或皮下注射肾上腺素（1：1000肾上腺素，成人0.3～0.5ml；儿童0.01mg/kg，最大0.3ml，每15～20分钟可重复）；④吸氧及糖皮质激素等其他药物治疗 |
| 皮试结果意义 | ①皮试阴性：表示发生过敏性休克等速发型变态反应的风险较低，可接受青霉素类药物治疗，但仍有发生速发型变态反应的风险，尤其在首次给药时。此外，青霉素皮试不能预测起疱性皮疹如Stevens-Johnson综合征、大疱表皮剥脱松解症，以及溶血性贫血、间质性肾炎等Ⅱ、Ⅲ、Ⅳ型变态反应。应强调青霉素皮试不是保证病人安全的唯一措施，详细询问药物过敏史、给药期间密切观察病人不良反应以及备有抢救设备与药物、做好充分抢救准备同等重要 |

续表

| 皮试项目 | 内　容 |
| --- | --- |
| 皮试结果意义 | ②皮试阳性：提示病人发生过敏性休克等速发型变态反应的可能达50%（33%~100%），无阴性对照情况下假阳性率更高，不宜使用青霉素类药物。但青霉素皮试仍有近半数为假阳性，且特异性IgE抗体可随时间衰减（半衰期10~1000日），发生速发型变态反应者50%在5年内不再过敏，80%在10年内不再过敏，这些病人今后仍可重复青霉素皮试、评估能否应用青霉素类药物。既往青霉素皮试阳性病人，如无青霉素变态反应的临床表现，在过敏史中应表述为"曾青霉素皮试阳性"，而不应表述为"青霉素过敏" |
| 其他皮试方法 | ①青霉素皮试试剂：目前国内有成熟应用多年的青霉素皮试试剂供应，每瓶含青霉素钠2500U。使用该品仅需一次稀释，可节约操作时间、减少工作量，且避免因多步稀释可能导致的剂量误差、污染乃至由此导致的假阳性、假阴性 |
| | ②快速仪器试验法：国内亦有少数医疗机构尝试采用快速仪器试验法，以电脉冲将青霉素皮试液导入皮肤，此法具有无痛、便捷的优点，其临床价值有待更多观察 |

3．**头孢菌素皮试方法**　见表7-40。

**表7-40　头孢菌素皮试方法**

| 皮试项目 | 内　容 |
| --- | --- |
| 皮试液配制 | 规格为0.5g、0.75g、1g的，先依次应用0.9%氯化钠注射液10ml、15ml、20ml稀释原药后，抽取0.1ml再用0.9%氯化钠注射液稀释至10ml，抽取0.1ml做皮试<br>规格为1.5g，2g的，一次用0.9%氯化钠注射液15ml、20ml稀释原药后抽取0.05ml，再用0.9%氯化钠注射液稀释至10ml，抽取0.05ml做皮试 |
| 备注 | 皮试其他项目参见青霉素 |

（史文慧）

# 第八章　常用药物的药代动力学特征

本节相关说明：①抗菌药的药代动力学参数中所有药物浓度比均以血药浓度为100计算，结果为百分比浓度；②“给药剂量与途径”项，指在此用药途径和剂量下所检测的药代动力学参数；特别是峰浓度与剂量相关，部分没有给出剂量，只有用药途径的药品亦没有峰浓度参数；剂量可为单剂量、多剂量（中间用“/”分隔）；③po为口服；im为肌内注射；iv为静脉注射；ih：皮下注射；-：尚不明确。

## 第一节　抗感染药物

### 1. 青霉素类抗生素的药代动力学特征　见表8-1。

表8-1　青霉素类抗生素的药代动力学特征

| 药物名称 | 给药剂量与途径 | 峰浓度（mg/L） | 蛋白结合率（%） | 半衰期（h） | 肾排泄率（%） | 胆汁-血液药物浓度比（%） | 脑脊液-血液药物浓度比（%） | 是否透过血-胎屏障 | 乳汁-血液药物浓度比（%） | 生物利用度（%） |
|---|---|---|---|---|---|---|---|---|---|---|
| 青霉素G | 200万U，iv | 20 | 45～65 | 0.5 | 75 | 19 | 1～3 | 是 | 5～20 | – |
| 普鲁卡因青霉素 | 30万U，im | 1.6 | – | 0.5 | – | – | – | – | – | – |
| 青霉素V | 0.5g，po | 5～6 | 80 | 1 | 55 | – | – | 是 | – | 60～73 |
| 苯唑西林 | 0.5g，iv | 30～40 | 90～94 | 0.5 | – | – | 9～20 | – | – | |
| 氟唑西林 | 0.25g，po | 6～10 | 95 | 0.75～1.5 | 50～65 | – | – | – | – | 30～50 |
| 氨苄西林 | 2g，iv | 47 | 18～22 | 1.0～1.5 | 50～70 | – | 13～14 | 是 | – | – |
| | 1g，po | 7.6 | 20～25 | 1.0～1.5 | – | – | – | 是 | – | – |
| 阿莫西林 | 0.5g，po | 5.5～7.5 | 20 | 1.2 | 60 | 100～3000 | 13～14 | 是 | – | 80 |
| 美洛西林 | 2g，iv | 152 | 42 | 0.75 | 50～55 | 1.65～7.0 | 17～25 | 是 | – | – |
| 阿洛西林 | 3g，iv | 250～300 | 40 | 1 | 60～65 | 5.3 | – | 是 | 少量 | – |
| 哌拉西林 | 4g，iv | 400 | 17～22 | 1.0/1.2 | 49～68 | 10～20 | 30 | – | 很少 | – |

2. **头孢菌素类抗生素的药代动力学特征** 见表8-2。

表8-2 头孢菌素类抗生素的药代动力学特征

| 药物名称 | 给药剂量与途径 | 峰浓度（mg/L） | 蛋白结合率（%） | 半衰期（h） | 肾排泄率（%） | 胆汁-血液药物浓度比（%） | 脑脊液-血液药物浓度比（%） | 是否透过血-胎屏障 | 乳汁-血液药浓度比（%） | 生物利用度（%） |
|---|---|---|---|---|---|---|---|---|---|---|
| 头孢唑林 | 0.5g，iv | 143.6 | 74～86 | 1.5～2.0 | 80～90 | 0.13 | 不易 | 是 | 较少 | - |
| 头孢拉定 | 0.5g，po | 11～18 | 6～10 | 1 | 95 | 少量 | 5～10 | 是 | 少量 | |
| | 0.5g，iv | 46 | 6～10 | 0.8～1 | 95 | 少量 | 8～12 | 是 | 少量 | |
| 头孢氨苄 | 0.5g，po | 18 | 10～15 | 0.6～1 | 80 | 5 | 不易 | 是 | 少量 | >90 |
| 头孢羟氨苄 | 0.5g，po | 16 | 20 | 1.5 | 86 | - | - | 是 | 是 | 94 |
| 头孢硫脒 | 1g，iv | 68.93±6.86 | 23 | 1.19±0.12 | 90 | - | 不易 | - | 是 | - |
| 头孢呋辛 | 0.75g，iv | 50 | 31～41 | 1.2～1.6 | 100 | - | 20～30 | 是 | 是 | - |
| 头孢呋辛酯 | 0.25g，po | 4.1 | 31～41 | 1.2～1.6 | 100 | - | 是 | 是 | 是 | 52 |
| 头孢替安 | 1g，iv | 75 | 8 | 0.6～1.1 | 主要 | 少量 | 不易 | 是 | 微量 | - |
| 头孢丙烯 | 0.5g，po | 10.5 | 36 | 1.3 | 60 | - | - | - | 少量 | >90 |
| 头孢克洛 | 0.25g/0.5g，po | 7～13 | 22～26 | 0.6～0.9 | 60～85 | 0.05 | 较低 | 是 | 少量 | - |
| 头孢唑肟 | 2g，iv | 131.8 | 30 | 1.7 | 80 | - | 是 | - | 少量 | - |
| 头孢噻肟 | 1g，iv | 102 | 30～50 | 0.84～1.25 | 80 | 0.01～0.1 | 10～15 | 是 | 少量 | - |
| 头孢曲松 | 1g，iv | 151 | 95 | 8 | 50～60 | 40～50 | 10～20 | 是 | 少量 | - |
| 头孢哌酮 | 1g，iv | 178.2 | 70～93.5 | 2 | 其次 | >40 | 不易 | 是 | 少量 | - |
| 头孢地尼 | 0.1g，po | 1.10 | 60～70 | 1.6 | 30.8 | - | - | - | 无 | 低 |
| 头孢克肟 | 50mg/100mg/200mg，po | 0.69/1.18/1.95 | 65 | 3～4 | 20～25 | - | - | 是 | - | 40～50 |
| 头孢泊肟酯 | 100mg/200mg，po | 1.4/2.3 | 21～29 | 2 | 80 | 极小 | - | - | 极少 | 70 |
| 头孢吡肟 | 2g，iv | 193 | 20 | 2.0±0.3 | 85 | 较高 | 10 | - | 少量 | - |
| 头孢匹罗 | 1g，iv | 80～90 | <10 | 1.8～2.2 | 80～90 | - | 是 | 是 | 是 | - |

3．其他β-内酰胺类抗生素的药代动力学特征　见表8-3。

表8-3　其他β-内酰胺类抗生素的药代动力学特征

| 药物名称 | 给药剂量与途径 | 峰浓度（mg/L） | 蛋白结合率（%） | 半衰期（h） | 肾排泄率（%） | 胆汁-血液药物浓度比（%） | 脑脊液-血液药物浓度比（%） | 是否透过血-胎屏障 | 乳汁-血液药物浓度比（%） | 生物利用度（%） |
|---|---|---|---|---|---|---|---|---|---|---|
| 头孢西丁 | 1g，iv | 110 | 80.7 | 1 | 85 | 极少 | 3，炎症时增加 | 是 | 极少 | – |
| 头孢美唑 | 1g，iv | 188 | 84 | 1 | 85～92 | 少量 | 不易 | 是 | 极少 | – |
| 头孢米诺 | 1g，iv | 100 | – | 2.5 | 90 | – | – | – | – | – |
| 拉氧头孢 | 0.5g，iv | 44.3 | 52 | 1.5 | 93～99 | 有 | 是 | 是 | 无 | – |
| 阿莫西林/克拉维酸 | 250mg/125mg，po | 5.6～3.4 | 20/30 | 1.4/1.1 | 60/50 | – | – | – | – | 97/95 |
| 阿莫西林/克拉维酸（5：1） | iv | – | 20/30 | 1.4/1.1 | 60/50 | – | – | – | – | – |
| 替卡西林/克拉维酸（15：1） | 3.2g，iv | 330/16 | 45/25 | 1.2/1.0 | 60～70/35～45 | – | – | – | – | – |
| 哌拉西林/他唑巴坦（8：1） | 2.0g/0.25g，iv | 80/8.8 | 21/23 | 0.7/0.7 | 73.8/90.2 | – | – | – | – | – |
| 亚胺培南/西司他丁 | 0.5g/0.5g，iv | 21～58/21～55 | 20/40 | 1/1 | 70～76 | | 不易 | 是 | – | |
| 美罗培南 | 0.5g，iv | 52 | 2 | 1.03 | 60～65 | – | 是 | – | – | – |
| 比阿培南 | 0.3g，iv | 17.3 | – | – | 64 | – | – | – | – | – |
| 帕尼培南/倍他米隆 | 0.5g/0.5g，iv | 27.5/15.6 | – | 1.2/0.8 | 28.5/9.7 | – | 是 | | | – |
| 厄他培南 | 1g，iv | 155 | 95 | 4 | 80 | 10 | – | 是 | 是 | – |
| 法罗培南 | 150mg/300mg/600mg，po | 2.36/6.24/7.37 | – | 1 | 5 | – | – | | 是 | – |
| 氨曲南 | 1g，iv | 90 | 40～65 | 1.5～2 | 60～70 | 12 | 是 | 是 | 是 | – |

4. 氨基糖苷类抗生素的药代动力学特征　见表8-4。

表8-4　氨基糖苷类抗生素的药代动力学特征

| 药物名称 | 给药剂量与途径 | 峰浓度（mg/L） | 蛋白结合率（%） | 半衰期（h） | 肾排泄率（%） | 胆汁-血液药物浓度比（%） | 脑脊液-血液药物浓度比（%） | 是否透过血-胎屏障 | 乳汁-血液药物浓度比（%） | 生物利用度（%） |
|---|---|---|---|---|---|---|---|---|---|---|
| 庆大霉素 | 80mg，iv;1mg/kg，im | 4～6/4 | 低 | 2～3 | 50～93 | － | 不易 | 是 | 很少 | 高 |
| 阿米卡星 | 250mg，im | 12 | 4 | 2～2.5 | 84～92 | － | 低 | 是 | － | － |
| 妥布霉素 | 1mg/kg，im | 3.7 | 很低 | 1.9～2.2 | 85～93 | － | － | 是 | 较低 | 高 |
| 链霉素 | 0.5g，im | 15～20 | 20～30 | 2.4～2.7 | 80～98 | 1 | 很少 | 是 | 是 | － |
| 奈替米星 | 1mg/kg，im;2mg/kg，iv | 3.76～16.5 | 很低 | 2～2.5 | 80 | － | 较低 | 是 | 是 | － |
| 异帕米星 | 400mg，iv | 21.5 | 3.46～6.30 | 2～2.5 | 80 | － | － | 是 | 少量 | － |
| 依替米星 | 0.2g，iv | 19.79 | 25 | 1.5 | 80 | － | － | － | － | － |

5. 四环素类、酰胺醇类和大环内酯类抗生素的药代动力学特征　见表8-5。

表8-5　四环素类、酰胺醇类和大环内酯类抗生素的药代动力学特征

| 药物名称 | 给药剂量与途径 | 峰浓度（mg/L） | 蛋白结合率（%） | 半衰期（h） | 肾排泄率（%） | 胆汁-血液药物浓度比（%） | 脑脊液-血液药物浓度比（%） | 是否透过血-胎屏障 | 乳汁-血液药物浓度比（%） | 生物利用度（%） |
|---|---|---|---|---|---|---|---|---|---|---|
| 四环素 | 250mg，po | 2～4 | 55～70 | 6～11 | 60 | 少量 | 不易 | 是 | 60～80 | ＜60 |
| 多西环素 | 0.2g，po | 2.84～4.46 | 80～93 | 18～24 | 35～40 | － | － | 是 | 较高 | ＞90 |
| 米诺环素 | po | － | 76～83 | 14～18 | 5～10 | ＜34 | 是 | 是 | 较高 | ～100 |
| 替加环素 | 50mg，iv | 0.63 | 71～89 | 42 | － | 138 | 难 | － | － | － |
| 氯霉素 | 12.5mg/kg，po | 11.2～18.4 | 50～60 | 1.5～3.5 | 85～90 | 3 | 是 | 是 | 是 | 80～90 |
| 红霉素 | 0.2～0.25g，po | ＜1 | 70～90 | 1.4～2 | 2～5 | 主要 | 难 | 是 | ＞50 | 30～65 |
| 琥乙红霉素 | 0.5g，po | 1.46 | － | 1.2～2.6 | 10 | 主要 | 难 | 是 | 是 | － |
| 罗红霉素 | 150mg，po | 6.6～7.9 | 96 | 8.4～15.5 | 7.4 | － | － | － | 很低 | － |
| 克拉霉素 | 0.4g，po | 2.2 | 65～75 | 5.3 | 40 | ＜30 | 难 | － | 是 | 55 |
| 阿奇霉素 | 0.5g，po | 0.41 | － | 35～48 | 6 | ＞50 | － | － | － | 40 |
|  | 0.5g，iv | 1.14 | 51 | 35～48 | 11 | ＞50 | － | － | － | － |
| 乙酰螺旋霉素 | 0.2g，po | 1 | － | 4～8 | 5～15 | － | 是，脑膜炎时65 | 是 | － | ＜40 |

6. 糖肽类及其他类抗生素的药代动力学特征　见表8-6。

表8-6　糖肽类及其他类抗生素的药代动力学特征

| 药物名称 | 给药剂量与途径 | 峰浓度（mg/L） | 蛋白结合率（%） | 半衰期（h） | 肾排泄率（%） | 胆汁-血液药物浓度比（%） | 脑脊液-血液药物浓度比（%） | 是否透过血-胎屏障 | 乳汁-血液药物浓度比（%） | 生物利用度（%） |
|---|---|---|---|---|---|---|---|---|---|---|
| 去甲万古霉素 | 400mg，iv | 25.18 | 55 | 6～8 | 81.1 | 少量 | 不易 | 是 | 是 | – |
| 万古霉素 | 500mg，iv | 23.0 | 55 | 6 | 85 | 少量 | 不易 | 是 | 是 | – |
| 替考拉宁 | 3mg/kg，iv<br>6mg/kg，iv | 53.4<br>111.8 | 90～95 | 70～100 | 80 | – | 难 | – | – | – |
| 克林霉素 | 150mg/300mg，po | 2.5/4 | 92～94 | 2.4～3 | – | – | 否 | 是 | 是 | 90 |
| | 300mg，iv | 14.7 | – | – | 28 | – | – | – | – | – |
| 林可霉素 | 500mg，po | 3 | 77～82 | 4～6 | 9～13 | 40 | 是 | 是 | 是 | – |
| | 600mg，iv | 15.9 | – | – | 4.9～30.3 | – | – | – | – | – |
| 磷霉素 | 2g，iv | 90 | <5 | 3～5 | 90 | 20 | 50 | 是 | 7 | |
| 达托霉素 | 4～6mg/kg，iv | 58～99 | 93 | 8～9 | – | – | 0～8 | – | – | – |
| 夫西地酸钠 | iv | – | 97～99.8 | 5～6 | – | – | – | – | – | – |
| 黏菌素 | 150mg，iv | 5～7.5 | 较低 | 2～3 | 60 | 无 | 难 | – | – | – |

7. 磺胺类和硝基呋喃类抗菌药的药代动力学特征　见表8-7。

表8-7　磺胺类和硝基呋喃类抗菌药的药代动力学特征

| 药物名称 | 给药剂量与途径 | 峰浓度（mg/L） | 蛋白结合率（%） | 半衰期（h） | 肾排泄率（%） | 胆汁-血液药物浓度比（%） | 脑脊液-血液药物浓度比（%） | 是否透过血-胎屏障 | 乳汁-血液药物浓度比（%） | 生物利用度（%） |
|---|---|---|---|---|---|---|---|---|---|---|
| 磺胺甲噁唑 | 2g，po | 80～100 | 60～70 | 10 | 84.5 | 少量 | 是 | 是 | 是 | – |
| 磺胺嘧啶 | 2g，po | 30～60 | 38～48 | 10 | 60～85 | 少量 | 是 | 是 | 是 | >70 |
| | iv | – | 38～48 | 10 | 60～68 | 少量 | 是 | 是 | 是 | >70 |
| 甲氧苄啶 | po | – | – | 8～10 | 66.8 | – | 是 | 是 | 是 | – |
| 呋喃妥因 | po | – | 60 | 0.3～1 | 30～40 | 部分 | 难 | 难 | 少量 | 94 |
| 呋喃唑酮 | 1g，po | 1.7～3.3 | – | – | 主要 | – | – | – | – | <5 |

8. 喹诺酮类药的药代动力学特征　见表8-8。

表8-8　喹诺酮类药的药代动力学特征

| 药物名称 | 给药剂量与途径 | 峰浓度（mg/L） | 蛋白结合率（%） | 半衰期（h） | 肾排泄率（%） | 胆汁-血液药物浓度比（%） | 脑脊液-血液药物浓度比（%） | 是否透过血-胎屏障 | 乳汁-血液药物浓度比（%） | 生物利用度（%） |
|---|---|---|---|---|---|---|---|---|---|---|
| 吡哌酸 | 0.5g，po | 3.8 | 30 | 3～3.5 | 58～68 | 20 | – | – | – | – |
| 诺氟沙星 | 0.4g，po | 1.4～1.6 | 10～15 | 3～4 | 36～42 | 28～30 | – | – | – | – |
| 氧氟沙星 | 0.4g，po | 5.6 | 20～25 | 4.7～7 | 75～90 | 4 | 30～50 | 是 | 是 | 95～100 |
| | 0.4g，iv | 6.2 | 20～25 | 4.7～7 | 75～90 | 4 | 30～50 | 是 | 是 | – |
| 环丙沙星 | 0.2g，po | 1.21 | 20～40 | 4 | 40～50 | 17 | 30 | 是 | 是 | 70 |
| | 0.4g，iv | 4.6 | 20～40 | 4 | 50～70 | 17 | 30 | 是 | 是 | – |
| 左氧氟沙星 | 0.5g，po | 5.8 | 24～38 | 7 | 87 | 4 | 30～50 | – | – | 99 |
| | 0.5g，iv | 6.2 | 24～38 | 7 | 87 | 4 | 30～50 | – | – | – |
| 莫西沙星 | 0.4g，po | 4.5 | 45 | 12 | 35 | 60 | – | – | – | 91 |
| | 0.4g，iv | 5.2 | 45 | 12 | 38 | 60 | – | – | – | – |
| 吉米沙星 | 0.32g，po | 0.7～2.6 | 55～73 | 7 | 36 | 61 | – | – | – | 71 |

9. 硝基咪唑类药和利奈唑胺的药代动力学特征　见表8-9。

表8-9　硝基咪唑类药和利奈唑胺药的药代动力学特征

| 药物名称 | 给药剂量与途径 | 峰浓度（mg/L） | 蛋白结合率（%） | 半衰期（h） | 肾排泄率（%） | 胆汁-血液药物浓度比（%） | 脑脊液-血液药物浓度比（%） | 是否透过血-胎屏障 | 乳汁-血液药物浓度比（%） | 生物利用度（%） |
|---|---|---|---|---|---|---|---|---|---|---|
| 甲硝唑 | 500mg，po | 12 | <20 | 9～11 | 60～80 | 10 | 43 | 是 | 是 | >80 |
| | 500mg，iv | 20～25 | <20 | 9～11 | 60～80 | 10 | 43 | 是 | 是 | – |
| 替硝唑 | 2g，po | 51 | 12 | 12.6 | 32～37 | – | 80 | 是 | 较高 | – |
| | 0.8g，iv | 14～21 | 12 | 12.6 | 32～37 | – | 80 | 是 | 较高 | – |
| 奥硝唑 | 1.5g，po | 30 | <15 | 14 | 63 | 4.1 | 是 | – | – | >90 |
| 利奈唑胺 | 0.6g，po | 12.7 | 31 | 4.26 | 30 | 9 | – | – | – | 100 |
| | 0.6g，iv | 12.9 | 31 | 4.4 | 30 | – | – | – | – | – |

10．抗结核药和抗麻风病药的药代动力学特征　见表8-10。

表8-10　抗结核药和抗麻风病药的药代动力学特征

| 药物名称 | 给药剂量与途径 | 峰浓度（mg/L） | 蛋白结合率（%） | 半衰期（h） | 肾排泄率（%） | 胆汁-血液药物浓度比（%） | 脑脊液-血液药物浓度比（%） | 是否透过血-胎屏障 | 乳汁-血液药物浓度比（%） | 生物利用度（%） |
|---|---|---|---|---|---|---|---|---|---|---|
| 异烟肼 | 0.3g，po | 3～5 | 0～10 | 0.5～5 | 70 | – | 90 | 是 | 是 | 90～100 |
| | iv | – | 0～10 | – | 70 | – | 20 | 是 | 是 | – |
| 乙胺丁醇 | po | – | 20～30 | 3～4 | – | 20 | – | – | – | – |
| 吡嗪酰胺 | 20～25mg/kg，po | 30～50 | 10～20 | 9～10 | – | – | 87～105 | – | – | 95 |
| 利福喷汀 | 0.6g，po | 8.5 | >98 | 18 | – | – | – | – | – | – |
| 利福布汀 | 0.3g，po | 0.4～0.6 | 72～85 | 45 | 53 | – | 30 | – | – | 53 |
| 对氨基水杨酸钠 | po | 30～100 | 50～60 | 0.75～1 | 85 | – | – | – | 是 | – |
| | iv | – | 50～60 | 0.75～1 | 85 | – | – | – | 是 | – |
| 卷曲霉素 | 1g，im | 20～40 | – | 3～6 | 50～60 | – | – | 是 | – | – |
| 丙硫异烟胺 | po | – | 10 | 3 | – | – | 是 | 是 | – | – |
| 氨苯砜 | po | – | 50～90 | 10～50 | 70～85 | – | – | – | 是 | 高 |
| 氯法齐明 | po | – | – | 70d | 0.01～0.41 | 是 | 较低 | 是 | 是 | 45～62 |
| 沙利度胺 | po | – | 55～66 | 5～7 | 0.7 | – | – | – | – | 90 |

11．抗真菌药的药代动力学特征　见表8-11。

表8-11　抗真菌药的药代动力学特征

| 药物名称 | 给药剂量与途径 | 峰浓度（mg/L） | 蛋白结合率（%） | 半衰期（h） | 肾排泄率（%） | 胆汁-血液药物浓度比（%） | 脑脊液-血液药物浓度比（%） | 是否透过血-胎屏障 | 乳汁-血液药物浓度比（%） | 生物利用度（%） |
|---|---|---|---|---|---|---|---|---|---|---|
| 两性霉素B | 起始1～5mg，逐步增至0.65mg/（kg·d），iv | 2～4 | 91～95 | 24 | – | – | – | – | – | – |
| 两性霉素B脂质体 | iv | – | – | 7～10 | – | – | – | – | – | – |
| 氟康唑 | 400mg，po | 4.5～8 | 低 | 27～37 | >80 | – | 54～85 | – | – | 90 |
| | 400mg，iv | 4.5～8 | 低 | 27～37 | >80 | – | 54～85 | – | – | – |
| 伊曲康唑 | 200mg，po（胶囊） | 2.0 | 99.8 | 34～42 | 35 | 54 | 不易 | – | 很少 | 55 |
| | 200mg，iv | 2.8 | 99.8 | 35 | 35 | 54 | 不易 | – | – | – |

续表

| 药物名称 | 给药剂量与途径 | 峰浓度（mg/L） | 蛋白结合率（%） | 半衰期（h） | 肾排泄率（%） | 胆汁-血液药物浓度比（%） | 脑脊液-血液药物浓度比（%） | 是否透过血-胎屏障 | 乳汁-血液药物浓度比（%） | 生物利用度（%） |
|---|---|---|---|---|---|---|---|---|---|---|
| 伏立康唑 | 200mg，po bid 10d（稳态） | 3.00 | 58 | 6 | 80～83 | 是 | 是 | – | – | 96 |
| | 4mg/kg，iv（稳态） | 3.06 | 58 | 6 | ＞94 | 是 | 是 | – | – | – |
| 氟胞嘧啶 | 2g，po | 30～40 | – | 2.5～6 | 90 | – | 60～90 | – | – | ＜78～90 |
| | 2g，iv | 50 | 2.9～4 | 3～6 | – | – | – | – | – | – |
| 泊沙康唑（口服悬液）空腹/非脂餐/脂餐 | 200mg，po | 0.13/0.38/0.51 | 98 | 23.5/22.2/23.0 | 13 | – | – | – | – | – |
| 卡泊芬净 | 50mg，iv | 8.7 | 97 | 9～11 | 41 | 35 | – | 是 | – | – |
| 米卡芬净 | 50mg/100mg，iv | 4.9/8.2 | ＞99 | 14～15 | 15 | 71 | – | – | – | – |
| 特比萘芬 | 250mg，po | 0.97 | 99 | 17 | 85 | – | – | – | 是 | 40 |

12. 抗病毒类药的药代动力学特征　见表8-12。

表8-12　抗病毒类药的药代动力学特征

| 药物名称 | 给药剂量与途径 | 峰浓度（mg/L） | 蛋白结合率（%） | 半衰期（h） | 肾排泄率（%） | 胆汁-血液药物浓度比（%） | 脑脊液-血液药物浓度比（%） | 是否透过血-胎屏障 | 乳汁-血液药物浓度比（%） | 生物利用度（%） |
|---|---|---|---|---|---|---|---|---|---|---|
| 拉米夫定 | 100mg，po | 1.1～1.5 | ＜36% | 5～7 | 70 | – | 可以 | – | 接近 | 80～85 |
| 阿德福韦酯 | 10mg，po | 18.4ng/ml | ≤4 | 7.48 | 45 | – | – | – | – | 59 |
| 恩替卡韦 | 0.5mg，po | 0.0042 | 13 | 128～149 | 62～73 | – | 可以 | 可以 | 可以 | 高 |
| 替比夫定 | 600mg，po | 3.69±1.25 | 3.3 | 40～49 | 42 | – | – | – | – | – |
| 替诺福韦 | 300mg，po | 0.3 | 7 | 7 | 70～80 | – | – | – | – | – |
| 恩夫韦肽 | 90mg，ih | – | 92 | 3.8 | – | – | – | – | – | 84.3 |
| 恩曲他滨 | 200mg，po | 2.1 | 4 | 10 | 86 | – | – | – | – | 93 |
| 沙奎那韦 | 600mg，po | 0.066 | 97 | 13 | 1～3 | – | – | – | – | – |
| 重组人干扰素α-2b | im | – | – | 2～3 | 主要 | – | – | – | – | – |
| 聚乙二醇干扰素α-2a | ih | – | – | 3.7～8.5 | 主要 | 次要 | – | – | – | – |

第八章

续表

| 药物名称 | 给药剂量与途径 | 峰浓度（mg/L） | 蛋白结合率（%） | 半衰期（h） | 肾排泄率（%） | 胆汁-血液药物浓度比（%） | 脑脊液-血液药物浓度比（%） | 是否透过血-胎屏障 | 乳汁-血液药物浓度比（%） | 生物利用度（%） |
|---|---|---|---|---|---|---|---|---|---|---|
| 聚乙二醇干扰素α-2b | ih | – | – | 2～3 | 主要 | – | – | – | – | – |
| 利巴韦林 | 600mg，po | 1～2 | 无 | 44 | 30～55 | 15 | 67 | 可以 | 可以 | 64 |
| 奥司他韦 | po | – | – | 6～10 | 主要 | 20 | – | – | – | 较高 |
| 金刚烷胺 | 200mg，po | 0.3 | – | 11～15 | ＞90 | – | 60 | 可以 | 可以 | 高 |
| 金刚乙胺 | 100mg，po | 0.24～0.319 | 40 | 27～36 | 92 | – | – | 可以 | 可以 | 高 |
| 阿昔洛韦 | 200mg/400mg，po | 0.56/1.2 | 9～33 | 2.5 | – | – | 可以 | 可以 | 可以 | – |
| | 5mg/kg 10mg/kg，iv | 9.8/20.7 | 9～33 | 2.5 | – | – | 可以 | 可以 | 可以 | – |
| 伐昔洛韦 | po | – | 13.5～17.9 | – | – | – | – | 可以 | 0.6～4.1 | 65 |
| 泛昔洛韦 | 250mg/500mg，po | 1.6～1.9/3.3～3.4 | 20 | 2.3±0.4 | 73 | – | – | – | – | 75～77 |
| 喷昔洛韦 | iv | – | 20 | 2 | 70 | – | – | – | – | – |
| 更昔洛韦 | 3g，po | 1～1.2 | 1～2 | 3.1～3.5 | – | – | 24～70 | 可以 | – | 6～9 |
| | 5mg/kg，iv | 8.3～9 | 1～2 | 2.5～3.6 | 主要 | – | 24～70 | 可以 | – | – |
| 阿糖腺苷 | 10mg/kg，iv | 3～6（代谢物） | – | 3.3 | 41～53 | – | 33.3 | – | – | – |
| 膦甲酸钠 | 47～57mg/kg，iv | 575mmol/L | 14～17 | 3.3～6.8 | 80～87 | – | 43 | – | 尚不明确 | – |

13. 抗寄生虫类药的药代动力学特征　见表8-13。

表8-13　抗寄生虫类药的药代动力学特征

| 药物名称 | 给药剂量与途径 | 峰浓度（mg/L） | 蛋白结合率（%） | 半衰期 | 肾排泄率（%） | 胆汁-血液药物浓度比（%） | 脑脊液-血液药物浓度比（%） | 是否透过血-胎屏障 | 乳汁-血液药物浓度比（%） | 生物利用度（%） |
|---|---|---|---|---|---|---|---|---|---|---|
| 氯喹 | po | – | 55 | 2.5～10d | 10～15 | – | 1000～3000 | 是 | 是 | 89 |
| | iv | – | 55 | 2.5～10d | 10～15 | 8 | 1000～3000 | 是 | 是 | – |
| 羟氯喹 | po | – | 50 | 32～40d | 23～25 | – | 是 | – | 少量 | 74 |
| 哌喹 | po | – | – | 9.4d | – | – | – | – | – | 80～90 |
| 甲氟喹 | 1.5g，po | 0.7～1.5 | 99 | 20d | 少量 | 主要 | – | – | 是 | – |
| 奎宁 | po | – | 70 | 8.5h | 主要 | – | 是 | 是 | – | 高 |

续表

| 药物名称 | 给药剂量与途径 | 峰浓度（mg/L） | 蛋白结合率（%） | 半衰期 | 肾排泄率（%） | 胆汁-血液浓药物度比（%） | 脑脊液-血液药物浓度比（%） | 是否透过血-胎屏障 | 乳汁-血液药物浓度比（%） | 生物利用度（%） |
|---|---|---|---|---|---|---|---|---|---|---|
| 咯萘啶 | – | – | – | 2～3d | 1～2 | – | 是 | – | – | 40 |
| 青蒿素 | 15mg/kg，po | 0.09 | – | 2.27h | – | – | 是 | – | – | – |
| 双氢青蒿素 | 2mg/kg，po | 0.71 | – | 1.57h | 0.1～0.15 | – | – | – | – | – |
| 蒿甲醚 | 10mg/kg，im | 0.8 | 95.4 | 13h | 次要 | – | 是 | – | – | – |
| 青蒿琥酯 | iv | – | – | 30min | 少量 | 少量 | 是 | – | – | – |
| 本芴醇 | po | – | – | 24～72h | – | – | – | – | – | – |
| 伯氨喹 | 45mg，po | 250 | – | 3.7～7.4h | 1 | – | 是 | – | – | 高 |
| 乙胺嘧啶 | po | – | – | 80～100h | 10～20 | 少量 | – | – | 是 | – |
| 磺胺多辛 | 0.5g，po | 50～75 | – | 100～230h | 主要 | – | – | 是 | 是 | – |
| 葡萄糖酸锑钠 | iv/im | – | – | – | >95（iv）/80（im） | – | – | – | – | – |
| 喷他脒 | 4mg/kg，im | 0.3～0.5 | – | – | 主要 | – | 难 | – | – | – |
| 双碘喹啉 | po | – | – | – | 少量 | – | – | – | – | 低 |
| 依米丁 | im | – | – | – | 主要 | 极少 | 极少 | – | – | – |
| 卡巴胂 | po | – | – | – | – | – | – | – | – | 低 |
| 乙胺嗪 | po | – | – | 8h | >70 | – | – | – | – | – |
| 伊维菌素 | po | – | 96 | >16h | 1 | – | 难 | – | 少量 | – |
| 吡喹酮 | 10～15mg/kg，po | 1 | – | 4～5h | 72 | – | 15～20 | 少 | 25 | 80 |
| 阿苯达唑 | po | 极低 | – | 8.5～10.5h | 87 | – | 是 | – | – | – |
| 甲苯咪唑 | 200mg，po | 0.3 | – | 2.5～5.5h | 5～10 | – | – | – | – | 5～10 |
| 左旋咪唑 | 150mg，po | 500 | – | 4h | 3 | – | – | – | – | – |

# 第二节　降压药

本节相关说明：CCB为钙通道阻滞药；ACEI为血管紧张素转化酶抑制剂；ARB为血管紧张素Ⅱ受体阻滞药；ACS为急性冠状动脉综合征；CKD为慢性肾脏病；eGFR为估算肾小球滤过率；ARR为醛固酮与肾素比值；RAAS为肾素-血管紧张素-醛固酮系统；RID为乳汁中分泌比；RID<10%哺乳期可以应用；RID<1%哺乳期应用安全；SSRI为选择性5-羟色胺再摄取抑制药；

SNRI为5-羟色胺和去甲肾上腺素再摄取抑制药；CYP为细胞色素$P_{450}$。

1．常用利尿药的药代动力学特征　见表8-14。

表8-14　常用利尿药的药代动力学特征

| 药物类型 | 药物名称 | 生物利用度（%） | 起效时间（po/iv gtt，min） | 达峰时间（h） | 半衰期（h） | 清除率和途径（%） |
|---|---|---|---|---|---|---|
| 袢利尿药 | 呋塞米 | 52 | 40/5 | 1.5 | 1.5 | 60R、40M |
| | 布美他尼 | 85 | 40/5 | 1.5 | 1 | 65R、35M |
| | 托拉塞米 | 85 | 40/10 | 1.5 | 3 | 30R、70M |
| 噻嗪类利尿药 | 氢氯噻嗪 | 60～80 | 120/– | 4 | 15 | 50～70R、30M |
| | 吲达帕胺 | 93 | 60/– | 2 | 14～18 | 60～80R、20F |
| | 美托拉宗 | 65 | 60/– | 8 | 8 | 80R、10B、10M |
| 保钾利尿药 | 阿米洛利 | 50 | 120/– | 6 | 6～9 | 100R |
| | 氨苯蝶啶 | 30～70 | 120/– | 6 | 2 | 50M、50R |
| 盐皮质激素受体拮抗药 | 螺内酯 | 90 | 120/– | 4 | 1.3& | 100M |
| 血管加压素$V_2$受体拮抗药 | 托伐普坦 | ≥40* | 120～240/– | 4 | 12 | 100M |

注：B为胆道清除；R为肾脏清除；M为代谢途径清除；F为粪便清除；*为绝对生物利用度不详；&为螺内酯原型半衰期1.3小时，活性代谢产物半衰期9～23小时。

2．常用钙通道阻滞药的药代动力学特征　见表8-15。

表8-15　常用钙通道阻滞药的药代动力学特征

| 药物名称 | 达峰时间（h） | 半衰期（h） | 常用剂量 |
|---|---|---|---|
| 硝苯地平 | 0.5～1 | 1.7～3.4 | 10～30mg，tid |
| 硝苯地平缓释 | 1.6～4 | 1.7～3.4 | 10～20mg，bid |
| 硝苯地平控释 | 首剂达峰6～12h，连续服药血浆药物浓度波动小 | 1.7～3.4 | 30～60mg，qd |
| 尼群地平 | 1～2 | 10～22 | 10～20mg，tid |
| 尼莫地平 | 1～1.5 | 1.1～1.7 | 30～60mg，qid |
| 佩尔地平 | 14.2～16.9 | 7.6～8.6 | 40mg，bid |
| 氨氯地平 | 6～12 | 35～50 | 2.5～10mg，qd |
| 左旋氨氯地平 | 6～12 | 35～50 | 2.5～5mg，qd |
| 拉西地平 | 0.5～1.5 | 12～15 | 4～8mg，qd |
| 乐卡地平 | 1.5～3 | 8～10 | 10～20mg，qd |
| 非洛地平 | 2.5～5 | 11～16 | 5～10mg，qd |

续表

| 药物名称 | 达峰时间（h） | 半衰期（h） | 常用剂量 |
|---|---|---|---|
| 西尼地平 | 2.8～3.7 | 5.2～8.1 | 5～10mg，qd |
| 贝尼地平 | 0.8～1.1 | 0.9～1.7 | 2～12mg，qd |
| 马尼地平 | 1～4 | 3.9～7.9 | 10～20mg，qd |
| 地尔硫䓬 | 1～2 | 3.5 | 30～90mg，bid～tid |
| 地尔硫䓬缓释 | 6～11 | 3.5 | 90mg，qd～bid |
| 维拉帕米缓释 | 5～7 | 12 | 120～240mg，qd～bid |

3. 常用血管紧张素Ⅱ受体阻滞药的药代动力学特征　见表8-16。

表8-16　常用血管紧张素Ⅱ受体阻滞药的药代动力学特征

| 药物名称 | 生物利用度（%） | 血浆蛋白结合率（%） | 半衰期（h） | 代谢及清除途径 |
|---|---|---|---|---|
| 坎地沙坦 | 34 | >99 | 9 | 大部分以原型经粪便排泄和肾脏清除 |
| 氯沙坦 | 33 | >99 | 2（6～9*） | 14%转化为活性代谢物，35%经肾清除，58%经粪便排泄 |
| 缬沙坦 | 23 | 94～97 | 1～9 | 83%以原型经粪便排泄，13%以原型经肾清除 |
| 厄贝沙坦 | 60～80 | 96 | 11～15 | 肝脏细胞色素$P_{450}$代谢，80%以原型经粪便排泄 |
| 替米沙坦 | 50 | 99.5 | 24 | 以原型经粪便排泄 |
| 奥美沙坦 | 26 | 99 | 13 | 35%～50%以原型经肾清除，50%以原型经粪便排泄 |

注：*为活性代谢产物；ARB为血管紧张素Ⅱ受体阻滞药。

4. 常用血管紧张素转化酶抑制剂的药代动力学特征　见表8-17。

表8-17　常用血管紧张素转化酶抑制剂的药代动力学特征

| 药物名称 | 锌结合配体 | 前体药物 | 生物利用度（%） | 血浆蛋白结合率（%） | 半衰期（h） | 排泄途径 |
|---|---|---|---|---|---|---|
| 卡托普利 | 巯基 | 无 | 60～75 | 30 | 2～3 | 肾脏 |
| 依那普利 | 羧基 | 是 | 60* | 50～60* | 11 | 95%肾脏 |
| 赖诺普利 | 羧基 | 无 | 6～60 | 低 | 12 | 肾脏 |
| 培哚普利§ | 羧基 | 是 | 60 | 10～20 | 25～30 | 75%肾脏 |
| 雷米普利 | 羧基 | 是 | 50～60* | 56* | 13～17 | 60%肾脏 |
| 群多普利 | 羧基 | 是 | 40～60* | 80～94 | 16～24 | 33%肾脏 |
| 福辛普利 | 膦酸基类 | 是 | 75* | 97～98 | 12 | 50%肾脏 |
| 喹那普利 | 羧基 | 是 | 60 | 35 | 25 | 61%肾脏 |
| 贝那普利 | 羧基 | 是 | 40 | 95 | 22 | 主要肾脏 |

注：*代表反映了活性药物数据；§代表在心力衰竭病人中尚无明确证据。

5．常用β受体阻滞药的药代动力学特征　见表8-18。

表8-18　常用β受体阻滞药的药代动力学特征

| 药物名称 | 生物利用度（%） | 血浆蛋白结合率（%） | 脂溶性 | 半衰期（h） | 代谢及清除途径 |
|---|---|---|---|---|---|
| 比索洛尔 | 90 | 30 | 中等 | 10～12 | 50%肝脏代谢；肾脏清除 |
| 卡维地洛 | 25 | 98 | 中等 | 6～10 | 主要肝脏代谢；粪便排泄 |
| 酒石酸美托洛尔 | 40～75 | 12 | 中等 | 3～5 | 肝脏代谢；粪便排泄，小部分肾脏清除 |
| 琥珀酸美托洛尔 | 30～40 | 12 | 中等 | 3～4 | 肝脏代谢；小部分肾脏清除 |

6．常用α受体阻滞药的药代动力学特征　见表8-19。

表8-19　常用α受体阻滞药的药代动力学特征

| 药物名称 | 达峰时间（h） | 半衰期（h） | 常用剂量 |
|---|---|---|---|
| 特拉唑嗪 | 1 | 12 | 1～5mg，qd |
| 多沙唑嗪 | 2～3 | 19～22 | 1～8mg，qd～bid |
| 多沙唑嗪控释片 | 8～9 | 22 | 4～8mg，qd |
| 哌唑嗪 | 1～3 | 2～3 | 6～15mg，bid～tid |

## 第三节　降糖药

1．口服降糖药用于不同肾功能分期　见图8-1。

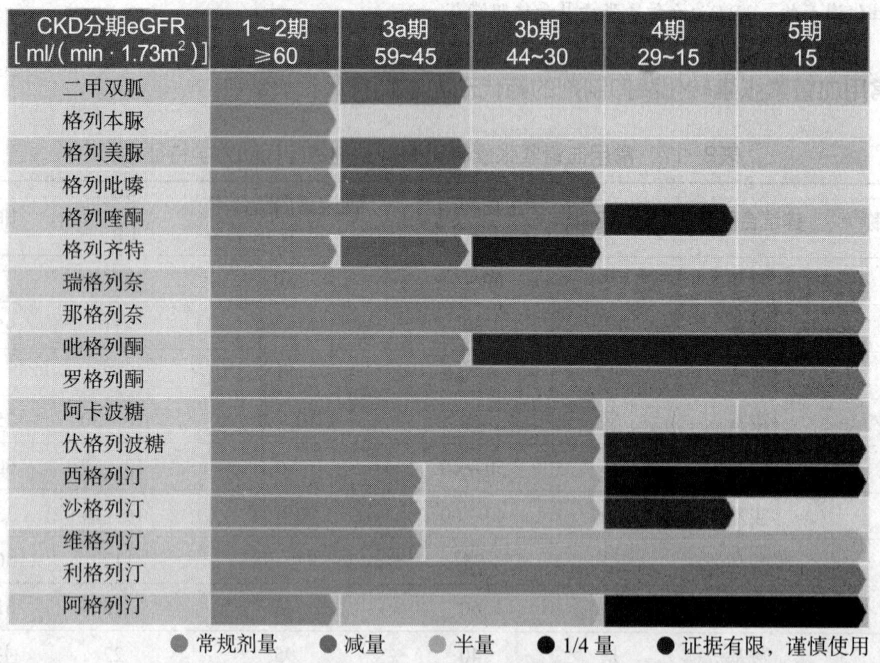


图8-1　口服降糖药用于不同肾功能分期的示意图

2．各类口服降糖药的药代动力学特点及其在2型糖尿病合并慢性肾病中的使用　见表8-20。

表8-20　各类口服降糖药的药代动力学特点及其在2型糖尿病合并慢性肾病中的使用

| 药物类型及名称 | HbA1C降幅（%） | 半衰期（h） | 持续作用时间（h） | 肾功能不全使用范围GFR [ml/（min·1.73m²）] | 能否用于透析 |
|---|---|---|---|---|---|
| 双胍类 | | | | | |
| 二甲双胍 | 1.0～2.0 | 1.5～1.8 | 5～6 | GFR≥60：可以使用；GFR 45～59：仅可在不增加乳酸中毒的情况下谨慎使用；GFR＜45：禁用 | 否 |
| 磺脲类 | | | | | |
| 格列本脲 | – | 10.0～16.0 | 16～24 | GFR≥60：可以使用；GFR＜60：禁用 | 否 |
| 格列美脲 | – | 5 | 24 | GFR≥60：无需剂量调整；GFR 45～59：减量；GFR＜45：禁用 | 否 |
| 格列吡嗪 | 1.0～2.0 | 2～4 | 8～12 | GFR≥60：可以使用；GFR 30～59：减量；GFR＜30：禁用 | 否 |
| 格列喹酮 | – | 1.5 | 8 | GFR≥30：可以使用；GFR 15～29：证据有限，谨慎使用；GFR＜15：禁用 | 否 |
| 格列齐特 | – | 6～12 | 10～20 | GFR≥60：可以使用；GFR 45～59：减量；GFR 30～44：证据有限，谨慎使用；GFR＜30：禁用 | 否 |
| 格列奈类 | | | | | |
| 瑞格列奈 | – | 1 | 4～6 | 可以使用，无需剂量调整 | 能 |
| 那格列奈 | – | – | 1.3 | 可以使用，无需剂量调整 | 能 |
| 米格列奈 | 0.5～2.0 | – | – | 慎用 | – |
| 噻唑烷二酮类 | | | | | |
| 吡格列酮 | – | 3～7 | 2 | GFR≥45：可以使用；GFR＜45：证据有限，谨慎使用 | 证据有限，谨慎使用 |
| 罗格列酮 | 1.0～1.5 | 3～4 | – | 无需剂量调整 | 证据有限，谨慎使用 |
| 葡萄糖苷酶抑制剂 | | | | | |
| 阿卡波糖 | – | 2 | – | GFR≥30：可以使用；GFR＜30：禁用 | 否 |
| 伏格列波糖 | 0.5～0.8 | – | – | GFR≥30：可以使用；GFR＜30：慎用 | 否 |
| 米格列醇 | – | – | – | GFR＜30：禁用；肌酐＞2.0mg/dl：慎用 | – |
| DPP-4抑制剂 | | | | | |
| 西格列汀 | – | 12.4 | 24 | GFR≥50：可以使用；GFR 30～49：50mg/d；GFR＜30：25mg/d | 能 |
| 沙格列汀 | – | 2.5 | 24 | GFR≥50：可以使用；GFR 30～49：2.5mg/d；GFR＜30：禁用 | 否 |

续表

| 药物类型及名称 | HbA1C降幅（%） | 半衰期（h） | 持续作用时间（h） | 肾功能不全使用范围GFR [ml/ min · 1.73m²）] | 能否用于透析 |
|---|---|---|---|---|---|
| 维格列汀 | 0.6～1.1 | 2 | 24 | GFR≥50：可以使用；GFR＜50：50mg/d | 能 |
| 利格列汀 | – | ＞100 | – | 可以使用 | 能 |
| 阿格列汀 | – | 21 | – | GFR≥60：可以使用；GFR 30～60：12.5mg/d；GFR＜30：6.25mg/d | 谨慎使用 |

注：GFR为肾小球滤过率；DPP-4为二肽基肽酶-Ⅳ。

3. 各种胰岛素及其类似物的药代动力学特点　见表8-21。

表8-21　各种胰岛素及其类似物的药代动力学特点

| 胰岛素制剂（常用名称） | 起效时间 | 达峰时间（h） | 作用持续时间（h） | 通常每天注射次数 |
|---|---|---|---|---|
| 短效胰岛素（RI）（人或动物短效胰岛素） | 15～60min | 2～4 | 5～8 | 2～3 |
| 速效胰岛素类似物（门冬胰岛素） | 10～20min | 0.67～1 | 3～5 | 2～3 |
| 速效胰岛素类似物（赖脯胰岛素） | 10～15min | 1.0～1.5 | 4～5 | 2～3 |
| 中效胰岛素（NPH）（低精蛋白锌胰岛素） | 2.5～3h | 5～7 | 13～16 | 1～2 |
| 长效胰岛素（PZI）（精蛋白锌胰岛素） | 3～4h | 8～10 | 可达20 | 1～2 |
| 长效胰岛素类似物（甘精胰岛素） | 2～3h | 无峰 | 可达30 | 1 |
| 长效胰岛素类似物（地特胰岛素） | 3～4h | 3～14 | 可达24 | 1 |
| 预混胰岛素（30/70）（含短效胰岛素30%和中效胰岛素70%的制剂） | 0.5h | 2～12 | 14～24 | 1～2 |
| 预混胰岛素（50/50）（含短效胰岛素和中效胰岛素各50%的制剂） | 0.5h | 2～3 | 10～24 | 1～2 |
| 预混胰岛素类似物（30/70）（门冬胰岛素30%，含超短效胰岛素30%和中效胰岛素70%的制剂） | 10～20min | 1～4 | 14～24 | 1～3 |
| 预混胰岛素类似物（25/75）（门冬胰岛素25%，含超短效胰岛素25%和中效胰岛素75%的制剂） | 15min | 0.5～1.17 | 16～24 | 1～3 |
| 预混胰岛素类似物（50/50）（门冬胰岛素50%，含超短效胰岛素和中效胰岛素各50%的制剂） | 10～20min | 1～4 | 14～24 | 1～3 |
| 预混胰岛素类似物（50/50）（赖脯胰岛素50%，含超短效胰岛素和中效胰岛素各50%的制剂） | 15min | 0.5～1.17 | 16～24 | 1～3 |

# 第四节　糖皮质激素类药物

1. 糖皮质激素类药的生物效应期分类

（1）短效激素　如可的松、氢化可的松。天然激素，其抗炎效力弱，作用时间短，不适宜抗风湿病治疗，主要作为肾上腺皮质功能不全的替代治疗。

（2）中效激素　如泼尼松、泼尼松龙、甲泼尼龙、曲安奈德。抗风湿病治疗主要选用中效激素。

（3）长效激素　如地塞米松、倍他米松等。长效激素抗炎效力强，作用时间长，但对下丘脑—垂体—肾上腺轴抑制明显，不适宜长疗程用药，只可作为临时性用药，如抗过敏等。倍他米松也是长效激素，主要用于局部封闭，现常用的是复方倍他米松。

中、长效激素为人工合成激素。

**2. 常用糖皮质激素类药的药代动力学特征**　生理情况下，人体所分泌的糖皮质激素主要影响物质代谢过程，缺乏时，将引起代谢失调，以致死亡；当应激状态时，机体分泌大量的糖皮质激素，通过允许作用等，使机体能适应内外环境变化所产生的强烈刺激；超生理剂量（药理剂量）时，糖皮质激素除影响物质代谢外，还有抗炎、免疫抑制和抗休克等广泛的药理作用。常用糖皮质激素类药的药代动力学特征见表8-22。

表8-22　常用糖皮质激素类药的药代动力学特征

<table>
<tr><th>类别</th><th>药物名称</th><th>抗炎强度</th><th>等效剂量（mg）</th><th>血浆半衰期（min）</th><th>作用持续时间（h）</th><th>HPA抑制时间（d）</th><th>水盐代谢比值</th><th>糖代谢比值</th><th>与蛋白质亲合力</th><th>对糖皮质激素受体亲合力</th></tr>
<tr><td rowspan="2">短效</td><td>可的松</td><td>0.8</td><td>25</td><td>30</td><td rowspan="2">8～12</td><td>1.25～1.50</td><td>0.8</td><td>0.8</td><td>128</td><td>1</td></tr>
<tr><td>氢化可的松</td><td>1.0</td><td>20</td><td>90</td><td>1.25～1.50</td><td>1.0</td><td>1.0</td><td>100</td><td>100</td></tr>
<tr><td rowspan="4">中效</td><td>泼尼松</td><td>3.5</td><td>5</td><td>60</td><td rowspan="4">12～36</td><td>1.25～1.50</td><td>0.8</td><td>4.0</td><td>68</td><td>5</td></tr>
<tr><td>泼尼松龙</td><td>4.0</td><td>5</td><td>200</td><td>1.25～1.50</td><td>0.8</td><td>4.0</td><td>61</td><td>220</td></tr>
<tr><td>甲泼尼龙</td><td>5.0</td><td>4</td><td>180</td><td>1.25～1.50</td><td>0.5</td><td>5.0</td><td>74</td><td>1190</td></tr>
<tr><td>曲安奈德</td><td>5.0</td><td>4</td><td>＞200</td><td>1.25～1.50</td><td>0</td><td>5.0</td><td>–</td><td>190</td></tr>
<tr><td rowspan="2">长效</td><td>地塞米松</td><td>30.0</td><td>0.70</td><td>100～300</td><td rowspan="2">36～54</td><td>2.75</td><td>0</td><td>20.0～30.0</td><td>＞100</td><td>710</td></tr>
<tr><td>倍他米松</td><td>25.0～35.0</td><td>0.60</td><td>100～300</td><td>3.25</td><td>0</td><td>20.0～30.0</td><td>＞100</td><td>540</td></tr>
</table>

**3. 剂量换算**

（1）一般剂量换算（mg）　可的松 25 = 氢化可的松 20 =泼尼松5 = 泼尼松龙 5 = 甲泼尼龙 4 = 曲安奈德 4 = 倍他米松 0.6 = 地塞米松 0.75。

（2）抗炎作用　氢化可的松 1 =可的松 1/0.8= 泼尼松1/3.5 =泼尼松龙 1/4 = 甲泼尼龙 1/5 = 曲安奈德 1/5 = 倍他米松 1/25 = 地塞米松 1/30。

（3）盐皮质激素效应　氢化可的松 1 = 可的松 1/0.8=泼尼松 1/0.8=泼尼松 1/0.8 = 甲泼尼龙 1/0.5。曲安奈德、倍他米松和地塞米松无盐皮质激素效应。

## 第五节　口服抗凝药

口服抗凝药主要是香豆素类，属于维生素K拮抗药，口服吸收慢且不规则，吸收后几乎全部与血浆蛋白结合，因此，与其他血浆蛋白结合率高的药物同服时，可增加双香豆素的游离药物浓度，使抗凝作用大大增强，甚至诱发出血。双香豆素分布于肺、肝、脾及肾，经肝药酶羟基化失活后由肾排泄。醋硝香豆素大部分以原型经肾排出。常用口服抗凝药的药代动力学特征见表8-23。

表8-23　常用口服抗凝药的药代动力学特征

| 药物名称 | 每日量（mg） | 半衰期（h） | 达峰时间（h） | 持续时间（h） |
|---|---|---|---|---|
| 华法林 | 5 ~ 15 | 10 ~ 60 | 24 ~ 48 | 3 ~ 5 |
| 醋硝香豆素 | 4 ~ 12 | 8 | 34 ~ 48 | 2 ~ 4 |
| 双香豆素 | 25 ~ 150 | 10 ~ 30 | 36 ~ 72 | 4 ~ 7 |

## 第六节　常用镇静催眠药

镇静催眠药是一类能引起镇静和近似生理睡眠的药物，对中枢神经系统具有普遍的抑制作用。常用的镇静催眠药可分为三类：苯二氮䓬类、巴比妥类及其他类。

1．苯二氮䓬类药的药代动力学特征　见表8-24。

表8-24　苯二氮䓬类药的药代动力学特征

| 药物名称 | 口服生物利用度（%） | 肾排泄率（%） | 蛋白结合率（%） | 分布容积（L/kg） | 清除率[ml/（min·kg）] | 消除半衰期 $t_{1/2}$（h） | 活性代谢物 |
|---|---|---|---|---|---|---|---|
| 氯氮䓬 | 100 | 1 | 96.5 ± 1.8 | 0.30 ± 0.03 | 0.54 ± 0.49 | 10 ± 3.4 | 去甲氯氮䓬<br>奥沙西泮 |
| 地西泮 | 100 ± 14 | 1 | 98.7 ± 0.2 | 1.1 ± 0.3 | 0.38 ± 0.06 | 44 ± 13 | 去甲地西泮<br>奥沙西泮 |
| 硝西泮 | 78 ± 15 | 1 | 87 ± 1 | 1.9 ± 0.3 | 0.86 ± 0.12 | 26 ± 3 | – |
| 氯硝西泮 | 98 ± 31 | 1 | 86 ± 0.5 | 3.2 ± 1.1 | 1.55 ± 0.28 | 23 ± 5 | – |
| 氟西泮 | – | 1 | 95.5 | 22 ± 7 | 4.5 ± 2.3 | 7.4 ± 24 | $N_1$-脱烷基西泮 |
| 劳拉西泮 | 93 ± 10 | 1 | 91 ± 2 | 1.3 ± 0.2 | 1.1 ± 0.4 | 14 ± 5 | – |
| 三唑仑 | 55 | 2 | 90.1 ± 1.5 | 1.1 ± 0.4 | 8.3 ± 1.8 | 2.3 ± 0.4 | – |
| 氟硝西泮 | 85 | 1 | 77 ± 79 | 3.3 ± 0.6 | 3.5 ± 0.4 | 15 ± 5 | 去甲氟硝西泮 |
| 奥沙西泮 | 90 | 1 | 97.8 ± 2.3 | 1.0 ± 0.3 | 1.2 ± 0.4 | 7.6 ± 2.2 | – |

2. 巴比妥类药的药代动力学特征　见表8-25。

表8-25　巴比妥类药的药代动力学特征

| 分类 | 药物名称 | 显效时间 | 持续时间（h） | 半衰期（h） | 油/水分配系数 | 消除方式 |
|---|---|---|---|---|---|---|
| 长效 | 巴比妥 | –（慢） | 8～12 | – | 1 | 肾排泄<br>部分肝代谢 |
| | 苯巴比妥 | （1/2～1）h | 6～8 | 24～140 | 3 | 部分肾排泄<br>部分肝代谢 |
| 中效 | 戊巴比妥 | （1/4～1/2）h | 3～6 | 15～48 | 39 | 肝代谢 |
| | 异戊巴比妥 | （1/4～1/2）h | 3～6 | 8～42 | 42 | 肝代谢 |
| 短效 | 司可巴比妥 | 1/4h | 2～3 | 19～34 | 52 | 肝代谢 |
| 超短效 | 硫喷妥钠 | 静脉注射30s内显效 | 0.25 | 3～8 | 580 | 肝代谢 |

# 第七节　强心苷类药物

强心苷是一类来自毛花洋地黄和紫花洋地黄等植物具有强心作用的苷类化合物，临床主要用于慢性心力衰竭的治疗，也可用于治疗某些心律失常。强心苷类药的药代动力学特征见表8-26。

表8-26　强心苷类药的药代动力学特征

| 特性 | 地高辛 | 洋地黄毒苷 | 毛花苷C | 去乙酰毛花苷C | 毒毛花苷K |
|---|---|---|---|---|---|
| 口服吸收率（%） | 75 | >90 | 40～60 | 很少 | 2～5 |
| 血浆蛋白结合率（%） | 25 | >95 | <20 | – | 5 |
| 肝-肠循环（%） | 5 | 25 | 少 | – | 少 |
| 分布容积（L/kg） | 5.1～8.1 | 0.6 | 4.4 | – | – |
| 消除途径 | 肾，少量肝 | 肝，少量肾 | 肾 | 肾 | 肾 |
| 半衰期（h） | 40 | 5～7日 | 18 | 33 | 21 |
| 治疗血药浓度（ng/ml） | 0.5～2 | 10～35 | – | – | – |
| 给药途径 | 口服 | 口服 | 静脉注射 | 静脉注射 | 静脉注射 |
| 起效时间 | 1～2h | 2～4h | 10～30min | 10～30min | 5～10min |
| 达峰时间（h） | 2～5（口服） | 6～12 | 1～2 | 1～2 | 0.5～2 |
| 作用消失时间（d） | 3～6（口服） | 20 | 3～6 | 3～6 | 2～3 |

（赵　倩）

# 第九章　特殊人群用药

## 第一节　肝功能不全病人用药

1. 肝功能的评估方法　Child-Pugh评价计分标准见表9-1。

表9-1　Child-Pugh评价计分标准

| 项　目 | 1分 | 2分 | 3分 |
|---|---|---|---|
| 血清白蛋白（g/L） | ＞35 | 28～35 | ＜28 |
| 血清总胆红素（μmol/L） | ＞34.2 | 34.2～51.3 | ＞51.3 |
| 凝血酶原时间（s） | ＜4 | 4～6 | ＞6 |
| 肝性脑病（级） | 0 | Ⅰ/Ⅱ | Ⅲ/Ⅳ |
| 腹水 | 无 | 少量/中量 | 大量 |

注：①由于肝生理功能复杂，目前尚无用于评价肝脏清除药物能力并作为药物剂量调整依据的内源性指标。现临床常用Child-Pugh评分作为肝功能不全分级评估方法。②5～6分为A级或轻度肝功能不全，7～9分为B级或中度肝功能不全，10～15分为C级或严重肝功能不全。

2. 肝功能不全病人用药特点　见表9-2。

表9-2　肝功能不全病人用药特点

| 分　类 | 内　容 | |
|---|---|---|
| 用药原则 | ①明确诊断，合理用药；②慎重选用药物，评价应用药物的益处和风险，益处大于风险时方可使用；③慎用经肝代谢且不良反应多的药物，尽量用主要经肾脏消除的药物；④禁用或慎用诱发肝性脑病的药物、肝毒性药物、经肝脏代谢活化后方起效的药物；⑤避免或减少使用或联用对肝脏毒性大的药物，肾功能正常者选用对肝毒性小并且从肾脏排泄的药物；⑥初始用小剂量，必要时进行TDM，给药方案个体化；⑦定期监测肝功能，及时调整治疗方案 | |
| 调整剂量的方法 | 根据生化指标调整 | ALT＞8～10ULN（正常范围上限）或ALT＞3ULN且BIL＞2ULN时，表明出现肝功能损害 |
| | 根据Child-Pugh评分调整 | Child-Pugh分类A级：正常病人50%维持剂量<br>Child-Pugh分类B级：正常病人25%维持剂量<br>Child-Pugh分类C级：使用经临床试验证实安全性好或药代动力学不受肝病影响或可进行有效监测的药物 |

续表

| 分 类 | 内 容 |
|---|---|
| 给药方案调整 | ①经肝脏清除，无明显毒性反应的药物须谨慎使用，必要时减量；②肝功能减退时，经肝脏清除药物，可致明显毒性反应的药物须避免使用；③经肝、肾两种途径清除的药物须减量应用；④经肾排泄的药物仍需谨慎使用，以防肝-肾综合征的发生；⑤了解药物在肝病时的药代动力学和药效学的改变，注意降低剂量；延长给药时间或从小剂量开始，小心逐渐加量；⑥ 必须使用有效血药浓度范围窄、毒性大的药物或对肝脏有毒性的药物时，应进行血药浓度监测及严密的生化指标监测 |

3. **肝病病人慎用药物** 见表9-3。

**表9-3 肝病病人慎用药物**

| 损害类别 | | 影响药物 |
|---|---|---|
| 代谢性肝损伤 | | 氯丙嗪、三环类抗抑郁药，抗癫痫药、部分抗菌药、抗风湿药、抗甲状腺药、免疫抑制药、口服避孕药、甲睾酮和其他蛋白同化激素、巴比妥类、甲基多巴等 |
| 急性实质性肝损伤 | 剂量依赖性肝细胞坏死 | 对乙酰氨基酚、非甾体抗炎药等 |
| | 非剂量依赖性肝细胞坏死 | 异烟肼、对氨基水杨酸、氟烷、三环类抗抑郁药、单胺氧化酶抑制剂、抗癫痫药、肌松药、青霉素衍生物、抗真菌药、利尿药、美托洛尔、钙通道阻滞药、奎尼丁、鹅去氧胆酸、可卡因等 |
| 药物引起的脂肪肝 | 胆汁淤积性损害为主 | 异烟肼、甲氨蝶呤、苯妥英钠、丙戊酸钠、苯巴比妥、糖皮质激素、水杨酸类、环孢素、格列本脲等 |
| | 肝肉芽肿浸润 | 异烟肼、青霉素衍生物、磺胺药、抗癫痫药、阿司匹林、金盐、别嘌醇、保泰松、雷尼替丁、氯磺丙脲、氯丙嗪、奎尼丁、地尔硫䓬、丙吡胺、肼屈嗪等 |
| 慢性实质性肝损伤 | 活动性慢性肝炎 | 甲基多巴、呋喃妥因、异烟肼、对乙酰氨基酚、丹曲林等 |
| | 慢性胆汁淤积 | 氯丙嗪、丙米嗪、甲苯磺丁脲、红霉素、噻苯达唑、丙戊酸、非诺洛芬等 |
| | 肝纤维化和肝硬化 | 甲氨蝶呤、烟酸、维生素A等 |
| | 肝磷脂和酒精肝炎样 | 胺碘酮、环乙哌啶等 |
| 药物引起的胆管病变 | 硬化性胆管炎 | 氟尿嘧啶等 |
| 药物引起的肝血管病变 | 布卡综合征 | 口服避孕药、达卡巴嗪等 |
| | 静脉栓塞性疾病 | 硫唑嘌呤、噻苯达唑、硫鸟嘌呤、环磷酰胺、环孢素、多柔比星、丝裂霉素、卡莫司汀、雌激素、半胱氨酸等 |
| | 肝窦状隙损害，包括肝窦状隙扩张、肝紫癜病、周边窦状隙纤维化、非硬化性门脉高压、小节再生性增生、肝动脉和门静脉血栓 | 硫唑嘌呤、口服避孕药、雄激素、蛋白同化类固醇、维生素A、甲氨蝶呤、巯嘌呤等 |
| 肝脏肿瘤 | 良性肿瘤 | 口服避孕药、雄激素和蛋白同化激素等 |
| | 病灶性小节增生 | 口服避孕药等 |
| | 肝细胞癌 | 口服避孕药、雄激素和蛋白同化激素等 |

续表

| 损害类别 | 影响药物 |
| --- | --- |
| ALT/AST升高 | 氨苄西林、羧苄西林、苯唑西林、氯唑西林、美洛西林、多黏菌素、头孢呋辛、头孢美唑、头孢曲松、头孢哌酮、头孢他啶、拉氧头孢、头孢地嗪、亚胺培南/西司他丁钠、红霉素酯化物、依托红霉素、四环素、林可霉素、两性霉素B、阿昔洛韦、伐昔洛韦、泛昔洛韦、异烟肼、利福平、乙胺丁醇、辛伐他汀、普伐他汀、洛伐他汀、氟伐他汀、阿托伐他汀、来氟米特、吗替麦考酚酯、咪唑立宾、匹莫林、莫雷西嗪、西咪替丁、罗沙替丁、尼扎替丁、奥美拉唑、兰索拉唑、雷贝拉唑、肝素钙、依诺肝素、达肝素钠、那屈肝素钙、降纤酶、东菱精纯抗栓酶、氯丙嗪、氟哌啶醇、氯普噻吨、奥氮平、氟康唑、伊曲康唑、灰黄霉素、酮康唑 |
| γ-GT升高 | 苯妥英钠、苯巴比妥、乙醇 |

# 第二节　肾功能不全及透析病人用药

1. 肾功能不全病人用药特点　见表9-4。

表9-4　肾功能不全病人用药特点

| 分　类 | 内　容 |
| --- | --- |
| 用药原则 | ①明确诊断，合理用药；②避免或减少使用肾脏毒性大的药物；③注意药物的相互作用，避免与具有肾毒性的药物合用；④肾功能不全而肝功能正常者可选用经肝、肾双通道清除的药物；⑤根据肾功能情况调整给药剂量和间隔时间，必要时进行TDM，给药方案个体化 |
| 给药方案调整 | ①当肾功能不全病人必须使用主要经肾脏排泄并具有明显的肾毒性药物时，应按肾功能损害程度严格调整剂量，有条件的可进行血药浓度监测，实行个体化给药<br>②剂量调整通常采用减量法、延长给药间隔和二者结合三种。减量法即将每次剂量减少，而用药间隔不变，该法的血药浓度波动幅度较小；延长给药间隔即每次给药剂量不变，但间隔延长，血药浓度波动大，可能影响疗效<br>③根据肌酐清除率（Clcr）Cokroft-Cault公式调整用药方案<br>成年男性：Clcr =（140 – 年龄）× 体重/72 × Scr<br>成年女性=成年男性 × 0.85 |
| 慎用药物 | 调脂药：肾功能不全病人应调整他汀类药物的用药剂量<br>止痛药：肾功能下降者，不建议使用某些非处方和处方止痛药，如NSAIDs，因该类药物可降低肾脏血流量<br>抗菌药：多数抗真菌药物、抗生素和抗病毒药物都由肾脏清除<br>降糖药：胰岛素以及其他降糖药需通过肾脏清除<br>抗酸药：慢性肾脏疾病病人使用该类非处方药可引起电解质失衡 |

注：体重以kg为单位，血肌酐（Scr）以mg/dl为单位。

2. 肾功能不全病人应控制使用的药物　见表9-5。

表9-5　肾功能不全病人应控制使用的药物

| 损害类别 | 影响药物 |
| --- | --- |
| 肾小球功能障碍 | 抗高血压药（如普萘洛尔、可乐定、利血平、米诺地尔、硝普钠、甲基多巴、哌唑嗪、尼卡地平、卡托普利及硝苯地平等）、非甾体抗炎药、四环素类、两性霉素B、环孢素等 |

续表

| 损害类别 | 影响药物 |
| --- | --- |
| 急性肾小球肾炎 | 利福平、肼屈嗪、青霉胺、依那普利等 |
| 肾小球肾炎、肾病综合征 | 金制剂、锂制剂、铋制剂、青霉胺、丙磺舒、可乐定、卡托普利、利福平、氯磺丙胺、甲巯咪唑、华法林、干扰素、磺胺类、非甾体抗炎药等 |
| 肾小管损害 | 头孢菌素类、甲硝唑（儿童）、磺胺类、链霉素、利福平、丝裂霉素、青霉胺、口服避孕药、卡马西平、格列本脲、苯妥英钠、奎尼丁、苯丙胺、吡罗昔康、生物制品等 |
| 肾小管功能障碍 | 巯嘌呤、锂制剂、格列本脲、四环素、两性霉素B、秋水仙碱、长春新碱等 |
| 急性肾小管坏死 | 头孢菌素类、氨基糖苷类、两性霉素B、克林霉素、鱼精蛋白、地尔硫䓬、氢化可的松、卡托普利（低钾及血容量降低可加重毒性）、抗肿瘤药（如顺铂等）、卡莫司汀、甲氨蝶呤、门冬酰胺酶、丝裂霉素等。合用加大上述药物肾毒性的药物有呋塞米、甲氧氟烷、造影剂等 |
| 尿道阻塞 | 利福平、磺胺类、镇静催眠药、阿片制剂、抗抑郁药、溴苄胺、麦角衍生物、甲基多巴、解热镇痛药、吗啡等镇痛剂，抗凝血药、甲氨蝶呤、过量巴比妥类、乙醇、氯化琥珀胆碱、巯嘌呤及造影剂等 |
| 血管阻塞 | 青霉素、磺胺类、氨基己酸、噻嗪类、糖皮质激素、肼屈嗪、普鲁卡因胺、奎尼丁、丙硫氧嘧啶等 |
| 肾间质及肾小管损害 | 头孢噻吩等第一代头孢菌素及青霉素类、氨基糖苷类、四环素类、利福平、磺胺类、多黏菌素B、环孢素、造影剂、过量右旋糖酐-40等 |
| 肾前性尿毒症 | 锂盐、强利尿药、四环素类等 |
| 渗透性肾病 | 甘露醇、右旋糖酐-40、甘油及大量葡萄糖等 |
| 间质性肾炎 | 头孢菌素、青霉素类、庆大霉素、多黏菌素B、黏菌素、呋喃妥因、多西环素、磺胺类、对氨基水杨酸、利福平、异烟肼、乙胺丁醇、氢氯噻嗪、呋塞米、阿米洛利、丙磺舒、非甾体抗炎药、西咪替丁、硫唑嘌呤、环孢素、干扰素、别嘌醇、卡托普利、普萘洛尔、甲基多巴、苯丙胺、苯妥英钠、苯巴比妥、苯茚二酮等 |
| 肾结石 | 磺胺类、维生素D、维生素A、过量抗酸药（如三硅酸镁）、乙酰唑胺、非甾体抗炎药、替尼酸、大剂量维生素C（4～6g/d）、丙磺舒、甲氨蝶呤等 |
| 尿潴留 | 林可霉素、头孢唑林、诺氟沙星、异烟肼、吗啡、阿片、哌替啶、可待因、罗通定、吲哚美辛、肾上腺素、麻黄碱、阿托品、山莨菪碱、东莨菪碱、樟柳碱、喷托维林、异丙嗪、苯海拉明、氯苯那敏、赛庚啶、羟嗪、黄酮哌酯、氯丙嗪、奋乃静、氟哌啶醇、多塞平、丙米嗪、氯米帕明、苯海索、氯美扎酮、丙吡胺、阿普林定、普萘洛尔、拉贝洛尔、尼群地平、硝苯地平、硝酸甘油、氟桂利嗪、氨茶碱、呋塞米、可乐定、甲基多巴、西咪替丁、曲克芦丁、镇静催眠药、氨甲苯酸等 |
| 尿失禁 | 氟哌啶醇、氯丙嗪、甲基多巴、哌唑嗪等 |
| 血尿 | 头孢菌素、多肽类抗生素、诺氟沙星、麦迪霉素、甲硝唑、氨基糖苷类、多黏菌素、青霉素类、磺胺类、抗结核药、西咪替丁、雷尼替丁、卡托普利、环磷酰胺、环孢素、解热镇痛药、抗凝血药、阿普唑仑、甲苯咪唑等 |

3. **通过血液或腹膜透析清除的药物**　见表9-6。

表9-6　通过血液或腹膜透析清除的药物

| 清除情况 | 药物名称 |
| --- | --- |
| 血液和腹膜透析均可清除的药物 | 头孢拉定、头孢噻吩、氨曲南、阿米卡星、庆大霉素、卡那霉素、奈替米星、链霉素、妥布霉素、氟胞嘧啶、异烟肼、甲基多巴、米诺地尔、阿司匹林、硝普钠、锂盐、甲丙氨酯、苯巴比妥等 |

续表

| 清除情况 | 药物名称 |
| --- | --- |
| 能由血液透析清除但不能由腹膜透析清除的药物 | 阿莫西林、阿洛西林、氨苄西林、羧苄西林、美洛西林、青霉素、哌拉西林、替卡西林、头孢唑林、头孢氨苄、头孢噻肟、头孢孟多、头孢西丁、拉氧头孢、阿昔洛韦、美西林、氯霉素、甲硝唑、磺胺甲噁唑、甲氧苄啶、舒巴坦、茶碱、普鲁卡因胺、阿替洛尔、西咪替丁、雷尼替丁、对乙酰氨基酚、甲氨蝶呤、卡托普利等 |
| 不能由透析清除的药物 | 氯唑西林、双氯西林、甲氧西林、苯唑西林、头孢尼西、头孢哌酮、头孢曲松、两性霉素B、多西环素、米诺环素、万古霉素、克林霉素、红霉素、咪康唑、酮康唑、利福平、氯喹、洋地黄毒苷、地高辛、奎尼丁、利血平、可乐定、多塞平、二氮嗪、肼屈嗪、哌唑嗪、拉贝洛尔、硝苯地平、普萘洛尔、噻吗洛尔、硝酸异山梨酯、硝酸甘油、甲氧氯普胺、美沙酮、丙氧酚、阿米替林、丙米嗪、去甲替林、普罗替林、氯丙嗪、氟哌啶醇、卡马西平、苯妥英钠、丙戊酸钠、氮芥、苯丁酸氮芥、肝素、胰岛素等 |
| 已知由血液透析清除，但是否由腹膜透析清除尚无可靠资料的药物 | 头孢克洛、头孢羟氨苄、头孢呋辛、克拉维酸、亚胺培南西司他丁、氟尿嘧啶、阿糖腺苷、溴苄胺、丙吡胺、依那普利、纳多洛尔、喷他佐辛、乙琥胺、扑米酮、甲泼尼龙、硫唑嘌呤、环磷酰胺、别嘌醇、巯嘌呤、双嘧达莫等 |
| 不能由血液透析清除，但是否由腹膜透析清除尚无可靠资料的药物 | 乙胺丁醇、萘夫西林、胺碘酮、利多卡因、美西律、美托洛尔、维拉帕米、法莫替丁、氯苯那敏、吗啡、格列本脲、甲苯磺丁脲、地西泮、依他尼酸、氯噻酮、呋塞米、氢氯噻嗪、萘普生、保泰松、芬布芬、布洛芬、吲哚美辛、可的松、泼尼松、甲氯芬那酸、氯丙嗪、卡莫司汀、顺铂、洛莫司汀、氯贝丁酯、博来霉素、秋水仙碱等 |
| 可由腹膜透析清除，但是否由血液透析清除尚无可靠资料的药物 | 头孢替坦 |
| 不能由腹膜透析清除，但是否由血液透析清除尚无可靠资料的药物 | 头孢唑肟、环丙沙星、氯磺丙脲等 |

4. 透析病人常用药物　见表9-7。

表9-7　透析病人常用药物

| 常用药物 | 内　容 |
| --- | --- |
| 磷结合剂 | 磷结合剂类的钙剂可防止过多的磷从胃肠道吸收，必须在进食的同时服用，否则无效 |
| 维生素D | 肾衰竭者缺乏活性的维生素D，需要补充；晚上睡觉前服用（骨化三醇、阿法骨化醇） |
| 铁剂 | 合成红细胞，两餐间服用，不可与钙剂同服，服药的同时不可饮用茶水 |
| 维生素B和维生素C | 透析病人容易丢失 |
| 缓泻药 | 开塞露、乳果糖 |
| 促红细胞生成素（EPO） | 肾衰竭时不能产生足够的EPO，易发生肾性贫血，注射方式给药 |
| 非甾体抗炎药 | 透析病人有时可出现骨关节疼痛或头痛，因阿司匹林可以干扰凝血功能，还会刺激胃黏膜，除非有医嘱，否则避免服用阿司匹林 |

# 第三节　妊娠期妇女用药

1. 药物对妊娠期不同阶段胎儿的影响　见表9-8。

表9-8　药物对妊娠期不同阶段胎儿的影响

| 妊娠时期 | 用药造成的影响 |
| --- | --- |
| 不敏感期（胚胎早期） | 末次月经后14～28日（妊娠0～2周），在这个时期药物对胚胎的影响是“全或无”，要么胚胎因为受致死剂量药物的影响而死亡（流产），要么胎儿未受到药物的影响，一般不会导致胎儿畸形 |
| 敏感期（胚胎期） | 末次月经后29～70日（妊娠3～8周），这个时期属胎儿器官分化时期，如中枢神经系统（脑）、循环系统（心脏）、感觉系统（眼、耳）、肌肉骨骼系统（四肢）等，此时胚胎对药物最敏感，易发生严重畸形。如：①沙利度胺可致肢体、耳、内脏畸形；②雌激素可致性发育异常；③叶酸拮抗药（甲氨蝶呤）可致颅骨和面部畸形、腭裂等；④烷化剂（氮芥）可引起泌尿生殖系统异常、指（趾）畸形等 |
| 低敏感期（胎儿期） | 妊娠9～38周（孕第11～40周），这个时期属大多数组织发育和功能成熟期，药物的影响可能涉及生长和功能方面，比如精神发育和生殖功能 |
| 妊娠中期 | 胎儿形成期，仅有牙齿、中枢神经系统或生殖系统可致畸：①四环素致牙齿黄染，牙釉质发育不全，骨生长障碍；②中枢神经抑制药影响大脑发育，如镇静药、麻醉、止痛、抗组胺药或其他抑制中枢神经药物 |
| 妊娠晚期 | ①华法林、苯巴比妥、阿司匹林，可引起出血、死胎；②抗疟药、大剂量维生素K、硝基呋喃类、氨基比林、磺胺类可引起溶血（蚕豆病）；③氯霉素可引起新生儿循环障碍和灰婴综合征等 |

2. 妊娠期妇女用药特点及原则　见表9-9。

表9-9　妊娠期妇女用药特点及原则

| 项　目 | 内　容 |
| --- | --- |
| 药物通过胎盘的影响因素 | ①胎盘中含有大量的能影响药物代谢的酶，妊娠8周的胎盘便能参与药物的代谢；②大多数药物通过被动扩散透过胎盘，药物扩散的速度与胎盘表面积成正比，与胎盘内膜的厚度成反比；③药物转运的部位在胎盘的血管合体膜，妊娠晚期血管合体膜的面积仅为妊娠早期的1/10，而绒毛面积却为妊娠中期的12 倍，随着妊娠月份的增长，其药物的转运能力随之增加；④药物的脂溶性、分子量、离子化程度、母体与胎儿体液中的pH不同影响药物的通透速度，脂溶性高、分子量小、离子化程度高的药物容易透过；⑤胎儿的体液较母体略微偏酸，故弱碱性药物透过胎盘在胎儿体内易被解离，胎儿血液中的药物浓度可比母体高 |
| 用药原则 | ①用药必须有明确的指征，使用已证明对胎儿无害的药物，对尚未知是否有致畸危险的新药，尽量避免使用；②用药时需了解妊娠周数，在妊娠头3个月应尽量避免使用药物，若病情急需，确实病情需要，应选择对胎儿影响小的药物；使用对胎儿有危害且已肯定致畸的药物时，应权衡利弊，必要时可终止妊娠后再用药；③严格掌握剂量、持续时间，坚持合理用药，病情控制后及时停药；④当两种以上药物有相同或相似的疗效时，选用对胎儿危害小的药物；⑤小剂量有效地避免用大剂量，单药有效地避免联合用药（对致病菌不明的重症感染等病人使用抗菌药时例外）；⑥禁止在孕期用试验性用药，包括妊娠试验用药 |

3．可能影响药代动力学的妊娠母体主要生理改变　见表9-10。

表9-10　可能影响药代动力学的妊娠母体主要生理改变

| 人体系统 | 生理指标 | 变化情况 |
| --- | --- | --- |
| 循环系统 | 心输血量 | ↑30%～50% |
| | 肾血流量 | ↑25%～50% |
| | 血容量 | ↑30%～45% |
| | 血浆白蛋白浓度 | ↓30% |
| 呼吸系统 | 潮气量 | ↑39% |
| | 肺通气量 | ↑40% |
| 消化系统 | 胃酸及胃蛋白酶 | ↓ |
| | 胃排空时间 | ↑30%～50% |
| | 肠运动 | ↓ |
| 泌尿系统 | 肾小球滤过率 | ↑50% |
| 内分泌系统 | 雌激素、孕激素、泌乳激素 | ↑ |

注：↑表示上升，↓表示下降。

4．药物妊娠毒性分级　见表9-11。

表9-11　药物妊娠毒性分级

| 级别 | 定义 | 药物名称 |
| --- | --- | --- |
| A级 | 在有对照组的早期妊娠妇女中，未见到对胎儿的危险性（并且也没有对妊娠中、晚期妇女产生危险性的证据），可能对胎儿的影响极小 | 水/脂溶性维生素（维生素A、D）、枸橼酸钾、氯化钾等 |
| B级 | 在动物繁殖性研究中（并未进行孕妇的对照研究），未见到对胎儿的影响；或者在动物繁殖性研究中表现有副作用，这些副作用并未在妊娠早期妇女中得到证实（也没有对妊娠中、晚期妇女产生危害性的证据） | 青霉素、阿莫西林、头孢菌素类、对乙酰氨基酚、二甲双胍等 |
| C级 | 在动物研究中，证实对胎儿有副作用（致畸或杀死胚胎），但未在对照组的妇女中进行研究，或没有在妇女和动物中并行地进行研究。本类药物只有在权衡对孕妇的获益大于对胎儿的危害之后，方可应用 | 阿米卡星、氯霉素、咪康唑、万古霉素、去甲万古霉素、氧氟沙星、环丙沙星、莫西沙星、利奈唑胺等抗菌药物；更昔洛韦、奥司他韦等抗病毒药；格列吡嗪、罗格列酮、吡格列酮、瑞格列奈等降糖药；奥美拉唑、多潘立酮等消化系统用药；氨氯地平、比索洛尔、美托洛尔等降压药 |
| D级 | 有对胎儿危害性的明确证据，尽管有危害性，但孕妇用药后有肯定的获益（例如孕妇受到死亡的威胁或患有严重的疾病，因此需要应用此级药物，如应用其他药物虽然安全但无效）时，方予应用 | 伏立康唑、妥布霉素、链霉素、甲巯咪唑、缬沙坦、氨氯地平、卡马西平等；降压药卡托普利、依那普利、比索洛尔、美托洛尔在妊娠中、晚期使用时亦属此类 |
| X级 | 在动物或人的研究中，已证实可使胎儿异常，或根据经验认为其对母体和（或）胎儿有危害性。孕妇应用这类药物显然是无益的。本类药物禁用于妊娠或将妊娠的病人 | 他汀类、利巴韦林、激素类、华法林、米索前列醇V、碘甘油、沙利度胺、甲氨蝶呤等 |

注：美国食品药品管理局（FDA）根据药物对胎儿的危害将妊娠用药分为A、B、C、D、X 5个级别，并要求制药企业应在药品说明书上标明等级。A～X级致畸系数等级递增。

5. 妊娠期妇女禁用的药物　见表9-12。

表9-12　妊娠期妇女禁用的药物

| 类别 | 药物名称 |
| --- | --- |
| 抗感染药物 | 链霉素、大观霉素、依托红霉素、琥乙红霉素、氯霉素、米诺环素、多西环素、喹诺酮类抗菌药、磺胺嘧啶（临近分娩禁用）、磺胺甲噁唑（临近分娩禁用）、甲硝唑（初始3个月禁用）、呋喃唑酮、利福平（初始3个月禁用）、伊曲康唑、阿糖腺苷、利巴韦林、伐昔洛韦、膦甲酸钠、阿巴卡韦、依非韦伦、甲苯咪唑、左旋咪唑、阿苯达唑、噻苯唑、噻嘧啶、乙胺嘧啶、沙利度胺、司他夫定、奎宁、氯喹、喷他脒 |
| 主要作用于精神和神经系统药物 | 左旋多巴、溴隐亭（妊娠早期禁用）、卡马西平、苯妥英钠、磷苯妥英钠、三甲双酮（妊早期禁用）、扑米酮、地西泮（初始3个月禁用）、奥沙西泮、氟西泮、氯硝西泮、夸西泮、咪达唑仑、苯巴比妥、异戊巴比妥、水合氯醛、三唑仑、艾司唑仑、扎来普隆、赖氨酸阿司匹林（妊娠晚期禁用）、贝诺酯、双水杨酸酯、尼美舒利、萘普生、双氯芬酸钠（初始3个月禁用）、舒林酸、吡罗昔康（妊娠晚期禁用）、美罗昔康、氯诺昔康、萘丁美酮（妊娠晚期禁用）、依托度酸、塞来昔布、帕瑞昔布、伐地昔布、金诺芬、阿明诺芬、奥沙普嗪、芬布芬、洛索洛芬、甲芬那酸、甲氯芬那酸、吲哚美辛、青霉胺、秋水仙碱、别嘌醇、丁丙诺啡、戊四氮、贝美格、吡拉西坦、他克林、苯噻啶、阿米替林、丙米嗪、氟西汀、哌替啶（临近分娩禁用）、美沙酮、硫吡醇、双麦角碱、利扎曲普坦、洛美利嗪、罗匹尼罗、齐拉西酮、左乙拉西坦、多奈哌齐、麦角胺等 |
| 主要作用于呼吸系统药物 | 右美沙芬（妊娠初始3个月禁用）、厄多司坦、喷托维林、氯哌斯汀、非诺特罗、曲尼司特、异丙托溴铵（妊娠早期禁用）、噻托溴铵（临近分娩禁用）、波生坦等 |
| 主要作用于消化系统药物 | 曲硫嗪、枸橼酸铋钾、胶体果胶铋、碱式碳酸铋、胶体酒石酸铋、西咪替丁、雷尼替丁、法莫替丁、尼扎替丁、枸橼酸铋雷尼替丁、米索前列醇、罗沙前列醇、恩前列素、甘珀酸钠、吉法酯、醋氨乙酸锌（妊娠初始3个月禁用）、泮托拉唑（妊娠初始3个月禁用）、雷贝拉唑钠、艾司奥美拉唑、西沙必利、奥柳氮钠、复方铝酸铋、匹维溴铵、马来酸曲美布汀、多拉司琼、托烷司琼、雷莫司琼、硫酸镁、甲氧氯普胺、硫酸钠、蓖麻油、苦参素、苯乙哌啶、复方樟脑酊、硫普罗宁、甘草酸二胺、加贝酯、乙型肝炎疫苗注射剂、非布丙醇、曲匹布通、羧甲香豆素、熊去氧胆酸、鹅去氧胆酸、西布曲明、奥曲肽、柳氮磺吡啶（临近分娩禁用）、特利加压素、生长抑素、三甘氨酰基赖氨酸加压素等 |
| 主要作用于心血管系统药物 | 美托洛尔（妊娠中晚期禁用）、索他洛尔（妊娠中晚期禁用）、比索洛尔、阿罗洛尔、丁咯地尔、伊布曲特、地尔硫䓬（注射剂禁用）、卡维地洛、阿托伐他汀、洛伐他汀、普伐他汀、氟伐他汀、匹伐他汀、辛伐他汀、非诺贝特、氯贝丁酯、阿西莫司、普萘洛尔（妊娠中晚期禁用）、吲哒帕胺（妊娠高血压者禁用）、尼索地平、尼群地平、非洛地平、马尼地平、阿折地平、赖诺普利（妊娠中晚期禁用）、卡托普利、依那普利、咪达普利、贝那普利、培哚普利、福辛普利、西拉普利、雷米普利、喹那普利、佐芬普利、氯沙坦（妊娠中晚期禁用）、缬沙坦、厄贝沙坦（妊娠中晚期禁用）、替米沙坦、奥美沙坦酯、坎地沙坦酯、依普罗沙坦、特拉唑嗪、肼屈嗪、乌拉地尔、利血平、曲匹地尔（妊娠初始3个月禁用）、米多君、前列地尔等 |
| 主要作用于血液和造血系统药物 | 促红素、血凝酶、依诺肝素（妊娠早期禁用）、达肝素（妊娠早期禁用）、华法林钠、双香豆素、双香豆素乙酯、醋硝香豆素、茴茚二酮、苯茚二酮、降纤酶、去纤酶、重组人组织型纤溶酶原激酶衍生物、莫拉司亭、培非格司亭、阿法达贝泊汀、羟乙基淀粉（妊娠早期禁用）、西洛他唑、沙格雷酯、伊洛前列素等 |
| 主要作用于泌尿和生殖系统药物 | 布美他尼（妊娠初始3个月禁用）、醋甲唑胺、醋羟胺酸、鞣酸加压素、垂体后叶素、缩宫素、麦角新碱（胎盘娩出前禁用）、马来酸麦角新碱（胎盘未剥离胎儿娩出前禁用）、地诺前列酮（胎位异常者禁用）、呋塞米、布美他尼（妊娠初始3个月禁用）、氟他胺、比卡鲁胺、非那雄胺、依立雄胺、度他雄胺等 |
| 主要作用于内分泌和代谢系统药物 | 溴隐亭、兰瑞肽、重组促卵泡激素α、重组促卵泡激素β、西曲瑞克、曲安奈德、雌二醇、戊酸雌二醇、炔雌醇、雌三醇、尼尔雌醇、己烯雌酚、尿促性素、氯米芬、亮丙瑞林、曲普瑞林、甲睾酮（妊娠早期禁用）、苯丙酸诺龙、甲地孕酮、左炔诺孕酮、孕三烯酮、氯地孕酮、羟孕酮、米非司酮、卡前列素、卡前列甲酯、甲苯磺丁脲、格列本脲、格列吡嗪、格列齐特、格列喹酮、格列美脲、苯乙双胍、二甲双胍、罗格列酮、吡格列酮、瑞格列奈、那格列奈、降钙素、碘化钾、重组人生长激素、雷洛昔芬、羟乙膦酸钠、帕米膦酸二钠、依替膦酸二钠、氯屈磷酸二钠、阿仑膦酸钠、伊班膦酸钠、替鲁膦酸钠、利塞膦酸钠等 |

续表

| 类别 | 药物名称 |
| --- | --- |
| 麻醉药与主要作用于骨骼肌系统药物 | 氯化筒箭毒碱（妊娠前3个月禁用）、利鲁唑、（顺）阿曲库铵等 |
| 维生素、营养与调节水、电解质和酸碱平衡药物 | 过量维生素D、过量维生素A、葡萄糖酸锌等 |
| 抗变态反应药及免疫调节药物 | 苯海拉明（妊娠早期禁用）、茶苯海明（妊娠早期、妊娠晚期禁用）、西替利嗪（妊娠早期禁用）、左西替利嗪、异丙嗪（临近分娩禁用）、依巴斯汀、司他斯汀、左卡巴斯汀、青霉胺、环孢素、他克莫司、硫唑嘌呤、咪唑立宾、匹多莫德（妊娠初始3个月禁用）、来那度胺、抗人淋巴细胞免疫球蛋白、来氟米特、吗替麦考酚酯、干扰素、重组人白细胞介素Ⅱ、雷公藤多苷等 |
| 皮肤与软组织用药 | 鬼臼毒素、林旦、维胺酯、维A酸、阿达帕林、异维A酸、他扎罗汀、甲氧沙林、三甲沙林等 |
| 抗肿瘤药物 | 氮芥、苯丁酸氮芥、硝卡芥、美法仑、氧氮芥、甲氧芳芥、环磷酰胺、异环磷酰胺、甘磷酰芥、嘧啶亚硝脲、氮甲、白消安、六甲蜜胺、雌莫司汀、卡莫司汀、洛莫司汀、司莫司汀、尼莫司汀、福莫司汀、塞替派、达卡巴嗪、卡培他滨、甲氨蝶呤、氨蝶呤、巯嘌呤（妊娠初始3个月禁用）、硫鸟嘌呤（妊娠初始3个月禁用）、硫唑嘌呤、氟尿嘧啶（妊娠初始3个月禁用）、氟尿苷、卡莫氟、去氧氟尿苷、氟尿脱氧核苷、替加氟（妊娠初始3个月禁用）、羟基脲、美法仑、阿糖胞苷（妊娠初始3个月禁用）、吉西他滨、苏尼替尼、丝裂霉素（初始3个月禁用）、平阳霉素、柔红霉素、多柔比星（妊娠初始3个月禁用）、吡柔比星、表柔比星、阿柔比星、伊达比星、长春碱、长春新碱、长春地辛、长春瑞滨、依托泊苷、替尼泊苷、拓扑替康、伊立替康、紫杉醇、多西他赛、羟喜树碱、高三尖衫酯碱、门冬酰胺酶（妊娠初始3个月禁用）、顺铂、卡铂、奥沙利铂、赛特铂、米托蒽醌、他莫昔芬、托瑞米芬、福美坦、依西美坦、氨鲁米特、来曲唑、阿那曲唑、甲羟孕酮、甲地孕酮、亮丙瑞林、戈舍瑞林、戈那瑞林、阿拉瑞林、曲普瑞林、丙卡巴肼、达卡巴嗪、亮脯利特、三氧化二砷、靛玉红、托烷司琼、利妥昔单抗、群司珠单抗、泊特佐米单抗、氟维司群、替莫唑胺、雷替曲塞、喜树碱等 |
| 生物制品 | 森林脑炎灭活疫苗，冻干黄热病活疫苗，冻干流行性腮腺炎活疫苗，流行性出血热灭活疫苗（Ⅰ型、Ⅱ型），水痘减毒活疫苗，冻干风疹活疫苗，斑疹伤寒疫苗，霍乱疫苗，甲型肝炎活疫苗，伤寒菌苗，伤寒副伤寒甲、乙菌苗，伤寒Ⅵ多糖菌苗，钩端螺旋体菌苗，冻干鼠疫活菌苗，冻干人用布氏菌病活菌苗，霍乱菌苗，乙型肝炎疫苗等 |

6．妊娠期危险性药物的分级　见表9-13。

表9-13　妊娠期危险性药物的分级

| 药物名称 | 妊娠期分级 | 药物名称 | 妊娠期分级 | 药物名称 | 妊娠期分级 |
| --- | --- | --- | --- | --- | --- |
| α-干扰素 | C | γ-干扰素 | C | 5-氟脱氧尿苷 | D |
| 阿达帕林 | C | 阿伐斯丁 | B | 阿卡波糖 | B |
| 阿米洛利 | B、D-如用于妊娠高血压病人 | 阿莫西林 | B | 阿那曲唑 | C |
| 阿普唑仑 | D | 阿奇霉素 | B | 阿司咪唑 | C |
| 阿司帕坦 | B；C-如用于苯丙酮尿症病人 | 阿司匹林 | C；D-如在妊娠晚期大量使用 | 阿糖胞苷 | D |
| 阿糖胞苷 | D | 阿替洛尔 | D | 阿维A | X |
| 阿昔洛韦 | B | 艾司唑仑 | X | 安氟醚 | B |

续表

| 药物名称 | 妊娠期分级 | 药物名称 | 妊娠期分级 | 药物名称 | 妊娠期分级 |
| --- | --- | --- | --- | --- | --- |
| 氨苯蝶啶 | C；D-如用于妊娠高血压病人 | 氨苄西林 | B | 氨茶碱 | C |
| 氨甲环酸 | B | 氨甲酸胆碱 | C | 氨力农 | C |
| 氨鲁米特 | D | 氨曲南 | B | 奥氮平 | C |
| 奥利司他 | B | 奥美拉唑 | C | 奥曲肽 | B |
| 奥沙普秦 | C；D-如在妊娠晚期或临近分娩时用药 | 巴坎西林 | B | 巴氯芬 | C |
| 白蛋白 | C | 苯丁酸氮芥 | D | 比卡鲁胺 | X |
| 比沙可啶 | B | 比索洛尔 | C；D-如在妊娠中、晚期用药 | 吡喹酮 | B |
| 吡罗昔康 | C；D-如在妊娠晚期或临近分娩时用药 | 吡嗪酰胺 | C | 别嘌醇 | C |
| 丙吡胺 | C | 丙硫氧嘧啶 | D | 丙氧鸟苷 | C |
| 布地奈德 | C | 布洛芬 | B；D-如在妊娠晚期或临近分娩时用药 | 布美他尼 | C；D-如用于妊娠高血压病人 |
| 茶苯海明 | B | 茶碱 | C | 雌二醇 | X |
| 达肝素钠 | B | 达那唑 | X | 单硝酸异山梨醇酯 | C |
| 达卡巴嗪 | C | 地氟醚 | B | 地诺前列酮 | C |
| 地塞米松 | C；D-如在妊娠早期用药 | 地索高诺酮 | X | 碘 | D |
| 碘苷 | C | 对乙酰氨基酚 | B | 多巴酚丁胺 | B |
| 恩丹西酮 | B | 二甲硅油 | C | 法莫替丁 | B |
| 泛酸 | A；C-如剂量超过美国的每日推荐摄入量 | 泛昔洛韦 | B | 放线菌素D | C |
| 非洛地平 | C | 非那雄胺 | X | 非诺贝特 | C |
| 芬太尼 | C；D-如在临近分娩时长期、大量使用 | 呋塞米 | C；D-如用于妊娠高血压病人 | 氟胞嘧啶 | C |
| 氟伐他汀 | X | 氟康唑 | C | 氟马西尼 | C |
| 氟米龙 | C | 氟尿嘧啶 | X | 氟哌利多 | C |
| 氟西汀 | C | 氟硝丁酰胺 | D | 钆喷酸葡胺 | C |
| 钙 | B | 戈舍瑞林 | X | 格拉司琼 | B |
| 格列吡嗪 | C | 格列美脲 | C | 枸橼酸钙 | C |

第九章

续表

| 药物名称 | 妊娠期分级 | 药物名称 | 妊娠期分级 | 药物名称 | 妊娠期分级 |
|---|---|---|---|---|---|
| 吉非罗齐 | C | 骨化三醇 | C；D-如剂量超过美国的每日推荐摄入量 | 鬼臼乙叉苷 | D |
| 桂利嗪 | C | 过氧苯甲酰 | C | 核黄素 | A；C-如剂量超过美国的每日推荐摄入量 |
| 红霉素 | B | 红细胞生成素 | C | 环吡酮胺 | B |
| 环丙沙星 | C | 环磷酰胺 | D | 黄体酮 | D |
| 磺胺甲噁唑 | C；D-如在临近分娩时使用 | 磺胺嘧啶 | C；D-如在临近分娩时使用 | 己酮可可碱 | C |
| 加压素 | B | 甲氨蝶呤 | X | 甲苯磺丁脲 | C |
| 甲苯咪唑 | C | 甲芬那酸 | C；D-如在妊娠晚期或临近分娩时用药 | 甲氟喹宁 | C |
| 甲氯噻嗪 | B；D-如用于妊娠高血压病人 | 甲泼尼龙 | C | 甲硝唑 | B |
| 甲氧苄啶 | C | 降钙素 | C | 金诺芬 | C |
| 咖啡因 | B | 卡比多巴 | C | 卡比马唑 | D |
| 卡泊三醇 | C | 卡铂 | D | 卡马西平 | D |
| 卡培他滨 | D | 卡托普利 | C；D-如在妊娠中、晚期用药 | 卡维地洛 | C；D-如在妊娠中、晚期用药 |
| 维生素C | A；C-如剂量超过美国的每日推荐摄入量 | 克拉布兰酸 | B | 克拉霉素 | C |
| 克霉唑 | B | 喹硫平 | C | 拉贝洛尔 | C；D-如在妊娠中、晚期用药 |
| 拉米夫定 | C | 拉莫三嗪 | C | 拉坦前列素 | C |
| 赖诺普利 | C；D-如在妊娠中、晚期用药 | 兰索拉唑 | B | 劳拉西泮 | D |
| 雷米普利 | C；D-如在妊娠晚期或临近分娩时用药 | 雷尼替丁 | B | 利巴韦林 | X |
| 利多卡因 | B；作为局麻药或抗心律失常药使用时 | 利福喷汀 | C | 利福平 | C |
| 利鲁唑 | C | 利司培酮 | C | 利妥昔单抗 | C |
| 利血平 | C | 链激酶 | C | 氟达拉滨 | D |
| 膦甲酸钠 | C | 茚地那韦 | C | 硫糖铝 | B |

续表

| 药物名称 | 妊娠期分级 | 药物名称 | 妊娠期分级 | 药物名称 | 妊娠期分级 |
|---|---|---|---|---|---|
| 硫唑嘌呤 | D | 柳氮磺吡啶 | B；D-如在临近分娩时使用 | 六甲蜜胺 | D |
| 氯倍他索 | C | 氯苯那敏 | B | 氯吡格雷 | B |
| 氯氮草 | D | 氯化铵 | B | 氯化钾 | A |
| 氯雷他定 | B | 氯霉素 | C | 氯普噻吨 | C |
| 氯烯雌醚 | X | 氯唑沙宗 | C | 螺旋霉素 | C |
| 罗非昔布 | C；D-如在妊娠晚期或临近分娩时用药 | 洛伐他汀 | X | 毛果芸香碱 | C |
| 美法仑 | D | 美洛培南 | B | 美洛昔康 | C；D-如在妊娠晚期或临近分娩时用药 |
| 美沙拉嗪 | B | 美司钠 | B | 美托洛尔 | C；D-如在妊娠中、晚期用药 |
| 孟鲁司特钠 | B | 咪达唑仑 | D | 米氮平 | C |
| 米索前列醇 | X | 免疫球蛋白 | C | 莫匹罗星 | B |
| 那屈肝素钙 | B | 奈韦拉平 | C | 萘丁美酮 | C；D-如在妊娠晚期或临近分娩时用药 |
| 萘普生 | B；D-如在妊娠晚期或临近分娩时用药 | 尼古丁 | D；外用制剂 | 尼卡地平 | C |
| 尼莫地平 | C | 尼扎替定 | B | 尿激酶 | B |
| 诺氟沙星 | C；妊娠妇女慎用，尤其是妊娠早期 | 哌拉西林 | B | 泮库溴铵 | C |
| 泮托拉唑 | B | 培哚普利 | C；D-如在妊娠中、晚期用药 | 培高利特甲磺酸盐 | B |
| 喷昔洛韦 | B | 葡萄糖酸钙 | C | 齐多夫定 | C |
| 前列腺素$E_1$ | X | 氢化可的松 | C；D-如在妊娠早期用药 | 氢氯噻嗪 | B；D-如用于妊娠高血压病人 |
| 氢氧化铝 | C | 氢氧化镁 | B | 庆大霉素 | C |
| 巯嘌呤 | D | 曲马多 | C | 去羟肌苷 | B |
| 去乙酰毛花苷 | C | 炔诺孕酮 | X | 柔红霉素 | D |
| 肉碱 | B | 乳果糖 | B | 乳酸钙 | C |
| 瑞格列奈 | C | 塞来昔布 | C；D-如在妊娠晚期或临近分娩时用药 | 三氟噻吨 | C |

第九章

续表

| 药物名称 | 妊娠期分级 | 药物名称 | 妊娠期分级 | 药物名称 | 妊娠期分级 |
|---|---|---|---|---|---|
| 三硝酸甘油酯 | C | 三唑仑 | X | 色甘酸钠 | B |
| 沙丁胺醇 | C | 沙美特罗 | C | 生长抑素 | B |
| 舒林酸 | B；D-如在妊娠晚期或临近分娩时用药 | 双嘧达莫 | C | 顺铂 | D |
| 司帕沙星 | C；禁用于妊娠早期 | 斯泰夫丁 | C | 他克林 | C |
| 他克莫司 | C | 他莫昔芬 | D | 碳酸钙 | C |
| 碳酸镁 | B | 碳酸氢钠 | C | 特非那定 | C |
| 替米沙坦 | C；D-如在妊娠中、晚期用药 | 替尼泊苷 | D | 铁 | C |
| 酮康唑 | C | 酮洛芬 | B；D-如在妊娠晚期或临近分娩时用药 | 头孢氨苄 | B |
| 头孢吡肟 | B | 头孢布烯 | B | 头孢呋辛 | B |
| 头孢克洛 | B | 头孢克肟 | B | 头孢拉定 | B |
| 头孢罗齐 | B | 头孢哌酮 | B | 头孢羟氨苄 | B |
| 头孢曲松 | B | 头孢噻肟 | B | 头孢他啶 | B |
| 头孢唑林 | B | 托吡卡胺 | C | 托吡酯 | C |
| 脱甲氧利血平 | C | 妥布霉素 | D | 维生素D | A；D-如剂量超过美国的每日推荐摄入量 |
| 维生素E | A；C-如剂量超过美国的每日推荐摄入量 | 维生素$K_1$ | C | 伪麻黄碱 | C |
| 西拉普利 | D | 西立伐他汀钠 | X | 西洛他唑 | C |
| 西咪替丁 | B | 西沙必利 | C | 西司他丁 | C |
| 西酞普兰 | C | 腺苷 | C | 硝苯地平 | C |
| 硝酸异山梨醇酯 | C | 缬沙坦 | C；D-如在妊娠晚期或临近分娩时用药 | 辛伐他汀 | X |
| 新霉素 | C | 熊去氧胆酸 | B | 溴化异丙托品 | B |
| 亚胺培南 | C | 亚叶酸钙 | C | 烟酰胺 | C |
| 盐酸艾司洛尔 | C | 盐酸丙氧苯卡因 | C | 盐酸洛美沙星 | C；禁用于妊娠早期 |
| 盐酸文拉法辛 | C | 氧氟沙星 | C；妊娠妇女慎用，尤其是妊娠早期 | 叶酸 | A；C-如剂量超过0.8mg/d |

续表

| 药物名称 | 妊娠期分级 | 药物名称 | 妊娠期分级 | 药物名称 | 妊娠期分级 |
|---|---|---|---|---|---|
| 伊贝沙坦 | C；D-如在妊娠晚期或临近分娩时用药 | 伊曲康唑 | C | 依非韦伦 | C |
| 依那普利 | C；D-如在妊娠中、晚期用药 | 依诺肝素 | B | 依诺沙星 | C |
| 依托度酸 | C；D-如在妊娠晚期或临近分娩时用药 | 依托咪酯 | C | 胰岛素 | B |
| 胰脂肪酶 | C | 乙酰半胱氨酸 | B | 异丙酚 | B |
| 异环磷酰胺 | D | 异维甲酸 | X | 异烟肼 | C |
| 抑肽酶 | B | 吲达帕胺 | B；D-如用于妊娠高血压病人 | 吲哚美辛 | B；D-如持续使用超过48小时，或在妊娠34周以后用药 |
| 右旋糖酐铁 | C | 愈创木酚甘油醚 | C | 孕二烯酮 | X |
| 扎鲁司特 | B | 喷他佐辛 | C；D-如在临近分娩时长期、大量使用 | 制霉菌素 | C |
| 重组人类红细胞生成素α | C | 重组人粒细胞集落刺激因子 | C | 紫杉醇 | D |
| 紫杉特尔 | D | 左甲状腺素钠 | A | 左炔诺孕酮 | X |
| 左旋多巴 | C | 左氧氟沙星 | C；禁用于妊娠早期 | 佐米曲普坦 | C |

### 7．怀孕与哺乳期标示规则（pregnancy and lactation labeling rule，PLLR）

（1）FDA妊娠用药分级的局限性　① FDA妊娠用药分级，主要根据在美国批准新药时提供的信息，偶尔更新小部分内容，大部分内容基本不变；② 随着经验增加，许多X类别药物在妊娠期并非绝对禁忌，而多种C类或D类有明确的人类致畸作用或经常有严重的胎儿不良反应；③ 系统过于简化，对药物的风险评定过于简单，无法有效且完整涵括妊娠、生产、哺乳各时期的药物风险变化；④ 系统未指出药物对于女性与男性生殖系统潜在的风险。

（2）PLLR的具体内容　PLLR于2015年6月30日正式生效，旧系统彻底废除。自2001年6月30日后上市的药物，将逐步更改为此标示方法，但非处方药不在此规范内。新式的PLLR标示法包括三部分：妊娠期、哺乳期、对女性和男性生殖系统影响。每部分都会有风险概要、支持性数据的讨论和协助医护人员开具处方与咨询决策的相关信息，如果缺乏可指引决策的数据，则需加以说明。以文字资料取代简化的字母分级，能提供详细的资料让医护人员开处方，并提供决策参考，让整个怀孕期间用药更为安全。

1）PLLR—妊娠期　PLLR妊娠期用药信息见表9-14。

表9-14　PLLR妊娠期用药信息

| 项目 | 详细内容 |
| --- | --- |
| 怀孕暴露注册试验 | 用于研究孕妇与新生儿服用药物或施打疫苗时的健康资讯，并与未服用药物的孕妇进行比对 |
| 风险概要 | 基于人类资料的风险声明，基于动物资料的风险声明，基于药理学的风险声明 |
| 临床考量 | 与疾病相关的母体与/或胎儿风险，在妊娠期与产后的剂量调整，对母体的不良反应，对胎儿/新生儿的不良反应，产程或分娩 |
| 资料 | 人类的资料，动物的资料 |

2）PLLR—哺乳期　PLLR哺乳期用药信息见表9-15。

表9-15　PLLR哺乳期用药信息

| 项目 | 详细内容 |
| --- | --- |
| 风险概要 | 存在人体乳汁的药物，药物对接受哺乳儿的影响，药物对乳汁产生分泌的影响，风险与利益声明 |
| 临床考量 | 尽量减少暴露，监视不良反应 |
| 资料 | |

3）PLLR—女性和男性生殖系统影响　描述药品对怀孕检验、避孕建议与不孕症方面的资讯。

4）相关说明　PLLR为妊娠及哺乳期用药最新规则，新的妊娠安全等级系统较为全面地规定了药品对妊娠期人群的安全使用，并起到了更严格的监控作用。但药企是否会严格遵守该系统，以及临床是否能得到广泛的推广使用还有待考证。我国还未正式引进，因此本书仍参考被广泛认可的FDA原A、B、C、D、X分级系统。

**8. 常见妊娠期病症的药物治疗**　妊娠期间使用的所有药物没有绝对安全，妊娠期间需谨慎选择药品，制订严格的个体化给药方案，观察不良反应的发生，及时调整方案。

（1）妊娠期妇女抗感染药物的应用

1）最常用且相对安全的抗菌药物

①青霉素类　经肾排泄，血-胎屏障穿透力不高；考虑蛋白质结合力，如青霉素、氨苄西林、阿莫西林、哌拉西林、氯唑西林。

②头孢菌素类　最适合孕妇使用的抗菌药物，过敏反应率低，尚无致畸报道，如头孢唑林、头孢呋辛钠、头孢哌酮钠、头孢曲松。

③大环内酯类　抗菌谱似青霉素类，适用于对青霉素类过敏病人，如红霉素、阿奇霉素。

2）可按需选用的抗菌药物

①林可霉素类　抗菌谱似红霉素，属抑菌剂，对胎儿毒性小，无致畸影响，如林可霉素、克林霉素。

②多黏菌素类　可缓慢通过胎盘；有肾毒性，只在铜绿假单胞菌感染时考虑，如多黏菌素E、

多黏菌素B。

③抗真菌药　局部用药，如制霉菌素、克霉唑。

（2）妊娠期肝内胆汁淤积症药物治疗　妊娠期肝内胆汁淤积症的一线治疗药物是熊去氧胆酸（UDCA），剂量为10～15mg/kg母体质量。孕妇和胎儿对UDCA的耐受性良好，FDA妊娠分级为B级。UDCA可增加胆盐排出泵的表达，增加胎盘胆汁转运蛋白，可矫正胎儿血清胆汁酸的模式，且在羊水和脐带血中的蓄积很少。

UDCA在控制瘙痒方面较考来烯胺或地塞米松更为有效。由于IHCP时胎儿早产率较高，如有必要也可应用地塞米松，以促进胎儿在分娩前的肺脏成熟。脂肪吸收不良可导致脂溶性维生素缺乏，需要给予补充。

（3）妊娠期剧吐的药物治疗　妊娠期剧吐病人除静脉补液、补充多种维生素、纠正脱水及电解质紊乱外，应合理使用止吐药物。妊娠期剧吐的治疗始于预防，研究发现，受孕时服用复合维生素可能减少因呕吐需要的医疗处理，因此，推荐孕妇前3个月服用复合维生素方案，可能降低妊娠剧吐的发生率及其严重程度。妊娠期剧吐的药物治疗及疗效、安全性评价见表9-16。

表9-16　妊娠期剧吐的药物治疗及疗效、安全性评价

| 药物类别 | 药物名称 | 疗效评价 | 安全性评价 |
|---|---|---|---|
| 维生素 | 维生素$B_6$ | 是机体重要辅酶，维生素$B_6$缺乏可造成糖原和脂肪代谢异常，以及神经系统功能异常，引起呕吐、抽搐等症状 | 整个孕期可安全使用 |
| 抗组胺药 | 多西他敏 | 有效减少恶心、呕吐症状，有镇静、锥体外系体征的副作用 | 整个孕期可安全使用，但我国目前尚无此药 |
| | 苯海拉明 | | 孕妇使用安全，可能轻微增加腭裂风险，在早产分娩前2周使用可能对早产儿有毒性作用 |
| | 异丙嗪 | | 对胚胎有轻微的影响，但证据不充分 |
| 促胃肠动力药 | 甲氧氯普胺 | 有效减少恶心、呕吐症状 | 整个孕期均可使用，没有证据显示对胚胎、胎儿、新生儿有不良影响。连续用药超过12周可能增加迟发性运动功能障碍风险 |
| 5-$HT_3$受体拮抗药 | 昂丹司琼 | 静脉滴注昂丹司琼与甲氧氯普胺的止吐效果近似，但前者的不良反应如嗜睡、口干、尿酮症发生率低于甲氧氯普胺，安全性不及甲氧氯普胺 | 未增加自然流产、胎死宫内、新生儿出生缺陷、早产、新生儿低出生体质量及小于胎龄儿的发生风险，但也有报道与胎儿唇裂有关。胎儿安全性证据有限，对孕妇有潜在的严重心律失常风险 |
| 糖皮质激素 | 甲泼尼龙 | 常规止吐无效时方可考虑使用，可缓解妊娠剧吐的症状，应避免孕10周前运用 | 胎儿唇裂风险 |

（4）妊娠期先兆子痫的药物治疗　子痫前期的治疗原则是休息、镇静、解痉，有指征地降压、利尿，密切监测母胎情况，适时终止妊娠。先兆子痫的药物治疗及疗效、安全性评价见表9-17。

表9-17　先兆子痫的药物治疗及疗效、安全性评价

| 药物类别 | 药物名称 | 疗效评价 | 安全性评价 |
|---|---|---|---|
| 抗惊厥药 | 硫酸镁 | 硫酸镁是子痫治疗的一线用药，硫酸镁输注可使子痫的风险减半，且在预防惊厥发作的复发方面，效果优于苯妥英钠和地西泮 | FDA妊娠分级A级。应随时准备葡萄糖酸钙，用于抵抗可能发生的严重镁中毒体征和症状 |
| 降压药 | 硝苯地平 | 口服给药时，硝苯地平（8~10mg）比静脉注射肼屈嗪（5~10mg）或静注拉贝罗尔（20mg）的作用时间更长、更有效 | FDA妊娠分级C级。严重先兆子痫的妇女服用硝苯地平控制血压是安全、有效的 |
| 抗焦虑、抗惊厥药 | 地西泮 | 以往地西泮用于预防和治疗子痫抽搐，但证明效果低于硫酸镁 | FDA妊娠分级D级。该药经过评估后，在确认受益大于风险的前提下，可在妊娠期使用 |

# 第四节　哺乳期妇女用药

1. 哺乳期妇女用药特点及原则　见表9-18。

表9-18　哺乳期妇女用药特点及原则

| 项　目 | 内　容 |
|---|---|
| 药物的乳汁分泌 | ①脂溶性高者易分布到乳汁中，但母乳中分布的药量不会超过母体摄入量的1%~2%，如地西泮；②碱性药物易进入乳汁（红霉素），酸性药物则不易（青霉素G）；③蛋白质结合率高的药物不易进入乳汁，如华法林；④药物从乳汁中排出的量和速度受药物的理化性质、乳腺的血流量和乳汁中脂肪含量等因素影响。脂溶性高、弱碱性、分子量小于200和离解度高的药物，在母乳中含量高，但不同药物在不同个体的母乳中的含量可有较大差异 |
| 用药原则 | ①选择正确的用药方式，权衡利弊选择合适的药物，在服药期间暂时不哺乳或少哺乳；②必须选用药时应选用乳汁排除少、相对较安全的药物；③服药时应在哺乳后30分钟到下一次哺乳前3~4小时。一般应在药物的一个血浆半衰期后再哺乳，如药物对婴儿影响较大，则应暂停哺乳 |

2. 常用药物对乳儿的影响　见表9-19。

表9-19　常用药物对乳儿的影响

| 药物类别 | 不良影响 |
|---|---|
| 抗菌药物 | ①大多数抗菌药物能进入乳汁，进入乳汁量小，不会引起严重危害；②青霉素类对乳儿安全；③头孢菌素类在乳汁中含量甚微，但头孢匹罗、头孢吡肟除外；④喹诺酮类对乳儿骨关节有损害；⑤磺胺类可诱发核黄疸；⑥大环内酯类100%分泌至乳汁；⑦氯霉素有明显骨髓抑制作用，且易发生灰婴综合征 |
| 激素类药物 | 口服避孕药易导致神经系统、生殖系统异常 |
| 抗甲状腺药 | 禁用放射性核素[$^{131}$I]和[$^{125}$I]治疗 |
| 抗高血压药 | 卡托普利导致骨髓抑制，依那普利对肾脏影响 |
| 降糖药 | 格列喹酮引起新生儿黄疸 |
| 抗肿瘤药 | 抑制新生儿造血功能 |

3. **哺乳期妇女禁用药物**　见表9-20。

表9-20　哺乳期妇女禁用药物

| 药物类别 | 药物名称 |
| --- | --- |
| 抗感染药物 | 链霉素、氯霉素、林可霉素、米诺环素、多西环素、诺氟沙星、环丙沙星、氧氟沙星、左氧氟沙星、培氟沙星、依诺沙星、洛美沙星、氟罗沙星、磺胺嘧啶、柳氮磺吡啶、磺胺甲噁唑、磺胺异噁唑、特比萘芬、伊曲康唑、两性霉素B、利巴韦林、膦甲酸钠、阿苯达唑、替硝唑、乙胺嘧啶等 |
| 神经系统用药 | 左旋多巴、金刚烷胺、卡马西平、苯巴比妥、唑吡坦、甲喹酮、奥沙西泮、氟硝西泮、三唑仑、氟哌利多、氟哌啶醇、氯普噻吨、氟伏沙明、赖氨酸阿司匹林、对乙酰氨基酚、可待因、尼美舒利、双氯芬酸钠、米索前列醇、萘普生、金诺芬、别嘌醇、麦角胺、羟考酮、丁丙诺啡、吗啡、贝美格、吡拉西坦等 |
| 循环系统用药 | 地尔硫䓬、比索洛尔、丁咯地尔、氟桂利嗪、阿托伐他汀、洛伐他汀、普伐他汀、辛伐他汀、非诺贝特、阿昔莫司、培哚普利、福辛普利、西拉普利、比索洛尔、卡维地洛、厄贝沙坦、特拉唑嗪、乌拉地尔等 |
| 呼吸系统用药 | 厄多司坦、喷托维林、右美沙芬、倍氯美松等 |
| 消化系统用药 | 泮托拉唑、艾司奥美拉唑、雷贝拉唑、胶体酒石酸铋、米索前列醇、甘珀酸钠、生长抑素、复方铝酸铋、匹维溴铵、托烷司琼、西沙必利、依托必利、茶苯海明、酚酞、地芬诺酯、次水杨酸铋、复方樟脑酊、马洛替酯、硫普罗宁、非布丙醇、奥利司他、奥曲肽、乌司他丁、兰瑞肽、萘莫司他、雷莫司琼、托烷司琼等 |
| 泌尿系统用药 | 乙酰唑胺、醋甲唑胺、黄酮哌酯等 |
| 血液及造血系统用药 | 茴茚二酮、东菱精纯抗栓酶、去纤酶、非格司亭、西洛他唑、吲哚布芬、伊洛前列素、氯贝丁酯等 |
| 激素有关药物 | 曲安奈德、雌二醇、戊酸雌二醇、炔雌醇、雌三醇、尼尔雌醇、己烯雌酚、亮丙瑞林、炔诺酮、甲地孕酮、左炔诺孕酮、孕三烯酮、氯地孕酮、羟孕酮、米非司酮、卡前列素、卡前列甲酯、甲苯磺丁脲、格列本脲、苯乙双胍、二甲双胍、瑞格列奈、降钙素、卡比马唑、碘化钾等 |
| 抗变态反应药及免疫调节药 | 苯海拉明、曲普利啶、青霉胺、环孢素、他克莫司、硫唑嘌呤、咪唑立宾、抗人淋巴细胞免疫球蛋白、来氟米特、雷公藤多苷、干扰素α-2α、干扰素β-1α等 |
| 抗肿瘤药 | 美法仑、异环磷酰胺、雌莫司汀、卡莫司汀、洛莫司汀、尼莫司汀、福莫司汀、白消安、甲氨蝶呤、硫唑嘌呤、氟尿嘧啶、氟尿苷、卡莫氟、替加氟、阿糖胞苷、吉西他滨、丝裂霉素、平阳霉素、柔红霉素、多柔比星、阿柔比星、伊达比星、长春瑞滨、依托泊苷、替尼泊苷、羟喜树碱、拓扑替康、伊立替康、紫杉醇、他莫昔芬、托瑞米芬、福美坦、依西美坦、氨鲁米特、来曲唑、阿那曲唑、甲羟孕酮、甲地孕酮、亮丙瑞林、戈舍瑞林、曲普瑞林、丙卡巴肼、达卡巴嗪、顺铂、卡铂、奥沙利铂、羟基脲、利妥昔单抗、曲妥珠单抗、门冬酰胺酶、米托蒽醌等 |
| 生物制品 | 森林脑炎灭活疫苗、流行性出血热灭活疫苗、斑疹伤寒疫苗、霍乱疫苗、伤寒菌苗、伤寒副伤寒甲乙菌苗、伤寒Ⅵ多糖菌苗、钩端螺旋体菌苗、冻干鼠疫活菌苗、冻干人用布氏菌病活菌苗等 |
| 生化制品 | 降纤酶等 |
| 维生素、营养及调节水、电解质和酸碱平衡药 | 阿仑膦酸钠、伊班膦酸钠、葡萄糖酸锌等 |

4．哺乳期用药数据资源及分级

（1）药物与哺乳数据库　药物与哺乳数据库（drugs and lactation database，LactMed），是查阅哺乳期用药安全最权威的数据。由Anderson教授于2003年建立，2006年上线运营，是国立卫生研究院（NIH）国家医学图书馆（NLM）旗下TOXNET的子库之一，也是美国食品药品管理局、美国疾病控制中心（CDC）、美国妇产医师学院（ACOG）和美国儿科学会（AAP）、母乳喂养医学会（ABM）等多个权威机构推荐查询哺乳期用药信息的指定数据库。LactMed提供每个药物在哺乳期使用的最全面文献综述，包括药物的使用总结、药物浓度（乳汁和血液）、对泌乳和婴儿的影响、替代药物、参考文献等。可以说，LactMed 的内容与美国FDA关于说明书妊娠哺乳最新的PLLR规则要求最为接近。LactMed除了哺乳期药物使用信息，还收录了少量草药、疫苗、诊断试剂、医学检查和感染性疾病相关的信息，目前大概收录1300个条目左右，每个月会有持续新增内容。免费使用，可通过官方网站或者手机APP进行查询。

（2）哺乳期用药风险分级　“L”分级是美国儿科学教授Thomas W. Hale提出的哺乳期药物危险分级系统，“L”为lactation（授乳、哺乳）的首字母大写。Hale教授通过总结所有有临床应用数据的药物，包括其理化性质、代谢动力学参数，并利用理论婴儿剂量（TID）、相对婴儿剂量（RID）和药物乳汁/血浆比值（M/P）等参数，归纳了数千种药物在哺乳期使用的危险分级。将哺乳期用药按其危险性分为L1～L5五个等级，认为L1级药物最安全、L2级药物较安全、L3级药物中等安全、L4级药物为可能危险、L5级药物为禁忌。Hale教授关于“L”分级的论述体现在他的*Medications & Mothers' Milk*一书里，该书于2014年出版了最新的第16版，中文版则为2006年出版的原著第12版的译文。*Medications & Mothers' Milk* 收录了1000余种药物、疫苗、中草药，还专门列出了化疗药物、放射性药物和复方OTC药物的相关数据。哺乳“L”分级并未被官方采纳为标准分级方式，但其对哺乳期药物的分类方式在世界范围被广泛接受。

1）L1最安全　哺乳母亲服药后，没有观察到对婴儿的不良反应会增加。在哺乳妇女的对照研究中，没有证实对婴儿有危险，或可能对喂哺婴儿的危害甚微，或者该药物在婴儿不能口服吸收利用。L1级别的药物包括：①对乙酰氨基酚，半衰期为2小时，进入乳汁的量仅是少量，量少不会对宝宝有危害；②肾上腺素，半衰期为1小时，虽然有可能出现在母乳中，但很快就被胃肠道破坏；几乎不被宝宝吸收，除非在新生儿早期或者需观察短暂的刺激；③阿莫西林，半衰期为1.7小时，少于0.95%的母体剂量进入乳汁；④阿莫西林克拉维酸钾，半衰期为1.7小时，目前没有报告说明克拉维酸钾进入乳汁；⑤其他，氨苄西林、氨苄西林舒巴坦等。

2）L2较安全　在有限数量的对哺乳母亲用药研究中，没有证据显示：其副作用增加，和/或哺乳母亲使用该种药物有危险性的证据很少。L2级别的药物包括：①阿昔洛韦，半衰期为2.4小时，除乳头以外的损害的局部治疗可能安全。但是乳头上或附近如果有伤口，在使用该药时停止哺乳。②阿米卡星，半衰期为2.3小时，仅有非常少的量进入乳汁。③氨曲南，半衰期为1.7小时，因为很小的口服吸收率（小于1%），），在母乳喂养的宝宝中预计不会出现不良影响。

3）L3中等安全　没有在哺乳妇女中进行对照研究，但喂哺婴儿出现不良反应的危害性可能存在；或者对照研究，仅显示有很轻微的、非致命性的副作用。本类药物只有在权衡对胎儿的利大于弊后方可应用。没有发表相关数据的新药自动划分至该等级，不管其安全与否。L3级别的药物包括氨茶碱、两性霉素B、阿司匹林、硫唑嘌呤等。

4）L4可能危险　有对喂哺婴儿或母乳制品的危害性的明确证据。但哺乳母亲用药后的益处，大于对婴儿的危害，例如母亲处在危及生命或严重疾病的情况下，而其他较安全的药物不能使用或无效。

5）L5禁忌　对哺乳母亲的研究已证实，对婴儿有明显的危害，或者该药物对婴儿产生明显危害的风险较高。哺乳妇女应用这类药物显然无益。本类药物禁用于哺乳期妇女。

一般来说L1～L3级的药物都比较安全，使用时不需要停止哺乳。尽量选择L1和L2的药物。L4、L5的药物需要停止哺乳，何时恢复哺乳应咨询专业人员。

## 第五节　儿童用药

1. 儿童生长周期分期及发育特点　见表9-21。

表9-21　儿童生长周期分期及发育特点

| 分期 | 年龄 | 发育特点 |
|---|---|---|
| 新生儿期 | 娩出脐带结扎至出生28日 | 适应环境阶段，各项生理功能还不完善和协调 |
| 婴儿期 | 出生至1周岁 | 体格生长迅速，脑发育很快，各系统器官的生长发育虽在继续进行，但还不够成熟完善 |
| 幼儿期 | 1～3周岁 | 生长速度稍减慢，智能发育迅速，消化系统功能仍不完善 |
| 学龄前期 | 3周岁至入学前 | 生长速度较慢，神经心理发育更趋完善，智能发育更迅速 |
| 学龄期 | 6～12周岁 | 体格生长稳步增长，多种生理功能已基本成熟，除生殖器官外，其他器官发育基本接近成人水平 |
| 青春期 | 12～18周岁 | 儿童过渡到成人的发育阶段，个体差异大，与气候、种族及性别有关。女孩的青春期开始和结束年龄均比男孩早2年。青春期，儿童体格生长速率出现第二高峰，生殖系统发育成熟，生理发育达到新的水平 |



2. 新生儿药代动力学特点和药物剂量计算

（1）新生儿药代动力学特点　见表9-22。

表9-22　新生儿药代动力学特点

| 分类 | 机体特点 | 用药特点 |
|---|---|---|
| 药物的吸收 | 相对表面积比成人大 | ①局部用药过多可致中毒（激素软膏、硼酸、水杨酸、萘甲唑啉）；胃黏膜发育不完全、胃排空慢、肠蠕动不规则，药物在胃内吸收完全，在十二指肠吸收减少；②皮下或肌内注射不采用（周围血循环不足而影响吸收分布）；静脉给药最理想（输液量不要过太，速度不能过快） |
| 药物的分布 | 相对体液量比成人高，血浆蛋白结合率低，易中毒 | 磺胺类药、吲哚美辛与胆红素竞争血浆蛋白，导致胆红素进入脑细胞，脑组织黄染；苯巴比妥易中毒（游离型药物浓度升高） |
| 药物的代谢 | 酶系统不成熟，代谢缓慢，易中毒 | 氯霉素-灰婴综合征 |

续表

| 分类 | 机体特点 | 用药特点 |
|---|---|---|
| 药物的排泄 | 肾小球滤过率低，药物消除半衰期延长，易中毒 | 长期大量使用利尿药易出现酸、碱及电解质失衡，青霉素G、氨基糖苷类抗生素、氨茶碱、吲哚美辛易蓄积中毒 |

（2）新生儿药物剂量计算　见表9-23。

表9-23　新生儿药物剂量计算

| 名　称 | 公　式 | 注　解 |
|---|---|---|
| 计算药物剂量的基本公式 | $D=\Delta C\ V_d$ | $D$为药物剂量（mg/kg）；$\Delta C$为血浆药物峰谷浓度差（mg/L），$\Delta C$ =预期的药物血液浓度 - 起初的药物血浓度，$V_d$为分布容积（L/kg）。首次剂量计算时，起初的药物血浓度为0，以后的剂量计算，$\Delta C$为本次剂量所预期的有效血浓度（峰浓度）与首次剂量的低峰血浓度（谷浓度）之差 |
| 负荷量和维持量的计算方法* | 首次负荷量计算公式 $D= C\ V_d$ | $C$为预期达到的血药浓度 |
| | 维持量和输注速度计算公式：$K_0=K\ C_{ss}$ | $K_0$为滴注速率［mg/（kg · min）］；$K$为药物消除速率常数（/min）；$C_{ss}$为稳态血药浓度（mg/L） |

注：①近年来多主张通过监测药物血浓度指导药物的剂量，根据药物半衰期决定给药间隔代间，尤其是对那些治疗量与中毒量接近的药物及毒副作用较大的药物，需根据单次给药的血药浓度和药物动力学参数计算出安全有效的首次负荷量，维持量及给药间隔时间，使其在体内既可达到有效的治疗浓度又避免发生毒副反应；②*给予首剂负荷量的目的是为了迅速达到预期的有效血浓度，给予维持量持续恒速滴注是为了维持稳态血浓度。

3．儿童药效学特点、用药原则和剂量计算

（1）儿童药效学特点　见表9-24。

表9-24　儿童药效学特点

| 人体系统 | 发育特点 | 用药特点 |
|---|---|---|
| 中枢神经 | 血-脑屏障发育不完全，通透性强 | ①抗组胺药、氨茶碱、阿托品可致昏迷、惊厥；②氨基糖苷类可致第Ⅷ对脑神经损伤；③四环素、维生素A可致良性颅压增高、囟门隆起等 |
| 内分泌系统 | 不稳定，药物作用易扰乱 | ①糖皮质激素可影响糖、蛋白质、脂肪代谢，长期使用可致发育迟缓、身材矮小、免疫力低下；②人参、蜂王浆可影响垂体分泌；③促性腺激素可致性早熟；④对氨基水杨酸、磺胺类可抑制甲状腺激素合成 |
| 血液系统 | 骨髓造血活跃，易受外界因素影响 | 氯霉素可致再生障碍性贫血 |
| 水盐代谢 | 调节及平衡功能差，易致脱水与电解质紊乱 | 苯妥英钠影响钙盐吸收，糖皮质激素导致骨质疏松，四环素致使牙齿黄染 |
| 运动系统 | 骨骼肌柔弱 | 喹诺酮类可致软骨损伤，影响骨骼发育 |

（2）儿童用药一般原则　见表9-25。

表9-25　儿童用药一般原则

| 项　目 | 内　容 |
|---|---|
| 严格掌握适应症 | 选用疗效确切、不良反应小的药物，特别是对中枢神经系统、肝和肾功能有损害的药物尽可能不用或少用 |
| 注意给药途径和方法 | 口服为首选，要防止呕吐，切不能硬灌，注意牛奶、果汁等食物对药物的影响；肌内注射给药要充分考虑注射部位的吸收状况，避免局部结块、坏死；静脉注射易给患儿带来痛苦和不安全因素，应做好安抚工作；栓剂和灌肠剂是儿童较适宜的剂型，但目前品种较少；儿童皮肤吸收较好，敏感性较高，不宜使用刺激性较大的品种 |
| 严格掌握用药剂量 | 根据儿童不同阶段，严格掌握用药剂量。随着年龄增长，儿童的体重逐步增加，组织器官逐步成熟，功能逐步完善，用药剂量应相应逐步增加 |
| 严密观察用药反应 | 儿童应激能力较差，较敏感，极易产生药物不良反应。在用药过程中应密切注意药物不良反应，以免造成严重后果 |

（3）小儿用药剂量计算方法　见表9-26。

表9-26　小儿用药剂量用药计算方法

| 名　称 | 计算公式 |
|---|---|
| 按小儿体重计算 | 小儿剂量=成人剂量×小儿体重/70kg。此方法简单易记，但对年幼儿剂量偏小，而对年长儿，特别是体重过重儿，剂量偏大<br>根据推荐的小儿剂量及小儿的体重：每次（日）剂量=小儿体重×每次（日）药量/kg |
| 根据小儿年龄计算 | Fried公式　婴儿量=月龄×成人量/150<br>Young公式　儿童量=年龄×成人量/（年龄+12） |
| 根据体表面积计算 | 小儿剂量=成人剂量×小儿体表面积（M）/1.73m$^2$。这种计算比较合理，首先要计算小儿体表面积<br>体表面积=（体重×0.035+0.1）。此公式不适宜大于30kg以上的小儿，对10岁以上儿童，每增加体重5kg，体表面积增加0.1m$^2$。体重超过50kg时，则每增加体重10kg，体表面积增加0.1m$^2$ |
| 其他公式 | 1岁以内用量=0.01×（月龄+3）×成人剂量<br>1岁以上用量=0.05×（年龄+2）×成人剂量<br>根据年龄计算的方法不太实用，但对某些剂量不需要十分精确的药物，如止咳药、消化药，仍可以年龄计算 |

（4）儿童用药剂量计算表　见表9-27。

表9-27　儿童用药剂量计算表

| 年龄 | 相当于成人用量比例 | 年龄 | 相当于成人用量比例 |
|---|---|---|---|
| 出生至1个月 | 1/18～1/14 | 2～4岁 | 1/4～1/3 |
| 1～6个月 | 1/14～1/7 | 4～6岁 | 1/3～2/5 |
| 6个月至1岁 | 1/7～1/5 | 6～9岁 | 2/5～1/2 |
| 1～2岁 | 1/5～1/4 | 9～14岁 | 1/2～2/3 |

注：以上折算方法其共同特点是把小儿看成小型成人，这对大多数安全范围宽的药物是适用的，但是未考虑小儿体内药效学和药代动力学的特点，也没有考虑小儿自身的一些生理功能特点。

第九章

（5）儿童禁用/慎用药物　见表9-28。

表9-28　儿童禁用/慎用药物

| 药物名称 | 禁用/慎用 |
| --- | --- |
| 阿苯达唑片（肠虫清） | 2岁以下儿童不宜使用，12岁以下儿童用量减半 |
| 阿德福韦酯片（代丁、贺维力） | 不宜用于儿童和青少年（18岁以下） |
| 阿卡波糖片（拜糖平） | 18岁以下禁用 |
| 阿仑膦酸钠片（福善美） | 儿童不适用 |
| 阿米卡星针 | 氨基糖苷类在儿科中应慎用。尤其早产儿及新生儿的肾脏组织尚未发育完全，使本类药物的半衰期延长，药物易在体内蓄积产生毒性反应 |
| 阿米替林片 | 6岁以下儿童禁用，6岁以上儿童酌情减量 |
| 阿莫罗芬乳膏（罗每乐） | 儿童禁用 |
| 阿那曲唑片（瑞宁得） | 不推荐用于儿童 |
| 阿托伐他汀（立普妥） | 本品应只由专科医生在儿童/青少年中使用。本品在儿童/青少年的治疗经验仅限于少数（10～17岁）杂合子型家族性高脂血症 |
| 阿托品眼膏 | 慎用，使用剂量要小；儿童脑外伤禁用 |
| 艾普拉唑肠溶片（壹丽安） | 尚无儿童临床试验资料，婴幼儿禁用 |
| 艾司西酞普兰片（来士普） | 不适用于儿童和18岁以下的青少年 |
| 爱普列特片（川流） | 儿童不适用 |
| 氨酚曲马多片（及通安） | 16岁以下儿童不宜使用 |
| 胺碘酮针（可达龙） | 盐酸胺碘酮在儿童病人中用药的安全性、有效性尚未建立，因此不推荐儿童使用。胺碘酮注射剂含有苯甲醇，有新生儿在静脉给药后喘息综合征致命的报道 |
| 奥硝唑氯化钠针（奥立妥） | 儿童慎用，建议3岁以下儿童不用 |
| 苯丙胺 | 婴幼儿禁用 |
| 苯海拉明 | 2岁以下禁用（MHRA公告） |
| 苯甲酸雌二醇针 | 儿童易引起早熟，应忌用 |
| 苯溴马隆胶囊（立加利仙） | 不推荐用于儿童 |
| 比卡鲁胺片（康士得） | 儿童禁用 |
| 比索洛尔片（博苏） | 儿童禁用 |
| 比索洛尔片（康忻） | 儿童禁用 |
| 吡拉西坦片（脑复康） | 新生儿禁用 |
| 吡嗪酰胺片 | 本品具较大毒性，儿童不宜使用，必须应用时需权衡利弊后决定 |
| 别嘌醇缓释胶囊（奥迈必利） | 儿童用药应酌情调整剂量 |
| 丙氨酰谷氨酰胺针（力肽） | 不推荐儿童使用 |
| 丙氨酰谷氨酰胺针（欣坤畅-10） | 不推荐儿童使用 |

续表

| 药物名称 | 禁用/慎用 |
|---|---|
| 丙泊酚针（得普利麻） | 不推荐3岁以下儿童使用（包括全身麻醉诱导、全身麻醉维持、重症监护期间的镇静、外科手术及诊断时的清醒镇静）；TCI系统不建议用于儿童 |
| 丙泊酚针（静安） | 不用于1个月以下小儿的全身麻醉及16岁以下重症监护儿的镇静 |
| 丙泊酚中/长链脂肪乳针（竞安） | 年龄不足1个月的儿童全身麻醉时不推荐使用本品，禁用于16岁以下儿童的镇静 |
| 丙磺舒 | 2岁以下禁用 |
| 丙帕他莫针（海南长安） | 严格使用于年龄在15岁以上的少年及成人，小于3个月的婴儿禁用 |
| 丙酸氟替卡松乳膏（克廷肤） | 1岁以下儿童禁用本品，儿童用药时应尽可能采用最低有效治疗剂量并避免长期持续使用本品 |
| 丙酸睾酮针 | 儿童长期应用，可严重影响生长发育，慎用 |
| 丙戊酸镁片 | 6岁以下慎用 |
| 丙戊酸钠缓释片（德巴金） | ①儿童使用丙戊酸钠时推荐单药治疗，开始治疗前应权衡其的可能益处与其肝脏损害或胰腺炎的风险；②由于存在肝脏毒性和出血风险，儿童服用本品时应避免合用乙酰水杨酸；③有病因不明的肝脏及消化道功能紊乱（如厌食、呕吐、细胞溶解现象）、消沉或昏迷表现，智力迟钝或家族中有新生儿或婴儿死亡情况的儿童，在接受任何丙戊酸盐治疗前必须进行代谢性指标的检验，尤其是空腹和餐后血氨水平的检验 |
| 丙戊酸钠口服溶液（德巴金） | ①3岁以下的儿童推荐使用本品单剂治疗，但在这种病人开始治疗前应权衡德巴金的可能益处与其肝脏损害或胰腺炎的风险；②由于存在肝脏毒性风险，3岁以下儿童应避免合用水杨酸类药物；③建议参照缓释片。 |
| 丙戊酸钠针（德巴金） | 存在肝毒性风险，3岁以下儿童应避免合用水杨酸类药物 |
| 波生坦片（全可利） | 不建议用于儿童 |
| 布比卡因针（0.5%） | 12岁以下小儿慎用 |
| 布林佐胺眼药水（派立明） | 18岁以下禁用 |
| 布洛芬缓释胶囊（芬必得） | 仅适于成人 |
| 布托啡诺针（诺扬） | 18岁以下禁用 |
| 参附针 | 新生儿、婴幼儿禁用 |
| 肠内营养粉针剂（TP）（安素） | 4岁以下儿童不宜服用本品 |
| 肠内营养混悬液（百普力） | 不能用于1岁以内的婴儿，不宜作为1～5岁儿童的单一营养来源 |
| 肠内营养混悬液（能全力1.0） | 不能用于1岁以内的婴儿，不宜作为1～5岁儿童的单一营养来源，使用时应根据病人情况由医生处方决定 |
| 单硝酸异山梨酯片（欣康） | 不推荐用于儿童 |
| 地尔硫䓬片（合心爽） | 无可靠参考文献 |
| 地屈孕酮片（达芙通） | 18岁以下不推荐使用 |
| 地西泮片 | 6个月以下禁用，幼儿应谨慎给药 |
| 地西泮针 | 新生儿禁用 |

续表

| 药物名称 | 禁用/慎用 |
| --- | --- |
| 丁咯地尔胶囊（西丁林）、丁咯地尔片（世多泰） | 儿童禁用 |
| 对乙酰氨基酚缓释片（泰诺林） | 不推荐12岁以下儿童使用本品 |
| 对乙酰氨基酚片（必理通） | 不推荐6岁以下儿童使用 |
| 多巴丝肼片（美多芭） | 25岁以下病人禁用（必须是骨骼发育完全的病人） |
| 多奈哌齐片（思博海） | 不推荐儿童使用 |
| 多廿烷醇片 | 目前不推荐给儿童使用 |
| 多柔比星针（辉瑞） | 儿童使用本品时需减量。儿童和青少年使用多柔比星，迟发性心脏毒性的风险增加 |
| 多烯磷脂酰胆碱针（易善复） | 由于含有苯甲醇（可导致致命性的“喘息综合征”），禁用于新生儿和早产儿，儿童用量遵医嘱 |
| 厄洛替尼片（特罗凯） | 无研究资料，不建议儿童使用 |
| 恩替卡韦片（博路定） | 不推荐（无16岁以下儿童研究） |
| 二甲双胍片（格华止） | 10～16岁2型糖尿病病人使用本品的每日最高剂量为2000mg，不推荐10岁以下儿童使用本品 |
| 二氢麦角碱缓释胶囊（培磊能） | 儿童不建议使用 |
| 伐地那非片（艾力达） | 16岁以下禁用 |
| 法莫替丁片（高舒达） | 婴幼儿慎用 |
| 放线菌素D针 | 1岁以下幼儿慎用，一般儿童每日0.45mg/m$^2$，连用5日，3～6周为一疗程 |
| 非那雄胺片（保法止） | 儿童不适用 |
| 非那雄胺片（保列治） | 儿童禁用 |
| 非索非那定片（阿特拉） | 6岁以下禁用 |
| 芬太尼针 | 如安全条件不具备，两岁以下婴儿不应使用 |
| 酚酞片 | 幼儿慎用，婴儿禁用 |
| 伏立康唑片（威凡） | 不推荐2岁以下的儿童使用 |
| 伏立康唑针（威凡） | 不推荐2岁以下儿童使用。尚未对肝功能或肾功能不全的2岁到＜12岁的儿童病人应用本品进行研究。本品在青少年（12～16岁）中的用药剂量应同成人 |
| 氟比洛芬酯针（凯纷） | 儿童不推荐使用 |
| 氟伐他汀钠胶囊（来适可） | 18岁以下病人不推荐使用 |
| 氟伏沙明片（兰释） | 除强迫症病人之外，本品不应用于18岁以下儿童和青少年的治疗；不推荐本品在儿童中用于抑郁症治疗 |
| 氟康唑胶囊（大扶康） | 儿童人群的最大剂量不应超过400mg。足月新生儿（0～27天）、婴儿、幼儿、儿童（28天至11岁）和青少年（12～17岁）剂量详见说明书 |
| 氟哌啶醇针 | 儿童慎用 |

续表

| 药物名称 | 禁用/慎用 |
| --- | --- |
| 氟哌利多针 | 儿童慎用 |
| 氟哌噻吨美利曲辛片（黛力新） | 不推荐儿童使用 |
| 氟替卡松气雾剂（辅舒酮） | 任何需要预防性药物治疗的儿童，包括接受目前的预防性治疗不能控制症状的病人。无4岁以下儿童使用剂量 |
| 氟西汀分散片（百忧解） | 不推荐18岁以下使用（自杀相关行为与敌对行为），只适用于治疗8～18周岁儿童和青少年的中、重度抑郁发作 |
| 氟西汀胶囊（百忧解） | 不推荐18岁以下使用（自杀相关行为与敌对行为），只适用于治疗8～18周岁儿童和青少年的中、重度抑郁发作 |
| 福尔可定 | 2岁以下禁用（MHRA公告） |
| 复方醋酸地塞米松乳膏 | 小儿避免使用 |
| 复方磺胺甲噁唑片 | 小于2个月的婴儿禁用本品（易发生高胆红素血症和新生儿黄疸，偶可发生核黄疸） |
| 复方甲氧那明胶囊（阿斯美） | 8岁以下禁用。8岁以上儿童使用时，应在家长指导下服用 |
| 复方甲氧那明胶囊（诺尔彤） | 8岁以下禁用 |
| 复方聚乙二醇电解质散（和爽） | 不推荐儿童使用 |
| 复方曲安奈德乳膏(复方康纳乐） | 婴儿及儿童不宜使用 |
| 戈舍瑞林缓释植入剂（诺雷德） | 不推荐用于儿童 |
| 骨肽针（西若非） | 儿童用药量宜酌减或遵医嘱 |
| 鲑降钙素针（考克、密盖息） | 缺乏在儿童中长期使用本品的充分资料，除非医生认为有长期治疗的指征。一般治疗时间不要超过数周 |
| 桂哌齐特针（安捷利、克林澳） | 不推荐儿童使用 |
| 环孢素A胶囊（新赛斯平） | ①对16岁以下非移植病人，除肾病综合征以外，不做任何推荐。②暂无本品用于幼儿的资料。有报告显示，1岁以上的儿童接受标准剂量是安全的；儿童需要和可耐受的每千克体重剂量较成人高。③对严重肝功能失调病人的血清肌酐值、环孢素血浓度做严密监测，必要时做剂量调整 |
| 环丙沙星片（悉复欢） | 18岁以下禁用 |
| 环丙沙星针（西普乐） | 仅用于预防吸入性炭疽（暴露后） |
| 磺胺嘧啶银乳膏 | 本品可能引起新生儿贫血和核黄疸，新生儿禁用 |
| 吉非替尼（易瑞沙） | 无研究资料，不建议儿童使用 |
| 加贝酯针（钦克） | 禁用 |
| 甲氨蝶呤针（辉瑞） | 小于4个月的婴儿，毒性可能会增加，因此可适当减量 |
| 甲氨蝶呤针（正安） | 儿童每日1.25～5mg，视骨髓情况而定 |
| 甲睾酮片 | 长期应用可严重影响生长发育 |
| 甲羟孕酮片 | 儿童慎用 |
| 甲氧氯普胺片、针 | 小儿不宜长期使用 |

续表

| 药物名称 | 禁用/慎用 |
|---|---|
| 聚乙二醇干扰素α-2a针（派罗欣） | 因本品含有苯甲醇，禁用于新生儿和3岁以下儿童，禁止用于儿童肌内注射。尚无充分的18岁以下病人人群的安全性和有效性资料 |
| 聚乙二醇干扰素α-2b针（佩乐能） | 不推荐儿童或18岁以下的青少年应用本品 |
| 卡巴拉汀胶囊（艾斯能） | 不推荐儿童使用 |
| 卡贝缩宫素针（巧特欣） | 不能用于儿童 |
| 卡左双多巴控释片（息宁） | 不推荐用于18岁以下病人 |
| 可待因桔梗片（西可奇） | 小于2岁儿童不宜使用 |
| 克林霉素磷酸酯针（傲地） | 小于1个月的新生儿禁用，小于4岁儿童慎用 |
| 克林霉素磷酸酯针（福德） | 1个月的小儿不宜应用；4岁以内儿童慎用；小儿（新生儿到16岁）使用本品时，应注意肝、肾功能监测 |
| 拉莫三嗪片（利必通） | ①12岁以上儿童可采用单药治疗或添加治疗方案；②不推荐对12岁以下儿童采用单药治疗；③2～12岁患儿可采用添加疗法；④2岁以下患儿不推荐使用 |
| 来氟米特片（爱若华） | 18岁以下不建议使用本品 |
| 来曲唑片（弗隆） | 儿童或青少年禁用 |
| 乐卡地平片（再宁平） | 18岁以下禁用 |
| 雷洛西芬片（易维特） | 儿童不适用 |
| 雷米普利片（瑞泰） | 儿童禁用 |
| 雷珠单抗（诺适得） | 不建议儿童使用 |
| 利多卡因针（2%盐酸盐） | 新生儿可引起中毒，早产儿较正常儿半衰期长（3.16小时：18小时），故应慎用 |
| 利伐沙班片（拜瑞妥） | 儿童不推荐 |
| 利福平胶囊 | 5岁以下小儿应用安全性尚未确定，婴儿慎用 |
| 利拉鲁肽（诺和力） | 不推荐 |
| 两性霉素B针（欧泊） | 静脉即鞘内给药剂量以体重计算均同成人，应限用最小有效剂量 |
| 磷酸钠溶液（辉力） | 2岁以下儿童不能使用，2～11岁儿童应使用儿童用辉力开塞露，不宜使用本品 |
| 硫喷妥钠 | 6个月内禁用 |
| 硫普罗宁针（凯西莱） | 儿童禁用 |
| 柳氮磺胺吡啶肠溶片 | 新生儿及2岁以下小儿应禁用 |
| 罗格列酮片（文迪雅） | 儿童禁用 |
| 罗哌卡因针（耐乐品） | 不建议应用于12岁以下儿童 |
| 洛哌丁胺胶囊（易蒙停） | 盐酸洛哌丁胺禁用于2岁以下的婴幼儿，5岁以下的儿童不宜使用盐酸洛哌丁胺胶囊剂治疗。腹泻病人，尤其是儿童，经常发生水和电解质丢失，补充水和电解质是最重要的治疗措施，儿童应在医生指导下使用本品 |

续表

| 药物名称 | 禁用/慎用 |
|---|---|
| 铝镁匹林片（Ⅱ）（阿斯德） | ①小儿等使用易出现不良反应，应充分观察病人并慎重给药；②原则上未满15岁的水痘、流感病人不得服用，必要时慎重给药，如服用本品的不满15岁的川崎病病人若在服药期间出现水痘、流感病症则原则上须停药，不得已继续用药时需慎重 |
| 氯苯那敏 | 2岁以下禁用（MHRA公告） |
| 氯丙嗪针 | 儿童慎用 |
| 氯氮平片 | 12岁以下不宜使用 |
| 氯霉素片 | 新生儿不宜应用本品，有指征必须应用本品时应在监测血药浓度条件下使用 |
| 氯米帕明片（安拿芬尼） | 5岁以下禁用 |
| 氯诺昔康针（可赛风） | 18岁以下人群不推荐使用 |
| 氯沙坦钾片（科素亚） | ①对血容量不足的儿童病人，在服用本品前应该纠正这些状况；②不推荐在肾小球滤过率＜30ml/（min · 1.73cm$^2$）肾脏及肝脏受损的儿童中使用本品；③由于没有在新生儿中使用的数据，不推荐使用本品 |
| 氯硝安定片 | 新生儿禁用 |
| 氯硝安定针 | 儿童慎用，新生儿禁用 |
| 麻黄碱 | 2岁以下禁用（MHRA公告） |
| 吗啡缓释片（美施康定）、片、针 | 婴幼儿慎用，未成熟新生儿禁用 |
| 美金刚片（易倍申） | 不推荐儿童使用 |
| 美洛昔康针（莫比可） | 15岁以下儿童和青少年禁用 |
| 美敏伪麻溶液（惠菲宁） | 2岁以下禁用 |
| 美沙拉秦肠溶片、灌肠液、栓（莎尔福） | 建议儿童不使用本品 |
| 咪唑斯汀缓释片（皿治林） | 12岁以下禁用 |
| 米氮平片（瑞美隆） | 儿童禁用 |
| 米诺环素胶囊（梅满） | 8岁以下禁用 |
| 米曲菌胰酶片（慷彼申） | 12岁以下禁用 |
| 莫西沙星氯化钠针（拜复乐） | 18岁以下禁用 |
| 莫西沙星片（拜复乐） | 18岁以下禁用 |
| 那格列奈片（唐力） | 儿童不推荐 |
| 萘丁美酮片（瑞力芬） | 儿童禁用 |
| 尼莫司汀针（宁得朗） | 低体重新生儿、新生儿、乳儿、幼儿及小儿给药时，应注意观察（白细胞减少等不良反应），慎重给药 |
| 尿促性素冻干粉针（乐宝得） | 儿童禁用 |
| 诺氟沙星胶囊（氟哌酸） | 18岁以下禁用 |

续表

| 药物名称 | 禁用/慎用 |
| --- | --- |
| 帕罗西汀片（赛乐特） | 18岁以下禁用（自杀风险） |
| 帕瑞昔布针（特耐） | 不推荐用于18岁以下儿童 |
| 帕珠沙星针（威利仙） | 儿童禁用 |
| 哌甲酯缓释片（专注达） | 6岁以下儿童禁用 |
| 泮托拉唑肠溶胶囊（泮立苏） | 儿童用药疗效及安全性资料尚未确立，婴幼儿禁用 |
| 匹多莫德颗粒（谱乐益） | 3岁以下儿童禁用 |
| 匹维溴铵片（得舒特） | 不推荐儿童使用 |
| 葡醛酸钠针 | 儿童慎用或用量酌减，遵医嘱 |
| 普伐他汀片（普拉固） | 我国对18岁以下病人暂不推荐使用 |
| 普适泰片（舍尼通） | 儿童禁用 |
| 七叶皂苷钠针（麦通纳） | 不宜用于治疗儿童心脏手术后肿胀 |
| 前列地尔针（凯时） | 小儿先天性心脏病病人用药，推荐输注速度为5mg/（kg · min） |
| 羟甲唑啉 | 2岁以下禁用（MHRA公告） |
| 羟甲唑啉喷雾剂（达芬霖） | 2岁以下禁用 |
| 羟考酮缓释片（奥施康定） | 不推荐用于18岁以下的病人 |
| 羟嗪 | 婴儿禁用 |
| 青霉胺片 | 无参考文献 |
| 氢倍他索霜（思肤霜） | 婴儿及儿童不宜使用 |
| 氢化可的松琥珀酸钠针 | 小儿如长期使用肾上腺皮质激素，需十分慎重 |
| 氢化泼尼松针（利君） | 抑制患儿的生长和发育，长期使用肾上腺皮质激素需十分谨慎，如确有必要长期使用，应采用短效或中效制剂 |
| 屈他维林针（诺仕帕） | 儿童禁用 |
| 屈他维林片（诺仕帕） | 本品禁用于1岁以下儿童。由于未对儿童使用本品进行评价，因此对1岁以上的儿童使用须慎重 |
| 曲安奈德针（康宁克通-A） | 6岁以下儿童禁用 |
| 曲马多缓释片（奇曼丁） | 体重不低于25kg的1岁以上儿童的服用剂量为每千克体重1～2mg，本品最低剂量为50mg（半片），所以本品不建议用于14岁以下病人 |
| 曲马多针（舒敏） | 1岁以下禁用 |
| 去氧肾上腺素 | 2岁以下禁用（MHRA公告） |
| 炔雌醇环丙孕酮片（达英-35） | 初潮前禁用 |
| 人生长激素针（思真） | 本品3.33mg（10IU）规格的溶剂含苯甲醇，该物质禁用于3岁以下儿童，可用NS或无菌注射用水替代 |
| 绒促性素针 | 应注意可能引起性早熟，骨端早起闭锁 |
| 瑞芬太尼针（瑞捷） | 2岁以下儿童不推荐使用，2～12岁儿童用药与成人一致 |

续表

| 药物名称 | 禁用/慎用 |
| --- | --- |
| 瑞舒伐他汀钙片（可定） | 目前不建议儿科使用本品 |
| 噻嘧啶 | 婴儿禁用 |
| 噻托溴铵粉吸入剂（思力华） | 18岁以下患儿不推荐使用本品 |
| 噻托溴铵喷雾剂（思力华） | 18岁以下患儿不推荐使用本品 |
| 赛庚啶片 | 2岁以下慎用 |
| 赛洛唑啉 | 2岁以下禁用（MHRA公告） |
| 三氧化二砷针 | 建议儿童不宜将本品作为首选药物治疗 |
| 沙利度胺片（反应停） | 儿童禁用 |
| 沙美特罗替卡松-100粉针吸入剂（舒利迭） | 不适用于患有严重哮喘的儿童 |
| 山莨菪碱片 | 儿童应在医师指导下使用；婴幼儿慎用；小儿：每次0.1～0.2mg/kg，每日3次 |
| 双醋瑞因胶囊（安必丁） | 15岁以下禁用 |
| 双氯芬酸钠缓释片（扶他林） | 因本品的剂量较大，儿童及青少年不宜服用 |
| 四环素类（如多西环素片） | 8岁以下禁用 |
| 索利那新片（卫喜康） | 儿童不应使用 |
| 他达拉非片（希爱力） | 18岁以下禁用 |
| 坦索罗辛缓释胶囊（哈乐） | 儿童禁用 |
| 碳酸锂片 | 12岁以下儿童禁用。12岁以上儿童从小剂量开始，根据血锂浓度缓慢增加剂量 |
| 替比夫定（素比伏） | 不推荐 |
| 替考拉宁针（他格适） | 2月龄以下禁用 |
| 替米沙坦片（美卡素） | 不建议18岁以下使用 |
| 替尼泊苷针（卫萌） | 本品含苯甲醇，禁用于2岁以下儿童 |
| 头孢吡肟针（马斯平） | 2月龄以下儿童慎用 |
| 头孢呋辛钠针（明可欣） | 新生儿对头孢菌素有蓄积作用，3个月以下儿童安全性尚未确定，因而不推荐使用 |
| 头孢曲松钠针（罗氏芬） | 不得用于高胆红素血症的新生儿和早产儿；如果新生儿（≤28日）需要（或预期需要）使用含钙的静脉输液包括静脉输注营养液治疗，则禁止使用罗氏芬，因为有产生头孢曲松-钙沉淀物的风险 |
| 头孢他啶针（复达欣） | 婴儿及儿童：对于2个月以上的儿童，一般的剂量范围是按体重每日30～100mg/kg，分2或3次给药。对于免疫受抑制或患有纤维化囊肿的感染患儿或患有脑膜炎的儿童，可给予剂量高至按体重每日150mg/kg（最高剂量每日6g），每日3次。新生儿至2个月龄的婴儿：临床经验有限，一般剂量为按体重每日25～60mg/kg，分2次给药 |
| 头孢唑林钠针 | 早产及1个月以下新生儿不推荐使用 |
| 吐根 | 2岁以下禁用（MHRA公告） |

第九章

续表

| 药物名称 | 禁用/慎用 |
| --- | --- |
| 托瑞米芬片（法乐通） | 儿童不适用 |
| 托特罗定片（舍尼亭） | 儿童不推荐使用 |
| 托烷司琼针（赛格思） | 一般不推荐用于儿童（如病情需要，2岁以上儿童剂量按体重0.1mg/kg，每日最高可达5mg） |
| 托烷司琼针（舒欧亭） | 一般不推荐用于儿童（如病情需要，2岁以上儿童剂量按体重0.1mg/kg，每日最高可达5mg） |
| 脱氧核苷酸钠针（北京赛生） | 儿童慎用 |
| 维$D_2$果糖酸钙针 | 儿童长期应用维生素$D_2$每日1800U可致生长停滞 |
| 维生素AD滴剂（伊可新） | 婴儿对维生素D敏感性个体差异大，有些婴儿对小剂量维生素D很敏感 |
| 伪麻黄碱 | 2岁以下禁用（MHRA公告） |
| 戊酸雌二醇/雌二醇环丙孕酮片（克龄蒙） | 儿童禁用 |
| 戊酸雌二醇片（补佳乐） | 儿童禁用 |
| 西地那非片（万艾可） | 不适用于新生儿、儿童 |
| 西格列汀（捷诺维） | 儿童不推荐 |
| 西咪替丁针（泰胃美） | 16岁以下儿童不推荐使用 |
| 西尼地平片（致欣） | 不推荐使用 |
| 西曲瑞克冻干粉针（思则凯） | 儿童不适用 |
| 西酞普兰片（喜普妙） | 不适用于儿童和18岁以下的青少年 |
| 吸入用伊洛前列素溶液（万他维） | 不建议18岁以下儿童使用 |
| 喜炎平针 | 1岁以下儿童禁用 |
| 香菇多糖针（金陵药业） | 因本品含苯甲醇，禁止用于儿童肌内注射 |
| 硝基呋喃类 | 新生儿禁用 |
| 溴苯那敏 | 2岁以下禁用（MHRA公告） |
| 溴隐亭片（进口） | 用于11～17岁泌乳素瘤儿科病人 |
| 亚胺培南/西司他丁钠针（泰能） | 不推荐用于3个月以下婴儿、肾功能损害（血清肌酐>2mg/dl）患儿 |
| 伊曲康唑胶囊（易启康）；口服液、针（斯皮仁诺） | 建议不用于儿童病人，除非潜在利益优于可能出现的危害 |
| 依巴斯汀片（开思亭） | 2岁以下禁用 |
| 依达拉奉针（必存） | 儿童不应使用本品 |
| 依那普利片（丹梦） | 不推荐儿童使用，避免儿童误取 |
| 依诺肝素钠针（克赛） | 不推荐应用于儿童 |
| 依他尼酸 | 婴儿禁用 |
| 依托泊苷针（北京双鹤） | 儿童慎重给药并注意观察不良反应；本品含苯甲醇，可能造成新生儿的损害，禁止用于儿童肌内注射 |

续表

| 药物名称 | 禁用/慎用 |
| --- | --- |
| 依西美坦片（阿诺新） | 不推荐儿童使用 |
| 乙胺丁醇片 | 新生儿禁用，13岁以下不宜使用本品，13岁以上儿童用量与成人相同 |
| 乙酰半胱氨酸泡腾片（富露施） | 儿童禁用 |
| 异丙嗪片 | 新生儿、早产儿禁用 |
| 异丙嗪针 | ①小于3个月的婴儿体内药物代谢酶不足，不应使用本品；②有可能引起肾功能不全；③新生儿或早产儿、患急性病或脱水的小儿以及患急性感染的儿童，注射异丙嗪后易发生肌张力障碍 |
| 异甘草酸镁（天晴甘美） | 新生儿、婴幼儿不推荐使用 |
| 异帕米星针（伊美雅） | 早产儿、新生儿、婴幼儿禁用 |
| 吲哚美辛肠溶片 | 14岁以下小儿一般不宜应用此药，如必须应用时应密切观察，以防止严重不良反应的发生 |
| 右美沙芬 | 2岁以下禁用（MHRA公告） |
| 愈创甘油醚 | 2岁以下禁用（MHRA公告） |
| 长春西汀针（润坦-10） | 儿童禁用 |
| 脂肪乳氨基酸葡萄糖针（卡文）（FKAB、华瑞） | 本品为成人病人设计，儿童蛋白质与能量的单位体重需要量可能大于成人需要量，不适宜新生儿与2岁以下婴幼儿使用 |
| 制霉素片 | 5岁以下儿童不推荐使用 |
| 重组促卵泡素β针（普丽康） | 儿童不适用 |
| 重组人粒细胞刺激因子针（惠尔血） | 儿童病人慎用，并给予适当监测；新生儿和婴幼儿不建议使用 |
| 重组人粒细胞刺激因子针（吉粒芬） | 对早产儿、新生儿及婴幼儿用药的安全性尚未确定，建议不用该药；儿童用药时应密切观察、慎重用药 |
| 重组人绒促性素冻干粉针（艾泽） | 儿童不适用 |
| 左炔诺孕酮宫内节育系统（曼月乐） | 儿童禁用 |
| 左旋多巴 | 3岁以下禁用 |
| 左氧氟沙星片（可乐必妥） | 18岁以下禁用 |
| 左氧氟沙星针（可乐必妥） | 禁用于小于18岁的病人，但用于炭疽吸入（暴露后）的保护除外 |
| 左氧氟沙星针（左克） | 不可用于儿童 |
| 佐匹克隆片（三辰） | 15岁以下不宜使用 |
| 唑吡坦片（思诺思） | 不应用于18岁以下 |
| 唑来膦酸针（密固达） | 不建议18岁以下使用 |
| 唑来膦酸针（苏奇） | 儿童不推荐使用 |

注：①注射剂型统一称为“针”；②由于多数资料来自于说明书，同一药品不同生产商说明书有差异，因此标注商品名、生产商或进口等信息。

第九章

# 第六节　老年人用药

## 一、老年人生理学和药理学特点

### 1. 老年人生理学特点

（1）神经系统功能的改变　脑神经元数量逐渐减少；脑的重量随着年龄而逐渐减少；脑循环会伴随增龄出现明显变化；神经传导速度减慢，女性比男性更明显。

（2）心血管系统功能的改变　老年人心脏的脂肪与结缔组织增加，脂褐素含量增加，胶原样变与淀粉样变增多。瓣膜增厚、硬化，心脏充盈受限，特别是在运动时表现更为明显。血管的变化特别是动脉的变化更明显。

（3）内分泌系统功能的改变　老年人内分泌系统功能出现一定变化，尤以女性更年期后卵巢退化、雌激素大幅度减少最为明显；维持生命的垂体肾上腺系统、垂体甲状腺系统敏感性减弱或减少；对葡萄糖代谢能力的下降。

（4）肾脏功能的改变　主要是肾组织进行性萎缩，重量减轻，肾血流量减少，肾清除率下降。

（5）免疫系统功能的改变　老年人外周血中T细胞总数和效应T细胞数降至青年人的70%，对T细胞有丝分裂原如植物血凝素和刀豆素等的反应性下降，淋巴细胞转化率降低，细胞毒T细胞（Tc）作用减退，T细胞成熟速度减慢，T细胞合成白介素-2（IL-2）的能力及对IL-2的反应下降，抑制性T细胞（Ts）数量及功能异常。T/B细胞比例失调。

（6）呼吸系统功能的改变　肺组织弹性下降、顺应性降低、呼吸肌肌力下降、肋软骨钙化、胸廓顺应性下降、椎骨骨质疏松、椎骨间隙变小等使肺功能减退。

（7）消化系统功能的改变　胃黏膜萎缩，皱襞变浅，绒毛变短，上皮及腺体萎缩，主细胞、壁细胞和黏液颈细胞数减少。

（8）脂肪组织与非脂肪组织的变化　随着年龄增长，脂肪组织在体重中所占的百分比增加，而非脂肪组织如肌肉、体液等的百分比减少。50岁以后尤为明显，女性比男性变化更加显著。

### 2. 老年人药效学特点

（1）药物进入机体后产生的药物效应的大小除与所使用的药物剂量、血中药物的浓度有关外，与机体组织器官对药物的敏感性亦有很大的关系，由于老年人组织器官的功能发生改变，受体的数量、药物与受体的亲合力发生改变，从而对药物的反应也发生相应的改变。

（2）耐受性下降。女性比男性显著，单一用药比多药合用耐受性好。

（3）心血管系统药效学变化。心血管系统功能减退，交感神经控制的血管感受器敏感性下降，心脏本身和自主神经系统反应障碍。

（4）神经系统药效学变化。老年人脑血流量减少，脑内酶活性减弱，一些受体数量及亲合力发生变化均会影响药效。

### 3. 老年人药代动力学特点

（1）吸收　老年人胃液pH改变，胃排空速度和胃肠运动变化，消化道血流量减少，吸收组织面积缩小，都会使药物吸收随着年龄增长而减少。

（2）分布　老年人机体组成、血浆蛋白含量的变化会影响药物在体内的分布。老年人体内脂肪组织随年龄增长而增加，总体液及非脂肪组织则逐渐减少。

（3）代谢　肝脏是药物代谢的主要器官。老年人肝血流量减少，功能性肝细胞数量减少，肝微粒体酶系统活性降低，导致了老年人肝脏代谢药物能力下降，药物血浆半衰期延长。

（4）排泄　肾脏是药物的主要排泄器官。肾功能随年龄增长而减退，表现为老年人肾小球滤过率降低，肾血流量明显减少，肾小管功能减退。除了生理因素对肾功能的影响外，老年人常见的慢性疾病也会对肾脏造成损伤，如高血压、充血性心力衰竭、糖尿病肾病等。

## 二、老年人易患疾病

老年人易患疾病见表9-29。

表9-29　老年人易患疾病

| 发病情况 | 常见疾病 |
|---|---|
| 发生在各年龄组的疾病 | 上呼吸道感染、胃炎、心律失常等 |
| 中年起病，延续到老年的疾病 | 慢性支气管炎、肺气肿、慢性肾炎、类风湿关节炎等 |
| 老年期易患的疾病 | 恶性肿瘤、高血压、糖尿病、痛风等 |
| 老年期起病，常为老年人特有的疾病 | 脑动脉硬化症、老年性白内障及阿尔茨海默病等 |
| 极少数老年人也可患儿童常见的传染病 | 麻疹、水痘、猩红热 |

## 三、老年人用药原则

老年人用药原则见表9-30。

表9-30　老年人用药原则

| 项　目 | 内　容 |
|---|---|
| 减少药物的品种，5种药物原则 | 明确诊断，掌握病情，采取准确地对因治疗和对症治疗措施，用药品种以少为佳，一般不宜超过5种，以减少或尽量避免不良反应发生。如抗抑郁药、抗精神病药、抗胆碱药、抗组胺药均具有抗胆碱作用，合用后具有相加性，可出现口干、视物模糊、便秘、尿潴留等不良反应；镇静药、血管扩张药、降压药、利尿药、抗抑郁药均可加重直立性低血压，合用则可引起低血压等 |
| 最低有效剂量 | 老年人用药应以最低有效剂量开始治疗或者是由小剂量逐渐加大，一般采用成年人的1/3～1/2或3/4的剂量。最好是剂量个体化，而治疗指数较小的药物尤为重要。若有些病人靠调整剂量不能达到理想的治疗效果，还需考虑调整给药次数或给药方式。有条件时应进行血药浓度监测。尽量避免老年人长期用药，疗程宜短，以防积蓄中毒 |
| 择时原则 | 根据时间生物学和时间药理学的原理，选择合适的时间进行治疗，以提高疗效和减少不良反应 |
| 选择适宜剂型 | 因老年人吞咽困难，宜选用颗粒剂、口服液或喷雾剂，病情急、危重者可静脉给药。由于老年人胃肠功能减退和不稳定，将影响缓释、控释制剂的药物释放，当胃排空及肠道运动减慢时，使其释放增加，提高吸收量而产生不良反应，老年人慎用控、缓释制剂 |
| 简便、有效的给药途径 | 以口服给药为宜，急性疾病可选择注射、舌下含服、雾化吸入等途径给药 |

续表

| 项　目 | 内　容 |
| --- | --- |
| 合理用药，防止蓄积中毒 | ①毒性较大药物，稍有蓄积就会产生严重后果。如依米丁长期应用可使心肌变性，引起心衰、心律不齐，甚至死亡；②半衰期较长的药物不可久用，如溴化物的半衰期长达12日，一般连续用药不能超过7日；③有些药物如维生素，虽然毒性很小，但是如果长期应用则可导致体内维生素不平衡，影响机体的正常功能，甚至中毒；④精神药物、抗焦虑药物（地西泮等）久用可引起依赖性，一般用药不超过3个月，如必须应用，应更换药品；⑤麻醉药，如吗啡、哌替啶等药物使用一般不超过5日，因用药1周可产生耐药，1～2周可引起药物依赖，如必须再用时，应间隔10日 |
| 慎用滋补药或抗衰老药补益中药 | 正确合理应用，不能滥用，只有在机体或疾病治疗需要时才给予补充，纠正后，即减量或停药 |
| 熟悉药物特性，注意同一药物作用于不同病人的效应差异 | ①一般药物：老年人一般具有体内水分少、肾功能差等生理特点，故在给予与正常成年人相同的剂量时易导致高血药浓度与毒性反应，此时应适当调整给药剂量，尤其是使用对肾或中枢神经系统有毒性的抗生素时应特别注意。②肾上腺皮质激素类药物：此类药物最常见的不良反应之一是长期大量应用可促进蛋白质分解，形成负氮平衡，出现肌肉萎缩、骨质形成障碍、骨质脱钙等，可致骨质疏松，严重者可发生骨缺血坏死或病理性骨折。不可长期使用，如必须用需补充钙剂及维生素D。③解热镇痛药：如吲哚美辛、保泰松、安乃近等，容易损害肾脏，而出汗过多又易造成老年人虚脱。④利尿降压药：较易引起有效循环血量不足和电解质紊乱，噻嗪类利尿剂不宜用于糖尿病和痛风的病人，利血平则可能加重老年人的抑郁症 |

## 四、老年病人潜在用药风险Beers标准

老年病人潜在不适当用药Beers标准由美国老年医学会（AGS）建立，用于判断老年病人潜在不适当用药。

**1. 老年人应避免合用的药物Beers标准**　见表9-31。

表9-31　老年人应避免合用的药物Beers标准（2015年版）

| 药物类型 | 相互作用药物及分类 | 理　由 | 推　荐 | 循证级别 | 推荐强度 |
| --- | --- | --- | --- | --- | --- |
| 血管紧张素转化酶抑制剂（ACEI）类 | 阿米洛利、氨苯蝶啶 | 增加高钾血症风险 | 避免常规使用，仅用于使用ACEI药物合并低钾血症病人 | 中 | 强 |
| 抗胆碱药 | 抗胆碱药 | 增加认知功能下降风险 | 避免使用，最少种类使用 | 中 | 强 |
| 抗抑郁药 | ≥2种中枢神经系统药物 | 增加跌倒风险 | 避免3种及以上中枢神经系统药物使用，最少种类使用 | 中 | 强 |
| 抗精神病药 | ≥2种其他中枢神经系统药物 | 增加跌倒风险 | 避免3种及以上中枢神经系统药物使用，最少种类使用 | 中 | 强 |
| 苯二氮䓬类药物及苯二氮䓬受体激动药 | ≥2种其他中枢神经系统药物 | 增加跌倒和骨折风险 | 避免3种及以上中枢神经系统药物使用，最少种类使用 | 高 | 强 |

续表

| 药物类型 | 相互作用药物及分类 | 理　由 | 推　荐 | 循证级别 | 推荐强度 |
|---|---|---|---|---|---|
| 糖皮质激素 | 非甾体抗炎药（NSAIDs） | 增加消化性溃疡和消化道出血风险 | 避免使用；如不能避免使用，加用消化道保护药 | 中 | 强 |
| 锂盐 | ACEI类药物，袢利尿药 | 毒性增加 | 避免使用，监测锂浓度 | 中 | 强 |
| 阿片受体激动药类镇痛药 | >2种中枢神经系统活性药物 | 增加跌倒风险 | 避免使用3种以上中枢神经系统活性药物，减少中枢药物种类 | 高 | 强 |
| 周围型$\alpha_1$受体阻滞药 | 袢利尿药 | 增加老年女性尿失禁风险 | 除非情况允许，避免用于老年女性 | 中 | 强 |
| 茶碱 | 西咪替丁 | 增加茶碱中毒风险 | 避免使用 | 中 | 强 |
| 华法林 | 胺碘酮 | 增加出血风险 | 尽可能避免合用，密切监测INR | 中 | 强 |
| | NSAIDs | 增加出血风险 | 尽可能避免，合用时密切监测出血情况 | 高 | 强 |

**2. 需要根据肾功能调整剂量的药物Beers标准**　见表9-32。

表9-32　需要根据肾功能调整剂量的药物Beers标准（2015年版）

| 药物类型 | 肌酐清除率（ml/min） | 理　由 | 推　荐 | 循证级别 | 推荐强度 |
|---|---|---|---|---|---|
| 利尿药及抗凝血药 | | | | | |
| 阿米洛利 | <30 | 血钾增高、血钠降低 | 避免使用 | 中 | 强 |
| 阿哌沙班 | <15 | 增加出血风险 | 避免使用 | 中 | 强 |
| 达比加群 | <30 | 增加出血风险 | 避免使用 | 高 | 强 |
| 依度沙班 | 30～50<br><30 | 增加出血风险<br>增加出血风险 | 减少剂量<br>避免使用 | 中<br>中 | 强<br>强 |
| 依诺肝素 | <30 | 增加出血风险 | 减少剂量 | 中 | 强 |
| 磺达肝癸钠 | <30 | 增加出血风险 | 避免使用 | 中 | 强 |
| 利伐沙班 | 30～50<br><30 | 增加出血风险<br>增加出血风险 | 减少剂量<br>避免使用 | 中<br>中 | 强<br>强 |
| 螺内酯 | | 高钾血症 | 避免使用 | 中 | 强 |
| 氨苯蝶啶 | <30 | 增加肾损害风险；血钾增高，血钠降低 | 避免使用 | 中 | 强 |
| 中枢神经系统用药及镇痛药 | | | | | |
| 度洛西汀 | <30 | 增加消化道副反应风险 | 避免使用 | 中 | 强 |

续表

| 药物类型 | 肌酐清除率（ml/min） | 理 由 | 推 荐 | 循证级别 | 推荐强度 |
|---|---|---|---|---|---|
| 加巴喷丁 | ＜60 | 中枢神经系统副反应 | 减少剂量 | 中 | 强 |
| 左乙拉西坦 | ≤80 | 中枢神经系统副反应 | 减少剂量 | 中 | 强 |
| 普瑞巴林 | ≤60 | 中枢神经系统副反应 | 减少剂量 | 中 | 强 |
| 曲马多 | ＜30 | 中枢神经系统副反应 | 速释剂型：减量<br>缓释剂型：避免使用 | 弱 | 弱 |
| 消化系统用药 | | | | | |
| 西咪替丁、法莫替丁、尼扎替丁、雷尼替丁 | ＜50 | 神志改变 | 减量 | 中 | 强 |
| 抗痛风药 | | | | | |
| 秋水仙碱 | ＜30 | 消化道、神经肌肉及骨髓毒性 | 减少剂量，监测不良反应 | 中 | 强 |
| 丙磺舒 | ＜30 | 失效 | 避免使用 | 中 | 强 |

3. 老年病人潜在不适当用药Beers标准　见表9-33。

表9-33　老年病人潜在不适当用药Beers标准（2015年版）

| 药物类型 | 药物名称 | 使用建议 |
|---|---|---|
| 抗胆碱药[三环类抗抑郁药（TCAs）除外] | 氯苯那敏、赛庚啶、苯海拉明（口服）、异丙嗪 | 避免使用。易导致意识混乱、口干、便秘及一些其他抗胆碱能不良反应，但使用苯海拉明作为严重变态反应的应急处理是合理的 |
| | 苯海索 | 避免使用。不推荐用于抗精神病药物引起的锥体外系反应 |
| | 颠茄、莨菪碱、东莨菪碱 | 避免使用。除非在和缓医疗中用于减少口腔分泌物治疗 |
| 抗血栓药 | 口服短效双嘧达莫（不包括阿司匹林的复方缓释制剂） | 避免使用。可能导致体位性低血压，注射制剂可用于心脏负荷试验 |
| | 噻氯匹定 | 避免使用 |
| 抗感染药物 | 呋喃妥因 | 避免长期使用；避免用于CrCl＜60m/min的病人，在这类病人尿液中分布浓度较低，不足以发挥疗效；潜在的肺毒性 |
| 心血管系统用药 | 多沙唑嗪、哌唑嗪、特拉唑嗪 | 避免作为降压药物，体位性低血压风险较高，不建议作为高血压的常规治疗 |
| | 可乐定、甲基多巴、利血平（＞0.1mg/d） | 避免作为降压的一线药物，中枢神经系统不良反应风险较高；可能导致心动过缓及体位性低血压，不建议作为高血压的常规治疗 |

续表

| 药物类型 | 药物名称 | 使用建议 |
|---|---|---|
| 心血管系统用药 | 胺碘酮 | 避免使用抗心律失常药物（Ⅰa、Ⅰc、Ⅲ类除胺碘酮外）作为房颤的一线用药；对于老年病人，控制心率比控制心律可更多获益；碘胺酮可产生多种毒性（如甲状腺、肺及Q-T间期延长） |
| | 地高辛＞0.125mg/d | 避免使用；在心力衰竭病人中，高剂量地高辛并无更多获益，反而增加毒性；CrCl降低会导致毒性增加 |
| | 速释硝苯地平 | 避免使用，导致低血压，增加突发心肌缺血的风险 |
| | 螺内酯＞25mg/d | 避免用于心力衰竭或CrCl＜30ml/min的病人；在老年心脏病病人中可增加高血钾风险，尤其是在剂量＞25mg/d，合并使用NSAIDs、ACEI、ARB或补钾制剂时 |
| 中枢神经系统用药 | 叔胺类TCAs单独使用或与以下药物合用：阿米替林、多塞平＞6mg/d，丙米嗪、奋乃静-阿米替林 | 避免使用；高抗胆碱能活性，导致镇静、体位性低血压；低剂量多塞平（≤6mg/d）安全性与对照组相当 |
| | 传统及非典型抗精神病药：氯丙嗪、氟哌啶醇、奋乃静、阿立哌唑、氯氮平、奥氮平、喹硫平、利培酮 | 避免用于阿尔茨海默病病人的行为异常治疗，除非非药物治疗失败以及病人对自己或他人造成威胁；增加阿尔茨海默病病人的脑血管意外（卒中）及死亡风险 |
| | 异戊巴比妥、戊巴比妥、苯巴比妥、司可巴比妥 | 避免使用，易产生躯体依赖性、耐药性 |
| | 阿普唑仑、艾司唑仑、劳拉西泮、奥沙西泮、替马西泮、三唑仑、氯硝西泮、地西泮、氟西泮、夸西泮 | 避免使用任何类型苯二氮䓬类药物治疗失眠、烦躁或谵妄，增加老年人认知功能受损、谵妄、跌倒、骨折等风险，适用于以下情况：癫痫、快动眼睡眠障碍、苯二氮䓬类戒断、戒酒、严重广泛性焦虑障碍、围手术期麻醉、临终关怀 |
| | 水合氯醛 | 避免使用，10日内即发生耐受，给予推荐剂量的3倍时风险大于获益 |
| | 佐匹克隆、唑吡坦、扎来普隆 | 避免长期使用（＞90日） |
| 内分泌系统用药 | 甲睾酮、睾酮 | 避免使用，除非用于中、重度性腺功能减退 |
| | 甲状腺素片 | 避免使用，易产生心脏不良反应 |
| | 雌激素（联合或不联合孕激素） | 避免口服或外用贴剂，低剂量雌激素乳膏阴道局部用药可缓解性交疼痛、治疗下尿路感染及其他阴道症状 |
| | 生长激素 | 避免使用，除非用于腺垂体切除后的替代治疗 |
| | 甲地孕酮 | 避免使用；对体重影响较小，增加血栓风险，可能增加死亡率 |
| | 氯磺丙脲、格列本脲 | 避免使用；导致持续低血糖，氯磺脲还会导致抗利尿激素分泌异常综合征 |

第九章

续表

| 药物类型 | 药物名称 | 使用建议 |
|---|---|---|
| 消化系统用药 | 甲氧氯普胺 | 避免使用，除非胃轻瘫综合征；导致锥体外系反应，包括迟发性运动障碍 |
| | 口服矿物油 | 避免使用 |
| | 质子泵抑制药 | 可增加老年人艰难梭菌感染、骨质疏松及脆性骨折风险；长期使用NSAIDs病人，糜烂性食管炎、巴雷特食管、病理性高分泌状态或明确需要抑酸维持治疗的病人外，PPIs使用时间不要超过8周 |
| 泌尿系统用药 | 去氨加压素 | 引起低钠血症的风险，建议避免用于治疗夜尿增多，应寻找更安全的替代疗法 |
| 抗胆碱药 | 美克洛嗪 | 避免使用；可引起意识混乱、口干、便秘及其他抗胆碱能副反应 |
| 镇痛药 | 哌替啶 | 避免使用；常规剂量的口服制剂镇痛效果不佳，导致神经毒性 |
| | 阿司匹林＞325mg/d，双氯芬酸、布洛芬、酮洛芬、甲芬那酸、美洛昔康、萘丁美酮、萘普生、吡罗昔康 | 避免长期使用；除非其他可选择的药物疗效不佳，并且病人应联合服用抑酸剂（如PPI等）。在以下高危人群中将增加消化道出血及消化性溃疡风险：＞75岁，口服或肠外给予糖皮质激素、抗凝药物及抗血小板药物病人 |
| | 吲哚美辛（包括肠外制剂） | 避免使用；增加消化道出血及消化性溃疡风险；所有NSAIDs中，吲哚美辛的药物不良反应最严重 |
| | 喷他佐辛 | 避免使用 |

4．老年病人与疾病状态相关的潜在不适当用药Beers标准　见表9-34。

表9-34　老年病人与疾病状态相关的潜在不适当用药Beers标准（2015年版）

| 诊断或疾病状态 | 药　物 | 使用建议 |
|---|---|---|
| 心力衰竭 | NSAIDs及选择性COX-2抑制药、地尔硫䓬、维拉帕米（仅在收缩性心力衰竭病人中避免使用）、罗格列酮、吡格列酮、西洛他唑 | 避免使用；导致体液潴留，加重心力衰竭 |
| 晕厥 | 胆碱酯酶抑制剂、多沙唑嗪、哌唑嗪、特拉唑嗪、叔胺类TCAs、氯丙嗪、奥氮平 | 避免使用，增加体位性低血压或心动过缓的风险 |
| 癫痫或癫痫发作 | 氯丙嗪、氯氮平、马普替林、奥氮平、曲马多 | 避免使用；降低癫痫发作阈值；除非对于癫痫控制较好，其他可选药物效果较差时，可以使用 |
| 谵妄 | 所有TCAs、抗胆碱药、苯二氮䓬类、氯丙嗪、糖皮质激素、$H_2$受体拮抗药、哌替啶、镇静催眠药、抗精神病药 | 避免用于存在谵妄高风险的老年人，否则将诱发或加重谵妄，停药时需缓慢 |
| 阿尔茨海默病及认知功能受损 | 抗胆碱药、苯二氮䓬类、$H_2$受体拮抗药、唑吡坦、抗精神病药、右佐匹克隆和扎来普隆 | 由于其中枢神经系统不良反应，应避免使用；避免用于阿尔茨海默病病人的行为异常治疗，除非非药物治疗失败以及病人对自己或他人造成威胁；增加阿尔茨海默病病人的脑血管意外（卒中）及死亡率风险 |

续表

| 诊断或疾病状态 | 药　物 | 使用建议 |
| --- | --- | --- |
| 跌倒或骨折史 | 抗惊厥药、抗精神病药、苯二氮䓬类、非苯二氮䓬类镇静催眠药（佐匹克隆、唑吡坦）、TCAs/SSRI、阿片类药物 | 避免使用，除非其他可选药物不可用；避免使用抗惊厥药物用于癫痫以外的治疗；可能导致共济失调、损伤精神运动功能、晕厥及跌倒；短效苯二氮䓬类并不比长效药物更安全 |
| 失眠 | 伪麻黄碱、去氧肾上腺素、哌甲酯、茶碱、咖啡因、阿莫达非尼和莫达非尼 | 避免使用，中枢兴奋作用 |
| 帕金森病 | 抗精神病药（喹硫平及氯氮平除外）、甲氧氯普胺、异丙嗪 | 避免使用，多巴胺受体拮抗药可能加重帕金森病症状 |
| 胃或十二指肠溃疡史 | 阿司匹林＞325mg/d，其他非COX-2选择性NSAIDs | 避免长期使用；除非其他可选的药物疗效不佳，并且病人应联合服用抑酸剂（如PPI等）；可能加重已存在的溃疡或引起新溃疡 |
| 慢性肾病Ⅳ～Ⅴ期 | NSAIDs、氨苯蝶啶 | 避免使用，增加肾损伤风险（氨苯蝶啶影响较小） |
| 女性尿失禁 | 雌激素（口服和经皮给药，不包括阴道局部用药） | 女性避免使用，加重尿失禁 |
| 良性前列腺增生症 | 强效抗胆碱药，用于尿失禁的抗胆碱药除外 | 男性避免使用，导致尿流变细，尿潴留 |
| 压力性或混合性尿失禁 | 多沙唑嗪、哌唑嗪、特拉唑嗪 | 女性避免使用，加重尿失禁 |

5. 老年病人慎用药物的Beers标准　见表9-35。

表9-35　老年病人慎用药物的Beers标准（2012年版）

| 药　物 | 使用建议 |
| --- | --- |
| 阿司匹林作为心血管事件的一级预防 | ≥80岁老年人慎用，缺乏证据显示在≥80岁老年人中使用获益大于风险 |
| 普拉格雷 | ≥75岁老年人慎用 |
| 抗精神病药、卡马西平、卡铂、顺铂、米氮平、SNRIs、SSRIs、TCAs、长春新碱 | 慎用；可能引起或加重SIADH综合征或低钠血症，老年人开始使用或调整剂量期间需密切监测血钠 |
| 扩血管药 | 慎用，个别有晕厥史的病人可能加重或引起晕厥发作 |

# 第七节　从事特殊作业的人员用药

从事特殊作业的人员是指工作或生活中需要有驾驶、高空作业、精密操作等要求定位准确、精神状态良好、肢体控制能力正常的人员，有些药物的嗜睡、影响定位、影响情绪或其他不良反应可能导致有特殊操作的人员发生危险，故应限制应用，或应用期间不从事特殊作业。

1. 从事特殊作业的人员需慎用的药物　见表9-36。

表9-36　从事特殊作业的人员需慎用的药物

| 慎用原因 | 慎用药物 |
| --- | --- |
| 引起嗜睡 | 抗感冒药、抗过敏药、镇静催眠药、抗偏头痛药（苯噻啶服后可致嗜睡和疲乏）、质子泵抑制药（疲乏、嗜睡）等 |
| 可致眩晕或幻觉 | 镇咳药（右美沙芬、喷托维林）、解热镇痛药（双氯芬酸）、抗病毒药（金刚烷胺）、抗血小板药（双嘧达莫）、降糖药等 |
| 可致视物模糊或辨色困难 | 解热镇痛药（布洛芬、吲哚美辛）、解痉药（东莨菪碱）、扩张血管药（二氢麦角碱）、抗心绞痛药（硝酸甘油）、抗癫痫药（卡马西平、苯妥英钠、丙戊酸钠）等 |
| 可致定向力障碍 | 镇痛药（哌替啶）、抑酸药（雷尼替丁、西咪替丁、法莫替丁）、避孕药等 |
| 可致多尿或多汗 | 利尿药（阿米洛利及复方制剂）、抗高血压药（利血平、氨苯蝶啶、吲达帕胺、哌唑嗪）等 |

2. 从事特殊作业人员用药风险防范措施　医师、药师应为从事特殊作业的人员用药提供详细的用药指导。

（1）操作前4小时慎用表9-36所述药物，或服后休息6小时（或更长时间致药效不影响操作后）再进行操作。

（2）注意复方制剂中的成分有无对操作有影响。

（3）对易产生嗜睡的药物，服用的最佳时间为睡前0.5小时。有些感冒药分为日片或夜片，在白天尽量服用日片，因日片不含抗过敏药，极少引起嗜睡。

（4）改用替代药，如过敏时尽量选用对中枢神经抑制作用小的抗过敏药如氯雷他定、地氯雷他定、非索非那定等。

（5）糖尿病病人，在注射胰岛素和服用降糖药后稍事休息，如血糖过低或头晕、眼花、手颤，可进食少量食物或巧克力、水果糖等。

（6）禁饮酒或含乙醇饮料、药物、食品，乙醇是一种中枢神经抑制药，可增强催眠药、镇静药、抗精神病药的毒性等。

（7）注意药品的通用名称和商品名称，有时同一药品有不同的商品名，防止重复用药。

（郭　蓉）

# 第十章　药物相互作用

## 第一节　药物配伍相容性

### 一、药物配伍禁忌基本规律

药物配伍相容性，是指两种或多种药物在体外同一容器中或同一管路中混合配伍时发生的物理相容性（颜色变化、沉淀、相分离、pH值变化、渗透压变化等）或化学稳定性（药物浓度变化、新化合物产生）的变化。如果存在物理不相容和（或）化学不稳定，则称之为配伍禁忌；反之则称为配伍相容。

药物的配伍禁忌，是指药物配伍在一起应用时在体外发生的药物相互作用，即由于联用不合理，药物之间相互作用而发生的物理变化或化学反应，致使药物发生改变，产生新的无效物质或有害物质。

药物配伍禁忌虽然受到多方面因素的影响，但也有其基本规律。

（1）无机离子中的$Ca^{2+}$、$Mg^{2+}$等，可与某些有机化合物发生络合反应，其结果可能变为难溶性物质而产生沉淀。这种反应在体外是产生浑浊、沉淀，若在体内，这些络合物将影响药物的吸收。

（2）阴离子型有机化合物，如芳香有机酸、磺胺类药物、巴比妥类药物及抗生素的盐类等，这些有机化合物的游离酸溶解度较小，与pH值较低（偏酸）的溶液配伍或与较大缓冲容量的弱酸性溶液配伍，均可发生变化而形成沉淀。

（3）阳离子型有机化合物，如生物碱类药物、盐基性抗生素类、盐基性抗组胺类药物、拟肾上腺素类药物和一些局部麻醉药等，其游离盐基的溶解度均较小，如与pH值较高的溶液配伍，或与具有较大缓冲容量的弱碱性溶液配伍时均有可能产生沉淀。

（4）阴离子型活性药物与阳离子型活性药物配伍时，有可能发生变化而出现浑浊、沉淀或变色。

（5）许多抗生素类药物的溶液，其稳定性与pH值有密切关系。如青霉素类、红霉素类等，其溶液均有较稳定的pH值范围，在配制其溶液时，pH值应在其稳定范围之内，如果差距较大时则易分解失效。

（6）药物与药物之间的酸碱度（pH值）不同，配伍时可能发生变化而出现配伍禁忌。有些非解离性药物的溶液或注射液比较稳定，如葡萄糖等，pH值变化过大时也会发生变化，故在配伍时要注意pH值对其的影响。

（7）两种以上高分子有机化合物相互配伍时有可能形成难溶性物质，尤其是两种电荷相反的物质相遇时则会产生沉淀，如抗生素类、氨基酸类及激素类药物等。

（8）有些溶液剂中加入助溶剂、增溶剂或稳定剂，如因互相配伍而过度稀释时可改变药物的溶解度，或改变药物的溶解状态，导致药物析出而沉淀。

（9）有的难溶性药物使用有机溶剂溶解，当与另一不同性质溶剂溶解的药物配伍时，会产生沉淀。

（10）常见的物理化学反应

1）盐析　如甘露醇注射液为过饱和溶液，应单独滴注，若加入电解质、地塞米松，甘露醇被盐析产生结晶；强电解质可因盐析作用使水溶性维生素中的有机酸盐和碱盐溶解度降低自溶液中析出。

2）氧化还原反应　如维生素K类为一种弱氧化剂，若与还原剂维生素C配伍，则结构可被还原，从而失去止血作用；丹参注射液与维生素C注射液混合，可发生氧化还原反应，导致两者作用减弱或消失。

3）水解反应　如β-内酰胺类抗生素的分子中都以β-内酰胺环为母体，该环在水溶液中极不稳定，容易发生降解反应。青霉素在近中性溶液中相对稳定，酸性或碱性可加速水解，因葡萄糖注射液（葡萄糖）pH为3.2～5.5，在5%葡萄糖中2小时、4小时分别降低效价8.94%、15.64%，因此宜加入0.9%氯化钠注射液或复方氯化钠溶液中。

4）沉淀反应　如钙离子可与磷酸盐、碳酸盐生成钙沉淀，钙离子除常用钙盐外，还存在于复方氯化钠注射液、乳酸钠林格注射液、葡萄糖酸钙等药物中。磷酸盐存在于地塞米松、克林霉素磷酸酯、三磷酸腺苷、二磷酸果糖等药物中；碳酸盐存在于部分药物及辅料中。再如头孢他啶注射剂中含有碳酸钠，与氯化钙、葡萄糖酸钙不能配伍，否则会生成沉淀；头孢曲松不稳定，与钙离子生成头孢曲松钙沉淀，因而不宜与葡萄糖酸钙、复方氯化钠注射液、乳酸林格注射液液等含钙溶液配伍。

## 二、影响药物配伍变化的因素

### （一）药物的理化性质

**1. 药物的纯度**　药物的纯度主要受所含杂质的影响，当纯度低含杂质较多时，可能影响与其他药物的配伍。如氯化钠不纯时可含有钙、镁等，如与其他药物配伍或调整其他药物溶液渗透压时，可形成微量的难溶性盐而影响溶液澄明度，如用于2.5%枸橼酸钠溶液调整渗透压时会产生枸橼酸钙白色沉淀。促肾上腺皮质激素不纯时可含有杂蛋白，其本身即不甚稳定，如与其他药物配伍时pH值发生变化则发生浑浊。

**2. 药物的稳定性与反应性**　稳定性差的药物配伍时较易发生变化。如易发生氧化还原反应的药物，肾上腺素、去甲肾上腺素、去水吗啡等具有邻二酚的结构，易氧化变为醌式结构而呈色；维生素$B_1$、维生素C溶液，在配伍过程中，pH值升高至中性或偏碱性时易氧化。芳香族伯胺类化合物具有特殊的反应性，若与醛、糖类化合物配合时可发生变化，生成新的化合物。

**3. 药物的溶解性**　药物的溶解度可影响配伍的结果。如青霉素钠20万U，与盐酸普鲁卡因注射液2ml配伍时，浓度的高低产生不同的结果。0.25%盐酸普鲁卡因2ml配伍不会生成普鲁卡因青霉素沉淀，若2%盐酸普鲁卡因2ml则会生成普鲁卡因青霉素沉淀。

### （二）环境因素

1. **温度** 几乎所有的配伍变化均与温度有着密切的关系，根据范托夫（Van' t Hoff）定律，一般反应当温度升高10℃时，反应速度增加2~4倍。所以，一般的配伍变化，在环境影响因素方面首先是温度。例如，溶液的氧化变色与温度高低成正比；绝大多数药物的溶解度与温度成正比；共熔物的易和难与温度的高低亦成正比。

2. **湿度** 固体药物配伍在一起，干燥环境中不易起变化，潮湿则相对较易。因此，空气中相对湿度可影响药物的配伍变化。如异烟肼与维生素C在一起，干燥时无变化，湿润时则药效逐渐降低；苯巴比妥与水合氯醛1∶5的配合可发生液化，但需相对湿度84%以上，温度22℃以上，否则无变化。

3. **pH值** 药物在溶液中的稳定性与pH值高低有重要关系，因此，许多药物在溶解后有其稳定的pH范围。药物配伍时如pH值超出其稳定范围，即可发生配伍变化，如分解、降效、失效等。如红霉素在pH4以下时效价迅速降低，故与pH值偏低的药液配合时效价会逐渐下降，属于配伍禁忌。红霉素与0.9%氯化钠注射液配伍放置3.5小时效价不变，当与葡萄糖溶液配伍时，放置3.5小时则降效15%。

4. **金属离子** 许多金属离子，如$Fe^{3+}$、$Cu^{2+}$、$Pb^{2+}$、$Mn^{2+}$等，对药物的氧化、分解等反应有重要的催化作用。因此，液体药物的配伍变化与药液中所含金属离子的多少有关，如青霉素遇$Zn^{2+}$、$Cu^{2+}$易水解为青霉酸；去甲肾上腺素遇$Fe^{3+}$易变色，同时药效降低；葡萄糖溶液pH在4.0以上时，与$Cu^{2+}$共热即可呈现红色。

### （三）其他有关因素

1. **浓度** 根据质量作用定律，化学反应速度与反应物的浓度成正比。如硝酸与甘油的合成反应，除其他条件外，浓度也是一个重要条件，需在一定浓度时才能发生反应，但若掌握不妥还有一定的危险性。乙醇可使青霉素失效，但必须达到20%以上的浓度。胃蛋白酶与25%以上乙醇配合时会被失活，而25% 以下时则无变化。

2. **配合比例** 具有共熔关系的两种药物，其熔点与两者之间的配合比例有着密切的关系，配合比例适当共熔较快，配合比例不当时其熔点即下降。同时，此种变化与研和度有关，相互接触面越大，共熔越快。

3. **时间** 药物配伍变化有的进行很慢，可能在短时间内无变化，但达到一定时间变化即会开始。如溶解后的苯巴比妥钠在15℃时4日内不会分解，但以后则逐渐分解，到25日后分解60%以上。硫喷妥钠与琥珀胆碱溶解在一起时，当即缓慢注射对药效无明显影响，但放置后琥珀胆碱则会水解失效。

4. **第三种成分的影响** 指A、B两种药物配伍时并无变化，但当加入第三种药C时变化即可发生。如硼砂与碳酸氢钠合并无变化，在加入甘油时即产生二氧化碳；乌洛托品与卤盐类配伍无变化，但加入镁盐溶液时则可析出复盐的结晶性沉淀。

## 三、药物配伍注意事项

药物配伍禁忌，主要是指药物配伍使用时尚未进入人体，在药剂学方面或各药物之间相互作用而发生的变化，这些变化主要是因化学反应或物理变化及其他因素所造成，表现为出现浑浊、沉淀、变色、药效降低或消失，甚至产生有毒物质。一般药液配制时应以说明书作为选择溶解介质和配伍的主要依据，当需配伍药品较多时，可参考《中西药注射剂临床配伍应用检索表》等权威工具（书），谨慎参考期刊等文献数据。配伍后的变化不仅是发生浑浊或沉淀，有些澄清的液体也可能存在肉眼观察不到的不溶性微粒，或者生成可溶性的其他物质。一些临床应用多年已被证明安全有效的经典配方可以直接配伍使用，如极化液等。为避免发生配伍禁忌，应注意以下几点。

（1）用药时首先审查配伍是否合理，在化学、物理和药剂学方面有否互相影响，是否有药效学方面的变化，确认无误后方可配伍应用。如果尚有不能确定的问题则不应配伍。

（2）体外药物相互作用发生配伍禁忌，最突出的问题是大输液中加药，此种给药方法在临床上广泛应用。由于是静脉给药，更应仔细查对各药之间及与大输液之间是否会相互影响而发生变化，必要时查看注射液配伍变化表。

（3）在静脉输液过程中，一般不提倡加入药物，尤其不宜加入多种药物。但必要时，或以静脉滴注药物为目的，如是多种药物时最好分组配伍输入，输完一组再输另一组。

（4）输液中加入两种以上药物时，一次只加入一种药物，待混合后液体外观无变化时再加入另一种药物；如果各药液的浓度不同，应先加浓度高的药液，后加浓度低的药液，最后加入有色药液。

（5）注射剂相互混合品种越多，配伍禁忌的发生概率越大，故一般不宜混合一起注射，最好分别应用。即使有依据可以配伍，也应仔细观察混合后的药液15分钟，观察溶液澄明度、颜色等，确认无异常变化时方可使用。

（6）含有电解质、氨基酸或乳剂的药液，一般不宜加入其他药物，如加入量较大时，虽然外观不一定有变化，但其等渗性和电解质平衡受到影响，用后可能影响药物的吸收、分布或产生不良反应。

（7）当不掌握两组液体的成分是否存在配伍禁忌，更换液体时应冲管。有时需建立相距较远的不同静脉通路。

### 四、口服中西药物配伍禁忌

在中西医结合治疗的理论上，实际存在很大程度的中西药混吃的情况，某些中药与西药间存在配伍禁忌，导致吸收减少、药效降低或不良反应。详见第三篇中药综合知识第十三章。

## 第二节　药物与药物的相互作用

狭义的药物相互作用就是一种药物对另一种药物在体内的效应产生影响，或两者之间互相影响，发生药效学或药代动力学的改变。广义的药物相互作用是指能使合并用药发生药代动力学或药效学改变的所有因素（如疾病、药物、食物、饮料等）与药物之间的交互作用，以及药物导致其他因素（如检验、化验结果等）发生变化的交互作用。这些影响可能导致药物的药理效应增强或减弱，使药物的实际使用效果发生改变，如可能导致药物毒性增强、药物不良反应的发生、药物疗效增加或降低等，是临床用药中需密切关注的问题。要做到合理用药，就要掌握药物间相互作用。

## 一、药物相互作用的分类

### （一）药效学相互作用

药物与药物之间互相影响与受体或特殊作用点的作用，从而改变药理效应，即为药效学的相互作用。表现为两种或多种药物间产生的协同或拮抗，主要发生效应的强度变化。药效学方面的相互作用如果利用得当对临床治疗有益，通常主要是利用药物间的相加作用和增强作用，达到提高疗效或减轻药物不良反应。但是，必须从药物性质、品种选择、剂量调整等方面均做到适宜，否则此类相互作用的不良反应发生率较高，会适得其反。因为药理效应的相加或增强的同时，药物的毒副作用亦可能增强，如氨基糖苷类抗生素，若两种药物联用，或与万古霉素联用，虽然抗菌作用可加强，但其肾毒性和耳毒性也会增强。

**1. 药物的协同作用**　药物的协同作用可分为相加、增强两种。两药联用时其作用相当于两药作用的总和称为相加作用；如果比两药作用的总和还大，则称为增强作用。药物的相加作用和增强作用并非都有益，因此，临床用药中主要是利用其有益的部分，尽量避免对治疗不利的部分。联合用药是临床常用的治疗方法，两药作用可以相加或增强，通常采用提高疗效但不增加不良反应的方法，或采用既提高疗效，又减轻不良反应的方法。如磺胺甲噁唑与甲氧苄啶联用，能显著提高抗菌效果，并无其他不良影响；抢救有机磷中毒时，阿托品与解磷定联用，两药从不同环节对抗乙酰胆碱，可显著增强疗效；抗结核药二联或三联应用，可减少细菌耐药性的产生，提高疗效；抗高血压药联用，配合适宜时可减少各药剂量，减轻不良反应，并能增强降压作用。以上所述均为典型的药物之间的协同作用。但是，也有些药物联用后出现相加作用或增强作用的同时，毒性增强，易引起不良反应，此种协同作用则应避免应用，十分必要时也要权衡利弊后谨慎应用。

**2. 药物的拮抗作用**　独立性拮抗，指两药作用于不同的受体而使体内效应减弱或消失；对消性拮抗，指两药结合成为另一种化合物而使药理效应消失；竞争性拮抗，指两药对一种受体的结合发生相互竞争，使药物效应受到影响；非竞争性拮抗，指两药联用后量效关系不变，但其药理效应却比原来下降。药物的拮抗作用多数是不利作用，但也有可利用药物拮抗作用的情况，比如减轻或消除该药此时非预期的效应或该药的不良反应，如苯海索可拮抗吩噻嗪类药物的锥体外系反应，但此种情况是少数。利用药物拮抗作用最多的是在解毒时，可利用各药相反的药理作用对药物中毒的病人进行治疗。

### （二）药代动力学相互作用

药代动力学的相互作用可发生在药物在体内的全过程，即药物的吸收、分布、代谢和排泄四个环节均可发生药物相互作用。药代动力学的相互作用，可使一种药物因受另一种药物的影响而使体内过程发生改变，血药浓度可升高或降低，致使其改变作用强度，包括吸收的相互作用、置换的（蛋白质结合）相互作用、代谢的相互作用（酶诱导和酶抑制）、排泄的相互作用。

**1. 药物吸收的相互作用**　是指口服联用药物时在胃肠道发生的相互作用，影响药物的吸收率和吸收速度，从而使疗效发生改变或对人体产生危害。影响口服给药吸收的因素有胃肠道pH值、胃肠排空速度、肠蠕动度、胃肠道血液灌注量、肠黏膜转运功能、药物间的化学反应等。凡因药物联用发生相互作用，致使上述情况发生改变，均可影响药物的吸收。有的可妨碍其他药物的吸收，有的则可促进其他药物的吸收。如弱酸性药物在胃中吸收，如与抗酸性药联用则因胃内pH值升高而妨碍弱酸性药物的吸收。减慢胃肠排空速度的药物，如阿托品、颠茄、莨菪等，可使胃排空延缓，减慢药物在胃肠移动速度，故可增加其他药物的吸收。甲氧氯普胺类胃肠促动药则可减少某些药物的吸收。

**2. 药物分布的相互作用** 药物联用后在体内经转运分布到各组织器官，在此环节也会发生药物相互作用，表现为互相竞争血浆蛋白结合部位，改变药物在受体结合部位离子型的比例，或改变肝组织中的血流量而影响药物的代谢。

（1）竞争血浆蛋白的相互作用　药物吸收后，一部分与血浆蛋白形成可逆性的结合物，另一部分为未结合的游离型。只有游离型药物才具有药理活性，并进行代谢和排出。但是，各种药物对血浆蛋白结合力的强弱不同，即发生结合部位的竞争，结合力强者可置换弱者，使其游离型药物增多。因此，药物联用时，一种药物可使另一种药物的分布容积、半衰期、受体结合量和清除速率发生改变，可使后者的药理效应增强，药效持续时间缩短。由于游离型的药物增多，也可能增加不良反应的发生率。常用药物血浆蛋白结合率举例如下。

1）结合75%以上的药物　如头孢哌酮钠、头孢曲松钠、头孢唑林钠、头孢孟多、头孢美唑、头孢替坦、苯唑西林、氯唑西林、双氯西林、氟氯西林、萘夫西林、两性霉素B、利托那韦、奈非那韦、维拉帕米、硝苯地平、氨氯地平、尼莫地平、尼群地平、伊拉地平、非洛地平、拉西地平、地尔硫䓬、阿普林定、胺碘酮、普萘洛尔、奎尼丁、洋地黄毒苷、地西泮、硝西泮、氯硝西泮、氟西泮、奥沙西泮、氯丙嗪、苯妥英钠、丙米嗪、阿米替林、保泰松、吲哚美辛、布洛芬、奎宁、甲磺丁脲、氯磺丙脲等。

2）结合50%～75%的药物　如头孢噻吩、头孢西丁、头孢呋辛、红霉素、氨曲南、茚地那韦、利多卡因、美西律等。

3）结合20%～50%的药物　如哌拉西林、羧苄西林、美西林、阿洛西林、头孢噻肟钠、头孢克洛、头孢噻啶、头孢匹林、林可霉素、洛美沙星、环丙沙星、培氟沙星、磺胺嘧啶、齐多夫定、拉米夫定等。

4）结合20%以下的药物　如头孢氨苄、头孢替安、美罗培南、帕尼培南、阿米卡星、阿昔洛韦等。

（2）改变肝脏血流量　有的药物可增加肝脏的血流量，使另一种药的肝脏分布量增加，致使代谢加速而血中药物浓度降低；相反，则可减少肝脏分布量，使代谢减慢而血药浓度升高。例如异丙肾上腺素可增加肝血流量，去甲肾上腺素和普萘洛尔则可减少肝血流量，均可影响利多卡因在肝脏的分布量和血药浓度。

**3. 药物代谢的相互作用** 药物代谢受三种酶系的作用，即微粒体酶系、非微粒体酶系和肠道菌丛酶系。药物在酶的作用下代谢灭活过程中也可发生相互作用。值得注意的是，代谢酶活性的个体差异很大，在临床中注意根据实际情况判断药代动力学特征对药物作用的影响，必要时应做基因检测，指导临床用药。

（1）微粒体酶系　细胞色素$P_{450}$酶系由许多结构和功能类似的同工酶组成，可催化多种类型的反应。由于细胞色素$P_{450}$蛋白与一氧化碳的结合体在450nm处有特征性强吸收峰而得名。通用系统命名法以CYP为词首来命名所有物种的细胞色素$P_{450}$同工酶。CYP被抑制或被诱导是导致代谢性药物相互作用的主要原因。大多数脂溶性药物在肝内代谢，主要由肝微粒体酶通过氧化、还原、水解、结合等方式致使药物结构发生改变。肝微粒体内含的药物代谢酶称为药酶或肝酶，此酶的数量与活性受某些药物的影响而改变，称为酶促作用和酶抑作用，酶促作用和酶抑作用可改变肝脏代谢药物的能力。药物联用时引起的酶促作用，一般可加速药物代谢，使血药浓度下降，药效减弱。酶抑作用则完全相反。

1）细胞色素$P_{450}$酶的抑制　抑制代谢酶的活性，即酶抑作用。肝药酶的活性可被某些药物抑制，致使其他药物的代谢减少，作用增强或延长。酶抑作用所增加的血药浓度若仍在治疗范围内，在临床上可能是有益的；若超出治疗范围而达到毒性范围，则变为不良的相互作用，是有害的。例如异烟肼、红霉素、维拉帕米等均可引起卡马西平中毒。根据抑制剂对酶抑制的性质，可分为可逆性抑制和不可逆性抑制。可逆性抑制根据抑制剂对酶抑制部位的不同，分为竞争性抑制、非竞争性抑制和反竞争性抑制。

美国食品药品管理局提供了酶抑制剂活性的分级标准，根据体内试验中CYP抑制剂对合用的最适合底物或其他底物的血浆AUC升高的倍数对酶抑制剂进行分级。常用的细胞色素$P_{450}$酶抑制剂强度分级见表10-1，常用的细胞色素$P_{450}$酶敏感底物和安全范围窄的底物见表10-2。

表10-1　常用的细胞色素$P_{450}$酶抑制剂强度分级

| 酶 | 强抑制剂<br>AUC升高≥5倍 | 中等抑制剂<br>2倍≤AUC升高＜5倍 | 弱抑制剂<br>1.25倍≤AUC升高＜2倍 |
|---|---|---|---|
| CYP3A | 克拉霉素、伊曲康唑、酮康唑、那非那韦、奈法唑酮 | 安泼那韦、福沙那韦、地尔硫䓬、红霉素、氟康唑、维拉帕米、葡萄柚汁 | 西咪替丁 |
| CYP1A2 | 氟伏沙明 | 环丙沙星、美西律、普罗帕酮 | 阿昔洛韦、西咪替丁、法莫替丁、诺氟沙星、维拉帕米 |
| CYP2C8 | 吉非贝齐 | – | 甲氧苄啶 |
| CYP2C9 | – | 胺碘酮、氟康唑 | 磺吡酮 |
| CYP2C19 | 奥美拉唑 | – | – |
| CYP2D6 | 氟西汀、奎尼丁 | 度洛西汀、特比萘芬 | 胺碘酮、舍曲林 |



表10-2　常用的细胞色素$P_{450}$酶敏感底物和安全范围窄的底物

| 酶 | 敏感底物 | 安全范围窄的底物 |
|---|---|---|
| CYP3A | 布地奈德、非洛地平、辛伐他汀、西地那非、三唑仑、咪达唑仑 | 芬太尼、阿司咪唑、特非那定、西沙必利、环孢素、他克莫司、麦角胺 |
| CYP1A2 | 度洛西汀 | 茶碱、替扎尼定 |
| CYP2C8 | 瑞格列奈 | 紫杉醇 |
| CYP2C9 | – | 华法林、苯妥英 |
| CYP2C19 | 奥美拉唑 | *S*-美芬妥英 |
| CYP2D6 | 地昔帕明 | 硫利达嗪 |

2）细胞色素$P_{450}$酶的诱导　诱导代谢酶的活性，即酶促作用。多数酶诱导现象是由于酶蛋白合成的增加，包括mRNA翻译活性的增加、mRNA稳定性增加、翻译后的降解减少、DNA转录增加，从而增加酶的活性，致使某些药物的代谢加快，血药浓度降低，疗效减弱。常见的细胞色素$P_{450}$酶诱导剂见表10-3。

表10-3　常见的细胞色素$P_{450}$酶诱导剂

| 酶 | 诱导剂 |
|---|---|
| CYP1A2 | 甘蓝、奥美拉唑、莫达非尼、烟草、胰岛素 |
| CYP2B6 | 苯巴比妥、利福平 |
| CYP2C8 | 利福平 |
| CYP2C9 | 利福平、司可巴比妥 |
| CYP2C19 | 卡马西平、炔诺酮、泼尼松、利福平 |
| CYP2D6 | 地塞米松、利福平 |
| CYP2E1 | 乙醇、异烟肼 |
| CYP3A4、5、7 | 奥卡西平、巴比妥类、苯巴比妥、苯妥英、吡格列酮、卡马西平、利福平、糖皮质激素、依非韦伦 |

3）细胞色素$P_{450}$酶的基因多态性　以CYP2D6举例，其基因的主要突变方式是单个碱基的缺失或者替换引起编码框架移位或大片段基因丢失。已经发现其有70多种突变基因，突变基因翻译后是无活性状态或者非酶结构、活性降低、活性正常或活性增强，从而造成人体对药物反应的个体差异。

（2）非微粒体酶系　肝和肝以外的某些酶也可通过氧化、还原、水解、结合等方式对部分药物进行代谢，在此过程中亦可发生药物的相互作用。例如6-巯嘌呤、硫唑嘌呤的代谢需要黄嘌呤氧化酶，别嘌呤醇可抑制此酶，联用时前两药的代谢减慢，药效增强，毒性增加。单胺氧化酶可代谢单胺类物质，如麻黄碱、去氧肾上腺素、多巴胺等均被此酶代谢灭活。异烟肼、呋喃唑酮、帕吉林等为单胺氧化酶抑制剂，这两类药若联用，由于后者的酶抑作用，使前者的代谢灭活受阻，活性增强，可使血管强烈收缩而发生严重不良反应。

另外，醇醛脱氢酶、多巴脱羧酶、乙酰基转移酶、胆碱酯酶、磺基转移酶等均参加一些药物的代谢降解。如果被上述各酶所代谢的药物与上述酶的抑制剂联用，均可发生与前述相类似的情况，故药物联用时必须加以注意。但是，也有个别情况被临床利用，如左旋多巴与苄丝肼的联用就是利用这个道理，既提高疗效又减轻副作用。

（3）肠道菌群酶系　肠道正常菌群所含的β-葡萄糖苷酸酶，是可水解糖苷类、酯类和酰胺类的酶，可影响某些药物而使其化学结构改变，药效受到影响。在此过程中亦可发生药物相互作用。例如，甲氨蝶呤部分在肠道被菌群代谢，若联用肠道杀菌剂，则可使甲氨蝶呤代谢减少，增强毒性；有的病人服用地高辛，部分药物经肠道菌丛酶系代谢，如同服抗菌药使菌群受到抑制，则使地高辛代谢减少，引起中毒。

**4．转运蛋白与药物的相互作用**　目前，已经确定了约400个转运体，分为ABC和SLC两个超家族转运体。转运体竞争也是药物相互作用的一种形式。

（1）ABC转运体　主要分布于细胞膜上或膜内，负责将化合物从细胞或组织中外排，因此多属于外排转运体。

1）ABCB11　分布在肝细胞胆管膜上，其底物谱很窄，主要为单阴离子的结合型胆酸，对各种结合型胆酸具有高亲合力。人类ABCB11为唯一转运单阴离子胆酸穿过基底膜的载体，其功能降低时会导致胆汁酸分泌减少，细胞内胆汁蓄积甚至出现进行性肝损伤。目前，ABCB11已经被用于治疗药源性胆汁淤积症和妊娠肝内胆汁淤积症。

2）P-糖蛋白（P-gp，ABCB1）　其在许多生物膜表面都有表达，在外源性和内源性物质的分布方面起到重要作用，在药物相互作用中具有重要意义。其底物广泛，常见的P-糖蛋白底物、诱导剂和抑制剂见表10-4。

表10-4　常见的P-糖蛋白底物、诱导剂和抑制剂

| 类　别 | 药　物 |
|---|---|
| 底物 | 多西他赛、多柔比星、紫杉醇、长春碱、地塞米松、环孢素、他克莫司、奈非那韦、红霉素、氧氟沙星、维拉帕米、地尔硫䓬、地高辛、奎尼丁、阿托伐他汀、特非那定、昂丹司琼、秋水仙碱、伊曲康唑、兰索拉唑、吗啡、苯妥英、利福平 |
| 诱导剂 | 卡马西平、苯巴比妥、利福平、扑米酮 |
| 抑制剂 | 维拉帕米、红霉素、克拉霉素、环孢素、奎尼丁、普罗帕酮 |

3）多药耐药相关蛋白2（ABCC2）　为一种有机阴离子转运体，主要在肝、肾、胎盘细胞的管腔膜上表达。其作用是转运与葡萄糖醛酸、硫酸结合的胆汁酸和二价胆酸。

4）多药耐药相关蛋白3（ABCC3）　为一种有机阴离子转运体，主要在肝、肾、小肠、胰腺的内皮细胞基底侧。

5）多药耐药相关蛋白4（ABCC4）　主要转运抗病毒药（如齐多夫定、阿德福韦酯和更昔洛韦）、抗肿瘤药（如甲氨蝶呤、巯嘌呤）、心血管药（利尿药、ARBs）和内源性物质如甾体激素、前列腺素、胆汁酸等。

6）乳腺癌耐药蛋白（ABCG2）　其底物主要是特异性的抗肿瘤药和环境致癌物，因此与肿瘤耐药和癌症发生相关。

（2）SLC转运体　SLC转运体多属于摄取转运体（MATE为外排转运体）。常见的SLC超家族转运体的底物见表10-5。

表10-5　常见的SLC超家族转运体的底物

| 转运体 | 底　物 |
|---|---|
| OATP1A2 | 胆酸、左氧氟沙星、甲氨蝶呤、前列腺素、瑞舒伐他汀、甲状腺素 |
| OATP1B1 | 青霉素、胆红素、卡泊芬净、氟伐他汀、白三烯、奥美沙坦、利福平、缬沙坦 |
| OATP1B3 | 非索非那定、氟伐他汀、紫杉醇、利福平、甲状腺素、缬沙坦 |
| OCT1 | 乙酰胆碱、阿昔洛韦、西咪替丁、多巴胺、法莫替丁、更昔洛韦、二甲双胍、奎宁 |
| OCT2 | 乙酰胆碱、金刚烷胺、顺铂、肾上腺素、拉米夫定、美金刚、百草枯 |
| OCT3 | 阿托品、多巴胺、组胺、四乙胺 |
| OCTN1、2 | 左卡尼汀、奎尼丁、维拉帕米 |
| OAT1 | 乙酰水杨酸、阿昔洛韦、阿德福韦酯、西咪替丁、呋塞米、吲哚美辛、拉米夫定、甲氨蝶呤、青霉素、四环素、尿酸 |

第十章

续表

| 转运体 | 底物 |
| --- | --- |
| PEPT1 | 乌苯美司、头孢氨苄、头孢克肟、头孢拉定 |
| CNT1 | 腺苷、阿糖胞苷、吉西他滨、齐多夫定 |
| ENT1 | 腺苷、胞苷、吉西他滨、鸟苷、利巴韦林、胸苷、尿苷 |
| MATE1 | 阿昔洛韦、头孢氨苄、西咪替丁、肌酐、更昔洛韦、二甲双胍、百草枯、托泊替康 |

5. **药物排泄的相互作用** 肾脏是药物排泄的主要器官，许多药物由尿中排出体外。肾小管对药物具有重吸收的功能，凡能改变尿液的pH和干扰肾小管重吸收功能的药物，即可影响其他药物的排泄。

（1）改变尿液pH 药物的解离度与排泄的快慢有直接关系，因解离的药物不易被肾小管重吸收，排泄就快；非解离的药物较易穿透肾小管细胞膜而被重吸收，排泄则较少。药物的解离度与尿液的pH有密切关系，因此，改变尿液pH，即影响药物的解离度，也就影响药物的排泄。酸性药物在碱性环境中易解离，碱性药物在酸性环境中易解离，如此而不易被重吸收，尿中排出量增加；相反，则是完全不同的结果。

1）尿酸化药 如氯化铵、阿司匹林、维生素C、盐酸精氨酸、盐酸赖氨酸、苯乙双胍、二巯丙醇等。酸性尿可使磺胺类、巴比妥类、呋喃妥因、保泰松、水杨酸盐、对氨水杨酸等药物的排泄降低。

2）尿碱化药 如碳酸氢钠、碳酸钙、谷氨酸钠、乳酸钠等，以及某些利尿药。碱性尿可使某些碱性药物的排泄减少，如吗啡、可待因、哌替啶、氨茶碱、美加明、奎尼丁、奎宁、氯喹及抗组胺药等。

上述酸碱两类药物如在相反环境中则排泄量增加。

（2）干扰肾小管分泌 药物由肾小管排泄时，酸碱两类药物各有专一的转运系统，不同的药物可在转运系统上发生竞争。两种酸性药或两种碱性药联用时，分别竞争专一的转运系统，使其中的一种药物排泄减少。例如丙磺舒可占据酸性转运系统，使头孢菌素类、吲哚美辛、青霉素类药物的肾排泄减少，血药浓度增高，易出现药物不良反应。阿司匹林可减少甲氨蝶呤的排泄，使其血药浓度升高，毒性增强。

## 二、药物相互作用对临床的影响

### （一）有益相互作用

联合用药是临床经常采用的方法，适当的联合用药可获得疗效提高、毒副作用并不增强或减弱的良好结果，即有益的药物相互作用。当前临床最常用的此类联合用药运用在抗菌药物治疗中，如繁殖期杀菌剂β-内酰胺类抗生素，与静止期杀菌剂氨基糖苷类抗生素联用可取得协同作用，β-内酰胺类作用于菌体细胞壁，使氨基糖苷类更易进入菌体内发挥抗菌作用；同时可适当减少各药剂量，减轻不良反应。β-内酰胺类的青霉素类和头孢菌素类，与β-内酰胺酶抑制剂舒巴坦或克拉维酸联用，易被β-内酰胺酶破坏灭活的前者不再被耐药菌产生的酶抑制，使耐药菌变成了敏感菌，可取得良好的治疗效果，因此，已出现了许多种此类的复方制剂。

在消化性溃疡的药物治疗中，尤其是感染幽门螺杆菌的病人，以抑酸药、抗菌药和黏膜保护剂联合用药方案治疗取得了较理想的效果，发挥了很好的协同作用。其中抑酸药显著升高胃内pH值，改变幽门螺杆菌习以生存的环境，更有利于抗菌剂充分发挥抗菌作用，黏膜保护剂中的铋剂也有抗菌作用。此类联合用药方案在抗菌方面是协同作用，在溃疡治疗的全过程也是协同作用。

根据有益相互作用而研制的复方制剂在临床上广泛应用。临床利用有益的药物相互作用多在药效学方面，药代动力学相互作用中有许多复杂情况难以掌握，故应用较少。

### （二）不良相互作用

由于药物相互作用而引起的疗效降低、副作用及毒性增强等均可影响药物的安全性和有效性。

β受体阻滞药是临床应用较广泛的药物，当普萘洛尔与西咪替丁联用时，由于酶抑作用而减慢普萘洛尔的代谢，易引起不良反应；静脉给药维拉帕米与普拉洛尔联用，因药效学的相互作用可产生严重的心动过缓；口服给药维拉帕米与β受体阻滞药联用也应谨慎，尤其是心功能较差的病人最好不要联用。

氨基糖苷类抗生素可产生耳毒性和肾毒性。如庆大霉素超过一定浓度即可发生毒性反应，头孢菌素类可增加氨基糖苷类抗生素的肾毒性；利尿剂呋塞米、依他尼酸浓度高时亦有耳毒性，与氨基糖苷类联用时可使耳毒性相加。以上均不宜联用，以避免不良的药物相互作用。

血管紧张素转换酶抑制剂（ACEI）和非甾体抗炎药均为临床常用药，尤其是中老年应用较多，但如两类药联用，可降低ACEI的降压效果而使降压治疗失败。

苯妥英钠的治疗指数很窄，主要由肝脏代谢为无效物而清除。异烟肼、西咪替丁、磺胺类等均可抑制苯妥英钠的代谢，使血药浓度升高，达到中毒浓度时可引起共济失调、眼球震颤及呼吸抑制等不良反应。

茶碱主要由肝脏代谢清除，其治疗指数很窄，药酶抑制剂西咪替丁、红霉素等可减缓茶碱的代谢，使血浆药物浓度升高，可发生严重中毒，故不可联用。

甲氨蝶呤对骨髓、肝脏及消化系统均有一定毒性。磺胺类药、阿司匹林、保泰松等可减少其与蛋白质的结合，并可减少肾小管对甲氨蝶呤的排泌，可引起严重中毒，故不能联合应用。

## 三、常见药物之间的相互作用

### （一）抗微生物药物

#### 1. 青霉素类

（1）丙磺舒可阻滞青霉素类药物的排泄，使其血药浓度上升。

（2）与氨基糖苷类不能混合应用，因后者可被灭活。

#### 2. 头孢菌素类

（1）所有的头孢菌素都能抑制肠道菌群产生维生素K，具有潜在的致出血作用。因此，和抗凝血药、抗血小板药合用时，应谨慎注意监测凝血酶原时间。

（2）头孢菌素类有一定的肝、肾毒性，和其他有肝、肾毒性的药物合用需谨慎。

（3）与乙醇（即使很少量）合用可产生双硫仑反应。

（4）丙磺舒可阻滞头孢菌素类药物的排泄，可使其血药浓度上升。

3. 其他β-内酰胺类

（1）丙磺舒可阻滞该类药物的排泄，可使其血药浓度上升。

（2）与氨基糖苷类合用，对铜绿假单胞菌有协同抗菌作用。

4. 氨基糖苷类

（1）与强利尿药合用可增加耳毒性。

（2）与其他有耳毒性的药物（如红霉素）合用可增加耳毒性。

（3）与头孢菌素类合用可增加肾毒性。

（4）与肌肉松弛药合用可增强神经肌肉阻滞作用。

（5）右旋糖酐可增强此类药物的肾毒性。

5. 大环内酯类

（1）大环内酯类有肝毒性、耳毒性，合用其他有肝毒性、耳毒性的药物需注意毒性叠加。

（2）与茶碱合用，抑制其代谢，可致茶碱血药浓度异常升高而中毒。

（3）与碱性药联用可加强抗菌活性。

6. 磺胺类

（1）妨碍B族维生素合成，必要时应给予复合维生素B，以防止其缺乏。

（2）对氨基苯甲酸能减弱本类药物的抑菌能力，所以普鲁卡因、丁卡因等不宜与本类药物合用。

7. 喹诺酮类

（1）与茶碱合用，抑制其代谢，可致茶碱血药浓度异常升高而中毒。

（2）碱性药物、抗胆碱药物及含多价阳离子的制剂可降低胃液酸度而减少本类药物的吸收，应避免同服。

（3）利福平、伊曲康唑、氯霉素可使本类药物的作用降低，使诺氟沙星的作用完全消失，氧氟沙星和环丙沙星的作用部分抵消。

（4）与咖啡因、丙磺舒、华法林及环孢素同用可减少这些药物的清除，使其血药浓度升高，特别注意与口服抗凝药合用可增加出血风险。

8. 多烯类抗真菌药　本类药物肝、肾毒性较大，和其他肝、肾毒性药物合用，需注意毒性叠加。

9. 吡咯类抗真菌药　本类药物通过细胞色素$P_{450}$酶系统代谢，可能影响其他药物的代谢。

10. 嘧啶类抗真菌药　常用于和两性霉素B合用，协同增效。

## （二）神经系统用药

1. 镇痛药

（1）全麻药、镇静药、吩噻嗪类中枢抑制药以及三环类抗抑郁药等与本类药物合用，呼吸抑制，低血压或高血压可更明显，便秘情况也增加。

（2）与高血压治疗用药合用，有发生直立性低血压风险。

（3）与M胆碱受体药物特别是阿托品合用，不仅可加重便秘，而且有麻痹性肠梗阻和尿潴留的风险。

（4）静脉注射硫酸镁后的中枢抑制，尤其是呼吸抑制和低血压，会因同时使用阿片类药物而加剧。

（5）阿片类镇痛药引起胃肠道蠕动减慢，括约肌痉挛，可使甲氧氯普胺的效应降低。

（6）应先停用单胺氧化酶抑制剂（如呋喃唑酮），待作用消失后，才可使用本类药物，尤其是哌替啶、吗啡等，而且应先试用小剂量，以免发生严重的循环紊乱。

（7）哌替啶不宜多次与异丙嗪合用，否则可致呼吸抑制，引起休克等不良反应；与西咪替丁合用可导致意识混乱、定向障碍和气喘等。

### 2. 解热镇痛抗炎药

（1）本类药物有抗血小板凝集作用，和抗凝血药、溶栓药合用有潜在的致出血作用。

（2）应避免非甾体抗炎药之间联合用药。

### 3. 苯二氮䓬类

（1）与易成瘾的和其他可能成瘾药物合用，成瘾风险增加。

（2）饮酒及与全麻药、可乐定和三环类抗抑郁药合用，可互相增效。

（3）与抗高血压药或利尿药合用时，可使降压增效。

（4）西咪替丁可以抑制本类药物在肝脏的代谢，血药浓度升高。

（5）与阿片类镇痛药合用，阿片类镇痛药需减量使用。

（6）普萘洛尔与本类药物合用可导致癫痫发作的类型和频率改变。

（7）卡马西平与本类药物合用，特别是与氯硝西泮合用，由于肝微粒体酶诱导使血药浓度下降。

（8）与左旋多巴合用，可降低左旋多巴疗效。

### 4. 巴比妥类

（1）本类药为肝药酶诱导药，与三环类抗抑郁药、皮质激素（如氢化可的松、地塞米松）、洋地黄类药（包括地高辛）、利福喷汀、氟哌啶醇、环孢素、氯霉素、土霉素、多西环素、甲硝唑、米非司酮、睾酮、口服避孕药、孕激素或雌激素合用可使代谢加快、作用减弱。

（2）与对乙酰氨基酚合用，可引起肝脏毒性。

（3）全麻药、中枢性抑制药或单胺氧化酶抑制剂等合用，可相互增强作用。

（4）与口服抗凝药合用，可诱导肝微粒体酶，降低口服抗凝药的效应。应定期测定凝血酶原时间，根据结果确定是否调整抗凝药剂量。

（5）可使卡马西平、琥珀酰胺类药的消除半衰期缩短，血药浓度降低。

（6）与钙离子拮抗药合用，可引起血压下降。

（7）与环磷酰胺合用，可增加环磷酰胺烷基代谢产物，但临床意义尚不明确。

（8）巴比妥类药可影响灰黄霉素的吸收，降低其药效。

（9）与奎尼丁合用，可增加奎尼丁的代谢而减弱其作用，应调整奎尼丁的用量。

（10）与吩噻嗪类和四环类抗抑郁药合用，可降低抽搐阈值，增加抑郁作用。

（11）与布洛芬合用，可减少或缩短本药半衰期，降低药效。

5. 丁酰苯类

（1）与麻醉药、镇静催眠药合用，可相互增加中枢抑制作用。

（2）与苯妥英钠及苯巴比妥合用，可降低血药浓度。

6. 硫杂蒽类

（1）可增加中枢抑制药的抑制作用。

（2）可降低胍乙啶、肾上腺素能类药及左旋多巴的作用。

7. 三环类

（1）禁止与单胺氧化酶抑制剂合用。

（2）有增加出血的风险，和抗凝血药合用需注意。

8. 单胺氧化酶抑制剂类

（1）禁止与增强5-HT能活性的药物合用。

（2）与细胞色素$P_{450}$抑制剂或作用底物合用，可增加本品浓度或产生复杂相互作用。

9. 选择性5-HT再摄取抑制剂类

（1）禁止与单胺氧化酶抑制剂合用。

（2）有增加出血的风险，和抗凝血药合用需注意。

## （三）强心苷类药物地高辛

地高辛是P-gp的底物，因此地高辛与P-gp抑制剂或诱导剂联用时，将会引发肠壁P-gp表达或活性变化，造成地高辛药代动力学参数的变化，从而改变地高辛的生物利用度。地高辛治疗窗较窄，容易蓄积中毒，与多种药物易发生相互作用，临床应用时需注意。

1. 地高辛与抗菌药物的相互作用　见表10-6。

表10-6　地高辛与抗菌药物的相互作用

| 药物类型 | 药物名称 | 作用机制 | 危害和风险（地高辛） | 建议（地高辛） |
|---|---|---|---|---|
| 抗真菌药 | 酮康唑 | P-gp抑制剂，减缓地高辛的代谢和消除，增加吸收率，减少排泄 | 血药浓度升高 | 适当减量 |
| | 两性霉素 B | 不清楚 | 可引起低血钾而致洋地黄中毒 | 适当减量 |
| | 伊曲康唑 | 不清楚 | 地高辛的血药浓度增加 | 适当减量 |
| 大环内酯类 | 克拉霉素 | 抑制肠道P-gp，增加地高辛生物利用度，减少其肾清除率 | 血药浓度的增加与克拉霉素呈剂量依赖 | 严格监测地高辛血药浓度，重新调整给药剂量 |
| | 红霉素 | 抑制肠道的迟缓真杆菌 | 血药浓度显著提高至2倍 | 适当减量 |
| | 罗红霉素 | 可抑制肠道菌群的氢化代谢反应，抑制肝细胞对地高辛的摄取，促进肾脏对地高辛的排泄 | 与地高辛同时口服可引起血液浓度升高 50%，共同静注不影响血药浓度，但只对肾清除率有显著的提高 | 口服时减量 |
| | 泰利霉素 | 抑制P-gp介导的地高辛转运，减少其在肠内的消除和肾小管排泄 | 血药浓度升高产生毒性 | 适当减量 |

续表

| 药物类型 | 药物名称 | 作用机制 | 危害和风险（地高辛） | 建议（地高辛） |
|---|---|---|---|---|
| 大环内酯类 | 交沙霉素 | 不清楚 | 血药浓度升高，产生房室传导阻滞和心力衰竭 | 适当减量 |
| | 阿奇霉素 | 离体和在体动物模型研究发现抑制P-gp的表达，抑制肠道细菌 | 血药浓度升高 | 适当减量 |
| 四环素类 | 多西环素 | 不清楚 | 可使地高辛吸收增加，导致地高辛中毒 | 适当减量 |
| 抗结核药 | 利福平 | 可竞争性抑制P-gp药泵作用，地高辛小肠透膜量大幅度提高；对地高辛的肠道吸收有增强作用 | 血药浓度明显升高 | 适当减量 |
| 其他抗菌抗生素 | 多黏菌素 B | 可干扰地高辛正常代谢使消除减慢，可使地高辛作用增强 | 血药浓度升高 | 适当减量 |
| | 柳氮磺吡啶、新霉素 | 不清楚 | 血药浓度降低 | 适当增量 |

**2. 地高辛与抗高血压药的相互作用**　见表10-7。

表10-7　地高辛与抗高血压药的相互作用

| 药物类型 | 药物名称 | 作用机制 | 危害和风险（地高辛） | 建议（地高辛） |
|---|---|---|---|---|
| 钙通道阻滞药 | 尼莫地平、硝苯地平 | P-gp抑制药；抑制肾小管分泌地高辛，减少其清除；增加胃肠道对地高辛的吸收 | 血药浓度升高 | 适当减量 |
| | 西尼地平 | 钙通道阻滞药能够使地高辛的肾及肾外清除率减少 | 血药浓度上升，甚至产生地高辛中毒症状 | 适当减量或终止给药 |
| | 尼群地平 | 不清楚 | 血药浓度可能增高 | 适当减量 |
| | 非洛地平 | 不清楚 | 可使血药峰浓度增高，但曲线下面积（AUC）并无明显改变 | 适当减量 |
| | 地尔硫䓬 | 不清楚 | 血药浓度可能增高 | 适当减量 |
| β受体阻滞药 | 普萘洛尔、纳多洛尔、吲哚洛尔等 | 与地高辛同用，可导致房室传导阻滞而发生严重心动过缓，但并不排除用于单用洋地黄不能控制心室率的室上性快速心律 | 增加洋地黄毒性的作用 | 对已洋地黄化而心脏高度扩大、心律又较不平稳的病人禁用此药 |
| | 卡维地洛 | 显著抑制P-gp介导的药物转运 | 增加血药浓度和不良反应 | 两者联用于儿童时，地高辛的剂量至少应减少25% |
| | 美托洛尔、索他洛尔 | 影响小 | – | 可以联用 |
| α受体阻滞药 | 哌唑嗪 | 延长地高辛的消除过程 | 联用6小时，地高辛稳态血药浓度显著升高 | 密切监测地高辛血药浓度适当减量 |

续表

| 药物类型 | 药物名称 | 作用机制 | 危害和风险（地高辛） | 建议（地高辛） |
| --- | --- | --- | --- | --- |
| 血管紧张素转换酶抑制剂 | 卡托普利 | 不清楚 | 服用地高辛0.25mg/d，联用卡托普利可使地高辛血药浓度升高29.6% | 适当减量 |
| | 雷米普利 | 不清楚 | 血药浓度达稳态后，加用雷米普利5mg/d对地高辛血药浓度无显著影响 | 可以联用 |
| 血管紧张素受体阻滞药 | 替米沙坦 | 不清楚 | 血药浓度升高而致地高辛中毒，平均波谷血药浓度升高20% | 监测血药浓度 |
| 血管扩张药 | 硝普钠、肼屈嗪 | 促进地高辛在肾小管的分泌，肾清除率增加 | 血药浓度降低 | 适当加量 |
| | 阿米洛利 | $Na^+$，$K^+$-ATP酶的抑制剂，减少地高辛的排泄 | 治疗剂量的阿米洛利明显增高其血药浓度，增高与剂量无关而与疗程有关 | 联用是否需要减少地高辛用量，有待研究 |
| | 螺内酯 | 抑制肾小管对地高辛的分泌，减少其清除 | 血药浓度增加2～3倍 | 联用时地高辛用量应减半，并进行血药浓度监测 |
| 利尿药 | 噻嗪类、呋塞米等 | 低血钾状态下，心脏摄取地高辛的量增加，心肌对地高辛敏感性增强 | 常规剂量也易发生中毒，导致心律失常 | 调整剂量及补充钾盐，监测地高辛血药浓度及血钾水平 |
| | 布美他尼 | 不清楚 | 可引起低血钾而致洋地黄中毒 | 适当减量 |
| | 依他尼酸 | 不清楚 | 可引起低血钾而致洋地黄中毒 | 超量服用洋地黄者禁用 |

3. **地高辛与其他心血管疾病用药的相互作用** 见表10-8。

表10-8 地高辛与其他心血管疾病用药的相互作用

| 药物类型 | 药物名称 | 作用机制 | 危害和风险（地高辛） | 建议（地高辛） |
| --- | --- | --- | --- | --- |
| 抗心律失常药 | 胺碘酮 | 胺碘酮将地高辛从组织中置换出来，降低地高辛的肾脏和非肾脏清除率 | 增加2日后成人血清中地高辛的含量。老年病人应用胺碘酮引起甲状腺功能降低，清除率降低，易发生洋地黄中毒 | 适当减量，有必要进行临床和心电图监测，并监测二者的血药浓度 |
| | 奎尼丁 | 在地高辛的储存部位，奎尼丁取代地高辛，导致分布容积发生明显的改变；地高辛总清除率降低约50% | 血药浓度提高1倍，甚至达到中毒浓度，提高程度与奎尼丁用量相关，合用后即使停用地高辛，其血药浓度仍继续上升 | 用量应减少1/2 |
| | 多非力特 | 对药物代谢动力学无明显影响 | – | 可以联用 |

续表

| 药物类型 | 药物名称 | 作用机制 | 危害和风险（地高辛） | 建议（地高辛） |
| --- | --- | --- | --- | --- |
| 抗心律失常药 | 普罗帕酮 | 不清楚 | 450mg/d时地高辛血浓度升高35%，900mg/d时可升高85% | 加用或停用及增量普罗帕酮时，应监测地高辛血药浓度 |
| | 维拉帕米 | 不清楚 | 血药浓度升高 | 适当减量 |
| 调节血脂药 | 洛伐他汀、辛伐他汀 | 抑制P-gp介导的地高辛跨细胞膜转运 | 血药浓度升高 | 适当减量 |
| | 阿托伐他汀 | 在较高剂量时对P-gp有抑制作用，对肾清除率无明显影响 | 80mg阿托伐他汀时地高辛血液浓度略有升高 | 剂量较高时地高辛适当减量 |
| | 普伐他汀、氟伐他汀 | 由于其特殊的官能团，对P-gp的抑制作用较弱 | – | 可以联用 |
| | 考来烯胺 | 与地高辛形成络合物，阻碍地高辛吸收而降低其疗效 | 血药浓度下降 | 适当加量 |
| 洋地黄类药 | 去乙酰毛花苷 | 可在体内代谢为地高辛 | 联用时血药浓度升高，引起毒性反应 | 建议采用小剂量去乙酰毛花苷静脉推注 |

**4. 使地高辛的血药浓度降低、疗效降低的其他药物**　有硝酸甘油、阿卡波糖、氢氧化铝、氢氧化镁、三硅酸镁、甲氧氯普胺、多潘立酮、莫沙必利、止泻吸附药（如白陶土、果胶、活性炭等）、扑米酮、环磷酰胺、长春新碱、氟尿嘧啶、甲氨蝶呤、α-二氢麦角隐亭、卡马西平等。

**5. 使地高辛的血药浓度升高，可能产生中毒的其他药物**　有吲哚美辛、布洛芬、依托度酸、奥沙普嗪、阿西美辛、氯诺昔康、利托那韦、沙奎那韦、洛匹那韦、胃肠道解痉药、环孢素、地西泮、羟氯喹、帕罗西汀、丁螺环酮等。

**6. 美洛昔康**　治疗剂量时与地高辛并用不出现明显的干扰疗效和毒性的症状，可同时服用。

**7. 其他**　低钾血症可增加地高辛的药理效应，皮质激素的不良反应即为低钾血症，若联用可引起低血钾而致洋地黄中毒；与钙盐注射剂、可卡因、泮库溴铵、萝芙木碱、琥珀胆碱或拟肾上腺素类药同用时，可因作用相加而导致心律失常；依酚氯铵与本品同用可致明显心动过缓；洋地黄化时静脉用硫酸镁应十分谨慎，尤其是同时静脉注射钙盐时，可发生心脏传导变化和阻滞；曲马多可以增加地高辛的不良反应如恶心、呕吐和心律失常；与硫酸右苯丙胺合用可导致心律失常，适当减量；地高辛可能部分抵消肝素的抗凝作用，需调整肝素用量；与氯氮平合用可加重骨髓抑制。

### （四）他汀类药物

当他汀类药物与下列药物联用时更应注意不良反应特别是肌毒性的发生：环孢素、抗真菌药（伊曲康唑、酮康唑等）、大环内酯类抗生素（红霉素、泰利霉素等）、HIV蛋白酶抑制剂、奈法唑酮、吉非贝齐、烟酸、维拉帕米等。

### （五）激素及其有关药物

1. 肾上腺皮质激素和促肾上腺皮质激素

（1）皮质类固醇合用非甾体抗炎药（NSAID），可增加胃肠道不良反应的发生风险。此外，皮质类固醇可能增加水杨酸盐类药的清除，还可增强对乙酰氨基酚的肝毒性。

（2）氨鲁米特可能使皮质类固醇诱导肾上腺抑制的作用丧失。

（3）合用有排钾作用的药物（如两性霉素B、利尿药），可能导致心脏增大和充血性心力衰竭，合用时应密切监测是否出现低钾血症。

（4）合用蛋白质同化激素，可增加水肿的发生率，使痤疮加重。

（5）长期合用抗胆碱药（如阿托品），可导致眼压升高。

（6）合用三环类抗抑郁药，可使本药引起的精神症状加重。

（7）皮质类固醇可能减弱降糖药的作用，合用时可能需调整降糖药的剂量。

（8）甲状腺激素可增加本药的代谢清除率，与甲状腺激素或抗甲状腺药合用时，应适当调整本药的剂量。

（9）合用细胞色素$P_{450}$（CYP）抑制剂，可升高皮质类固醇的血药浓度，可能增加皮质类固醇不良反应的发生风险。

（10）皮质类固醇与环孢素合用可能增强两者的活性。

（11）合用洋地黄毒苷，可能增加因低钾血症而引发心律失常的风险。

（12）合用免疫抑制药，可增加感染的发生风险，并可能诱发淋巴瘤或其他淋巴细胞增生性疾病。

（13）与巴比妥类药、苯妥英、卡马西平、利福平合用可增加皮质类固醇的代谢。

（14）重症肌无力病人合用皮质类固醇和抗胆碱酯酶药，可导致严重无力。

（15）合用美西律，可降低美西律的血药浓度。

（16）合用生长激素，可抑制生长激素的促生长作用。

（17）皮质类固醇可抑制抗体反应，长期接受皮质类固醇治疗可能减弱机体对类毒素、活疫苗或减毒活疫苗的应答。此外，皮质类固醇可能增强减毒活疫苗中某些微生物的复制。若可能，应于皮质类固醇治疗结束后再给予疫苗或类毒素。正接受免疫抑制剂量的皮质类固醇治疗的病人，禁止接种活疫苗或减毒活疫苗，或许可接种灭活疫苗。接受非免疫抑制剂量的皮质类固醇治疗的病人，或许可进行免疫接种。

2. 雌激素及其类似合成物

（1）与抗凝药、降糖药合用，可降低疗效。如必须合用，应调整以上药物用量。

（2）卡马西平、苯巴比妥、苯妥英钠、扑米酮、利福平可诱导肝微粒体酶，加快雌激素的代谢，合用可减弱雌激素疗效。

（3）大剂量雌激素可加重三环类抗抑郁药的不良反应，同时降低其疗效。

（4）合用抗高血压药、他莫昔芬，可降低疗效。

（5）可增加钙剂的吸收。

3．磺酰脲类口服降糖药

（1）合用非甾体抗炎药、血管紧张素转换酶抑制剂、丙吡胺、氟西汀、克拉霉素、水杨酸盐类药、磺胺类药、氯霉素、丙磺舒、单胺氧化酶抑制剂、β肾上腺素受体阻滞药，可能增强降血糖作用。合用时密切监测是否出现低血糖，停止合用上述药物时密切监测是否出现血糖失控。

（2）合用有导致高血糖倾向的药物（如噻嗪类利尿药、皮质类固醇、吩噻嗪类药、甲状腺制剂、雌激素、口服避孕药、苯妥英、烟酸、拟交感胺类药、钙通道阻滞药、异烟肼），可能减弱疗效。合用时密切监测是否出现血糖失控，停止合用上述药物时密切监测是否出现低血糖。

（3）合用香豆素衍生物，可增强或减弱香豆素衍生物作用。

4．甲状腺激素类

（1）使用时降糖药（包括胰岛素）的需求量可能增加，谨慎监测血糖控制，尤其是开始、改变或停止甲状腺激素治疗时。

（2）可增加病人对口服抗凝药治疗的应答。校正甲状腺功能减退状态或本类药物增量时，可能需减少口服抗凝药的剂量。密切监测凝血试验结果，以便适当及时地调整剂量。

（3）合用三环类抗抑郁药（如阿米替林）、四环类抗抑郁药（如马普替林），可增加两者的疗效和毒性，毒性效应可能包括心律失常和中枢神经系统兴奋的发生风险增加。

（4）氯贝丁酯、含雌激素的口服避孕药、口服雌激素、二醋吗啡、美沙酮、氟尿嘧啶、米托坦、他莫昔芬可能改变T4和T3的血清转运，但不影响FT4水平，可能升高血清TBG的浓度。

（5）胆汁酸结合药（考来维仑、考来烯胺、考来替泊）、离子交换树脂（聚苯乙烯磺酸、司维拉姆），合用可减少本类药物的吸收，可能减弱本药疗效，导致甲状腺功能减退。至少于上述药物给予前4小时使用本药，并监测TSH水平。

（6）使用大剂量（＞160mg/d）的普萘洛尔可使T3和T4水平改变，但TSH水平正常且甲状腺功能正常。由甲状腺功能减退状态转为甲状腺功能正常状态时，个别β肾上腺素受体阻滞药的作用可能受到影响。

## （六）抗变态反应药物

（1）抗组胺药与中枢神经系统抑制药联用，有协同的中枢抑制作用，可增强效应。

（2）抗组胺药中有些品种具有抗胆碱作用，可拮抗胆碱酯酶抑制剂的缩瞳作用，影响青光眼的治疗效果。

（3）抗组胺药可增强吩噻嗪类和三环类抗抑郁药的作用，可引起精神紊乱等不良反应。

（4）抗组胺药可增强儿茶酚胺类药对心血管的作用，如肾上腺素、去甲肾上腺素，联用时毒性增强，故抗组胺药应用最低有效量。

（5）抗组胺药可抑制皮肤组胺反应，在做药物皮肤过敏试验前应停用本类药物，以免出现假阴性。

（6）抗组胺药可拮抗肾上腺素能神经阻滞药的药理作用。

（7）抗组胺药与催眠镇静药联用可加深中枢神经系统的抑制作用。

（8）抗组胺药的抗眩晕作用可掩盖具有耳毒性药物对内耳的损害毒性，故此类不良反应不宜用抗组胺类药物治疗。

（9）单胺氧化酶抑制剂可减慢抗组胺药的代谢，增加不良反应。

（10）抗组胺药可解除三氟拉嗪及甲氧氯普胺所致的锥体外系反应。

（11）抗组胺药为$H_1$受体阻滞药，与$H_2$受体阻滞药联用可增强抗过敏疗效。

## （七）抗凝血药华法林

华法林是抗凝治疗中重要药物，是CYP2C9底物，且治疗窗窄，易与其他药物发生相互作用，导致药效不够，或增加出血倾向，造成治疗风险，临床使用中要加以注意，并经常性监测INR值，进行血药浓度监测，及时调整用药方案，避免有害的相互作用。其与其他药物相互作用，可增强华法林药效的药物见表10-9、可降低华法林药效的药物见表10-10。

表10-9　增强华法林药效的药物

| 药物类型 | 高度可能存在相互作用 | 很可能存在相互作用 | 可能存在相互作用 | 不可能存在相互作用 |
| --- | --- | --- | --- | --- |
| 抗感染药物 | 环丙沙星、复方磺胺甲噁唑、红霉素、氟康唑、异烟肼、甲硝唑、咪康唑（外用）、伏立康唑 | 阿莫西林/克拉维酸钾、阿奇霉素、克拉霉素、伊曲康唑、左氧氟沙星、利多那韦、四环素 | 阿莫西林、阿莫西林-氨甲环酸洗剂、氯霉素、加替沙星、萘啶酸、诺氟沙星、氧氟沙星、沙奎那韦 | 头孢孟多、头孢唑林、磺胺异噁唑 |
| 心血管药物 | 胺碘酮、安妥明、地尔硫䓬、非诺贝特、普罗帕酮、普萘洛尔、磺吡酮（先增强后抑制的双相作用） | 阿司匹林、氟伐他汀、奎尼丁、罗匹尼罗、辛伐他汀 | 中毒量胺碘酮、丙吡胺、吉非罗齐、美托拉宗 | 苯扎贝特、肝素 |
| 非甾体抗炎药及免疫抑制药 | 保泰松、吡罗昔康 | 对乙酰氨基酚、阿司匹林、塞来昔布、右丙氧酚、干扰素、曲马多 | 塞来昔布、来氟米特、丙氧芬、罗非昔布、舒林酸、托美汀、外用水杨酸、吲哚美辛 | 左旋咪唑、丁美酮 |
| 中枢神经系统药物 | 乙醇（如合并肝脏疾病）、西酞普兰、恩他卡朋、舍曲林 | 双硫仑、氟伏沙明、水合氯醛、苯妥英（先增强后抑制的双相作用） | 非氨酯 | 氟西汀、地西泮、喹硫平 |
| 胃肠道药物 | 西咪替丁、奥美拉唑 | – | 奥利司他 | – |
| 中药 | 博尔多、胡芦巴、龟苓膏 | 当归、枸杞 | 丹参 | – |
| 其他药物 | 合成代谢类固醇、齐留通 | 左旋咪唑、氟尿嘧啶、吉西他滨/氟尿嘧啶、紫杉醇、他莫昔芬、托特罗定 | 阿卡波糖、环磷酰胺/甲氨蝶呤/氟尿嘧啶、达托霉素、达那唑、异环磷酰胺、曲妥单抗 | 依托泊苷/卡铂、左炔诺孕酮 |

表10-10　降低华法林药效的药物

| 药物类型 | 高度可能存在相互作用 | 很可能存在相互作用 | 可能存在相互作用 | 不可能存在相互作用 |
| --- | --- | --- | --- | --- |
| 抗感染药物 | 灰黄霉素、萘夫西林、利巴韦林、利福平 | 双氯西林、利托那韦 | – | 氯唑西林、萘夫西林/双氯西林、替考拉宁 |

续表

| 药物类型 | 高度可能存在相互作用 | 很可能存在相互作用 | 可能存在相互作用 | 不可能存在相互作用 |
|---|---|---|---|---|
| 心血管药物 | 消胆胺 | 波生坦 | 替米沙坦 | 呋塞米 |
| 非甾体抗炎药及免疫抑制剂 | 美沙拉嗪 | 硫唑嘌呤 | 柳氮磺吡啶 | – |
| 中枢神经系统药物 | 巴比妥类、卡马西平 | 氯氮䓬 | – | 丙泊酚 |
| 胃肠道药物 | 含大量维生素K的食物或肠道营养剂 | 硫糖铝 | – | – |
| 中药 | – | 人参制品 | – | – |
| 其他药物 | 巯嘌呤 | – | 螯合疗法、流感疫苗、复合维生素补充剂、雷洛昔芬 | 环孢素、芳香维甲酸、辅酶$Q_{10}$ |

## （八）铁剂

### 1. 减少铁吸收的药物

（1）抗酸药与抑酸药　如氢氧化铝、西咪替丁、奥美拉唑等。

（2）抗菌药　如四环素、多西环素、米诺环素、环丙沙星、左氧氟沙星、莫西沙星等。

（3）碱性药　如碳酸氢钠、氨茶碱等。

（4）解痉药　如阿托品、山莨菪碱等。

（5）离子和盐　钙剂、磷酸盐、草酸盐。

（6）口服铁剂不能与静脉铁剂同时使用。

（7）血色素沉着症及含铁血黄素沉着症病人禁用口服铁剂。

### 2. 增加铁吸收的药物

（1）口服铁剂主要是二价铁即亚铁，其很不稳定，易被氧化，而肠道内铁只能以亚铁形式吸收，因此与抗氧化剂维生素C共同服用可增加铁剂的吸收率。

（2）氨基酸可促进铁剂吸收。

## （九）调节水、电解质和酸碱平衡及矿物质补充药

### 1. 钾盐

（1）肾上腺糖皮质激素、肾上腺盐皮质激素、促皮质素（ACTH）可促进尿钾排泄，合用可减弱钾盐疗效。

（2）合用抗胆碱药、非甾体抗炎药，可加重钾盐的胃肠道刺激症状。

（3）合用含钾药物、保钾利尿药，可增加发生高钾血症的风险，尤其是有肾功能损害者。

（4）血管紧张素转换酶抑制剂、环孢素可抑制醛固酮分泌，减少尿钾排泄，合用易发生高钾血症。

（5）肝素可抑制醛固酮的合成，减少尿钾排泄。合用肝素易发生高钾血症，肝素还可使胃肠道出血的发生率增加。

2. 钙盐

（1）合用苯妥英钠、四环素类药、氟化物，可使上述药物吸收减少。

（2）维生素D、避孕药、雌激素可增加钙的吸收，合用可能导致高钙血症，合用时应监测血浆钙浓度。

（3）合用含铝的抗酸药，可增加铝的吸收。

（4）与钙通道阻滞药（如硝苯地平）同用，血钙可明显升高至正常以上，但盐酸维拉帕米等的作用则降低；钙还可能减弱机体对钙通道阻滞药的应答。

（5）噻嗪类利尿药可使肾小管对钙的重吸收增加，合用易导致高钙血症，合用时应监测血浆钙浓度。

（6）合用含钾药物可能导致心律失常。

（7）降低降钙素的疗效。

3. 磷酸盐、钙盐、氢氧化铝、氧化镁等　可减少磷的吸收。

4. 镁盐

（1）镁剂可增强中枢神经系统抑制药（如巴比妥类药、麻醉药、镇静药）的中枢抑制作用。中枢抑制药中毒需导泻时，应避免使用硫酸镁，改用硫酸钠。

（2）镁盐可增强琥珀胆碱、维库溴铵的神经肌肉阻滞作用。

（3）接受洋地黄治疗的病人，如给予钙剂治疗镁中毒，则可能导致心室传导阻滞。

（4）保钾利尿药可增加血清、淋巴细胞和肌肉中的镁和钾，合用时易致高镁血症和高钾血症。

5. 枸橼酸盐

（1）合用抗胆碱药，可使本类药物在胃内的排空时间延长，加重胃肠道刺激。

（2）抑制苯丙胺、麻黄碱等弱碱性药物从尿的排泄，延长作用时间。

（3）碱化尿液，使水杨酸盐排泄增多，作用减弱。

### （十）与中药相关的相互作用

与中药相关的相互作用详见第三篇中药综合知识。

## 第三节　药物与食物的相互作用

食物可以直接与药物结合、吸附，通过影响胃肠道内pH、胃排空，影响肝药酶活性，影响尿液酸碱性等方式，影响药物的使用。在用药期间，搭配合理的饮食，可促进药物的吸收，增强疗效，减少或避免不良反应的发生。

### 一、常见食物对药物的影响

#### （一）脂肪

（1）脂溶性药物　可以促进脂溶性药物的吸收，如促进硝苯地平缓释制剂、灰黄霉素、脂溶性维生素（维生素A、D、E、K）、维A酸、酮康唑、双香豆素、卡马西平、螺内酯、阿苯达唑等的吸收，增加其生物利用度。

（2）铁剂　可以降低某些药物（如铁剂）的吸收，故缺铁性贫血病人在服用铁剂时，应少食脂肪性食物。

（3）地西泮　静脉给予地西泮后食用高脂餐，可以使地西泮的血药浓度显著升高。

（4）阿奇霉素　随高脂餐服用本药片剂500mg，$C_{max}$升高23%，AUC不变；随餐服用本药干混悬剂，$C_{max}$升高56%，AUC不变；随高脂餐服用本药缓释干混悬剂2000mg，$C_{max}$升高115%，$AUC_{0\sim72h}$升高23%；随标准餐服用本药缓释干混悬剂2000mg，$C_{max}$升高119%，$AUC_{0\sim72h}$升高12%。

（5）喹硫平　本药片剂的生物利用度极少受食物影响，伴食物服用时，$C_{max}$和AUC分别增加25%和15%。本药50mg和300mg的缓释片伴高脂餐（3.35～4.18kJ）服用时，$C_{max}$和AUC分别显著增加44%～52%和20%～22%，但低脂餐（1.25kJ）对本药$C_{max}$和AUC的影响则不显著。常释片剂可伴或不伴食物服用，缓释片应空腹或伴低脂餐服用。

（6）阿立哌唑　伴标准高脂餐服用本药15mg，对本药或其活性代谢物（脱氢阿立哌唑）的$C_{max}$和AUC无显著影响，但可使本药和代谢产物脱氢阿立哌唑的$T_{max}$分别延迟3小时和12小时。本药可伴或不伴食物服用。

（7）格列吡嗪　高脂早餐前服用本药控释片，平均$C_{max}$增加40%，但对AUC无显著影响。

### （二）蛋白质

（1）食物中的蛋白质降解为氨基酸后可与左旋多巴、甲基多巴等药物竞争转运入脑，因此可使疗效减弱或不稳定。

（2）肾上腺皮质激素治疗类风湿性关节炎时，宜吃高蛋白食物，可防止体内因蛋白质不足而继发其他病变。

（3）高蛋白饮食或低糖类饮食可增加茶碱的肝清除率。

（4）高蛋白饮食还可以降低华法林的抗凝效果。

（5）高蛋白饮食可干扰枸橼酸铋钾作用，不宜合用。

（6）低蛋白饮食可能引起肾小管对氧嘌呤醇吸收增加，导致别嘌醇及氧嘌呤醇的生物利用度增加。使用别嘌醇时不可过度限制蛋白质的摄入。

### （三）糖（含高糖食品）

（1）可与解热镇痛药形成复合体，从而减少药物初期的吸收。

（2）糖皮质激素能增加肝糖原分解，使血糖升高，故使用糖皮质激素时，应限制糖的摄入量。

### （四）葡萄柚（西柚）汁

含有多种影响药物代谢的成分，如呋喃香豆素、柚苷等，通过抑制肠壁CYP3A4而起作用。服药3～4小时内，应避免吃柚子和柑橘类水果。如果3日内吃过柚子，最好在就诊的时候告诉医生。

（1）对二氢吡啶类钙通道阻滞药　尼索地平、尼莫地平、硝苯地平、普拉地平、非洛地平等都有明显的相互作用，使血药浓度升高，作用时间延长，从而导致降压作用增强，可使尼莫地平的降压作用持续至少4日，可减轻非洛地平的首过效应而显著提高其生物利用度；而对尼卡地

第十章

平、尼群地平影响不显著；对氨氯地平无影响。

（2）其他钙通道阻滞药　使地尔硫䓬血药浓度升高，降压作用增强，并增加毒性；对S型维拉帕米的影响较R型明显。

（3）免疫抑制药　升高环孢素的AUC和$C_{max}$，增加肾毒性和诱发肿瘤风险；也可升高他克莫司的血药浓度，避免合用。

（4）羟甲戊二酰辅酶A（HMG-CoA）还原酶抑制剂　可升高辛伐他汀、洛伐他汀、阿托伐他汀的血药浓度，肌毒性风险增加；普伐他汀、氟伐他汀、匹伐他汀、瑞舒伐他汀基本不受影响。

（5）神经系统用药　可升高三唑仑、地西泮、卡马西平的血药浓度，增加疗效；对阿普唑仑无影响。可使咪达唑仑的$C_{max}$和AUC均升高1.25～2倍，但通常不会导致该药的临床作用发生相关改变。

（6）可导致胺碘酮口服制剂、维拉帕米、右美沙芬、坦洛新、西地那非、麦角新碱、米非司酮的血药浓度升高，可能出现不良反应或毒性。

（7）同服明显影响AUC和$C_{max}$的药物包括沙奎那韦、蒿甲醚、西沙必利、避孕药类等，可能造成体内蓄积。

（8）与奥美拉唑同服时，其代谢物奥美拉唑砜的AUC减少。

（9）有导致吡喹酮$C_{max}$升高1.6倍、AUC升高1.9倍的报道。

（10）可升高特非那定、阿司咪唑的血药浓度，增加心律失常风险，不宜合用。

（11）可延迟左甲状腺素的吸收，降低生物利用度。

（12）可减弱环磷酰胺的作用，避免同时应用。

（13）葡萄柚汁和橘子汁可通过影响P-gp和OATP的活性明显降低塞利洛尔的生物利用度。

### （五）乳制品（主要是牛奶）

牛奶等乳制品中含有多种离子、无机盐和矿物质（如钙、磷、铁等），多种维生素、蛋白质、氨基酸和脂肪等化学物质，容易与药物发生化学反应，生成络合物或难溶性盐类，使药物难以吸收，有些药物甚至会被乳制品中的化学物质破坏，降低药物在血液中的浓度，影响疗效；同时，人体对牛奶的吸收也会受影响，而且加重胃肠负担。牛奶还会在药物表面和胃黏膜表面形成一层薄膜，待薄膜被消化吸收后，药物已错过了最佳吸收期，从而降低了药物的吸收和疗效。因此服药最好用清水，不宜用牛奶，婴儿服用药物后也应隔一段时间再吃母乳或牛乳等。对于有不利相互作用的情况，食用乳制品与服用药物之间至少应间隔1小时以上。

（1）可与喹诺酮类、四环素类、红霉素类、土霉素、甲硝唑形成不溶性螯合物，降低疗效。

（2）与含钙、铝的制剂及铋剂（如胶体果胶铋）形成凝块，影响吸收并加重胃肠负担。

（3）乳制品中的钙离子与含铁的制剂在十二指肠吸收部位发生竞争，降低疗效。

（4）与抗酸药（枸橼酸铋钾、碳酸氢钠等）同服可导致乳–碱综合征。

（5）与洋地黄、地高辛等强心药同服，乳制品中的钙离子能增强强心苷毒性。

（6）服止泻药期间尽量不要服乳制品。一方面腹泻时乳制品可能受乳糖影响，加重腹泻症状。其次，乳制品和药物混在一起，会在药物表面形成一层膜，将药物包裹在里面，阻碍药物中有效成分的释放，同时也阻碍药物吸收。如果病情好转，可在服药后1～2小时以后再喝牛奶等乳制品，以免出现相互作用。

（7）乳制品中含丰富的酪胺，与帕吉林、司来吉兰、吗氯贝胺、呋喃唑酮、苯乙肼、甲基苄肼、异卡波肼、丙卡巴肼等单胺氧化酶抑制剂（monoamine oxidase inhibitor，MAOI）同服，可引起血压聚升、心律失常。故用药期间应避免进食富含酪胺的食物，如牛奶、奶酪、酵母提取物和大豆发酵制品、香蕉等。

（8）乳制品蛋白质中含有的芳香氨基酸（如苯丙氨酸）与左旋多巴竞争同一载体系统，从而影响其吸收。

（9）乳制品可使比沙可啶肠衣过早溶解，导致胃或十二指肠激惹现象，因此服用比沙可啶片剂前后2小时内不得饮用牛奶。

（10）乳制品影响左甲状腺素钠、左旋多巴、阿仑膦酸钠、巯乙胺、雌莫司汀等药物的吸收，降低其疗效。

（11）牛奶中的维生素$B_2$和维生素C会在胃肠道内发生氧化还原反应而失效。

（12）可增加西沙必利血药浓度，增加心律失常风险，不宜合用。

（13）乳制品与大部分中草药和中成药不能同服。

（14）推荐可与奶制品同服，以减少胃肠道刺激的药品有：可待因、氨酚待因、阿司待因、异丙嗪、氯苯那敏、茶苯海明、甲氧沙林、苯噻啶、泛福舒、舒必利、尼可占替诺、阿莫西林、克林霉素、克拉霉素、吡贝地尔、多库酯钠、苯妥英钠、乙琥胺、奎尼丁、酚苄明、羟氯喹片等。

### （六）乙醇（酒精）

绝大部分药不可与酒同服。

**1. 双硫仑样反应**　乙醇在体内经乙醇脱氢酶的作用代谢为乙醛，部分药物能抑制乙醛脱氢酶，阻碍乙醛代谢，产生“双硫仑样反应”（“戒酒硫样反应”），表现为面部潮红、头痛、眩晕、腹痛、胃痛、恶心、呕吐、气促、嗜睡、血压降低、幻觉等症状，甚至休克。药物双硫仑样反应的预后一般较好，但也有使用头孢菌素类药物的病人饮酒后导致猝死的病例报道。因此病人在使用这些药物前2日应禁酒，且用药后1周要避免饮酒以及服用含有乙醇、丙二醇的饮料和药品。可发生“双硫仑样反应”的药物如下。

（1）头孢菌素类（含头霉菌素、氧头孢烯类等）①含甲硫四氮唑侧链（与双硫仑结构类似）的头孢菌素类，如头孢哌酮、头孢曲松、头孢甲肟、头孢匹胺、头孢孟多、拉氧头孢、头孢拉宗、头孢替安、头孢米诺、头孢美唑等；②不含甲硫四氮唑侧链的头孢菌素类，如头孢唑林、头孢噻肟、头孢呋辛、头孢他啶、头孢克洛、头孢克肟等。

（2）硝基咪唑类　甲硝唑、替硝唑、奥硝唑。

（3）其他　呋喃唑酮、呋喃妥因、氯霉素、氯丙嗪、甲苯磺丁脲、格列本脲、格列齐特、苯乙双胍、酮康唑、阿莫西林、华法林、胰岛素、左氧氟沙星、琥乙红霉素、灰黄霉素等。

**2. 饮酒降低疗效的药物**

（1）抗痛风药　别嘌醇，可加重痛风。

第十章

（2）部分抗高血压药　利血平、肼屈嗪，导致血压升高。

（3）维生素$B_1$、维生素$B_2$、烟酸、地高辛、甲地高辛，乙醇使药物吸收减少。

（4）平喘药　茶碱、茶碱缓释片。乙醇破坏药物缓释系统，使药物吸收加快。

（5）钙　抑制钙剂吸收。

3. 其他相互作用

（1）乙醇加速抗癫痫药如苯妥英钠、卡马西平代谢，诱发癫痫。长期饮酒可降低苯妥英钠的血药浓度而降低疗效，但服药同时大量饮酒可增加血药浓度；服用丙戊酸钠期间饮酒，可增强中枢抑制作用。饮酒可增强苯巴比妥的中枢抑制作用，短期饮酒可能升高本药的血药浓度，而长期饮酒则可能降低本药血药浓度，甚至诱使癫痫发作；乙醇降低病人对卡马西平的耐受性。

（2）乙醇本质上为镇静剂，可增强有中枢抑制作用药物的药效，出现嗜睡、昏迷。使用地西泮、硝西泮、氯硝西泮、三唑仑、水合氯醛、佐匹克隆、氟桂利嗪、苯海索、利培酮、丙米嗪、多塞平、氯丙嗪、五氟利多、阿米替林、氯米帕明、氯氮平、氟哌啶醇等具有中枢抑制作用的药物应禁酒；氯胺酮用药前后24小时禁饮酒；芬太尼与乙醇同服可产生附加的抑制作用，可能发生肺通气不足、低血压及深度镇静或昏迷；哌替啶合用乙醇可导致严重的嗜睡；奋乃静、艾司唑仑、阿普唑仑与乙醇同用可相互增强作用；乙醇可能增强咪达唑仑镇静和心脏呼吸抑制作用，使用本药前后至少12小时内应避免饮用含乙醇的饮料；乙醇可使劳拉西泮片剂的耐受性下降，出现潜在的致死性呼吸抑制的风险增加。

（3）乙醇可刺激胃肠黏膜，引起水肿或充血，刺激胃酸和胃蛋白酶分泌。如同时服用解热镇痛药阿司匹林、吲哚美辛、布洛芬、双氯芬酸、阿西美辛等，会增加发生胃溃疡或出血的危险。因此喝酒后会产生头痛，不可自作主张服用止痛药。

（4）口服降糖药，如苯乙双胍、二甲双胍、格列本脲、格列喹酮、甲苯磺丁脲等时忌饮酒，因酒可降低血糖水平，同时加重对中枢神经的抑制，出现腹部绞痛、恶心、呕吐、头痛、面色潮红、低血糖、昏迷、休克，严重时可抑制呼吸中枢而致死亡；中等量以上的酒精可增强胰岛素和其他降糖药引起的低血糖作用，导致严重、持续的低血糖反应，在空腹或肝糖原储备较少的情况下更易发生，值得警惕的是，这种低血糖症状，常常被醉酒反应掩盖，不易与醉酒区别，以至于导致严重而持久的低血糖，造成脑组织不可逆的损害，甚至引起死亡；乙醇还可影响二甲双胍对乳酸代谢的作用，引起乳酸中毒，使用本药者应避免突然或长期过量饮酒；在服用磺脲类降糖药期间，乙醇作为药酶诱导剂而发挥作用，能促进磺酰脲类药物的代谢，使其半衰期明显缩短，从而减弱其降血糖作用；服用格列吡嗪期间饮酒可出现类戒断反应，应避免饮酒；急性或长期酒精摄入可能增强或减弱格列美脲的降血糖作用。

（5）癌症病人使用氟尿嘧啶、甲氨蝶呤、环磷酰胺等化疗药，饮酒可增加肝毒性、神经毒性及恶心、呕吐症状，降低抗肿瘤活性。

（6）乙醇的肝药酶抑制作用，使利福平、异烟肼、对乙酰氨基酚代谢减慢，血药浓度增加，同时乙醇在体内的氧化过程可产生大量自由基，自由基增多可损伤肝细胞，加重肝损害。

（7）西咪替丁、甲氧氯普胺与乙醇合用，导致乙醇中毒，并可加重甲氧氯普胺镇静的副作用。

（8）乙醇可减慢普萘洛尔的吸收速率而代谢加快，可促发心绞痛与心动过速。

（9）乙醇与苯海拉明、氯苯那敏、赛庚啶、异丙嗪合用，对中枢神经系统的抑制有叠加效应，引起嗜睡、精神恍惚、昏迷，并增加药物对智能和运动能力的损害；精神运动试验表明，乙醇对氯雷他定无药效协同作用。

（10）乙醇可完全消除对氨基水杨酸钠的降血脂作用。

（11）乙醇同吗啡合用会产生协同作用，增强心血管和呼吸系统抑制作用，可引起中毒，甚至死亡。

（12）抗心绞痛药，如硝酸异山梨酯、硝酸甘油等药物在服药期间饮酒可引起血管过度扩张，导致剧烈头痛、血压骤降甚至休克。

（13）降压药，如硝苯地平、肼苯达嗪、地巴唑等与酒同服，使小血管更为扩张，血容量进一步减少，血压骤降，出现体位性低血压或昏厥。

（14）乙醇可以抑制凝血因子，对抗止血药物的作用，使止血药的作用降低。

（15）利尿剂如呋塞米、氢氯噻嗪等能通过排尿降低血压，乙醇也有扩张血管作用，服用利尿药的同时饮酒，可能出现头晕、直立性虚脱等症状。

（16）饮酒可使血清中尿酸含量增加，降低抗痛风药药效。

（17）乙醇可加重金刚烷胺的中枢神经系统不良反应，出现头晕、晕厥、精神紊乱及循环障碍等，不宜合用。

（18）喹硫平可增强乙醇对认知和运动的影响，用药期间应限制乙醇饮料的摄入；维拉帕米、依那普利可升高血液中乙醇的浓度，并延长其作用；甲氧氯普胺可加快胃排空速度，使乙醇在小肠内的吸收增加，增强乙醇镇静作用。

（19）乙醇摄入可加快普鲁卡因胺乙酰化代谢，缩短$T_{1/2}$，但其乙酰化代谢产物本身具有药理活性，因此该相互作用的临床意义尚不清楚。

（20）乙醇可杀灭微生态制剂中的活菌，降低疗效。

（21）急性或慢性乙醇中毒可以增加血-脑脊液屏障的通透性，使泛影葡胺容易进入脑组织，从而可能引发中枢神经系统反应。

（22）水杨酸（外用）与含有乙醇的制剂合用，可增强刺激或干燥反应。

（23）抗抑郁药和饮酒都会延缓中枢神经系统的运行节奏，影响到大脑的功能和思维能力，削弱警觉性，两者结合在一起会让人感到困倦，降低人的判断能力、身体协调能力和反应时间；还会导致抑郁症的症状恶化；对于服用单胺氧化酶抑制剂的抑郁症病人，乙醇还会与这类药物发生交互作用，使血压上升，有一定危险性，应禁酒；而对于服用选择性5-羟色胺再摄取抑制药（比如舍曲林、氟西汀和帕罗西汀）的抑郁症病人，虽然还没有充足证据证明药品会与乙醇发生不利反应，但由于乙醇会使病人头晕、嗜睡和注意力不集中，因此还是建议不要饮酒；如丙米嗪和多塞平等，饮酒可产生镇定作用，还可导致脂肪在肝脏的沉积，使小肠蠕动减弱，甚至发生肠麻痹。

（24）华法林　可加快华法林代谢，降低其药效，但当存在肝功能损害时，可能增加华法林的抗凝作用。

（25）葡萄酒含有酪胺，正常饮用时，酪胺可被人体自然破坏，但若服下利血平、部分抗肿瘤药、异烟肼等药物后，人体却无法成功破坏酪胺，若大量积蓄，会对人体造成重大伤害，导致头晕、头痛、恶心呕吐、腹泻、心律失常、血压升高甚至脑出血。

4. **含乙醇的药物制剂** 由于各厂家药品处方和生产工艺不同，具体成分还应详见说明书；以下小括号内数字为乙醇含量。

（1）注射剂 氢化可的松注射液（50%）、醋酸氢化可的松注射液（醇型）（50%）、泼尼松龙注射液（醇型）、去乙酰毛花苷注射液（10%）、洋地黄毒苷注射液（10%）、尼莫地平注射液（20%）、硝酸甘油注射液、地西泮注射液、盐酸吡硫醇注射液、舒血宁注射液（辅料含95%乙醇）、银杏内酯注射液、银杏叶提取物注射液、血塞通注射液；阿奇霉素注射液、阿奇霉素氯化钠注射液、注射用两性霉素B脂质体（辅料含无水乙醇）、注射用伏立康唑（专用溶剂含乙醇）、氯霉素注射液、他克莫司注射液（每毫升含638mg乙醇）、环孢素注射液（辅料含乙醇）、多西他赛注射液（辅料含无水乙醇）、注射用多西他赛（专用溶剂为乙醇的灭菌水溶液）、紫杉醇注射液、依托泊苷注射液、穿琥宁注射液（辅料含乙醇）、盐酸溴己新注射液、盐酸溴己新葡萄糖注射液、细辛脑注射液、前列腺素$E_2$注射液；复方盐酸利多卡因注射液、多烯磷脂酰胆碱注射液、注射用脂溶性维生素、榄香烯注射液、盐酸艾司洛尔注射液、酮咯酸氨丁三醇注射液等。

（2）口服制剂 藿香正气水（40%～50%）、十滴水（60%～70%）、复方甘草口服溶液（含甘草流浸膏和复方樟脑酊）、感冒止咳糖浆（含甘草流浸膏和橙皮酊）、祛痰合剂、丹红化瘀口服液、养阴清肺糖浆、人参蜂王浆、环孢素口服溶液、左卡尼汀口服溶液（含少量乙醇）、地高辛口服溶液（9%～11%）、麦角隐亭咖啡因口服液（5.8%）、酮咯酸氨丁三醇片/胶囊、康复新液等。

（3）气/喷雾剂 硝酸甘油气雾剂、沙丁胺醇气雾剂、盐酸克仑特罗气雾剂、麝香祛痛气雾剂（47%～57%）、宽胸气雾剂（27%～42%）、硝酸异山梨酯喷雾剂（90%）、复方醋酸氯己定喷剂。

（4）酊剂、酏剂和醑剂 骨痛灵酊（45%～55%）、消肿止痛酊（47%～57%）、祛伤消肿酊（50%～60%）、正骨水（56%～66%）、烧伤灵酊（70%～75%）、筋痛消酊（50%～60%）、复方樟脑酊（52%～60%）、颠茄酊（60%～70%）、姜酊（80%～88%）、远志酊（50%～58%）、碘酊（45%～55%）、地高辛酏剂、樟脑醑、亚硝酸乙酯醑等。

（5）流浸膏剂 颠茄流浸膏（52%～66%）、浙贝流浸膏（50%～70%）、姜流浸膏（72%～80%）、远志流浸膏（38%～48%）、当归流浸膏（45%～50%）、甘草流浸膏（20%～25%）、大黄流浸膏（40%～50%）、益母草流浸膏（16%～20%）。

（6）搽剂 姜黄消痤搽剂（35%～60%）、骨友灵搽剂（20%～25%）、麝香舒活搽剂（50%～58%）、麝香祛痛搽剂（47%～57%）、癣宁搽剂（不低于60%）、酮洛芬搽剂（65%～75%）、醋酸倍他米松搽剂、克伤痛搽剂等。

（7）酒剂 胡蜂酒（40%～50%）、国公酒（55%～60%）、舒筋活络酒（50%～57%）、寄生追风酒（28%～33%）、三两半药酒（20%～25%）、冯了性风湿跌打药酒（35%～45%）、骨刺消痛液等。

（8）其他 疏痛安涂膜剂（42%～52%）、甘油醇溶液（2%）、盐酸萘替芬溶液、复方水杨酸溶液、硼砂甘油钾溶液、甲醛溶液、欧龙马滴剂等。

## （七）茶

茶叶中含有大量的鞣酸、咖啡因、儿茶酚、茶碱，最好服药2小时后再喝茶。

（1）茶叶中所含的鞣质能与蛋白质类药物发生相互作用而影响药效。各种助消化药如多酶片、胰酶、酵母、乳酶生等都属于蛋白质类药物。

（2）茶中的鞣酸与生物碱（麻黄碱、阿托品、可待因、奎宁、小檗碱）、苷类（洋地黄、地高辛、人参、黄芩）会形成沉淀而阻碍胃肠道吸收。

（3）含金属离子的药物，如补钙剂、补铁剂、补锌剂、枸橼酸铋钾、硫糖铝等药物，与茶水合用，鞣质与药物中的金属离子产生沉淀，降低药效。

（4）茶叶中含有咖啡因和茶碱，有中枢兴奋作用，可降低镇静催眠药（如地西泮、硝西泮、水合氯醛、苯巴比妥等）的作用。

（5）鞣酸可影响四环素类（米诺环素、多西环素等）、大环内酯类（罗红霉素、螺旋霉素、阿奇霉素、麦迪霉素、交沙霉素等）抗菌活性。抗菌药物也可影响茶中茶碱代谢，增加茶碱毒性（恶心、呕吐）。

（6）茶碱妨碍利福平、别嘌醇、氟哌啶醇吸收，降低疗效。

（7）茶碱影响阿司匹林镇痛作用。

（8）茶叶中咖啡因、茶碱与抗心律失常药的作用相悖，降低药效。

（9）茶叶中咖啡因、茶碱与MAIO合用或造成过度兴奋、血压升高。

## （八）烟草

烟草中含有大量的多环芳香烃类化合物，是有效的肝酶诱导剂，可加快药物的代谢速度。吸烟可导致疗效降低的药物一般为CYP1A2的底物，而烟草为中效CYP1A2诱导剂，因此吸烟可导致药效减弱，如用药期间吸烟，应增加药物剂量，戒烟后，应减少药物剂量。吸烟对大多数药物都有影响，服药期间尽量戒烟，也要远离二手烟。在药代动力学上与吸烟存在相互作用的药物如下（无具体说明的均为加快代谢）。

（1）抗凝血药　华法林、肝素。

（2）$H_2$受体拮抗药　西咪替丁、法莫替丁等。

（3）中枢兴奋药　咖啡因。

（4）拟胆碱药　他克林。

（5）平喘药　茶碱、氨茶碱。

（6）麻醉药　异丙酚。

（7）苯二氮䓬类药物　地西泮、劳拉西泮、阿普唑仑。

（8）精神治疗药物　氯丙嗪、氯氮平。

（9）抗心律失常药　利多卡因、美西律。

（10）钙　抑制吸收。

（11）吸烟可使儿茶酚胺释放，周围血管收缩，减少对胰岛素的吸收，同时释放拮抗胰岛素作用的内源性物质增加，降低胰岛素的作用。突然戒烟时须适当减少本药用量。

（12）烟碱可降低呋塞米的利尿作用，并增加氨茶碱的排泄，使其平喘作用减退、维持时间缩短。

（13）吸烟可使人对麻醉药、镇痛药、镇静药和催眠药的敏感性降低，药效变差。

第十章

（14）可使β受体阻滞药的降压及心率控制作用减弱。

（15）增加口服避孕药和己烯雌酚心血管系统不良反应发生的风险，且风险与吸烟量、吸烟者年龄呈正相关。

（16）增加双氯芬酸钠、吲哚美辛胃肠道出血的风险。

（17）可增强麦角胺咖啡因的致血管痉挛的作用。

### （九）咖啡、可乐

（1）咖啡因　长期饮用易致缺钙，引起骨质疏松；可致过度兴奋，出现紧张、失眠、心悸、目眩、四肢颤抖；长期饮用一旦停用，可致脑高度抑制、血压下降、头痛、狂躁、抑郁。

（2）咖啡中的咖啡因与可乐中古柯碱都会刺激胃液、胃酸分泌，诱发和加重溃疡，与有胃肠刺激的药物（如布洛芬等）同服，可增加对胃黏膜的刺激作用。

（3）咖啡因与MAOI合用，可造成过度兴奋、血压升高。

（4）咖啡可加重氯喹的不良反应，用药期间避免饮用咖啡。

（5）咖啡可减少别嘌醇、氟哌啶醇吸收，降低这些药物药效。

（6）高剂量咖啡因（500mg）可干扰地西泮、阿普唑仑的抗焦虑作用。

### （十）食醋

（1）食醋pH在4.0 以下，若与碱性药物（碳酸氢钠、碳酸钙、氢氧化铝等）同服，可发生酸碱中和反应，使药物失效。

（2）不宜与磺胺药同服：后者在酸性条件下溶解度降低，形成结晶，对尿路产生刺激。

（3）醋和抗菌药一起服用时，其酸性会让抗菌药失去活性或降低药效，如红霉素、链霉素、卡那霉素、庆大霉素等，且食醋可加重氨基糖苷类药物的毒性。在使用这些药物前后1～2小时内应避免吃含醋的炒菜、凉拌菜等食物，以及山楂、乌梅等酸味食物。

（4）食醋可增加抗痛风药胃肠刺激。

（5）解表发汗的中药忌食醋，因为醋有收敛作用，能促进人体毛孔收缩，影响发汗解表的作用。

## 二、食物对药物其他方面的影响

1. 磺胺类　忌用果汁、可乐、酸味水果、食醋等酸性物质。

2. 异烟肼　本药可抑制二胺氧化酶，与含组胺的食物（如箭鱼、金枪鱼、其他热带鱼）同服可引起头痛、多汗、心悸、脸红、低血压等症状。用药期间应避免进食含组胺的食物。

3. 金刚烷胺　槟榔有拟胆碱作用，与本药合用时两者的胆碱及抗胆碱作用相互拮抗，合用可导致两者的疗效均降低。

4. ACEI类药物　高盐饮食可减弱本类药的疗效，应避免随高盐饮食服用；该药导致血钾升高，因此服药期间应少食钾含量高的食物，如香蕉、橘子、菠菜等。

5. 氢氯噻嗪　咸食可拮抗本药的降压利尿作用。

6. 氨苯蝶啶、螺内酯　摄入富含钾的食物会增加高钾血症的发生率（特别是在已有肾功能不全时），因此应少食含钾丰富的食物。

7. **铁剂**　血红素铁比非血红素铁更易吸收，而膳食铁中95%为非血红素铁。含血红素铁的食物有红色肉类、鱼类及禽类等。

（1）水果、土豆、绿叶蔬菜、菜花、胡萝卜、白菜、肉类、果糖、脂肪可促进铁的吸收。

（2）奶制品、草酸盐、谷物及谷物麸皮、高精面粉、豆类、坚果、茶与咖啡中的鞣质、可可及富含钙、磷的食物可与铁剂产生沉淀或发生竞争，抑制铁剂的吸收，不应同服。

8. **华法林**

（1）可增强华法林的抗凝作用的食物　葡萄柚汁、芒果、胡萝卜、大蒜、生姜、番木瓜、鱼油、丹参（降低华法林清除率）、银杏叶、枸杞、当归（含香豆素）、黄连、黄柏等果蔬及中草药可增强华法林的抗凝作用，甚至引起出血症状。

（2）可降低华法林抗凝作用的食物　富含维生素K的食物和高蛋白质、低糖类的食物（如豆浆等）可能降低本药的疗效。建议使用本药的病人正常均衡饮食，食物中包含的维生素K水平应稳定，避免大幅度改变饮食习惯，如食用大量绿叶蔬菜等。具体包括西兰花、甘蓝、胡萝卜、韭菜、生菜、香菜、菠菜、茼蒿、葱、苋菜红叶、鳄梨、椰菜、芽菜、包心菜、合掌瓜、虾夷葱叶、元荽籽、黄瓜皮（脱皮黄瓜不是）、苣荬菜、芥兰叶、莴苣叶、绿芥菜、荷兰芹、紫薰衣草、洋葱、绿芜菁、青椒、水芹、猕猴桃、开心果、薄荷叶、黄豆、黄豆油、油菜籽油、橄榄油、海藻类（海带、紫菜、石莼花等）、金丝桃、绿茶、马铃薯、蛋黄、乳酪、猪肝等，和人参、党参、西洋参、黄芪、三七、甘草、甘菊、山葵、芡实、连翘等中草药。

9. **左甲状腺素**　大豆粉、棉粕、核桃、膳食纤维可与本药结合，减少本药在胃肠道的吸收。

10. **肾上腺皮质激素**　美国食品药品管理局建议服用肾上腺皮质激素前多吃些果汁、苹果酱等，能降低药物对胃肠的刺激。

11. **环孢素**　富含钾的食物合用可导致高钾血症，合用应谨慎，宜监测血钾水平，并进行控制。

12. **维生素C**　本药口服制剂可破坏食物中的维生素$B_{12}$，并可与食物中的铜、锌离子络合阻碍其吸收，导致维生素$B_{12}$或铜、锌缺乏症。

13. **钙剂**　乙醇、烟草、咖啡因、富含纤维素的食物均可抑制钙的吸收；含草酸丰富的菠菜、苋菜、竹笋等，阻碍钙的吸收的同时还可能形成结石。

14. **地高辛**　高纤维素饮食可吸附药物或与药物结合，地高辛治疗窗窄，可导致药物无效。

（王　冬）

# 第十一章　临床用药风险与管理

## 第一节　临床用药风险管理

### 一、临床用药风险管理的相关概念

1. **药害事件**　药害事件（medication misadventure）泛指由药品使用导致的病人生命或身体健康损害的事件，包括药品不良反应以及其他一切非预期药物作用导致的意外事件。相对于药品不良反应，药害事件概念的内涵和外延都被扩大。国际上将其定义为“any injury resulting from medical interventions related to a drug”，意即药害既包括非人为过失的不良反应，也包括人为过失导致的其他负面药物作用。药害事件主要有三种类型：一是由于药品质量缺陷（假药、劣药）导致损害的事件；二是由于合格药品使用过错（超剂量中毒、用错药和不合理用药等）导致损害的事件；三是合格药品在按说明书正常使用的情况下发生的不良反应损害，即药品不良反应事件。

2. **药源性疾病**　药源性疾病（drug induced disease，DID）指因药物的原因而导致机体组织器官发生功能性或器质性损害，引起生理功能、生化代谢紊乱和组织结构变化等不良作用，由此产生各种体征和临床症状的疾病。不仅包括药物不良反应，还包括超量、误服、错用，以及其他不合理使用药物而引起的疾病。药源性疾病可分为两大类：第一类是由于药物副作用、剂量过大导致的药理作用或由于药物相互作用引发的疾病，这一类疾病是可以预防的；第二类为变态反应或特异反应，这类疾病较难预防，其发生率较低但危害性很大。影响药源性疾病的因素一方面与病人本身状况有关，如年龄、营养状况、精神状态、生理周期、病理状况等。另一方面与医药人员不当用药有关，如过量长期用药、不恰当使用药品、多种药品的混用等。

### 二、影响药物安全使用的主要风险环节

掌握临床用药安全的风险环节和风险点，一方面在药品使用过程中注意风险来源的不同方面，有针对性地规避风险；另一方面当发生药品相关不良事件后，用以分析追溯导致不良后果的原因，作为改进的依据或引起注意。

（一）药品

1. **药品质量**　如假药、劣药、杂质、污染等。

2. **药品包材**　包材洁净度直接影响药品质量，包材的材质和质量对药品质量也有较大影响，如包材与药品的相容性和相互作用、对药品的吸附性、包材中化学物质的渗出性、密封性，

均很大程度影响药品质量、药效，导致安全风险，易被忽视。

药品主要包材材质有：①铝箔；②卤化丁基胶塞；③药用聚酯/铝/聚酯封口垫片；④药用硬片，如聚氯乙烯固体药用硬片，聚氯乙烯/低密度聚乙烯固体、聚氯乙烯/聚偏二氯乙烯、铝/聚乙烯冷成型、聚氯乙烯/聚乙烯/聚偏二氯乙烯、聚酰胺/铝/聚氯乙烯冷冲压成型固体药用复合硬片等；⑤药用塑料瓶，如聚丙烯瓶、高密度聚乙烯瓶、聚酯瓶等；⑥玻璃，如钠钙玻璃、低硼硅玻璃、中硼硅玻璃、高硼硅玻璃等；⑦药用复合膜或袋，如聚酯/铝/聚乙烯、聚酯/低密度聚乙烯、双向拉伸聚丙烯/低密度聚乙烯、双向拉伸聚丙烯/真空镀铝流延聚丙烯、玻璃纸/铝/聚乙烯等材质；⑧输液瓶或袋，高温的聚丙烯（PP）或聚乙烯（PE）塑料瓶较好地改善了药品的封装质量和保质储存期，但塑料瓶输液在使用过程中仍需形成空气回路药液才能滴出，空气中的微粒、细菌仍可通过空气回路进入药液，二次污染的概率仍然较高；聚氯乙烯（PVC）软袋输液在使用过程中可以依靠自身张力压迫药液滴出，无须形成空气回路，大大降低了二次污染的概率，但PVC材料在聚合过程中为改变其性能加入了增塑剂邻苯二甲酸二（2-乙基己基）酯（DEHP），在使用时可能有微量DEHP溶出，DEHP是一种有害物质，严重危害人体健康，且PVC软袋对氧气、水蒸气的透过量较高；聚烯烃多层共挤膜（非PVC膜），具有很低的透水性、透气性及迁移性，由3层共挤膜制成，不使用黏合剂，膜的清洗、成型等均在100级洁净厂房中完成，无热原、无微粒，热稳定性好，不含DEHP，焚烧后只产生水、二氧化碳，对环境无害；⑨输液器，输液器的不同部位由不同材质组成，保护器、穿刺器、滴斗、滴管、管路、流量调节器、药液过滤器、空气过滤器、针座、软管、针柄、针管、针套、盖帽等由PE、PVC、不锈钢、PP、丙烯腈-苯乙烯-丁二烯共聚物（ABS）、天然橡胶等不同材质组成，对经过的药物影响也不同。传统输液器软管以PVC为原料制作（含DEHP），临床仍然广泛应用。目前高性能聚烯烃热塑弹性体（TPE）被认为是制作一次性输液器更安全、更高性能的材料，且有不含DEHP的TPE品种（如TPE-A），正在全国推广使用。⑩一次性注射器：由PE或PP材质组成。

**3. 药物辅料和载体**　着色剂、抛射剂、防腐剂、干燥剂、增溶剂、助溶剂、润滑剂、各类赋形剂和药物载体等，本身可能致敏或有毒性、副作用。注射剂辅料可能引起溶血等不良反应，或者可能影响药物作用或与药物发生相互作用，导致不良事件。

**4. 药品剂型**　不同剂型直接影响药品贮存中的质量风险、体内过程、用药方式导致的风险程度等。

**5. 药理作用特点**　药理作用为药物本身固有的属性，药理作用机制、在不同人群或个体（种族、性别、年龄、基因型、病理状态、妊娠哺乳等特殊生理状态、营养状态）的体内过程、不良反应、相互作用等不同方面均存在安全风险，具有复杂性和可预见性。

### （二）环境与配置

（1）环境、设施、信息系统是否达到药品贮存的安全性、发放的准确性等要求，自动化设备、信息系统差错率的高低，都是药品管理的基础保障。

（2）人员配置数量是否充足，其专业技术及管理水平均可影响用药安全。

（3）药品储存、运输的规范性，特别需要重视的是冷链药品在病人家庭中贮存不当导致的用药安全风险。

### （三）药物使用相关专业人员行为

主要指医疗人员认知缺陷或不严谨造成的处方差错、调剂错误等。例如无适应症用药、用法用量不适宜、溶媒选择不当、发生配伍禁忌、用药人群不适宜、误用、滥用、疗程不当、联合用药不当、减药、停药或变更用药方案不当、超说明书用药等。

值得注意的是，大多数致死或造成严重伤害的事件是由少数特定药物引起的，这些与药品相关的用药错误可能不常见，但一旦发生则后果非常严重，此类药品即高警示药品，其在临床应用中应加强管理，尤其应重视规范使用，避免产生不良后果。

### （四）病人行为

病人用药依从性不高、医药知识知晓率低，造成用药随意性大，如药品贮存方法、使用中注意事项、停药等环节均易出现问题，甚至自行用药，不经医生同意更换治疗方案、重复用药，造成用药安全隐患。此外，家庭药箱中过期药品处置不当也易导致不良事件。这类风险的特点是不易掌控，发生问题后原因难以追溯。

## 三、临床用药风险管理体系及内容

### （一）药品风险管理体系

**1. 组织与监督** 药事管理与药物治疗学委员会是医疗机构药事管理的最高机构，下设小组进行具体分工管理，社会药房也应成立相关管理组织进行合理用药和风险管控。完善的用药风险管理体系包括监测、报告、评价及防范等多个环节。

**2. 制度建设** 制定医疗机构各项药事管理制度，如《国家基本药物目录》和处方集的制定、高警示药品管理制度、药物不良反应/事件监测制度、合理用药监管及预警制度等。

**3. 技术规范制定** 建立技术标准、标准操作规程，确定管理要点和风险点等。

### （二）药品风险管理具体内容

**1. 存储与流通管理**

（1）建立专用区域和货位标识、药品标签及警示语。

（2）特殊管理药品、高警示药品专柜或专区存放，专人管理。

（3）严格账物管理，确定适合的存储量，流动数据可追溯。

（4）严格货位管理，不同用药途径、不同药理作用的药品，相似药品分开存放。

（5）严格效期管理，设立效期报警。

（6）对存贮环境的温湿度、光照进行监控，特别注意冷链药品和需避光药品的贮存。

**2. 使用管理** 建立风险防范策略，保证使用规范。尤其要加强多岗位、多学科协作，实现信息共享。

（1）医生开具高警示药品处方须严格适应症、适用人群、用法用量，配伍用药合理。

（2）调剂药师认真履行“四查十对”，规范调配该类药品。

（3）复核药师发药时提供病人教育与咨询服务，交代注意事项，根据需要建立随访。

（4）临床药师关注高警示药品的临床应用，必要时进行药学监护和重点监测。

（5）护理人员严格“三查七对”，遵医嘱配制、发放药品，交代用药细节。

（6）需特别关注的情况　①特殊用药人群，如婴幼儿、老年人、孕妇、哺乳期妇女、肝肾功能障碍者、特殊疾病或患多种疾病的病人和特殊作业人员等；②特殊给药途径，如静脉给药、鞘内注射等；③“超说明书用法”须严格掌握，按规定的准入程序操作；④注意关注不良事件报道较多或本医疗机构内曾发生用药不良事件的品种。

**3. 信息化管理**　网络信息系统的规范化工作与数据共享，充分利用信息化管理手段对高警示药品进行标识、风险提示和实时监控。

**4. 硬件设施配置**　存储空间布局科学合理，转运设施满足条件要求，优化工作环境，配置智能微量输液泵、自动摆药装置、防护用具及非PVC材质输液器具的使用等。

**5. 培训与考核**　严格培训和继续教育制度，建立药品安全使用和管理考核机制，处方权及调剂权须经考核授予。

**6. 宣传教育**　对医疗专业技术人员和管理人员，以及病人、家属和公众进行宣传教育，使他们认识药品安全使用的重要性，加强病人用药依从性。

**7. 持续改进**　定期总结药品不良事件发生规律，进行风险因素分析和风险评估，修订制度和操作规程，及时反馈，加强沟通，共同改进。

## 第二节　常见药源性机体损害

药物使用导致的系统损伤和不良作用是临床用药的风险点，具有可预见性，使用中应密切观察，注意防范，存在禁忌症的情况下避免使用，或采取必要措施避免或减轻不良反应。部分药物使用后导致的一些现象，可能导致不良体验或干扰临床判断，专业人员应掌握并防止判断失误，且提供正确的解释。

### 一、致排尿困难的药物

**1. 抗菌药**　包括阿莫西林、氨苄西林、头孢唑林、阿米卡星、林可霉素、环丙沙星、复方磺胺甲噁唑等。

**2. 抗精神病药**　氯丙嗪、奋乃静、氟哌啶醇等。

**3. 抗抑郁药**　丙咪嗪、多虑平、阿米替林、氯米帕明等，可引起尿闭症。

**4. 平喘药**　氨茶碱、茶碱、麻黄素和奥西那林等，可导致排尿困难。

**5. 心血管系统用药**　普萘洛尔、硝苯地平、维拉帕米、卡维洛尔、丙吡胺，可抑制膀胱肌收缩而引起尿潴留；此外，降压药乌拉地尔可引起尿频、尿失禁。

**6. 胃肠解痉药**　颠茄、阿托品、东莨菪碱、山莨菪碱等，使膀胱逼尿肌松弛而造成尿闭症。

**7. 强效利尿药**　呋塞米、依他尼酸等，可引起电解质平衡失调，进而导致尿潴留。

**8. 抗组胺药**　异丙嗪、赛庚啶、氯苯那敏、苯茚胺、美喹他嗪等，均会加重排尿困难。

**9. 抗滴虫药**　甲硝唑、替硝唑等。

老年人，特别是有前列腺增生等问题的排尿不畅的病人尽量避免使用这类药品。

## 二、引起便秘的药物

药物引起便秘的原因主要有以下几方面：抑制肠蠕动，使粪便在肠中停留过久；抑制肠腔黏液分泌；抑制肠神经及排便中枢，抑制排便反射；肠道中不能吸收的物质与药物反应，生成不溶性的固体，形成坚硬的粪便。容易引起便秘的药物包括以下几类。

1. 抗酸剂　如盖胃平、碳酸氢钠片、氢氧化铝等。

2. 胃黏膜保护剂　如胶体铋、硫糖铝等。

3. $H_2$受体拮抗药　如西咪替丁、雷尼替丁、法莫替丁、质子泵抑制药等。

4. 抗胆碱药　如阿托品、普鲁本辛、颠茄片等。

5. 抗过敏药　如苯海拉明、氯丙吡胺、高氯环嗪等。

6. 他汀类降脂药　如辛伐他汀、洛伐他汀等。

7. 降压药　如硝苯地平、维拉帕米、可乐定等。

8. 消炎镇痛药　如布洛芬、萘普生、卡洛芬、吲哚美辛等。

9. 阿片类药　如可待因、复方甘草片等。

10. 抗精神病药　如氯丙嗪、奋乃静、氟奋乃静、地西泮、艾司唑仑、沙普唑仑等。

11. 其他　如补钙、补铁的药物以及化疗药等。

如果服用以上药物的病人出现便秘症状，一方面要注意生活调理，多饮水，增加蔬菜、瓜果摄入，同时要咨询医生、药师，调整有关药物剂量，或服用缓解便秘的药物，必要时改用其他药物。

## 三、可致脱发的药物

除抗肿瘤药外，还有一些药物可引起脱发。

1. 口服避孕药　初服避孕药时，可能就会发生轻度脱发，也可发生于停药后。此外，该类药品可使体内的雌激素维持在较高水平，如果突然中断用药，雌激素水平下降，使大量的毛囊进入休止期，从而导致休止期脱发。注意休息，通过身体自身的调节，可以很快恢复正常。

2. 神经系统用药　部分长期使用碳酸锂的病人会发生脱发，可能与碳酸锂诱导的甲状腺功能减退有关；左旋多巴、麦角胺、溴隐亭、普拉克索、培高利特等，更易使女性病人出现脱发；丙戊酸钠常会引起剂量依赖性脱发；氟西汀可引起休止期脱发，通常在治疗开始后的数月内发生，也有超过1年才出现脱发；氯氮平、卡马西平也可引起脱发。

3. 免疫调节药　他克莫司、吗替麦考酚酯、来氟米特、干扰素等。

4. 抗感染药　头孢唑林、林可霉素、庆大霉素、核糖霉素、利福平、更昔洛韦。

5. 心血管系统用药　普萘洛尔、卡托普利、维拉帕米。

6. 消化系统用药　西咪替丁、雷尼替丁、多潘立酮等。

7. 抗凝血药　香豆素、肝素类，如果这两类药物合用，则脱发的发生率会增高。

8. 维生素类　大剂量的维生素A可导致脱发，同时服用维生素E，可使维生素A的毒性增强，导致脱发加剧；阿维A酯和异维A酸也可引起明显的脱发。

9. **其他**　如抗痛风药秋水仙碱及解热镇痛药金诺芬均可能导致脱发。

## 四、可致痤疮的药物

1. **卤素化合物**　如碘仿、溴化钾等，可引起职业性青春痘样皮疹，多发生在长期与这些化合物接触的人员。其中碘剂形成深红色的痤疮，而溴剂的痤疮色淡，且这种痤疮会转化成肉芽肿和溃疡。

2. **激素类药物**　皮质类固醇激素类，如醋酸可的松、泼尼松、氢化可的松、泼尼松龙、醋酸地塞米松及倍他米松等，久用后可引发“青春痘样皮疹”，主要在面部、胸部和后背上部等处，一般停药后可自然消退；雄激素类药物，如十一酸睾酮、多庚睾酮等；避孕药，如炔诺酮等；也可引起痤疮。

3. **抗癫痫类药物**　如苯妥英钠、苯巴比妥和三甲双酮等，可促进体内皮脂腺的过度分泌，久用后面部将出现痤疮。

4. **抗癌药**　也能引起肤色变化，如马利兰可使肤色变成棕红，博莱霉素可产生黑色素堆积等，特别易沉积于皮肤娇嫩的面部，类似于青春痘。停药后大多可在几个月内消退，有的可能成为持久性。

5. **抗结核药**　如异烟肼和对氨基水杨酸钠等，久用后可诱发药源性痤疮。

6. **免疫抑制药**　如环孢素等可引起痤疮。

建议痤疮病人尽量避免使用这些药物。

## 五、可致声音嘶哑的药物

1. **性激素**　女性使用雄激素或蛋白同化激素，如甲睾酮、丙酸睾酮、苯丙酸诺龙等，使用不当或用量过大，会使女性出现男音化现象，声音低沉、粗糙、嘶哑。

2. **抗过敏药**　如异丙嗪、苯海拉明、氯苯那敏等，若用量过大或用药时间过长，会使唾液分泌减少，从而发生口干，导致声音嘶哑。

3. **抗胆碱类药**　如颠茄片、阿托品、山莨菪碱、东莨菪碱、溴丙胺太林等，抑制腺体分泌，使咽喉干燥，引起声音嘶哑。

4. **镇咳药**　咳必清、咳美芬、咳平清镇咳药具有阿托品样作用，使腺体分泌减少，产生明显的口干、音哑。

5. **肾上腺皮质激素和阿法骨化醇**　可导致声音嘶哑。

6. **部分温热性中草药**　如麻黄、桂枝、细辛、干姜、苍术、苍耳子、鹿茸、人参等，以及某些安神中药，如石决明、磁石等，服用过久会产生口咽干燥，引发声音嘶哑。

教师、播音员和歌唱演员等职业应慎用此类药物。

## 六、引起心血管系统疾病的药物

### （一）可引起血压升高的药物

1. **肾上腺皮质激素类**　可的松、氟氢可的松、泼尼松、地塞米松等，可影响水、盐的代谢，使钠离子停留在体内，导致血容量增加；同时，激素又使肾素-血管紧张素系统的活性增强，促使小血管收缩，血压升高。

2. **解热镇痛药** 吲哚美辛、吡罗昔康、美洛昔康、氯诺昔康等，可抑制前列腺素的合成，使血管收缩，水和钠潴留在体内，导致血容量增加，血压升高。

3. **减肥药** 西布曲明可抑制去甲肾上腺素、多巴胺的再摄取，游离的去甲肾上腺素等可刺激血管收缩而升高血压。有高血压病史者应慎用，血压控制不好的高血压者禁用。

4. **减轻鼻充血的药物** 麻黄碱、萘甲唑啉、羟甲唑啉、赛洛唑啉等，若过量，易发生心动过速、血压升高。注意抗感冒药的复方制剂常含有此类成分。

5. **单胺氧化酶抑制剂** 苯异丙肼、苯乙肼、异卡波肼、反苯环丙胺等，可抑制单胺氧化酶的活性，若与香蕉、牛肝、柑橘、菠萝、腊肉、红葡萄酒、啤酒等富含酪胺的食品同服，使酪胺难以水解和灭活，促进了去甲肾上腺素的释放，使血压升高。

6. **引起外周血管挛缩的药物** 静脉滴注去甲肾上腺素时漏出血管，麦角胺、多巴胺、麦角隐亭等，都可引起外周血管挛缩。

### （二）引起心律失常的药物

1. **抗心律失常药物** 如洋地黄类、奎尼丁、普鲁卡因胺、胺碘酮、普罗帕酮、维拉帕米、利多卡因、双异丙吡胺、美西律及苯妥英钠等。

2. **其他药物** 血管扩张药（普尼拉明、利多氟嗪、米诺地尔、苄普地尔等），抗精神病药（氯丙嗪、硫利达嗪、马普替林、多塞平、阿米替林等），抗肿瘤药（环磷酰胺、阿霉素、长春新碱等），拟交感胺类药（肾上腺素、去甲肾上腺素、异丙肾上腺素、多巴胺、麻黄碱等），三环类及四环类抗抑郁药、β受体阻滞药，以及呋塞米、阿托品、卡马西平、氯喹、水合氯醛、西咪替丁、左旋多巴、地塞米松、泼尼松、氟烷、头孢噻吩等。

### （三）引起心功能抑制的药物

β肾上腺素能受体阻滞药、拟交感胺类药、奎尼丁、普鲁卡因胺、利多卡因、美西律、洋地黄、金刚烷胺、氟苯丙胺、氯喹以及含枸橼酸盐的药物。

### （四）引起心肌病的药物

抗肿瘤药、三环及四环类抗抑郁药、乙醇、依米丁、拟交感胺类药、锂盐、磺胺和苯茚二酮等。

### （五）引起心肌缺血的药物

吲哚美辛、垂体后叶素、二甲麦角新碱、硝酸甘油、硝苯地平、地尔硫䓬、维拉帕米、普萘洛尔、双嘧达莫、肼屈嗪、米诺地尔、二氮嗪、酚妥拉明、罂粟碱、普尼拉明、硝普钠、乙胺香豆素、苯肾上腺素、肾上腺素、麻黄素、苯丙胺、异丙肾上腺素、多巴胺、多巴酚丁胺、长春新碱、避孕药、甲状腺素等。

### （六）引起心包炎的药物

二甲麦角新碱。

## 七、可致眼毒性的药物

（1）抗癫痫药三甲双酮，用药后常会引起亮光下的视力模糊，把一切物体均看成是白色的“昼盲”。

（2）抗结核药链霉素、乙胺丁醇，可致眼球后视神经炎、视网膜炎及视神经萎缩，其发生率与剂量的大小有关，长期用药者可出现视敏感度降低、辨色力受损、视野缩小、视觉暗点，严重者可失明。

（3）氯霉素长期服用可引起眼球后视神经炎；局部应用可引起结膜炎、眼睑粘连、角膜斑痕。

（4）抗心律失常药胺碘酮，长期服用可使角膜色素沉着，引发角膜病，表现为畏光、流泪、视物昏花。

（5）抗胆碱药阿托品、颠茄、东莨菪碱、山莨菪碱等，均有不同程度的散瞳、升高眼内压的作用，引起视物模糊和视野改变。

（6）解热镇痛药阿司匹林、吲哚美辛、布洛芬，长期大剂量服用可使血液中凝血酶原减少而引起视网膜或玻璃体出血，可致视力减退，视力模糊、视网膜病变、角膜基质浑浊严重者长期不能恢复。

（7）抗疟药奎宁，可引起视网膜炎、视神经损害、视野缩小、视力丧失，急性中毒时可使视力完全丧失、视力减退，在医学上称为“黑矇”。

## 八、可致神经毒性的药物

（1）抗生素　大剂量青霉素、氨苄西林、头孢菌素类、碳青霉烯类，用药剂量过大或静脉滴注速度过快时，可对大脑皮质直接产生刺激，出现肌痉挛、惊厥、癫痫、昏迷等严重反应，一般于用药后24～72小时内出现；鞘内注射青霉素G、链霉素可引起脑膜刺激征或神经根的刺激症状；多黏菌素B、杆菌肽、两性霉素B可对脑膜及神经根产生直接刺激作用。

（2）抗结核药　异烟肼用后偶见有步态不稳或针刺麻木感、手足疼痛；大剂量可致周围神经炎和中枢神经系统紊乱、四肢感觉异常、精神病、昏迷、抽搐和视神经炎。

（3）抗疟药　氯喹服后可出现激动不安、精神失常、人格改变、抑郁等。

（4）抗肿瘤药　卡铂可致周围神经毒性，引起指或趾麻木或麻刺感；顺铂可致周围神经损伤，表现为运动失调、肌痛、上下肢感觉异常等，亦可出现癫痫、球后视神经炎等，其严重程度随剂量的增加而加剧，也与年龄有关，震动感觉减退是神经毒性发生的最早表现。

第十一章

## 九、可致血液系统异常的药物

### 1. 可致贫血的药物

（1）氯霉素可引起三种贫血：红细胞生成抑制所致的贫血为可逆性贫血，与用药剂量有关，为毒性反应所致；再生障碍性贫血，其发病与氯霉素剂量无关，可能与过敏机制有关；溶血性贫血，由于红细胞内缺乏葡萄糖-6-磷酸脱氢酶所致。

（2）两性霉素B可与细胞膜上的固醇结合，使细胞膜的通透性改变而发生溶血。

（3）青霉素类及头孢菌素类偶可引起溶血性贫血。

2. 可致粒细胞减少的药物

（1）氯霉素、新生霉素、庆大霉素、四环素、青霉素与半合成青霉素类、头孢菌素类、氧氟沙星、甲硝唑、替硝唑及抗肿瘤药等可导致粒细胞减少。

（2）更昔洛韦毒性较大，可抑制骨髓，出现中性粒细胞减少症，主要发生在治疗早期。

3. 可致血小板减少的药物　氯霉素、头孢菌素、青霉素类，两性霉素B、更昔洛韦可引起血小板减少。

4. 可致凝血机制异常与诱发出血的药物　除抗血小板药及抗凝血药外，大剂量青霉素类（青霉素、羧苄西林等），头孢菌素中头孢孟多、头孢哌酮、头孢噻肟、拉氧头孢、头孢匹胺等也可导致出血。

## 十、可致肝、肾毒性的药物

肝脏是药物代谢的主要器官，因此药物的肝损伤较常见，如出现黄疸、氨基转移酶升高、胆汁淤积，甚至肝衰竭等表现，临床用药要予以注意，特别是儿童、老年人等特殊人群，肝代谢功能本身弱于成年人，用药品种和剂量的选择要严谨。

肾脏是排泄药物的主要器官，极易受到某些药物的作用而出现毒性反应。轻者可引起肾小球、肾小管损伤，临床可见蛋白尿、管型尿、血肌酐、尿素氮值升高，重者可引起少尿、无尿或肾衰竭。

肝、肾损害涉及药物较多，也有较大个体差异，在此不一一列举。

## 十一、可致耳毒性的药物

（1）氨基糖苷类抗生素　以对第8对脑神经损害为主要不良反应，其中双氢链霉素、卡那霉素、新霉素和阿米卡星以耳蜗损害为主，链霉素、妥布霉素及庆大霉素以前庭功能损害为主，或耳蜗损害二者兼有之。尤其对新生儿更甚，若与红霉素、利尿药合用，对耳毒性更强。

（2）糖肽类抗生素　万古霉素和去甲万古霉素可诱发耳毒性，轻者耳鸣，重者耳聋。

（3）免疫抑制药　环孢素等可引起耳鸣、听觉丧失。

（4）阿法骨化醇　可致耳鸣、老年性耳聋。

（5）利尿药　呋塞米、依他尼酸、天尼酸等可诱发耳鸣或听力减退，若与两性霉素、头孢菌素、庆大霉素、卡那霉素、妥布霉素联合应用，可使耳毒性增加。与抗组胺药合用，容易出现耳鸣、头晕、眩晕等。

（6）钙通道阻滞药　尼伐地平等可致耳鸣。

（7）抗结核药　卷曲霉素等连续用药2～4个月时可出现耳鸣、听力减退、耳饱满感、步态不稳、眩晕，严重者可引起耳聋。

（8）氯喹　大剂量可致耳鸣或神经性耳聋，常在应用几周后出现，多为不能恢复的耳聋。

（9）抗肿瘤药　卡铂可诱发高频率的听觉丧失，偶见耳鸣；顺铂可导致耳鸣、听力减退、听力丧失、眩晕和（或）呈不稳状态。

（10）吡罗昔康　可致耳鸣，甚至永久性耳聋。

## 十二、可致光敏反应的药物

### （一）光敏反应的概念

药物的光敏反应是指使用药物后，由于暴露于紫外线所产生的皮肤不良反应。根据发生机制，可分为光毒性反应和光变态反应。光毒性反应系指药物吸收的紫外光能量转化为单线态氧、超氧离子等高反应性物质在皮肤中释放，从而导致炎症介质及细胞因子产生和释放，而使皮肤损伤，临床大多表现为过度晒伤样反应；光变态反应属迟发性变态反应，系指药物吸收光能后呈激活态，并以半抗原的形式与皮肤中的蛋白质结合，形成药物-蛋白质结合物，经表皮的朗格汉斯细胞传递给免疫活性细胞，而引起的变态反应。临床表现与Ⅳ型变态反应类似，发生于少数过敏体质的人。两者区别：光毒性反应发病率高，光变态反应发生率低；致光毒性反应所需药物剂量大，致光敏反应所需药物剂量小；光毒性反应首次接触药物即可发生，而光敏反应首次接触药物不能发生；一般光毒性反应用药几小时内即可发生，而光敏反应需要2日左右的潜伏期；光毒性反应的发生限于暴露于光照的部位，光敏反应不限于暴露于光照的部位；光毒反应无免疫介导，光敏反应有免疫介导。药物致光敏反应的主要表现：在光照皮肤处出现红斑、水肿，同时伴瘙痒、灼痛或出现色素沉着，重者可有水疱，水疱溃破后可形成溃疡或糜烂，甚至有发热、头晕、精神萎靡等全身症状。

### （二）用药注意事项

用药前应了解是否有光敏反应史，敏感体质者服药后应采取遮光措施（避免强光照射、穿防护服、涂敷防护膏）或变换给药时间（如睡前给药）。如果服药后晒太阳而出现过敏，需在皮肤最初出现麻刺感或红斑时，立即躲避阳光，用冷水湿敷红肿发热部位。对已发生光敏反应的病人，在症状未消失时及症状消失后5日内，仍不能接受太阳光或紫外线照射，以免再次发生。服药期间最好少吃香菜、芹菜、油菜、芥菜、黄泥螺、无花果等富含光敏性物质的食物，它们能增强皮肤对紫外线的敏感性，增大过敏风险。如出现光毒性反应或皮肤损伤，应立即停用药物，并去皮肤科就诊，不要自作主张乱用药，以免延误病情。

### （三）致光敏反应的药物品种

1. 抗菌药

（1）喹诺酮类　服药后，由光激发而致皮肤细胞的损伤表现为红斑、水肿、疼痛、脱屑、脱皮、皮疹、水疱和色素沉积，严重者可能灼伤，产生光敏反应的原因与阳光照射和自身的敏感性有关，药物氧化生成活性氧，激活皮肤成纤维细胞中的蛋白激酶C和酪氨酸激酶，两种酶又激活环氧化酶，促使前列腺素合成，引起皮肤炎症。其中以司帕沙星、氟罗沙星、克林沙星的反应最为严重。

（2）四环素类　该类药物引起的光敏反应类似于轻至重度烧伤，如金霉素、土霉素、盐酸美他环素、米诺环素等。以去甲金霉素的光敏反应发生率较高，多西环素产生单线态氧能力最强。

（3）其他　磺胺类的复方磺胺甲噁唑和磺胺嘧啶（光毒性的产生与自由基生成有关），抗真菌药（如灰黄霉素、酮康唑、伊曲康唑），抗结核药（如吡嗪酰胺、对氨基水杨酸钠），氨基糖苷类（如链霉素、卡那霉素、庆大霉素），以及氯霉素均可引起光敏反应。

2. **非甾体抗炎药** 双氯芬酸钠、布洛芬、罗非昔布、保泰松、萘普生、吡罗昔康、萘丁美酮、吲哚美辛等。以布洛芬和舒林酸的光敏反应报道较少。

3. **心血管用药** 胺碘酮的光毒性为蓝灰色皮肤色素沉着、金褐色色素沉着、皮疹、眼部不适、晶状体浑浊及黄斑。奎宁、奎尼丁及硝苯地平等也可导致光敏反应。

4. **抗抑郁药和吩噻嗪类抗精神病药** 包括氯丙嗪、丙氯拉嗪、奋乃静、三氟拉嗪、甲硫哒嗪、丙咪嗪、地昔帕明等。长期使用该类药可见病人身体光照部位出现灰蓝或紫色色素沉着。

5. **利尿药** 氢氯噻嗪、呋塞米、氨苯蝶啶等所致光敏反应的皮肤损害形态多种多样，可表现为红斑、皮炎、红斑狼疮样反应等。

6. **降脂药** 如非诺贝特、阿托伐他汀、苯扎贝特、吉非罗齐、辛伐他汀等。非诺贝特光毒性最强，其光毒性与给药剂量和光照强度相关；阿托伐他汀可造成光照性红斑及水肿。

7. **抗疟药** 如氯喹、伯氨喹、羟氯喹等。

8. **其他** 抗纤维化药物吡非尼酮，降糖药格列本脲、格列吡嗪，抗肿瘤药如柔红霉素、甲氨蝶呤、长春新碱，抗过敏药氯苯那敏、苯海拉明，镇静催眠药氯氮䓬，维A酸类药物，尤其是含雌激素、孕激素的口服避孕药等，对光较敏感，服用后易出现光敏性皮炎。

9. **中药** 引起光敏反应的主要药物有沙参、白芷、白鲜皮、仙鹤草、防风、荆芥、连翘、竹黄、前胡、三九胃泰、补骨脂素、雷公藤多苷、珍菊降压片、复方罗布麻片、马齿苋、紫云英等。

## 十三、可致牙齿损害的药物

1. **四环素类** 包括四环素、土霉素、地美环素、胍甲环素、多西环素、米诺环素、美他环素，可使胎儿和幼儿的骨骼生长受到抑制，对新生儿与婴儿尤甚。另外，妊娠妇女用药可使胎儿牙齿黄染，药物沉着于胚胎和骨骼中；学龄前儿童用药可致牙齿变色黄染，易于发生龋齿。其中以多西环素所致的反应较轻。

2. **哮喘吸入剂** β受体激动药沙丁胺醇和特布他林等含有的酸性成分可能腐蚀牙齿。哮喘病人使用的该类药分为气雾剂和粉剂，粉剂更容易残留在口腔内，使牙齿受到腐蚀，变成棕黄色，造成牙齿龋坏。因此使用吸入剂后应该及时漱口，并用刷牙等方式清洁牙齿。

3. **抗过敏药** 氯苯那敏、异丙嗪等有抗组胺作用，导致唾液腺分泌唾液减少，可能进一步引发牙周疾病，严重时可能出现牙齿松动甚至脱落。嚼无糖口香糖、多喝水是有益的。

4. **钙通道阻滞药类降压药** 如硝苯地平、氨氯地平、尼群地平、维拉帕米等，连用2个月就会导致牙龈增生。在使用药物前应该治疗好牙龈炎，也可以用0.2%氯已定漱口。正在服药的病人，要加强口腔保健和清洁，不要刺激和损伤牙龈组织，注意预防牙周病。应定期去医院检查、治疗口腔疾病。

5. **抗骨质疏松药** 双膦酸盐影响颌骨的血液供应，长期服用可能引起颌骨感染甚至坏死。服用此类药物者有1%～6%会发生骨痛、牙龈肿痛和牙齿松动等不适。服用该类药要注意保持口腔卫生，发现问题及时就医，在看医生前不要擅自停药。

6. **孕酮含量高的避孕药** 易引发牙龈炎症和出血。用此类药期间可用漱口水清洁口腔，或者遵医嘱换用其他孕酮含量较低的药物。

7．**抗抑郁药**　同抗过敏药，此类药物可以抑制唾液腺分泌，导致口干，引发牙周疾病。选择性5-羟色胺再摄取抑制药类如西酞普兰等，可引起牙龈出血。

8．**抗癫痫药**　如苯妥英钠、扑米酮、苯巴比妥等，长期服用会导致牙龈增生，多发于青年和儿童病人。

9．**免疫抑制药**　如环孢素，长期使用会损伤牙龈。

## 十四、可诱发二重感染的药物

二重感染（superinfection）又称重复感染，系指在一种感染的过程中又发生另一种微生物感染。诱发二重感染的原因有：①抗感染治疗时间过长；②滥用强效、广谱抗生素；③治疗剂量过大；④老年人、胃肠功能较弱者，肠道菌群易出现不平衡；⑤抗感染过程中没有监护口腔、胃肠功能的改变（舌苔、大便的次数、色泽、黏稠度等）。使用广谱抗生素时较易发生的二重感染有：难辨梭状芽孢杆菌肠炎、真菌性肠炎、口腔真菌感染、白色念珠菌阴道炎等。长期使用抗菌药物、肾上腺皮质激素、抗肿瘤药物等可诱发二重感染。广谱抗菌药物均有导致二重感染的可能性，其中喹诺酮类、第2～4代头孢菌素类、广谱青霉素类、红霉素类、四环素类、氯霉素、林可霉素等发生率较高。

## 十五、易造成血糖波动的药物

1．**可使血糖增高的药物**　噻嗪类利尿药、糖皮质激素、醛固酮、肾上腺素、去甲肾上腺素、女性避孕药、吲哚美辛、氯丙嗪、苯妥英钠和生长激素等。

2．**可使血糖下降的药物**　对氨基水杨酸、异烟肼、单胺氧化酶抑制剂、抗甲状腺药、水杨酸、丙磺舒等。

3．**β受体阻滞药**　如普萘洛尔等，不影响正常人的血糖水平，也不影响胰岛素的降血糖作用，但能延缓使用胰岛素后血糖水平的恢复，这可能由于其拮抗了低血糖，促进了儿茶酚胺释放所致的糖原分解。需注意用胰岛素的糖尿病病人加用β受体阻滞药时，其β受体阻滞作用往往会掩盖低血糖症状，如心悸等，从而延误了低血糖的及时发现。

为排除药物对葡萄糖负荷试验（OGTT）结果的影响，以上药物在检查前应停药3日以上。

# 第三节　其他临床用药风险及注意事项

## 一、药物交叉过敏

交叉过敏的机制是一种药物因与另一种过敏药物结构相似，或结构中含有相似基团，进入体内后产生相同的抗原决定簇，发生抗原、抗体结合反应，也就是所谓的过敏反应。交叉过敏反应的发生，取决于是否有相同或相似的基团。

### （一）抗菌药类

（1）β-内酰胺类所有青霉素类（包括半合成或合成青霉素类）和含酶抑制剂的复方制剂均存在交叉过敏。几乎所有的头孢菌素、头霉素、氧头孢烯类存在交叉过敏。对青霉素类过敏者，有较大概率对头孢菌素类过敏。

（2）所有氨基糖苷类抗生素之间均存在交叉过敏。需要注意的是，对氨基糖苷类过敏者，也可能对万古霉素过敏，其机制可能是糖肽结构与氨基糖苷类类似。

（3）氟喹诺酮类抗菌药之间均存在交叉过敏。

（4）大环内酯类抗生素之间均存在交叉过敏。

（5）硝基咪唑类之间均存在交叉过敏，或与其他吡咯类药物之间存在交叉过敏，如氟康唑、酮康唑、伊曲康唑、咪康唑和益康唑、乙酰胺、吡咯烷酮等。

### （二）心血管系统用药

二氢吡啶类钙拮抗药间存在交叉过敏，该类药说明书中将“对二氢吡啶类药物过敏者”列为禁忌症，包括氨氯地平、硝苯地平、非洛地平、尼群地平、尼莫地平等。

### （三）非甾体抗炎药

阿司匹林、对乙酰氨基酚、二氟尼柳、双氯芬酸钠、吲哚美辛、洛索洛芬钠、美洛昔康、塞来昔布、帕瑞昔布、依托考昔等之间，存在交叉过敏。

### （四）抗精神病药

异丙嗪、氯丙嗪、奋乃静、三氟拉嗪等吩噻嗪类抗精神病药物之间存在交叉过敏。

### （五）其他药物

上述交叉过敏的药物一般具有相同的药理作用，因此在临床上比较容易分辨，但还有一些交叉过敏发生在药理作用不同的两个药物间，具有一定的“隐蔽性”，需要注意。

（1）甲氧氯普胺为有机合成的普鲁卡因胺衍生物，与普鲁卡因有相同结构，与普鲁卡因存在交叉过敏。

（2）青霉胺是青霉素的代谢产物，可通过水解青霉素制备。临床上主治风湿性关节炎、慢性活动性肝炎以及某些自身免疫性疾病，与青霉素类有交叉过敏，青霉素过敏者禁用。

（3）他克莫司是一种二十三元大环内酯类免疫抑制药，在器官移植和自身免疫系统疾病方面疗效显著。其结构与大环内酯类抗生素类似，存在交叉过敏。

（4）碘过敏主要指对含碘造影剂过敏，可能与有机碘的过敏反应有关，这类反应同样可发生在一些含碘的药物，这类药物包括胺碘酮、西地碘片，含碘类消毒剂（碘酒）也可能发生过敏。

（5）氨苯砜对砜类、呋塞米、噻嗪类利尿药、磺酰脲类、碳酸酐酶抑制剂或其他磺胺药过敏的病人有交叉过敏反应。

（6）磺胺类间存在交叉过敏。另有大量非抗菌药类含磺胺结构药物，也会产生交叉过敏。这类药物包括磺脲类口服降糖药甲苯磺丁脲、格列美脲、格列本脲、格列齐特、格列吡嗪、格列喹酮等；COX-2抑制药塞来昔布、尼美舒利；含袢利尿药布美他尼、呋塞米、托拉塞米、噻嗪类利尿药如氢氯噻嗪及利尿类降压药吲达帕胺；抗心律失常药，如索他洛尔等。

## 二、用药期间不能骤停

### （一）心血管系统用药

1. 抗心绞痛药　如硝酸异山梨酯、β受体阻滞药等，若随意中断，易导致心绞痛发作，甚者引起心肌梗死。阿替洛尔的临床效应与血药浓度可不完全平行，剂量调节以临床效应为准，停药过程至少3日，常达2周，如有撤药症状，如心绞痛发作，则暂时再给药，待稳定后渐停用。

**2. 降压药**　突然停用降压药可乐安、甲基多巴，会造成血压在短期内重新上升，甚至超过治疗前，出现头痛、头晕、眩晕、呕吐、视力模糊等高血压危象，严重者可导致脑出血死亡。

**3. 抗心律失常药**　如奎尼丁、利卡多因，骤停可导致严重的心律失常，甚至诱发心房纤颤。

### （二）肾上腺皮质激素类药物

长期应用泼尼松、地塞米松等肾上腺皮质激素类药物，会使病人肾上腺皮质功能下降，皮质激素分泌功能受到抑制。如果突然停药，可出现两种病理情况。

（1）医源性肾上腺皮质功能减退　大多数病人停药后，在感染、创伤、手术等诱因下，可突然出现头晕、恶心、呕吐、休克及低血糖昏迷等症状。

（2）皮质激素停药综合征　①停药过于突然，体内的皮质激素浓度突然下降，临床可表现腓肠肌及股部等肌肉疼痛，且可伴有肌肉僵硬现象，膝及踝部等关节疼痛，全身无力，情绪消沉，发热、恶心、呕吐等。②停药复发：有些反复发作的需使用激素治疗的疾病，如慢性湿疹、系统性红斑狼疮，由于多次或长期使用皮质激素（包括外用制剂）来缓解症状，停药后产生不适感或恐惧，并认为疾病的复发与停药有关。③反跳现象：使用激素治疗后，症状可完全控制或缓解，突然停药或减量，即见原发病复发或者恶化，还会产生肾上腺皮质危象，主要表现为厌食、恶心、呕吐、乏力、疲倦等，甚至发生休克、死亡。

### （三）精神神经系统用药

**1. 抗癫痫药**　若骤然停药，会导致癫痫频繁发作，甚至出现癫痫持续状态。在用药过程中如需改用其他药物治疗，原用药也不可骤停，要与新药同时服用一段时间后再逐步减量。例如，丙戊酸钠如果突然停药，出现伴有缺氧和生命威胁的癫痫持续状态的可能性很大。在以前已接受其他抗癫痫药物治疗的病人，用丙戊酸钠缓释片需逐渐进行加量，在2周内达到最佳剂量，其他治疗药物逐渐减少至停用。

**2. 镇静催眠药**　长期服用地西泮、艾司唑仑、硝西泮、水合氯醛等药物，如骤然停药，就会出现焦虑、兴奋、震颤、肌肉抽搐、头痛、胃肠功能失调、厌食、感知过敏、癫痫发作等症状。

**3. 抗精神病药**　精神分裂症病人在服药期间，尽管已有相当一段时间没有发作，但如果突然停药，则会出现精神分裂现象的急剧恶化。如氯丙嗪治疗精神分裂症，应在症状好转后逐渐减量，并在一段时间内应用维持量（每日50～100mg），以巩固疗效，预防复发。

**4. 抗抑郁药**　长期服用抗抑郁药，如丙米嗪、氟西汀、舍曲林、氟伏沙明、西酞普兰等，突然停药后，就会出现恶心、呕吐、眩晕、头痛、肌肉痛、焦虑等症状。抑郁症是一种有复发倾向的慢性疾病，如果治疗不充分，复发次数增多，不仅会增加治疗的难度，而且会花费更多的时间和费用。

### （四）降糖药

如果在血糖控制正常后就立即停用降糖药物，可使血糖浓度急剧上升，病情恶化。特别是平时应用胰岛素治疗的病人，治疗显效后如果突然停用胰岛素，可发生酮症酸中毒，乃至昏迷。

### （五）抗感染药

1. 抗结核药　目前采取短程疗法强化用药9个月，甚至在症状消失后还要继续服用，以防复发。如果停药过早，不仅复发，且会转为晚期结核和全性播散性结核，给彻底治疗带来困难。

2. 抗乙肝药　当慢性乙肝病人停止，包括拉米夫定、阿德福韦酯、恩替卡韦等抗乙肝治疗后，已有重度急性肝炎发作的报道。停止抗乙肝治疗病人的肝功能情况应从临床和实验室检查等方面严密监察，并且至少随访数月。如必要，可重新恢复抗乙肝病毒的治疗。例如，拉米夫定在服药期间HBV被强力地抑制，病情会很大程度上好转，但是突然停药，HBV立即就被“解放”了，可能很快造成肝损伤，甚至比原来还要加重，即“拉米夫定停药后肝炎”。与此同时，病人的氨基转移酶会上升，可能达到正常上限的3～10倍，出现黄疸，胆红素超过正常值2倍，乙肝病毒DNA由阴转阳，严重者还可能发生肝衰竭甚至死亡。

### （六）口服长效避孕药

这类药物也不可突然停药，若想停药时，应在月经周期第5日起服短效避孕药，连续3个月，作为停用长效避孕药的过渡。服药后3～4小时内如出现呕吐，则相当于漏服，应立刻按照所服药品说明书上的要求来补救。

## 三、可造成的生理现象改变

服药导致的生理正常状态改变，但对身体没有伤害，这类药物在用药前应对病人进行交代，并与病理状态加以区别。

### （一）可致口腔金属味的药物

1. 抗菌药　甲硝唑、替硝唑、磷霉素等。

2. 降糖药　格列美脲、二甲双胍、苯乙双胍、瑞格列奈等。

3. 抗心律失常药　恩卡尼。

4. 血管紧张素转换酶抑制剂　卡托普利（可使味觉丧失）、雷米普利、福辛普利等。

5. 保肝药　硫普罗宁，结构中含有巯基，有硫的臭气，服后可能出现味觉障碍，口腔中有金属味。

6. 抗痛风药　别嘌醇等。

### （二）引起大便颜色改变的药物

1. 使大便变白的药物　抗酸剂氢氧化铝等。

2. 使大便变黄色或绿色的药物　蒽醌类（大黄等）、吲哚美辛。

3. 使大便变粉红至红色的药物　华法林、保泰松、羟基保泰松、水杨酸类、利福平、恩波维胺。

4. 使大便变黑的药物　铋制剂，如枸橼酸铋钾、碱式硝酸铋、胶体果胶铋、胶体（态）酒石酸铋钾、铝酸铋；亚铁盐，如硫酸亚铁、富马酸亚铁、枸橼酸铁铵、乳酸亚铁等；用于吸附解毒止泻的药用炭。

5．使大便变泥土状、灰色的药物　钡剂。

以上药物使大便变色，属于正常现象，不影响继续用药。有些药物对胃肠道有刺激性，如阿司匹林、保泰松、羟基保泰松、华法林等，若长期服用，可造成消化道出血，使大便带血或出现黑便、柏油样便，这是药物的不良反应，出现这种情况应立即停药，到医院就诊。另外，有些食物（如动物血液、菠菜等）食用后也会使大便变成黑色，应予区别。

### （三）易引起尿液颜色改变的药物

正常尿液为淡黄色，清晰透明，无浑浊或颗粒沉积；大量饮水稀释后可呈无色透明，饮水过少则颜色加深。

**1．可导致尿液颜色变为红色或红棕色的药物**

（1）利福霉素类　包括利福平、利福昔明和利福喷汀，可导致泪液、唾液、鼻腔分泌物、汗液、尿液等多种分泌液呈不同程度的红色。

（2）硝基咪唑类　包括甲硝唑、替硝唑和奥硝唑，可使尿液呈深红色。

（3）华法林　碱性尿液者服药期间，尿液可呈红色至橘红色。

（4）羟钴胺　可引起皮肤、尿液及其他体液红染。

（5）蒽环类抗肿瘤药　包括阿霉素、多柔比星、柔红霉素及伊达比星，用药后1～2日可出现尿液红染。

（6）亚胺培南西司他丁　尤其是儿童，用药时可出现非血性红色尿。

（7）左旋多巴　代谢产物可使尿液变红，也有可能变为黑色或棕色。

（8）柳氮磺吡啶　可使尿液变为橘红色。

（9）美沙拉嗪　代谢产物与含次氯酸盐的清洁剂结合后可呈红棕色。

（10）依帕司他　服用后尿液可能出现褐红色。

（11）非那吡啶　可使尿液变橙红色。

（12）酚酞、苯妥英钠、氯丙嗪　可能使尿液变红。

**2．可导致尿液颜色变为棕色的药物**　有磺胺类抗菌药、氯喹、呋喃妥英、伯氨喹、甲基多巴、呋喃唑酮，可使尿液呈锈黄至棕色。

**3．可导致尿液颜色变为绿色的药物**　有阿米替林、西咪替丁、丙泊酚、异丙嗪、亚甲蓝、长期使用吲哚美辛等。

**4．可导致尿液颜色变为黑色的药物**　有高价铁制剂、抗疟药奎宁、山梨醇、苯肼，可使尿液变黑色；非那西丁、奎宁及其衍生物可使尿液放置后变为暗棕色至黑色。

**5．可导致尿液颜色变为蓝色的药物**　有氨苯蝶啶（呈淡蓝色荧光）、亚甲蓝、靛卡红、木馏油、水杨酸。

**6．可导致尿液颜色变为黄色的药物**　有核黄素（如复合维生素B）、黄连素、四环素、大黄、番泻叶、呋喃妥因等中西药。

服用以上药物导致尿液改变颜色时，一般对身体无影响，一般停药数日后会自行消失。未服用药物而发生的尿液颜色变化，应到医院检查。

## 四、可影响检验结果

部分药物可以影响检验结果，为得到正确的化验检查结果，病人有必要在检验前停用有影响的药物，大多数药物停用后，快则几小时，慢至48小时其影响基本上消失。但应注意，慢性病如高血压、糖尿病、冠心病病人不能擅自停药，有些情况下病人可把药带到医院，先空腹留样后再服药。

### （一）影响视力检测的药物

1. **抗菌药**　青霉素、氯霉素、磺胺类等抗菌药物，可能引起暂时性视力下降、复视（看东西有重影）、眼球运动障碍、视乳头水肿等。

2. **抗胆碱药**　可致视物模糊。

3. **抗结核药**　异烟肼、乙胺丁醇等可能引起视神经炎，出现视力模糊、眼痛、红绿色盲等。

### （二）影响口服葡萄糖耐量试验的药物

以下药物造成血糖波动，为排除药物对葡萄糖耐量试验（OGTT）的影响，检查前应停药3日以上。

1. **可使血糖增高的药物**　噻嗪类利尿药、糖皮质激素、醛固酮、肾上腺素、去甲肾上腺素、呋塞米、女性避孕药、吲哚美辛、氯丙嗪、苯妥英钠和生长激素等。

2. **可使血糖下降的药物（除降糖药外）**　对氨基水杨酸、异烟肼、单胺氧化酶抑制剂、抗甲状腺药物、水杨酸、普萘洛尔、丙磺舒等。

### （三）影响其他检验结果的药物

1. **含雌激素的避孕药**　女性服用后，在血常规检测时会检出血小板、红细胞减少。

2. **抗凝药**　服用阿司匹林、氢氯吡格雷等抗凝药物后，可能引起凝血时间的改变。如需要检测机体自身凝血功能（排除药物影响外的），应尽量在用药后8小时再抽血检测。

3. **维生素C**　有些人长期服用维生素C制剂，有可能导致尿糖偏低。维生素C是强还原剂，可以与化验血糖、尿糖的试剂发生化学反应，从而使化验出的血糖、尿糖含量偏低。

4. **磺胺类药物和青霉素**　磺胺类药物和青霉素等抗菌药物，能增高血液中尿酸浓度；服用磺胺类药物后，尿胆原检查会出现浑浊，影响结果判断。

## 五、用药时间和方法

适宜的服药时间，对药效及不良反应的影响很大，甚至关系到治疗成败，是临床用药中值得关注的问题。消化系统用药、降糖药、降压药用药时间对药效影响具有一定规律性，故单独阐述。

### （一）消化系统用药的合理用药时间

1. **抗酸药**

（1）碳酸氢钠片、铝碳酸镁片　可直接中和胃酸，迅速缓解反酸、胃灼伤、胃痛等症状，一般餐后1～2小时胃酸分泌较多，故宜餐后1～2小时服用，每日3次。由于夜间消化系统活跃，胃酸分泌有所增多，有部分病人在夜间会感觉胃有灼热疼痛感，亦可在睡前服用。由于抗酸药中和胃酸的效果好且快，故亦可根据医嘱在不适时即服。

（2）复方氢氧化铝片　除能中和胃酸外，尚能在溃疡面上形成一层保护膜，为了避免食物的影响，建议餐前1小时或睡前服。

（3）磷酸铝凝胶　兼具抗酸与胃黏膜保护双重作用，根据不同适应症应选择不同的服用时间：食管疾病于餐后给药，主要用于抑制胃酸，如食管裂孔、胃-食管反流；食管炎于餐后和晚上睡觉前服用；胃炎、胃溃疡于餐前半小时前服用，更易于形成胃黏膜保护层；十二指肠溃疡于餐后3小时及疼痛时服用，此时胃已排空，药物更易进入十二指肠。

**2. $H_2$受体拮抗药**　胃酸的分泌有昼少夜多的规律（人体胃酸的分泌从中午开始缓慢升高，夜间20：00急剧升高，22：00左右达高峰），因此溃疡的症状在深夜和清早发作比较厉害，故晚间服用效果最佳，但又根据具体药物特点有所不同。雷尼替丁不受食物影响，可早晚餐时服（每日2次），或睡前顿服一日剂量；西咪替丁、法莫替丁餐后半小时服用，可以延缓吸收并延长作用维持时间；尼扎替丁睡前顿服一日剂量。

**3. 质子泵抑制药**　奥美拉唑肠溶片、兰索拉唑肠溶片、雷贝拉唑钠肠溶胶囊、泮托拉唑肠溶胶囊、艾普拉唑肠溶片等PPI餐后服用可延缓其达到肠道的时间，使达峰时间延后，不能很适时地控制餐后胃酸，故此类药物需餐前0.5～1小时服用，大部分均是每日1次，早晨配水完整吞服，若每日2次使用，则早餐前和晚餐前服用。

**4. 胃黏膜保护药**

（1）铋剂、硫糖铝、谷氨酰胺颗粒等　能与胃、肠黏膜溃疡创面形成保护性薄膜或对胃、肠黏膜有直接修复作用，建议每日用药3～4次，餐前半小时到1小时及临睡时服用（硫糖铝可嚼碎服）。

（2）马来酸伊索拉定片　建议餐前半小时服用，每日3次。

（3）瑞巴派特片　餐前半小时及睡前服用，每日3次。

（4）替普瑞酮胶囊　其药代动力学显示，餐后半小时至1小时服用的血药浓度-时间曲线下面积（AUC）最大，故建议餐后半小时到1小时服用。

（5）吉法酯、麦滋林-S　餐后服用。

**5. 胃肠解痉药**

（1）曲美布汀片　餐前服用，每日3次。

（2）匹维溴铵　宜在进餐时用水吞服，但不要在卧位时或临睡前服用，因为胃肠平滑肌松弛状态下，卧位可能会导致食物等反流而存在食物进入气管的风险。

（3）盐酸屈他维林片　任意时间使用。

**6. 助消化药**

（1）复方消化酶胶囊、复方阿嗪米特肠溶片　餐后服用，可帮助病人缓解因消化酶缺乏引起的消化不良症状；若餐前服用，在空腹状态下可能存在胃肠道溃疡风险。

（2）乳酶生、多酶片、胰酶肠溶片　餐前整片吞服。

（3）淀粉酶　饭时或饭前服。

（4）酵母片　饭后嚼碎服。

（5）米曲菌胰酶　餐中或餐后整片服，发挥酶的助消化作用，避免被胃酸破坏。

7. **促胃肠动力药**　甲氧氯普胺片、盐酸伊托必利分散片、枸橼酸莫沙必利分散片、多潘立酮等。建议餐前15～30分钟服用。

8. **泻药**

（1）硫酸镁溶液　用于导泻时，清晨空腹口服；用于利胆，餐前或两餐间服，每日3次。

（2）比沙可啶肠溶片　餐前还是餐后对服用效果没有影响，为使病人形成次日早晨排宿便的习惯，建议晚上睡前服用，且服药前后2小时内不得服用牛奶和抗酸药。

（3）乳果糖　在结肠中被消化道菌群转化成低分子量有机酸，导致肠道内pH值下降，并通过保留水分，增加粪便体积，以刺激结肠蠕动，恢复结肠的生理节律。由于餐时消化道菌群最活跃，故建议在早餐时一次服用。

（4）聚乙二醇4000散　口服既不被消化道吸收，也不参与生物转化，服药后24～48小时后才显效，故服用时间不受食物影响。但口服本品前的其他药物有从消化道冲走的可能，若需使用其他药物，建议相隔2小时以上。

（5）用于肠道准备时，睡前服用后约于次日晨起泻下，对于起效快的泻药应掌握好服用时间。

9. **止泻药**

（1）洛哌丁胺、地芬诺酯　腹泻时服用，空腹或餐前半小时服用疗效较高。

（2）药用炭、蒙脱石散　为免受食物对疗效的影响，建议两餐间空腹服。如需服用其他药物，建议与本品间隔一段时间，以免被吸附。

10. **微生态制剂**　复方嗜酸乳杆菌片、凝结芽孢杆菌活菌片、复合乳酸菌胶囊等。此类药物用于治疗肠道菌群失调引起的肠功能紊乱，需要注意的是，抗酸药和抗菌药与本品合用可减弱其疗效，故应分开服用（间隔3小时），另外铋剂、鞣酸、药用炭、酊剂等能抑制，吸附活菌，不能合用。服用时选择避开上述相互影响的药物的时间。若无其他药物影响，可餐后服用。

11. **利胆药**　如托尼萘酸等宜饭前服用。

12. **开胃药、健胃药**　如龙胆、大黄宜餐前10分钟服用，可促进食欲和胃液分泌；小儿散、龙胆大黄片、健胃宝等，也应在饭前服用。

## （二）降糖药的合理用药时间

1. **双胍类降糖药**　餐前即刻服用，若有胃肠道不适，可在餐中或餐后立即服用；肠溶制剂可餐前半小时服用。二甲双胍普通片与食物同服，可使$C_{max}$和吸收程度降低、$T_{max}$延迟；缓释片与食物同服，可使吸收程度增加约50%，对$C_{max}$和$T_{max}$无影响。

2. **促胰岛素分泌剂**

（1）磺酰脲类　①格列本脲、格列齐特、格列吡嗪、格列喹酮等应餐前30分钟服用，则作用最强时间与进食后血糖升高水平时间相一致，从而起到有效的降糖作用。其中格列齐特缓释制剂、格列吡嗪控释制剂建议与早餐同时服用。②格列美脲起效快，可以在早餐前即服，如果不吃早餐，则于第一次正餐前立即服用，用水整片吞服，不能嚼碎。

（2）格列奈类　瑞格列奈、那格列奈、米格列奈：起效快，作用时间短暂，餐前半小时前服用可能引起低血糖，故应在饭前15分钟服用或进餐前即服，不进餐不服用。

**3. 胰岛素增敏剂（噻唑烷二酮类）** 罗格列酮、吡格列酮等，服药与进食无关。由于此类降糖药作用时间较长，一般每日1次给药，早餐前空腹服药效果最好，也可每日固定时间服用。

**4. α-糖苷酶抑制剂**

（1）阿卡波糖　每日2次或每日3次，餐前即刻吞服，片剂还可与第一口主食一起嚼碎服。

（2）伏格列波糖　每日3次，餐前服用。

**5. 二肽基肽酶-4抑制剂（DPP-4抑制剂）** 西格列汀、沙格列汀、维格列汀、阿格列汀等，每日1次，服用时间不受进餐影响，早餐前空腹服药效果好，也可在每日固定的时间服用。注意沙格列汀不可掰开服用。

**6. SGLT-2抑制剂** 达格列净、恩格列净、坎格列净，长效制剂，每日1次，晨服，不受进食影响。

## （三）降压药的合理用药时间

**1. "勺型血压"** 人的血压有一个正常的生理波动，大多数人24小时血压变化表现为"双峰一谷"现象，即上午9～11时有一个血压的峰值，14～15时血压有所下降，下午16～18时又形成一个血压峰值，以后缓慢下降直至凌晨2～3时的全天血压最低谷值，称这种血压为"勺型血压"。故出血性脑卒中易发生在白天，缺血性脑卒中易发生在夜间。对于"勺型高血压"病人，应用每日服1次的长效降压药，以早晨7：00～8：00为最佳服用时间，每日服2次的宜在下午4时再补充1次，并避免在睡前或夜间服用抗高血压药，以免造成凌晨2～3时的血压过低。

**2. "非勺型高血压"** 少数病人可能还会在夜间再次出现一个较高的血压，即"非勺型高血压"，需要在清晨和睡前服用降压药。

**3. 其他用药时间注意事项**

（1）ACEI类　①卡托普利：因食物影响药物的吸收，饭后服用比空腹服用吸收减少30%～50%，故宜于餐前1小时服用；②培哚普利片：须饭前服用，因为食物可改变其活性代谢产物培哚普利拉的生物利用度；③进餐对贝那普利、依那普利、雷米普利无影响；④福辛普利清晨空腹服用。

（2）ARB类　建议每天同一时间服药（如清晨）。

（3）钙拮抗药　地尔硫䓬宜餐前服用；非洛地平缓释片、硝苯地平控释片宜空腹服用；苯磺酸氨氯地平片宜晨起服用。

（4）β受体阻滞药　酒石酸美托洛尔建议空腹服药；琥珀酸美托洛尔、比索洛尔空腹或者饭后服用均可；拉贝洛尔最好与食物同服或者饭后服用。

（5）利尿药　尽量避免睡前服药，以免多次起床影响睡眠和休息，但用于紧急情况时除外。呋塞米（食物可减慢呋塞米的吸收，但不影响吸收率及疗效）、布美他尼宜空腹服药；氢氯噻嗪（食物能导致氢氯噻嗪在小肠的滞留时间延长，增加吸收量）、螺内酯宜餐中或餐后立即服药；托拉塞米空腹或餐后服用均可。

（6）复方制剂　如氯沙坦钾氢氯噻嗪片、厄贝沙坦氢氯噻嗪片、替米沙坦氢氯噻嗪片、缬沙坦氢氯噻嗪片、缬沙坦氨氯地平片，建议每天同一时间服药（如清晨）。

## （四）需餐前或空腹服用的药物

一部分药物必须空腹服用，以利于增加药物吸收，或减少食物对药物的影响，发挥药物最佳功效。一般肠溶片剂（如阿司匹林肠溶片）和丸剂宜饭前或空腹服用，使药物较快通过胃进入肠道，在肠道崩解并溶出发挥作用。

**1. 口服双膦酸盐** 如阿仑膦酸钠、帕屈膦酸钠、氯屈膦酸钠：为利于吸收应空腹给药，一般早餐前至少30分钟用白开水送服，建议用足量水服药，服后30分钟内不能进食，特别是奶制品和含较高钙的饮料，以避免影响药物吸收，且服药后不可立即卧床，因有可能引起食管刺激或溃疡性食管炎。

**2. 抗感染药物**

（1）苯唑西林、氨苄西林　食物可影响药物在胃肠道的吸收，应空腹服。

（2）头孢克洛片　饭后服用的吸收浓度仅为空腹的50%～70%，所以宜空腹服用。

（3）红霉素、罗红霉素　空腹有利于吸收，即餐前或餐后至少半小时（2小时更佳）服药可达最佳血药浓度，但本药肠溶制剂与食物同服，血药浓度仍高于最低抑菌浓度。

（4）阿奇霉素缓释干混悬剂　空腹（至少餐前1小时或餐后2小时）服用。

（5）四环素　适宜饭前1小时或饭后2小时服，以利于其吸收。

（6）利福平　进食可影响本药的吸收，宜空腹服用，应于餐前1小时或餐后2小时服用，清晨空腹顿服吸收最好。如出现胃肠道刺激症状可在睡前或进食时服用。

（7）异烟肼　食物可减少本药吸收，应空腹服用。

（8）诺氟沙星、左氧氟沙星　空腹服用，建议至少在进食前1小时或进食后2小时服用。

（9）环丙沙星片剂和胶囊　食物影响吸收，宜空腹服用，但如为减少胃肠道反应，亦可餐后服用。环丙沙星缓释片宜餐后立即服用。

（10）甲硝唑分散片　餐前1小时服用。

（11）伐昔洛韦　宜饭前空腹服用，可迅速吸收并转化为阿昔洛韦。

**3. 普萘洛尔** 中等脂溶性药物，食物中脂质对其吸收的增加或减少影响较大。为了避免食物对该药的吸收和药效产生较大差异，病情得以稳定控制，多采用空腹服药。

**4. 营养补充剂** 维生素$B_6$、氨基酸型肠内营养剂、整蛋白型肠内营养剂、短肽型肠内营养剂、复方α-酮酸、复方氨基酸口服液等营养补充剂，一般应空腹服用，有利于药物的吸收。

**5. 其他** 易空腹服用的药物还有苯妥英钠、细菌溶解产物、匹多莫德、吗替麦考酚酯、他克莫司、青霉胺、标准桃金娘油、桉柠蒎、胰激肽原酶、蚓激酶、恩替卡韦、丁苯酞、丁二磺酸腺苷蛋氨酸、米非司酮、米索前列醇、依帕司他、舒洛地特、乌苯美司胶囊、泛福舒片、角鲨烯等，以及滋补药和大部分中药、中成药（如消渴丸、参苓白术颗粒、五子衍宗片、固肾口服液、复方阿胶浆、益气维血颗粒、振源胶囊、玉屏风颗粒、诺迪康胶囊、人参、鹿茸精等）都宜在饭前空腹服用。

## （五）需餐中或餐后服用的药物

**1. 对胃肠道有刺激性，易在餐后服用的药物** 如对乙酰氨基酚、吲哚美辛、保泰松、布洛芬、甲硝唑、复方磺胺甲噁唑、肾上腺皮质激素、奎宁、金属卤化物（如碘化钾、氯化铵、溴化钠等）、多西环素等。

**2. 对胃肠道有刺激性、进食对药物影响较小，易在餐中服用的药物**　有克拉霉素缓释制剂、多西环素、非诺贝特、地奥司明、溴隐亭、伊马替尼、柳氮磺吡啶、匹维溴铵、二氢麦角碱缓释胶囊、吡罗昔康、依索昔康、氯诺昔康、美洛昔康、奥沙普秦、氨基葡萄糖（餐中或餐后）。

**3. 饮食可以增加吸收的药物，宜在餐中或餐后服用药物**　如维生素$B_2$（餐后），脂溶性药物如维生素A、D、E、K（在食用油性食物后服用），头孢呋辛酯（餐后），头孢泊肟酯（餐后），四烯甲萘醌（餐后），螺内酯（餐后），呋喃妥因（餐中），异维A酸（餐中），更昔洛韦（餐中），曲美他嗪（餐中），舒林酸（餐中）等。其他如下。

（1）铁剂　铁主要在十二指肠被吸收，由于食物能减慢胃肠蠕动，铁剂在饭后30分钟服用最为适宜，可延长铁剂在十二指肠段的停留时间，使铁吸收量增加，而且可以减轻铁剂对胃肠道的刺激。蛋白琥珀酸铁口服溶液需饭前服用。需要注意食物中成分与铁剂的相互作用。

（2）雄激素十一酸睾酮　用餐时服用，以产生适当的血浆睾酮水平。

（3）卡维地洛　餐时服用，以减缓吸收，降低体位性低血压的发生风险。

（4）盐酸小檗碱片　建议餐后口服，与鞣质合用可降低疗效。

（5）治疗胆结石和胆囊炎的药物　如熊去氧胆酸等，于早、晚进餐时服用，可减少胆汁胆固醇的分泌，有利于结石中胆固醇的溶解。

## （六）进餐无影响的药物及其他情况

**1. 食物对药物无影响，可任意时间服用的药物**　阿奇霉素片剂或干混悬剂、克拉霉素常释制剂、氟康唑、缬沙坦、氨氯地平、卡马西平、氯氮平、利培酮；阿莫西林及复方制剂：食物对药物的吸收影响不显著，口服制剂可在空腹或餐后服用，并可与牛奶等食物同服，胃肠道刺激症状明显的病人可采用餐后或与食物同服的方式。

**2. 食物对药代动力学有影响的其他情况**　有些情况下，食物会影响药物的体内过程，使$T_{max}$、$C_{max}$、生物利用度等有一定程度的改变。这类药物如何使用，需要根据病人实际情况，并可利用食物对药物的药代动力学影响设计合理的用药方案。此外，食物对药物体内过程的影响，可能是治疗中出现问题的原因，从而进行治疗方案的调整。

（1）头孢氨苄　饮食可延缓本药的吸收，降低血药峰浓度，但不减少吸收量。

（2）替硝唑　与s空腹给药相比，本药与食物同服可致$T_{max}$延迟2小时，$C_{max}$减少约10%，但不影响AUC和$t_{1/2}$。

（3）溴吡斯的明　食物不影响本药的生物利用度，但可延迟$T_{max}$。

（4）咪达唑仑　食物可降低本药口服制剂的吸收速率，使达峰时间延迟约1小时。

（5）普罗帕酮　食物可减少本药的首过清除，引起$C_{max}$升高、$T_{max}$提前，但不影响慢代谢型个体的生物利用度。

（6）胺碘酮　食物可增加本药的吸收率和吸收程度，升高$C_{max}$、AUC，缩短$T_{max}$。因此在药品服用期间，与或不与食物同服应保持一致。

（7）特拉唑嗪　本药几乎不受食物影响，但进食后$T_{max}$延迟约40分钟。

（8）氯雷他定　食物可使本药AUC增加约40%，$T_{max}$延迟约1小时，但食物不影响本药$C_{max}$。

第十一章

（9）甲氨蝶呤　食物可减少本药的肠道吸收。

（10）帕罗西汀　可伴或不伴食物服用。食物不影响本药肠溶缓释片、控释片的生物利用度，但可使胶囊、片剂和口服混悬液的AUC、$C_{max}$分别增加6%和29%，并使$T_{max}$从6.4小时缩短至4.9小时。

## （七）需睡前服用的药物

**1. 催眠药**　水合氯醛睡前10分钟、咪哒唑仑睡前15分钟、司可巴比妥睡前20分钟、艾司唑仑睡前25分钟、异戊巴比妥睡前30分钟、地西泮睡前40分钟、硝西泮睡前45分钟、苯巴比妥钠睡前60分钟服用。

**2. 平喘药**　由于人体肾上腺皮质激素、儿茶酚胺分泌水平及呼吸道黏膜上皮细胞纤毛运动存在生理性昼夜波动，白天气道阻力小，凌晨0：00～2：00最大，因此哮喘多在凌晨发作，睡前服用沙丁胺醇、氨茶碱、二羟丙茶碱等，止喘效果更好。

**3. 他汀类降脂药**　如洛伐他汀、辛伐他汀、普伐他汀、氟伐他汀、阿托伐他汀等，睡前服有助于提高疗效，因为肝脏细胞内胆固醇合成早期阶段的限速酶（HMG-CoA还原酶）在夜间时活性最高，因此合成脂肪的峰期在夜间。食物可促进洛伐他汀和辛伐他汀的吸收，最好晚餐时服用，食物对其他他汀类药物无影响。

**4. 抗过敏药**　苯海拉明、异丙嗪、氯苯那敏、特非那丁、赛庚啶、酮替芬等服后易出现嗜睡、困乏和注意力不集中，睡前服安全并有助于睡眠。

**5. 钙剂**　以清晨和睡前服为佳，以减少食物对钙吸收的影响；若选用含钙量高的钙尔奇D，则宜睡前服，因为人血钙水平在午夜及清晨最低，睡前服可使钙得到更好的利用。

**6. 抗肿瘤药**　正常细胞16：00生长最快，而肿瘤细胞10：00及22：00～23：00生长最旺盛，因此这两个时间点用抗肿瘤药物效果最好，因此有人提出了“零点化疗”给药方案，即要午夜给予化疗药。

## （八）需清晨服用的药物

**1. 肾上腺皮质激素**　如泼尼松、泼尼松龙、倍他米松、地塞米松等，早晨7时左右一次顿服，可提高疗效并减少副作用。因为人体内激素的分泌高峰出现在晨7～8时，2小时后迅速下降约1/2，后逐渐减少至午夜最少，因此早晨服用可避免药物对激素分泌的反射性抑制作用，减少不良反应。

**2. 抗心绞痛药**　心绞痛发作的昼夜节律高峰为上午6：00～12：00，因此病人早晨醒来即服单硝酸异山梨醇酯、美托洛尔、维拉帕米等，有利于减少发作和缓解症状，效果优于饭后服用。钙拮抗药、硝酸酯类、β受体阻滞药上午使用可明显扩张冠状动脉，改善心肌缺血，下午使用作用强度下降。

**3. 强心苷类药**　地高辛于上午8：00～10：00服用，$C_{max}$稍低，但生物利用度和药理效应最大，14：00～16：00服用，生物利用度低。因此上午服用可增加疗效，减少毒性作用。

**4. 抗抑郁药**　抑郁的症状如忧郁、焦虑、猜疑等常表现为晨重晚轻，因此氟西汀、帕罗西汀、瑞波西汀、氟伏沙明，宜清晨服，但不绝对。

**5. 驱虫药**　枸橼酸哌嗪、左旋咪唑、阿苯达唑、南瓜子等宜空腹晨服，以迅速进入肠道，减少人体对药物的吸收，保持高浓度，同时增加药物与虫体的直接接触，增强疗效。也可以晚上睡前空腹服用。

6. **甲状腺功能减退症用药**　清晨甲状腺激素分泌旺盛，且食物尤其是大豆油可降低左甲状腺素钠的吸收，因此（左）甲状腺素应清晨空腹服用，符合甲状腺激素的昼夜节律性变化，一般至少在早餐前30～60分钟用温开水送服，用药后至少30分钟方可进食，一日剂量一次性给予。在服用前后30分钟内不宜饮用牛奶、奶制品和含钙较高的饮料、高纤维食物、豆制品或浓咖啡，以避免食物影响药物的吸收。（左）甲状腺素最好的服用时间依次是早餐前至少60分钟、睡前、早餐前30分钟，因此无法做到早餐前60分钟服药的人也可睡前（晚餐后3小时）用药。

7. **铁剂**　时辰药理学表明，下午7点服铁剂比上午7点服用的铁吸收率要增加1倍，故每天下午7点是服铁剂的最佳时间，且餐后服用吸收更好。

8. **抗血小板药**　人体早上6：00至10：00血液黏稠度较高，早上服用阿司匹林较为合理。

## 六、服药与饮水

### （一）不宜用热水送服的药物

1. **助消化药**　如胃蛋白酶合剂、胰蛋白酶、淀粉酶、多酶片、乳酶生、酵母片等，此类药多为酶类，是活性蛋白质，受热后会凝固变性失活。如胃蛋白酶70℃以上即失效。

2. **维生素类**　维生素C、维生素$B_1$、维生素$B_2$性质不稳定，受热后易还原或破坏而失去药效。

3. **抗菌药**　很多抗菌药物对热不稳定，不宜热水冲服，如阿莫西林。

4. **活疫苗**　如脊髓灰质炎糖丸，为减毒活疫苗，用凉开水送服，热水可使疫苗灭活。

5. **活菌制剂**　乳酶生含乳酸活性杆菌，还有地衣芽孢杆菌、枯草杆菌等益生菌制剂，遇热后活菌会被杀灭。

6. **抗疟药**　氯喹、伯氨喹和甲氟喹性质不稳定，遇热极易变质，不宜应用热水送服。

7. **生物制剂**　如脾氨肽口服冻干粉。

8. **黏液溶解性祛痰药**　如桉柠蒎、桃金娘油。

9. **清热类中成药**　用凉开水送服可增加清热药的效力。含有芳香挥发油成分的中药，如金银花、菊花、栀子、荆芥、柴胡、薄荷、藿香、苏子、香附、川芎等，应用热水冲后易加速挥发油挥发，最好用凉开水送服。

### （二）服用后宜多饮水的药物

1. **平喘药**　茶碱或茶碱控释片、氨茶碱等，由于其有利尿作用，易致脱水，出现口干、多尿或心悸；同时，哮喘者又往往伴有血容量较低。因此宜适量补充体液，多喝白开水或橘汁。

2. **利胆药**　利胆醇、曲匹布通、羟甲香豆素、去氢胆酸和熊去氧胆酸可引起胆酸的过度分泌和腹泻，因此服用期间应尽量多喝水，以避免过度腹泻而脱水。

3. **双膦酸盐**　阿仑膦酸钠、帕屈膦酸钠、氯屈膦酸钠等在治疗高钙血症时，易致电解质紊乱和水丢失，故应注意补充体液，使每日的尿量达2000ml以上，并用200ml以上的水送服。

4. **抗痛风药**　如硫氧唑酮、丙磺舒或别嘌醇，宜多饮水，以防止尿酸在排出过程中在泌尿道形成结石。

5. **抗尿结石药** 服用中成药排石汤、排石冲剂后，同时应碱化尿液，应多饮水，保持每日尿量2500～3000ml，减少尿结石形成的机会。

6. **电解质** 口服补液盐等，每袋加500～1000ml凉开水溶解后服下。

7. **部分抗菌药**

（1）服用磺胺嘧啶、复方磺胺甲噁唑等磺胺类药尿中易出现结晶，服用后宜大量喝水，并可加服碳酸氢钠，以碱化尿液，促使结晶的溶解度提高。

（2）链霉素、庆大霉素、卡那霉素、奈替米星、阿米卡星等对肾的毒性大，体内浓度越高对肾小管的损害越大，宜多喝水以稀释并加快药物排泄。

（3）使用诺氟沙星、左氧氟沙星等氟喹诺酮类应多饮水，防止药物造成肾损伤。

8. **蛋白酶抑制剂** 抗艾滋病用药安普那韦、雷托那韦等多数可形成尿道结石或肾结石，所以在治疗期间应确保足够的水化，一日须饮水在2000ml以上。

9. **抗肿瘤药的水化**

（1）防治“溶瘤综合征” 即在对抗癌药敏感性较高的肿瘤的化疗过程中，由于瘤细胞的大量崩解，释放出其细胞内容物和代谢产物而引起的综合征，包括高尿酸症、高磷酸血症、低钙血症、高钾血症、急性尿酸性肾病等均应给予对症治疗。通过足量补液、碱化利尿及预防性口服别嘌呤醇等，可起到一定的防治作用。

（2）防治抗肿瘤药的肾毒性 化疗药大多数经肾脏排泄，因此，对易引起肾损害的化疗药应该行“水化”处理，代表药有顺铂和异环磷酰胺。

（3）“水化”方法 鼓励病人多饮水，最好24小时持续静脉补液，使每小时尿量＞150ml/m$^2$并保持尿液碱化，一般同时给予别嘌呤醇0.1g，每日3次，以抑制尿酸合成，但注意液体超负荷的征象，并及时处理。治疗过程中经常查电解质、尿素氮和肌酐等。

10. **多西环素、氯化钾等刺激性较大的药物** 可能发生食管损伤，需要用足量的水送服。

### （三）服用后宜少饮水的药物

1. **因药物的作用机制需限制饮水的药物**

（1）胃黏膜保护剂 如氢氧化铝凝胶、硫糖铝、胶体果胶铋以及蒙脱石散等药物具有保护胃黏膜的作用，需要覆盖在其表面起效，服药时只需少量水（50ml）送服，服药后半小时内不宜喝水。

（2）厄洛替尼 厄洛替尼的溶解度与pH相关，pH升高时，厄洛替尼的溶解性降低，如服药时大量饮水，使得胃液中胃酸被稀释，引起pH升高，致厄洛替尼片在胃内不能被正常崩解，从而药片可能完整地从粪便中排出，因此该药应口服时少用水。

2. **因病人的自身特殊情况需限制饮水的药物** 抗利尿药，如加压素、去氨加压素，服药期间应限制饮水，否则可能引起水钠潴留或低钠血症及其并发症。此外，如果病人患有慢性肾炎、高血压、水肿、心脏病等疾病需要控制水的摄入量时，服药时喝水量也要相对酌减。

## 七、与剂型相关的用药注意事项

1. **口服片剂**

（1）口服片剂（普通片剂、肠溶片、多层片、控释和缓释制剂等）一般用150～200ml水送服，服完最好坐或站一会儿，如果感觉药片没下去，可以再喝一些水。

服用方式：①肠溶片、多层片、包衣片应整片吞服。②控释、缓释制剂不可咀嚼或研碎服，除另有说明外，也不可掰开服用，防止使药物迅速释放，造成血药浓度瞬时增高，诱发严重不良反应。如氯化钾缓释片（补达秀）、单硝酸异山梨酯缓释片（依姆多）为不溶性骨架缓控释片，硝苯地平控释片（拜新同）、格列吡嗪控释片为单室（双层）渗透片，不可研碎服，单硝酸异山梨酯缓释片可沿中心线掰成半片吞服，并注意以上药物的活性成分被吸收后，空药片完整地经肠道随粪便以原型排出；美托洛尔缓释片（倍他乐克）使用多单位微囊系统，每个微囊均有独立的恒速释放单元，掰开服用不会影响药物释放；非洛地平缓释片（波依定）为亲水性溶胶骨架片，不能掰开或研碎服；硫酸吗啡缓释片（美施康定）为生物溶蚀性骨架片，不可掰开和研碎，否则会导致潜在致死剂量的吗啡快速释放引起中毒；盐酸曲马多缓释片（奇曼丁）为亲水性凝胶骨架片，可沿表面划分线掰开，但不可研碎服用。

（2）泡腾片　含有泡腾崩解剂，一般是有机酸和碳酸钠或碳酸氢钠的混合物，遇水后，会产生大量的二氧化碳气体，若直接将其放入口中，大量气体急剧充斥气道，有引起窒息的风险。因此口服泡腾片的正确服用方式：将泡腾片放进一杯水中（水量100～150ml），待泡腾片气泡散去（药片完全溶解），摇匀后服用。禁止幼儿自行饮用，禁止直接口服或口含。

（3）口崩片　可在口腔内快速崩解，或在唾液中几秒之内快速溶解，不必用水送服，服用口崩片后药物未完全分解前不要喝水，以免影响药效。

（4）口含片　含服时把药片放于舌根部，尽量贴近咽喉，使局部药物保持较高的浓度，含服后30分钟内尽量不要饮水。

（5）咀嚼片　咀嚼后，将药物颗粒随唾液咽下。

（6）舌下含片　将药物直接放在舌头下面，因舌下黏膜毛细血管丰富，吸收迅速，不可用水送服，否则失去急救作用。如硝酸甘油片舌下含服可避免因口服导致的肝脏首过效应，提高生物利用度。如口腔干燥时，可含少许白开水，以利于药物的吸收，但不宜用水送服。

**2. 胶囊剂**　一般需要300ml以上的水量，以保证药物确实被送达胃部。

**3. 含漱剂**　如复方氯己定含漱液，含漱后至少在口腔内停留2～5分钟，含漱后吐出，不得咽下。不宜马上饮水和进食，以保持口腔内药物浓度。

**4. 糖浆剂**　大多为止咳制剂，这些药物一般成黏稠状，服用后药物会黏附在发炎的咽喉部，起到消炎止咳的作用。如果服药后马上喝水，会把咽部药物成分冲掉，使局部药物浓度降低，影响药效，故服用后至少5分钟内不要喝水，更不可喝热水，尽可能半小时后饮水。

**5. 吸入干粉剂**　不同吸入剂型使用方法不同，对于首次使用的病人，药师应交代正确使用方法，以避免因使用不当导致没有吸入足够剂量药物。

**6. 外用药片**　如高锰酸钾片应按1∶5000（0.2g用1000ml水稀释，浓度0.2‰）比例配成水溶液外用，同时还应交代病人避免水溶液浓度过高而灼伤，一般为淡红色即可；克霉唑阴道泡腾片每晚睡前1片塞于阴道深处。对于外用药片药师要特别交代不得口服。

**7. 大蜜丸**　大蜜丸因丸大可洗净手掰小或嚼碎后喝水吞服，尤其是小儿或老人，以免哽在喉咙引起窒息。

## 八、漏服药物的处理

严格按照特定要求服药，才能真正发挥药物治疗作用。但实际使用中可能发生漏服，遇到这种情况，一般处理如下。对于有些药物及病人，应视具体情况由医生进行专业判断，调整用药方案。

### （一）漏服药物的一般处理原则

1. 每日服用1次的药物，当天想起的时候马上补服。

2. 对于每日服用2次或3次的药物，可以按照“漏服药物时间是否超过用药时间间隔的二分之一”原则来判断。

（1）如果漏服药物时间没有超过用药时间间隔的1/2，可以补服，下次服药再按原时间间隔。例如应在早晨8点和下午4点服药，如果早晨8点漏服了药品，可在当天12：00以前以原量服用，下午4点服药时间和剂量不变。

（2）如果漏服药物时间超过用药时间间隔的一半以上，不需要补服，下次按原间隔时间用药。

（3）大部分药不可在下次加倍剂量服用，以免引起药物中毒。

### （二）常用药物的漏服处理方法

1. **降糖药** 如磺酰脲类格列齐特片、格列喹酮片，应餐前服用，若在餐后发现漏服可按原剂量立即补服，若餐后很久后才发现漏服，可视血糖情况临时增量补服，并把服药后进餐的时间适当后延；非磺酰脲类如瑞格列奈片，应在餐时服用，若在餐后发现漏服可立即补服；若在下一餐前发现漏服，可视血糖情况不补服或加量服用；α-糖苷酶抑制剂如阿卡波糖片，应在餐前或第一口饭时服用，若在餐中发现漏服可立即补服，饭后发现漏服再补服时，由于缺乏麦芽糖酶、葡萄糖淀粉酶及蔗糖酶，会影响餐后降血糖效果；双胍类如二甲双胍片，应在餐中或餐后服用，若发现漏服可立即补服，在下一餐时发现则不必补服。

2. **泻药** 如比沙可啶肠溶片，缓泻作用在给药后6～12小时后显现，一般推荐夜间服用（配合晨起全结肠蠕动加快的正常生理节律），以促进次日早晨顺利排便。一旦超过服药时间2小时后则不需补服，下次按时服药即可。

3. **强心苷类** 如地高辛片，如发现漏服不超过12小时，可立即补服1片，超过12小时则不需要补服，次日按原剂量在规定时间服用。

4. **抗血栓药** 如华法林，尽量不要忘了服药，如发现漏服不超过8小时，应立即补服1片，超过8小时则不需要补服，次日按原剂量在规定时间服用。

5. **抗骨质疏松药** 如阿仑膦酸钠片（70mg），应晨起空腹服用，若饭后发现漏服，则不必补服，次日早晨空腹服1片，接下来仍按每周一次服用。

6. **抗甲状腺药** 如甲巯咪唑片、丙硫氧嘧啶片，在发现漏服后应立即补服，如果已到下一次服药时间，为保证疗效需要加倍服药。

7. **抗帕金森药** 如多巴丝肼片，若发现漏服后应立即补服，如距离下次服药时间不足2小时，则不必补服，当日少服一顿，次日按原剂量和间隔时间服药。

**8. 糖皮质激素类**　如泼尼松片、甲泼尼龙片等，根据治疗需要，临床常采用不同的给药方案。如果按隔日一次服药，在服药当日发现漏服应立即补服，在次日发现漏服也应立即补服，服药时间顺延；如果按每日一次服药，在当日发现漏服后应立即补服，次日发现则不必补服；如果按每日2～3次服药，在发现漏服后应立即按量补服，若在下次服药时才发现漏服，该次应服加倍剂量，此后仍按原规定时间、剂量服药。

**9. 紧急避孕药**　如左炔诺孕酮片，一般房事后越早服用效果越好，若超过72小时，一般不补服。短效避孕药，每天服用1次，若发现漏服不超过12小时，可立即补服1片，下次按原定时间服用。若发现漏服超过12小时应立即补服，即使有可能同时服用2片药也应补服，下次则按原定时间服用。

**10. 抗菌药**　不按时服药容易产生细菌耐药性，因此一旦发现漏服应立即补服，下次按原剂量，服药时间可适当顺延。

**11. 降脂药**　如辛伐他汀片，一般发现漏服可不必补服，下次按原间隔时间和原剂量服用。

**12. 抗高血压药**　长效制剂如硝苯地平缓释片，如发现漏服不超过24小时，可立即补服1片，超过24小时则不需要补服，次日按原剂量在规定时间服用。短效制剂如卡托普利片，如发现漏服应立即补服，下次按原剂量，服药时间可适当顺延。

（郭　妍）

# 第十二章　中毒与解救

## 第一节　急性中毒的一般救治

### 一、急性中毒的救治步骤

（1）立即中止毒物接触。快速诊断，评估中毒程度。

（2）尽快排出尚未被吸收的毒物，以降低中毒程度。

（3）对已吸收毒物采取排毒和解毒措施。

（4）对症与支持治疗。

### 二、急性中毒的一般救治措施

#### （一）清除未吸收的毒物

1. 经消化道吸收毒物

（1）催吐　食入毒物一般在2小时以内进行催吐效果较好。催吐方法有：①用手指或其他适宜物件触及咽后部或舌根，使之呕吐；②服2%～4%氯化钠溶液，然后再刺激引吐；③吐根糖浆15～20ml，加水100～200ml口服，必要时可重复使用；④内服0.2%～1%硫酸锌溶液50～200ml，或1%硫酸铜溶液25～50ml；⑤以一杯温开水，服下芥子粉4g；⑥皮下注射阿扑吗啡（0.1mg/kg），同时多饮水，但应注意观察血压、呼吸等。

注意事项：①对昏迷状态病人应禁止催吐；②中毒引起抽搐、惊厥未被控制之前不宜催吐；③患有食管静脉曲张、主动脉瘤、胃溃疡出血、严重心脏病等病人不宜催吐；④孕妇慎用；⑤当呕吐时，病人头部应放低或转向一侧，以防呕吐物吸入气管发生窒息或引起肺炎。

（2）洗胃　一般药物和食物中毒均应尽快进行洗胃，超过4小时毒物大多吸收，但是如果服毒量很大，或所服毒物存在胃-血-胃循环，尽管超过6小时，仍有洗胃的指征。洗胃常用的液体有温开水、0.9%氯化钠注射液、1%～2%碳酸氢钠溶液、过氧化氢溶液、1：5000高锰酸钾溶液、肥皂水、浓茶叶水、0.2%～0.5%活性炭混悬液等。洗胃时每次用液体200～400ml，不宜超过500ml，防止进入肠道，应多次反复冲洗，直到洗出液与注入的液体一样清澈为止。洗胃不能用热水，以免加速毒物吸收。洗胃时要注意减少注入液体压力，防止胃穿孔。不同毒物使用的洗胃液也有所不同，注意甄别使用。常用洗胃液的作用特点及注意事项见表12-1。

表12-1　常用洗胃液的作用特点及注意事项

| 洗胃液 | 作用与用途 | 注意事项 |
| --- | --- | --- |
| 1∶5000～1∶10000高锰酸钾溶液 | 为氧化剂，可破坏生物碱及有机物，常用于巴比妥类、阿片类、士的宁、烟碱、奎宁、毒扁豆碱及砷化物、氰化物、无机磷等中毒 | ①有很强的刺激性，未溶解的颗粒不得与胃黏膜或其他组织接触；②1605、1059、3911、乐果等中毒禁用 |
| 0.2%～0.5%活性炭混悬液 | 为强效吸附剂，可阻止毒物的吸收，适用于有机及无机毒物中毒 | 对氰化物中毒无效 |
| 牛奶与水等量混合 | 可缓解硫酸铜、氯酸盐等化学物质的胃肠道刺激作用 | – |
| 鸡蛋白 | 可吸附砷，沉淀汞，因此可用于砷、汞等中毒 | – |
| 1%～10%淀粉溶液及米汤、面糊 | 对中和碘有效，用于碘中毒洗胃，直至洗出液清晰，不显现蓝色为止 | – |
| 1%～2%氯化钠溶液或0.9%氯化钠注射液 | 常用于中毒药物不明的急性中毒；可用于砷化物、硝酸银等药物中毒，与之形成腐蚀性较小的氯化物 | 应避免使用热溶液，以防止血管扩张，促进中毒药物的吸收 |
| 3%～5%鞣酸溶液 | 可使大部分有机及无机化合物沉淀，如阿扑吗啡、士的宁、生物碱、强心苷类及铅、铝等金属 | 可用浓茶代替，不宜在胃内滞留 |

有下列情况时不宜洗胃：①强腐蚀性毒物中毒；②深度昏迷的中毒病人可能引起吸入性肺炎，如需洗胃应取左侧头低位，以免液体进入气管；③挥发性强的烃类化合物，如汽油等；④中毒引起的惊厥未被控制之前禁止洗胃，操作过程中如发生惊厥或呼吸停止应立即停止洗胃并对症治疗；⑤休克病人的低血压尚未纠正者。

（3）清除肠内毒物　①导泻：15～30g 硫酸镁或硫酸钠溶于200ml水中内服；②清洁灌肠：1%微温盐水、1%肥皂水或清水灌肠，可连续反复清洗，也可加入一些活性炭。注意：中枢神经抑制药中毒禁用硫酸镁导泻；清洁灌肠宜于服毒6小时或导泻2小时后进行；若毒物引起严重腹泻，则不能用导泻法；腐蚀性毒物中毒或极度衰弱者禁用导泻法。

**2. 吸入中毒**　主要为吸入有毒气体中毒，如一氧化碳、氯气吸入中毒。吸入中毒病人应立即使其脱离中毒现场，呼吸新鲜空气，必要时吸入氧气，及时清除呼吸道分泌物，保持呼吸道通畅。

**3. 表面接触中毒**

（1）皮肤、黏膜接触毒物所致中毒，应尽快、彻底地清除毒物。一般用清水洗涤，如为酸性毒物，可用肥皂水或2%碳酸氢钠溶液清洗皮肤或黏膜；用含有表面活性剂的合成洗涤剂清洗更好；对不溶于水的毒物可用适当溶剂清洗，如10%乙醇或植物油冲洗酚类中毒；也可用适当的解毒剂加入水中冲洗；碱性毒物可用稀醋酸洗涤。冲洗时间一般15～30分钟。总的原则是：尽快选择适当的洗涤剂，将皮肤和黏膜处的毒物清除掉，以免继续腐蚀或吸收而加重中毒。

（2）对由伤口进入或其他原因进入局部的药物中毒，要用止血带结扎，尽量减少毒物吸收，必要时行局部引流排毒。

（3）眼内污染毒物时，必须立即用清水冲洗至少5分钟，并滴入相应的中和剂；对固体的腐蚀性毒物颗粒，要用眼科器械取出异物。

## （二）促进毒物从体内排出

**1. 利尿** 大多数毒物由肾脏排泄，若病人肾功能正常可采用强化利尿法，使毒物尽快排出。一般给予静脉输液，然后应用利尿剂（如呋塞米20～40mg），尤以水溶性毒物与蛋白质亲合力较差的毒物排出更快。此时需注意保持水、电解质平衡，并注意观察心脏负荷情况。肾衰竭者不宜采用强利尿剂。

**2. 血液净化** 重度中毒病人上述救治方法难以奏效，尤其是心、肾功能受损病人危险性较大，可进行血液净化，如血液透析、腹膜透析、血液灌注、血液滤过、血浆置换或全血置换。

## （三）常见化学品皮肤灼伤的局部处理

**1. 强酸（硫酸、硝酸、盐酸等）** 立即用2%～5%碳酸氢钠溶液冲洗，再用清水冲洗干净，后用氧化镁甘油（1∶2）糊剂涂敷。

**2. 强碱（氢氧化钠、氢氧化钾等）** 用2%醋酸或4%硼酸溶液冲洗，再用清水冲洗干净，然后用3%硼酸溶液湿敷或涂以5%硼酸软膏。

**3. 氢氟酸** 用饱和氢氧化钙溶液冲洗或浸泡，如有水疱可剪破或抽出疱液，局部行钙离子透入可有止痛作用，灼伤创面可涂氧化镁甘油糊剂。

**4. 黄磷** 立即用清水冲洗，继以2%硫酸铜溶液冲洗，再以5%碳酸氢钠溶液冲洗，最后以0.9%氯化钠注射液湿敷，必要时转外科行扩创术，忌用含油敷料。如为五氧化磷、五氯化磷、五硫化磷等灼伤时不可先用水冲洗，应先用具有吸附作用的纸、棉等物吸去毒物，然后方可用水冲洗。

**5. 苯酚** 皮肤灼伤后先以大量清水或肥皂水冲洗，再用甘油或30%～50%乙醇擦洗，然后以饱和硫酸钠溶液湿敷，24小时内忌用油膏。

**6. 氧化钙（生石灰）** 先用植物油清除皮肤表面的石灰微粒，再以2%醋酸溶液洗涤。

**7. 硝酸银** 先以0.9%氯化钠注射液充分冲洗，再用5%碳酸氢钠溶液洗涤。

**8. 焦油、沥青** 以棉花蘸二甲苯、松节油清除皮肤上的焦油或沥青，然后涂上羊毛脂。

## （四）中毒后药物的拮抗

**1. 物理性拮抗** 药用炭、考来烯胺、蛋白质、牛乳等。

**2. 化学性拮抗** 弱酸、碱中和强碱、酸，二巯丙醇夺取已与组织中酶系统结合的金属物等。

**3. 生理性拮抗** 阿托品拮抗有机磷类、毛果芸香碱拮抗颠茄碱类中毒等。

## （五）特殊解毒药的应用

**1. 二巯丙醇（BAL）** 砷、汞、金、铋及酒石酸锑钾中毒。

**2. 二巯丁二钠（二巯琥珀酸钠）** 作用与二巯丙醇相似，但解毒效果好，用于锑、铅、汞、砷中毒的治疗，预防镉、钴、镍中毒。

**3. 二巯丙磺钠（Na-DNPS）** 作用与二巯丙醇相似，但疗效高，副作用少。主要用于砷、汞、锑中毒的治疗，对于铅、铬中毒也有效。

4. 依地酸钙钠（解铅乐、EDTA Na-Ca） 用于铅、锰、铜、镉等中毒，尤以铅中毒疗效好，也可用于镭、钚、铀、钍中毒的治疗。

5. 二乙烯三胺五乙酸（DTPA） 化学结构及主要作用与依地酸相似，但其排铅的效果优于依地酸。

6. 青霉胺 用于铜、汞、铅中毒的解毒，但不作为首选药。

7. 亚甲蓝（美蓝） 高铁血红蛋白血症解毒剂，可使高铁血红蛋白还原为正常血红蛋白。用于氰化物中毒，小剂量可治疗高铁血红蛋白血症（亚硝酸盐中毒等），还可用于治疗苯胺、硝基苯、三硝基甲苯、亚硝酸钠、硝酸甘油、苯醌等中毒引起的高铁血红蛋白血症。注意静脉给药时不可漏于血管外。

8. 硫代硫酸钠（次亚硫酸钠） 主要用于氰化物中毒，也用于砷、汞、铅中毒等。

9. 碘解磷定（解磷定）和氯解磷定 用于有机磷中毒的解救。

10. 双复磷 用于有机磷中毒的解救。其特点是易通过血-脑屏障。

11. 双解磷 用于有机磷中毒的解救，但其不能通过血-脑屏障。

12. 盐酸戊乙奎醚 用于有机磷农药中毒后期或胆碱酯酶老化后维持阿托品化。

13. 亚硝酸钠 用于氰化物中毒的解救。

14. 谷胱甘肽 主要用于丙烯腈、氟化物、一氧化碳、重金属等中毒。

15. 乙酰胺（解氟灵） 用于有机氟杀虫农药中毒。

16. 乙酰半胱氨酸 用于对乙酰氨基酚过量的解救。

17. 纳洛酮、烯丙吗啡、纳美芬 用于急性阿片类中毒及急性乙醇中毒的解救。

18. 氟马西尼 用于苯二氮䓬类药物过量或中毒的解救。

19. 亚叶酸钙 叶酸拮抗药（如甲氨蝶呤、乙胺嘧啶或甲氧苄啶等）的解毒剂。预防甲氨蝶呤过量或大剂量治疗后所引起的严重毒性作用。

20. 维生素$B_6$ 防治异烟肼导致的周围神经炎。

21. 维生素$K_1$ 用于抗凝血性鼠药中毒的解救。

22. 新斯的明 用于非去极化型肌松药、抗胆碱药物中毒的解救。

23. 半胱氨酸 用于放射性药物、锑剂等重金属中毒的解救。

24. 鱼精蛋白 用于肝素注射过量而引起的出血的解救。

25. 美他多辛 乙醛脱氢酶激活剂，并能拮抗急、慢性酒精中毒。

26. 乙醇、甲吡唑 用于甲醇、乙二醇、防冻剂中毒的解救。

27. 毒扁豆碱 用于抗胆碱药中毒的解救。

28. 去铁胺 用于铁中毒的解救。

特殊解毒药使用注意事项：①抓紧时间，使用适时，例如有机磷和氨基甲酸酯中毒时解毒药应尽快使用；汞中毒用巯基类络合剂的治疗时机要恰当，过分积极反而可能加强汞对肾脏的毒性。②注意剂量，不多不少：既不能用量不足，也不能过量造成解毒剂中毒。③严格掌握适应症、禁忌症。④密切注意解毒药毒副作用，并及时给予对症处理，即可发挥解毒药的特殊解毒作用，又尽量减少解毒药给中毒患者带来的二次伤害。

### （六）对症治疗与支持疗法

（1）保持病人体温，必要时吸氧或进行人工呼吸。

（2）卧床休息、保暖、密切观察生命体征。

（3）输液和鼻饲以维持营养和电解质平衡。

（4）昏迷病人注意保持呼吸道通畅，定时翻身，以预防肺炎和压力性损伤。

（5）根据具体情况适当选择抗生素，预防和治疗继发感染。

（6）中毒性高热必须物理降温，如果没有禁忌症可以考虑同时使用氯丙嗪化学降温。

（7）中毒性肾衰竭尽早进行血液透析或腹膜透析。

（8）对症治疗，如为中枢抑制药中毒，可用中枢兴奋药。反之，中枢兴奋药中毒并有惊厥时，可用中枢抑制药。

以下章节救治措施中常规对症治疗与支持疗法不再赘述。

# 第二节　常见药物中毒的救治

## 一、神经精神系统常用药物中毒

### （一）巴比妥类药物中毒

【临床表现】眩晕、嗜睡、幻觉、语言不清、呼吸浅慢、昏睡、昏迷；瞳孔缩小、全身肌肉松弛、腱反射减弱或消失、肝功能障碍或出现黄疸；重度中毒者尿少或尿闭，血压下降、体温降低、脉无力、发绀，甚至呼吸麻痹、循环衰竭。

【处理】（1）急性中毒用温水或1∶5000 高锰酸钾溶液洗胃（不用碳酸氢钠）；后可以用硫酸钠导泻。

（2）利尿，呋塞米每次40～80mg，要求尿量＞250ml/h。注意水、电解质平衡。

（3）5%碳酸氢钠注射液静脉滴注，碱化尿液，加速排泄。异戊巴比妥主要经肝代谢，碱化尿液效果不及苯巴比妥。

（4）严重者可血液透析、腹膜透析等。苯巴比妥血药浓度＞80mg/L时应予以血液净化治疗。利尿和透析对短效巴比妥类中毒疗效不好。

### （二）苯二氮䓬类药物中毒

【临床表现】昏睡、无力、语言不清、复视、共济失调、腱反射消失、眼球震颤；严重者昏迷、休克、发绀、呼吸抑制。

【处理】（1）用温水或1∶5000 高锰酸钾溶液洗胃（不用碳酸氢钠），然后以硫酸钠导泻。

（2）静脉输液并加入适量维生素C，给予利尿剂，如呋塞米20～40mg，肌内注射或静脉注射。

（3）使用拮抗药氟马西尼，开始量给0.3mg，1分钟未达到要求的清醒度可重复给药，给药总量可达到2mg。纳洛酮0.4～0.8mg，肌内注射或静脉注射，可解除对呼吸、循环的抑制作用，可催醒并改善呼吸和心血管功能。昏迷者可用贝美格等药物，但应注意用量不可过大，否则易因抽搐而致呼吸衰竭，加重脑缺氧状态。

（4）血压下降时，用低分子右旋糖酐、多巴胺、间羟胺升压，也可用哌甲酯和安钠咖。酌情应用呼吸中枢兴奋药尼可刹米等。脑水肿用脱水剂。

（5）血液透析、血液灌流不能排除本类药物。

### （三）其他镇静催眠类药物中毒

#### 1. 甲喹酮、甲丙氨酯中毒

【临床表现】昏睡、呼吸抑制、窒息性惊厥、肺水肿、昏迷，瞳孔散大、眼球固定、对光反射迟钝，膝反射亢进，缺氧，可有躁动及强直性惊厥，发绀、呼吸抑制乃至麻痹而逐渐停止，严重中毒者可能有心脏毒性。

【处理】（1）先以温水洗胃，或用1：5000 高锰酸钾溶液洗胃，之后可灌入含活性炭的混悬液，然后再灌入25% 硫酸钠溶液100ml导泻。

（2）使用中枢兴奋药，每小时静脉注射尼可刹米3支（每支0.375g）或每小时静脉注射洛贝林20mg，维持呼吸和血压。如血压低，可在输液中加入适量的多巴胺或间羟胺；还可给予纳洛酮静脉注射。

（3）5%葡萄糖注射液或0.9%氯化钠注射液静脉滴注，以加速药物排泄。20%甘露醇250ml 静脉滴注，每日6次，加速药物排泄。适量给予氯化钾。

（4）必要时考虑血液透析。

#### 2. 水合氯醛类药物中毒

【临床表现】胃肠刺激症状，恶心、呕吐、腹痛，可有胃肠道出血；昏睡、谵妄、发绀、血压和体温下降、心律失常、瞳孔极度缩小、肌肉松弛、腱反射消失，严重者昏迷、肝及肾损害，多因中枢衰竭和呼吸衰竭致死。慢性中毒可见各种过敏性皮疹、结膜炎、流泪、眼睑浮肿、畏光、视力障碍，偶有眼球转动障碍；还可以出现肝、肾功能损害症状，黄疸、尿少、血尿、蛋白尿等。

【处理】（1）口服中毒者尽快以温茶水或1：2000高锰酸钾溶液洗胃，直肠给药中毒者尽快洗肠，然后用硫酸钠导泻。

（2）静脉输注葡萄糖注射液、维生素C等，保护肝功能。严重者给予毒毛花苷K适量，以防心脏抑制。

（3）抗休克，必要时给予去甲肾上腺素或间羟胺，禁用肾上腺素。

### （四）三环类抗抑郁药物中毒

【临床表现】兴奋症状：激惹、躁动、幻觉、精神错乱等；抑制症状：嗜睡、昏迷、休克、肌肉强直等；心脏毒性：心房扑动，心房、心室颤动等心律失常。

（1）阿米替林中毒特征　躁狂发作，加重分裂情感性精神病；本品在肝内解毒较快，严重中毒所致昏迷可很快好转，但体内结合的药物可继续释放，好转后不可放松警惕，否则仍可导致死亡，应连续监测血药浓度直至安全范围。

（2）氯米帕明中毒特征　可出现心律失常、心动过缓、传导阻滞、充血性心力衰竭甚至心脏骤停，也可发生呼吸抑制、发绀、低血压、休克、呕吐、高热、瞳孔散大、少尿或无尿等。

【处理】（1）无意识障碍者可催吐，口服吐根糖浆15ml，饮水500ml；或以1：2000 高锰酸钾溶液洗胃。催吐洗胃后，再用活性炭吸附，反复多次。24小时后，再用硫酸钠导泻。

（2）低血压时，可扩充血容量，必要时用去甲肾上腺素，但尽量避免使用拟交感神经药物。

（3）用普鲁卡因胺或利多卡因治疗心律失常，如有心力衰竭，可静注毒毛花苷K 0.25mg，或毛花苷丙0.4mg，并应控制输液量和速度。

（4）癫痫发作可使用苯妥英钠，避免使用苯二氮䓬和巴比妥类药物，因有中枢抑制作用。

（5）抗胆碱能反应一般可自行减轻或消失，毒扁豆碱一般不应常规使用，因可加重传导阻滞，进一步损伤心肌收缩力，血压降低、心动过缓、促发癫痫。

## （五）抗精神失常药物中毒

【临床表现】早期表现为镇静、嗜睡或烦躁不安及锥体外系症状；急性肌紧张不全，角弓反张，动眼危象（重者进食时可因噎呛致死）；有进行性意识障碍、昏迷、瞳孔多缩小；心动过快、低血压为主要特征，尤以氯丙嗪、甲硫达嗪更为典型，还可有传导阻滞、房颤、心力衰竭、体位低血压、低血容量性休克；中枢性体温过高或过低。

【处理】（1）用1∶5000 高锰酸钾溶液洗胃，反复清洗，务求彻底；硫酸钠20～30g导泻。

（2）震颤麻痹综合征　应用苯海索、氢溴酸东莨菪碱。

（3）昏迷、呼吸抑制　给予纳洛酮。

（4）癫痫发作应给予苯妥英钠或地西泮等（院前处理避免使用镇静药，因可引起呕吐）。

（5）低血压　扩充血容量，持续低血压用去甲肾上腺素等α肾上腺受体激动药，禁用肾上腺素，慎用多巴胺，因可加重低血压。

（6）室性心律失常　用利多卡因或苯妥英钠，但吩噻嗪类药物中毒时禁用。

（7）奎尼丁样心脏毒性（Q-T间期延长、QRS波宽大）　5%碳酸氢钠注射液，静脉滴注。

（8）中枢抑制严重者　给予中枢兴奋药，如哌甲酯、苯甲酸钠咖啡因、苯丙胺等。

## （六）抗癫痫药物中毒

### 1．苯妥英钠中毒

【临床表现】轻度中毒有恶心、呕吐、上腹剧痛、吞咽困难；头痛、头晕、心悸、视力障碍、语言不清、眼睑下垂。严重时出现眼球震颤、复视、共济失调，甚至昏迷状态。

【处理】用温开水、0.9%氯化钠注射液或1%～2%鞣酸液洗胃，再用硫酸钠导泻。如为轻度中毒应先催吐，后洗胃，静脉输入10%葡萄糖注射液；严重中毒者，应用烯丙吗啡减轻呼吸抑制，先静注5～10mg，10～15分钟后可重复注射，总量不应超过40mg，或给予洛贝林、尼可刹米等；如有心动过缓及传导阻滞可用阿托品治疗，血压下降应用升压药；如有造血系统障碍现象，可选用重组人粒细胞集落刺激因子、重组人粒细胞巨噬细胞集落刺激因子和肾上腺皮质激素等治疗。

### 2．卡马西平中毒

【临床表现】最初出现中毒症状是在服药后1～3小时，神经肌肉失调最为突出，出现呼吸不规则或呼吸抑制，恶心、呕吐、尿少或无尿，心电图异常；进而肌肉痉挛、震颤、共济失调、躁动、光反射亢进，后迟钝、昏迷、意识丧失、瞳孔散大。

【处理】尽快催吐、洗胃，并灌入适量活性炭混悬液，然后导泻；静脉输液并给予利尿剂；

对于呼吸抑制、血压下降、惊厥等进行对症治疗，并注意抗休克；如表现为躁狂，可使用地西泮或巴比妥类药物，但注意能加重呼吸抑制（尤其对儿童）、低血压和昏迷；透析治疗只适用于那些肾衰竭的严重中毒病人。

3. 丙戊酸钠中毒

【临床表现】急性中毒时可导致嗜睡、昏迷或发生心肌梗死，必须及时抢救，颇有危险。

【处理】丙戊酸钠口服吸收很快，洗胃越早越好；静脉输液，必要时给予利尿药，要保持有足够的尿量；纳洛铜可拮抗本品的抗癫痫作用，也可治疗丙戊酸钠引起的中枢抑制。

## （七）镇痛药物中毒

### 1. 阿片类药物及其他毒品中毒

【临床表现】（1）阿片类药物中毒　严重急性中毒常发生昏迷、呼吸抑制和瞳孔缩小等改变。吗啡中毒典型表现为昏迷、瞳孔缩小或针尖样瞳孔和呼吸抑制（每分钟仅有2～4次呼吸，潮气量无明显变化）“三联征”，并伴有发绀和血压下降。海洛因中毒时除具有吗啡中毒“三联征”外，并伴有严重心律失常、呼吸浅快和非心源性肺水肿，中毒病死率很高。哌替啶中毒时除血压降低、昏迷和呼吸抑制外，与吗啡不同的是心动过速、瞳孔扩大、抽搐、惊厥和谵妄等症状。芬太尼等常引起胸壁肌强直。美沙酮尚可出现失明、下肢瘫痪等。急性重症中毒病人，6～12小时多死于呼吸麻痹；超过12小时往往并发呼吸道感染而死于肺炎；存活48小时以上者预后较好。

（2）可卡因中毒　表现为奇痒难忍、肢体震颤、肌肉抽搐、癫痫大发作、体温和血压升高、瞳孔扩大、心率增快、呼吸急促和反射亢进等。

（3）大麻中毒　一次大量吸食会引起急性中毒，表现为精神和行为异常，如高热性谵妄、惊恐、躁动不安、意识障碍或昏迷。有的出现短暂抑郁状态，悲观绝望，有自杀念头。检查可发现球结膜充血、心率增快和血压升高等。

（4）苯丙胺类中毒　表现为精神兴奋、动作多、焦虑、紧张、幻觉和神志混乱、自杀或杀人等；严重者，出汗、颜面潮红、瞳孔扩大、血压升高、心动过速或室性心律失常、呼吸增强、高热、震颤、肌肉抽搐、惊厥或昏迷，也可发生高血压伴颅内出血，常见死亡原因为DIC、循环或肝、肾衰竭。

（5）氯胺酮中毒　表现为神经精神症状，如精神错乱、语言含糊不清、幻觉、高热及谵妄、肌颤和木僵等。

【处理】（1）复苏支持治疗　中毒合并呼吸循环衰竭时，首先应进行复苏支持治疗。

呼吸衰竭者应保持呼吸道通畅，必要时行气管内插管或气管造口。应用阿托品刺激呼吸中枢。禁用中枢兴奋药（士的宁等），因其能协同吗啡引起或加重惊厥。呼吸机辅助呼吸，采用呼气末正压（PEEP）可有效纠正海洛因和美沙酮中毒引起的非心源性肺水肿，同时给予高浓度吸氧、血管扩张药和袢利尿药，禁用氨茶碱。

（2）循环支持　血流动力学不稳定者，取头低脚高位，同时静脉输液，必要时应用血管升压药。丙氧芬诱发的心律失常避免用Ⅰa类抗心律失常药。可卡因中毒引起的室性心律失常应用拉贝洛尔或苯妥英钠治疗。

（3）纠正代谢紊乱　伴有低血糖、酸中毒和电解质紊乱者应给予相应处理。

（4）清除毒物 ①催吐：禁用阿扑吗啡催吐，以防加重毒性；②洗胃：口服中毒者，胃排空延迟，不应常规洗胃。摄入致命剂量毒品时，1小时内洗胃，先用1∶2000高锰酸钾溶液洗胃，后用硫酸镁或硫酸钠导泻。应用活性炭混悬液吸附未吸收的毒物。丙氧芬过量或中毒时，由于进入肠–肝循环，多次给予活性炭疗效较好。

（5）解毒药的应用

1）纳洛酮 可静脉、肌内、皮下或气管内给药。长半衰期阿片类（如美沙酮）或强效阿片类（如芬太尼）中毒及阿片类中毒伴呼吸衰竭者，立即静注纳洛酮0.4～0.8mg，必要时重复，阿片成瘾中毒者3～10分钟重复，非成瘾中毒者2～3分钟重复应用，总剂量达20mg仍无效时，应注意合并非阿片类毒品（如巴比妥等）中毒、头部外伤、其他中枢神经系统疾病和严重缺氧性脑损害。纳洛酮对吗啡的拮抗作用是烯丙吗啡的30倍，较左洛啡烷强6倍。1mg纳洛酮能对抗25mg（静脉注射）海洛因的作用。

肌肉松弛药和纳洛酮对芬太尼中毒所致的肌肉强直有效，但不能拮抗哌替啶中毒引起的癫痫发作和惊厥，对海洛因、美沙酮中毒的非心源性肺水肿无效。禁用中枢兴奋药，因其与吗啡合用可诱发惊厥。

2）纳美芬 治疗吗啡中毒优于纳洛酮，给药途径多，作用时间长，不良反应少。尚可用于乙醇中毒。0.1～0.5mg，静注，2～3分钟渐增剂量，最大剂量每次1.6mg。

3）烯丙吗啡（纳洛芬） 对吗啡有直接拮抗作用，用于吗啡及其衍生物或其他镇痛药，如哌替啶的急性中毒治疗。5～10mg，肌内注射或静脉注射，必要时每10～15分钟重复，总量不超过40mg。

4）左洛啡烷（烯丙左吗南） 为阿片拮抗药，能逆转阿片中毒引起的呼吸抑制（注意：对于非阿片类中枢抑制药，如乙醇等中毒的呼吸抑制非但不能逆转，反而加重病情）。首次1～2mg静脉注射，继而5～15分钟注射0.5mg，连用1～2次。

5）纳曲酮 与阿片受体亲合力强，能完全阻断外源性阿片物质与阿片受体结合，与μ受体亲合力是纳洛酮的3.6倍。其作用强度2倍于纳洛酮，17倍于烯丙吗啡。口服吸收迅速，$t_{1/2}$ 4～10小时，作用持续时间24小时，主要代谢物和原型由肾脏排除。试用于阿片类药中毒的解毒和预防复吸。推荐用量每日50mg。

此外，可用维生素$B_6$、维生素$B_{12}$、烟酸及能量合剂对症治疗美沙酮中毒解救过程中可能发生的下肢运动障碍、瘫痪、失明等情况。

（6）对症治疗措施 ①高热，应用物理降温，如乙醇、冰袋或冰帽等；②惊厥，精神类毒品中毒惊厥者可应用硫喷妥钠或地西泮；③胸壁肌肉强直，应用肌肉松弛药；④严重营养不良者，应给予营养支持治疗；⑤其他，苯丙胺类中毒给予氯化铵或维生素C酸化尿液，促进排泄；极度兴奋或躁狂者给予氟哌啶醇；高血压或中枢神经系统兴奋者给予氯丙嗪；显著高血压给予硝普钠；用地西泮或短效巴比妥类药物控制中枢兴奋及惊厥。

**2．水杨酸类药物中毒** 水杨酸类药物包括阿司匹林、水杨酸钠、水杨酰胺、氟苯水杨酸、水杨酸甲酯、水杨酸苯酯等。

【临床表现】主要为酸碱平衡失调和过度换气，表现为恶心、呕吐、腹痛、腹泻、面红、出汗、头痛、头晕、呼吸加快；中度中毒还可出现烦躁不安、恐惧、共济失调、震颤、惊厥、高热、大量出汗、耳聋等；严重者转入抑制、昏迷、发绀、肺水肿，甚至呼吸、循环衰竭。

【处理】催吐；后用1%～2%碳酸氢钠溶液、1∶5000 高锰酸钾溶液或温开水洗胃，然后灌入活性炭混悬液，再以硫酸镁导泻；促进已吸收药物排出：碳酸氢钠口服或静脉滴注，使尿液碱化，pH7.5时游离水杨酸盐排出较快；严重中毒者必要时做透析治疗。

3. 对乙酰氨基酚中毒

【临床表现】可出现恶心、呕吐、心律失常、血压下降、消化道出血、昏迷、肝功能损害、黄疸等。严重者可因肝衰竭而致死。肝功能及尿检均有异常。

【处理】快催吐，并以1∶5000 高锰酸钾溶液及温开水洗胃；迅速给予乙酰半胱氨酸150mg/kg，溶于5%葡萄糖注射液200ml，静脉滴注，4小时后改为100mg/kg，溶于5%葡萄糖注射液500ml，静脉滴注，以后酌情减量或改为口服；保护肝脏、肾脏，可给予维生素C、胱氨酸、甲硫氨酸等；严重者尽快进行血液透析。

## 二、心血管系统药物中毒

1. 强心苷类药物中毒　强心苷类药物包括洋地黄、洋地黄毒苷、地高辛、毛花苷丙、毒毛花苷等。

【临床表现】恶心、呕吐、腹胀；视觉改变，出现黄视或绿视；心律失常或有传导阻滞，呼吸困难；头痛、失眠、眩晕。严重者出现谵妄、惊厥、昏迷，甚至休克而致死。心电图改变具有特征性。

【处理】（1）服药8小时以内均应洗胃，可用1%～2%鞣酸溶液，后灌入活性炭混悬液，然后导泻。

（2）静脉输液，如为低血钾诱发中毒则适量补钾，必要时给依地酸二钠适量，以降低血钙浓度，减轻毒性。

（3）针对心律失常情况，如为心动过缓可用阿托品，如为室性异位节律可给予利多卡因或苯妥英钠。

2. 奎尼丁中毒

【临床表现】金鸡纳反应表现为腹泻、恶心、呕吐、头痛、头晕、耳鸣、听力损害、视力障碍等；心脏毒性反应可表现为各种程度的房室传导阻滞甚至心脏停搏，也可发生室性早搏、室性心动过速、心室纤颤。在临床上可表现为反复发作的晕厥，有时伴抽搐和尿失禁，特称为“奎尼丁晕厥”，其发生与用药剂量无关；神经系统症状，以及急性溶血、呼吸困难、血压下降、高热、过敏等。

【处理】（1）在用药过程中出现早搏或QRS波增宽20%时，即应停用奎尼丁。

（2）“奎尼丁晕厥”的急救　①立即进行心肺复苏处理，包括胸外按压、人工呼吸及电击除颤等。发生房室传导阻滞，尤其阿-斯综合征时，应立即给予异丙肾上腺素0.5～1.0mg 加入5%葡萄糖200ml中静脉滴注，必要时可用心脏起搏器。②严重进行性心脏毒性反应，可以静脉用乳酸钠，降低血钾浓度，减少游离奎尼丁的浓度。

（3）一次大剂量服用者，应予以洗胃（5%活性炭混悬液，1∶500稀碘酊或1∶2000高锰酸钾溶液），可同时以硫酸镁、20%甘露醇导泻。

（4）可进行血液透析或血液灌流。

## 三、呼吸系统药物中毒

### 1. 氨茶碱中毒

【临床表现】早期有恶心、呕吐、烦躁、失眠；继之腹痛、呕吐物带血、心动过速；严重者谵妄、躁动、高热、呼吸困难、昏迷、心律紊乱、血压下降、休克、呼吸和循环衰竭，甚至心搏骤停。血液检查可见高血糖、低血钙。

【处理】（1）口服中毒用清水或1∶5000 高锰酸钾溶液洗胃，可灌入适量活性炭混悬液，再用硫酸镁导泻。中毒12小时以上者不再应用上述措施。

（2）静脉输液，防治电解质紊乱及酸中毒。

（3）镇静、抗惊厥可给予镇静剂或催眠剂。

### 2. 麻黄碱中毒

【临床表现】头晕、失眠、烦躁、面红、多汗、寒战、发热、恶心、呕吐、腹胀；心律失常、血压升高、震颤、痉挛；中毒严重者呼吸困难、发绀、心室颤动、血压下降、呼吸和循环衰竭。

【处理】（1）尽快催吐，1∶5000高锰酸钾溶液或2%碳酸氢钠溶液洗胃，后用硫酸镁导泻。

（2）氯丙嗪25～50mg，可拮抗麻黄碱的主要毒性作用，也可应用苯巴比妥。

（3）吸入亚硝酸异戊酯或舌下含硝酸甘油。

## 四、其他药物中毒

### 1. 麦角和麦角胺中毒

【临床表现】（1）急性中毒症状　有头痛、恶心、呕吐、腹泻与头晕，严重时可发生精神混乱、共济失调、局灶性瘫痪、感觉障碍、体温调节异常与惊厥，甚至可因昏迷、呼吸及心脏麻痹死亡。

（2）慢性中毒症状　可有与急性中毒相同的症状，亦可出现瘫痪、惊厥与精神症状，或因发生循环障碍而导致四肢坏疽。

【处理】（1）口服中毒时，立即洗胃并给予硫酸钠30g导泻。

（2）如恶心、呕吐和肠痉挛可肌内注射硫酸阿托品或氯丙嗪缓解。

（3）周围血管舒张不全为其重要的中毒表现，可用血管舒张药与神经节阻滞药。

（4）发生惊厥时可应用抗惊厥药物。

### 2. 异烟肼中毒

【临床表现】（1）消化系统症状　严重者可出现中毒性肝炎、肝脂肪性变、AST升高、黄疸，甚至肝坏死。

（2）神经系统症状　有头痛、头晕、不安、失眠、耳鸣、视神经炎、视神经萎缩、肌肉抽搐、共济失调、排尿困难等，严重时可出现精神异常、癫痫样大发作、惊厥、周围神经炎等，急性中毒时有眼球震颤、肢体抖动、惊厥及全身肌肉强直性抽搐、呼吸抑制等症状。

【处理】（1）洗胃，口服药用炭，导泻。

（2）给予渗透性利尿药。发生惊厥时应用地西泮或苯巴比妥。

（3）静脉给予与摄入异烟肼等量的维生素$B_6$。

3. 骨骼肌松弛药物中毒

【临床表现】（1）中枢神经系统症状　去极化型骨骼肌松弛药逾量时会出现骨骼肌粗大的肌束震颤，以面部和上肢为明显，如不及时处理，会发生四肢抽搐。

（2）呼吸系统症状　呼吸麻痹，呼吸停止。

（3）心血管症状　心跳减慢、心律失常、心跳骤停。

（4）特异质反应　遗传性血浆胆碱酯酶活性降低者，对琥珀胆碱类特别敏感，在常用量时就会发生中毒症状，需注意。

（5）恶性高热　琥珀胆碱与氟烷合用，可能发生恶性高热，体温可达42℃以上，死亡率极高。

【处理】（1）去极化型肌松药中毒禁止使用抗胆碱酯酶药，而非去极化型肌松药可用抗胆碱酯酶药对抗，如甲基硫酸新斯的明1mg皮下注射。

（2）给予足够的氧是当务之急，输液以促进药物排泄。

## 第三节　常见农药、灭鼠药中毒的救治

### 一、有机磷类农药中毒

1. 乙硫磷等有机磷农药中毒（以下简称"乙硫磷等"）　本类包括乙硫磷、马拉硫磷、倍硫磷、二溴磷、1605、1059、3911、甲基1059、杀螟松、特普、甲胺磷、久效磷、苯硫磷、亚胺硫磷。

【临床表现】（1）三大综合征　①毒蕈碱样症状（M样症状）：恶心、呕吐、腹痛、腹泻、瞳孔缩小、视力模糊、多汗、流涎、支气管痉挛、呼吸道分泌物增多、呼吸困难、发绀等；②烟碱样症状（N样症状）：肌肉震颤、抽搐、肌无力、心跳加速、血压升高等；③中枢神经系统症状：眩晕、头痛、乏力、烦躁、发热、失眠、震颤、精神恍惚、言语不清、惊厥、昏迷等。

（2）中毒程度　①轻度中毒：头痛、头晕、恶心、呕吐、乏力、多汗、胸闷、腹痛、视力障碍等。血胆碱酯酶活力降至50%～70%。②中度中毒：上述症状更加明显，精神恍惚、言语不清、流涎、肌肉颤动、瞳孔缩小、肺部有湿啰音。血胆碱酯酶活力降至30%～50%。③重度中毒：神志昏迷、惊厥、抽搐、呼吸困难、瞳孔极度缩小、口唇发绀、脉搏细速、血压下降，有肺水肿。血胆碱酯酶活力降至30%以下。

【处理】（1）最好用1%～2%碳酸氢钠溶液洗胃，也可用清水或微温水，禁用高锰酸钾（高锰酸钾会增加毒性）。硫酸钠（或硫酸镁）40～60g导泻（可以加活性炭吸附毒物）。

（2）皮肤接触宜用凉肥皂水或1%～5%碳酸氢钠反复清洗。

（3）抢救用药

1）阿托品　1～2mg，肌内注射或静脉注射，严重中毒要加大5～10倍，每15～20分钟重复一次，直到青紫消失，至病情稳定，然后用维持量，有时需用2～3日。

2）胆碱酯酶复活剂 ①碘解磷定：轻度中毒，0.4g，静脉注射，必要时2小时后重复；中度中毒，0.8～1g，静脉注射，以后每小时0.4～0.8g；重度中毒，1～1.2g，缓慢静脉注射，30分钟不显效可重复给药，好转后逐步停药。②氯解磷定：轻度中度，0.25～0.5g，肌内注射，必要时2小时后重复；中度中毒，0.5～0.75g，肌内注射；重度中毒，1g，用注射用水20ml稀释，静脉注射。其余与碘解磷定同。

3）如有痉挛可用苯巴比妥钠。

（4）其他救治措施 血液净化技术在重症有机磷中毒时疗效显著，可选用血液透析、腹膜透析或血液灌流。

（5）对症处理 ①缺氧者吸氧或人工呼吸及给予中枢兴奋药；②危重病人可输血或换血，以补充胆碱酯酶；③肺水肿：用呋塞米20～40mg加入25%葡萄糖溶液20ml中静脉注射；④心力衰竭：使用强心苷加呋塞米，限制输液量，给氧；⑤脑水肿：吸氧、冰帽、脱水剂及糖皮质激素的使用。

【注意事项】（1）使用阿托品时 ①阿托品不能破坏磷酸酯类物质，不能使抑制的胆碱酯酶复活或分解乙酰胆碱，它的作用仅在于能拮抗乙酰胆碱的毒蕈碱样作用，提高机体对乙酰胆碱的耐受性。对烟碱样作用无效，故不能制止肌肉纤维震颤及抽搐，对呼吸肌麻痹也无效。轻度中毒者，可单用阿托品治疗，中、重度中毒者必须与胆碱酯酶复活剂同时使用。②阿托品治疗重度有机磷中毒的原则是：早期、足量、重复给药，达到阿托品化：面部潮红、皮肤干燥、口干、心率加快。当达到阿托品化或毒蕈碱样症状消失时应酌情减量，延长用药间隔。③要注意鉴别阿托品中毒和有机磷中毒。阿托品中毒指征：谵妄、躁动、幻觉、全身潮红、高热、心率加快甚至昏迷。此时立即停用阿托品，并可用毛果芸香碱解毒，但不宜使用毒扁豆碱。④严重缺氧中毒病人，使用阿托品有室颤危险，应同时给氧。⑤伴体温升高的中毒病人，应物理降温，并慎用阿托品。⑥阿托品与胆碱酯酶复活剂共同使用时剂量应减少。

（2）使用胆碱酯酶复活剂时 ①切勿两种或以上同时用。②复活剂对烟碱样作用明显，对毒蕈碱样作用和防止呼吸抑制作用差，故与阿托品有协同作用。③尽早使用，复活剂用量过大、注射过快或未经稀释直接注射，均可引起中毒。④在碱性溶液中不稳定，水解生成剧毒的氰化物，故不能与碱性药物配伍。⑤中毒已超过3日或慢性中毒病人体内的乙酰胆碱酯酶已老化，使用复活剂无效。⑥复活剂对内吸磷、对硫磷、乙硫磷、治螟磷、毒死蜱、苯硫磷、辛硫磷、特普等效果好；对敌敌畏、敌百虫、乐果、氧乐果、马拉硫磷、二嗪磷等效果差或无效，以阿托品治疗为主。

（3）禁用吗啡、氯丙嗪等。

**2. 二嗪农、谷硫磷中毒** 除禁用氯解磷定和碘解磷定外，其他同乙硫磷等。

**3. 乐果中毒** 最好用清水或微温水洗胃，也可用1%～2%碳酸氢钠，禁用高锰酸钾；氯解磷定及碘解磷定效果差；其他同乙硫磷等。

**4. 敌敌畏中毒** 清水或微温水、1%～2%碳酸氢钠、1∶5000高锰酸钾溶液均可用于洗胃；碘解磷定效果差；氯解磷定用法同乙硫磷等；其他同乙硫磷等。

**5. 敌百虫中毒** 最好用0.9%氯化钠注射液洗胃，也可用1∶5000高锰酸钾溶液，禁用碳酸氢钠，碱性药会增加毒性10倍，皮肤黏膜有接触可用水洗，勿用肥皂水；碘解磷定效果差。氯解磷定用法同乙硫磷等；其他同乙硫磷等。

## 二、有机氯类农药中毒

有机氯类农药主要有狄氏剂、艾氏粉、毒杀芬、林丹（666）、滴滴涕、氯丹、三氯杀螨砜、三氯杀螨醇、五氯硝基苯等。

【临床表现】（1）急性中毒　多因误食引起，约半小时至数小时可发病。

1）轻度中毒　全身不适、头痛、头晕、无力、视力模糊、恶心、呕吐、出汗、流涎、嗜睡等，有时出现肌肉震颤。经消化道引起的中毒呕吐明显，偶有腹泻。

2）中度中毒　除上述轻度中度症状外，还可发生剧烈呕吐、腹痛、烦躁不安、抽搐、呼吸困难等。

3）重度中毒　全身抽搐，因毒杀芬引起的急性中毒出现癫痫样抽搐，其余品种引起的多呈肌强直阵挛性抽搐；体温升高，血压下降，心律失常；严重时吐白沫，心室震颤，呼吸衰竭，尿少尿闭，肝脏受损。由呼吸道引起的中毒，咽喉部有异物感，剧烈咳嗽，吐痰或咯血，出现中毒性肺炎及肺水肿等。

（2）慢性中毒　因累积性中毒引起的症状表现为食欲不振、呕吐、头痛、乏力、恶心、失眠、四肢酸痛等，有的会出现神经炎、贫血或血小板减少等。

【处理】（1）口服中毒　可用硫酸锌或硫酸酮催吐。最好使用1%～2%碳酸氢钠溶液洗胃，也可使用清水或微温水，禁用高锰酸钾。用50%硫酸钠或硫酸镁溶液60ml导泻，可加活性炭吸附，严禁使用油类泻剂。

（2）其他部位处理　用清水或肥皂水清洗皮肤；眼部污染时用2%碳酸氢钠溶液冲洗；咽喉污染用清水或碳酸氢钠溶液漱口。

（3）加速毒物分解和排泄　10%硫酸亚铁溶液口服可加速毒物分解，补充液体和服用大量维生素$B_1$、$B_2$，维生素C，可加速毒物排泄。

（4）抽搐病人　可内服或注射戊巴比妥0.2～0.4g，或苯巴比妥钠、地西泮肌内注射。同时可使用10%葡萄糖酸钙静脉注射和内服维生素$B_{12}$。

（5）其他　保持安静，避免强光和外界刺激；若是呼吸抑制或肺水肿，应及时对症处理，进行保肝治疗。其他对症治疗同乙硫磷等农药中毒解救。

【注意事项】禁用肾上腺素，以免诱发室颤。

## 三、有机氮类农药中毒

1. 甲脒类农药中毒　杀虫脒、双甲脒、螟蛉畏、去甲杀虫脒等，主要经皮肤和呼吸道吸收，一般接触2～4小时出现症状，口服中毒在1小时内发病。

【临床表现】嗜睡、发绀、出血性膀胱炎三大综合征为主。

（1）神经系统　头痛、头晕、乏力、反应迟钝、神志恍惚、四肢麻木、步态不稳、感觉减退，以嗜睡最为突出。严重者可发生脑水肿、颅内压增高等中毒性脑病的症状和体征；病人迅速昏迷、呼吸暂停、叹息样呼吸；瞳孔忽大忽小和不等大；有时发生抽搐或强直。

（2）发绀　程度与剂量成正比，严重时肢端成灰蓝色。

（3）泌尿系统　中毒后1～2小时或至2日内出现腰痛、尿急、尿痛、尿频、酱油色尿、血尿等泌尿系统症状。

（4）其他　心率减慢、血压下降、皮肤接触部位有烧灼感、溶血性贫血、中毒性心肌炎、中毒性肝炎等。

（5）实验室检查　可见尿中出现红细胞、蛋白质、少量白细胞和管型，少数病人血清ALT增高，尿中杀虫脒及其代谢产物4-氯-邻甲苯胺增高[正常值总量为（0.02±0.025）mg/L，其中杀虫脒为（0.01±0.023）mg/L，4-氯-邻甲苯胺为（0.010±0.016）mg/L]，血中高铁血红蛋白增高，严重中毒时血清单胺氧化酶降低，心电图可出现心律失常和心肌损害。

【处理】（1）最好用清水或微温水洗胃，也可用1∶2000高锰酸钾溶液、1%～2%碳酸氢钠溶液；使用硫酸钠25～30g导泻。皮肤接触者用肥皂水和清水将体表冲洗干净。

（2）解除高铁血红蛋白血症　①轻度中毒：静脉注射维生素C，每日6～10g，每次1～2g，加入葡萄糖注射液中。②严重中毒伴全身发绀者：立即给予亚甲蓝注射液，每次1～2mg/kg加到50%葡萄糖溶液20ml中缓慢注射，4～6小时后可重复或减量使用，直至发绀消失、呼吸困难改善为止。维生素C 0.5～1g 加入葡萄糖注射液内可增加亚甲蓝药效。

（3）抗惊厥　可使用苯巴比妥或地西泮。

（4）出血性膀胱炎　可用酚磺乙胺、安络血等。口服或静脉注射碳酸氢钠，以碱化尿液。在心功能良好和无脑水肿、肺水肿的情况下，可大量输入葡萄糖和葡萄糖盐水，促使毒物排泄。严重病人可做腹膜透析。

（5）心肌炎　使用极化液（10%葡萄糖注射液500ml，10%氯化钾注射液10ml，胰岛素8～10U）及激素等治疗。

【注意事项】（1）硫代硫酸钠、维生素$B_{12}$、辅酶A及高渗糖均有促进高铁血红蛋白还原的作用，可酌情选用。

（2）注意防治感染及对症处理。

**2. 氨基甲酸酯类中毒**　氨基甲酸酯类包括呋喃丹、西维因、速灭威、害朴威、叶蝉散等。

【临床表现】中毒表现与有机磷农药中毒类似，M样症状、N样症状见乙硫磷等中毒。可迅速出现脑水肿、昏迷、抽搐，甚至呼吸衰竭而死亡。

【处理】（1）最好使用1%～2%碳酸氢钠溶液洗胃，也可使用清水或微温水，禁用高锰酸钾。用硫酸钠25～30g或50%硫酸镁溶液导泻。

（2）阿托品用量同有机磷类中毒。氢溴酸东莨菪碱用量可按0.01～0.05mg/kg，肌内注射或静脉注射，20～30分钟重复1次，至出现阿托品化指征。氢溴酸东莨菪碱的治疗优于阿托品，可防治呼吸衰竭，剂量较大时则有显著催眠作用，对烦躁不安、抽搐病例疗效较佳。

（3）葡醛内酯可促进酚类代谢物的排泄。

（4）其他　脑水肿：使用脱水剂；肺水肿：使用强心剂、利尿剂、激素及硫代硫酸钠；发绀：使用亚甲蓝，按1mg/kg剂量给药；控制感染。

【注意事项】（1）禁用碘解磷定及氯解磷定等肟类复活剂，肟类化合物可使本类农药与胆碱酯酶结合的可逆反应减慢甚至停止，抑制胆碱酯酶活力的自然恢复。

（2）禁用吗啡、琥珀胆碱、新斯的明、毒扁豆碱及吩噻嗪类药物。

（3）避免用苯巴比妥、氯氮䓬等镇静剂。

**3. 酰胺、脲、胍及苯胺类除草剂中毒**　酰胺类农药为除草剂或杀菌剂，主要有敌稗、甲草胺、异丙甲草胺、丁草胺、毒禾草等；脲类农药主要有敌草隆、灭草隆、枯草隆、除虫脲等；苯胺类农药主要有氟乐灵、除草佳、敌乐胺、敌克松、甲霜灵等。

【临床表现】（1）消化系统和神经系统　中毒病人有咽部烧灼感、咽充血、恶心、呕吐、腹痛、乏力、胸闷、头晕、头痛、血压下降等一般中毒症状。严重中毒者，呼吸困难、脉搏加快、反应迟钝、流涎，甚至出现神志不清、谵语、抽搐、皮肤湿冷、昏迷、大小便失禁等。听诊双肺底可闻及湿啰音。肝功能损害严重者，可有肝昏迷，甚至导致死亡。

（2）敌稗、除草佳等及苯胺类中毒有口唇、皮肤、指甲发绀，亦可出现急性溶血性贫血性休克。甲草胺、丁草胺等其他酰胺类、脲类、胍类中毒则无发绀现象，但可出现黄疸。

（3）对皮肤、眼、鼻、喉具有较强的刺激性，使接触部位毛孔变粗，毛根有黑色点状物，少数有过敏性皮炎，并可引起痤疮。

【处理】（1）经口中毒者，应及时催吐、洗胃、导泻。皮肤、眼睛污染者，应立即冲洗干净。眼睛污染可用清水冲洗，皮肤污染用0.9%氯化钠注射液或5%碳酸氢钠溶液冲洗。

（2）常规对症治疗　静脉注射呋塞米利尿，静脉滴注葡萄糖注射液，使用大剂量维生素C、护肝药物、能量合剂等保护心、肝、肾及脑功能。

（3）用小剂量阿托品缓解流涎等消化道症状。

（4）敌稗、除草佳等中毒时，用亚甲蓝作为特效解毒剂，1～2mg/kg加入5%葡萄糖注射液40ml静脉注射，24小时重复1次，直至发绀消失为止。

（5）含氟的苯胺类农药中毒，按氟化物中毒抢救。

【注意事项】（1）用抗菌药物预防继发感染，昏迷者早期应用脱水剂预防脑水肿。

（2）阿托品注意勿用过量，临床使用大剂量而导致阿托品中毒者多见。

（3）丁草胺等中毒无发绀现象，不得使用亚甲蓝，否则会导致高铁血红蛋白血症。

## 四、有机硫类农药中毒

**1. 二硫代氨基甲酸酯类中毒**　二硫代氨基甲酸酯类包括代森铵、代森锌、异丙镍、异丙锌（甲基代森锌）等。

【临床表现】接触农药粉尘或雾滴后，可出现皮肤黏膜刺激症状和食欲减退、头痛、头晕、乏力等全身中毒症状。口服中毒消化系统症状较突出，恶心、呕吐、腹痛、腹泻等。严重时伴心跳加快、血压下降、心肌损伤，甚至循环衰竭。重症病人可有肝、肾功能障碍、呼吸麻痹，且神经系统症状明显，先兴奋后抑制，可致死亡。葡萄糖-6-磷酸脱氢酶缺乏病人，可引起硫化血红蛋白血症和急性溶血性贫血。

【处理】（1）口服中毒者，催吐、洗胃、导泻。皮肤污染者用大量清水冲洗干净，可用2%硫代硫酸钠水溶液或4%硼酸溶液湿敷。

（2）无特效解毒剂，给予对症治疗。

【注意事项】（1）注意补充营养，给予能量合剂及维生素、蛋白质。

（2）中毒期间禁食油脂类饮食及饮酒。

### 2. 沙蚕毒素类中毒

【临床表现】（1）轻度及中度中毒者　头晕、眼花、头痛、心悸、面色苍白、口唇发绀、四肢麻木、肌张力增加、四肢阵发性抽搐、食欲差、多汗等一般神经中毒症状。有的伴有低热，轻、中度神志改变，恶心、呕吐、全身肌肉震颤。

（2）严重中毒者　瞳孔缩小（但仍有瞳孔等大和扩大的报告），对光反射迟钝，口唇发绀，肠鸣音亢进，血压下降，全身肌肉抽动和肌肉（包括呼吸肌）麻痹，甚至发生惊厥、昏迷。

【处理】（1）清洗毒物　用2%～3%碳酸氢钠溶液洗胃，再用硫代硫酸钠导泻。

（2）解毒剂　使用巯基类络合物，如半胱氨酸、二巯丙醇、二巯丁二酸钠等。二巯丙醇100mg，肌内注射，每4～6小时1次。L-半胱氨酸0.1～0.2g，肌内注射，每日2次。或经胃管注入解毒剂。

（3）对症治疗　①有腹痛、腹泻者，可给予阿托品。轻、中度中毒者，0.5～1mg，1～4小时给予1次。重度中毒者，2～3mg，15分钟至1小时给予1次，好转后，8～12小时给予1次，一次1mg。②有血压下降者，或有休克征象时，应补充血容量（输液、输血），酌情选用血管活性药物。

【注意事项】阿托品用量不宜过大，不必强调阿托品化。

## 五、有机汞类农药中毒

有机汞类包括氯化乙基汞（西力生）、醋酸苯汞（赛力散）、磷酸乙基汞（谷仁乐生）、磺胺苯汞（富民隆）等。

【临床表现】（1）一般症状　恶心、呕吐、腹泻、食欲不振、流涎、口内金属味；头痛、头晕、失眠、乏力、多汗。如经呼吸道吸入大量有机汞蒸气或粉尘者，可出现上呼吸道刺激症状。若初期表现未积极治疗，往往在上述症状缓解后，再经1～2周出现重度中毒。

（2）口腔黏膜及齿龈　红肿、溃疡、坏死、出血、发热等。

（3）神经精神症状　在神经症的基础上可发展为脑-脊髓-周围神经病。表现有四肢发麻、无力、持物不稳、行走困难、肌力及肌张力减弱、肌肉萎缩、四肢呈现手套袜套样感觉障碍及周围神经病或出现肌纤维震颤、肌张力增高、腱反射亢进、轻瘫、病理征阳性等脊髓受损。脑部受损时表现情绪淡漠、言语缓慢、重复言语、遗忘、多疑、幻觉、妄想，随着病情发展，可出现不同程度的意识障碍、抽搐、谵妄以致深度昏迷。此外可见共济失调，构音不清，自发性水平性眼震。脑神经受损时，可表现视力减退、向心性视野缩小、复视、咀嚼肌无力、张口困难等。

（4）心肌损害　心悸、气短、心前区痛。心脏损害主要表现为心肌病变及心律紊乱。心电图显示Q-T间期延长、S-T段下降、T波倒置、明显的U波及频繁的室性期前收缩、二联律、三联律或房室传导阻滞。

（5）肝脏损害　肝肿大、压痛、黄疸及肝功能异常，严重者可致肝衰竭。

（6）肾脏损害　早期有烦渴、尿量增多、尿密度低，尿化验有蛋白与管型。严重者有血尿、尿少，甚至出现尿毒症。

（7）皮肤损害　接触部位皮肤瘙痒、潮红、水肿、丘疹、水疱。少数口服中毒病人于高热后出现全身性皮疹，严重者出现剥脱性皮炎。皮疹出现的轻重程度与全身中毒情况不平行，它的消退较接触性皮炎缓慢。

【处理】（1）口服中毒者　尽快催吐，用2%碳酸氢钠溶液或清水反复彻底洗胃。皮肤污染时立即用清水彻底清洗。

（2）驱汞药物　以二巯基丙磺酸钠或二巯基丁二酸钠为主，在急性病重期，驱汞剂量酌减。二巯基丁二酸钠：首次2g，以后每次lg，溶于10%葡萄糖注射液中静脉滴注，每日1~2次，用3~5日。二巯丙磺酸钠：首次0.25g，肌内注射，后每4~6小时用0.1~0.2g，1~2日后每日1次，连用3日，间隔4日天为1疗程。已有肾损害者，慎用解毒药物。

（3）对症与支持疗法　应着重保护神经系统、心、肝、肾，纠正低血钾；严重神经精神障碍可考虑高压氧治疗；皮肤损害时对症处理，严重者可考虑用糖皮质激素治疗；脑水肿使用脱水剂、吸氧、冰帽，限制入水量；心肌损害使用极化液等。

【注意事项】注意禁用高锰酸钾洗胃。

## 六、含砷农药及无机砷类中毒

含砷农药及无机砷类包括砷酸钙（农药）砒霜、亚砷酸钾等。

【临床表现】可有恶心、呕吐、口中金属味、腹剧痛、米汤样粪便等，较重者尿量减少、头晕、腓肠肌痉挛、发绀以至休克，严重者出现中枢神经麻痹症状，四肢疼痛性痉挛、意识消失等。

【处理】（1）用清水或微温水、1∶5000高锰酸钾溶液、1%~2%碳酸氢钠溶液洗胃，洗胃后服用蛋清液、牛奶、药用炭等。慎导泻。

（2）解毒剂　二巯丙醇，成人用150~200mg，肌内注射，每4小时1次，第2天每6小时1次，第3天每日2次，共5~7日。

（3）心肌损害给予极化液等，脱水者输液及给钾。

【注意事项】二巯丙醇应深部肌内注射，严禁静脉注射。

## 七、杂环类农药中毒

杂环类农药包括噻二唑类（如敌枯双）、联吡啶类（如百草枯、杀草快）等。

### 1. 噻二唑类（敌枯双等）中毒

【临床表现】（1）口服急性中毒　可有舌头麻木、咽痛及食管疼痛等症状。重者可导致口腔糜烂、溃疡、咽部肿痛、吞咽困难及头痛、头晕、恶心、呕吐、食欲缺乏、乏力等症状。

（2）接触性皮炎　敌枯双最常见的损害为接触性皮炎，发病率高，除直接接触敌枯双可引起皮炎外，口服敌枯双或使用其污染的食物、饮水也可发生皮炎。儿童可引起面部色素改变。

【处理】（1）应立即进行催吐、洗胃、大量输液，促进毒物排泄等常规中毒抢救处理。

（2）解毒药　烟酰胺是敌枯双中毒的特效解毒药。50~200mg，静脉滴注，每日1~2次；亦可口服给药，50~200mg，每日3次。

（3）轻度皮炎可局部外用烟酰胺和醋酸氟轻松软膏。

【注意事项】（1）严重中毒者可加用地塞米松。

（2）皮肤破损者可外用龙胆紫，口服维生素$B_2$、维生素$B_6$、维生素C等。

（3）注意控制感染和其他对症处理。

2. 联吡啶类（百草枯、杀草快等）中毒

【临床表现】（1）百草枯经血循环至肺组织后，产生肺水肿及出血，肺泡表面形成酸性透明膜及肺泡间质纤维增生等病变，最终导致呼吸衰竭而死亡。

（2）联吡啶类农药具较强的刺激性，皮肤接触者可发生红肿、水疱。药液污染眼睛者，可有迟发性结膜炎、眼睑炎，有的可导致葡萄膜炎、白内障。口服中毒者有呕吐、腹泻等胃肠道症状，数天后，口腔及消化道黏膜出现溃疡。有些病例有中枢神经系统弥漫性损害。

【处理】（1）口服中毒时，应尽快催吐、洗胃、导泻。洗胃液中加入1%皂土液或3%漂白土液200ml作吸附剂。给予硫酸镁和硫酸钠导泻，每3～5小时给予1次，持续2～3日，直至尿中毒物定性试验阴性为止。

（2）中毒者出现呼吸窘迫时不宜吸氧，因该类毒物在肺泡内形成透明膜而妨碍肺泡内氧的弥散，肺泡/动脉血氧分压差扩大，吸氧有害无益。

（3）中毒严重者可大量输液以利尿。吡啶类农药与维生素$B_1$有对抗作用，故可给予大剂量维生素$B_1$。早期使用糖皮质激素、大量维生素C、维生素E对控制病情发展有效。

（4）采用透析疗法，或以甘露醇注射液高渗利尿，预防肾衰竭。

【注意事项】百草枯具有一定腐蚀性，洗胃时应注意。

## 八、复合农药中毒

（1）有机磷类与其他农药混合中毒，毒性增强，比单纯有机磷类中毒阿托品用量要大。

（2）有机磷类与氨基甲酸酯类混合中毒应以阿托品治疗为主；当出现明显的烟碱样症状时，在严密观察下，酌情使用肟类复能剂，避免用量过大，必须同时使用阿托品。

（3）有机磷类与拟除虫菊酯类混合中毒，应先按有机磷中毒处理，然后给予对症治疗。

（4）有机磷类与有机氮类农药混合中毒，对于有发绀、抽搐等中重度有机氮中毒表现时，除按有机磷中毒处理外，还应同时应用亚甲蓝及维生素C等还原剂。

## 九、灭鼠药中毒

1. 磷化锌、磷化铝、磷化钙中毒

【临床表现】服入的磷化锌等在胃酸的作用下，释放出剧毒的磷化氢气体，同时被消化道吸收，进而分布在肝、心、肾以及横纹肌等组织，引起所在组织的细胞发生变性、坏死；并在肝和血管遭受病损的基础上，发展至全身泛发性出血，直至休克或昏迷。15分钟至4小时内出现症状发病，早期呈急性胃肠炎症状，恶心、呕吐、腹痛、腹泻，呼气和呕吐物有蒜臭味，呕吐物及粪便在暗处发出淡绿色荧光，继而有头痛、咽干、呼吸急促、呼吸困难、四肢无力、全身麻木感；重者呕血及胃黏膜碎片，并可出现抽搐、休克，最后可有肝、肾损害，出现黄疸、肝肿大，肝、肾衰竭，心肌损伤及脑水肿。分三期：立即反应期，7～8小时；缓解期，1～3日；全身反应期，1～3周。

【处理】（1）立即用1%硫酸铜溶液10～30ml催吐，可连续服用至呕吐，其还可与磷化锌形成不溶性的磷化铜，再用0.5%～1%硫酸酮或1∶2000高锰酸钾溶液反复洗胃，至洗胃液无蒜味为止，后用硫酸钠15～30g导泻。禁用硫酸镁、油类泻剂；不宜用蛋清、牛奶、动植物油类。

（2）肺水肿　限输液量及用激素、利尿剂等。呼吸困难时给氧，并给予氨茶碱。

（3）心肌损害　给予极化液、维生素C等。

（4）对症与支持治疗　保持呼吸道通畅，给氧，增加通气量，改善二氧化碳潴留；静脉补液促进排泄；并可酌情应用10%葡萄糖酸钙10～20ml；静脉给予高渗葡萄糖溶液利于保肝；适量给予镇静催眠药；控制感染；纠正酸碱平衡失调与电解质紊乱，酸碱平衡失调与电解质紊乱的纠正在呼吸衰竭的抢救中占有极其重要地位，应积极处理；防治并发症：包括心律失常、心力衰竭、休克、消化道出血等；营养支持：呼吸衰竭病人由于呼吸困难、发热等因素，导致能量消耗上升，机体处于负代谢，时间长，会降低机体功能，感染不易控制，呼吸肌易疲劳乃至衰竭以致抢救病程延长。

【注意事项】禁用阿扑吗啡、胆碱酯酶复活剂。

**2. 硫脲类中毒**　硫脲类包括安妥、灭鼠特、氨基硫脲、灭鼠肼/灭鼠丹、鼠硫脲等。

【临床表现】轻者上腹部灼热感、恶心、呕吐、头晕、嗜睡等；重者肺功能损害，出现呼吸困难、发绀、肺水肿，或有胸腔渗水、肺部出血、昏迷，晚期有肝、肾损害。

【处理】（1）用清水或1∶5000高锰酸钾溶液洗胃，禁用碳酸氢钠溶液，后用硫酸镁30g导泻。

（2）给予10%葡萄糖酸钙，10%硫代硫酸钠，静脉滴注。

（3）半胱氨酸能降低本类灭鼠药的毒性。

【注意事项】禁食脂肪性和碱性食物，限制饮水。

**3. 有机氟类（氟乙酰胺、氟乙酸钠等）中毒**

【临床表现】神经系统症状称神经型，心血管系统症状称心脏型。潜伏期较短，一般30～120分钟。多死于心力衰竭。

【处理】（1）用清水或微温水洗胃，氟乙酰胺可用1∶5000高锰酸钾溶液洗胃，氟乙酸钠可用0.5%～2%氯化钙溶液洗胃，洗胃液中可加入氢氧化铝凝胶或蛋清保护胃黏膜，均禁用碳酸氢钠。后用硫酸钠 25～30g导泻。

（2）特效解毒剂　乙酰胺（解氟灵），2.5～5g，肌内注射，每日2～4次，或0.1～0.3g/kg分2～4次，一般连续用药5～7日。危重病例一次5～10g，连用7日。没有乙酰胺可用无水乙醇5ml溶于10%葡萄糖注射液 100ml，静脉滴注，每日2～4次。乙酰胺剂量过大可出现血尿，此时宜减量并加用肾上腺皮质激素。

（3）对症治疗　抽搐时给予苯巴比妥或地西泮，或人工冬眠；脑水肿使用脱水剂；心肌损害使用肌苷等；呼吸抑制病人给予呼吸兴奋剂；腹痛者可给予阿托品；有频繁室性早搏或室颤时，可给予普鲁卡因胺或利多卡因，同时给予心脏保护剂。

【注意事项】如有心肌损害则禁用钙剂。

**4. 敌鼠钠中毒**

【临床表现】恶心、呕吐、腹痛、食欲减退、精神萎靡；约第3天发生出血现象，如鼻出血、牙龈出血、皮下出血、呕血、血尿、便血，持续出血导致贫血，重者出现循环衰竭、休克及肝脏损害。实验室检验可见凝血时间延长。

【处理】（1）最好用清水或微温水洗胃，可用1∶5000高锰酸钾溶液洗胃，禁用碳酸氢钠。洗胃后可以活性炭进行吸附，后用硫酸钠导泻。

（2）维生素$K_1$10～20mg，静脉注射，每日2～4次，重者每日可用至120mg，至出血停止后减量。除维生素K外，其他止血剂无效。重者加用激素、输血。

【注意事项】咯血者注意预防窒息。

### 5. 毒鼠强（三步倒、四亚甲基二砜四胺）中毒

【临床表现】①轻度：头痛、头晕、乏力、恶心、呕吐、口唇麻木、酒醉感；②重度：晕倒，癫痫样大发作，全身抽搐、口吐白沫、小便失禁、意识丧失。严重者可因呼吸衰竭（由呼吸肌持续痉挛导致窒息造成）而死亡，小儿可因中毒性脑病长期智力低下。毒性极强，人致死量为0.1～0.2mg/kg体重（5～12mg），服用后数分钟到半小时内发病，抢救不及时，在数分钟到2小时内死亡。

【处理】无特效解毒药，综合治疗是抢救成功的关键。

（1）尽早用清水进行催吐、反复洗胃，可用活性炭进行吸附，用50%硫酸镁溶液导泻。皮肤及眼污染时用清水冲洗。

（2）昏迷时，可应用纳洛酮、纳锘酮促醒。

（3）控制抽搐　尽早使用苯巴比妥钠或地西泮控制抽搐，早期使用大剂量维生素$B_6$（每日6～10g）联合二巯丙磺钠可协同控制强直性惊厥。

（4）尽早使用血液灌流，并反复使用，至毒物血浓度大幅下降，抽搐停止，病情稳定。

（5）其他　输液和利尿剂，可加速药物排泄；对有急性肺水肿病人尽早建立人工气道；防治感染；维持水、电解质平衡；心率减慢者使用阿托品或山莨菪碱，严重者使用临时体外起搏器或人工起搏器；使用维生素和1, 6-二磷酸果糖等氧自由基清除剂，保护并避免细胞生物膜进一步受损等。

（6）中毒性脑病是主要后遗症，可使用神经营养药，并进行高压氧治疗。

【注意事项】（1）重视脑水肿的早期治疗，防止脑疝形成，可加用神经营养药。

（2）注意保护心肌。

### 6. 香豆素类和茚满二酮类中毒

【临床表现】恶心、呕吐、食欲不振及精神不振，后可出现鼻出血、齿龈出血、咯血、便血、尿血并有贫血，出血、凝血时间延长；可有关节疼痛、腹部疼痛、低热及舒张压偏低等，皮肤紫癜的特点为斑丘疹及疱疹状，圆形及多形性红斑。

【处理】（1）口服中毒者，应及早催吐、洗胃和导泻，禁用碳酸氢钠。

（2）特效解毒剂　维生素$K_1$ 10～30mg加入5%或10%葡萄糖或0.9%氯化钠注射液中静脉滴注，每日1～3次；亦可用维生素$K_1$ 50mg缓慢静脉注射，后改为10～20mg，肌内注射，每日1～4次。严重出血时每日总量可用至300mg。

（3）大剂量维生素C可降低血管的通透性，促进止血，出血严重者可输新鲜全血治疗。

【注意事项】维生素$K_3$、维生素$K_4$无效。

## 十、除虫菊酯类中毒

除虫菊酯类中毒包括Ⅰ型（无A氰基取代基）：胺菊酯、丙烯菊酯、苄呋菊酯、苯醚菊酯、二氯苯醚菊酯等；Ⅱ型（有A氰基取代基）：溴氰菊酯（敌杀死）、氯氰菊酯、杀灭菊酯（速灭杀丁）、氰戊菊酯等中毒。

【临床表现】Ⅰ型拟除虫菊酯中毒以震颤症状为主，伴随兴奋、多动、尖叫等行为，称为“T综合征”。Ⅱ型拟除虫菊酯对动物的影响是使其产生以痉挛、流涎为主，伴咀嚼、抓搔、舔身、钻洞等行为，称“CS综合征”。

【处理】（1）用清水、微温水或1%～2%碳酸氢钠溶液反复洗胃，直至洗出液与进入液颜色一致并无味为止。无需导泻。药液污染皮肤及眼部者，先用弱碱性溶液清洗，再用清水清洗。

（2）无特效药。吸入中毒可给予乙酰半胱氨酸雾化吸入15分钟。

（3）Ⅱ型除虫菊酯中毒可用3%亚硝酸钠注射液10～15ml或25%～50%硫代硫酸钠注射液50ml稀释后缓慢静注，以加速毒物分解。

（4）重病人发生抽搐可用地西泮或苯巴比妥控制。

（5）防治皮肤刺激反应　使用3%硼酸溶液湿敷或2%维生素E油剂，宜及早使用。

（6）其他　脑水肿病人使用脱水剂；流涎、口鼻分泌物增多，肺部啰音，可用小剂量阿托品皮下或肌内注射；心血管损害严重者，可使用地塞米松、氢化可的松、三磷酸腺苷、维生素C等；必要时可应用升压药。

【注意事项】禁用高锰酸钾洗胃。

# 第四节　常见重金属中毒的救治

金属物中毒解毒剂参见第一节。

## 一、汞化合物中毒

【临床表现】无机汞中毒主要为急性腐蚀性胃肠炎，口腔及咽喉疼痛（数分钟到数十分钟内出现），黏膜灰色，恶心、呕吐、上腹痛、腹泻，血便、血尿，严重者肾衰竭及休克（3～5日出现）。有机汞中毒主要是胃肠道和神经系统症状，以及心、肝、肾损害，另外，有流涎、口腔有金属味。如有接触史，可有接触性皮炎。慢性汞中毒首发神经衰弱，发展至三大典型表现：易兴奋症、意向性震颤、口腔炎。尿检查有红、白细胞，蛋白尿，血和尿中汞显著增高。

【处理】（1）洗胃及导泻　尽快用2%碳酸氢钠溶液洗胃，然后大量饮用牛奶、豆浆或蛋清，再内服适量碳酸氢钠液，使其呕吐而排出胃内容物，继而用硫酸镁导泻或肥皂水洗肠。

（2）应用特效解毒药

1）二巯丙磺钠　用于急性中毒时可5mg/kg，每4～5小时1次，第2天，每日2～3次，以后每日1～2次，7日为一疗程。用于慢性中毒的用药原则是小剂量间歇用药，2.5～5mg/kg，每日1次，连用3日、停4日为一疗程，一般用3～4个疗程。需注意的是，静脉注射速度过快时有恶心、心动过速、头晕及口唇发麻等症状，一般10～15分钟即可消失。偶有过敏反应，如皮疹、寒战、发热甚至过敏性休克、剥脱性皮炎等。一旦发生立即停用，对症治疗，轻者可用抗组胺药，重者可用肾上腺素或肾上腺皮质激素。

2）二巯丙醇　急性中毒时，成人2～3mg/kg，肌内注射，第1天、第2天每4～6小时1次，第3天改为每6小时1次，第4天起减少到每12小时1次，疗程一般为10日。注意：严重肝功能障碍者禁用；有花生或花生制品过敏者不可用；有严重高血压、心力衰竭和肾衰竭者都禁用。应用本药前后应测血压、心率，治疗过程中检查尿常规和肾功能。大剂量长期应用时应查血浆蛋白。本药与金属结合物在酸性条件下易解离，故应碱化尿液，保护肾脏。两次给药间隔不得少于4小时。本药为油剂，肌内注射局部可引起疼痛，肌内注射要交替进行，注意清洁。

3）青霉胺　每日1g，分4次服用，5～7日为一疗程，停药2日后，开始第2个疗程。一般1～3个疗程。注意：青霉素过敏者禁用。不良反应偶见头痛、咽痛、乏力、恶心、腹痛，对肾脏有刺激，对骨髓有抑制作用。

（3）对症治疗　①口腔炎治疗　口腔护理的同时给予2% 碳酸氢钠或0.02%氯己定、盐水含漱；②接触性皮炎给予3%硼酸溶液湿敷；③发生急性肾衰时不宜驱汞治疗；④血流灌注可有效移除血汞；⑤汞中毒脑病难以治愈，且苯海索治疗震颤疗效不佳。

## 二、铅化合物中毒

【临床表现】口腔黏膜发白，有金属味；可引起急性胃肠炎，有阵发性肠绞痛，呕吐物含血，粪便呈黑色；中毒严重者可引起贫血、铅毒性肝病、脑病、肾炎及瘫痪等。如为吸入中毒：轻者头痛、耳鸣、幻听、失眠、记忆力减退、精神抑郁或激动；重者四肢抽搐、谵妄、癫痫样惊厥及躁狂等。尿铅定量超过0.08mg/L。

【处理】（1）催吐和导泻　用2%～3%硫酸镁或硫酸钠溶液洗胃，或用活性炭混悬液洗胃，然后服用牛奶或蛋清，再以硫酸镁导泻。

（2）驱铅治疗　络合剂喷替酸钙钠、依地酸钙钠或二巯丁二钠选一，均为1g，以5%葡萄糖注射液稀释，静脉滴注，每日1次；或0.25～0.5g，肌内注射，每日2次。连用3～4日为一疗程，治疗2～4个疗程。二巯丁二钠还可口服给药，0.5g，口服，每日3次。青霉胺也可驱铅，但毒性大，已不推荐使用。因为络合剂不能络合骨组织中的铅，因此治疗后可出现血铅水平反弹，症状反复，可再次驱铅治疗。

（3）四乙基铅中毒　可用盐酸半胱氨酸，每日0.2～0.4g，缓慢静脉注射，或加入5%葡萄糖注射液中静脉滴注。

（4）对症疗法　如腹绞痛可肌内注射阿托品0.5～1mg，静脉注射10%葡萄糖酸钙注射液10ml；重症铅性脑病应给予糖皮质激素，脱水降低颅内压；惊厥发作给予镇静剂。

（5）促铅排泄　口服碳酸氢钠适量可促使铅的排泄。

## 三、锌化合物中毒

【临床表现】口渴、咽干，消化道肿胀、糜烂、疼痛、恶心、呕吐、腹痛、腹泻，呕吐物紫蓝色，大便带血等；重者出现呼吸急促、血压升高、瞳孔散大、抽搐、昏迷、休克。临床检验可发现肝、肾功能异常。

【处理】(1)催吐，再喝浓茶水或牛奶、蛋清液，依病情给予硫酸镁导泻。

(2)二巯丙醇2.5mg/kg，肌内注射，每日4次，以后每日1次，至症状消失，或用依地酸钙钠促锌排泄。

(3)静脉输液，并根据临床症状采取其他对症治疗措施。

## 四、可溶性钡化合物中毒

【临床表现】口腔和食管有烧灼感，流涎、恶心、呕吐、腹痛、腹泻、便带血；头痛、头晕、耳鸣，面、颈及四肢麻木感，痉挛、抽搐；中毒严重者晚期可发生中枢神经系统麻痹、嗜睡、昏迷，最后四肢瘫痪、心律失常、呼吸麻痹，心搏骤停。心电图异常，出现明显的U波；白细胞计数增高。

【处理】(1)用温水或5%硫酸钠溶液洗胃，再服硫酸钠20~30g导泻。还可服牛奶或蛋清液。

(2)视情况给予抗心律失常药，如利多卡因；必要时舌下含硝酸甘油片，或吸入亚硝酸异戊酯。

(3)给予中枢兴奋药及其他对症处理。

(4)静脉输液，低钾者补钾，并给予维生素C和能量合剂，纠正脱水和抗休克。

(5)可试用二巯丁二钠解毒。

## 五、可溶性银化合物中毒

【临床表现】误服后口腔黏膜呈白色，消化道有腐蚀症状，出现恶心、呕吐、疼痛，呕吐物呈白色或棕色，暴露后变为黑色；吸收后中毒可出现眩晕、惊厥、呼吸困难、昏迷、休克。局部接触后，皮肤、黏膜发生溃疡及变色。

【处理】(1)误服后尽快内服10%氯化钠溶液，用量可依情况而定，再用0.9%氯化钠注射液反复洗胃，然后用硫酸钠导泻。

(2)依临床中毒症状给药，如昏迷、呼吸困难时给予中枢兴奋药，抗休克治疗等。

(3)局部接触损伤时立即用0.9%氯化钠注射液充分冲洗，并加以保护。

## 六、可溶性铜化合物中毒

【临床表现】口有金属味，恶心、呕吐，呕吐物呈绿色或蓝色，胃痛、腹泻、消化道糜烂，后期大便带血；中毒严重者有血管麻痹、心率加快、抽搐、昏迷。临床检验有肝、肾损害。

【处理】用1∶5000 高锰酸钾溶液洗胃，或用氢氧化镁混悬剂(镁乳)30ml加水配成混悬液洗胃。给予牛奶或蛋清液内服，然后导泻。

## 七、铊化合物中毒

【临床表现】铊在工业上有碘化物和硫酸盐，铊中毒的主要症状有恶心、呕吐、腹痛、腹泻、头痛、发热等；继而出现腿痛、皮肤蚁爬感、针刺感甚至四肢麻木，再发展则行走困难、共济失调、震颤、谵妄、惊厥、昏迷。2~3周后全身性毛发脱落(此症的典型特征)。1个月左右可出现眼睑下垂、眼球震颤、视力模糊，甚至双目失明。检查可见脑电图异常、心电图T波倒置。尿中铊含量明显增高可以确诊。尿样检查可经萃取法浓缩后以原子吸收光谱法分析。

【处理】（1）口服中毒者尽快催吐、洗胃，皮肤污染者尽快清洗干净，如有吸入铊蒸气时立即脱离中毒现场。

（2）经口急性中毒者用普鲁士蓝，每日250mg/kg，每日4次服用，将普鲁士蓝溶于15%甘露醇溶液50ml或1%碘化钠、1%碘化钾溶液中服用；可口服活性炭混悬液，然后导泻。

（3）双硫腙每日20 mg/kg，每日2次，可服5日，同时10%葡萄糖注射液，每日500 ~ 1000ml，静脉滴注。

（4）给予维生素C和B族维生素、糖皮质激素等。

（5）危重者可用透析疗法或血液置换。

## 八、锑及其化合物中毒

【临床表现】吸入中毒立即出现眼结膜及呼吸道刺激症状，发生气管、支气管炎和化学性肺炎，出现胸痛、胸闷、咳嗽、咳血性痰，甚至呼吸困难；急性锑化氢中毒可发生急性溶血性贫血和急性肾衰竭，吸入高浓度锑化氢可迅速致死。

口服锑化合物或注射酒石酸锑钾过量中毒，可出现急性胃肠炎症状，可有肝、肾和心肌的损害。静注酒石酸锑钾过量中毒的临床症状有：①心脏损害，引起阿-斯综合征；②肝脏损害，引起黄疸，肝衰竭；③高热、头痛、呕吐、广泛性出血、狂躁、痉挛和昏迷等神经系统症状。

检查：血、尿、便中锑含量明显增高；吸入中毒时肺部有湿啰音，胸部X线片可见絮状或大片阴影。

【处理】（1）口服中毒者用大量温水洗胃，卤化锑灼伤皮肤时也要及早进行创面处理和解毒治疗。

（2）治疗心律失常，静脉或皮下注射阿托品，根据病情掌握剂量，并给予小剂量镇静剂。

（3）可应用二巯丁二钠、二巯丙磺钠或二巯丙醇进行驱锑。

（4）保护心、肝、肾，给予大剂量的维生素C和B族维生素。

（5）必要时进行血液透析疗法。

## 九、铍及其化合物中毒

【临床表现】①轻症：有呼吸道刺激症状，如鼻咽部干痛、剧咳、胸闷、气憋、胸骨后不适等；②重症：咳嗽、气短、咳痰、咯血、发热、头痛、头晕，可出现化学性肺炎、肺水肿等。X线片可显示肺内弥漫性云絮状或大片阴影；临床检验：可见白细胞增多，核左移，嗜酸性粒细胞增多，血沉增快，肝功能异常。毒物分析可以原子吸收光谱法鉴定。

【处理】（1）迅速离开中毒现场，清洗、更衣，注意安静，保持呼吸道通畅。

（2）给予氨茶碱，注意镇咳祛痰，必要时给予镇静药。

（3）吸氧并给抗感染药，重症应用糖皮质激素，如泼尼松或地塞米松等。

（4）对接触性皮炎可用2%硼酸溶液或0.1%依沙吖啶溶液湿敷，急性期过后局部涂激素类乳膏，可口服抗过敏药物。

# 第五节　其他毒物中毒的救治

## 一、克伦特罗（瘦肉精）中毒

克伦特罗属强效$\beta_2$受体激动药，可引起交感神经兴奋，治疗量下呈松弛支气管平滑肌的作用。

【临床表现】（1）轻度中毒　心慌，面部、眼睑部肌肉震颤。

（2）重度中毒　恶心、呕吐，四肢骨骼肌震颤，心电图表现为窦性心动过速，可见室性早搏、S-T段与T波幅压低。

【处理】（1）轻度中毒　停止饮食，平卧，多饮水，静卧0.5小时后可好转。

（2）重度中毒　①催吐、洗胃、导泻；②监测血钾，适量补钾；③口服或者静脉滴注β受体阻断药如普萘洛尔、美托洛尔、艾司洛尔。

## 二、豆角中毒

四季豆（因地区不同又称为菜豆、芸豆、梅豆角、芸扁豆等）常因食用未熟透的豆角后引起中毒。一般认为毒性成分是皂素和豆素，皂素对黏膜有强烈的刺激性；豆素是一种有毒的蛋白质，具有凝血作用。皂素和豆素受热可以被破坏，而失去活性。

【临床表现】潜伏期1～5小时，出现恶心、呕吐或有呕血、腹痛、腹泻、头晕、头痛、胸闷、心慌、出冷汗、四肢麻木、发热等症状。一般病程短，恢复快，预后良好。

【处理】（1）症状轻者　通常无须治疗，吐泻之后可以自愈。

（2）严重者　经催吐、洗胃、导泻处理后，可用阿托品、颠茄治疗；有呕血者，给予止血剂对症治疗；有凝血现象者，可给予低分子右旋糖酐、肝素等药物对症治疗。

（3）重症中毒者　给予5%葡萄糖氯化钠注射液+维生素C注射液，静脉滴注，加速毒素排出，纠正水盐代谢失衡。

## 三、白木耳中毒

白木耳在高温、潮湿的环境下，易受到椰毒假单胞菌污染，发生腐烂变质，产生米酵菌酸毒素。米酵菌酸毒素对热较稳定，即使加热也不被破坏，所以食用这种变质后的白木耳常会引起中毒。米酵菌酸毒素对紫外线不稳定，鲜银耳日晒两天可使95.3%～97.6%的毒素被破坏。

【临床表现】潜伏期12～24小时。初期多表现为轻度的消化系统症状，恶心、呕吐、腹泻等。重症者出现意识不清、烦躁不安、惊厥、四肢强直性抽搐、昏迷、黄疸、皮下出血、血尿等肝、脑、肾实质性脏器损害的症状。轻者1～3日康复，重症者2～4日死亡，个别病例在发病20日后死亡。食后立即引起反射性呕吐者，病情较轻，可不治自愈。

【处理】（1）症状轻者　通常无须治疗，吐泻之后可以自愈。

（2）严重者　用1∶5000的高锰酸钾溶液反复洗胃，再给予硫酸钠溶液导泻，也可灌入活性炭100g做吸附处理。

（3）重症中毒者　用二巯基丙磺酸钠或二巯丁二钠等巯基络合剂解毒。同时给予补液，加速毒素排出，纠正水盐代谢失衡。

（4）禁用对肝、肾功能有损害的药物。

## 四、白果中毒

一般中毒剂量为10～50颗。而幼儿生食5～10粒即可引起白果中毒。炒熟或煮熟的白果不易中毒，皮和胚芽毒性大，应去除。中毒的表现一般在吃白果后1～2小时内出现，潜伏期一般1～12小时，最长可达16小时。

【临床表现】①消化系统：恶心、呕吐、食欲减退、腹痛；②神经系统：头痛、烦躁不安、反应迟钝、惊厥、肢体强直、昏迷；严重者瞳孔散大、呼吸困难、青紫、呼吸衰竭、肺水肿、心力衰竭；少数病人可有末梢神经功能障碍、感觉迟钝、弛缓性瘫痪、膝反射减弱。

【处理】（1）催吐、洗胃、导泻等常规处置。

（2）利尿。

（3）抗惊厥等对症治疗。

## 五、河豚毒素中毒

【临床表现】多在0.5～3小时内发病。阻遏神经和肌肉的传导，表现为精神症状和消化道症状。初始恶心、呕吐，面色苍白，继而口舌、肢体麻木、瘫痪，最后死于呼吸、回流衰竭。心电图：房室传导阻滞。

【处理】（1）催吐、洗胃、导泻、吸附等常规处置。

（2）高渗利尿。

（3）使用肾上腺皮质激素，提高组织对毒素的耐受性；阿托品有一定对抗毒素的作用，缓解腹痛；士的宁解除肌肉麻痹。

（4）出现高度房室传导阻滞者，可行心脏起搏术。

## 六、苯及其衍生物中毒

【临床表现】轻者头痛、头晕、恶心、呕吐、兴奋、幻觉、幻视、手足麻木、颜面潮红、步态不稳；重者昏睡、昏迷、抽搐、呼吸衰竭。苯的衍生物中毒可有乏力、多汗、流涎、尿闭、腹痛、腹泻、心律失常等，其他表现大都相似。

【处理】（1）尽快催吐，2%碳酸氢钠溶液或活性炭混悬液洗胃，以硫酸钠导泻。禁用油类导泻。

（2）呼吸抑制时给予中枢兴奋药，如洛贝林、尼可刹米；必要时给予抗休克药，如多巴胺或去甲肾上腺素。禁用肾上腺素。

（3）对抽搐、痉挛等症状可给予10%葡萄糖酸钙注射液10ml，必要时注射苯巴比妥钠。

（4）静脉输液，注意维持水、电解质平衡，必要时输血。

（5）接触中毒者先用肥皂水将局部清洗干净，可涂以氧化锌软膏。黏膜部位可用温0.9%氯化钠注射液或2%碳酸氢钠溶液冲洗。如为眼部发生结膜炎者，用1%硼酸溶液冲洗，再涂以抗菌眼膏。

## 七、亚硝酸钠中毒（肠源性青紫病）

【临床表现】头痛、头晕、嗜睡、心悸、气短、恶心、呕吐、腹痛，进而口唇、指甲甚至全身皮肤发绀，血液呈紫蓝色（高铁血红蛋白血症），并有大量出汗、四肢发冷、脉细速、血压下降、呼吸困难、反应迟钝；中毒严重者出现心律失常、惊厥、昏迷、休克、呼吸衰竭。检验：变性血红蛋白增多。

【处理】（1）用温水洗胃，也可用1∶5000的高锰酸钾溶液，不可用碳酸氢钠，再灌入活性炭混悬液或浓茶水，然后以硫酸钠导泻。

（2）输液，用1%亚甲蓝5～25ml，静脉滴注（亚甲蓝按1～2mg/kg计），2小时后重复1次。输液中可加用大量维生素C。

（3）必要时用升压药，重症应输血。

（4）可能时多饮浓茶水，必要时给予呼吸兴奋剂，如洛贝林或尼可刹米。

## 八、氰化物中毒

氰化物主要系指工业用的无机氰化物，如氢氰酸、氰化钾、氰化钠等，氯化氰、溴化氰等及有机氰化物，如乙腈、丙腈，以及氰酸酯类。

【临床表现】（1）急性中毒　①轻度中毒：短时间吸入者有呼吸道发热感、呼气有杏仁味、头痛、头晕、恶心、胸闷、无力和不安等；②中度中毒：吸入较高浓度氰化氢气体后可出现头痛剧烈、耳鸣、眩晕、胸部压迫感、心前区疼痛、口舌发麻、恶心、呕吐、乏力、步态不稳、恐惧、语言障碍等；③重度中毒：口服致死量氰化物或吸入高浓度氰化氢气体，可迅速引起喉痉挛，呼吸停止、失去知觉、瞳孔散大、肌肉僵直，心搏于几分钟后骤停，导致快速死亡。如果症状略轻时可表现为四期：①刺激期，即前期短暂的缺氧症状；②呼吸困难期，呼吸困难、心率加快、血压升高、反应迟钝、瞳孔散大、意识模糊至昏迷，皮肤黏膜呈樱桃红色，肌肉强直；③痉挛期，呼吸极度困难，阵发性强直性痉挛，大小便失禁，大汗，反射消失，皮肤、黏膜呈粉红色；④麻痹期，痉挛停止、肌肉松弛、深度昏迷、呼吸不规则、心律失常、最后呼吸麻痹而停止，心脏停搏。

（2）慢性中毒　长期接触超标氰化氢作业者可导致慢性中毒，主要表现为皮肤、黏膜刺激症状，加重的神经衰弱，自主神经紊乱，腰背肌肉酸痛甚至全身肌肉酸痛，肌肉强直、僵硬、行动受限，甚至导致功能性残废；也可有肝损害或消化、心血管系统症状。

【处理】氰化物中毒发展极为迅速，严重者可立即意识丧失，1～3分钟内可因中枢麻痹而死亡。因此，必须急速抢救，分秒必争。

（1）急性吸入中毒者立即脱离有毒环境，皮肤、黏膜污染时用大量水清洗；急性口服中毒立即催吐、洗胃，以硫代硫酸钠溶液洗胃为佳，也可以用温水或1∶5000高锰酸钾溶液（禁用碳酸氢钠，不需导泻）。

（2）以尽快的速度给予特殊解毒药　①吸入中毒者立即将亚硝酸异戊酯1～2安瓿包在手帕内打碎，紧贴在病人鼻前吸入，每1～2分钟吸15～30秒，直至静脉注射亚硝酸钠为止；②3%亚硝酸钠注射液10～15ml，加入25%葡萄糖注射液20ml，缓慢静脉注射不少于10分钟，以防血压突然下降。如有休克先兆应停止给药。亚硝酸盐可使血红蛋白氧化为高铁血红蛋白，与氰离子形成氰化高铁血红蛋白，使细胞色素氧化酶恢复活性。随即以相同速度25%～50%硫代硫酸钠注射液25～50ml，静脉注射。必要时1小时后随亚硝酸钠的使用重复给药半量。或用1%亚甲蓝50～100ml，静脉滴注，2～4小时重复。

或使用高铁血红蛋白形成剂二甲氨基酚（4-DMAP），轻度者口服4-DMAP 1片（180mg）；中度者立即予10%4-DMAP 2ml（200mg），肌内注射；重度者立即给予2ml 10%4-DMAP，肌内注射，随即缓慢静脉注射25%～50%硫代硫酸钠注射液20ml，如中毒症状缓解慢或有反复，可在1小时后重复给半剂量药物，此药注射后10～15分钟，病人皮肤、口唇及指甲出现发绀，于3小时后消退，注意与缺氧相鉴别。硫代硫酸钠在酶的作用下与游离的氰离子相结合，变为无毒的硫氰酸盐排出体外。

（注意：①氰化物中毒者使用4-DMAP后严禁使用亚硝酸钠类药物；②如中毒已非早期，则应以使用硫代硫酸钠为主；③如为失血复合氰中毒者，使用高铁血红蛋白形成剂应谨慎，因影响血液携氧。）

也可给予氰化物络合剂，如依地酸二钴（$CO_2$EDTA），钴与氰离子的亲合力大于细胞色素氧化酶与氰离子的亲合力，可使被抑制的细胞色素氧化酶恢复活性。$CO_2$EDTA与氰离子结合成稳定的氰高钴酸盐排出体外。

（3）应用特殊解毒剂的同时必须给予吸氧，并及时采取其他对症治疗措施。

## 九、乙醇中毒

饮酒后，乙醇在消化道中被吸收入血，空腹饮酒则吸收更快。血中的乙醇由肝脏来解毒，先是在乙醇脱氢酶作用下转化为乙醛，又在乙醛脱氢酶作用下转化为乙酸，乙酸再进一步分解为水和二氧化碳。全过程需2～4个小时，个体差异较大。纯乙醇致死量婴儿为6～30ml；儿童约为25ml；成人引起中毒个体差异大，一般70～85ml，致死量250～500ml。血中乙醇浓度达0.35%～0.40%时可致死。

【临床表现】（1）急性中毒　①兴奋期：兴奋、躁狂、情绪不稳定、行为失控或有攻击行为；②共济失调期：步态不稳、共济失调、行为失控、语言不清、语无伦次，可有呕吐、嗜睡、面红、心率加快、血压升高或降低；③抑制期：昏睡或昏迷、皮肤湿冷、体温降低、呼吸减慢、瞳孔散大、心率加快、血压下降，中毒严重者可出现呼吸衰竭、颅内压增高、电解质紊乱等严重并发症，颇有危险性。

（2）慢性中毒　①胃肠炎、体重减轻、营养不良；②腓肠肌压痛，人格改变，震颤性谵妄，精神混乱；③慢性胃炎、脂肪肝、肝硬化、心肌损害、视神经萎缩与精神病；④抵抗力下降，出现严重的器质性病变。

【处理】（1）乙醇吸收迅速，催吐、洗胃、活性炭不适用于单纯酒精中毒者，洗胃应评估病情，仅限于下列情况之一：①饮酒后2小时内无呕吐，评估病情可能恶化的昏迷者；②同时存在或高度怀疑有其他药物或毒物中毒；③已留置胃管特别是昏迷伴休克者。洗胃液最好用1%～2%碳酸氢钠或温开水洗胃（禁用高锰酸钾），洗胃液不可过多，每次入量不超200ml，总量多不超过2000～4000ml。洗胃时注意气道保护，防止呕吐误吸。

（2）美他多辛是乙醛脱氢酶激活药，并能拮抗急、慢性乙醇中毒引起的乙醇脱氢酶（ADH）活性下降；加速乙醇及其代谢产物乙醛和酮体经尿液排泄，可以试用于中、重度中毒特别伴有攻击行为、情绪异常的病人。每次0.9g，静脉滴注给药，哺乳期、支气管哮喘病人禁用，不建议用于儿童。

（3）纳洛酮可解除中枢抑制、促进乙醇在体内转化，缩短昏迷时间。0.4～0.8mg，肌内注射或静脉滴注，重者1小时后可重复给药。注意与其他中枢兴奋药合用可出现激动不安、高血压、室性心律失常。

（4）必要时可注射中枢兴奋药，应用安钠咖、尼可刹米交替注射；低血压时用升压药及其他抗休克疗法。

（5）静脉输入50%葡萄糖注射液和胰岛素20U，维生素$B_1$、维生素$B_6$、烟酸各100mg，肌内注射，加速乙醇氧化，促进清醒，每6～8小时重复注射1次；适当补充维生素C有利于乙醇氧化代谢；维生素$B_1$可用于治疗慢性中毒的Wernicke脑病；注意维持水、电解质、酸碱平衡，血镁低时补镁。

（6）对烦躁不安或过度兴奋者，可用小剂量苯二氮䓬类药；有惊厥者，可用地西泮、10%水合氯醛等。避免用吗啡及苯巴比妥类药物，以免加重呼吸抑制。

（7）对于脑水肿所致颅内压升高的病人，可使用葡萄糖注射液、甘露醇注射液，同时限制水摄入量。

（8）保护胃黏膜：$H_2$受体拮抗药或PPIs可常规用于重度中毒特别是消化道症状明显的病人。

（9）四肢注意保温，头部可给冷敷；如有脱水现象立即补液；预防肺炎，排尿困难者导尿。

（10）严重急性中毒时可用血液透析。透析指征有血乙醇含量＞108mmol/L（500mg/dl），伴酸中毒或同时服用甲醇或其他可疑药物时。

## 十、甲醇中毒

【临床表现】中毒后潜伏期8～36小时。①轻度中毒：头痛、头晕、视物模糊、乏力、兴奋、失眠、眼球疼痛；②中度中毒：步态不稳、呕吐、呃逆、共济失调、腹痛、腰痛、视力障碍、飞雪感、复视甚至失明、表情淡漠、四肢湿冷；③重度中毒：剧烈头痛、恶心、呕吐、意识模糊、谵妄、抽搐、失眠、瞳孔散大、反射消失，同时有明显酸中毒、休克、昏迷，最后呼吸麻痹而致死。

【处理】（1）尽快采取催吐、洗胃等措施。

（2）给予竞争性解毒药，可口服适量乙醇，或将乙醇加入5%葡萄糖注射液中，配成10%的浓度静脉滴注。可使用甲吡唑（国内未上市药品）解毒。

（3）有酸中毒者给予碳酸氢钠注射液适量。意识模糊、嗜睡者可用纳洛酮。维持水、电解质平衡。

（4）保护眼睛，免受刺激，并依临床症状采取其他对症治疗措施。

（5）严重者可采取血液透析或腹膜透析疗法。

## 十一、一氧化碳中毒

【临床表现】（1）轻度中毒　血液中碳氧血红蛋白浓度在10%~20%。可有头痛、头晕、心悸、乏力、恶心、呕吐、视物不清、感觉迟钝，口唇黏膜呈樱红色；部分病人可有短暂晕厥、谵妄、抽搐等。脱离中毒环境，吸入新鲜空气后症状很快缓解并逐渐消失。

（2）中度中毒　血液中碳氧血红蛋白浓度在30%~40%。上述症状加重，并有呼吸困难，轻度或中度昏迷，意识丧失，皮肤、黏膜、指甲呈樱红色。脱离中毒环境后，吸入新鲜空气或吸氧后，可很快苏醒并逐渐恢复，一般无后遗症。

（3）重度中毒　血液中碳氧血红蛋白浓度在50%以上。深度昏迷、惊厥、呼吸困难乃至呼吸衰竭，此类病人可称"卒中型"或"闪击样"中毒；可有并发症，如脑水肿、肺水肿、心肌损害、心律失常、传导阻滞、休克，肝、肾可有损害。此类病人死亡率较高，抢救存活者也会留有后遗症。

【处理】（1）迅速脱离中毒现场，吸入新鲜空气，宽松病人衣领、腰带，并保持呼吸道畅通。

（2）持续吸氧，有条件时以高压氧舱治疗，对重度中毒者高压氧舱治疗应在20次以上。

（3）注意防治脑水肿，可应用甘露醇、呋塞米、地塞米松等，给药量和给药次数依病情而定。抽搐频繁、昏迷和高热时间超过10小时者可采取冬眠疗法。

（4）采取促进脑细胞恢复功能的各项措施，可给予甲氯芬酯、胞二磷胆碱、能量合剂等。

（5）不能做高压氧治疗时，可采取自血光量子疗法，以低能量氦氖激光血管照射治疗。

（6）对于呼吸困难、血压下降等变化及时给予对症治疗，并进行抗休克治疗。

（7）防治其他并发症，如肺炎、压力性损伤等，必要时采取抗感染措施。

## 十二、毒蛇咬伤中毒

毒蛇分泌的蛇毒成分很复杂，主要是有毒的蛋白质和多肽类，其中包含了酶类、神经毒素、心脏毒素、细胞毒、血液毒、出血毒和肌坏死毒素等。每条蛇咬物时平均每次排毒量（干重）约为：蝮蛇毒41.4mg；五步蛇毒50.9mg；眼镜蛇毒80mg；银环蛇毒96mg；金环蛇毒27.5mg。

【临床表现】①毒蛇咬伤后局部灼痛、肿胀、瘀血、出血、水疱或血疱、组织坏死；②全身酸痛、四肢无力甚至瘫痪，眼睑下垂、吞咽和发音困难、呕吐、腹痛、腹泻；③损害心肌，可导致心肌炎，破坏血管壁，造成出血坏死，破坏凝血机制，导致循环障碍、血压下降、休克、心衰；④可出现蛋白尿、血尿，甚至急性肾衰竭。其神经毒性可致使呼吸中枢抑制。呼吸、心、肾衰竭均为蛇毒中毒致死的重要原因。

毒蛇咬伤后，可用伤口冲洗液、血液或尿液诊断是何种毒蛇中毒，分析方法有放射免疫法、免疫酶标法或免疫电泳法等，或用"野外用蛇毒检测药盒"进行分析，诊断方便、快捷。

【处理】（1）局部处理

1）现场救治　①防止毒液扩散和吸收：用手帕、布带、绳索、植物藤等立即在伤口近心端5cm处捆绑，防止毒素在体内扩散，但每隔15~20分钟松绑1~2分钟，以免肢体缺血坏死；②迅速排除毒液：冷水或0.9%氯化钠注射液、肥皂水冲洗伤口及周围皮肤，若伤口留有蛇牙碎片，必须迅速除去；③冲洗伤口后，用已消毒的刀片在伤口处划开多个"十"字形小切口排毒，用吸奶器、火罐、塑料瓶或吸引器吸出毒液；紧急时用口将伤口内的毒液吸出来，但施救者的口腔如有破损或溃疡禁用此法。

2）医院内救治　① 0.05%高锰酸钾溶液或3%过氧化氢溶液冲洗伤口，拔出残留的毒牙，抽吸毒液；②用胰蛋白酶2000～6000U加0.05%盐酸普鲁卡因或注射用水10～20ml，封闭伤口外周或近侧，间隔12～24小时可重复使用；③急救中忌用吗啡、氯丙嗪、巴比妥类等中枢抑制药和横纹肌抑制药如箭毒等。

（2）全身治疗

1）蛇药治疗　①南通蛇药（季德胜蛇药）：轻者每次5片，口服，每日3次，重者每次10片，口服，每日4～6次。首次服药时可同时用温开水溶化药片涂于伤口周围约半寸处。②上海蛇药：首次服10片，后每小时5片。③新鲜半边莲（蛇疗草）30～60g，水煎服，或捣烂涂于伤口周围。

2）抗蛇毒血清治疗　我国目前生产的精制抗蛇毒血清有7种：精制抗蝮蛇毒血清、精制抗五步蛇毒血清、精制抗眼镜蛇毒血清、精制抗银环蛇毒血清、精制抗金环蛇毒血清、精制抗蝰蛇毒血清、精制多价抗蛇毒血清。

抗蛇毒血清治疗越早越好，其只能中和蛇毒，无其他治疗作用。诊断明确是何种毒蛇咬伤时最好使用单价抗蛇毒血清，诊断不明确时使用多价抗蛇毒血清。具体用法用量应根据伤势轻重而定，注意按说明书给药，并经过敏试验阴性时方可给药。

3）防治感染，对各种器官功能不全或休克对症治疗。

（彭　程）

第三篇

# 中药综合知识

# 第十三章　中药合理用药

## 第一节　概　述

随着中医药特色和优势越来越被人们认识和接受，中药及中成药的应用已经越来越普及；但由于人们对中药认识的局限，不能正确使用中药的现象较普遍，既影响疗效，又容易引起不良反应，马兜铃酸所致肾损害问题出现后，更是敲响了警钟，所以，中药合理应用也成为摆在中药师面前的一个重要课题。

### 一、中药合理用药的概念和意义

#### （一）中药合理用药的概念

中药合理用药是指运用中医药综合知识指导临床用药。中药合理用药的概念是相对的、动态发展的，一般以某种中药或中成药治疗某种病证，在选用时认为其合理，仅是与同类药物相比较而言；不同时期合理使用中药或中成药的标准也不同，这是因为随着医学、药学理论及其他相关科学技术的发展，人类对疾病的病因、病机和中药或中成药功能主治的认识也在不断深化，加之新药的不断研制开发，必然会影响合理使用中药的标准，促使其日臻完善。

#### （二）中药合理用药的意义

（1）最大限度地发挥治疗效能，将不良反应降低到最低限度。

（2）使病人用最少支出，冒最小风险，得到最好的治疗效果。

（3）最有效地利用卫生资源，减少浪费，减轻病人经济负担。

（4）方便病人使用所用的药物。

中药合理用药是在充分考虑病人用中药后获得的效益与承担的风险后作出的最佳选择，即药效得到充分发挥，不良反应降至最低水平，药品费用更为合理。

### 二、中药合理用药的基本原则

#### （一）有效性

**1. 辨证用药**　辨证论治是中医理论体系的核心，中医处方用药的有效性首先在于准确辨证，这样才能准确立法和选方，辨证错误则一错再错，毫无疗效可言，因此选用中药必须与病证相吻合，这是有效用药的前提。辨证用药是安全使用中药的首要条件，中药品种、种类繁多，应掌握主治和适应证，药不对证会使机体阴阳偏盛偏衰，致使病情趋重。

**2. 质量控制**　中药质量是决定临床疗效的重要因素之一，中药质量涉及问题较多，例如饮片有品种、产地、种植管理、采收时机、贮藏、炮制、保管等多方面问题，每年甚至每批次质量都有可能不同；制剂有煎药、制药条件等诸多问题；需要加强管理与监控，根据实际质量调整剂量或组方，需要中药师与中医师经常沟通，所以中药合理用药的条件之一就是“中医中药不分家”。

**3. 合理配伍**　在临床使用中药时，为增强药效或扩大治疗范围，常与其他中药汤剂、中药药引、中成药以及西药配伍使用，若配伍得当，确能提高疗效。比如中气下陷而又肾阳虚者，可用补中益气丸合金匮肾气丸；气血不足，内有热毒的痛经、月经不调者，可用复方当归四物汤配妇科千金片，治疗有显著疗效；外感风寒或脾胃虚寒之呕吐泄泻者，常用生姜、大枣煎汤送服中成药，以增强散风寒、和脾胃之功；香连丸与抗菌增效剂TMP联用后，可使其抗菌活性增强；慢性肾炎水肿属阳虚者，用温阳利水方实脾饮、真武汤、济生肾气丸配小量西药氢氯噻嗪，利尿消肿作用增强。合理配伍有利于治疗，但应注意多种药物合用会因药物相互作用而增加不良反应的发生率。

## （二）安全性

**1. 正确用药**　为了用药安全，避免毒副作用的产生，使用饮片或中成药时，必须根据其组成注意用药禁忌，其中包括配伍禁忌、证候禁忌、妊娠禁忌、饮食禁忌等。专业人员将必要的知识和用药风险告知患者，避免发生不良反应事件。

**2. 剂量控制**　用量必须根据药物的性质、病情、个体差异等因素进行综合分析而定，一般单一中药用量宜重，而配伍用量宜轻；性质平和的中药用量可适当大些。近年来中药不良反应不断增多，其毒副作用与药物的服用剂量是相关的，大包围、重剂量的处方不但致使中药浪费，还会带来不必要的毒副作用，切不可因中药副作用相对小，盲目加大用药剂量或随意长期服用。“是药三分毒”，千万要记住“中病即止”，特别是有毒饮片及含有剧毒药的中成药应严格控制用量。比如，过久服用含有朱砂的中成药，可引起汞中毒，导致肾衰竭。

## （三）经济性

经济性是指获得单位效果所投入的成本应尽可能低，即病人付出较低费用得到最好的治疗效果，因此在诸多中药中，要结合病人的情况，在保证最佳疗效的同时选用最经济品种，过用、滥用无益于病情的缓解。有些人误认为补药有益无害，故而滥用者有之。如有性功能低下者，盲目使用壮阳类贵重中药，结果却适得其反、久治不愈。另外，剂型、配伍、用法不当也会造成不必要的浪费而加重病人的负担，比如青黛、马勃因不溶于水不应入汤剂煎煮，而现在误入汤剂较多，造成浪费。

## （四）适当性

适当性即指根据适当的用药对象，选择适当的药品和剂型，在适当的用法和用量下达到治疗目的。

**1. 选药适当**　用药应“因时、因地、因人制宜”，必须根据用药对象的生理状况和疾病情况区别对待。例如，气管炎咳嗽临床上可分为寒痰咳嗽和热痰咳嗽，在治疗上，寒痰咳嗽者须选用温化寒痰类药，如小青龙合剂；热痰咳嗽者则须选用清热化痰、止咳的中成药，如蛇胆川贝液。

2. **剂型适当** 中药剂型与疗效关系十分密切，有“效与不效，全在剂型”之说，现在临床广泛使用的剂型品种繁多，必须根据疾病性质、特性、方便使用来选择适宜的中药剂型，一般来说，急证、重证宜选取注射剂；同一药物剂型不同，其作用强度也不尽相同，而同一种疾病，在不同的发病阶段也有轻重缓急之别，故临床在治疗同一疾病的过程中，可以按病情的轻重缓急使用同一药物的不同剂型。此外，选择剂型还要考虑病人是否服用方便。

3. **服法适当** 服用中药必须遵照医嘱执行，不得随意超量或减量，服用时间也有一定的讲究，一般中药在饭前服用，顺气消食类中药宜在饭后服用，安神类中药宜在睡前服用，胃酸过多患者宜在清晨空腹时服用等。

### 三、保证中药合理用药的措施

1. **掌握中医药基本理论** 中医理论体系是合理使用中药的先决条件。每一位中药师都应该熟练掌握中医药基本理论和中药基本知识，尤其是中药的性能特点、功效主治、配伍应用、用法用量及使用注意事项等。

2. **正确把握辨证论治** 辨证论治是中医方法论的核心，正确的辨证是合理应用中药和中成药的前提和保障，运用所学技能，通过望、闻、问、切，结合病人病证有关的各种资料，运用八纲辨证和脏腑辨证等手段进行分析归纳，对病情做出正确诊断，依法确定治病法则及方药。

3. **参辨病人身体状况** 由于人的体质、年龄、性别、生活习惯差异，这些差异对药物的敏感性和耐受性不同，从而影响中药和中成药的安全性和有效性。因此临床诊疗应以此为重要依据制订最佳诊疗和用药方案。对于老人，儿童，经期、孕期、哺乳期妇女等特殊人群以及心、肝、肾功能不全或糖尿病病人用药时更需慎重考虑。了解病人以往有无药物过敏史以及遗传缺陷，如酶的缺陷或异常等。若有这些问题就应该谨慎选择使用药物，特别是避开病人高度敏感的药物，以保证用药安全。若病人用药后突发过敏反应，中药临床药师除依程序确认其对何种药物过敏，并立即向有关单位报告外，还要将此结果告诉病人本人，以免再次发生过敏反应。

4. **精通合理配伍用药** 基于“君臣佐使”组方要求，按照“七情配伍”以及“十八反、十九畏”配伍原则，科学组方，起到协调药物偏性，增强药物疗效，降低药物毒性，减少不良反应发生的作用。

5. **其他** 药师是医师的参谋，可以与医师一起讨论适宜的给药途径及剂型；制定合理的用药时间和疗程；从经济学角度考虑病人的承受能力；此外，时令气候、地理环境等均是合理用药需要关注的因素。

## 第二节 中药的联合应用

### 一、中成药联用

#### （一）中成药联用原则

（1）当疾病复杂，一种中成药不能满足所有证候时，可联合应用多种中成药。

（2）多种中成药的联合应用应遵循药效互补及增效减毒原则。功能相同或基本相同的中成药原则上不宜叠加使用。

（3）药性峻烈或含毒性成分的中成药应避免重复使用。

（4）合并用药时，注意中成药的各药味、各成分间的配伍禁忌。

（5）一些病证可采用中成药的内服与外用药联合使用。

（6）联合使用中药注射剂时应遵循以下原则：①两种以上中药注射剂联用，应遵循主治功效互补及增效减毒原则，符合中医传统配伍理论的要求，无配伍禁忌；②谨慎联合用药，如确需联用时，应考虑中药注射剂的间隔时间以及药物相互作用等问题；③两种或两种以上中药注射剂应分开使用，严禁混合配伍。除有特殊说明，中药注射剂不宜两个或两个以上品种同时共用一条输液管道。

### （二）中成药间联用要点

**1. 两种功效相似的中成药同用于治疗一种病证时，起到增强疗效的协同作用**　如附子理中丸联用四神丸，有加强温脾补肾之功。归脾丸联用人参养荣丸对气血亏虚者慢性肠炎的疗效可增强；脑立清胶囊（片）联用六味地黄丸对阴虚阳亢所致头晕目眩有奇效。

**2. 功效不同的中成药配伍同用，一药为主，一药为辅，辅药能够提高主药功效**　如二陈丸燥湿化痰为主药，辅以平胃散同用，可明显增强二陈丸燥湿化痰之效；乌鸡白凤丸为主药，辅以香砂六君子丸，可增强主药的养血调经之效。

**3. 一种中成药能够明显抑制或消除另一种中成药的偏性或副作用**　如舟车丸常配四君子丸同用；金匮肾气丸配麦味地黄丸、生脉散或参蛤散同用。

**4. 部分疾病的治疗必须采用不同治疗方法**　如宫寒者可内服艾附暖宫丸同时外贴十香暖脐膏；喉肿痛者若内服六神丸，并外用冰硼散吹喉，可增强清热解毒、消肿利咽之效。

### （三）中成药联用配伍禁忌

药物联用，必有宜忌。中成药联用也要注意以下配伍禁忌问题。

**1. 含有“十八反”“十九畏”药味中成药的配伍禁忌**　最新版《中国药典》中有不宜同用药的规定，从不宜同用品种来看，没有突破传统的“十八反”和“十九畏”所含的品种。因此含“十八反”“十九畏”药物的中成药，也属配伍禁忌，原则上不宜联用。例如，治疗风寒湿痹证的大活络丸、尪痹颗粒、天麻丸等含有附子，而止咳化痰的川贝枇杷露、蛇胆川贝液、通宣理肺丸等分别含有川贝、半夏，因此风湿病病人同时伴有咳嗽，选药时应该注意这些成药不应同用。类似情况，如利胆中成药利胆排石片、胆乐胶囊、胆宁片等都含有郁金；若病人同时服用苏合香丸、妙济丸、纯阳正气丸等含丁香的中成药，也有“十九畏”禁忌。再如一位妇科病人同时服用失笑散和乌鸡白凤丸，主诉有所不适，虽未能确定不适原因，但其实是违反了“人参最怕五灵脂”的配伍禁忌。

**2. 含有同种药味的中成药联用**　数种功效相似的中成药联用，在各自的组方中，往往有一种或几种相同药味，联用将会增加某一味或几味药的剂量。在中成药联用或中成药与汤药联用中应注意避开同种药味的“增量”，以免引起不良反应。

例如大活络丸与天麻丸合用，两者均含附子；朱砂安神丸与天王补心丸合用，两者均含朱砂，会增加有毒药味的服用量，加大患者产生不良反应的危险性。再如，复方丹参滴丸和速效救心丸同属气滞血瘀型胸痹用药，其处方组成与功效基本相似，在临床应用中选择其一即可。该类药物往往含有冰片，由于冰片药性寒凉，过量服用易伤人脾胃，导致胃寒胃痛。

## 二、中成药与药引联用

药引又称药引子，是引药归经的俗称，指一类能引导其他药物的药力到达某一脏腑或经脉，起向导作用的中药。“兵无向导，则不达贼境；药无引使，则不通病所”，在一张汤药的处方中，医生根据病情，往往会同时开药引在处方中。古医家张介石总结了药引的作用：“酒入药为引者，取其活血行经；姜入药为引者，取其发表注凝；小枣入药为引者，取其消散开胃；大枣入药为引者，取其补血健脾；龙眼入药为引者，取其宁心利水；灯芯入药为引者，取其得睡神归；葱白入药为引者，取其发散诸邪勿住；莲实入药为引者，取其清心养胃和脾。”中药成方制剂也如此，《太平惠民和剂局方》所载近800种中成药，几乎每种都记述了应用药引的内容和服用方法，涉及中药及辅料达90余种。一般中成药以温开水送服，但有的中成药用配伍适当的药引送服可增强疗效或起协同作用。如对外感风寒或脾胃虚寒之呕吐泄泻等病证，常用生姜、大枣煎汤送服中成药，以增强散风寒、和脾胃之效；对于跌打损伤、风寒湿痹等症，常用黄酒或白酒送服三七粉、云南白药、三七伤药片、腰痛宁等，以行药势，直达病所；用于治疗便秘的麻子仁丸，宜用蜂蜜冲水送服，以增其润肠和中之效；滋阴补肾的六味地黄丸，宜用淡盐水送服，以取其引药入肾。

近代药引有被忽略的趋势，应引起重视。

## 三、中成药与汤药的配伍应用

1. 中成药与汤药同服　对于含贵重药或挥发性成分的中成药，可以用汤药送服或化服。

2. 中成药与汤药交替服用　指同种处方组成的成药与汤剂交替使用。有些汤药因与中成药及其他药药效起冲突，所以必须隔时服用。如白天服汤药，晚上服中成药；或根据病情先服汤药治其急，后服中成药固其疗效。

3. 中成药与饮片同煎　为了促使中成药内服后尽快吸收起效，可将中成药装入布袋或直接与饮片同煎。

## 四、中药与西药的联用

近年来，随着中西医结合的发展，中西药物合用的情况越来越多。中西药物若配伍合理，可提高疗效，产生协同增效作用，减少药物用量或毒副作用，扩大应用范围。若配伍不合理，也会导致药效降低或使毒副反应增加。

### （一）中西药联用原则

针对具体疾病制定用药方案时，应考虑中西药物的主辅地位确定给药剂量、给药时间、给药途径。

1. 中成药与西药如无明确禁忌，可以联合应用　如感冒清热颗粒与西药退热药。应注意由于中药多含有鞣质、金属离子、有机酸等不明成分，会对西药产生吸附、络合、中和、降解等反应，故给药途径相同的，应分开使用，口服西药后，最好间隔半小时再服中药。

**2. 应避免作用相似的中西药联合使用，也应避免有相似不良反应的中西药联合使用** 如长期使用地高辛的病人不应同用六神丸，因为六神丸含有结构、作用与地高辛相似的蟾酥毒素，合用可能引起室性早搏。

**3. 中西药注射剂联合使用时应遵循的原则**

（1）谨慎联合使用 如果中西药注射剂确需联合用药，应根据中西医诊断和各自的用药原则选药，充分考虑药物之间的相互作用，尽可能减少联用药物的种数和剂量，根据临床情况及时调整用药。

（2）尽可能选择不同的给药途径（如穴位注射、静脉注射） 必须同一途径用药时，应将中西药分开使用，谨慎考虑两种注射剂的使用间隔时间以及药物相互作用，严禁混合配伍。

## （二）中西药合理联用举隅

中西药合理联用可提高疗效，降低化学药物的用量和毒副反应，缩短疗程和促进体质恢复等，显示了极大的优点。

**1. 协同增效** 可以协同增放的中西药联用见表13-1。

表13-1　可以协同增效的中西药联用

| 中　药 | 联用西药 | 作用及机制 |
| --- | --- | --- |
| 逍遥散或三黄泻心汤 | 镇静催眠类 | 提高对失眠症的疗效，逐渐摆脱对西药的依赖性 |
| 石菖蒲、地龙 | 苯妥英钠等抗癫痫药 | 提高抗癫痫的效果 |
| 大山楂丸、灵芝片、癫痫宁 | 苯巴比妥 | 治疗癫痫有增效作用 |
| 芍药甘草汤 | 解痉药 | 提高疗效 |
| 补中益气汤、葛根汤 | 抗胆碱酯酶药 | 具有免疫调节作用，对肌无力疗效较好 |
| 木防己汤、茯苓杏仁甘草汤、四逆汤 | 强心药 | 提高疗效和改善心功能不全病人的自觉症状 |
| 苓桂术甘汤、苓桂甘枣汤 | 抗心律失常药普萘洛尔 | 既可增强治疗作用，又能预防发作性心动过速 |
| 钩藤散、柴胡加龙骨牡蛎汤 | 甲基多巴、卡托普利 | 改善对老年高血压的治疗作用 |
| 苓桂术甘汤、真武汤 | 甲磺酸二氢麦角胺 | 增强对体位性低血压的治疗作用 |
| 桂枝茯苓丸、当归四逆加吴茱萸生姜汤 | 血管扩张药 | 改善微循环，增强血管扩张作用 |
| 黄连解毒汤、大柴胡汤 | 抗动脉粥样硬化、降脂药 | 可增强疗效 |
| 木防己汤、真武汤、越婢加术汤、分消汤 | 利尿药 | 增强利尿效果 |
| 枳实 | 庆大霉素 | 枳实能松弛胆道括约肌，增强庆大霉素抗胆道感染作用 |
| 小青龙汤、柴朴汤 | 氨茶碱、色甘酸钠 | 提高对支气管哮喘的疗效 |
| 麦门冬汤、滋阴降火汤 | 镇咳药 | 提高对老年咳嗽的疗效 |
| 柴胡桂枝汤、四逆散、半夏泻心汤 | $H_2$受体拮抗药、制酸药 | 这些中药有抗应激作用，增强治疗消化性溃疡效果 |

第十三章

续表

| 中　药 | 联用西药 | 作用及机制 |
|---|---|---|
| 茵陈蒿汤、茵陈五苓散、大柴胡汤 | 利胆药 | 增强护肝和利胆作用 |
| 茵陈蒿及含茵陈蒿的制剂 | 灰黄霉素 | 茵陈蒿含羟基苯丁酮能促进胆汁的分泌，而胆汁能增加灰黄霉素的溶解度，促进其吸收，增强疗效 |
| 甘草 | 氢化可的松 | 甘草甜素有糖皮质激素样作用，并可抑制氢化可的松在体内的代谢灭活，抗炎抗变态反应有协同作用 |
| 丹参注射液 | 泼尼松 | 治结节性多动脉炎有协同作用 |
| 炙甘草汤、加味逍遥散 | 甲巯咪唑 | 可使甲状腺功能亢进症的各种自觉症状减轻 |
| 四逆汤 | 左甲状腺素 | 甲状腺功能低下症的临床症状迅速减轻 |
| 延胡索 | 阿托品、氯丙嗪 | 止痛效果明显增加 |
| 洋金花 | 哌替啶 | 术后镇痛时间长 |
| 十全大补汤、补中益气汤、小柴胡汤 | 抗肿瘤药 | 可提高天然杀伤细胞活性，还有造血及护肝作用 |
| 黄连、黄柏、葛根 | 抗生素类 | 增强抗菌作用 |
| 香连化滞丸 | 呋喃唑酮 | 增强治疗菌痢效果 |
| 清肺汤、竹叶石膏汤、竹茹温胆汤、六味地黄丸 | 抗生素 | 增强抗生素治疗呼吸系统反复感染的效果 |
| 麻黄 | 青霉素类 | 治疗细菌性肺炎有协同增效作用 |
| 碱性中药 | 苯唑西林、红霉素 | 可防止后者被胃酸破坏，增强肠道吸收，增强抗菌作用 |
| 黄芩、砂仁、木香、陈皮 | 地高辛、维生素$B_{12}$、灰黄霉素 | 中药可抑制肠蠕动，延长其在小肠上部的停留时间，促进吸收，提高疗效 |
| 丹参注射液 | 间羟胺、多巴胺 | 增强升压作用，还可延长升压作用时间 |
| 生脉散、丹参注射液 | 莨菪碱 | 治疗病窦综合征，既能适度加快心率，又能改善血液循环 |

2. **降低西药的不良反应**　可降低西药不良反应的中西药联用见表13-2。

表13-2　可降低西药不良反应的中西药联用

| 中　药 | 联用西药 | 作用及机制 |
|---|---|---|
| 柴胡桂枝汤 | 抗癫痫药 | 可减少抗癫痫药的用量及肝损害、嗜睡等副作用 |
| 六君子汤 | 抗震颤麻痹药 | 可减轻其胃肠道副作用，但也可能影响其吸收、代谢和排泄 |
| 芍药甘草汤 | 解痉药 | 能消除腹胀、便秘等副作用 |
| 小青龙汤、干姜汤、柴朴汤、柴胡桂枝汤 | 抗组胺药 | 可减少西药的用量和嗜睡、口渴等副作用 |
| 人参、桂枝汤 | 皮质激素类药 | 可减少激素的用量和副作用 |
| 八味地黄丸、济生肾气丸 | 降糖药 | 可使糖尿病病人的性神经障碍和肾功能障碍减轻 |
| 黄芪、人参、女贞子、刺五加、当归、山茱萸、灵芝、云芝、鸡血藤 | 化疗药 | 可减少病人因化疗药而导致的白细胞降低等不良反应 |
| 黄精、骨碎补、甘草 | 链霉素 | 可减少链霉素引发的耳鸣、耳聋等不良反应 |

续表

| 中　药 | 联用西药 | 作用及机制 |
|---|---|---|
| 逍遥散 | 抗结核药 | 能减轻对肝脏的损害 |
| 含麻黄类中药 | 巴比妥类 | 减轻麻黄素导致的中枢神经兴奋副作用 |
| 小柴胡汤、人参汤 | 丝裂霉素 | 减轻丝裂霉素的副作用 |
| 珍珠层粉 | 氯丙嗪 | 治疗精神病，不仅有一定的协同作用且不会引起肝损害 |
| 白及、姜半夏、茯苓 | 碳酸锂 | 可减轻胃肠道反应 |

## （二）中西药不合理联用举隅

不合理联用中西药，会产生各种问题，如产生沉淀，降低药物疗效；或产生络合物，妨碍吸收；或产生毒性，引起疾病乃至危及生命等。临床应当避忌，切勿联用。

1. **降低药物疗效**　降低药物疗效的中西药不合理联用见表13-3。

表13-3　降低药物疗效的中西药不合理联用

| 中　药 | 不合理联用西药 | 作用及机制 |
|---|---|---|
| 雄黄类的中成药 | 硫酸盐、硝酸盐、亚硝酸盐及亚铁盐类 | 生成硫化砷酸盐沉淀物，既阻止西药的吸收，又使含雄黄类药失去原有疗效，并有导致砷中毒的可能 |
| 瓦楞子、海螵蛸、朱砂等碱性较强的中药及中成药 | 胃蛋白酶合剂、阿司匹林等酸性药物 | 使疗效降低 |
| | 四环素族抗生素、奎宁 | 可减少肠道吸收，使其血药浓度降低 |
| | 维生素$B_1$ | 中和胃酸而促使维生素$B_1$的分解，降低药效 |
| 山楂、五味子、山茱萸、乌梅等酸性较强的中药及中成药五味子糖浆、山楂冲剂等 | 磺胺类 | 磺胺类药物在酸性条件下会加速乙酰化，从而失去抗菌作用 |
| | 氨茶碱、复方氢氧化铝、乳酸钠、碳酸氢钠等碱性较强的西药 | 发生中和反应会降解或失去疗效 |
| 五倍子、地榆、诃子、石榴皮、大黄等含鞣质较多中药及其中成药 | 胃蛋白酶合剂、淀粉酶、多酶片等消化酶类药 | 酶的肽键极易与鞣质结合发生化学反应，形成氢键络合物而改变其性质，不易吸收，引起消化不良症状 |
| | 维生素$B_1$ | 产生永久性结合物排出体外而丧失药效 |
| | 去痛片、克感敏片等 | 产生沉淀而不易被机体吸收 |
| | 四环素类及红霉素、利福平、灰黄霉素、制霉菌素、林可霉素、克林霉素、新霉素、氨苄西林等抗生素 | 生成鞣酸盐沉淀物，不易被吸收，降低抗生素的生物利用度 |
| | 麻黄碱、黄连素、士的宁、奎宁、利血平及阿托品类 | 生成难溶性鞣酸盐沉淀，不易被机体吸收而降低疗效 |
| | 钙剂、铁剂、氯化钴、腺苷钴胺 | 在回盲部结合生成沉淀，机体难于吸收而降低药效 |

续表

| 中　药 | 不合理联用西药 | 作用及机制 |
| --- | --- | --- |
| 石膏、瓦楞子、牡蛎、龙骨、海螵蛸、石决明、赭石、明矾等含钙、镁、铁等金属离子的中药 | 异烟肼 | 与肼产生螯合效应，妨碍机体吸收；影响酶系统发挥干扰结核杆菌代谢的作用，降低疗效 |
| | 四环素类 | 形成络合物，而不易被胃肠道吸收，降低疗效 |
| | 左旋多巴 | 左旋多巴有游离酚羟基，遇金属离子则会产生络合反应，影响其吸收，降低生物效应 |
| 金属离子较多的中成药，如磁朱丸、利邦平消片、大黄清胃丸 | 喹诺酮类 | 发生螯合，影响吸收，降低疗效 |
| 海藻、昆布等含碘类中药及制剂 | 治疗甲状腺功能亢进的西药 | 前者所含的碘能促进酪氨酸的碘化，使体内甲状腺素的合成增加，不利于治疗 |
| 人参、三七、远志、桔梗等含有皂苷成分的中药 | 酸性强的药 | 在酸性环境与酶的作用下，皂苷极易水解失效 |
| | 硫酸亚铁、次碳酸铋等含有金属离子的盐类药 | 可形成沉淀，致使机体难于吸收而降低疗效 |
| 大黄、虎杖、何首乌等含蒽醌类中药 | 碱性西药 | 蒽醌类成分在碱性溶液中易氧化失效 |
| 炭类中药，煅瓦楞子、煅牡蛎等 | 多酶片、胃蛋白酶 | 会吸附酶类，从而降低疗效 |
| 金银花、连翘、黄芩、鱼腥草等饮片及成药 | 菌类制剂 | 菌类制剂的活性被抑制 |
| 蜂蜜、饴糖 | 降糖药 | 影响药效 |
| 甘草、鹿茸及中成药 | 胰岛素、磺酰脲类降糖药 | 甘草、鹿茸含糖皮质激素样物质，有水、钠潴留和排钾效应，能促进糖原异生，加速蛋白质及脂肪的分解，使甘油、乳酸、氨基酸转化成葡萄糖，使血糖升高 |

**2. 产生不良反应或增加毒性**　可产生不良反应或增加毒性的中西药不合理联用见表13-4。

表13-4　可产生不良反应或增加毒性的中西药不合理联用

| 中　药 | 不合理联用的西药 | 作用及机制 |
| --- | --- | --- |
| 有机酸类中药 | 磺胺类、大环内酯类等酸性药物 | 尿液酸化可使磺胺类和大环内酯类药物的溶解度降低，增加磺胺类药物的肾毒性，引起结晶尿或血尿；增加大环内酯类药物的肝毒性，甚至引起听觉障碍 |
| | 利福平、阿司匹林 | 可使利福平和阿司匹林的排泄减少，加重肾毒性 |
| | 吲哚美辛 | 增加吲哚美辛在肾中的重吸收，加重肾毒性 |
| 碱性中药及其制剂 | 氨基糖苷类 | 使氨基糖苷类吸收增加，排泄减少，虽能提高抗生素的抗菌药力，但却增加了其在脑组织中的药物浓度，使耳毒性作用增强，从而影响前庭功能，导致暂时或永久性耳聋 |
| | 奎尼丁 | 能碱化尿液，增加肾小管对奎尼丁的重吸收，从而使排泄减少，血药浓度增加，引发奎尼丁中毒 |

续表

| 中　药 | 不合理联用的西药 | 作用及机制 |
|---|---|---|
| 石膏、龙骨、海螵蛸、牡蛎、珍珠、蛤蚧、瓦楞子、鹿角及枸杞子等含钙较多的中药 | 洋地黄类等强心苷类药 | 钙离子为应激性离子，能增强心肌收缩力，抑制 $Na^+$，$K^+$-ATP酶活性（也可以说与强心苷有协同作用），从而增强洋地黄类药物的作用和毒性 |
| | 氨基糖苷类抗生素 | 氨基糖苷类抗生素能与钙离子结合，增加氨基糖苷类药物的神经毒性 |
| 朱砂、轻粉及其制剂，如朱砂安神丸、六神丸、安宫牛黄丸、苏合香丸、万氏牛黄清心丸、紫血散、补心丹、磁朱丸等 | 溴化钾、溴化钠、三溴合剂、碘化钾、含碘喉片等还原性药 | 汞离子与溴离子或碘离子在肠中相遇后，会生成有剧毒的溴化汞或碘化汞，从而导致药源性肠炎或赤痢样大便 |
| | 巴氏合剂或含苯甲酸钠的制剂 | 可产生可溶性苯汞盐，引起药源性汞中毒 |
| | 硫酸亚铁、亚硝酸异戊酯 | 能使 $Hg^{2+}$ 还原成 $Hg^+$，毒性增强 |
| 雄黄及制剂如牛黄解毒丸、安宫牛黄丸、大活络丸等 | 硝酸盐、硫酸盐类药 | 西药盐基产生的微量硝酸、硫酸，可使硫化砷氧化而增加毒性 |
| 萹蓄、泽泻、白茅根、金钱草、丝瓜络等钾含量高的药及制剂 | 氯化钾注射液 | 钾离子增高 |
| 黄药子 | 利福平、四环素、红霉素、氯丙嗪等 | 均对肝有一定毒性，联用易引发药源性肝病 |
| 虎杖、大黄、诃子、五倍子、地榆、四季青等含水合型鞣质较多中药 | 四环素、利福平、氯丙嗪、异烟肼等 | 加重对肝的毒性，导致药源性肝病的发生 |
| | 磺胺类 | 影响磺胺的排泄，导致血及肝内磺胺药浓度增高，严重者可发生中毒性肝炎 |
| 曼陀罗、洋金花、天仙子、颠茄合剂等颠茄类生物碱的中药 | 强心苷类 | 颠茄类生物碱可松弛平滑肌，降低胃肠道蠕动，增加强心苷类药物的吸收和蓄积，故增加了毒性 |
| 罗布麻、夹竹桃、羊角拗、蟾酥等 | 强心苷类西药 | 毒性增加 |
| 麻黄及复方川贝精片、莱阳梨止咳糖浆等含麻黄碱的中成药 | 强心药 | 麻黄碱会兴奋心肌受体，加强心肌收缩力，可使强心药的作用增强，毒性增加，易致心律失常及心衰等毒性反应 |
| | 降压药 | 麻黄碱有兴奋α受体和收缩周围血管的作用，使降压药作用减弱，疗效降低，甚至使血压失去控制，可加重高血压病人病情 |
| 杏仁、桃仁、白果、枇杷仁、枇杷叶等含氰苷的中药 | 镇咳剂 | 氰苷在酸性条件下，经酶水解后产生的氢氰酸虽有止咳功效，但在一定程度上抑制呼吸中枢，如喷托维林等可加强其抑制作用，使呼吸功能受抑制 |
| | 硫喷妥钠、可待因、巴比妥盐类、地西泮等有中枢抑制作用药 | 毒性增加 |

续表

| 中　药 | 不合理联用的西药 | 作用及机制 |
| --- | --- | --- |
| 藿香正气水、各种药酒等含乙醇的中成药 | 苯巴比妥、苯妥英钠、安乃近等镇静剂 | 可产生具有毒性的醇合三氯乙醛，又能抑制中枢神经系统，引起呼吸困难、心悸、焦虑、面红等不良反应，严重者可致死亡 |
| | 阿司匹林、水杨酸钠等抗风湿药 | 乙醇与水杨酸类对消化道均有刺激作用，同用后能增加对消化道的刺激性，严重者可导致胃肠出血 |
| | 丙米嗪、阿米替林、氯米帕明、多虑平等三环类抗抑郁药 | 加快后者的代谢，从而增强三环类抗抑郁药毒性，甚至导致死亡 |
| | 氯丙嗪、奋乃静、氟奋乃静、三氟拉嗪等吩噻嗪类 | 后者能抑制乙醇代谢，使前者分解缓慢，加重恶心、呕吐、头痛、颜面潮红等中毒症状 |
| | 胍乙啶、利血平、肼苯达嗪、甲基多巴及妥拉唑啉等抗高血压药 | 易产生协同作用，引起体位性低血压 |
| | 对乙酰氨基酚 | 敏感者同用时对肝损害严重 |
| | 氯苯那敏等抗组胺类药 | 能增强对中枢神经系统的抑制，导致熟练技能障碍、困倦等不良反应等 |
| | 胰岛素及磺胺类降糖药 | 会导致严重的低血糖或头晕、呕吐，严重者可出现昏睡等酩酊反应，甚至出现不可逆性神经系统症状 |
| | 磺胺类及呋喃类 | 后者均能抑制乙醇在体内的代谢，增加乙醇对机体的毒性作用，而前者所含乙醇又能加重后者中枢神经毒性 |
| | 硝酸甘油等扩张血管类药 | 所含乙醇对交感神经和血管运动中枢有抑制作用，使心肌收缩力减弱，血管扩张，与硝酸甘油扩张血管作用产生协同，致血压明显降低 |
| 黄连、黄柏、川乌、麻黄等含生物碱中药 | 士的宁、阿托品、麻黄素等生物碱类西药 | 毒性增加 |
| 鹿茸及其制剂 | 排钾性利尿药 | 毒副作用协同增加 |
| 荆芥、麻黄、生姜等发汗解表药 | 阿司匹林、对乙酰氨基酚等解热镇痛药 | 致发汗太过，产生虚脱 |

## 第三节　特殊中药饮片的剂量和极量

中药大多是天然动植物药，药性平和，大多数中药饮片贮藏条件相差无几。但是也有部分药物需要特殊应对。

有的中药饮片有一定的毒性，可引起各种不良反应，甚至中毒；有的中药饮片需要特殊贮藏条件；有的中药饮片有一定的贮藏年限。对这些特殊中药饮片的采购、保管和贮存时应加以注意。

### 一、国家管制的含毒性中药饮片

国家管制的含毒性中药饮片的用法用量及注意事项见表13-5。

表13-5　国家管制的含毒性中药饮片的用法用量及注意事项

| 饮片名称 | 用法用量 | 注意事项 |
| --- | --- | --- |
| 生草乌 | 一般炮制后用 | 一般不内服 |
| 生川乌 | 一般炮制后用 | 一般不内服 |
| 生附子 | 3～15g。先煎，久煎 | 孕妇禁用；不宜与贝母、半夏、白及、白蔹、天花粉、瓜蒌同用 |
| 雪上一枝蒿 | 内服：研末，0.06～0.12g，或浸酒；外用：酒磨敷 | 有剧毒，未经炮制，不宜内服，服药期间，忌食生冷、豆类及牛羊肉 |
| 生白附子 | 外用适量捣烂，熬膏或研末以酒调敷患处 | 孕妇慎用；生品内服宜慎 |
| 生半夏 | 内服：3～9g；外用适量，磨汁涂或研末以酒调敷患处 | 不宜与乌头类药材同用 |
| 生天南星 | 外用适量，研磨以酒或醋调敷 | 孕妇慎用 |
| 生巴豆 | 外用适量，研末涂患处，或捣烂以纱布包擦患处 | 孕妇禁用；不宜与牵牛子同用 |
| 生千金子 | 1～2g；去壳，去油用；多入丸散服。外用适量，捣烂敷患处 | 孕妇及体弱便溏者忌服 |
| 生甘遂 | 0.5～1.5g，炮制后多入丸散 | 孕妇禁用；不宜与甘草同用 |
| 生狼毒 | 熬膏外敷 | 不宜与密陀僧同用 |
| 生藤黄 | 0.03～0.06g；外用适量 | 内服慎用 |
| 天仙子 | 0.06～0.6g | 心脏病、心动过速、青光眼者及孕妇忌用 |
| 洋金花 | 0.3～0.6g；宜入丸散，亦可作卷烟燃吸（分次用每日最多不超过1.5g）；外用适量 | 青光眼、外感及痰热喘咳、心动过速及高血压者禁用 |
| 闹羊花 | 0.6～1.5g，浸酒或入丸散；外用适量，煎水洗或鲜品捣敷 | 不宜多服、久服；孕妇及体虚者禁服 |
| 斑蝥 | 0.03～0.06g，炮制后多入丸散；外用适量，研末或浸酒醋或制油膏涂敷患处 | 有大毒，内服慎用；孕妇禁用；外用不宜大面积使用 |
| 青娘虫 | 0.03～0.06g，外用适量 | 孕妇及体虚者忌服 |
| 红娘虫 | 0.1～0.3g，外用适量 | 孕妇及体虚者忌服 |
| 蟾酥 | 0.015～0.03g，多入丸散用；外用适量 | 孕妇慎用 |
| 罂粟壳 | 3～6g | 有成瘾性，故不宜常服；孕妇及儿童禁用；运动员慎用 |

## 二、最新版《中国药典》规定的毒性药材及饮片

最新版《中国药典》载有毒性药材和饮片共计83种，其中有“大毒”的饮片10种，“有毒”饮片42种，有“小毒”的饮片31种。有“大毒”饮片的用法用量及注意事项见表13-6，“有毒”饮片的用法用量及注意事项见表13-7，有“小毒”饮片的用法用量及注意事项见表13-8。

表13-6 《中国药典》规定的10种“大毒”饮片的用法用量及注意事项

| 饮片名称 | 用法用量 | 注意事项 | |
| --- | --- | --- | --- |
| | | 孕妇禁忌 | 其他 |
| 天仙子 | 0.06～0.6g | 禁用 | 心脏病、心动过速、青光眼者禁用 |
| 川乌 | 一般炮制后用 | 禁用 | 生品内服宜慎重 |

续表

| 饮片名称 | 用法用量 | 注意事项 | |
|---|---|---|---|
| | | 孕妇禁忌 | 其他 |
| 草乌 | 一般炮制后用 | 禁用 | 生品内服宜慎重 |
| 红粉 | 外用适量 | 禁用 | 只外用，不内服，亦不宜久用 |
| 马钱子 | 0.3～0.6g，炮制后入丸散 | 禁用 | 不宜生用、多服久服；运动员慎用；外用不宜大面积涂敷 |
| 马钱子粉 | 0.2～0.6g，入丸散 | 禁用 | 不宜多服久服、生用；运动员慎用；有毒成分能经皮肤吸收，外用不宜大面积涂敷 |
| 斑蝥 | 0.03～0.06g，炮制后多入丸散 | 禁用 | 内服慎用，外用不宜大面积用 |
| 闹羊花 | 0.6～1.5g，浸酒后入丸散；外用适量，煎水洗 | 禁用 | 体虚者禁用，不宜多服久服 |
| 巴豆 | 外用适量 | 禁用 | 体弱者禁用，不宜与牵牛子同用 |
| 巴豆霜 | 内服：0.1～0.3g；多入丸散。外用适量 | 禁用 | 体弱者禁用，不宜与牵牛子同用 |

表13-7 《中国药典》规定的42种“有毒”饮片的用法用量及注意事项

| 饮片名称 | 用法用量 | 注意事项 | |
|---|---|---|---|
| | | 孕妇禁忌 | 其他 |
| 轻粉 | 内服每次0.1～0.2g，每日1～2次，多入丸剂或装胶囊。外用适量 | 禁服 | 不可过量；内服慎用，服后应漱口 |
| 牵牛子 | 3～6g。入丸散服，每次1.5～3g | 禁用 | 不宜与巴豆、巴豆霜同用 |
| 甘遂 | 0.5～1.5g。炮制后多入丸散。外用适量，生用 | 禁用 | 体虚者禁用；反甘草 |
| 芫花 | 1.5～3g。醋品研末吞服，每日每次0.6～0.9g。外用适量 | 禁用 | 体虚者禁用；反甘草 |
| 雄黄 | 0.05～0.1g，入丸散用。外用适量，熏涂患处 | 禁用 | 内服宜慎，不可久用 |
| 蜈蚣 | 3～5g | 禁用 | 用量不宜过大 |
| 京大戟 | 1.5～3g。入丸散，每次1g；内服醋制用。外用适量，生用 | 禁用 | 虚寒者禁用；体弱者慎用。不宜与甘草同用 |
| 商陆 | 3～9g。外用适量，煎汤熏洗 | 禁用 | 久煎后服用，不可过量 |
| 干漆 | 2～5g | 禁用 | 对漆过敏者禁用 |
| 千金子 | 1～2g，去壳去油，多入丸散服。外用适量，捣烂敷患处 | 禁用 | 对胃肠黏膜、中枢神经均有毒性。体弱便溏者禁用 |
| 千金子霜 | 0.5～1g。多入丸散。外用适量 | 禁用 | 体弱便溏者禁用。对胃肠黏膜、中枢神经均有毒性 |
| 罂粟壳 | 3～6g | 禁用 | 易成瘾，不宜常服；运动员慎用；儿童禁用 |
| 朱砂 | 0.1～0.5g。多入丸散，不入煎。外用适量 | 禁用 | 不宜少量久用或大量服用；肝、肾功能不全者禁服 |
| 洋金花 | 0.3～0.6g。宜入丸散。卷烟吸：不超过每日1.5g。外用适量 | 禁用 | 外感及痰热咳喘、青光眼、高血压及心动过速者禁用 |
| 两头尖 | 1.0～3.0g，外用适量 | 禁用 | 不宜多服，以免中毒 |
| 全蝎 | 3～6g | 慎用 | 用量不宜过大；血虚生风者慎用 |

续表

| 饮片名称 | 用法用量 | 注意事项 | |
|---|---|---|---|
| | | 孕妇禁忌 | 其他 |
| 苦楝皮 | 3～6g，外用适量，研末，用猪脂调敷患处。 | 慎用 | 肝、肾功能不全者慎用 |
| 附子 | 3～15g，先煎久煎 | 慎用 | 使用过量易出现心律不齐，呼吸困难。不宜与半夏、瓜蒌、天花粉、贝母、白蔹、白及同用 |
| 川乌 | 一般炮制后用，必要时1.5～3g，先煎久煎 | 禁用 | 内服宜慎，酒浸、酒煎易中毒。不宜与半夏、瓜蒌、天花粉、贝母、白蔹、白及同用 |
| 草乌 | 一般炮制后用，必要时1.5～3g，先煎久煎。毒性比川乌强 | 禁用 | 内服宜慎，酒浸、酒煎易中毒；不宜与半夏、瓜蒌、天花粉、贝母、白蔹、白及同用 |
| 华山参 | 0.1～0.2g | 慎用 | 不宜多服，免中毒；青光眼禁服；前列腺重度肥大者慎用 |
| 硫黄 | 内服1.5～3g，炮制后入丸散；外用适量，油调涂 | 禁用 | 阴虚火旺者禁用 |
| 白附子 | 一般炮制后用，内服：3～6g；外用生品适量 | 慎用 | 生品内服宜慎；外用需捣烂、熬膏或研粉酒调敷患处 |
| 常山 | 5～9g | 慎用 | 有催吐副作用，药力峻猛；用量不宜过大 |
| 蟾酥 | 0.015～0.03g，多入丸散。外用适量 | 慎用 | 外用不可入目；内服勿过量 |
| 木鳖子 | 0.9～1.2g，外用适量，油或醋调涂 | 禁用 | 体虚者禁用 |
| 天南星 | 外用生品适量，研末，醋或酒调 | 禁用 | 内服宜慎用 |
| 制天南星 | 3～9g，外用适量 | 禁用 | 阴虚燥痰禁用 |
| 狼毒 | 内服；0.3～2g或入丸散；外用：适量，磨汁涂或研末、熬膏调敷 | 禁用 | 体弱禁用；内服宜慎。不与密陀僧同用 |
| 白屈菜 | 内服：9～18g；外用：捣汁涂 | 慎用 | 服用过量抑制呼吸中枢 |
| 臭灵丹草 | 9～15g | 慎用 | 脾胃虚寒者慎用 |
| 三棵针 | 9～15g | 慎用 | 脾胃虚寒者慎用 |
| 蓖麻子 | 2～5g。外用适量 | 禁用 | 过量可致血管呼吸中枢麻痹；肝、肾损害；便滑者禁用。儿童服用5粒可致死 |
| 香加皮 | 3～6g | 慎用 | 不宜过量使用，过量有胃肠道反应，严重者心律失常 |
| 半夏 | 内服一般炮制后使用，3～9g。外用适量，磨汁涂或研末以酒调敷患处 | 慎用 | 生品内服宜慎；不宜与乌头类药材同用 |
| 白果 | 5～10g | 慎用 | 生食有毒 |
| 苍耳子 | 3～9g | 慎用 | 过量肝、肾损害 |
| 金钱白花蛇 | 煎煮2～5g；研粉吞服1～1.5g | 慎用 | 阴虚内热者禁用；过敏者慎用 |
| 蕲蛇 | 3～9g；研末吞服每次1～1.5g；每日2～3g | 慎用 | 阴虚内热者禁用；过敏者慎用 |
| 山豆根 | 3～6g | 慎用 | 过量引起呼吸肌麻痹，P-R间期延长 |
| 土荆皮 | 外用适量，醋或酒浸涂搽，或研末调涂患处 | 慎用 | 损害消化系统，不可内服 |
| 仙茅 | 3～10g | 慎用 | 阴虚火旺者禁用；燥烈有毒，不可久服 |

表13-8 《中国药典》规定的31种有“小毒”饮片的用法用量及注意事项

| 饮片名称 | 用法用量 | 注意事项 | |
|---|---|---|---|
| | | 孕妇禁忌 | 其他 |
| 丁公藤 | 3～6g。用于配制酒剂，内服或外搽 | 禁用 | 发汗强烈，体弱者慎用 |
| 红大戟 | 内服醋制品。煎汤：1.5～3g。入丸散：每次1g；外用生品适量 | 禁用 | 虚弱者禁用。反甘草 |
| 猪牙皂 | 1～1.5g；多入丸散。外用适量，研末吹鼻取嚏或研末调敷患处 | 禁用 | 咯血、吐血者禁用 |
| 水蛭 | 1～3g | 禁用 | 月经过多者禁用 |
| 土鳖虫 | 3～10g | 禁用 | 年老体弱者、月经过多者禁用 |
| 草乌叶 | 1～1.2g；多入丸散 | 慎用 | 不宜过量服用 |
| 急性子 | 3～5g | 慎用 | 不宜过量服用。体内无瘀积者禁用 |
| 金铁锁 | 0.1～0.3g；多入丸散。外用适量 | 慎用 | 内服不可过量，中毒症状：咽喉不适，呼吸不畅 |
| 飞扬草 | 6～9g，外用适量，煎水洗 | 慎用 | 有致泻作用 |
| 大皂角 | 1～1.5g。多入丸散。外用适量，研末吹鼻取嚏或研末调敷患处 | 禁用 | 咯血及吐血者忌服 |
| 榼藤子 | 10～15g。烧存性研末服。不宜生用 | 慎用 | 生用有溶血作用 |
| 翼首草 | 1～3g | 慎用 | 脾胃虚寒者禁用 |
| 紫萁贯众 | 5～9g | – | 脾胃虚寒者禁用 |
| 两面针 | 5～10g。外用适量，研末调敷或煎水洗患处 | – | 过量会引起中毒；忌与酸味食物同服 |
| 苦杏仁 | 3～10g；生品入煎宜后下 | – | 阴虚咳喘者、大便溏泻者禁用。内服不宜过量，以免中毒；婴儿慎用 |
| 艾叶 | 3～9g。外用适量，供灸治或熏洗用 | – | 对消化道有一定刺激，勿过量；阴虚血热者慎用 |
| 北豆根 | 3～9g | 慎用 | 肝病者、脾虚便溏者禁用 |
| 川楝子 | 5～10g。外用适量，研末调涂 | 慎用 | 脾胃虚寒者禁用。有肝毒性 |
| 地枫皮 | 6～9g | 慎用 | 有一定肝毒性 |
| 鹤虱 | 煎服：3～9g，或入丸散；外用适量 | 禁用 | 服后会有头晕恶心、耳鸣腹痛等反应；还有抗生育作用；腹泻者禁用 |
| 蒺藜 | 内服6～10g | 禁用 | 血虚者禁用；不良反应：头晕、全身无力、恶心呕吐、嘴唇发青等 |
| 九里香 | 内服6～12g | 禁用 | 可引起流产 |
| 苦木 | 内服枝：3～4.5g；叶：1～3g。外用适量 | 慎用 | 服用不可过量。中毒后可出现呕吐、腹泻、眩晕、抽搐，严重者死亡 |
| 绵马贯众 | 内服4.5～9g | 慎用 | 阴虚内热、脾胃虚寒者不宜使用 |
| 绵马贯众炭 | 内服5～10g | 慎用 | 阴虚内热、脾胃虚寒者不宜使用 |
| 南鹤虱 | 内服3～9g | 禁用 | 虚弱、腹泻者禁用 |

续表

| 饮片名称 | 用法用量 | 注意事项 | |
|---|---|---|---|
| | | 孕妇禁忌 | 其他 |
| 蛇床子 | 内服3～10g。外用适量，多煎汤熏洗，或研末调敷 | – | 阴虚火旺或下焦有湿热者不宜内服 |
| 吴茱萸 | 煎服1.5～4.5g。外用适量 | – | 阴虚有热者禁用；不宜多用、久用 |
| 小叶莲 | 内服3～9g。多入丸散 | 禁用 | 所含鬼臼毒素有较强抗生育作用 |
| 鸦胆子 | 内服0.5～2g。龙眼包裹或入胶囊吞服。外用适量 | 慎用 | 对胃肠道、肝、肾有损害，不宜多用、久服；外用注意用胶布保护好周围正常皮肤，避免刺激 |
| 重楼 | 内服3～9g。外用适量，研末调敷 | 禁用 | 有恶心呕吐、腹泻，头晕头痛、严重者痉挛等不良反应。虚火、阴证疮疡禁用 |

# 第四节　中药的中毒与解救

由于历史的原因，中药的计数单位称“味”而不叫“种”。一味中药的来源可能只涉及一个品种，也可能包括多个品种。

中药毒性在我国历史中药文献中早有记载。《神农本草经》中将所载365味中药分为“上、中、下”三品。有“有毒”“无毒”之分。大体把久服补虚、药理作用平和的药物称“无毒”，攻病愈急、药理作用强的药物称“有毒”，如人参长期服用可致失眠、血压升高等；柏子仁被用来养心安神时，又有润肠滑便致泻的副作用；甘草久服影响消化功能等。这些所称之毒，系广义之毒，而朱砂致头发变红，蟾酥过量导致惊厥等毒系狭义之毒。现代所说中药毒性多指狭义之毒，多称为中药的毒副作用。

不同品种中药的毒性强弱存在差异，如白附子，有来源于毛茛科黄花乌头块根的关白附和来源于天南星科独角莲块茎的禹白附，前者的毒性比后者大。为保证临床安全用药，必须注意一味药所含不同品种之间的毒性差异。

## 一、乌头类中药的中毒与解救

### （一）常见的乌头类中药品种

**1. 饮片**　川乌、草乌、草乌叶、附子、雪上一枝蒿、白附子等。

**2. 中成药**　追风丸、活络丸、小活络丸、三七伤药片、附子理中丸、木瓜丸、金匮肾气丸、小金丸、风湿骨痛胶囊、祛风止痛片、正天丸、右归丸等。

### （二）乌头类药物中毒机制

主要有毒成分为乌头碱，一般中毒量为0.2mg，致死量为2～4mg。主要中毒表现在神经系统、循环系统等，对神经系统先兴奋后抑制，并可直接作用于心脏，产生异常兴奋，可致心律失常，甚至引起室颤而死亡。

### （三）乌头类药物中毒表现

1. 神经系统症状　表现为口舌、四肢及全身麻木、头痛、头晕、精神恍惚、言语不清或小便失禁，继而四肢抽搐、牙关紧闭、呼吸衰竭等。

2. 循环系统症状　表现为心悸气短、心律失常、血压下降、面色苍白、口唇发绀、四肢厥冷等。

3. 消化系统症状　表现为流涎、恶心、呕吐、腹痛、腹泻、肠鸣音亢进。

### （四）乌头类药物中毒原因

（1）过量服用常为主要原因。

（2）用法不当，如煎煮时间太短或生用。

（3）泡酒服用或与酒同用。

（4）个体差异，比如过敏体质。

（5）过久服用蓄积性中毒。

### （五）乌头类药物中毒的解救

（1）清除毒物，在无惊厥及严重心律失常情况下，反复催吐、洗胃。

（2）肌内注射阿托品0.5～1.0mg，根据病情可注射数次。如未见症状改善或出现阿托品毒性反应，可改用利多卡因静脉注射或静脉滴注。

（3）对呼吸衰竭、昏迷及休克等垂危患者，酌情对症治疗。

（4）可用绿豆、甘草、生姜等中药煎汤内服解毒治疗。

## 二、马钱子类中药的中毒与解救

### （一）马钱子类及含马钱子中药的品种

1. 饮片　马钱子、番木鳖。

2. 含马钱子类的中成药　九分散、山药丸、舒筋丸、疏风定痛丸、疏络养肝丸、伤科七味片、九转回生丹等。

### （二）马钱子类中药的中毒机制

马钱子类含番木鳖碱（士的宁），毒性大。成人服用5～10mg即可中毒，一次服用30mg即可致死。首先兴奋中枢神经系统，引起脊髓强直性痉挛，继而兴奋呼吸中枢系统及血管运动中枢。

### （三）马钱子类中药的中毒表现

初期出现头晕、头痛、烦躁不安，面部肌肉紧张，吞咽困难；进而伸肌与屈肌同时做极度收缩。发生典型的士的宁惊厥、痉挛，甚至角弓反张，可因呼吸肌痉挛窒息或心力衰竭而死亡。

### （四）马钱子类中药的中毒原因

（1）误服或服用过量。

（2）服用炮制不当的马钱子。

### （五）马钱子类中药中毒的解救

（1）病人需保持安静，避免声音、光线刺激（因外界刺激可引发惊厥痉挛），吸氧。

（2）清除毒物，洗胃，导泻。较大量的静脉输液，以加快排泄。

（3）对症治疗，痉挛时可静脉注射苯巴比妥钠0.2～0.3g。

（4）中药解毒可用肉桂或甘草煎汤饮服。

## 三、含蟾酥及其成分中药的中毒及解救

### （一）常见含蟾酥类中药的品种

1. **饮片**　蟾酥、蟾皮。

2. **中成药**　六神丸、六应丸、梅花点舌丸、麝香保心丸、喉症丸、蟾酥丸、麝香通心滴丸等。

### （二）含蟾酥中药的中毒机制

主要毒性成分是强心苷（蟾酥毒素），还有儿茶酚胺类化合物、肾上腺素、去甲肾上腺素等。蟾酥毒素有洋地黄样作用，小剂量能使心肌收缩力增强，大剂量则使心脏停止于收缩期。

### （三）含蟾酥中药的中毒表现

1. **循环系统症状**　表现为胸闷、心悸、心律不齐、脉缓慢无力、心电图显示房室传导阻滞等。严重时面色苍白、口唇发绀、四肢厥冷、大汗虚脱、血压下降、休克，甚至心搏骤停。

2. **消化系统症状**　表现为恶心呕吐、腹痛、腹泻等。

### （四）含蟾酥中药的中毒原因

（1）误食或服用蟾酥制剂过量。

（2）外用蟾酥浓度过高。

### （五）含蟾酥中药的中毒解救

（1）清除毒物，如洗胃、灌肠、导泻、较大量静脉输液。服用蛋清、牛奶保护胃黏膜并大量饮水或浓茶。

（2）对症治疗，如注射阿托品，服用颠茄合剂等。

（3）中药解毒，可用甘草、绿豆煎汤饮用，或以生姜捣汁、鲜芦根捣汁内服。

## 四、雄黄类中药的中毒与解救

### （一）含雄黄中药的品种

1. **饮片**　雄黄。

2. **中成药**　牛黄解毒丸（片）、六神丸、追风丸、安宫牛黄丸、牛黄清心丸、牛黄镇惊丸、牛黄抱龙丸、紫金锭、三品一条枪、砒枣散等。

### （二）含雄黄中药的中毒机制

雄黄主要成分含二硫化二砷，此外还含有少量三氧化二砷。砷类毒性较大，进入人体后，蓄

积和分布于体内各组织，主要分布在肝、肾、脾等内脏及指甲、毛发等部位。砷对机体的毒性作用是多方面的，首先危害神经细胞，使中枢神经中毒，产生一系列中毒症状；并直接影响毛细血管通透性；也可使血管舒缩中枢麻痹，而导致毛细血管扩张，并可引起肝、肾、脾、心脏等血管的脂肪变性和坏死。

### （三）含雄黄中药的中毒表现

（1）消化系统表现为口腔咽喉干痛、烧灼感，口中有金属味，流涎，剧烈恶心呕吐，腹痛腹泻，严重时类似霍乱。

（2）各种出血症状，如吐血、咯血、眼结膜充血、鼻衄、便血、尿血等。

（3）肝、肾功能损害而引起氨基转移酶升高、黄疸、血尿、蛋白尿等。

（4）严重者因心力衰竭、呼吸衰竭而死亡。

（5）长期接触可引起皮肤过敏，出现丘疹、疱疹、痤疮样皮疹等。

### （四）含雄黄中药的中毒原因

（1）超量服用。

（2）有饮雄黄酒的习惯。

（3）使用了未经水飞法制备的不合格雄黄饮片。

### （五）含雄黄中药的中毒解救

（1）清除毒物，如催吐、洗胃、导泻、输液，服用牛奶、蛋清、豆浆、药用炭等吸附毒物，保护黏膜，必要时可应用二巯基丙醇类。

（2）纠正水盐代谢和电解质紊乱，抗休克、肾透析等对症治疗。

（3）可用甘草、绿豆煎汤饮用解毒，也可中医对症治疗。

## 五、含汞中药的中毒与解救

### （一）含汞中药的品种

1. 饮片　朱砂、轻粉、红粉。

2. 含朱砂、轻粉、红粉的中成药　牛黄清心丸、牛黄抱龙丸、抱龙丸、朱砂安神丸、天王补心丸、苏合香丸、人参再造丸、安宫牛黄丸、安神补脑丸、牛黄镇惊丸、牛黄千金散、紫雪、紫金锭、梅花点舌丸、磁朱丸、更衣丸、复方芦荟胶囊等。

### （二）含汞中药的中毒机制

汞被机体吸收后迅速弥散到各个器官和组织，并可通过血–脑屏障进入脑组织。

### （三）含汞中药的中毒表现

（1）消化系统　表现为恶心呕吐、腹痛腹泻、口中有金属味、流涎、口腔黏膜充血、牙龈肿胀溃烂等。

（2）泌尿系统　表现为少尿、蛋白尿，严重者可发生急性肾衰竭。

（3）神经系统及精神方面症状。

### （四）含汞中药的中毒原因

（1）超剂量或长期服用朱砂及含朱砂的中成药。

（2）误服或长期大量外用轻粉或红粉。

### （五）含汞中药的中毒解救

（1）清除毒物，如催吐、洗胃、导泻、输液，服用牛奶、蛋清等；也可用二硫丙醇磺酸钠类、硫代硫酸钠等解毒。

（2）纠正水盐代谢和电解质紊乱，抗休克、肾透析等对症治疗。

（3）中药解毒，可用甘草、绿豆煎汤饮用，或以土茯苓煎汤饮。

## 六、其他中药的中毒与解救

### （一）瓜蒂

**1. 中毒症状**　头晕眼花、脘腹不适、呕吐、腹泻，严重者可因脱水造成电解质紊乱，终致循环衰竭及呼吸中枢麻痹而死亡。

**2. 中毒原因**　用量过大或药不对症。

**3. 救治方法**　宜用高锰酸钾溶液洗胃，口服活性炭，大量补液，皮下注射阿托品；呼吸抑制者可用尼可刹米、咖啡因等，吸氧，必要时进行人工呼吸；昏迷抽搐时，用甘露醇或山梨醇，快速静脉滴注；血压下降时，可用升压药；酌情使用细胞色素C、ATP、辅酶A等。

### （二）罂粟壳

**1. 中毒症状**　初起见烦躁不安、谵妄、呕吐、全身乏力等，继而头晕、嗜睡、脉搏加快，逐渐变为慢而弱，瞳孔极度缩小可以像针尖大小，呼吸浅表且不规则，可慢至2～4次/分，伴有发绀；可能出现肺水肿，体温下降，血压下降，肌肉松弛等，最后呼吸中枢麻痹而死亡。慢性中毒时可见厌食、便秘、早衰、阳痿、消瘦、贫血等症状，但不影响工作能力和记忆力。

**2. 中毒原因**　用量过大或使用时间过长；患有肺气肿、支气管哮喘、脑外伤、甲状腺功能不足者是不能应用罂粟壳的。

**3. 救治方法**　急性中毒时，先用黄酒20～30滴，加入温开水中，让中毒者饮下，然后洗胃，不论是口服还是注射，中毒时间长短，均应反复洗胃。洗胃后再向胃内注入20%活性炭混悬液及50%硫酸镁溶液。静脉输液，必要时输入血浆，呼吸抑制者用呼吸中枢兴奋剂。呼吸衰竭者给予吸入含5%二氧化碳的氧气，施行人工呼吸，也可皮下注射阿托品、盐酸丙烯吗啡及丙烯左吗喃等；对症治疗及注意保护肾脏。慢性中毒者，应逐步减量戒除，同时给予镇静剂。

# 第五节　中药的不良反应

很多人认为中药疗效好，没有不良反应，这是认识上的误区。“是药三分毒”，与西药一样，很多中药对人体也有不利的一面。近年来科技期刊有关中草药及中药制剂引起不良反应的报道日益增多，有的还相当严重。比如，银杏叶提取物注射液可导致血管性红肿，黄芪注射液致过敏性休克，全天麻胶囊致泌乳，参麦注射液致严重胸背痛，追风透骨丸致胃肠道反应，鱼腥草注射液致过敏性休克，龙胆泻肝丸致肾损害，双黄连注射液致皮肤过敏反应、发热，清开灵注射液致过敏反应，红花注射液致过敏性休克，牛黄解毒片致剥脱性皮炎等，因而有必要对中药不良反应进行分析，引起重视。

## 一、中药不良反应的概念

中药不良反应可以定义为中药及其制剂在正常用法和用量的情况下，产生除治疗作用以外的非预期且有害于机体的反应。

现代中药药理学研究已逐渐阐明了很多严重的中药不良反应。比如含有马兜铃酸的中草药能够致癌并导致马兜铃酸性肾病。马兜铃酸成分涉及马兜铃科细辛属、马蹄香属，木通科木通属，防己科千金藤属，毛茛科铁线莲属、蝙蝠葛属等约70种中草药，其中以马兜铃、关木通、广防己、青木香、天仙藤及寻骨风为最严重。主要不良反应表现有发热、腹泻、喉头水肿、过敏反应、紫癜、哮喘、耳鸣、心律失常、肝损伤、过敏性休克、肾衰竭，甚至死亡。

## 二、中药不良反应的甄别

不是涉及植物药的不良反应就被认定是中药不良反应，只有由中药所致的不良反应才是确实的中药不良反应。以下发生的不良反应不能认定是中药不良反应。

（1）非中药导致的不良反应不能归为中药不良反应　中药是指在我国中医药“辨证施治”理论指导下使用的药用物质及其制剂，不能按中医药学理论使用就不是中药。中药有“四气五味”“升降浮沉”“归经”等理论指导炮制和应用。有些植物提取的活性成分，如士的宁、川芎嗪、阿托品、毛果芸香碱、苦参素、黄连素、银杏叶内酯等的制剂因未确定其性味和功效表达，不能归为中药，由它们所致的不良反应不应归为中药不良反应。

（2）假中药所致的反应不能归为中药不良反应　比如，有几名腰腿痛者反映，服用中药煎剂的当晚即出现轻重不同的口干、心跳加速、烦躁不安，并继发神志模糊等，寻究其原因是配方所用的补骨脂是曼陀罗的种子，经阿托品治疗后好转。

（3）质量不合格中药所致的反应不能归为中药不良反应。

（4）改变用药途径及超量使用导致的机体损害不属于中药不良反应　如外用制剂改为内服，口服液体制剂被用于注射；肌内注射被用于静脉滴注等。再如，最新版《中国药典》规定细辛内服剂量为1～3g，一名民间医生在方中给一病人用到了30g煎服，连服两日，出现黄疸，最后急性肝衰竭，导致死亡。

（5）批准文号为国药准字的药物出现的反应不应归为中药不良反应　带中药名的成分不一定就是中药，比如葛根素注射液尽管其提取自中药葛根，但其批准文号为国药准字H20000634；β-七叶皂苷钠注射液的批准文号为国药准字H20003782。根据原国家食品药品监督管理总局颁布的《药品注册管理办法》，清楚表明其为化学药品，那么由它们所导致的不良反应就不能归为中药不良反应。

## 三、中药不良反应的发生因素

### （一）药物因素

**1. 成分复杂**　一味中药含有多种活性物质，且有的不仅活性强，毒性也大。比如生物碱类（乌头碱、雷公藤碱、马钱子碱、莨菪碱、麻黄碱等）：其毒理作用主要损害神经系统；强心苷类（如洋地黄苷）：小剂量有强心作用，较大剂量或长期使用可使心搏骤停及停搏；苷类：含氰苷类（如银杏、苦杏仁）水解后析出氢氰酸能损害并抑制呼吸中枢导致死亡；皂苷类（如黄药子、木通）对局部有刺激作用，损害心脏、肾脏及引起溶血；黄酮苷类（如芫花、广豆根）刺激胃肠道，对肝有损害；毒蛋白类（如苍耳子、望江南）：引起呕吐、血尿、惊厥；萜类及内酯类（如艾叶）：具有强烈刺激作用，刺激胃肠道，并可引起肝损害；重金属类（如含汞的水银、轻粉、朱砂，含铅的密陀僧，含砷的砒霜等）：腐蚀及刺激作用使体内失去平衡。壮骨关节丸引起肝损害，雷公藤制剂引起多系统损害，含马兜铃酸的制剂引起肾损害等。

**2. 品种混乱**　中药在不同地区形成不同的用药习惯，同名异物、相互混用的现象大量存在，这是造成中药不良反应发生的重要原因。有些品种本身具有一定毒性，混用可导致有毒品种混迹其中，如木通有木通科的木通、毛茛科的川木通、马兜铃科的关木通，三者之中只有前者为正品无毒。古方龙胆泻肝丸中使用的为前者，但由于资源紧缺，从20世纪80年代换用为关木通，含有的马兜铃酸造成很多人肾脏受损。再如防己有防己科的汉防己、马兜铃科广防己。前者无毒，后者含有马兜铃酸，有毒。比利时的减肥制剂“苗条丸”中的防己是汉防己和有毒的广防己的混合物，广防己是引起减肥者肾脏衰竭事件的祸首。清热解毒，消肿利咽的山豆根有豆科的广豆根，还有防己科的北豆根，某医院在配制中药制剂时，错把广豆根当作北豆根入药，造成众多病人中毒。五加皮有南北之分，南五加皮属于五加科，无毒；北五加皮属于萝藦科，含强心苷而有毒。

**3. 环境影响**　中药材产地不同在质量、药效上相差很远，在用量上也有区别。现在品质优良的地道中药材只在药市中占小部分。栽培生产技术缺乏科学性，不适当引种使许多药材不具备地道性。另外，环境污染使药材有毒物质及重金属含量增高；农药残留在土壤中降解消失的时间长（六六六需3～10年，DDT需4～10年）；“三废”对土壤空气及自然环境污染使得药材铅、铬、砷增高；肥料、除草剂造成有害物质超标，中药受到污染或变质，人们用了这样的中药，会导致蓄积性中毒，亦会出现各种各样的不良反应。

寄生性中药本无毒，但如其寄生在有毒的植物上，则会含有相应的有毒成分。

**4. 剂型因素**　中药不良反应报道中，程度最严重的是中药注射剂。随着中药注射剂在临床上大量应用，不良反应的发生率升高。注射给药药物几乎100%能直接进入全身循环，所以比口服制剂的毒性大。如有清热解毒、抗菌抗病毒作用的鱼腥草注射液、双黄连注射液、清开灵注射液，近年来有多例引起过敏反应的报道。除了合并用药和证候不对等原因外，其主要原因是中药注射剂，特别是静脉注射剂功能主治涉及面宽，处方组成以复方居多，再有组方不合理，组方药味太多，成分复杂难免存在有害物质，有些蛋白质等大分子极可能成为抗原或半抗原引起过敏反应。

**5. 用药剂量**　许多中药在不同的剂量具有不同的作用，例如川芎在小剂量时能收缩子宫，大剂量时反而能使子宫麻痹，停止收缩。因此，同化学药品一样，中药也规定有适宜的使用剂量。如使用剂量过大，也会引起有害反应。

药物毒性的大小主要取决于用药剂量。有不少中药，在一定条件下，随着药量的适宜或超量，可对人体表现出无毒或有毒。如关木通，最新版《中国药典》规定其日用量为3～6g。而临床报道关木通中毒病例用量多超过常用量的数倍甚至数十倍。例如一名产妇为了通乳而自购210g关木通与赤小豆煮汤喝，服后导致急性肾衰竭。

6. **煎煮不当** 中药饮片合格而煎煮不当也会发生不良反应。如毒性大的乌头久煎后毒性降低，而山豆根煎煮时间越长，其毒性越大。

7. **炮制不严** 目前药材生产多处于个体分散经营，产地加工粗放、不规范，由此出现加工炮制不当而引起的不良反应。以朱砂为例，其加工时需要水飞，即不断加水研磨，才能得到红色细粉的正品，而现在采用机械加工，使用球磨机研磨后，所得细粉发黑，说明已有游离汞产生，故媒体上不断传来中毒反应的报道。

8. **药物相互作用** 中药合用、中西药多种药物合用，会因药物相互作用而增加不良反应的发生率。这是因为合并用药可因化学成分、pH值改变使得药理性质改变而引发不良反应，所以十八反、十九畏、孕妇用药禁忌等不可忽视。同时，中药与西药是完全不同的理论体系，中西药物配伍使用的基础研究尚存在许多空白之处。很多情况下，单独应用某一中药或西药可能不产生毒副反应，若盲目将中西药混合使用可能造成不良反应。有报道使用青霉素后接着静脉滴注双黄连结果出现高热，继发胃出血、急性脑水肿而死亡；单用右旋糖酐注射液或复方丹参注射液，未发生不良反应，而两者混合静脉滴注引发了不良反应，甚至引起死亡；清开灵注射液与多种抗生素、维生素$B_6$注射液、葡萄糖酸钙注射液配伍均会发生沉淀。所以对于中西药混合使用，医生、药师应慎之又慎。

9. **医生因素** “辨证论治”是中医治病的精华。医生在使用中药时，同一种病不同证候用药是不同的。有的中医辨证有误，则药不对证；现在中成药多是西医在用，有的西医开具中成药更是“辨病用药”，而不是“辨证用药”，不但治疗结果不理想，反而会使机体阴阳偏盛偏衰更趋严重，可能导致不良反应。比如，人参是人们喜爱的补益之品，但只能用于气虚脉微、喘息懒言、自汗等气虚诸证，有实证、热证的病人应忌用；给肝阳上亢病人服用细辛、肉桂等，等于火上加油。

10. **药师因素** 目前，药师的专业水平同样是参差不齐。有的单位不重视中药房工作，中药师的准入与培训制度不完善，甚至用本医院的家属来顶替中药师调配发药，不能起到药师的把关与指导作用，错药、错剂量引起不良反应。

11. **商家因素** 一些中成药说明书内容简单，概念模糊，项目不全是突出问题，有的根本没有不良反应一项，或避重就轻或简略带过；禁忌证及注意内容简之又简，尤其是注意事项常常被省略，病人无从获得警示。另外，在广告宣传上多有“中药纯天然无副作用”，“纯中药，有病治病，无病强身”，使得病人反复用药，长期用药，增加了中药不良反应的发生机会。再就是不重视上市后药物不良反应的监测，尤其是特殊人群、罕见的不良反应的收集、报告。

12. **机体因素**

（1）年龄因素 不同年龄对中药的敏感性不一样。如婴儿、少儿期脏腑发育未健全，给婴儿使用清热解毒药物菊花、鱼腥草、芦根等煎剂，会加重肝脏负担，损害肝功能。老年人肝、肾功能普遍减退，药物代谢与排泄受影响，对药物毒性耐受能力差，易发生不良反应。因此，无论是汤剂或成药，小儿与老年人的应用剂量均需斟酌减量，避免中毒。

（2）性别因素　妇女由于行经、妊娠、哺乳等特殊生理过程，并受内分泌激素的影响，对某些中药具有特殊的敏感性，使用某些药有可能发生月经过多、流产、伤胎等不良反应与严重后果。

（3）体质因素　西药应用下出现的特异体质，临床个体差异与过敏性也同样见于中药的应用中，个体差异使得一些病人对某些药物耐受性较差或超敏，易出现过敏反应。如六神丸、牛黄解毒丸、三七伤药片等，均有发生过敏反应的报道。

（4）种族因素　不同种族的人体，在遗传和变异规律的支配下，由于先天禀赋和后天生活、工作环境等不同，因而对药物的敏感性、耐受性及代谢速度不同。即便是同一种族的人，由于居住环境与工作条件的不同，对药物的敏感性、耐受性及代谢速度等也存在很大差异。

（5）心理因素　慢性病病人容易超剂量服药；轻信偏方验方、秘方者容易发生不良反应。

## 四、中药不良反应的防止

**1. 严格中药处方权**　西医开具中成药，望文生义的处方较多，比如舒肝丸，其实是治疗肝郁气滞导致的胃痛、胃胀的，有的西医师却用来治疗乙型肝炎。即使为同类成药，由于组方不同，用药剂量不同，其适应证也有较大区别。比如感冒，属风热表证者，则应选用辛凉解表药银翘解毒片、桑菊感冒片；而风寒表证者，则应选用辛温解表药感冒清热冲剂、通宣理肺片等；属暑湿表证者，当选用芳香化湿药藿香正气胶囊。为了避免西医以辨病或西药药理作为用药指征，只有能遵循辨证施治原则的中医师或经过中医理论培训的西医师才有开具中药处方的权利。如果不能严格按照中医中药理论指导用药，不论是中医还是西医，均不应授予开具中药的处方权。

**2. 制定更严格的质量标准**　目前中药质量标准仍然不健全。中药质量关系到疗效和副作用，需从源头抓起并控制全过程，就要制定全面的、严格的质量标准。例如，炮制是中药的中间环节，其主要作用之一就是减毒，少数含毒中药品种在入药之前，都必须依法炮制。如乌头生品有很强的毒性，经炮制后乌头中的毒性成分乌头碱水解成乌头次碱，达到减毒的目的；若炮制不当，水解进行得不完全，就容易引起不良反应；再如莱菔子生品有上逆致呕的副作用，炒黄后此副作用消失；苍术经炮制可减少对胃的刺激性。

**3. 中药师履行质量把关的责任**　中药师应运用自己的专业知识把好中药质量关。在药品入库时加强鉴定，认真验收，炮制时规范操作，处方调配时要认真审核剂量、用法、是否与诊断相符，是否有特殊药品，尤其是西医师开具或转抄的中药处方，特别要注意毒性中药的使用。要问清病人的既往服药史，并将处方中有毒中药向病人做适当的介绍，以引起病人的注意；发现处方中有毒中药用量较大应警惕可能为外用，必须与处方医师联系确认后方可调配；若超量内服，应对处方医师给予提醒，如实属临床需要，重新签字后方可调配。在医师处方中发现会导致不良反应的联合用药，或是有不良反应报道的药品时，应通知医师修改。发药时要交代病人用药禁忌、服药剂量、使用方法及时间。

**4. 加强对中药不良反应的研究**　注意中药不良反应的收集、报道，科学探求中药不良反应发生原因，尤其是中药的体内行为，加大中药不良反应监测报告力度，建立中药不良反应数据库和中药不良反应早期预警系统。科学地预防中药不良反应的发生，尽可能减少严重的不良反应，促进人们健康。

5. **实事求是报道中药不良反应** 宣传中药有不良反应使公众更了解中药，合理使用中药，尤其是非处方药（OTC）药物的使用。需要强调的是，辨别中药不良反应必须在厘清概念的前提下，对中药不良反应的报道和评论采取实事求是的科学态度，不随意夸大中药不良反应，将不合理用药导致的反应归为中药不良反应。

# 第六节　中药注射剂的合理使用

## 一、中药注射剂的概念

最新版《中国药典》一部的定义是："系指饮片经提取、纯化后制成的供注入体内的溶液、乳状液及供临用前配制成溶液的粉末或浓溶液的无菌制剂。"制剂若为液体，则称为中药注射剂或中草药注射液；若为粉末则称为中药粉针剂或中草药粉针剂。

所以，中药注射剂应是在中医药理论与经验的基础上，采用现代科学技术与方法，从中药或其他天然药物中提取有效物质制成，功能主治用中医药术语或相关的西医药术语联合表述的供注入体内的各种无菌制剂。

## 二、中药注射剂生产和临床使用管理的相关文件

（1）《关于进一步加强中药注射剂生产和临床使用管理的通知》（卫医政发〔2008〕71号）。

（2）原国家食品药品监督管理局印发7个技术指导原则规范中药注射剂安全性再评价（2010年10月） 这7个技术原则具体包括《中药注射剂安全性再评价生产工艺评价技术原则（试行）》《中药注射剂安全性再评价质量控制评价技术原则（试行）》《中药注射剂安全性再评价非临床研究评价技术原则（试行）》《中药注射剂安全性再评价临床研究评价技术原则（试行）》《企业对中药注射剂风险控制能力评价技术原则（试行）》《中药注射剂安全性再评价风险效益评价技术原则（试行）》《中药注射剂风险管理计划指导原则（试行）》。

## 三、中药注射剂使用的优势

1. **药效迅速、作用可靠** 药物成分以液体状态注入人体组织、血管或器官内，作用迅速，尤其是静脉注射，药液直接进入循环系统，适于危重病证抢救之用。

2. **适用于不宜口服的药物** 某些药物不易被胃肠道吸收，有的具有刺激性，有的易在消化道失活。如某些动物药成分以多肽为主，口服存在胃肠道失活和难以通过生物膜吸收等问题，如静脉注射，则具有可靠的药效。

3. **适用于不宜口服给药的病人** 病人处于神昏、惊厥等状态或存在消化系统障碍均不能口服给药。采用注射剂是有效的给药途径。

4. **可以穴位注射** 穴位注射体现了中医药的特点，应用中药注射剂进行穴位注射，有助于某些特定疾病的快速治疗。

每年有4亿人次使用中药注射剂，在心脑血管疾病、抗肿瘤、抗病毒以及一些急症的治疗领域，正在发挥着重要的甚至是不可替代的作用。

## 四、中药注射剂面临的不良反应问题

随着中药注射剂的广泛使用，其不良反应及不良事件也频频发生，在中药严重不良反应报告中，中药注射剂占87.2%。城门失火，殃及池鱼，不良记录甚至使得中药注射剂成为不明原因不良反应的替罪羊；发生不良事件的品种累及不同厂家同处方品种乃至整个中药注射剂领域。随着国内中药注射剂安全性事件的不断曝光，“中药还安全吗”的疑问之声越来越响。安全性成了中医药界一个最怕被触及，也最易受打击的软肋，接连的政府通告、浪潮般的媒体关注、强烈的社会反响使对人们中药不信任感放大，使中华民族的金字招牌黯然失色，中医药国际化步伐频频受阻。

### （一）中药注射剂不良反应的特点

**1. 多发性和普遍性**　注射剂发生不良反应的例次比口服制剂、外用药多而且重。几乎所有的中药注射剂，无论肌内注射、静脉滴注，均出现过不良反应，绝大多数由静脉给药引起。清热解毒和活血化瘀类多于扶正补益类，不良反应发生与使用频率相关。2017年9月23日，成分为穿心莲内酯磺化物的中药注射剂喜炎平被叫停。因为分别在甘肃、黑龙江、江苏等地发生多起寒战、发热等严重不良反应，同时叫停的还有红花注射液，其在新疆、山东等地也有10例同样的不良反应。

**2. 变态反应多见**　70%以上为变态反应，荨麻疹和大疱性表皮松解型药疹占21.06%。表现形式多样，可发生于任何系统和器官。多表现为典型的Ⅰ型变态反应，具有突发突止的特点。

**3. 临床表现的多样性**　涉及多系统、多器官，如心血管系统、血液系统、呼吸系统、消化系统、皮肤黏膜和神经系统均有各种损害与表现。

**4. 不可预知性**　由于中药成分中过敏反应物质的不确定性及过敏种类众多无法通过预试验减少，因而中药注射剂的不良反应存在不可预知性。

**5. 批与批之间不良反应的差异性**　由于工艺技术条件和药材质量、制剂质量标准控制水平的制约，有的中药注射剂的不良反应与生产的批次有关。不同厂家、不同批次的中药注射剂发生不良反应的类型可能不同，无法做出确切的结论。

### （二）中药注射剂不良反应的主要原因

**1. 生产工艺与水平不一致**　比如具有清热解毒、排脓消痈、利尿通淋作用的鱼腥草注射液，1978年首次批准生产肌内注射液；1994年批准静脉注射剂型。规格从最初的2ml/支到现在10ml/支、20ml/支、50ml/瓶、100ml/瓶。纯度从鱼腥草提取物发展到鱼腥草素钠、合成鱼腥草素钠、新鱼腥草素钠等多个制剂品种。生产厂家多达几十家，但这些厂家的生产工艺与技术水平非常不一致，是鱼腥草注射液不良反应的相关因素。

**2. 没有做到辨证用药**　中药注射剂目前的尴尬境遇是中医用得少，西医用不好。中药注射剂也是中药，也应辨证使用。辨证失误、用药不当，甚或不经辨证，随意滥用，是导致中药注射剂不良反应原因之一。比如，清开灵注射液主要由人工牛黄、水牛角、金银花等成分组成，属寒凉之品，主治高热烦躁、神昏谵语及中风昏迷、温病高热证、小儿惊厥邪热内闭者，不具备热证特点的中风或为湿热表现的炎症疾病或虚热证不为清开灵注射液的适应证。黄芪注射剂有利尿排毒，敛疮生肌，舒张冠状血管，增强心肌收缩力，降低血压的作用，但用于温热肝阳上亢病人反而使病情加重。生脉注射剂，适用于中医所描述气阴两虚的病人，而对于具实热、痰热、虚热、表证的病人均不宜，很多医院用该注射液治疗冠心病，从中医辨证来说，冠心病分气阴虚、气虚、痰瘀阻滞等型，生脉注射剂对前两型虚证适用，而对于后一型实证病人不一定适用。

### （三）医疗机构减少中药注射剂不良反应的方法

**1. 对中药注射剂不良反应问题应有正确认识** 虽然与中药其他的剂型比较，中药注射剂的不良反应是最多的（不良反应比=8.8∶1.2），和市场占有份额一致，但中药注射剂和化学药、生物药注射剂比较，中药注射剂的不良反应不是最高的。不管中药或西药，注射剂都是所有制剂中不良反应发生率最高的剂型，抗生素为第1名（48.48%）。据国家药品不良反应监测中心统计，无论数量或严重性，药物不良反应前十位都是已经临床应用几十年，甚至上百年的抗生素品种，但权衡利弊至今仍在应用。中药注射剂排第二（19.97%），应有正确的认识。

**2. 注意中药注射剂的运输与保管存放** 很多中药注射剂需要较严格的保管条件。比如参麦注射液、红花注射液、参附注射液、醒脑静注射液要求常温避光保存，参芪扶正注射液要求阴凉避光保存。

2008年10月云南省红河州发生刺五加注射液不良反应，经调查，其原因是这批刺五加注射液在流通环节被雨水浸泡，受到污染，后又更换包装标签使用所致。

**3. 审慎配伍使用** 中药注射剂的出现，改变了传统的给药方式，为临床治疗疾病提供了更多的选择。但中药注射剂宜单独使用，说明书上也要求避免与其他药物混合静脉滴注，但两组或两组以上液体序贯静脉滴注的情况仍较普遍。国家药品不良反应监测中心调研显示：中药注射剂合并使用抗菌药物的高达82.79%，合并解热镇痛药的超过25%，易出现问题，比如，双黄连与氨苄西林混合后颜色变深；清开灵注射液与青霉素配伍应用出现多起不良反应。因此，对临床中西药的配伍，特别是注射用药的合用需要谨慎小心，多做一些深入研究。确实需要两组或两组以上液体治疗的情况下，需要适当间隔一定时间，防止两种药物在血液中混合而引起不良反应。

**4. 注意输注剂量** 中药注射剂有其安全用量范围，随意加大剂量也会增加不良事件发生的风险。医务人员应对剂量给予足够重视，临床应严格按照说明书推荐或规定的剂量给药。中药注射剂的量-效关系和最佳剂量的确定需要药效学、药代动力学研究的进一步深入。

**5. 注意给药疗程** 说明书上一般有给药的疗程，临床遵照执行时也要把握“中病即止”的原则。中药注射剂的优势在于快速取效，适用于急症处理，对于慢性病证，风险比口服用药大。因此，病情缓解后，可改用口服制剂，避免长期使用注射剂带来的不良事件或不良反应。

**6. 选用适宜溶媒** 溶媒是小容量中药注射剂输入静脉的载体，溶媒的选择对于保证药物成分的稳定性至关重要。中药注射剂被溶媒溶解或稀释时，药液内微粒会剧增，而不溶性微粒可引起静脉炎、热原反应、过敏反应、局部组织坏死等。比如复方丹参注射液与0.9%氯化钠注射液合用会使不溶性微粒明显增多；刺五加注射液与5%葡萄糖注射液混合后，混合液中2～10μm的微粒数明显增加；参麦注射液、华蟾素注射液等宜选5%葡萄糖注射液；双黄连注射液、清开灵注射液宜选用0.9%氯化钠注射液。

**7. 规范配液操作** 配液时应注意药液配制顺序、加药方法，尤其是粉针剂，应注意先将药物充分溶解后，再加入常规注射溶媒中；如果直接用溶媒溶解，可能导致溶解不充分、微粒数增加。滴速也很重要，静脉滴速过快（80～120滴/分）是诱发注射剂不良反应的因素之一。一般输液速度成年人以30～60滴/分，儿童20～40滴/分为宜。老年体弱者、婴幼儿和颅脑、心肺疾病者输液均宜以缓慢的速度滴入。速度过快可使循环血量急剧增加，加重心脏负荷，引起心力衰竭和肺水肿，这种情况尤其多见于原有心肺疾病的病人或老年病人。部分中药注射剂的说明书中明确指出要控制滴速，如丹红注射液、康莱特注射液、清开灵注射液说明书中均规定了滴速。用药初10分钟内滴速控制在15～20滴/分以内，并对病人进行密切观察，10分钟后若无不良反应情况发生再将滴速调至要求滴数。有些中药注射剂的说明书虽未说明，但经过临床使用后证明需要控制滴速，如苦碟子注射液，葛根素、川芎嗪注射液静脉滴注速度应控制在30滴/分；脉络宁注射液静脉滴注速度最好控制在40滴/分以内。配药后放置的时间长短也会影响中药注射剂的微粒和稳定性，放置时间越长越会增加污染的机会。有些药品对配药时间有明确规定。如灯盏花素注射液和清开灵注射液应在稀释后4小时以内使用，应尽可能缩短药物配液后搁置的时间，最好现配现用。气温较低时，血管刺激明显，输液时要适当采取保暖措施。其他需要注意的问题，还有合格输液器具与净化操作环境。

8. **加强用药监护与不良反应监测** 病房需准备好抗过敏、抗休克的急救药物和器械。输液过程中与完毕后，应密切观察病人的反应，尤其是加强对首次使用的病人和开始给药后1小时内的观察，发现问题立即停药并做相应处理。对已发生已过敏病人，一定要告知病人及家属其过敏药物，避免再次应用引起不良反应。

# 第七节 中药处方的审核与点评

## 一、中药处方审核与点评的必要性

根据原卫生部《处方管理办法》《抗菌药物临床应用指导原则》等有关规定的要求，有条件的医院应该开展包括中药在内的处方点评工作，建立和完善本单位处方评价制度，切实加强处方管理，提高处方质量，规范医疗行为，促进合理用药，确保医疗安全。

中药处方点评制度的落实，可有效地促进中药临床使用监测，及时获取中成药用量的动态信息、合理用药情况、药品不良事件发生情况等。中药临床药师应针对实际情况，监测本单位所使用的中药品种、数量、合理用药情况和不良事件。特别是对风险较大、毒性明确的中成药，如中药注射剂和含毒性中药材的中成药，可进行重点监测。

## 二、中药处方审核与点评的方法

中药审方，是指中药师在配方操作之前对中药处方所写的各项内容进行全面、认真、审阅、核准的过程。它是中药调剂工作的首要环节，是提高配方质量，保证病人用药安全有效的关键。处方点评的思路与处方审核基本相同，只有事前与事后的区别，点评人员职称存在的差别。《处方管理办法》规定，药学专业技术人员应当对处方用药适宜性进行审核，更加明确了药师的职责和义务。因此，审方人员必须认真仔细、严格慎重地审核处方。《医院处方点评管理规范（试行）》规定，除单张门急诊处方超过5种药品的；抗菌药与某些特殊管理药品及超常处方等少数不适合外，处方点评的大部分内容适合对中药饮片处方点评，关键是需要高水平的中药主管药师或专职中药临床药师的参与。提高审查处方的工作质量，才能减少问题处方，进而减轻处方点评的工作量。

## 三、中药处方审核与点评的内容

### （一）处方书写格式的审核与点评

中药处方按照剂型可分为中药饮片处方与中成药处方，按照管理范围包括门急诊处方和住院处方。为了规范中药处方管理，促进合理用药，各医院应该根据《医院处方点评管理规范（试行）》和2010年国家中医药管理局颁发的《中药处方格式及书写规范》的相关要求去实施，具体要求如下。

（1）病人的一般情况、临床诊断应填写清晰、完整，并与病历记载相一致。

（2）每张处方限于一名病人的用药。

（3）字迹清楚，不得涂改；如需修改，应当在修改处签名并注明修改日期。

（4）中药名称应当使用规范的中文名称书写；医疗机构或者医师、药师不得自行编制药品缩写名称或者使用代号；书写药品名称、剂量、规格、用法、用量要准确规范。

（5）病人年龄应当填写实足年龄，新生儿、婴幼儿写日、月龄，必要时要注明体重。

（6）饮片应当单独开具处方。西药和中成药可以分别开具处方，也可以开具一张处方。

（7）开具中成药处方，每一种药品应当另起一行，每张处方不得超过5种药品（包括西药）。

（8）饮片处方的书写，一般应当按照“君、臣、佐、使”的顺序排列；调剂、煎煮的特殊要求注明在药品右上方，并加括号，如布包、先煎、后下等；对饮片的产地、炮制有特殊要求的，应当在药品名称之前写明。

（9）药品用法用量应当按照药品说明书规定的常规用法用量使用，特殊情况需要超剂量使用时，应当注明原因并再次签名。

（10）除特殊情况（患者隐私需保密）外，应当注明临床诊断，“取药”不能作为诊断。不得使用“遵医嘱”“自用”等含糊不清字句。

（11）开具处方后的空白处画一斜线以示处方完毕。

（12）处方医师的签名式样和专用签章应当与院内药学部门留样备查的式样相一致，不得任意改动，否则应当重新登记留样备案。

### （二）药名适宜性的审核与点评

主要是审核药名是否规范，是否有笔误，相近似的药名是否清楚正确，有无重复药物等问题。中药品种繁多，有些药名十分相近，一字之差，稍有不慎，容易搞错，轻则影响疗效，重则危及病人的生命安全。如天麻与升麻是两种功能完全不同的药物，天麻具有平肝息风、止痉的功效，为治头痛、眩晕之良药，而升麻为升阳举陷之要药。如果肝阳上亢的病人误用了升麻，其后果将不堪设想。曾在一张中药处方上明显看出是以补阳还五汤为底加减的处方，但其中用了一味“黄芩”，用量为一剂60g，药师根据专业知识判断应是“黄芪”之误，要来病人病历一看果真是

“黄芪”，是学生抄方有误。其他容易搞错的药名还有桂枝与桔梗、杞子与栀子、茺蔚子与菟丝子、山茱萸与吴茱萸等。

### （三）药品用法用量适宜性的审核与点评

中药的剂量大小与疗效和毒性都有密切的联系。因此，中药师在审查处方时要注意病人的年龄大小，小儿发育尚未健全；老年人气血渐衰，对药物的耐受力均较差，特别是作用峻猛，容易损伤正气的药物，用量应低于青壮年的用药量（小儿约为常用量的1/4～1/3，老年人约为常用量的1/2～2/3）。同时要注意每味中药剂量有无误用或误笔，发现有疑问之处，要与处方医师联系。比如有一张处方蜈蚣用一剂13条，而蜈蚣常用量为1～3条，与处方医师联系后才知是学生抄方笔误所致。正确的煎服法是保证中药用药安全有效必须注意的问题。附子、乌头经久煎后乌头碱水解成乌头次碱，毒性变小，而回阳祛寒止痛之效犹存，但审方时经常发现处方中制川乌、制草乌等饮片的脚注是空白的，应联系处方医师写上“久煎”。又如朱砂不宜入汤剂，因为高温下可使朱砂中硫化汞分解，使毒性增加，但在审核时曾经发现有朱砂的处方用法是煎服，应请医师改为“朱砂单独冲服”。药品剂量与数量用阿拉伯数字书写。剂量应当使用法定剂量单位：饮片以克（g）、剂为单位。中成药的片剂、丸剂、胶囊剂、颗粒剂分别以片、丸、粒、袋为单位；溶液剂以支、瓶为单位；软膏及乳膏剂以支、盒为单位；注射剂以支、瓶为单位，应当注明含量。

中药处方一般不得超过7日用量；急诊处方一般不得超过3日用量；对于某些慢性病、老年病或特殊情况，处方用量可适当延长，但医师应当注明理由。

### （四）辨证用药适宜性的审核与点评

中医药治病的最重要的特点之一是“辨证施治”。不同的病证，选用不同药物治疗，有的放矢，方能达到预期效果。而用药不对证往往得不到应有的效果，甚至可能引起不良反应。比如理中丸、半夏泻心汤、痛泻要方、葛根黄芩黄连汤、参苓白术散、四神丸、藿香正气散和保和丸均能治腹泻，它们的区别在于理中丸治中焦虚寒之腹泻；半夏泻心汤能治胃寒肠热的腹泻；痛泻要方可治肝郁脾虚腹泻；葛根黄芩黄连汤能治肠热腹泻；参苓白术散治脾胃气虚挟湿之腹泻；四神丸主治脾肾虚寒的五更泄泻；藿香正气散治外感风寒，内伤湿滞所致腹泻；保和丸主治食滞腹泻，在临床上应区别应用。

### （五）因人用药适宜性的审核与点评

医生用药时要考虑病人的病情、年龄、性别、病理和生理状况、联合用药情况等因素，合理选用药物及制定剂量。幼儿、老人或脏腑功能较差等病人的药物代谢能力不全或衰退，机体耐受性较差，易发生药物蓄积，引起毒性反应，应禁用或慎用作用峻猛、易损伤正气及对脏腑功能可能有损害的中药，确需使用注意用量要轻。如山豆根具清热解毒、利咽消肿的功效，但脾胃虚寒者服之，则易引起呕吐、腹泻等症状。又如审方时发现肝、肾病病人使用川楝子、朱砂、马兜铃、广防己等有可能对肝、肾功能损害的中药，应提醒医生慎用。

### （六）配伍组方适宜性的审核与点评

合理的中药配伍可调整药物偏性，增强疗效和降低毒性，反之，配伍不当可使药效降低，甚至产生毒副作用，在用药时应尽量避免。除“十八反、十九畏”外，妊娠禁忌也是不可忽视的一个重要方面。根据药物性能对孕妇、胎儿损害程度不同，一般可分为“禁用”和“慎用”两类。“禁用”大多数是毒性较强或药性猛烈的药物，“慎用”包括通经祛瘀、行气破滞以及辛热、攻下和滑利等一类药物。中药师在审方时，发现配伍禁忌及妊娠禁用或慎用中药时，应根据《处方管理办法》规定，拒绝调配，与处方医师联系并给予提醒，如实属临床需要，医师在配伍不适宜的药味旁再次签字盖章方可调配。

中药注射剂药效学配伍禁忌举例见表13-9。

表13-9　中药注射剂药效学配伍禁忌举例

| 中药注射剂类别 | 代表药 | 不良配伍中西药物 | |
|---|---|---|---|
| | | 类别 | 举例 |
| 扶正固本类 | 生脉注射液、黄芪注射液、鹿茸精注射液、注射用脑心康、肾康注射液、参麦注射液、参芪扶正注射液等 | 降压药 | 硝苯地平 |
| | | 清热解毒药 | 清热解毒注射液 |
| | | 免疫抑制药 | 来氟米特片 |
| | | 导泻药、利尿药 | 呋塞米、硫酸镁 |
| 活血化瘀类 | 血塞通注射液、灯盏花素注射液、脉络宁注射液、香丹注射液、丹参注射液等 | 止血药 | 人凝血酶原复合物 |
| | | 抗酸药 | 三硅酸镁 |
| | | 升压药 | 麻黄碱、洛贝林 |
| | | 其他 | 士的宁、阿托品 |
| 清热解毒类 | 双黄连注射液、鱼腥草注射液、板蓝根注射液等 | 广谱抗生素 | 红霉素 |
| | | 中药滋补剂<br>西药营养剂 | 人参、黄芪等<br>脂肪乳、氨基酸 |
| | 莲必治注射液 | 氨基糖苷类抗生素 | 庆大霉素 |
| 清热开窍类 | 清开灵注射液、醒脑静注射液 | 部分抗生素 | 庆大霉素、青霉素G钾、红霉素 |
| | | 部分升压药 | 肾上腺素、多巴胺、美芬丁胺 |
| 抗癌类 | 艾迪注射液 | 活血化瘀类中药 | 丹参注射液 |

### （七）特殊中药使用的审核与点评

有些毒性中药使用不当或超过安全剂量，很容易引起中毒。依据《处方管理办法》和《麻醉药品和精神药品管理条例》对中药麻醉药、毒药的适宜性进行审核与点评。

### （八）处方药品费用的审核与点评

依照病人的临床诊断，对价格昂贵的饮片及中成药使用的合理性进行审核与分析评价，重点对大处方进行合理性审核与分析评价。

## 四、中药处方点评的评价方法

（1）临床中药师每个月抽查一天门诊处方，每季度随机抽取100张门诊处方，根据《处方管理办法》的评价内容进行针对性的处方评价，有问题的处方进行处方分析和评价，评价结果由药剂科或中药房上报药事管理委员会、医务处和医院质量办公室，在本单位网站上公示。

（2）如果临床对评价结果存在异议，由药事委员会组织专家进行复议，临床药学科上报药事会复议结果并公示。

提供充分的药学服务指导合理、安全、有效、经济用药；倡导中药个体化给药；根据个体不同、病种不同、因体施药；为病人建立药历。指导监督医患双方合理用药，中药师的责任不仅仅是配药、发药，更是一个为病人有效、合理和安全用药把关的“守门员”。中药人员要认真学习和贯彻《处方管理办法》《中成药临床应用指导原则》等规定，并不断提高中医药理论知识以及审核、评估中药处方的能力，以促进处方的规范化和合理化。此外，还要对每个审核人员进行职业道德的教育，以高度负责精神正确审阅、核实每一张处方，确保临床的用药安全有效。

## 五、中药处方点评举例

【案例】某病人，男，60岁，65kg，入院原因：突发右侧肢体无力、意识不清8小时。现病史：入院前突发右侧肢体无力倒地，呼之不应，左侧肢体抽搐，约3分钟缓解，仍意识不清。过去病史：高血压病20年，否认药物过敏史。检查：T38.3℃，昏迷，疼痛刺激有反应，右侧病理征（+），头颅CT示左额、颞、顶、基底节区大面积脑梗死，WBC $12.8\times10^9$/L，中性粒细胞97.7%，钾5.5mmol/L，钠129mmol/L，肌酐200μmol/L。诊断：脑梗死；肾功能受损。

【处方】20%甘露醇注射液250ml，每日4次，静脉滴注；奥扎格雷注射液120mg+5%葡萄糖注射液250ml，每日一次，静脉滴注；依达拉奉注射液30mg+5%葡萄糖注射液100ml，每日一次，静脉滴注；灯盏细辛注射液40ml+5%葡萄糖注射液250ml，每日一次，静脉滴注；头孢他啶注射液 3g+0.9%氯化钠注射液100ml，每日一次，静脉滴注；珍肽注射液60mg+0.9%氯化钠注射液250ml，每日一次，静脉滴注；曲奥注射液180mg+0.9%氯化钠注射液250ml，每日一次，静脉滴注。

【处方点评】（1）甘露醇注射液　可加重肾功能损害，甚至导致肾衰竭。建议减少甘露醇注射液用量，特别是每次用量，可甘露醇注射液125ml静脉滴注与托拉塞米20mg静脉注射，交替应用。

（2）奥扎格雷注射液　用量偏大，成人应一次40～80mg；且脑梗死急性期不宜使用血管扩张药，可导致脑内盗血和加重脑水肿。

（3）灯盏细辛注射液　溶剂使用不适宜，应该使用0.9%氯化钠注射液稀释。

（4）依达拉奉注射液　为脑保护剂。可抑制脑细胞、神经细胞的氧化损伤，但可致肾衰竭加重，易引起急性肾衰竭，建议慎用；原则上用0.9%氯化钠注射液稀释。

（5）头孢他啶注射液　为第三代头孢菌素类抗生素，常用量：每日4～6g，分2～3次静脉滴注。肾功能明显减退者，需根据肾功能损害程度减量；老年人，剂量减至正常量2/3～1/2，应小于每日3g。

（6）珍肽注射液及曲奥注射液　均为脑蛋白水解物，属于重复用药；脑蛋白水解物为神经营养药，改善神经元代谢，改善脑内能量代谢。急性期不宜用脑营养剂，脑细胞耗氧增加，加重损伤。脑蛋白水解物的禁忌证：①癫痫持续状态；②严重肾功能不良者。该病人肌酐200μmol/L，有抽搐史，不宜使用脑蛋白水解物

【结论】药品遴选错误；用法用量不当；存在重复给药；出现配伍禁忌。

（刘　萍　王爱华　戴佳丽）

# 第十四章　中药房工作质量管理

医院的中药房担负着饮片、中成药的供应工作，是医院药学的组成部分，随着现代医院医疗技术的迅猛发展，对医疗机构中药房的安全控制也提出了更高的要求。中药管理应当以质量管理为核心，制定严格的规章制度，实行岗位责任制，保证中药使用安全有效。

安全发展是践行科学发展观的必要保障，中药房负责人是第一安全责任人，在任何时候都要紧紧抓住安全工作不放松。严格制度管理、严格程序流程、严格监督检查、严格奖罚兑现是中国药房管理的必要措施。

按照原卫生部和国家中医药管理局共同制定的《医院中药饮片管理规范》，直接从事中药饮片技术工作的，应当是中药学专业技术人员。三级医院应当至少配备1名副主任中药师以上专业技术人员，二级医院应当至少配备1名主管中药师以上专业技术人员，一级医院应当至少配备1名中药师或相当于中药师以上专业技术水平的人员。中药采购、鉴定、调剂、仓储管理人员应是执业药师或具有药师职称的专业技术人员。

从事中药调剂以及煎药的人员应定期检查身体，患有精神病、传染病、皮肤病和其他可能污染饮片疾病的人员应调离该工作岗位。

## 第一节　饮片的质量管理

### 一、饮片库房的质量管理

#### （一）饮片采购与资质的审查

虽然各医疗机构中药的采购归属单位不同，但目的都是一样，即控制中药质量。医院应当建立健全中药采购制度，坚持公开、公平、公正的原则，考察、选择合法中药供应单位。建立一套比较完善的饮片管理制度，对种类庞杂、名目繁多的中药进行规范化管理。

进货渠道正规，保证药材地道，确保厂家都是通过《饮片生产质量管理规范》认证的企业，医院采购饮片，应当验证生产经营企业的《饮片生产许可证》或《饮片经营许可证》《企业法人营业执照》和销售人员的授权委托书、资格证明、身份证，并将复印件存档备查。对医院购进的每一个药材品种，都严格审查饮片生产企业和饮片经营企业的资质文件。购进国家实行批准文号管理的饮片，还应当验证注册证书并将复印件存档备查。

医院与饮片供应单位应当签订“质量保证协议书”。

采购饮片，由仓库管理人员依据本单位临床用药情况提出计划，经本单位主管中药饮片工作的负责人审批签字后，依照饮片监督管理部门有关规定从合法的供应单位购进饮片。

医院应当定期对供应单位供应的饮片质量进行评估，并根据评估结果及时调整供应单位和供应方案。

按需采购饮片，为防止变质，申购饮片量一般不超过1个月。饮片品种保持相对稳定，有利于饮片疗效的观察和质量的监控。

## （二）饮片的验收

医院对所购的饮片，必须按照国家饮片标准和省、自治区、直辖市饮片监督管理部门制定的标准和规范进行认真验收，要批批、件件进行检查，验收不合格的不得入库。负责饮片验收者，在二级以上医院应当是具有中级以上专业技术职称和饮片鉴别经验的人员；在一级医院应当是具有初级以上专业技术职称和饮片鉴别经验的人员。

**1. 验收内容**　饮片验收内容包括：饮片的名称、数量、包装、规格、质量、剂量、注册商标、生产批号、有效期、进口饮片的检验报告等；饮片入库时，必须认真验收，严禁擅自提高饮片等级、以次充好，为个人或单位谋取不正当利益。验收时首先检查外包装是否符合国家饮片包装质量标准的材料要求，检查包装上标签是否符合要求，是否标明企业名称、地址、电话、采用的炮制规范、生产许可证、品名、编号、净重、生产日期、生产批号，有批准文号的饮片是否印有批准文号，毒性中药饮片的包装是否有毒性饮片警示标记。饮片炮制是否符合规定要求。饮片应与发票相符，对货票不符、标志模糊或包装有破损等问题的饮片应拒绝入库。饮片出库按"先进先出，出陈储新"的原则，对近效期饮片实行标志管理，并及时进行调换，以免饮片过期失效。对真假伪劣有怀疑，一时不能从外观断定的饮片，报告负责人，组织专门药师进行理化或仪器鉴定。

**2. 质量要求**

（1）净度　即中药饮片所含杂质及非药用部位的限度。净度不符合要求的饮片会减少病人的用药量，直接影响临床治疗效果。库管员在验收饮片时必须按国家标准检查净度。国家中医药管理局关于《中药饮片质量标准通则（试行）》的通知规定：根、根茎、藤木类、叶类、花类、皮类、菌藻类含药屑杂质不得超过2%；果实种子类、全草类含药屑杂质不超过3%；动物类、矿物类含杂质不得超过2%；树脂类含杂质不得超过3%；炒黄品、米制品等含药屑不得超过1%；炒焦品、煅制品等含药屑杂质不得超过2%；炒炭品、土制品、煨制品等含药屑杂质不得超过3%。

（2）片型及规格　饮片片型应均匀、整齐、表面光洁、无连刀片等，饮片的厚度也有一定要求，片型合格的饮片有利于有效成分的煎出。常见饮片的8种类型和规格：①极薄片厚度为0.5mm以下；②薄片厚度为1～2mm；③厚片厚度为2～4mm；④斜片厚度为2～4mm；⑤直片（顺片）厚度为2～4mm；⑥丝（包括细丝和宽丝）：细丝宽度为2～3mm，宽丝宽度为5～10mm；⑦段（包括短段和长短）：短段长度为5～10mm，长段长度为10～15mm；⑧块：边长为8～12mm的立方块或长方块。

（3）色泽　饮片的色泽常作为判定其炮制程度及内在质量变异的标志之一，比如生甘草片面黄白色，经蜜炙后应是老黄色；黄芩发绿、白芍变红均说明其内在成分已经发生变化。

（4）气味　饮片经切制或炮制，应具有原有的气味，不应带异味或气味散失，如薄荷辛凉气、檀香清香气等。

（5）水分　水分对保证饮片的质量具有重要意义，购进的袋装饮片控制其水分尤为重要。药材水分合理、适当才能保持中药材的药效，有利于储存，在贮藏保管中可防止生虫、霉变，避免有效成分分解、酶解变质等。《中药饮片质量标准通则（试行）》规定，一般饮片含水量宜控制在7%～13%；蜜炙品类含水分不得超过15%；酒炙、醋炙及盐炙品类等含水分不得超过13%；烫制醋淬品含水量不超过10%。

（6）灰分　药材体中含有许多种化合物，这些化合物都由不同的元素组成。将植物体烘干以后，进行高温充分灼烧，发生一系列物理和化学变化，植物体中所含的碳、氢、氧、氮等有机成分就以二氧化碳、水、分子态氮和氮氧化物等形式挥发逸散。而Ca、Mg、K、Na、Si、P、S、Fe、Al、I等宏量元素、微量元素、无机盐和氧化物等无机成分则残留下来，总数不少于60余种，这些残留物被称为灰分。将残余的物质称量，即得总灰分（即粗灰分）重量。通常所说的灰分是指总灰分，包含以下三类灰分：①可溶性的钾、钠、钙等的氧化物和盐类等水溶性灰分；②污染的泥沙和铁、铝、镁等氧化物及碱土金属的碱式磷酸盐等水不溶性灰分；③药材中原来存在的微量氧化硅等酸不溶性灰分物质。

1）测定灰分的意义　灰分是标示中药中无机成分总量的一项指标，进行药材灰分分析，可知药材体内含有哪些无机营养元素。每种饮片中的总灰分含量是恒定的，若药材品种错误，灰分会有变化，因此饮片总灰分含量是控制饮片成品或药材半成品质量的重要依据。测定饮片中总灰分可判定饮片的真伪，还可以判断所使用的部分是否为药用部位，因为不同部位的灰分含量不同；还可用来评定饮片是否卫生，有没有污染，饮片生产中是否使用了不合理的卫生标准；此外，测定饮片中总灰分可以用来判断饮片是否掺假，如果原料中掺有杂质或加工过程中混入了一些泥沙，灰分含量就会超过正常范围。测饮片中各种元素可作为评价药用营养的参考指标。

2）测定灰分的方法　①总灰分测定法：测定用的供试品须粉碎，并使其能通过二号筛，混合均匀后，取供试品2～3g（如需测定酸不溶性灰分，可取供试品3～5g），置炽灼至恒重的坩埚中，称定重量（准确至0.01g），缓缓炽热，注意避免燃烧，至完全炭化时，逐渐升高温度至500～600℃，使完全灰化并至恒重。根据残渣重量，计算供试品中含总灰分的百分数。若供试品不易灰化，可将坩埚放冷，加热水或10%硝酸铵溶液2ml，使残渣湿润，然后置水浴上蒸干，残渣照前法炽灼，至坩埚内容物完全灰化。②酸不溶性灰分测定法：取上项所得的灰分，在坩埚中小心加入稀盐酸约10ml，用表面皿覆盖坩埚，置水浴上加热10分钟，表面皿用热水5ml冲洗，洗液并入坩埚中，用无灰滤纸滤过，坩埚内的残渣用水洗于滤纸上，并洗涤至洗液不显氯化物反应为止，滤渣连同滤纸移至同一坩埚中，干燥，炽灼至恒重。根据残渣重量，计算供试品中酸不溶性灰分的含量（%）。

（7）浸出物　浸出物是指除蛋白质、盐类、维生素外也能溶于水的可浸出物质，包括含氮浸出物和无氮浸出物。含氮浸出物为非蛋白质的含氮物质，如游离氨基酸、磷酸肌酸、核苷酸类及肌苷、尿素等。无氮浸出物为不含氮有机化合物，包括糖类化合物和有机酸。糖类如脱氧核糖、鼠李糖、寡糖、多糖等。有机酸主要是乳酸及少量的甲酸、乙酸、丁酸、延胡索酸等。这些物质不光为中药气味的主要来源，而且很多都是中药的活性成分。

（8）真伪　中药真伪的鉴别关系到中药质量安全，是中药验收的重中之重。详细内容将在“中药鉴定”章节中讨论。

（9）包装　现代饮片已实行分剂量袋装，合理的分剂量包装有利于饮片的贮藏、保管，包装的验收已成为中药库管员一项必须做好的质量工作。库管员要根据每种饮片的质地、轻重、销售量的多少购进不同规格的包装药品，常用的包装可为每袋1kg饮片，但销售量大且质重的可购进每袋2kg的包装，如党参、黄芪、茯苓、白芍等；不常用、易生虫、霉变的中药应购进每袋0.5kg的小剂量包装，如桑螵蛸、北沙参、佛手等。验收时对其包装应进行严格检查，检查包装是否破损，核对品名、数量是否与内装实物相符，有无生产厂家、生产批号、产地等，实施批准文号管理的饮片还应标明批准文号，并及时做好验收记录。

## （三）饮片的贮藏与保管

饮片贮藏条件不好常会出现变异现象，比如虫蛀、发霉、变色、气味散失、泛油、风化、潮解溶化、粘连、挥发、腐烂或自燃。

**1．医疗机构应有与其规模相适应的饮片仓库**　饮片库房要求环境整洁、无污染，避免日光直射，室内温度不超过20～25℃，相对湿度45%～75%，还应具备冷藏、避光、防潮、防冻、防鼠、防虫、防尘、干燥通风功能及温湿度调节等设施设备。饮片库房设立合格区、待检区、不合格区，实行分区色标管理。

**2．健全饮片贮藏保管制度**　中药大部分含有糖类、蛋白质、脂质、纤维素、鞣质等成分，如果贮藏不当，易发生霉烂、虫蛀、走油及变色等变质现象，不仅经济上造成损失，而且降低疗效，甚至完全丧失药用价值。因此库管人员应针对不同的饮片，按药物性质分类实施保管、贮存。注意光线、温湿度及通风条件，科学养护。采取必要冷藏、防潮、防虫、防鼠等措施。

**3．饮片的分库、分类储存**　实施特殊饮片按特殊规定管理政策。

（1）有毒饮片　对毒、麻、限剧药材如生马钱子、生附子、生巴豆、罂粟壳等毒性饮片应该实行分库、分类储存。按照麻醉饮片管理的中药饮片和毒性中药饮片的采购、存放、保管、调剂等，必须符合《麻醉饮片和精神饮片管理条例》《医疗用毒性饮片管理办法》《饮片管理法》和《处方管理办法》等的有关规定。

（2）贵重饮片　如冬虫夏草、西洋参、西红花等应当严格按照“五专”要求进行管理，即专人负责、专柜加锁、专用账册、专用处方、专册登记。必须账物相符，随时备查。

（3）需低温保存饮片　低温可抑制真菌、害虫及虫卵的生长和繁殖，降低氧化反应的速度，能较好地防止中药材的霉变、虫蛀、变色或气味散失。中药库应修建低温库或购置冷藏柜，用于保存需低温保存的中药材，如枸杞子、山茱萸、款冬花、大枣、冬虫夏草、金钱白花蛇等。

（4）其他需要特殊贮存的饮片　很多易串味、气味易发散、易潮解、易招虫的饮片也应该分库或利用特殊容器保存。

**4．需特殊储存的中药饮片目录**［最新版《中国药典》（一部）品种］

（1）置阴凉干燥处　矮地茶、艾叶、安息香、八角茴香、巴豆、巴豆霜、荜澄茄、薄荷、苍术、草豆蔻、草果、广枣、川木香、丁香、蜂蜜、高良姜、桂枝、鹤虱、红大戟、红豆蔻、姜黄、降香、荆芥、荆芥炭、荆芥穗、荆芥穗炭、老鹳草、雷丸、两头尖、血竭、芦荟、大蒜、大蓟炭、没药、鲜鱼腥草、鲜益母草、野马追、筋骨草、蓝布正、罗布麻叶、母丁香、牡丹皮、佩兰、千年健、青蒿、青皮、苘麻子、肉桂、乳香、三白草、山柰、石榴皮、檀香、吴茱萸、细辛、香加皮、香薷、小茴香、辛夷、徐长卿、砂仁、臭灵丹草、益智仁、紫苏叶、土木香、天山雪莲、牡荆叶、余甘子、青叶胆、岩白菜、油松节、菊苣、羚羊角、黑种草子、蓍草、蓖麻子。

（2）置阴凉干燥处，密闭　阿魏、沉香、虫白蜡、枫香脂、盐附子、胡椒、天然冰片（右旋龙脑）、艾片（左旋龙脑）、冰片（合成龙脑）、玫瑰花。

（3）置阴凉干燥处，防蛀　白芷、白术、荜茇、重楼、川芎、冬虫夏草、豆蔻、防风、干姜、炮姜、海龙、海马、化橘红、榧子、水飞蓟、千金子、千金子霜、羌活、橘红、肉豆蔻、三七、酸枣仁、桃仁、乌药、香附、亚麻子、郁李仁、枳壳、枳实、苦杏仁、片姜黄。

（4）置阴凉干燥处，防潮　川牛膝、紫菀、广藿香、麦冬、牛膝、人参叶、乌梅、茵陈。

（5）置阴凉干燥处，防热　蜂蜡。

（6）置阴凉干燥处，防潮，防热　满山红。

（7）置阴凉干燥处，密闭，防蛀　鹿茸、人参、苏合香、红参、西洋参。

（8）置阴凉干燥处，防蛀，防霉　陈皮、甘松、藁本、瓜蒌、瓜蒌皮、瓜蒌子、红花、紫花前胡、梅花、前胡、香橼、佛手。

（9）置阴凉干燥处，防潮，防蛀　金银花、翻白草、木瓜、山银花、野菊花、当归。

（10）置阴凉干燥处，防潮，防尘　皂矾（绿矾）。

（11）置阴凉干燥处，防蛀，防热　柏子仁、火麻仁。

（12）置阴凉干燥处，防蛀，防霉，密闭　炒瓜蒌子、菊花。

（13）置阴凉干燥处，避光，密封，防潮　牛胆粉、猪胆粉、人工牛黄。

（14）其他　蛤蚧（用木箱严密封装，常用花椒拌存，置阴凉干燥处，防蛀）；蜂胶（置-4℃贮存）；牛黄（遮光，密闭，置阴凉干燥处，防潮，防压）；麝香（密闭，置阴凉干燥处，遮光，防潮，防蛀）；生姜（置阴凉潮湿处，或埋入湿沙内，防冻）；西红花（置通风阴凉干燥处，避光，密闭）；枸杞子（置阴凉干燥处，防闷热，防潮，防蛀）；月季花（置阴凉干燥处，防压，防蛀）。

在中药材的储藏保管中要有定期检查制度，定期进行饮片养护检查并记录检查结果。有问题应当及时上报本单位领导处理并采取相应措施。

### （四）饮片的养护

饮片在长期贮存保管时，因受周围环境和自然条件等因素的影响，常会发生霉烂、虫蛀现象，导致变质而失去疗效。要采取以防为主，防治结合的原则防霉防蛀等。加强对购进饮片的害虫检查和验收工作，对含水量高或包装受潮，有虫害或虫卵的应拒绝入库。干燥条件下可以除去饮片中过多的水分，同时可杀死真菌、害虫及虫卵，起到防止虫蛀、霉变的效果。特别是对含淀粉多的药材，如泽泻、山药、葛根、黄芪等饮片要及时干燥，贮存在通风、干燥、阴凉处。对饮片库要经常清扫，定期消毒，控制库内温湿度，发现在库饮片有虫卵或出现虫害应立即搬出库外处理，以免交叉感染。注意根据饮片的不同性质、品质变异现象、储存条件结合质量检查情况，确定重点养护品种，分别采取合理有效的养护方法。

**1. 干燥方法**　常用的干燥法有石灰干燥法、木炭贮藏法、日晒法、摊晾（阴干）法、高温烘烤法、除湿机法等。

（1）石灰干燥法　属于吸湿剂吸潮法，最适合贮存贵重中药，如西洋参、红参、生晒参、天麻、灵芝、枸杞子、生地、大枣、胖大海、酸枣仁、当归、沙参等，也可用于冬虫夏草、鹿茸、紫河车等动物类药材。选用封闭的容器，置于室内干燥阴凉处。将饮片用牛皮纸包好扎紧，分层环排于容器四周，再把适量石灰装入纱布袋，放入容器中部，不要与饮片直接接触，装满后密封容器口。石灰袋一般1～2个月更换一次。为节约石灰，用漂洗干净的极细河沙晒干均匀掺入10%～35%的干燥石灰粉铺底2cm厚，石灰沙上铺5层纱布，纱布上放干燥饮片，再在上面铺5层纱布及石灰沙。因为洁净的细河沙微生物污染极少，散热快，密闭性好，可隔绝空气，石灰可防虫，还可吸收水分。

（2）木炭贮藏法　适合贮存颗粒较小、不易保存的种子和内脏类动物药材。取木炭适量装入布袋内，置于经过消毒的玻璃容器底部，然后把已经装好的饮片分层排列于木炭布袋上，装满后再密封瓶口。木炭袋一般1个月更换一次。

（3）日晒法　适用于大部分根及根茎类饮片，如玉竹晒干后其多项理化指标均未受到影响；青蒿晒干后其青蒿素的含量大于阴干法及烘干法。夏季将饮片置于干净地面上，摊开厚5～15cm，让阳光充分照射暴晒，并时时翻晒，温度可达50℃以上，充分利用太阳远红外线的热能作用及紫外线杀死害虫及真菌。不仅使饮片干燥，而且对害虫和细菌有杀灭作用。但富含挥发油、糖类、脂肪油类及色素类饮片不宜久晒。如枸杞子、天冬等含糖类中药晒后变黑；细辛、荆芥、当归、木香等暴晒后，挥发油的挥散，导致功能下降。

（4）摊晾法　适用于芳香叶类、花类、皮类等不宜暴晒的饮片。将饮片置于室内或阴凉处，使其借湿热空气流动，吹去水分而干燥。

（5）高温烘烤法　适用于极易吸湿生霉且暂时高温不易变性的饮片与药材，比如鲜药。利用烘箱、烘房或干燥机，将药材摊置其中，使温度达60～70℃，使害虫体内蛋白质凝固而死亡。对不耐热药材应采用其他方法。

（6）除湿机法　主要采用除湿机，使空气中的水分或中药材及中药饮片中的水分减少，创造不利于虫、霉生长的干燥环境。

**2. 贮藏方法**　有普通贮藏法、对抗贮藏法、低温冷藏法、密封法、保护剂法等方法。

（1）普通贮藏法　空气中存在着大量的真菌孢子，如果散落在药材表面上，在适当的温度（25℃左右）、湿度（空气中相对湿度在85℃以上或药材含水率超过15℃），以及适宜的环境（如阴暗不通风的场所）、足够的营养条件下，即萌发成菌丝，分泌酶，分解和溶蚀饮片使之腐烂，甚至产生恶臭味。因此贮藏的重要措施是，贮藏库注意通风，贮藏饮片的容器要垫高，保证干燥、隔湿、隔热、通风。大多数药材和饮片可以如此贮藏。对已生霉的药材，初霉品可以采取摊开晾晒或翻垛通风等方法简单除霉，或用水、醋、酒等洗刷后再晾晒，待干燥后重新包装保藏；霉迹严重的只能遗弃。

（2）对抗贮藏法　利用中药材本身的性质防治虫蛀，本质上属于一种传统化学方法，适用于数量不多的饮片，是将某些具特殊气味的饮片同易虫蛀、变色、走油的饮片存放在一起，防止变异现象的发生。比如花椒或细辛具辛辣味，能驱虫，可与有腥气的动物类药同贮；丹皮可防泽泻虫蛀，泽泻又可使丹皮色泽不变，可同贮；柏子仁与滑石块或明矾块同贮，可防霉、防泛油；明矾与花类药材同贮可防蛀；细辛可与人参、党参、明党参、三七、知母等易虫蛀的饮片共同存放防虫；白矾杀虫，可与种子类药同贮；蕲蛇中放花椒，鹿茸中放樟脑布袋，瓜蒌、哈蟆油中放酒或薄荷脑，冰片与贝母等同贮等均不易生虫；大枣与食盐同贮，既防虫又防霉；吴茱萸、花椒可防止乌梢蛇、金钱白花蛇生虫；大蒜防止全蝎、僵蚕、壁虎、土鳖虫生虫；甚至伤湿止痛膏对防止蝼蚁、潮虫也有效。将昆布或海藻放入2～3层纱布袋内封口，平置其他药材的中心总位，1kg昆布或海藻可置于20～50kg的药材如地龙20kg，金银花30kg，薏仁40kg，肉苁蓉20kg中，比对照组虫蛀减少55%～75%。也可自制对抗剂，用苦参200g、百部200g、鱼腥草100g用水煎煮2次，合并煎液、浓缩浸膏混合制颗粒，低温干燥。该对抗剂具有防止中药生霉、生虫、延长保管时间的效果，但对已生虫药无直接杀虫作用。

（3）低温冷藏法　贮藏时环境温度太高易散失香气或泛油，温度太低也易吸湿霉变和虫蛀。温度在5℃左右即不易生虫，因此可采用冷窖、冷库等干燥冷藏饮片。含挥发油多的饮片，如薄荷、当归、木香、川芎等贮藏温度宜低于30℃，如高于30℃则损失有效成分，夏季梅雨来临之前，将这些饮片储存于有熏蒸设备的阴凉库中，可以有效防止日晒、生虫、发霉、变色等变质现象发生。但因耗资太大，仅用于少数贵重药材及有挥发性饮片。阴凉库温度不宜低于0℃以下，否则结冰不仅使细胞壁及原生质受到机械损伤，而且饮片的原生质脱水，蛋白质及其他胶体发生不可逆的凝固作用而影响有效成分的含量。

（4）密封法　贵细药材，酒当归、酒常山、酒大黄等酒制饮片，芫花、大戟、香附、甘遂等醋制饮片，款冬花、甘草、枇杷叶等蜜炙饮片，炮制后糖分大、难干燥或粘连成团且易被污染、鼠咬、虫蛀、霉变的饮片，硼砂、芒硝等部分在干燥空气中容易失去结晶水而风化的矿物类饮片，泽泻、知母、车前子、巴戟天等很容易吸收空气中的湿气受潮变软的饮片，温度升高，水分散失盐则析出的盐炙饮片均应贮于密闭容器中，置于阴凉干燥处。一般按件密封，可采用适当容器，用蜡或血料封固，怕热的药材可用干砂或稻糠埋藏密封，也可用0.08mm厚的聚氯乙烯塑料薄膜袋充二氧化碳或氮气密封。

（5）保护剂法　地处农村地区的药材库还可利用粮食防虫保护剂防虫。粮食防虫保护剂（如储粮安或富马酸二甲酯）采用缓释技术制备，作用时间长，无毒、无害、无残留。如取储粮安5g置于箱内，储存饮片可达50kg，用后色味不会发生变化；用富马酸二甲酯10g装入无纺布袋中，与10kg饮片共同用聚乙烯袋密封储存，具有较强的抑菌效果和防虫效果。

**3. 防虫法**　饮片极易生虫，特别是含糖分及黏液质较多、炮制后不易干燥的饮片，如肉苁蓉、熟地黄、天冬、党参等，在温度高、湿度大的环境应注意防虫。常用的防虫方法有乙醇防虫法、气调法、黑光灯诱杀法、特殊光波杀虫法、化学药品灭虫法等，防治虫蛀的方法要根据实际情况选用。

（1）乙醇防虫法　此法利用乙醇对蛋白质的亲合力，破坏虫体蛋白质胶粒的水化膜，使蛋白质变性而达到防治害虫目的。比如大枣、桂圆、枸杞子、生地、熟地、胖大海、酸枣仁、沙参等含糖类、黏液质成分多，易受虫蛀而又不怕晒的饮片，可在贮藏箱中放入一瓶酒，打开瓶盖，上盖纱布，再将箱顶盖严，酒挥发的蒸汽可防止霉虫的产生。柏子仁传统上与明矾同贮，若控虫不理想，可采用将500～1000ml磨口瓶内装入95%乙醇50～100ml，再投入适量石灰块吸净乙醇中水分（或直接加入无水乙醇），再装入柏子仁充分拌匀，用聚乙烯塑料膜袋封好，避光贮存。用时应提前撤封，摊晾至乙醇完全挥发方可用。其他饮片不拘多少，装进密闭的白色透明塑料袋里，里面倒上95%乙醇25ml，用绳子把袋口扎紧即可。

（2）气调法　采用降低饮片库或局部小环境的氧气含量，补充氮气或二氧化碳气体，造成缺氧小气候，使害虫窒息死亡，达到杀虫、防霉的目的。适用于人参、西洋参等贵重饮片。

（3）黑光灯诱杀法　是对一些易生虫又不适合薰蒸的饮片悬挂黑光灭蝇灯进行飞蛾捕杀。

（4）特殊光波杀虫法　如利用远红外线、微波、γ射线辐射，不仅能杀灭害虫，还能干燥药材。

（5）化学药物熏蒸法　主要是采用化学药物进行熏蒸，适用于根及根茎类、全草类、动物类饮片。用于杀虫的药剂必须挥发性强，有强渗透性，作用迅速，且毒性小，杀虫后能自动挥散。效果较好的常用熏蒸剂有硫黄、氯化苦和磷化铝。但富含色素、易变色的药材不宜用硫黄熏蒸，如大黄、甘草、款冬花等。含糖质较多的枸杞子等不宜用熏蒸法。大量饮片的杀虫可在密闭房间进行，小量药材可在密闭容器中进行。房间熏蒸又分整库密封熏蒸和帐幕熏蒸两种。整库密封熏蒸法适用于易虫蛀药材。帐幕熏蒸法常采用塑料薄膜密封整垛熏蒸，适用于极易生虫饮片。账幕熏蒸养护可随时发现，随时进行，在发现虫体后每隔15日进行一次熏蒸养护。采用化学药物熏蒸法时，必须在保证饮片质量的前提下，减少化学药物的残留，保证药效。

地处偏远采用烟熏法也可直接杀灭米象和防止饮片生虫，且不影响饮片的颜色、气味、性状的变化。

**4．重点饮片品种的分级与色标管理**　设立专库、专柜存放、专人管理重点品种。做好分级色标管理，如最易蛀霉药、易蛀霉药、不易蛀霉药等，从而可对各种品种有主次地分期分批进行检查并做好记录。还有特殊病人使用的饮片，也为重点品种，注意加强专柜专人管理。

**5．定期抽检**　对于在养护检查中发现的质量可疑饮片、由于异常原因可能出现质量问题的药材和饮片以及在库时间较长的饮片，应抽样送饮片检验机构检验。

**6．饮片的保管时间**　大多数饮片应在1年之内用完，因为放置时间过长，很多饮片活性成分含量下降，含挥发油多的饮片会“走油”，也会增加虫蛀、潮解、鼠害的风险。

但有的饮片可以较长时间保管，如“六陈”药材，“六陈”主要指枳壳、枳实、陈皮、半夏、麻黄、狼毒、吴茱萸等几种药材或饮片（枳实和枳壳可以视为同物保管，因为前者为未成熟果实，后者为成熟果实的果皮）。这些中药的气味均很强烈，有刺激性，服用时容易发生不良反应，需要通过陈放贮存，使其性味、功效发生变化，从而符合临床治疗的需要。但也不是无期限放置，否则，也会失去功效。

还有一些中药，如芦根、白茅根、生地、石斛、青果、麦冬、沙参等，药味甘而气不浓烈，没有刺激性，加之所含津质较熟品为多，鲜者较陈久者之效果更佳。出库及调配时间越早，则生津养液的效果越好。

## （五）饮片库账目管理

所有饮片检验合格后方能入账进库。饮片出入库应当有完整记录。饮片出库前，应当严格进行检查核对，不合格品不得出库使用。

中药房为确保饮片、药材、饮片的账物相符，除加强计算机管理外，做到每月盘点1次，库房和药房的盘点均要求准确、细致，对贵重饮片盘点时要称量准确到以“克”单位。盘点数需与账目相符，出现问题要及时查找原因直至解决，从而达到账务管理的准确性，避免不必要的经济损失。

### （六）毒性和麻醉饮片管理

毒性饮片系指毒性剧烈、治疗剂量与中毒剂量相近、使用不当会致人中毒或死亡的饮片；麻醉饮片是指连续使用后易产生身体依赖性，引起成瘾癖的饮片；毒、麻饮片必须加强管理，以保证医疗需要，杜绝事故。

对毒、麻饮片应由药师专人管理，每日消耗登记；专用处方，分类装订；专柜加锁，应选择结构坚固、安全保险的铁柜存放，加锁保管，单独保存，不得与其他饮片混淆；专用账册、账卡，建立饮片收支总账，账卡应保存5年备查。

毒性饮片保管人员调动工作，应履行交接手续，由科主任监督交接，交接人、接收人和负责人3人签字盖章。交接班时账物相符，手续清楚，发现问题应立即报告上级领导。

## 二、饮片调剂室的质量管理

中药饮片调剂室应当有与调剂量相适应的面积，配备通风、调温、调湿、防潮、防虫、防鼠、除尘设施，工作场地、操作台面应当保持清洁卫生。对调剂工作实施综合考核管理办法，以保证质量安全。

医院调剂用计量器具应当按照质量技术监督部门的规定定期校验，不合格的不得使用。

中药饮片调剂室的药斗等储存饮片的容器应当排列合理，有品名标签。饮片名称应当符合最新版《中国药典》或省、自治区、直辖市饮片监督管理部门制定的规范名称，标签和饮片要相符。饮片装斗时要清斗，认真核对，装量适当，不得错斗、串斗。

中药处方较复杂，大多由多味饮片组成，又有君、臣、佐、使之分。因此，正确阅读处方和细致认知处方，是提高配方工作的质量和保证组方疗效的关键。

**1. 收方和审方工作的安全控制** 有药师职称的人员才能负责门诊、住院处方与贵重药的收方、审方、登记、写瓶签、统计处方量、保管、统计贵重饮片等工作。收处方时要坚持审核处方，处方经各项内容审查无误后方可划价、分方。收方药师要热情、耐心地解答病人提出的问题。

为防止干扰临床的治疗，住院病人服用中药要经负责医生同意，请中医会诊后的中药处方要由病房工作人员送来并签字。一般不收取病人或病人亲属自行送来的、未经经治医生允许的处方。

**2. 调配工作的安全控制** 饮片调剂人员应当按照《处方管理办法》和饮片调剂规程的有关规定进行审方和调剂。在调配前注意检查戥子、天平的准确性，调配处方时，应集中精力，认真配方，保证细致无差错，不得大声喧哗，不得听收音机、玩手机、看书、聊天。

接到处方后，严格执行“四查十对”制度，对医师处方进一步把关，按顺序仔细审核处方中病人姓名、性别、年龄、费别、门诊号、医师姓名、开方日期、饮片名称、剂量、用法、收款章，有无各项禁忌内容。发现存在“十八反”“十九畏”、妊娠禁忌、超过常用剂量等可能引起用药安全问题的处方，必须与医师联系，如果医师认为有特殊需要，应当由处方医生在有疑问处再签字确认（双签字）或重新开具处方，否则有权拒绝调配。对紧缺饮片有责任介绍推荐疗效相似品种，但未经处方医师改方，调剂人员无权更改处方药味。

调剂人员必须确保饮片质量，鉴别真伪、优劣，认真备药，尽量药味齐全。凡质量不合格的饮片，调剂人员有权拒绝调配，并及时反映。

调配时做到按规定称取，做到“称准分匀”，饮片调配每剂重量误差应当在±5%以内。认真调配需特殊处理的饮片，如先煎、后下、烊化、包煎、另煎等单包，并注明用法。贵重药、先煎、后下药应单包，门诊病人的应放入各剂包中，住院病人的可捆在第一剂药的包外。

调配完毕应仔细包药、捆包，保证药包结实不漏，在药包上写明病人姓名、取药号码，保证病人用药的准确性，并向病人交代用法用量。

不能随便调换药斗标签，严禁标签与内容不符。每个调剂台上不要堆很多药斗中有的药。下班前要将调剂台上的药收拾干净。

向药架上摆放要送往煎药室的煎药包时要看准日期，不要摆错。

**3. 毒性和麻醉饮片调配工作的安全控制** 毒、麻饮片应用红色专用处方，必须严格掌握处方限量。毒性饮片处方应由副主任医师以上签字。开方时，各项要填写清楚。调配毒、麻饮片处方时，必须认真负责，用天平精密称药，严禁估量取药，按医嘱注明要求，并由配方人员及具有主管药师以上专业技术职务人员复核签名盖章后方可发出。如发现处方有疑问时，须经原处方医师重新审定后再进行调配。调剂人员不得随意涂改毒药处方。发出后，请取药者也在处方背后签字。

毒性生药不得直接发出。对处方未注明“生用”的毒性中药应当调配炮制品。处方一次有效，每次处方剂量不得超过2日极量。

麻醉饮片不得单方发药，必须凭有麻醉药处方权的执业医师签名的红色处方方可调配，每张处方不得超过3日用量，连续使用不得超过7日。毒、麻饮片处方应单独保存3年备查。

毒、麻饮片应在标签显著位置上注明“麻”或“毒”的字样，发出的饮片在药包上也要注明。

外出执行临时任务，确需携带毒、麻饮片时，需经上级领导批准，领取一定基数，严格掌握使用，完成任务后，凭处方报销。

科研和教学单位需用毒、麻饮片，需写明情况，报告单位领导签字，经药剂科领导批准后，由中药房供应，如超过限量，须报院部领导审批。

**4. 复核与抽查工作的安全控制** 饮片调配后，必须经专人复核后方可发出。二级以上医院应当由主管中药师以上专业技术人员负责复核工作，复核率应当达到100%。执行双签名，避免差错。医院应当定期对饮片调剂质量进行抽查并记录检查结果。

**5. 发药工作的安全控制** 采取配、发双核对发药工作流程，后台调剂完毕的药包核对后方可发药。发药时药师再核对一遍处方与饮片是否一致并呼叫病人姓名、核对发票无误后才能发出，并向病人交代清楚煎煮方法和服用方法。如一些特殊药煎煮的时间长短要向病人交代清楚并写在药袋上；需包煎、先煎、后下、烊化、冲服、另煎的中药要分别包装；大块、坚硬及果实类的中药应打碎后调配；有配伍禁忌和妊娠用药禁忌的一定要向病人交代清楚；老人和儿童用药向代取药者仔细交代。

## 三、中药炮制的质量管理

炮制，就是根据中医药的基本理论与临床需要，对药物进行加工处理的方法。中药炮制是中药学一门传统的制药技术，是中医用药的特定要求。炮制质量直接关系到药物临床应用的有效性和安全性。因此，必须重视中药炮制。除了净制、切制、破碎、炮炙等，药材经加工成饮片的大宗炮制过程外，经常还有临时的、特殊的个体化炮制，以适应医疗、科研的调配和制剂需要，保证用药安全和有效。对处方中有需要临时加工的中药，要按照炮制规范由专人依法炮制处理。

1. **炮制人员的配备要求** 负责饮片临方炮制工作的，应当是具有3年以上炮制经验的中药学专业技术人员。

2. **炮制设施与条件的质量管理** 医院进行临方炮制，应当具备与之相适应的条件和设施，严格遵照国家饮片标准和省、自治区、直辖市饮片监督管理部门制定的炮制规范炮制，并填写“饮片炮制加工及验收记录”，经质量检验合格后方可投入临床使用。

3. **炮制工艺的质量管理**

（1）中药加工炮制前真伪优劣的鉴别 伪劣、变质饮片或非药用部位，不得加工炮制入药。

（2）中药加工炮制用溶媒 必须是未被污染的清水；酒一般用黄酒，另有规定者除外；用醋一般为米醋、高粱醋或其他发酵醋。

（3）漂洗 需漂洗的药材，应先用水“抢洗”洁净，不得在水中浸泡过久；需软化切片者，也应少泡多润，注意气温、水量、时间，防止伤水、霉变。

（4）炮制操作 炮制的火力、程度、辅料等及炮制品的形、色、气味等应符合最新版《中国药典》及《全国中药炮制规范》规定。炮制品的水分含量在8%以下；炮制品不得混有破碎的渣屑或残留的辅料及规定除去的壳、核、芦、头、足等杂质；蜜炙品放冷应不沾手，炭药要存性，贝壳类应质地酥脆，矿物类应疏松。

（5）炮制室的管理 无关人员不得入内。炮制室严禁吸烟、会客。

（6）毒性中药的加工炮制 必须按照最新版《中国药典》或有关中药炮制的规定进行，符合要求后方可供配方或配制制剂。毒药含量应符合最新版《中国药典》规定的含量标准。

## 四、中草药鉴定的质量管理

按照国家规定，有条件的医院，可以设置饮片检验室、标本室，并能掌握最新版《中国药典》收载的饮片常规检验方法。

对购入的药材、饮片质量有疑问需要鉴定的，应当报告中药房负责人，组织有经验的药师进行理化或仪器鉴定，仍不能明确的，应委托国家认定的药检部门进行鉴定。发现假冒、劣质饮片，应当及时封存并报告当地中药监督管理部门。

## 五、煎药室的质量管理

煎药室属于中药房管理。中药汤剂是中医防病、治病最常用的剂型，也是临床应用最为广泛的剂型。汤剂是否煎煮适度，直接关系到临床治疗效果和病人安全，加强煎药室的建设，是提高煎药质量的重要条件。因此，医疗机构应制定中药汤剂煎煮质量管理标准，将其纳入对中药房质量管理的范围，对汤剂煎煮质量实行定期或不定期的考核。

## （一）煎药的行政管理

### 1. 行政要求

（1）人员要求　应由具备一定理论水平和实际操作经验的中药师具体负责煎药室的业务指导、质量把关及管理工作。具体操作人员应当经过相应的专业技术培训，应具有一定的中医药基本知识，了解中医常用方剂，认识临床常用饮片。

（2）制度要求　医院应当建立健全中药饮片煎煮的工作制度、操作规程和质量控制措施，煎药室要制定煎药标准操作规程（SOP），各个环节要严格按照SOP和医嘱进行操作。每方（剂）药均应有1份反映各个环节的操作记录。记录应保持整洁，内容真实，数据完整，各个环节操作人员签名清楚、齐全。煎药人员在领取待煎药物时应对处方有关内容进行核对验收并签字。装锅、煎煮药物、装入药壶（瓶）时都要认真查对，防止差错。发放汤剂到病房前要复核，发药时要请病房护理人员签收。

（3）检查要求　每月应对煎药质量进行一次检查，因中药成分复杂，目前国内对其汤剂质量优劣的检测尚无现代科学的手段。因此，检测汤剂的质量仍采用传统办法，即通过观察煎煮药汁的颜色、气味，检查取汁的多少和是否有杂质等来判断优劣。重点检查饮片煎煮前是否用冷水浸泡，是否按药物的性能和质地分别施以文火、中火、武火和不同的煎煮时间，药物煎煮中是否搅拌，滤取药汁时是否挤压，取汁量是否与医嘱相符，特殊药物是否按质地进行二煎或三煎，药渣是否煮透等；并检查有无操作记录。总的标准是：药汁应纯净、无异味、无浮渣、无泥沙、无沉淀物；药渣要无饮片原色或原色泽不明显，做到三无（无糊状块、无白心、无硬心）。根茎类药材饮片的药渣，手捏有软感，捻则易烂，药物固有气味消失或不浓；矿石、果实、种子、动物骨甲类等质地坚硬的药渣，应无大块状药材。

### 2. 环境要求

（1）医院开展饮片煎煮服务，应当有与之相适应的场地及设备，煎药室的房屋和面积应根据医院规模和煎药量合理配置，应设在离病房区较近的地方，远离各种污染源和实验动物室，周围的地面、路面、植被等不应对煎药过程造成污染。

（2）煎药室室内应有防止污染、昆虫和其他动物进入的有效措施。要求室内通气好、采光好、照明好、清洁卫生。具有有效的通风、调温、冷藏等设施。

（3）设有贮藏间、准备间、煎煮间、清洗间、更衣室，药物取回后，要按照日期入待煎柜。当天的药包要登记编号，晚上值班者负责浸泡。“另包药”放在编号锅的旁边。内服药与外用药应有不同的标识区分。

**3. 仪器设备要求**　煎药室应配备完善的煎药设备，比如天然气灶、开水锅炉、煎药机、包装机等，冰箱等冷藏设施，煎药锅、桶等贮药容器，药柜、量杯、过滤器、计时器、搅棒等辅助设施。

### 4. 卫生要求

（1）煎药人员必须建立健康档案，每年至少体检1次。传染病、皮肤病和体表有伤口者不得从事煎药工作。

（2）煎药室内工作区和学习、休息区必须分开。

（3）煎药人员必须注意个人卫生。煎药前要进行手的清洁、消毒工作，并穿戴专用的工作衣帽。工作服洗涤夏季每周2次，其他季节每周1次。

（4）保持工作室内外环境整洁，卫生状况良好，应宽敞、明亮，地面、墙面、屋顶应平整，洁净，无污染，易清洁，工作台面应该平整、清洁。室内无杂物堆放。各种管道、灯具、风口等公用设施的各部位应易于清洁。煎药室地面应平整，易用水冲洗，室内有排尘、排污、排烟、防积水和消防设备。

（5）所有用品都要清洁卫生，定位摆放。一切调剂用具应保持清洁，摆放整齐。接触毒药的用具要及时洗刷干净。

5. 培训要求　重视对煎药室工作人员的选拔和培养，以确保中药汤剂的煎煮质量。煎药工作人员必须经过中药专业知识和技能培训，经过考试、考核合格，取得上岗资格，方可从事煎药工作。此外，应建立煎药人员继续教育的机制，对煎药人员不断进行新技术、新工艺的培训。

6. 消防安全要求

（1）在显著位置设置消防设备，如消防栓、泡沫灭火器等，消防栓不得遮挡，定期检查灭火器是否过期。

（2）对煎药室人员进行上岗前培训，要求每个人都必须学会操作消防栓。

（3）上早班人员点火后，不得离开操作间。开锅后，立即把火调小到文火位置，并在旋动火焰开关后观测1分钟，保证火焰确实在燃烧，再去照顾别的火眼。

（4）工作人员不论谁最后离开煎药室，都必须再次检查天然气开关是否在关闭位置。若发现没有关严，除马上调整外，并将发现情况通告煎药室负责人。

（5）值班人员每天下班前常规检查水、电、天然气、门窗是否关好。煎药室人员必须牢记医院的应急电话和反恐电话。遇到紧急情况要在第一时间向中药房负责人报告。

7. 人员安全要求

（1）预防烧伤。煎药时禁止倚靠灶台。在端锅的时候，一定要注意戴干燥的手套，并确认拿稳后再行动，以免烫伤。在消毒包装机时，要小心不要被开水烫伤。包装机开启后手不要随意触摸包装机的滚轴部位，以免烫伤或卷入手指等事故的发生。煎药室要在显著位置放置药箱，常备有乙醇、碘酒和獾油等烫伤药物和包伤口的纱布、棉签等，在万一出现小面积的烧烫伤情况时及时处理。出现烫伤就地简单处置后火速送急诊室处理，并向中药房负责人报告。

（2）预防摔伤。为防止滑倒，禁止在煎药室穿拖鞋，并及时清理地上的水渍、药渣。

## （二）煎药的质量管理

### 1. 煎药器皿的选择

（1）煎药应用陶瓷、搪瓷、不锈钢等器皿，基层医院工作量小的煎药室，应以传统的陶土罐、砂锅或无铁裸露的搪瓷锅、玻璃罐等化学性质稳定、传热慢、受热匀，不容易糊锅的容器煎药为主，规模较大的医院煎药室，也可使用不锈钢锅。为避免中药中某些成分与金属发生化学反应，影响药效甚至产生毒副作用或病人服用后有可能出现恶心、呕吐等现象，加重病情，禁用铁质、铝质和铜质器皿。

（2）贮药容器应密闭，做到防尘、防霉、防污染。用后应及时清洗，严格消毒。

（3）煎药机器　随着科学技术的发展和科技成果的推广应用，中药煎煮工艺也在不断改革，逐渐向机械化发展，很多医院应用了煎药机。煎药机按照压力可分为常压与高压，按照能源可分为电动和天然气两种。按照传统中医理论和中药煎煮要求选择应用，除矿物、动物骨骼的饮片等可以高压煎煮外，植物药最好是常温煎药，温度不超过100℃。即使增设电子煎药容器，仍需要备有陶土罐、砂锅和电炉、煤气炉等火源，以备应急或对特殊药物的煎煮。

**2. 煎药火候的掌握**　煎中药的火力按大小有文火、武火之分。文火就是小火、鱼泡眼火；武火就是大火、旺火，武火的火焰大，力道猛烈，可以使温度急速地上升，使药液很快地沸腾，但也容易烧焦；而文火的火焰较小，力道比较温和。为保证煎煮质量，充分煎煮其有效成分药物，要求火源能分开强、弱挡，以适应各种不同类型药物的煎煮需要。煎药时应根据药物性质，控制火候和时间，沸前用武火，沸后用文火。煎药过程中要注意不能将药煎糊，如果煎糊则不能服用。此外，应定期检查消毒锅、电冰箱、煤气管道等是否完好。

**3. 煎药水质、水量的要求**　煎药必须使用能饮用的、方便取得的水质，比如井水、自来水。煎煮前饮片“抢”洗后放入适当冷水充分浸泡，药物完全被水渗透便于有效成分的溶解。浸水量通常为药物重量的5～10倍，或没过药面2～5cm，如遇易吸水的花类、草类药物或要求煎煮时间较长的药物应酌量加水。如果医生有具体的要求，应遵医嘱。浸泡时间夏天一般30～60分钟，冬季可稍长。

**4. 煎煮次数与持续时间的要求**　中药煎一遍一般能煎煮出70%左右的成分，煎两遍能煎煮出90%左右的成分，煎三遍能煎煮出96%左右的成分。通常每付药煎两遍。应根据方剂的性能确定煎煮时间，大多数药煎第一遍（头煎）为待水沸后再文火煎煮20～30分钟，不宜久煎的解表类、清热类、芳香类药物水沸后再煎煮10～20分钟；滋补药物水沸后改用文火慢煎40分钟至1小时。第二遍（二煎）的时间略缩短，全过程煎煮1.5～2小时。某些特殊药物可根据药性特点具体确定煎药时间，清热药大部分用的是植物的茎和叶的部分，质地疏松，吸水量大，解表药往往含有较多挥发油，煎煮时间应短一些，芳香类药物也不宜久煎。滋补药先用武火煮沸后，改用文火慢煎久煎。煎药时应防止药液溢出、煎干或煮焦，煎药过程中要搅拌药料2～3次。

**5. 另包药和另炖药的投下时间和煎煮方法**　煎煮时要注意特殊中药的煎煮方法，凡注明有先煎、后下、另煎、烊化、包煎、煎汤代水等特殊要求的中药，应按医嘱进行，确保煎药质量。质地比较坚硬矿物类、贝壳类的先煎，应煮沸10～20分钟后，再入其他药同煎。后下药，如藿香、佩兰、薄荷等和需鲜用的药，久煎容易丧失过多的有效成分，煎煮时间要短，通常在群药即将煎至预定量时，再投入同煎5～10分钟，闻到药香味即可。鹿角胶等需烊化的药应该在其他药煎煮至预定量时，倒出药汁至另一容器，倒入烊化药，微火煎煮下不断搅拌使之溶化即可。另煎药，如人参、西洋参等贵重药，应先切成小薄片，单独煎煮。另炖药也应切成薄片，放入有盖容器内，加入冷水（一般为药量的10倍左右）隔水炖2～3小时。

**6. 其他特殊要求**　凡粉末状、有黏性、易烧焦、有绒毛或细小籽粒或带毛刺，容易刺激喉咙或消化道的药，以及其他需包装后煎药的应装入包煎袋中闭合，再与其他药物同煎。包装袋材质应符合药用要求，对人体无害，并有渗出、滤过功能。特殊药物按医嘱煎煮。煎好的汤药需妥善保管，防止变质。

7. 煎药量与包装要求

（1）要掌握煎出的药量　煎汁总量每剂200～500ml，儿童服用一般煎至50～150ml，老人一般煎至150～300ml，或遵医嘱。

（2）将两煎的药汁混合后再分装。煎好的药必须装入经过清洗和高温消毒的容器内（如保温瓶、玻璃瓶、塑料多层真空袋），严防污染。饮片煎煮液的包装材料和容器应当无毒、卫生、不易破损，并符合国标有关规定。

# 第二节　中药的鉴定

中医药的生命在于中药质量。若中医师不会辨证论治，中药师不认识药材，是中医药人自毁长城。“虽有良医而药伪，则良医无济于事”。真伪优劣是影响质量的首要因素。近年来由于用量增加，药源趋紧，致使以次充好、以假充真现象严重。

比如，砂仁为以下几种姜科植物的果实：阳春砂*Amomum villosum* Lour、绿壳砂*A. villosum* Lour.var. *xanthioides* T.L.Wu et Sen、海南砂*A.longiligulare* T.L.Wu.，而海南省南部民间曾将海南假砂仁*A.chinense* Chunex T.L.Wu伪充砂仁收购，并销往外省。麝香、血竭、熊胆、羚羊角、番红花、金钱白花蛇、冬虫夏草等贵重药材，发现伪品最多。比如人参用商陆根、野豇豆根等冒充；以亚香棒虫草、香棒虫草、地蚕、白僵蚕冒充冬虫夏草或用面粉像制月饼那样用模子人工伪制虫草；猪皮、牛皮、杂皮（有人专门到河北辛集等夹克生产集散地收购裘皮的边角料）经煎熬浓缩制成固体胶生产假阿胶；用菊花的舌状花、玉米须、莲须等花蕊染色、塑料丝、化学纸浆做成丝状，外包一层淀粉，经染色伪造西红花；收购药厂煎煮出了有效成分后的冬虫夏草、西洋参、人参或金银花等重新晾晒至干后出售；煮食过的鳖甲、龟板再作药用。用藤杜仲、红杜仲、金丝杜仲充杜仲。用沥青掺小碎石块，外敷粘结少量灵脂米伪造五灵脂；硬木雕刻出槽纹喷上香料冒充沉香；杂树皮染黄冒充黄柏；桂皮水煮杂树皮冒充肉桂；松香粘掺小木屑伪造乳香；莪术雕刻三七；芭蕉地下茎头、金刚藤根茎或者竹根雕刻成人形何首乌；面粉和红薯渣加工成茯苓；油炸猪皮及鸡蛋清调制伪造燕窝；山药的零余子染成黄色冒充玄胡；山茱萸掺入大量果核或酸枣、小檗果、山楂肉、滇枣皮、葡萄皮等异物；远志、白薇、龙胆草、茜草、紫菀中掺入切碎的麦冬须根；蔬菜佛手瓜切片晒干掺入中药佛手中；用面粉像做水丸起种子一样摇制菟丝子或掺入形状色泽颇相似的黄棕色砂粒；为了增加重量，海金沙中掺入细沙、砖头面或其他混合物；土鳖虫肚子里灌加水泥；金银花加糖煮或掺豆面、红糖、白矾、滑石粉、石膏；以滑石粉调成浆液，用注射器在海马肛门处注射进腹部，干燥后即成外表无疑的海马，这种掺假海马置灯光下或阳光下检视，不透明，腹部呈黑色。

只有中药鉴定技术过硬才能杜绝这些假劣饮片。传统鉴别是几千年的基本功，传承是每一位中医药人员的责任。

## 一、《中国药典》鉴定项目及步骤

### （一）鉴定项目

①物理常数的测定；②膨胀度的测定；③色度检查；④泡沫指数和溶血指数的测定；⑤微

量升华；⑥荧光测定；⑦显微化学反应；⑧蛋白质电泳法；⑨化学定性分析；⑩化学定量分析；⑪水分测定；⑫灰分测定；⑬浸出物测定；⑭挥发油含量测定；⑮有害物质检查：有机农药残留检查、黄曲霉素检查、重金属检查、微生物限度检查。

### （二）鉴定三步骤

1. **取样** 选取供鉴定用药材样品。取样量应不少于鉴定用量的3倍。

2. **鉴定** 对原植（动）物进行基源、性状、显微、理化鉴定等。

3. **结果** 填写检验报告，严格复核、盖章。

## 二、常用中药鉴定方法

中药鉴定的对象非常复杂，有完整的中药材，有碎块、饮片、粉末，还有提取物、中成药。常用的中药鉴定方法有四种。

### （一）基源鉴定

1. **基源鉴定的概念** 基源鉴定（identification of original plant），俗称原植物鉴定，又称分类学鉴定、来源鉴定。应用植（动）物的分类学知识，观察、记录植物形态，确定药材的植物来源，确定其正确的学名，明确其在生物界的位置，以保证应用品种的准确无误是中药鉴定的根本和基础。

2. **基源鉴定的方法**

（1）观察植物形态 单纯靠营养器官是不够的，有时易得出错误结论。重点采集有较完整植物特别是具花、果、孢子囊、子实体等繁殖器官的标本，观察特征。应注意对其根、茎、叶、花、果实等器官的观察，应特别仔细，可借助放大镜或解剖显微镜，观察微小的特征，如毛茸、腺点的形态构造。同时注意对药用部位进行观察。

（2）核对植物学文献 根据检品的形态特征及其产地、别名、效用等线索，可查阅《中国药典》、植物志、图鉴、植物分类学报、补编及相关的中草药书籍和图鉴，加以分析对照。必要时查对原始文献。

（3）核对标本 当确定未知种是什么科属时，可以到植物研究所植物标本馆核对已定学名的该科属标本。要得到正确的鉴定，必须要求标本馆中已定学名的标本正确可靠。在核对标本时，要注意同种植物在不同生长期的形态差异，需要参考更多一些的标本和文献资料，必要时请专家协助鉴定，只有这样才能使鉴定的学名准确。

### （二）性状鉴定

1. **性状鉴定的概念** 性状鉴定（macroscopical identification）是以形态、大小、色泽、表面、质地、断面、气味等特征为性状依据对生药进行鉴别的方法。即通过眼看、手摸、鼻闻、口尝、水试、火试等十分简便、易行、迅速的方法进行鉴定，尤其是民间，主要靠性状鉴定来把关。传统性状鉴定以简单、生动的语言加以概括，易懂易记：如防风根茎的根头部称“蚯蚓头”，横切面称“凤眼圈”；野生人参的主要特征被形象地描述为“芦长碗密枣核艼，紧皮细纹珍珠须”；海马的外形为“马头蛇尾瓦楞身”等。

2. 性状鉴定的方法

（1）形态　形态与药用部位有关。根、根茎、皮类、叶类、花类、果实、种子类其形态各不相同，如根类生药有圆柱形、圆锥形、纺锤形等；皮类生药有卷筒状、板片状等；种子类生药有圆球形、扁圆形等；树皮类药材在干燥过程中，因内层失水较多，使外层两边向内卷曲以至相接形如圆筒状，如秦皮。还有的根茎类将木质心抽出，剩下的皮质部分，也称为筒，如远志。种子脱落后，种子上原着生种柄的断落处所留的残痕，称为“种脐”或“脐”，如刀豆。对种子的合点，也称“脐”，如肉豆蔻。在块根、块茎、鳞茎上的茎痕、芽痕、根痕有中间微突起者，有时也称为“脐”或“蒂”，如半夏的茎痕。许多种子植物的种子外面留有明显的种脐痕迹，如松属植物种子。对果实一端凹入留有果柄残痕部分也称为“脐”或“凹窝”，如川楝子、马兜铃；果实或种子类药材上的种脐、种阜或合点，传统也习称为“疤痕”，如娑罗子上的种脐，巴豆顶端的深色合点均称疤痕。

（2）色泽　各种药材的颜色是不相同的，色泽变化与药材质量有关，例如丹参为红色，黄连为黄色，紫草为紫色，乌梅为黑色等；而且同一饮片的色泽变化与中药质量有关，如玄参要黑，丹参要紫，茜草要红，黄连要黄。在观察生药的色泽时，生药应干燥，并应在日光下观察。色泽的描述包括表面和断面色泽的内容。描写色泽时应注意大部分药材的色调不是单一的，而是复合的，或有的略有不同，因此可写为“××色或××色”或“××色至××色”，一般把质量好的色泽放在前面；色调组成描写应以后一种色为主，如黄棕色，即以棕色为主。色泽描述避免用各地理解不同的术语，如青色、土黄色、粉白色等。采摘、加工条件变化、贮藏时间不同或灭菌不当就会改变生药的固有色泽，甚至引起内在质量的变化，例如黄芩应该是黄色，如果加工时见了水，就会使黄芩素氧化为醌类而使其饮片显绿色。

（3）光泽　矿物表面和断面反光的能力称为光泽。许多激发态能量包括了整个可见光区域的光能量，因此可见光在矿物表面被吸收而无透射，故呈明显的金属状光泽。根据矿物晶面反光的强度、等级自强至弱可分为金属光泽、半金属光泽和非金属光泽。一般黑色及金属条痕者，且反光很强，为金属光泽，如磁石、自然铜；呈黑褐、褐红色，光泽反射较强者，为半金属光泽，如代赭石、无名异；浅色或彩色条痕者，多数为透明矿物药类，为非金属光泽，如紫石英。非金属光泽又可分为金刚石样光泽（如硫黄的晶面）、玻璃样光泽（如紫石英、云母、玄精石、南寒水石、硼砂、大青盐的断面、紫石英的条痕）、闪星样光泽（花蕊石）、绢丝样光泽（纤维石膏、北寒水石、浮石、阳起石）、土样光泽（白石脂）、蜡样光泽（滑石）、树脂样光泽（琥珀、雄黄）、脂肪样光泽（如硫黄的断面、白石英）和珍珠样光泽（石膏）等。金属光泽及矿物的条痕也可以反映矿物药材的等级，如磁石以不透明，条痕黑色为佳。

（4）质地　指药材或饮片的轻重、软硬、坚韧、松紧、致密性、黏性、粉性等特性。有些药材因加工方法不同，质地会起变化，如含淀粉多的药材，经蒸煮加工干燥后，会因淀粉糊化而变得质地坚实；盐附子易吸潮变软，黑顺片则质硬而脆。

形容药材质地的术语很多。①松泡：药材质轻而松、断面多裂隙，内有空洞，用手掐之下陷，如南沙参等；②油润：质地柔软，含油而润泽，如陈皮、当归；③角质：质地坚硬，断面半透明状或有光泽，如郁金、天麻等；④轻重：如白木香质轻，沉香质重；⑤软硬：如银柴胡质软，三七质硬；⑥坚韧：如地榆、金刚藤；⑦疏密：如马勃质疏，香菇质密；⑧黏性：如熟地黄嚼之粘牙；⑨粉性：又称粉质、粉状，主要指药材细胞中含较多的淀粉粒，干燥后呈细粒状或细砂状，折断时有粉尘飞出，粉性药材较多，以粉性足者为佳，如天花粉、甘草、山药、浙贝母、白芷、甘遂、葛根等；⑩粉霜：有些果实和种子药材的外皮上附有的粉状物，如冬瓜皮、皂角；蔓荆子药材外表灰黑色至乌黑色，外被白色，在放大镜下观察，其实为毛茸，也称粉霜。⑪柴性：指药材的质地强木化，坚硬而易折断者，如羊角藤的木部；野葛的根粉性小含纤维多，一般认为药材柴性大的质地低劣，如川牛膝带柴性者质次，乌药、玄参柴性大者不宜入药；⑫角质：含大量淀粉的药材蒸、煮加工后糊化，呈半透明状，且质地坚硬，如郁金、天麻等；⑬油性：含脂肪油的种子、果实类药材，称为有“油性”，如苦杏仁、核桃仁；对含挥发油的药材，也称有“油性”，如丁香、陈皮等。常用指甲刻划或断面观察油性大小，作为质量好坏的标志之一；⑭油腻感：指手摸药材的表面时能够感觉到的有油脂样滑腻，如哈蟆油；⑮吐丝：含有黏性物质的果实、种子类药材，经水煮后种皮破裂时伸出黄白色卷状的胚，形如吐丝，如菟丝子、广天仙子；⑯硬度：指矿物药抵抗某种外来机械作用（如刻划、压入、研磨等）的能力，通常采用摩氏硬度计测定矿物的相对硬度。该系统由十种矿物组合而成，其相对硬度排列程序是：滑石、石膏、方解石、氟石、磷灰石、长石、石英、黄晶、刚玉、金刚石。

（5）大小　指的是药材的长短、粗细、厚薄等幅度，有些很小的种子类生药，如葶苈子、车前子、芥子、菟丝子等，应在放大镜下测量。要观察较多的样品，得出较正确的大小数值，最后判断出好、中、差。如测量的大小与规定有差异时，可允许有少量稍高于或低于规定的数值。

（6）表面特征　有光滑、粗糙、皱纹、皮孔、刺、毛茸等是鉴定的重要指标。比如，双子叶植物根类药材顶部常带有根茎，单子叶植物根茎常具有膜质鳞叶，蕨类植物根茎常有叶柄和鳞片等。再如，白花前胡头部有叶鞘残存的纤维毛状物，可以与紫花前胡根区别开来；壳斗科药材有由点苞变成的刺球，具生硬刺，称为刺苞，如板栗；有些植物的茎枝或叶柄表面长有糙硬的毛，称为刺毛，如葎草；药材表面的沟纹称为“抽沟”，如天麻、大黄、天冬、百部、前胡、党参、紫菀、苍术、藁本等都具抽沟；甘草表面具有明显的纵皱和沟道，传统称为“抽沟洼垄”。药材果实表面长有突起的刺状物，称为“刺”，如白蒺藜具“多刺”和两长两短的“尖刺”，阳春砂具许多凸状“小柔刺”，苍耳子正品、伪品均周身有“钩刺”，正品纺锤形，长1～1.5cm（相对较小）。伪品东北苍耳子呈长椭圆形，长1.8～2cm（相对较大）；正品钩刺长0.2cm以下，基部不增粗。伪品钩刺长0.3cm以上，基部增粗，且顶端有2枚较粗的刺，形似“牛角”；药材表面上的乳头状突起，常称“钉刺”，如海桐皮、樗叶花椒、木棉、刺楸皮、楤木皮等。钉刺的组织与木栓层相同，全由栓化细胞构成。根据钉刺的形状不同，可鉴别海桐皮及其混乱品，如正品海桐皮的钉刺为纵向长圆锥形锐尖钉刺，而木棉则为乳头状突起钉刺、有环纹，刺楸则为扁圆锥形钝头钉刺，樗叶花椒则为类圆形小钉刺。赭石的一面有圆形乳头状的突起，习称“钉头”。三七上部生有若干瘤状隆起的支根，亦称为“钉头”，三七以个大、外皮细而色深、钉头多者为佳。药材主根周围瘤状突起的侧根称为钉角，如川乌、盐附子等。有些果实果顶、果柄周围的环状痕或纹理称为“金钱环”，如植物香橼未成熟果实或幼果作枳壳或枳实时，果顶具有的“金钱环”是鉴别香橼枳壳、枳实与其他枳壳、枳实的重要依据，因其他枳壳或枳实无金钱环。植物学上将植物体表皮细胞演变而成的各种特殊突起，称为毛，各种毛的构造、颜色、分布、疏密度和功能各不相同。毛因腺体的有无可分为腺毛和非腺毛；细胞的多寡分为单细胞毛、多细胞毛等，可作用鉴别植物的特征之一。而传统中药鉴定学将药材组织干枯后剩余下来的纤维束、维管束等称为“毛”，如东南蓝刺头（漏芦）混杂品根部有众多棕色毛，实为维管束；枇杷叶的毛，实为非腺毛；知母药材上的毛，实为残存叶基（叶痕）。知母药材未去外皮，顶端尚有叶痕及茎痕者称毛知母。毛知母呈略扁的长条状，一端较粗，另较细一端的顶端残留浅黄色叶痕及茎痕，也习称“金包头”。香附的鳞叶（鳞片）呈黄棕色条状（即鳞片主脉处），习称“棕毛”。显微镜检“棕毛”具有明显的环纹及螺纹导管。主脉两边，有时附有薄壁细胞。某些药材外表的栓皮，常易与内层组织分离脱落，称为浮皮，如独活根的栓皮。有的皮类药材表面有地衣附生，呈现灰白色斑块状，习称地衣斑，如秦皮、桑寄生。药材枝节上对生两个向下弯曲的钩，形似船锚，是钩藤的显著特征。

（7）断面　一是指生药自然折断面，二是指用刀横切（或削）成的断面。对于根、根茎、茎和皮类生药的鉴别，断面特征观察非常重要，可通过观察纵、横断面。断面是否平坦、显纤维性、颗粒性、裂片状、有无胶丝等。观察皮部与木部的比例、维管束的排列方式、射线的分布、油点的多少等特征区别易混品生药。

例如茅苍术易折断，断面放置能“起霜”（析出白毛状结晶），白术不易折断，断面放置不起霜。杜仲折断时有胶丝相连；黄柏折断面，呈纤维性；苦楝皮的折断面，裂片状分层；厚朴折断面可见亮星。对于切面特征的描述，经验鉴别有很多术语。药材横断面上的形成层成环，横切面外圈的皮层部呈黄白色，中心的木部呈淡黄色，称为“金井玉栏杆”，如人参、黄芪、桔梗、板蓝根等的横断面；药材断面上数轮同心排列的环纹，如商陆横切片有凹凸不平的筋脉形成数个同心性的环轮纹，呈波浪状，有的呈断续状，其成因为中柱外异常形成层呈同心环排列形成数轮维管束，如川牛膝、怀牛膝等；其凹下处为韧皮部，隆起处为木质部，称为同心环，也称为“罗盘纹”，药材皮部散在的畸形维管束的一种类型，如商陆；断面上由中央一较大的中心柱及外围类圆形的异型维管束构成，束间有凹陷相隔，其花纹似云朵状，称为“云纹”“彩云纹”“云锦纹”，何首乌较为明显；药材横断面细密的放射状纹理，形如开放的菊花，习称为“菊花心”，如甘草、黄芪、白芍、赤芍、常山；有的断面有放射状裂隙，如防风；有的是放射状排列的维管束，也称“菊花纹”，如防己等；防风药材横断面皮部黄色，并有一圈棕色的形成层环，习称“凤眼圈”；秦艽上部的断面，呈微凹的四方形，在环状纹理中央有四方形裂隙，传统称为“金钱眼”；去皮大黄或大黄断面上有暗红橙色的放射状涡纹，系大黄根茎髓部细胞所形成的次生分生组织所产生的异型维管束，传统鉴别称为“星点”；每个异型维管束的形成层呈环状，中央为韧皮部，近形成层处有时可见黏液腔，外侧为木质部，射线深棕色，呈星芒状射出。依据“星点”数目的多少及排列方式，可以区别常用的几种大黄。还有“车轮纹”：粉防已；“朱砂点”：茅苍术。以上均为主要鉴别特征。

（8）纤维性　药材折断面可见不整齐的裂片或纤维状物，并有较强韧性，称“纤维性”，如黄柏、甘草等；药材断面或切面上的维管束呈线状，习称为“线纹”，如贯众叶柄断面有两条分离的月牙形黄色线纹；千年健等药材折断后，突出众多密集细长而坚硬的纤维，习称“一包针”；将少量药材用嘴咀嚼，若含纤维多，则称为有“渣”，如葛根，传统称无渣为“化渣”，如肉桂；

药材折断后组织内的纤维或维管束呈参差不齐的丝状，传统鉴药把其纤维称为“筋”，如柴葛根的筋众多。一般认为筋多为次。维管束、分体中柱称为“筋脉”，丝瓜络就是以干燥果实的筋脉入药。西瓜皮的维管束呈网状，故又称“网状筋脉”。筋、筋脉在整齐的药材横切面上又称“筋脉点”。某些药材断面的维管束痕较特殊，称为“筋脉纹”，如金毛狗脊的叶柄筋脉纹呈U形，紫萁贯众呈马蹄形；而蹄盖蕨贯众叶柄的筋脉纹呈八字形。

（9）气　有些饮片有特殊的香气、臭气或比较固定的气味，这是由于药材中含有挥发性物质的缘故，是鉴别药材主要依据和衡量药材品质的主要依据之一。如陈皮有香气，阿魏有臭气，檀香、阿魏、麝香、肉桂、牡丹皮等均有其特殊气味。对气味不明显的药材，可切碎后或用热水浸泡后再闻。

（10）味　味是鉴别饮片时口尝的实际滋味。饮片的味与其含有的成分有关，每种药的味感比较固定，如黄连味苦，甘草味甜，山楂味酸等。味感也是衡量饮片品质的标准之一，如甘草、党参以味甜为好；乌梅、木瓜、山楂以味酸为好；黄连、黄柏以味越苦越好。天南星、半夏、乌头、雪上一枝蒿有麻舌的感觉。若饮片的味感改变，就要考虑其品种和质量是否有问题。

尝药时要注意取样的代表性，因为药材的各部分，如果实的果皮与种子，树皮的外侧和内侧，根的皮部和木部等味感可能不同。尝味时应注意，由于舌尖部对甜味敏感，近舌根部对苦味敏感，所以口尝时要取少量在口里咀嚼约1分钟，使舌头的各部分都接触到药液。对有强烈刺激性和剧毒的药材，如草乌、半夏、白附子等，口尝时要特别小心，取样要少，尝后应立即吐出漱口，洗手。

（11）钻舌感、吸舌感及窜喉感　某些药材，放在舌头上有往舌头里渗的感觉，称为钻舌感，例如熊胆仁，以舌尝之，有清凉而久的钻舌感；有的放在舌头上有把舌头里的水分吸出来的感觉，称为“吸舌感”，如龙骨、天竺黄；取少许药物放入口中，味很快扩散至咽喉部，传统上习称“窜喉”，例如熊胆仁，入口迅速溶化而不粘牙，味苦凉后微甜，苦味很快扩散至咽喉部。

（12）水试　是利用药材在水中或遇水发生沉浮、溶解、颜色变化、透明度、膨胀性、旋转性、黏性、酸碱变化等特殊现象进行鉴别的方法。如西红花加水浸泡，水染成金黄色；秦皮水浸后浸出液在日光下显碧蓝色荧光；葶苈子、车前子等加水浸泡，则种子变黏滑，且体积膨胀；熊胆粉末投入清水杯中，即在水面旋转并呈黄色线状下沉而不扩散；苏木投热水中，水显鲜艳的桃红色；小通草（旌节花属植物）遇水表面显黏性。这些现象与药材中所含有的化学成分或组织构造有关。

（13）火试　有些药材用火烧之，能产生特殊的气味、颜色、烟雾、闪光和响声等现象，为鉴别手段之一。例如，降香微有香气，点燃则香气浓烈，有油流出，烧后留有白灰；麝香取少许用火烧时有轻微爆鸣声，起油点如珠，似烧毛发但无臭气，灰为白色；血竭于纸上烘烤熔融呈血红色，产生呛鼻烟气；青黛燃烧有紫色烟雾；海金沙易点燃而产生爆鸣声及闪光，而松花粉及蒲黄无此现象，可资鉴别。取树脂或油脂类药材在火焰上点燃时，药材变软成泪滴状下垂，习称“滴坨”，如乳香用火烧之，微有香气，熔化慢，能一次燃尽，遗留有白色残渣，滴坨少；枫香脂燃时，火焰无烟，并有特异香气，熔化快，滴坨多；没药火试时，不能一次性燃尽，留有黑色残渣，不滴坨；熊胆燃时也不滴坨。

### （三）显微鉴定

**1. 显微鉴定的概念** 显微鉴定（microscopic identification）是利用显微技术对中药进行显微分析，以确定其品种和质量的一种鉴定方法。显微鉴定主要包括组织鉴定和粉末鉴定。组织鉴定是通过观察药材的切片或磨片鉴别其组织构造特征，适合于完整的药材或粉末特征相似的同属药材的鉴别；粉末鉴定是通过观察药材的粉末制片或解离片鉴别其细胞分子及内含物的特征，适合于破碎、粉末状药材或中成药的鉴别。

**2. 显微鉴定的方法** 借助显微镜或电子显微镜（扫描电镜）观察检品种是否含有各组分中药材的粉末。优点是放大倍数高，分辨率高；图像立体化，层次感强；样品处理简单，直接观察；能提供细微构造，近缘植物分类依据。显微镜可以观察到花粉粒、腺体、气孔、毛茸、晶体；细胞壁的特化及颜色反应、木质化细胞壁、木栓化或角质化细胞壁、纤维素细胞壁、硅质化细胞壁、淀粉粒、糊粉粒、脂肪油、挥发油或树脂、菊糖、黏液、草酸钙结晶、碳酸钙结晶、硅质等。

（1）石细胞 石细胞是药材细胞壁中一种强烈增厚且木质化的死细胞，有圆形、多角形、长方形或不规则形，大小不等，细胞腔狭小，纹孔成放射状的管道。石细胞常单个或成群地散在植物茎的皮部、叶、果实、种子中，如梨果肉中的粗糙颗粒及杏核、桃核即为石细胞群组成。

（2）气囊 又称“浮囊”或“气室”。菱、水葫芦的叶柄膨大呈海绵状，可增加植株在水中的浮力，称为气囊；松科的松属、油杉属、云杉属、银杉属和罗汉松科罗汉松属药材的花粉，包围在萌发孔或其外壁伸展部分成为囊状的空腔，能借风媒传粉，也称为气囊，比如松花粉（马尾松的花粉）两侧各具一个膨大的气囊，成翼状，外壁粗糙，有大小均匀的网状纹理，称为翼状气囊；松属药材的花粉还可分为“气囊”和“体”两部分，体的外壁增厚部分称为“帽”。

### （四）理化鉴定

**1. 理化鉴定的概念** 理化鉴定（physical and chemical identification）是利用某些物理的、化学的或仪器分析方法，鉴定中药的真实性、纯度和品质优劣程度的一种鉴定方法。如人参、八角茴香、天麻、独活等，经过化学成分提取、干燥后再用，其外观性状与原药材相似，但药材内在质量却发生了变化，再如，有人从栽培的国产人参中选出类似西洋参外形者，加工成西洋参出售，这些伪品很难以肉眼和显微镜鉴别出来，但可以利用理化鉴定方法。采用少量的药材粗粉、切片、浸出液或经初步提取分离后进行定性定量分析，能够解决很多上述鉴定方法解决不了的问题，

**2. 理化鉴定的内容** 通过理化鉴定，可以分析中药中所含的主要化学成分或有效成分的有无和含量的多少，以及有害物质的有无等，比如，①物理常数的测定；②膨胀度的测定；③色度检查；④泡沫指数和溶血指数的测定；⑤微量升华；⑥荧光测定；⑦显微化学反应；⑧蛋白质电泳法；⑨化学定性分析：检查饮片中是否含有其有效成分，含什么成分；⑩化学定量分析：即含量测定，对有效成分、有毒成分或指标性成分进行含量测定、并指出标示量；⑪水分测定；⑫灰分测定；⑬浸出物测定；⑭挥发油含量测定；⑮有害物质检查：有机农药残留、黄曲霉素检查、重金属检查、微生物限度检查。

开展理化鉴定需要一定的条件，比如资金和设备。

## 三、中药鉴定的难点

（1）同属不同品种的鉴别　其性状、结构相似。如党参属、沙参属、钩藤属、石斛属、黄精属的饮片，现在可以用分子生物学鉴别方法解决此类问题。

（2）同一饮片不同地区产品的鉴别　薄层色谱鉴别和含量测定只能解决一小部分问题。

（3）动物药提取物的鉴别　如阿胶、龟板、蛇胆。

（4）未知粉末鉴别。

（5）未知药材鉴别及检索　已知形状、结构，确定它的药名或范围。

（6）中成药全成分的鉴别。

（刘　萍）

# 第十五章　常用中成药及中药饮片速查

## 第一节　常用中成药速查

### 一、内科常用中成药

#### （一）解表剂

解表剂是以麻黄、桂枝、荆芥、防风、桑叶、菊花、柴胡、薄荷、豆豉等解表药为主组成，具有发汗、解肌、透疹等作用。解表剂分为辛温解表、辛凉解表、表里双解和扶正解表四大类。

1. 辛温解表剂

**九味羌活丸（片、颗粒、口服液）**

【药物组成】羌活、防风、苍术、细辛、川芎、白芷、黄芩、地黄、甘草。

【临床应用】主治外感风寒，兼有蕴热湿邪之证。

（1）感冒　表现为恶寒发热，头痛无汗，口苦微渴，全身作痛者。

（2）痹证　关节作痛，痛无定处，局部怕冷，但扪之发热，寒热错杂等症状者用之最宜。

（3）头痛　因风邪外袭所致之头痛兼见恶风无汗、口渴等症状。

【注意事项】①阴虚气弱者慎用；②同类药区别：九味羌活口服液处方中无羌活、防风，其解表祛湿之力，逊于颗粒剂。

**感冒清热颗粒**

【药物组成】荆芥穗、薄荷、防风、柴胡、紫苏叶、葛根、桔梗、苦杏仁、白芷、苦地丁、芦根。

【临床应用】疏风散热，解表清热。用于风寒感冒，头痛发热，恶寒身痛，鼻流清涕，咳嗽咽干。

【注意事项】①忌烟、酒及辛辣、生冷、油腻食物；②不宜在服药期间同时服用滋补性中成药；③风热感冒者不适用。

**正柴胡饮颗粒**

【药物组成】柴胡、陈皮、防风、甘草、赤芍、生姜。

【临床应用】表散风寒，解热止痛。用于外感风寒初起：发热恶寒，无汗，头痛，鼻塞，喷嚏，咽痒咳嗽，四肢酸痛及流行性感冒初起、轻度上呼吸道感染见上述证候者。

【注意事项】①忌烟、酒及辛辣、生冷、油腻食物；②孕妇禁用；③糖尿病病人禁服（含糖型）；④不宜在服药期间同时服用滋补性中药；⑤风热感冒者不适用。

2. 辛凉解表剂

### 柴胡注射液

【药物组成】北柴胡。

【临床应用】清热解表。用于治疗感冒、流行性感冒及疟疾等的发热。

【注意事项】①本品为退热解表药，无发热者不宜使用；②儿童禁用；③孕妇、过敏体质者慎用；④不良反应有过敏性皮肤反应、过敏性休克、晕厥、眩晕、肾衰竭、疱性表皮松解型药疹、急性肺水肿等。

### 银翘解毒丸（颗粒、片）

【药物组成】金银花、连翘、薄荷、荆芥、淡豆豉、牛蒡子（炒）、桔梗、淡竹叶、甘草。

【临床应用】辛凉解表，清热解毒。用于风热感冒，发热头痛，咳嗽，口干，咽喉疼痛。

【注意事项】①忌烟、酒及辛辣、生冷、油腻食物；②不宜在服药期间同时服用滋补性中药；③风寒感冒者不适用；④孕妇慎用；⑤不良反应有心慌胸闷，憋气，呼吸困难，恶心呕吐等过敏性反应及过敏性休克。

### 芎菊上清丸（颗粒、片）

【药物组成】川芎、菊花、黄芩、栀子、蔓荆子（炒）、黄连、薄荷、连翘、荆芥穗、羌活、藁本、桔梗、防风、甘草、白芷。

【临床应用】清热解表，散风止痛。用于外感风邪引起的恶风身热、偏正头痛、鼻流清涕、牙疼喉痛。

【注意事项】①服药期间忌烟、酒及辛辣食物，不宜在服药期间同时服用滋补性中药；②体虚者慎用；③肝火上攻、风阳上扰头痛慎用。

### 牛黄清感胶囊

【药物组成】黄芩、金银花、连翘、人工牛黄、珍珠母。

【临床应用】疏风解表，清热解毒。用于外感风热所致的感冒发热、咳嗽、咽痛。

【注意事项】①服药期间忌烟、酒及辛辣、生冷、油腻食物；②不宜在服药期间同时服用滋补性中药；③风寒感冒者不适用，腹痛、喜暖、泄泻者慎用；④孕妇禁用。

### 小儿宝泰康颗粒

【药物组成】连翘、地黄、滇柴胡、玄参、桑叶、浙贝母、蒲公英、南板蓝根、滇紫草、桔梗、莱菔子、甘草。

【临床应用】解表清热，止咳化痰。用于小儿风热外感，症见发热、流涕、咳嗽、脉浮。

【注意事项】①服药期间忌食辛辣、生冷、油腻食物；②糖尿病患儿禁服；③风寒感冒者不适用；④脾虚易腹泻者慎服。

### 祖卡木颗粒

【药物组成】山柰、睡莲花、破布木果、薄荷、大枣、洋甘菊、甘草、蜀葵子、大黄、罂粟壳。

【临床应用】调节异常气质，清热，发汗，通窍。用于感冒、流行性感冒、急性上呼吸道感染等引起的咳嗽，发热无汗，咽喉肿痛，鼻塞流涕。

【注意事项】①儿童慎用；②运动员慎用。

### 小儿热速清口服液（颗粒）

【药物组成】柴胡、黄芩、板蓝根、葛根、金银花、水牛角、连翘、大黄。

【临床应用】清热解毒，泻火利咽。用于小儿外感风热所致的感冒，症见高热、头痛、咽喉肿痛、鼻塞流涕、咳嗽、大便干结。

【注意事项】①忌辛辣、生冷、油腻食物；②不宜在服药期间同时服用滋补性中药；③风寒感冒者不适用；④脾虚易腹泻者慎用；⑤本品不宜长期服用，应严格按用法用量服用，如病情较重或24小时后疗效不明显者，可酌情增加剂量。

3. 表里双解剂

### 防风通圣丸（颗粒）

【药物组成】防风、荆芥穗、薄荷、麻黄、大黄、芒硝、栀子、滑石、桔梗、石膏、川芎、当归、白芍、黄芩、连翘、甘草、白术（炒）。

【临床应用】解表通里，清热解毒。用于外寒内热，表里俱实，恶寒壮热，头痛咽干，小便短赤，大便秘结，瘰疬初起，风疹湿疮。

【注意事项】①忌烟、酒及辛辣、油腻、鱼虾海鲜类食物；②不宜在服药期间同时服用滋补性中药；③因服用或注射某种药物后出现荨麻疹等相似的皮肤症状者属于药物过敏（药疹），应立即去医院就诊；④服药后大便次数增多且不成形者，应酌情减量；⑤严格按用法用量服用，本品不宜长期服用；⑥孕妇、儿童、哺乳期妇女、年老体弱及脾虚便溏者、运动员慎用；⑦脾虚便溏者忌用。

4. 扶正解表剂

### 玉屏风颗粒

【药物组成】黄芪、白术（炒）、防风。

【临床应用】益气，固表，止汗。用于表虚不固，自汗恶风，面色㿠白，或体虚易感风邪者。

【注意事项】①忌油腻食物；②本品宜饭前服用；③热病汗出不宜服用；④阴虚盗汗慎用。

## （二）泻下剂

### 麻仁润肠丸（软胶囊）

【药物组成】火麻仁、苦杏仁（去皮炒）、大黄、木香、陈皮、白芍。

【临床应用】润肠通便。用于肠胃积热，胸腹胀满，大便秘结。

【注意事项】①饮食宜清淡，忌酒及辛辣食物；②不宜在服药期间同时服用滋补性中药；③严格按用法用量服用，本品不宜长期服用；④丸剂用前应除去蜡皮、塑料球壳，可嚼服，也可分份吞服；⑤孕妇忌用；⑥软胶囊，月经期慎用；⑦年青体壮者便秘时不宜用本药；⑧严重气质性病变引起的排便困难，如结肠癌、严重的肠道憩室、肠梗阻及炎症性肠病等忌用；⑨少数病人服药后出现腹痛，大便次数过多，大便偏稀，可酌情减量或停服。

## （三）清热剂

清热剂是以金银花、连翘、板蓝根、大青叶、黄芩、黄连、黄柏、栀子、丹皮、桑白皮、紫草等药物为主，具有清热泻火、凉血解毒及滋阴透热等作用，用以治疗里热证的中成药。

1. 清热泻火剂

**黄连上清丸（颗粒、胶囊、片）**

【药物组成】黄连、栀子（姜制）、连翘、蔓荆子（炒）、防风、荆芥穗、白芷、黄芩、菊花、薄荷、酒大黄、黄柏（酒炒）、桔梗、川芎、石膏、旋覆花、甘草。

【临床应用】清风清热，泻火止痛。用于风热上攻、肺胃热盛所致的头晕目眩、暴发火眼、牙齿疼痛、口舌生疮、咽喉肿痛、耳痛耳鸣、大便秘结、小便短赤。

【注意事项】①忌食辛辣食物；②不宜在服药期间同时服用温补性中成药；③脾胃虚寒者禁服；④孕妇忌用；⑤个别病人服药后可出现腹泻或伴轻度腹痛。

**牛黄解毒丸（胶囊、软胶囊、片）**

【药物组成】人工牛黄、雄黄、石膏、大黄、黄芩、桔梗、冰片、甘草。

【临床应用】清热解毒。用于火热内盛、咽喉肿痛、牙龈肿痛、口舌生疮、目赤肿痛。

【注意事项】①本品不宜久服；②新生儿、孕妇禁用。

**牛黄上清丸（胶囊、片）**

【药物组成】人工牛黄、薄荷、菊花、荆芥穗、白芷、川芎、栀子、黄连、黄柏、黄芩、大黄、连翘、赤芍、当归、地黄、桔梗、甘草、石膏、冰片。

【临床应用】清热泻火，散风止痛。用于热毒内盛、风火上攻所致的头痛、眩晕、目赤耳鸣、咽喉肿痛、口舌生疮、牙龈肿痛、大便燥结。

【注意事项】①忌烟、酒及辛辣食物；②孕妇、哺乳期妇女慎用，脾胃虚寒者慎用；③不宜在服药期间同时服用滋补性中药；④服药后大便次数增多且不成形者，应酌情减量；⑤丸剂服用前应除去蜡皮、塑料球壳，本品可嚼服，也可分份吞服。

**一清颗粒（胶囊）**

【药物组成】黄连、大黄、黄芩。

【临床应用】清热泻火解毒，化瘀凉血止血。用于火毒血热所致的身热烦躁、目赤口疮、咽喉牙龈肿痛、大便秘结、吐血、咯血、衄血、痔血；咽炎、扁桃体炎、牙龈炎见上述证候者。

【注意事项】①忌烟、酒及辛辣食物；②老年体弱者、大便溏薄者忌用；③孕妇、绞窄性肠梗阻病人及结、直肠黑变病病人禁用；④不宜在服药期间同时服用滋补性中药；⑤出现腹泻时可酌情减量；⑥严格按用法用量服用，本品不宜长期服用。

2. 清热解毒剂

**板蓝根颗粒**

【药物组成】板蓝根。

【临床应用】清热解毒，凉血利咽。用于肺胃热盛所致的咽喉肿痛、口咽干燥、腮部肿胀；急性扁桃体炎、腮腺炎见上述证候者。

【注意事项】①忌烟酒、辛辣、鱼腥食物；②不宜在服药期间同时服用滋补性中药；③风寒感冒者不适用；④孕妇慎用。

**疏风解毒胶囊**

【药物组成】虎杖、连翘、板蓝根、柴胡、败酱草、马鞭草、芦根、甘草。

【临床应用】疏风清热，解毒利咽。用于急性上呼吸道感染属风热证，症见发热、恶风、咽痛、头痛、鼻塞、流浊涕、咳嗽等。

【注意事项】①目前尚无体温超过39.1℃时白细胞总数＞$10\times10^9$/L、中性粒细胞＞80%的研究数据，疱疹性咽峡炎、妊娠及哺乳期妇女尚未在研究范畴；②过敏体质及对本品过敏者禁用。

## 清热解毒颗粒

【药物组成】石膏、金银花、玄参、地黄、连翘、栀子、甜地丁、黄芩、龙胆、板蓝根、知母、麦冬。

【临床应用】清热解毒。用于热毒壅盛所致的发热面赤、烦躁口渴、咽喉肿痛等症；流感、上呼吸道感染见上述证候者。

【注意事项】①忌烟、酒及辛辣、生冷、油腻食物；②不宜在服药期间同时服滋补性中药；③本品适用于风热感冒，风寒感冒者不适用；④脾胃虚寒泄泻者慎用；⑤孕妇禁用；⑥糖尿病病人禁用。

## 小儿化毒散

【药物组成】人工牛黄、珍珠、雄黄、大黄、黄连、天花粉、川贝母、赤芍、乳香（制）、没药（制）、冰片、甘草。

【临床应用】清热解毒，活血消肿。用于热毒内蕴、毒邪未尽所致的口疮肿痛、疮疡溃烂、烦躁口渴、大便秘结。

【注意事项】①本品含有大黄、黄连、牛黄等苦寒清热之品，脾胃虚弱、体质虚寒者不宜使用；②本品含有雄黄，不宜过量久服；③服药期间，饮食宜清淡，忌辛辣、油腻之品。

3. 清热祛暑剂

## 保济丸

【药物组成】钩藤、菊花、蒺藜、厚朴、木香、苍术、天花粉、广藿香、葛根、化橘红、白芷、薏苡仁、稻芽、薄荷、茯苓、广东神曲。

【临床应用】解表，祛湿，和中。用于暑湿感冒，症见发热头痛、腹痛腹泻、恶心呕吐、肠胃不适；亦可用于晕车晕船。

【注意事项】①忌烟、酒及辛辣、生冷、油腻食物；②不宜在服该药期间同时服用滋补性中药；③外感燥热者不宜服用。

## 藿香正气水（胶囊、软胶囊）

【药物组成】苍术、陈皮、厚朴（姜制）、白芷、茯苓、大腹皮、生半夏、甘草浸膏、广藿香油、紫苏叶油。

【临床应用】解表化湿，理气和中。用于外感风寒、内伤湿滞或夏伤暑湿所致的感冒，症见头痛昏重，胸膈痞闷，脘腹胀痛，呕吐泄泻；胃肠型感冒见上述证候者。

【注意事项】①忌烟、酒及辛辣、生冷、油腻食物，饮食宜清淡；②不宜在服药期间同时服用滋补性中药；③藿香正气水含乙醇40%～50%，服药后不得驾驶飞机、车、船，不得从事高空作业、机械作业及操作精密仪器；④严格按用法用量服用，本品不宜长期服用；⑤服用藿香正气水有发生药疹、紫癜的个别报道。内服致心动过速，或致过敏性休克，头晕，胸闷，寒战，血压下降，晕厥。

### 十滴水

【药物组成】樟脑、干姜、大黄、小茴香、肉桂、辣椒、桉油。

【临床应用】健胃，祛暑。用于因中暑而引起的头晕，恶心，腹痛，胃肠不适。

【注意事项】①饮食宜清淡，忌酒及辛辣、生冷、油腻食物；②不宜在服药期间同时服用滋补性中药；③驾驶员、高空作业者慎用；④严格按用法用量服用，本品不宜长期服用；⑤孕妇忌服。

4．清脏腑热剂

### 双黄连合剂（颗粒、胶囊、片、口服液、注射液）

【药物组成】金银花、黄芩、连翘。

【临床应用】疏风解表，清热解毒。用于外感风热所致的感冒，症见发热，咳嗽，咽痛。

【注意事项】①忌烟、酒及辛辣、生冷、油腻食物；②不宜在服药期间同时服用滋补性中药；③风寒感冒者不适用；④用药前要认真询问病人的过敏史，对过敏体质者应慎用，如确需使用应注意监护；⑤严格掌握用法用量及疗程，不得超过剂量使用，尤其是儿童，要严格按体重计算用量；⑥注射液的最佳稀释溶媒pH值为6～8，与pH值低于4.0的5%～10%葡萄糖注射液稀释时，易产生浑浊或沉淀，禁止使用；建议用0.9%氯化钠注射液稀释使用；本品稀释溶媒不宜过少，静脉滴注每20ml药液溶媒不应少于100ml；本品稀释后，必须在4小时以内使用；⑦静脉滴注本品应遵循先慢后快的原则，开始滴注时应为20滴/分，15～20分钟后，病人无不适，可改为40～60滴/分，儿童及年老体弱者以20～40滴/分为宜，并注意监护病人有无不良反应发生；⑧首次用该注射液应密切注意观察，一旦出现皮疹、瘙痒、颜面充血，特别是出现心悸、胸闷、呼吸困难、咳嗽等症状应立即停药，及时给予脱敏治疗。

### 银黄颗粒（片、胶囊、口服液）

【药物组成】金银花提取物、黄芩提取物。

【临床应用】清热疏风，利咽解毒。用于外感风热、肺胃热盛所致的咽干，咽痛，喉核肿大，口渴，发热；急慢性扁桃体炎、急慢性咽炎、上呼吸道感染见上述证候者。

【注意事项】①忌烟、酒及辛辣、生冷、油腻食物；②不宜在服药期间同时服用温补性中成药；③脾胃虚寒症见有大便溏者慎用；④风寒感冒者不适用。

### 茵栀黄口服液（颗粒）

【药物组成】茵陈提取物、栀子提取物、黄芩苷、金银花提取物。

【临床应用】清热解毒，利湿退黄。用于肝胆湿热所致的黄疸，症见面目悉黄，胸胁胀痛，恶心呕吐，小便黄赤；急、慢性肝炎见上述证候者。

【注意事项】服药期间忌酒及辛辣之品，妊娠及哺乳期妇女慎用。

### 连花清瘟胶囊（颗粒）

【药物组成】连翘、金银花、炙麻黄、炒苦杏仁、石膏、板蓝根、绵马贯众、鱼腥草、广藿香、大黄、红景天、薄荷脑、甘草。

【临床应用】清瘟解毒，宣肺泄热。用于治疗流行性感冒属热毒袭肺证，症见发热或高热，恶寒，肌肉酸痛，鼻塞流涕，咳嗽，头痛，咽干咽痛，舌偏红，苔黄或黄腻等。

【注意事项】①不宜在服药期间同时服用滋补性中药；②忌烟、酒及辛辣、生冷、油腻食物；

③风寒感冒者不适用；④严格按用法用量服用，本品不宜长期服用。

### 小儿泻速停颗粒

【药物组成】地锦草、儿茶、乌梅、山楂（炒焦）、茯苓、白芍、甘草。

【临床应用】清热利湿，健脾止泻，缓急止痛。用于小儿湿热蕴遏所致的泄泻，症见大便稀薄如水样，腹痛，纳差；小儿秋季腹泻及迁延、慢性腹泻见上述证候者。

【注意事项】服药期间忌食生冷、油腻及不易消化食品，腹泻严重，有较明显脱水表现者应及时就医。

### 香连丸

【药物组成】黄连、木香。

【临床应用】清热化湿，行气止痛。用于大肠湿热所致的痢疾，症见大便脓血、里急后重、发热腹痛；肠炎、细菌性痢疾见上述证候者。

【注意事项】①孕妇慎用；②忌食辛辣，油腻食物。

5. 清肝解毒剂

### 护肝片（胶囊、颗粒）

【药物组成】柴胡、茵陈、板蓝根、五味子、猪胆粉、绿豆。

【临床应用】疏肝理气，健脾消食。具有降低氨基转移酶作用。用于慢性肝炎及早期肝硬化等。

【注意事项】尚不明确。

6. 清热祛湿剂

### 茵栀黄颗粒（口服液）

【药物组成】茵陈提取物、栀子提取物、黄芩苷、金银花提取物。

【临床应用】清热解毒，利湿退黄。用于肝胆湿热所致的黄疸，症见面目悉黄，胸胁胀痛，恶心呕吐，小便黄赤；急、慢性肝炎见上述证候者。

【注意事项】服药期间忌酒及辛辣之品，妊娠及哺乳期妇女慎用。

### 复方黄连素片

【药物组成】盐酸小檗碱、木香、吴茱萸、白芍。

【临床应用】清热燥湿，行气止痛，止痢止泻。用于大肠湿热，赤白下痢，里急后重或暴注下泻，肛门灼热；肠炎、痢疾见上述证候者。

【注意事项】①服药期间饮食宜清淡，忌酒，生冷、辛辣食物；②因本品所含成分盐酸小檗碱可引起溶血性贫血导致黄疸，故葡萄糖-6-磷酸脱氢酶缺乏的儿童禁用；③妊娠期头3个月慎用。

## （四）温里剂

温里剂是以制附子、干姜、肉桂、吴茱萸、小茴香、高良姜等药物为主组成，具有温里助阳、散寒通脉等作用，用以治疗里寒证的中成药。

1. 温中散寒剂

### 附子理中丸（片）

【药物组成】附子（制）、党参、白术（炒）、干姜、甘草。

【临床应用】温中健脾。用于脾胃虚寒，脘腹冷痛，呕吐泄泻，手足不温。

【注意事项】①严格按用法用量服用；②本品不宜长期服用；③忌不易消化食物；④感冒发热者不宜服用；⑤孕妇慎用，⑥附子理中丸中毒主要是由乌头碱引起。主要临床表现为神经、消化、循环系统症状。症状表现为口唇、舌、四肢麻木、恶心、呕吐、心悸不安、视物模糊、语言不清，甚至引起中毒性心律失常。

### 香砂养胃丸（颗粒、片）

【药物组成】木香、砂仁、白术、陈皮、茯苓、半夏（制）、醋香附、枳实（炒）、豆蔻（去壳）、姜厚朴、广藿香、甘草。

【临床应用】温中和胃。用于胃阳不足、湿阻气滞所致的胃痛、痞满，症见胃痛隐隐，脘闷不舒，呕吐酸水，嘈杂不适，不思饮食，四肢倦怠。

【注意事项】①忌生冷油腻食物；②胃痛症见胃部灼热，隐隐作痛，口干舌燥者不宜服用本药；③宜用温开水送服；④同类药区别：香砂养胃颗粒的处方中无生姜、大枣，其温中之力弱于香砂养胃丸。

### 香砂平胃丸（颗粒）

【药物组成】苍术、陈皮、厚朴（姜制）、木香、砂仁、甘草。

【临床应用】健胃，疏气，止痛。用于胃肠衰弱，消化不良，胸膈满闷，胃痛呕吐。

【注意事项】脾胃阴虚者慎用，忌食生冷食物。

### 理中丸

【药物组成】党参、白术（土炒）、甘草（蜜炙）、炮姜。

【临床应用】温中散寒，健胃。用于脾胃虚寒，呕吐泄泻，胸满腹痛及消化不良见上述证候者。

【注意事项】饮食宜清淡，忌食辛辣、生冷、油腻食物。

2. 益气复脉剂

### 参麦注射液

【药物组成】红参、麦冬。

【临床应用】益气固脱，养阴生津，生脉。用于治疗气阴两虚型之休克、冠心病、病毒性心肌炎、慢性肺心病、粒细胞减少症。能提高肿瘤病人的免疫功能，与化疗药物合用时，有一定的增效作用，并能减少化疗药物所引起的毒副反应。

【注意事项】①本品含有皂苷，不要与其他药物同时滴注；②抢救危急重症每日用量不宜低于200ml，剂量太小可能影响疗效；③本品是纯中药制剂，保存不当可能影响产品质量，使用前应对光检查，发现药液出现浑浊、沉淀、变色或瓶身有漏气、裂纹等现象时不能使用；④静脉滴注时，建议稀释以后使用；⑤严格控制滴注速度和用药剂量，建议滴速小于40滴/分，首次用药，宜选用小剂量，慢速滴注；⑥用药过程中应密切观察用药反应，特别是开始30分钟，发现异常，立即停药；⑦新生儿、婴幼儿禁用。

### 生脉饮（颗粒、胶囊、注射液）

【药物组成】红参、麦冬、五味子。

【临床应用】益气复脉，养阴生津。用于气阴两亏，心悸气短，脉微自汗。

【注意事项】①忌油腻食物；②凡脾胃虚弱，呕吐泄泻，腹胀便溏，咳嗽痰多者慎用；③感冒者不宜服用；④宜饭前服用；⑤不宜用于寒凝血瘀所致胸痹心痛者；⑥注射液临床应用时，滴速不宜过快，儿童及年老体弱者以20～40滴/分为宜，成年人以20～40滴/分为宜，以防止不良反应的发生，治疗期间，心绞痛持续发作，宜加服硝酸酯类药物；⑦含有皂苷，摇动时产生泡沫是正常现象，不影响疗效；⑧注射剂保存不当可能影响产品质量，使用前必须对光检查，如发现药液出现浑浊、沉淀、变色、漏气或瓶身细微破裂等异常情况，均不能使用，配制好后，请在4小时内使用；⑨不与其他药物在同一容器内混合使用，输注本品前后，应用适量稀释液对输液管道进行冲洗，避免输液的前后两种药物在管道内混合，引起不良反应；⑩静脉滴注初始30分钟内应加强监护，发现不良反应应及时停药。

### 稳心颗粒

【药物组成】党参、黄精、三七、琥珀、甘松。

【临床应用】益气养阴，活血化瘀。用于气阴两虚，心脉瘀阻所致的心悸不宁，气短乏力，胸闷胸痛；室性早搏、房性早搏见上述证候者。

【注意事项】①孕妇慎用；②缓慢性心律失常禁用；③用前请将药液充分搅匀，勿将杯底药粉丢弃。

## （五）化痰止咳平喘剂

以祛痰、止咳、平喘药为主要组成，具有消除或减轻咳嗽、气喘、痰饮等作用的一类方剂。主要治疗外感邪气犯肺，肺气不宣，或肺气虚、肺阴虚，或脏腑功能失调影响于肺所引起的咳嗽、气喘、咳痰稀白或黏稠，或干咳无痰，或痰饮等证，还可治疗与痰有关的瘰疬痰核。

1. 温化寒痰剂

### 通宣理肺丸（颗粒、胶囊、片）

【药物组成】紫苏叶、前胡、桔梗、苦杏仁、麻黄、陈皮、半夏（制）、茯苓、枳壳（炒）、黄芩。

【临床应用】解表散寒，宣肺止嗽。用于风寒束表、肺气不宣所致的感冒咳嗽，症见发热、恶寒、咳嗽、鼻塞流涕、头痛、无汗、肢体酸痛。

【注意事项】①忌烟、酒及辛辣、生冷、油腻食物；②不宜在服药期间同时服用滋补性中药；③风热或痰热咳嗽、阴虚干咳者不适用；④运动员慎用；⑤孕妇禁用。

2. 清热化痰剂

### 蛇胆川贝液

【药物组成】蛇胆汁、平贝母。

【临床应用】清肺，止咳，祛痰。用于肺热咳嗽，痰多。

【注意事项】①忌食辛辣、油腻食物；②本品适用于肺热咳嗽；③孕妇、体质虚弱者慎用。

### 橘红丸（颗粒、胶囊、片）

【药物组成】化橘红、陈皮、半夏（制）、茯苓、甘草、桔梗、苦杏仁、炒紫苏子、紫菀、款冬花、瓜蒌皮、浙贝母、地黄、麦冬、石膏。

【临床应用】清肺，化痰，止咳。用于痰热咳嗽，痰多，色黄黏稠，胸闷口干，急、慢性支气管炎，喘息型支气管炎，支气管扩张等见上述证候者。

【注意事项】①忌烟、酒及辛辣、生冷、油腻食物；②不宜在服药期间同时服用滋补性中药；③气虚咳喘及阴虚燥咳者不适用；④本品含半夏（制），性温燥，阴虚燥咳、津伤口渴、血证者禁服；⑤脾胃虚寒泄泻者慎服；⑥孕妇禁用。

### 急支糖浆（颗粒）

【药物组成】鱼腥草、金荞麦、四季青、麻黄、紫菀、前胡、枳壳、甘草。

【临床应用】清热化痰，宣肺止咳。用于外感风热所致的咳嗽，症见发热，恶寒，胸膈满闷，咳嗽咽痛；急性支气管炎、慢性支气管炎急性发作见上述证候者。

【注意事项】①忌烟、酒及辛辣、生冷、油腻食物；②不宜在服药期间同时服用滋补性中药；③运动员慎用。

3. 润肺化痰剂

### 养阴清肺丸（颗粒、膏、片）

【药物组成】地黄、麦冬、玄参、川贝母、白芍、牡丹皮、薄荷、甘草。

【临床应用】养阴润肺，清热利咽。用于阴虚肺燥，咽喉干痛，干咳少痰，或痰中带血。

【注意事项】①糖尿病病人禁服；②痰湿壅盛者禁服，其表现为痰多黏稠，或稠厚成块；③忌烟、酒及辛辣、生冷、油腻食物；④不宜在服药期间同时服用滋补性中药；⑤风寒咳嗽者不宜服用。

### 二母宁嗽丸（颗粒、片）

【药物组成】川贝母、知母、石膏、栀子（炒）、黄芩、桑白皮（蜜炙）、茯苓、瓜蒌子（炒）、陈皮、枳实（麸炒）、甘草（蜜炙）、五味子（蒸）。

【临床应用】清肺润燥，化痰止咳。用于燥热蕴肺，痰黄而黏不易咳出，胸闷气促，久咳不止，声哑喉痛。

【注意事项】①忌烟、酒及辛辣食物；②咳嗽初起不宜使用；③外感风寒，痰涎壅盛者禁用；④孕妇禁用；⑤脾胃虚寒症见腹痛、喜暖、泄泻者慎服。

### 润肺膏

【药物组成】莱阳梨清膏、党参、炙黄芪、紫菀（蜜炙）、百部（蜜炙）、川贝母。

【临床应用】润肺益气，止咳化痰。用于肺虚气弱，胸闷不畅，久咳痰嗽，气喘自汗。

【注意事项】①忌食辛辣、油腻食物；②适用于气虚咳嗽，其表现为咳嗽短气，咳声低弱，痰吐稀薄，自汗畏风，体虚乏力。

### 强力枇杷露

【药物组成】枇杷叶、罂粟壳、百部、白前、桑白皮、桔梗、薄荷脑。

【临床应用】养阴敛肺，镇咳祛痰。用于久咳劳嗽，支气管炎等。

【注意事项】①儿童、孕妇、哺乳期妇女禁用；②糖尿病病人禁服；③忌烟、酒及辛辣、生冷、油腻食物；④不宜在服药期间同时服用滋补性中药；⑤不宜久服。

4. 消积化痰剂

### 小儿消积止咳口服液

【药物组成】山楂（炒）、槟榔、枳实、枇杷叶（蜜炙）、瓜蒌、莱菔子（炒）、葶苈子（炒）、桔梗、连翘、蝉蜕。

【临床应用】清热理肺，消积止咳。用于小儿食积咳嗽属痰热证，症见咳嗽，间加重，喉间痰鸣，腹胀，口臭等。

【注意事项】①体质虚弱，肺气不足，肺虚久咳，大便溏薄者慎用；②3个月以下婴儿不宜用；③服药期间饮食宜清淡，忌生冷、辛辣、油腻食品。

5. 疏风清热剂

### 清宣止咳颗粒

【药物组成】桑叶、薄荷、苦杏仁（炒）、桔梗、白芍、枳壳、陈皮、紫菀、甘草。

【临床应用】疏风清热，宣肺止咳。用于小儿外感风热咳嗽，证见咳嗽，咳痰，发热或鼻塞，流涕，微恶风寒，咽红或痛。

【注意事项】①糖尿病患儿禁服；②忌食辛辣、生冷、油腻食物；③脾虚易腹泻者慎服；④风寒袭肺咳嗽不适用，症见发热恶寒，鼻流清涕，咳嗽痰白等。

6. 健脾止咳剂

### 小儿肺咳颗粒

【药物组成】人参、茯苓、白术、陈皮、鸡内金、大黄（酒炙）、鳖甲、地骨皮、北沙参、炙甘草、青蒿、麦冬、桂枝、干姜、附子（制）、瓜蒌、桑白皮、款冬花、紫菀、桑白皮、胆南星、黄芪、枸杞子、蔗糖。

【临床应用】健脾益肺，止咳平喘。用于肺脾不足，痰湿内壅所致咳嗽或痰多稠黄，咳吐不爽，气短，喘促，动辄汗出，食少纳呆，周身乏力，舌红苔厚；小儿支气管炎见以上证候者。

【注意事项】高热、咳嗽者慎用。

7. 平喘剂

### 蛤蚧定喘丸（胶囊）

【药物组成】蛤蚧、瓜蒌子、紫菀、麻黄、鳖甲（醋制）、黄芩、甘草、麦冬、黄连、百合、紫苏子（炒）、石膏、苦杏仁（炒）、石膏（煅）。

【临床应用】滋阴清肺，止咳平喘。用于肺肾两虚，阴虚肺热所致的虚劳久咳，年老咳喘，气短烦热，胸满郁闷，自汗盗汗。

【注意事项】①运动员慎用；②儿童、孕妇及脾胃虚寒者慎用；③忌烟、酒及辛辣、生冷、油腻食物；④适用于肺肾两虚，痰浊阻肺，症见虚痨久咳，动则气短，胸满郁闷，五心烦热，自汗盗汗，咽干口燥；⑤用于虚劳咳喘，咳嗽新发者不适用；⑥本品为润肺益肾之剂，风寒外邪及实热者忌用。

### 桂龙咳喘宁胶囊（片）

【药物组成】桂枝、龙骨、白芍、生姜、大枣、炙甘草、牡蛎、黄连、法半夏、瓜蒌皮、炒苦杏仁。

【临床应用】止咳化痰，降气平喘。用于外感风寒、痰湿阻肺引起的咳嗽，气喘，痰涎壅盛；急慢性支气管炎见上述证候者。

【注意事项】①用药期间忌烟、酒、猪肉及生冷食物；②不宜在服药期间同时服用滋补性中药；③外感风热者忌用。

### （六）开窍剂

1. 清热开窍剂

**安宫牛黄丸**

【药物组成】牛黄、水牛角浓缩粉、人工麝香、珍珠、朱砂、雄黄、黄连、黄芩、栀子、郁金、冰片。

【临床应用】主治热病，邪入心包，高热惊厥，神昏谵语；脑卒中昏迷及脑炎、脑膜炎、中毒性脑病、脑出血、败血症。

【注意事项】①本品为热闭神昏所设，寒闭神昏不得使用；②本品处方中含麝香，芳香走窜，有损胎气，孕妇慎用；③服药期间饮食宜清淡，忌食辛辣油腻之品，以免助火生痰；④本品处方中含朱砂、雄黄，不宜过量久服，肝、肾功能不全者慎用；⑤有本品使用不当致体温过低的文献报道，亦有个别病人引起过敏反应。

**清开灵颗粒（胶囊、片、注射液）**

【药物组成】胆酸、珍珠母、猪去氧胆酸、栀子、水牛角、板蓝根、黄芩苷、金银花。

【临床应用】清热解毒，镇静安神。用于外感风热时毒、火毒内盛所致高热不退，烦躁不安，咽喉肿痛，舌质红绛，苔黄，脉数；上呼吸道感染，病毒性感冒，急性扁桃体炎，急性咽炎，急性气管炎，高热等症属上述证候者。

【注意事项】久病体虚者如出现腹泻时慎用。

**安脑丸（片）**

【药物组成】人工牛黄、猪胆汁粉、冰片、水牛角浓缩粉、珍珠、黄芩、黄连、栀子、雄黄、郁金、石膏、赭石、珍珠母、薄荷脑、朱砂。

【临床应用】高热神昏，烦躁谵语，抽搐惊厥，脑卒中窍闭，头痛眩晕；亦用于高血压及一切急性炎症伴有的高热不退，神志昏迷等。

【注意事项】偶见过敏反应。

2. 化痰开窍剂

**苏合香丸**

【药物组成】苏合香、安息香、冰片、水牛角浓缩粉、人工麝香、檀香、沉香、丁香、香附、木香、乳香（制）、荜茇、白术、诃子肉、朱砂。

【临床应用】痰迷心窍所致的痰厥昏迷，脑卒中偏瘫，肢体不利，以及中暑，心胃气痛。

【注意事项】①孕妇禁用；②本品可嚼服，也可分份吞服。

**礞石滚痰丸**

【药物组成】金礞石（煅）、沉香、黄芩、熟大黄。

【临床应用】痰火扰心所致的癫狂惊悸，或喘咳痰稠，大便秘结。临床常用于治疗单纯性肥胖症（胃湿热阻证）、精神分裂症、抑郁症、脑卒中。

【注意事项】孕妇忌服。

## （七）扶正剂

### 1. 健脾益气剂

#### 补中益气丸（颗粒）

【药物组成】黄芪（蜜炙）、党参、甘草（蜜炙）、白术（炒）、当归、升麻、柴胡、陈皮、生姜、大枣。

【临床应用】用于体倦乏力，内脏下垂。

【注意事项】①感冒发热者不宜服用；②不宜同时吃不易消化食物。

#### 参苓白术散（丸、颗粒）

【药物组成】白扁豆、白术、茯苓、甘草、桔梗、莲子、人参、砂仁、山药、薏苡仁。

【临床应用】脾虚湿盛的大便溏泻，水肿，肢倦乏力。

【注意事项】①泄泻兼有大便不通畅、肛门有下坠感者忌服；②服本药时不宜同时服用藜芦、五灵脂、皂荚或其制剂；③不宜喝茶和吃萝卜，以免影响药效；④不宜和感冒类药同时服用。

#### 健儿消食口服液

【药物组成】黄芪、炒白术、陈皮、麦冬、黄芩、炒山楂、炒莱菔子。

【临床应用】小儿饮食不节损伤脾胃引起的纳呆食少，脘胀腹满，手足心热，自汗乏力，大便不调，厌食。

【注意事项】①本品性状改变时禁止使用；②对本品过敏者禁用；③患儿应少吃巧克力及带颜色的饮料和油腻厚味不易消化的食物。

#### 醒脾养儿颗粒

【药物组成】一点红、毛大丁草、山栀茶、蜘蛛香。

【临床应用】用于脾气虚所致的儿童厌食，腹泻便溏，烦躁盗汗，遗尿夜啼。

【注意事项】糖尿病患儿忌服。

### 2. 健脾和胃剂

#### 香砂六君丸

【药物组成】木香、砂仁、党参、白术（炒）、茯苓、炙甘草、陈皮、半夏（制）、生姜、大枣。

【临床应用】脾虚气滞所致消化不良，呕吐食少，脘腹胀痛，大便溏泄，气虚肿满，胃溃疡，胃炎，妊娠反应等。

【注意事项】饮食宜清淡，忌酒及辛辣、生冷、油腻食物。

#### 安胃疡胶囊

【药物组成】甘草、黄酮类化合物。

【临床应用】补中益气，解毒生肌。主治胃及十二指肠球部溃疡。对虚寒型和气滞型病人有较好的疗效，并可用于溃疡愈合后的维持治疗。

【注意事项】①忌食生冷及辛辣刺激食物；②忌喝烈性酒，酗酒；③与其他药物合用可能会发生药物相互作用。

3. 健脾养血剂

### 归脾丸（合剂）

【药物组成】党参、白术（炒）、黄芪（蜜炙）、甘草（蜜炙）、茯苓、远志（制）、酸枣仁（炒）、龙眼肉、当归、木香。

【临床应用】心脾两虚所致气短心悸，失眠多梦，头昏头晕，肢倦乏力，食欲不振，月经失调，过多或过少，便血。

【注意事项】①忌油腻食物；②宜饭前服用。

### 健脾生血颗粒（片）

【药物组成】党参、茯苓、白术（炒）、鸡内金（炒）、硫酸亚铁等。

【临床应用】健脾和胃，养血安神。用于小儿脾胃虚弱及心脾两虚型缺铁性贫血；成人气血两虚型缺铁性贫血。症见面色萎黄或无华，食少纳呆，腹胀脘闷，大便不调，烦躁多汗，倦怠乏力。

【注意事项】①服药期间，部分患儿可出现牙齿颜色变黑，停药后可逐渐消失；②可排黑便，因铁与肠内硫化氢结合生成黑色硫化铁，从而使大便变黑，病人勿须顾虑；③可见上腹疼痛、便秘；④少数患儿服药后，可见短暂性食欲下降、恶心、呕吐、轻度腹泻，多可自行缓解；⑤非缺铁性贫血（如地中海贫血）病人禁用；⑥忌茶，忌油腻食物；⑦感冒病人不宜服用；⑧勿与含鞣酸类药物合用。

4. 滋阴补肾剂

### 六味地黄丸

【药物组成】熟地黄、山茱萸（制）、牡丹皮、山药、茯苓、泽泻。

【临床应用】肾阴亏损所致头晕耳鸣，腰膝酸软，骨蒸潮热，盗汗遗精，消渴。

【注意事项】①忌辛辣食物；②感冒发热者不宜服用；③服药期间出现食欲缺乏、胃脘不适、大便稀、腹痛等症状时应去医院就诊；④服药两周后症状未改善应去医院就诊；⑤按照用法用量服用；⑥孕妇、小儿应在医师指导下服用；⑦对本品过敏者禁用，过敏体质者慎用；⑧本品性状发生改变时禁用；⑨请将本品放在儿童不能接触的地方。

5. 滋阴降火剂

### 知柏地黄丸

【药物组成】知母、熟地黄、黄柏、山茱萸（制）、山药、牡丹皮、茯苓、泽泻。

【临床应用】滋阴清热。用于阴虚火旺，潮热盗汗，口干咽痛，耳鸣遗精，小便短赤。

【注意事项】①孕妇慎服；②虚寒性病证者不适用，其表现为怕冷，手足凉，喜热饮；③不宜和感冒类药同时服用；④该药品宜空腹或饭前服用开水或淡盐水送服。

6. 滋肾养肝剂

### 杞菊地黄丸（胶囊、片）

【药物组成】枸杞子、菊花、熟地黄、酒萸肉、牡丹皮、山药、茯苓、泽泻。

【临床应用】滋肾养肝。用于肝肾阴亏，眩晕耳鸣，羞明畏光，迎风流泪，视物昏花。

【注意事项】忌不易消化食物；感冒发热者不宜服用。

### 生血宝合剂

【药物组成】制何首乌、女贞子、桑椹、黑旱莲、白芍、黄芪、狗脊。

【临床应用】滋补肝肾，益气生血。用于肝肾不足、气血两虚所致的神疲乏力，腰膝疲软，头晕耳鸣，心悸，气短，失眠，咽干，纳差食少；放、化疗所致的白细胞减少，缺铁性贫血见上述证候者。

【注意事项】①建议饭后服用；②过敏体质者慎用。

7. 温补肾阳剂

### 金匮肾气丸（片）

【药物组成】地黄、山药、山茱萸（酒炙）、茯苓、牡丹皮、泽泻、桂枝、附子（制）、牛膝（去头）、车前子（盐炙）。

【临床应用】温补肾阳，化气行水。用于肾虚水肿，腰膝酸软，小便不利，畏寒肢冷。

【注意事项】①孕妇忌服；②忌房欲、气恼；③忌食生冷物。

### 四神丸（片）

【药物组成】肉豆蔻（煨）、补骨脂（盐炒）、五味子（醋制）、吴茱萸（制）、大枣（去核）

【临床应用】温肾散寒，涩肠止泻。用于肾阳不足所致的泄泻，症见肠鸣腹胀，五更溏泻，食少不化，久泻不止，面黄肢冷。临床可治疗慢性腹泻，非特异性结肠炎，肠道易激综合征，糖尿病合并顽固性腹泻，虚寒便秘，五更泄泻，遗尿症，滑精等。

【注意事项】忌食生冷、油腻。

### 济生肾气丸

【药物组成】熟地黄、山茱萸（制）、牡丹皮、山药、茯苓、泽泻、肉桂、附子（制）、牛膝、车前子。

【临床应用】温肾化气，利水消肿。主治肾阳不足、水湿内停所致的肾虚水肿，腰膝痠重，小便不利，痰饮咳喘。用于慢性肾炎、肾功能不全、心源性水肿、内分泌失调、糖尿病、前列腺增生等病证。

【注意事项】①孕妇慎服；②不宜与感冒类药同时服用。

8. 气血双补剂

### 八珍丸（颗粒、胶囊）

【药物组成】党参、白术（炒）、茯苓、熟地黄、当归、白芍、川芎、甘草。

【临床应用】补气益血。用于气血两虚，面色萎黄，食欲不振，四肢乏力，月经过多。

【注意事项】①孕妇慎服；②感冒者慎用，以免表邪不解；③咳嗽痰多、脘腹胀痛、纳食不消、腹胀便溏者忌服；④有高血压、心脏病、肝病、糖尿病、肾病等慢性病严重者应在医师指导下服用。

9. 益气养阴剂

### 消渴丸

【药物组成】葛根、地黄、黄芪、天花粉、玉米须、南五味子、山药、格列本脲。

【临床应用】滋肾养阴，益气生津。主治气阴两虚所致的消渴病，症见多饮，多尿，多食，消瘦，体倦乏力，眠差、腰痛；2型糖尿病见上述证候者。

【注意事项】①孕妇、哺乳期妇女不宜服用；②年老、体弱者，若剂量偏大（对成年病人的一般剂量对年老、体弱者即可能过量），则可引起严重低血糖；③1型糖尿病病人，2型糖尿病病人伴有酮症酸中毒、昏迷、严重烧伤、感染、严重外伤和重大手术者禁用；④肝、肾功能不全者，对磺胺类药物过敏者，白细胞减少者禁用；⑤偶见药疹，罕见脱发；⑥偶见轻度恶心、呕吐等消化道反应。



**贞芪扶正颗粒（胶囊）**

【药物组成】黄芪、女贞子。

【临床应用】能提高人体免疫功能，保护骨髓和肾上腺皮质功能；用于各种疾病引起的虚损；配合手术、放射线、化学治疗，促进正常功能的恢复。主治肾上腺皮质功能减退症，艾迪生病等。

【注意事项】孕妇及过敏体质者慎用。

**参芪降糖颗粒（胶囊、片）**

【药物组成】人参（茎叶）皂苷、五味子、黄芪、山药、地黄、覆盆子、麦冬、茯苓、天花粉、泽泻、枸杞子。

【临床应用】益气养阴，滋脾补肾。主治消渴症，用于2型糖尿病。

【注意事项】有实热证者禁用，待实热证退后可以用。

10. 益气复脉剂

**参麦注射液**

【药物组成】红参、麦冬。

【临床应用】益气固脱，养阴生津，生脉。用于治疗气阴两虚型之休克、冠心病、病毒性心肌炎、慢性肺心病、粒细胞减少症。能提高肿瘤病人的免疫功能，与化疗药物合用时，有一定的增效作用，并能减少化疗药物所引起的毒副反应。

【注意事项】①本品不宜在同一容器中与其他药物混用；②本品是纯中药制剂，保存不当可能影响产品质量，所以使用前必须对光检查，发现药液出现浑浊、沉淀、变色、漏气等现象时不能使用；③对含皂苷类药物过敏的病人慎用；④禁止使用静脉注射的方法给药。

**生脉饮（颗粒、胶囊、注射液）**

【药物组成】红参、麦冬、五味子。

【临床应用】益气复脉，养阴生津。用于气阴两亏，心悸气短，脉微自汗。常用于治疗急性心肌梗死、心源性休克、心律失常等危重时期的救治，均有很好疗效，明显降低了死亡率。生脉饮治疗重型肺心症也具有良好的效果。治疗冠心病、慢性克山病、流行性出血热等。以生脉饮为基础方，加减或配以其他中药还用于治疗心绞痛、小儿顽固自汗症、中毒性心肌炎、神经官能症、小儿夏季热等。治疗脱水、虚脱和各类心源性休克，生脉饮口服液治疗心律不齐、心动过速、神经衰弱，以及气阴两伤型支气管炎、肺结核体虚久咳等。

【注意事项】①凡脾胃虚弱，呕吐泄泻，腹胀便溏、咳嗽痰多者慎用；②感冒患者不宜服用。

## （八）安神剂

**养心安神剂**

**天王补心丸（片）**

【药物组成】丹参、当归、石菖蒲、党参、茯苓、五味子、麦冬、天冬、地黄、玄参、远志

（制）、酸枣仁（炒）、柏子仁、桔梗、甘草、朱砂。

【临床应用】滋阴养血，补心安神。主治心阴不足，心悸健忘，失眠多梦，大便干燥。

【注意事项】①本品处方中含朱砂，不宜过量久服；②肝、肾功能不全者慎用；③服用前应除去蜡皮、塑料球壳；④本品可嚼服，也可分份吞服；⑤孕妇、哺乳期妇女、儿童禁用。

**柏子养心丸**

【药物组成】柏子仁、党参、炙黄芪、川芎、当归、茯苓、制远志、酸枣仁、肉桂、醋五味子、半夏曲、炙甘草、朱砂。

【临床应用】补气，养血，安神。主治心气虚寒，心悸易惊，失眠多梦，健忘。用于治疗绝经后高血压；治疗心慌胸闷。

【注意事项】①阴虚火旺或肝阳上亢者不宜服用；②孕妇慎用；③本品含朱砂，不可久服。

**枣仁安神颗粒（胶囊）**

【药物组成】酸枣仁（炒）、丹参、五味子（醋炙）。

【临床应用】补心安神。用于失眠，头晕，健忘。

【注意事项】①孕妇慎用；②由于消化不良所导致的睡眠差者忌用；③对本品过敏者禁用，过敏体质者慎用。

## （九）止血剂

### 1. 凉血止血剂

**槐角丸**

【药物组成】槐角（炒）、地榆（炭）、黄芩、枳壳（炒）、当归、防风。

【临床应用】清肠疏风，凉血止血。主治肠风便血，痔疮肿痛。

【注意事项】忌烟酒及辛辣、油腻、刺激性食物；保持大便通畅。

### 2. 散瘀止血剂

**三七胶囊（片）**

【药物组成】三七。

【临床应用】散瘀止血，消肿定痛。用于气虚血瘀的胸痹、胸胁刺痛、出血性病证及跌扑肿痛。

【注意事项】肝、肾功能异常者禁用。

## （十）祛瘀剂

### 1. 活血祛瘀剂

**血栓通注射液**

【药物组成】三七总皂苷、氯化钠。

【临床应用】活血祛瘀；扩张血管，改善血液循环。用于视网膜中央静脉阻塞，脑血管病后遗症，内眼病，眼前房出血等。

【注意事项】①大剂量使用时，需观察血压变化，低血压者慎用，不推荐本品与其他药物在同一容器内混合使用；②个别病人在使用中可能会出现局部皮肤轻度红肿，可采取冷敷患处，不必终止使用；③输注过快可致个别病人出现胸闷、恶心，调慢滴速即可缓解；④本品遇冷可能析出结晶，可置50～80℃热水中溶解，放冷至室温即可使用。

**注射用血栓通（冻干）**

【药物组成】三七总皂苷。

【临床应用】活血祛瘀，通脉活络。用于瘀血阻络，中风偏瘫，胸痹心痛及视网膜中央静脉阻塞症。

【注意事项】①人参和三七过敏者禁用；②对本品过敏者禁用；③出血性疾病急性期禁用。

**血塞通注射液、注射用血塞通（冻干）**

【药物组成】三七总皂苷。

【临床应用】活血祛瘀，通脉活络。用于中风偏瘫，瘀血阻络证；动脉粥样硬化性血栓性脑梗死、脑栓塞、视网膜中央静脉阻塞见瘀血阻络证者。

【注意事项】①出血性脑血管病急性期禁用；②人参、三七过敏者禁用；③孕妇慎用。

**丹参注射液**

【药物组成】丹参。

【临床应用】活血化瘀，通脉养心。用于冠心病胸闷、心绞痛。

【注意事项】①本品不宜在同一容器中与其他药物混用；②本品是纯中药制剂，保存不当可能影响产品质量，所以使用前必须对光检查，发现药液出现浑浊、沉淀、变色、漏气等现象时不能使用；③新生儿、婴幼儿、孕妇禁用。

**银杏叶胶囊（片、滴丸）**

【药物组成】银杏叶提取物。

【临床应用】活血化瘀通络。主治瘀血阻络所致的胸痹心痛，中风，半身不遂，舌强语謇；冠心病稳定型心绞痛、脑梗死见上述证候者。

【注意事项】孕妇及心力衰竭者慎用。

**银丹心脑通软胶囊**

【药物组成】银杏叶、丹参、灯盏细辛、绞股蓝、山楂、大蒜、三七、冰片。

【临床应用】活血化瘀，行气止痛，消食化滞。用于气滞血瘀引起的胸痹，症见胸痛，胸闷，气短，心悸等；冠心病心绞痛，高脂血症、脑动脉硬化、中风、中风后遗症见上述症状者。

【注意事项】尚不明确。

2. 益气活血剂

**麝香保心丸**

【药物组成】人工麝香、人参提取物、人工牛黄、肉桂、苏合香、蟾酥、冰片。

【临床应用】芳香温通，益气强心。用于气滞血瘀所致的胸痹，症见心前区疼痛、固定不移；心肌缺血所致的心绞痛、心肌梗死见上述证候者。

【注意事项】孕妇及对本品过敏者禁用。

**脑心通丸（胶囊、片）**

【药物组成】黄芪、赤芍、丹参、当归、川芎、桃仁、红花、乳香（制）、没药（制）、鸡血藤、牛膝、桂枝、桑枝、地龙、全蝎、水蛭。

【临床应用】益气活血，化瘀通络。用于气虚血滞、脉络瘀阻所致中风中经络，半身不遂，肢体麻木，口眼㖞斜，舌强语謇及胸痹心痛，胸闷，心悸，气短；脑梗死、冠心病心绞痛属上述证候者。

【注意事项】①孕妇禁用；②胃病病人饭后服用。

### 诺迪康胶囊

【药物组成】圣地红景天。

【临床应用】益气活血，通脉止痛。主治气虚血瘀所致胸痹，症见胸闷、刺痛或隐痛，心悸气短，神疲乏力，少气懒言，头晕目眩；冠心病心绞痛见上述证候者。

【注意事项】孕妇慎用；感冒发热者不宜服用。

### 血栓心脉宁胶囊

【药物组成】川芎、槐花、丹参、毛冬青、水蛭、人工麝香、人工牛黄、蟾酥、冰片、人参茎叶总皂苷。

【临床应用】益气活血，开窍止痛。用于气虚血瘀所致的中风、胸痹，症见头晕目眩，半身不遂，胸闷心痛，心悸气短；缺血性中风恢复期、冠心病心绞痛见上述证候者。

【注意事项】孕妇忌服；运动员慎用。

### 参松养心胶囊

【药物组成】人参、麦冬、山茱萸、丹参、酸枣仁（炒）、桑寄生、赤芍、土鳖虫、甘松、黄连、南五味子、龙骨。

【临床应用】益气养阴，活血通络，清心安神。用于治疗冠心病室性早搏属气阴两虚，心络瘀阻证，症见心悸不安，气短乏力，动则加剧，胸部闷痛，失眠多梦，盗汗，神倦懒言。

【注意事项】应注意配合原发性疾病的治疗。

### 益心舒颗粒（胶囊、片）

【药物组成】人参、黄芪、丹参、麦冬、五味子、川芎、山楂。

【临床应用】益气复脉，活血化瘀，养阴生津。用于气阴两虚，心悸脉结代，胸闷不舒、胸痛及冠心病心绞痛见有上述症状者。

【注意事项】尚不明确。

### 冠心苏合丸（胶囊、软胶囊）

【药物组成】苏合香、冰片、乳香（制）、檀香、土木香。

【临床应用】理气，宽胸，止痛。主治寒凝气滞、心脉不通所致的胸痹，症见胸闷，心前区疼痛；冠心病心绞痛见上述证候者。

【注意事项】孕妇禁用。

### 地奥心血康胶囊

【药物组成】黄山药或穿龙薯蓣根茎的提取物。

【临床应用】活血化瘀，行气止痛，扩张冠脉血管，改善心肌缺血。用于预防和治疗冠心病、心绞痛以及瘀血内阻之胸痹、眩晕、气短、心悸、胸闷或痛症。

【注意事项】极少数病例空腹服用有胃肠道不适。

3. 化瘀通脉剂

**通心络胶囊**

【药物组成】人参、水蛭、全蝎、赤芍、蝉蜕、土鳖虫、蜈蚣、檀香、降香、乳香（制）、酸枣仁（炒）、冰片。

【临床应用】益气活血，通络止痛。主治冠心病心绞痛属心气虚乏，血瘀络阻证，症见胸部憋闷，刺痛，绞痛，固定不移，心悸自汗，气短乏力，舌质紫黯或有瘀斑，脉细涩或结代。亦用于气虚血瘀络阻型中风，症见半身不遂或偏身麻木，口舌㖞斜，言语不利。

【注意事项】①出血性疾病，孕妇及妇女经期及阴虚火旺型中风禁用；②服药后胃部不适者宜改为饭后服用。

**灯盏花素片**

【药物组成】灯盏花素。

【临床应用】活血化瘀，通络止痛。用于中风后遗症、冠心病、心绞痛。

【注意事项】①孕妇忌服；②不宜用于脑出血急性期或有出血倾向者。

**脑安颗粒（胶囊、片、滴丸）**

【药物组成】川芎、当归、红花、人参、冰片。

【临床应用】活血化瘀，益气通络。用于脑血栓形成急性期、恢复期气虚血瘀证候者，症见急性起病，半身不遂，口舌㖞斜，舌强语謇，偏深麻木，气短乏力，口角流涎，手足肿胀舌黯或有瘀斑，苔薄白等。

【注意事项】出血性脑卒中慎用。

**脉血康胶囊**

【药物组成】水蛭。

【临床应用】破血，逐瘀，通脉止痛。用于癥瘕痞块，血瘀经闭，跌打损伤。

【注意事项】孕妇禁用。

4. 理气活血剂

**血府逐瘀丸（口服液、胶囊）**

【药物组成】当归、赤芍、桃仁、红花、川芎、地黄、牛膝、枳壳（麸炒）、桔梗、柴胡、甘草。

【临床应用】活血祛瘀，行气止痛。主治瘀血内阻之头痛或胸痛，内热瞀闷，失眠多梦，心悸怔忡，急躁善怒。本品主要用于头痛、眩晕、脑损伤后遗症、冠心病、心绞痛等。

【注意事项】①忌食辛冷；②孕妇忌服。

**复方丹参片（胶囊、颗粒、滴丸）**

【药物组成】丹参、三七、冰片。

【临床应用】活血化瘀，理气止痛。主治气滞血瘀所致的胸痹，症见胸闷，心前区刺痛；冠心病心绞痛见上述证候者。

【注意事项】①对本品过敏者禁用；②孕妇慎用。

**速效救心丸**

【药物组成】川芎、冰片。

【临床应用】行气活血，祛瘀止痛，增加冠脉血流量，缓解心绞痛。用于气滞血瘀型冠心病、心绞痛。

【注意事项】①孕妇禁用；②寒凝血瘀、阴虚血瘀、胸痹心痛不宜单用。

**心可舒胶囊（片）**

【药物组成】山楂、丹参、葛根、三七、木香。

【临床应用】活血化瘀，行气止痛。用于气滞血瘀型冠心病引起的胸闷、心绞痛、高血压、头晕、头痛、颈项疼痛及心律失常、高血脂等症。

【注意事项】对本品过敏者禁用。

5. 滋阴活血剂

**脉络宁注射液**

【药物组成】牛膝、玄参、石斛、金银花。

【临床应用】清热养阴，活血化瘀。用于血栓闭塞性脉管炎、动脉硬化性闭塞症、脑血栓形成及后遗症、静脉血栓形成等病。

【注意事项】①孕妇、有过敏史或过敏体质者禁用；②静脉滴注时，初始速度应缓慢，观察15～20分钟，并注意巡视。

6. 祛瘀解毒剂

**平消胶囊（片）**

【药物组成】郁金、马钱子粉、仙鹤草、五灵脂、白矾、硝石、干漆（制）、枳壳（麸炒）。

【临床应用】活血化瘀，散结消肿，解毒止痛。用于毒瘀内结所致的肿瘤病人具有缓解症状、缩小瘤体、提高机体免疫力、延长病人生存时间的作用。

【注意事项】①可与手术治疗、放疗、化疗同时进行；②孕妇禁用；③用药过程中饮食宜清淡，忌食辛辣刺激之品；④本品不可过量服用；⑤运动员慎用。

### （十一）理气剂

1. 疏肝解郁剂

**逍遥丸（颗粒）**

【药物组成】柴胡、当归、白芍、炒白术、茯苓、炙甘草、薄荷、生姜。

【临床应用】疏肝健脾，养血调经。用于肝郁脾虚所致的郁闷不舒，胸胁胀痛，头晕目眩，食欲减退，月经不调。

【注意事项】①忌生冷及油腻难消化的食物；②服药期间要保持情绪乐观，切忌生气恼怒。

**丹栀逍遥丸**

【药物组成】牡丹皮、栀子（炒焦）、柴胡（酒制）、白芍（酒炒）、当归、白术（土炒）、茯苓、薄荷、炙甘草。

【临床应用】舒肝解郁，清热调经。用于肝郁化火，胸胁胀痛，烦闷急躁，颊赤口干，食欲不振或有潮热，以及妇女月经先期，经行不畅，乳房与少腹胀痛。

【注意事项】①少吃生冷及油腻难消化的食品；②服药期间要保持情绪乐观，切忌生气恼怒；

③孕妇慎用；④对本品过敏者禁用，过敏体质者慎用。

**护肝片（颗粒、胶囊）**

【药物组成】柴胡、茵陈、板蓝根、五味子、猪胆粉、绿豆。

【临床应用】疏肝理气，健脾消食。具有降低氨基转移酶作用。用于慢性肝炎及早期肝硬化等。

【注意事项】尚不明确。

2. 疏肝和胃剂

**气滞胃痛颗粒（片）**

【药物组成】柴胡、延胡索（炙）、枳壳、香附（炙）、白芍、炙甘草。

【临床应用】疏肝理气，和胃止痛。用于肝郁气滞，胸痞胀满，胃脘疼痛。

【注意事项】①饮食宜清淡，忌酒及辛辣、生冷、油腻食物；②忌愤怒、忧郁，保持心情舒畅；③孕妇慎用；④胃痛严重者，应及时去医院就诊；⑤对该药品过敏者禁用，过敏体质者慎用。

**胃苏颗粒**

【药物组成】紫苏梗、香附、陈皮、香橼、佛手、枳壳、槟榔、鸡内金（制）。

【临床应用】理气消胀，和胃止痛。主治气滞型胃脘痛，症见胃脘胀痛，窜及两胁，得嗳气或矢气则舒，情绪郁怒则加重，胸闷食少，排便不畅及慢性胃炎见上述证候者。

【注意事项】①孕妇忌服；②忌生冷油腻；③对本品过敏者禁用，过敏体质者慎用。

**元胡止痛片（胶囊、颗粒、滴丸）**

【药物组成】延胡索（醋炙）、白芷。

【临床应用】理气，活血，止痛。主气滞血瘀所致的胃痛，胁痛，头痛及痛经。

【注意事项】①饮食宜清淡，忌酒及辛辣、生冷、油腻食物；②忌愤怒、忧郁、保持心情舒畅。

**三九胃泰颗粒**

【药物组成】三叉苦、黄芩、九里香、两面针、木香、茯苓、白芍、地黄。

【临床应用】清热燥湿，行气活血，柔肝止痛，消炎止痛，理气健胃。上腹隐痛，饱胀，反酸，恶心，呕吐，纳减，心口嘈杂。

【注意事项】①忌食辛辣刺激性食物；②忌情绪激动或生闷气。

**加味左金丸**

【药物组成】黄连（姜炙）、吴茱萸（甘草炙）、黄芩、柴胡、木香、香附（醋炙）、郁金、白芍、青皮（醋炙）、枳壳（去瓤麸炒）、陈皮、延胡索（醋炙）、当归、甘草。

【临床应用】平肝降逆，疏郁止痛。用于肝郁化火、肝胃不和引起的胸脘痞闷、急躁易怒、嗳气吞酸、胃痛少食。

【注意事项】①忌气怒；②忌食辛辣食物。

（十二）消导剂

**保和丸（颗粒、片）**

【药物组成】山楂（焦）、茯苓、半夏（制）、六神曲（炒）、莱菔子（炒）、陈皮、麦芽（炒）、连翘。

【临床应用】消食，导滞，和胃。用于食积停滞，脘腹胀满，嗳腐吞酸，不欲饮食。

【注意事项】孕妇忌服。

**六味安消散（胶囊）**

【药物组成】藏木香、大黄、山柰、北寒水石（煅）、诃子、碱花。

【临床应用】和胃健脾，消积导滞，活血止痛。用于脾胃不和、积滞内停所致的胃痛胀满，消化不良，便秘，痛经。

【注意事项】孕妇忌服。

**小儿化食丸（口服液）**

【药物组成】六神曲（炒焦）、焦山楂、焦麦芽、焦槟榔、醋莪术、三棱（制）、牵牛子（炒焦）、大黄。

【临床应用】消食化滞，泻火通便。用于食滞化热所致的积滞，症见厌食、烦躁、恶心呕吐、口渴、脘腹胀满、大便干燥。

【注意事项】①忌食辛辣油腻；②服用前应除去蜡皮、塑料球壳；③本品可嚼服，也可分份吞服。

（十三）治风剂

1. 疏散外风剂

**川芎茶调丸（散、颗粒、片）**

【药物组成】川芎、荆芥、薄荷、白芷、羌活、细辛、防风、甘草。

【临床应用】疏风止痛。用于外感风邪所致的头痛，或有恶寒、发热、鼻塞。

【注意事项】孕妇慎用。

2. 平肝息风剂

**松龄血脉康胶囊**

【药物组成】鲜松叶、葛根、珍珠层粉。

【临床应用】平肝潜阳，镇心安神。用于肝阳上亢所致的头痛、眩晕、急躁易怒、心悸、失眠；高血压病及原发性高脂血症见上述证候者。

【注意事项】尚不明确。

**丹珍头痛胶囊**

【药物组成】高原丹参、夏枯草、熟地黄、珍珠母、鸡血藤、川芎、当归、白芍、菊花、蒺藜、钩藤、细辛。

【临床应用】平肝息风，散瘀通络，解痉止痛。用于肝阳上亢，瘀血阻络所致的头痛，背痛颈酸，烦躁易怒。

【注意事项】肾脏病患者、孕妇、新生儿禁用。

3. 祛风化瘀剂

**正天丸（胶囊）**

【药物组成】钩藤、白芍、川芎、当归、地黄、白芷、防风、羌活、桃仁、红花、细辛、独活、麻黄、附片、鸡血藤。

【临床应用】疏风活血，养血平肝，通络止痛。用于外感风邪，瘀血阻络，血虚失养，肝阳上亢引起的偏头痛，紧张性头痛，神经性头痛，颈椎病引起的头痛，经前头痛。

【注意事项】①用药期间注意血压监测；②孕妇慎用；③宜饭后服；④有心脏病史，用药期间注意监测心律情况。

4．养血祛风剂

**养血清脑丸**

【药物组成】当归、川芎、白芍、熟地黄、钩藤、鸡血藤、夏枯草、决明子、珍珠母、延胡索、细辛。

【临床应用】养血平肝，活血通络。用于血虚肝旺所致头痛，眩晕眼花，心烦易怒，失眠多梦。

【注意事项】本品有平缓的降压作用，低血压者慎用；孕妇忌服。

**消银颗粒（片）**

【药物组成】地黄、牡丹皮、赤芍、当归、苦参、金银花、玄参、牛蒡子、蝉蜕、白鲜皮、大青叶、红花、防风。

【临床应用】清热凉血，养血润燥，祛风止痒。用于血热风燥型白疕和血虚风噪型白疕。症见皮疹为点滴状，基底鲜红色，表面覆有银白色鳞屑，或皮疹表面附有较厚的银白色鳞屑，较干燥，基底淡红色瘙痒较甚等。用于银屑病：症见皮疹基底鲜红，或上覆白色鳞屑，瘙痒，反复发作。对湿疹、荨麻疹、扁平疣等皮肤病也有显著疗效。

【注意事项】①脾虚腹泻者、妇女经期月经量多者慎用；②偶见致丙氨酸氨基转移酶（ALT）升高，诱发急性白血病，男性性功能障碍；③长期服用消银片有引起光感性皮炎报道；④孕妇、对本品及其成分过敏者禁用。

**润燥止痒胶囊**

【药物组成】生何首乌、生地黄、桑叶、苦参、红活麻、制何首乌。

【临床应用】养血滋阴，祛风止痒，润肠通便。用于血虚风燥所致的皮肤瘙痒；热毒蕴肤所致的痤疮肿痛，热结便秘。

【注意事项】①忌烟酒、辛辣、油腻及腥发食物；②用药期间不宜同时服用温热性药物；③患处不宜用热水洗烫；④孕妇慎用；⑤因糖尿病、肾病、肝病、肿瘤等疾病引起的皮肤瘙痒，不属本品适应范围；⑥切忌用手挤压患处，如有多处结节、囊肿、脓疱等应去医院就诊。

5．祛风通络剂

**华佗再造丸**

【药物组成】川芎、吴茱萸、冰片、马钱子粉等。

【临床应用】活血化瘀，化痰通络，行气止痛。用于痰瘀阻络之中风恢复期和后遗症，症见半身不遂、拘挛麻木、口眼㖞斜、言语不清。

【注意事项】①孕妇忌服；②服药期间若有燥热感，可用白菊花蜜糖水送服，或减半服用，必要时暂时停用1~2日。

**小活络丸**

【药物组成】胆南星、制川乌、制草乌、地龙、乳香（制）、没药（制）。

【临床应用】祛风除湿，活络通痹。用于风寒湿痹，肢体疼痛，麻木拘挛。

【注意事项】尚不明确。

### 复方风湿宁胶囊（片）

【药物组成】两面针、七叶莲、宽筋藤、过岗龙、威灵仙、鸡骨香。

【临床应用】祛风除湿，活血散瘀，舒筋止痛。用于风湿痹痛。

【注意事项】①忌与酸味食物同服；②孕妇慎用。

## （十四）祛湿剂

1. 散寒除湿剂

### 风湿骨痛胶囊（片）

【药物组成】制川乌、制草乌、红花、木瓜、乌梅、麻黄、甘草。

【临床应用】温经散寒，通络止痛。适用于寒湿闭阻经络所致的痹病，症见腰脊疼痛，四肢关节冷痛；风湿性关节炎见上述证候者。

【注意事项】①本品含毒性药，不可多服；②孕妇忌服；③运动员慎用。

### 追风透骨丸

【药物组成】制川乌、白芷、制草乌、香附（制）、甘草、白术（炒）、没药（制）、麻黄、川芎、乳香（制）、秦艽、地龙、当归、茯苓、赤小豆、羌活、天麻、赤芍、细辛、防风、天南星（制）、桂枝、甘松。

【临床应用】祛风除湿，通经活络，散寒止痛。用于风寒湿痹，肢节疼痛，肢体麻木。

【注意事项】①本品含毒性药，不可多服，不宜久服；②属风热痹者及孕妇忌服。

2. 消肿利水剂

### 五苓散（胶囊、片）

【药物组成】猪苓、茯苓、白术、泽泻、肉桂。

【临床应用】利水渗湿，温阳化气。主治膀胱气化不利之蓄水证。小便不利，头痛微热，烦渴欲饮，甚则水入即吐；或脐下动悸，吐涎沫而头目眩晕；或短气而咳；或水肿、泄泻。急慢性肾炎、水肿、肝硬化腹水、心源性水肿、急性肠炎、尿潴留、脑积水等属水湿内停者。

【注意事项】①入汤剂不宜久煎；②湿热者忌用，且本方不宜常服。

### 肾炎康复片

【药物组成】西洋参、人参、地黄、杜仲（炒）、山药、白花蛇舌草、黑豆、土茯苓、益母草、丹参、泽泻、白茅根、桔梗。

【临床应用】益气养阴，补肾健脾，清解余毒。主治慢性肾小球肾炎，属于气阴两虚，脾肾不足，毒热未清者，表现为神疲乏力、腰酸腿软、面浮肢肿、头晕耳鸣、蛋白尿、血尿等症。

【注意事项】服药期间忌辛、辣、肥、甘等刺激性食物，禁房事。

### 尿毒清颗粒

【药物组成】大黄、黄芪、桑白皮、苦参、白术、茯苓、白芍、制何首乌、丹参、车前草。

【临床应用】通腑降浊，健脾利湿，活血化瘀。用于慢性肾衰竭，氮质血症期和尿毒症早期，中医辨证属脾虚湿浊证和脾虚血瘀证者。

【注意事项】①应在医生指导下按主治证候用药，按时按量服用；②根据肾衰竭程度，采用相应的肾衰竭饮食，忌豆类食品；③服药后大便呈半糊状为正常现象，如呈水样需减量使用；④本品可与对肾功能无损害的抗生素，化学药降压、利尿、抗酸、降尿酸药并用；⑤忌与氧化淀粉等化学吸附剂合用。

3. 清热通淋剂

**癃清片（胶囊）**

【药物组成】泽泻、车前子、败酱草、金银花、牡丹皮、白花蛇舌草、赤芍、仙鹤草、黄连、黄柏。

【临床应用】清热解毒，凉血通淋。用于下焦湿热所致的热淋，症见尿频、尿急、尿痛、腰痛、小腹坠胀；亦用于慢性前列腺炎湿热蕴结兼瘀血证，症见小便频急，尿后余沥不尽，尿道灼热，会阴少腹腰骶部疼痛或不适等。

【注意事项】①淋证属于肝郁气滞或脾肾两虚，膀胱气化不行者不宜使用；②肝郁气滞，脾虚气陷，肾阳衰惫，肾阴亏耗所致癃闭不宜使用；③体虚胃寒者不宜服用；④服药期间饮食宜清淡，忌烟酒及辛辣油腻食物，以免助湿生热。

**三金片**

【药物组成】金樱根、菝葜、羊开口、金沙藤、积雪草。

【临床应用】清热解毒，利湿通淋，益肾。下焦湿热所致的热淋，小便短赤，淋沥涩痛，尿急频数；急、慢性肾盂肾炎，膀胱炎，尿路感染见上述证候者；慢性非细菌性前列腺炎肾虚湿热下注证。

【注意事项】①忌烟、酒及辛辣食物；②不宜在服药期间同时服用滋补性中药；③孕妇禁用。

4. 化瘀通淋剂

**癃闭舒胶囊**

【药物组成】补骨脂、益母草、金钱草、海金沙、琥珀、山慈菇。

【临床应用】益肾活血，清热通淋。主治肾气不足，湿热瘀阻所致的癃闭，症见腰膝酸软，尿频，尿急，尿痛，尿线细，伴小腹拘急疼痛；前列腺增生症见上述证候者。

【注意事项】尚不明确。

5. 扶正祛湿剂

**尪痹颗粒（胶囊、片）**

【药物组成】地黄、熟地黄、续断、附子（制）、独活、骨碎补、桂枝、淫羊藿、防风、威灵仙、皂角刺、羊骨、白芍、狗脊（制）、知母、伸筋草、红花。

【临床应用】补肝肾，强筋骨，祛风湿，通经络。用于久痹体虚，关节疼痛，局部肿大，僵硬畸形，屈伸不利及类风湿关节炎见有上述证候者。

【注意事项】孕妇慎用。

**风湿液**

【药物组成】羌活、独活、防风、秦艽、当归、白芍、白术、鹿角胶、鳖甲胶、牛膝、川芎、木瓜、寄生、红花、甘草、红曲米。

【临床应用】补养肝肾，养血通络，祛风除湿。用于肝肾血亏、风寒湿痹引起的关节疼痛，四肢麻木。

【注意事项】①忌寒凉及油腻食物；②本品宜饭后服用；③不宜在服药期间同时服用其他泻火及滋补性中药；④热痹者不适用，主要表现为关节肿痛如灼、痛处发热，疼痛窜痛无定处，口干唇燥；⑤儿童、孕妇、月经期妇女禁用；⑥对乙醇及本品过敏者禁用，过敏体质者慎用。

6. 益肾通淋剂

**普乐安胶囊（片）**

【药物组成】油菜花粉。

【临床应用】补肾固本。主治肾气不固，腰膝酸软，尿后余沥或失禁及慢性前列腺炎、前列腺增生具上述证候者。

【注意事项】对本品过敏者禁用，过敏体质者慎用。

### （十五）调脂剂

**血脂康胶囊**

【药物组成】红曲。

【临床应用】除湿祛痰，活血化瘀，健脾消食。用于脾虚痰瘀阻滞症的气短、乏力、头晕、头痛、胸闷、腹胀、食少纳呆等；高脂血症；也可用于由高脂血症及动脉粥样硬化引起的心脑血管疾病的辅助治疗。

【注意事项】活动性肝炎或无法解释的血清氨基转移酶升高者禁用。

### （十六）固涩剂

**缩泉丸（胶囊）**

【药物组成】山药、益智仁（盐炒）、乌药。

【临床应用】补肾缩尿。主治肾虚所致的小便频数，夜间遗尿、遗精等症。

【注意事项】①忌辛辣、生冷、油腻食物；②感冒发热者不宜服用；③本品宜饭前服用。

## 二、外科常用中成药

本类中成药主要具有清热解毒、活血消肿、软坚散结、化瘀生肌等作用，适用于热毒所致的疮疡丹毒、红肿热痛及痰湿所致的瘰疬、瘿瘤、痔疮等。

### （一）清热剂

1. 清热利湿剂

**消炎利胆片（颗粒、胶囊）**

【药物组成】穿心莲、溪黄草、苦木。

【临床应用】清热，祛湿，利胆。用于肝胆湿热所致的胁痛、口苦；急性胆囊炎、胆管炎见上述证候者。

【注意事项】服药期间忌烟、酒及油腻、厚味食物。

2. 清热解毒剂

**季德胜蛇药片**

【药物组成】重楼、干蟾皮、蜈蚣、地锦草等药味。

【临床应用】清热解毒，消肿止痛。用于毒蛇、毒虫咬伤。

【注意事项】①孕妇忌用；②脾胃虚寒者慎用；③肝、肾功能不全者慎用；④本品不可过服久服；⑤若用药后出现皮肤过敏反应需及时停用；⑥忌食辛辣、油腻食物。



**连翘败毒丸（膏、片）**

【药物组成】金银花、连翘、蒲公英、紫花地丁、大黄、栀子、黄芩、白鲜皮、木通、防风、白芷、蝉蜕、天花粉、玄参、浙贝母、桔梗、赤芍、甘草。

【临床应用】清热解毒，消肿止痛。主治热毒蕴结肌肤所致的疮疡，症见局部红肿热痛、未溃疡者。

【注意事项】①孕妇禁用；②疮疡属阴证者慎用；③肝功能不良者须在医生指导下使用；④忌食辛辣、油腻食物及海鲜等发物。

**如意金黄散**

【药物组成】黄柏、大黄、姜黄、白芷、天花粉、陈皮、厚朴、苍术、生天南星、甘草。

【临床应用】清热解毒，消肿止痛。主治热毒瘀滞肌肤所致疮疡肿痛、丹毒流注，症见肌肤红、肿、热、痛，亦可用于跌打损伤。

【注意事项】①外用药不可内服；②疮疡阴证者禁用；③孕妇慎用；④皮肤过敏者慎用；⑤忌食辛辣、油腻食物及海鲜等发物。

**地榆槐角丸**

【药物组成】地榆炭、蜜槐角、炒槐花、黄芩、大黄、当归、地黄、赤芍、红花、防风、荆芥穗、麸炒枳壳。

【临床应用】疏风凉血，泻热润燥。主治脏腑实热、大肠火盛所致的肠风便血，痔疮肛瘘，湿热便秘，肛门肿痛。

【注意事项】①孕妇禁用；②脾胃虚寒者慎用；③忌食辛辣、油腻食物及海鲜等发物。

3. 通淋消石剂

**排石颗粒**

【药物组成】连钱草、车前子（盐水炒）、木通、徐长卿、石韦、瞿麦、忍冬藤、滑石、苘麻子、甘草。

【临床应用】清热利水，通淋排石。用于下焦湿热所致的石淋，症见腰腹疼痛，排尿不畅或伴有血尿；泌尿系统结石见上述证候者。

【注意事项】尚不明确。

4. 清热消肿剂

**马应龙麝香痔疮膏**

【药物组成】人工麝香、人工牛黄、珍珠、煅炉甘石、硼砂、冰片、琥珀。

【临床应用】清热燥湿，活血消肿，祛腐生肌。主治湿热瘀阻所致的各类痔疮，肛裂，症见大便出血，或疼痛、有下坠感；亦用于肛周湿疹。

【注意事项】①不可内服；②孕妇慎用或遵医嘱；③用药后如出现皮肤过敏反应或月经不调者需及时停用；④忌食辛辣、油腻食物及海鲜等发物。

5. 软坚散结剂

**内消瘰疬丸**

【药物组成】夏枯草、玄参、大青盐、海藻、浙贝母、薄荷、天花粉、蛤壳（煅）、白蔹、连翘、熟大黄、甘草、地黄、桔梗、枳壳、当归、玄明粉。

【临床应用】化痰，软坚，散结。主治痰湿凝滞所致的瘰疬，症见皮下结块、不热不痛。

【注意事项】①疮疡属阳证者禁用；②孕妇慎用；③忌食辛辣、油腻食物及海鲜等发物。

### （二）温经理气活血剂

散结消肿剂

**小金丸（片）**

【药物组成】人工麝香、木鳖子（去壳去油）、制草乌、枫香脂、醋乳香、醋没药、五灵脂（醋炒）、当归（酒炒）、地龙、香墨。

【临床应用】散结消肿，化瘀止痛。主治痰气凝滞所致的瘰疬、瘿瘤、乳岩、乳癖，症见肌肤或肌肤下肿块一处或数处，推之能动，或骨及骨关节肿大，皮色不变，肿硬作痛。

【注意事项】①孕妇、哺乳期妇女禁用；②疮疡阳证者禁用，脾胃虚弱者慎用；③不宜长期使用；④肝、肾功能不全者慎用；⑤忌食辛辣、油腻及海鲜等发物。

### （三）活血化瘀剂

1. 化瘀通脉剂

**脉管复康片（胶囊）**

【药物组成】丹参、鸡血藤、郁金、乳香、没药。

【临床应用】活血化瘀，通经活络。用于瘀血阻滞、脉管不通引起的脉管炎，硬皮病，动脉硬化性下肢血管闭塞症。

【注意事项】尚不明确。

2. 消肿活血剂

**京万红软膏**

【药物组成】黄连、黄芩、黄柏、苦参、胡黄连、栀子、大黄、地榆、槐米、白蔹、紫草、地黄、赤芍、半边莲、金银花、桃仁、红花、当归、川芎、血竭、木鳖子、土鳖虫、乳香、没药、木瓜、白芷、苍术、罂粟壳、五倍子、乌梅、棕榈、血余炭、冰片。

【临床应用】清热解毒，凉血化瘀，消肿止痛，去腐生肌。主治水、火、电灼烫伤，疮疡肿痛，皮肤损伤，创面溃烂。

【注意事项】①烧、烫伤感染者禁用；②孕妇慎用；③若用药后出现皮肤过敏反应需及时停用；④不可内服，不可久服；⑤用药期间忌食辛辣、海鲜食物。

## 三、妇科常用中成药

本类中成药主要具有活血破瘀、疏肝理气、温经散寒、滋阴益气等作用，适用于瘀血内停、肝郁气滞、气血两虚及寒凝血瘀所致的月经不调，崩漏，绝经前后诸病，亦治产后恶露不尽等证。

## （一）理血剂

### 1. 活血化瘀剂

#### 益母草膏（颗粒、胶囊、片）

【药物组成】益母草。

【临床应用】活血调经。用于血瘀所致的月经不调，产后恶露不绝，症见月经量少，淋漓不净，产后出血时间过长；产后子宫复旧不全见上述证候者。

【注意事项】孕妇禁用。

#### 少腹逐瘀丸

【药物组成】当归、蒲黄、五灵脂（醋炙）、赤芍、延胡索（醋炙）、没药（炒）、川芎、肉桂、炮姜、小茴香（盐炒）。

【临床应用】温经活血，散寒止痛。用于寒凝血瘀所致的月经后期、痛经、产后腹痛，症见行经后错，经行小腹冷痛，经血紫暗，有血块，产后小腹疼痛喜热、拒按。

【注意事项】①孕妇忌服；②湿热或阴虚有热者慎用；③治产后腹痛、硬，排除胚胎或胎盘组织残留。

### 2. 化瘀止血剂

#### 茜芷胶囊

【药物组成】川牛膝、三七、茜草、白芷。

【临床应用】活血止血，祛瘀生新，消肿止痛。用于气滞血瘀所致子宫出血过多，时间延长，淋漓不止，小腹疼痛；药物流产后子宫出血量多见上述证候者。

【注意事项】大出血者注意综合治疗。

### 3. 收敛止血剂

#### 葆宫止血颗粒

【药物组成】牡蛎（煅）、白芍、侧柏叶（炒炭）、地黄、金樱子、柴胡（醋炙）、三七、仙鹤草、椿皮、大青叶。

【临床应用】固经止血，滋阴清热。用于冲任不固、阴虚血热所致月经过多，经期延长，症见月经量多或经期延长，经色深红、质稠，或有小血块，腰膝酸软，咽干口燥，潮热心烦，舌红少津，苔少或无苔，脉细数，功能性子宫出血及上环后子宫出血见上述证候者。

【注意事项】①孕妇禁用；②服用本品的妇女不应哺乳；③心律失常、正接受化疗的肿瘤病人、机械性肠梗阻者禁用。

### 4. 养血舒肝剂

#### 妇科十味片

【药物组成】香附（醋炙）、当归、熟地黄、川芎、延胡索（醋炙）、白术、赤芍、白芍、红枣、甘草、碳酸钙。

【临床应用】养血舒肝，调经止痛。用于血虚肝郁所致月经不调、痛经、月经前后诸证，症见行经后错，经水量少、有血块，行经小腹疼痛，血块排出痛减，经前双乳胀痛，烦躁，食欲不振。

【注意事项】①气血两虚之月经不调者慎用；②服药期间慎食辛辣刺激食物。

## （二）清热剂

### 1. 清热除湿剂

#### 妇科千金片（胶囊）

【药物组成】千斤拔、金樱根、穿心莲、功劳木、单面针、当归、鸡血藤、党参。

【临床应用】清热除湿，益气化瘀。用于湿热瘀阻所致的带下病、腹痛，症见带下量多，色黄质稠，臭秽，小腹疼痛，腰骶酸痛，神疲乏力；慢性盆腔炎、子宫内膜炎、慢性宫颈炎见上述证候者。

【注意事项】①气滞血瘀、寒凝血瘀证者慎用；②孕妇慎用；③饮食宜清淡，忌辛辣食物；④糖尿病病人慎用。

#### 花红片（颗粒、胶囊）

【药物组成】一点红、白花蛇舌草、地桃花、白背叶根、桃金娘根、菥蓂、鸡血藤。

【临床应用】清热解毒，燥湿止带，祛瘀止痛。用于湿热瘀滞所致带下病、月经不调，症见带下量多，色黄质稠，小腹隐痛，腰骶酸痛，经行腹痛；慢性盆腔炎、附件炎、子宫内膜炎见上述证候者。

【注意事项】①孕妇禁用；②气血虚弱所致腹痛、带下者慎用；③忌食生冷、厚味及辛辣食物。

#### 宫炎平片

【药物组成】地稔、两面针、当归、五指毛桃、柘木。

【临床应用】清热利湿，祛瘀止痛，收敛止带。用于湿热瘀阻所致的小腹隐痛、带下病，症见小腹隐痛，经色紫暗、有块，带下色黄质稠；慢性盆腔炎见上述证候者。

【注意事项】血虚失荣腹痛者、寒湿带下者慎用。

### 2. 清热解毒剂

#### 妇炎消胶囊

【药物组成】酢浆草、败酱草、天花粉、大黄、牡丹皮、苍术、乌药。

【临床应用】清热解毒，行气化瘀，除湿止带。用于妇女生殖系统炎症，痛经带下。

【注意事项】①带下清稀者不宜选用；②脾虚便溏者慎用；③忌食辛辣、生冷、油腻食物。

#### 金刚藤糖浆

【药物组成】金刚藤。

【临床应用】清热解毒，消肿散结。用于附件炎和附件炎性包块及妇科多种炎症。

【注意事项】尚不明确。

### 3. 行气破瘀剂

#### 保妇康栓

【药物组成】莪术油、冰片。

【临床应用】行气破瘀，生肌止痛。用于湿热瘀滞所致的带下病，症见带下量多、色黄、时有阴部瘙痒；真菌性阴道炎、老年性阴道炎、宫颈糜烂见上述证候者。

【注意事项】孕妇禁用。带下属脾肾阳虚者慎用。月经前至经净3天内停用。用药期间，饮食宜清淡，忌食辛辣食物。

## （三）扶正剂

### 1. 养血理气剂

#### 艾附暖宫丸

【药物组成】当归、地黄、白芍（酒炒）、川芎、炙黄芪、艾叶（炭）、制吴茱萸、肉桂、续断、醋香附。

【临床应用】理气养血，暖宫调经。用于血虚气滞、下焦虚寒所致的月经不调、痛经，症见行经后错、经量少、有血块、小腹疼痛、经行小腹冷痛喜热、腰膝痠痛。

【注意事项】①孕妇禁用；②热证、实热证者慎用；③服药期间忌食寒凉食物。

### 2. 益气养血剂

#### 乌鸡白凤丸（胶囊、片）

【药物组成】乌鸡（去毛、爪、肠）、鹿角胶、当归、白芍、熟地黄、人参、黄芪、香附（醋制）、丹参、桑螵蛸、鹿角霜、牡蛎（煅）、鳖甲（制）、天冬、甘草、地黄、川芎、银柴胡、山药、芡实（炒）。

【临床应用】补气养血，调经止带。用于气血两虚，身体瘦弱，腰膝酸软，月经量少、后错，带下。

【注意事项】①月经不调或崩漏属血热实证者慎用；②服药后出血不减或带量仍多者请医生诊治；③服药期间慎食辛辣。

#### 八珍益母丸（胶囊）

【药物组成】酒白芍、白术、川芎、当归、党参、茯苓、甘草、熟地黄、益母草。

【临床应用】益气养血，活血调经。用于气血两虚兼有血瘀所致的月经不调，症见月经周期错后、行经量少、淋漓不净、精神不振、肢体乏力。

【注意事项】①孕妇、月经过多者禁用；②湿热所致的月经不调者慎用。

### 3. 滋阴安神剂

#### 更年安片（胶囊）

【药物组成】地黄、泽泻、麦冬、熟地黄、玄参、茯苓、仙茅、磁石、牡丹皮、珍珠母、五味子、首乌藤、制何首乌、浮小麦、钩藤。

【临床应用】滋阴清热，除烦安神。用于肾阴虚所致的绝经前后诸证，症见烘热汗出，眩晕耳鸣，手足心热，烦躁不安；更年期综合征见上述证候者。

【注意事项】①孕妇禁用；②脾肾阳虚及糖尿病病人慎用；③服药期间，应忌辛辣食物。

#### 坤泰胶囊

【药物组成】熟地黄、黄连、白芍、黄芩、阿胶、茯苓。

【临床应用】滋阴清热，安神除烦。用于绝经期前后诸证。阴虚火旺者，症见潮热面红，自汗盗汗，心烦不宁，失眠多梦，头晕耳鸣，腰膝酸软，手足心热；妇女卵巢功能衰退更年期综合征见上述证候者。

【注意事项】①阴虚体质者忌用；②偶见服药后腹胀，胃痛，可改为饭后服药或停药处理。

## （四）散结剂

### 1. 消肿散结剂

#### 乳癖消颗粒（胶囊、片）

【药物组成】鹿角、蒲公英、昆布、鸡血藤、三七、海藻、玄参、天花粉、红花等十五味药药物组成。

【临床应用】软坚散结，活血消痰，清热解毒。用于乳癖结块，乳痈初起；乳腺囊性增生病及乳腺炎前期。

【注意事项】孕妇慎用。

### 2. 活血化瘀剂

#### 桂枝茯苓丸（胶囊）

【药物组成】桂枝、桃仁、牡丹皮、赤芍或白芍、茯苓。

【临床应用】活血，化瘀，消癥。主治妇人宿有癥块，或血瘀经闭，行经腹痛，产后恶露不尽等。

【注意事项】①孕妇慎用；②素有癥瘕，妊娠后漏下不止，胎动不安者需遵医嘱，以免误用伤胎；③经期及经后3天禁用；④服药期间，忌食生冷、肥腻、辛辣食物；⑤桂枝茯苓胶囊与桂枝茯苓丸两药略有区别：桂枝茯苓胶囊吸收较快，桂枝茯苓丸具长效缓释作用；桂枝茯苓丸的副作用较小；成分略有不同，桂枝茯苓胶囊组方中为桂枝、茯苓、牡丹皮、桃仁、白芍，桂枝茯苓丸中为桂枝、茯苓、牡丹皮、桃仁、赤芍。白芍的作用主要是缓急止痛，养血敛阴，平肝息阳，赤芍的作用主要是凉血活血。总的来说，二者功能作用基本相同，对卵巢囊肿、子宫肌瘤均有很好的治疗效果。

#### 乳块消颗粒（胶囊、片）

【药物组成】橘叶、丹参、皂角刺、王不留行、川楝子、地龙。

【临床应用】疏肝理气，活血化瘀，消散乳块。用于肝气郁结，气滞血瘀。乳腺增生，乳房胀痛。

【注意事项】①孕妇忌服；②当药品性状发生改变时禁止服用；③将此药品放在儿童不能接触的地方。

#### 宫瘤清胶囊

【药物组成】熟大黄、土鳖虫、水蛭、桃仁、蒲黄、黄芩、枳实、牡蛎、地黄、白芍、甘草。

【临床应用】活血逐瘀，消癥破积。主治瘀血内停所致的妇女癥瘕，症见小腹胀痛，经色紫暗有块，经行不爽；子宫肌瘤见上述证候者。

【注意事项】①孕妇禁用；②体弱、阴虚、出血量多者慎用；③经期或经后3天禁用；④ 服药期间忌食生冷油腻、辛辣食品。

## 四、眼科常用中成药

本类中成药主要具有清热散风明目、滋阴养肝明目、益气养阴明目等作用，适用于风热上攻，外感风热，以及肝肾亏虚、气阴两虚等引发的眼科疾病。

### （一）清热剂

#### 1. 清热散风剂

**明目上清片（丸）**

【药物组成】菊花、连翘、黄芩、黄连、薄荷脑、荆芥油、蝉蜕、蒺藜、栀子、熟大黄、石膏、天花粉、麦冬、玄参、赤芍、当归、车前子、枳壳、陈皮、桔梗、甘草。

【临床应用】清热散风，明目止痛。用于外感风热所致的暴发火眼，红肿作痛，头晕目眩，眼边刺痒，大便燥结，小便赤黄。

【注意事项】①孕妇慎用；②脾胃虚寒者忌用；③服药期间忌食辛辣燥热、油腻黏滞之物。

**明目蒺藜丸**

【药物组成】黄连、川芎、白芷、蒺藜（盐水炙）、地黄、荆芥、旋覆花、菊花、薄荷、蔓荆子（微炒）、黄柏、连翘、密蒙花、防风、赤芍、栀子（姜水炙）、当归、甘草、决明子（炒）、黄芩、蝉蜕、石决明、木贼。

【临床应用】清热散风，明目退翳。用于上焦火盛引起的暴发火眼，云蒙障翳，羞明多眵，眼边赤烂，红肿痛痒，迎风流泪。

【注意事项】①阴虚火旺及年老体弱者慎用；②服药期间忌食辛辣、肥甘厚味之品，禁吸烟饮酒。

#### 2. 泻火明目剂

**黄连羊肝丸**

【药物组成】黄连、胡黄连、黄芩、黄柏、龙胆、柴胡、青皮（醋炒）、木贼、密蒙花、茺蔚子、决明子（炒）、石决明（煅）、夜明沙、鲜羊肝。

【临床应用】泻火明目。用于肝火旺盛，症见目赤肿痛，视物昏暗，羞明流泪，胬肉攀睛。

【注意事项】①本品苦寒，故阴虚火旺、体弱年迈及脾胃虚寒者慎用，不可过量或持久服用；②服药期间忌食辛辣肥甘之物。

**珍珠明目滴眼液**

【药物组成】珍珠、冰片。

【临床应用】清热泻火，养肝明目，用于视力疲劳症和慢性结膜炎。

【注意事项】①药物滴入有沙涩磨痛、流泪频频者停用；②用药后有眼痒、眼睑皮肤潮红、结膜水肿者停用，并到医院就诊；③用药1周后症状未减退者应到医院就诊；④对本品过敏者禁用；⑤过敏体质者慎用。

### （二）扶正剂

#### 1. 滋阴养肝剂

**明目地黄丸**

【药物组成】熟地黄、山茱萸（制）、牡丹皮、山药、茯苓、泽泻、枸杞子、菊花、当归、白芍、蒺藜、石决明（煅）。

【临床应用】滋肾，养肝，明目。用于肝肾阴虚，目涩畏光，视物模糊，迎风流泪。

【注意事项】①肝经风热，肝胆湿热，肝火上扰，以及脾胃虚弱、运化失调者慎用；②服药期间，不宜食油腻肥甘、辛辣燥热之物。

**障眼明片（胶囊）**

【药物组成】白芍、车前子、川芎、党参、甘草、葛根、枸杞子、黄柏、黄精、黄芪、菊花、决明子、蔓荆子、密蒙花、青葙子、肉苁蓉、蕤仁、山茱萸、升麻、石菖蒲、熟地黄、菟丝子。

【临床应用】补益肝肾，退翳明目。用于肝肾不足所致的干涩不舒，单眼复视，腰膝痠软，或轻度视力下降；早、中期老年性白内障见上述证候者。

【注意事项】①脾胃虚寒者慎用；②治疗过程中不宜食用辛辣烧烤、黏腻肥甘食物；③遇外感发热时应停用本药。

#### 2. 益气养阴剂

**复方血栓通胶囊（片）**

【药物组成】三七、黄芪、丹参、玄参。

【临床应用】活血化瘀，益气养阴。用于血瘀兼气阴两虚证的视网膜静脉阻塞，症见视力下降或视觉异常，眼底瘀血征象，神疲乏力，咽干，口干；以及用于血瘀兼气阴两虚的稳定性劳累型心绞痛，症见胸闷、胸痛、心悸、心慌、气短、乏力、心烦、口干等。

【注意事项】①孕妇及痰瘀阻络、气滞血瘀者慎用；②用药期间，不宜食用辛辣厚味、肥甘滋腻食物。

## 五、耳鼻喉科常用中成药

### （一）耳病

#### 滋肾平肝剂

**耳聋左慈丸**

【药物组成】熟地黄、山茱萸（制）、山药、泽泻、茯苓、牡丹皮、竹叶柴胡、磁石（煅）。

【临床应用】滋肾平肝。主治肝肾阴虚所致的耳鸣耳聋、头晕目眩。

【注意事项】①痰瘀阻滞者慎用；②服药期间，注意饮食调理，忌食或少食辛辣刺激及油腻之物。

**通窍耳聋丸**

【药物组成】柴胡、龙胆、芦荟、熟大黄、黄芩、青黛、天南星（矾炙）、木香、青皮（醋炙）、陈皮、当归、栀子（姜炙）。

【临床应用】清肝泻火，通窍润便。用于肝经热盛，头目眩晕，耳聋蝉鸣，耳底肿痛，目赤口苦，胸膈满闷，大便燥结。

【注意事项】①本品清肝泻火，通窍润便，为治疗肝经热盛所致耳聋、耳疖的中成药，阴虚火旺、脾胃虚寒者忌用；②方中含有泻下药及苦寒泄降之品，有碍胎气，孕妇慎用；③本药苦寒，易伤正气，体弱年迈及脾胃虚寒者慎服；④ 服药期间饮食宜清淡，忌食辛辣油腻之品，以免助热生湿；⑤服用本品期间，应注意保持耳道卫生；⑥疖肿局部可配合外用药涂敷患处。

（二）鼻病

1. 宣肺通窍剂

**鼻炎康片**

【药物组成】广藿香、苍耳子、鹅不食草、麻黄、野菊花、当归、黄芩、猪胆粉、薄荷油、马来酸氯苯那敏。

【临床应用】清热解毒，宣肺通窍，消肿止痛。用于风邪蕴肺所致的急、慢性鼻炎，过敏性鼻炎。

【注意事项】①过敏性鼻炎属虚寒症者慎用；②肺脾气虚或气滞血瘀者慎用；③运动员慎用；④服药期间，戒烟酒，忌辛辣食物；⑤所含苍耳子有小毒，故不宜过量或持久服用；⑥含马来酸氯苯那敏，易引起嗜睡，服药期间不得驾驶车、船，不得从事高空作业、机械作业及操作精密仪器等；⑦对$H_1$受体有阻断作用，故膀胱颈梗阻、甲状腺功能亢进、青光眼、高血压和前列腺肥大者慎用；⑧ 孕妇及哺乳期妇女慎用。

2. 清热通窍剂

**藿胆丸（片、滴丸）**

【药物组成】广藿香叶、猪胆粉。

【临床应用】芳香化浊，清热通窍。用于湿浊内蕴、胆经郁火所致的鼻塞，流清涕或浊涕，前额头痛。

【注意事项】①忌烟酒、辛辣、腥膻食物；②不宜在服药期间同时服用滋补性中药；③对本品过敏者禁用；④过敏体质者慎用。

3. 疏风清热剂

**辛夷鼻炎丸**

【药物组成】辛夷、薄荷、紫苏叶、甘草、广藿香、苍耳子、鹅不食草、板蓝根、山白芷、防风、鱼腥草、菊花、三叉苦。

【临床应用】祛风，清热，解毒。用于鼻炎。

【注意事项】①忌辛辣、鱼腥食物；②用药后如感觉唇部麻木者应停药。

**香菊胶囊（片）**

【药物组成】化香树果序（除去种子）、黄芪、夏枯草、野菊花、防风、辛夷、白芷、甘草、川芎。

【临床应用】辛散祛风，清热通窍。用于急、慢性鼻炎等。

【注意事项】①忌辛辣、鱼腥食物；②孕妇慎用。

4. 扶正解表剂

### 辛芩颗粒

【药物组成】细辛、黄芩、苍耳子、白芷、荆芥、防风、石菖蒲、白术、桂枝、黄芪。

【临床应用】益气固表，祛风通窍。用于肺气不足、风邪外袭所致的鼻痒，喷嚏，流清涕，易感冒；过敏性鼻炎见上述证候者。

【注意事项】①偶有胃部轻微不适，对症处理后，多可继续服用；②如与其他药物同时使用可能会发生药物相互作用。

（三）咽喉口腔病

1. 化痰利咽剂

### 黄氏响声丸

【药物组成】薄荷、浙贝母、连翘、蝉蜕、胖大海、酒大黄、川芎、儿茶、桔梗、诃子、甘草、薄荷脑。

【临床应用】疏风清热，化痰散结，利咽开音。用于风热外束、痰热内盛所致的急、慢性喉瘖，症见声音嘶哑，咽喉肿痛，咽干灼热，咽中有痰或寒热头痛或便秘尿赤；急、慢性喉炎及声带小结、声带息肉初起。

【注意事项】①禁食辛辣物，孕妇慎用；②凡声嘶、咽痛，兼见恶寒发热、鼻流清涕等外感风寒者慎用；③不宜在服药期间同时服用温补性中成药；④胃寒便溏者慎用；⑤声哑、咽喉痛同时伴有其他症状，如心悸、胸闷、咳嗽气喘、痰中带血等，应及时去医院就诊；⑥对本品过敏者禁用，过敏体质者慎用。

### 清咽滴丸

【药物组成】薄荷脑、青黛、冰片、诃子、甘草、人工牛黄。

【临床应用】疏风清热，解毒利咽。用于风热喉痹，咽痛，咽干，口渴；或微恶风，发热，咽部红肿，急性咽炎见上述证候者。

【注意事项】①忌辛辣、鱼腥食物；②孕妇慎用；③不宜在服药期间同时服用温补性中成药；④对本品过敏者禁用，过敏体质者慎用。

2. 滋阴清热剂

### 口炎清颗粒

【药物组成】天冬、麦冬、玄参、山银花、甘草。

【临床应用】滋阴清热，解毒消肿。阴虚火旺所致的口腔炎症。

【注意事项】①脾虚便溏者慎服，湿热内蕴、食积内停者忌服；②服药期间，忌食辛辣、酸甜、油腻之物。

### 玄麦甘桔颗粒（胶囊）

【药物组成】玄参、麦冬、桔梗、甘草。

【临床应用】清热滋阴，祛痰利咽。用于阴虚火旺，虚火上浮，口鼻干燥，咽喉肿痛。

【注意事项】①喉痹、乳蛾属风热者慎用；②脾虚便溏者慎用；③服药期间，忌食辛辣、油腻、鱼腥之物，戒烟酒；④儿童用药应遵医嘱。

3. 清热凉血剂

**口腔溃疡散**

【药物组成】青黛、白矾、冰片。

【临床应用】清热，消肿，止痛。用于火热内蕴所致的口舌生疮、黏膜破溃、红肿灼痛；复发性口疮、急性口炎见上述证候者。

【注意事项】①本品不可内服；②对本品过敏者禁用；③过敏体质者慎用。

4. 清热解毒剂

**冰硼散**

【药物组成】冰片、硼砂（煅）、朱砂、玄明粉。

【临床应用】清热解毒，消肿止痛。用于热毒蕴结所致的咽喉疼痛，牙龈肿痛，口舌生疮。

【注意事项】①孕妇及哺乳期妇女禁用；②虚火上炎慎用；③服药期间，忌食油腻食物，戒烟忌饮酒；④因含朱砂（硫化汞），故不宜长期大剂量使用，以免引起汞的蓄积而中毒。

## 六、骨伤科常用中成药

1. 接骨续筋剂

**接骨七厘散（丸、片）**

【药物组成】自然铜（煅）、土鳖虫、骨碎补（烫）、乳香（炒）、没药（炒）、大黄（酒炒）、血竭、当归、硼砂。

【临床应用】活血化瘀，接骨续筋。主治跌打损伤，闪腰岔气，骨折筋伤，瘀血肿痛。

【注意事项】①孕妇禁用；②骨折、脱臼者应先复位后再用本品治疗；③脾胃虚弱者慎用。

**伤科接骨片**

【药物组成】红花、土鳖虫、朱砂、马钱子粉、炙没药、三七、海星、炙鸡骨、冰片、煅自然铜、炙乳香、甜瓜子。

【临床应用】活血化瘀，消肿止痛，舒筋壮骨。用于跌打损伤，闪腰岔气，伤筋动骨，瘀血肿痛，损伤红肿等症。对骨折患者需经复位后配合使用。

【注意事项】①本品不可随意增加服量，增加时，需遵医嘱；②孕妇忌服；③10岁以下儿童禁服。

2. 活血化瘀剂

**云南白药胶囊（膏、酊、气雾剂）**

【药物组成】三七、重楼等。

【临床应用】化瘀止血，活血止痛，解毒消肿。主治跌打损伤，瘀血肿痛，吐血，咯血，痔血，崩漏下血，疮疡肿毒及软组织挫伤，闭合性骨折，支气管扩张及肺结核咯血，溃疡病出血，以及皮肤感染性疾病。

【注意事项】①孕妇忌用；②妇女月经期及哺乳期慎用；③运动员慎用；④ 过敏体质及有用药过敏史的病人应慎用；⑤服药一日内，忌食蚕豆、鱼类及酸冷食物；⑥外用前务必清洁创面；⑦用药后若出现过敏反应，应立即停用，视症状轻重给予抗过敏治疗，若外用可先清除药物。

**活血止痛散（胶囊）**

【药物组成】土鳖虫、煅自然铜、当归、三七、乳香（制）、冰片。

【临床应用】活血散瘀，消肿止痛。主治跌打损伤，瘀血肿痛。

【注意事项】①孕妇禁用；②宜在饭后半小时服用；③脾胃虚弱者慎用；④不宜大剂量使用；⑤妇女月经期及哺乳期慎用；⑥服药期间忌生冷、油腻食物。

**七厘散**

【药物组成】血竭、乳香（制）、没药（制）、红花、儿茶、冰片、人工麝香、朱砂。

【临床应用】化瘀消肿，止痛止血。主治跌打损伤，血瘀疼痛，外伤出血。

【注意事项】①孕妇禁用；②骨折、脱臼者宜手法先复位后，再用本品治疗；③不宜过量或长期服用；④饭后服用可减轻肠胃反应；⑤皮肤过敏者不宜使用。

**消痛贴膏**

【药物组成】独一味、棘豆、姜黄、花椒、炙水牛角、水柏枝。

【临床应用】活血化瘀，消肿止痛。用于急慢性扭挫伤，跌打瘀痛，骨质增生，风湿及类风湿疼痛，落枕，肩周炎，腰肌劳损和陈旧性伤痛。

【注意事项】①孕妇慎用；②开放性创伤忌用；③若出现过敏反应，应立即停用，并在医师指导下处理。

3. 活血通络剂

**颈舒颗粒**

【药物组成】三七、当归、川芎、红花、天麻、肉桂、人工牛黄。

【临床应用】活血化瘀，温经通窍止痛。适用于神经根型颈椎病瘀血阻络证，症见颈肩部僵硬、疼痛，患侧上肢窜痛等。

【注意事项】①孕妇禁用；②忌生冷、油腻食物；③过敏体质者慎用。

**颈复康颗粒**

【药物组成】羌活、川芎、葛根、秦艽、威灵仙、苍术、丹参、白芍、地龙（酒制）、红花、乳香（制）、黄芪、地黄、石决明、花蕊石（煅）、黄柏、王不留行（炒）、桃仁（去皮）、没药（制）、土鳖虫（酒制）。

【临床应用】活血通络，散风止痛。用于风湿瘀阻所致的颈椎病，症见头晕，颈项僵硬，肩背酸痛，手臂麻木。

【注意事项】①忌生冷、油腻食物；②消化道溃疡、肾性高血压病人慎服；③如有感冒、发热、鼻咽痛等病人，应暂停服用；④对本品过敏者禁用，过敏体质者慎用。

**腰痹通胶囊**

【药物组成】三七、川芎、延胡索、白芍、牛膝、狗脊、熟大黄、独活。

【临床应用】活血化瘀，祛风除湿，行气止痛。用于血瘀气滞，脉络闭阻所致腰痛，症见腰腿疼痛，痛有定处，痛处拒按，轻者俯仰不便，重者剧痛不能转侧，腰椎间盘突出症见上述证候者。

【注意事项】①孕妇忌服；②消化性溃疡者慎服或遵医嘱。

4. 祛风活络剂

### 舒筋活血丸（片）

【药物组成】鸡血藤、红花、泽兰叶、伸筋草、自然铜（煅）、络石藤、狗脊（制）、香加皮、槲寄生、香附（制）。

【临床应用】舒筋活络，活血散瘀。主治筋骨疼痛，肢体拘挛，腰背酸痛，跌打损伤。

【注意事项】①孕妇忌服；②妇女月经期慎服；③运动员慎用；④因所用的香加皮含强心苷而有毒，故不宜过量或持久服，禁与强心苷类西药同用。

### 狗皮膏

【药物组成】生川乌、生草乌、羌活、独活、青风藤、香加皮、防风、铁丝威灵仙、苍术、蛇床子、麻黄、高良姜、小茴香、官桂、当归、赤芍、木瓜、苏木、大黄、油松节、续断、川芎、白芷、乳香、没药、冰片、樟脑、丁香、肉桂。

【临床应用】祛风散寒，活血止痛。用于风寒湿邪、气血瘀滞所致的痹病，症见四肢麻木，腰腿疼痛，筋脉拘挛，或跌打损伤，闪腰岔气，局部肿痛；或寒湿瘀滞所致的脘腹冷痛，行经腹痛，寒湿带下，积聚痞块。

【注意事项】①该药为外用药；②皮肤破溃或感染处禁用；③用药期间忌食生冷、油腻食物；④该药品含盐酸苯海拉明，哺乳期妇女慎用；⑤经期妇女慎用；⑥儿童、年老体弱者应在医师指导下使用；⑦孕妇忌贴腰部和腹部；⑧该药不宜长期或大面积使用，用药后皮肤过敏如出现瘙痒、皮疹等现象时，应停止使用；⑨对该药品过敏者禁用，过敏体质者慎用；⑩用药三天症状无缓解，应去医院就诊。

### 骨痛灵酊

【药物组成】雪上一枝蒿、干姜、龙血竭、乳香、没药、冰片。

【临床应用】温经散寒，祛风活血，通络止痛。适用于腰、颈椎骨质增生，骨性关节病，肩周炎，风湿性关节炎。

【注意事项】①孕妇禁用；②本品为外用药，禁止内服；③忌食生冷、油腻食物；④切勿接触眼睛、口腔等黏膜处；⑤皮肤破溃处禁用；⑥用药时注意防止烫伤，用药后3小时内不得吹风，不接触冷水；⑦对本品过敏者禁用，过敏体质者慎用。

### 通络祛痛膏

【药物组成】当归、川芎、红花、山柰、花椒、胡椒、丁香、肉桂、荜茇、干姜、大黄、樟脑、冰片、薄荷脑。

【临床应用】活血通络，散寒除湿，消肿止痛，用于腰部、膝部骨性关节炎属瘀血停滞，寒湿阻络证，症见关节刺痛或钝痛，关节僵硬，屈伸不利，畏寒肢冷。

【注意事项】①皮肤破损处忌用；②孕妇慎用；③每次贴敷不宜超过12小时，防止贴敷处发生过敏。对橡胶膏剂过敏者慎用。

### 复方南星止痛膏

【药物组成】生天南星、生川乌、丁香、肉桂、白芷、细辛、川芎、徐长卿、乳香（制）、没药（制）、樟脑、冰片。

【临床应用】散寒除湿，活血止痛。用于寒湿瘀阻所致的关节疼痛，肿胀，活动不利，遇寒加重。

【注意事项】①皮肤病者、孕妇禁用；②经期及哺乳期妇女慎用；③本品为外用药，禁止内服；④忌食生冷、油腻食物，皮肤破溃或感染处禁用；⑤有出血倾向者慎用；⑥本品含有毒成分，不宜长期或大面积使用，用药后皮肤过敏（皮肤瘙痒明显）者应及时自行揭除，停止使用，症状严重者应去医院就诊。

5. 补肾壮骨剂

**仙灵骨葆胶囊**

【药物组成】淫羊藿、续断、丹参、知母、补骨脂、地黄。

【临床应用】滋补肝肾，活血通络，强筋壮骨。用于骨质疏松和骨质疏松症，骨折，骨关节炎，骨无菌性坏死等。

【注意事项】重症感冒期间不宜服用。

# 第二节　常用中药饮片速查

## 一、解表药

凡以发散表邪、治疗表证为主的药物，称解表药。

1. 发散风寒药　见表15-1。

表15-1　发散风寒药

| 药名 | 性味，归经 | 功效 | 临床应用 | 主要化学成分 |
|---|---|---|---|---|
| 麻黄 | 辛，微苦，温。归肺、膀胱经 | 发汗解表，宣肺平喘，利水消肿 | 风寒感冒，咳嗽气喘，风水水肿 | 麻黄碱；少量伪麻黄碱、挥发油、黄酮类化合物、麻黄多糖等 |
| 桂枝 | 辛，甘，温。归心、肺、膀胱经 | 发汗解肌，温通经脉，助阳化气 | 风寒感冒，寒凝血滞诸痛证，痰饮、蓄水证，心悸 | 桂枝皮醛、挥发油等 |
| 紫苏 | 辛，温。归肺、脾 | 解表散寒，行气宽中 | 风寒感冒，脾胃气滞，胸闷呕吐 | 紫苏醛、挥发油、左旋柠檬烯、极少量$\alpha$-蒎烯等 |
| 生姜 | 辛，温。归肺、脾、胃经 | 解表散寒，温中止呕，温肺止咳 | 风寒感冒，脾胃寒证，胃寒呕吐，肺寒咳 | 挥发油，油中主要为姜醇、$\alpha$-姜烯、$\beta$-水芹烯、柠檬醛、芳香醇、甲基庚烯酮、壬醛、$\alpha$-龙脑，尚含辣味成分姜辣素 |
| 香薷 | 辛，微温。归肺、脾、胃经 | 发汗解表，化湿和中，利水消肿 | 风寒感冒，水肿脚气 | 挥发油，油中主要有香荆芥酚、百里香酚等成分；另含甾醇、黄酮苷等 |
| 荆芥 | 辛，微温。归肺、肝经 | 祛风解表，透疹消疮，止血 | 外感表证，麻疹不透，风疹瘙痒，疮疡初起兼有表证，吐衄下血 | 挥发油，其主要成分为右旋薄荷酮、消旋薄荷酮、胡椒酮及少量右旋柠檬烯。另含荆芥苷、荆芥酮、黄酮类化合物等 |
| 防风 | 辛甘，微温。归膀胱、肝、脾经 | 祛风解表，胜湿止痛，止痉 | 外感表证，风疹瘙痒；风湿痹痛，破伤风证 | 挥发油、甘露醇、$\beta$-谷甾醇、苦味苷、酚类、多糖类及有机酸等 |
| 羌活 | 辛，苦，温。归膀胱、肾经 | 解表散寒，祛风胜湿，止痛 | 风寒感冒，风寒湿痹 | 挥发油、$\beta$-谷甾醇、香豆素类化合物、酚类化合物、胡萝卜苷、欧芹属素乙、有机酸及生物碱等 |

续表

| 药名 | 性味、归经 | 功效 | 临床应用 | 主要化学成分 |
|---|---|---|---|---|
| 白芷 | 辛，温。归肺、胃、大肠经 | 解表散寒，祛风止痛，通鼻窍，燥湿止带，消肿排脓 | 风寒感冒，头痛、牙痛、痹痛等多种疼痛证，鼻渊、带下证、疮痈肿毒 | 挥发油、欧前胡素、白当归素等多种香豆素类化合物，另含白芷毒素、花椒毒素、甾醇、硬脂酸等 |
| 细辛 | 辛，温。有小毒。归肺、肾、心经 | 解表散寒，祛风止痛，通窍，温肺化饮 | 风寒感冒，头痛，牙痛，风湿痹痛，鼻渊，肺寒咳喘 | 甲基丁香油酚、细辛醚等多种挥发油、*N*-异丁基十二碳四烯胺、消旋去甲乌药碱、甾醇等 |
| 藁本 | 辛，温。归膀胱经 | 祛风散寒，除湿止痛 | 风寒感冒，巅顶疼痛；风寒湿痹 | 挥发油，3-丁基苯酞，蛇床酞内酯 |
| 苍耳子 | 辛，苦，温。有毒。归肺经 | 发散风寒，通鼻窍，祛风湿，止痛 | 风寒感冒，鼻渊，风湿痹痛 | 苍耳子苷、脂肪油、生物碱、苍耳醇、蛋白质、维生素C等 |
| 辛夷 | 辛，温。归肺、胃经 | 发散风寒，通鼻窍 | 风寒感冒，鼻塞，鼻渊 | 望春花：望春花素、$\alpha$-菠烯、桉叶素等挥发油与生物碱、木脂素。玉兰：柠檬醛、丁香油酚、桉叶素等挥发油、生物碱。武当玉兰：挥发油、柳叶木兰碱、武当玉兰碱等 |
| 葱白 | 辛，温。归肺、胃经 | 发汗解表，散寒通阳 | 风寒感冒，阴盛格阳 | 蒜素，二烯丙基硫醚等挥发油，苹果酸，维生素$B_1$、维生素$B_2$、维生素C、维生素A，铁质等 |
| 鹅不食草 | 辛，温。归肺、肝经 | 发散风寒，通鼻窍，止咳，解毒 | 风寒感冒；鼻塞不通；寒痰咳喘；疮痈肿毒 | 蒲公英甾醇等三萜类成分、$\beta$-固甾醇、豆甾醇、挥发油、黄酮类、氨基酸、有机酸等 |
| 胡荽 | 辛，温。归肺、胃经 | 发表透疹，开胃消食 | 麻疹不透；饮食不消，纳食不佳 | 挥发油、苹果酸钾、维生素C、正癸醛、芳樟醇等 |
| 柽柳 | 辛，平。归肺、胃、心经 | 发表透疹，祛风除湿 | 麻疹不透，风疹瘙痒；风湿痹痛 | 挥发油、芸香苷、槲皮苷、有机酸、树脂、胡萝卜苷等 |

2. **发散风热药**　见表15-2。

表15-2　发散风热药

| 药名 | 性味，归经 | 功效 | 临床应用 | 主要化学成分 |
|---|---|---|---|---|
| 薄荷 | 辛，凉。归肺、肝经 | 疏散风热，清利头目，利咽透疹，疏肝行气 | 风热感冒，温病初起；风热头痛，目赤多泪，咽喉肿痛；麻疹不透，风疹瘙痒；肝郁气滞，胸闷胁痛 | 薄荷醇、薄荷酮、异薄荷酮、薄荷脑、薄荷酯类等多种挥发油。另含异端叶灵、薄荷糖苷及多种游离氨基酸等 |
| 牛蒡子 | 辛，苦，寒。归肺、胃经 | 疏散风热，宣肺祛痰，利咽透疹，解毒消肿 | 风热感冒，温病初起；麻疹不透，风疹瘙痒；痈肿疮毒，丹毒，痄腮，喉痹 | 牛蒡子苷，拉帕酚，维生素A、维生素$B_1$，生物碱等 |
| 蝉蜕 | 甘，寒。归肺、肝经 | 疏散风热，利咽开音，透疹，明目退翳，息风止痉 | 风热感冒，温病初起，咽痛喑哑；麻疹不透，风疹瘙痒；目赤翳障；急慢惊风，破伤风证 | 大量甲壳质，并含异黄质蝶呤、赤蝶呤、蛋白质、氨基酸、有机酸、酚类化合物等 |
| 桑叶 | 甘，苦，寒。归肺、肝经 | 疏散风热，清肺润燥，平抑肝阳，清肝明目 | 风热感冒，温病初起；肺热咳嗽，燥热咳嗽；肝阳上亢；目赤昏花 | 脱皮固醇、芸香苷、桑苷、槲皮素、异槲皮素、东莨菪素、东莨菪苷等 |

续表

| 药名 | 性味，归经 | 功效 | 临床应用 | 主要化学成分 |
| --- | --- | --- | --- | --- |
| 菊花 | 辛，甘、苦，微寒。归肺、肝经 | 疏散风热，平抑肝阳，清肝明目，清热解毒 | 风热感冒，温病初起；肝阳上亢，肝风实证；目赤昏花；疮痈肿毒 | 龙脑、樟脑、菊油环酮、菊苷、腺嘌呤、胆碱、黄酮、水苏碱、刺槐素、维生素A、维生素$B_1$、维生素E及氨基酸等 |
| 蔓荆子 | 辛，苦，微寒。归膀胱、肝、胃经 | 疏散风热，清利头目 | 风热感冒，头昏头痛；目赤肿痛，耳鸣耳聋 | 挥发油，主要成分为莰烯、蒎烯，并含蔓荆子黄素、脂肪油、生物碱和维生素A等 |
| 柴胡 | 苦，辛，微寒。归肝、胆经 | 解表退热，疏肝解郁，升举阳气 | 表证发热及少阳证；肝郁气滞；气虚下陷，脏器脱垂 | 柴胡根含$\alpha$-菠菜甾醇、春福寿草醇及柴胡皂苷a、柴胡皂苷c、柴胡皂苷d，另含挥发油等 |
| 升麻 | 辛，微甘，微寒。归肺、脾、胃、大肠经 | 解表透疹，清热解毒，升举阳气 | 外感表证；麻疹不透；齿痛口疮，咽喉肿痛，温毒发斑；气虚下陷，脏器脱垂，崩漏下血 | 升麻：升麻碱、水杨酸、咖啡酸、阿魏酸等；兴安升麻：升麻苦味素、升麻醇、升麻醇木糖、异阿魏酸、齿阿米素、齿阿米醇、升麻素、皂苷等 |
| 葛根 | 甘，辛，凉。归脾、胃经 | 解肌退热，透疹，生津止渴，升阳止泻 | 表证发热，项背强痛；麻疹不透；热病口渴，消渴证；热泄热痢，脾虚泄泻 | 黄酮类（主含大豆苷、大豆苷元、葛根素等），大豆素-4，7-二葡萄糖苷，葛根素-7-木糖苷，葛根醇，葛根藤素及异黄酮苷和淀粉 |
| 淡豆豉 | 苦，辛，凉。归肺、胃经 | 解表，除烦，宣发郁热 | 外感表证；热病烦闷 | 脂肪、蛋白质和酶类 |
| 浮萍 | 辛，寒。归肺、膀胱经 | 发汗解表，透疹止痒，利尿消肿 | 风热感冒；麻疹不透；风疹瘙痒；水肿尿少 | 红草素、牡荆素等黄酮类；胡萝卜素、叶黄素、乙酸钾、氯化钾、碘、溴、脂肪酸等物质 |
| 木贼 | 甘，苦，平。归肺、肝经 | 疏散风热，明目退翳，止血 | 风热目赤，迎风流泪，目生翳障；出血证 | 挥发油、黄酮及犬问荆碱、二甲砜、果糖等 |

## 二、清热药

凡以清解里热、治疗里热证为主要作用的药物，称为清热药。

1. 清热泻火药　见表15-3。

表15-3　清热泻火药

| 药名 | 性味，归经 | 功效 | 临床应用 | 主要化学成分 |
| --- | --- | --- | --- | --- |
| 石膏 | 甘，辛，大寒。归肺、胃经 | 生用：清热泻火，除烦止渴；煅用：敛疮生肌，收湿，止血 | 温热病气分实热证；肺热喘咳证；胃火牙痛，头痛，消渴证；溃疡不敛，湿疹瘙痒，水火烫伤，外伤出血 | 含水硫酸钙（$CaSO_4 \cdot 2H_2O$），含量不少于95% |
| 寒水石 | 辛，咸，寒。归心、胃、肾经 | 清热泻火 | 热病烦渴，癫狂；口疮，热毒疮肿，丹毒烫伤 | 硫酸盐类 |
| 知母 | 苦，甘，寒。归肺、胃、肾经 | 清热泻火，生津润燥 | 热病烦渴，肺热燥咳，骨蒸潮热，内热消渴，肠燥便秘 | 多种知母皂苷、知母多糖及芒果苷、异芒果苷、胆碱、烟酰胺、鞣酸、烟酸、多种金属元素、黏液质、还原糖等 |

续表

| 药名 | 性味，归经 | 功效 | 临床应用 | 主要化学成分 |
|---|---|---|---|---|
| 芦根 | 甘，寒。归肺、胃经 | 清热泻火，生津止渴，除烦，止呕，利尿 | 热病烦渴；胃热呕哕；肺热咳嗽，肺痈吐脓；热淋涩痛 | 木聚糖等多种具免疫活性的多糖类化合物，并含有多聚醇、甜菜碱、薏苡素、游离脯氨酸、天冬酰胺及黄酮类化合物苜蓿素等 |
| 天花粉 | 甘，微苦，微寒。归肺、胃经 | 清热泻火，生津止渴，消肿排脓 | 热病烦渴，肺热燥咳，内热消渴，疮疡肿毒 | 皂苷、多糖类、氨基酸类、酶类、天花粉蛋白、淀粉等 |
| 淡竹叶 | 甘，淡，寒。归心、胃、小肠经 | 清热泻火，除烦，利尿 | 热病烦渴，口疮尿赤，热淋涩痛 | 三萜类化合物：芦竹素、白茅素、蒲公英赛醇及甾类：$\beta$-谷甾醇、豆甾醇、菜油甾醇、蒲公英甾醇等 |
| 鸭跖草 | 甘，淡，寒。归肺、胃、小肠经 | 清热泻火，解毒，利水消肿 | 风热感冒，高热烦渴；咽喉肿痛，痈疮疔毒；水肿尿少，热淋涩痛 | 花色素糖苷类化合物飞燕草素、飞燕草素双葡萄糖苷-飞燕草苷、阿伏巴苷，还含鸭跖黄酮等 |
| 栀子 | 苦，寒。归心、肺、三焦经 | 泻火除烦，清热利湿，凉血解毒。炒焦：凉血止血 | 热病心烦，湿热黄疸，血淋涩痛，血热吐衄，目赤肿痛，火毒疮疡 | 异栀子苷、去羟栀子苷、栀子酮苷、山栀子苷、京尼平苷及黄酮类栀子素、三萜类化合物藏红花素和藏红花酸、熊果酸等 |
| 夏枯草 | 辛，苦，寒。归肝、胆经 | 清热泻火，明目，散结消肿 | 目赤肿痛，头痛眩晕，目珠夜痛；瘰疬，瘿瘤；乳痈肿痛 | 三萜皂苷、芸香苷、金丝桃苷等苷类及熊果酸、咖啡酸、齐墩果酸等有机酸；花穗含飞燕草素、矢车菊素的花色苷，d-樟脑，d-小茴香酮等 |
| 决明子 | 甘，苦，咸，微寒。归肝、大肠经 | 清热明目，润肠通便 | 目赤肿痛，羞明多泪，目暗不明；头痛，眩晕；肠燥便秘 | 大黄酸、大黄素、芦荟大黄素、橙黄决明子素、决明素等蒽醌类及决明苷、决明酮、决明内酯等萘并吡咯酮类物质 |
| 谷精草 | 辛，甘，平。归肝、肺经 | 疏散风热，明目，退翳 | 风热目赤肿痛，羞明，眼生翳膜；风热头痛、齿痛 | 滕菊黄素、槲皮万寿菊素及其衍生物等黄酮类；软脂酸等挥发油；粗毛豚草苏、多酚类、谷精草素 |
| 密蒙花 | 甘，微寒。归肝、胆经 | 清热泻火，养肝明目，退翳 | 目赤肿痛，羞明多泪，眼生翳膜；肝虚目暗，视物昏花 | 刺槐苷，密蒙皂苷A、密蒙皂苷B，对甲氧基桂皮酰梓醇，梓苷，梓醇，刺槐苷水解后的刺槐素等 |
| 青葙子 | 苦，微寒。归肝、脾经 | 清热泻火，明目退翳 | 肝热目赤，眼生翳膜，视物昏花；肝火眩晕 | 对羟基苯甲酸、棕榈酸胆甾烯酯、烟酸、$\beta$-谷甾醇、脂肪油及丰富的硝酸钾等 |

2. 清热燥湿药　见表15-4。

表15-4　清热燥湿药

| 药名 | 性味，归经 | 功效 | 临床应用 | 主要化学成分 |
|---|---|---|---|---|
| 黄芩 | 苦，寒。归肺、胆、脾、胃、大肠、小肠经 | 清热燥湿，泻火解毒，止血，安胎 | 湿温、暑湿、胸闷呕恶，湿热痞满，黄疸泻痢；肺热咳嗽，高热烦渴；血热吐衄；痈肿疮毒；胎动不安 | 黄芩苷元、黄芩苷、汉黄芩素、汉黄芩苷、黄芩新素、苯乙酮、棕榈酸、油酸、脯氨酸、苯甲酸、黄芩酶、$\beta$-谷甾醇等 |

续表

| 药名 | 性味，归经 | 功效 | 临床应用 | 主要化学成分 |
|---|---|---|---|---|
| 黄连 | 苦，寒。归心，脾、胃、胆、大肠经 | 清热燥湿，泻火解毒 | 湿热痞满，呕吐吞酸；湿热泻痢；高热神昏，心烦不寐，血热吐衄；痈肿疖疮，目赤牙痛；消渴；外治湿疹、湿疮、耳道流脓 | 小檗碱、黄连碱、甲基黄连碱、掌叶防己碱、吐根碱等多种生物碱及黄柏酮、黄柏内酯等 |
| 黄柏 | 苦，寒。归肾、膀胱、大肠经 | 清热燥湿，泻火除蒸，解毒疗疮 | 湿热带下，热淋；湿热泻痢，黄疸；湿热脚气，痿证；骨蒸劳热，盗汗，遗精；疮疡肿毒，湿疹瘙痒 | 黄柏：小檗碱、黄柏碱、木兰花碱、药根碱、掌叶防己碱、黄柏内酯、黄柏酮及甾醇等。黄皮树：小檗碱、木兰花碱、黄柏碱、掌叶防己碱及内酯、甾醇等 |
| 龙胆 | 苦，寒。归肝、胆经 | 清热燥湿，泻肝胆火 | 湿热黄疸，阴肿阴痒、带下，湿疹瘙痒；肝火头痛，目赤耳聋，胁痛口苦；惊风抽搐 | 龙胆苦苷、獐牙菜苦苷、三叶苷、苦龙苷、苦樟苷、龙胆黄碱、龙胆碱、秦艽乙素、秦艽丙素、龙胆三糖、$\beta$-谷甾醇等 |
| 秦皮 | 苦、涩，寒。归肝、胆、大肠经 | 清热燥湿，收涩止痢，止带，明目 | 湿热泻痢，带下；肝热目赤肿痛，目生翳膜 | 苦枥白蜡树：七叶素、七叶苷。白蜡树：七叶素、秦皮素。尖叶白蜡树：七叶素、七叶苷、秦皮苷。宿柱白蜡树：七叶素、七叶苷、秦皮苷、丁香苷、宿柱白蜡苷 |
| 苦参 | 苦，寒。归心、肝、胃、大肠、膀胱经 | 清热燥湿，杀虫，利尿 | 湿热泻痢、便血、黄疸；湿热带下、阴肿阴痒、湿疹湿疮、皮肤瘙痒、疥癣；湿热小便不利 | 苦参碱、氧化苦参碱、异苦参碱、槐果碱、异槐果碱、槐胺碱、氧化槐果碱等生物碱，此外还含苦醇C、苦醇G、新苦参醇等黄酮类 |
| 白鲜皮 | 苦，寒。归脾、胃、膀胱经 | 清热燥湿，祛风解毒 | 湿热疮毒、湿疹，疥癣；湿热黄疸，风湿热痹 | 白鲜碱、白鲜内酯、胡芦巴碱、胆碱、谷甾醇、白鲜脑交酯、梣皮酮、黄柏酮、黄柏酮酸等 |
| 苦豆子 | 苦，寒。有毒。归胃、大肠经 | 清热燥湿，止痛，杀虫 | 湿热泻痢；胃脘痛、吞酸；湿疹、顽癣；白带过多；疮疖、溃疡 | 槐果碱、苦参碱、槐胺碱、槐定碱、苦豆碱、氧化槐果碱、氧化苦参碱等15种以上生物碱 |
| 三棵针 | 苦，寒。有毒。归肝、胃、大肠经 | 清热燥湿，泻火解毒 | 湿热泻痢、黄疸、湿疹；痈肿疮毒，咽喉肿痛，目赤肿痛 | 小檗碱、小檗胺、巴马亭、药根碱、尖刺碱、异汉防己碱、木兰花碱等 |
| 马尾连 | 苦，寒。归心、肺、肝、胆、大肠经 | 清热燥湿，泻火解毒 | 湿热泻痢、黄疸；热病烦躁；肺热咳嗽；痈疮肿毒，目赤肿痛 | 唐松草碱、小檗胺、小檗碱、掌叶防己碱、药根碱等 |

3. **清热解毒药** 见表15-5。

表15-5 清热解毒药

| 药名 | 性味，归经 | 功效 | 临床应用 | 主要化学成分 |
|---|---|---|---|---|
| 金银花 | 甘，寒。归肺、心、胃经 | 清热解毒，疏散风热 | 痈肿疔疮；外感风热，温病初起；热毒血痢 | 绿原酸、异绿原酸；挥发油；木犀草素、环已六醇；黄酮类；肌醇；皂苷；鞣质等 |
| 连翘 | 苦，微寒，归肺、心、小肠经 | 清热解毒，消肿散结，疏散风热 | 痈肿疮毒，瘰疬痰核；风热外感，温病初起；热淋涩痛 | 三萜皂苷；果皮含甾醇、连翘酚、生物碱、皂苷、齐墩果酸、香豆精类；还有丰富的维生素P及少量挥发油 |

续表

| 药名 | 性味，归经 | 功效 | 临床应用 | 主要化学成分 |
| --- | --- | --- | --- | --- |
| 穿心莲 | 苦，寒。归心、肺、大肠、膀胱经 | 清热解毒，凉血，消肿，燥湿 | 外感风热，温病初起；肺热咳喘，肺痈吐脓，咽喉肿痛；湿热泻痢，热淋涩痛，湿疹瘙痒 | 穿心莲内酯、去氧穿心莲内酯、新穿心莲内酯、穿心莲烷、穿心莲酮、穿心莲甾醇等，根还含有多种黄酮类成分 |
| 大青叶 | 苦，寒。归心、胃经 | 清热解毒，凉血消斑 | 热入营血，温毒发斑；喉痹口疮，痄腮丹毒 | 菘蓝叶含色氨酸、靛玉红B、葡萄糖芸苔素、新葡萄糖芸苔素、葡萄糖芸苔素-1-磺酸盐及靛蓝 |
| 板蓝根 | 苦，寒。归心、胃经 | 清热解毒，凉血，利咽 | 外感发热，温病初起，咽喉肿痛；温毒发斑，痄腮，丹毒，痈肿疮毒 | 菘蓝根含靛蓝、靛玉红、*β*-谷甾醇、棕榈酸、尿苷、次黄嘌呤、尿嘧啶、青黛酮和胡萝卜苷等 |
| 青黛 | 咸，寒。归肝、肺经 | 清热解毒，凉血消斑，清肝泻火，定惊 | 温毒发斑，血热吐衄；咽痛口疮，火毒疮疡；咳嗽胸痛，痰中带血；暑热惊痫，惊风抽搐 | 靛蓝、靛玉红、靛棕、靛黄、鞣酸、*β*-谷甾醇、蛋白质和大量无机盐 |
| 贯众 | 苦，微寒。有小毒。归肝、脾经 | 清热解毒，凉血止血，杀虫 | 风热感冒，温毒发斑；血热出血；虫疾 | 绵马素、三叉蕨酚、黄三叉蕨酸、绵马次酸、挥发油、绵马鞣质等 |
| 蒲公英 | 苦、甘，寒。归肝、胃经 | 清热解毒，消肿散结，利湿通淋 | 痈肿疔毒，乳痈内痈；热淋涩痛，湿热黄疸 | 蒲公英固醇、蒲公英素、蒲公英苦素、肌醇和莴苣醇、蒲公英赛醇、咖啡酸及树脂等 |
| 紫花地丁 | 苦、辛，寒。归心、肝经 | 清热解毒，凉血消肿 | 疔疮肿毒，乳痈肠痈；毒蛇咬伤 | 苷类、黄酮类、棕榈酸、反式对羟基桂皮酸、丁二酸、二十四肽对羟基苯乙胺等 |
| 野菊花 | 苦、辛，微寒。归肝、心经 | 清热解毒 | 痈疽疔疖，咽喉肿痛；目赤肿痛，头痛眩晕 | 刺槐素-7-鼠李糖葡萄糖苷、野菊花内酯、苦味素、挥发油、维生素A及维生素$B_1$等 |
| 重楼 | 苦，微寒。有小毒。归肝经 | 清热解毒，消肿止痛，凉肝定惊 | 痈肿疔疮，咽喉肿痛，毒蛇咬伤；惊风抽搐；跌打损伤 | 蚤休苷、薯蓣皂苷、单宁酸及18种氨基酸、肌酸酐、生物碱、黄酮、甾酮、蜕皮激素、胡萝卜苷等 |
| 拳参 | 苦、涩，微寒。归肺、肝、大肠经 | 清热解毒，凉血止血，镇肝息风 | 痈肿瘰疬，毒蛇咬伤；热病神昏，惊痫抽搐；热泻热痢；血热出血 | 鞣质、淀粉、糖类及果酸、树胶、黏液质、蒽醌衍生物、树脂等 |
| 漏芦 | 苦，寒。归胃经 | 清热解毒，消痈散结，通经下乳，舒筋通脉 | 乳痈肿痛，瘰疬疮毒；乳汁不下；湿痹拘挛 | 挥发油、牛蒡子醛、牛蒡子醇、棕榈酸、*β*-谷甾醇、硬脂酸乙酯、蜕皮甾酮、土克甾酮、漏芦甾酮 |
| 土茯苓 | 甘、淡，平。归肝、胃经 | 解毒，除湿，通利关节 | 杨梅毒疮，肢体拘挛；淋浊带下，湿疹瘙痒；痈肿疮毒 | 落新妇苷、异黄杞苷、胡萝卜苷、表儿茶精L、琥珀酸、*β*-谷甾醇等皂苷、鞣质、黄酮、树脂类等，还含有挥发油、多糖、淀粉等 |
| 鱼腥草 | 辛，微寒。归肺经 | 清热解毒，消痈排脓，利尿通淋 | 肺痈吐脓，肺热咳嗽；热毒疮毒；湿热淋证 | 鱼腥草素、挥发油、蕺菜碱、槲皮苷、氯化钾等 |
| 金荞麦 | 微辛、涩，凉。归肺经 | 清热解毒，排脓祛瘀 | 肺痈，肺热咳嗽；瘰疬疮疖，咽喉肿痛 | 香豆酸、阿魏酸等 |
| 大血藤 | 苦，平。归大肠、肝经 | 清热解毒，活血，祛风，止痛 | 肠痈腹痛，热毒疮疡；跌打损伤，经闭痛经；风湿痹痛 | 大黄素及衍生物、胡萝卜苷、毛柳苷、右旋丁香树脂酚二葡萄糖苷、右旋二氢愈创木脂酸、香草酸、对香豆酸对羟基苯乙醇酯和红藤多糖 |

续表

| 药名 | 性味，归经 | 功效 | 临床应用 | 主要化学成分 |
|---|---|---|---|---|
| 败酱草 | 辛、苦，微寒。归胃、大肠、肝经 | 清热解毒，消痈排脓，祛瘀止痛 | 肠痈肺痈，痈肿疮毒；产后瘀阻腹痛 | 齐墩果酸、常春藤皂苷元、黄花龙牙苷、胡萝卜苷及多种皂苷、挥发油、生物碱等 |
| 射干 | 苦，寒。归肺经 | 清热解毒，消痰，利咽 | 咽喉肿痛；痰盛咳喘 | 射干定、鸢尾苷、鸢尾黄酮苷、鸢尾黄酮、射干酮、紫檀素、草夹竹桃苷及多种二环三萜及其衍生物和苯酚类化合物等 |
| 山豆根 | 苦，寒。有毒。归肺、胃经 | 清热解毒，利咽消肿 | 咽喉肿痛，牙龈肿痛 | 苦参碱、氧化苦参碱、臭豆碱、甲基金雀花碱、柔枝槐酮、柔枝槐素、柔枝槐酮色烯、柔枝槐素色烯及紫檀素、山槐素、红车轴草根苷等 |
| 马勃 | 辛，平。归肺经 | 清热解毒，利咽，止血 | 咽喉肿痛，咳嗽失音，吐血衄血，外伤出血 | 紫颓马勃酸、马勃素、马勃素葡萄糖苷、尿素、麦角甾醇、亮氨酸、酪氨酸、磷酸钠、砷等 |
| 青果 | 甘，酸，平。归肺、胃经 | 清热解毒，利咽，生津 | 咽喉肿痛，咳嗽烦渴，鱼蟹中毒 | 果实：蛋白质、脂肪、糖类、钙、磷、铁、维生素C；种子：挥发油及香树脂醇等 |
| 锦灯笼 | 苦，寒。归肺经 | 清热解毒，利咽化痰，利尿通淋 | 咽痛音哑，痰热咳嗽；小便不利，热淋涩痛 | 生物碱、枸橼酸、草酸、维生素C及酸浆红素等，另含有甾醇类及多种氨基酸 |
| 金果榄 | 苦，寒。归肺、大肠经 | 清热解毒，利咽，止痛 | 咽喉肿痛，痈肿疔毒 | 主含生物碱类，有防己碱、药根碱、非洲防己碱等。另含有萜类及甾醇类 |
| 木蝴蝶 | 苦，甘，凉。归肺、肝、胃经 | 清肺利咽，疏肝和胃 | 喉痹音哑，肺热咳嗽，肝胃气痛 | 木蝴蝶甲素、乙素，脂肪油，黄芩苷元，特土苷，木蝴蝶苷A、B，白杨素及苯甲酸等 |
| 白头翁 | 苦，寒。归胃、大肠经 | 清热解毒，凉血止痢 | 热毒血痢，疮痈肿毒 | 皂苷，水解产生三萜皂苷、葡萄糖、鼠李糖等，并含白头翁素、2,3-羟基白桦酸、胡萝卜素等 |
| 马齿苋 | 酸，寒。归肝、大肠经 | 清热解毒，凉血止血，止痢 | 热毒血痢，热毒疮疡，崩漏，便血 | 大量去甲基肾上腺素和多巴胺及少量多巴、三萜醇类、黄酮类、有机酸、钙、磷、铁、硒等微量元素及维生素$B_1$、维生素$B_2$、维生素A，胡萝卜素 |
| 鸦胆子 | 苦，寒。有小毒。归大肠、肝经 | 清热解毒，止痢，截疟，腐蚀赘疣 | 热毒血痢，冷积久痢，各型疟疾，鸡眼赘疣 | 苦木苦味素类、生物碱（鸦胆子碱、鸦胆宁等）、苷类、酸性成分、黄酮类成分、香草酸、鸦胆子甲素及鸦胆子油等 |
| 地锦草 | 辛，平。归肝、大肠经 | 清热解毒，凉血止血 | 热毒泻痢；血热出血证；湿热黄疸；热毒疮肿，毒蛇咬伤 | 槲皮素及其单糖苷、异槲皮苷、黄芪苷等黄酮类，东莨菪素、伞形花内酯、泽兰内酯等香豆素类，肌醇及没食子酸及棕榈酸等 |
| 委陵菜 | 苦，寒。归肝、大肠经 | 清热解毒，凉血，止痢 | 热毒泻痢；血热出血 | 山柰素、槲皮素、α-儿茶酚等黄酮类；熊果酸等三萜类；还有有机酸、维生素C、蛋白质、脂肪、纤维素等 |
| 翻白叶 | 苦，寒。归胃、大肠经 | 清热解毒，止血，止痢 | 湿热泻痢，痈肿疮毒，血热出血，肺热咳喘 | 鞣质及黄酮类 |

续表

| 药名 | 性味，归经 | 功效 | 临床应用 | 主要化学成分 |
|---|---|---|---|---|
| 半边莲 | 辛，平。归心、小肠、肺经 | 清热解毒，利水消肿 | 疮痈肿毒，蛇虫咬伤；腹胀水肿；湿疮湿疹 | 生物碱、黄酮苷、皂苷、氨基酸、延胡索酸、琥珀酸、对羟基苯甲酸、葡萄糖和果糖等 |
| 白花蛇舌草 | 微苦，甘，寒。归胃、大肠、小肠经 | 清热解毒，利湿通淋 | 痈肿疮毒，咽喉肿痛，毒蛇咬伤，热淋涩痛 | 三十一烷、豆甾醇、熊果酸、齐墩果酸、$\beta$-谷甾醇、$\beta$-谷甾醇-D-葡萄糖苷、对香豆酸等 |
| 山慈菇 | 甘，微辛，凉。归肝、脾经 | 清热解毒，消痈散结 | 痈疽疔毒，瘰疬痰核；癥瘕痞块 | 黏液质、葡甘露聚糖及甘露糖等 |
| 熊胆 | 苦，寒。归肝、胆、心经 | 清热解毒，息风止痉，清肝明目 | 热极生风，惊痫抽搐；热毒疮痈；目赤翳障 | 熊去氧胆酸、鹅去氧胆酸、去氧胆酸、牛黄熊脱氧胆酸、牛黄鹅脱氧胆酸、牛磺胆酸、胆固醇、胆红素、氨基酸等 |
| 千里光 | 苦，寒。归肺、肝、大肠经 | 清热解毒，清肝明目 | 痈肿疮毒，目赤肿痛，湿热泻痢 | 毛莨黄素、菊黄质、$\beta$-胡萝卜素，亦含生物碱、挥发油、黄酮苷、对羟基苯乙酸、水杨酸、香荚兰酸、焦黏酸、氢醌以及鞣质等 |
| 白蔹 | 苦，辛，微寒。归心、胃经 | 清热解毒，消痈散结，敛疮生肌 | 疮痈肿毒，瘰疬痰核，水火烫伤，手足皲裂 | 黏液质、淀粉、酒石酸、龙脑酸、24-乙基甾醇及其糖苷、脂肪酸和酚性化合物 |
| 四季青 | 苦，涩，寒。归肺、心经 | 清热解毒，凉血止血，敛疮 | 水火烫伤，湿疹，疮疡；肺热咳嗽，咽喉肿痛，热淋，泻痢；外伤出血 | 原儿茶酸、原儿茶醛、马索酸、缩合型鞣质、黄酮类化合物及挥发油等 |
| 绿豆 | 甘，寒。归心，胃经 | 清热解毒，消暑，利水 | 痈肿疮毒；暑热烦渴；药食中毒；水肿，小便不利 | 蛋白质、脂肪、糖类、胡萝卜素、维生素A、维生素B、烟酸和磷脂以及钙、磷、铁等 |

4．**清热凉血药**　见表15-6。

表15-6　清热凉血药

| 药名 | 性味，归经 | 功效 | 临床应用 | 主要化学成分 |
|---|---|---|---|---|
| 生地黄 | 甘、苦，寒。归心、肝、肾经 | 清热凉血，养阴生津 | 热入营血，舌绛烦渴，斑疹吐衄；阴虚内热，骨蒸劳热；津伤口渴，内热消渴，肠燥便秘 | 梓醇、二氢梓醇、乙酰梓醇、桃叶珊瑚苷、蜜力特苷、地黄苷、去羟栀子苷、筋骨草苷、$\beta$-谷甾醇、糖类及20多种微量元素 |
| 玄参 | 甘、苦、咸，微寒。归肺、胃、肾经 | 清热凉血，泻火解毒，滋阴 | 温邪入营，内陷心包，温毒发斑；热病伤阴，津伤便秘，骨蒸劳嗽；目赤咽痛，瘰疬，白喉，痈肿疮毒 | 哈巴苷及苷元、桃叶珊瑚苷、6-对甲基梓醇、环烯醚萜类化合物、生物碱植物甾醇、油酸、葡萄糖、天冬酰胺、微量挥发油 |
| 牡丹皮 | 苦、辛，微寒。归心、肝、肾经 | 清热凉血，活血祛瘀 | 温毒发斑，血热吐衄；温病伤阴，阴虚发热，夜热早凉，无汗骨蒸；血滞经闭，痛经，跌打伤痛；痈肿疮毒 | 牡丹酚、牡丹酚苷、牡丹酚原苷、牡丹酚新苷、芍药苷、氧化芍药苷、苯甲酰芍药苷、没食子酸、挥发油、甾醇、苯甲酸、蔗糖、葡萄糖等 |

续表

| 药名 | 性味，归经 | 功效 | 临床应用 | 主要化学成分 |
|---|---|---|---|---|
| 赤芍 | 苦，微寒。归肝经 | 清热凉血，散瘀止痛 | 温毒发斑，血热吐衄；目赤肿痛，痈肿疮疡；肝郁胁痛，经闭痛经，癥瘕腹痛，跌打损伤 | 芍药苷、芍药内酯苷、氧化芍药苷、苯甲酰芍药苷、芍药新苷、苯甲酸、挥发油、树脂等 |
| 紫草 | 甘，咸，寒。归心，肝经 | 清热凉血，活血，解毒透疹 | 温病血热毒盛，斑疹紫黑，麻疹不透；疮疡，湿疹，水火烫伤 | 紫草素（紫草醌）、紫草烷、乙酰紫草素、去氧紫草素、异丁酰紫草素、二甲基戊烯酰紫草素、$\beta$-二甲基丙烯酰紫草素 |
| 水牛角 | 苦，寒。归心、肝经 | 清热凉血，解毒，定惊 | 温病高热，神昏谵语，惊风，癫狂；血热妄行斑疹，吐衄；痈肿疮疡，咽喉肿痛 | 胆甾醇、肽类及多种氨基酸、多种微量元素 |

5. 清虚热药　见表15-7。

表15-7　清虚热药

| 药名 | 性味，归经 | 功效 | 临床应用 | 主要化学成分 |
|---|---|---|---|---|
| 青蒿 | 苦、辛，寒。归肝、胆经 | 清透虚热，凉血除蒸，解暑，截疟 | 温邪伤阴，夜热早凉；阴虚发热，劳热骨蒸；暑热外感，发热口渴；疟疾寒热 | 倍半萜类、黄酮类、香豆素类、挥发性成分及其他$\beta$-半乳糖苷酶、$\beta$-葡萄糖苷酶、$\beta$-谷甾醇等 |
| 白薇 | 苦、咸，寒。归胃、肝、肾经 | 清热凉血，利尿通淋，解毒疗疮 | 阴虚发热，产后虚热；热淋，血淋；疮痈肿毒，毒蛇咬伤，咽喉肿痛；阴虚外感 | 挥发油、强心苷等 |
| 地骨皮 | 甘，寒。归肺、肝、肾经 | 凉血除蒸，清肺降火 | 阴虚发热，盗汗骨蒸；肺热咳嗽；血热出血证 | 桂皮酸和多量酚类物质、甜菜碱、$\beta$-谷甾醇、亚油酸、亚麻酸和卅一酸等 |
| 银柴胡 | 甘，微寒。归肝、胃经 | 清虚热，除疳热 | 阴虚发热；疳积发热 | 甾体类、黄酮类、挥发性成分及其他物质 |
| 胡黄连 | 苦，寒。归肝、胃、大肠经 | 退虚热，除疳热，清湿热 | 骨蒸潮热；小儿疳热；湿热泻痢 | 环烯醚萜苷及少量生物碱、酚酸及其糖苷、少量甾醇等 |

## 三、泻下药

凡能引起腹泻，或润滑大肠，促进排便的药物，称为泻下药。

1. 攻下药　见表15-8。

表15-8　攻下药

| 药名 | 性味，归经 | 功效 | 临床应用 | 主要化学成分 |
|---|---|---|---|---|
| 大黄 | 苦，寒。归脾、胃、大肠、肝、心包经 | 泻下攻积，清热泻火，凉血解毒，逐瘀通经 | 积滞便秘；血热吐衄，目赤咽肿；热毒疮疡，烧烫伤；瘀血证；湿热痢疾、黄疸、淋证 | 蒽醌衍生物，主含蒽醌苷和双蒽醌苷；游离苷元有大黄酸、大黄酚、大黄素、芦荟大黄素、大黄素甲醚等；另含鞣质类、有机酸和雌激素样物质等 |
| 芒硝 | 咸，苦，寒。归胃、大肠经 | 泻下攻积，润燥软坚，清热消肿 | 积滞便秘，咽痛、口疮、目赤及痈疮肿痛 | 主含硫酸钠，尚含少量氯化钠、硫酸镁、硫酸钙等无机盐 |

续表

| 药名 | 性味，归经 | 功效 | 临床应用 | 主要化学成分 |
|---|---|---|---|---|
| 番泻叶 | 甘，苦，寒。归大肠经 | 泻下通便 | 热结便秘，腹水肿胀 | 番泻苷、芦荟大黄素葡萄糖苷、大黄酸葡萄糖苷以及芦荟大黄素、大黄酸、山柰酚、植物甾醇及其苷等 |
| 芦荟 | 苦，寒。归肝、胃、大肠经 | 泻下通便，清肝，杀虫 | 热结便秘；烦躁惊痫；小儿疳积 | 芦荟大黄素苷、对香豆酸、少量$\alpha$-葡萄糖、多种氨基酸等，并含微量挥发油 |

2. 润下药 见表15-9。

表15-9 润下药

| 药名 | 性味，归经 | 功效 | 临床应用 | 主要化学成分 |
|---|---|---|---|---|
| 火麻仁 | 甘，平。归脾、胃、大肠经 | 润肠通便 | 肠燥便秘 | 脂肪油约30%，油中含大麻酚、植酸钙镁 |
| 郁李仁 | 辛，苦，甘，平。归脾、大肠、小肠经 | 润肠通便，利水消肿 | 肠燥便秘，水肿胀满及脚气浮肿 | 苦杏仁苷、脂肪油、挥发性有机酸、皂苷、植物甾醇等 |
| 松子仁 | 甘，温。归肺、肝、大肠经 | 润肠通便，润肺止咳 | 肠燥便秘，肺燥干咳 | 脂肪油74%，主要为油酸酯、亚油酸酯，另尚含掌叶防己碱、蛋白质、挥发油等 |

3. 峻下逐水药 见表15-10。

表15-10 峻下逐水药

| 药名 | 性味，归经 | 功效 | 临床应用 | 主要化学成分 |
|---|---|---|---|---|
| 甘遂 | 苦，寒。有毒。归肺、肾、大肠经 | 泻水逐饮，消肿散结 | 水肿，臌胀，胸胁停饮；风痰癫痫；疮痈肿毒 | 四环三萜类化合物$\alpha$-大戟醇和$\gamma$-大戟醇、甘遂醇、大戟二烯醇，尚含棕榈酸、枸橼酸、鞣质、树脂等 |
| 京大戟 | 苦，寒。有毒。归肺、脾、肾经 | 泻水逐饮，消肿散结 | 水肿，臌胀，胸胁停饮；痈肿疮毒，瘰疬痰核 | 大戟苷、生物碱、树胶、树脂等 |
| 芫花 | 苦，辛，温。有毒。归肺、脾、肾经 | 泻水逐饮，祛痰止咳，杀虫疗疮 | 胸胁停饮，水肿，臌胀；咳嗽痰喘；头疮、白秃、顽癣 | 芫花酯甲、乙、丙、丁、戊，芫花素，羟基芫花素，芹菜素及谷甾醇，另含苯甲酸及刺激性油状物 |
| 商陆 | 苦，寒。有毒。归肺、脾、肾、大肠经 | 泻下逐水，消肿散结 | 水肿，臌胀；疮痈肿毒 | 商陆碱、三萜皂苷、加利果酸、甾族化合物、生物碱和大量硝酸钾 |
| 牵牛子 | 苦，寒。有毒。归肺、肾大肠经 | 泻下逐水，去积杀虫 | 水肿，臌胀；痰饮喘咳；虫积腹痛 | 牵牛子苷、牵牛子酸甲、没食子酸及生物碱麦角醇、裸麦角碱、喷尼棒麦角碱、异喷尼棒麦角碱 |
| 巴豆 | 辛，热；有大毒。归胃、大肠经 | 峻下冷积，逐水退肿，祛痰利咽，外用蚀疮 | 寒积便秘；腹水臌胀；喉痹痰阻；痈肿未溃，疥癣恶疮 | 巴豆油34%～57%，其中含巴豆油酸和甘油酯。油中尚含巴豆醇二酯和多种巴豆醇三酯。此外，还含巴豆毒素、巴豆苷、生物碱、$\beta$-谷甾醇等 |
| 千金子 | 辛，温。有毒。归肝、肾、大肠经 | 逐水消肿，破血消癥 | 水肿，臌胀；癥瘕，经闭 | 脂肪油40%～50%，油中分离出千金子甾醇、巨大戟萜醇-20-棕榈酸酯等毒性成分，含萜酯类化合物、白瑞香素、续随子素、马栗树皮苷等 |

## 四、祛风湿药

凡以祛除风寒湿邪，治疗风湿痹证为主的药物，称为祛风湿药。

1. 祛风寒湿药　见表15-11。

表15-11　祛风寒湿药

| 药名 | 性味，归经 | 功效 | 临床应用 | 主要化学成分 |
|---|---|---|---|---|
| 独活 | 辛，苦，微温。归肾、膀胱经 | 祛风湿，止痛，解表 | 风寒湿痹；风寒挟湿表证；少阴头痛 | 二氢山芹醇及其衍生物，欧芹酚甲醚，异欧前胡内酯，香柑内酯，花椒毒素，毛当归醇，当归醇及挥发油等 |
| 威灵仙 | 辛，咸，温。归膀胱经 | 祛风湿，通络止痛，消骨哽 | 风湿痹证；骨哽咽喉 | 原白头翁素、白头翁内酯、甾醇、糖类、皂苷等 |
| 川乌 | 辛，苦，热。有大毒。归心、肝、肾、脾经 | 祛风湿，温经止痛 | 风寒湿痹；心腹冷痛，寒疝疼痛；跌打损伤，麻醉止痛 | 乌头碱及衍生物、次乌头碱及衍生物、中乌头碱及衍生物、消旋去甲乌药碱、多根乌头碱、新乌宁碱、川附宁、附子宁碱、森布宁、北草乌碱、塔拉胺、异塔拉定及乌头多糖 |
| 蕲蛇 | 甘，咸，温。有毒。归肝经 | 祛风，通络，止痉 | 风湿顽痹，脑卒中半身不遂；小儿惊风，破伤风；麻风，疥癣 | 3种毒蛋白：AaT-Ⅰ、AaT-Ⅱ、AaT-Ⅲ，由18种氨基酸组成，并含透明质酸酶，出血毒素等 |
| 乌梢蛇 | 甘，平。归肝经 | 祛风，通络，止痉 | 风湿顽痹，脑卒中半身不遂；小儿惊风，破伤风；麻风，疥癣 | 赖氨酸、亮氨酸、谷氨酸、丙氨酸等17种氨基酸，并含果糖-1,6-二磷酸酶、原肌球蛋白等 |
| 木瓜 | 酸，温。归肝、脾经 | 舒筋活络，和胃化湿 | 风湿痹证；脚气水肿；吐泻转筋 | 齐墩果酸、苹果酸、枸橼酸、酒石酸以及皂苷等 |
| 蚕沙 | 甘，辛，温。归肝、脾、胃经 | 祛风湿，和胃化湿 | 风湿痹证；吐泻转筋；风疹湿疹瘙痒 | 叶绿素、$\beta$-谷甾醇、胆甾醇、麦角甾醇、蛇麻脂醇、氨基酸、胡萝卜素、维生素B、维生素C等 |
| 伸筋草 | 微苦，辛，温。归肝、脾、肾经 | 祛风湿，舒筋活络 | 风寒湿痹，肢软麻木；跌打损伤 | 石松碱、棒石松宁碱等生物碱，石松三醇，石松四醇酮等萜类化合物，$\beta$-谷甾醇等甾醇及香草酸、阿魏酸等 |
| 寻骨风 | 辛，苦，平。归肝经 | 祛风湿，通络止痛 | 风湿痹证，跌打损伤 | 生物碱、挥发油及内酯等 |
| 松节 | 苦，辛，温。归肝、肾经 | 祛风湿，通络止痛 | 风寒湿痹，跌打损伤 | 木质素、少量挥发油（松节油）和树脂，尚含熊果酸、异海松酸等 |
| 海风藤 | 辛，苦，微温。归肝经 | 祛风湿，通络止痛 | 风寒湿痹，跌打损伤 | 细叶青蒌藤素、细叶青蒌藤烯酮、细叶青蒌藤醌醇、细叶青蒌藤酰胺、$\beta$-谷甾醇、豆甾醇及挥发油等 |
| 青风藤 | 苦，辛，平。归肝、脾经 | 祛风湿，通经络，利小便 | 风湿痹证；水肿，脚气 | 青风藤碱、青藤碱、尖防己碱、去甲尖防己碱、白兰花碱、光千金藤碱、木兰花碱、四氢表小檗碱、异青藤碱、土藤碱、丁香树脂酚及甾醇 |
| 丁公藤 | 辛，温。有小毒。归肝、脾、胃经 | 祛风湿，消肿止痛 | 风湿痹痛，半身不遂；跌打损伤 | 包公藤甲素、包公藤乙素、包公藤丙素，东莨菪苷，微量的咖啡酸及绿原酸等 |

续表

| 药名 | 性味，归经 | 功效 | 临床应用 | 主要化学成分 |
|---|---|---|---|---|
| 昆明山海棠 | 苦，辛，温。有大毒。归肝、脾、肾经 | 祛风湿，祛瘀通络，续筋接骨 | 风湿痹证；跌打损伤，骨折 | 雷公藤次碱、雷公藤内酯及衍生物、山海棠酸、雷酚萜醇、山海棠内酯、山海棠三萜酸、黑蔓酮酯甲、3$\beta$-羟基-12-齐墩果烯-29-羧酸等 |
| 雪上一枝蒿 | 苦，辛，温。有大毒。归肝经 | 祛风湿，活血止痛 | 疼痛证；疮疡肿毒，虫蛇咬伤 | 雪上一枝蒿甲、乙、丙、丁、戊、己、庚素，乌头碱，次乌头碱，3-去氧乌头碱，3-乙酰乌头碱等 |
| 路路通 | 苦，平。归肝、肾经 | 祛风活络，利水，通经 | 风湿痹痛，半身不遂；跌打损伤；水肿；经行不畅，经闭；乳少，乳汁不通 | 含28-去甲齐墩果酮酸、苏合香素、环氧苏合香素、异环氧苏合香素、氧化丁香烯、白桦脂酮酸、24-乙基胆甾-5-烯醇等 |

2. 祛风湿热药　见表15-12。

表15-12　祛风湿热药

| 药名 | 性味，归经 | 功效 | 临床应用 | 主要化学成分 |
|---|---|---|---|---|
| 秦艽 | 辛、苦，平。归胃、肝、胆经 | 祛风湿，通络止痛，退虚热，清湿热 | 风湿痹证；半身不遂；骨蒸潮热，疳积发热 | 秦艽碱甲、乙、丙，龙胆苦苷，当药苦苷，褐煤酸，褐煤酸甲酯，$\alpha$-香树脂醇，$\beta$-谷甾醇等 |
| 防己 | 苦、辛，寒。归膀胱、肺经 | 祛风湿，止痛，利水消肿 | 风湿痹证；水肿，小便不利，脚气；湿疹疮毒 | 汉防己（粉防己）含粉防己碱（即汉防己甲素），防己诺灵碱，轮环藤酚碱，氧防己碱，小檗胺，2，2′-*N*，*N*-二氯甲基粉防己碱 |
| 桑枝 | 微苦，平。归肝经 | 祛风湿，利关节 | 风湿痹证 | 4个多羟基生物碱、黄酮、槲皮素、桑叶总多糖及$\gamma$-氨基丁酸和L-天冬氨酸等 |
| 豨莶草 | 辛、苦，寒。归肝、肾经 | 祛风湿，利关节，解毒 | 风湿痹痛，半身不遂；风疹，湿疮，疮痈 | 生物碱，酚性成分，豨莶苷，豨莶苷元，氨基酸，有机酸，糖类，苦味质，锌、铜、锰等微量元素 |
| 臭梧桐 | 辛、苦、甘，凉。归肝经 | 祛风湿，通经络，平肝 | 风湿痹证；风疹，湿疮；肝阳上亢，头痛眩晕 | 含海州常山黄酮苷，臭梧桐素A、臭梧桐素B，海州常山苦素A、常山苦素B，内消旋肌醇，刺槐素-7-双葡萄糖醛酸苷，洋丁香酚苷，植物血凝素及生物碱等 |
| 海桐皮 | 苦、辛，平。归肝经 | 祛风湿，通络止痛，杀虫止痒 | 风湿痹证；疥癣，湿疹 | 刺桐文碱、水苏碱等多种生物碱，还含黄酮、氨基酸和有机酸等 |
| 络石藤 | 苦，微寒。归心、肝、肾经 | 祛风通络，凉血消肿 | 风湿热痹；喉痹，痈肿；跌扑损伤 | 藤茎含络石苷、去甲络石苷、牛蒡苷、穗罗汉松树脂酚苷、橡胶肌醇；叶含生物碱、黄酮类 |
| 雷公藤 | 苦、辛，寒。有大毒。归肝、肾经 | 祛风湿，活血通络，消肿止痛，杀虫解毒 | 风湿顽痹；麻风、顽癣、湿疹、疥疮、皮炎、皮疹；疔疮肿毒 | 雷公藤定碱等13种生物碱，雷公藤甲素等7种环氧二萜类，5种山海棠素类，3种雷酚萜类，5种二萜及二萜内酯类，34种倍半萜类，16种三萜类，2种黄酮，8种木质素，6种鞣质及熊果酸、谷甾醇等 |
| 老鹳草 | 辛、苦，平。归肝、肾、脾经 | 祛风湿，通经络，清热毒，止泻痢 | 风湿痹证；泄泻痢疾；疮疡 | 牻牛儿苗：挥发油，油中主要成分为牻牛儿醇；又含槲皮素。老鹳草：鞣质及金丝桃苷 |

续表

| 药名 | 性味，归经 | 功效 | 临床应用 | 主要化学成分 |
|---|---|---|---|---|
| 穿山龙 | 苦，微寒。归肝、肺经 | 祛风湿，活血通络，清肺化痰 | 风湿痹证；痰热咳喘 | 薯蓣皂苷、纤细薯蓣皂苷、25-D-螺甾-3，5-二烯及对羟基苄基酒石酸、氨基酸等 |
| 丝瓜络 | 甘，平。归肺、胃、肝经 | 祛风，通络，活血 | 风湿痹证；胸胁胀痛；乳汁不通，乳痈 | 木聚糖、甘露聚糖、半乳聚糖等 |

3. 祛风湿强筋骨药　见表15-13。

表15-13　祛风湿强筋骨药

| 药名 | 性味，归经 | 功效 | 临床应用 | 主要化学成分 |
|---|---|---|---|---|
| 五加皮 | 辛、苦，温。归肝、肾经 | 祛风湿，补肝肾，强筋骨，利水 | 风湿痹证；筋骨痿软，小儿行迟，体虚乏力；水肿，脚气 | 丁香苷、刺五加苷$B_1$、右旋芝麻素、羟基贝壳松酸、贝壳松烯酸、挥发油、$\beta$-谷甾醇及谷甾醇葡萄糖苷、棕榈酸、亚麻酸、维生素$B_1$、维生素A等 |
| 桑寄生 | 苦、甘，平。归肝、肾经 | 祛风湿，补肝肾，强筋骨，安胎 | 风湿痹证；崩漏经多，妊娠漏血，胎动不安 | 黄酮类化合物：槲皮素、槲皮苷、萹蓄苷及少量的右旋儿茶酚 |
| 狗脊 | 苦、甘，温。归肝、肾经 | 祛风湿，补肝肾，强腰膝 | 风湿痹证；腰膝酸软，下肢无力；遗尿，白带过多 | 蕨素、金粉蕨素、金粉蕨素-2-*O*-葡萄糖苷、金粉蕨素-2-*O*-阿洛糖苷、欧蕨伊鲁苷、原儿茶酸、5-甲糠醛、$\beta$-谷甾醇、胡萝卜素等 |
| 千年健 | 苦、辛，温。归肝、肾经 | 祛风湿，强筋骨 | 风寒湿痹 | $\alpha$-蒎烯、$\beta$-蒎烯、柠檬烯、芳樟醇、$\alpha$-松油醇、$\beta$-松油醇、橙花醇、香叶醇、香叶醛、丁香油酚、异龙脑、广藿香醇等挥发油 |
| 雪莲花 | 甘、微苦，温。归肝、肾经 | 祛风湿，强筋骨，补肾阳，调经止血 | 风湿痹证；阳痿；月经不调，经闭痛经，崩漏带下 | 东莨菪素、伞形花内酯及衍生物、牛蒡苷、大黄素甲醚、芸香苷、金圣草素葡萄糖苷、芹菜素及衍生物、木犀草素及衍生物、槲皮素吡喃葡萄糖苷、吲哚乙酸、秋水仙碱、雪莲多糖、谷甾醇、对羟基苯乙酮、对羟基苯甲酸甲酯等 |
| 鹿衔草 | 甘、苦，温。归肝、肾经 | 祛风湿，强筋骨，止血 | 风湿痹证；月经过多，崩漏，咯血，外伤出血；久咳劳嗽 | 鹿蹄草素、苯基萘胺、高熊果酚苷及衍生物、伞形梅笠草素、肾叶鹿蹄草苷、槲皮素及衍生物、金丝桃苷及衍生物、山柰酚葡萄糖苷、原儿茶酸等 |
| 石楠叶 | 辛、苦，平。小毒。归肝、肾经 | 祛风湿，通经络，益肾气 | 风湿痹证；头风头痛；风疹瘙痒 | 类胡萝卜素、樱花苷、山梨醇、鞣质、正烷烃、苯甲醛、氢氰酸、熊果酸、皂苷、挥发油等 |

## 五、化湿药

凡气味芳香，性偏温燥，以化湿运脾为主要作用的药物，称为化湿药，见表5-14。

表15-14　化湿药

| 药名 | 性味，归经 | 功效 | 临床应用 | 主要化学成分 |
|---|---|---|---|---|
| 藿香 | 辛，微温。归脾、胃、肺经 | 化湿，止呕，解暑 | 湿阻中焦；呕吐；暑湿、湿温 | 多种倍半萜如竹烯、广藿香醇等挥发油约1.5%；苯甲醛、丁香油酚、桂皮醛；生物碱类 |

续表

| 药名 | 性味，归经 | 功效 | 临床应用 | 主要化学成分 |
|---|---|---|---|---|
| 佩兰 | 辛，平。归脾、胃、肺经 | 化湿，解暑 | 湿阻中焦；暑湿、湿温 | 挥发油：聚伞花素、乙酸橙花醇酯；香豆精、邻香豆酸、麝香草氢醌；三萜类 |
| 苍术 | 辛，苦，温。归脾、胃、肝经 | 燥湿健脾，祛风散寒 | 湿阻中焦证；风湿痹证；风寒挟湿表证 | 挥发油：苍术醇（$\beta$-桉油醇和茅术醇混合结晶）；苍术酮、维生素A样物质、维生素B及菊糖 |
| 厚朴 | 苦、辛，温。归脾、胃、肺、大肠经 | 燥湿消痰，下气除湿除满 | 脘腹胀满；食积气滞，腹胀便秘；痰饮喘咳 | 挥发油：$\beta$-桉油醇和厚朴酚及少量木兰箭毒碱、厚朴碱及鞣质等 |
| 砂仁 | 辛，温。归脾、胃、肾经 | 化湿行气，温中止泻，安胎 | 湿阻中焦及脾胃气滞证；脾胃虚寒吐泻；气滞妊娠恶阻及胎动不安 | 阳春砂含挥发油中主要成分右旋樟脑、龙脑、乙酸龙脑酯、柠檬烯、橙花叔醇，并含皂苷。缩砂挥发油中主要成分为樟脑、萜烯 |
| 豆蔻 | 辛，温。归肺、脾、胃经 | 化湿行气，温中止呕 | 湿阻中焦及脾胃气滞证；呕吐 | 挥发油：1, 4-桉叶素、$\alpha$-樟脑、葎草烯及其环氧化物 |
| 草豆蔻 | 辛，温。归脾、胃经 | 燥湿行气，温中止呕 | 寒湿中阻证；寒湿呕吐 | 挥发油和黄酮类物质 |
| 草果 | 辛，温。归脾、胃经 | 燥湿温中，除痰截疟 | 寒湿中阻证；疟疾 | 挥发油中含$\alpha$-蒎烯和$\beta$-蒎烯、1, 8-桉油素、对聚伞花素；淀粉、油脂及多种微量元素 |

## 六、利水渗湿药

凡以通利水道，渗泄水湿，治疗水湿内停病证为主要作用的药物，称为利水渗湿药。

1. 利水消肿药　见表15-15。

表15-15　利水消肿药

| 药名 | 性味，归经 | 功效 | 临床应用 | 主要化学成分 |
|---|---|---|---|---|
| 茯苓 | 甘、淡，平。归心、脾、肾经 | 利水消肿，渗湿，健脾，宁心 | 水肿；痰饮；脾虚泄泻 | $\beta$-茯苓聚糖约93%，另含茯苓酸、蛋白质、脂肪、卵磷脂、胆碱、组氨酸、麦角甾醇等 |
| 薏苡仁 | 甘、淡，凉。归脾、胃、肺经 | 利水消肿，渗湿，健脾，除痹，清热排脓 | 水肿，小便不利，脚气；脾虚泄泻；湿痹拘挛；肺痈，肠痈 | 脂肪油、薏苡仁酯、薏苡仁内酯，薏苡多糖A、薏苡多糖B、薏苡多糖C和氨基酸、维生素$B_1$等 |
| 猪苓 | 甘、淡，平。归肾、膀胱经 | 利水消肿，渗湿 | 水肿，小便不利，泄泻 | 猪苓葡聚糖Ⅰ、甾类化合物、游离及结合型生物素、蛋白质等 |
| 泽泻 | 甘，寒。归肾、膀胱经 | 利水消肿，渗湿，泄热 | 水肿，小便不利，泄泻；淋证，遗精 | 主要含泽泻萜醇A、B、C，挥发油生物碱，天门冬素，树脂等 |
| 冬瓜皮 | 甘，凉。归脾、小肠经 | 利水消肿，清热解暑 | 水肿；暑热证 | 含蜡类及树脂类物质、烟酸、胡萝卜素、葡萄糖、果糖、蔗糖、有机酸，另含维生素$B_1$、维生素$B_2$、维生素C |
| 玉米须 | 甘，平。归膀胱、肝、胆经 | 利水消肿，利湿退黄 | 水肿；黄疸 | 脂肪油、挥发油、树胶样物质、树脂、苦味糖苷、皂苷、生物碱及谷甾醇、苹果酸、枸橼酸等 |
| 葫芦 | 甘，平。归肺、肾经 | 利水消肿 | 水肿；利水而通淋 | 葡萄糖、戊聚糖、木质素等 |

续表

| 药名 | 性味，归经 | 功效 | 临床应用 | 主要化学成分 |
|---|---|---|---|---|
| 香加皮 | 辛、苦，温。有毒。归肝、肾、心经 | 利水消肿，祛风湿，强筋骨 | 水肿，小便不利；风湿痹证 | 十余种苷类化合物，其中最主要的是强心苷，有杠柳毒苷和香加皮苷A、B、C、D、E、F、G、K等。此外还有4-甲氧基水杨醛 |
| 枳椇子 | 甘、酸，平。归脾经 | 利水消肿，解酒毒 | 水肿证；醉酒 | 枳椇苷、黑麦草碱、葡萄糖及苹果酸钾等 |
| 泽漆 | 辛、苦，微寒。有毒。归大肠、小肠、肺经 | 利水消肿，化痰止咳，解毒散结 | 水肿证；咳喘证；瘰疬，癣疮 | 槲皮素-5, 3-二-D-半乳糖苷、泽漆皂苷、丁酸、泽漆醇、$\beta$-二氢岩藻甾醇、葡萄糖、果糖 |
| 蝼蛄 | 咸，寒。归膀胱、大肠、小肠经 | 利水消肿，通淋 | 水肿证；淋证 | 含17种氨基酸，其中含谷氨酸最多，其次是丙氨酸、亮氨酸、天冬氨酸 |
| 荠菜 | 甘，凉。归肝、胃经 | 利水消肿，明目，止血 | 水肿；肝热目赤，目生翳膜；血热出血证 | 胆碱、乙酰胆碱、马钱子碱、山梨醇、甘露醇、侧金盏花醇等 |

2. 利尿通淋药　见表15-16。

表15-16　利尿通淋药

| 药名 | 性味，归经 | 功效 | 临床应用 | 主要化学成分 |
|---|---|---|---|---|
| 车前子 | 甘，微寒。归肝、肾、肺、小肠经 | 利尿通淋，渗湿止泻，明目，祛痰 | 淋证，水肿；泄泻；目赤肿痛，目暗昏花，翳障；痰热咳嗽 | 黏液质、琥珀酸、二氢黄酮苷、车前烯醇、腺嘌呤、胆碱、车前子碱、脂肪油、维生素A、维生素B等 |
| 滑石 | 甘、淡，寒。归膀胱、肺、胃经 | 利尿通淋，清热解暑，收湿敛疮 | 热淋石淋，尿热涩痛；湿疮，湿疹，痱子 | 含硅酸镁、氧化铝、氧化镍等 |
| 木通 | 苦，寒。有毒。归心、小肠、膀胱经 | 利尿通淋，清心火，通经下乳 | 热淋涩痛，水肿；口舌生疮，心烦尿赤；经闭乳少 | 藤茎：白桦脂醇、齐墩果酸、常春藤皂苷元、11种木通皂苷，豆甾醇、谷甾醇、胡萝卜苷、肌醇。花：矢车菊素及其衍生物等 |
| 通草 | 甘、淡，微寒。归肺、胃经 | 利尿通淋，通气下乳 | 淋证，水肿；产后乳汁不下 | 谷氨酸等15种氨基酸，肌醇、多聚戊糖、葡萄糖、半乳糖醛酸，镁、铁等21种微量元素 |
| 瞿麦 | 苦，寒。归心、小肠经 | 利尿通淋，破血通经 | 淋证；闭经，月经不调 | 花色苷、水杨酸甲酯、丁香油酚、维生素A样物质、皂苷、糖类 |
| 萹蓄 | 苦，微寒。归膀胱经 | 利尿通淋，杀虫止痒 | 淋证；虫证，湿疹，阴痒 | 含槲皮素、萹蓄苷、槲皮苷、咖啡酸、绿原酸、钾盐、硅酸等 |
| 地肤子 | 辛、苦，寒。归肾、膀胱经 | 清热利湿，祛风止痒 | 淋证；阴痒带下，风疹，湿疹 | 三萜皂苷、脂肪油、维生素A类物质 |
| 海金沙 | 甘、咸，寒。归膀胱、小肠经 | 利尿通淋，止痛 | 淋证 | 高丝氨酸、咖啡酸、香豆酸、脂肪油 |
| 石韦 | 甘、苦，微寒。归肺、膀胱经 | 利尿通淋，清肺止咳，凉血止血 | 淋证；肺热咳喘；血热出血 | $\beta$-谷甾醇、芒果苷、异芒果苷、延胡索酸等 |
| 冬葵子 | 甘、涩，凉。归大肠、小肠、膀胱经 | 利尿通淋，下乳，润肠 | 淋证；乳汁不通、乳房胀痛；便秘 | 脂肪油及蛋白质，锌、铁、锰、磷等10种微量元素 |

续表

| 药名 | 性味，归经 | 功效 | 临床应用 | 主要化学成分 |
|---|---|---|---|---|
| 灯心草 | 甘淡，微寒。归心、肺、小肠经 | 利尿通淋，清心降火 | 淋证；心烦失眠，口舌生疮 | 纤维素、脂肪油、蛋白质。此外，含有多聚糖 |
| 萆薢 | 苦，平。归肾、胃经 | 利湿去浊，祛风除痹 | 膏淋，白浊；风湿痹痛 | 薯蓣皂苷等多种甾体皂苷，总皂苷水解后生成薯蓣皂苷元、鞣质、蛋白质等 |

3. 利湿退黄药　见表15-17。

表15-17　利湿退黄药

| 药名 | 性味，归经 | 功效 | 临床应用 | 主要化学成分 |
|---|---|---|---|---|
| 茵陈 | 苦、辛，微寒。归脾胃、肝胆经 | 利湿退黄，解毒疗疮 | 黄疸；湿疮瘙痒 | 挥发油中有$\beta$-蒎烯、茵陈二炔烃、茵陈炔酮，尚含香豆素、黄酮、有机酸、呋喃类等 |
| 金钱草 | 甘咸，微寒。归肝胆、肾膀胱经 | 利湿退黄，利尿通淋，解毒消肿 | 湿热黄疸；石淋，热淋；痈肿疔疮、毒蛇咬伤 | 酚性成分和甾醇、黄酮类、氨基酸、鞣质、挥发油、胆碱、钾盐等 |
| 虎杖 | 微苦，微寒。归肝、胆、肺经 | 利湿退黄，清热解毒，散瘀止痛，化痰止咳 | 湿热黄疸，淋浊带下；水火烫伤，痈肿疮毒，毒蛇咬伤；经闭，癥瘕，跌打损伤；肺热咳嗽 | 虎杖苷、黄酮类、大黄素、大黄素甲醚、白藜芦醇、多糖 |
| 地耳草 | 苦、甘，凉。归肝、胆经 | 利湿退黄，清热解毒，活血消肿 | 黄疸；痈肿；跌打损伤 | 槲皮苷、田基黄灵素、地耳草素等 |
| 垂盆草 | 甘淡、微酸，微寒。归心肝胆经 | 利湿退黄，清热解毒 | 黄疸；痈肿疮疡，喉痛，蛇伤，烫伤 | 甲基异石榴皮碱等生物碱，景天庚糖、果糖、蔗糖等 |
| 鸡骨草 | 甘、微苦，凉。归肝、胃经 | 利湿退黄，清热解毒，疏肝止痛 | 黄疸；乳痈；胁肋不舒，胃脘胀痛 | 相思子碱、相思子皂苷、黄酮类、氨基酸、糖类、相思子皂醇、甘草次酸 |
| 珍珠草 | 甘、苦，凉。归肝、肺经 | 利湿退黄，清热解毒，明目，消积 | 湿热黄疸，泻痢，淋证；疮疡肿毒，蛇犬咬伤；目赤肿痛；小儿疳积 | 含酚性成分、三萜成分及没食子鞣质 |

## 七、温里药

凡以温里祛寒，治疗里寒证为主的药物，称温里药，又名驱寒药，见表15-18。

表15-18　温里药

| 药名 | 性味，归经 | 功效 | 临床应用 | 主要化学成分 |
|---|---|---|---|---|
| 附子 | 辛、甘，大热。归心、肾、脾经 | 回阳救逆，补火助阳，散寒止痛 | 亡阳证；阳虚证；寒痹证 | 乌头碱、中乌头碱、次乌头碱、异飞燕草碱、新乌宁碱、乌胺及尿嘧啶等 |
| 干姜 | 辛，热。归脾、胃、肾、心、肺经 | 温中散寒，回阳通脉，温肺化饮 | 腹痛，呕吐，泄泻；亡阳证；寒饮喘咳 | 姜烯、水芹烯、莰烯、姜烯酮、姜辣素、姜酮、龙脑、姜醇、柠檬醛等，尚含树脂、淀粉以及多种氨基酸 |
| 肉桂 | 辛、甘，大热。归肾、脾、心、肝经 | 补火助阳，散寒止痛，温经通脉，引火归原 | 阳痿，宫冷；腹痛，寒疝；腰痛，胸痹，阴疽，闭经，痛经；虚阳上浮诸症 | 桂皮油、桂皮醛、肉桂醇、肉桂醇醋酸酯、肉桂酸、醋酸苯丙酯、香豆素、黏液、鞣质等 |

续表

| 药名 | 性味，归经 | 功效 | 临床应用 | 主要化学成分 |
|---|---|---|---|---|
| 吴茱萸 | 辛、苦，热。有小毒。归肝、脾、胃、肾经 | 散寒止痛，降逆止呕，助阳止泻 | 寒凝疼痛；胃寒呕吐；虚寒泄泻 | 吴茱萸烯、罗勒烯、月桂烯、吴茱萸内酯、吴茱萸内酯醇等挥发油及吴茱萸酸、吴茱萸碱、吴茱萸啶酮、吴茱萸苦素等 |
| 小茴香 | 辛，温。归肝、肾、脾、胃经 | 散寒止痛，理气和胃 | 寒疝腹痛，睾丸偏坠胀痛，少腹冷痛，痛经；中焦虚寒气滞证 | 柠檬烯、葑酮、爱草脑、松油烯、蒎烯、月桂烯、香桧烯、茴香脑、茴香醛等挥发油。岩芹酸、亚油酸、棕榈酸、花生酸、山萮酸等脂肪酸 |
| 八角茴香 | 辛，温。归肝、肾、脾、胃经 | 散寒，理气，止痛 | 寒疝腹痛，胃寒呕吐；升高白细胞；流感，脚气 | 反式茴香脑、茴香醛、倍半萜内酯及其衍生物、黄酮类 |
| 丁香 | 辛，温。归脾、胃、肺、肾经 | 温中降逆，散寒止痛，温肾助阳 | 胃寒呕吐，呃逆；脘腹冷痛；阳痿，宫冷 | 丁香油酚、乙酰丁香油酚，丁香烯醇、庚酮、水杨酸甲酯、α-丁香烯、胡椒酚、苯甲醇、苯甲醛 |
| 高良姜 | 辛，热。归脾、胃经 | 散寒止痛，温中止呕 | 胃寒冷痛；胃寒呕吐 | 桉叶素、桂皮酸甲酯、丁香油酚、蒎烯、荜澄茄烯、高良姜酚等挥发油；高良姜素、山柰素、山柰酚、槲皮素、异鼠李素等黄酮类 |
| 胡椒 | 辛，热。归胃、大肠经 | 温中散寒，下气消痰 | 胃寒腹痛，呕吐泄泻；癫痫证 | 胡椒碱，胡椒林碱，辣椒碱，胡椒油碱A、B、C等；还含有挥发油、有机酸及木脂素 |
| 花椒 | 辛，温。归脾、胃、肾经 | 温中止痛，杀虫止痒 | 中寒腹痛，寒湿吐泻；虫积腹痛，湿疹，阴痒 | 柠檬烯、桉叶素、月桂烯、蒎烯、芳樟醇、爱草脑等挥发油；青花椒碱、茵芋碱等生物碱；25种酰胺类；脱肠草素等香豆素类物质 |
| 荜茇 | 辛，热。归胃、大肠经 | 温中散寒，下气止痛 | 胃寒腹痛，呕吐，呃逆，泄泻；龋齿疼痛 | 胡椒碱、棕榈酸、四氢胡椒酸、挥发油等 |
| 荜澄茄 | 辛，温。归脾、胃、肾、膀胱经 | 温中散寒，行气止痛 | 胃寒腹痛，呕吐，呃逆；寒疝腹痛 | 柠檬醛、柠檬烯、香茅醛、莰烯、甲基庚烯酮、香叶醇、α-蒎烯、苧烯、对伞花烃、β-蒎烯及甲基庚烯酮等挥发油 |

## 八、理气药

以疏通气机、消除气滞、平降气逆为主要作用的一类中药，又称行气药，见表15-19。

表15-19　理气药

| 药名 | 性味，归经 | 功效 | 临床应用 | 主要化学成分 |
|---|---|---|---|---|
| 陈皮 | 苦、辛，温。归肺、脾经 | 理气健脾，燥湿化痰 | 脾胃气滞；呕吐呃逆；湿痰、寒痰咳嗽 | 川陈皮素、橙皮苷、新橙皮苷、橙皮素、对羟福林、黄酮化合物等 |
| 青皮 | 苦、辛，温。归肝、胆、胃经 | 疏肝破气，消积化滞 | 肝郁气滞；气滞脘腹疼痛；食积腹痛；癥瘕积聚，久疟痞块 | 挥发油：右旋柠檬烯，芳樟醇，伞花烃等；黄酮类成分：橙皮苷等 |
| 枳实 | 苦、辛、酸，温。归脾、胃经 | 破气散痞，化痰消积 | 胃肠积滞，湿热泻痢；胸痹，结胸；气滞胸胁疼痛；产后腹痛；脏器下垂 | 挥发油、黄酮苷（橙皮苷、新橙皮苷、柚皮苷、野漆树苷及忍冬苷）、*N*-甲基酪胺、对羟福林、去甲肾上腺素、色胺诺林等 |
| 枳壳 | 苦、辛、酸，温。归脾、胃经 | 与枳实同功效，但作用较缓和，长于行气开胸，宽中除胀 | | 黄酮类成分：柚皮苷，橙皮苷，新橙皮苷，柚皮芸香苷等；还含挥发油、生物碱等 |

续表

| 药名 | 性味，归经 | 功效 | 临床应用 | 主要化学成分 |
|---|---|---|---|---|
| 木香 | 辛、苦，温。归脾、胃、大肠、三焦、胆经 | 行气止痛，健脾消食 | 脾胃气滞证；泻痢里急后重；腹痛胁痛，黄疸，疝气疼痛；胸痹 | 挥发油：紫杉烯、α-紫罗兰酮、木香烯内酯、α-水香烃及β-木香烃、木香内酯及衍生物、木香醇、水芹烯，天台乌药酸、木香碱 |
| 沉香 | 辛、苦，微温。归脾、胃、肾经 | 行气止痛，温中止呕，纳气平喘 | 胸腹胀痛；胃寒呕吐；虚喘证 | 挥发油和树脂等，有白木香酸、白木香醛、沉香螺旋醇、白木香醇、苄基丙酮、呋喃白木香醛、呋喃白木香醇等，还有酚性成分 |
| 檀香 | 辛，温。归脾、胃、心、肺经 | 行气止痛，散寒调中 | 胸腹寒凝气滞证 | α-檀香萜醇、β-檀香萜醇，并含檀萜烯、檀萜烯酮等 |
| 川楝子 | 苦，寒。有小毒，归肝、小肠、膀胱经 | 行气止痛，杀虫 | 肝郁化火所致诸痛证；虫积腹痛；杀虫疗癣 | 川楝素、楝树碱、山柰醇及脂肪油等 |
| 乌药 | 辛，温。归肺、脾、肾、膀胱经 | 行气止痛，温肾散寒 | 寒凝气滞之胸腹诸痛证；尿频，遗尿 | 生物碱乌药烷、乌药烃、乌药醇、乌药酸、乌药醇酯等 |
| 青木香 | 辛、苦，寒。归肺、胃经 | 行气止痛，解毒消肿 | 胸胁、脘腹疼痛；泻痢腹痛；疔疮肿毒，皮肤湿疮，毒蛇咬伤 | 挥发油主要成分为马兜铃酮，并含马兜铃酸、青木香酸，木兰花碱、尿囊素、土青木香甲素及丙素等 |
| 荔枝核 | 甘、微苦，温。归肝、肾经 | 行气散结，散寒止痛 | 疝气痛，睾丸肿痛；胃脘久痛，痛经，产后腹痛 | 挥发油，油中成分有3-羟基丁酮等，还有α-亚甲环丙基甘氨酸 |
| 香附 | 辛、微苦、微甘，平。归肝、脾、三焦经 | 疏肝解郁，调经止痛，理气调中 | 肝郁气滞胁痛、腹痛；月经不调，痛经，乳房胀痛；脾胃气滞腹痛 | β-蒎烯、香附子烯、α-香附酮和β-香附酮、广藿香酮、α-莎草醇和β-莎草醇、柠檬烯等140多种挥发油及生物碱、黄酮类及三萜类 |
| 佛手 | 辛、苦、酸，温。归肝、脾、肺经 | 疏肝解郁，理气和中，燥湿化痰 | 肝郁胸胁胀痛；气滞脘腹痛；久咳痰多，胸闷作痛 | 挥发油、香豆精类化合物。主要成分佛手内酯、柠檬内酯、橙皮苷、布枯叶苷（地奥明） |
| 香橼 | 辛、苦、酸，温。归肝、脾、肺经 | 疏肝解郁，理气和中，燥湿化痰 | 胸胁胀痛；气滞脘腹胀痛；痰饮咳嗽，胸膈不利 | 橙皮苷、枸橼酸、苹果酸、维生素C及挥发油等 |
| 玫瑰花 | 甘、微苦，温。归肝、脾经 | 疏肝解郁，活血止痛 | 肝胃气痛；月经不调，经前乳房胀痛；跌打伤痛 | 香茅醇、牻牛儿醇、橙花醇、丁香油酚、苯乙醇、槲皮苷、脂肪油、有机酸 |
| 绿萼梅 | 微酸、涩；平。归肝、胃、肺经 | 疏肝解郁，和中，化痰 | 肝胃气痛；梅核气 | 挥发油，油中主要成分为苯甲醛、异丁香油酚、苯甲酸等 |
| 娑罗子 | 甘，温。归肝、胃经 | 疏肝解郁，和胃止痛 | 胸闷胁痛、脘腹胀痛，妇女经前乳房胀痛 | 七叶皂苷等三萜皂苷和黄酮类化合物，脂肪油、淀粉、纤维素、蛋白质 |
| 薤白 | 辛、苦，温。归肺、胃、大肠经 | 通阳散结，行气导滞 | 胸痹证；脘腹痞满胀痛，泻痢里急后重 | 大蒜氨酸、甲基大蒜氨酸、大蒜糖等，醇提取物含有前列腺素$A_1$和前列腺素$B_1$等 |
| 天仙藤 | 苦，温。归肝、脾、肾经 | 理气，祛湿，活血止痛 | 胃脘痛，疝气痛、产后腹痛；妊娠水肿；风湿痹痛；癥瘕积聚 | 木兰碱，马兜铃酸D、β-谷甾醇，以及硝基菲类有机酸衍生物或内酰胺成分等 |
| 大腹皮 | 辛，微温。归脾、胃、大肠、小肠经 | 行气宽中，利水消肿 | 胃肠气滞，脘腹胀闷，大便不爽；水肿胀满，脚气浮肿，小便不利 | 槟榔碱、槟榔次碱、α-儿茶素等 |

续表

| 药名 | 性味，归经 | 功效 | 临床应用 | 主要化学成分 |
|---|---|---|---|---|
| 甘松 | 辛、甘，温。归脾、胃经 | 行气止痛，开郁醒脾，收湿拔毒 | 脘腹闷胀，疼痛；思虑伤脾，不思饮食；湿脚气；牙痛 | 马兜铃烯、甘松酮、德比酮、缬草酮、广藿香醇；呋喃香豆精类：甘松素、甘松醇、白芷素、榄香醇、β-桉叶醇、缬草酮 |
| 九香虫 | 咸，温。归肝、脾、肾经 | 理气止痛，温肾助阳 | 胸胁、脘腹胀痛；阳痿，腰膝冷痛，尿频 | 软脂酸等12种脂肪酸、18种氨基酸、大黄素甲醚、胆甾醇、对羟基苯丙烯酸、毛罂红、蛋黄嘌呤、次黄嘌呤等 |
| 刀豆 | 甘，温。归胃、肾经 | 降气止呃，温肾助阳 | 呃逆，呕吐；肾虚腰痛 | 尿素酶、血球凝集素、刀豆氨酸以及淀粉、蛋白质、脂肪等 |
| 柿蒂 | 苦、涩，平。归胃经 | 降气止呃 | 呃逆证 | 鞣质、羟基三萜酸、葡萄糖、果糖及中性脂肪油等 |

## 九、消食药

凡功能为消化食积的药物，称为消食药，又称消导药或助消化药，见表15-20。

表15-20　消食药

| 药名 | 性味，归经 | 功效 | 临床应用 | 主要化学成分 |
|---|---|---|---|---|
| 山楂 | 酸、甘，微温。归脾、胃、肝经 | 消食化积，行气散瘀 | 饮食积滞；泻痢腹痛，疝气痛；瘀阻胸痛，痛经；冠心病，高血压，高脂血症，菌痢 | 黄酮类、三萜皂苷类（熊果酸、齐墩果酸、山楂酸），皂苷鞣质、游离酸、脂肪酸、维生素C、无机盐、红色素等 |
| 神曲 | 甘，辛，温。归脾、胃经 | 消食和胃 | 饮食积滞证 | 酵母菌、淀粉酶、复合维生素B、麦角甾醇、蛋白质及脂肪、挥发油等 |
| 麦芽 | 甘，平。归脾、胃经 | 消食健胃，回乳消胀 | 米面薯芋食滞证；断乳，乳房胀痛，肝气郁滞或肝胃不和之胁痛、脘腹痛 | α-淀粉酶、β-淀粉酶、麦芽糖及大麦芽碱、腺嘌呤、胆碱、蛋白质、氨基酸、维生素B、维生素D、维生素E、细胞色素C等 |
| 稻芽 | 甘，温。归脾、胃经 | 消食和中，健脾开胃 | 米面薯芋食滞证及脾虚食少，消化不良 | 淀粉酶、淀粉、蛋白质、脂肪、氨基酸等 |
| 莱菔子 | 辛、甘，平。归肺、脾、胃经 | 消食除胀，降气化痰 | 食积气滞证；咳喘痰多，胸闷食少 | 莱菔素、芥子碱、脂肪油（芥酸、亚油酸、亚麻酸）、β-谷甾醇、多种氨基酸、维生素 |
| 鸡内金 | 甘，平。归脾、胃、小肠、膀胱经 | 消食健胃，涩精止遗 | 饮食积滞，小儿疳积；肾虚遗精、遗尿；砂石淋证，胆结石 | 胃激素、角蛋白、微量胃蛋白酶、淀粉酶、多种维生素与微量元素，以及18种氨基酸等 |
| 鸡矢藤 | 甘、苦，微寒。归脾、胃、肝、肺经 | 消食健胃，化痰止咳，清热解毒，止痛 | 饮食积滞，小儿疳积；热痰咳嗽；热毒泻痢，咽喉肿痛，痈疮疖肿；止痛；湿疹，神经性皮炎，皮肤瘙痒 | 鸡屎藤苷、鸡屎藤次苷及生物碱、齐墩果酸等，叶含熊果酚苷 |
| 隔山消 | 甘、微苦，平。归脾、胃、肝经 | 消食健胃，理气止痛，催乳 | 饮食积滞证；脘腹胀痛；乳汁不下或不畅 | 多种混合苷，以及磷脂、游离糖、维生素、氨基酸等 |
| 阿魏 | 苦、辛，温。归脾、胃经 | 化癥散痞，消积，杀虫 | 癥瘕、痞块；肉食积滞；疟疾、痢疾 | 挥发油20.74%，硫醚香豆精类、阿魏酸、阿魏酸酯 |

## 十、驱虫药

凡能将肠道寄生虫杀死或驱出体外的药物，称为驱虫药，见表15-21。

表15-21　驱虫药

| 药名 | 性味，归经 | 功效 | 临床应用 | 主要化学成分 |
|---|---|---|---|---|
| 使君子 | 甘，温。归脾、胃经 | 杀虫消积 | 蛔虫病，蛲虫病；小儿疳疾 | 使君子氨酸以钾盐形式存在；油酸、棕榈酸、硬脂酸、肉豆蔻酸及花生酸、甾醇 |
| 苦楝皮 | 苦，寒；有毒。归肝、脾、胃经 | 杀虫，疗癣 | 蛔虫，蛲虫，钩虫等病；疥癣，湿疮 | 川楝素、苦楝酮、苦楝萜酮内酯、苦楝萜醇内酯、苦楝萜酸甲酯、苦楝子三醇等 |
| 槟榔 | 苦、辛，温。归胃、大肠经 | 杀虫消积，行气，利水，截疟 | 多种肠道寄生虫病；食积气滞，泻痢后重；水肿，脚气肿痛；疟疾 | 槟榔碱、槟榔次碱、去甲基槟榔碱、去甲基槟榔次碱、高槟榔碱等生物碱，月桂酸、肉豆蔻酸、棕榈酸、亚油酸等脂肪酸 |
| 南瓜子 | 甘，平。归胃，大肠经 | 杀虫 | 绦虫病，血吸虫病 | 南瓜子氨酸，维生素A、维生素$B_1$、维生素$B_2$、维生素C，胡萝卜素；脂肪油：亚麻仁油酸、油酸、硬脂酸 |
| 鹤草芽 | 苦、涩，凉。归肝、小肠、大肠经 | 杀虫 | 绦虫病 | 鹤草酚、仙鹤草内酯、仙鹤草醇、芹黄素、儿茶酚等 |
| 雷丸 | 微苦，寒。有小毒。归胃、大肠经 | 杀虫消积 | 绦虫病，钩虫病，蛔虫病；小儿疳积 | 雷丸素、雷丸多糖S-4002、钙、铝、镁等元素 |
| 鹤虱 | 苦、辛，平。归脾、胃经 | 杀虫消积 | 虫积腹痛；小儿疳疾 | 天名精：天名精内酯、天名精酮、天名精素、格瑞尼林、埃瓦林、埃瓦内酯及缬草酸、正己酸、豆甾醇等。野胡萝卜：细辛醚、没药烯、巴豆酸、牻牛儿醇及胡萝卜烯醇等 |
| 榧子 | 甘，平。归肺、胃、大肠经 | 杀虫消积，润肠通便，润肺止咳 | 虫积腹痛；肠燥便秘；肺燥咳嗽 | 亚油酸、硬脂酸、油酸等脂肪油，不饱和脂肪酸；甾醇、草酸、葡萄糖、多糖、挥发油等 |
| 芜荑 | 辛、苦，温。归脾、胃经 | 杀虫消积 | 虫积腹痛；小儿疳积；疥癣瘙痒；皮肤恶疮 | 鞣质、糖类等 |

## 十一、止血药

凡能够制止体内外出血的药物，称为止血药。

1. **凉血止血药**　见表15-22。

表15-22　凉血止血药

| 药名 | 性味，归经 | 功效 | 临床应用 | 主要化学成分 |
|---|---|---|---|---|
| 小蓟 | 甘、苦，凉。归心、肝经 | 凉血止血，散瘀解毒消痈 | 血热出血证；热毒痈肿 | 生物碱、黄酮、三萜以及简单酚酸。止血活性成分有刺槐素-7-鼠李糖苷、芸香苷、咖啡酸、绿原酸、原儿茶醛以及蒲公英甾醇等 |
| 大蓟 | 甘、苦，凉。归心、肝经 | 凉血止血，散瘀解毒消痈 | 血热出血证；热毒痈肿 | 三萜和甾体类、挥发油类，长链炔醇类和黄酮苷类化合物 |

续表

| 药名 | 性味，归经 | 功效 | 临床应用 | 主要化学成分 |
|---|---|---|---|---|
| 地榆 | 苦、酸、涩，微寒。归肝、大肠经 | 凉血止血，解毒敛疮 | 血热出血证；烫伤、湿疹、疮疡痈肿 | 地榆苷Ⅰ、Ⅱ、A、B、E等及酚酸类，少量维生素A，止血主要成分为鞣质 |
| 槐花 | 苦，微寒。归肝、大肠经 | 凉血止血，清肝泻火 | 血热出血证；目赤、头痛 | 富含芸香苷、槲皮素、鞣质等 |
| 侧柏叶 | 苦、涩，寒。归肺、肝、脾经 | 凉血止血，化痰止咳，生发乌发 | 血热出血证；肺热咳嗽；脱发、须发早白 | $\alpha$-侧柏酮、侧柏烯、小茴香酮等；黄酮类：香橙素、槲皮素、杨梅树皮素、扁柏双黄酮；含多种微量元素 |
| 白茅根 | 甘，寒。归肺、胃、膀胱经 | 凉血止血，清热利尿，清肺胃热 | 血热出血证；水肿、热淋、黄疸；胃热呕吐、肺热咳喘 | 木糖、淀粉等糖类；枸橼酸等简单酸类及钾盐；白茅素、芦竹素、羊齿醇等三萜烯；5-羟色胺；类胡萝卜素及维生素 |
| 苎麻根 | 甘，寒。归心、肝经 | 凉血止血，安胎，清热解毒 | 血热出血证；胎动不安，胎漏下血；热毒痈肿 | 含酚类、三萜甾醇、绿原酸、咖啡酸等 |
| 羊蹄 | 苦、涩，寒。归心、肝、大肠经 | 凉血止血，解毒杀虫，泻下 | 血热出血证；疥癣、疮疡、烫伤；大便秘结 | 含大黄酸、大黄酚、大黄素及酸模素等，叶含槲皮苷、维生素C等 |

2. 化瘀止血药　见表15-23。

表15-23　化瘀止血药

| 药名 | 性味，归经 | 功效 | 临床应用 | 主要化学成分 |
|---|---|---|---|---|
| 三七 | 甘，微苦，温。归肝、胃经 | 化瘀止血，活血定痛 | 出血证；跌打损伤，瘀血肿痛 | 皂苷、黄酮苷、氨基酸等，止血活性成分为三七氨酸 |
| 茜草 | 苦，寒。归肝经 | 凉血化瘀止血，通经 | 出血证；血瘀经闭，跌打损伤，风湿痹痛 | 水溶性成分环六肽系列物，脂溶性成分蒽醌、还原萘醌及其糖苷等 |
| 蒲黄 | 甘，平。归肝、心包经 | 止血，化瘀，利尿 | 出血证；瘀血痛证；血淋尿血 | 黄酮类如异鼠李素、槲皮素，甾类如香蒲甾醇、$\beta$-谷甾醇，尚含脂肪油、生物碱及氨基酸 |
| 花蕊石 | 酸、涩，平。归肝经 | 化瘀止血 | 出血证 | 钙、镁的碳酸盐，混有少量铁盐、铅盐及锌、铜、钴等元素以及少量的酸不溶物 |
| 降香 | 辛，温。归肝、脾经 | 化瘀止血，理气止痛 | 出血证；胸胁疼痛，跌损瘀痛；呕吐腹痛 | 异黄酮衍生物的单聚体、双聚体、肉桂烯类衍生物等 |

3. 收敛止血药　见表15-24。

表15-24　收敛止血药

| 药名 | 性味，归经 | 功效 | 临床应用 | 主要化学成分 |
|---|---|---|---|---|
| 白及 | 苦，甘，涩，微寒。归肺、肝、胃经 | 收敛止血，消肿生肌 | 出血证；痈肿疮疡，手足皲裂，水火烫伤 | 主要含有菲类衍生物、胶质等 |

续表

| 药名 | 性味，归经 | 功效 | 临床应用 | 主要化学成分 |
| --- | --- | --- | --- | --- |
| 仙鹤草 | 苦、涩，平。归心、肝经 | 收敛止血，止痢，截疟，补虚 | 出血证；腹泻，痢疾；疟疾寒热；脱力劳伤 | 间苯三酚缩合体、黄酮、有机酸类、仙鹤草素、没食子酸及维生素K等 |
| 紫珠 | 苦、涩，凉。归肝、肺、胃经 | 凉血收敛止血，清热解毒 | 出血证；烧烫伤，热毒疮疡 | 氨基酸、酚类、鞣质、还原性物质、苷类、黄酮和内酯等 |
| 棕榈炭 | 苦、涩，平。归肺、肝、大肠经 | 收敛止血 | 出血证；久泻久痢，妇人带下 | 大量纤维素及锌、铁、铜、锰等较丰富的金属元素 |
| 血余炭 | 苦，平。归肝、胃经 | 收敛止血，化瘀利尿 | 出血证；小便不利 | 蛋白质，脂肪，氮，硫、钙、钾、锌、铜、铁、锰、砷等元素；胱氨酸、含硫氨基酸与不含硫氨基酸组成的头发黑色素 |
| 藕节 | 甘、涩，平。归肝、肺、胃经 | 收敛止血 | 出血证 | 含天冬酰胺及鞣质 |
| 檵木 | 苦、涩，平。归肝、胃、大肠经 | 收敛止血，清热解毒，止泻 | 出血证；水火烫伤；泄泻、痢疾 | 花含槲皮素和异槲皮苷，叶含没食子酸、黄酮类（槲皮素为主） |

4. 温经止血药　见表15-25。

表15-25　温经止血药

| 药名 | 性味，归经 | 功效 | 临床应用 | 主要化学成分 |
| --- | --- | --- | --- | --- |
| 艾叶 | 辛，苦，温。有小毒。归肝、脾、肾经 | 温经止血，散寒调经，安胎 | 出血证；月经不调、痛经；胎动不安 | 挥发油、倍半萜类、三萜类及黄酮类化合物等 |
| 炮姜 | 辛，热。归脾、胃、肾经 | 温经止血，温中止痛 | 出血证；腹痛、腹泻 | 挥发油、树脂等 |
| 灶心土 | 辛，温。归脾、胃经 | 温中止血，止呕，止泻 | 出血证；胃寒呕吐；脾虚久泻 | 硅酸、氧化铝、氧化铁，此外，尚含氧化钠、氧化钾、氧化镁等 |

## 十二、活血化瘀药

凡功能以通利血脉、促进血行、消散瘀血为主要功效，用于治疗瘀血病证的药物，称活血化瘀药，或活血祛瘀药，简称活血药。

1. 活血止痛药　见表15-26。

表15-26　活血止痛药

| 药名 | 性味，归经 | 功效 | 临床应用 | 主要化学成分 |
| --- | --- | --- | --- | --- |
| 川芎 | 辛，温。归肝、胆、心包经 | 活血行气，祛风止痛 | 血瘀气滞痛证；头痛，风湿痹痛 | 川芎嗪等生物碱，藁本内酯、香桧烯等挥发油，阿魏酸等酚类物质，川芎酚等苯酞内酯类以及川芎三萜，叶酸，甾醇等 |
| 延胡索 | 辛、苦，温。归肝、脾经 | 活血，行气，止痛 | 气血瘀滞之痛证 | 生物碱20余种，如延胡索甲、乙、丙、丁、庚、辛、壬、寅、丑、子素 |

续表

| 药名 | 性味，归经 | 功效 | 临床应用 | 主要化学成分 |
|---|---|---|---|---|
| 郁金 | 辛、苦，寒。归肝、心、肺经 | 活血止痛，行气解郁，清心凉血，利胆退黄 | 胸胁腹痛；热病神昏，癫痫痰闭；吐衄血、倒经尿血、血淋；黄疸、胆石症 | 挥发油（莰烯、樟脑、倍半萜烯等）、姜黄素、姜黄酮等。另含淀粉、多糖、脂肪油、橡胶、水芹烯等 |
| 姜黄 | 辛、苦，温。归脾、肝经 | 活血行气，通经止痛 | 胸胁刺痛，胸痹心痛，痛经经闭，癥瘕，风湿肩臂疼痛，跌扑肿痛 | 去甲氧基姜黄素等4种姜黄素类；姜黄酮、芳姜酮等8种挥发油类；以及糖类、甾醇、烯酸和微量元素等 |
| 乳香 | 辛、苦，温。归心、肝、脾经 | 活血行气止痛，消肿生肌 | 跌打损伤、疮疡痈肿；气滞血瘀之痛证 | 蒎烯、$\alpha$，$\beta$-水芹烯等挥发油，游离$\alpha$，$\beta$-乳香酸，结合乳香酸，乳香树脂烃等树脂类；阿魏酸盐，西黄蓍胶黏素等 |
| 没药 | 辛、苦，平。归心、肝、脾经 | 活血止痛，消肿生肌 | 跌打损伤瘀滞疼痛，痈疽肿痛，疮疡溃后久不收口以及一切瘀滞痛证 | 丁香酚、间甲基酚、蒎烯、柠檬烯、桂皮醛等挥发油；没药树脂；树胶；少量苦味质及没药酸、甲酸、乙酸、氧化酶 |
| 五灵脂 | 苦、咸、甘，温。归肝经 | 活血止痛，化瘀止血 | 瘀血阻滞之痛证；瘀滞出血证 | 尿素、尿酸、维生素A类物质及多量树脂 |
| 夏天无 | 苦、微辛，温。归肝经 | 活血止痛，舒筋通络，祛风除湿 | 脑中风半身不遂、跌仆损伤及肝阳头痛；风湿痹痛，关节拘挛不利 | 延胡索乙素、原阿片碱、空褐鳞碱、藤荷包牡丹定碱等多种生物碱 |
| 枫香脂 | 辛、微苦，平。归肺、脾经 | 活血止痛，止血，解毒，生肌 | 风湿痹痛，跌打损伤；血热吐衄；瘰疬、痈疽肿痛；臁疮不愈 | 挥发油，其中桂皮酸类约占6.4%，萜类约占84.4%，其他成分为9.2% |

2. **活血调经药** 见表15-27。

表15-27 活血调经药

| 药名 | 性味，归经 | 功效 | 临床应用 | 主要化学成分 |
|---|---|---|---|---|
| 丹参 | 苦，微寒。归心、肝经 | 活血调经，祛瘀止痛，凉血消痈，除烦安神 | 月经不调，闭经痛经，产后瘀滞腹痛；血瘀心痛、脘腹疼痛、癥瘕积聚、跌打损伤及风湿痹证；疮痈肿毒；热病烦躁神昏及心悸失眠 | 丹参酮Ⅰ、$Ⅱ_A$、$Ⅱ_B$、Ⅲ，隐丹参酮，羟基丹参酮，丹参酸甲酯，紫丹参甲、乙素、丹参新酮，丹参醇Ⅰ、Ⅱ、Ⅲ，丹参酚等脂溶性成分：丹参素，丹参酸甲、乙、丙等水溶性成分 |
| 红花 | 辛，温。归心、肝经 | 活血通经、祛瘀止痛 | 血滞经闭、痛经、产后瘀滞腹痛；癥瘕积聚；胸痹心痛、血瘀腹痛胁痛；跌打损伤，瘀滞肿痛；斑疹色暗 | 红花醌苷、新红花苷、红花苷、红花黄色素和黄色素及包括棕榈酸、肉豆蔻酸、月桂酸、花生酸、油酸等成分的红花油 |
| 西红花 | 甘，平。归心、肝经 | 活血通经、祛瘀止痛 | 斑疹火热；疹色不红；温病入营血之证 | 西红花苷、西红花酸、西红花二甲酯，$\alpha$-胡萝卜素、$\beta$-胡萝卜素，山柰素，黄芪苷，挥发油和维生素 |
| 核仁 | 苦、甘，平。归心、肝、大肠经 | 活血祛瘀，润肠通便，止咳平喘 | 瘀血阻滞病证；肺痈、肠痈；肠燥便秘；咳嗽气喘 | 苦杏仁苷、苦杏仁酶、挥发油、脂肪油，油中主要含有油酸甘油酯和少量亚油酸甘油酯 |

续表

| 药名 | 性味，归经 | 功效 | 临床应用 | 主要化学成分 |
|---|---|---|---|---|
| 益母草 | 苦、辛，微寒。归肝、心包、膀胱经 | 活血调经，利水消肿，清热解毒 | 血滞经闭，痛经，经行不畅，产后恶露不尽腹痛；水肿，小便不利；跌打损伤，疮痈肿毒，皮肤瘾疹 | 益母草碱、水苏碱、益母草定、亚麻酸、$\beta$-亚麻酸、油酸、月桂酸、苯甲酸、芸香苷及延胡索酸 |
| 泽兰 | 苦、辛，微温。归肝、脾经 | 活血调经，祛瘀消痈，利水消肿 | 血瘀经闭，痛经，产后瘀滞腹痛；跌打损伤，瘀肿疼痛及疮痈肿毒；水肿、腹水 | 挥发油、葡萄糖苷、鞣质、树脂、黄酮苷、酚类、氨基酸、有机酸、皂苷、泽兰糖、水苏糖、半乳糖、果糖等 |
| 牛膝 | 苦、甘、酸，平。归肝、肾经 | 活血通经，补肝肾，强筋骨，利水通淋，引火（血）下行 | 瘀血阻滞之经闭、痛经、经行腹痛、胞衣不下及跌扑伤痛；腰膝酸痛，下肢痿软；淋证、水肿、小便不利；虚火上炎之头痛眩晕，齿痛，口舌生疮，吐血衄血 | 三萜皂苷（经水解后成为齐墩果酸和糖）、蜕皮甾酮、牛膝甾酮、紫茎牛膝甾酮等甾体和多糖类、生物碱类，香豆素类等和精氨酸等12种氨基酸，铁、铜等微量元素 |
| 鸡血藤 | 苦、甘，温。归肝、肾经 | 行血补血，调经，舒筋活络 | 月经不调，痛经，闭经；风湿痹痛，手足麻木，肢体瘫痪及血虚萎黄 | 异黄酮类：刺芒柄花素、大豆黄素等；三萜类：表木栓醇、木栓酮；甾体类：$\beta$-谷甾醇、胡萝卜素苷、油菜甾醇、鸡血藤醇等 |
| 王不留行 | 苦，平。归肝、胃经 | 活血通经，下乳消痈，利尿通淋 | 血瘀经闭，痛经，难产；产后乳汁不下，乳痈肿痛；热淋、血淋、石淋 | 王不留行皂苷A、B、C、D四种；黄酮苷：王不留行黄酮苷、异肥皂草苷；植物酸钙镁、磷脂、豆甾醇等 |
| 月季花 | 甘，温。归肝经 | 活血调经，疏肝解郁，消肿解毒 | 肝血郁滞之月经不调，痛经，闭经及胸胁胀痛；跌打损伤，瘀肿疼痛，痈疽肿毒，瘰疬 | 挥发油，大部分为萜醇类：香茅醇、橙花醇、丁香油酚等，还含有没食子酸、苦味酸、鞣质等 |
| 凌霄花 | 甘、酸，寒。归肝、心包经 | 破瘀通经，凉血祛风 | 血瘀经闭，癥瘕积聚及跌打损伤；风疹、皮癣、皮肤瘙痒、痤疮；便血、崩漏 | 芹菜素、$\beta$-谷甾醇、辣红素、水杨酸、阿魏酸等 |

3. **活血疗伤药**　见表15-28。

表15-28　活血疗伤药

| 药名 | 性味，归经 | 功效 | 临床应用 | 主要化学成分 |
|---|---|---|---|---|
| 土鳖虫 | 咸，寒；有小毒。归肝经 | 破血逐瘀，续筋接骨 | 跌打损伤，筋伤骨折，瘀肿疼痛；血瘀经闭，产后瘀滞腹痛，积聚痞块 | 谷氨酸等17种氨基酸和砷等28种多种微量元素以及甾醇和直链脂肪族化合物 |
| 马钱子 | 苦，温；有大毒。归肝、脾经 | 散结消肿，通络止痛 | 跌打损伤，骨折肿痛；痈疽疮毒，咽喉肿痛；风湿顽痹，麻木瘫痪 | 士的宁、马钱子碱、番木鳖次碱、伪番木鳖碱、马钱子碱、伪马钱子碱、奴伐新碱、$\alpha$-可鲁勃林及$\beta$-可鲁勃林、士屈新碱等生物碱 |
| 自然铜 | 辛，平。归肝经 | 散瘀止痛，接骨疗伤 | 跌打损伤，骨折筋断，瘀肿疼痛 | 二硫化铁，并混有铜、砷、锑等物质 |
| 苏木 | 甘、咸，平。归心、肝、脾经 | 活血疗伤，祛瘀通经 | 跌打损伤，骨折筋伤肿痛；血滞经闭，产后瘀阻腹痛，痛经，心腹疼痛，痈肿疮毒 | 巴西苏木酚、挥发油（主要为水芹烯、罗勒烯）等 |

续表

| 药名 | 性味，归经 | 功效 | 临床应用 | 主要化学成分 |
| --- | --- | --- | --- | --- |
| 骨碎补 | 苦，温。归肝、肾经 | 活血续伤，补肾强骨 | 跌打损伤或创伤，筋骨损伤，瘀滞肿痛；肾虚腰痛脚弱，耳鸣耳聋，牙痛，久泻 | 柚皮苷、骨碎补双氢黄酮苷、骨碎补酸等 |
| 血竭 | 甘、咸，平。归心、肝经 | 活血定痛，化瘀止血，敛疮生肌 | 跌打损伤、瘀滞心腹疼痛；外伤出血；疮疡不敛 | 血竭素、血竭红素、去甲基血竭素、去甲基血竭红素及黄烷醇、查耳酮、树脂酸等 |
| 儿茶 | 苦、涩，微寒。归肺、心经 | 活血疗伤，止血生肌，收湿敛疮，清肺化痰 | 跌打伤痛、出血；肺热咳嗽；疮疡、湿疮、牙疳、下疳、痔疮 | 儿茶鞣酸、赭扑鞣酸以及瑟色素等酚酸，半乳糖、鼠李糖等多聚糖，Ca、Pb、Si等微量元素，纤维素 |
| 刘寄奴 | 苦，温。归心、肝、脾经 | 散瘀止痛，疗伤止血，破血通经，消食化积 | 跌打损伤，肿痛出血；血瘀经闭，产后瘀滞腹痛；食积腹痛，赤白痢疾 | 香豆精、异泽兰黄素、西米杜鹃醇、脱肠草素、奇蒿黄酮、奇蒿内酯醇等 |

4．破血消癥药　见表15-29。

表15-29　破血消癥药

| 药名 | 性味，归经 | 功效 | 临床应用 | 主要化学成分 |
| --- | --- | --- | --- | --- |
| 莪术 | 辛、苦，温。归肝、脾经 | 破血行气，消积止痛 | 癥瘕积聚、经闭及心腹瘀痛；食积脘腹胀痛 | 蓬莪术酮等半萜烯类；榄香烯、莪术醇、α-蒎烯及β-蒎烯、异莪术烯醇等挥发油；榄香烯、姜烯、莪术醇、莪术酮、姜黄酮等挥发油 |
| 三棱 | 辛、苦，平。归肝、脾经 | 破血行气，消积止痛 | 癥瘕积聚，经闭及心腹瘀痛；食积脘腹胀痛 | 芒柄花素等4种黄酮类，苯乙醇、对苯二酚等13种挥发油，3种甾醇类，去茎木香内酯等，以及多种有机酸、皂苷类 |
| 水蛭 | 咸、苦，平；有小毒。归肝经 | 破血通经，逐瘀消癥 | 血瘀经闭，癥瘕积聚；跌打损伤，心腹疼痛 | 主要含蛋白质。唾液中含有水蛭素，还含有肝素、抗血栓素及组胺样物质 |
| 虻虫 | 苦，微寒。有小毒。归肝经 | 破血逐瘀，散积消癥 | 血瘀经闭，癥瘕积聚；跌打损伤，瘀滞肿痛 | 蛋白质、氨基酸、胆固醇及钙、镁、磷、铁、钴、铜、锰、锶、锌等24种无机元素 |
| 斑蝥 | 辛，热；有大毒。归肝、胃、肾经 | 破血逐瘀，散结消癥，攻毒蚀疮 | 癥瘕、经闭；痈疽恶疮，顽癣，瘰疬等 | 斑蝥素、油脂、蚁酸、色素等 |
| 穿山甲 | 咸，微寒。归肝、胃经 | 活血消癥，通经，下乳，消肿排脓 | 癥瘕，经闭；风湿痹痛，脑卒中瘫痪；产后乳汁不下；痈肿疮毒，瘰疬 | 挥发油、胆甾醇、二十三酰丁胺、2个脂肪族酰胺、2个丝酪环二肽及水溶性生物碱、18种元素、16种氨基酸 |

## 十三、化痰止咳平喘药

凡以祛痰或消痰为主的药物称为化痰药，能缓和或制止咳嗽喘息的药物称止咳平喘药。

1．温化寒痰药　见表15-30。

表15-30　温化寒痰药

| 药名 | 性味，归经 | 功效 | 临床应用 | 主要化学成分 |
|---|---|---|---|---|
| 半夏 | 辛、温；有毒。归脾、胃、肺经 | 燥湿化痰，降逆止呕，消痞散结；外用消肿止痛 | 湿痰寒痰证；呕吐；心下痞，结胸，梅核气；瘿瘤痰核，痈疽肿毒及毒蛇咬伤 | 3-乙酰氨基-5-甲基异噁唑、丁基乙烯基醚、茴香脑、苯甲醛等挥发油，左旋麻黄碱、胆碱、葡萄糖苷、多种氨基酸、皂苷、多糖 |
| 天南星 | 苦、辛，温；有毒。归肺、肝、脾经 | 燥湿化痰，祛风解痉；外用散结消肿 | 湿痰寒痰证；风痰眩晕、脑卒中、癫痫、破伤风；痈疽肿痛，蛇虫咬伤 | 三萜皂苷、安息香酸、氨基酸、*D*-甘露醇等 |
| 禹白附 | 辛，温；有毒。归胃、肝经 | 祛风痰，止痉，止痛，解毒散结 | 中风痰壅，口眼㖞斜，惊风癫痫，破伤风；痰厥头痛，眩晕；瘰疬痰核，毒蛇咬伤 | $\beta$-谷甾醇及其葡萄糖苷、肌醇、胆碱、尿嘧啶、黏液质、白附子凝集素 |
| 芥子 | 辛，温。归肺经 | 温肺化痰，利气，散结消肿通络 | 寒痰喘咳，悬饮；阴疽流注，肢体麻木，关节肿痛 | 芥子油苷、白芥子苷、脂肪油、芥子碱、芥子酶及数种氨基酸 |
| 皂荚 | 辛、咸，温；有小毒。归肺、大肠经 | 祛顽痰，通窍开闭，祛风杀虫 | 顽痰阻肺，咳喘痰多；中风、痰厥、癫痫、喉痹痰盛 | 三萜类皂苷、鞣质、蜡醇、廿九烷、豆甾醇等 |
| 旋覆花 | 苦、辛、咸，微温。归肺、脾、胃、大肠经 | 降气行水化痰，降逆止呕 | 咳喘痰多，痰饮蓄结，胸膈痞满；噫气，呕吐 | 均含大花旋覆花内酯及衍生物。旋覆花另含旋覆花佛术内酯、杜鹃黄素、胡萝卜苷等。欧亚旋覆花另含天人菊内酯、异槲皮苷等 |
| 白前 | 辛、苦，微温。归肺经 | 降气化痰 | 咳嗽痰多，气喘 | 柳叶白前：$\beta$-谷甾醇、高级脂肪酸及华北白前醇。芫花叶白前：白前皂苷A～K，白前皂苷元A、B、白前新皂苷A、B及白前二糖 |
| 猫爪草 | 甘、辛，温。归肝、肺经 | 化痰散结，解毒消肿 | 瘰疬痰核；疔疮，蛇虫咬伤 | 小毛茛内酯、原白头翁素、二十烷酸、肉豆蔻酸十八烷基酯、豆甾醇、$\beta$-谷甾醇、葡萄糖、阿拉伯糖、半乳糖等 |

2. **清热化痰药**　见表15-31。

表15-31　清热化痰药

| 药名 | 性味，归经 | 功效 | 临床应用 | 主要化学成分 |
|---|---|---|---|---|
| 川贝母 | 苦、甘，微寒。归肺、心经 | 清热化痰，润肺止咳，散结消肿 | 虚劳咳嗽，肺热燥咳；瘰疬、乳痈、肺痈 | 青贝碱，松贝碱甲、乙等生物碱，川贝碱和西贝素，松贝宁，岷贝碱甲、乙，白炉贝碱、炉贝碱 |
| 浙贝母 | 苦，寒。归肺、心经 | 清热化痰，散结消痈 | 风热、痰热咳嗽；瘰疬，瘿瘤，乳痈疮毒，肺痈 | 浙贝母碱、去氢浙贝母碱、浙贝宁、浙贝酮、贝母醇、浙贝宁苷等 |
| 瓜蒌 | 甘、微苦，寒。归肺、胃、大肠经 | 清热化痰，宽胸散结，润肠通便 | 痰热咳喘；胸痹，结胸；肺痈，肠痈，乳痈；肠燥便秘 | 三萜皂苷、有机酸及盐类、树脂、糖类和色素。种子含脂肪油、皂苷等。瓜蒌皮含多种氨基酸及生物碱 |

续表

| 药名 | 性味，归经 | 功效 | 临床应用 | 主要化学成分 |
|---|---|---|---|---|
| 竹茹 | 甘，微寒。归肺、胃、心、胆经 | 清热化痰，除烦止呕 | 肺热咳嗽，痰热心烦不寐；胃热呕吐，妊娠恶阻 | cAMP磷酸二酯酶抑制物2，5-二甲氧基对苯醌、*p*-羟基苯甲醛、丁香酚等 |
| 竹沥 | 甘，寒。归心、肺、肝经 | 清热豁痰，定惊利窍 | 痰热咳喘；中风痰迷，惊痫癫狂 | 愈创木酚、甲酚、苯酚、甲酸、乙酸、水杨酸及10余种氨基酸，葡萄糖，果糖等 |
| 天竺黄 | 甘，寒。归心、肝经 | 清热化痰，清心定惊 | 小儿惊风，中风癫痫，热病神昏；痰热咳喘 | 竹红菌素A、竹红菌素B、竹红菌素C，竹黄色素、硬脂酸乙酯、甘露醇及氢氧化钾、硅质 |
| 前胡 | 苦、辛，微寒。归肺经 | 降气化痰，疏散风热 | 痰热咳喘；风热咳嗽 | 白花前胡含挥发油及白花前胡内酯甲、乙、丙、丁；紫花前胡含挥发油、前胡苷、前胡素、伞形花内酯 |
| 桔梗 | 苦、辛，平。归肺经 | 宣肺，祛痰，利咽，排脓 | 咳嗽痰多，胸闷不畅；咽喉肿痛，失音；肺痈吐脓 | 桔梗皂苷，多种混合皂苷经完全水解所产生的皂苷元有桔梗皂苷元、远志酸及少量桔梗酸，菊糖、植物甾醇等 |
| 胖大海 | 甘，寒。归肺、大肠经 | 清肺化痰，利咽开音，润肠通便 | 肺热声哑，咽喉疼痛，咳嗽等；燥热便秘，头痛目赤 | 种子外层含胖大海素，果皮含半乳糖、戊糖（主要是阿拉伯糖） |
| 海藻 | 苦、咸，寒。归肝、胃、肾经 | 消痰软坚，利水消肿 | 瘿瘤、瘰疬、睾丸肿痛；痰饮水肿 | 褐藻酸、甘露醇、碘等，马尾藻多糖、岩藻甾醇，羊栖菜多糖A、B、C及褐藻淀粉 |
| 昆布 | 咸，寒。归肝、胃、肾经 | 消痰软坚，利水消肿 | 瘿瘤、瘰疬、睾丸肿痛；痰饮水肿 | 藻胶酸、昆布素、半乳聚糖等多糖类、海带氨酸、多种氨基酸、维生素$B_1$、维生素$B_2$、维生素C、维生素P及胡萝卜素、碘、钾等无机盐 |
| 海蛤壳 | 苦、咸，寒。归肺、肾、胃经 | 清肺化痰，软坚散结 | 肺热，痰热咳喘；瘿瘤，痰核 | 碳酸钙、壳角质、氨基酸、钠、铝、铁、锶等 |
| 海浮石 | 咸，寒。归肺、肾经 | 清肺化痰，软坚散结，利尿通淋 | 痰热咳喘；瘰疬，瘿瘤；血淋、石淋 | 碳酸钙、镁、铁及酸不溶物质 |
| 瓦楞子 | 咸，平。归肺、胃、肝经 | 消痰软坚，化瘀散结，制酸止痛 | 瘰疬，瘿瘤；癥瘕痞块；肝胃不和，胃痛吐酸者 | 碳酸钙，并含有机质及少量铁、镁、硅酸盐、磷酸盐等 |
| 礞石 | 甘、咸，平。归肺、心、肝经 | 坠痰下气，平肝镇惊 | 气逆喘咳；顽痰胶结；癫痫发狂，惊风抽搐 | 硅酸盐，镁、铝、铁，云母与石英，钾、铁、镁、锰、铝、硅酸等 |

3. 止咳平喘药　见表15-32。

表15-32　止咳平喘药

| 药名 | 性味，归经 | 功效 | 临床应用 | 主要化学成分 |
|---|---|---|---|---|
| 杏仁 | 苦，微温；有小毒。归肺、大肠经 | 止咳平喘，润肠通便 | 咳嗽气喘；肠燥便秘 | 苦杏仁苷及脂肪油、蛋白质、各种游离氨基酸；苦杏仁酶、苦杏仁苷酶、绿原酸、肌醇、苯甲醛、芳樟醇 |
| 紫苏子 | 辛，温。归肺经 | 降气化痰，止咳平喘，润肠通便 | 咳喘痰多；肠燥便秘 | 脂肪油（油中主要为不饱和脂肪酸）、蛋白质、维生素$B_1$、氨基酸类等 |

续表

| 药名 | 性味，归经 | 功效 | 临床应用 | 主要化学成分 |
|---|---|---|---|---|
| 百部 | 甘、苦，微温。归肺经 | 润肺止咳，杀虫灭虱 | 新久咳嗽，百日咳，肺痨咳嗽；蛲虫，阴道滴虫，头虱及疥癣等 | 百部碱、百部定碱、原百部碱、次百部碱、直立百部碱、对叶百部碱、蔓生百部碱生物碱、琥珀酸等 |
| 紫菀 | 辛、苦，温。归肺经 | 润肺化痰止咳 | 咳嗽有痰，肺痈、胸痹及小便不通 | 紫菀皂苷A～G、紫菀苷、紫菀酮、紫菀五肽、紫菀氯环五肽、丁基-D-核酮糖苷、槲皮素、无羁萜、表无羁萜醇、挥发油等 |
| 款冬花 | 辛、微苦，温。归肺经 | 润肺下气，止咳化痰 | 咳喘 | 款冬花碱、克氏千里光碱等生物碱，款冬花素、甲基丁酸款冬花素酯、去乙酰基款冬花素等倍半萜，款冬二醇、山金车二醇等三萜，芸香苷、金丝桃苷等 |
| 枇杷叶 | 苦，微寒。归肺、胃经 | 清肺止咳，降逆止呕 | 肺热咳嗽，气逆喘急；胃热呕吐，哕逆 | 挥发油（主要为橙花椒醇和金合欢醇）及酒石酸、熊果酸、齐墩果酸、苦杏仁苷、维生素B、维生素C及山梨醇等 |
| 桑白皮 | 甘，寒。归肺经 | 泻肺平喘，利水消肿 | 肺热咳喘；水肿 | 桑根皮素、桑皮色烯素等黄酮类，伞形花内酯，东莨菪素，桑呋喃A |
| 葶苈子 | 辛、苦，大寒。归肺、膀胱经 | 泻肺平喘，利水消肿 | 痰涎壅盛，喘息不得平卧；水肿，悬饮，胸腹积水，小便不利 | 伊夫单苷、葶苈子苷、异硫氰酸类及其衍生物、亚麻酸等6种脂肪油类，芥子苷 |
| 白果 | 甘、苦、涩，平；有毒。归肺、肾经 | 敛肺化痰定喘，止带缩尿 | 哮喘痰嗽；带下，白浊，尿频，遗尿 | 氰苷、维生素$B_2$及多种氨基酸，白果酸、氢化白果酸、白果酚、白果醇、氢化白果亚酸、银杏二酚和黄酮类化合物 |
| 矮地茶 | 辛、微苦，平。归肺、肝经 | 止咳平喘，清利湿热，活血化瘀 | 咳喘；湿热黄疸，水肿；血瘀经闭，风湿痹痛，跌打损伤 | 龙脑、$\beta$-桉叶油醇和4-松油烯醇等。紫金牛酚Ⅰ、紫金牛酚Ⅱ，2-甲基腰果二酚，冬青醇，恩贝素，槲皮素，槲皮苷，杨梅苷等 |
| 洋金花 | 辛，温；有毒。归肺、肝经 | 平喘止咳，麻醉镇痛，止痉 | 哮喘咳嗽；心腹疼痛，风湿痹痛，跌打损伤；麻醉；癫痫，小儿慢惊风 | 白曼陀罗花含莨菪烷型生物碱，包括东莨菪碱（天仙子碱）、莨菪碱（天仙子胺）、阿托品 |
| 华山参 | 甘、微苦，温；有毒。归肺、心经 | 温肺祛痰，止咳平喘 | 体虚痰喘，寒咳。虚寒腹泻、失眠 | 东莨菪素（莨菪亭、东莨菪内酯），莨菪碱，东莨菪苷，天仙子碱及山莨菪碱等脂溶性生物碱。胆碱为水溶性生物碱，氨基酸、多糖、还原糖、甾醇类等 |
| 罗汉果 | 甘，凉。归肺、大肠经 | 清肺利咽，化痰止咳，润肠通便 | 咳喘，咽痛；便秘 | 赛门苷Ⅰ、罗汉果苷$Ⅱ_E$、罗汉果苷Ⅲ、罗汉果苷$Ⅲ_E$、罗汉果苷Ⅴ、罗汉果苷Ⅵ、罗汉果新苷等三萜苷，山柰酚二鼠李糖苷、罗汉果黄素甘露醇等黄酮类，20多种无机元素，维生素C、维生素E，脂肪酸 |
| 满山红 | 辛、苦，寒。归肺、脾经 | 止咳祛痰平喘 | 咳喘痰多 | 叶及花：杜鹃酮、桧脑、薄荷醇、桉叶醇等挥发油。叶还含：金丝桃苷、异金丝桃苷等黄酮；东莨菪素、伞形花内酯等香豆精类；杜鹃醇等酚酸类，氢醌及梫木毒素 |

续表

| 药名 | 性味，归经 | 功效 | 临床应用 | 主要化学成分 |
|---|---|---|---|---|
| 胡颓子叶 | 酸，微温，归肺经 | 平喘止咳，止血，解毒 | 咳喘；咯血，吐血及外伤出血；痈疽发背，痔疮 | 羽扇豆醇、熊果酸、齐墩果酸、β-谷甾醇、熊竹素 |

## 十四、安神药

凡以宁心安神为主要功效，用于心神不安病证的方药称为安神药。

1. 重镇安神药　见表15-33。

表15-33　重镇安神药

| 药名 | 性味，归经 | 功效 | 临床应用 | 主要化学成分 |
|---|---|---|---|---|
| 朱砂 | 甘，微寒；有毒。归心经 | 清心镇惊，安神解毒 | 心神不宁，心悸，失眠；惊风，癫痫；疮疡肿毒，咽喉肿痛，口舌生疮 | 硫化汞含量不少于96%，铅、钡、镁、铁、锌等多种微量元素及雄黄、磷灰石、沥青质、氧化铁等 |
| 磁石 | 咸，寒。归肝、心、肾经 | 镇惊安神，平肝潜阳，聪耳明目，纳气平喘 | 心神不宁，惊悸，失眠，癫痫；头晕目眩；耳鸣耳聋，视物昏花；肾虚气喘 | 四氧化三铁。其中含氧化亚铁、三氧化二铁。尚含钙、镁、钾、钠、铬、锰、镉、铜、锌、砷等微量元素 |
| 琥珀 | 甘，平。归心、肝、膀胱经 | 镇惊安神，活血散瘀，利尿通淋 | 心神不宁，心悸失眠，惊风，癫痫；痛经经闭，心腹刺痛，癥瘕积聚；淋证，癃闭 | 树脂、挥发油、琥珀氧松香酸、琥珀松香酸、琥珀银松酸、琥珀脂醇、琥珀松香醇及琥珀酸等 |
| 龙骨 | 甘、涩，平。归心、肝、肾经 | 镇惊安神，平肝潜阳，收敛固涩 | 心神不宁，心悸失眠，惊痫癫狂；肝阳眩晕；滑脱诸证；湿疮痒疹，疮疡久溃不敛 | 碳酸钙、磷酸钙、铁、钾、钠、氯、铜、锰、硫酸根等 |

2. 养心安神药　见表15-34。

表15-34　养心安神药

| 药名 | 性味，归经 | 功效 | 临床应用 | 主要化学成分 |
|---|---|---|---|---|
| 酸枣仁 | 甘、酸，平。归肝、胆、心经 | 养心益肝，安神，敛汗，生津 | 心悸失眠自汗，盗汗 | 酸枣仁皂苷A及酸枣仁皂苷B，三萜类及黄酮类，脂肪油和多种氨基酸、维生素C、多糖及植物甾醇 |
| 柏子仁 | 甘，平。归心、肾、大肠经 | 养心安神，润肠通便 | 心悸失眠；肠燥便秘 | 脂肪油，少量挥发油、皂苷及植物甾醇、维生素A、蛋白质等 |
| 灵芝 | 甘，平。归心、肺、肝、肾经 | 补气安神，止咳平喘 | 心神不宁，失眠，惊悸；咳喘痰多；虚劳证 | 多糖、核苷类、呋喃类、甾醇类、生物碱、三萜类、油脂类、多种氨基酸及蛋白质类、酶类、有机锗及多种微量元素等 |
| 缬草 | 辛、甘，温。归心、肝经 | 安神，理气，活血止痛 | 心神不宁，失眠少寐；惊风，癫痫；血瘀经闭，痛经，腰腿痛，跌打损伤；脘腹疼痛 | 缬草三酯；乙酸龙脑酯、异戊酸龙脑酯及龙脑等挥发油；生物碱、黄酮类、多种氨基酸等 |

续表

| 药名 | 性味，归经 | 功效 | 临床应用 | 主要化学成分 |
| --- | --- | --- | --- | --- |
| 首乌藤 | 甘，平。归心、肝经 | 养血安神，祛风通络 | 心神不宁，失眠多梦；血虚身痛，风湿痹痛；皮肤痒疹 | 蒽醌类化合物，有大黄素、大黄酚、大黄素甲醚。此外，尚含$\beta$-谷甾醇 |
| 合欢皮 | 甘，平。归心、肝、肺经 | 解郁安神，活血消肿 | 心神不宁，忿怒忧郁，烦躁失眠；跌打骨折，血瘀肿痛；肺痈，疮痈肿毒 | 皂苷、黄酮类化合物、鞣质和多种木脂素及其糖苷、吡啶醇衍生物的糖苷等 |
| 远志 | 苦、辛，温。归心、肾、肺经 | 安神益智，祛痰开窍，消散痈肿 | 失眠多梦，心悸怔忡，健忘；癫痫惊狂；咳嗽痰多；痈疽疮毒，乳房肿痛，喉痹 | 皂苷，水解后可分得远志皂苷元A和远志皂苷元B。远志酮、生物碱、糖及糖苷、远志醇、细叶远志定碱、脂肪油、树脂等 |

## 十五、平肝息风药

凡以平肝潜阳，息风止痉为主要作用，主治肝阳上亢或肝风内动病证的药物，称平肝息风药。

**1. 平抑肝阳药**　见表15-35。

表15-35　平抑肝阳药

| 药名 | 性味，归经 | 功效 | 临床应用 | 主要化学成分 |
| --- | --- | --- | --- | --- |
| 石决明 | 咸，寒。归肝经 | 平肝潜阳，清肝明目 | 肝阳上亢，头晕目眩；目赤，翳障，视物昏花 | 生品：碳酸钙、有机质、镁、铁、硅酸、磷酸盐和碘、锌、锰、铬、锶、铜等微量元素；贝壳内层水解得16种氨基酸。煅品：氧化钙 |
| 珍珠母 | 咸，寒。归肝、心经 | 平肝潜阳，安神，定惊明目 | 肝阳上亢，头晕目眩；惊悸失眠，心神不宁；目赤翳障，视物昏花 | 磷脂酰乙醇胺，半乳糖神经酰胺、羟基脂肪酸，蜗壳朊，碳酸钙，氧化钙，少量镁、铁、硅酸盐、硫酸盐，多种氨基酸 |
| 牡蛎 | 咸，微寒。归肝、胆、肾经 | 重镇安神，潜阳补阴，软坚散结 | 心神不安，惊悸失眠；肝阳上亢，头晕目眩；痰核，瘰疬，瘿瘤，癥瘕积聚；滑脱诸证 | 碳酸钙、磷酸钙及硫酸钙，并含铜、铁、锌、锰、锶、铬等微量元素及多种氨基酸 |
| 紫贝齿 | 咸，平。归肝经 | 平肝潜阳，镇惊安神，清肝明目 | 肝阳上亢，头晕目眩；惊悸失眠；目赤翳障，目昏眼花 | 碳酸钙及少量镁、铁、硅酸盐、磷酸盐、硫酸盐和氧化物。尚含锌、锰、铜、铬、锶等微量元素及多种氨基酸 |
| 代赭石 | 苦，寒。归肝、心、肺、胃经 | 平肝潜阳，重镇降逆，凉血止血 | 肝阳上亢，头晕目眩；呕吐，呃逆，噫气；气逆喘息；血热吐衄，崩漏 | 三氧化二铁。正品钉头赭石含铁60%以上，并含镉、钴、铬、铜、锰、镁等多种微量元素；尚含对人体有害的铅、砷、钛 |
| 刺蒺藜 | 辛、苦，微温。有小毒。归肝经 | 平肝疏肝，祛风明目 | 肝阳上亢，头晕目眩；胸胁胀痛，乳闭胀痛；风热上攻，目赤翳障；风疹瘙痒，白癜风 | 脂肪油及少量挥发油、鞣质、树脂、甾醇、钾盐、皂苷、微量生物碱等 |

续表

| 药名 | 性味，归经 | 功效 | 临床应用 | 主要化学成分 |
|---|---|---|---|---|
| 罗布麻 | 甘、苦，凉。归肝经 | 平抑肝阳，清热利尿 | 头晕目眩；水肿，小便不利 | 黄酮苷、酚性物质、有机酸、氨基酸、多糖苷、鞣质、甾醇、甾体皂苷元和三萜类物质 |
| 生铁落 | 辛、凉。归肝、心经 | 平肝镇惊 | 癫狂；易惊善怒，失眠；疮疡肿毒；关节酸痛，扭伤疼痛 | 四氧化三铁 |

2. 息风止痉药　见表15-36。

表15-36　息风止痉药

| 药名 | 性味，归经 | 功效 | 临床应用 | 主要化学成分 |
|---|---|---|---|---|
| 羚羊角 | 咸，寒。归肝、心经 | 平肝息风，清肝明目，散血解毒 | 肝风内动，惊痫抽搐；肝阳上亢，头晕目眩；肝火上炎，目赤头痛；温热病壮热神昏，热毒发斑 | 角质蛋白，其水解后可得18种氨基酸及多肽物质。尚含多种磷脂、磷酸钙、胆固醇、维生素A及多种微量元素 |
| 牛黄 | 甘，凉。归心、肝经 | 化痰开窍，凉肝息风，清热解毒 | 热病神昏；小儿惊风，癫痫；口舌生疮，咽喉肿痛，牙痛，痈疽疔毒 | 胆酸、脱氧胆酸、胆甾醇，以及胆色素、麦角甾醇、维生素D、钠、钙、镁、锌、铁、铜、磷；类胡萝卜素及多种氨基酸；黏蛋白、脂肪酸及肽类 |
| 珍珠 | 甘、咸，寒。归心、肝经 | 安神定惊，明目消翳，解毒生肌 | 心神不宁，心悸失眠；惊风癫痫；目赤翳障，视物不清；口内诸疮，疮疡肿毒，溃久不敛 | 碳酸钙，多种氨基酸，无机元素有锌、锰、铜、铁、镁、硒、锗等，尚含维生素B族、核酸等 |
| 钩藤 | 甘，凉。归肝、心包经 | 清热平肝，息风定惊 | 头痛，眩晕；肝风内动，惊痫抽搐 | 吲哚类生物碱：钩藤碱、异钩藤碱、柯诺辛因碱、异柯诺辛因碱、柯楠因碱、二氢柯楠因碱；尚含黄酮类、儿茶素类化合物 |
| 天麻 | 甘，平。归肝经 | 息风止痉，平抑肝阳，祛风通络 | 肝风内动，惊痫抽搐；眩晕，头痛；肢体麻木，手足不遂，风湿痹痛 | 天麻苷、天麻素、天麻多糖、香荚兰醛、微量生物碱、谷甾醇、枸橼酸、棕榈酸、琥珀酸、维生素A、多种氨基酸、多种微量元素 |
| 地龙 | 咸，寒。归肝、脾、膀胱经 | 清热定惊，通络，平喘，利尿 | 高热惊痫，癫狂；气虚血滞，半身不遂；痹证；肺热喘咳；小便不利，尿闭不通 | 蚯蚓解热碱、蚯蚓素、蚯蚓毒素、黄嘌呤、次黄嘌呤、黄色素及酶类，亮氨酸等多种氨基酸，多种微量元素；花生四烯酸等有机酸 |
| 全蝎 | 辛，平；有毒。归肝经 | 息风镇痉，攻毒散结，通络止痛 | 痉挛抽搐；疮疡肿毒，瘰疬结核；风湿顽痹；顽固性偏头痛 | 蝎毒Ⅰ、蝎毒Ⅱ、蝎毒Ⅲ，抗癫痫肽、三甲胺、甜菜碱、牛磺酸、棕榈酸、软脂酸、硬脂酸、胆甾醇、卵磷脂及铵盐；微量元素 |
| 蜈蚣 | 辛，温；有毒。归肝经 | 息风镇痉，攻毒散结，通络止痛 | 痉挛抽搐；疮疡肿毒，瘰疬结核；风湿顽痹；顽固性头痛 | 组胺样物质及溶血性蛋白质两种类似蜂毒成分，脂肪油、胆甾醇、蚁酸，多种氨基酸，糖类、蛋白质及多种微量元素 |
| 僵蚕 | 咸、辛，平。归肝、肺、胃经 | 祛风定惊，化痰散结 | 惊痫抽搐；风中经络，口眼㖞斜；风热头痛，目赤咽痛，风疹瘙痒；痰核瘰疬 | 蛋白质、脂肪、多种氨基酸以及铁、锌、铜、锰、铬等微量元素，白僵蚕体表的白粉中含草酸铵 |

## 十六、开窍药

凡具有辛香走窜之性，以开窍醒神为主要功效的药物，称为开窍药，见表15-37。

表15-37　开窍药

| 药名 | 性味，归经 | 功效 | 临床应用 | 主要化学成分 |
|---|---|---|---|---|
| 麝香 | 辛，温。归心、脾经 | 开窍醒神，活血通经，消肿止痛 | 闭证神昏；疮疡肿毒，瘰疬痰核，咽喉肿痛；血瘀经闭，癥瘕，心腹暴痛，头痛，跌打损伤，风寒湿痹；难产，死胎，胞衣不下 | 麝香酮等麝香大环化合物，睾酮、雌二醇、胆甾醇甾类，天冬氨酸、丝氨酸等多种氨基酸及尿囊素、蛋白激酶激活剂等 |
| 冰片 | 辛、苦，微寒。归心、脾、肺经 | 开窍醒神，清热止痛 | 闭证神昏；目赤肿痛，喉痹口疮；疮疡肿痛，疮溃不敛，水火烫伤 | 右旋龙脑、葎草烯、榄香烯、石竹烯、麦珠子酸、积雪草酸、龙脑香醇、古柯二醇等 |
| 苏合香 | 辛，温。归心、脾经 | 开窍醒神，辟秽，止痛 | 寒闭神昏；胸腹冷痛，胸痹心痛；惊痫 | 萜类化合物：单萜、倍半萜、三萜类；挥发油：芳樟醇、$\alpha$-蒎烯、$\beta$-蒎烯、松香油醇、二氢香豆酮、柠檬烯、肉桂酸、桂皮醛、乙苯酚 |
| 石菖蒲 | 辛、苦，温。归心、胃经 | 开窍醒神，化湿和胃，宁神益志 | 痰蒙清窍，神志昏迷；湿阻中焦，脘腹痞满，胀闷疼痛；噤口痢；健忘，失眠，耳鸣，耳聋 | $\beta$-细辛醚、$\alpha$-细辛醚、石竹烯、$\alpha$-葎草烯、石菖醚等，尚含有氨基酸、有机酸和糖类 |

## 十七、补虚药

以提高抵抗疾病能力为目的，具有补充人体气血阴阳之不足、消除机体虚弱证候、改善脏腑功能、增强体质的功效，治疗各种虚证的药物，称为补虚药，亦称为补益药。

1. **补气药**　见表15-38。

表15-38　补气药

| 药名 | 性味，归经 | 功效 | 临床应用 | 主要化学成分 |
|---|---|---|---|---|
| 人参 | 甘、微苦，微温。归脾、肺、心、肾经 | 大补元气，补脾益肺，生津，安神益智 | 元气虚脱证；肺脾心肾气虚证；热病气虚津伤口渴及消渴证 | 多种人参皂苷、挥发油、氨基酸、微量元素及有机酸、糖类、维生素等成分 |
| 党参 | 甘，平。归脾、肺经 | 补脾肺气，养血，生津 | 脾肺气虚证；气血两虚证；气津两伤证 | 甾醇、党参苷、党参多糖、党参内酯、生物碱、无机元素、氨基酸、微量元素等 |
| 太子参 | 甘、微苦，平。归脾、肺经 | 补气健脾，生津润肺 | 脾肺气阴两虚证 | 氨基酸、多糖、皂苷、黄酮、鞣质、香豆素、甾醇、三萜及多种微量元素等 |
| 黄芪 | 甘，微温。归肺、脾经 | 健脾补中，升阳举陷，益卫固表，利尿，托毒生肌 | 脾气虚证；肺气虚证；气虚自汗证；气血亏虚，疮疡难溃难腐，或溃久难敛 | 苷类、多糖、黄酮、氨基酸、微量元素等 |
| 白术 | 苦、甘，温。归脾、胃经 | 健脾益气，燥湿利尿，止汗，安胎 | 脾气虚证；气虚自汗；脾虚胎动不安 | 挥发油：苍术酮、苍术醇、苍术醚、杜松脑、苍术内酯，并含果糖、菊糖、白术多糖、多种氨基酸及维生素A类 |

续表

| 药名 | 性味，归经 | 功效 | 临床应用 | 主要化学成分 |
|---|---|---|---|---|
| 山药 | 甘，平。归脾、肺、肾经 | 补脾养胃，生津益肺，补肾涩精 | 脾虚证；肺虚证；肾虚证；消渴气阴两虚证 | 薯蓣皂苷元、止杈素、黏液质、胆碱、淀粉、糖蛋白、游离氨基酸、维生素C、淀粉酶等 |
| 白扁豆 | 甘，微温。归脾、胃经 | 补脾和中，化湿 | 脾气虚证；暑湿吐泻 | 糖类，蛋白质，脂肪，维生素，微量元素，泛酸，酪氨酸酶，胰蛋白酶抑制物，淀粉酶抑制物，凝集素A、凝集素B等 |
| 甘草 | 甘，平。归心、肺、脾、胃经 | 补脾益气，祛痰止咳，缓急止痛，清热解毒，调和诸药 | 脉结代，心动悸；脾气虚；咳喘；脘腹、四肢挛急疼痛；热毒疮疡、咽喉肿痛及药物或食物中毒；调和药性 | 三萜类（三萜皂苷甘草酸的钾、钙盐为甘草甜素，是甘草的甜味成分）、黄酮类、生物碱、多糖等 |
| 大枣 | 甘，温。归脾、胃、心经 | 补中益气，养血安神 | 用于脾虚证；用于脏躁及失眠证 | 有机酸、三萜苷类、生物碱类、黄酮类、糖类、维生素类、氨基酸、挥发油、微量元素等 |
| 刺五加 | 辛、微苦，温。归脾、肾、心经 | 益气健脾，补肾安神 | 脾肺气虚证；肾虚腰膝酸痛；心脾不足，失眠，健忘 | 多种糖苷，是其主要有效成分，还含有多糖、异秦皮定、绿原酸、芝麻素、硬脂酸、$\beta$-谷甾醇、白桦脂酸、苦杏仁苷等 |
| 绞股蓝 | 甘、苦，寒。归脾、肺经 | 益气健脾，化痰止咳，清热解毒 | 脾虚证；肺虚咳嗽证 | 80多种皂苷，6种与人参皂苷相似，糖类、黄酮类、维生素C，以及18种氨基酸和多种无机元素等 |
| 红景天 | 甘、苦，寒，平。归肺、脾经 | 健脾益气，清肺止咳，活血化瘀 | 脾气虚证；肺阴虚肺热咳嗽 | 红景天苷、红景天苷元、二苯甲基六氢吡啶、$\beta$-谷甾醇等成分 |
| 沙棘 | 酸、涩，温。归脾、胃、肺、心经 | 健脾消食，止咳祛痰，活血祛瘀 | 脾虚食少；咳嗽痰多；瘀血证 | 各种维生素及叶酸，黄酮类及萜类，蛋白质及多种氨基酸，脂肪及脂肪酸，生物碱，香豆素及酸性物质，矿物质和微量元素 |
| 饴糖 | 甘，温。归脾、胃、肺经 | 补益中气，缓急止痛，润肺止咳 | 中虚脘腹疼痛；肺燥咳嗽 | 大量麦芽糖及少量蛋白质、脂肪、维生素B族等 |
| 蜂蜜 | 甘，平。归肺、脾、大肠经 | 补中，润燥，止痛，解毒 | 脾气虚弱及中虚脘腹挛急疼痛；肺虚久咳及燥咳证；便秘证；解乌头类药毒 | 糖类、挥发油、蜡质、有机酸、花粉粒、泛酸、烟酸、乙酰胆碱、维生素、抑菌素、酶类、微量元素等 |

2. **补阳药** 见表15-39。

表15-39 补阳药

| 药名 | 性味，归经 | 功效 | 临床应用 | 主要化学成分 |
|---|---|---|---|---|
| 鹿茸 | 甘、咸，温。归肾、肝经 | 补肾阳，益精血，强筋骨，调冲任，托疮毒 | 肾阳虚衰，精血不足证；肾虚骨弱，腰膝无力或小儿五迟；妇女冲任虚寒，崩漏带下；疮疡久溃不敛，阴疽疮肿内陷不起 | 雌二醇、雌酮等雌激素样脂溶性成分，胆固醇、多量胶质、甘氨酸为主的氨基酸及中性糖、葡萄糖胺、钙、磷、镁等 |

续表

| 药名 | 性味，归经 | 功效 | 临床应用 | 主要化学成分 |
|---|---|---|---|---|
| 紫河车 | 甘、咸，温。归肺、肝、肾经 | 补肾益精，养血益气 | 阳痿遗精，腰酸头晕耳鸣；气血不足诸证；肺肾两虚之咳喘 | 多种抗体、干扰素、巨球蛋白，促性腺激素、催乳素、促甲状腺激素、催产素样物质，甾体激素，溶菌酶、激肽酶 |
| 淫羊藿 | 辛、甘，温。归肝、肾经 | 补肾壮阳，祛风除湿 | 肾阳虚衰，阳痿尿频，腰膝无力；风寒湿痹，肢体麻木 | 黄酮类化合物，还含有木脂素、生物碱和挥发油等 |
| 巴戟天 | 甘、辛，微温。归肾、肝经 | 补肾助阳，祛风除湿 | 肾阳虚阳痿，宫冷不孕，小便频数；风湿腰膝疼痛及肾虚腰膝酸软无力 | 糖类及苷、黄酮、氨基酸，另含小量蒽醌类及维生素C |
| 仙茅 | 辛，热；有毒。归肾、肝、脾经 | 温肾壮阳，祛寒除湿 | 肾阳不足，命门火衰之阳痿精冷，小便频数；腰膝冷痛，筋骨痿软无力 | 多种环木菠萝烷型三萜及其糖、甲基苯酚及氯代甲基苯酚等多糖类，含氮类化合物，醇，脂肪类化合物及黄酮醇等 |
| 杜仲 | 甘，温。归肝、肾经 | 补肝肾，强筋骨，安胎 | 肾虚腰痛及各种腰痛；胎动不安或习惯堕胎 | 杜仲胶、杜仲苷、松脂醇二葡萄糖苷、桃叶珊瑚苷、鞣质、黄酮类化合物等 |
| 续断 | 苦、辛，微温。归肝、肾经 | 补益肝肾，强筋健骨，止血安胎，疗伤续折 | 阳痿不举，遗精遗尿；腰膝酸痛，寒湿痹痛；崩漏下血，胎动不安；跌打损伤，筋伤骨折 | 三萜皂苷类、挥发油 |
| 肉苁蓉 | 甘、咸，温。归肾、大肠经 | 补肾助阳，润肠通便 | 肾阳亏虚，精血不足之阳痿早泄，宫冷不孕，腰膝酸痛，痿软无力；肠燥津枯便秘 | 6-甲基吲哚、3-甲基-3-乙基己烷等脂溶性成分，*N*，*N*-二甲基甘氨酸甲酯和甜菜碱水溶性成分 |
| 锁阳 | 甘，温。归肝、肾、大肠经 | 补肾助阳，润肠通便 | 肾阳亏虚之阳痿、不孕、下肢痿软、筋骨无力；血虚津亏肠燥便秘 | 有花色苷等黄酮类；熊果酸、乙酰熊果酸等萜类；有$\beta$-谷甾醇、菜油甾醇等甾醇类；棕榈酸、油酸、亚麻酸等有机酸类 |
| 补骨脂 | 辛、苦，温。归肾、脾经 | 补肾壮阳，固精缩尿，温脾止泻，纳气平喘 | 肾虚阳痿，腰膝冷痛；肾虚遗精、遗尿、尿频；脾肾阳虚五更泄泻；肾不纳气，虚寒喘咳 | 香豆素类、黄酮类及单萜酚类 |
| 益智仁 | 辛，温。归脾、肾经 | 暖肾固精缩尿，温脾开胃摄唾 | 下元虚寒，遗精、遗尿、小便频数；脾胃虚寒，腹痛吐泻及口涎自流 | 益智酮甲等二芳基庚烷类、倍半萜类挥发油、黄酮及有机酸 |
| 菟丝子 | 辛、甘，平。归肝、肾、脾经 | 补肾益精，养肝明目，止泻，安胎 | 肾虚腰痛，阳痿遗精，尿频及宫冷不孕；肝肾不足，目暗不明；脾肾阳虚，便溏泄泻；肾虚胎动不安 | 槲皮素等黄酮类、生物碱类、多糖类、甾体类、萜类、糖苷及木质素、15种氨基酸等 |
| 沙苑子 | 甘，温。归肝、肾经 | 补肾固精，养肝明目 | 肾虚腰痛，阳痿遗精，遗尿尿频，白带过多；目暗不明，头昏目花 | 生物碱、黄酮类、三萜类、酚类、甾醇、氨基酸和多肽成分 |
| 蛤蚧 | 咸，平。归肺、肾经 | 补肺益肾，纳气平喘，助阳益精 | 肺虚咳嗽，肾虚作喘，虚劳喘咳；肾虚阳痿 | 胆固醇、脂肪酸，磷脂成分为磷脂酸，还含有18种游离氨基酸及12种元素 |
| 核桃仁 | 甘，温。归肾、肺、大肠经 | 补肾温肺，润肠通便 | 肾阳虚衰，腰痛脚弱，小便频数；肺肾不足之虚寒喘咳及肺虚久咳气喘；肠燥便秘 | 亚油酸甘油酯等脂肪油，还含有蛋白质、糖类、钙、磷等 |

续表

| 药名 | 性味，归经 | 功效 | 临床应用 | 主要化学成分 |
| --- | --- | --- | --- | --- |
| 冬虫夏草 | 甘，平。归肺、肾经 | 补肾益肺，止血化痰 | 阳痿遗精，腰膝酸痛；久咳虚喘，劳嗽痰血 | 由虫草素、腺苷等组成的虫草多糖、虫草酸、18种氨基酸（色氨酸为主）、不饱和脂肪酸、糖、维生素及多种微量元素 |
| 胡芦巴 | 苦，温。归肾经 | 温肾助阳，散寒止痛 | 寒疝腹痛，腹胁胀痛；足膝冷痛，寒湿脚气；阳痿滑泄，精冷囊湿 | 龙胆宁碱、番木瓜碱、胆碱、胡芦巴碱，还含皂苷、脂肪油、蛋白质、糖类及维生素$B_1$ |
| 韭菜子 | 辛、甘，温。归肝、肾经 | 温补肝肾，壮阳固精 | 阳痿遗精，白带白淫；肝肾不足，腰膝痿软 | 生物碱、黄酮类、皂苷、硫化物及微量元素 |
| 阳起石 | 咸，温。归肾经 | 温肾壮阳 | 阳痿不举，宫冷不孕 | $Ca_2(Mg, Fe)\ Si_4O_{11}(OH)_2$ |
| 紫石英 | 甘，温。归肾、心、肺经 | 温肾助阳，镇心安神，温肺平喘 | 肾阳亏虚，宫冷不孕，崩漏带下；心悸怔忡，虚烦不眠；肺寒气逆，痰多咳喘 | 氟化钙。纯品含钙51.2%、氟48.8%及氧化铁等 |
| 海狗肾 | 甘、咸，温。归肝、肾经 | 暖肾壮阳，益精补髓 | 阳痿精冷，精少不育；肾阳衰微，心腹冷痛 | 雄激素、蛋白质及脂肪等 |
| 海马 | 甘、温。归肝、肾经 | 补肾壮阳，调气活血 | 阳痿，遗精遗尿；肾虚作喘；癥瘕积聚，跌打损伤；疔疮肿毒 | 大量的镁和钙，其次为锌、铁、锶、锰，以及少量的钴、镍和镉 |
| 蛤蟆油 | 甘、咸、平。归肺、肾经 | 补肾益精，养阴润肺 | 病后体虚，盗汗神衰；劳嗽咯血 | 睾酮、孕酮、雌二醇、色氨酸、赖氨酸、甲硫氨酸、亮氨酸、维生素A、维生素E及金属元素钾、镁等 |
| 羊红膻 | 辛、甘，温。归心、肾、肺、脾经 | 温肾助阳，活血化瘀，养心安神，温肺散寒 | 阳痿不举，精少精冷；气滞血瘀，胸痹心痛；心悸失眠，胸闷气短；外感风寒，寒饮咳嗽 | 根中主要含挥发油；全草含有黄酮苷 |

3. 补血药　见表15-40。

表15-40　补血药

| 药名 | 性味，归经 | 功效 | 临床应用 | 主要化学成分 |
| --- | --- | --- | --- | --- |
| 当归 | 甘、辛，温。归肝、心、脾经 | 补血调经，活血止痛，润肠通便 | 血虚诸证；血虚血瘀之月经不调，经闭，痛经等；虚寒性腹痛，跌打损伤，痈疽疮疡，风寒痹痛等；血虚肠燥便秘 | $\beta$-蒎烯、$\alpha$-蒎烯、莰烯等中性油成分。含对甲基苯甲醇、5-甲氧基-2,3-二甲苯酚等酸性油成分，有机酸，糖类，维生素，氨基酸等 |
| 熟地黄 | 甘，微温。归肝、肾经 | 补血养阴，填精益髓 | 血虚诸证；肝肾阴虚诸证 | 梓醇、地黄素、甘露醇、维生素A类物质、糖类及氨基酸等 |
| 白芍 | 苦、酸，微寒。归肝、脾经 | 养血敛阴，柔肝止痛，平抑肝阳 | 肝血亏虚及血虚月经不调；肝脾不和之胸胁脘腹疼痛或四肢挛急疼痛；肝阳上亢之头痛眩晕 | 芍药苷、牡丹酚芍药花苷，还含芍药内酯、苯甲酸等。此外，还含挥发油、脂肪油、树脂糖、淀粉、黏液质、蛋白质和三萜类成分 |

续表

| 药名 | 性味，归经 | 功效 | 临床应用 | 主要化学成分 |
|---|---|---|---|---|
| 阿胶 | 甘，平。归肺、肝、肾经 | 补血，滋阴，润肺，止血 | 血虚诸证；出血证；肺阴虚燥咳；热病伤阴之心烦失眠及阴虚风动，手足瘈疭等 | 多由骨胶原组成，水解后得多种氨基酸：赖氨酸、精氨酸、组氨酸、胱氨酸、色氨酸、羟脯氨酸、天冬氨酸、苏氨酸、丝氨酸、谷氨酸、脯氨酸、甘氨酸、丙氨酸等 |
| 何首乌 | 苦、甘、涩，微温。归肝、心、肾经 | 制用：补益精血；生用：解毒，截疟，润肠通便 | 精血亏虚，头晕眼花，须发早白，腰膝酸软，遗精崩带；久疟、痈疽、瘰疬、肠燥便秘 | 蒽醌类化合物、卵磷脂、粗脂肪、 |
| 龙眼肉 | 甘，温。归心、脾经 | 补益心脾，养血安神 | 思虑过度，劳伤心脾，惊悸怔忡，失眠健忘 | 水溶性物质，不溶性物质，灰分，可溶性物质含葡萄糖、蛋白质、脂肪以及维生素$B_1$、维生素$B_2$、维生素P、维生素C等 |
| 楮实子 | 甘，寒。归肝、肾经 | 滋肾，清肝，明目，利尿 | 腰膝酸软，虚劳骨蒸，头晕目昏；目翳昏花；水肿胀满 | 皂苷、皂化物、维生素B和油脂、饱和脂肪酸及油酸等 |

4．补阴药　见表15-41。

表15-41　补阴药

| 药名 | 性味，归经 | 功效 | 临床应用 | 主要化学成分 |
|---|---|---|---|---|
| 北沙参 | 甘、微苦，微寒。归肺、胃经 | 养阴清肺，益胃生津 | 肺阴虚证；胃阴虚证 | 生物碱、淀粉、多糖、多种香豆素类成分，微量挥发油及佛手柑内酯等成分 |
| 南沙参 | 甘，微寒。归肺、胃经 | 养阴清肺，清胃生津，补气，化痰 | 肺阴虚证；胃阴虚证 | 沙参：呋喃香豆精类。轮叶沙参：三萜类皂苷、黄酮类、多种萜类和烃类混合物、蒲公英萜酮、谷甾醇、沙参酸甲酯和沙参醇 |
| 百合 | 甘，寒。归心、肺经 | 养阴润肺，清心安神 | 肺阴虚证，劳嗽咳血；阴虚有热之失眠心悸及百合病心肺阴虚内热证 | 酚酸甘油酯、丙酸酯衍生物、酚酸的糖苷、酚酸甘油酯糖苷、甾体糖苷、甾体生物碱、微量元素 |
| 麦冬 | 甘、微苦，微寒。归胃、肺、心经 | 养阴生津，润肺清心 | 胃阴虚证；肺阴虚证；心阴虚证 | 多种甾体皂苷、氨基酸、多糖、$\beta$-谷甾醇、豆甾醇、高异黄酮类化合物、维生素A样物质，铜、锌、铁、钾 |
| 天冬 | 甘、苦，寒。归肺、肾经 | 养阴润燥，清肺生津 | 肺阴虚证；肾阴虚证；热病伤津之食欲不振、口渴及肠燥便秘等证 | 天门冬素（天冬酰胺）、黏液质、$\beta$-谷甾醇及5-甲氧基甲基糖醛、甾体皂苷、多种氨基酸、新酮糖、寡糖及多糖等 |
| 石斛 | 甘，微寒。归胃、肾经 | 益胃生津，滋阴清热 | 胃阴虚及热病伤津证；肾阴虚证 | 石斛碱、石斛胺、石斛次胺、石斛星碱、石斛因碱等生物碱及黏液质等 |
| 玉竹 | 甘，微寒。归肺、胃经 | 养阴润燥、生津止渴 | 肺阴虚证；胃阴虚证 | 铃兰苷、铃兰苦苷等甾体皂苷；槲皮素苷等黄酮及糖苷；白屈菜酸、维生素A样物质、含氮化合物及微量元素、氨基酸、黏液质 |
| 黄精 | 甘，平。归脾、肺、肾经 | 补气养阴，健脾，润肺，益肾 | 阴虚肺燥，干咳少痰及肺肾阴虚的劳咳久咳；脾虚阴伤证；肾精亏虚 | 黄精多糖、低聚糖、黏液质、淀粉及多种氨基酸等 |

续表

| 药名 | 性味，归经 | 功效 | 临床应用 | 主要化学成分 |
| --- | --- | --- | --- | --- |
| 明党参 | 甘、微苦，微寒。归肺、脾、肝经 | 润肺化痰，养阴和胃，平肝 | 肺阴虚证；脾胃阴虚证；肝阴不足或肝热上攻所致眩晕、头痛、目赤 | 挥发油、脂肪油、多糖、氨基酸类、$\beta$-谷甾醇、豆甾醇、丁二酸及多种微量元素 |
| 枸杞子 | 甘，平。归肝、肾经 | 滋补肝肾，益精明目。 | 肝肾阴虚及早衰证 | 甜菜碱、多糖、粗脂肪、粗蛋白、维生素$B_1$、维生素$B_2$、维生素C、烟酸、胡萝卜素、$\beta$-谷甾醇、亚油酸、微量元素及氨基酸 |
| 墨旱莲 | 甘、酸，寒。归肾、肝经 | 滋补肝肾，凉血止血 | 肝肾阴虚证；阴虚血热的失血证 | 旱莲皂苷A等6种三萜皂苷；芹菜素等5种黄酮；丁基甲醚等34种挥发油；三噻吩甲醇等3种噻吩类；蟛蜞菊内酯及3种衍生物；甾醇、维生素A及烟碱等 |
| 女贞子 | 甘、苦，凉。归肝、肾经 | 滋补肝肾，乌须明目 | 肝肾阴虚证 | 齐墩果酸、乙酰齐墩果酸、熊果酸、甘露醇、葡萄糖、棕榈酸、硬脂酸、油酸、亚油酸等 |
| 桑椹 | 甘、酸，寒。归心、肝、肾经 | 滋阴补血，生津润燥 | 肝肾阴虚证；津伤口渴、消渴及肠燥便秘等证 | 糖、鞣酸、苹果酸、维生素$B_1$、维生素$B_2$、维生素C、胡萝卜素、蛋白质、芸香苷等组分 |
| 黑芝麻 | 甘，平。归肝、肾、大肠经 | 补肝肾，润肠 | 肾精肝血亏虚所致的早衰诸证；肠燥便秘 | 细胞色素C、胡麻苷、油酸、亚油酸等脂肪油、木脂素、植物甾醇、糖类、磷脂及多种微量元素、维生素$B_2$、维生素$B_6$、维生素E、烟酸等 |
| 龟甲 | 咸、甘，微寒。归肝、肾、心经 | 滋阴，潜阳，益肾健骨，养血补心 | 阴虚阳亢，阴虚内热，虚风内动；肾虚骨痿，囟门不合；阴血亏虚，惊悸、失眠、健忘 | 动物胶、角蛋白、脂肪、骨胶原、18种氨基酸及钙、磷、锶、锌、铜等多种常量及微量元素，龟上甲与下甲所含成分相似 |
| 鳖甲 | 咸，微寒。归肝、肾经 | 滋阴潜阳，退热除蒸，软坚散结 | 肝肾阴虚证；癥瘕积聚 | 动物胶、骨胶原、角蛋白、17种氨基酸、碳酸钙、磷酸钙、维生素D及碘、锌、铜、锰等微量元素 |

## 十八、收涩药

凡具有收敛固涩作用，可以治疗各种滑脱证候的药物，称为收敛药，又叫收涩药。

1. 固表止汗药　见表15-42。

表15-42　固表止汗药

| 药名 | 性味，归经 | 功效 | 临床应用 | 主要化学成分 |
| --- | --- | --- | --- | --- |
| 麻黄根 | 甘、涩，平。归心、肺经 | 固表止汗 | 自汗，盗汗 | 生物碱：麻黄根素、麻黄根碱及阿魏酰组胺；双黄酮类：麻黄宁A、麻黄宁B、麻黄宁C、麻黄宁D和麻黄酚 |
| 浮小麦 | 甘，凉。归心经 | 固表止汗，益气，除热 | 自汗，盗汗；骨蒸劳热 | 淀粉及酶类、蛋白质、脂肪、钙、磷、铁、维生素等 |
| 糯稻根须 | 甘，平。归心，肝经 | 固表止汗，益胃生津，退虚热 | 自汗，盗汗；虚热不退，骨蒸潮热 | 黄酮、糖类、氨基酸等 |

2. 敛肺涩肠药　见表15-43。

表15-43　敛肺涩肠药

| 药名 | 性味，归经 | 功效 | 临床应用 | 主要化学成分 |
|---|---|---|---|---|
| 五味子 | 酸、甘，温。归肺、心、肾经 | 收敛固涩，益气生津，补肾宁心 | 久咳虚喘；自汗，盗汗；遗精，滑精；久泻不止；津伤口渴，消渴；心悸，失眠，多梦 | 北五味子主含挥发油、有机酸、鞣质、维生素、糖及树脂等。种子挥发油中的主要成分为五味子素 |
| 乌梅 | 酸、涩，平。归肝、脾、肺、大肠经 | 敛肺止咳，涩肠止泻，安蛔止痛，生津止渴 | 肺虚久咳；久泻久痢；蛔厥腹痛，呕吐；虚热消渴 | 枸橼酸、苹果酸、琥珀酸、酒石酸、糖类、谷甾醇、蜡样物质及齐墩果酸样物质 |
| 五倍子 | 酸、涩，寒。归肺、大肠、肾经 | 敛肺降火、止咳止汗，涩肠止泻，固精止遗，收敛止血，收湿敛疮 | 咳嗽咯血；自汗盗汗；久泻久痢；遗精，滑精；崩漏，便血痔血；湿疮，肿毒 | 没食子鞣质、没食子酸以及树脂、脂肪、蜡质等 |
| 罂粟壳 | 酸、涩，平。归肺、大肠、肾经 | 涩肠止泻，敛肺止咳，止痛 | 久泻，久痢；肺虚久咳；胃痛，腹痛，筋骨疼痛 | 生物碱：吗啡、可待因、那可汀、那碎因、罂粟碱、罂粟壳碱；多糖、肌醇、赤癣醇等 |
| 诃子 | 苦、酸、涩，平。归肺、大肠经 | 涩肠止泻，敛肺止咳，利咽开音 | 久泻，久痢；久咳，失音 | 大量鞣质（可达20%～40%）：诃子酸、原诃子酸等，尚含诃子素、鞣酸酶、番泻苷A等 |
| 石榴皮 | 酸、涩，温。归大肠经 | 涩肠止泻，杀虫，收敛止血 | 久泻，久痢；虫积腹痛；崩漏，便血 | 鞣质；石榴皮碱、伪石榴皮碱、异石榴皮碱、*N*-甲基异石榴皮碱、没食子酸、苹果酸、熊果酸、异槲皮苷、树脂、甘露醇 |
| 肉豆蔻 | 辛，温。归脾、胃、大肠经 | 涩肠止泻，温中行气 | 虚泻，冷痢；胃寒胀痛，食少呕吐 | 挥发油，另含肉豆蔻醚、丁香酚、异丁香酚及多种萜烯类化合物 |
| 赤石脂 | 甘、酸、涩，温。归大肠、胃经 | 涩肠止泻，收敛止血，敛疮生肌 | 久泻，久痢；崩漏，便血；疮疡久溃 | 含水硅酸铝、氧化铁等 |
| 禹余粮 | 甘、涩，微寒。归胃、大肠经 | 涩肠止泻，收敛止血，止带 | 久泻，久痢；崩漏，便血；带下 | 氧化铁及磷酸盐，尚有Al、Ca、Mg、K、Na、$PO_4^{3-}$、$SiO_4$和黏土杂质 |

3. 固精缩尿止带药　见表15-44。

表15-44　固精缩尿止带药

| 药名 | 性味，归经 | 功效 | 临床应用 | 主要化学成分 |
|---|---|---|---|---|
| 山茱萸 | 酸、涩，微温。归肝、肾经 | 补益肝肾，收敛固涩 | 腰膝酸软，头晕耳鸣；遗精，滑精，阳痿，遗尿尿频；月经过多；大汗不止，体虚欲脱 | 山茱萸苷、乌索酸、莫罗忍冬苷、7-*O*-甲基莫罗忍冬苷、獐牙菜苷、番木鳖苷、没食子酸、苹果酸、酒石酸及皂苷 |
| 覆盆子 | 甘、酸，温。归肝、肾、膀胱经 | 固精缩尿，益肝肾明目 | 遗精滑精，遗尿尿频；肝肾不足，目暗不明 | 有机酸、糖类及少量维生素C，果实中还含有三萜成分、覆盆子酸、鞣花酸和*β*-谷甾醇 |

续表

| 药名 | 性味，归经 | 功效 | 临床应用 | 主要化学成分 |
|---|---|---|---|---|
| 桑螵蛸 | 甘、咸，平。归肝、肾经 | 固精缩尿，补肾助阳 | 遗精滑精，遗尿尿频，白浊；阳痿 | 蛋白质、脂肪、粗纤维，并有铁、钙及胡萝卜素样的色素；团螵蛸外层与内层均含有17种氨基酸、7种磷脂 |
| 金樱子 | 酸甘、涩平。归肾、膀胱、大肠经 | 固精缩尿止带，涩肠止泻 | 遗精滑精，遗尿尿频，带下；久泻久痢 | 苹果酸、枸橼酸、鞣酸及树脂、皂苷、维生素C；还原糖：果糖33%，葡萄糖1.9% |
| 海螵蛸 | 咸、涩，温。归脾、肾经 | 固精止带，收敛止血，制酸止痛，收湿敛疮 | 遗精，带下；崩漏，吐血，便血及外伤出血；胃痛吐酸；湿疮，湿疹，溃疡不敛 | 碳酸钙、壳角质，黏液质，少量钠、锶、镁、铁以及微量硅、铝、钛、锰、钡、铜等多种微量元素 |
| 莲子 | 甘、涩，平。归脾、肾、心经 | 固精止带，补脾止泻，益肾养心 | 遗精，滑精；带下；脾虚泄泻；心悸，失眠 | 蛋白质、脂肪、糖类、棉子糖、钙、磷、铁等 |
| 芡实 | 甘、涩，平。归脾、肾经 | 益肾固精，健脾止泻，除湿止带 | 遗精，滑精；脾虚久泻；带下 | 淀粉、蛋白质、脂肪、糖类、钙、磷、铁、维生素$B_1$、维生素$B_2$、维生素C |
| 刺猬皮 | 苦、涩，平。归肾、胃、大肠 | 固精缩尿，收敛止血，化瘀止痛 | 遗精滑精，遗尿尿频；便血，痔血；胃痛，呕吐 | 上层的刺中角蛋白为主要成分，下层的真皮层中胶原与其他蛋白质如弹性硬蛋白和脂肪 |
| 椿皮 | 苦、涩，寒。归大肠、胃、肝经 | 清热燥湿，收敛止带，止泻，止血 | 赤白带下；久泻久痢，湿热泻痢；崩漏经多，便血痔血 | 根皮含苦楝素、鞣质、赭朴酚，根及树干含苦木素。树皮含臭椿苦酮、臭椿苦内酯、乙酰臭椿苦内酯、苦木素、新苦木苦素等 |
| 鸡冠花 | 甘、涩，凉。归肝、大肠经 | 收敛止带，止血，止痢 | 带下；崩漏，便血痔血；赤白下痢，久痢不止 | 花含山柰苷、苋菜红苷、松醇及多量硝酸钾。黄色花序中含微量苋菜红苷，红色花序中主要含苋菜红苷 |

## 十九、涌吐药

凡以促使呕吐，治疗毒物、宿食、痰涎等停滞在胃脘或胸膈以上所致病证为主要作用的药物，称为涌吐药，又名催吐药，见表15-45。

表15-45　涌吐药

| 药名 | 性味，归经 | 功效 | 临床应用 | 主要化学成分 |
|---|---|---|---|---|
| 常山 | 苦、辛，寒；有毒。归肺、肝、心经 | 涌吐痰涎，截疟 | 胸中痰饮证；疟疾 | 常山碱甲、乙、丙，常山次碱、4-喹唑酮及伞形花内酯等 |
| 瓜蒂 | 苦，寒。有毒。归胃经 | 涌吐痰食，祛湿退黄 | 风痰、宿食停滞及食物中毒诸证；湿热黄疸 | 葫芦素B（含量1.4%）、E、D、异葫芦素B及葫芦素B苷，喷瓜素等 |
| 胆矾 | 酸、涩、辛，寒。有毒。归肝、胆经 | 涌吐痰涎，解毒收湿，祛腐蚀疮 | 喉痹，癫痫，误食毒物；风眼赤烂，口疮，牙疳；胬肉，疮疡 | 含水硫酸铜（$CuSO_4 \cdot 5H_2O$） |

## 二十、攻毒杀虫止痒药

凡以攻毒疗疮，杀虫止痒为主要作用的药物，分别称为攻毒药或杀虫止痒药，见表15-46。

表15-46　攻毒杀虫止痒药

| 药名 | 性味，归经 | 功效 | 临床应用 | 主要化学成分 |
|---|---|---|---|---|
| 雄黄 | 辛，温；有毒。归肝、大肠经 | 解毒，杀虫 | 痈肿疔疮，湿疹疥癣，蛇虫咬伤 | 二硫化二砷，约含砷75%，硫24.5%，少量硅、铅、铁、钙、镁等杂质 |
| 硫黄 | 酸，温。有毒。归肾、大肠经 | 解毒杀虫疗疮；补火助阳通便 | 外用治疥癣，湿疹，阴疽疮疡；内服治阳痿，虚喘冷哮，虚寒便秘 | 主含硫，杂有砷、硒、铁、碲等成分 |
| 白矾 | 酸、涩，寒。归肺、脾、肝、大肠经 | 外用解毒杀虫，燥湿止痒；内服止血，止泻，化痰 | 外用治湿疹瘙痒，疮疡疥癣；内服：治便血、吐衄、崩漏；久泻久痢；痰厥癫狂痫证 | 含水硫酸铝钾，枯矾为脱水白矾 |
| 蛇床子 | 辛、苦，温；有小毒。归肾经 | 杀虫止痒，燥湿，温肾壮阳 | 阴部湿痒，湿疹，疥癣；寒湿带下，湿痹腰痛；肾虚阳痿，宫冷不孕 | 挥发油1.3%，已从油中分得27个成分，还含香豆精类等成分，如蛇床明素、花椒毒素等 |
| 蟾酥 | 辛，温；有毒。归心经 | 解毒，止痛，开窍醒神 | 痈疽疔疮，瘰疬，咽喉肿痛，牙痛；痧胀腹痛，神昏吐泻 | 蟾毒、蟾毒配基脂肪酸酯、蟾毒配基硫酸酯等蟾酥毒素类，蟾毒配基类，蟾毒色胺类，肾上腺素，多糖、有机酸、氨基酸、肽类 |
| 樟脑 | 辛，热。有毒。归心、脾经 | 除湿杀虫，温散止痛，开窍辟秽 | 疥癣瘙痒，湿疮溃烂；跌打伤痛，牙痛；痧胀腹痛，吐泻神昏 | 双环萜酮（$C_{10}H_{16}O$） |
| 木鳖子 | 苦、微甘，凉。有毒。归肝、脾、胃经 | 攻毒疗疮，消肿散结 | 疮疡肿毒，瘰疬，乳痈，痔疮肿痛，干癣，秃疮；筋脉拘挛 | 木鳖子皂苷、木鳖子酸、木鳖子素、齐墩果酸、甾醇、氨基酸，以及脂肪油、蛋白质、海藻糖等 |
| 土荆皮 | 辛，温。有毒。归肺、脾经 | 杀虫，止痒 | 体癣、手足癣、头癣等多种癣病；湿疹，皮炎，皮肤瘙痒 | 根皮含土荆皮酸、*β*-谷甾醇、鞣质、挥发油、多糖等 |
| 蜂房 | 甘，平。归胃经 | 攻毒杀虫，祛风止痛 | 疮疡肿毒，乳痈，瘰疬，顽癣瘙痒，癌肿；风湿痹痛，牙痛，风疹瘙痒 | 露蜂房油等挥发油、蜂蜡、树脂、蛋白质、铁、钙等 |
| 大蒜 | 辛，温。归脾、胃、肺经 | 解毒杀虫，消肿，止痢 | 用于痈肿疔毒，疥癣；痢疾，泄泻，肺痨，顿咳；钩虫病，蛲虫病 | 大蒜油、大蒜素、硫化亚磺酸酯类，*S*-烷（烯）-L-半胱氨酸衍生物，γ-L-谷氨酸多肽，苷类，多糖，脂质及多种酶等 |

## 二十一、拔毒化腐生肌药

凡以拔毒化腐，生肌敛疮为主要作用的药物，称为拔毒生肌药，见表15-47。

表15-47　拔毒化腐生肌药

| 药名 | 性味，归经 | 功效 | 临床应用 | 主要化学成分 |
|---|---|---|---|---|
| 升药 | 辛，热；有大毒。归肺、脾经 | 拔毒化腐 | 痈疽溃后 | 为粗制氧化汞（HgO），另含少量硫酸汞 |

续表

| 药名 | 性味，归经 | 功效 | 临床应用 | 主要化学成分 |
|---|---|---|---|---|
| 轻粉 | 辛，寒；有大毒。归大肠、小肠经 | 外用攻毒，杀虫，敛疮；内服利水通便 | 疥癣，梅毒，疮痈溃烂；水肿臌胀，二便不利 | 主含氯化亚汞，化学上又名甘汞 |
| 砒石 | 辛，热；有大毒。归肺、肝经 | 外用蚀疮去腐；内服截疟，劫痰平喘 | 瘰疬疥癣，牙疳，痔疮，溃疡腐肉不脱；寒痰哮喘；疟疾 | 白砒和砒霜主要成分为三氧化二砷，红砒尚含少量硫化砷（$As_2S$）等 |
| 铅丹 | 辛，微寒；有毒。归心、肝经 | 拔毒生肌，杀虫止痒 | 内服治惊痫癫狂，疟疾；外用治疮疡溃烂，湿疹瘙痒，疥癣，狐臭，酒齇鼻 | 主含四氧化三铅 |
| 炉甘石 | 甘，平，归肝、胃经 | 解毒明目退翳，收湿生肌敛疮 | 目赤翳障，烂弦风眼；用于溃疡不敛，皮肤湿疮 | 碳酸锌，尚含铁、钙、镁、锰的碳酸盐。煅炉甘石的主要成分是氧化锌 |
| 硼砂 | 甘，咸，凉。归肺、胃经 | 内服清肺化痰，外用清热解毒 | 咽喉肿痛，口舌生疮，目赤翳障；痰热咳嗽 | 四硼酸钠，另含少量铅、铝、铜、钙、铁、镁、硅等杂质 |

（王爱华　戴佳丽　李　鋆　习兰花　潘　英）

# 第十六章　中医常见病证用药指导

中医的遣方用药纷纭复杂，辨证论治纵横交错。本章以常见病证为纲介绍中药的使用，目的在于让读者横向综合了解病证辨治、临床症状与用药，以期使读者融会贯通，证症结合，打下辨证施治和对症用药的坚实基础。

## 一、感冒

感冒是中医学上最常见的外感病，别名伤风、小伤寒。多为风邪或时行病毒侵袭人体而发病，其途径或从口鼻或从皮毛而入，其病位主要在肺卫。中医的感冒在西医学属于急性上呼吸道感染范畴。中医根据症状多将感冒分为5种：风寒感冒、风热感冒、时疫感冒、暑湿感冒、体虚感冒。治疗前必须首先辨明为何种感冒，才能有针对性地用药。

### （一）风寒感冒

【症状表现】多见于一般体质或阳虚体质者，冬季发病为多。怕冷重，发热轻，无汗，头痛，身痛，鼻塞流清涕，口不渴，咽痒，咽喉不痛不肿，舌苔白，脉浮紧。

【用药原则】辛温解表，宣肺散寒。

【常用饮片】麻黄、桂枝、紫苏、荆芥、防风、羌活、白芷、细辛、藁本、香薷、辛夷、苍耳子、淡豆豉、生姜、葱白。

【常用方药或中成药】症状轻者：感冒清热颗粒，川芎茶调丸，复方感冒灵颗粒；症状重者：九味羌活颗粒（丸），杏苏止咳糖浆，麻黄止嗽丸，参苏理肺丸，小儿四症丸，感冒软胶囊或正柴胡饮颗粒等。

### （二）风热感冒

【症状表现】多见于一般体质虚弱阳盛体质者，春季发病为多。恶寒轻，发热重，怕风，身上会有汗出来但感觉不畅快，头痛，身痛，鼻塞流黄涕，口渴，咽喉肿痛，舌苔薄白少津或微黄，脉浮数。

【用药原则】辛凉解表，宣肺清热。

【常用饮片】薄荷、牛蒡子、蝉衣、浮萍、桑叶、菊花、金银花、连翘、蔓荆子、葛根、升麻、柴胡、淡豆豉。

【常用方药或中成药】症状轻者：感冒退热颗粒，桑菊感冒片，双黄连颗粒，柴黄片，九味双解口服液，柴银口服液，金石清热颗粒，藏青果颗粒，复方感冒灵颗粒；症状重者：银翘解毒片，羚翘解毒片，热炎宁颗粒，复方感冒片，鱼金注射液，双黄连注射液，或上述药加用强力银翘片，银黄注射液，或与西药抗生素、抗过敏药联用。

### （三）时疫感冒

【症状表现】俗称流感。呈暴发流行性，常急骤发病，迅速传播，症状严重。病人突然恶寒，寒战，接着高热，周身酸痛，全身症状明显，呼吸道症状比其他感冒重，且可能化表入里，变生它病。对小儿、年老、体弱者威胁较大，甚至导致死亡。

【用药原则】清热解毒，宣肺解表，抗病毒。

【常用饮片】柴胡、板蓝根、鱼腥草、芦根、贯众、金银花。

【常用方药或中成药】清热解毒与抗病毒药联用有助于缩短病程。板蓝根颗粒，双黄连颗粒，抗病毒颗粒，抗感灵片，羚羊清肺丸，银翘解毒丸（颗粒、片、胶囊），鱼腥草素片，鱼腥草注射液，清开灵颗粒，甘露解热口服液，复方大青叶冲剂和感冒冲剂，感冒清胶囊（片）。

### （四）暑湿感冒

【症状表现】有偏暑湿的表证，有偏暑热的表证。夏令暑湿盛行，容易伤表。症见身热，微恶风，汗少，四肢倦怠或疼痛，头重头痛，鼻流浊涕，或口中黏腻，渴不多饮，胸闷脘痞，泛恶，腹胀，大便溏，小便短赤，苔薄黄，脉濡数。

【用药原则】清暑祛湿解表。

【常用饮片】暑湿表证：藿香、佩兰、薄荷、紫苏子、大腹皮、香薷、白扁豆、厚朴；暑热表证：青蒿、滑石、金银花露、通草、连翘、绿豆、荷叶、白扁豆、西瓜翠衣、淡竹叶、香薷。

【常用方药或中成药】藿香正气水（片、胶囊），香薷散。

### （五）体虚感冒

【症状表现】多见于体质虚弱、大病、久病、手术后或老年者，一年四季可见，常症状较轻，但容易反复。又可细分为气虚感冒和阴虚感冒。气虚感冒症见头痛，身痛，鼻塞流清涕，口不渴，咽痒，咳嗽，痰白，咳痰无力，气短懒言，舌质淡，苔白，脉浮无力；阴虚感冒多出现身热，微恶风寒，少汗，头昏，心烦，口干，干咳少痰，舌红少苔，脉细数。

【用药原则】气虚感冒以益气解表为主；阴虚感冒以滋阴解表为主，加之宣肺清热。

【常用饮片】气虚感冒：党参、茯苓、甘草、苏叶、葛根、前胡、半夏、枳壳、桔梗；阴虚感冒：玉竹、甘草、大枣、豆豉、薄荷、葱白、桔梗、白薇。

【常用方药或中成药】气虚感冒：玉屏风颗粒，参苓白术丸，参苏饮，参苏丸（片、胶囊），桂枝颗粒；阴虚感冒：加减葳蕤汤，表虚感冒颗粒。

## 二、咳嗽

咳嗽是指外感或内伤等因素，导致肺失宣肃，肺气上逆，冲击气道，发出咳声或伴咳痰为临床特征的一种病证。历代将有声无痰称为咳，有痰无声称为嗽，有痰有声谓之咳嗽。临床上多为痰声并见，很难截然分开，故以咳嗽并称。咳嗽既是独立性的病证，又是肺系多种病证的一个症状。以下讨论以咳嗽为主要临床表现的一类病证。西医学的上呼吸道感染、支气管炎、支气管扩张、肺炎等以咳嗽为主症者可参考本病证进行辨证论治，其他疾病兼见咳嗽者，可与本病证联系相互参考。

### （一）寒痰阻肺证

【症状表现】寒痰壅阻在肺，肺失宣降，导致出现咳嗽，咳嗽声重有力；甚则哮喘痰鸣，痰多，痰稀色薄白易咳出，咽痒，胸闷，怕冷恶寒，肢体发凉。有时伴有发热较轻等风寒感冒症状。舌苔白滑，脉浮紧。若为小儿，则指纹浮红。

【治疗原则】疏散风寒，宣肺止咳。

【常用饮片】半夏、天南星、白果、白芥子、紫苏子、莱菔子、生姜、皂角子、川贝母、橘红。

【常用方药或中成药】麻黄止嗽丸，清肺化痰丸，二母清肺丸，通宣理肺丸（片），复方川贝精片，川贝止咳露，解肌宁嗽丸（口服液），气管炎丸，小青龙合剂，止咳宁嗽胶囊，镇咳宁胶囊，止嗽青果丸等。

### （二）湿痰阻肺证

【症状表现】咳嗽反复发作，咳声重浊，痰多因痰而嗽，痰出咳平，痰黏腻或稠厚成块，色白或带灰色，每逢清晨或食甘甜油腻食物后则咳嗽加重，体倦胸闷，呕恶食少，腹胀。偶尔便溏。舌苔白腻。脉濡滑。

【治疗原则】燥湿化痰，理气止咳。

【常用饮片】半夏、陈皮、天南星、白前、旋覆花、紫菀、枳壳、茯苓、苍术、厚朴、白术、香橼、佛手、桔梗、化橘红。

【常用方药或中成药】二陈平胃散合三子养亲汤加减，桂龙咳喘宁胶囊，苓桂咳喘宁胶囊。

### （三）热痰阻肺证

【症状表现】咳嗽气喘，痰黄黏稠且量多，胸膈痞满，气喘呼吸粗，时有发热口渴，大便秘结，小便短赤。舌红，舌苔黄腻。脉滑数。

【治疗原则】清热化痰，下气止咳。

【常用饮片】瓜蒌、浙贝、知母、青黛、海蛤壳、胆南星、竹茹、竹沥、瓦楞子、海浮石、车前子、石韦、冬瓜子、芦根、天花粉、前胡、四季青、鸡矢藤、鱼腥草、杏仁、甘草。

【常用方药或中成药】清气化痰丸，兼有表热者用越婢丸。

### （四）燥痰阻肺证

【症状表现】咳嗽呛急，痰干黏稠，咳痰不爽，涩而难出，或干咳，咽喉干燥，舌苔白而干燥。

【治疗原则】清肺润燥，化痰止咳。

【常用饮片】知母、浙贝、桑叶、沙参、杏仁、天花粉、阿胶、百合、麦门冬、天门冬、玉竹、百部、紫菀、款冬花、青蒿、梨皮、荸荠、甘草。

【常用方药或中成药】贝母瓜蒌丸，礞石滚痰丸。

## 三、喘证

喘即气喘，喘息。临床表现以呼吸困难，甚至张口抬肩，鼻翼扇动，不能平卧为特征。西医诊断的喘息性支气管炎、哮喘等病可参考以下论治。

### （一）肺热壅遏证

【症状表现】风寒犯肺，郁而化热，导致咳喘息粗，咳痰黄稠而腥臭，胸痛。口渴咽痛，大便干燥，小便黄，舌红，舌苔黄腻。

【治疗原则】清泄肺热，宣肺降逆。

【常用饮片】石膏、麻黄、杏仁、黄芩、桑白皮、地骨皮、葶苈子、牛蒡子、前胡、地龙、鱼腥草、马兜铃、枇杷叶、金荞麦、瓜蒌、海蛤壳、旋覆花、白前、羚羊角、麦冬。

【常用方药或中成药】二十五味肺病散，桔贝合剂，治咳枇杷露。

### （二）寒饮射肺证

【症状表现】由于饮食不节，或嗜食甘肥，脾失健运，聚湿生饮，或肺气素虚，津液失于输布通调，导致水饮内伏，复受风寒，外寒触动内饮，内外合邪，寒饮射肺，故咳嗽气喘，喉中痰鸣，寒饮内盛，故痰液清稀有泡沫。若遇寒冷，则肺气不宣益甚，故咳嗽气喘加重。无汗，身痛，口虽干不欲饮，气逆不得平卧。舌质淡，舌苔白滑，脉沉弦或弦紧。

【治疗原则】温肺化饮。

【常用饮片】麻黄、干姜、细辛、桂枝、紫苏子、沉香、五味子、厚朴、肉桂、芍药、化橘红、半夏、炙甘草。

【常用方药或中成药】小青龙颗粒，射干麻黄汤。

### （三）痰浊阻肺证

【症状表现】痰浊蕴结，肺气阻滞，导致咳嗽气喘，吐白痰，痰黏量多，不易咳出，胸满闷塞，纳呆呕恶，舌质淡，舌苔白腻，脉滑腻或濡。

【治疗原则】祛痰降逆，宣肺平喘。

【常用饮片】陈皮、半夏、茯苓、苏子、白芥子、莱菔子、旋覆花、皂荚、白前。

【常用方药或中成药】杏仁止咳糖浆，杏仁咳嗽糖浆，蛇胆川贝口服液，蛇胆陈皮胶囊，鹭鸶咳丸，止喘灵口服液。

### （四）肺肾虚喘证

【症状表现】喘促日久，动则喘甚，呼多吸少，气不得续。形瘦神惫，脚背肿，汗出肢冷，面青唇紫，舌质淡，舌苔白或黑而润滑，脉细或沉弱；或见喘咳，面红烦躁，口干咽燥，足冷，汗出如油，舌红少津，脉细数。相当于西医的慢性阻塞性肺病。

【治疗原则】补肺益肾，纳气养阴。

【常用饮片】人参、蛤蚧、冬虫夏草、当归、桃仁、五味子、补骨脂、紫河车、山茱萸、丹参、白果、紫菀、茯苓、沉香、桑白皮、磁石、钟乳石、半夏、诃子、硫黄、黑锡。

【常用方药或中成药】蛤蚧定喘胶囊，调补肺肾胶囊，桂附地黄丸加都气丸。

### （五）咳嗽变异型哮喘

【症状表现】长期顽固性干咳，常在运动、吸入冷空气、上呼吸道感染后诱发，在夜间或凌晨加剧。体检时无哮鸣音，皮肤变应原实验可呈阳性。肺功能损害介于正常人与典型哮喘之间。舌质淡，舌苔薄白，脉浮或紧。

【治疗原则】疏风宣肺，缓急解痉，止咳利咽。

【常用饮片】炙麻黄、荆芥、防风、蝉蜕、地龙、前胡、紫菀、炙枇杷叶、青果、金荞麦、全蝎、鱼腥草、牛蒡子、五味子、紫苏叶。

【常用方药或中成药】苏黄止咳胶囊，玉屏风颗粒。

## 四、梅核气

梅核气是指病人咽部有团块阻塞感或黏着感，在做吞咽动作或吞咽唾液时更为明显，但吞咽饮食无碍。本病多属于心因性疾病，大部分人与情志关系密切，部分人伴有甲状腺肿大、结节、乳房小叶增生、月经不调等。诊治前先排除器质性病变，以免误诊，再排除精神性因素，若均排除，则考虑为西医所指咽异感症或慢性咽炎。反流性食道炎也有咽部异物感，但反流性食道炎应有烧心的感觉，可以鉴别。

【症状表现】自觉咽喉间如有异物，其状如核，或如炙脔或如棉絮或有痰黏感，吐之不出，咽之不下，不痛不痒，症状时轻时重，时发时止，伴有急躁善怒，忧郁善悲，嗳气叹息等。

【治疗原则】疏肝健脾，化痰解郁。

【常用饮片】紫苏、玫瑰花、茯苓、半夏、柴胡、郁金、绿萼梅、旋覆花、八月札、全瓜蒌、浙贝母。

【常用方药或中成药】小柴胡颗粒，甘麦大枣汤，丹栀逍遥丸，养阴清肺丸，血府逐瘀口服液。

## 五、肺痈

肺痈是中医内科较为常见的疾病，是指由于热毒瘀结于肺，以致肺叶生疮，肉败血腐，形成脓疡，以发热，咳嗽，胸痛，咳吐腥臭浊痰，甚则咳吐脓血痰为主要临床表现的一种病证。肺痈的症状主要见于西医的肺脓肿，其他如化脓性肺炎、肺坏疽以及支气管扩张、肺结核空洞等伴化脓性感染者出现肺痈症状表现时，可参考以下辨证论治。

### （一）初期

【症状表现】发热微恶寒，咳嗽，咳黏液痰或黏液脓性痰，痰量由少渐多，胸痛，咳时尤甚，呼吸不利，口干鼻燥，舌苔薄黄或薄白，脉浮数而滑。

【治疗原则】清热散邪。

【常用饮片】银花、连翘、荆芥、薄荷、豆豉、芦根、牛蒡子、竹叶、瓜蒌皮、郁金、石膏、黄芩、鱼腥草、杏仁、浙贝母、桑白皮、冬瓜仁、枇杷叶、桔梗、甘草。

【常用方药或中成药】银翘丸，黛蛤散。

### （二）成痈期

【症状表现】身热转甚，时时振寒，继则壮热不寒，汗出烦躁，咳嗽气急，胸满作痛，转侧不利，咳吐浊痰，呈现黄绿色，自觉喉间有腥味，口干咽燥，舌苔黄腻，脉滑数。

【治疗原则】清肺化瘀消痈。

【常用饮片】芦根、桃仁、冬瓜仁、薏苡仁、鱼腥草、金荞麦、蒲公英、合欢皮、金银花、黄芩、黄连、栀子、黄柏、紫花地丁、败酱草、葶苈子、地耳草、浙贝母、全瓜蒌、桑白皮、射干、海蛤壳、乳香、没药、桔梗、甘草。

【常用方药或中成药】千金苇茎汤合如金解毒散，犀黄丸。

### （三）溃脓期

【症状表现】突然咳吐大量血痰，或痰如米粥，腥臭异常，有时咯血，胸中烦满而痛，甚则气喘不能平卧，仍身热面赤，烦渴喜饮，舌质红，舌苔黄腻，脉滑数或数实。

【治疗原则】排脓解毒。

【常用饮片】生黄芪、桔梗、薏苡仁、浙贝母、橘红、金银花、黄芩、鱼腥草、野荞麦根、败酱草、蒲公英、葶苈子、牡丹皮、栀子、蒲黄、藕节、三七、白及、穿山甲片、皂角刺、玄参、麦冬、天花粉、甘草。

【常用方药或中成药】加味桔梗汤，止咳喘颗粒，勒马回注射液。

### （四）恢复期

【症状表现】身热渐退，咳嗽减轻，咯吐脓血渐少，臭味亦减，痰液转为清稀，或见胸胁隐痛，难以久卧，气短乏力，自汗，盗汗，低热，午后潮热，心烦，口干咽燥，面色不华，形瘦神疲，舌质红或淡红，舌苔薄，脉细或细数无力。

【治疗原则】益气养阴清肺。

【常用饮片】黄芪、太子参、石膏、北沙参、麦冬、桔梗、薏苡仁、冬瓜仁、半夏、白及、合欢皮、功劳叶、地骨皮、白薇、白术、茯苓、山药、鱼腥草、败酱草、野荞麦根、粳米。

【常用方药或中成药】沙参清肺汤合竹叶石膏汤，清金宁肺丸。

## 六、肺痨

肺痨是一种由于正气虚弱，感染痨虫，侵蚀肺脏所致的，以咳嗽、咯血、潮热、盗汗及身体逐渐消瘦等症为主要临床表现，具有传染性的慢性消耗性疾病。肺痨是肺病中的常见病。相当于西医学中的肺结核，还包括某些肺外结核在内。当这些疾病出现肺痨的临床表现时，可参考以下进行辨证论治。

### （一）肺阴亏虚证

【症状表现】干咳。咳声短促，声音嘶哑。或咳少量黏痰，或痰中带血丝或血点，血色鲜红，胸部隐隐闷痛，午后手足心热，有热自骨内向外透发熏蒸的感觉，睡后出汗，形体消瘦，口干喜冷饮，舌边尖红，舌苔薄，脉细或细数。

【治疗原则】养阴润肺，杀虫止咳。

【常用饮片】西洋参、党参、沙参、麦冬、天冬、生地、百部、白及、白茅根、山药、茯苓、阿胶、川贝母、菊花、三七、百合、杏仁、诃子、木蝴蝶、凤凰衣、胡桃肉、炙枇杷叶、银柴胡、地骨皮、功劳叶、青蒿。

【常用方药或中成药】麦味地黄丸，党参固本丸，润肺化核膏，勒马回片，月华丸。

### （二）阴虚火旺证

【症状表现】呛咳气急，痰少质黏，或吐稠黄痰，量多，时时咯血，血色鲜红，午后潮热，骨蒸，五心烦热，心悸气短，消瘦乏力，两颧发红午后更甚，盗汗量多，口渴，心烦，失眠，性情急躁易怒，或胸胁掣痛，男子可见遗精，女子月经不调，形体日渐消瘦，舌质绛红而干，舌苔少薄黄或剥，脉细数。

【治疗原则】滋阴降火，杀虫止咳。

【常用饮片】冬虫夏草、百部、生地、熟地、当归、百合、麦冬、玄参、芍药、浙贝母、桑白皮、桔梗、鳖甲、知母、白及、龟板、阿胶、黄柏、胡黄连、五味子、鱼腥草、金荞麦根、三七、茜草、花蕊石、蒲黄、郁金、大黄、地榆、乌梅、煅牡蛎、麻黄根、浮小麦、藕节、紫菀、款冬花、甘草。

【常用方药或中成药】百合固金汤，清骨散，白百抗痨颗粒，利肺片，秦艽鳖甲丸。

### （三）气阴耗伤证

【症状表现】咳嗽无力，气短声低，咳痰清稀色白，偶或痰中夹血，或咯血，血色淡红，午后潮热，伴有畏风，怕冷，自汗与盗汗并见，语音轻微，面色㿠白，颧红，神疲体软，纳少便溏，舌质嫩红，或舌质淡有齿痕，舌苔薄白，脉沉细无力而数。

【治疗原则】益气养阴，益肺健脾。

【常用饮片】冬虫夏草、西洋参、太子参、党参、黄芪、白术、天冬、麦冬、生地、熟地、当归、白芍、茯苓、地骨皮、黄柏、知母、柴胡、白及、百部、紫菀、款冬花、苏子、半夏、陈皮、扁豆、薏苡仁、莲子、山药、花蕊石、蒲黄、仙鹤草、三七、桔梗、功劳叶、甘草。

【常用方药或中成药】保真汤，人参养荣丸，结核灵片，优福宁胶囊，益肺止咳胶囊。

### （四）阴阳两虚证

【症状表现】咳嗽，声嘶或失音，咳逆喘息少气，咯痰色白，泡沫状或夹血丝，血色暗淡，骨蒸潮热，两颧发红午后更甚，自汗盗汗，面浮肢肿，心慌气短，面黄唇紫，形寒肢冷，纳呆，懒言少欲，或见五更泄泻，口舌生糜，消瘦乏力，大肉尽脱，男子滑精、阳痿，女子经少、经闭，舌质淡或光嫩少津，舌苔黄燥，脉细微而数，或虚大无力。

【治疗原则】滋阴补阳。

【常用饮片】冬虫夏草、黄芪、西洋参、太子参、党参、沙参、鹿角胶、紫河车、蛤蚧、白术、白芍、白及、地黄、枸杞子、龟板、山药、茯苓、枣仁、远志、诃子、木蝴蝶、凤凰衣、胡桃肉、百合、煨肉豆、补骨脂、胡桃仁、五味子、泽兰、红花、北五加皮、大蒜、功劳叶、葎草、天冬、麦冬、知母、川贝母、黄柏、鳖甲、仙鹤草、三七、丹皮、地骨皮、山栀、紫珠、血余炭、花蕊石、郁金、罗汉果、陈皮、小蓟、蚕蛹。

【常用方药或中成药】补天大造丸，真武汤合五苓散，百玉白及丸，抗痨颗粒，三七血伤宁胶囊。

## 七、发热

发热是指体温升高或自觉发热为主的症状。外感六淫、疫毒之邪。或因情志、劳倦所伤而致诸种疾病均可导致发热。

### （一）气分实热证

1．气分热盛证

【症状表现】高热谵语，烦躁面赤，大汗大渴，舌质红，舌苔黄，脉洪大或滑数。多见于流感、乙型脑炎等病的发热。

【治疗原则】清热生津。

【常用饮片】石膏、知母、寒水石、栀子、黄芩、黄连、黄柏、竹叶、芦根、花粉、鸭跖草。

【常用方药或中成药】白虎汤。

2．肺胃蕴热证

【症状表现】除上述气分热盛证证候外，又有咽干灼痛，声音嘶哑，颈部肿胀或咽喉部位有腐烂白点等症状，舌苔、脉象如上。多见于西医所病急性咽炎、急性扁桃体炎、流行性腮腺炎、白喉等病的发热。

【治疗原则】宣肺清火泄热。

【常用饮片】薄荷、牛蒡子、金银花、大黄、玄明粉、甘草。

【常用方药或中成药】清降片、清气化痰丸。

3．邪热蕴肺证

【症状表现】除上述气分热盛证证候外，并有咳喘胸痛，痰多黄稠，汗出热不退。舌苔、脉象如上。多见于急性支气管炎、大叶性肺炎、支气管扩张合并感染、肺脓疡等病的发热。

【治疗原则】宣降肺热。

【常用饮片】麻黄、杏仁、石膏、天花粉、甘草。

【常用方药或中成药】麻杏石甘汤。

4．胸膈郁热证

【症状表现】除上述气分热盛证证候外，并有面热唇红，阵阵烦热，口渴，胸中闷胀，大便秘结。舌苔、脉象如上。多见于某些流感、斑疹伤寒、猩红热、肺炎等病发热后。

【治疗原则】降热利膈。

【常用饮片】石膏、栀子、连翘、黄芩、薄荷、大黄、芒硝、甘草。

【常用方药或中成药】麻杏石甘汤，栀子豉汤，栀子甘草豉汤，栀子生姜豉汤。

5．胃肠实热证

【症状表现】有高热或午后潮热，汗出口渴，小便短黄，大便秘结或腹泻黄臭稀水便，脘腹胀满，腹痛拒按，烦躁谵语，舌质红，舌苔黄厚而干燥或灰黑起刺，脉沉数有力或沉实有力。多见于某些流感、重型脑炎、急性化脓性阑尾炎、肠梗阻等。

【治疗原则】攻下泄热。

【常用饮片】石膏、知母、麻子仁、芍药、枳实、大黄、厚朴、杏仁。

【常用方药或中成药】大承气汤或调胃随气汤。

6. 气分温湿证

【症状表现】发热不是很高，身重胸闷，腹部胀痛，口渴但不想喝水，小便不畅，大便不爽或伴有腹泻。舌苔黄白而厚腻，脉濡缓。多见于鼠伤寒、钩端螺旋体病、传染性肝炎、沙门菌感染等。

【治疗原则】清气化湿。

【常用饮片】藿香、川贝母、射干、薄荷、白蔻仁、连翘、黄芩、石菖蒲、茵陈、滑石、甘草。

【常用方药或中成药】甘露消毒饮。

### （二）营分实热证

【症状表现】身热夜甚，心烦不寐，甚至神昏谵语，口甚渴或不渴，斑疹隐隐，舌质红绛，脉细数。多见于幼儿急疹、皮炎、风疹、传染单核细胞增多症等。

【治疗原则】清营泄热，清心开窍。

【常用饮片】牛黄、水牛角、羚羊角、石膏、生地、玄参、金银花、黄连、黄芩、连翘、赤芍、丹皮、丹参、莲子心、麦冬、栀子、竹叶卷心、磁石、寒水石、郁金、沉香、丁香、升麻、麝香、珍珠、冰片、朱砂。

【常用方药或中成药】清营汤，紫雪丹，安宫牛黄丸，至宝丹，醒脑静注射液，清开灵注射液。

### （三）血分实热证（包括热入心包证）

【症状表现】身热夜甚，心烦不寐，多见燥扰不宁，神昏谵语，或斑疹显露，色紫黑，吐血，流鼻血，便血，尿血，或四肢抽搐，颈项强直，角弓反张，目睛上视，舌质红绛，无舌苔，脉数而有力。多见于急性传染病。

【治疗原则】泄热凉血。

【常用饮片】水牛角、羚羊角、生地、芍药、大青叶、黄连、金银花。

【常用方药或中成药】犀角地黄汤。

### （四）血分虚热证

【症状表现】潮热颧骨红，手足心热，咽干口燥，心烦失眠，小便黄短，大便干结。女子月经提前，经量偏少。舌质红，舌苔少，脉细数。多见于素体阴虚之妇女，西医青春期子宫出血黄体不健、更年期月经不调、血液系统疾病发热者可参考以下辨证论治。

【治疗原则】滋肾养阴，凉血活血，调经。

【常用饮片】生地、地骨皮、玄参、麦冬、白芍、牡丹皮、丹参、赤芍、枸杞子、茺蔚子。

【常用方药或中成药】清经胶囊，青蒿鳖甲丸，知柏地黄丸。

## 八、头痛

头痛是指由于外感与内伤，致使脉络拘急或失养，清窍不利所引起的以头部疼痛为主要临床特征的疾病。头痛既是一种常见病证，也是一个常见症状，可以发生于多种急慢性疾病过程中，有时亦是某些相关疾病加重或恶化的先兆。西医的偏头痛，还有国际上新分类的周期性偏头痛、紧张性头痛、丛集性头痛及慢性阵发性偏头痛等疾病，凡符合头痛证候特征者均可参考以下辨证论治。

### （一）外感头痛

#### 1. 风寒头痛证

【症状表现】头痛，起病较急，遇寒则甚，其痛如破，痛连项背，恶风恶寒，鼻塞，口不渴，舌苔薄白，脉浮紧。

【治疗原则】疏风散寒止痛。

【常用饮片】川芎、防风、荆芥、白芷、细辛、羌活、苍耳子、辛夷、独活、川乌、吴茱萸、半夏、藁本、僵蚕、苦丁茶。

【常用方药或中成药】川芎茶调散（丸、颗粒），芎菊上清丸。

#### 2. 风热头痛证

【症状表现】起病急，头部胀痛，甚则头痛如裂，恶风或发热，或鼻塞流浊涕，口渴喜饮，面红目赤，便秘，小便黄；舌质红，舌苔薄黄，脉浮数。

【治疗原则】疏风清热和络。

【常用饮片】川芎、薄荷、桑叶、黄菊花、蔓荆子、升麻、葛根、谷精草、僵蚕、大青叶、羌活、藁本、知母、石斛、天花粉。

【常用方药或中成药】桑菊饮，荆芥散，神芎散，石膏散，芎芷石膏汤，黄连上清丸。

#### 3. 寒湿头痛证

【症状表现】头痛如裹，眩晕，肢体困重，胸闷纳呆，拘急不仁（肢体屈伸不利索或腹部不适自觉有紧缩痉挛感），小便不利，大便或溏，舌质略黯，舌苔淡白略厚，脉濡或弦大。

【治疗原则】散寒胜湿，温中止痛。

【常用饮片】羌活、独活、半夏、川芎、藁本、防风、苍术、蔓荆子、厚朴、陈皮、白术、天麻、藿香、佩兰、甘草、生姜。

【常用方药或中成药】透顶散，羌活胜湿汤，芎术除眩汤，吴茱萸汤。

### （二）内伤头痛

#### 1. 肝火头痛证

【症状表现】头痛，痛时常有哄热感，心烦口干，面红目赤，耳鸣如蝉叫。舌质红，舌苔黄，脉弦。

【治疗原则】平肝潜阳。

【常用饮片】龙胆草、黄芩、柴胡、夏枯草、决明子、菊花、钩藤、牛膝、大青叶。

【常用方药或中成药】龙胆泻肝汤丸，天菊脑安胶囊，镇脑宁胶囊，天舒胶囊，正天丸。

#### 2. 肝风头痛证

【症状表现】头胀痛而眩，心烦易怒，面赤口苦，或兼耳鸣胁痛，夜眠不宁，舌红苔薄黄，脉弦有力。

【治疗原则】疏风止痛。

【常用饮片】石决明、珍珠母、罗布麻、羚羊角、钩藤、菊花、白芍、天麻、牛膝、全蝎、蜈蚣、僵蚕。

【常用方药或中成药】天麻胶囊，天麻钩藤颗粒，清眩丸，复方羊角颗粒，头风痛胶囊。

3. 痰浊头痛证

【症状表现】头痛胀重，兼目眩，胸闷，胸腹胀满，恶心食少，痰多黏白。舌胖大有齿痕，舌苔白腻，脉弦或弦滑。

【治疗原则】健脾化痰，降逆止痛。

【常用饮片】半夏、生白术、天麻、茯苓、厚朴、蔓荆子、白蒺藜、竹茹、枳实、黄芩、陈皮、生姜、天南星、白附子、川芎。

【常用方药或中成药】半夏、白术、天麻汤、天麻钩藤颗粒、羚角钩藤汤、天麻胶囊，眩晕宁颗粒，都梁软胶囊（丸），镇脑宁胶囊。

4. 瘀血头痛证

【症状表现】头痛经久不愈，其痛如刺，入夜尤甚，固定不移，或头部有外伤史，舌紫或有瘀斑、瘀点，苔薄白，脉沉细或细涩。

【治疗原则】活血通窍止痛。

【常用饮片】川芎、赤芍、当归、红花、桃仁、麝香、牛膝、延胡索、全蝎、蜈蚣、土鳖虫、虻虫、水蛭、郁金、菖蒲、细辛、白芷、大枣、生姜、葱白。

【常用方药或中成药】通窍活血汤。

5. 肾阴虚头痛证

【症状表现】头痛而空，每兼眩晕耳鸣，腰膝酸软，遗精，带下，少寐健忘，舌质红，舌苔少，脉沉细无力。

【治疗原则】滋阴补肾。

【常用饮片】当归、熟地、山茱萸、山药、枸杞子、杜仲、续断、怀牛膝、莲须、茯苓、泽泻、菊花、黄柏、牡丹皮。

【常用方药或中成药】大补元煎，杞菊地黄丸，六味地黄丸。

6. 肾阳虚头痛证

【症状表现】头痛畏寒，面白，四肢不温，舌淡，脉沉细而缓。

【治疗原则】温阳补肾。

【常用饮片】人参、当归、麻黄、附子、细辛、熟地、山茱萸、山药、枸杞子、杜仲、续断、怀牛膝、莲须、芡实、金樱子。

【常用方药或中成药】右归丸。

7. 气血虚头痛证

【症状表现】头痛而晕，遇劳加重，面色少华，心悸不宁，自汗，气短，畏风，神疲乏力，舌淡苔薄白，脉沉细而弱。

【治疗原则】气血双补。

【常用饮片】当归、熟地、川芎、白芍、党参、茯苓、白术、菊花、蔓荆子、甘草。

【常用方药或中成药】八珍颗粒。

附：引经药　治疗各种头痛，可根据经络循行在相应的方药中加入引经药，能显著地提高疗效。太阳头痛用羌活、防风；阳明头痛用葛根、白芷；少阳头痛用柴胡、川芎；太阴头痛选用苍术；少阴头痛选用细辛；厥阴头痛选用吴茱萸、藁本等。

## 九、眩晕

眩即眼花，晕即头晕，两者常同时并见，故统称为眩晕。眩晕为中医临床常见病证，其轻者闭目即止，重者如坐车船，旋转不定，不能站立，或伴有恶心、呕吐、汗出、面色苍白等症状。多见于中老年人，亦可发于青年人。本病可反复发作，妨碍正常工作及生活，严重者可发展为中风厥证或脱证而危及生命。用中药防治眩晕有较好疗效。以下主要针对由内伤引起的眩晕，外感眩晕不在此范围。西医所指高血压、低血压、低血糖、贫血、梅尼埃综合征、脑动脉硬化、椎–基底动脉供血不足、神经衰弱等病，临床表现以眩晕为主要症状者，可参照以下辨证论治。

### （一）肝阳上亢证

【症状表现】眩晕耳鸣，头目胀痛，遇劳、恼怒加重，肢麻震颤，失眠多梦，急躁易怒，舌质红，舌苔黄，脉弦。

【治疗原则】平肝潜阳，滋养肝肾。

【常用饮片】羚羊角、钩藤、天麻、石决明、珍珠母、磁石、代赭石、白蒺藜、生龙骨、生牡蛎、罗布麻、紫石英、紫贝齿、菊花、桑叶、桑白皮、夏枯草、青葙子、白芍、玳瑁。

【常用方药或中成药】天麻钩藤颗粒。

### （二）肝火上炎证

【症状表现】头晕且痛，其势较剧，目赤口苦，胸胁胀痛，烦躁易怒，寐少多梦，小便黄，大便干结，舌质红，舌苔黄，脉弦数。

【治疗原则】清肝泻火，清利湿热。

【常用饮片】龙胆草、生地、当归、栀子、黄芩、柴胡、木通、泽泻、磁石、龙齿、珍珠母、琥珀、全蝎、蜈蚣、地龙、僵蚕、甘草。

【常用方药或中成药】龙胆泻肝丸。

### （三）肝肾阴虚证

【症状表现】眩晕久发不已，视力减退，两目干涩，少寐健忘，心烦口干，耳鸣，神疲乏力，腰酸膝软，遗精，舌红苔薄，脉弦细。

【治疗原则】滋养肝肾，养阴填精。

【常用饮片】熟地黄、山茱萸、山药、鹿角霜、龟甲胶、鳖甲、牛膝、杜仲、桑寄生、女贞子、枸杞子、沙苑子、菟丝子、玄参、生地黄。

【常用方药或中成药】左归丸。

### （四）痰浊上蒙证

【症状表现】眩晕，头重如蒙，视物旋转，胸闷作恶，呕吐痰涎，食少多寐，舌苔白腻，脉弦滑。

【治疗原则】燥湿祛痰，健脾和胃。

【常用饮片】半夏、白术、天麻、陈皮、茯苓、枳实、藿香、佩兰、石菖蒲、竹茹、厚朴、白蔻仁、砂仁、生姜、大枣。

【常用方药或中成药】半夏白术天麻汤，黄连温胆汤，苓桂术甘汤合泽泻汤。

### （五）瘀血阻窍证

【症状表现】眩晕头痛，兼见健忘，失眠，心悸，精神不振，耳鸣耳聋，面唇紫暗，舌暗有瘀点或瘀斑，脉弦涩或细涩。

【治疗原则】活血化瘀，通窍活络。

【常用饮片】麝香、赤芍、川芎、桃仁、红花、大枣。

【常用方药或中成药】通窍活血汤。

### （六）气血亏虚证

【症状表现】头晕目眩，动则加剧，遇劳则发，面色㿠白，爪甲不荣，神疲乏力，心悸少寐，纳差食少，便溏，舌质淡，苔薄白，脉细弱。

【治疗原则】补养气血，健运脾胃。

【常用饮片】黄芪、人参、白术、当归、龙眼肉、茯神、远志、酸枣仁、熟地、阿胶、紫河车、桂枝、甘草。

【常用方药或中成药】归脾丸，补中益气丸。

## 十、中风

中风属急症，发病急，变化快，临床表现与西医所称的脑血管病相似。脑血管病主要包括缺血性和出血性两大类型。不论是出血性还是缺血性脑血管病均可参考以下辨证论治。中风中经络证多为小病灶，中脏腑证多为大病灶，急性发作期尤其是中脏腑之闭证要及时通关开窍、醒神回苏，脱证要以补虚固脱为要，配合以下治法，病情严重者应积极配合西医救治。后遗症期也可配合下列外治法，以促进康复。

### （一）中经络证

1. 风痰瘀血，痹阻脉络证

【症状表现】半身不遂，口舌㖞斜，舌强言謇或不语，偏身麻木，头晕目眩，舌质暗淡，舌苔薄白或白腻，脉弦滑。

【治疗原则】活血化痰通络。

【常用饮片】羌活、秦艽、防风、川芎、当归、地龙、黄芪、全蝎、蜈蚣、白附子、半夏、天南星、皂荚、远志、菖蒲、生姜汁。

【常用方药或中成药】桃红四物颗粒合涤痰汤。

2. 肝阳上亢，风火上扰证

【症状表现】半身不遂，口舌㖞斜，舌强言謇或不语，偏身麻木，头痛失眠，眩晕面红，目赤耳鸣，口苦咽干，心烦易怒，手足心热，舌质红绛或暗红，少苔或无苔，脉细弦或细弦数有力。

【治疗原则】滋养肝肾，平肝息风，清热活血。

【常用饮片】天麻、钩藤、龙骨、牡蛎、代赭石、杜仲、牡丹皮、郁金、桑寄生、黄芩、栀子、茯神、川牛膝、益母草、菊花、桑叶、大黄、川楝子、生石决明、夏枯草、天竺黄、竹沥、川贝母、龟板、怀牛膝、白芍、玄参、天冬、夜交藤、珍珠母。

【常用方药或中成药】镇肝息风汤，天麻钩藤颗粒，养血清脑颗粒。

3. 痰热腑实，风痰上扰证

【症状表现】半身不遂，口舌㖞斜，言语謇涩或不语，偏身麻木，腹胀便干便秘，头晕目眩，咳痰或痰多。舌质暗红或暗淡，苔黄或黄腻，脉弦滑或偏瘫侧脉弦滑而大。

【治疗原则】通腑化痰。

【常用饮片】远志、石菖蒲、郁金、龙骨、牡蛎、龟甲、代赭石、天麻、钩藤、菊花、白芍、牛膝、石决明、羚羊角、牛黄、竹沥、竹茹、瓜蒌、胆南星、天竺黄、猴枣、金礞石、沉香、大黄、桃仁、红花、黄芩、栀子、夏枯草、半夏、茯苓、白术。

【常用方药或中成药】桃红四物汤合涤痰汤，大承气汤加味。

4. 气虚血瘀证

【症状表现】半身不遂，口舌㖞斜，口角流涎，言语謇涩或不语，偏身麻木，面色㿠白，气短乏力，心悸，自汗，便溏，手足肿胀，舌质暗淡，舌苔薄白或白腻，脉沉细、细缓或细弦。

【治疗原则】益气活血，扶正祛邪。

【常用饮片】黄芪、党参、太子参、当归、赤芍、川芎、桃仁、红花、地龙、桂枝、木瓜、伸筋草、防己、川续断、桑寄生、杜仲、牛膝、莪术、水蛭、鬼箭羽、鸡血藤、益智仁、炙甘草。

【常用方药或中成药】补阳还五汤。

## （二）中脏腑闭证

若痰热积滞较甚而出现大便不出，躁扰不宁，时清时寐，谵妄者，此为浊气不降，携气血上逆，犯于脑窍而为中脏腑证，按中脏腑的痰热内闭清窍论治。

1. 热闭证

【症状表现】起病骤急，痰热内闭清窍导致神昏或昏愦，面红，半身不遂，鼻鼾痰鸣，肢体强痉拘急，项背身热，躁扰不宁，甚则手足厥冷，频繁抽搐，偶见呕血，舌质红绛，舌苔黄腻或干腻，脉弦滑数。

【治疗原则】清热化痰，醒神开窍。

【常用饮片】羚羊角、麝香、牛黄、竹沥、金礞石、大黄、郁金、白芍、猴枣、桑叶、钩藤、菊花、栀子、生地、生大黄、冰片。

【常用方药或中成药】猴枣散，清开灵注射液，穿琥宁注射液，牛黄清心丸，羚角钩藤汤加安宫牛黄丸（灌服或鼻饲）。

2. 寒闭证

【症状表现】素体阳虚，突发痰湿蒙塞心神导致神昏，半身不遂，肢体松懈，瘫软不温，甚则面青，四肢逆冷，面白唇暗，痰涎壅盛，舌质暗淡，舌苔白腻，脉沉滑或沉缓。西医学中缺血性脑梗死、高凝血症、糖尿病所致微循环障碍常有寒闭。

【治疗原则】温阳化痰，醒神开窍。

【常用饮片】人参、麝香、苏合香、安息香、檀香、皂荚、细辛、樟脑、石菖蒲、天麻、钩藤、半夏、陈皮、茯苓、胆南星、桂枝、竹茹、生姜汁。

【常用方药或中成药】涤痰汤配合灌服或鼻饲苏合香丸，脉络宁注射液、川芎嗪注射液、丹参注射液。

### （三）中脏腑脱证

#### 1. 亡阴证

【症状表现】阴液严重耗损导致身灼肢温，心烦，面赤唇焦，口渴欲饮，汗出黏咸如油，皮肤皱缩，小便极少。舌质紫暗，脉数疾。

【治疗原则】救阴固脱。

【常用饮片】熟地、龟板、知母、黄柏等。

【常用方药或中成药】参麦注射液，生脉注射液。

#### 2. 亡阳证

【症状表现】元气败脱，神明散乱导致突然面色苍白，神昏萎靡，肢体瘫软，手足厥冷，冷汗不止，畏寒蜷缩，喜热饮，重则周身湿冷，口唇青紫，二便失禁，气息微弱。舌痿，舌质淡，苔白腻，脉浮数而空或缓微欲绝。

【治疗原则】益气温经，回阳固脱。

【常用饮片】人参、附子、干姜、肉桂、山茱萸、龙骨、牡蛎、丹参、桂枝、甘草、葱白。

【常用方药或中成药】参附丸，四逆汤加附子理中丸。

## 十一、小儿惊风

惊风是小儿时期常见的一种急重病证，以临床出现抽搐、昏迷为主要特征，俗名“抽风”。任何季节均可发生，一般以1～5岁的小儿为多见，年龄越小，发病率越高。其证情往往比较凶险，变化迅速，威胁小儿生命。中医将惊风的症状归纳为八候，即搐、搦、颤、掣、反、引、窜、视。八候出现表示惊风已在发作。但惊风发作时，不一定八候全部出现。由于惊风发病有急有缓，证候表现有虚有实，有寒有热，故常将惊风分为急惊风和慢惊风。凡起病急暴，属阳属实者，统称急惊风；凡病势缓慢，属阴属虚者，统称慢惊风。

本病在西医学称为小儿惊厥。其中伴有发热者，多为感染性疾病所致，颅内感染性疾病常见有脑膜炎、脑脓肿、脑炎、脑寄生虫病等；颅外感染性疾病常见有高热惊厥、各种严重感染（如中毒性菌痢、中毒性肺炎、败血症等）；不伴有发热者，多为非感染性疾病所致，除常见的癫痫外，还有水及电解质紊乱、低血糖、药物中毒、食物中毒、遗传代谢性疾病、脑外伤、脑瘤等所致。临证要详细询问病史，仔细进行体格检查，并做相应实验室检查，以明确诊断，及时进行针对性治疗。

### （一）急惊风

#### 1. 风热动风证

【症状表现】发热骤起，头痛身痛，咳嗽流涕，烦躁不宁，四肢拘急，目睛上视，牙关紧闭，舌质红，舌苔白，脉浮数或弦数。

【治疗原则】疏风清热，息风止痉。

【常用饮片】金银花、连翘、薄荷、防风、蝉蜕、菊花、僵蚕、钩藤、竹黄瓜、蒌皮。

【常用方药或中成药】银翘散，紫雪散，小儿回春丹，小儿牛黄散。

2. 气营两燔证

【症状表现】起病急骤，高热烦躁，口渴欲饮，神昏惊厥，舌质深红或绛，舌苔黄糙，脉数有力。

【治疗原则】清气凉营，凉血息风。

【常用饮片】水牛角、羚羊角、石决明、钩藤、生地、连翘、石膏、黄连、黄芩、栀子、蚤休、知母、赤芍、玄参、丹皮、生大黄。

【常用方药或中成药】清瘟败毒饮加减，至宝丹，紫雪丹加玉枢丹。

3. 邪陷心肝证

【症状表现】高热不退，烦躁不安，神智昏迷，手足躁动，反复抽搐，项背强直，四肢拘急，口眼相引，神智昏迷，舌质红绛，脉弦滑。

【治疗原则】清心开窍，平肝息风。

【常用饮片】羚羊角、生石膏、生地、钩藤、知母、玄参、僵蚕、菊花、黄连、石菖蒲、川贝母、广郁金、龙骨、竹茹。

【常用方药或中成药】羚角钩藤丸，安宫牛黄丸，南星丸。

4. 湿热疫毒证

【症状表现】多因饮食不洁，湿热疫毒蕴结肠腑，起病急骤，突然壮热，烦躁谵妄，神志昏迷，反复惊厥，呕吐腹痛，大便腥臭或夹脓血，舌质红，舌苔黄腻，脉滑数。

【治疗原则】清化湿热，解毒息风。

【常用饮片】白头翁、黄芩、黄连、黄柏、栀子、秦皮、钩藤、石决明、生大黄、厚朴。

【常用方药或中成药】黄连解毒丸加安宫牛黄丸，紫雪丹加玉枢丹。

5. 惊恐惊风证

【症状表现】暴受惊恐后突然抽搐，惊跳惊叫，神志不清，四肢欠温，舌苔薄白，脉乱不齐。

【治疗原则】镇惊安神，平肝息风。

【常用饮片】人参、茯苓、山药、当归、白芍、石菖蒲、酸枣仁、钩藤、胆南星、石决明、金礞石、琥珀、天竺黄、朱砂、金箔、甘草。

【常用方药或中成药】琥珀抱龙丸。

## （二）慢惊风

1. 脾虚肝亢证

【症状表现】形神疲惫，面色萎黄，嗜睡露睛，四肢不温，足跗及面部轻度浮肿，神志不清，阵阵抽搐，大便稀薄，色带青绿，时有肠鸣，舌质淡，舌苔白，脉细弱。

【治疗原则】温运脾阳，扶土抑木。

【常用饮片】党参、附子、茯苓、白术、山药、桂枝、扁豆、白芍、钩藤、诃子、豆蔻、生牡蛎、生龙骨、蕲蛇、乌梅炭、柴胡、炙甘草、煨姜。

【常用方药或中成药】缓肝理脾汤。

2. 阴虚风动证

【症状表现】虚烦疲惫，面色潮红，低热消瘦，震颤瘛疭，或肢体拘挛，手足心热，大便干结，舌光无苔，质绛少津，脉细数。

【治疗原则】育阴潜阳，滋水涵木。

【常用饮片】地黄、石斛、麦冬、阿胶、龟板、鳖甲、牡蛎、白僵蚕、蜈蚣、全蝎、银柴胡、青蒿、地骨皮、蕲蛇、乌梢蛇、地龙、鸡子黄。

【常用方药或中成药】大定风珠，止痉散。

3. 脾肾阳虚证

【症状表现】面色苍白或灰滞，囟门低陷，精神极度委顿，沉睡昏迷，口鼻气冷，额汗涔涔，四肢厥冷，手足蠕蠕震颤，大便澄澈清冷，舌质淡，苔薄白，脉沉细无力。

【治疗原则】温补脾肾，回阳救逆。

【常用饮片】炮附子、人参、党参、黄芪、山药、白术、茯苓、龙齿、天麻、钩藤、肉桂、川椒、炮姜、灶心土、地龙、炙甘草。

【常用方药或中成药】固真汤合逐寒荡惊汤，人参南星丸，可保立苏汤，理中地黄汤。

## 十二、痉病

痉病系指由于筋脉失养所引起的以项背强急，四肢抽搐，甚至角弓反张为主要特征的临床常见病。痉病古代亦称瘛疭、抽搦、抽风、反折。“瘛者，筋脉拘急也”。以下痉病讨论的是全身或局部肌肉强直性或阵发性抽搐发作的病证。西医学之锥体外系疾病、高肌张力综合征和引起脑膜刺激征的有关疾病，符合本病临床特征者，均可参考以下辨证论治。至于如金疮破伤，创口不洁，感受风毒病邪引发的发痉，名为“破伤风”，不属于一般内科痉病，故在中医外科加以讨论。

### （一）温热致痉证

【症状表现】壮热头痛，呕吐，自汗，口噤，抽搐，角弓反张，甚则神昏，谵语，口渴喜饮，舌质红绛，苔黄燥，脉弦数或洪数。

【治疗原则】清热透络，镇痉止抽。

【常用饮片】羚羊角、水牛角、牛黄、生地、玄参、钩藤、木瓜、忍冬藤、天麻、地龙、僵蚕、全蝎、蜈蚣、玳瑁、紫石英、菊花、青黛、蚤休、龙胆草、熊胆、丝瓜络、赭石、枇杷叶、竹茹。

【常用方药或中成药】羚麻白虎汤，安宫牛黄丸，局方至宝丹，复方连翘注射液。

### （二）热甚发痉证

【症状表现】发热胸闷，心烦，急躁，口噤，骱齿（咬牙），项背强急，甚则角弓反张，手足挛急，腹胀便秘，苔黄腻，脉弦数。

【治疗原则】泄热存阴，增液柔筋。

【常用饮片】生地、麦冬、玄参、厚朴、钩藤、地龙、全蝎、菊花、栀子、淡竹叶、枳实、大黄、芒硝。

【常用方药或中成药】增液承气汤，复方连翘注射液。

### （三）邪壅经络证

【症状表现】头痛，项背强直，恶寒发热，无汗或有汗，肢体酸重，甚至口噤不语，四肢抽搐，舌苔白，脉浮紧。

【治疗原则】祛风散寒，燥湿和营。

【常用饮片】麻黄、桂枝、羌活、独活、防风、藁本、川芎、蔓荆子、葛根、白芍、石菖蒲、远志、甘草。

【常用方药或中成药】羌活胜湿汤。

### （四）瘀血内阻证

【症状表现】头痛如刺，项背强直，形瘦神疲，四肢抽搐，舌质紫暗，边有瘀斑，脉沉细而涩。

【治疗原则】益气化瘀，活络止痉。

【常用饮片】桃仁、红花、茯苓、白术、赤芍、麝香、全蝎、僵蚕、蜈蚣、钩藤、天麻、甘草。

【常用方药或中成药】通窍活血汤，血府逐瘀口服液。

### （五）气血亏虚证

【症状表现】素体虚弱，或失血，或汗下太过，症见项背强急，四肢抽搐，头晕目眩，自汗，神疲，气短，舌淡红，苔薄而少津，脉沉细。

【治疗原则】益气补血，缓急止痉。

【常用饮片】人参、龟板、鳖甲、阿胶、黄芪、当归、生地、川芎、白芍、天麻、钩藤、牡蛎、葛根、木瓜、乌梅、麦冬、五味子、甘草。

【常用方药或中成药】圣愈汤。

## 十三、不寐证

不寐，中医学也称为“目不瞑”“不得眠”“不得卧”“少寐”，西医学称为“失眠症”。是以不能获得正常睡眠，以睡眠时间、深度及消除疲劳作用不足为主的一种病证。西医的神经官能症、更年期综合征等以失眠为主要临床表现时可参考以下内容辨证论治。由其他疾病而影响睡眠者不属以下讨论范围。

### （一）心火偏亢证

【症状表现】心烦不寐，躁扰不宁，怔忡，口干舌燥，小便短赤，口舌生疮，舌尖红，舌苔薄黄，脉细数。

【治疗原则】清心泻火，宁心安神。

【常用饮片】生地、琥珀、当归、黄连、黄芩、栀子、连翘、豆豉、竹茹、淡竹叶、大黄、朱砂。

【常用方药或中成药】朱砂安神丸。

### （二）肝郁化火证

【症状表现】急躁暴怒，不寐多梦，甚至彻夜不眠，伴有头晕头胀，目赤耳鸣，口干而苦，便秘溲赤，舌红苔黄，脉弦而数。

【治疗原则】清肝泻火，镇心安神。

【常用饮片】柴胡、当归、生地、龙胆草、香附、郁金、赤芍、黄芩、栀子、朱茯神、生龙骨、生牡蛎、珍珠母、合欢皮、合欢花、夜交藤、泽泻、木通、车前子、磁石、甘草、朱砂。

【常用方药或中成药】龙胆泻肝汤。

### （三）痰热内扰证

【症状表现】不寐，胸闷心烦，泛恶，嗳气，伴有头重目眩，口苦，大便秘结。舌质红，舌苔黄腻，脉滑数。

【治疗原则】清化痰热，和中安神。

【常用饮片】黄芩、黄连、栀子、郁金、胆南星、浙贝母、茯苓、半夏、陈皮、竹茹、莪术、珍珠母、龙骨、牡蛎、朱砂、磁石。

【常用方药或中成药】黄连温胆汤，礞石滚痰丸。

### （四）胃气失和证

【症状表现】不寐，脘腹胀满，胸闷嗳气，嗳腐吞酸，或见恶心呕吐，大便不爽，舌苔腻，脉滑。

【治疗原则】和胃化滞，宁心安神。

【常用饮片】远志、柏子仁、夜交藤、半夏、连翘、陈皮、茯苓、山楂、神曲、莱菔子。

【常用方药或中成药】加味保和丸。

### （五）阴虚火旺证

【症状表现】心烦不寐，心悸不安，腰酸足软，伴头晕，耳鸣，健忘，遗精，口干津少，五心烦热，舌红少苔，脉细而数。

【治疗原则】滋阴降火，清心安神。

【常用饮片】生地、当归、玄参、麦冬、山药、山茱萸、泽泻、茯苓、牡丹皮、黄连、黄芩、芍药、牡蛎、龟板、阿胶、郁金、鸡子黄、肉桂、五味子、朱砂、磁石、柏子仁、酸枣仁、合欢花、夜交藤。

【常用方药或中成药】六味地黄丸，交泰丸合黄连阿胶汤。

### （六）心脾两虚证

【症状表现】多梦易醒，心悸健忘，神疲食少，头晕目眩，伴有四肢倦怠，面色少华，舌质淡，苔薄，脉细无力。

【治疗原则】补益心脾，养心安神。

【常用饮片】人参、黄芪、熟地、阿胶、当归、白术、白芍、远志、酸枣仁、茯神、龙眼肉、五味子、柏子仁、夜交藤、合欢皮、合欢花、茯苓、龙骨、牡蛎、木香、甘草。

【常用方药或中成药】人参归脾丸，枣仁安神颗粒。

### （七）心胆气虚证

【症状表现】心烦不寐，多梦易醒，胆怯心悸，触事易惊，伴有气短自汗，倦怠乏力，舌质淡，脉弦细。

【治疗原则】益气镇惊，安神定志。

【常用饮片】人参、茯苓、茯神、远志、石菖蒲、酸枣仁、生龙骨、龙齿、生牡蛎、知母、朱砂。

【常用方药或中成药】安神定志丸合酸枣仁汤，六味地黄丸合黄连阿胶汤，归脾汤。

## 十四、健忘证

健忘亦称“喜忘”“善忘”，是指记忆力减退，遇事善忘的一种病证。健忘以虚证居多，如思虑过度致阴血损耗，心脑失养，或年老体迈致气血亏虚，肾精亏耗，或久病久卧致损伤精血，或先天不足致脑髓不充均可导致健忘。实证则见于情志不遂，痰浊上蒙所致。这里仅讨论后天失养，脑力渐致衰弱之健忘者的用药，先天不足，生性愚钝的健忘不属于此范围。

### （一）心脾两虚证

【症状表现】健忘失眠，精神疲倦，食少心慌，舌质淡，脉细。

【治疗原则】补益心脾。

【常用饮片】人参、黄芪、白术、茯苓、甘草、当归、龙眼肉、酸枣仁、柏子仁、远志、石菖蒲、龟板。

【常用方药或中成药】归脾丸，人参归脾丸，柏子养心丸。

### （二）肾精亏耗证

【症状表现】健忘，腰酸腿软，头晕耳鸣，遗精早泄，手心脚心烦热，舌质红，脉细数。

【治疗原则】补肾益精。

【常用饮片】熟地、山茱萸、山药、泽泻、石菖蒲、酸枣仁、远志、枸杞子、黄精、补骨脂、阿胶、菟丝子、紫河车、肉苁蓉、巴戟天、鹿角胶、五味子、龟甲。

【常用方药或中成药】六味地黄丸。

### （三）痰浊上扰证

【症状表现】健忘，头晕，胸闷，呕恶，舌苔黄腻，脉滑。

【治疗原则】降逆化痰开窍。

【常用饮片】半夏、枳实、茯苓、石菖蒲、郁金、竹茹、陈皮、甘草。

【常用方药或中成药】温胆汤。

### （四）肝郁气滞证

【症状表现】健忘心悸，胸闷胁胀，易怒，喜叹息，舌苔薄白，脉弦。

【治疗原则】疏肝解郁，通络开窍。

【常用饮片】柴胡、陈皮、川芎、香附、郁金、枳壳、白芍、石菖蒲、甘草。

【常用方药或中成药】柴胡疏肝丸。

## 十五、郁证

郁证也称为“脏躁”。根据郁病的临床表现及其以情志内伤为致病原因的特点，多见于女性，常因精神刺激而诱发。临床表现多种多样，但同一病人每次发作多为同样几种症状的重复。西医主要见于神经衰弱、癔病、焦虑症、更年期综合征及反应性精神病。当这些疾病出现郁病的临床表现时，可参考以下辨证论治。

### （一）肝气郁滞证

【症状表现】精神抑郁，情绪不宁，胸部满闷，胁肋胀痛，痛无定处，脘闷嗳气，不思饮食，大便不调，舌质有瘀点，舌苔薄腻，脉弦。

【治疗原则】疏肝解郁，理气畅中。

【常用饮片】柴胡、枳壳、香附、川芎、白芍、青皮、当归、丹参、郁金、合欢皮、合欢花、远志、石菖蒲、山楂、鸡内金、苍术、茯苓、乌药、白豆蔻。

【常用方药或中成药】柴胡疏肝散。

### （二）气郁化火证

【症状表现】性情急躁易怒，胸胁胀满，口苦而干，或头痛、目赤、耳鸣，或嘈杂吞酸，大便秘结，舌质红，苔黄，脉弦数。

【治疗原则】疏肝解郁，清肝泻火。

【常用饮片】丹皮、栀子、赤芍、白术、柴胡、当归、龙胆草、川楝子、延胡索、郁金、石菖蒲、远志。

【常用方药或中成药】左金丸加丹栀逍遥丸（散）。

### （三）血行郁滞证

【症状表现】精神抑郁，性情急躁，头痛，失眠，健忘，或胸胁疼痛，或身体某部有发冷或发热感，舌质紫暗，或有瘀点、瘀斑，脉弦或涩。

【治疗原则】活血化瘀，理气解郁。

【常用饮片】当归、地黄、桃仁、红花、赤芍、川芎、枳壳、柴胡、桔梗、牛膝、甘草。

【常用方药或中成药】血府逐瘀汤（口服液）。

### （四）痰气郁结证

【症状表现】精神抑郁，胸部闷塞，胁肋胀满，咽中如有物梗塞，吞之不下，咯之不出，舌苔白腻，脉弦滑。

【治疗原则】行气开郁，化痰散结。

【常用饮片】厚朴、紫苏、半夏、茯苓、香附、佛手片、苍术、郁金、丹参、降香、姜黄、生姜。

【常用方药或中成药】半夏厚朴汤。

### （五）心神惑乱证

【症状表现】精神恍惚，心神不宁，多疑易惊，悲忧善哭，喜怒无常，或时时欠伸，或手舞足蹈，骂詈喊叫。舌质淡，脉弦。

【治疗原则】甘润缓急，养心安神。

【常用饮片】当归、生地、珍珠母、钩藤、酸枣仁、柏子仁、茯神、制首乌、小麦、大枣、甘草。

【常用方药或中成药】甘麦大枣汤，五磨饮子。

### （六）心脾两虚证

【症状表现】多思善疑，头晕神疲，心悸胆怯，失眠，健忘，纳差，面色不华，舌质淡，苔薄白，脉细。

【治疗原则】健脾养心，补益气血。

【常用饮片】黄芪、党参、当归、茯苓、白术、龙眼肉、甘草。

【常用方药或中成药】归脾丸。

### （七）心阴亏虚证

【症状表现】情绪不宁，心悸，健忘，失眠，多梦，五心烦热，盗汗，口咽干燥，舌红少津，脉细数。

【治疗原则】滋阴养血，补心安神。

【常用饮片】人参、地黄、天冬、麦冬、玄参、茯苓、五味子、当归、柏子仁、酸枣仁、远志、丹参、黄连、肉桂、芡实、莲须、金樱子。

【常用方药或中成药】天王补心丹合交泰丸。

### （八）肝阴亏虚证

【症状表现】情绪不宁，急躁易怒，眩晕，耳鸣，目干畏光，视物不明，或头痛且胀，面红目赤，舌干红，脉弦细或数。

【治疗原则】滋养阴精，补益肝肾。

【常用饮片】熟地黄、山药、山茱萸、茯苓、牡丹皮、泽泻、蒺藜、决明子、钩藤、银柴胡、白薇、麦冬、石决明、甘草。

【常用方药或中成药】丹栀逍遥丸。

### （九）阴虚火旺证

【症状表现】胁肋胀痛，胃脘疼痛，口燥咽干，舌红少苔，脉虚弦或细软。

【治疗原则】滋阴清热，镇心安神。

【常用饮片】熟地黄、当归、白芍、山药、酸枣仁、山茱萸、茯苓、柴胡、栀子、牡丹皮、泽泻。

【常用方药或中成药】滋水清肝饮。

## 十六、癫病

癫病是由于情志所伤，或先天遗传，导致痰气郁结，蒙蔽心窍，或阴阳失调，精神失常，临床表现以精神抑郁，表情淡漠，沉默痴呆，喃喃自语，出言无序，静而多喜少动为特征的一种常见多发的精神病。西医学精神分裂症及情感障碍中的抑郁症，其临床表现与本病类似者，可参考以下辨证论治。另外，部分西医癫痫病之初期也有类似癫病肝郁气滞证的症状，用药有相似之处。

### （一）肝郁气滞证

【症状表现】多见于西医病癫痫之初期。精神抑郁，情绪不宁，沉默不语，善怒易哭，时时太息，胸胁胀闷，舌质淡，舌苔薄白，脉弦。

【治疗原则】疏肝解郁，行气导滞。

【常用饮片】柴胡、石菖蒲、远志、郁金、川芎、枳壳、香附、白芍、丹参、川楝子、姜黄、旋覆花、代赭石、苏梗、甘草。

【常用方药或中成药】柴胡疏肝散加味。

### （二）痰气郁结证

【症状表现】多见于西医精神病之初期。精神抑郁，表情淡漠，沉默痴呆，出言无序，或喃喃自语，喜怒无常，秽洁不分，不思饮食。舌红苔腻而白，脉弦滑。

【治疗原则】理气解郁，化痰醒神。

【常用饮片】半夏、枳壳、天南星、白附子、白芥子、皂荚、茯苓、厚朴、远志、石菖蒲、郁金、木香、香附、檀香、沉香、瓜蒌、苏合香、麝香、安息香、桑寄生、水牛角、地龙、桔梗、竹沥、生姜。

【常用方药或中成药】二陈汤，加味导痰汤，三圣散（慎用）。

### （三）心脾两虚证

【症状表现】神思恍惚，魂梦颠倒，心悸易惊，善悲欲哭，肢体困乏，饮食锐减，舌质淡，苔腻，脉沉细无力。

【治疗原则】健脾养心，调畅气机。

【常用饮片】人参、黄芪、川芎、当归、茯苓、远志、柏子仁、酸枣仁、五味子、栀子、神曲、肉桂、甘草。

【常用方药或中成药】柏子养心丸加越鞠丸。

### （四）气阴两虚证

【症状表现】久治不愈，神志恍惚，多言善惊，心烦易怒，躁扰不寐，面红形瘦，口干舌燥，舌红少苔或无苔，脉沉细而数。

【治疗原则】益气养阴。

【常用饮片】人参、白术、茯苓、盐黄柏、盐知母、酒熟地、龟甲、马钱子、甘草。

【常用方药或中成药】四君子丸加大补阴丸。

## 十七、狂病

狂病多因五志过极，或先天遗传所致，以痰火瘀血，闭塞心窍，神机错乱为基本病机，是临床以精神亢奋，狂躁不安，骂詈毁物，动而多怒，甚至持刀杀人为特征的一种常见多发的精神病。癫证若神昏意乱，动手毁物，为火盛欲狂之征，也应从狂病论治。西医学的精神分裂症与情感障碍中的躁狂症等，出现与本病类似的临床表现时，可参考以下辨证论治。

### （一）痰火扰神证

【症状表现】素有性急易怒，头痛失眠，两目怒视，面红目赤，烦躁，遇较大精神刺激，突然狂乱无知，谩骂嚎叫，不避亲疏，逾垣上屋，或毁物伤人，气力逾常，不食不眠，小便黄，大便干，舌质红绛，舌苔多黄燥而垢，脉弦大或滑数。

【治疗原则】清泄肝火，涤痰醒神。

【常用饮片】牛黄、钩藤、竹沥、天竺黄、浙贝母、胆南星、郁金、白矾、茯神、远志、石菖蒲、竹茹、金礞石、丹参、黄芩、黄连、连翘、麝香、枳实、珍珠、橘红、生铁落、朱砂、冰片。

【常用方药或中成药】程氏生铁落饮，白金丸，温胆汤加朱砂安神丸，礞石滚痰丸，安宫牛黄丸。

### （二）痰结血瘀证

【症状表现】狂病经久不愈，面色暗滞而秽，躁扰不安，多言，恼怒不休，甚至登高而歌，弃衣而走，妄见妄闻，妄思离奇，头痛，心悸而烦，舌质紫暗有瘀斑，少苔或薄黄苔干，脉眩或细涩。

【治疗原则】豁痰化瘀开窍。

【常用饮片】柴胡、香附、青皮、陈皮、半夏、郁金、桃仁、木通、赤芍、紫苏子、桑白皮、大腹皮、白矾、川芎、延胡、甘草。

【常用方药或中成药】白金丸，癫狂梦醒汤。

### （三）瘀血阻窍证

【症状表现】狂病日久，少寐易惊，疑虑丛生，妄见妄闻，言语支离，面色晦暗，舌青紫，或有瘀斑，苔薄滑，脉小弦或细涩。

【治疗原则】活血化瘀，通络开窍。

【常用饮片】麝香、琥珀粉、柴胡、石菖蒲、郁金、香附、川芎、赤芍、桃仁、红花、酸枣仁、夜交藤、胆南星、天竺黄、川贝母、大黄、大枣、生姜。

【常用方药或中成药】通窍活血汤加味。

### （四）火盛伤阴证

【症状表现】狂病日久，其势较戢，呼之能自止，但有疲惫之象，多言善惊，时而烦躁，形瘦面红而秽，大便干结，舌质红，舌苔少或无舌苔，脉细数。

【治疗原则】滋阴降火，安神定志。

【常用饮片】党参、生地、茯神、石菖蒲、麦冬、玄参、黄连、木通、竹叶、酸枣仁、远志、甘草。

【常用方药或中成药】定志丸，二阴煎。

### （五）心肾失调证

【症状表现】狂病久延，时作时止，势已较轻，妄言妄为，呼之已能自制，寝不安寐，烦惋焦躁，口干便难，舌尖红，无舌苔或有剥裂，脉细数。

【治疗原则】育阴潜阳，交通心肾。

【常用饮片】人参、生地、阿胶、当归、石菖蒲、茯苓、酸枣仁、柏子仁、远志、白芍、黄连、牛黄、黄芩、生龙齿、琥珀、朱砂、鸡子黄。

【常用方药或中成药】黄连阿胶汤合琥珀养心丹。

## 十八、痫病

痫病是由先天或后天因素，使脏腑受伤，神机受损，元神失控所导致的，以突然意识丧失，发则仆倒，不省人事，两目上视，口吐涎沫，四肢抽搐，或口中怪叫，移时苏醒，醒后一如常人为主要临床表现的一种发作性疾病，又称为“痫证”“癫痫”“羊角风”“羊癫风”等。自新生儿至老年均可发病。西医学的癫痫，包括原发性癫痫和继发性癫痫，出现大发作、小发作、局限性发作、精神运动性发作等不同类型，可参考以下辨证论治。

### （一）发作期

1. 阳痫证

【症状表现】病发前多有眩晕，头痛而胀，胸闷乏力，喜伸欠等先兆症状，或无明显症状，旋即仆倒，不省人事，面色潮红，紫红，继之转为青紫或苍白，口唇青紫，牙关紧闭，两目上视，项背强直，四肢抽搐，口吐涎沫，或喉中痰鸣，或发怪叫，甚则二便自遗。发作后除感到疲乏、头痛外，一如常人，舌质红，舌苔白腻或黄腻，脉弦数或弦滑。

【治疗原则】急以开窍醒神，继以泻热涤痰息风。

【常用饮片】天麻、川贝母、半夏、茯苓、茯神、胆南星、黄连、黄芩、黄柏、栀子、石菖蒲、全蝎、僵蚕、琥珀、陈皮、远志、丹参、麦冬、甘草、朱砂。

【常用方药或中成药】黄连解毒汤送服定痫丸，清开灵注射液。

2. 阴痫证

【症状表现】发痫则面色晦暗青灰而黄，手足清冷，双眼半开半合，昏愦，偃卧，拘急，或抽搐时作，口吐涎沫，一般口不啼叫，或声音微小。醒后周身疲乏，或如常人，舌质淡，舌苔白腻，脉多沉细或沉迟。

【治疗原则】急以开窍醒神，继以温化痰涎。

【常用饮片】生半夏、生南星、川乌、生白附子、陈皮、茯苓、黑豆、甘草。

【常用方药或中成药】二陈丸加五生饮，参附注射液。

## （二）休止期

### 1. 痰火阻窍证

【症状表现】急躁易怒，心烦失眠，咳痰不爽，口苦咽干，便秘溲黄。病发后，症情加重，甚则彻夜难眠，目赤，舌质红，舌苔黄腻，脉多沉弦滑而数。

【治疗原则】清肝泻火，化痰开窍。

【常用饮片】牛黄、天竺黄、竹沥、竹茹、枳实、胆南星、浙贝母、猴枣、金礞石、沉香、大黄、黄芩、石菖蒲、郁金、白矾、远志、灯心草、茯神、天麻、钩藤、羚羊角、僵蚕、全蝎、蜈蚣、地龙、甘草。

【常用方药或中成药】龙胆泻肝丸合涤痰汤。

### 2. 风痰闭阻证

【症状表现】发病前多有眩晕，胸闷，乏力，痰多，心情不悦，舌质淡，苔白腻，脉多弦滑有力。

【治疗原则】涤痰息风镇痫。

【常用饮片】白附子、半夏、胆南星、皂荚、远志、石菖蒲、生姜汁、天麻、钩藤、全蝎、蜈蚣、僵蚕、竹沥。

【常用方药或中成药】定痫丸。

### 3. 气虚血瘀证

【症状表现】头部刺痛，精神恍惚，心中烦急，头晕气短，唇舌紫暗或舌有瘀点、瘀斑，脉弦而涩。

【治疗原则】补气化瘀，定风止痫。

【常用饮片】黄芪、防风、赤芍、马钱子、地龙、桃仁、红花。

【常用方药或中成药】黄芪赤风汤送服龙马自来丹。

### 4. 心脾两虚证

【症状表现】反复发作不愈，神疲乏力，面色苍白，体瘦，纳呆，大便溏薄，舌质淡，苔白腻，脉沉弱。

【治疗原则】补益心脾为主，辅以理气化痰。

【常用饮片】人参、当归、黄芪、半夏、橘红、茯苓、茯神、酸枣仁、远志、龙眼肉、白术、木香、甘草、生姜、大枣。

【常用方药或中成药】归脾丸合安神温胆丸。

### 5. 肝肾阴虚证

【症状表现】痫病频作，神思恍惚，面色晦暗，头晕目眩，两目干涩，耳轮焦枯不泽，健忘失眠，腰膝酸软，大便干燥，舌红苔薄黄，脉沉细而数。

【治疗原则】滋养肝肾。

【常用饮片】人参、熟地、当归、川芎、丹参、郁金、山药、枸杞子、山茱萸、鹿角胶、杜仲、牡蛎、鳖甲、龟板、炙甘草。

【常用方药或中成药】大补元煎。

## 十九、心悸

心悸是因外感或内伤，致气血阴阳亏虚，心失所养；或痰饮瘀血阻滞，心脉不畅，引起以心中急剧跳动，惊慌不安，甚则不能自主为主要临床表现的一种病证。心悸除可由心本身的病变引起外，也可由它脏病变波及于心而致。心悸为常见病证，中医之胸痹心痛、失眠、健忘、眩晕、水肿、喘证等出现心悸时，应主要针对原发病进行辨证治疗。根据本病的临床表现，西医的各种原因引起的心律失常，如心动过速、心动过缓、过早搏动、心房颤动或扑动、房室传导阻滞、病态窦房结综合征、预激综合征及心功能不全、神经官能症等，凡以心悸为主要临床表现时，均可参考以下辨证论治。



### （一）心胆气虚证

【症状表现】心悸不宁，善惊易恐，坐卧不安，少寐多梦而易惊醒，食少纳呆，恶闻声响，苔薄白，脉细略数或细弦。

【治疗原则】镇惊定志，养心安神。

【常用饮片】人参、白术、远志、茯苓、茯神、石菖蒲、五灵脂、磁石、朱砂、珍珠、珍珠母、龙齿、龙骨、牡蛎、紫贝齿。

【常用方药或中成药】安神定志丸，归脾丸，生脉注射液。

### （二）心脾两虚证

【症状表现】心悸气短，头晕目眩，少寐多梦，健忘，面色无华，神疲乏力，纳呆食少，腹胀便溏，舌淡红，脉细弱。

【治疗原则】补血养心，益气安神。

【常用饮片】人参、黄芪、白术、茯苓、当归、龙眼肉、酸枣仁、柏子仁、灵芝、红景天、三七、五味子、炙甘草。

【常用方药或中成药】人参归脾丸。

### （三）阴虚火旺证

【症状表现】心悸易惊，心烦失眠，五心烦热，口干，盗汗，思虑劳心则症状加重，伴有耳鸣，腰酸，头晕目眩，舌红少津，苔薄黄或少苔，脉细数。

【治疗原则】滋阴清火，养心安神。

【常用饮片】生地、玄参、麦冬、天冬、五味子、知母、黄连、黄芩、黄柏、白芍、当归、酸枣仁、柏子仁、丹参、远志、朱砂、龙骨、生牡蛎、珍珠母。

【常用方药或中成药】六味地黄丸，生脉散，补心汤加黄连阿胶汤，天王补心丹，朱砂安神丸。

### （四）心阳不振证

【症状表现】心悸不安，胸闷气短，动则尤甚，面色㿠白，形寒肢冷，舌淡苔白，脉虚弱，或沉细无力。

【治疗原则】温补心阳，安神定悸。

【常用饮片】桂枝、甘草、人参、附子、龙骨、牡蛎、珍珠母、紫贝齿、琥珀。

【常用方药或中成药】桂枝甘草龙骨牡蛎汤，附子理中丸，桂附八味丸，附子注射液。

### （五）水气凌心证

【症状表现】心悸，胸闷痞满，渴不欲饮，下肢浮肿，形寒肢冷，伴有眩晕，恶心呕吐，流涎，小便短少，舌淡苔滑或沉细而滑。

【治疗原则】振奋心阳，化气利水。

【常用饮片】茯苓、桂枝、白术、泽泻、甘草、附子、干姜、白芍、生姜、葶苈子、龙骨、牡蛎。

【常用方药或中成药】苓桂术甘汤，金匮肾气丸，参附注射液。

### （六）心血瘀阻证

【症状表现】心悸，胸闷不适，心痛时作，痛如针刺，唇甲青紫，舌质紫暗或有瘀斑，脉涩或结或代。

【治疗原则】活血化瘀，理气通络。

【常用饮片】桃仁、红花、赤芍、川芎、延胡索、香附、郁金、当归、桂枝、龙骨、牡蛎、青皮、乳香、没药、五灵脂、蒲黄、三七粉。

【常用方药或中成药】桃仁红花煎，丹参饮，血府逐瘀口服液，桃红四物汤，丹参注射液。

### （七）痰火扰心证

【症状表现】心悸时发时止，受惊易作，胸闷烦躁，失眠多梦，口干苦，大便秘结，小便短赤，舌红苔黄腻，脉弦滑。

【治疗原则】清热化痰，宁心安神。

【常用饮片】黄连、黄芩、半夏、竹茹、枳实、陈皮、生龙骨、生牡蛎、珍珠母、石决明、栀子、茯苓、全瓜蒌、沙参、麦冬、玉竹、天冬、生地、生大黄、甘草。

【常用方药或中成药】黄连温胆丸，参附注射液，人参注射液。

## 二十、胸痹心痛

胸痹心痛病位在心，但与肝、脾、肾关系密切，病机表现为本虚（气虚、阳虚多见）标实（血瘀、痰浊多见），心脉痹阻是病机关键。相当于西医的缺血性心脏病、冠心病、心绞痛，胸痹心痛病重症称为真心痛，相当于西医学的缺血性心脏病心肌梗死。西医学其他疾病表现为膻中及左胸部发作性憋闷疼痛为主症时也可参照以下辨证论治。

### （一）寒凝心脉证

【症状表现】多因寒凝血瘀，心脉闭阻所致卒然心痛如绞，或心痛彻背，背痛彻心，或感寒痛甚，心悸气短，形寒肢冷，冷汗自出，甚则喘息不得卧。舌质淡，舌苔薄白滑，脉沉紧或促。多因气候骤冷或感寒而发病或加重。

【治疗原则】温经散寒，活血止痛，温阳开窍。

【常用饮片】附子、乌头、干姜、桂枝、高良姜、荜茇、檀香、延胡索、苏合香、瓜蒌、薤白、当归、芍药、桂枝、细辛、通草、郁金、麝香、冰片、甘草、大枣。

【常用方药或中成药】当归四逆汤，苏冰滴丸，乌头赤石脂丸，苏合香丸，冠心苏合丸，寒证心痛气雾剂，冠心苏合滴丸，宽胸气雾剂，参桂胶囊。

## （二）气滞心胸证

【症状表现】心胸满闷不适，隐痛阵发，痛无定处，时欲太息，遇情志不遂时容易诱发或加重，或兼有脘腹胀闷，得嗳气或矢气则舒，苔薄或薄腻，脉细弦。

【治疗原则】疏调气机，和血疏脉。

【常用饮片】柴胡、青木香、沉香、降香、檀香、延胡索、厚朴、川芎、香附、佛手、香橼、陈皮、枳壳、白芍、甘草。

【常用方药或中成药】柴胡疏肝散合用失笑散，逍遥丸，丹栀逍遥丸，苏合香丸，冠心苏合丸，寒证心痛气雾剂。

## （三）痰浊痹阻证

【症状表现】多形体肥胖，心胸窒闷或如物压，胸闷重而心痛轻，咯吐痰涎，气短喘促，遇阴雨天易发作或加重，伴有倦怠乏力，肢体沉重，痞满，便溏，口黏乏味，纳呆脘腹胀，心烦口干，大便秘结，舌胖大，边有齿痕，舌质红，舌苔浊腻转黄腻或白滑，脉滑数。

【治疗原则】通阳泄浊，豁痰开结。

【常用饮片】瓜蒌、薤白、半夏、枳实、桂枝、陈皮、石菖蒲、郁金、细辛、干姜。

【常用方药或中成药】瓜蒌薤白半夏汤加猴枣散，苏合香丸，速效救心丸，冠心苏合丸，血滞通胶囊，热证心痛气雾剂。

## （四）瘀血痹阻证

【症状表现】瘀血痹阻心脉所致心胸疼痛剧烈，如刺如绞，固定不移，入夜为甚，甚则心痛彻背，背痛彻心，或痛引肩背，伴有胸闷心悸，日久不愈，可因暴怒而加重，面色晦暗，舌质暗红或紫暗，或有瘀斑，舌下络脉青紫，舌苔薄见瘀斑，脉沉涩或结代促。

【治疗原则】活血化瘀，通络止痛。

【常用饮片】川芎、延胡索、姜黄、降香、檀香、丹参、陈皮、青木香、莪术、三棱、桃仁、红花、苏木、蒲黄、五灵脂、山楂、益母草、三七、郁金、羊红膻。

【常用方药或中成药】血府逐瘀丸，速效救心丸，复方丹参滴丸（片），心可舒胶囊（片），黄杨宁片，冠心苏合丸，麝香保心丸，地奥心血康胶囊、丹参颗粒（片），银杏叶胶囊（口服液、片），心达康胶囊（片），血塞通颗粒（片、注射液），灯盏花素片，活心丸，川芎嗪注射液，丹参注射液。

## （五）心气不足证

【症状表现】心胸阵阵隐痛，胸闷气短，动则益甚，心中动悸，倦怠乏力，神疲懒言，面色㿠白，或易出汗，舌质淡红，舌体胖且边有齿痕，苔薄白，脉细缓或结代。

【治疗原则】补养心气，鼓动心脉。

【常用饮片】人参、党参、黄芪、丹参、生地、熟地、麦冬、玉竹、黄精、当归、五味子、肉桂、生姜、炙甘草、大枣。

【常用方药或中成药】养心汤，保元汤，寒证心痛气雾剂。

### （六）心阴亏损证

【症状表现】心胸疼痛时作，或灼痛，或隐痛，心悸怔忡，五心烦热，口燥咽干，潮热盗汗，舌红少泽，苔薄或剥，脉细数或结代。

【治疗原则】滋阴清热，养心安神。

【常用饮片】人参、阿胶、生地、玄参、天冬、麦冬、丹参、当归、茯苓、柏子仁、酸枣仁、五味子、远志、桔梗、大枣、桂枝、生姜。

【常用方药或中成药】炙甘草汤，河车大造丸，天王补心丹加黄连阿胶汤，羚羊钩藤汤。

### （七）心阳不振证

【症状表现】胸闷或心痛较著，气短，心悸怔忡，自汗，动则更甚，神倦怯寒，面色㿠白，四肢欠温或肿胀，舌质淡胖，舌苔白腻，脉沉细迟。

【治疗原则】补益阳气，温振心阳。

【常用饮片】人参、附子、桂枝、薤白、鹿角片、川椒、吴茱萸、荜茇、高良姜、细辛、川乌、赤石脂、乳香、没药、甘草。

【常用方药或中成药】寒证心痛气雾剂，速效救心丸，心绞痛宁膏，参附汤合桂枝甘草汤，肾气丸加六味地黄丸，生脉注射液。

### （八）气阴两虚证

【症状表现】心胸隐痛，久发不愈，心悸气短，心悸盗汗，神疲倦怠，五心烦热，夜眠不安，舌红，舌苔少，脉细数。

【治疗原则】益气养阴，活血通络。

【常用饮片】人参、黄芪、党参、生地、白术、茯苓、甘草、麦冬、五味子、地黄、当归、丹参、山楂、红花、降香、延胡索。

【常用方药或中成药】生脉散合人参养营汤，生脉口服液，舒心口服液，通心络胶囊，脑心通胶囊，养心氏口服液、益心舒胶囊（丸），补心气口服液，滋心阴颗粒。

### （九）阳气虚衰证

【症状表现】胸闷气短，遇寒则痛，心痛彻背，形寒肢冷，动则气喘，心悸汗出，不能平卧，腰酸乏力，气短少气懒言，舌质淡胖，脉细涩。

【治疗原则】益气温阳，活血通络。

【常用饮片】人参、党参、附子、巴戟天、山茱萸、甘草、肉桂、瓜蒌、降香。

【常用方药或中成药】参附注射液，四逆汤，炙甘草合剂，桂附地黄丸，脑心通胶囊，养心氏口服液，补心气口服液等。

## 二十一、腹痛

腹痛是指以胃脘以下、耻骨毛际以上部位发生疼痛为主要表现的一种脾胃肠系临床常见病证，中医古医籍中的“脐腹痛”“小腹痛”“少腹痛”“环脐而痛”“绕脐痛”等，均属本病范畴。西医的急慢性胰腺炎、胃肠痉挛、不完全性肠梗阻、结核性腹膜炎、腹型过敏性紫癜、肠易激综合征、消化不良性腹痛等许多疾病，当以腹痛为主要表现，并能排除外科、妇科疾病时，均可参考以下辨证论治。

### （一）寒邪内阻证

【症状表现】腹痛急起，剧烈拘急，得温痛减，遇寒尤甚，恶寒身倦，手足不温，口淡不渴，小便清长，大便自可，苔薄白，脉沉紧。

【治疗原则】温里散寒，理气止痛。

【常用饮片】高良姜、吴茱萸、荜茇、荜澄茄、乌药、丁香、小茴香、花椒、胡椒、白芷、檀香、草豆蔻、紫苏、干姜。

【常用方药或中成药】良附丸合正气天香散，乌头桂枝汤。

### （二）中虚脏寒证

【症状表现】腹痛绵绵，时作时止，痛时喜按，喜热恶冷，得温则舒，饥饿劳累后加重，得食或休息后减轻，神疲乏力，气短懒言，形寒肢冷，胃纳不佳，大便溏薄，面色不华，舌质淡，苔薄白，脉沉细。

【治疗原则】温中补虚，缓急止痛。

【常用饮片】黄芪、桂枝、芍药、益智仁、茯苓、吴茱萸、川椒、乌药、附子、芡实、山药、肉桂、蜂蜜、干姜、饴糖。

【常用方药或中成药】附子理中丸加小建中汤。

### （三）饮食停滞证

【症状表现】脘腹胀痛，疼痛拒按，嗳腐吞酸，厌食，痛而欲泻，泻后痛减，粪便奇臭，或大便秘结，舌苔厚腻，脉滑。多有伤食史。

【治疗原则】消食导滞。

【常用饮片】大黄、枳实、神曲、黄芩、黄连、泽泻、木香、莱菔子、槟榔。

【常用方药或中成药】枳实导滞丸，加味保和丸。

### （四）湿热积滞证

【症状表现】腹部胀痛，痞满拒按，得热痛增，遇冷则减，胸闷不舒，烦渴喜冷饮，大便秘结，或溏滞不爽，身热自汗，小便短赤，舌苔黄燥或黄腻，脉滑数。

【治疗原则】通腑泄热，行气导滞。

【常用饮片】大黄、厚朴、枳实、芒硝。

【常用方药或中成药】大承气汤。

### （五）气机郁滞证

【症状表现】脘腹疼痛，胀满不舒，痛引两胁，时聚时散，攻窜不定，得嗳气矢气则舒，遇忧思恼怒则剧，舌苔薄白，脉弦。

【治疗原则】疏肝解郁，理气止痛。

【常用饮片】柴胡、川芎、枳壳、香附、陈皮、橘核、芍药、川楝子、郁金、甘草。

【常用方药或中成药】柴胡疏肝散，四逆散合五磨饮子。

### （六）瘀血阻滞证

【症状表现】腹痛如锥如刺，痛势较剧，腹内或有结块，痛处固定而拒按，经久不愈，舌质紫暗或有瘀斑，脉细涩。

【治疗原则】活血化瘀，理气止痛。

【常用饮片】当归、川芎、赤芍、蒲黄、五灵脂、没药、延胡索、小茴香、丹参、丹皮、泽兰、红花、三棱、莪术、香附。

【常用方药或中成药】少腹逐瘀口服液，桃核承气汤。

## 二十二、胃痛

中医又称为“胃脘痛”“吞酸”“胃脘疼痛”“胃痞”。西医学中的急性胃炎、慢性胃炎（可分为浅表性胃炎、萎缩性胃炎、特殊性胃炎）、消化性溃疡、胃痉挛、胃下垂、胃黏膜脱垂症、胃神经官能症等疾病，当以上腹部胃脘疼痛为主要临床表现时，均可参照以下辨证论治。

### （一）肝胃气滞证

【症状表现】胃脘胀满，或痞胀疼痛，攻窜胁背，或嗳气频作。胸闷嗳气，喜长叹息，大便不畅，得嗳气矢气则舒，遇烦恼郁怒则痛作或痛甚，舌苔薄白，脉弦。

【治疗原则】疏肝理气，和胃止痛。

【常用饮片】柴胡、香附、白芍、青皮、郁金、川芎、半夏、吴茱萸、佛手、旋覆花、香橼、木香、乌药、延胡索。

【常用方药或中成药】调胃疏肝丸，柴胡丸，柴胡疏肝丸，沉香化滞丸，加味逍遥丸，丹栀逍遥丸，九气拈痛丸，三九胃泰颗粒，左金丸，开胸顺气丸，木香顺气丸。

### （二）寒邪客胃证

【症状表现】胃脘冷痛暴作，甚则拘急作痛，畏寒喜暖，得热痛减，遇寒痛增，呕吐清水痰涎，口淡不渴或喜热饮。舌苔薄白，脉弦紧。

【治疗原则】温胃散寒，理气止痛。

【常用饮片】高良姜、干姜、吴茱萸、生姜、小茴香、胡椒、乌药、丁香、砂仁、桂枝、香附、荜茇、荜澄茄、白豆蔻、枳壳。

【常用方药或中成药】良附丸，健脾丸，人参健脾丸，理中丸，附子理中丸。

### （三）脾胃虚寒证

【症状表现】胃痛隐隐，绵绵不休，冷痛不适，喜温喜按，空腹痛甚，得食则缓，劳累或食冷或受。凉后疼痛发作或加重，泛吐清水，食少，神疲乏力，手足不温，大便溏薄，舌淡苔白，脉虚弱。

【治疗原则】温中健脾，和胃止痛。

【常用饮片】黄芪、党参、茯苓、白术、山药、白扁豆、干姜、桂枝、半夏、吴茱萸、蜂蜜、大枣、饴糖。

【常用方药或中成药】黄芪建中汤，大建中汤，附子理中丸，右归丸。

### （四）饮食停滞证

【症状表现】暴饮暴食后，胃脘疼痛，胀满不消，疼痛拒按，得食更甚，嗳腐吞酸，或呕吐不消化食物，其味腐臭，吐后痛减，不思饮食或厌食，大便不爽，得矢气及便后稍舒，舌苔厚腻，脉滑有力。

【治疗原则】消食导滞，和胃止痛。

【常用饮片】半夏、茯苓、连翘、陈皮、山楂、神曲、莱菔子、厚朴、枳实、槟榔、谷芽、麦芽、隔山消、鸡内金、黄芩、黄连。

【常用方药或中成药】小承气汤合加味保和丸。

### （五）肝胃郁热证

【症状表现】胃脘灼痛，痛势急迫，喜冷恶热，得凉则舒，心烦易怒，泛酸嘈杂，口干口苦，舌红少苔，脉弦数。

【治疗原则】疏肝理气，泻热和中。

【常用饮片】柴胡、当归、白芍、丹皮、栀子、吴茱萸、薄荷、白术、茯苓、麦冬、石斛、香橼、佛手、金铃子、郁金、甘草、生姜。

【常用方药或中成药】丹栀逍遥散合左金丸。

### （六）瘀血停滞证

【症状表现】胃脘疼痛，痛如针刺刀割，痛有定处，按之痛甚，食后加剧，入夜尤甚，或见吐血、黑便，舌质紫暗或有瘀斑，脉涩。

【治疗原则】活血化瘀，理气止痛。

【常用饮片】延胡索、三七粉、三棱、莪术、五灵脂、蒲黄、丹参、枳壳、木香、郁金、檀香、砂仁。

【常用方药或中成药】失笑散合丹参饮。

### （七）脾胃湿热证

【症状表现】胃脘灼热疼痛，嘈杂泛酸，口干口苦，渴不欲饮，口甜黏浊，食甜食则冒酸水，纳呆恶心，身重肢倦，小便色黄，大便不畅，舌苔黄腻，脉象滑数。

【治疗原则】清热化湿，理气和中。

【常用饮片】半夏、茯苓、白豆蔻、黄连、栀子、金银花、蒲公英、大黄、枳实、陈皮、甘草。

【常用方药或中成药】清中汤，半夏泻心汤。

### （八）胃阴亏虚证

【症状表现】胃脘隐隐灼痛，似饥而不欲食，口燥咽干，口渴思饮，消瘦乏力，大便干结，舌红少津或光剥无苔，脉细数。

【治疗原则】养阴益胃，和中止痛。

【常用饮片】沙参、麦冬、生地、玉竹、石斛、香橼、佛手、神曲、山楂、生石膏、知母、芦根、乌梅、木瓜。

【常用方药或中成药】益胃汤合芍药甘草汤，左金丸清胃散。

## 二十三、吐酸

吐酸是指胃中酸水上泛的症状，若随即咽下称为“吞酸”，若随即吐出称为“吐酸”，又叫“泛酸”。可单独出现，但常与胃痛、痞满兼见。本证有寒热之分，以热证居多，属热者，多由肝郁化热，胃失和降所致；因寒者，多因肝气犯胃，脾胃虚弱而成。但总以肝气犯胃为基本病机。

### （一）胃热型

【症状表现】吞酸时作，嗳腐气秽，胃脘闷胀，两胁胀满，心烦易怒，口干口苦，咽干口渴，舌红苔黄，脉弦数。

【治疗原则】清肝泻火，和胃降逆。

【常用饮片】竹茹、黄连、黄芩、栀子、芦根、枇杷叶、生石膏、乌贼骨、瓦楞子。

【常用方药或中成药】左金丸。

### （二）胃寒型

【症状表现】泛酸时作，嗳气酸腐，胸脘胀闷，喜唾涎沫，饮食喜热，四肢不温，大便溏泄，舌质淡，苔白，脉沉迟。

【治疗原则】温中散寒，降逆制酸。

【常用饮片】半夏、吴茱萸、砂仁、木香、丁香、陈皮、柿蒂、刀豆、灶心土、旋覆花、藿香、佩兰、代赭石、苍术、生姜。

【常用方药或中成药】香砂六君子丸。

## 二十四、呃逆

呃逆是指胃气上逆动膈，以气逆上冲，喉间呃呃连声，声短而频，令人不能自止为主要临床表现的病证。呃逆古称“哕”，又称“哕逆”。本病病位在胃，并与肺有关；病机为气逆，与寒气有关。西医学中的单纯性膈肌痉挛即属呃逆。而胃肠神经官能症、胃炎、胃扩张、胃癌、肝硬化晚期、脑血管病、尿毒症，以及胃、食管手术后等其他疾病所引起的膈肌痉挛，均可参考以下辨证论治。

### （一）胃中寒冷证

【症状表现】呃声沉缓有力，胸膈及胃脘不舒，得热则减，遇寒则甚，进食减少，口淡不渴，舌苔白，脉迟缓。

【治疗原则】温中散寒，降逆止呃。

【常用饮片】丁香、柿蒂、刀豆、旋覆花、代赭石、高良姜、吴茱萸、肉桂、乌药、枳壳、厚朴、陈皮、莱菔子、紫苏、生姜、甘草。

【常用方药或中成药】丁香散。

### （二）胃火上逆证

【症状表现】呃声洪亮有力，冲逆而出，口臭烦渴，多喜饮冷，脘腹满闷，大便秘结，小便短赤，苔黄燥，脉滑数。

【治疗原则】清热和胃，降逆止呃。

【常用饮片】人参、生石膏、丁香、柿蒂、麦冬、半夏、竹叶、竹茹、粳米、甘草。

【常用方药或中成药】竹叶石膏汤，小承气汤，凉膈散。

### （三）气机郁滞证

【症状表现】呃逆连声，常因情志不畅而诱发或加重，胸胁满闷，脘腹胀满，纳减嗳气，肠鸣矢气，苔薄白，脉弦。

【治疗原则】顺气解郁，降逆止呃。

【常用饮片】木香、乌药、枳壳、沉香、槟榔、栀子、黄连、郁金、丁香、代赭石、川楝子、柿蒂、荜茇、荜澄茄。

【常用方药或中成药】五磨饮子，旋覆代赭汤，血府逐瘀丸。

### （四）脾胃阳虚证

【症状表现】呃声低长无力，气不得续，泛吐清水，脘腹不舒，喜温喜按，面色㿠白，手足不温，食少乏力，大便溏薄，舌质淡，苔薄白，脉细弱。

【治疗原则】温补脾胃，和中降逆。

【常用饮片】人参、白术、附子、吴茱萸、丁香、神曲、麦芽、肉桂、甘草、干姜。

【常用方药或中成药】理中丸，七味都气丸。

### （五）胃阴不足证

【症状表现】呃声短促而不得续，口干咽燥，烦躁不安，不思饮食，或食后饱胀，大便干结，舌质红，苔少而干，脉细数。

【治疗原则】益胃养阴，和胃止呃。

【常用饮片】人参、白术、山药、炙枇杷叶、柿蒂、刀豆、沙参、麦冬、玉竹、生地。

【常用方药或中成药】益胃汤，麦冬汤，大补阴丸。

## 二十五、呕吐

呕吐是由于胃失和降、胃气上逆所致的以饮食、痰涎等胃内之物从胃中上涌，自口而出为临床特征的一种病证。对呕吐的释名，前人有两说，一说认为有物有声谓之呕，有物无声谓之吐，无物有声谓之干呕；另一说认为呕以声响名，吐以吐物言，有声无物曰呕，有物无声曰吐，有声有物曰呕吐。呕与吐常同时发生，很难截然分开，因此无细分的必要，故多并称为呕吐。西医所称与中医相同。

### （一）外邪犯胃证

【症状表现】呕吐食物，吐出有力，突然发生，起病较急，常伴有恶寒发热，胸脘满闷，不思饮食，舌苔白，脉濡缓。

【治疗原则】疏邪解表，和胃降逆。

【常用饮片】藿香、紫苏、白芷、厚朴、大腹皮、陈皮、半夏、白术、茯苓、甘草。

【常用方药或中成药】藿香正气水（颗粒、片），玉枢丹。

### （二）饮食停滞证

【症状表现】呕吐物酸腐，脘腹胀满拒按，嗳气厌食，得食更甚，吐后反快，大便或溏或结，气味臭秽，苔厚腻，脉滑实。

【治疗原则】消食化滞，和胃降逆。

【常用饮片】神曲、山楂、莱菔子、陈皮、半夏、茯苓、谷芽、麦芽、鸡内金。

【常用方药或中成药】加味保和丸，小承气汤。

### （三）痰饮内停证

【症状表现】呕吐物多为清水痰涎，胸脘满闷，不思饮食，头眩心悸，或呕而肠鸣，苔白腻，脉滑。

【治疗原则】温化痰饮，和胃降逆。

【常用饮片】生姜、半夏、茯苓、桂枝、白术、吴茱萸、陈皮、厚朴、枳壳、砂仁、白豆蔻、苍术、甘草。

【常用方药或中成药】小半夏汤合苓桂术甘汤。

### （四）肝气犯胃证

【症状表现】呕吐吞酸，嗳气频作，胸胁胀满，烦闷不舒，每因情志不遂而呕吐吞酸更甚，舌边红，苔薄白，脉弦。

【治疗原则】疏肝理气，和胃止呕。

【常用饮片】柴胡、半夏、枳壳、白芍、厚朴、紫苏、茯苓、旋覆花、竹茹、炙枇杷叶、生姜、陈皮、甘草。

【常用方药或中成药】四逆散合半夏厚朴汤，左金丸。

### （五）脾胃虚弱证

【症状表现】饮食稍有不慎，或稍有劳倦，即易呕吐，时作时止，胃纳不佳，脘腹痞闷，口淡不渴，面白少华，倦怠乏力，舌质淡，苔薄白，脉濡弱。

【治疗原则】益气健脾，和胃降逆。

【常用饮片】人参、附子、茯苓、白术、砂仁、木香、陈皮、半夏、丁香、吴茱萸、肉桂、甘草、干姜。

【常用方药或中成药】香砂六君子丸，附子理中丸，补中益气丸合旋覆代赭汤。

### （六）胃阴不足证

【症状表现】呕吐反复发作，但呕吐量不多，或仅吐唾涎沫，时作干呕，口燥咽干，胃中嘈杂，似饥而不欲食，舌红少津，脉细数。

【治疗原则】滋养胃阴，和胃降逆。

【常用饮片】人参、麦冬、半夏、石斛、天花粉、知母、枇杷叶、陈皮、竹茹、粳米、甘草、大枣。

【常用方药或中成药】麦门冬汤。

## 二十六、小儿食积

食积又称积滞。是因小儿喂养不当，内伤乳食，停积胃肠，脾运失司所引起的一种小儿常见的脾胃病证。临床以不思乳食，腹胀嗳腐，大便酸臭或便秘为特征。食积本病一年四季皆可发生，夏秋季节，暑湿易于困遏脾气，发病率较高。小儿各年龄组皆可发病，但以婴幼儿多见。常在感冒、泄泻、疳证中合并出现。脾胃虚弱，先天不足以及人工喂养的婴幼儿容易反复发病。西医的儿童消化不良与此相近。

### （一）乳食内积证

【症状表现】乳食不思，食欲不振或拒食，脘腹胀满，疼痛拒按；或有嗳腐恶心，呕吐酸馊乳食，烦躁哭闹，夜卧不安，常有低热，肚腹热甚，大便秽臭，舌质红，舌苔腻。

【治疗原则】消乳消食，化积导滞。

【常用饮片】山楂、神曲、莱菔子、青皮、陈皮、枳实、香附、砂仁、麦芽、茯苓、半夏、厚朴、连翘、木香、槟榔、姜竹茹、胡黄连、鸡内金、郁李仁、大黄。

【常用方药或中成药】王氏保赤丸，消乳丸，加味保和丸，枳实导滞丸。

### （二）脾虚夹积证

【症状表现】神倦乏力，面色萎黄，形体消瘦，夜寐不安，不思乳食，食则饱胀，腹满喜按，呕吐酸馊乳食，大便溏薄、夹有乳凝块或食物残渣，舌质淡红，舌苔白腻，脉沉细而滑。

【治疗原则】健脾助运，消补兼施。

【常用饮片】党参、白术、山楂、神曲、麦芽、谷芽、枳实、藿香、砂仁、陈皮、炮姜、厚朴、苍术、鸡内金、鸡矢藤。

【常用方药或中成药】小儿健脾丸，儿童开胃乐口服液，小儿香橘丹。

## 二十七、疳证

疳证是由于喂养不当，或因多种疾病的影响，导致脾胃受损，气液耗伤而形成的一种慢性病证，多见于5岁以下小儿。临床以形体消瘦，面黄发枯，精神萎靡或烦躁，饮食异常，大便不调为特征。本证相当于西医的营养不良病。“疳为积之子”，少数患儿食积日久，迁延失治，脾胃功能严重受损，导致营养和生长发育障碍，形体日渐羸瘦，可转化成疳。由于本病起病缓慢，病程较长，迁延难愈，严重影响小儿生长发育，甚至导致阴竭阳脱，卒然而亡。故前人列此为中医儿科四大要证之一。

## （一）疳证主证

### 1. 疳气

【症状表现】形体均略瘦，小儿腹肿，大人消瘦，面色萎黄少华，毛发稀疏，或食欲不振，长期低热，或能食善饥，大便干稀不调，精神欠佳，易发脾气，舌质淡红，舌苔薄微腻，脉细。

【治疗原则】和脾健运，清虚热。

【常用饮片】党参、白术、山药、茯苓、薏苡仁、泽泻、藿香、白蔻仁、山楂、神曲、麦芽、苍术、陈皮、莱菔子、胡黄连、银柴胡、秦艽、芦荟、鸡内金、鸡矢藤、决明子。

【常用方药或中成药】资生健脾丸。

### 2. 疳积

【症状表现】形体明显消瘦，面色萎黄无华，肚腹膨胀，甚则青筋暴露，毛发稀疏如穗，精神不振或易烦躁激动，睡眠不宁，或伴揉眉挖鼻，咬指磨牙，动作异常，食欲不振或多食多便，有虫积者腹中可扪及索条状痞块，推之可散。舌质淡，苔薄腻，脉沉细。

【治疗原则】消积理脾。

【常用饮片】党参、白术、山药、三棱、莪术、青皮、陈皮、使君子、槟榔、芜荑、黄连、胡黄连、灯心草、麦芽、神曲、鸡内金、决明子、钩藤、白芍、甘草。

【常用方药或中成药】消疳理脾汤，肥儿丸，健脾肥儿片。

### 3. 干疳

【症状表现】极度消瘦，呈老人貌，皮肤干瘪起皱，皮包骨头，精神萎靡，啼哭无力且无泪，毛发干枯，腹凹如舟，杳不思纳，大便稀溏或便秘，时有低热，口唇干燥，舌质淡或光红少津，脉沉细弱。

【治疗原则】补益气血。

【常用饮片】党参、白术、茯苓、当归、熟地、白芍、川芎、陈皮、砂仁、焦山楂、石斛、麦冬、炙甘草。

【常用方药或中成药】八珍颗粒，桂枝龙骨牡蛎汤，十全大补丸。

## （二）疳证兼证

### 1. 眼疳

【症状表现】两目干涩，畏光羞明，时常眨眼，眼角赤烂，目睛失泽，甚则黑睛浑浊，白睛生翳，夜晚视物不清等。

【治疗原则】养血柔肝，滋阴明目。

【常用饮片】石斛、天冬、麦冬、生地、茯苓、川芎、枳壳、枸杞子、青葙子、菊花、黄连、牛膝。

【常用方药或中成药】石斛夜光丸加羊肝丸。

### 2. 口疳

【症状表现】口舌生疮，口腔糜烂，秽臭难闻，面赤唇红，烦躁哭闹，小便黄赤，或发热，舌质红，舌苔薄黄，脉细数。

【治疗原则】清心泻火。

【常用饮片】黄连、灯心草、朱茯苓、甘草梢、木通、淡竹叶、连翘、生地、玄参、麦冬。

【常用方药或中成药】泻心导赤汤，冰硼散，珠黄散。

3. 疳肿胀

【症状表现】足踝、目胞浮肿，甚则四肢浮肿，按之凹陷难起，小便短少，面色无华，全身乏力，舌质淡嫩，苔薄白。

【治疗原则】健脾温阳利水。

【常用饮片】黄芪、附子、白术、桂枝、茯苓、猪苓、泽泻、防己、生姜、大枣、干姜、甘草。

【常用方药或中成药】防己黄芪汤合五苓散，真武汤。

## 二十八、泄泻

泄泻是以大便次数增多，粪质稀薄，甚至泻出如水样为临床特征的一种脾胃肠病证。泄与泻在病情上有一定区别，粪出少而势缓，若漏泄之状者为泄；粪大出而势直无阻，若倾泻之状者为泻，近代多统称为泄泻。本病可见于西医学中的多种疾病，如急慢性肠炎、肠结核、肠易激综合征、吸收不良综合征等，当这些疾病出现泄泻的表现时，均可参考以下辨证论治；但应注意本病与西医腹泻的含义不完全相同。

### （一）急性泄泻

1. 暑湿泄泻证

【症状表现】泄泻腹痛，泻下急迫，或泻而不爽，粪色黄褐，气味臭秽，肛门灼热，或身热口渴，小便短黄，舌苔黄腻，脉滑数或濡数。

【治疗原则】清肠利湿。

【常用饮片】葛根、黄芩、黄连、茯苓、木通、车前子、藿香、香薷、白扁豆、荷叶、穿心莲、地锦草、拳参、鸡矢藤、金银花、马齿苋、薏苡仁、厚朴、甘草。

【常用方药或中成药】葛根黄芩黄连汤，新加香薷饮合六一散。

2. 寒湿泄泻证

【症状表现】泄泻清稀，甚则如水样，腹痛肠鸣，脘闷食少，苔白腻，脉濡缓。若兼外感风寒，则恶寒发热头痛，肢体酸痛，苔薄白，脉浮。

【治疗原则】芳香化湿，解表散寒。

【常用饮片】藿香、白术、茯苓、陈皮、半夏、厚朴、紫苏、白芷、大腹皮、荆芥、防风、桔梗。

【常用方药或中成药】藿香正气散加理中丸，胃苓汤加荆防败毒散。

3. 伤食泄泻证

【症状表现】泻下稀便，臭如败卵，伴有不消化食物，脘腹胀满，腹痛肠鸣，泻后痛减，嗳腐酸臭，不思饮食，苔垢浊或厚腻，脉滑。

【治疗原则】消食导滞。

【常用饮片】山楂、神曲、莱菔子、鸡矢藤、枳实、青皮、槟榔。

【常用方药或中成药】枳实导滞丸，加味保和丸。

### （二）慢性泄泻

#### 1．脾虚泄泻证

【症状表现】因稍进油腻食物或饮食稍多，大便次数即明显增多而发生泄泻，伴有不消化食物，大便时溏时溏，迁延反复，饮食减少，食后脘闷不舒，面色萎黄，神疲倦怠，舌质淡，苔白，脉细弱。

【治疗原则】健脾益气，和胃渗湿。

【常用饮片】党参、茯苓、白术、白扁豆、山药、莲子、芡实、薏苡仁、砂仁、苍术、厚朴。

【常用方药或中成药】参苓白术丸，固本益肠片。

#### 2．肾虚泄泻证

【症状表现】黎明之前脐腹作痛，肠鸣即泻，泻下完谷，泻后即安，小腹冷痛，形寒肢冷，腰膝酸软，舌质淡，苔白，脉细弱。

【治疗原则】温补脾肾，固涩止泻。

【常用饮片】黄芪、党参、补骨脂、五味子、肉豆蔻、吴茱萸、干姜、白术、菟丝子、仙茅、益智仁、附子、肉桂、胡芦巴。

【常用方药或中成药】四神丸，金匮肾气丸合桃花汤，固本益肠片。

#### 3．肝郁泄泻证

【症状表现】每逢抑郁恼怒，或情绪紧张之时，即发生腹痛泄泻，腹中雷鸣，攻窜作痛，腹痛即泻，泻后痛减，矢气频作，胸胁胀闷，嗳气食少，舌质淡，脉弦。

【治疗原则】抑肝扶脾，调中止泻。

【常用饮片】黄芪、党参、柴胡、白芍、白术、白扁豆、陈皮、防风、枳壳、香附、乌梅、五倍子、石榴皮。

【常用方药或中成药】痛泻要方。

## 二十九、痢疾

痢疾为最常见的肠道传染病之一，含有肠腑“闭滞不利”的意思，古代亦称“肠游”“滞下”等。中医学的痢疾与西医学的痢疾病名相同，部分临床表现一致。西医之细菌性痢疾、阿米巴痢疾，以及似痢非痢的非特异性溃疡性结肠炎、局限性肠炎、结肠直肠恶性肿瘤等疾病，均可参照以下辨证处理。

### （一）湿热痢

【症状表现】腹痛阵阵，痛而拒按，便后腹痛暂缓，痢下赤白脓血，黏稠如胶胨，腥臭，肛门灼热，小便短赤，舌苔黄腻，脉滑数。

【治疗原则】清肠化湿，解毒，调气行血。

【常用饮片】黄连、黄芩、黄柏、大黄、肉桂、苦参、木香、槟榔、白头翁、秦皮、胡黄连、马尾连、三颗针、拳参、鸡矢藤、马齿苋、椿根皮、穿心莲、地榆、丹皮、仙鹤草、侧柏叶、当归、芍药、地锦草、甘草。

【常用方药或中成药】地锦草片，香连丸，芍药汤。

### （二）疫毒痢

【症状表现】即西医所指中毒性痢疾。发病急骤，腹痛剧烈，里急后重频繁，痢下鲜紫脓血，呕吐频繁，寒战壮热，头痛烦躁，精神极其萎靡，甚至四肢厥冷，神志昏蒙，或神昏不清，惊厥抽搐，瞳仁大小不等，舌质红绛，苔黄腻或燥，脉滑数或微细欲绝。临床亦可下痢不重而全身症状重者，突然出现高热，神昏谵语，呕吐，喘逆，四肢厥冷，舌质红，舌苔干，脉弦数或微细欲绝。

【治疗原则】清热凉血，解毒清肠。

【常用饮片】白头翁、秦皮、黄连、黄柏、大黄、地榆、马齿苋、鸦胆子、银花炭、山楂炭、鸡冠花、当归、芍药、木香、槟榔、金银花、牡丹皮、穿心莲、贯众、羚羊角、钩藤、石决明、生地。

【常用方药或中成药】白头翁汤合芍药汤，犀角地黄丸，神犀丹，紫雪丹，生脉注射液，参麦注射液，参附青注射液。

### （三）寒湿痢

【症状表现】腹痛拘急，痢下赤白黏胨，白多赤少，或纯为白胨，里急后重，脘胀腹满，头身困重，舌苔白腻，脉濡缓。

【治疗原则】温中燥湿，调气和血。

【常用饮片】藿香、苍术、厚朴、法半夏、枳实、陈皮、木香、桂枝、荆芥、苏叶、葛根、山楂、神曲、炮姜。

【常用方药或中成药】不换金正气散，胃苓汤加减。

### （四）虚寒痢

【症状表现】久痢缠绵不已，痢下赤白清稀或白色黏胨，无腥臭，甚则滑脱不禁，腹部隐痛，喜按喜温，肛门坠胀，或虚坐努责，便后更甚，食少神疲，形寒畏冷，四肢不温，腰膝酸软，舌质淡，舌苔薄白，脉沉细而弱。

【治疗原则】温补脾肾，收涩固脱。

【常用饮片】黄芪、党参、白术、当归、升麻、芍药、木香、赤石脂、补骨脂、肉豆蔻、罂粟壳、芡实、莲子、龙骨、牡蛎、肉桂、粳米、干姜。

【常用方药或中成药】桃花汤合真人养脏汤，温脾汤，附子理中丸加归脾丸。

### （五）休息痢

【症状表现】即西医所谓慢性痢疾。下痢时发时止，日久难愈，常因饮食不当、感受外邪或劳累而诱发。发作时，大便次数增多，便中带有赤白黏胨，腹痛，里急后重，症状一般不及初痢、暴痢程度重。休止时，常有腹胀食少，倦怠怯冷，舌质淡苔腻，脉濡软或虚数。

【治疗原则】温中清肠，调气化滞。

【常用饮片】人参、当归、黄连、白术、木香、槟榔、枳实、白头翁、黄柏、干姜、苍术、草果、甘草。

【常用方药或中成药】连理汤，乌梅丸，驻车丸，参附注射液。

### （六）久泻久痢

【症状表现】下痢频频，呕恶不食，或食入即吐，神疲乏力，舌质淡，舌苔白，脉弱无力。

【治疗原则】健脾和胃。

【常用饮片】罂粟壳、乌梅、五倍子、诃子肉、赤石脂、禹余粮、肉豆蔻、菟丝子、金樱子、石榴皮、五味子、椿根皮、芡实、灶心土、石菖蒲、姜汁。

【常用方药或中成药】六君子汤，独参汤或参附汤。

## 三十、便秘

便秘是指由于大肠传导功能失常导致的以大便排出困难，排便时间或排便间隔时间延长为临床特征的一种大肠病证。便秘既是一种独立的病证，也是一个在多种急慢性疾病过程中经常出现的症状，以下仅讨论前者。西医学中的功能性便秘，即属本病范畴，肠易激综合征，肠炎恢复期、直肠及肛门疾病所致之便秘，药物性便秘，内分泌及代谢性疾病，以及肌力减退等所致的便秘，可参照以下辨证论治。

### （一）热结肠燥证

【症状表现】大便秘结，排便时肛门剧痛，甚则面赤汗出，舌红舌苔黄，脉红数。

【治疗原则】清热润肠通便。

【常用饮片】大黄、芒硝、番泻叶、芦荟、牵牛子、枳实。

【常用方药或中成药】通幽润燥丸，通便清火丸，麻仁滋脾丸，麻子仁丸加味，新清宁丸，番泻叶冲剂。

### （二）津枯肠燥证

【症状表现】大便干结，排出艰难，舌燥少津，脉细涩。

【治疗原则】润肠通便。

【常用饮片】火麻仁、郁李仁、杏仁、桃仁、柏子仁、松子仁、瓜蒌仁、决明子、冬葵子、苏子、知母、天冬、麦冬、玄参、郁金、陈皮、蜂蜜。

【常用方药或中成药】五仁丸，小承气汤。

### （三）血虚肠燥证

【症状表现】常见于产后、大病初愈致气血两亏，素体虚弱或年老体虚者。气虚则大肠输送无力，血虚则津枯肠道失润后致使阴阳均虚。阳虚则肠道失于温煦，阴寒内结致便下无力，阴虚则致大便艰涩、便下困难。头晕目眩，心悸气短，健忘，面色无华，口唇舌质淡，舌苔白，脉细。

【治疗原则】养血润燥。

【常用饮片】桑椹、黑芝麻、当归、生首乌、生地、胡桃肉、锁阳、肉苁蓉、枳壳。

【常用方药或中成药】四物汤合增液汤，润肠丸。

### （四）气滞肠燥证

【症状表现】大便干结，或不甚干结，欲便不得出，或便而不爽，腹中胀痛，胸胁满闷，嗳气呃逆，食少纳呆，肠鸣矢气，病情与抑郁密切相关，随情志变化而变化。舌质淡，舌苔薄白或薄腻，脉弦。

【治疗原则】顺气导滞。

【常用饮片】槟榔、枳实、木香、沉香、厚朴、郁李仁、芍药、莱菔子。

【常用方药或中成药】大柴胡汤，四磨汤口服液，苁蓉通便口服液，四消丸，复方芦荟胶囊。

### （五）阳虚寒凝证

【症状表现】体内阳气虚衰，阴寒之气弥漫体内，凝结不动，导致肠道输送无力，大便排出困难，恶寒，可能伴有腹痛，但不严重。但即使数天没有排便，一般也不会感到烦躁不安，且阳气不足令膀胱也虚寒，脾阳衰微，引起小便清长，四肢不温。舌质淡，舌苔白，脉沉迟。

【治疗原则】温通开秘。

【常用饮片】巴豆、干姜、硫黄、半夏、肉苁蓉、锁阳、当归、牛膝。

【常用方药或中成药】济川煎，附子理中丸和大黄附子汤加减。

## 三十一、吐血

血由胃来，经呕吐而出，血色红或紫黯，称为吐血，也称为呕血。古代曾将吐血之有声者称为呕血，无声者称为吐血。但从实际情况看，两者不易严格区别，且在治疗上亦无区分的必要。吐血主要见于西医所病上消化道出血，其中以消化性溃疡出血及肝硬化所致的食管、胃底静脉曲张破裂最多见；其次见于食管炎、急慢性胃炎、胃黏膜脱垂症等，以及某些全身性疾病（如血液病、尿毒症、应激性溃疡）引起的出血。

### （一）胃热壅盛证

【症状表现】脘腹胀闷，甚则作痛，吐血色红或紫黯，常夹有食物残渣，口臭，便秘，大便色黑，舌质红，舌苔黄腻，脉滑数。

【治疗原则】清胃泻火，化瘀止血。

【常用饮片】黄芩、黄连、大黄、竹茹、白茅根、侧柏叶、大蓟、小蓟、槐花、地榆、荷叶、羊蹄、三七、茜草根、蒲黄、花蕊石、代赭石、旋覆花、降香、白及、仙鹤草、紫珠、棕榈炭、牡丹皮、血余炭、藕节、石斛。

【常用方药或中成药】泻心汤加十灰散。

### （二）肝火犯胃证

【症状表现】吐血色红或紫黯，口苦胁痛，心烦易怒，寐少梦多，舌质红绛，脉弦数。

【治疗原则】泻肝清胃，凉血止血。

【常用饮片】三七、龙胆草、栀子、柴胡、黄芩、郁金、川楝子、丹皮、赤芍、白茅根、侧柏叶、大蓟、小蓟、槐花、地榆、羊蹄、茜草、蒲黄、花蕊石、降香、白及、仙鹤草、紫珠、棕榈、血余炭、藕节、郁金、制香附。

【常用方药或中成药】龙胆泻肝丸加十灰散。

### （三）气虚血溢证

【症状表现】吐血缠绵不止，时轻时重，血色暗淡，神疲乏力，心悸气短，面色苍白，舌质淡，脉细弱。

【治疗原则】健脾养心，益气摄血。

【常用饮片】人参、白术、黄芪、附子、灶心土、炮姜、鹿角胶、艾叶、阿胶、仙鹤草、棕榈炭、藕节、乌贼骨、炮姜炭。

【常用方药或中成药】人参归脾丸，柏叶汤，独参汤。

## 三十二、便血

便血系胃肠脉络受损，出现血液随大便而下，或大便显柏油样为主要临床表现的病证。便血属于中医内科杂病之血证范畴，西医主要见于胃肠道炎症、溃疡、肿瘤、息肉、憩室炎等病有此临床表现。

### （一）大肠湿热证

【症状表现】便血色红，大便不畅或稀溏，或有腹痛，口苦，舌质红，苔黄腻，脉濡数。

【治疗原则】清化湿热，凉血止血。

【常用饮片】地榆、槐花、槐角、黄芩、黄连、黄柏、防风炭、枳壳、赤石脂、三七、花蕊石、茜草、降香。

【常用方药或中成药】地榆槐角丸。

### （二）脾胃虚寒证

【症状表现】便血紫黯，甚则黑色，腹部隐痛，喜热饮，面色不华，神倦懒言，便溏，舌质淡，脉细。

【治疗原则】健脾温中，养血止血。

【常用饮片】灶心土、党参、白术、附子、炮姜、鹿角霜、阿胶、艾叶、白及、乌贼骨、棕榈炭、仙鹤草、三七、花蕊石、甘草。

【常用方药或中成药】黄土汤，脏连丸。

### （三）气虚不摄证

【症状表现】便血色红或紫黯，食少，体倦，面色萎黄，心悸，少寐，舌质淡，脉细。

【治疗原则】益气摄血。

【常用饮片】人参、白术、黄芪、当归、茯神、枣仁、龙眼肉、远志、木香、槐花、地榆、白及、仙鹤草、生姜、炙甘草。

【常用方药或中成药】归脾丸。

## 三十三、咯血

血由肺及气管外溢，经口而咳出，表现为痰中带血，或痰血相兼，或纯血鲜红，间夹泡沫，均称为咯血，亦称为嗽血。中医内科范围的多种杂病及温热病中的风温、暑温都会引起咯血。西医主要见于呼吸系统的疾病，如支气管扩张症、急性气管-支气管炎、慢性支气管炎、肺炎、肺结核、肺癌等。其中由肺结核、肺癌所致者，尚需参阅本书的肺痨及肺癌部分。温热病导致咯血详见温病治疗相关部分。

### （一）燥热伤肺证

【症状表现】喉痒咳嗽，痰中带血，口干鼻燥，或有身热，舌质红，少津，舌苔薄黄，脉数。

【治疗原则】清热润肺，宁络止血。

【常用饮片】桑叶、沙参、杏仁、玉竹、麦冬、贝母、栀子、丹皮、黄芩、桑白皮、鱼腥草、白茅根、大蓟、小蓟、金银花、连翘、黄芩、芦根、侧柏叶、槐花、藕节、茜草、仙鹤草、生地、阿胶、淡豆豉、三七粉、梨皮。

【常用方药或中成药】桑杏汤，云南白药胶囊。

### （二）肝火犯肺证

【症状表现】咳嗽阵作，痰中带血或纯血鲜红，胸胁胀痛，烦躁易怒，口苦，舌质红，舌苔薄黄，脉弦数。

【治疗原则】清肝泻火，凉血止血。

【常用饮片】青黛、海蛤壳、栀子、海浮石、桑白皮、地骨皮、黄芩、白茅根、大蓟、小蓟、侧柏叶、槐花、藕节、茜草、血余炭、蒲黄、仙鹤草、生地黄、紫珠草、三七粉、甘草。

【常用方药或中成药】泻白散合黛蛤散，犀角地黄汤。

### （三）阴虚肺热证

【症状表现】咳嗽痰少，痰中带血或反复咯血，血色鲜红，口干咽燥，颧红，潮热盗汗，舌质红，脉细数。

【治疗原则】滋阴润肺，宁络止血。

【常用饮片】当归、白芍、百合、阿胶、三七、麦冬、玄参、生地、熟地、贝母、白及、藕节、白茅根、茜草、青蒿、鳖甲、地骨皮、白薇、糯稻根、浮小麦、五味子、牡蛎、甘草。

【常用方药或中成药】百合固金丸，十灰散。

## 三十四、尿血

小便中混有血液，甚或伴有血块的病证，称为尿血。尿血是一种常见病证，西医称为血尿。随出血量多少的不同，而使小便呈淡红色、鲜红色，或茶褐色。传统所谓尿血，一般均指肉眼血尿而言。但现在随着检测手段的进步，出血量微小，用肉眼不易观察到而仅在显微镜下才能发现红细胞的“镜下血尿”也应包括在尿血之中。肾小球肾炎、泌尿系肿瘤等泌尿系统疾病以及全身性疾病如血液病、结缔组织疾病等出现的血尿，均可参考以下辨证论治。

### （一）下焦湿热证

【症状表现】小便黄赤灼热，尿血鲜红，心烦口渴，面赤口疮，夜寐不安，舌质红，脉数。

【治疗原则】清热泻火，凉血止血。

【常用饮片】当归、小蓟、生地、藕节、蒲黄、栀子、木通、竹叶、槐花、白茅根、黄芩、天花粉、桃仁、红花、牛膝。

【常用方药或中成药】小蓟饮子，泌淋清胶囊，银花泌炎灵片，金砂五淋丸，紫地宁血散。

### （二）肾虚火旺证

【症状表现】小便短赤带血，头晕耳鸣，神疲，颧红潮热，腰膝酸饮，舌质红，脉细数。

【治疗原则】滋阴降火，凉血止血。

【常用饮片】知母、黄柏、生地、山药、山茱萸、泽泻、茯苓、牡丹皮、旱莲草、大蓟、小蓟、藕节、蒲黄、地骨皮、白薇。

【常用方药或中成药】知柏地黄丸。

### （三）脾不统血证

【症状表现】久病尿血，甚或兼见齿衄、肌衄，食少，体倦乏力，气短声低，面色不华，舌质淡，脉细弱。

【治疗原则】补脾摄血。

【常用饮片】党参、黄芪、白术、熟地、阿胶、仙鹤草、槐花、升麻、柴胡。

【常用方药或中成药】归脾丸。

### （四）肾气不固

【症状表现】久病尿血，血色淡红，头晕耳鸣，精神困惫，腰脊酸痛，舌质淡，脉沉弱。

【治疗原则】补益肾气，固摄止血。

【常用饮片】熟地、山药、山茱萸、怀牛膝、肉苁蓉、菟丝子、杜仲、巴戟天、茯苓、泽泻、五味子、赤石脂、仙鹤草、蒲黄、槐花、紫珠草、补骨脂、鹿角片、狗脊、牡蛎、金樱子。

【常用方药或中成药】无比山药丸，肾炎康复片。

## 三十五、紫斑

血液溢出于肌肤之间，皮肤表现青紫斑点或斑块的病证，称为紫斑；亦称为肌衄及葡萄疫。多种外感及内伤的原因都会引起紫斑。这里主要指治疗外感温热病热入营血所出现的发斑之外的内科杂病范围的紫斑。中医内科杂病的紫斑相当于西医的原发性血小板减少性紫癜及过敏性紫癜范畴，药物、化学和物理因素等引起的继发性血小板减少性紫癜，亦可参此辨证论治。

### （一）血热妄行证

【症状表现】皮肤出现青紫斑点或斑块，或伴有鼻衄、齿衄、便血、尿血，或有发热，口渴，便秘，舌红，苔黄，脉弦数。

【治疗原则】清热解毒，凉血止血。

【常用饮片】生地、水牛角、赤芍、丹皮、紫草、白茅根、侧柏叶、大蓟、小蓟、槐花、地榆、羊蹄、大黄、茜草。

【常用方药或中成药】十灰散，紫雪丹。

### （二）阴虚火旺证

【症状表现】皮肤出现青紫斑点或斑块，时发时止，常伴鼻衄、齿衄或月经过多，颧红，心烦，口渴，手足心热，或有潮热，盗汗，舌质红，舌苔少，脉细数。

【治疗原则】滋阴降火，宁络止血。

【常用饮片】生地、玄参、女贞子、旱莲草、棕榈炭、藕节、蒲黄、茜草、紫珠、地骨皮、白薇、秦艽、甘草。

【常用方药或中成药】茜根散。

### （三）气不摄血证

【症状表现】反复发生肌衄，久病不愈，神疲乏力，头晕目眩，面色苍白或萎黄，食欲不振，舌质淡，脉细弱。

【治疗原则】补气摄血。

【常用饮片】人参、白术、黄芪、山茱萸、菟丝子、川续断、仙鹤草、棕榈炭、藕节、茜草根、紫珠、紫草。

【常用方药或中成药】归脾丸。

## 三十六、胁痛

胁，指侧胸部腋以下至肋骨之尽处部位的统称，为肝、胆、胰所居之处，肝胆经脉也布于两胁。胁痛是肝胆疾病中常见之证，中医临床有许多病证都是依据胁痛来判断其是否为肝胆病或与肝胆有关的病证。胁痛在西医多种疾病中存在，如急性肝炎、慢性肝炎、肝硬化、肝寄生虫病、肝癌、急性胆囊炎、慢性胆囊炎、胆石症、慢性胰腺炎、胁肋外伤以及肋间神经痛等，以上疾病若以胁痛为主要症状时皆可参考以下辨证论治。

### （一）肝郁气滞证

【症状表现】胁肋胀痛，走窜不定，甚则连及胸肩背，且情志不舒则痛增，胸闷，善太息，得嗳气则舒，饮食减少，脘腹胀满，舌苔薄白，脉弦。

【治疗原则】疏肝理气。

【常用饮片】柴胡、白芍、郁金、川芎、香附、乌药、青皮、青木香、白蒺藜、延胡索、佛手、香橼、枳实、川楝子、荔枝核、娑罗子、八月札、玫瑰花、绿萼梅、九香虫、橘叶、橘核。

【常用方药或中成药】柴胡疏肝散。

### （二）瘀血阻滞证

【症状表现】胁肋刺痛，痛处固定而拒按，疼痛持续不已，入夜尤甚，或胁下有积块，或面色晦暗，舌质紫暗，脉沉弦。

【治疗原则】活血化瘀，理气通络。

【常用饮片】生地黄、柴胡、桃仁、当归、延胡索、川芎、赤芍、郁金、姜黄、五灵脂、三棱、莪术、丹参、红花、三七粉、枳壳、牡蛎、鳖甲、穿山甲、天花粉、桔梗、牛膝、甘草。

【常用方药或中成药】血府逐瘀口服液，复元活血汤。

### （三）湿热蕴结证

【症状表现】胁肋胀痛，触痛明显而拒按，或引及肩背，伴有脘闷纳呆，恶心呕吐，厌食油腻，口干口苦，腹胀尿少，或有黄疸，舌苔黄腻，脉弦滑。

【治疗原则】清热利湿，理气通络。

【常用饮片】柴胡、生地、当归尾、龙胆草、栀子、黄芩、郁金、半夏、青皮、川楝子、木通、泽泻、车前子、三棱、莪术、丹参、黄柏、大黄、芒硝。

【常用方药或中成药】龙胆泻肝丸。

### （四）肝阴不足证

【症状表现】胁肋隐痛，绵绵不已，遇劳加重，口干咽燥，两目干涩，心中烦热，头晕目眩，舌红少苔，脉弦细数。

【治疗原则】养阴柔肝，佐以理气通络。

【常用饮片】生地、沙参、麦冬、当归、草决明、女贞子、川楝子、钩藤、天麻、菊花、枸杞子、栀子、丹参。

【常用方药或中成药】一贯煎。

## 三十七、黄疸

黄疸是由于感受湿热疫毒等外邪，导致湿浊阻滞，脾胃肝胆功能失调，胆液不循常道，随血泛溢引起的以目黄、身黄、尿黄为主要临床表现的一种肝胆病证，为临床常见病证之一。本病与西医所述黄疸意义相同，大体相当于西医学中肝细胞性黄疸、阻塞性黄疸、溶血性黄疸、病毒性肝炎、肝硬化、胆石症、胆囊炎、钩端螺旋体、某些消化系统肿瘤，以及出现黄疸的败血症等，若以黄疸为主要表现者，均可参照以下辨证论治。

### （一）阳黄型

#### 1. 湿热兼表证

【症状表现】黄疸初起，目白睛微黄或不明显，小便黄，脘腹满闷，不思饮食，伴有恶寒发热，头身重痛，乏力，舌苔黄腻，脉浮弦或弦数。

【治疗原则】清热化湿，佐以解表。

【常用饮片】茵陈、栀子、黄柏、黄连、黄芩、大黄、虎杖、金钱草、秦艽、苦参、白鲜皮、猪胆汁、大青叶、板蓝根、垂盆草、地耳草、龙胆草、蒲公英、柴胡、郁金、珍珠草、水飞蓟、藿香、金银花、白蔻仁、石菖蒲、赤小豆、梓白皮、杏仁、滑石、木通、熊胆、半边莲、麻黄、薄荷、生姜、大枣、甘草。

【常用方药或中成药】麻黄连翘赤小豆汤合甘露消毒丹。

#### 2. 热重于湿证

【症状表现】初起目白睛发黄，迅速至全身发黄，色泽鲜明，右胁疼痛而拒按，壮热口渴，口干口苦，恶心呕吐，脘腹胀满，大便秘结，小便赤黄、短少，舌红，苔黄腻或黄糙，脉弦滑或滑数。

【治疗原则】清热利湿，通腑化瘀。

【常用饮片】茵陈、栀子、大黄、升麻、连翘、大青叶、虎杖、田基黄、板蓝根、金钱草、郁金、丹参、车前子、猪苓、泽泻。

【常用方药或中成药】茵陈蒿汤，田基黄胶囊。

3. 湿重于热证

【症状表现】身目发黄如橘，无发热或身热不扬，右胁疼痛，脘闷腹胀，头重身困，嗜卧乏力，纳呆便溏，厌食油腻，恶心呕吐，口黏不渴，小便不利，舌苔厚腻微黄，脉濡缓或弦滑。

【治疗原则】健脾利湿，清热利胆。

【常用饮片】茵陈、炒白术、猪苓、茯苓、泽泻、木通、黄芩、连翘、郁金、川楝子、佛手、陈皮、石菖蒲、白蔻仁、藿香、薄荷、佩兰、厚朴、苍术、枳壳、炒麦芽、鸡内金。

【常用方药或中成药】茵陈四苓汤，甘露消毒丹。

4. 胆腑郁热证

【症状表现】身目发黄鲜明，右胁剧痛且放射至肩背，壮热或寒热往来，伴有口苦咽干，恶心呕吐，便秘，尿黄，舌红苔黄而干，脉弦滑数。

【治疗原则】清热化湿，疏肝利胆。

【常用饮片】柴胡、黄芩、白芍、半夏、大黄、枳实、郁金、枳壳、木香、金钱草、厚朴、茵陈、栀子、金银花、蒲公英、虎杖、炒莱菔子、生姜、大枣。

【常用方药或中成药】大柴胡汤。

5. 疫毒发黄证

【症状表现】本证又称急黄。起病急骤，黄疸迅速加深，身目呈深黄色，胁痛，脘腹胀满，疼痛拒按，壮热烦渴，呕吐频作，尿少便结，烦躁不安，或神昏谵语，或衄血尿血，皮下紫斑，或有腹水，继之嗜睡昏迷，舌质红绛，苔黄褐干燥，脉弦大或洪大。

【治疗原则】清热解毒，凉血开窍。

【常用饮片】水牛角、茵陈、生地黄、玄参、石斛、金银花、连翘、土茯苓、蒲公英、青叶、黄柏、生大黄、丹皮、黄连、栀子、升麻。

【常用方药或中成药】千金犀角散，五味消毒饮，神犀丹，紫雪丹，至宝丹，安宫牛黄丸，清开灵注射液。

### （二）阴黄型

1. 寒湿阻遏证

【症状表现】身目俱黄，黄色晦暗不泽或如烟熏，右胁疼痛，痞满食少，神疲畏寒。腹胀便溏，口淡不渴，舌质淡，苔白腻，脉濡缓或沉迟。

【治疗原则】温中化湿，健脾利胆。

【常用饮片】茵陈、党参、黄芪、茯苓、泽泻、车前子、白术、苍术、桂枝、猪苓、附子、柴胡、丹参、泽兰、郁金、赤芍、干姜、甘草。

【常用方药或中成药】茵陈术附汤。

2. 脾虚湿郁证

【症状表现】多见于黄疸久郁者。症见身目俱黄，黄色较淡而不鲜明，胁肋隐痛，食欲不振，肢体倦怠乏力，心悸气短，食少腹胀，大便溏薄，舌质淡，舌苔薄白，脉濡细。

【治疗原则】健脾益气，祛湿利胆。

【常用饮片】人参、当归、地黄、茯苓、白术、茵陈、柴胡、陈皮、半夏、猪苓、泽泻、甘草。

【常用方药或中成药】茵陈、柴胡煎汤送服六君子丸。

3. 脾虚血亏证

【症状表现】面目及肌肤发黄，黄色较淡，面色不华，唇色淡，心悸气短，倦怠乏力，头晕目眩，舌质淡，舌苔白，脉细弱。

【治疗原则】补养气血，健脾退黄。

【常用饮片】黄芪、党参、当归、阿胶、桂枝、白术、白芍、茯苓、泽泻、生姜、大枣、甘草、饴糖。

【常用方药或中成药】小建中汤。

## 三十八、腰痛

腰痛是指腰部感受外邪，或因劳伤，或由肾虚而引起气血运行失调，脉络绌急或腰府失养所致的以腰部一侧或两侧疼痛为主要症状的一类病证。西医疾病风湿性腰痛、腰肌劳损、骨质增生、脊柱病变之腰痛等，可参照以下辨证论治。

### （一）寒湿腰痛证

【症状表现】腰部冷痛重着，转侧不利，逐渐加重，每遇阴雨天或腰部感寒后加剧，痛处喜温，得热则减，苔白腻而润，脉沉紧或沉迟。

【治疗原则】散寒除湿，温经通络。

【常用饮片】麻黄、桂枝、独活、羌活、白术、苍术、茯苓、橘红、细辛、川乌、附子、肉桂、川芎、威灵仙、菟丝子、补骨脂、金毛狗脊、丁香、干姜、甘草。

【常用方药或中成药】渗湿汤，独活寄生汤。

### （二）湿热腰痛证

【症状表现】腰髋弛痛，牵掣拘急，痛处伴有热感，每于夏季或腰部着热后痛剧，遇冷痛减，口渴不欲饮，尿色黄赤，或午后身热，微汗出，舌红苔黄腻，脉濡数或弦数。

【治疗原则】清热利湿，舒筋活络。

【常用饮片】黄柏、黄芩、苍术、防己、萆薢、当归、龟板、土茯苓、栀子、生石膏、金银藤、滑石、蚕沙、柴胡、僵蚕、怀牛膝、川牛膝、薏苡仁、木瓜、秦艽、川木通、白鲜皮。

【常用方药或中成药】二至丸合加味二妙散。

### （三）瘀血腰痛证

【症状表现】痛处固定，或胀痛不适，或痛如锥刺，日轻夜重，或持续不解，活动不利，甚则不能转侧，痛处拒按，面晦唇暗，舌质隐青或有瘀斑，脉多弦涩或细数。病程迁延，常有外伤、劳损史。

【治疗原则】活血化瘀，理气止痛。

【常用饮片】川牛膝、桃仁、红花、川芎、当归、延胡索、姜黄、乳香、没药、五灵脂、鸡血藤、土鳖虫、自然铜、莪术、骨碎补、血竭、刘寄奴。

【常用方药或中成药】身痛逐瘀汤。

### （四）肾虚腰痛证

【症状表现】腰痛以酸软为主，喜按喜揉，腿膝无力，遇劳则甚，卧则减轻，常反复发作。偏阳虚者，则少腹拘急，面色㿠白，手足不温，少气乏力，舌淡脉沉细；偏阴虚者，则心烦失眠，口燥咽干，面色潮红，手足心热，舌红少苔，脉弦细数。

【治疗原则】偏阳虚者，宜温补肾阳；偏阴虚者，宜滋补肾阴。

【常用饮片】五加皮、桑寄生、狗脊、杜仲、续断、怀牛膝、菟丝子、锁阳、肉苁蓉、淫羊藿、补骨脂、鹿茸、巴戟天、仙茅、海狗肾、海马、沙苑子、韭菜子、阳起石、核桃仁、冬虫夏草、紫河车、黄精、枸杞子、墨旱莲、女贞子。

【常用方药或中成药】偏阳虚者右归丸；偏阴虚者左归丸加大补阴丸；无明显阴阳偏虚者青娥丸。

## 三十九、痹病

中医的痹病在古医籍上有许多名称，如风痹、寒痹、风湿、行痹、痛痹、著痹、历节、白虎历节、痛风等。痹者闭也，风寒湿三气杂至，合而为痹。风气胜者为行痹，寒气胜者为痛痹，湿气胜者为著痹。痹病有广义、狭义之分。广义的痹病泛指机体正气不足，卫外不固，邪气乘虚而入，脏腑经络气血为之痹阻而引起的疾病，包括肺痹、心痹等脏腑痹，以及肉痹、筋痹等肢体经络痹。狭义的痹病指肢体经络痹，肢体经络痹病为常见病，发病率甚高，有些甚为难治，求治于中医者多，疗效亦佳。以下治疗药物仅针对肢体经络痹病。西医学的风湿性关节炎、类风湿性关节炎、强直性脊柱炎、骨性关节炎、腰椎间盘突出症、坐骨神经痛等疾病以肢体痹病为临床特征者，可参照以下辨证论治。

### （一）行痹证

【症状表现】肢体关节、肌肉酸痛，上下左右关节游走不定，但以上肢为多见，以寒痛为多，亦可轻微热痛，或见恶风寒，舌苔薄白或薄腻，脉多浮或浮紧。

【治疗原则】祛风通络，散寒除湿。

【常用饮片】当归、川芎、杜仲、桑寄生、淫羊藿、巴戟天、川续断、蜂房、乌梢蛇、土鳖虫、螳螂、桑枝、威灵仙、羌活、独活、防风、秦艽、豨莶草、青风藤、穿山甲、防己、萆薢、松节。

【常用方药或中成药】蠲痹汤，益肾蠲痹丸，宣痹达经汤，桂枝芍药知母汤，腰痹痛胶囊。

### （二）痛痹证

【症状表现】肢体关节疼痛较剧，甚至关节不可屈伸，遇冷痛甚，得热则减，痛处多固定，亦可游走，皮色不红，触之不热，苔薄白，脉弦紧。

【治疗原则】温经散寒，祛风除湿。

【常用饮片】制川乌、草乌、羌活、独活、防风、肉桂、桂枝、麻黄、桑枝、细辛、藁本、海风藤、松节、川芎、当归、乳香、没药、姜黄、附子、秦艽、木瓜、蚕沙、苍术、老鹳草、臭梧桐、钻地风、徐长卿、威灵仙、寻骨风、伸筋草、路路通、枫香脂、雪莲、雪上一枝蒿、丁公藤、雷公藤、蕲蛇、金钱白花蛇、乌梢蛇、甘草。

【常用方药或中成药】温经通痹汤加乌头汤，小活络丹。

### （三）着痹证

【症状表现】肢体关节疼痛重着、酸楚，或有肿胀，痛有定处，肌肤麻木，手足困重，活动不便，苔白腻，脉濡缓。

【治疗原则】除湿通络，祛风散寒。

【常用饮片】黄芪、当归、川芎、羌活、独活、防风、秦艽、萆薢、防己、海桐皮、豨莶草、木通、姜黄、红花、薏苡仁、苍术、川乌、麻黄、桂枝、生姜、甘草。

【常用方药或中成药】薏苡仁汤加减，蠲痹汤，麝香追风膏。

### （四）热痹证

【症状表现】肢体关节疼痛，痛处焮红灼热，肿胀疼痛剧烈，得冷则舒，筋脉拘急，日轻夜重，多兼有发热，口渴，烦闷不安，舌质红，苔黄腻或黄燥，脉滑数。

【治疗原则】清热通络，祛风除湿。

【常用饮片】忍冬藤、络石藤、穿山龙、苍术、黄柏、牛膝、秦艽、防己、白鲜皮、桑枝、地龙、木瓜、薏苡仁、萆薢、赤小豆、赤芍、丹皮、熟大黄、木通。

【常用方药或中成药】白虎汤加桂枝汤，宣痹汤加减。

### （五）尪痹证

【症状表现】虚实夹杂导致肢体关节疼痛，屈伸不利，关节肿大、僵硬、变形，甚则肌肉萎缩，筋脉拘急，肘膝不得伸，或尻以代踵、脊以代头而成废人，舌质暗红，脉细涩。

【治疗原则】补肾祛寒，活血通络。

【常用饮片】白花蛇、乌梢蛇、全蝎、蜈蚣、地龙、穿山甲、川乌、草乌、制附片、制南星、威灵仙、皂刺、乳香、没药、马钱子、寻骨风、丁公藤、透骨草、骨碎补、雷公藤、昆明山海棠、羌活、伸筋草、土鳖虫、片姜黄。

【常用方药或中成药】尪痹片（颗粒），通络开痹片。

### （六）气血亏虚证

【症状表现】四肢乏力，关节酸沉，绵绵而痛，麻木尤甚，汗出畏寒，时见心悸，纳呆，颜面微青而白，形体虚弱，舌质淡红欠润滑，苔黄或薄白，脉多沉虚而缓。

【治疗原则】益气养血，舒筋活络。

【常用饮片】桑寄生、五加皮、千年健、鹿衔草、石楠叶、牛膝、杜仲、川续断、淫羊藿、仙茅、巴戟天、鹿茸、锁阳、肉苁蓉、附子、肉桂、薏苡仁、茯苓、生白术、何首乌、当归、砂仁、熟地、黄精、蜂房、乌梢蛇、豨莶草、络石藤、金毛狗脊、秦艽、菟丝子。

【常用方药或中成药】气血并补荣筋汤，独活寄生汤，痹祺胶囊。



## 四十、痿病

痿者萎也，枯萎之义，即指肢体痿弱，肌肉萎缩。痿病系指外感或内伤，使精血受损，肌肉筋脉失养以致肢体弛缓、软弱无力，甚至日久不用，引起肌肉萎缩或瘫痪的一种病证。因多发生在下肢，故又有"痿躄"之称。凡手、足或其他部位的肌肉痿弱无力，弛缓不收者均属中医痿病范畴。西医所病感染性多发性神经炎、运动神经元病、重症肌无力、肌营养不良等符合本病证候特征者，可参考以下辨证论治。

### （一）湿热侵淫证

【症状表现】四肢痿软，肢体困重，或微肿麻木，尤多见于下肢，或足胫热蒸，或发热，胸脘痞闷，小便赤涩。舌红苔黄腻，脉细数而濡。

【治疗原则】清热燥湿，通利筋脉。

【常用饮片】黄柏、苍术、萆薢、防己、当归、木通、薏苡仁、厚朴、茯苓、泽泻、蚕沙、木瓜、北五加、知母、穿山龙、牛膝、白鲜皮、赤芍、龟板、麦冬。

【常用方药或中成药】加味二妙散。

### （二）脾胃亏虚证

【症状表现】肢体痿软无力日重，食少纳呆，腹胀便溏，面浮不华，神疲乏力，舌淡，舌体胖大，苔薄白，脉沉细或沉弱。

【治疗原则】健脾益气。

【常用饮片】人参、当归、白术、山药、扁豆、莲子肉、茯苓、陈皮、砂仁、薏苡仁、白芥子、桃仁、红花、牛膝。

【常用方药或中成药】参苓白术丸，补中益气丸，圣愈汤。

### （三）肺热津伤证

【症状表现】病起发热之时，或热退后突然肢体软弱无力，皮肤枯燥，心烦口渴，咽干咳呛少痰，小便短少，大便秘结，舌红苔黄，脉细数。

【治疗原则】清热润肺，濡养筋脉。

【常用饮片】人参、生石膏、霜桑叶、苦杏仁、炙枇杷叶、阿胶、火麻仁、金银花、连翘、沙参、玉竹、山药、麦冬、炙瓜蒌、桑白皮、川贝、知母、花粉、玉竹、百合、生甘草。

【常用方药或中成药】清燥救肺汤。

### （四）肝肾亏损证

【症状表现】起病缓慢，四肢痿弱无力，腰膝酸软，不能久立，或伴眩晕，耳鸣，遗精早泄，或月经不调，甚至步履全废，腿胫大肉渐脱，舌红少苔，脉沉细数。

【治疗原则】补益肝肾，滋阴清热。

【常用饮片】虎骨、狗骨、鹿角片、牛膝、锁阳、当归、白芍、黄柏、知母、熟地、龟板、枸杞子、鹿角胶、补骨脂、鸡血藤、巴戟天、淫羊藿、骨碎补、陈皮、干姜、砂仁、枸杞子、肉桂、牛骨髓、猪骨髓。

【常用方药或中成药】健步虎潜丸加六味地黄丸。

## 四十一、消渴病

消渴病以多尿、多饮、多食、乏力、消瘦，或尿有甜味为典型临床表现。与西医学的糖尿病基本一致，且西医学的尿崩症，因具有多尿、烦渴的临床特点，与消渴病有某些相似之处，可参考以下辨证用药。

### （一）上消型（肺热津伤证）

【症状表现】烦渴多饮，口干舌燥，尿频量多，舌边尖红，苔薄黄，脉洪数。

【治疗原则】清热润肺，生津止渴。

【常用饮片】人参、生地黄、天花粉、黄连、葛根、知母、黄芩、丹参、当归、益智仁、桑螵蛸、五味子、桑叶、麦冬、天冬、桑白皮。

【常用方药或中成药】玉泉丸，消渴丸。

### （二）中消型（胃热炽盛证）

【症状表现】多食易饥，口渴，尿多，形体消瘦，大便干燥，苔黄，脉滑实有力。

【治疗原则】清胃泻火，养阴增液。

【常用饮片】石膏、知母、麦冬、生地黄、石斛、牛膝、玄参、黄连、栀子、芒硝、番石榴叶、大黄、益智仁、桑螵蛸、五味子、木香、赤芍、白芍、川芎、益母草。

【常用方药或中成药】玉女煎，四君子汤，七味白术散。

### （三）下消型

1. 气阴不足证

【症状表现】尿频量多，浑浊如脂膏，或尿甜，气少懒言，腰膝酸软，潮热口渴，乏力，头晕耳鸣，口干唇燥，皮肤干燥或瘙痒，舌红苔，脉细数。

【治疗原则】滋阴补肾，行气润燥。

【常用饮片】黄芪、人参、西洋参、太子参、黄精、玉竹、枸杞子、乌梅、山药、山茱萸、丹皮、泽泻、茯苓、知母、黄柏、熟地黄、益智仁、桑螵蛸、五味子。

【常用方药或中成药】六味地黄丸，降糖甲胶囊（片），参芪降糖颗粒。

2. 阴阳两虚证

【症状表现】小便频数，浑浊如膏，甚至饮一溲一，面容憔悴，耳轮干枯，腰膝酸软，四肢欠温，畏寒肢冷，阳痿或月经不调，舌苔淡白而干，脉沉细无力。

【治疗原则】温阳滋阴，补肾固摄。

【常用饮片】附子、鹿茸粉、党参、黄芪、黄精、肉桂、覆盆子、桑螵蛸、金樱子。

【常用方药或中成药】金匮肾气丸合六味地黄丸。

## 四十二、水肿

水肿，古医籍也称为“水气”，是指因感受外邪，饮食失调，或劳倦过度等，使肺失宣降通调，脾失健运，肾失开合，膀胱气化失常，导致体内水液潴留，泛滥肌肤，以头面、眼睑、四肢、腹背，甚至全身浮肿为临床特征的一类病证，中医药治疗本病证具有良好的疗效。西医的急慢性肾小球肾炎、肾病综合征、充血性心力衰竭、内分泌失调以及营养障碍等疾病出现的水肿，可参考以下进行辨证论治。

### （一）阳水型

#### 1. 风水泛滥证

【症状表现】浮肿起于眼睑，继则四肢及全身皆肿，甚者眼睑浮肿，眼合不能开，来势迅速，多有恶寒发热，肢节酸痛，小便短少等症。偏于风热者，伴咽喉红肿疼痛，口渴，舌质红，脉浮滑数。偏于风寒者，兼恶寒无汗，头痛鼻塞，咳喘，舌苔薄白，脉浮滑或浮紧，若浮肿较甚，亦可见沉脉。

【治疗原则】疏风清热，宣肺行水。

【常用饮片】麻黄、生石膏、白术、泽泻、茯苓、浮萍、连翘、桔梗、板蓝根、鲜白茅根、苏叶、桂枝、防风、桑白皮、葶苈子、杏仁、防己、前胡、桂枝、生姜皮、甘草、大枣。

【常用方药或中成药】越婢加术汤，防己黄芪汤。

#### 2. 水湿浸渍证

【症状表现】全身水肿，按之没指，小便短少，身体困重，胸闷腹胀，纳呆，泛恶，苔白腻，脉沉缓，起病较缓，病程较长。

【治疗原则】健脾化湿，通阳利水。

【常用饮片】黄芪、党参、白术、苍术、薏苡仁、赤小豆、茯苓、茯苓皮、猪苓、泽泻、大腹皮、陈皮、厚朴、桑白皮、葫芦、玉米须、泽漆、荠菜、肉桂、生姜皮。

【常用方药或中成药】胃苓汤合五皮饮。

#### 3. 湿热壅盛证

【症状表现】遍体浮肿，皮肤绷急光亮，胸脘痞闷，烦热口渴，或口苦口黏，小便短赤，或大便干结，舌红，苔黄腻，脉滑数或沉数。

【治疗原则】分利湿热。

【常用饮片】羌活、秦艽、大腹皮、茯苓皮、泽泻、木通、椒目、赤小豆、商陆、槟榔、车前子、滑石、猪苓、通草、防己、萆薢、冬瓜皮、葶苈子、桑白皮、栀子、黄柏、灯心草、白茅根、半边莲、淡竹叶、益母草、泽漆、冬葵子、生姜。

【常用方药或中成药】疏凿饮子加己椒苈黄丸，葶苈大枣泻肺汤合五苓散、猪苓汤。

4．湿毒浸淫证

【症状表现】身发疮痍，甚则溃烂，或咽喉红肿，或乳蛾肿大疼痛，继则眼睑浮肿，延及全身，小便不利，恶风发热，舌质红，苔薄黄，脉浮数或滑数。

【治疗原则】宣肺解毒，利尿消肿。

【常用饮片】麻黄、杏仁、金银花、野菊花、蒲公英、紫花地丁、黄柏、苦参、紫背天葵、桑白皮、连翘、赤小豆、赤芍。

【常用方药或中成药】麻黄连翘赤小豆汤合五味消毒饮。

## （二）阴水型

1．脾阳虚衰证

【症状表现】遍体轻度浮肿，腰以下为甚，晨起头面肿甚，动久坐久下肢肿甚，按之凹陷不易恢复，脘腹胀闷，纳减便溏，食少，面色不华，神倦肢冷，面色萎黄，小便短少或反多，大便或溏，舌质淡，苔白腻或白滑，脉沉缓或沉弱。

【治疗原则】温阳健脾，化气利水。

【常用饮片】人参、黄芪、附子、肉桂、干姜、桂枝、茯苓、生黄芪、白术、苍术、泽泻、车前子、草果仁、木瓜、大腹皮、木香、厚朴、炙甘草、大枣。

【常用方药或中成药】参苓白术丸，实脾饮。

2．肾阳衰微证

【症状表现】面浮身肿，腰以下为甚，按之凹陷不起，心悸，气促，腰部冷痛酸重，尿量减少，四肢厥冷，怯寒神疲，面色㿠白或灰滞，舌质淡胖，苔白，脉沉细或沉迟无力。

【治疗原则】温肾助阳，化气行水。

【常用饮片】人参、黄芪、生地、山药、山茱萸、牡丹皮、丹参、桂枝、茯苓、附子、白芍、白术、菟丝子、泽泻、肉桂、泽兰、车前子、牛膝、生姜。

【常用方药或中成药】济生肾气丸合真武汤，左归丸。

# 四十三、遗尿

超过3岁，特别是5岁以上的儿童不能自主控制排尿，经常睡中小便自遗，醒后方觉，轻者数日一次，重者可一夜数次，尿常规及尿培养无异常发现，方称遗尿症。此外，亦有小儿自幼缺少教育，没有养成夜间主动起床排尿的习惯，任其自遗，久而久之，形成习惯性遗尿。

## （一）肾气不固证

【症状表现】睡中经常遗尿，甚者一夜数次，尿清而长，醒后方觉，神疲乏力，面白肢冷，腰腿酸软，智力较差，舌质淡，苔薄白，脉沉细无力。

【治疗原则】温补肾阳，固涩小便。

【常用饮片】人参、菟丝子、附子、肉苁蓉、牡蛎、鸡内金、五味子、党参、白术、茯苓、山楂、益智仁、补骨脂、鹿茸、巴戟天、淫羊藿、仙茅、山药、乌药、桑螵蛸、金樱子、覆盆子、山茱萸、龙骨、刺猬皮、白果。

【常用方药或中成药】菟丝子散合缩泉丸，五子衍宗丸。

### （二）脾肺气虚证

【症状表现】睡中遗尿，少气懒言，神倦乏力，面色少华，常自汗出，食欲不振，大便溏薄，舌淡，苔薄，脉细少力。

【治疗原则】益气健脾，培元固涩。

【常用饮片】黄芪、党参、白术、当归、炙甘草、升麻、柴胡、陈皮、益智仁、山药、乌药、煅牡蛎、五味子、砂仁、焦神曲、石菖蒲。

【常用方药或中成药】补中益气汤合缩泉丸。

### （三）肝经湿热证

【症状表现】睡中遗尿，尿黄量少，尿味臊臭，性情急躁易怒，或夜间梦语磨牙，舌红，苔黄或黄腻，脉弦数。

【治疗原则】泻肝清热利湿。

【常用饮片】当归、生地、柴胡、龙胆草、黄芩、栀子、泽泻、木通、车前子、黄连、黄柏、滑石、竹叶、连翘、石菖蒲、甘草。

【常用方药或中成药】沈氏闷泉丸，桑螵蛸散，龙胆泻肝丸。

## 四十四、自汗证

汗为心之液，由精气所化，不可过泄。自汗作为症状，既可单独出现，也常伴见于其他疾病过程中。以下着重讨论单独出现的自汗。至于由其他疾病引起者，在治疗原发疾病的基础上，可参考以下辨证论治。西医学中的甲状腺功能亢进、自主神经功能紊乱、风湿热、结核病等所致的自汗盗汗亦可参考以下辨证论治。又有少数人由于体质关系，平素易于出汗，而不伴有其他症状者则不属以下用药范围。

### （一）肺卫不固自汗证

【症状表现】出汗，稍微劳动出汗尤甚，或者局部出汗，或者半身出汗，体倦乏力，恶风，易于感冒，周身酸楚，面色无华。舌苔薄白，脉细弱。

【治疗原则】益气固表。

【常用饮片】冬虫夏草、人参、生黄芪、白术、防风、浮小麦、糯稻根、牡蛎、麻黄根、五味子、山茱萸、五倍子。

【常用方药或中成药】玉屏风颗粒，桂枝黄芪汤。

### （二）营卫不和自汗证

【症状表现】自汗，卫弱营强时汗液自行溢出，身不热；卫强营弱时发热而自汗，不发热则无汗。

【治疗原则】调和营卫。

【常用饮片】桂枝、白芍、生姜、龙骨、牡蛎、浮小麦、红枣。

【常用方药或中成药】桂枝汤，黄芪精口服液，玉屏风颗粒。

### （三）心血不足自汗证

【症状表现】自汗或盗汗，心悸，失眠，神疲气短，面色萎黄，舌质淡，脉细。

【治疗原则】补血养心。

【常用饮片】人参、党参、黄芪、白术、茯苓、龙眼肉、酸枣仁、远志、木香、大枣、甘草、生姜。

【常用方药或中成药】人参归脾丸。

### （四）阴虚火旺自汗证

【症状表现】白日自汗，夜寐盗汗，五心烦热，或兼有下午潮热，两颧色红，口渴，舌质红，舌苔少，脉细数。

【治疗原则】滋阴降火。

【常用饮片】黄芪、当归、生地、熟地、青蒿、黄芩、黄连、黄柏、知母。

【常用方药或中成药】当归六黄丸。

### （五）邪热郁蒸自汗证

【症状表现】蒸蒸汗出，汗黏，汗液易使衣服黄染，烦躁失眠，口苦，面红哄热，小便色黄，舌质红，舌苔薄黄，脉弦数。

【治疗原则】清肝泄热。

【常用饮片】柴胡、生地黄、当归、黄芩、栀子、龙胆草、泽泻、木通、酸枣仁、远志、车前子、甘草。

【常用方药或中成药】龙胆泻肝丸。

## 四十五、盗汗证

寐中出汗，醒来自止，称为盗汗，也称为寝汗。常伴有阴虚内热症状。小儿入睡后出汗较多，尤其是初睡2小时内，多属于生理性盗汗。但小儿入睡后出汗较多，以前半夜为主，往往是血钙偏低。西医学中的佝偻病、结核病、术后或大病后体虚有病理性盗汗症状者，可参考以下辨证论治。

### （一）阴虚盗汗证

【症状表现】夜卧则汗，睡醒则止，身体强壮，相火易动，口干舌燥，面赤唇绛，舌红少苔，脉数。

【治疗原则】养阴降火止汗。

【常用饮片】知母、黄柏、生地黄、熟地黄、五味子、五倍子、山茱萸、白芍、龟板、鳖甲、天门冬、酸枣仁、柏子仁、丹皮、地骨皮、牡蛎、龙骨、浮小麦、麻黄根、糯稻根须、玄参。

【常用方药或中成药】当归六黄汤，保阴煎。

### （二）骨蒸劳热盗汗证

【症状表现】入睡不久则汗出，有哄热感，面色不华，平时伴有低热或潮热，五心烦热，头晕，消瘦。

【治疗原则】泄热和营止汗。

【常用饮片】青蒿、白薇、地骨皮、银柴胡、胡黄连、秦艽、龟甲、鳖甲、女贞子、牡蛎、玄参、泽泻、丹皮、熟地黄、生地黄、知母、黄柏。

【常用方药或中成药】六味地黄丸。

### （三）气阴两虚盗汗证

【症状表现】入睡汗出如水，怕风，伴低热，口干，以盗汗为主，也常伴有自汗。脉阳浮而阴弱。

【治疗原则】补气补阴止汗。

【常用饮片】人参、麦冬、五味子、龙骨、牡蛎、浮小麦。

【常用方药或中成药】大补阴丸。



## 四十六、虚劳

虚劳又称虚损，是以脏腑功能衰退，气血阴阳亏损，日久不复为主要病机，以五脏虚证为主要临床表现的多种慢性虚弱证候的总称，中医属于气血津液病证中涉及脏腑及表现证候最多的一种病证，临床较为常见。虚劳涉及的内容很广，凡禀赋不足，后天失养，病久体虚，积劳内伤，久虚不复等所致的多种以脏腑气血阴阳亏损为主要表现的病证，均属于本病证的范围。西医范围内多系统的多种慢性消耗性疾病，出现类似虚劳的临床表现时，均可参照以下辨证论治。

### （一）气虚型

#### 1. 肺气虚证

【症状表现】短气自汗，声音低怯，时寒时热，平素易于感冒，面白，舌质淡，脉弱。

【治疗原则】补益肺气。

【常用饮片】人参、黄芪、党参、山药、太子参、西洋参、熟地、五味子、紫菀、桑白皮。

【常用方药或中成药】补肺片，薯蓣丸，参芪片，玉屏风颗粒。

#### 2. 脾气虚证

【症状表现】饮食减少，食后胃脘不舒，倦怠乏力，大便溏薄，面色萎黄，舌淡苔薄，脉弱。

【治疗原则】健脾益气。

【常用饮片】党参、黄芪、白术、茯苓、山药、黄精、白扁豆、莲子肉、芡实、龙眼肉、薏苡仁、神曲、麦芽、山楂、鸡内金、陈皮、半夏、大枣、饴糖、甘草。

【常用方药或中成药】加味四君子丸，香砂六君丸，健脾片，参芪片，补中益气丸，归脾丸，人参养荣丸。

#### 3. 肾气虚证

【症状表现】神疲乏力，腰膝酸软，小便频数而清，白带清稀，舌质淡，脉弱。

【治疗原则】益气补肾。

【常用饮片】人参、黄芪、山药、杜仲、当归、熟地、山茱萸、枸杞子、菟丝子、五味子、炙甘草。

【常用方药或中成药】大补元煎丸，左归丸，大补阴丸，济生肾气丸。

4. 心气虚证

【症状表现】心悸，气短，劳则尤甚，神疲体倦，自汗，舌质淡，脉弱。

【治疗原则】益气养心。

【常用饮片】人参、黄芪、熟地、当归、炒白术、酸枣仁、远志、五味子、炙甘草。

【常用方药或中成药】七福饮，人参归脾丸，十全大补丸，人参养荣丸，生脉饮。

## （二）血虚型

1. 心血虚证

【症状表现】心悸怔忡，健忘，失眠，多梦，面色不华，舌质淡，脉细或结代。

【治疗原则】养血宁心。

【常用饮片】人参、黄芪、当归、川芎、茯苓、五味子、柏子仁、酸枣仁、远志、半夏曲、合欢花、夜交藤、肉桂、甘草。

【常用方药或中成药】养心丸。

2. 脾血虚证

【症状表现】体倦乏力，纳差食少，心悸气短，健忘，失眠，面色萎黄，舌质淡，苔白薄，脉细缓。

【治疗原则】补脾养血。

【常用饮片】人参、黄芪、当归、白术、茯神、酸枣仁、龙眼肉、远志、木香、甘草、生姜、大枣。

【常用方药或中成药】归脾丸。

3. 肝血虚证

【症状表现】头晕，目眩，胁痛，肢体麻木，筋脉拘急，或筋惕肉瞤，妇女月经不调甚则闭经，面色不华，舌质淡，脉弦细或细涩。

【治疗原则】补血养肝。

【常用饮片】熟地、当归、白芍、川芎、何首乌、枸杞子、鸡血藤、楮实、决明子、郁金、香附、桑椹、黑芝麻、皂矾。

【常用方药或中成药】四物汤，当归补血汤，圣愈汤。

## （三）阴虚型

1. 肺阴虚证

【症状表现】干咳，咽燥，甚或失音，咯血，潮热，盗汗，面色潮红，舌红少津，脉细数。

【治疗原则】养阴润肺。

【常用饮片】沙参、麦冬、玉竹、天花粉、桑叶、百部、款冬花、白及、仙鹤草、小蓟、地骨皮、银柴胡、秦艽、鳖甲、牡蛎、浮小麦、甘草。

【常用方药或中成药】沙参麦冬冲剂。

2. 心阴虚证

【症状表现】心悸，失眠，烦躁，潮热，盗汗，或口舌生疮，面色潮红，舌红少津，脉细数。

【治疗原则】滋阴养心。

【常用饮片】人参、当归、茯苓、生地、玄参、麦冬、天冬、丹参、柏子仁、酸枣仁、远志、五味子、地骨皮、银柴胡、秦艽、牡蛎、浮小麦、木通、黄连、淡竹叶、朱砂。

【常用方药或中成药】天王补心丹。

3. 脾胃阴虚证

【症状表现】口干唇燥，不思饮食，大便燥结，甚则干呕，呃逆，面色潮红，舌干，苔少或无苔，脉细数。

【治疗原则】养阴和胃。

【常用饮片】西洋参、太子参、北沙参、南沙参、麦冬、天冬、石斛、玉竹、黄精、芦根、天花粉、知母、生地、白茅根、刀豆、柿蒂、五味子、白扁豆、山药、麦芽。

【常用方药或中成药】健脾益胃颗粒。

4. 肝阴虚证

【症状表现】头痛，眩晕，耳鸣，目干畏光，视物不明，急躁易怒，或肢体麻木，筋惕肉瞤，面潮红，舌干红，脉弦细数。

【治疗原则】滋养肝阴。

【常用饮片】熟地黄、龟板、鳖甲、白芍、何首乌、麦冬、川芎、木瓜、枣仁、石决明、草决明、女贞子、菊花、钩藤、刺蒺藜、桑椹、枸杞子、女贞子、墨旱莲、龙胆草、黄芩、栀子、甘草。

【常用方药或中成药】补肝汤。

5. 肾阴虚证

【症状表现】腰酸，遗精，两足痿弱，眩晕，耳鸣，甚则耳聋，口干，咽痛，颧红，舌红，少津，脉沉细。

【治疗原则】滋补肾阴。

【常用饮片】鹿角胶、阿胶、龟甲胶、山药、枸杞子、熟地、山茱萸、知母、黄柏、地骨皮、沙苑子、杜仲、桑寄生、千年健、石楠叶、鹿衔草、牡蛎、金樱子、芡实、莲须。

【常用方药或中成药】左归丸。

### （四）阳虚型

1. 心阳虚证

【症状表现】心悸，自汗，神倦嗜卧，心胸憋闷疼痛，形寒肢冷，面色苍白，舌质淡或紫暗，脉细弱或沉迟。

【治疗原则】益气温阳。

【常用饮片】人参、鹿茸、黄芪、川芎、郁金、丹参、三七、仙灵脾、仙茅、肉桂、甘草、生姜。

【常用方药或中成药】保元汤。

2. 脾阳虚证

【症状表现】面色萎黄，食少，形寒，神倦乏力，少气懒言，大便溏薄，肠鸣腹痛，每因受寒或饮食不慎而加剧，舌质淡，苔白，脉弱。

【治疗原则】温中健脾。

【常用饮片】党参、附子、砂仁、白术、高良姜、香附、吴茱萸、丁香、肉豆蔻、补骨脂、薏苡仁、干姜、甘草。

【常用方药或中成药】附子理中丸，四神丸。

3. 肾阳虚证

【症状表现】腰背酸痛，遗精，阳痿，多尿或不禁，面色苍白，畏寒肢冷，下利清谷或五更腹泻，舌质淡胖，有齿痕，苔白，脉沉迟。

【治疗原则】温补肾阳。

【常用饮片】附子、肉桂、鹿茸、鹿角胶、鹿角霜、淫羊藿、仙茅、补骨脂、益智仁、海狗肾、海马、肉苁蓉、锁阳、菟丝子、沙苑子、杜仲、续断、菜籽、金樱子、桑螵蛸、莲须、阳起石、胡芦巴、核桃仁、蛤蚧、冬虫夏草、紫河车。

【常用方药或中成药】右归丸，金锁固精丸。

## 四十七、痛经

凡在经期或经行前后，出现周期性小腹疼痛，或痛引腰骶，甚至剧痛晕厥者，称为“痛经”，亦称“经行腹痛”。中医的痛经有虚实之分，一般痛在经前、经期，多属实；痛在经后、经期，多属虚。痛胀俱甚、拒按，多属实；隐隐作痛、喜揉喜按，多属虚。以下讨论的痛经与西医的痛经意义相同。西医学把痛经分为原发性痛经和继发性痛经，前者又称功能性痛经，系指生殖器官无明显器质性病变者，后者多继发于生殖器官某些器质性病变，如盆腔子宫内膜异位症、子宫腺肌病、慢性盆腔炎等。功能性痛经容易痊愈，器质性病变导致的痛经病程较长，缠绵难愈。

### （一）气滞血瘀证

【症状表现】经前或经期小腹胀痛拒按，胸胁、乳房胀痛，经行不畅，经色紫黯有块，血块排出后痛减，舌紫黯，或有瘀点，脉弦或弦涩有力。

【治疗原则】行气活血，祛瘀止痛。

【常用饮片】当归、川芎、赤芍、桃仁、红花、枳壳、延胡索、五灵脂、丹皮、乌药、香附、甘草、益母草、川楝子、柴胡、三七、没药、苏木。

【常用方药或中成药】膈下逐瘀汤，益母丸，七制香附丸。

### （二）寒凝血瘀证

【症状表现】经前或经期小腹冷痛拒按，得热则痛减，经血量少，色黯有块，畏寒肢冷，面色青白，舌质黯，舌苔白，脉沉紧。

【治疗原则】温经散寒，祛瘀止痛。

【常用饮片】人参、阿胶、吴茱萸、当归、熟附子、巴戟天、延胡索、没药、川芎、肉桂、赤芍、蒲黄、五灵脂、苍术、茯苓、小茴香、干姜、甘草。

【常用方药或中成药】温经丸，暖宫温经丸。

### （三）阳虚内寒证

【症状表现】经期或经后小腹冷痛喜按，恶寒喜暖，经血量少或经下膜块，经色暗淡，面色苍白，肢冷蜷卧，腰酸腿软，口淡不渴，小便清长，大便溏泻。舌质淡胖，舌苔白但润滑，脉迟或紧。

【治疗原则】温里散寒，止痛。

【常用饮片】吴茱萸、乌药、当归、赤芍、川芎、人参、生姜、阿胶、附子、艾叶、小茴香。

【常用方药或中成药】附子理中丸，桂附地黄丸，通塞脉片，暖肝煎，真武汤，艾附暖宫丸。

### （四）肾气虚损证

【症状表现】经期或经后小腹隐隐作痛，喜按，月经量少，色淡质稀，头晕耳鸣，腰酸腿软，小便清长，面色晦黯，舌淡，苔薄，脉沉细。

【治疗原则】补肾填精，养血止痛。

【常用饮片】熟地黄、鹿角胶、当归、白芍、山茱萸、阿胶、巴戟天、山药、枸杞子、龙眼肉、鸡血藤、延胡索、香附、桑寄生、杜仲、狗脊。

【常用方药或中成药】调肝汤，艾附暖宫丸。

### （五）气血虚弱证

【症状表现】经期或经后小腹隐痛喜按，月经量少，色淡质稀，神疲乏力，头晕心悸，失眠多梦，面色苍白，舌质淡，舌苔薄，脉细弱。

【治疗原则】补气养血，和中止痛。

【常用饮片】人参、黄芪、党参、当归、川芎、熟地、生地、白芍、香附、延胡索、桂枝、炙甘草、生姜、大枣、饴糖。

【常用方药或中成药】妇科十味片，艾附暖宫丸，七制香附丸。

### （六）湿热下注证

【症状表现】经前或经期小腹灼痛拒按，痛连腰骶，或平时小腹痛，至经前疼痛加剧，经量多或经期长，经色紫红，质稠或有血块，平素带下量多，黄稠臭秽，或伴低热，小便黄赤，舌红，苔黄腻，脉滑数或濡数。

【治疗原则】清热除湿，化瘀止痛。

【常用饮片】牡丹皮、黄连、生地、当归、赤芍、川芎、桃仁、红花、莪术、香附、延胡索、红藤、败酱草、黄柏、樗根白皮、马齿苋、白鲜皮、龙胆草、川楝子、三七。

【常用方药或中成药】清热调血汤。

## 四十八、崩漏

突然出血，来势急，血量多为崩；淋漓下血，来势缓，血量少为漏。妇女在行经期间阴道突然大量出血，称为“经崩”或“崩中”，或淋漓下血不断，称为“经漏”或“漏下”。崩与漏发病机制一致，且在疾病发展过程中常相互转化，血崩日久，气血耗伤，可变成漏，久漏不止，病势日进，也能成崩，所以临床上常常崩漏并称。若月经不按规定时间来（非时而下），经期延长达2周以上者，属崩漏范畴，成为中医妇科的疑难重症。本病相当于西医学无排卵型功能失调性子宫出血病，生殖器炎症和某些生殖器肿瘤引起的不规则阴道出血亦可参照本病辨证治疗。

### （一）肾虚型

#### 1. 肾阴虚证

【症状表现】经血非时而下，出血量少或多，淋漓不断，血色鲜红，质稠，头晕耳鸣，腰酸膝软，手足心热，颧赤唇红，舌红，苔少，脉细数。

【治疗原则】滋肾益阴，固冲止血。

【常用饮片】生地、熟地、白芍、山药、枸杞子、麦冬、五味子、女贞子、旱莲草、阿胶、黄芩、黄柏、丹皮、龟板、大蓟、小蓟、地榆炭、苎麻根、羊蹄、荷叶、川牛膝。

【常用方药或中成药】左归丸。

#### 2. 肾阳虚证

【症状表现】经乱无期，出血量多，淋漓不尽，色淡质稀，腰痛如折，畏寒肢冷，小便清长，大便溏薄，面色晦黯，舌质淡黯，舌苔薄白，脉沉弱。

【治疗原则】温肾助阳，固冲止血。

【常用饮片】附子、肉桂、熟地、山药、山茱萸、枸杞子、菟丝子、杜仲、鹿角胶、紫河车、仙灵脾、艾叶、炮姜炭、阿胶。

【常用方药或中成药】大补元煎酌加补骨脂、鹿角胶、艾叶炭。

### （二）脾虚型

【症状表现】经血非时而下，量多如崩，或淋漓不断，色淡质稀，神疲体倦，气短懒言，不思饮食，四肢不温，或面浮肢肿，面色淡黄，舌质淡胖，舌苔薄白，脉缓弱。

【治疗原则】健脾益气，固冲止血。

【常用饮片】人参、黄芪、白术、熟地、当归、龙眼肉、山茱萸、煅龙骨、煅牡蛎、白芍、海螵蛸、五倍子、藕节、炒蒲黄、升麻、灶心土、紫珠、仙鹤草、茜草根、棕榈炭。

【常用方药或中成药】固冲汤，独参汤，生脉饮，妇良片。

### （三）血热型

【症状表现】经血非时而下，出血量多如崩，血色深红，质稠，头晕耳鸣，头晕少寐，腰酸膝软，手足心热，颧赤唇红，心慌气短，渴喜冷饮，舌质红，舌苔黄少，脉滑数。

【治疗原则】清热凉血，固冲止血。

【常用饮片】黄芩、焦栀子、生地、山药、山茱萸、桑寄生、地骨皮、地榆炭、阿胶、藕节、陈棕榈炭、炙龟甲、牡蛎、海螵蛸、大蓟、小蓟、侧柏叶、苎麻根、羊蹄、白芍、牡蛎粉、血余炭、甘草。

【常用方药或中成药】震灵丸，清热固经汤加丹栀逍遥丸，犀角地黄丸，滋肾育阴丸。

### （四）血瘀型

【症状表现】经血非时而下，量多或少，淋漓不净，血色紫黯有块，小腹疼痛拒按，舌紫黯或有瘀点，脉涩或弦涩有力。

【治疗原则】活血祛瘀，固冲止血。

【常用饮片】熟地、当归、川芎、白芍、五灵脂、蒲黄、没药、桃仁、红花、益母草、仙鹤草、地榆、茜草根、三七、炒丹参、丹皮炭、血余炭、炒艾叶、乌贼骨、煅龙骨、煅牡蛎。

【常用方药或中成药】逐瘀止崩汤。

## 四十九、月经先期

月经周期提前1～2周者，称为“月经先期”，亦称“经期超前”或“经早”。本病相当于西医学排卵型功能失调性子宫出血病的黄体不健和盆腔炎症所致的子宫出血。月经先期伴月经过多可进一步发展为崩漏，应及时进行治疗。

### （一）气虚型

#### 1. 脾气虚弱证

【症状表现】经期提前，或兼量多，色淡质稀，神疲肢倦，气短懒言，小腹空坠，纳少便溏，舌淡红，苔薄白，脉缓弱。

【治疗原则】补脾益气，固冲调经。

【常用饮片】人参、黄芪、当归、陈皮、升麻、柴胡、白术、山药、砂仁、薏苡仁、乌贼骨、甘草。

【常用方药或中成药】补中益气丸，参茜固经颗粒，乌鸡白凤丸。

#### 2. 心脾两虚证

【症状表现】月经提前，心悸怔忡，失眠多梦，四肢倦怠，舌淡苔薄，脉细弱。

【治疗原则】养心健脾，固冲调经。

【常用饮片】人参、白术、茯神、黄芪、龙眼肉、酸枣仁、木香、当归、远志、生姜、大枣、甘草。

【常用方药或中成药】乌鸡白凤丸，人参归脾丸。

#### 3. 肾气虚亏证

【症状表现】经期提前，量少，色淡黯，质清稀，腰酸腿软，头晕耳鸣，小便频数，面色晦黯或有黯斑，舌淡黯，苔薄白，脉沉细。

【治疗原则】补肾益气，固冲调经。

【常用饮片】人参、熟地、山药、山茱萸、远志、炙甘草、五味子、菟丝子、续断、杜仲、益智仁、金樱子。

【常用方药或中成药】固阴煎。

### （二）血热型

#### 1. 阴虚血热证

【症状表现】经期提前，量少，色红质稠，颧赤唇红，手足心热，咽干口燥，舌红，舌苔少，脉细数。

【治疗原则】养阴清热，凉血调经。

【常用饮片】生地、熟地、玄参、地骨皮、麦冬、阿胶、白芍、山药、枸杞子、何首乌、白薇、生龟甲、阿胶、丹皮、栀子、茜草、女贞子、旱莲草、椿根皮、川续断、生牡蛎、乌贼骨。

【常用方药或中成药】两地汤，当归丸，固经丸，大补阴丸。

2. 阳盛血热证

【症状表现】经期提前，量多，色紫红，质稠，心胸烦闷，渴喜冷饮，大便燥结，小便短赤，面色红赤，舌红，苔黄，脉滑数。

【治疗原则】清热降火，凉血调经。

【常用饮片】黄柏、丹皮、地骨皮、白芍、熟地、青蒿、茯苓、地榆、茜草根、三七。

【常用方药或中成药】清经散，三黄丸。

3. 肝郁化热证

【症状表现】经期提前，量多或少，经色紫红，质稠有块，经前乳房、胸胁、少腹胀痛，烦躁易怒，口苦咽干，舌红，苔黄，脉弦数。

【治疗原则】清肝解郁，凉血调经。

【常用饮片】丹皮、炒栀子、当归、白芍、柴胡、茯苓、泽兰、益母草、瓜蒌、王不留行、郁金、炙甘草。

【常用方药或中成药】丹栀逍遥散，龙胆泻肝丸，当归龙荟丸。

## 五十、月经后期

月经周期错后7天以上，甚至错后3～5个月一行，经量正常者，称为“月经后期”，亦称“经期错后”“经迟”。本病相当于西医学的月经稀发。月经后期如伴经量过少，常可发展为闭经。

### （一）肾虚型

【症状表现】经期错后，量少，色淡黯，质清稀，腰酸腿软，头晕耳鸣，带下清稀，面色晦黯，或面部黯斑，舌淡黯，苔薄白，脉沉细。

【治疗原则】补肾益气，养血调经。

【常用饮片】人参、山药、熟地、杜仲、当归、山茱萸、枸杞子、紫河车、肉苁蓉、丹参、肉桂、牛膝、炙甘草。

【常用方药或中成药】大补元煎，八宝坤顺丸。

### （二）血虚型

【症状表现】经期错后，量少，色淡质稀，小腹空痛，头晕眼花，心悸失眠，皮肤不润，面色苍白或萎黄，舌淡，苔薄，脉细无力。

【治疗原则】补血养营，益气调经。

【常用饮片】人参、黄芪、白术、茯苓、当归、白芍、熟地、肉桂、丹参、鸡血藤、五味子、远志、陈皮、阿胶、香附、生姜、大枣、炙甘草。

【常用方药或中成药】人参养荣丸，定坤丹，参茸白凤丸，七制香附丸。

### （三）血寒型

1. 虚寒证

【症状表现】经期推迟错后，量少，色淡质稀，小腹隐痛，喜热喜按，腰酸无力，小便清长，面色㿠白，舌淡，苔薄白，脉沉迟无力。

【治疗原则】温经扶阳，养血调经。

【常用饮片】人参、当归、熟地、枸杞子、炙甘草、杜仲、牛膝、巴戟天、小茴香、香附、肉桂。

【常用方药或中成药】大营煎，十二温经丸。

2. 实寒证

【症状表现】经期错后，量少，经色紫黯有块，小腹冷痛拒按，得热痛减，畏寒肢冷，舌黯，苔白，脉沉紧或沉迟。

【治疗原则】温经散寒，活血调经。

【常用饮片】人参、当归、川芎、白芍、肉桂、莪术、牡丹皮、小茴香、香附、延胡索、丹参、益母草、鸡血藤、牛膝、甘草。

【常用方药或中成药】温经汤，少腹逐瘀丸，艾附暖宫丸。

### （四）气滞型

【症状表现】经期错后，量少，经色黯红或有血块，小腹胀痛，精神抑郁，胸闷不舒，舌象正常，脉弦。

【治疗原则】理气行滞，活血调经。

【常用饮片】乌药、香附、木香、当归、莪术、延胡索、柴胡、川楝子、王不留行、鸡血藤、益母草、川芎、丹参、甘草。

【常用方药或中成药】乌药汤，复方益母口服液，调经活血片，调经益母丸，慈航妇珍片，七制香附丸。

### （五）痰湿型

【症状表现】经期错后，量少，色淡，质黏，头晕体胖，心悸气短，脘闷恶心，带下量多，舌淡胖，苔白腻，脉滑。

【治疗原则】燥湿化痰，活血调经。

【常用饮片】人参、白术、陈皮、半夏、茯苓、川芎、当归、砂仁、枳壳、甘草、生姜。

【常用方药或中成药】芎归二陈丸。

## 五十一、经闭

女子年逾18周岁，月经尚未来潮，或月经来潮后又中断6个月以上者，称为经闭，或闭经，古医籍也称“女子不月”“月事不来”“经水不通”等。与西医闭经意义相同。月经一直来潮，称原发性闭经，来潮后又中断称继发性闭经。妊娠期、哺乳期或更年期的月经停闭属生理现象，不作经闭论，有的少女初潮2年内偶尔出现月经停闭现象，也可不予治疗。本病属难治之症，病程较长，疗效较差，因此，必要时应采用多种方法综合治疗以提高疗效。在确诊经闭之后，尚须明确是经病还是它病所致，因它病致经闭者先治它病然后调经。因先天性生殖器官缺如，或后天器质性损伤致无月经者，药物治疗难以奏效，不属以下讨论范围。

### （一）肾虚型

#### 1. 肾气虚证

【症状表现】月经初潮来迟，或月经后期量少，渐至闭经，头晕耳鸣，腰酸腿软，小便频数，性欲淡漠，舌淡红，苔薄白，脉沉细。

【治疗原则】补肾益气，养血调经。

【常用饮片】人参、熟地、当归、山药、杜仲、枸杞子、山茱萸、丹参、菟丝子、肉桂、紫河车、金樱子、覆盆子。

【常用方药或中成药】大补元煎丸。

#### 2. 肾阴虚证

【症状表现】月经初潮来迟，或月经后期量少，渐至闭经，头晕耳鸣，腰膝酸软，或足跟痛，手足心热，甚则潮热盗汗，心烦少寐，颧红唇赤，舌红，苔少或无苔，脉细数。

【治疗原则】滋肾益阴，养血调经。

【常用饮片】熟地、山药、枸杞子、山茱萸、川牛膝、菟丝子、鳖甲、鹿角胶、龟胶、地骨皮、青蒿、柏子仁、丹参、凌霄花、珍珠母。

【常用方药或中成药】左归丸。

#### 3. 肾阳虚证

【症状表现】月经初潮来迟，或月经后期量少，渐至闭经，头晕耳鸣，腰痛如折，畏寒肢冷，小便清长，夜尿多，大便溏薄，面色晦黯，或目眶黯黑，舌淡，苔白，脉沉弱。

【治疗原则】温肾助阳，养血调经。

【常用饮片】炮附子、山药、山茱萸、牡丹皮、鹿茸、熟地、泽泻、茯苓、肉桂、巴戟天、五味子、赤石脂、补骨脂、干姜。

【常用方药或中成药】十补丸，右归丸。

### （二）脾虚型

【症状表现】月经停闭数月，肢倦神疲，食欲不振，脘腹胀闷，大便溏薄，面色淡黄，舌淡胖有齿痕，苔白腻，脉缓弱。

【治疗原则】健脾益气，养血调经。

【常用饮片】人参、白术、当归、茯苓、白扁豆、山药、莲子肉、桔梗、薏苡仁、砂仁、牛膝、甘草。

【常用方药或中成药】参苓白术丸。

### （三）血虚型

【症状表现】月经停闭数月，头晕目花，心悸怔忡，少寐多梦，皮肤不润，面色萎黄，舌淡，舌苔少，脉细。

【治疗原则】补血养血，活血调经。

【常用饮片】当归、熟地、白芍、山药、枸杞子、远志、茯神、鸡血藤、鸡内金、麦冬、炙甘草。

【常用方药或中成药】小营煎，补肾地黄丸。

### （四）气滞血瘀型

【症状表现】月经停闭数月，小腹胀痛拒按；精神抑郁，烦躁易怒，胸胁胀满，嗳气叹息，舌紫黯或有瘀点，脉沉弦或涩而有力。

【治疗原则】行气活血，祛瘀通络。

【常用饮片】当归、赤芍、桃仁、川芎、枳壳、红花、延胡索、五灵脂、牡丹皮、乌药、香附、益母草、柴胡、郁金、凌霄花、刘寄奴、栀子、黄柏、大黄、水蛭、虻虫、土鳖虫、三棱、莪术、干漆、甘草。

【常用方药或中成药】膈下逐瘀汤，大黄蛰虫丸，调经活血片。

### （五）寒凝血瘀型

【症状表现】月经停闭数月，小腹冷痛拒按，得热则痛缓，形寒肢冷，面色青白，舌紫黯，苔白，脉沉紧。

【治疗原则】温经散寒，活血调经。

【常用饮片】人参、阿胶、吴茱萸、当归、熟附子、仙灵脾、巴戟天、延胡索、没药、川芎、肉桂、赤芍、蒲黄、五灵脂、苍术、茯苓、艾叶、小茴香、姜黄、干姜、甘草。

【常用方药或中成药】温经丸。

### （六）痰湿阻滞型

【症状表现】月经停闭数月，带下量多，色白质稠，形体肥胖，或面浮肢肿，神疲肢倦，头晕目眩，心悸气短，胸脘满闷，舌淡胖，苔白腻，脉滑。

【治疗原则】豁痰除湿，活血通经。

【常用饮片】苍术、白术、半夏、茯苓、滑石、香附、川芎、当归、瓜蒌、枳壳、益母草、泽泻、泽兰。

【常用方药或中成药】平胃散，五积丸。

## 五十二、带下病

正常女子自青春期开始，肾气充盛，脾气健运，任脉通调，带脉健固，阴道内即有少量白色或无色透明无臭的黏性液体，特别是在经期前后、月经中期及妊娠期量增多，以润泽阴户，防御外邪，此为生理性白带。若外感六淫，内伤七情，酝酿成病，致带脉纵弛，不能约束诸脉经，于是阴中有物，白带的量明显增多，色、质、气味发生异常，或伴全身、局部症状者，称为 “下白物”“流秽物”。由于妇产科疾病都发生在带脉之下，故称为“带下病”。带下病以湿邪为患，故其病缠绵，反复发作，不易速愈，而且常并发月经不调、闭经、不孕、癥瘕等疾病，是中医妇科中仅次于月经病的常见病，应予重视。带下病以带下量多为主要症状，相当于西医学的阴道炎、子宫颈炎、盆腔炎、妇科肿瘤等疾病引起的白带增多。临床必须确诊断后辨证与辨病相结合进行诊治。必要时应进行妇科检查及排癌检查，避免贻误病情。

## （一）脾阳不足证

【症状表现】带下量多，色白或淡黄，质稀薄，无臭气，绵绵不断，神疲倦怠，四肢不温，纳少便溏，两足跗肿，面色㿠白，舌质淡，苔白腻，脉缓弱。

【治疗原则】健脾益气，升阳除湿。

【常用饮片】人参、白术、山药、白芍、苍术、陈皮、黑芥穗、柴胡、车前子、芡实、龙骨、牡蛎、乌贼骨、金樱子、白果、甘草。

【常用方药或中成药】完带汤。

## （二）肾阳虚寒证

【症状表现】带下量多，色白清冷，稀薄如水，淋漓不断，头晕耳鸣，腰痛如折，畏寒肢冷，小腹冷感，小便频数，夜间尤甚，大便溏薄，面色晦黯，舌淡润，苔薄白，脉沉细而迟。

【治疗原则】温肾助阳，涩精止带。

【常用饮片】鹿茸、制首乌、黄芪、潼蒺藜、黄芪、白蒺藜、紫菀茸、肉桂、桑螵蛸、肉苁蓉、制附子、肉豆蔻、菟丝子、补骨脂、白石脂、龙骨、牡蛎、白蔹、韭菜子。

【常用方药或中成药】内补丸，固精丸。

## （三）阴虚挟湿证

【症状表现】带下量不甚多，色黄或赤白相兼，质稠或有臭气，阴部干涩不适，或有灼热感，腰膝酸软，头晕耳鸣，颧赤唇红，五心烦热，失眠多梦，舌红，苔少或黄腻，脉细数。

【治疗原则】滋阴益肾，清热祛湿。

【常用饮片】黄柏、知母、生地、山茱萸、山药、泽泻、茯苓、猪苓、牡丹皮、芡实、金樱子、牛膝。

【常用方药或中成药】知柏地黄丸加减。

## （四）湿热下注证

【症状表现】带下量多，色黄，黏稠，有臭气，或伴阴部瘙痒，胸闷心烦，口苦咽干，纳食较差，小腹或少腹作痛，小便短赤，舌红，苔黄腻，脉濡数。

【治疗原则】清热利湿止带。

【常用饮片】生地、黄柏、黄芩、黄连、柴胡、苍术、当归、秦皮、苦参、鸡冠花、椿根皮、车前子、龙胆草、土茯苓、山药、芡实、山茱萸、泽泻、茯苓、木通、扁豆、莲子肉、龙骨、牡蛎、乌贼骨、白果、白蔹、栀子、茵陈、赤芍、车前子、萆薢、甘草。

【常用方药或中成药】止带丸，龙胆泻肝丸，萆薢渗湿丸，消糜栓。

## （五）湿毒蕴结证

【症状表现】带下量多，黄绿如脓，或赤白相兼，或五色杂下，状如米泔，臭秽难闻，小腹疼痛，腰骶酸痛，口苦咽干，小便短赤，舌红，苔黄腻，脉滑数。

【治疗原则】清热解毒除湿。

【常用饮片】金银花、蒲公英、野菊花、紫花地丁、天葵子、土茯苓、薏苡仁、半枝莲、鱼腥草、穿心莲、樗根皮、虎杖、土牛膝、甘草梢。

【常用方药或中成药】五味消毒饮，加味固阴煎，艾煎丸。

## 五十三、阴痒

妇女外阴及阴道瘙痒，甚则痒痛难忍，坐卧不宁，或伴带下量多者，称为“阴痒”，古医籍也称为“阴门瘙痒”“阴空格”。本病相当于西医外阴瘙痒症、外阴炎、阴道炎及外阴营养不良的范畴。

### （一）肝肾阴虚证

【症状表现】阴部干涩，奇痒难忍，或阴部皮肤变白，增厚或萎缩，皲裂破溃，五心烦热，头晕目眩，时有烘热汗出，腰酸腿软，舌红，苔少，脉弦细而数。

【治疗原则】调补肝肾，滋阴降火。

【常用饮片】知母、黄柏、熟地、山茱萸、山药、茯苓、丹皮、泽泻、当归、何首乌、白鲜皮、苦参、蛇床子、百部。

【常用方药或中成药】知柏地黄丸，妇炎平胶囊，妇良片。

### （二）肝经湿热证

【症状表现】阴部瘙痒灼痛，带下量多，色黄如脓，稠黏臭秽，头晕目眩，口苦咽干，心烦不宁，便秘溲赤，舌红，苔黄腻，脉弦滑而数。

【治疗原则】泻肝清热，除湿止痒。

【常用饮片】龙胆草、柴胡、生地、栀子、黄芩、木通、车前子、苍术、薏苡仁、黄柏、萆薢、茯苓、丹皮、泽泻、通草、滑石、苦参、百部、明矾、川椒、蛇床子。

【常用方药或中成药】龙胆泻肝丸，杏香兔耳风片，消糜栓，保妇康栓。

### （三）湿虫滋生证

【症状表现】阴部瘙痒，如虫行状，甚则奇痒难忍，灼热疼痛，带下量多，色黄呈泡沫状，或色白如豆渣状，臭秽，心烦少寐，胸闷呃逆，口苦咽干，小便黄赤，舌红，苔黄腻，脉滑数。

【治疗原则】清热利湿，解毒杀虫。

【常用饮片】白头翁、苦参、防风、黄连（煎汤外洗）。

【常用方药或中成药】子宫锭，妇净丹，萆薢渗湿汤，保妇康栓，消糜栓，妇科消炎栓。

## 五十四、女子不孕

女子婚后夫妇同居2年以上，配偶生殖功能正常，未避孕而未受孕者，或曾孕育过，未避孕又2年以上未再受孕者，称为女子不孕，前一种情况古医籍称为“全不产”，后一种称为“断绪”。西医称女子不孕为“不孕症”，前一种情况称为“原发性不孕症”，后一种情况称为“继发性不孕症”。西医认为女性原因引起的不孕症，主要与排卵功能障碍、盆腔炎症、盆腔肿瘤和生殖器官畸形等疾病有关。中医学总结的“五不女”，即螺、纹、鼓、角、脉五种不孕症，因均为先天生理缺陷和畸形，药物治疗不能奏效，不属以下论治范畴。

### （一）肾虚型

#### 1. 肾气虚证

【症状表现】婚久不孕，月经不调，经量或多或少，头晕耳鸣，腰酸腿软，精神疲倦，小便清长，舌淡，苔薄，脉沉细，两尺尤甚。

【治疗原则】补肾益气，填精益髓。

【常用饮片】人参、白术、茯苓、酒白芍、当归、川芎、熟地、菟丝子、鹿角霜、炒杜仲、川椒、炙甘草。

【常用方药或中成药】毓麟珠丸。

#### 2. 肾阳虚证

【症状表现】婚久不孕，月经后期，量少色淡，甚则闭经，平时白带量多，腰痛如折，腹冷肢寒，性欲淡漠，小便频数或失禁，面色晦黯，舌淡，苔白滑，脉沉细而迟或沉迟无力。

【治疗原则】温肾助阳，化湿固精。

【常用饮片】人参、黄芪、川芎、生地、巴戟天、补骨脂、菟丝子、肉桂、附子、杜仲、白术、白芍、山药、芡实、香附、吴茱萸、艾叶。

【常用方药或中成药】温胞饮，艾附暖宫丸。

#### 3. 肾阴虚证

【症状表现】婚久不孕，月经错后，量少色淡，头晕耳鸣，腰酸腿软，眼花心悸，皮肤不润，面色萎黄，舌淡，苔少，脉沉细。

【治疗原则】滋肾养血，调补冲任。

【常用饮片】酒蒸熟地、鹿角胶、酒当归、酒白芍、蒸山茱萸、紫河车、炙鳖甲、知母、青蒿、龟板。

【常用方药或中成药】养精种玉汤。

### （二）肝郁气滞型

【症状表现】多年不孕，月经愆期，量多少不定，经前乳房胀痛，胸胁不舒，小腹胀痛，精神抑郁，或烦躁易怒，舌红，苔薄，脉弦。

【治疗原则】疏肝解郁，理血调经。

【常用饮片】当归、白芍、赤芍、白术、牛膝、通草、川楝子、瓜蒌、皂刺、枳实、青皮、香附、甘草、王不留行。

【常用方药或中成药】百灵调肝汤，开郁种玉汤。

### （三）痰湿内蕴型

【症状表现】婚久不孕，形体肥胖，经行延后，甚或闭经，带下量多，色白质黏无臭，头晕心悸，胸闷泛恶，面色㿠白，苔白腻，脉滑。

【治疗原则】燥湿化痰，理气调经。

【常用饮片】制半夏、苍术、香附（童便浸炒）、茯苓、炒神曲、陈皮、川芎、远志、瓜蒌、胆南星、石菖蒲、鹿角胶、仙灵脾、巴戟天。

【常用方药或中成药】启宫丸。

### （四）瘀血内阻型

【症状表现】多年不孕，月经后期，量少或多，色紫黑，有血块，经行不畅，甚或漏下不止，少腹疼痛拒按，经前痛剧，舌紫黯，或舌边有瘀点，脉弦涩。

【治疗原则】活血化瘀，温经通络。

【常用饮片】小茴香、干姜、延胡索、没药、当归、川芎、肉桂、赤芍、蒲黄、红藤、败酱草、薏苡仁、金银花、五灵脂、延胡索。

【常用方药或中成药】少腹逐瘀口服液，血府逐瘀口服液。



## 五十五、癥瘕

妇女下腹有结块，或胀，或满，或痛者，称为“癥瘕”。癥与瘕，按其病变性质有所不同，坚硬成块，固定不移，推揉不散，痛有定处为癥，病属血分；痞满无形，时聚时散，推揉转动，痛无定处为瘕，病属气分。但就其临床所见，每有先因气聚，日久则血瘀成癥，因此不能把它们截然分开，故前人每以癥瘕并称。

### （一）气滞型

【症状表现】小腹有包块，积块不坚，推之可移，时聚时散，或上或下，时感疼痛，痛无定处，小腹胀满，胸闷不舒，精神抑郁，月经不调，舌红，苔薄，脉沉弦。

【治疗原则】疏肝解郁，行气散结。

【常用饮片】木香、丁香、三棱、莪术、枳壳、青皮、川楝子、小茴香、朱砂。

【常用方药或中成药】香棱丸。

### （二）血瘀型

【症状表现】小腹有包块，积块坚硬，固定不移，疼痛拒按，肌肤少泽，口干不欲饮，月经延后或淋漓不断，面色晦黯，舌紫黯，苔厚而干，脉沉涩有力。

【治疗原则】活血破瘀，散结消癥。

【常用饮片】桂枝、茯苓、丹皮、桃仁、赤芍、鳖甲、穿山甲、小茴香、三七、炮姜。

【常用方药或中成药】桂枝茯苓丸，大黄䗪虫丸。

### （三）痰湿型

【症状表现】小腹有包块，按之不坚，或时作痛，带下量多，色白质黏稠，胸脘痞闷，时欲呕恶，经行愆期，甚或闭而不行，舌淡胖，苔白腻，脉弦滑。

【治疗原则】除湿化痰，散结消癥。

【常用饮片】党参、白术、半夏、橘皮、茯苓、当归、杏仁、槟榔、甘草。

【常用方药或中成药】散聚汤。

### （四）毒热型

【症状表现】小腹有包块拒按，下腹及腰骶疼痛，带下量多，色黄或五色杂下，可伴经期提前或延长，经血量多，经前腹痛加重，烦躁易怒，发热口渴，便秘溲黄，舌红，苔黄腻，脉弦滑数。

【治疗原则】解毒除湿，破瘀消癥。

【常用饮片】金银花、鱼腥草、土茯苓、炒荆芥、赤芍、丹皮、丹参、三棱、莪术、皂角刺、半枝莲、穿心莲、白花蛇舌草、重楼、甘草。

【常用方药或中成药】银花蕺菜饮，止痛化癥胶囊（片）。

## 五十六、胎动不安

妊娠期出现腰酸腹痛，胎动下坠，或阴道少量流血者，称为“胎动不安”，又称“胎气不安”。胎动不安是临床常见的妊娠病之一，经过安胎治疗后，腰酸、腹痛消失，出血迅速停止，多能继续妊娠。若因胎元有缺陷而致胎动不安者，胚胎不能成形，故不宜进行保胎治疗。若胎动不安病情发展以致流产者，称为“堕胎”或“小产”。若妊娠在12周以内，胎儿未成形而自然殒堕者，称为“堕胎”；若妊娠12～28周内，胎儿已成形而自然殒堕者，称为“小产”。本病类似于西医学的先兆流产、先兆早产。

### （一）肾虚型

【症状表现】妊娠期腰酸腹痛，胎动下坠，或伴阴道少量流血，色黯淡，头晕耳鸣，两膝酸软，小便频数，或曾屡有堕胎，舌淡，苔白，脉沉细而滑。

【治疗原则】补肾益气，固冲安胎。

【常用饮片】人参、党参、白术、杜仲、川续断、益智仁、阿胶、艾叶、菟丝子、补骨脂、狗脊、女贞子、旱莲草、熟地、山茱萸、地骨皮。

【常用方药或中成药】寿胎丸，补肾安胎饮。

### （二）气虚型

【症状表现】妊娠期，腰酸腹痛，小腹空坠，或阴道少量流血，色淡质稀，精神倦怠，气短懒言，面色㿠白，舌淡，苔薄，脉缓滑。

【治疗原则】益气固冲安胎。

【常用饮片】人参、炙黄芪、炙甘草、升麻、白术、川续断、桑寄生、阿胶、乌贼骨、艾叶炭。

【常用方药或中成药】举元煎，泰山磐石散（丸）。

### （三）血虚型

【症状表现】妊娠期腰酸腹痛，胎动下坠，阴道少量流血，头晕眼花，心悸失眠，面色萎黄，舌淡，苔少，脉细滑。

【治疗原则】补血，固冲安胎。

【常用饮片】人参、干地黄、苎麻根、川续断、桑寄生、当归、芍药、阿胶、陈皮、炙甘草。

【常用方药或中成药】苎根汤，胎元饮。

### （四）血热型

【症状表现】妊娠期，腰酸腹痛，胎动下坠，或阴道少量流血，血色深红或鲜红，心烦少寐，渴喜冷饮，便秘溲赤，舌红，苔黄，脉滑数。

【治疗原则】清热凉血，固冲安胎。

【常用饮片】生地黄、熟地黄、芍药、山药、川续断、黄芩、菟丝子、桑寄生、黄柏、阿胶、旱莲草、地榆炭、生甘草。

【常用方药或中成药】保阴煎。

### （五）外伤型

【症状表现】妊娠期，跌仆闪挫，或劳力过度，继发腰腹疼痛，胎动下坠，或伴阴道流血，精神倦怠，脉滑无力。

【治疗原则】益气养血，固肾安胎。

【常用饮片】人参、黄芪、当归、白芍、川芎、熟地、杜仲、川续断、砂仁。

【常用方药或中成药】加味圣愈汤。

### （六）癥瘕伤胎型

【症状表现】孕后阴道不时少量下血，色红或黯红，胸腹胀满，少腹拘急，甚则腰酸，胎动下坠，皮肤粗糙，口干不欲饮，舌黯红或边尖有瘀斑，苔白，脉沉弦或沉涩。

【治疗原则】祛瘀消癥，固冲安胎。

【常用饮片】桂枝、茯苓、赤芍、牡丹皮、桃仁、续断、杜仲。

【常用方药或中成药】桂枝茯苓丸。

## 五十七、产后恶露不绝

中医的恶露是指产妇分娩后，子宫内遗留的余血、蜕膜、宫颈黏液和阴道分泌物的混合液。恶露持续3周以上，仍淋漓不尽者，称为“恶露不绝”，又称“恶露不尽”“恶露不止”。本病相当于西医的产后晚期出血。

### （一）气虚型

【症状表现】产后恶露过期不止，量多，色淡红，质稀，无臭味，精神倦怠，四肢无力，气短懒言，小腹空坠，面色晄白，舌淡，苔薄白，脉缓弱。

【治疗原则】益气摄血。

【常用饮片】人参、黄芪、白术、当归、阿胶、柴胡、鹿角霜、陈皮、艾叶炭、升麻、乌贼骨、甘草。

【常用方药或中成药】补中益气丸，十全大补丸。

### （二）血热型

【症状表现】产后恶露过期不止，量较多，色深红，质稠黏，气臭秽，口燥咽干，面色潮红，舌红，苔少，脉细数无力。

【治疗原则】养阴清热，凉血止血。

【常用饮片】生地、旱莲草、茜草、益母草、煅牡蛎、炒地榆、蒲黄、血竭。

【常用方药或中成药】丹栀逍遥丸，保阴煎。

### （三）血瘀型

【症状表现】产后恶露过期不止，淋漓量少，色黯有块，小腹疼痛拒按，块下痛减，舌紫黯，或有瘀点，脉弦涩。

【治疗原则】活血化瘀，理血归经。

【常用饮片】当归、川芎、桃仁、牡蛎、茜草、三七、黄柏、山楂、地榆、炮姜、炙甘草。

【常用方药或中成药】生化汤丸，益母草胶囊。

## 五十八、产后缺乳

哺乳期间，产妇乳汁甚少或全无，称为“缺乳”，亦称“乳汁不行”。西医称为乳汁不足。

### （一）气血虚弱证

【症状表现】产后乳少，甚或全无，乳汁清稀，乳房柔软，无胀满感，神倦食少，面色无华，舌淡，苔少，脉细弱。

【治疗原则】补气养血，佐以通乳。

【常用饮片】人参、生黄芪、当归、麦冬、木通、桔梗、炒白术、茯苓、山药、猪蹄甲。

【常用方药或中成药】通乳丹。

### （二）肝气郁滞证

【症状表现】产后乳汁涩少，浓稠，或乳汁不下，乳房胀硬疼痛，情志抑郁，胸胁胀闷，食欲不振，或身有微热，舌质正常，苔薄黄，脉弦细或弦数。

【治疗原则】疏肝解郁，活络通乳。

【常用饮片】当归、生地黄、川芎、柴胡、穿山甲、白芍、王不留行、漏芦、木通、通草、冬葵果、天花粉、蒺藜、生麦芽、青皮、桔梗、甘草、猪蹄甲。

【常用方药或中成药】下乳涌泉散。

## 五十九、骨折

骨的连续性和完整性遭到破坏者，称为骨折。西医学与中医学意义相同。中医治疗骨折伤损分为内治和外治两种。三期治疗原则是早期宜攻，中期宜和，后期宜补。

### （一）骨折初期

【症状表现】因脉络损伤，血离经脉，凝聚成癖，经络受阻气血不得宣通，故局部肿痛。

【治疗原则】活血化瘀，消肿止痛。

【常用饮片】柴胡、桃仁、当归、穿山甲、大黄、瓜蒌根、乳香、没药、川芎、红花、桃仁、白芍、甘草。

【常用方药或中成药】活血止痛散，十灰散，三七片，跳骨片。

### （二）骨折中期

【症状表现】骨折已经复位，筋络已经理顺，筋骨开始续接。但瘀血尚未去尽，尚有凝滞。

【治疗原则】活血祛瘀，接骨续筋。

【常用饮片】骨碎补、川续断、自然铜、土鳖虫、血竭、苏木、乳香、没药、儿茶、麝香。

【常用方药或中成药】大活络丸，舒筋活血丹，接骨丹，接骨七厘胶囊。

### （三）骨折后期

【症状表现】由于骨折之时气血损伤过甚，导致气血亏虚，故气短乏力，克伐肝肾导致肝肾不足，故屈伸不利。

【治疗原则】益气血，补肝肾，强筋骨。

【常用饮片】黄芪、当归、川芎、生地黄、杜仲、丹参、白术、白芍、川续断、骨碎补、牡丹皮、牛膝、茯苓、独活、降香、羌活、红花、甘草。

【常用方药或中成药】木瓜酒，鸡血藤酒，杜仲骨碎补酒，骨肽片，复方骨肽注射液，独一味胶囊。

## 六十、筋伤

中医筋的含义包括四肢和躯干部位的肌腱、关节囊、韧带、筋膜、腱鞘、滑液囊、椎间盘、关节软骨等组织。凡因各种外力暴力或慢性劳损等原因所造成筋的损伤，统称为筋伤，也称为伤筋。属于西医所指的软组织损伤范畴，近年来，有中医将强直性脊柱炎从筋伤论治。

【症状表现】中医的筋范围较广，包括骨关节周围的皮下组织、肌肉、肌腱、腱鞘、筋膜、关节软骨、关节囊、滑液囊、韧带、血管、周围神经、椎间盘纤维环等。跌仆、碾压等外伤或风寒湿等邪气侵袭可以伤筋，甚至筋僵、筋绝（筋断）。表现为或局部肿痛，活动受限，或转摇不能，或屈伸不利。

【治疗原则】消肿止痛，活血化瘀，益肝肾，健筋骨。

【常用饮片】红花、桃仁、川芎、当归尾、赤芍、丹皮、姜黄、郁金、大黄、穿山甲、威灵仙、三七、延胡索、苏木、乳香、没药、自然铜、血竭、麝香、川续断、儿茶、骨碎补、土鳖虫、刘寄奴、五灵脂、凌霄花、牛膝、虎杖、松节、徐长卿。

【常用方药或中成药】大活络丸，舒筋活血丹，宝珍膏，河车大造丸，万花油（外用）。

## 六十一、淋证

中医淋证是以小便频急，滴沥不尽，尿道涩痛，小腹拘急，痛引腰腹为主要临床表现的一类病证。西医学如泌尿系统感染、泌尿系统结石、泌尿系肿瘤、乳糜尿等疾病，有表现为以下证候者，可参考以下辨证论治。

### （一）热淋证

【症状表现】相当于西医所指泌尿系如肾盂、输尿管、膀胱和尿道等部位发生细菌感染，又称尿路感染。小便频急短涩，尿道灼热刺痛，尿色黄赤，少腹拘急胀痛，或有寒热，口苦，呕恶，或腰痛拒按，或有大便秘结，苔黄腻，脉滑数。

【治疗原则】清热解毒，利湿通淋。

【常用饮片】车前子、木通、萹蓄、萆薢、连翘、淡竹叶、灯心草、黄柏、栀子、土茯苓、地肤子、龙胆草、苦参、鸭跖草、瞿麦、石韦、大蓟、小蓟、四季青、旱莲草、白薇、琥珀、白茅根、蒲公英、滑石、海金沙、冬葵子、鸡内金、金钱草、苎麻根、穿心莲、白花蛇舌草、蝼蛄。

【常用方药或中成药】八正颗粒，三金片，热淋清颗粒。

### （二）石淋证

【症状表现】尿中时夹砂石，小便艰涩，或排尿时突然中断，尿道窘迫疼痛，少腹拘急，或腰腹绞痛难忍，痛引少腹，连及外阴，尿中带血，舌红，苔薄黄。若病久砂石不去，可伴见面色少华，精神委顿，少气乏力，舌质淡，边有齿印，脉细而弱；或腰腹隐痛，手足心热，舌红少苔，脉细带数。西医的泌尿系结石可归属“石淋”或“血淋”“气淋”等病证。

【治疗原则】清热利尿，通淋排石。

【常用饮片】石韦、冬葵子、瞿麦、滑石、车前子、金钱草、海金沙、鸡内金、芍药、甘草、赤芍、血竭、鱼脑石、小蓟、川牛膝、生地、藕节、蒲公英、黄柏、大黄。

【常用方药或中成药】排石颗粒，排石通淋口服液，消石胶囊，石淋通片。阴液耗伤者：六味地黄丸合石韦散；肾阳不足者：金匮肾气丸合石韦散。

### （三）气淋证

【症状表现】若实证表现为小便涩痛，淋沥不宜，小腹胀满疼痛，舌苔薄白，脉多沉弦。若虚证表现为尿时涩滞，小腹坠胀，尿有余沥，面白不华，舌质淡，脉虚细无力。

【治疗原则】实证宜利气疏导，虚证宜补中益气。

【常用饮片】实证：沉香、陈皮、当归、白芍、石韦、冬葵子、滑石、王不留行、青皮、乌药、小茴香、红花、赤芍、川牛膝、车前草、白茅根、甘草；虚证：炙黄芪、党参、炙甘草、炒白术、当归、升麻、柴胡、陈皮、生姜、大枣。

【常用方药或中成药】实证用沉香散，虚证用补中益气丸。

### （四）血淋证

【症状表现】实证表现为小便热涩刺痛，尿色深红，或夹有血块，疼痛满急加剧，或见心烦，舌苔黄，脉滑数。虚证表现为尿色淡红，尿痛涩滞不明显，腰酸膝软，神疲乏力，舌质淡，红，脉细数。

【治疗原则】实证宜清热通淋，凉血止血；虚证宜滋阴清热，补虚止血。

【常用饮片】阿胶、小蓟、生地、藕节、蒲黄、地榆、石韦、瞿麦、木通、琥珀、旱莲草、白茅根、牛膝、侧柏叶、血余炭、茜草、白薇、地锦草。

【常用方药或中成药】利湿通淋胶囊，八正散；实证用小蓟饮子；虚证用知柏地黄丸。

### （五）膏淋证

【症状表现】实证表现为小便浑浊如米泔水，置之沉淀如絮状，上有浮油如脂，或夹有凝块，或混有血液，尿道热涩疼痛，舌红，苔黄腻，脉濡数。虚证表现为病久不已，反复发作，淋出如脂，小便涩痛反见减轻，但形体日渐消瘦，头昏无力，腰酸膝软，舌质淡，苔腻，脉细弱无力。

【治疗原则】实证宜清热利湿，分清泄浊；虚证宜补虚固涩。

【常用饮片】党参、山药、萆薢、白术、茯苓、石菖蒲、黄柏、车前子、莲子、土茯苓、荠菜、丹参、乌药、青皮、芡实、龙骨、牡蛎、杭白芍。

【常用方药或中成药】膏淋汤，结石通片；实证用萆薢分清丸，虚证用补中益气汤合七味都气丸。

### （六）劳淋证

【症状表现】小便不甚赤涩，但淋沥不已，时作时止，遇劳即发，腰酸膝软，神疲乏力，舌质淡，脉细弱。

【治疗原则】健脾益肾。

【常用饮片】熟地黄、山药、芡实、泽泻、茯苓、白芍、龙骨、牡蛎、杜仲、枸杞子、怀牛膝、山茱萸、巴戟天、菟丝子、五味子、肉苁蓉、赤石脂。

【常用方药或中成药】无比山药丸，二神散合八珍汤，八珍颗粒，补中益气丸，右归丸。

## 六十二、尿浊证

尿浊是指小便浑浊，白如泔浆的症状。中医认为多因湿热下注或脾肾亏虚所致。小儿在受寒，饮食不调等外感、内伤情况下也可出现。经去除外因可自行消失。西医学的肾结核、肾系肿瘤、绦虫病、胸腹部创伤有此症状者可参考以下论治。

### （一）下焦湿热证

【症状表现】小便浑浊或夹凝块，白如泔浆，上有浮油，或排尿时灼热疼痛，身热烦躁，口虽干不欲多饮，大便秘结，舌质红，舌苔黄腻，脉濡数。

【治疗原则】清热化湿。

【常用饮片】萆薢、芡实、莲子、白果、石菖蒲、益智仁、桑螵蛸、菟丝子、土茯苓。

【常用方药或中成药】萆薢分清丸。

### （二）脾虚气陷证

【症状表现】尿浊反复发作，日久不愈，小便浑浊如白浆，小腹坠胀，尿意不畅，面色不华，食少腹胀，神疲乏力，消瘦，劳倦或进食油腻则发作或加重，舌质淡，舌苔白，脉弱或虚数。

【治疗原则】健脾益气，升清固涩。

【常用饮片】炙黄芪、党参、阿胶、白术、苍术、当归、升麻、柴胡、陈皮、炙甘草。

【常用方药或中成药】补中益气丸。

### （三）肾阳不足证

【症状表现】小便清长，时有浊尿，排尿时并无疼痛，头晕乏力，腰膝酸软，畏寒肢冷，舌质淡，面白不华，形寒肢冷，舌质淡白，脉沉细。

【治疗原则】温肾固涩。

【常用饮片】人参、鹿茸、炙黄芪、菟丝子、桑螵蛸、莲子肉、茯苓、山药、桑白皮、生龙骨、补骨脂、五味子、肉桂。

【常用方药或中成药】鹿茸补涩丸。

### （四）肾阴亏虚证

【症状表现】尿浊迁延日久，小便乳白如凝脂或脉胶，排尿时有涩痛或轻微热感，头晕耳鸣，潮热盗汗，口干，舌质红，舌苔少，脉细数。

【治疗原则】滋阴益肾。

【常用饮片】黄柏、知母、生地、山茱萸、山药、泽泻、茯苓、牡丹皮、女贞子、墨旱莲。

【常用方药或中成药】知柏地黄丸合二至丸。

## 六十三、遗精证

遗精是指不因性交而精液自行泄出的病证。中医又称为“失精”。有梦而遗称“梦遗”，无梦甚至清醒而遗称“滑精”。有生理性和病理性的不同。每周多于两次且伴有头晕、耳鸣等其他不适症状者多为病理性。西医可见于包皮过长、包茎、尿道炎、前列腺疾病等。

### （一）君相火旺证

【症状表现】少寐多梦，梦中遗精，伴有心中烦热，头晕目眩，精神不振，倦怠乏力，心悸不宁，易恐健忘，口干，小便短赤，舌质红，脉细数。

【治疗原则】清心安神，滋阴清热。

【常用饮片】人参、黄连、黄柏、生地、天冬、当归、枣仁、茯神、远志、莲子、山栀仁、竹叶、肉桂、甘草。

【常用方药或中成药】交泰丸，黄连清心饮合三才封髓丹，知柏地黄丸，大补阴丸。

### （二）湿热下注证

【症状表现】遗精频作，或有梦或无梦，或尿时有少量精液外流，小便热赤浑浊，或尿涩不爽，口苦或渴，心烦少寐，口舌生疮，大便溏臭，或见脘腹痞闷，恶心，苔黄腻，脉濡数。

【治疗原则】清热利湿。

【常用饮片】萆薢、黄柏、茯苓、莲子心、丹参、石菖蒲、白术、车前子。

【常用方药或中成药】萆薢分清丸。

### （三）劳伤心脾证

【症状表现】劳累则遗精，心悸不宁，失眠健忘，面色萎黄，四肢困倦，食少便溏，舌质淡，苔薄白，脉细弱。

【治疗原则】调补心脾，益气摄精。

【常用饮片】人参、黄芪、山药、茯苓、远志、莲子肉、木香、桔梗、麝香、朱砂。

【常用方药或中成药】妙香散，补中益气汤。

### （四）肾虚不固证

【症状表现】梦遗频作，甚至滑精，腰酸膝软，咽干，心烦，眩晕耳鸣，健忘失眠，低热颧赤，形瘦盗汗，发落齿摇，舌红少苔，脉细数。遗久滑精者，可兼见形寒肢冷，阳痿早泄，精冷，夜尿多或尿少浮肿，尿色清，或余沥不尽，面色㿠白或枯槁无华，舌质淡，嫩有齿痕，苔白滑，脉沉细。

【治疗原则】补肾益精，固涩止遗。

【常用饮片】鹿茸、鹿角胶、巴戟天、淫羊藿、锁阳、肉苁蓉、熟地黄、当归、韭菜子、山茱萸、沙苑子、五味子、龙骨、牡蛎、芡实、莲子肉、莲须、桑螵蛸、菟丝子、金樱子、覆盆子、枸杞子、刺猬皮、山药、补骨脂、肉桂、甘草。

【常用方药或中成药】桑螵蛸散，左归饮合金锁固精丸，水陆二仙丹，斑龙丸，左归丸，右归丸。

## 六十四、阳痿

阳痿是指青壮年男子，由于虚损、惊恐、湿热等原因，致使宗筋失养而弛纵，引起阴茎痿弱不起，临房举而不坚，或坚而不能持久的一种病证。西医疾病中的男子性功能障碍和某些慢性疾病表现以阳痿为主者，可参考以下内容辨证论治。

### （一）命门火衰证

【症状表现】阳事不举，精薄清冷，阴囊阴茎冰凉冷缩，或局部冷湿，腰酸膝软，头晕耳鸣，畏寒肢冷，精神萎靡，面色㿠白，舌淡，苔薄白，脉沉细，右尺尤甚。

【治疗原则】温肾壮阳，滋肾填精。

【常用饮片】鹿茸、鹿角胶、龟胶、熟地、山茱萸、山药、白术、菟丝子、当归、黄狗肾、海狗肾、紫河车、锁阳、淫羊藿、阳起石、肉苁蓉、韭菜子、蛇床子、杜仲、附子、肉桂、仙茅、巴戟天、九香虫、枸杞子、砂仁、陈皮。

【常用方药或中成药】右归丸合赞育丹。

### （二）心脾受损证

【症状表现】阳事不举，精神不振，夜寐不安，健忘，胃纳不佳，面色少华，舌淡，苔薄白，脉细。

【治疗原则】补益心脾。

【常用饮片】人参、黄芪、当归、白术、茯苓、枣仁、远志、龙眼肉、炙甘草。

【常用方药或中成药】归脾丸。

### （三）恐惧伤肾证

【症状表现】阳痿不举，或举而不坚，胆怯多疑，心悸易惊，夜寐不安，易醒，苔薄白，脉弦细。

【治疗原则】益肾宁神。

【常用饮片】人参、当归、熟地、山茱萸、杜仲、枸杞子、山药、枣仁、远志、升麻、柴胡、炙甘草。

【常用方药或中成药】大补元煎。

### （四）肝郁不舒证

【症状表现】阳痿不举，情绪抑郁或烦躁易怒，胸脘不适，胁肋胀闷，食少便溏，苔薄，脉弦。有情志所伤病史。

【治疗原则】疏肝解郁。

【常用饮片】当归、柴胡、白术、白芍、茯苓、香附、川楝子、枳壳、补骨脂、菟丝子、枸杞子、甘草。

【常用方药或中成药】逍遥丸。

### （五）湿热下注证

【症状表现】阴茎痿软，阴囊湿痒臊臭，下肢酸困，小便黄赤，苔黄腻，脉濡数。

【治疗原则】清热利湿。

【常用饮片】萆薢、丹参、石菖蒲、车前子、黄柏、淫羊藿、肉苁蓉、薏苡仁、泽泻、甘草。

【常用方药或中成药】龙胆泻肝汤，萆薢分清饮。

## 六十五、男子不育

婚后同居3年以上未采取避孕措施，而因男子原因引起不能生育者为男子不育症。不育症中医也称作“无子”“无嗣”等。西医称为男性不育，临床主要表现为无生育能力。精液检查见精子减少，每毫升在0.6亿以下，或见精子坏死、畸形、活动力差。对于中医所说“五不男”天、犍、变、怯、漏等男性先天性生理缺陷中的前三种，非药物所能奏效，不在以下讨论范围。

### （一）肾阳不足证

【症状表现】婚久不育，精子密度低于$60 \times 10^8$/ml，性欲低下。

【治疗原则】温肾补阳，填补精血。

【常用饮片】熟地、枸杞子、杜仲、覆盆子、黄精、山药、茯苓、山茱萸、菟丝子、鹿角片、黄狗鞭、肉苁蓉、仙灵脾、巴戟天、仙茅、蛇床子、胡芦巴、韭菜子、五味子。

【常用方药或中成药】赞育丸，肾宝，水陆二仙丹，男宝。

### （二）肾阴亏虚证

【症状表现】婚久不育，精子密度低于$60 \times 10^8$/ml，性欲亢进，滑精遗精。

【治疗原则】滋补肾阴，填补精血。

【常用饮片】鹿角胶、龟甲胶、何首乌、紫河车、沙苑子、枸杞子、菟丝子、覆盆子、五味子、车前子、熟地、山药、山茱萸、莲子、金樱子、知母、牡丹皮、黄柏。

【常用方药或中成药】五子衍宗丸合左归丸。

### （三）肝肾阴虚证

【症状表现】婚久不育，排精1小时后液化不全，精液中或夹有脓细胞。

【治疗原则】滋阴泻火，活血祛瘀。

【常用饮片】熟地、生地、泽泻、山茱萸、茯苓、赤芍、白芍、天花粉、淫羊藿、知母、牡丹皮、黄柏、丹参、蒲公英、金银花。

【常用方药或中成药】知柏地黄丸。

### （四）气血不足证

【症状表现】婚久不育，精子活动度低于Ⅲ级，或见精子量少，活动率低，体虚乏力。

【治疗原则】益气补血，滋肾填精。

【常用饮片】人参、黄芪、当归、白术、茯苓、川芎、菟丝子、杜仲、鹿角霜、枸杞子、山茱萸、巴戟天、桑椹、何首乌、黄精、炙甘草。

【常用方药或中成药】毓麟珠。

### （五）湿热瘀滞证

【症状表现】婚久不育，精子活动率低于60%，精子畸形率高于30%。少腹或会阴部胀痛，尿末滴白，淋漓涩痛，精液中夹杂血液，或精液镜检可见白细胞，前列腺液镜检可见红细胞，卵磷脂小体减少，舌质黯有瘀点，舌苔黄腻，脉弦涩。

【治疗原则】清热利湿，活血散结。

【常用饮片】蒲公英、黄柏、夏枯草、虎杖、丹参、泽兰、王不留行、玄参、牡蛎、浙贝母、土茯苓、鱼腥草、萆薢、紫花地丁、琥珀、川楝子、木通、车前草。

【常用方药或中成药】少腹逐瘀丸合前列康。

### （六）寒凝血瘀证

【症状表现】婚久不育，少腹睾丸拘急冷痛，遇寒痛甚，小便浑浊，舌质淡，舌苔白，脉沉弦。

【治疗原则】活血化瘀，温经通络。

【常用饮片】人参、黄芪、桂枝、茯苓、牡丹皮、桃仁、赤芍、丹参、怀牛膝、红花、橘核、乌药、川楝子、鹿角胶。

【常用方药或中成药】桂枝茯苓丸、理中丸合茴香橘核丸。

## 六十六、乳癖

乳中有结核，形如丸卵，不疼痛，不发寒热，皮色不变，其核随喜怒消长，此名乳癖。所以，乳癖是以乳房有形状大小不一的肿块，疼痛，与月经周期相关为主要表现的临床上最常见的乳腺组织良性增生性疾病。相当于西医的乳腺囊性增生症、乳腺纤维瘤、乳腺炎早期。本病有一定的癌变危险。

### （一）肝郁痰凝证

【症状表现】多见于青壮年妇女。乳房胀痛或刺痛，乳房肿块随喜怒消长，伴胸闷胁胀，善郁易怒，失眠多梦，舌质淡红，苔薄白，脉弦和细涩。

【治疗原则】疏肝解郁，化痰散结。

【常用饮片】柴胡、郁金、香附、陈皮、枳实、川芎、白芍、当归、大贝母、皂刺、半夏、白芥子、夏枯草、玄参、远志、猫爪草、山慈菇、穿山甲、漏芦、三棱、莪术、鳖甲、丹参、鸡内金。

【常用方药或中成药】逍遥蒌贝散，阳和解凝膏加黑退消（外贴）。

### （二）冲任失调证

【症状表现】多见于中年妇女。乳房肿块或胀痛，经前加重，经后缓减，伴腰酸乏力，神疲倦怠，头晕，月经先后失调，量少色淡，甚或经闭，舌淡，苔白，脉沉细。

【治疗原则】调摄冲任。

【常用饮片】熟地、怀山药、山茱萸、枸杞子、知母、黄柏、菟丝子、鹿角胶、当归、仙茅、淫羊藿、巴戟天、浙贝母、牡蛎、夏枯草、玄参、鳖甲。

【常用方药或中成药】加味二仙汤加减，乳癖消，阳和解凝膏加黑退消（外贴）。

## 六十七、痈肿

“痈”是气血为毒邪壅塞而不通的意思，痈肿是指发生在皮肉之间的急性化脓性疾病。有“内痈”与“外痈”之分，内痈生在脏腑，外痈生在体表。以下只讲述外痈。由于发病部位不同，本病有许多名称，生于颈部的，称颈痈；生于腋下的，称腋痈；生于脐部的，称脐痈；生于胯腹的，称胯腹痈；生于委中穴的，称委中毒。痈肿相当于西医的体表浅表脓肿、各部位的急性化脓性淋巴结炎。

【症状表现】初起患部结块，白肿，局部光软无头，灼热，疼痛，活动度不大。经7～10日，如不消散，即欲成脓，此结块处皮色发红，肿势高突，疼痛加剧如鸡啄米样，按之中软而有波动感。溃后流脓黄白稠厚，肿消痛减，本病多伴有轻重不同的全身症状，如恶寒发热、头痛、口干、便秘、尿赤等。舌质红，舌苔黄腻，脉数。

【治疗原则】清热利湿，解毒消肿。

【常用饮片】金银花、连翘、蒲公英、紫花地丁、野菊花、紫背天葵、重楼、黄芩、黄连、黄柏、栀子、赤芍、丹皮、牛黄、拳参、络石藤、大黄、虎杖、四季青、益母草、穿心莲、鸭跖草、金荞麦、绿豆、地锦草、白花蛇舌草、半边莲、山慈菇、漏芦、垂盆草、乳香、没药、雄黄、麝香、冰片。

【常用方药或中成药】内服：普济消毒饮；外用：初起用金黄膏或玉露膏外敷，溃后用红油膏或青黛膏掺九一丹外敷；脓尽改用白玉膏掺生肌散。

## 六十八、乳痈

乳痈是发生于乳房部的急性化脓性疾病。其临床特点为乳房部结块、肿胀疼痛，伴有全身发热，溃后脓出稠厚。常发生于哺乳期妇女，尤以尚未满月的初产妇多见。本病相当于西医的急性乳腺炎。

### （一）气滞热蕴证

【症状表现】乳房部肿胀疼痛，肿块或有或无，皮色不变或微红，乳汁排泄不畅；伴恶寒发热，头痛骨楚，口渴，便秘，舌淡红或红，苔薄黄，脉浮数或弦数。

【治疗原则】疏肝清胃，通乳消肿。

【常用饮片】当归、赤芍、桃仁、野菊花、鲜蒲公英、鲜地丁草、仙人掌、王不留行、路路通、漏芦。

【常用方药或中成药】内服：瓜蒌牛蒡汤加减；外用：金黄膏，玉露膏。

### （二）热毒炽盛证

【症状表现】肿块逐渐增大，皮肤焮红，灼热，疼痛如鸡啄，肿块中央渐软，有应指感；可伴壮热，口渴饮冷，面红目赤，烦躁不宁，大便秘结，小便短赤；舌红，苔黄干，脉数或滑数。

【治疗原则】清热解毒，托毒透脓。

【常用饮片】全瓜蒌、牛蒡子、白芷、大贝母、蒲公英、金银花、连翘、丹皮、赤芍、丹参、当归、青皮、橘皮、橘叶、蒺藜、夏枯草、乳香、没药、皂角刺、穿山甲、柴胡、黄芩、路路通、王不留行、漏芦、芒硝、半边莲。

【常用方药或中成药】内服：透脓散加味；外敷：如意金黄散，金黄膏；脓尽改用生肌散，红油膏，生肌玉红膏。

### （三）正虚邪恋证

【症状表现】溃破后乳房肿痛减轻，但疮口脓水不断，脓汁清稀，愈合缓慢，或乳汁从疮口溢出形成乳漏；面色少华，全身乏力，头晕目眩，或低热不退，食欲不振；舌淡，苔薄，脉弱无力。

【治疗原则】益气和营托毒。

【常用饮片】人参、黄芪、当归、赤芍、川芎、白术、茯苓、金银花、白芷、连翘、陈皮、甘草。

【常用方药或中成药】托里消毒散加减。

## 六十九、肠痈

肠痈是中医外科最常见的急腹症，由于饮食不节，劳倦过度，暴急奔走，跌扑损伤，暴怒忧思，胎前产后，寒温不适或肠道寄生虫，导致气滞血瘀，胃肠功能受损，传化不利，运化失职，糟粕积滞，生湿生热，败血浊气壅遏而成。好发于青壮年。与西医学急性阑尾炎意义相同。非手术疗法，有3/4的人将复发。目前手术疗法已成为完全有效的方法，可以防止复发和继发腹膜炎。

### （一）气血瘀滞证

【症状表现】转移性右下腹痛，呈持续性、进行性加剧，右下腹局限性压痛或拒按，伴恶心纳差，可有轻度发热，苔白腻，脉弦滑或弦紧。

【治疗原则】行气祛瘀，清热解毒。

【常用饮片】大黄、桃仁、芒硝、冬瓜子仁、红藤、丹参、陈皮、枳实、丹皮、甘草。

【常用方药或中成药】大黄牡丹汤。

### （二）湿热蕴结证

【症状表现】腹痛剧烈，右下腹压痛，反跳痛明显，肌紧张明显，但局限于右下腹，无扩散趋势。若湿重于热则微热，口渴不欲饮，大便溏而不爽，小便黄，舌质淡红，苔黄腻，脉弦滑；若热重于湿则发热明显，腹部剧痛，拒按明显，口干欲饮，大便秘结，小便黄赤，舌质红，苔黄腻，脉弦滑数。

【治疗原则】通腑泄热，利湿解毒。

【常用饮片】柴胡、白芍、黄芩、枳壳、木香、元胡、大黄、金钱草。

【常用方药或中成药】大柴胡汤。

### （三）热毒壅盛证

【症状表现】腹痛剧烈，全腹压痛、反跳痛，腹皮挛急；高热不退或恶寒发热，时时汗出，烦渴，恶心呕吐，腹胀，便秘或似痢不爽；舌红绛而干，苔黄厚干燥或黄糙，脉洪数或细数。

【治疗原则】通腑排脓，养阴清热。

【常用饮片】大黄、芒硝、丹皮、桃仁、冬瓜子、川芎、当归、皂角刺、生黄芪、穿山甲。

【常用方药或中成药】阑尾清解汤，金黄膏，玉露膏。

## 七十、痔

在古代，“痔”为突出之意，人于九窍中凡有小肉突出者，皆曰“痔”，不只生于肛门边，还有鼻痔、眼痔、牙痔等；但现在痔即指肛痔。肛痔是直肠末端黏膜下和肛管皮肤下及肛门缘的直肠静脉丛内的血管发生扩大、曲张所形成的柔软静脉团，或肛缘皮肤结缔组织增生或肛管皮下静脉曲张破裂形成的隆起物，任何年龄均可发生，发病率高，故有“十人九痔”之说，其中以青壮年占大多数。西医称为痔疮，根据发病部位不同，痔分为内痔、外痔及混合痔。中医内治法适用于1期、2期内痔，或痔核嵌顿继发感染，或年老体弱的内痔患者，或兼有其他慢性病不宜手术者。

### （一）风伤肠络证

【症状表现】大便带血，滴血或喷射而出，血色鲜红，或伴口干，大便秘结，舌红，苔黄，脉数。

【治疗原则】清热凉血祛风。

【常用饮片】生地黄、当归、黄芩、荆芥穗、蔓荆子、黄柏、知母、藁本、细辛、川芎、黄连、羌活、柴胡、升麻、防风、红花、甘草。

【常用方药或中成药】凉血地黄汤加减，化痔栓。

### （二）湿热下注证

【症状表现】便血色鲜，量较多，痔核脱出嵌顿，肿胀疼痛，或糜烂坏死，口干不欲饮，口苦，小便黄，苔黄腻，脉濡数。

【治疗原则】清热利湿止血。

【常用饮片】秦艽、桃仁、皂角子、苍术、防风、黄柏、当归尾、泽泻、槟榔、熟大黄、地榆、槐花。

【常用方药或中成药】止痛如神汤，痔疮止血丸，马应龙痔疮膏，生肌玉红膏。

### （三）脾虚气陷证

【症状表现】肛门坠胀，痔核脱出，需用手托还，大便带血，色鲜红或淡红，病程日久，面色少华，神疲乏力，纳少便溏，舌淡，苔白，脉弱。

【治疗原则】健脾益气。

【常用饮片】人参、黄芪、当归身、陈皮、升麻、柴胡、白术、甘草、地榆、槐角、防风炭。

【常用方药或中成药】补中益气丸，桃花散，化痔栓。

## 七十一、水、火轻度烫伤

【症状表现】局部皮肤潮红，肿胀，或水泡，剧烈疼痛，患者不安，呼吸短促，一般无全身表现，体温不升，血压不降，舌质红，舌苔正常或黄，脉细而数。

【治疗原则】清热解毒，益气养阴。

【常用饮片】①内服：大黄、地榆、四季青、白蔹、垂盆草、羊蹄、侧柏叶、紫珠、白茅根；②外用：煅石膏。

【常用方药或中成药】①内服：黄连解毒丸，犀角地黄丸；②外用：京万红烫伤膏，紫草膏，生肌白玉膏，生肌散。

## 七十二、风瘙痒

是以瘙痒为主要症状的皮肤感觉异常性皮肤病。中医文献中又称为风痒、血风疮、痒风、谷道痒等。本病以自觉皮肤阵发性瘙痒，搔抓后常出现抓痕、血痂、色素沉着和苔藓样变等继发性皮损为临床特征。临床上可分为局限性和泛发性两种。局限性者，以阴部、肛门周围瘙痒最多；泛发性者，则多泛发全身。以下仅介绍泛发性者。本病多见于老年及青壮年，好发于冬季，少数也可夏季发病。相当于西医的皮肤瘙痒症。

### （一）风热血热证

【症状表现】青年患者多见，病属新起，皮肤瘙痒剧烈，遇热更甚，皮肤抓破后有血痂；伴心烦，口干，小便黄，大便秘结，舌淡红，苔薄黄，脉浮数。

【治疗原则】疏风清热，凉血除湿。

【常用饮片】当归、生地、防风、蝉蜕、知母、苦参、胡麻、牛蒡子、石膏、丹皮、紫草、全蝎、木通、甘草。

【常用方药或中成药】消风散颗粒，消风止痒颗粒，苦参酒。

### （二）湿热蕴结证

【症状表现】瘙痒不止，抓破后脂水淋漓；伴口干口苦，胸胁闷胀，小便黄赤，大便秘结；舌红，苔黄腻，脉滑数。

【治疗原则】清热利湿止痒。

【常用饮片】生地、当归、柴胡、龙胆草、黄芩、栀子、泽泻、木通、车前子、甘草。

【常用方药或中成药】龙胆泻肝丸，黄柏霜（外用）。

### （三）血虚肝旺证

【症状表现】以老年人为多见，病程较长，皮肤干燥，抓破后血痕累累；伴头晕眼花，失眠多梦；舌红，苔薄，脉细数或弦数。

【治疗原则】养血润燥，祛风止痒。

【常用饮片】人参、党参、生地黄、熟地黄、炙黄芪、阿胶、天冬、麦冬、枳壳、石斛、枇杷叶、全蝎、地骨皮、丹参、泽泻、荆芥、防风、炙甘草。

【常用方药或中成药】①内服：地黄饮子，当归饮子丸；②外用：百部酊。

## 七十三、湿疮

中医又称为湿毒疮、浸淫疮、湿疡。又根据不同发病部位，而名称不同，生于肘窝或腘窝称为“四弯风”，生于阴囊即称作“绣球风”，急性湿疮称为“风湿疡”，慢性湿疮则称为“顽湿疡”等。西医称此病为湿疹。

【症状表现】多见红斑，丘疹，抓痕，剧烈瘙痒，口干，严重者浸淫流液，病久者肌肤粗糙肥厚。舌质红，舌苔白腻或黄腻，脉细数或沉细。

【治疗原则】祛风止痒，健脾利湿。

【常用饮片】①内服：黄柏、黄连、苦参、白鲜皮、四季青、地耳草、鸡矢藤、苍术、土茯苓、地肤子、秦皮、龙胆草、白芷、冬葵子、萆薢、蜀椒、蛇床子、透骨草、百部；②外用：艾叶、五倍子、枯矾。

【常用方药或中成药】湿毒清胶囊，苦参片，皮肤血毒丸（内外兼用）。

## 七十四、齿痛

齿痛是因各种原因引起的牙齿疼痛。西医可见于龋齿、牙髓炎、牙外伤、牙周炎、牙龈炎、牙本质过敏、楔状缺损等疾病发生的症状。

### （一）胃火齿痛证

【症状表现】牙齿疼痛，伴龈肿口臭，便秘，脉滑。

【治疗原则】清热泻火，涤痰止痛。

【常用饮片】石膏、黄连、升麻、山豆根、谷精草、牡丹皮、牛黄、生地、知母、玄参。

【常用方药或中成药】黄连解毒丸，清胃丸。

### （二）风冷虫蛀齿痛证

【症状表现】齿牙蛀蚀宣露，龈肿腐臭，疼痛时作时止，见风遇冷则甚，牙齿黄黑有孔洞。

【治疗原则】散寒除湿，止痛。

【常用饮片】细辛、白芷、荜茇、徐长卿、川椒、蜂房、五倍子、胡椒、金银花、薄荷、连翘。

【常用方药或中成药】甘露消毒丹，温胆丸，神仙失笑散，速效牙痛宁酊。

## 七十五、口疮

口疮是发生在口腔黏膜上的圆形或椭圆形溃烂斑点，局部灼痛，常反复发作。西医称为复发性口腔溃疡。

### （一）脾胃积热证

【症状表现】上腭、齿龈、唇角等处溃疡较多，或满口糜烂，糜烂周围红赤灼热，疼重拒食，烦躁流涎，面赤唇红，大便干燥，小便发黄，口苦口臭；舌质红，舌苔黄厚，脉滑数。

【治疗原则】清热解毒，泻火通腑。

【常用饮片】石膏、生地、知母、黄芩、栀子、黄连、金银花、蒲公英、薄荷、玄参、牡丹皮、天花粉、藿香、佩兰、木通、大黄、芒硝、苦丁茶。

【常用方药或中成药】黄连上清丸，导赤丸，牛黄清胃丸，一清颗粒。

### （二）虚火上炎证

【症状表现】口疡局部稍红，并带晦暗，心烦多梦，口干不欲饮，牙龈红肿出血，大便溏泻，舌体肥大，有齿痕，舌苔白腻。

【治疗原则】健脾化湿，滋阴补肾。

【常用饮片】石斛、北沙参、知母、黄柏、熟地、山药、山茱萸、丹皮、茯苓、泽泻、玄参、牛膝、麦冬、藿香、佩兰。

【常用方药或中成药】知柏地黄丸，六味地黄丸。

## 七十六、喉痹

中医喉痹是因气候骤变，起居不慎，冷热失调，肺卫不固，风热邪毒乘虚入侵，从口鼻直袭咽喉，内伤于肺，相搏不去，或肺胃邪热壅盛传里，则病情加重。也可因风寒外侵，营卫失和，邪郁化热，雍结咽喉而致病。西医所称急性咽炎属“风热喉痹”，慢性咽炎属“阴虚喉痹”范畴。

### （一）风热型

【症状表现】初起咽部干燥灼热，微痛，吞咽不利，其后疼痛加重，咽部有阻塞感。查见咽部微红稍肿，悬雍垂色红、肿胀，喉底红肿，或有颗粒突起。伴发热恶寒，头痛，咳嗽痰黄，苔薄白或微黄，脉浮数。

【治疗原则】疏散风热。

【常用饮片】金银花、连翘、荆芥、牛蒡子、薄荷、蝉衣、僵蚕、牛黄、西瓜霜、冰片、玄明粉、硼砂、蟾酥。

【常用方药或中成药】清咽滴丸，双羊喉痹通颗粒，山香圆片，芩翘口服液，复方鱼腥草片，复方草珊瑚含片，菊蓝抗流感片，牛黄解毒片，新癀片，一清胶囊，众生丸，金莲花胶囊，熊胆粉，牛黄上清丸，复方穿心莲片，利咽解毒颗粒，喉舒宁片，复方金银花颗粒，冬凌草片，蒲公英颗粒，清感穿心莲片，板蓝清热颗粒，羚羊感冒口服液，苦胆草片，清火片，四季青片，慢严舒柠清喉利咽颗粒，炎热清片，五味麝香丸，喉痛灵颗粒，新雪胶囊，穿黄清热胶囊，清火片，珍黄片，复方蒲芩胶囊，雪胆素胶囊，感冒退热颗粒。

### （二）肺胃热型

【症状表现】咽部疼痛逐渐加剧，痰多，吞咽困难，言语艰涩，咽喉梗塞感。查见咽部及核红肿，悬雍垂肿胀，喉底滤泡肿大，颌下有臖核，压痛。伴高热，口干喜饮，头剧痛，痰黄黏稠，大便秘结，小便黄，舌红苔黄，脉数有力。

【治疗原则】清热利咽。

【常用饮片】连翘、栀子、黄芩、薄荷、牛蒡子、防风、玄参、石膏、知母、金银花、大黄。

【常用方药或中成药】桂林西瓜霜，芩石利咽口服液，莲芝消炎片，玉叶清火胶囊，唇齿清胃丸，清咽丸。

### （三）风寒型

【症状表现】咽喉疼痛不甚，红肿不明显，吞咽不顺。伴恶寒发热，无汗，头痛，周身酸楚，舌淡苔白，脉浮紧。

【治疗原则】散寒解表利咽。

【常用饮片】荆芥、防风、苏叶、僵蚕、桔梗、牛蒡子、苏叶、升麻、甘草。

【常用方药或中成药】舒咽清喷雾剂，西瓜霜润喉片，咽炎清片，保喉片，玄麦甘桔颗粒，养阴清肺丸。

## 七十七、乳蛾

以咽喉两侧喉核（腭扁桃体）红肿疼痛，形似乳头，状如蚕蛾为主要症状的喉病。发生于一侧的称为单乳蛾，双侧的称为双乳蛾。实火乳蛾扁桃体炎，为急性虚火乳蛾，为慢性扁桃体炎。多因风热乳蛾或风热喉痹治而未愈，缠绵日久，邪热伤阴而致；或温热病后余邪未清而引发。西医所称急、慢性扁桃体炎按以下辨证论治。

### （一）风热上犯证

【症状表现】喉核红肿，连及周围咽部，咽部疼痛，吞咽不利，吞咽时疼痛加剧，咽喉有干燥灼热感，伴发热恶寒，头痛鼻塞，肢体倦怠，咳嗽，舌边尖红，舌苔薄白微黄，脉浮数。

【治疗原则】疏风清热，利咽消肿。

【常用饮片】薄荷、荆芥、金银花、野菊花、北沙参、土茯苓、牛蒡子、玄参、浙贝母、桔梗、赤芍、僵蚕、天花粉、桑白皮、山豆根、生甘草。

【常用方药或中成药】热炎宁合剂，感冒炎咳灵胶囊，万通炎康片，蒲地蓝消炎口服液，牛黄清火丸，银黄颗粒，六神丸，锡类散。

### （二）邪热传里证

【症状表现】咽部疼痛剧烈，痛连耳根及颌下，吞咽困难，有堵塞感，或声音嘶哑，喉核红肿，表面或有黄白色脓点，逐渐连成伪膜，咽颊部红肿，压痛明显，伴口渴引饮，咳嗽痰黄稠，口臭，大便秘结，小便黄赤，舌质红，舌苔黄厚，脉洪大而数。

【治疗原则】解毒泻火，利咽消肿。

【常用饮片】板蓝根、黄芩、山豆根、大青叶、射干、马勃、金果榄、胖大海、玄参、麦冬、鸭跖草、锦灯笼、木蝴蝶、青果、金荞麦、野菊花、桔梗、生甘草、牛黄、西瓜霜、冰片、玄明粉、硼砂、蟾酥。

【常用方药或中成药】板蓝根颗粒，牛黄清胃丸，小儿咽扁颗粒，清火栀麦片，穿王消炎胶囊，炎立消胶囊，凉膈散。

### （三）肺肾阴虚证

【症状表现】咽部干焮不适，微痛，微痒，干咳无痰或痰少而黏，吞咽作梗，喉核肥大潮红，连及周围，喉核上或有黄白色脓点或当喉核被挤压时有黄白色脓样物溢出。手足心热，一般以午后症状明显，并可有午后颧红，耳鸣耳聋，神疲乏力，虚烦失眠，口干不喜多饮，舌质红或干少苔，脉细数。

【治疗原则】滋补肺肾，利咽消肿。

【常用饮片】玄参、麦冬、生地、玉竹、百合、丹皮、知母、黄柏、熟地、山药、山茱萸、牛膝、白芍、石斛、桔梗、甘草、锦灯笼、地骨皮。

【常用方药或中成药】麦味地黄丸，藏青果喉片。



## 七十八、鼻衄

鼻腔出血，称为鼻衄。它是血证中最常见的一种，多由火热迫血妄行所致，其中肺热、胃热、肝火为常见。另有少数患者，可由正气亏虚，血失统摄引起。鼻衄可因鼻腔局部疾病引起，一般属于五官科的范畴，也可见于某些传染病、发热性疾病、血液病、风湿热、高血压、维生素缺乏症、化学药品及药物中毒等引起的鼻出血。

### （一）热邪犯肺证

【症状表现】鼻燥衄血，口干咽燥，或兼有身热、咳嗽痰少等症，舌质红，舌苔薄，脉数。

【治疗原则】清泄肺热，凉血止血。

【常用饮片】桑叶、菊花、薄荷、连翘、杏仁、旱莲草、白茅根、丹皮、侧柏叶、槐花、生地黄、大蓟、小蓟、藕节、桔梗、鲜艾叶、芦根、甘草。

【常用方药或中成药】桑菊饮，塞鼻散（百草霜15g，龙骨15g，枯矾60g，共研极细末，外用）。

### （二）胃热炽盛证

【症状表现】鼻衄，或兼齿衄，血色鲜红，口渴欲饮，鼻干，口干臭秽，烦躁，便秘，舌红，苔黄，脉数。

【治疗原则】清胃泻火，凉血止血。

【常用饮片】石膏、知母、生地黄、黄连、黄芩、大黄、栀子、丹皮、牛膝、白茅根、侧柏叶、槐花、羊蹄、大蓟、小蓟、藕节、茜草。

【常用方药或中成药】玉女煎，云南白药。

### （三）肝火上炎证

【症状表现】鼻衄，头痛，目眩，耳鸣，烦躁易怒，面目红赤，口苦，舌红，脉弦数。

【治疗原则】清肝胃火，凉血止血。

【常用饮片】龙胆草、柴胡、栀子、桑白皮、黄芩、郁金、丹皮、赤芍、白茅根、侧柏叶、大蓟、小蓟、荷叶、藕节、茜草、蒲黄、槐花、旱莲草、甘草。

【常用方药或中成药】龙胆泻肝丸，青黛粉。

### （四）气血亏虚证

【症状表现】鼻衄，或兼齿衄、肌衄，神疲乏力，面色苍白，头晕，耳鸣，心悸，夜寐不宁，舌质淡，脉细无力。

【治疗原则】补气摄血。

【常用饮片】黄芪、当归、川芎、生地黄、白芍、酸枣仁、远志、龙眼肉、仙鹤草、阿胶、茜草、木香。

【常用方药或中成药】归脾丸，当归补血丸，云南白药。

## 七十九、齿衄

齿龈出血称为齿衄，又称为牙衄、牙宣。齿衄可由齿龈局部病变或全身疾病所引起。内科范围的齿衄，多与血液病、维生素缺乏症、胃肠及肾的病变、肝硬化有关。齿龈局部病变引起的齿衄西医属于口腔科范围的牙龈出血、牙龈炎。

### （一）胃火炽盛证

【症状表现】齿衄血色鲜，齿龈红肿疼痛，头痛，口臭，舌质红，舌苔黄，脉洪数。

【治疗原则】清胃泻火，凉血止血。

【常用饮片】黄连、大黄、黄芩、连翘、白茅根、大蓟、小蓟、侧柏叶、丹皮、赤芍、槐花、地榆、羊蹄、茜草、蒲黄、紫珠、仙鹤草。

【常用方药或中成药】白清胃散合泻心汤，云南白药。

### （二）阴虚火旺证

【症状表现】齿衄，血色淡红，起病较缓，常因受热及烦劳而诱发，齿摇不坚，舌质红，舌苔少，脉细数。

【治疗原则】滋阴降火，凉血止血。

【常用饮片】生地、麦冬、玄参、知母、黄柏、牛膝、丹皮、赤芍、水牛角、大蓟、小蓟、侧柏叶、槐花、藕节、地榆、羊蹄、茜草、蒲黄、紫珠、仙鹤草、阿胶。

【常用方药或中成药】六味地黄丸合茜根散。

## 八十、目赤翳障

目赤是指目胀目痛，眼结膜充血，翳障多指视物模糊，常见于中医的暴风客热，天行赤眼、天行赤眼暴翳、白睛溢血等症，常见于西医的急性结膜炎、假性结膜炎、流行性角膜炎结膜下出血，以及白内障初起等疾病。

### （一）风热上扰证

【症状表现】多骤然发病，患眼眼睑红肿，白睛红赤，且痛且痒，羞明多泪，多眵，口渴，小便黄，大便秘结，舌苔薄白或微黄，脉浮数。

【治疗原则】疏风清热。

【常用饮片】桑叶、菊花、蝉衣、蔓荆子、谷精草、白蒺藜、蛇蜕、白僵蚕。

【常用方药或中成药】拨云退翳丸，熊胆丸，冰珍去翳滴眼液，十五味萝蒂明目丸。

### （二）肝热上攻证

【症状表现】发病迅速，白睛混赤浮肿，黑睛则见星翳簇生，视物不清，疼痛，畏光，眵目糊少，流泪重，口苦咽干，耳前多伴有肿核，耳鸣，便秘。舌苔黄，脉数有力。

【治疗原则】清肝泻热，祛邪退翳。

【常用饮片】青葙子、决明子、密蒙花、夏枯草、夜明砂、熊胆、龙胆草、黄芩、黄连、槐角、车前子、秦皮、钩藤、羚羊角、紫贝齿、珍珠母、石决明、珍珠、白僵蚕、茺蔚子、野菊花、蒲公英、冰片、炉甘石、硼砂。

【常用方药或中成药】①内服：羚羊角胶囊，熊胆丸，障翳散，障眼明片；②外用：复方熊胆滴眼液。

## 八十一、目暗昏花

中医认为目暗昏花多为肝肾阴虚，虚阳上扰引起的视物昏暗不清之证候。西医各种内障、眼疾可以出现此症状。

【症状表现】所见视物不清，并伴有头晕耳鸣或头痛目眩，腰膝酸软，全身乏力，舌质红或淡，舌苔少，脉弦细或数。

【治疗原则】平肝滋肾明目。

【常用饮片】枸杞子、白菊花、熟地黄、生地黄、菟丝子、沙苑子、女贞子、石斛、黑芝麻、桑叶、密蒙花、白芍、石决明、苍术。

【常用方药或中成药】明目地黄丸，石斛明目丸，石斛夜光丸。

## 八十二、耳鸣耳聋

耳鸣为患者在耳部或头内感到的一种声音，可分为主观性和客观性两类。前者较常见，外、中耳、耳蜗、蜗后及中枢听觉径路病变，甚至全身性疾病或精神因素均可引起；后者较少见，耳鸣声他人及患者均能听到，为血管源性、肌源性、咽鼓管异常开放、颞颌关节病变等原因所致。以下主要叙述主观性耳鸣。西医的耳鸣耳聋包括基底膜部位受累，如感音神经性聋、噪声性聋、梅尼埃病、耳毒性药物耳聋、老年性聋、病毒或细菌性迷路炎及骨迷路病变；蜗后病变包括内听道及桥小脑角病变，如听神经瘤、脑膜瘤、胆脂瘤、炎症或血管异常；中枢病变包括从脑干到听皮层通路的病变，如多发性硬化、肿瘤、血管病变、感染灶及脑外伤等；一些血液或循环系统疾病、肾脏病、甲状腺功能亢进、精神紧张等可以引起或加重耳鸣耳聋。如果没有器质性病变的耳鸣耳聋症状者，可参考本节辨证论治。

### （一）风热侵袭证

【症状表现】开始多有感冒症状，起病较迅速，耳闷耳胀，似物堵塞，听力下降而自声增强，伴头痛恶寒，发热口干。舌苔薄白或黄，脉弦数。

【治疗原则】疏风清热，解毒开窍。

【常用饮片】金银花、连翘、桔梗、薄荷、淡竹叶、甘草、荆芥穗、淡豆豉、牛蒡子、芦根、枇杷叶、白芷、石菖蒲、路路通。

【常用方药或中成药】银翘丸。

### （二）肝火上扰证

【症状表现】突然耳鸣，如闻风雷轰或潮声，耳聋时轻时重，多在情志抑郁或恼怒后耳鸣耳聋加重，伴口苦咽干，头痛或眩晕，胸胁胀满，心烦易怒，面红目赤，夜寐不安，大便秘结，小便短赤，舌质红，舌苔黄，脉弦数有力。

【治疗原则】清肝泻热，开郁通窍。

【常用饮片】龙胆草、柴胡、黄芩、栀子、细辛、石菖蒲、黄柏、牡蛎。

【常用方药或中成药】龙胆泻肝丸，丹栀逍遥丸。

### （三）痰热郁结证

【症状表现】两耳蝉鸣，时轻时重，有时闭塞如聋，听音不清，胸闷痰多，烦闷不舒，二便不畅，舌质红，舌苔黄腻，脉弦滑。

【治疗原则】化痰清火，降浊通窍。

【常用饮片】法半夏、陈皮、茯苓、黄芩、黄连、连翘、薄荷、浙贝母、郁金、杏仁、瓜蒌仁、胆南星、生姜、甘草。

【常用方药或中成药】二陈丸加黄连温胆丸。

### （四）气血亏虚证

【症状表现】耳鸣耳聋，每休息暂减，遇到疲劳后加重，耳内发凉或突然空虚感，伴四肢乏倦，声低气怯，面色无华，心悸失眠，脘腹胀满，食少便溏，舌质淡红，舌苔薄白，脉细弱。

【治疗原则】健脾益气，升阳通窍。

【常用饮片】黄芪、人参、白芍、升麻、桔梗、葛根、细辛、蔓荆子、石菖蒲、炙甘草。

【常用方药或中成药】归脾丸，益气聪明汤。

### （五）肾精亏损证

【症状表现】多见于中年之后，听力逐渐下降，耳鸣声细如蝉，昼夜不息，夜间尤甚，伴头晕眼花，口渴多饮，手足心热，眩晕失眠，时轻时重，腰膝酸软，遗精，带下，面色萎黄，舌质红，舌苔少，脉细弱或细数。

【治疗原则】补肾益精，降火开窍。

【常用饮片】熟地黄、女贞子、山茱萸、牡丹皮、茯苓、泽泻、枸杞子、骨碎补、旱莲草、山药、牡蛎、黄柏、珍珠母、五味子、山茱萸、石菖蒲、柏子仁、远志、合欢皮、夜交藤、磁石。

【常用方药或中成药】耳聋左慈丸。

## 八十三、鼻渊

中医“鼻渊”是因风热邪毒，袭表犯肺，或风寒化热，壅遏肺经，肺失清肃，致使邪毒循经上犯，结聚鼻窍，灼伤鼻窦肌膜而为病。西医所见为急、慢性性鼻窦炎属此范畴。鼻渊的治疗最好是内外同治，内治为煎汤内服，每日3次，外治为水煎将其蒸气吸入鼻腔，每日2次为宜。

### （一）风热壅遏证

【症状表现】涕多黄浊，头痛头胀，鼻塞不利，嗅觉减退，眉间或颧部有叩压痛。伴咽喉不利，咳吐黄痰，口渴喜冷饮。大便或干，小便黄少，舌质红，苔薄黄，脉浮数。

【治疗原则】疏风清热。

【常用饮片】①内治：薄荷、银花、苍耳子、辛夷花、白芷、板蓝根、大青叶、鱼腥草、麻黄、藿香、荆芥、赤芍；②外治：鹅不食草、辛夷花、野菊花、薄荷、冰片。

【常用方药或中成药】①内服：鼻炎片，通窍鼻炎胶囊（片，颗粒），香菊胶囊，辛芩颗粒，鼻渊舒口服液；②外用：鼻通宁滴剂。

### （二）胆热移脑证

【症状表现】鼻涕黄浊黏稠如脓样，量多味腥臭，嗅觉差，鼻窍肌膜红赤肿胀。头痛较剧，鼻塞，眉间及颧部压痛明显。伴发热，口苦咽干，头晕目眩，耳鸣耳聋，夜寐不安，急躁易怒，舌质红，苔黄，脉弦数。

【治疗原则】清泄胆热。

【常用饮片】①内治：黄芪、黄芩、当归、川芎、白芍、白芷、龙胆草、栀子、细辛、柴胡、生地、车前子、泽泻、木通、苍耳子、甘草；②外治：鹅不食草、辛夷花、野菊花、薄荷、冰片。

【常用方药或中成药】鼻窦炎口服液，辛夷散。

### （三）脾胃湿热证

【症状表现】鼻涕黄浊量多，鼻塞重而持续不通，嗅觉消失，鼻腔红肿胀痛，肿胀较甚。伴头晕重胀，头痛较剧，胃脘胀满嘈杂，食欲不振，嗳腐吞酸，小便黄，舌质红，苔黄腻，脉濡或滑数。

【治疗原则】清脾利湿。

【常用饮片】①内治：石膏、黄芩、滑石、木通、茯苓、猪苓、大腹皮、白豆蔻、大黄、辛夷花、苍耳子、草河车、白芷；②外治：鹅不食草、辛夷花、野菊花、薄荷、冰片。

【常用方药或中成药】六一散合参苓白术散，木香顺气丸。

### （四）肺气虚寒型

【症状表现】鼻涕白黏，鼻塞或重或轻，嗅觉减退，鼻内肌膜淡红肿胀，鼻甲肥大，遇风冷鼻塞流涕加重。伴头昏重胀，形寒肢冷，气短乏力，咳嗽有痰，舌质淡，苔薄白，脉缓弱。

【治疗原则】补肺散寒。

【常用饮片】①内治：人参、黄芪、防风、细辛、荆芥、藿香、诃子、桔梗、鱼脑石粉、辛夷花、苍耳子、白芷、川芎；②外治：a. 鱼脑石粉、冰片、辛夷花、细辛共研细末，吹鼻；b. 儿茶、鹅不食草、冰片共研细末，用麻油调匀，纳入鼻内。

【常用方药或中成药】通窍鼻炎颗粒，鼻炎康片。

### （五）脾气虚弱型

【症状表现】鼻涕白黏或黄稠，量较多无臭味，鼻塞较重，嗅觉减退，鼻内肌膜淡红或红，肿胀较甚。伴肢倦乏力，食少腹胀，大便溏薄，面色萎黄，舌质淡，苔白薄，脉缓弱。

【治疗原则】健脾化浊。

【常用饮片】①内治：人参、黄芪、白术、山药、泽泻、白扁豆、茯苓、薏苡仁、砂仁、桔梗、白芷、辛夷花；②外治：a. 鱼脑石粉、冰片、辛夷花、细辛共研细末，吹鼻；b. 儿茶、鹅不食草、冰片共研细末，用麻油调匀，纳入鼻内。

【常用方药或中成药】补中益气丸合玉屏风口服液（颗粒）。

（刘　萍）

第四篇

# 药剂学综合知识

药剂学（pharmaceutics），全称药物制剂学，是一门研究药物制剂剂型的基本理论、处方设计、生产工艺、合理应用，以及药物制剂剂型和药物的吸收、分布、代谢及排泄关系的综合技术科学。

药剂学包括物理药剂学、生物药剂学、工业药剂学、临床药剂学、放射药剂学、中草药药剂学、生化药物药剂学、微生物药剂学、药物传递系统学、药物辅料以及计算机在药剂学中的应用等分支学科。这些分支学科相互渗透、相互依存，又彼此独立，促进了药剂学的发展。总之，药剂学在药学研究领域内具有重要的地位，在药物制剂生产和临床应用过程中起着至关重要的作用。

（1）剂型可改变药物作用　例如硫酸镁口服溶液剂可作泻下药，但25%硫酸镁注射液10ml，用10%葡萄糖注射液稀释成5%溶液静脉滴注，能抑制大脑中枢神经，有镇静、解痉作用。又如依沙吖啶（ethacridine），0.1%～0.2%溶液局部涂敷有杀菌作用，但1%的注射液用于中期引产，有效率达98%。

（2）剂型能调节药物作用速度　不同剂型，药物作用速度不同。如注射剂、吸入气雾剂、舌下含片等，属速效制剂，发挥药效快，可用于急救；丸剂，缓、控释制剂，植入剂等属于慢效或长效制剂，按疾病需要可选用不同作用速度的制剂。

（3）改变剂型可降低或消除药物的毒副作用　如芸香油片剂治疗咳喘病，药效发挥慢，且疗效不佳，但改成气雾剂则药效发挥快，且副作用小。氨茶碱治疗哮喘很有效，但可引起心跳加快等副作用，若改成栓剂则可消除这种副作用。一些缓释与控释制剂，能控制药物释放速度并保持稳定的血药浓度，降低副作用。

（4）某些剂型有靶向作用　如静脉注射乳剂、静脉注射脂质体制剂等，是具有微粒结构的制剂，在体内能被单核–巨噬细胞系统的巨噬细胞吞噬，使药物在肝、肾、肺等器官分布较多，发挥药物剂型的靶向作用。

（5）剂型可直接影响药效　有些剂型特别是固体剂型，其中药物的性质和制备工艺不同会对药效产生影响。如药物晶型、药物粒子大小不同，都可以直接影响药物的释放，进而影响药效。

（王东兴）

# 第十七章 溶 剂

溶剂是一种可以溶化固体、液体或气体溶质的物质（液体、气体或固体），溶质溶于溶剂而成为溶液。需要注意的是，溶剂、溶质都可以为固体、液体或气体。溶剂按介电常数的大小分为极性溶剂、半极性溶剂和非极性溶剂。极性溶剂主要有水、甘油、二甲基亚砜等；半极性溶剂以乙醇、丙二醇、聚乙二醇等为代表；非极性溶剂如脂肪油、液状石蜡、乙酸乙酯等。由于水是最常用的溶剂，因此溶剂又常常分为水和非水溶剂两大类。

## 第一节 极性溶剂

### 一、水

水是一切生命存在的基础。生物体内水分占60%～90%，人体中的水占体重的70%，水是血液、淋巴液、组织液的基本成分，肌肉中含76%，骨骼里含20%。水又是工农业生产的基础物质，医药工业、医疗活动中更是离不开水。

#### （一）天然水

天然水很不纯净，所含成分较为复杂。天然水中的杂质按其和水混合形态的不同，可分为三类，即悬浮物、胶体物及溶解物（图17-1）。

#### （二）制药用水

从广义角度分类，制药用水主要分为原料水和产品水。原料水特指制药生产工艺过程中使用的水，产品水特指按制药工艺生产的包装成品水。

从原料角度分类，中国GMP将制药用水分为饮用水（drinking water）、纯化水（purified water，PW）和注射用水（water for injection，WFI）；欧盟GMP和世界卫生组织GMP将其分为饮用水、纯化水、高纯水和注射用水；美国cGMP将其分为饮用水、纯化水、血液透析用水（water for hemodialysis）、注射用水和纯蒸汽（pure steam）。

从产品角度分类，制药用水分为抑菌注射用水（bacteriostatic water for injection）、灭菌吸入用水（sterile water for inhalation）、灭菌注射用水（sterile water for injection）、灭菌冲洗用水（sterile water for irrigation）和灭菌纯化水（sterile purified water）等。

最新版《中国药典》中所收载的制药用水因使用范围不同而分为纯化水、注射用水及灭菌注射用水。一般应根据各生产工序或使用目的与要求选用适宜的制药用水。药品生产企业应确保制药用水的质量符合预期用途的要求。

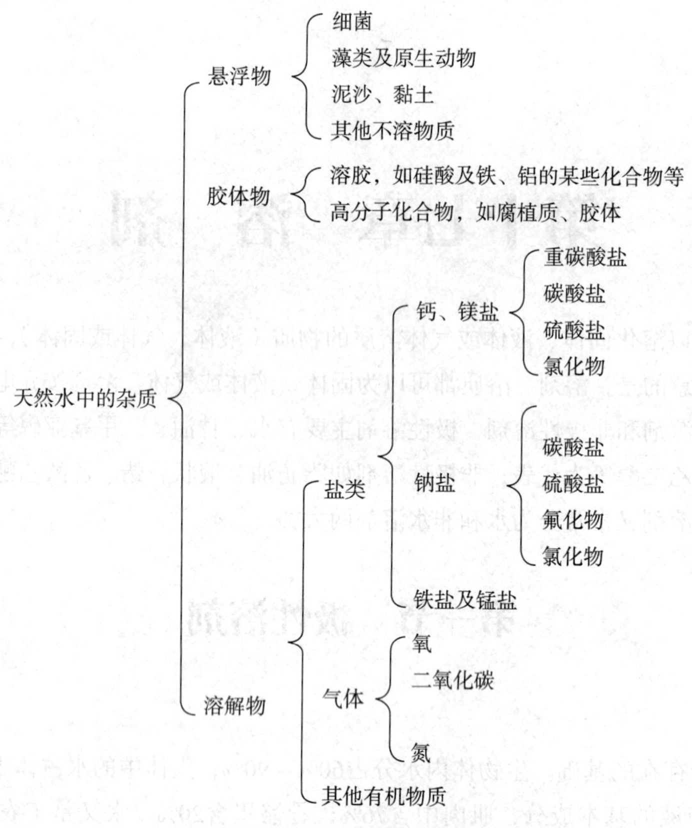


图 17-1　天然水中所含的物质

1. **饮用水**　饮用水是供人生活的饮水和生活用水，为天然水经净化处理所得。饮用水可作为药材净制时漂洗、制药用具的粗洗用水。除另有规定外，饮用水也可作为药材的提取溶剂。饮用水的质量必须符合国家标准，即符合中华人民共和国生活饮用水卫生标准（GB 5749—2006），该标准对水质标准和卫生要求做了明确规定，现摘录如下。

（1）水质常规指标及限值　见表17-1。

表17-1　水质常规指标及限值

| 指　标 | 限　值 | 指　标 | 限　值 |
|---|---|---|---|
| 微生物指标[①] | | 毒理指标 | |
| 总大肠菌群（MPN/100ml或CFU/100ml） | 不得检出 | 砷（mg/L） | 0.01 |
| 耐热大肠菌群（MPN/100ml或CFU/100ml） | 不得检出 | 镉（mg/L） | 0.005 |
| 大肠埃希菌（MPN/100ml或CFU/100ml） | 不得检出 | 铬（六价，mg/L） | 0.05 |
| 菌落总数（CFU/ml） | 100 | 铅（mg/L） | 0.01 |
| 毒理指标 | | 硒（mg/L） | 0.01 |
| 汞（mg/L） | 0.001 | 氰化物（mg/L） | 0.05 |

续表

| 指　标 | 限　值 | 指　标 | 限　值 |
|---|---|---|---|
| 毒理指标 | | 感官性状和一般化学指标 | |
| 氟化物（mg/L） | 1.0 | 铝（mg/L） | 0.2 |
| 硝酸盐（以N计，mg/L） | 10（地下水源限制时为20） | 铁（mg/L） | 0.3 |
| 三氯甲烷（mg/L） | 0.06 | 锰（mg/L） | 0.1 |
| 四氯化碳（mg/L） | 0.002 | 铜（mg/L） | 1.0 |
| 溴酸盐（使用臭氧时，mg/L） | 0.01 | 锌（mg/L） | 1.0 |
| 甲醛（使用臭氧时，mg/L） | 0.9 | 氯化物（mg/L） | 250 |
| 亚氯酸盐（使用二氧化氯消毒时，mg/L） | 0.7 | 硫酸盐（mg/L） | 250 |
| 氯酸盐（使用复合二氧化氯消毒时，mg/L） | 0.7 | 溶解性总固体（mg/L） | 1000 |
| 感官性状和一般化学指标 | | 总硬度（以$CaCO_3$计，mg/L） | 450 |
| 色度（铂钴色度单位） | 15 | 耗氧量（$COD_{Mn}$法，以$O_2$计，mg/L） | 3（水源限制，原水耗氧量＞6mg/L时为5） |
| 浑浊度（NTU-散射浊度单位） | 1（水源与净水技术条件限制时为3） | 挥发酚类（以苯酚计，mg/L） | 0.002 |
| 臭和味 | 无异臭、异味 | 阴离子合成洗涤剂（mg/L） | 0.3 |
| 肉眼可见物 | 无 | 放射性指标[②] | 指导值 |
| pH（pH单位） | 不小于6.5且不大于8.5 | 总α放射性（Bq/L） | 0.5 |
| | | 总β放射性（Bq/L） | 1 |

注：①MPN表示最可能数；CFU表示菌落形成单位。当水样检出总大肠菌群时，应进一步检验大肠埃希菌或耐热大肠菌群；水样未检出总大肠菌群，不必检验大肠埃希菌或耐热大肠菌群；②放射性指标超过指导值，应进行核素分析和评价，判定能否饮用。

（2）饮水中消毒剂常规指标及要求　见表17-2。

表17-2　饮用水中消毒剂常规指标及要求

| 消毒剂名称 | 与水接触时间 | 出厂水中限值 | 出厂水中余量 | 管网末梢水中余量 |
|---|---|---|---|---|
| 氯气及游离氯制剂（游离氯，mg/L） | 至少30分钟 | 4 | ≥0.3 | ≥0.05 |
| 一氯胺（总氯，mg/L） | 至少120分钟 | 3 | ≥0.5 | ≥0.05 |
| 臭氧（$O_3$，mg/L） | 至少12分钟 | 0.3 | | 0.02（如加氯，总氯≥0.05） |
| 二氧化氯（$ClO_2$，mg/L） | 至少30分钟 | 0.8 | ≥0.1 | ≥0.02 |

（3）水质非常规指标及限值　见表17-3。

表17-3　水质非常规指标及限值

| 指　标 | 限　值 | 指　标 | 限　值 |
|---|---|---|---|
| 微生物指标 | | 呋喃丹（mg/L） | 0.007 |

续表

| 指 标 | 限 值 | 指 标 | 限 值 |
| --- | --- | --- | --- |
| 贾第鞭毛虫（个/10升） | <1 | 林丹（mg/L） | 0.002 |
| 隐孢子虫（个/10升） | <1 | 毒死蜱（mg/L） | 0.03 |
| 毒理指标 | | 草甘膦（mg/L） | 0.7 |
| 锑（mg/L） | 0.005 | 敌敌畏（mg/L） | 0.001 |
| 钡（mg/L） | 0.7 | 莠去津（mg/L） | 0.002 |
| 铍（mg/L） | 0.002 | 溴氰菊酯（mg/L） | 0.02 |
| 硼（mg/L） | 0.5 | 2, 4-二氯苯氧乙酸（mg/L） | 0.03 |
| 钼（mg/L） | 0.07 | 滴滴涕（mg/L） | 0.001 |
| 镍（mg/L） | 0.02 | 乙苯（mg/L） | 0.3 |
| 银（mg/L） | 0.05 | 二甲苯（mg/L） | 0.5 |
| 铊（mg/L） | 0.0001 | 1, 1-二氯乙烯（mg/L） | 0.03 |
| 氯化氰（以$CN^-$计，mg/L） | 0.07 | 1, 2-二氯乙烯（mg/L） | 0.05 |
| 一氯二溴甲烷（mg/L） | 0.1 | 1, 2-二氯苯（mg/L） | 1 |
| 二氯一溴甲烷（mg/L） | 0.06 | 1, 4-二氯苯（mg/L） | 0.3 |
| 二氯乙酸（mg/L） | 0.05 | 三氯乙烯（mg/L） | 0.07 |
| 1, 2-二氯乙烷（mg/L） | 0.03 | 三氯苯（总量，mg/L） | 0.02 |
| 二氯甲烷（mg/L） | 0.02 | 六氯丁二烯（mg/L） | 0.0006 |
| 三卤甲烷（三氯甲烷、一氯二溴甲烷、二氯一溴甲烷、三溴甲烷的总和） | 该类化合物中各种化合物的实测浓度与其各自限值的比值之和不超过1 | 丙烯酰胺（mg/L） | 0.0005 |
| 1, 1, 1-三氯乙烷（mg/L） | 2 | 四氯乙烯（mg/L） | 0.04 |
| 三氯乙酸（mg/L） | 0.1 | 甲苯（mg/L） | 0.7 |
| 三氯乙醛（mg/L） | 0.01 | 邻苯二甲酸二（2-乙基己基）酯（mg/L） | 0.008 |
| 2, 4, 6-三氯酚（mg/L） | 0.2 | 环氧氯丙烷（mg/L） | 0.0004 |
| 三溴甲烷（mg/L） | 0.1 | 苯（mg/L） | 0.01 |
| 七氯（mg/L） | 0.0004 | 苯乙烯（mg/L） | 0.02 |
| 马拉硫磷（mg/L） | 0.25 | 苯并（a）芘（mg/L） | 0.00001 |
| 五氯酚（mg/L） | 0.009 | 氯乙烯（mg/L） | 0.005 |
| 六六六（总量，mg/L） | 0.005 | 氯苯（mg/L） | 0.3 |
| 六氯苯（mg/L） | 0.001 | 微囊藻毒素-LR（mg/L） | 0.001 |
| 乐果（mg/L） | 0.08 | 感官性状和一般化学指标 | |
| 对硫磷（mg/L） | 0.003 | 氨氮（以N计，mg/L） | 0.5 |
| 灭草松（mg/L） | 0.3 | 硫化物（mg/L） | 0.02 |
| 甲基对硫磷（mg/L） | 0.02 | 钠（mg/L） | 200 |
| 百菌清（mg/L） | 0.01 | | |

（4）集中式供水和分散式供水部分水质指标及限值　见表17-4。

表17-4　集中式供水和分散式供水部分水质指标及限值

| 指　标 | 限　值 |
| --- | --- |
| 微生物指标 | |
| 菌落总数（CFU/ml） | 500 |
| 毒理指标 | |
| 砷（mg/L） | 0.05 |
| 氟化物（mg/L） | 1.2 |
| 硝酸盐（以N计，mg/L） | 20 |
| 感官性状和一般化学指标 | |
| 色度（铂钴色度单位） | 20 |
| 浑浊度（NTU-散射浊度单位） | 3（水源与净水技术条件限制时为5） |
| pH（pH单位） | 不小于6.5且不大于9.5 |
| 溶解性总固体（mg/L） | 1500 |
| 总硬度（以$CaCO_3$计，mg/L） | 550 |
| 耗氧量（CODMn法，以$O_2$计，mg/L） | 5 |
| 铁（mg/L） | 0.5 |
| 锰（mg/L） | 0.3 |
| 氯化物（mg/L） | 300 |
| 硫酸盐（mg/L） | 300 |

（5）卫生要求　①集中式供水，除应根据需要具备必要的净化处理设备外，不论其水源是地面水或地下水，均应有消毒设施。取地下水直接供入管网的一次配水井，必要时，还应有除砂、防浑浊设施。有关蓄水、配水和输水等设备必须严密，且不得与排水设施直接相连，防止倒虹吸。用水单位自建的各类贮水设备要加以防护，定期清洗和消毒，防止污染。②凡与水接触的给水设备所用原材料及净水剂，均不得污染水质。新材料和净水剂均需经过省、市、自治区卫生厅（局）审批，并报国家卫生健康委员会备案。③各单位自备的生活饮用水供水系统，严禁与城、镇供水系统连接。否则，责任由连接管道的用水单位承担。④集中式供水单位，应不断加强对取水、净化、蓄水、配水和输水等设备的管理，建立行之有效的放水、清洗、消毒和检修等制度及操作规程，以保证供水质量。新设备、新管网投产前或旧设备、旧管网修复后，必须严格进行冲洗、消毒，经检验浑浊度、细菌、肉眼可见物等指标合格后方可正式通水。⑤直接从事供水工作的人员，必属建立健康档案，定期进行体检，每年不少于1次。如发现有传染病病人或健康带菌者，应立即调离工作岗位。⑥分散式供水应加强卫生管理，建立必要的卫生制度，采取切实可行的措施，做好维护和管理工作。

（6）水源的选择和检查　用于蒸馏法制备注射用水的水源，最好选择无色、无臭、无味的澄明软水，否则应适当加以净化处理。供饮用的自来水可不再经处理而供蒸馏用。用于作离子交换的水源，平时应尽量选择洁净的地面水（如江水、湖水、河水，塘水）；在战时尽可能选择地下水（如井水）。为了弄清水质的情况，应做如下检查，根据检查结果，进行选择和预处理。①外观：如色、臭、味、浊度及pH等。②比电阻：此项指标综合反映水中总离子的多少。一般要求不得低于1000Ω·cm。③总盐量：原水中总盐量是指水中阳离子数与阴离子数的总和，为了简便起见，总阳离子数一般以$Ca^{2+}$、$Mg^{2+}$、$Na^{+}$等主要阳离子表示，总阴离子数一般以$CO_3^{2-}$、$HCO_3^{-}$、$Cl^{-}$、$SO_4^{2-}$等主要阴离子表示。因此，通过氯化物、硫酸盐、总碱度的测定即可得到总阴离子数。④易氧化物检查水质污染情况，主要指水中所含有机腐败物，细菌体及其他可被高锰酸钾氧化的物质。

**2. 纯化水**　纯化水为符合国家标准的饮用水经蒸馏法、离子交换法、反渗透法或其他适宜方法制备的制药用水，最新版《中国药典》规定，纯化水质量应符合其中关于纯化水的相关规定。纯化水可作为配制普通药物制剂用的溶剂或实验用水；可作为中药注射剂、滴眼剂等灭菌制剂所用药材的提取溶剂；口服、外用制剂配制用溶剂或稀释剂；非灭菌制剂用器具的精洗用水；也可用作为非灭菌制剂所用药材的提取溶剂。纯化水不得用于注射剂的配制与稀释。

（1）蒸馏水　将饮用水加热到沸腾使之气化，再冷却变为液体的水，称为蒸馏水。蒸馏水应符合最新版《中国药典》的规定。凡是医疗上使用的水无特别限定时，一般是指蒸馏水。蒸馏水应用很广，主要是：①溶剂。液体制剂大多数是以蒸馏水为溶剂配制而成，如溶液剂、合剂、糖浆剂等。实验室所用试剂、试药及标准液等，大都是以蒸馏水为溶剂制成的。②稀释剂。将高浓度的药剂或药物稀释成较低浓度时，多用蒸馏水做稀释剂，如75%乙醇、稀盐酸、稀硫酸等。③清洗（洁）剂。配制制剂所用用具、器皿及实验室所用器具等，用普通水冲洗后，还必须用蒸馏水冲洗，洗去附着的普通水中的杂质，避免这些杂质对药剂及实验的影响。④接触剂。水是最广泛使用的接触剂。当用去污剂去污时，用水作接触剂，才能有效地去除污迹。配制软膏、眼膏时，其中药物不溶于水而粉末又需要极细时，常常加入少许量蒸馏水研磨，即所谓加液研磨法，可使药物颗粒研得细微，制得细腻而均匀的制剂，水起了接触剂的作用。

（2）去离子水　去离子水是用离子交换法（又称化学交换法）或电渗析法制备的一种比较纯净的水，水质比电阻一般要求在$1\times10^{6}$Ω·cm以上。该法与蒸馏法比，生产设备简单，节约燃料和冷却水，且水质化学纯度高；电渗析法还可节约酸碱，生产效率也较高。但这些方法制备的纯水往往不能全部除去水中的有机杂质（如热原）以及乳光和气味，因此，去离子水不能供注射用，各国药典均未收载，但可作为水源制备注射用水，洗涤容器、用具以及配制普通制剂等。①离子交换法制备去离子水：凡具有交换离子能力的物质，均称为离子交换剂。有机合成的离子交换剂又称为离子交换树脂，能与阳离子交换的树脂称为阳离子交换树脂，与阴离子交换的称阴离子交换树脂。离子交换法制备纯水，就是利用阳、阴离子交换树脂分别同水中存在的各种阳离子与阴离子进行交换，从而达到纯化水的目的。②电渗析法制备去离子水：电渗析法是使处理水流经阴、阳离子交换膜和隔板所构成的电渗析层（室）时，在外加电场作用下，把水中的阴、阳离子分别通过阴、阳膜而使水达纯化目的的一种方法。电渗析技术目前已广用于海水及高含盐量水的淡化，动力设备给水的软化脱盐，电子、医药、化学工业的纯水制备，放射性废水的处理，产品提纯以及原料回收等方面。在水的纯化方面，多用作纯水制取的预处理，出水量与设备大小有关，出水纯度视水在隔板内流程与原水含盐量而定。

### 3. 注射用水

（1）质量要求　注射用水的质量要求在最新版《中国药典》中有严格规定。除一般蒸馏水的检查项目如酸碱度、氯化物、硫酸盐、钙盐、铵盐、二氧化碳、易氧化物、不挥发物及重金属等均应符合规定外，还必须通过热原检查。注射用水多采用综合法制备。

（2）热原　热原（pyrogen）是微生物的代谢产物。大多数细菌都能产生，致热能力最强的是革兰阴性杆菌所产生的热原。霉菌甚至病毒也能产生热原。含有热原的输液注入人体，大约半小时以后，就使人体发冷、寒战、体温升高、身痛、出汗、恶心呕吐等不良反应，有时体温可升至40℃，严重者出现昏迷，虚脱，甚至有生命危险。热原反应的温度变化曲线，因热原种类不同而有差异。



（3）原水处理　原水处理方法有离子交换法与电渗析法。离子交换法制得的离子交换水主要供蒸馏法制备注射用水使用，也可用于洗瓶，但不得用来配制注射液，因其在除热原方面不如蒸馏法那样可靠，有时还带有乳光。电渗析法广泛用于原水预处理，供离子交换法使用，以减轻离子交换树脂的负担。

（4）制备　注射用水是配制注射剂的主要溶剂，其质量高低直接影响注射剂的质量，特别是大输液。随着科学技术及检测手段的迅速发展，对注射用水的质量要求更高了。注射用水可通过蒸馏法、反渗透法、超滤法等获得，各国对注射用水的生产方法做了十分明确的规定，例如《美国药典》规定“注射用水经蒸馏法，或比蒸馏法在移除化学物质和微生物水平方面相当或更优的纯化工艺制得”。最新版《中国药典》规定“注射用水为纯化水经蒸馏所得的水”。《欧洲药典》规定“注射用水通过符合官方标准的饮用水制备，或者通过纯化水蒸馏制备，蒸馏设备接触水的材质是中性玻璃、石英或合适的金属，装有有效预防液滴夹带的设备”。在国外，只要能够通过验证被证明如同蒸馏法一样有效且可靠，某些纯化技术（如超滤和反渗透技术）也可以用于注射用水的生产。不过，由于反渗透法和超滤法制备的注射用水不是热水系统，其微生物繁殖的抑制作用不如蒸馏法制备的高温注射用水，因此，采用纯化水为原水经蒸馏法制备注射用水是世界公认的首选方法。

1）制备设备与分类　蒸馏水的蒸馏水机形式多样，但基本结构相似，一般由蒸发装置、分离装置、冷凝装置等组成，主要有传统的塔式蒸馏水机和较新的蒸汽压缩式蒸馏水机、多效蒸馏水机。

①蒸汽压缩式蒸馏水机　蒸汽压缩式蒸馏水机又称热压式蒸馏水机，图17-2为其示意图。本机的特点在于热交换器具有回收能量的作用，在整个生产过程中不需冷却水。蒸汽再次经过净化和在上述高温下停留约45分钟，故蒸馏水可保证无菌和无热原。每小时产蒸馏水（30℃），最大可达10000L。

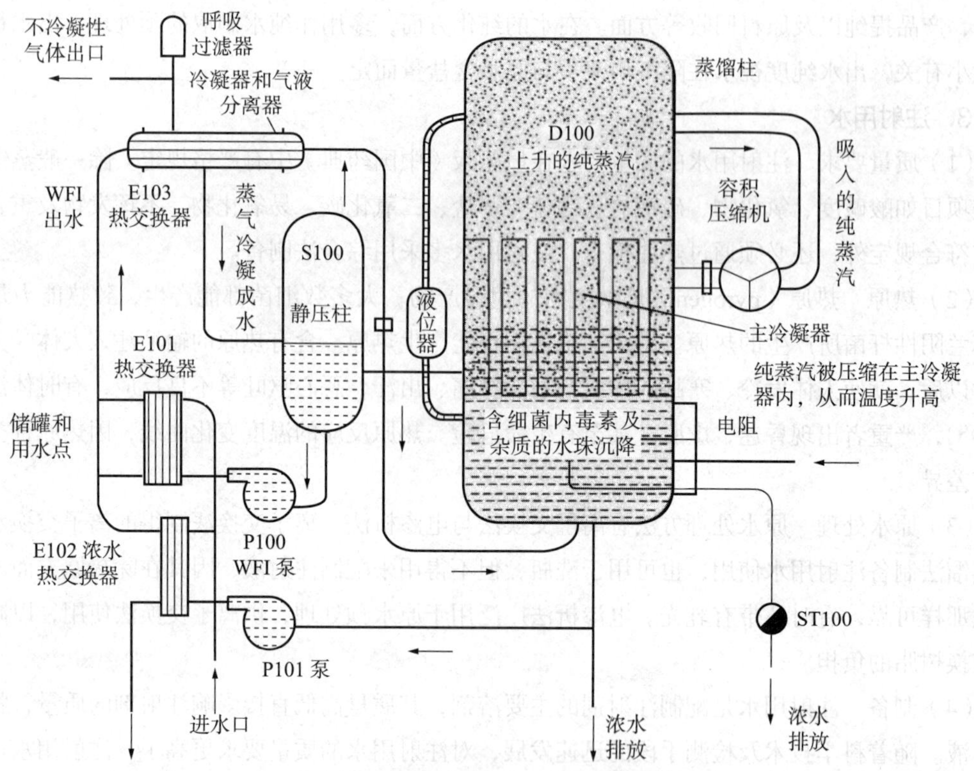


图 17-2　蒸汽压缩式蒸馏水机示意图

②多效蒸馏水机　多效蒸馏水机通常由两个或更多蒸发热交换器、分离装置、预热器、两个冷凝器、阀门、仪表和控制部分组成，其工作原理是让经充分预热的纯化水通过多效蒸发和冷凝，排除不凝性气体和杂质，从而获得高纯度的注射用水，图17-3为其示意图。以三效蒸发蒸馏水机为例，它是由三节并联的蒸发器和冷凝器组成，经离子交换树脂或薄膜滤过处理的无盐水，首先进入冷凝器内经热交换预热以后，约三等分地经过球阀送入各节蒸发器。外来蒸汽从底部进入第一蒸发器，进入的无盐水在此受蒸汽加热以130℃蒸发成蒸汽，蒸汽进入第二节蒸发器并在此冷凝放出热量，将进入这一节的滤过无盐水在120℃蒸发成蒸汽，蒸汽又进入第三节蒸发器，在第三节蒸发器内以110℃重复前面的蒸发过程，最后产生的蒸汽进入冷凝器，经冷却后得到质量较高的蒸馏水。在各节蒸发器上部装有一层拉西环填料，以防蒸发的气体夹带水滴和粒子进入上一节蒸发器或冷凝器中。蒸汽与冷凝液经过一可调挡板而进入冷凝器，第三节蒸发器的蒸汽进入冷凝器时与进入的过滤无盐水进行热交换，被冷凝成蒸馏水，同时加以冷却水辅助冷却到95℃，该机可节约蒸汽65%，经济实用。多效蒸馏水机的性能取决于加热蒸汽的压力和效数，压力愈大则蒸馏水产量愈大，效数愈多热的利用率愈高。从对出水质量控制、辅助装置、能源消耗、占地面积、维修能力等因素考虑，选用四效以上的多效式蒸馏水机更为合理。

与蒸汽压缩式蒸馏水机相比，多效蒸馏水机制备的注射用水水温高，对注射用水水质稳定有非常好的作用，其初期投资相对较低，运行管理也相对简单。目前，世界上98%以上的制药厂均采用多效蒸馏水机制备注射用水。

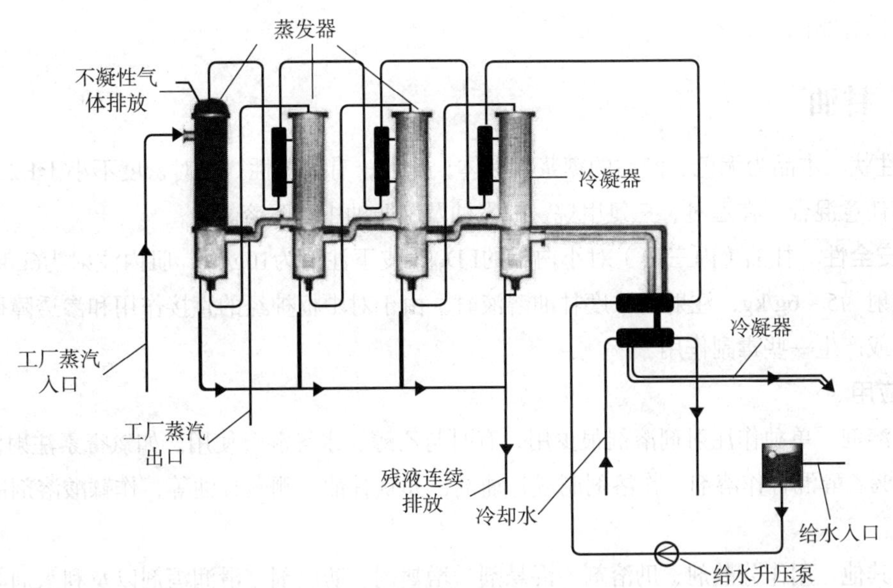


图 17-3　多效蒸馏水机示意图

2）制备方法

①反渗透法　反渗透法（reverse osmosis）制备纯水技术是20世纪60年代发展起来的，由于它操作工艺简单，除盐和除热原效率高又比较经济，《美国药典》从第19版开始已收载此法为制备注射用水的法定方法之一。随着这种技术的逐步发展，反渗透法除盐技术的应用也日益广泛，不仅可用于海水、苦咸水的淡化，而且可应用在化工部门的物质分离、浓缩、污水处理等过程中。用反渗透法制备注射用水，除盐及除热原的效力高，完全能达到注射用水标准。目前反渗透装置主要有板框式、管式（管束式）、螺旋卷式及中空纤维式四种类型。反渗透法制备注射用水，一般采用二级流程才能彻底地除尽原水中杂质，使引出的纯水符合注射用水的质量标准。

②四级截留高纯注射用水制备系统　基于粒度的水质净化方法对水质净化预处理具有很重要的实用性，故以滤除＞25μm的水中各种杂质作为水质净化的一级截留。离子迁移——电渗析电化（膜渗），二级截留（电化学）。离子交换——化学复分解（吸附与解吸），三级截留。热运动——脱气与蒸馏，四级截留。四级截留联合起来进行，可以达到接近完全的水质净化。

③超滤法　超滤是一种膜分离技术，是以不对称多孔性半透膜——超滤膜作为滤过介质，阻截溶液中各种大分子溶质、微粒、胶体物、混悬物等，达到分离纯化的目的。超滤具有不需要加热，能耗低，不存在相的转换，不添加化学药品，不损坏热敏物质及操作简便等优点，因而在很多领域广泛使用。超滤制备高纯水工艺流程如下。a. 预滤过柱：作为原水的初滤，除去水中的混悬物和胶状物。应根据水源的不同（自来水、井水、河水等），选用适宜的滤柱滤过。目的是延长终端滤过器的使用时间。b. 活性炭柱：使用高质量活性炭柱，吸附水中的有机物质，以及脱色、脱气等。这是保证纯水质量必不可少的工艺过程。c. 离子交换柱：利用离子交换柱除去水中的各种有机和无机离子。一般采用混合柱，制得的纯水几乎是理想的纯水电阻率。d. 最终无菌滤过器：使用多断层0.22μm的超滤膜，能完全除去水中的微粒及微生物。根据需要设计较大的滤

过面积，以提高滤过效率。

## 二、甘油

1. **性状** 本品为无色、澄明的糖浆状液体，味甜；有引湿性；相对密度不小于1.257。可与水、乙醇任意混合，在乙醚、三氯甲烷、挥发油及脂肪油中均不溶。

2. **安全性** 甘油（丙三醇）对小白鼠的$LD_{50}$，皮下注射为10g/kg，肌内注射为6g/kg，大白鼠静脉注射为5～6g/kg，注射高浓度甘油溶液时，由于对中枢神经的直接作用和渗透障碍，可以引起溶血或产生一些毒副作用。

3. **应用**

（1）溶剂 单独作注射剂溶剂很少用，有时与乙醇、水等混合使用。如氯霉素注射液用55%甘油和25%乙醇混合作溶剂。作溶剂制成甘油剂，如碘甘油、硼酸甘油等，作鞣酸溶剂制成鞣酸软膏等。

（2）其他 用作分散剂、助溶剂、混悬剂、增塑剂、防腐剂、滑润泻剂以及利水剂等。

## 三、二甲亚砜

1. **性状** 本品几乎是无臭、无色透明的液体，味微苦，可与水、乙醇、丙酮等完全混溶，在无条件下也可与醚、苯、三氯甲烷完全混溶。对乙炔、含硫化合物及其他不饱和烃都具有很大的溶解能力。许多无机盐也能溶于其中。本品溶解范围很广，易被皮肤和黏膜吸收，所以有“万能溶剂”之称。

2. **安全性** 本品毒性较低，对红细胞膜亲合力大，容易穿透细胞膜而产生溶血。

3. **应用**

（1）溶剂 常用于抗癌药、抗麻风药及一些激素的溶剂，如30%氟尿嘧啶二甲亚砜液与地塞米松制成的“氟万”等。也有研究作注射溶剂的。

（2）药物穿透载体 作为软膏剂、霜剂、涂剂、贴剂等基质的一部分，以增加药物的透皮吸收。

（3）其他 局部使用有止痛、抗菌、消炎等作用。60%水溶液能降低冰点至-80℃，故又是良好的防冻剂。

# 第二节 半极性溶剂

## 一、乙醇

1. **性状** 本品为无色澄明液体，微有特臭，味灼烈；易挥发，易燃烧，沸点约为78℃，相对密度不大于0.8129，无水乙醇凝固点为-130℃，与水、甘油、挥发油、三氯甲烷及乙醚等可任意混合。

2. **安全性** 乙醇注射给药毒性较小，对小白鼠的$LD_{50}$静脉注射为1.973g/kg、皮下注射为8.285g/kg，采用乙醇为注射用溶剂时，醇浓度可高达50%，供肌内或静脉注射，但浓度超过10%

肌内注射或皮下注射刺激性较大。乙醇易透过人红细胞膜，使红细胞变性或溶血，采用乙醇作溶剂浓度不宜过大，作静脉注射用溶剂时在配方浓度与实施注射时要注意其溶血作用。

3. 应用

（1）溶剂　有些药物在水中溶解度较小或在水中不稳定，但在乙醇中溶解度较大而又稳定的可用适当浓度的乙醇为溶剂制成各类制剂，如洋地黄毒苷、毛花苷C、氢化可的松等制成注射剂，樟脑制成醑剂，碘制成酊剂等，还与一些药物制成搽剂、酏剂和乙醇溶液等。40%以上乙醇尚能延缓某些药物（如苯巴比妥钠）的水解。因为乙醇是双性溶剂，在中草药提取时大量使用，如生脉饮等。

（2）药剂制备　药剂制备过程中常用作溶剂助溶剂、分散剂、颗粒的湿润剂等。

（3）其他　作为消毒剂、防腐剂、引赤剂和燃料等。



## 二、丙二醇

1. 性状　本品为无色澄明黏稠液体，与水、乙醇、甘油相混溶，但不能与脂肪相混溶，通常使用1,2-丙二醇。其性质稳定，但高温时（250℃以上）可被氧化成丙醛、乳酸、丙酮酸及醋酸。

2. 安全性　丙二醇对小鼠$LD_{50}$腹腔注射为9.7g/kg、皮下注射为18.5g/kg、静脉注射为5～8.8g/kg。注射给药毒性较小，慢速静脉注射时动物耐受剂量较大，但注射速度快时可使动物致死。体外试验发现，各种浓度的丙二醇也会使人与家兔红细胞全溶血。

3. 应用

（1）溶剂　本品溶解范围广，常常作溶剂，制成供肌肉、静脉用注射液。按药物溶解度，当丙二醇用量选择适当时，将会延长药物的疗效，采用不同浓度的丙二醇作溶剂的注射剂有氯霉素注射液（丙二醇占82.6%）和苯巴比妥钠注射液（占60%）等。还可用为外用制剂的溶剂，如1%氟尿嘧啶丙二醇溶液。

（2）其他　可作为软膏剂及霜剂的基质等。

## 三、聚乙二醇

1. 性状　本品为环氧乙烷水解产物的聚合物，其通式为$HOCH_2(CH_2OCH_2)_n \cdot CH_2OH$，PEG200～600（此数为平均分子量）的制品，中等黏度，无色略带微臭的液体，略有吸湿性，化学性质稳定。本品能与水、乙醇混合，不溶于醚。其相对密度、冰点等见表17-5。

表17-5　聚乙二醇物理性质

| PEG | 平均分子量 | 相对密度 | 凝固点范围（℃） | 比较吸湿性（甘油=10） |
|---|---|---|---|---|
| 200 | 190～210 | 1.125 | 过冷 | 70 |
| 300 | 285～315 | 1.125 | −15～8 | 60 |
| 400 | 380～420 | 1.110～1.140 | 4～8 | 55 |
| 600 | 570～630 | 1.115～1.145 | 20～25 | 40 |

续表

| PEG | 平均分子量 | 相对密度 | 凝固点范围（℃） | 比较吸湿性（甘油=10） |
|---|---|---|---|---|
| 1000 | 900～1000 | | 33～38 | |
| 1500 | 1350～1650 | | 41～46 | |
| 4000 | 3400～4200 | | 50～54 | |
| 6000 | 5400～7800 | | 53～58 | |

2. 安全性　PEG注射给药的毒性较低，但仍高于口服，尤其在高浓度和静脉注射时。

3. 应用

（1）不同浓度低分子量的PEG用作溶剂、助溶剂，如洋地黄毒苷注射液、毒毛旋花子苷G注射液（用PEG300），苯甲酸雌二醇注射液（用苯甲醇：PEG300=5：95），黄体酮注射液（用丙二醇：苯甲醇：PEG=15：5：80），噻替哌（用PEG400）等。PEG对四环素、肾上腺素、咖啡因、毒毛旋花素、吗啡等有延效作用。又如作为硫黄、十一烯酸、水杨酸等的分散剂或助溶剂制成各种剂型。

（2）高分子量（4000、6000）的PEG是良好的包衣材料、亲水抛光材料、膜材、囊材、增塑剂、润滑剂和滴丸剂基质，也用于片、丸、胶囊、微囊的制备。

（3）PEG性质稳定，几无刺激性，并具润滑作用。可用作水溶性软膏剂基质、栓剂及霜剂基质。高分子量PEG具有一定黏度，可作为混悬剂，增加液体的黏度和附着性。也能作为O/W水型乳剂的稳定剂。

# 第三节　非极性溶剂

## 一、植物油

植物油在药剂上使用较多，既可作注射剂的溶剂（注射用油），也可用作普通制剂溶剂及基质等。

### （一）注射用油

许多植物油可用作注射剂的溶剂，通称注射用油。这些植物油类主要为在20℃时能流动的脂肪酸酯的混合物，如麻油、花生油、茶油、棉籽油等。许多不溶于水的药物如樟脑、黄体酮、9-去甲基丙酸睾酮等可用注射用油制成油溶性注射剂。油类不易与体液混合，致使油溶液中药物释放缓慢而呈现长效作用。油也用以制成混悬剂和供静脉注射用的乳剂。植物油毒性很低，但也存在着抗原性和局部耐受性问题。个别病人对某种植物油可能产生过敏反应。因此，采用植物油作注射溶剂时，标签应注明油的名称。植物油酸价大小不同，对组织的刺激性也不同，如麻油和玉米油优于棉籽油和花生油，前两种油刺激性与抗原性均较小，并可较快地从组织释放，且又有优良的物理性质。注射用油的酸价愈高，刺激性愈大，反之则小。另外，注射用油也可能引起囊肿、异物性肉芽肿及偶然性神经损伤等局部组织反应。注射用油及其他溶剂，如苯甲酸苄酯、乳酸乙酯等以及它们组成的复方系统如蓖麻油–苯甲醇、麻油–苯甲醇、蓖麻油–苯甲酸苄酯等，人体也有良好的耐受性。

**1. 注射用油的质量要求**　最新版《中国药典》规定，注射用油应无异臭、无酸败味、色泽不得深于规定的标准。在10℃保持澄明，皂化价为185～200，碘价为78～128，酸价在0.56以下。凡能符合以上要求，本身无毒，在注射用量内对人体无害，不影响主药疗效，并能被组织吸收者，都可用作注射用油，常用的有注射用麻油、花生油、茶油、蓖麻油等。注射用油规定酸价、皂化价及碘价是评定质量的重要指标。

（1）酸价　指中和1g油脂中含有的游离酸所需氢氧化钾的毫克数。酸价表明了油脂中游离脂肪酸的多少，游离脂肪酸愈多，油脂水解酸败愈严重。游离脂肪酸对人体易引起刺激性和影响某些药物稳定性，所以规定注射用油的酸价在0.56以下，对酸价加以限制。新鲜的精制油脂通常是中性或只含有微量游离脂肪酸。未经精制或贮藏日久的油脂容易酸败，酸价增高。

（2）皂化价　是指皂化1g油脂所需氢氧化钾的毫克数。皂化价的大小表示油脂中脂肪酸分子量的大小，即脂肪酸碳原子的多少。皂化价太低，说明油脂中脂肪酸分子量较大或油脂中含有较多的不皂化物（如固醇等），反之，皂化价较高则脂肪酸分子量较小。在一般情况下，脂肪酸分子量过大或含较多不皂化物，则油脂接近固体而难以注射且吸收困难。分子量过小，亲水性较强，则失去油脂的性质。所以，规定油脂的皂化价范围，使油脂中脂肪酸分子的碳原子数控制在$C_{16}$～$C_{18}$，以利在人体组织中完全吸收。

（3）碘价　指100g油脂与碘起加成反应时所需碘的克数。碘价表明油脂中不饱和键的多少。一般情况下，碘价过低的油含有不与碘作用的杂质，如固醇、蜡或矿物油等。碘价过高的油脂，不饱和键多，容易氧化而不稳定，也易与氧化性药物起作用，故都不适合作注射剂溶剂。

**2. 注射用油的精制方法**　植物油是脂肪酸的甘油酯，受光线、空气等影响可发生化学变化，产生特异性刺激臭味的低分子化合物，如醛类、酮类及游离脂肪酸。植物油从植物的种子或果实通过压榨法制得，其中常含有细胞杂质、色素、植物蛋白等，必须经过精制才能符合注射用油标准。精制的方法如下。

（1）中和植物油中游离脂肪酸　一般在蒸汽夹层锅中先将油加热30～50℃，然后根据测定的酸价，加入比计算量大20%～30%的氢氧化钾（钠）（配成约35%的溶液），边加边搅拌，使游离脂肪酸皂化，再升温到60～70℃，保温半小时，静置过夜，使作用完全，皂粒变大。最后取样测定油液酸价降至0.3以下时为合格，即可滤过除去生成的肥皂，并于分液器中用热水洗去剩余肥皂。

氢氧化钾用量的计算方法：酸价×待精制植物油重量（g）=氢氧化钾需要量（mg）

（2）除臭　将上述滤清的油，直接通蒸汽3～6小时，使油的嗅味尽量随蒸汽挥发，再将油液于分液器中分去水层。

（3）脱水　除臭后的油加无水氯化钙（用量约3%）脱水，放置24小时后再滤除脱水剂。

（4）脱色　最后在搅拌下，将油加热至50℃，再加入油量约3%活性炭或白陶土（加入前需经160℃ 1小时以上烘干）加热至80℃左右，不断搅拌，约经20分钟趁热滤过除去脱色剂，并滤至油液完全澄明。

（5）质量检查　经酸价、水分、杂质等项检查合格即得。生产中一般控制酸价不超过0.56，水分不超过0.2%，杂质不超过0.2%。

（6）灭菌 精制后的油用150℃，1～2小时干热灭菌法灭菌后，备用。

3. 注射用油的贮存 注射用油应贮藏于避光、洁净的密闭容器中，以避免与空气和日光接触。

### （二）植物油的其他用途

植物油常用于中草药萃取溶剂制成油剂，如紫草油、黄连油等；也用作基质，如与蜂蜡制成单软膏；还可用为泻下剂，如蓖麻油等。

## 二、油酸乙酯

1. 性状 本品为浅黄色油状液体，有微臭。不溶于水，能与乙醇、乙醚、三氯甲烷及脂肪油等相混合。它的性质与脂肪油相似而黏度比较小，在5℃时仍能保持澄明，可迅速被组织吸收，久贮藏会变色。

2. 应用 用本品作为激素类药物溶剂时可增强药效。如用本品制成的苯丙酸睾酮与丙酸睾酮的注射液，比采用麻油为溶剂的作用强，有效时间也延长。固醇激素类药物如黄体酮、丙酸睾酮、苯丙酸睾酮、苯丙酸诺龙、癸酸诺龙、醋酸去氧皮质酮、苯甲酸雌二醇等注射液都可用本品作溶剂。

## 三、苯甲酸苄酯

1. 性状 本品为无色结晶或无色油状液体，不溶于水与甘油，能溶于乙醇（95%）、三氯甲烷、乙醚并与脂肪油相混合，可用于含油注射液的混合溶剂中。

2. 应用 有些不溶于油而溶于苯甲酸苄酯的药物，可借此达到与油相混溶的目的，如二巯丙醇，在水中虽然能溶解但易分解失效，且又不溶于植物油中，故可将二巯丙醇先溶于苯甲酸苄酯中，再用植物油稀释，即可制得溶液。一般甾体激素类用小于75%的苯甲酸苄酯制成油注射液，无不良反应。

## 四、其他

液状石蜡、鱼肝油等也常用作溶剂，如以液状石蜡为溶剂制成复方薄荷滴鼻油等。

（王东兴 王敏）

# 第十八章　药用辅料

任何一种原料药要提供给临床使用，必须制成各种不同剂型的药物制剂，而制剂的制备除原料药（通常称为主药）外，还必须加入一些有助于制剂成型、稳定、增溶、助溶、缓释、控释等不同功能和作用的各种辅料，这些用于制造和/或调配药物制剂的各种必需品，称为药物制剂辅料或药物制剂助剂，简称为药用辅料或药剂助剂。迄今，药用辅料已发展到包括微囊、毫微囊成囊材料，微球、脂质体载体材料，缓释、控释材料，薄膜衣材料，前体药物材料，固体分散体（物）载体材料，抛射剂，透皮促进剂等40多类。

**1. 药用辅料的分类**

（1）按制剂形态分类　可分为气体、液体、半固体和固体制剂4类药用辅料。

（2）按制剂剂型分类　可为溶液剂、合剂、乳剂、滴眼剂、软膏剂、片剂、注射剂等辅料。有多少类剂型就分为多少类辅料。

（3）按辅料本身的化学结构分类　可分为酸类、碱类、盐类、醇类、酚类、酯类、醚类、纤维素类、单糖类、双糖类、多糖类等。

（4）按药用辅料的用途分类　可把辅料分为溶剂、增溶剂、助溶剂、助悬剂、乳化剂、渗透压调节剂、润湿剂、助流剂、包衣材料、囊衣材料、调香剂、着色剂、软膏基质等40多类。

（5）按给药途径分类　就是按照该辅料预定的给药途径，如口服、黏膜、经皮或局部给药，注射、经鼻或吸入给药，眼部给药等进行分类。

**2. 药用辅料的作用与应用原则**

（1）药用辅料的作用　①赋形；②使制备过程顺利进行；③提高药物稳定性；④提高药物疗效；⑤降低药物毒副作用；⑥调节药物作用；⑦增加病人用药的顺应性。

（2）药用辅料的应用原则　①满足制剂成型、有效、稳定、安全、方便要求的最低量原则；②无不良影响原则。

**3. 药用辅料的质量要求**　药用辅料在生产、贮存和应用中应符合下列规定。

（1）生产药品所用的辅料必须符合药用要求，即经论证确认生产用原料符合要求、符合药用辅料生产质量管理规范和供应链安全。

（2）药用辅料应在使用途径和使用量下经合理评估后，对人体无毒害作用；化学性质稳定，不易受温度、pH、光线、保存时间等的影响；与主药无配伍禁忌，一般情况下不影响主药的剂量、疗效和制剂主成分的检验，尤其不影响安全性；且应选择功能性符合要求的辅料，经筛选尽可能用较小的用量发挥较大的作用。

（3）药用辅料的国家标准应建立在经国务院药品监督管理部门确认的生产条件、生产工艺以及原材料的来源等基础上，按照药用辅料生产质量管理规范进行生产，上述影响因素任何之一发生变化，均应重新验证，确认药用辅料标准的适用性。

（4）药用辅料可用于多种给药途径，同一药用辅料用于给药途径不同的制剂时，需根据临床用药要求制定相应的质量控制项目。质量标准的项目设置需重点考察安全性指标。药用辅料的质量标准可设置“标示”项，用于标示其规格，如注射剂用辅料等。

（5）药用辅料用于不同的给药途径或用于不同的用途对质量的要求不同。在制定辅料标准时既要考虑辅料自身的安全性，也要考虑影响制剂生产、质量、安全性和有效性的性质。药用辅料的试验内容主要包括两部分：①与生产工艺及安全性有关的常规试验，如性状、鉴别、检查、含量等项目；②影响制剂性能的功能性指标，如黏度、粒度等。

（6）药用辅料的残留溶剂、微生物限度、热原、细菌内毒素、无菌等应符合所应用制剂的相应要求。注射剂、滴眼剂等无菌制剂用辅料应符合注射级或眼用制剂的要求，供注射用辅料的细菌内毒素应符合最新版《中国药典》要求，用于有除菌工艺或最终灭菌工艺制剂的供注射用辅料应符合微生物限度和控制菌要求，用于无菌生产工艺且无除菌工艺制剂的供注射用辅料应符合无菌要求。

（7）药用辅料的包装上应注明为“药用辅料”，且辅料的适用范围（给药途径）、包装规格及贮藏要求应在包装上予以明确；药品中使用到的辅料应写入药品说明书中。

## 第一节　液体制剂辅料

### 一、表面活性剂

表面活性剂系指具有很强的表面活性、加入少量就能使液体的表面张力显著下降的物质。它们大多是长链的有机化合物，但在分子中同时含有亲水基团和亲油基团，是“两亲剂”的物质。例如肥皂是脂肪酸钠（RCOONa），其中碳氢链又为亲油基团，—COONa为亲水基团。

表面活性剂的分类方法有多种，但最常用、最方便的方法是离子型分类法。表面活性剂溶于水时，不能电离成离子的叫非离子表面活性剂；能电离成离子的叫离子表型面活性剂。根据电离生成离子的种类不同，离子表面活性剂又分为阴离子、阳离子、两性离子表面活性剂。表面活性剂的种类见表18-1。

表18-1　表面活性剂的分类

| 类别 | | 名称 |
|---|---|---|
| 非离子型表面活性剂 | 聚乙二醇型（PEG型） | 高级醇环氧乙烷加成物：苄泽类、平平加O类等 |
| | | 烷基酚环氧乙烷加成物：乳化剂OP类等 |
| | | 脂肪酸环氧乙烷加成物类：卖泽类 |
| | | 多元醇脂肪酸环氧乙烷加成物类：尼可尔类 |
| | | 聚丙二醇环氧乙烷加成物类：泊洛沙姆类 |
| | | 其他：聚二甲基硅氧烷类 |
| | 多元醇型 | 甘油脂肪酸酯：甘油和单、双、三硬脂酸酯及棕榈酸酯 |
| | | 山梨醇脂肪酸酯：山梨醇棕榈酸酯 |
| | | 失水山梨醇脂肪酸酯类：聚山梨酯类 |
| | | 多元醇烷基醚：乙二醇十二烷基醚 |
| | | 其他：单乙醇胺等 |

续表

| 类别 | | | 名称 |
|---|---|---|---|
| 离子型表面活性剂 | 阴离子型 | 羧酸盐 | 肥皂：油酸钠、油酸钾 |
| | | 硫酸酯盐 | 高级醇硫酸酯盐：硫酸酯单乙醇胺盐，月桂醇硫酸酯钠 |
| | | | 硫酸化烯烃：不饱和α-烯烃硫酸酯铵盐系列 |
| | | | 硫酸化脂肪酸酯：月桂醇醚硫酸酯铵盐 |
| | | | 多元醇烷基醚：乙二醇十二烷基醚 |
| | | | 其他：单乙醇胺等 |
| | | 磺酸盐 | 烷基苯磺酸盐：十二烷基苯磺酸钠 |
| | | | 烷基萘磺酸盐：异丙基萘磺酸钠 |
| | | | 烷基磺酸盐：烷基磺酸钠盐等 |
| | | | 磺化琥珀酸双酯：烷醇酰胺磺化琥珀酸二酯二钠盐 |
| | | 磷酸酯盐 | 高级醇磷酸酯盐：磷酸乙二醇酯 |
| | 阳离子型 | 伯胺盐 | 一甲胺、十二胺、十八胺等 |
| | | 叔胺盐 | 三甲胺、十二烷基二甲叔胺等 |
| | | 仲胺盐 | 二甲胺、双十二胺等 |
| | | 季铵盐 | 二甲基十二、十四脂肪烷基苄基氯化铵、新洁尔灭等 |
| | 两性离子型 | 天然的 | 大豆、卵磷脂 |
| | | 合成的 | 氨基酸型：十二烷基氨基丙酸甲酯等 |
| | | | 甜菜型：十八烷基二甲基甜菜碱等 |

## 二、增溶剂与助溶剂

增加药物溶解度的方法主要有下列几种：生成盐类、控制pH值、使用复合溶剂、加入助溶剂和胶团增溶。助溶是指由于第二种物质的存在而增大药物（溶质）在某一溶剂中溶解度的现象，其中第二种物质称为助溶剂。当一种非极性物质在水中的溶解度被形成胶团的表面活性剂所增加时，这种现象称为胶团增溶（micelle solubilization），而能在溶液中形成胶团来增加其他物质在水中溶解度的表面活性剂称为增溶剂（solubilizer）。

### （一）增溶剂

由于阳离子型表面活性剂的毒副作用大，极少用于增溶，故用于药物制剂的增溶剂主要有两类。

**1. 阴离子型**　这种类型的增溶剂，主要用于外用制剂，它包括了肥皂类（如钠肥皂对煤酚的增溶）、硫酸化物（如硬脂醇硫酸钠）、磺酸化物（如二辛基丁二酸酯磺酸钠）等。

**2. 非离子型**　这种类型应用最广，可用于内服、外用、注射等途径。主要有三类：一是聚氧乙烯脱水山梨醇脂肪酸酯类，即聚山梨酯类；二是聚氧乙烯脂肪酸酯类，即卖泽类；三是聚氧乙烯脂肪醇醚类，国产的平平加-O、平平加-A，均属此类。

### （二）助溶剂

根据助溶剂的化学结构可将其分为以下三类：①有机酸及其盐，如苯甲酸、水杨酸及其钠盐、甘草酸等；②酰胺或胺类化合物，如烟酰胺、乙酰胺、二乙胺、乙醇胺等；③其他，包括无机盐（碘化钾、磷酸钠等）等。常用难溶性药物可选用的助溶剂见表18-2。

表18-2 常用难溶性药物可选用的助溶剂

| 药　物 | 助溶剂 |
| --- | --- |
| 碘 | 碘化钾、聚乙烯吡咯烷酮 |
| 咖啡因 | 苯甲酸钠、枸橼酸钠、水杨酸钠、烟酰胺、乙酰胺、对氨基水杨酸钠 |
| 可可豆碱 | 水杨酸钠、苯甲酸钠、烟酰胺 |
| 茶碱 | 二乙胺、脂肪族胺、烟酰胺、苯甲酸钠 |
| 盐酸奎宁 | 尿素、氨基甲酸乙酯 |
| 核黄素 | 烟酰胺、尿素、乙酰胺、苯甲酸钠、水杨酸钠、对氨基水杨酸钠 |
| 对羟基苯甲酸 | 烟酰胺、乙酰胺、脲、聚乙二醇4000 |
| 氢化可的松 | 苯甲酸钠，邻、对、间羟基苯甲酸钠，烟酰胺，二乙胺 |
| 氯霉素 | *N*，*N*-二甲基甲酰胺、琥珀酸钠 |
| 土霉素 | 水杨酸钠、对羟基苯甲酸钠、烟酰胺 |
| 链霉素 | 甲硫氨酸、甘草酸 |
| 地高辛 | 4'-醋酸酯 |
| 地西泮 | 水杨酸 |
| 倍他米松 | 磷酸钠、醋酸酯 |

## 三、乳化剂

乳化剂是指两种互不相溶的液体经乳化而成的多相分散体系。常见的有O/W型、W/O型和W/O/W多重乳剂三种类型。实践证明，简单地将油（O）与水（W）两相混合，无论分散力多大，所得乳剂也是不稳定的，欲使该体系易于形成并保持稳定，必须加入第三种物质——乳化剂。必要时还需加入本身无乳化能力或乳化能力极低，但与乳化剂合用可增强其乳化和稳定作用的物质，这种物质称为辅助乳化剂或乳化稳定剂。

### （一）乳化剂的作用

乳化剂之所以能使互不相溶的（O）与（W）成为一个均匀分散的稳定体系，主要是它在（O）与（W）两相间起到了以下几种作用。

**1. 降低界面张力**　常用的乳化剂多属表面活性剂，具有降低界面张力有作用，一般降低为原来的1/20～1/25倍，但此作用不是主要的。

**2. 形成界面膜滴**　在乳滴周围形成的乳化剂膜称为界面膜，可阻止乳滴的合并，界面膜越牢固，乳剂也就越稳定。

3. 形成电屏障　一些解离型乳化剂，定向排列在分散相液滴周围，可因解离而带电，形成双电层结构，而具静电斥力，起到电屏障的稳定作用。如阿拉伯胶羧酸离解，膜带负电，可形成静电斥力而阻止聚集。非解离型乳化剂可从溶液中吸附离子而带上电荷，如聚山梨酯80从溶液中吸附存在的月桂酸钾的离子，形成双电层，由于静电斥力而稳定。乳化剂使分散相液滴加上电荷产生相斥力，也可阻止液滴合并而增加乳剂物理稳定性。

## （二）乳化剂的选用原则

选择乳化剂的总原则是所用的乳化剂应无毒，刺激性小，乳化能力强，化学性质稳定，不干扰主药的稳定性且不易霉败变质。外用乳剂可选用阴离子表面活性剂或非离子型表面活性剂；内服乳剂可选用阿拉伯胶、西黄蓍胶、琼脂、聚山梨酯等；供肌内注射用的乳剂应选用非离子型表面活性剂如聚山梨酯80；供静脉注射用的乳剂可选用豆磷脂、蛋磷脂或非离子型表面活性剂。一般选择：O/W型乳剂应选择O/W型乳化剂，W/O型乳剂应选择W/O型乳化剂；阴阳离子表面活性剂不能同时使用；与药物具有相反电荷的离子型表面活性剂不能选用。



1. 根据乳剂的类型选用具适宜HLB值的乳化剂　乳化剂的HLB值与乳剂类型有着直接的关系。1913年Bancrofts定律指出：“乳剂中对乳化剂溶解度大的一相形成外相”，及“相似者相溶”和HLB值测定方法等原则，成为乳化剂依HLB值大小分型的依据，一般将HLB值为3～8（亦有3～6者）的乳化剂称作W/O型乳化剂，而将8～18（也有8～16者）称为O/W型乳化剂。通常情况下，乳化剂的HLB值可决定乳剂的类型，即要做O/W型乳剂应选用HLB值8～18的乳化剂。W/O型则要选用3～8者。但是，若存在相体积比、盐浓度和其他附加剂的影响，则不尽然。如有HLB值<1.9的乳化剂可做成稳定的O/W型乳剂的实例，故选用时应审慎，不能绝对化。常用乳化剂的HLB值见表18-3。

表18-3　常用乳化剂的HLB值

| 名　称 | HLB值 | 名　称 | HLB值 |
|---|---|---|---|
| 司盘85（失水山梨醇三油酸酯） | 1.8 | 乳白灵A（聚氧乙烯脂肪醇醚） | 13.0 |
| 司盘80（失水山梨醇单油酸酯） | 4.3 | 聚山梨酯60 | 14.9 |
| 司盘40（失水山梨醇单棕榈酸酯） | 6.7 | 聚山梨酯80 | 15.0 |
| 司盘20（失水山梨醇单月桂酸酯） | 8.6 | 聚山梨酯40 | 15.6 |
| 阿拉伯胶 | 8.0 | 聚山梨酯20 | 16.7 |
| 明胶 | 9.8 | 油酸钠 | 18.0 |
| 甲基纤维素 | 10.5 | 十二烷基硫酸钠 | 40 |
| 西黄蓍胶 | 13.2 | 苄泽35（聚氧乙烯月桂醇醚） | 16.9 |
| 单硬脂酸甘油酯 | 5.5 | 卖泽52（聚氧乙烯单硬脂酸酯） | 16.9 |

2. 乳化剂的HLB值与被乳化的油相所需一致　在制备乳状液时，除根据欲得乳状液的类型选择乳化剂外，所用油相性质不同对乳化剂的HLB值也有不同要求，并且乳化剂的HLB值应与被乳化的油相所需一致。乳化各油所需的HLB值见表18-4。

表18-4 乳化各油所需的HLB值

| 油相物质 | HLB值（O/W型） | HLB值（W/O型） |
|---|---|---|
| 硬脂酸 | 17 | |
| 鲸蜡醇 | 13 | |
| 植物油 | 7～12 | |
| 凡士林 | 10.5 | |
| 蜂蜡 | 4 | 10～16 |
| 无水羊毛脂 | 15 | 8 |
| 液状石蜡（轻） | 10～12 | 4 |
| 液状石蜡（重） | 10.5 | 4 |
| 硬石蜡 | 9 | 4 |

常利用HLB值具有加合性来计算系列乳剂中最稳定乳剂所用混合乳化剂的HLB值来表示，即

$$HLB_{总}=\frac{HLB_a \cdot W_a+HLB_b \cdot W_b}{W_a+W_b}$$

因此，当测定或已知一种油所需HLB值后，可增加选择乳化剂的灵活性，减少盲目性。除阳、阴离子型乳化剂外，选相反类型的混合乳化剂，有利于形成稳定的复合膜，也有利于调节乳剂稠度和柔润性。同时，还可通过计算预知一个使用相反类型非离子型乳化剂的乳剂处方是何种类型。

## （三）乳化剂的种类

1. **合成乳化剂** 合成乳化剂是近代发展较快，常用品种多、应用也最广泛的一类乳化剂，它们大多为合成的表面活性剂。这类乳化剂是通过化学合成，在分子结构中引入各种类型的亲水或亲油基团，从而获得多种性能与各种HLB值的品种。合成乳化剂按表面活性剂的分类，根据在水中的离解性能分为阳离子型、阴离子型、非离子型、两性型四种类别，其中以阴离子型乳化剂与非离子型乳化剂应用最多。

阴离子型：有碱金属肥皂类，如硬脂酸钠、油酸钠等；多价金属皂，如油酸钙、双硬脂酸铝等；有机胺肥皂，如三乙醇胺与硬脂酸形成的肥皂；脂肪醇硫酸盐，如十二烷基硫酸钠等；烷基磺酸盐，如丁二酸二辛基磺酸钠；烷基苯磺酸盐，如烷基苯磺酸钠；非离子型：有多元醇型，如甘油单硬脂酸酯、聚甘油油酸酯Ⅱ；去水山梨醇脂肪酸酯类，如司盘类，以及聚氧乙烯型，如聚山梨酯类、卖泽类等。

2. **半合成乳化剂** 纤维素衍生物，如甲基纤维素、羧甲基纤维素等。

3. **天然乳化剂** 天然乳化剂有植物和动物两个来源，一般为复杂的高分子化合物。天然乳化剂中特别是亲水性的乳化剂大多易受霉菌和细菌的污染而变质，故在应用时需新鲜配制或在配制时添加适当的防腐剂。植物来源的天然乳化剂降低表面能力都较小，但它们大多数都具有亲水性强、能形成稳定的多分子膜以及在水中黏度大等特点，有利于乳浊液的稳定。常用的品种有：西黄蓍胶、阿拉伯胶、果胶琼脂、皂苷、豆磷脂、海藻酸钠等。动物来源的天然乳化剂降低表面

活性能力小，亲水性的有卵磷脂、明胶、胆酸钠等，亲油性的有羊毛脂、胆固醇等。

4. **固体乳化剂**　固体乳化剂为极其细微的固体粉末，可在油与水间形成稳定的界面膜。根据亲和性，可分为以下两类。

（1）亲水性乳化剂　氧化镁、氢氧化镁、氢氧化铝、皂土等。

（2）疏水性乳化剂　炭黑、氢氧化钙、硬脂酸镁、氢氧化锌等。

## 四、助悬剂

在液体药剂中，不溶性固体药物以微粒形式分散在液体分散介质中形成的不均匀体系称为混悬剂。因分散相所决定，它是属于动力学与热力学均不稳定体系，存在微粒聚积与沉降的趋势，沉降规律符合斯托克（Stoke's）公式，其沉降速度与分散介质的黏度成反比，增加分散介质的黏度有利于微粒的混悬，因此，把能增加分散介质黏度，阻止微粒下沉的物质称为助悬剂。助悬剂仅是混悬型药剂稳定剂中的一种，多为高分子亲水胶体物质，其助悬作用不仅增加分散介质黏度，还可吸附于微粒表面，形成保护屏障，防止或减少微粒间的吸引或絮凝，维持微粒分散状态，有利于助悬。对多晶型药物，由于不同晶型可以通过分散介质发生相转变，而不同晶型药物的溶解度也不同，一般亚稳定型＞稳定型，便可出现亚稳定型不断溶解，稳定型不断长大，甚至结块的情况，严重影响混悬剂的稳定性。加入高分子亲水胶体（助悬剂）可延缓亚稳定型物向稳定型物转化，同时也能阻止由于晶型的转化或粒度不均匀而造成的结晶长大，起到良好的助悬稳定作用。

助悬剂的种类根据分子大小可以分为低分子助悬剂和高分子助悬剂两类。

1. **低分子助悬剂**　如甘油、糖浆剂等，在外用混悬剂中常加入甘油。

2. **高分子助悬剂**

（1）天然的高分子助悬剂　主要是树胶类，如阿拉伯胶、西黄蓍胶、桃胶等。阿拉伯胶和西黄蓍胶可用其粉末或胶浆，其用量前者为5%～15%，后者为0.5%～1%。还有植物多糖类，如海藻酸钠、琼脂、淀粉浆等。

（2）合成或半合成高分子助悬剂　纤维素类，如甲基纤维素、羧甲基纤维素钠、羧丙基纤维素。其他如卡波普、聚维酮、葡聚糖等。此类助悬剂大多数性质稳定，受pH影响小，但应注意某些助悬剂能与药物或其他附加剂有配伍变化。

（3）硅皂土　是天然的含水硅酸铝，为灰黄或乳白色极细粉末，直径为1～150μm，不溶于水或酸，但在水中膨胀，体积增加约10倍，形成高黏度并具触变性和假塑性的凝胶，在pH＞7时，膨胀性更大，黏度更高，助悬效果更好。

（4）触变胶　利用触变胶的触变性，即凝胶与溶胶恒温转变的性质，静置时形成凝胶，防止微粒沉降；振摇时变为溶胶，有利于倒出。使用触变性助悬剂有利于混悬剂的稳定。单硬脂酸铝溶解于植物油中可形成典型的触变胶，一些具有塑性流动和假塑性流动的高分子化合物水溶液常具有触变性，可选择使用。

## 五、润湿剂

润湿是液体在固体表面的黏附现象，其实质是固–气二相的结合转变成固–液二相的结合，药

第十八章

剂中所指的润湿主要是指分散介质水（或体液）对固体药物的黏附现象。能使疏水性药物易于被分散介质润湿的物质称为润湿剂。润湿剂广泛用于疏水性药物的混悬剂、滴眼剂、气雾剂等液态制剂中，起降低混悬药物微粒与分散介质间界面张力，使之易于润湿的作用，从而产生较高的分散效果。因此对这类药剂配制的难易、质量优劣和稳定性影响很大。润湿剂也用在浸出制剂中，对某些不易被水润湿的药材，可缩短浸出过程中最初阶段——浸润所需的时间。润湿剂还可用作片剂的辅助崩解剂，疏水性药物或用疏水性强的润滑剂压制的片剂，可因润湿剂的加入，使体液中水分易于黏附并通过片剂毛细管孔渗透到片芯，致崩解剂溶胀而产生崩解作用，崩解后的粒子又可因表面活性剂（润湿剂）的存在而不致絮凝，保持较大比表面，或对药物的增溶作用，从而增加溶出度，增加生物利用度。

根据作用强弱，润湿剂可分为两类：一类是表面张力小、能与水混溶的液体，此类润湿剂如乙醇、丙二醇、甘油、二甲基亚砜等，润湿效果不佳；第二类是表面活性剂，润湿剂有很好的润湿效果。

## 六、絮凝剂与反絮凝剂

絮凝剂是指使混悬剂Zeta电位降低、部分微粒絮凝的适量电解质。反絮凝剂是指使混悬剂Zeta电位增加，防止其絮凝的电解质。絮凝剂和反絮凝剂主要是调整混悬剂Zeta电位的电解质，一些亲水胶和阴离子型高分子化合物，在低浓度时，也是有效的絮凝剂。

1. 分类　絮凝剂与反絮凝剂按化学结构和性质可分为有机和无机两大类。

（1）无机类　如碳酸钙、硫酸钙、氯化铝、聚合氯化铝、硫酸钠、磷酸、硅藻土、高岭土、皂土。

（2）有机类　如明胶、琼脂、蛋清、蜂蜜、聚丙烯酰胺、交联聚维酮、聚对苯二甲酸乙二醇酯、甲壳素及其衍生物等。

2. 常用品种

（1）枸橼酸钠　①性状：参见助溶剂；②用途：反絮凝剂，用作混悬液稳定剂，常用量1%、2%。

（2）酒石酸钠　①性状：白色结晶或粒状，溶于水，不溶于乙醇，相对密度1.794。②用途：反絮凝剂，用作混悬液稳定剂。

（3）其他　还有硫酸铝、硫酸钠、聚丙烯酸、氯化铝等。

## 七、矫味剂与矫臭剂

为掩盖和矫正药物的不良臭味而加到药物制剂中去的物质称为矫味剂、矫臭剂。药物制剂是特殊商品，除保证其有效与稳定外，亦应重视其外观美好，味道可口，特别是口服液体制剂，由于其分散度大，口感差的制剂让人难于接受，尤其是对老人和小孩，口感差的药剂的矫味、矫臭更具有特殊意义，不能用“良药苦口”去掩盖药剂的矫味、矫臭对疾病治疗所具有的精神上和心理上的积极作用。

矫味剂与矫臭剂可分为甜味剂、芳香剂、胶浆剂、泡腾剂、前体药物载体和包合物主体材料六类。

**1. 甜味剂**　以矫味为主，分天然甜味剂与人工合成甜味剂两类。

（1）天然甜味剂　以蔗糖及其单糖浆应用最为广泛，它常与甘油、山梨醇等多元醇合用，以防止蔗糖结晶析出。另外，橙皮、柠檬、樱桃等果汁糖浆既可矫味又能矫臭，也是常用的矫味、矫臭剂。此外，蜂蜜常用作中药制剂的滋补性甜味剂，从植物或药材中提取的甘草酸二钠和甜菊糖苷等品种也属此类。

（2）人工合成甜味剂　目前仍应用的人工合成甜味剂有糖精钠等。

**2. 芳香剂**　又称着香剂或香料，可分为天然品和人工合成品两类。

（1）天然芳香剂　包括天然芳香油及其制剂，如薄荷水、橙皮酊、桂皮油等。

（2）人工合成香料　包括由醇、醛、酮、酸、胺、酯、萜、醚、缩醛等香料组成的各种香型的香精，如香蕉香精、橘子香精、柠檬香精等合成香精。

**3. 胶浆剂**　胶浆剂的矫味主要是因为黏度增加，即可阻止药物向味蕾扩散，又可干扰味蕾的味觉，常用的胶浆剂是天然或半合成的高分子聚合物，如淀粉、阿拉伯胶、纤维素衍生物等，若在其中加入甜味剂，则效果更佳。

**4. 泡腾剂**　泡腾剂均由碳酸氢盐与有机酸组成。作为矫味剂用的泡腾剂则是利用两者反应生成的$CO_2$气体溶解在水中呈酸性，可麻痹味蕾而达到矫味目的，常与甜味剂和芳香剂合用，得到清凉饮料型的佳味。

**5. 前体药物载体**　这类载体与不良臭味的药物结合成前体药物制剂，能改变原药物的化学结构和理化性质，达到改变不良臭味的目的。如水合氯醛用右旋糖酐配制成氯醛右旋糖酐络盐可消除氯醛的不良臭味和刺激性；氟芬那酸与水溶性铝盐在碱液存在下制成氟芬那酸羟基铝。苦味和刺激性同时消失。

**6. 包合物主体材料**　包合物主体材料主要是指环糊精及其衍生物，它们能与一些有不良臭味的药物形成包合物，从而消除了药物的不良臭味，如氯霉素、水合氯醛、蒜素等用环糊精包合，均可消除其不良的苦味和臭味。

## 八、着色剂

为了让药剂有悦目的外观，使用时易于鉴别，或为使某些药剂成品的色泽一致，常常在药剂制备时加入使之着色的物质，这类物质多为色素，在药剂中称为着色剂。着色剂在液体药剂、包衣丸剂、胶囊剂、片剂中应用最为广泛。作为药剂的着色剂，一般要求应为可食用者，对人体无害，而且要求物理、化学稳定性高，能耐受广泛的温度，广泛的pH范围（pH2～9），耐光、有抗氧化还原作用，能与其他色剂配合使用，溶解范围广。

着色剂的种类从来源上分可分为天然着色剂与合成着色剂两类。

**1. 天然着色剂**　天然色素常用的有植物性和矿物性色素，作食品和内服制剂的着色剂。植物性色素：红色的有苏木、甜菜红等；黄色的有姜黄、胡萝卜素等；蓝色的有松叶兰；绿色的有叶绿酸铜钠盐；棕色的有焦糖等；矿物性的如氧化铁（棕红色）。天然着色剂由于其独特的优点，其开发研究愈来愈受到重视。

**2. 合成着色剂**　大多数毒性比较大，用量不宜过多。我国批准的内服合成色素有苋菜红、柠檬黄、胭脂红和日落黄，通常配成1%贮备液使用，用量不得超过万分之一。外用色素有品红、亚甲蓝、苏丹黄G等。但可溶性色素用于固体制剂着色时，在制备加工、贮存中常出现可溶性色素迁移而引起色斑现象，影响产品质量，克服较难，若使用水不溶性色素，便可克服此种现象。目前上市的色淀即为此类色素。色淀通常是用氧化铝、不含石棉的滑石粉或硫酸钡粉等作吸附剂，将水溶性染料沉淀并永远吸附在吸附剂上，成为具覆盖力的不溶性染料。

## 九、防腐剂

防腐剂是指能防止或抑制病原性微生物发育生长的化学药品。它广泛用于内服、外用各种类型的液体药剂、某些注射剂、滴眼剂和半固体制剂中，以保证制剂的生物学稳定性，是这些制剂处方的重要组分之一。一般将各类液体药剂和半固体制剂中的称为防腐剂，将滴眼剂和注射剂中的称作抑菌剂。防腐剂的种类可以按以下两种方法分类。

1．按性质分类　可分为酸性、中性、有机汞、季铵盐等类。一般酸性防腐剂在口服液体药剂中应用较多；中性、有机汞类在眼用和注射用制剂中应用较多；季铵盐类在外用液体制剂中应用较为普遍。

2．按化学结构分类

（1）酸类　苯甲酸、山梨酸、丙酸、硼酸。

（2）酚类　苯酚、甲酚、氯甲酚。

（3）酯类　尼泊金甲酯、尼泊金丙酯、尼泊金丁酯。

（4）醛类　甲醛、桂皮醛等。

（5）醇类　苯甲醇、三氯叔丁醇等。

（6）季铵盐类　氯化苯甲烃铵、氯化十六烷基吡啶、溴化十六烷基三甲基铵等。

（7）有机汞类　硫柳汞、醋酸苯汞、硝酸苯汞等。

（8）其他类　洗必泰碘等。

## 十、抗氧剂

在药物制剂中加入某些氧化电位低的还原性辅料，以延缓或防止药物制剂发生氧化反应，这类辅料称为抗氧剂。在药物制剂中加入抗氧剂外，还加入某些增强抗氧剂作用的辅料，这类辅料称为抗氧增效剂。在实际应用上经常把它们统称为抗氧剂。抗氧剂可按以下三种方法分类。

1．按溶解性能分类

（1）水溶性抗氧剂　常用的有亚硫酸钠、焦亚硫酸钠、亚硫酸氢钠、抗坏血酸、异抗坏血酸、硫代甘油、硫代山梨酸、巯基醋酸、盐酸半胱氨酸、甲硫氨酸、α-硫代甘油等。

（2）油溶性抗氧剂　常用的有氢醌、没食子酸丙酯、抗坏血酸棕榈酸酯、对羟基叔丁基茴香醚（BHA）、二叔丁基对甲苯酚（BHT）、*α*-生育酚、苯基-1-萘基胺、卵磷脂等。

2．按化学结构分类

（1）无机硫化物　以亚硫酸盐类为主，如亚硫酸氢钠、焦亚硫酸钠等。

（2）有机硫化物　如硫代甘油、半胱氨酸、巯基乙酸、硫脲等。

（3）烯醇类　如抗坏血酸、抗坏血酸酯等。

（4）苯酚类　如氢醌、没食子酸丙酯等。

（5）氨基类　如甘氨酸、苯丙氨酸等。

3. 按作用机制分类

（1）游离基俘获剂（链终止剂）　如酚类抗氧剂。

（2）氢过氧化物分解剂　如硫化物、硫酯和亚硫酸酯类等。

（3）金属离子络合剂　如乙二胺四乙酸（EDTA）。

（4）pH调节剂　如枸橼酸、酒石酸、乳酸等。

## 十一、pH调节剂

pH是药液酸碱度的一种表示方法，从pH的大小可衡量药液酸碱性的强弱。一个单一药物的水溶液有其独特的溶解性、稳定性、生理适应性和发挥最佳效能（疗效）所需的最适pH，但在做成制剂时，就可能受处方中溶剂和其他辅料的影响而发生改变。因此一般需加入适当的酸、碱或缓冲溶液，使其处于最适pH状态，以满足药物制剂安全、稳定、有效的要求。加入的酸、碱或缓冲溶液称为pH调节剂。或者说凡是通过调节pH以达到制剂最终所需pH范围的物质均为pH调节剂。

pH调节剂的种类：pH的调节是利用酸碱中和原理，因此pH调节剂以酸、碱为主。药剂上用的pH调节剂有以下三种类型。

（1）酸　可以是不同浓度的无机酸或有机酸。

（2）碱　可以是不同浓度的无机碱或有机碱。

（3）缓冲溶液　用其缓冲作用可阻止少量酸、碱引起的pH变化，达到维持pH的相对稳定。因此它是较为理想的pH调节剂。

## 十二、等渗、等张调节剂

药剂学上把两种与血浆或体液渗透压相同的溶液，被一种理想的半透膜隔开时出现的渗透平衡现象称为等渗，这两种溶液称为等渗溶液，由溶液的依数性所决定，系物理化学概念。等张也是一种渗透平衡现象，与等渗的不同点是渗透膜不一，是以红细胞膜隔离两种溶液出现的渗透平衡现象，其张力与红细胞张力相等，或者说红细胞在其中能保持正常功能和形态，这种现象称为等张，这两种溶液称为等张溶液，系生物学概念。

等渗、等张的调节主要用于注射剂与滴眼剂两类剂型中，注射剂中常用氯化钠、氯化钾、葡萄糖等作调节剂。滴眼剂使用的等渗调节剂除氯化钠、葡萄糖外，还常用硼酸、硼砂、硝酸钠等。

## 十三、局部疼痛减轻剂

注射剂经肌肉或皮下注入人体后，可对注射局部产生刺激或引起疼痛，为改善这种状况而加入的附加剂称为局部疼痛减轻剂。

种类：局部疼痛减轻剂按化学结构和性质分为醇类、酚类和氨基苯甲酸酯类，醇类包括苯甲酸醇、三氯叔丁醇等，酚类包括丁香酚、异丁香酚等，氨基苯甲酸酯类、酰胺类包括盐酸丁卡因、盐酸甲哌卡因、盐酸利多卡因、盐酸普鲁卡因等。

# 第二节　半固体制剂辅料

## 一、软膏基质

膏剂是一种由药物和赋形剂组成的，主要起保护、润滑和局部治疗作用的传统的外用半固体制剂。在软膏剂中用作赋形剂的物质，称为软膏基质。

软膏基质可分为油性软膏基质（又称油膏基质）、乳剂型软膏基质（又称乳膏基质）及水凝胶软膏基质（又称水溶性基质）三大类。

1. 油性软膏基质　主要分为四类。

（1）烃类基质　系从石油蒸馏后得到的各种高级烃的混合物，多属饱和烃。

（2）油脂类基质　多系从动物、植物中获得的高级脂肪酸甘油酯及其混合物。

（3）类脂类基质　多系高级脂肪酸与高级醇化合而成的酯，如羊毛脂、蜂蜡、鲸蜡等。

（4）有机硅氧化物的聚合物　主要为二甲基硅氧烷的聚合物。

2. 乳剂型软膏基质　乳剂型软膏基质与乳剂相仿，由水相、油相及乳化剂三种组分组成。

（1）油相　油脂性基质，高级脂肪醇、酸、酯类等，均可作为油相。

（2）水相　主要为水，可含有保湿剂（主要为多元醇类）、水溶性乳化剂、药物、防腐剂等。

（3）乳化剂　主要为阴离子表面活性剂和非离子表面活性剂，阴离子表面活性剂有无机碱皂、有机胺皂、多价皂、十二烷基硫酸钠等，多数是在制备中生成；非离子表面活性剂有各种聚氧乙烯醚类。

3. 水凝胶软膏基质　水凝胶软膏基质是由天然的或合成的高分子水溶性物质，如聚乙二醇、纤维素衍生物、甘油明胶等所组成。

## 二、栓剂基质

栓剂是指药物与赋形剂混合后制成的专供塞入不同腔道的固体制剂。栓剂起局部止痒、止痛、消炎、通便、杀虫等作用，同时还起全身作用，栓剂中所使用的赋形剂称为栓剂基质。

栓剂基质的种类一般可分为油脂性基质与水溶性基质两类。

1. 油脂性基质

（1）半合成脂肪酸甘油酯类　如半合成脂肪酸酯，又叫固体脂肪，或山油酯，还有椰油酯、棕榈酸酯、硬脂酸丙二醇酯，国外一种商品名叫Witepsol的基质也属于半合成脂肪酸酯，系饱和脂肪酸的甘油三酸酯。

（2）天然脂肪酸酯　如可可豆脂、香果脂、乌桕脂等。国外尚有可可豆脂的代用品，如茴香脂、槟榔脂等。

（3）氢化油　如氢化棉籽油、部分氢化棉籽油、氢化花生油、氢化椰子油。

2. 水溶性基质　水溶性基质又可分为亲水性基质和水分散基质。

（1）甘油明胶　组成：水：明胶：甘油=10：20：70。

（2）聚乙二醇类（PEG类）。

（3）非离子表面活性剂类　作为栓剂基质常用的是聚氧乙烯失水山梨醇脂肪酸酯类（聚山梨酯类）及氧乙烯–氧丙烯聚合物类，常用的如聚山梨酯61、聚山梨酯60等。

## 第三节　固体制剂辅料

### 一、稀释剂与吸收剂

在制备药物制剂时，由于主药用量较小不利于成型和单剂的称量，需要加入某些辅料以增加药物重量与体积，加入的这类辅料称为稀释剂。在制备片剂、胶囊剂、颗粒剂或浓缩丸等固体制剂时，由于主药含有挥发油或一定量难以除去的水分，需要加入某些辅料吸收挥发油等液体以便于成型，这类辅料称为吸收剂。这两者统称为填充剂。填充剂广泛用于片剂、浸膏剂、冲剂、胶囊剂、散剂、丸剂等药物固体制剂。

#### （一）稀释剂的种类

按水溶性质可分为水溶性和水不溶性稀释剂。

1. 水溶性稀释剂　如乳糖、蔗糖、甘露醇、山梨醇等。

2. 水不溶性稀释剂　如淀粉、微晶纤维素、硫酸钙、磷酸氢钙、碳酸钙等。

#### （二）吸收剂的种类

按化学组成分为无机和有机两类吸收剂。

1. 无机类吸收剂　如硫酸钙、磷酸氢钙、氧化镁、甘油磷酸钙、氢氧化铝等。

2. 有机类吸收剂　如乳糖、淀粉、半乳糖、交联聚维酮。

通常使用无机吸收剂为挥发油类的吸收剂，优点是容纳量大、吸收后不易浸出、吸湿性小。

### 二、黏合剂与润湿剂

黏合剂：片剂、胶囊剂、颗粒剂、丸剂的制备中，常因处方原辅料无足够的黏性，常需加入有黏性的辅料，以便于直接压片、干法制粒或湿法制粒等而成型，这类能使无黏性或黏性不足的物料粉末聚结成颗粒，或压缩成型的具黏性的固体粉末或溶液称之为黏合剂。在药剂制备中常用的是黏合剂溶液，在干法制粒、压片中，也使用固体黏合剂。

润湿剂：本身无黏性，但可诱发待制粒、压片物料的黏性，以利于压片、制粒进而制成片剂、胶囊剂、颗粒剂等的液体辅料称为润湿剂。

#### （一）黏合剂的种类

1. 按用法分类

（1）制成水溶液或胶浆才具黏性的黏合剂　如淀粉、明胶、CMC-Na等。

（2）干燥状态下也具黏性的干燥黏合剂　如高纯度糊精、改良淀粉、微晶纤维素等，本类黏合剂在溶液状态下的黏性一般更强（约为干燥状态的两倍）。

（3）经非水溶剂溶解或润湿后具黏性的黏合剂　如乙基纤维素、聚乙烯吡咯烷酮、羟丙基甲基纤维素等，此类黏合剂适用于遇水不稳定的药物。

丸剂制备使用的黏合剂和润湿剂与片剂、冲剂略有不同，丸剂中的黏合剂不仅增加丸粉黏性，易于成型，还使之具有一定可塑性，以便泛丸。常用的有经炼制的蜂蜜、米糊或面糊、液状葡萄糖与糖浆混合物、蜂蜡和药材稠浸膏等。润湿剂除水外，多用酒（黄酒或白酒）、醋、水蜜和药汁。

2. 按水溶性分类

（1）水溶性黏合剂　如蔗糖、液状葡萄糖、聚维酮、羧甲基纤维素、明胶、聚乙二醇等。

（2）水不溶性黏合剂　如糊精、淀粉、微晶纤维素、乙基纤维素等。

### （二）润湿剂的种类

润湿剂有水、黄酒、白酒、不同浓度的乙醇、蜂蜜等。

## 三、崩解剂

崩解剂是片剂制备中，能使片剂在胃肠液中易于崩解，从而促进药物释放，以达到较佳疗效的辅料。在片剂生产中，除要求药物缓慢释放的口含片、植入片、长效片等片剂外，一般均需加入崩解剂。

崩解剂的分类有按其结构和性质分类或按溶解性能分类两种方法。

1. 按其结构和性质分类

（1）淀粉及其衍生物　如淀粉、羧甲基淀粉、改良淀粉、羧甲基淀粉钠等。

（2）纤维素类　常用的此类崩解剂有低取代羟丙基纤维素、微晶纤维素等。

（3）表面活性剂　如聚山梨酯80、月桂醇硫酸钠、硬脂醇磺酸钠等。

（4）泡腾混合物　一般由碳酸盐和酸组成。常见的酸-碱系统有枸橼酸、酒石酸混合物加碳酸氢钠或碳酸钠等。

（5）其他类　包括胶类，如西黄蓍胶、琼脂等；海藻酸盐类，如海藻酸、海藻酸钠等。黏土类，如皂土、胶体硅酸镁铝；阳离子交换树脂，如弱酸性阳离子交换树脂钾盐及甲基丙烯酸二乙烯基苯共聚物等；酶类，此酶可消化黏合剂，具有特异性，如以明胶为黏合剂，其中加入少许蛋白酶，可使片剂迅速崩解等。

2. 按溶解性能分类

（1）水溶性崩解剂　如泡腾混合物、羧甲基纤维素钠、羟丙基纤维素、海藻酸钠等。

（2）水不溶性崩解剂　如淀粉、羧甲基淀粉、交联聚维酮等。

## 四、润滑剂

润滑剂、助流剂与抗黏着剂是压制片制备中常用的辅料，在实践中一般将它们统称为润滑剂，但因其作用不同，近期的药剂学专著中已经将它们单独列出，为了叙述的方便，后面仍统称润滑剂。

润滑剂是指压片前加入的，用以降低颗粒或片剂与冲模间摩擦力的辅料，如硬脂酸镁、硬脂酸等，是常见的润滑剂。助流剂是指压片前加入，以降低颗粒间摩擦力的辅料，如微粉硅胶、玉米淀粉是良好的助流剂。抗黏着剂是指压片前加入，用以防止压片物料黏着于冲模表面的辅料，如滑石粉就是最常用的优良抗黏着剂。

润滑剂的种类按作用机制可分为润滑剂、助流剂和抗黏着剂三类。但在实际工作中，三种辅料常常配合使用，通常将其分为水溶性与水不溶性润滑剂两类。

（1）水溶性润滑剂　主要用于溶液片与泡腾片，或为避免影响崩解和溶出的片剂。常用的水溶性润滑剂有聚乙二醇、苯甲酸钠、月桂醇硫酸钠（镁），还有不能内服的水溶性润滑剂，如硼酸（仅限于外用溶液片）。

（2）水不溶性润滑剂　如硬脂酸、硬脂酸钙、硬脂酸镁、滑石粉是片剂生产中广泛应用的润滑剂。

## 五、包衣材料

片剂的薄膜包衣，最早用作片芯的隔离层，以防止在包糖衣时水分渗入，或作为片剂肠溶衣，以避免药物在胃内被胃酸破坏。薄膜包衣片越来越多，质量显著提高，传统的包糖衣技术逐渐为薄膜包衣工艺所取代。

包衣材料主要有溶剂、添加剂及薄膜材料三种。

1. 溶剂　常用溶剂为乙醇、甲醇、异丙醇、丙酮、三氯甲烷、二氯甲烷等。

2. 添加剂

（1）增塑剂　常用的水溶性增塑剂有甘油、丙二醇、聚乙二醇等含羟基亲水性化合物，可作为某些纤维素包衣材料的增塑剂；水不溶性的增塑剂有邻苯二甲酸二乙酯（或二丁酯）、蓖麻油、玉米油、甘油三醋酸酯，甘油单醋酸酯、液状石蜡等用于水不溶性的聚合物的增塑剂。

（2）释放速度调节器　又称为致孔剂或释放促进剂，在水不溶性薄膜衣料中加入一些水溶性物质，如蔗糖、氯化钠、HPMC、PEG、表面活性剂等，遇水后，这些物质迅速溶于水，使薄膜变成有孔薄膜。可根据薄膜材料性能选择不同的致孔剂。如乙基纤维素薄膜衣可选用聚山梨酯类、司盘类、MC、HPMC等，丙烯酸树脂类薄膜衣材料可选用黄原胶等作致孔剂等。

（3）固体粉料　包衣过程中如有些薄膜材料黏性过大，易出现粘连，可加入适当的固体粉末，以防止颗粒或片剂的粘连，常用的固体粉末有滑石粉、硬脂酸镁、胶态二氧化硅等。

（4）着色剂　为了改善外观，便于识别，掩盖某些有色斑的片芯，常加入着色剂。目前常用的有水溶性色素、水不溶性色素和色淀三类，色淀是用氢氧化铝、硫酸钙等惰性物质使水溶性色素吸着沉淀而成。

3. 薄膜材料

（1）薄膜材料的种类

1）按化学结构分类

①纤维素类　这类材料应用广泛，主要品种有甲基纤维素（MC）、乙基纤维素（EC）、羟丙基纤维素（HPC）、甲基羟乙基纤维素（MHEC）、羟丙基甲基纤维素（HPMC）、羧甲基纤维素钠（CMC-Na）、邻苯二甲酸酯纤维素（CAP）和邻苯二甲酸羟丙基甲基纤维素（HPMCP）等。

②丙烯酸树脂类　此类薄膜包衣材料，系由丙烯酸（AA）、丙烯酸甲酯（MA）、甲基丙烯酸（MAA）和甲基丙烯酸甲酯（MMA）分别共聚而成。

③乙烯聚合物及其他　如聚乙二醇、聚乙烯吡咯烷酮（PVP）、聚乙烯缩乙醛二乙氨基醋酸

酯（AEA）、a-乙烯吡啶苯乙烯共聚物、玉米朊、虫胶等。

2）按不同的溶解性能分类

①胃溶性　聚乙烯缩乙醛二乙胺醋酸酯（AEA）、羟丙基二丁基醋酸纤维素醚（CABP）等，这些材料能溶于酸性溶液中。

②肠溶性　邻苯二甲酸醋酸纤维素（CAP）、聚乙烯邻苯二醋酸酯（PVAP）、甲基丙烯酸—甲基丙烯酸酯共聚物、HPMCP、虫胶等，这些材料能溶于碱性溶液中。

③胃肠两溶性　甲基乙烯吡啶、甲基丙烯酸酯和甲基丙烯酸共聚物、羟丙基纤维素（HPC）、羟丙基甲基纤维素等，这些材料能溶于水中。

④不溶性　乙基纤维素、醋酸纤维素。

## 六、成膜材料

成膜材料从广义上讲，凡物质分散于液体介质中，当分散介质被除去后，能形成一层膜，这类物质就称为成膜材料。以下所指的成膜材料是指膜剂和涂膜剂所用的成膜材料。作膜剂载体用的成膜材料，都是高分子聚合物，一般分为两大类。

**1．天然高分子成膜材料**　常见的天然高分子成膜材料有明胶、虫胶、阿拉伯胶、琼脂、淀粉、糊精等。

**2．合成高分子成膜材料**　合成高分子成膜材料根据其聚合物单体分子结构不同可分为以下三类：聚乙烯醇类化合物、丙烯酸类共聚物、纤维素衍生物类。

涂膜剂所用的成膜材料主要是非水溶性的如火棉、聚乙烯醇缩甲醛、玉米朊等。

## 七、胶囊材料

胶囊剂有胶囊和胶丸两种类型，均以明胶为包裹药物的材料。胶囊为采用模杆蘸胶法先制备囊身与囊帽两部分再套合起来的胶壳，打开后用以填充药物再套合即成。囊壁薄质硬呈圆筒形。胶丸剂由钢模法或旋转模法将明胶片压包药物一次制成，囊壁软厚而具有弹性，有圆形、椭圆形等形状。

## 八、增塑剂

增塑剂是指能增加成膜材料可塑性，使形成的膜柔软、有韧性、不易破裂的物质，从广义上讲，凡能使聚合物变得柔软、富于弹性的物质均可称为增塑剂。增塑剂可按性质和溶解性分类如下。

**1．按增塑剂的性质分类**

（1）外增塑剂　是指剂型处方设计时，另外加到成膜材料溶液中的物质，以增加成膜能力和干燥后薄膜的柔韧性。常见的有甘油、PEG200、蓖麻油等。

（2）内增塑剂　是指在成膜材料制造中加入，以保持聚合物分子成膜特性，减少或消除不利性质的物质，它是通过取代官能团、控制侧链数或分子长度进行分子改性而达到所需要求。

**2．按增塑剂的溶解性能分类**

（1）水溶性增塑剂　本类增塑剂主要用于以水溶性成膜材料为载体的剂型中，如胶囊剂中的甘油即是以增加明胶为主要成分的胶囊壳柔韧性的水溶性增塑剂。常用者还有聚乙二醇200、400，丙二醇等。

（2）水不溶性增塑剂　主要与水不溶性成膜材料同用。涂膜剂中所用增塑剂属此种类型。常用者有蓖麻油、乙酰化单甘油酯、苯二甲酸酯类等。

### 九、滴丸基质和冷凝剂

滴丸剂是指将固体或液体药物与赋形剂加热熔化，混匀后，滴入不相溶的冷却剂中，经收缩冷凝而成的类似球形的制剂。赋予滴丸形状的赋形剂称为滴丸基质；用于冷却滴丸的液体称为滴丸冷凝剂，滴丸实际上是用滴制法制备的丸剂，由于制备方法的特殊要求，欲使滴丸成型，滴丸基质和冷凝剂二者缺一不可。

## 第四节　透皮制剂辅料

药物通过皮肤给药吸收而发挥全身作用的系统称为透皮释放给药系统或称为透皮治疗系统。理论上，用于透皮释放给药系统中的药物应具备以下理化特点：①分子量＜400；②每日剂量＜200mg；③低熔点；④低极性；然而，实际上绝大部分药物（90%以上）不具备这些特性，因而，要制成理想的透皮释放给药系统需要加入能帮助药物透过角质层和表皮扩散的物质，这些物质称为透皮吸收促进剂，也称为穿透促进剂。

已发现的透皮吸收促进剂按化学性质可分为非极性、极性、表面活性三大类。

**1. 非极性类透皮吸收促进剂**　非极性类透皮吸收促进剂包括：①高级脂肪酸，如油酸、月桂酸等；②高级脂肪酯，如羊毛脂；③高级脂肪醇，如桉叶油素、薄荷醇等；④大环酮/内酯，如樟脑等；⑤聚硅氧烷，如二甲基硅油；⑥烃类，如液状石蜡等。

**2. 极性类透皮吸收促进剂**　极性类透皮吸收促进剂包括：①一元醇，如甲醇、乙醇等；②多元醇，如甘油、异丙醇等；③酚，如百里酚等；④亚砜，如二甲亚砜等；⑤多糖，如环状糊精等；⑥尿素等。

**3. 表面活性剂类透皮吸收促进剂**　表面活性剂类透皮吸收促进剂包括：①阳离子型，如*N*，*N*-二（*α*-羟乙基）油酰胺等；②阴离子型，如月桂醇硫酸钠等；③两性离子型，如十二烷基二甲基硫酸铵；④非离子型，如聚山梨酯80。

药物贮库和背衬材料以及压敏黏胶剂一般分为三大类：天然聚合物、合成聚合物、合成的弹胶物。

## 第五节　气雾剂辅料

药物气雾剂是将药物与抛射剂等附加剂同时装于具有阀门系统的耐压容器中而制成，使用时，借抛射剂的压力将内容物喷出，呈雾状气溶胶。抛射剂多为液化气体，在常压下其沸点低于室温，常温下蒸气压高于大气压，因此，需装入耐压容器内。由阀门系统控制，在阀门开启、压力解除的瞬间能急剧气化，产生的蒸气压能克服外界阻力和药液分子间的引力，将容器内物料喷出成为所需大小的微粒至用药部位。可见，抛射剂是喷雾的动力，是气雾剂能否成功应用的关键。抛射剂还影响着药物疗效的正常发挥。其次，由于抛射剂在耐压容器中呈液体状态，可作二相气雾剂中某些药物的溶剂，三相气雾剂中的分散介质，乳浊型气雾剂中的分散相或连续相。

抛射剂一般可分为氟氯烷烃、碳氢化合物与压缩气体三类，前二类又可称作液化气体。氟氯烷烃类又称氟里昂（Freon），碳氢化合物类常用品种为丙烷正丁烷和异丁烷，常用作抛射剂的压缩气体有氮气、二氧化碳和一氧化氮。

# 第六节　新制剂辅料

## 一、缓释、控释材料

缓释制剂指在规定的释放介质中，按要求缓慢地非恒速释放药物，与相应的普通制剂比较，给药频率比普通制剂减少一半或有所减少，且能显著增加病人的依从性的制剂。

控释制剂指在规定释放介质中，按要求缓慢地恒速释放药物，与相应的普通制剂比较，给药频率比普通制剂有所减少，血药浓度比缓释制剂更加平稳，且能显著增加病人的依从性的制剂。制备缓、控释制剂时，辅料的适当添加，使制剂中药物的释放速度和释放量达到设计要求，确保药物以一定速度输送到病患部位并在组织中维持一定浓度，获得预期疗效，减少药物的毒副作用。

缓、控释材料的种类可根据在缓释制剂中的作用和其溶解特性分类。

1. **根据在缓释制剂中的作用分类**　缓、控释材料多为高分子化合物，可分为三类：阻滞剂、骨架材料、增黏剂。

2. **根据溶解特性分类**　可分为水不溶性高分子聚合物、亲水性胶体物两类。

各类缓、控释材料都是以自身的特性，通过控制释放和吸收而达到延效的目的。

## 二、固体分散体载体

固体分散体是指利用一定方法使药物以分子态、胶体晶态或无定形态高度分散在某一种或二种固体介质中，而形成的均匀固体物，这种固体分散介质即被称为固体分散体载体，所用的这种方法，又称为固体分散法。

固体分散体载体的种类可分为以下9种。

1. **高分子聚合物类**　本类是用得最为广泛的一类载体，目前常用的是PEG与PVP两类。

2. **表面活性剂类**　作固体分散体载体的表面活性剂多为含聚氧乙烯基的非离子型表面活性剂，以氧乙烯和氧丙烯聚合物、卖泽类、苄泽类为主，也有两性离子型表面活性剂，如大豆磷脂。

3. **糖类**　甘露糖醇与木糖醇是常用而有前途的载体。

4. **有机酸类**　常用的是枸橼酸，可形成玻璃溶液。另外是琥珀酸，它只能与药物形成简单低共熔混合物。

5. **胆酸类与甾醇**　常见的有胆酸、去氧胆酸、胆甾醇棕榈酸酯等。

6. **球状化合物**　如季戊四醇四醋酸酯、季戊四醇。

7. **尿素**

8. **药物载体**　如利多卡因4.90g与丙胺卡因5.04g形成的固体分散体，氨基比林与吲哚美辛形成的固体分散体。

9. **难溶性载体**　本类主要指高级脂肪醇、酸、固体蜡、丙烯酸树脂等。

## 三、微型包囊材料

微型包囊是利用合成的或天然的高分子材料将固体或液体药物包裹成1～5000μm大小的微小胶囊，这种微小胶囊简称为微囊，将这种微囊再做成各种制剂，可以达到提高药物稳定性、掩盖不良臭味、缓释、延效、减少毒副作用、改善某些药物的成型性、减少配伍禁忌等目的。制备微囊的过程称为微型包囊，或微囊化、成囊，被包裹的药物称为囊心物，包裹药物用的高分子材料，称为微型包囊材料，简称囊材。

### （一）微型包囊材料的种类

**1. 按来源分类**

（1）天然高分子材料　常用的如明胶、阿拉伯胶、海藻酸钠等。

（2）半合成高分子材料　常用的如邻苯二甲酸醋酸纤维素（CAP）、羧甲基纤维素钠（CMC-Na）、乙基纤维素（EC）等。

（3）合成高分子材料　常用的如聚乙烯吡咯烷酮（PVP）、聚乙烯醇（PVA）、聚酰胺、聚乳酸等。

**2. 按溶解性能分类**

（1）水溶性囊材　包括天然来源的胶类、纤维素衍生物的盐、亲水性聚合物等，如明胶甲苯纤维素、聚乙二醇等。

（2）非水溶性囊材　包括水不溶性高分子聚合物、纤维素衍生物、类脂类与蜡类。最后一种是物理机械法可用的囊材　如聚酰胺、醋酸纤维素、蜂蜡、硬脂酸等。

（3）肠溶性囊材　这类材料一般在胃液中不溶，但可在肠液中溶解，可做成肠溶囊，常用的囊材有邻苯二甲酸醋酸纤维素、褐藻胺、玉米朊等。

### （二）微型包囊材料的常用品种

**1. 水溶性包囊材料**　明胶、苯二甲酸明胶、阿拉伯胶、羧甲基纤维素（钠）、聚乙二醇6000。

**2. 水不溶性包囊材料**　硬脂酸、乙基纤维素、邻苯二甲醋酸纤维素（CAP）、羟丙基甲基纤维素邻苯二甲酸酯、聚乳酸（聚丙交酯）。

## 四、微球载体材料

微球是一种用适宜高分子材料为载体包结或吸收药物而成的似球形微粒分散给药体系，制备微球所使用的高分子材料，即称为微球载体材料。

### （一）微球载体材料的种类

**1. 按来源分类**

（1）天然载体材料　这类材料一般无毒，无抗原性，目前应用较多，如白蛋白、明胶、淀粉。

（2）合成高分子载体材料　如聚酰胺、聚丙烯酰胺、聚乳酸等。

**2. 按溶解性能分类**

（1）水溶性载体材料。

（2）水不溶性载体材料。

第十八章

3. 按降解性能分类

（1）可生物降解的载体材料　天然载体材料多为可生物降解材料，一些合成的材料如聚乳酸、聚丙烯葡聚糖、聚D，L-丙交酯等也是可生物降解载体材料。

（2）不可生物降解的载体材料　如聚氰基丙烯酸酯、聚苯乙烯、二乙氨基纤维素等。

### （二）微球载体材料的常用品种

微球载体材料的常用品种有乙基纤维素、甲壳素、虫胶、西黄蓍胶、阿拉伯胶、明胶、聚乳酸、聚维酮、聚酰胺等。

## 五、毫微粒载体材料

毫微粒是以天然的或合成的大分子物质为载体包裹药物而成的超微粒分散给药系统，结构与微囊或微球相似，但粒径小得多，一般直径在50～200nm，亦有10～500nm记载，基本处于胶体范畴，在水中成为带乳光的胶体分散体系，这种体系亦称为毫微囊，将用于毫微粒制备的载体物质称为毫微粒载体材料。

### （一）毫微粒载体材料的种类

1. 按来源分类

（1）天然载体材料。

（2）合成载体材料。

2. 按降解性能分类

（1）可生物降解载体材料。

（2）不可生物降解载体材料。

作静脉注射用的毫微粒，一般应用可生物降解类的、无热原的载体材料，如天然的明胶、白蛋白和合成的$\alpha$-氰基丙烯酸烷酯等。

### （二）毫微粒载体材料的常用品种

同微球载体材料，另外还有氰基丙烯酸甲酯、氰基丙烯酸丁酯、氰基丙烯酸异丁酯等。

## 六、脂质体载体材料

在药剂学中，将药物包封于磷脂质双分子层形成的脂质膜中而制成的超微型球状制剂称为脂质体。其直径一般在0.01～10μm、用于形成脂质膜的材料，称为脂质体载体材料。

### （一）脂质体载体材料的种类

脂质体载体材料可分为磷脂、胆固醇两类。

1. 磷脂　磷脂是构成脂质体载体的主要基础材料，具体又可分为以下两类。

（1）天然磷脂　此类主要来源于大豆和卵黄，也有从脑组织中获得者，如磷脂酰丝氨酸。

（2）半合成磷脂　与天然磷脂相比不易氧化，组成固定，更适宜于研究和生产，如二棕榈酸卵磷脂、二油酰基卵磷脂等。

2. 胆固醇　胆固醇不能单独形成脂质体，需与磷脂共同形成双分子膜，用量为磷脂量的

20%～50%（mol/mol）。

### （二）脂质体载体材料的常用品种

有胆甾醇、氢化豆磷脂、脱氧胆酸、磷脂酸、磷脂酰肌醇等。

## 七、包合物主体材料

包合物是一种特殊类型的分子复合物，由两部分组成：一部分是能形成特定笼状、管道状或层状空间，并能容纳其他物质分子的化合物；另一部分是被包合的物质；前者称为包合物主体，后者称为客体，可作为包合物主体的物质称为主体材料。

包合物主体材料的常用品种：尿素、硫脲、脱氧胆酸、直链淀粉、对苯二酚（氢醌）、环糊精等。

## 八、磁性载体材料

磁性制剂是指将药物包结于由铁磁质与高分子骨架材料形成的磁性载体中，然后经加工制成所需剂型，应用于体内，利用体外磁场效应，引导药物在体内定向移动和定位浓集，达到高效治疗作用的一类靶向制剂。在磁性制剂中，可形成磁性载体的一类物质称为磁性载体材料。

### （一）磁性载体材料的种类

1. 按化学组成分类

（1）单质　如纯铁、镍、钴等。

（2）合金　如铁镍合金、铁铝合金等。

（3）氧化物　如CoO，$Mn_2O_3$，$Fe_2O_3$等。

（4）混合磁性材料　如由铁79%、铬17%、碳1%、镁19%、硅1%组成。

2. 作磁性载体的高分子骨架材料分类

（1）氨基酸聚合物磁性载体材料　这类载体材料主要是以蛋白质、酶类、肽类（如聚合赖氨酸、聚合谷氨酸等）为骨架材料，加入超微磁铁矿粒子组成，以制备注射用磁性微球为主，其制备方法与用分散法制备微球相似。

（2）多糖类磁性载体材料　这类载体材料是以阿拉伯胶、淀粉、西黄蓍胶、聚半乳糖醛酸、糖原、印度胶、右旋糖酐等多糖类物质为骨架材料，加入超微磁铁矿粉组成，其制法可用W/O型分散法，并用加热法固化即成。

（3）合成高分子聚合物磁性载体材料　这类载体材料是以聚丙烯、聚乙烯、硅酮等聚合物为载体骨架材料，而铁磁质多是以铁酸盐胶体溶液形式供用。制备时，可以是聚合物单体与药物、磁性材料溶液混合。用聚合法制备；也可以先制备微球，后浸于磁性材料中，使磁性材料被吸附在微球表面，以增加磁响应强度。一般说来，微球载体材料均可作磁性载体材料的骨架材料。因此，磁性载体材料包括了磁性材料和骨架材料两部分。

### （二）磁性载体材料的常用品种

有铁、磁铁矿、钴、三氧化二锰、铁铝合金等。

（李　俊）

第十八章

# 第十九章　常用剂型

药物与剂型之间存在辨证关系，药物的剂型对药物疗效的发挥起着积极作用。近年来，随着现代科学技术的发展，各种药物新剂型不断发展和创新。制备药物剂型由给药途径特点、药物性质决定。药物剂型的分类如下。

**1．按给药途径分类**

（1）经胃肠道给药剂型　这类剂型是指药物制剂经口服后、进入胃肠道，起局部或经胃肠道吸收而发挥药效的剂型，其给药方法比较简单。口服的散剂、片剂、颗粒剂、胶囊剂、溶液剂、乳剂、混悬剂等均是经胃肠道给药剂型。容易受胃肠道中的酸或酶破坏的药物一般不能简单地采用这类剂型。口腔黏膜吸收的剂型不属于胃肠道给药剂型。

（2）非经胃肠道给药剂型　是指除口服给药途径以外的所有其他剂型，这些剂型可在给药部位起局部作用或被吸收后发挥全身作用。①注射给药剂型：如注射剂，包括静脉注射、肌内注射、皮下注射、皮内注射及腔内注射等多种注射途径；②呼吸道给药剂型：如喷雾剂、气雾剂、粉雾剂等；③皮肤给药剂型：如外用溶液剂、洗剂、搽剂、软膏剂、硬膏剂、糊剂、贴剂等，给药后在局部起作用或经皮吸收发挥全身作用；④黏膜给药剂型：如滴眼剂、滴鼻剂、眼用软膏剂、含漱剂、舌下片剂、粘贴片剂及贴膜剂等，黏膜给药可起局部作用或经黏膜吸收发挥全身作用；⑤腔道给药剂型：如栓剂、气雾剂、泡腾片剂、滴剂及滴丸剂等，用于直肠、阴道、尿道、鼻腔、耳道等，腔道给药可起局部作用或吸收后发挥全身作用。

此种分类方法与临床使用密切结合，并能反映出给药途径与应用方法对剂型制备的特殊要求。缺点是同一种制剂，由于给药途径和应用方法的不同，可能在不同给药途径的剂型中出现，例如溶液剂可以在口服、皮肤、黏膜、直肠等多种给药途径中出现。

**2．按形态分类**

（1）液体剂型　如芳香水剂、溶液剂、注射剂、合剂、洗剂、搽剂等。

（2）气体剂型　如气雾剂、喷雾剂、吸入剂等。

（3）固体剂型　如胶囊剂、散剂、丸剂、片剂、膜剂等。

（4）半固体剂型　如软膏剂、栓剂、糊剂等。

形态相同的剂型，其制备工艺也比较相近，如制备液体剂型时多采用溶解、分散等方法；制备固体剂型多采用粉碎、混合等方法；半固体剂型多采用熔化、研和等方法。

**3．按分散系统分类**

（1）溶液型　药物分散在适宜分散介质中形成的均匀分散体系，药物以小分子或离子状态（粒径小于1nm）存在，也称为低分子溶液，如芳香水剂、溶液剂、注射剂、糖浆剂、甘油剂、酯剂等。

（2）胶体溶液型　高分子药物（粒径在1～100nm）分散在分散介质中所形成的均匀分散体系，也称高分子溶液或亲水胶体溶液，如胶浆剂、火棉胶剂、涂膜剂等；固体药物以微细粒子（胶粒）（粒径在1～100nm）状态分散在水中形成的非均匀状态液体分散体系，称为疏水胶体溶液。

（3）乳剂型　互不相溶或极微溶解的两相液体，一相以微小液滴（粒径在0.1～10μm）分散在另一相中所形成的相对稳定的非均匀分散体系，如口服乳剂、静脉注射乳剂、部分搽剂等。

（4）混悬型　固体药物以微粒状态（粒径在0.5～10μm）分散在分散介质中所形成的非均匀分散体系，如合剂、洗剂、混悬剂等。

（5）气体分散型　液体或固体药物以微粒状态分散在气体分散介质中所形成的分散体系，如气雾剂、粉雾剂等。

（6）微粒分散型　这类剂型通常是药物以不同大小微粒呈液体或固体状态分散，如微球制剂、微囊制剂、纳米囊制剂等。

（7）固体分散型　这类剂型是固体药物以聚集体状态存在的分散体系，如片剂、散剂、颗粒剂、胶囊剂、丸剂等。

这种分类方法应用物理化学的原理来阐明各类制剂特征，但不能反映用药部位与用药方法对剂型的要求，甚至一种剂型由于分散介质和制法不同，可分到几个分散体系中，如注射剂就可分为溶液型、乳剂型、混悬型、粉针剂等。



# 第一节　片　剂

片剂（tablets）系指药物与适宜的辅料均匀混合后压制而成的圆片状或异形片状（如三角形、菱形、长胶囊形等）的固体制剂。片剂是现代药物制剂中应用最为广泛的剂型之一，世界各国药典收载的制剂中以片剂为最多。

## 一、片剂的特点

片剂作为第一大类剂型，有许多优点：①生产的机械化、自动化程度较高，生产卫生条件容易控制，产量大，成本及售价较低；②分剂量准确，便于贮存、运输、携带和应用；③药物稳定性较好，因为片剂密度较高、体积较小，与外界空气、光线、水分等接触面积较小，必要时还可通过包衣加以保护；④可以制成不同类型的片剂，如口含片、肠溶包衣片、分散（速释）片、缓释（长效）片等，以满足不同的医疗或预防的需要。

片剂存在的缺点：①婴幼儿和昏迷病人不易吞服；②压片时需加入若干种辅料并且经过压制成型，有时会影响药物的溶出和生物利用度；③含挥发性成分的片剂，久贮存含量会有所下降等。

## 二、片剂的分类

片剂给药途径符合生理规律，根据制备方法、用法、用途的不同，可制备成各种类型的片剂，分述如下。

**1. 普通压制片**　指药物与辅料均匀混合后压制而成的、未包衣的片剂，又称素片或片芯，片重一般为0.1～0.5g，经胃肠道吸收而发挥治疗作用。

2. **含片** 系指含于口腔中缓慢溶化产生局部或全身作用的片剂。含片中的原料药物一般是易溶性的，主要起局部消炎、杀菌、收敛、止痛或局部麻醉等作用。

3. **舌下片** 系指置于舌下能迅速溶化，药物经舌下黏膜吸收发挥全身作用的片剂。舌下片中的原料药物应易于直接吸收，主要适用于急症的治疗。

4. **口腔贴片** 系指粘贴于口腔内，经黏膜吸收后起局部或全身作用的片剂。口腔贴片应进行溶出度或释放度检查。

5. **咀嚼片** 系指于口腔中咀嚼后吞服的片剂。咀嚼片一般应选择甘露醇、山梨醇、蔗糖等水溶性辅料作填充剂和黏合剂。咀嚼片的硬度应适宜。

6. **分散片** 系指在水中能迅速崩解并均匀分散的片剂。分散片中的原料药物应是难溶性的。分散片可加水分散后口服，也可将分散片含于口中吮服或吞服。分散片应进行溶出度和分散均匀性检查。

7. **可溶片** 系指临用前能溶解于水的非包衣片或薄膜包衣片剂。可溶片应溶解于水中，溶液可呈轻微乳光。可供口服、外用、含漱等用。

8. **泡腾片** 系指含有碳酸氢钠和有机酸，遇水可产生气体而呈泡腾状的片剂。泡腾片中的原料药物应是易溶性的，加水产生气泡后应能溶解。有机酸一般用枸橼酸、酒石酸、富马酸等。

9. **阴道片与阴道泡腾片** 系指置于阴道内使用的片剂。阴道片和阴道泡腾片的形状应易置于阴道内，可借助器具将阴道片送入阴道。阴道片在阴道内应易溶化、溶散或融化、崩解并释放药物，主要起局部消炎杀菌作用。具有局部刺激性的药物，不得制成阴道片。阴道片应进行融变时限检查。阴道泡腾片还应进行发泡量检查。

10. **缓释片** 系指在规定的释放介质中缓慢地非恒速释放药物的片剂。缓释片应符合缓释制剂的有关要求并应进行释放度检查。

11. **控释片** 系指在规定的释放介质中缓慢地恒速释放药物的片剂。控释片应符合控释制剂的有关要求并应进行释放度检查。

12. **肠溶片** 系指用肠溶性包衣材料进行包衣的片剂。为防止原料药物在胃内分解失效、对胃的刺激或控制原料药物在肠道内定位释放，可对片剂包肠溶衣；为治疗结肠部位疾病等，可对片剂包结肠定位肠溶衣。肠溶片除另有规定外，应进行释放度检查。

13. **口崩片** 系指在口腔内不需要用水即能迅速崩解或溶解的片剂。一般适合于小剂量原料药物，常用于吞咽困难或不配合服药的病人。可采用直接压片或冷冻干燥法制备。口崩片应在口腔内迅速崩解或溶解、口感良好、容易吞咽，对口腔黏膜无刺激性。除冷冻干燥法制备的口崩片外，口崩片应进行崩解时限检查。对于难溶性原料药物制成的口崩片，还应进行溶出度检查。对于经肠溶材料包衣的颗粒制成的口崩片，还应进行释放度检查。采用冷冻干燥法制备的口崩片可不进行脆碎度检查。

## 三、片剂的质量要求

最新版《中国药典》制剂通则规定片剂在生产与贮藏期间应符合下列规定。

（1）原料药物与辅料应混合均匀。含药量小或含毒剧药的片剂，应根据原料药物的性质采用适宜方法使其分散均匀。

（2）凡属挥发性或对光、热不稳定的原料药物，在制片过程中应采取遮光、避热等适宜方法，以避免成分损失或失效。

（3）压片前的物料、颗粒或半成品应控制水分，以适应制片工艺的需要，防止片剂在贮存期间发霉、变质。

（4）根据依从性需要，片剂中可加入矫味剂、芳香剂和着色剂等，一般指含片、口腔贴片、咀嚼片、分散片、泡腾片、口崩片等。

（5）为增加稳定性、掩盖原料药物不良臭味、改善片剂外观等，可对制成的药片包糖衣或薄膜衣。对一些遇胃液易破坏、刺激胃黏膜或需要在肠道内释放的口服药片，可包肠溶衣。必要时，薄膜包衣片剂应检查残留溶剂。

（6）片剂外观应完整光洁，色泽均匀，有适宜的硬度和耐磨性，以免包装、运输过程中发生磨损或破碎，除另有规定外，非包衣片应符合片剂脆碎度检查法的要求。

（7）片剂的微生物限度应符合要求。

（8）根据原料药物和制剂的特性，除来源于动、植物多组分且难以建立测定方法的片剂外，溶出度、释放度、含量均匀度等应符合要求。

（9）除另有规定外，片剂应密封贮存。生物制品原液、半成品和成品的生产及质量控制应符合相关品种要求。



## 四、片剂的质量检查

按照最新版《中国药典》规定，除另有规定外，片剂应进行以下相应检查。

**1. 重量差异**　照下述方法检查，应符合规定。取供试品20片，精密称定总重量，求得平均片重后，再分别精密称定每片的重量，每片重量与平均片重比较（凡无含量测定的片剂或有标示片重的中药片剂，每片重量应与标示片重比较），按表19-1中的规定，超出重量差异限度的不得多于2片，并不得有1片超出限度1倍。

表19-1　片剂的重量差异检查标准

| 平均片重或标示片重 | 重量差异限度 |
|---|---|
| 0.30g以下 | ±7.5% |
| 0.30g及0.30g以上 | ±5% |

糖衣片的片芯应检查重量差异并符合规定，包糖衣后不再检查重量差异。薄膜衣片应在包薄膜衣后检查重量差异并符合规定。凡规定检查含量均匀度的片剂，一般不再进行重量差异检查。

**2. 崩解时限**　除另有规定外，照崩解时限检查法检查，应符合规定。

含片的溶化性照崩解时限检查法检查，应符合规定。

舌下片照崩解时限检查法检查，应符合规定。

阴道片照融变时限检查法检查，应符合规定。

口崩片照崩解时限检查法检查，应符合规定。

咀嚼片不进行崩解时限检查。凡规定检查溶出度、释放度的片剂，一般不再进行崩解时限检查。

3. **发泡量** 阴道泡腾片照下述方法检查，应符合规定。

除另有规定外，取25ml具塞刻度试管（内径1.5cm，若片剂直径较大，可改为内径2.0cm）10支，按表19-2中规定加一定量水，置37℃±1℃水浴中5分钟，各管中分别投入供试品1片，20分钟内观察最大发泡量的体积，平均发泡体积不得少于6ml，且少于4ml的不得超过2片。

表19-2 阴道泡腾片发泡量测定的加水量

| 平均片重 | 加水量 | 平均片重 | 加水量 |
|---|---|---|---|
| 1.5g及1.5g以下 | 2.0ml | 1.5g以上 | 4.0ml |

4. **分散均匀性** 分散片照下述方法检查，应符合规定。照崩解时限检查法检查，不锈钢丝网的筛孔内径为710μm，水温为15～25℃；取供试品6片，应在3分钟内全部崩解并通过筛网。

5. **微生物限度** 以动物、植物、矿物来源的非单体成分制成的片剂、生物制品片剂，以及黏膜或皮肤炎症或腔道等局部用片剂（如口腔贴片、外用可溶片、阴道片、阴道泡腾片等），照非无菌产品微生物限度检查：微生物计数法和控制菌检查法及非无菌药品微生物限度标准检查，应符合规定。规定检查杂菌的生物制品片剂，可不进行微生物限度检查。

## 五、片剂的辅料

片剂由药物和辅料组成。辅料亦称赋形剂，指片剂中除主药外的所有其他物料的总和。加入辅料的目的是使药物在制备过程中具有良好的流动性和可压性；有一定的黏结性；遇体液能按要求崩解、溶解、吸收而产生作用等。根据辅料在制备片剂的过程中的主要作用不同，可分为稀释剂、润湿剂和黏合剂、崩解剂和润滑剂等。

1. **稀释剂** 常用的稀释剂有淀粉、糖粉、糊精、乳糖、可压性淀粉（亦称为预胶化淀粉）、微晶纤维素、无机盐类（主要是无机钙盐，如硫酸钙、磷酸氢钙及药用碳酸钙、甘露醇等）。

2. **润湿剂和黏合剂** 常用的润湿剂有乙醇、纯化水等。常用黏合剂有淀粉浆、纤维素衍生物如羧甲基纤维素钠（CMC-Na）、羟丙基纤维素（HPC）、甲基纤维素、乙基纤维素、羟丙基甲基纤维素（HPMC），其他黏合剂有5%～20%的明胶溶液、50%～70%的蔗糖溶液、3%～5%的聚乙烯吡咯烷酮（PVP）的水溶液或醇溶液。

3. **崩解剂** 常用的崩解剂有干淀粉、羧甲基淀粉钠（CMS-Na）、低取代羟丙基纤维素（L-HPC）、交联聚乙烯吡咯烷酮（PVPP或CPUP）、交联羧甲基纤维素钠（CMCNa）、泡腾崩解剂（是一种专用于泡腾片的特殊崩解剂，最常用的是由碳酸氢钠与枸橼酸组成的混合物）。

4. **润滑剂** 常用的润滑剂有硬脂酸镁、微粉硅胶、滑石粉、氢化植物油、聚乙二醇类（聚乙二醇4000和6000）、十二烷基硫酸镁。

## 六、片剂的包装和贮存

适宜的包装和贮存是保证片剂质量的重要措施，应做到密封和防震，使片剂免受环境条件的影响和因运输、搬动等操作引起的摩擦和碰撞。以保证片剂在应用时能依然保持原有的理化性质和药效。

### （一）片剂的包装

片剂的包装既要注意外形美观，更应密封、防潮、避光以及使用方便等。片剂包装通常采用以下两种形式。

**1. 多剂量包装**　几片至几百片包装在一个容器中，常用的容器多为玻璃瓶或塑料瓶，也有用软性薄膜、纸塑复合膜、金属箔复合膜等制成的药袋。

**2. 单剂量包装**　将片剂每片隔开包装，每片均处于密封状态，提高了对片剂的保护作用，使用方便，外形美观。

（1）泡罩式包装　是用底层材料（无毒铝箔）和热成型塑料薄膜（无毒聚氯乙烯硬片），在平板泡罩式或吸泡式包装机上经热压成型的泡罩式包装。铝箔成为背层材料，背面印有药名等，聚氯乙烯成为泡罩，透明、坚硬，显得美观、贵重。

（2）窄条式包装　由两层膜片（铝塑复合膜、双纸塑料复合膜等）经黏合或热压形成的带状包装。比泡罩式包装简便，成本也稍低。

单剂量包装均为机械化操作，包装效率较高。但尚有许多问题有待改进。首先在包装材料上应从防潮、密封、轻巧及美观方面着手，不仅有利于片剂质量稳定而且与产品的销售息息相关。其次加快包装速度，减轻劳动强度，要从机械化、自动化、联动化等方面入手。

### （二）片剂的贮存

片剂应密封贮藏，防止受潮、发霉、变质。除另有规定外，一般应将包装好的片剂放在阴凉（20℃以下）、通风、干燥处贮藏。对光敏感的片剂，应避光保存（宜采用棕色瓶包装）。受潮后易分解变质的片剂，应在包装容器内放干燥剂（如干燥硅胶）。

片剂是一较稳定剂型，只要包装和贮藏适宜，一般可贮藏数年不变质，但因片剂所含药物性质不同，往往片剂质量也不同，如含挥发性药物的片剂贮藏时，易有含量的变化；糖衣片易有外观的变化等，应予注意。另外，必须注意每种片剂的有效期。

# 第二节　注射剂

注射剂（injection）系指药物与适宜辅料制成的药物溶液、乳状液及混悬液注射入体内的无菌制剂，是目前临床上应用最广泛的剂型。

## 一、注射剂的特点

注射剂具有作用迅速可靠，剂量准确；适用于不能吞咽的病人给药；临床上处于昏迷、抽搐、惊厥状态或者因消化系统疾病、吞咽功能丧失或者障碍的病人；不宜口服的药物制成注射剂可保证疗效；产生局部定位作用的特点。注射剂也存在一些不足，主要表现在：①注射疼痛；②使用不便；③制备技术条件要求较高。一旦注入人体，其生理作用则难以逆转，若使用不当易发生危险。

## 二、注射剂的分类

**1. 按制备方法分类** 注射剂按制备方法可分为注射液、注射用无菌粉末与注射用浓溶液。

（1）注射液 包括溶液型注射液、乳状液型注射液或混悬型注射液。可用于肌内注射、静脉注射、静脉滴注等。其中，供静脉滴注用的大体积（除另有规定外，一般不小于100ml）注射液也称静脉输液。

（2）注射用无菌粉末 系指药物制成的供临用前用适宜的无菌溶液配制成澄清溶液或均匀混悬液的无菌固体制剂，可用于肌内注射、静脉注射、静脉滴注等。无菌粉末可用溶剂结晶法、喷雾干燥法或冷冻干燥法等制得。

（3）注射用浓溶液 系指临用前用适宜的无菌溶液稀释后供静脉滴注用的无菌浓溶液。

**2. 按分散系统分类** 注射剂按分散系统可分为溶液型、混悬型、乳状液型及粉末型四种类型。

（1）溶液型注射剂 可分为水溶型和油溶型。最新版《中国药典》规定：溶液型注射液应澄明。对易溶于水且在水溶液中稳定的药物，可制成水溶液型注射剂，适于各种注射给药，如氯化钠注射液、葡萄糖注射液等。有些在水中难溶或注射后需要延长药效的药物可制成油溶型注射剂，如黄体酮注射剂。油溶型注射剂一般仅用于肌内注射。

（2）混悬型注射剂 难溶于水或注射后要求延长作用的药物，可制成水混悬液或油混悬液。

（3）乳状液型注射剂 不溶于水的液体药物根据医疗需要可以制成乳状液型注射液，例如将植物油制成静脉营养乳剂等。

（4）粉末型注射剂（注射用无菌粉末） 系将供注射用的灭菌粉末装入安瓿或其他适宜容器中，或将供注射用的无菌溶液装入适宜的容器中，冷冻干燥成粉末，临用前用适当的溶剂溶解或混悬而成的制剂，亦称粉针剂。例如将遇水不稳定的药物青霉素、天花粉等制成粉针剂。

## 三、注射剂的溶剂

要将药物制成符合质量要求的注射剂，溶剂的选择非常重要。注射剂的溶剂应无菌、无热原；性质稳定，溶解范围较广；不与药物或附加剂发生反应，在注射剂量内不影响疗效，并能被组织吸收；对机体安全无害。

注射剂的溶剂有注射用水、注射用油及其他注射用溶剂。最常用的注射溶剂为注射用水。

**1. 注射用水** 为纯化水经蒸馏制得的水，应符合细菌内毒素试验要求。注射用水必须在防止内毒素产生的设计条件下生产、贮藏及分装。注射用水的质量必须符合最新版《中国药典》的规定，应为无色的澄明液体；无臭；pH为5.0～7.0；每1ml中含细菌内毒素量应小于0.25EU；细菌、需氧菌总数每100ml不得过10CFU；氨、硝酸盐与亚硝酸盐、电导率、总有机碳、不挥发物与重金属等均应符合规定。

**2. 注射用油** 有些不溶于水而溶于油或需要在人体内缓慢释放以达到长效的药物，在制成注射剂时可选用注射用油作溶剂。注射用油质量标准根据最新版《中国药典》规定，注射用油选用的是大豆油。其质量标准为：①性状，淡黄色的澄明液体，无臭或几乎无臭；②相对密度0.916～0.922；③折射率，1.472～1.476；④皂化值，应为188～195；⑤碘值，应为126～140；⑥酸值，应不大于0.1。

**3．其他注射用溶剂**　有乙醇、甘油、丙二醇、聚乙二醇（PEG）、苯甲酸苄酯、二甲基乙酰胺（DMA），此外还可选用油酸乙酯、*N*-（*β*-羟基乙基）乳酰胺、肉豆蔻异丙基酯、乳酸乙酯（0.1%）等作注射用溶剂。

## 四、注射剂的附加剂

为了保证注射剂的安全、有效与稳定，最新版《中国药典》规定，在配制注射液时，可根据药物的性质加入适宜的附加剂。附加剂添加的原则是：①根据药物的性质和给药途径；②与主药无配伍禁忌；③不影响药物的疗效和含量测定；④所用浓度对机体无害。制剂成品说明书中应注明附加剂的名称与用量，便于临床医生应用时参考。

常见注射剂的附加剂有以下几种。

**1．增加主药溶解度的附加剂**　目前常用的增溶剂有聚山梨酯80、胆汁、甘油。

**2．防止主药氧化的附加剂**

（1）抗氧剂　常用的抗氧剂有亚硫酸钠、亚硫酸氢钠、焦亚硫酸钠、硫代硫酸钠、硫脲。

（2）金属络合剂　常用的金属络合剂有依地酸钙钠或依地酸二钠，常用浓度为0.01%～0.05%。

（3）惰性气体　常用的惰性气体有$N_2$和$CO_2$。

**3．抑制微生物增殖的附加剂**　常用的抑菌剂为0.5%苯酚、0.3%甲酚、0.5%三氯叔丁醇等。

**4．调节渗透压的附加剂**　常用的等渗调节剂有氯化钠、葡萄糖、磷酸盐及枸橼酸盐等。

**5．调节pH的附加剂**　常用的pH调节剂有盐酸、硫酸、枸橼酸及其盐、氢氧化钠（钾）、碳酸氢钠、磷酸氢二钠和磷酸二氢钠等。

**6．其他附加剂**

（1）减轻疼痛与刺激的附加剂　常用局部止痛剂有苯甲醇、三氯叔丁醇、盐酸普鲁卡因、利多卡因。

（2）助悬剂与乳化剂　常用的助悬剂有羟丙基甲基纤维素（HPMC）、卵磷脂、大豆磷脂、泊洛沙姆188等。

## 五、注射剂的质量要求

按照最新版《中国药典》规定，注射剂在生产与贮藏期间应符合下列规定。

（1）溶液型注射液应澄清；除另有规定外，混悬型注射液中原料药物粒径应控制在15μm以下，含15～20μm（间有个别20～50μm）者，不应超过10%，若有可见沉淀，振摇时应容易分散均匀。混悬型注射液不得用于静脉注射或椎管内注射；乳状液型注射液，不得有相分离现象，不得用于椎管注射；静脉用乳状液型注射液中90%的乳滴粒径应在1μm以下，不得有大于5μm的乳滴。除另有规定外，输液应尽可能与血液等渗。

（2）注射剂所用的原辅料应从来源及生产工艺等环节进行严格控制，并应符合注射用的质量要求。除另有规定外，制备中药注射剂的饮片等原料药物应严格按各品种项下规定的方法提取、纯化，制成半成品、成品，并应进行相应的质量控制。生物制品原液、半成品和成品的生产及质

第十九章

量控制应符合相关品种要求。

（3）注射剂所用溶剂应安全无害，并与其他药用成分兼容性良好，不得影响活性成分的疗效和质量。一般分为水性溶剂和非水性溶剂：①水性溶剂最常用的为注射用水，也可用0.9%氯化钠溶液或其他适宜的水溶液；②非水性溶剂常用植物油，主要为供注射用的大豆油，其他还有乙醇、丙二醇和聚乙二醇等。供注射用的非水性溶剂，应严格限制其用量，并应在各品种项下进行相应的检查。

（4）配制注射剂时，可根据需要加入适宜的附加剂，如渗透压调节剂、pH调节剂、增溶剂、助溶剂、抗氧剂、抑菌剂、乳化剂、助悬剂等。所用附加剂应不影响药物疗效，避免对检验产生干扰，使用浓度不得引起毒性或明显的刺激性。

（5）注射剂常用容器有玻璃安瓿、玻璃瓶、塑料安瓿、塑料瓶（袋）、预装式注射器等。容器的密封性，须用适宜的方法确证。除另有规定外，容器应符合有关注射用玻璃容器和塑料容器的国家标准规定。容器用胶塞特别是多剂量包装注射液用的胶塞要有足够的弹性和稳定性，其质量应符合有关国家标准规定。除另有规定外，容器应足够透明，以便内容物的检视。

（6）在注射剂的生产过程中应尽可能缩短配制时间，防止微生物与热原的污染及原料药物变质。输液的配制过程更应严格控制。制备混悬型注射液、乳状液型注射液过程中，要采取必要的措施，保证粒子大小符合质量标准的要求。注射用无菌粉末应按无菌操作制备。必要时注射剂应进行相应的安全性检查，如异常毒性、过敏反应、溶血与凝聚、降压物质等，均应符合要求。

（7）灌装标示装量为不大于50ml的注射剂时，应按表19-3适当增加装量。除另有规定外，多剂量包装的注射剂，每一容器的装量一般不得超过10次注射量，增加的装量应能保证每次注射用量。

表19-3　灌装标示装量不大于50ml的注射剂的装量增加量

| 标示装量（ml） | 增加量（ml） | | 标示装量（ml） | 增加量（ml） | |
|---|---|---|---|---|---|
| | 易流动液 | 黏稠液 | | 易流动液 | 黏稠液 |
| 0.5 | 0.1 | 0.12 | 10.0 | 0.50 | 0.70 |
| 1.0 | 0.1 | 0.15 | 20.0 | 0.60 | 0.90 |
| 2.0 | 0.15 | 0.25 | 50.0 | 1.0 | 1.5 |
| 5.0 | 0.30 | 0.50 | | | |

注射剂灌装后应尽快熔封或严封。接触空气易变质的原料药物，在灌装过程中，应排出容器内的空气，可填充二氧化碳或氮等气体，立即熔封或严封。

对温度敏感的原料药物在灌封过程中应控制温度，灌封完成后应立即将注射剂置于规定的温度下贮存。

制备注射用冻干制剂时，分装后应及时冷冻干燥。冻干后残留水分应符合相关品种的要求。

生物制品的分装和冻干，还应符合“生物制品分装和冻干规程”的要求。

（8）注射剂熔封或严封后，一般应根据原料药物性质选用适宜的方法进行灭菌，必须保证制成品无菌。注射剂应采用适宜方法进行容器检漏。

（9）除另有规定外，注射剂应避光贮存。生物制品原液、半成品和成品的生产及质量控制应符合相关品种要求。

（10）注射剂的标签或说明书中应标明其中所用辅料的名称，如有抑菌剂还应标明抑菌剂的种类及浓度；注射用无菌粉末应标明配制溶液所用的溶剂种类，必要时还应标注溶剂量。

## 六、注射剂的质量标准

按照最新版《中国药典》规定，除另有规定外，注射剂应进行以下相应检查。

**1．装量**　注射液及注射用浓溶液照下述方法检查，应符合规定。

供试品标示装量不大于2ml者，取供试品5支（瓶）；2ml以上至50ml者，取供试品3支（瓶）。开启时注意避免损失，将内容物分别用相应体积的干燥注射器及注射针头抽尽，然后缓慢连续地注入经标化的量入式量筒内（量筒的大小应使待测体积至少占其额定体积的40%，不排尽针头中的液体），在室温下检视。测定油溶液、乳状液或混悬液时，应先加温（如有必要）摇匀，再用干燥注射器及注射针头抽尽后，同前法操作，放冷（加温时），检视。每支（瓶）的装量均不得少于其标示量。生物制品多剂量供试品：取供试品1支（瓶），按标示的剂量数和每剂的装量，分别用注射器抽出，按上述步骤测定单次剂量，应不低于标示量。标示装量为50ml以上的注射液及注射用浓溶液照最低装量检查法检查，应符合规定。

也可采用重量除以相对密度计算装量。准确量取供试品，精密称定，求出每1ml供试品的重量（即供试品的相对密度，用干燥注射器及注射针头抽出或直接缓慢倾出供试品内容物的重量，再除以供试品相对密度，得出相应的装量。预装式注射器和弹筒式装置的供试品：标示装量不大于2ml者，取供试品5支（瓶）；2ml以上至50ml者，取供试品3支（瓶）。供试品与所配注射器、针头或活塞装配后将供试品缓慢连续注入容器（不排尽针头中的液体），按单剂量供试品要求进行装量检查，应不低于标示量。

**2．装量差异**　除另有规定外，注射用无菌粉末照下述方法检查，应符合规定。取供试品5瓶（支），除去标签、铝盖，容器外壁用乙醇擦净，干燥，开启时注意避免玻璃屑等异物落入容器中，分别迅速精密称定；容器为玻璃瓶的注射用无菌粉末，首先小心开启内塞，使容器内外气压平衡，盖紧后精密称定；然后倾出内容物，容器用水或乙醇洗净，在适宜条件下干燥后，再分别精密称定每一容器的重量，求出每瓶（支）的装量与平均装量。每瓶（支）装量与平均装量相比较（如有标示装量，则与标示装量相比较），应符合下列规定（表19-4），如有1瓶（支）不符合规定，应另取10瓶（支）复试，应符合规定。

表19-4　注射用无菌粉末装量差异检查

| 平均装量或标示装量 | 装量差异限度 | 平均装量或标示装量 | 装量差异限度 |
|---|---|---|---|
| 0.05g及0.05g以下 | ±15% | 0.15g以上至0.50g | ±7% |
| 0.05g以上至0.15g | ±10% | 0.50g以上 | ±5% |

凡规定检查含量均匀度的注射用无菌粉末，一般不再进行装量差异检查。

**3．渗透压摩尔浓度**　除另有规定外，静脉输液及椎管注射用注射液按各品种项下的规定，照渗透压摩尔浓度测定法测定，应符合规定。

4. **可见异物** 除另有规定外，照可见异物检查法检查，应符合规定。

5. **不溶性微粒** 除另有规定外，用于静脉注射、静脉滴注、鞘内注射、椎管内注射的溶液型注射液、注射用无菌粉末及注射用浓溶液照不溶性微粒检查法检查，均应符合规定。

6. **中药注射剂有关物质** 按各品种项下规定，照注射剂有关物质检查法检查，应符合有关规定。

7. **重金属及有害元素残留量** 除另有规定外，中药注射剂照铅、镉、砷、汞、铜测定法测定，按各品种项下每日最大使用量计算，铅不得超过12μg，镉不得超过3μg，砷不得超过6μg，汞不得超过2μg，铜不得超过150μg。

8. **无菌** 照无菌检查法检查，应符合规定。

9. **细菌内毒素或热原** 除另有规定外，静脉用注射剂按各品种项下的规定，照细菌内毒素检查法或热原检查法检查，应符合规定。

## 七、注射剂的印字与包装

注射剂经质量检查合格后可进行印字与包装。通常在安瓿上印上注射剂的名称、规格及批号等。目前使用印字包装机取代手工印字包装，使用印字、装盒、贴签及包装等联成一体的半自动生产线，提高了安瓿的印字和包装效率。

包装对保证注射剂在贮存期的质量具有重要作用，应该认真对待。包装盒内应放入说明书，盒外应贴标签。说明书和标签是临床用药的重要参考资料。说明书和标签上必须注明药品的品名、规格、生产企业、批准文号、生产批号、主要成分、适应症、用法、用量、禁忌、不良反应和注意事项等。加有抑菌剂的注射剂，在标签中应标明所加抑菌剂的名称与浓度。除另有规定外，注射剂应遮光贮存。

# 第三节 胶囊剂

胶囊剂（capsules）系指将药物填装于空心硬质胶囊中或密封于弹性软质胶囊中而制成的固体制剂。上述硬质胶囊壳或软质胶囊壳的材料，称为囊材，一般由明胶、甘油、水以及其他的药用材料组成。填装的药物可为粉末、液体或半固体。

## 一、胶囊剂的特点

1. **能掩盖药物的不良嗅味，提高药物稳定性** 因药物装在胶囊壳中与外界隔离，避开了水分、空气、光线的影响，对其不良嗅味、不稳定的药物有一定程度的遮蔽、保护与稳定作用。

2. **药物在体内的起效快** 胶囊剂中的药物是以粉末或颗粒状态直接填装于囊壳中，不受压力等因素的影响，所以在胃肠道中迅速分散、溶出和吸收，一般情况下其起效将高于丸剂、片剂等剂型。

3. **液态药物的固体剂型化** 含油量高的药物或液态药物难以制成丸剂、片剂等，但可制成软胶囊剂，将液态药物以个数计量，服药方便。

**4. 可延缓药物的释放和定位释药**　可将药物按需要制成缓释颗粒装入胶囊中，以达到缓释延效作用，康泰克胶囊即属此种类型；制成肠溶胶囊剂即可将药物定位释放于小肠；亦可制成结肠给药或阴道给药的胶囊剂，使定位在这些腔道释药；对在结肠段吸收较好的蛋白类、多肽类药物，可制成结肠靶向胶囊剂。

由于胶囊壳的主要囊材是水溶性明胶，所以，填充的药物不能是水溶液或稀乙醇溶液，以防囊壁溶化。若填充易风干的药物，可使囊壁软化；若填充易潮解的药物，可使囊壁脆裂；因此，具有这些性质的药物一般不宜制成胶囊剂。胶囊壳在体内溶化后，局部药量很大，因此易溶性的刺激性药物也不宜制成胶囊剂。

## 二、胶囊剂的分类

胶囊剂可分为硬胶囊、软胶囊（胶丸）、缓释胶囊、控释胶囊和肠溶胶囊，主要供口服用。

**1. 硬胶囊（通称为胶囊）**　系指采用适宜的制剂技术，将原料药物或加适宜辅料制成的均匀粉末、颗粒、小片、小丸、半固体或液体等，充填于空心胶囊中的胶囊剂。

**2. 软胶囊**　指将一定量的液体原料药物直接包封，或将固体原料药物溶解或分散在适宜的辅料中制备成溶液、混悬液、乳状液或半固体，密封于软质囊材中的胶囊剂。可用滴制法或压制法制备。软质囊材一般是由胶囊用明胶、甘油或其他适宜的药用辅料单独或混合制成。

**3. 肠溶胶囊**　系指用肠溶材料包衣的颗粒或小丸充填于胶囊而制成的硬胶囊，或用适宜的肠溶材料制备而得的硬胶囊或软胶囊。肠溶胶囊不溶于胃液，但能在肠液中崩解而释放活性成分。除另有规定外，肠溶胶囊应符合迟释制剂的有关要求，并进行释放度检查。

**4. 缓释胶囊**　系指在规定的释放介质中缓慢地非恒速释放药物的胶囊剂。缓释胶囊应符合缓释制剂的有关要求并应进行释放度检查。

**5. 控释胶囊**　系指在规定的释放介质中缓慢地恒速释放药物的胶囊剂。控释胶囊应符合控释制剂的有关要求并应进行释放度检查。

## 三、胶囊剂的质量要求

胶囊剂在生产与贮藏期间应符合下列有关规定。

（1）胶囊剂的内容物不论是原料药物还是辅料，均不应造成囊壳的变质。

（2）小剂量原料药物应用适宜的稀释剂稀释，并混合均匀。

（3）硬胶囊可根据下列制剂技术制备不同形式内容物充填于空心胶囊中：①将原料药物加适宜的辅料，如稀释剂、助流剂、崩解剂等，制成均匀的粉末、颗粒或小片；②将普通小丸、速释小丸、缓释小丸、控释小丸或肠溶小丸单独填充或混合填充，必要时加入适量空白小丸作填充剂；③将原料药物粉末直接填充；④将原料药物制成包合物、固体分散体、微囊或微球；⑤溶液、混悬液、乳状液等也可采用特制灌囊机填充于空心胶囊中，必要时密封。

（4）胶囊剂应整洁，不得有黏结、变形、渗漏或囊壳破裂等现象，并应无异臭。

（5）胶囊剂的微生物限度应符合要求。

（6）根据原料药物和制剂的特性，除来源于动、植物多组分且难以建立测定方法的胶囊剂外，溶出度、释放度、含量均匀度等应符合要求。必要时，内容物包衣的胶囊剂应检查残留溶剂。

第十九章

（7）除另有规定外，胶囊剂应密封贮存，其存放环境温度不高于30℃，湿度应适宜，防止受潮、发霉、变质。生物制品原液、半成品和成品的生产及质量控制应符合相关品种要求。

## 四、胶囊剂的质量检查

按照最新版《中国药典》规定，除另有规定外，胶囊剂应进行以下相应检查。

1. **水分** 中药硬胶囊剂应进行水分检查。取供试品内容物，照水分测定法测定。除另有规定外，不得过9.0%。硬胶囊内容物为液体或半固体者不检查水分。

2. **装量差异** 照下述方法检查，应符合规定。

除另有规定外，取供试品20粒（中药取10粒），分别精密称定重量，倾出内容物（不得损失囊壳），硬胶囊囊壳用小刷或其他适宜的用具拭净；软胶囊或内容物为半固体或液体的硬胶囊囊壳用乙醚等易挥发性溶剂洗净，置通风处使溶剂挥发尽，再分别精密称定囊壳重量，求出每粒内容物的装量与平均装量。每粒装量与平均装量相比较（有标示装量的胶囊剂，每粒装量应与标示装量比较），超出装量差异限度的不得多于2粒，并不得有1粒超出限度1倍，见表19-5。

表19-5 胶囊剂装量差异检查

| 平均装量或标示装量 | 装量差异限度 |
|---|---|
| 0.3g以下 | ±10% |
| 0.30g及0.30以上 | ±7.5%（中药±10%） |

凡规定检查含量均匀度的胶囊剂，一般不再进行装量差异的检查。

3. **崩解时限** 除另有规定外，照崩解时限检查法检查，均应符合规定。

凡规定检查溶出度或释放度的胶囊剂，一般不再进行崩解时限的检查。

4. **微生物限度** 以动物、植物、矿物质来源的非单体成分制成的胶囊剂，生物制品胶囊剂，照非无菌产品微生物限度检查：微生物计数法和控制菌检查及非无菌药品微生物限度标准检查，应符合规定。规定检查杂菌的生物制品胶囊剂，可不进行微生物限度检查。

## 五、胶囊剂的包装与贮存

由胶囊剂的囊材性质所决定，包装材料与贮存环境如湿度、温度和贮藏时间对胶囊剂的质量都有明显的影响。一般来说，高温、高湿（相对湿度＞60%）对胶囊剂可产生不良的影响，不仅会使胶囊吸湿、软化、变黏、膨胀、内容物结团，而且会造成微生物滋生。因此，必须选择适当的包装容器与贮藏条件。一般应选用密闭性能良好的玻璃容器、透湿系数小的塑料容器和泡罩式包装，在小于25℃、相对湿度不超过45%的干燥阴凉处，密闭贮藏。

# 第四节 颗粒剂

颗粒剂（granules） 是将原料药物与适宜的辅料混合制成具有一定粒度的干燥的颗粒状制剂。

## 一、颗粒剂的特点

（1）飞散性、附着性、团聚性、吸湿性等均较少。

（2）服用方便，根据需要可制成色、香、味俱全的颗粒剂。

（3）必要时对颗粒进行包衣，根据包衣材料的性质可使颗粒具有防潮性、缓释性或肠溶性等，但包衣时需注意颗粒大小的均匀性以及表面光洁度，以保证包衣的均匀性。

（4）注意多种颗粒的混合物，如各种颗粒的大小或粒密度差异较大时易产生离析观象，从而导致剂量不准确。

## 二、颗粒剂的分类

颗粒剂可分为可溶颗粒（通称为颗粒）、混悬颗粒、泡腾颗粒、肠溶颗粒、缓释颗粒和控释颗粒等。

**1. 可溶颗粒**　加水后应能完全溶为澄明溶液，无焦屑等杂质。

**2. 混悬颗粒**　系指难溶性原料药物与适宜辅料混合制成的颗粒剂。临用前加水或其他适宜的液体振摇即可分散成混悬液。除另有规定外，混悬颗粒应进行溶出度检查。

**3. 泡腾颗粒**　系指含有碳酸氢钠和有机酸，遇水可放出大量气体而呈泡腾状的颗粒剂。泡腾颗粒中的原料药物应是易溶性的，加水产生气泡后应能溶解。有机酸一般用枸橼酸、酒石酸等。

**4. 肠溶颗粒**　系指采用肠溶材料包裹颗粒或其他适宜方法制成的颗粒剂。肠溶颗粒耐胃酸而在肠液中释放活性成分或控制药物在肠道内定位释放，可防止药物在胃内分解失效，避免对胃的刺激。肠溶颗粒应进行释放度检查。

**5. 缓释颗粒**　系指在规定的释放介质中缓慢地非恒速释放药物的颗粒剂。缓释颗粒应符合缓释制剂的有关要求，并应进行释放度检查。

**6. 控释颗粒**　系指在规定的释放介质中缓慢地恒速释放药物的颗粒剂。控释颗粒应符合控释制剂的有关要求，并应进行释放度检查。

## 三、颗粒剂的制备

颗粒剂的制备过程一般为制软材、制湿颗粒、干燥、整粒、分级或包衣、质量检查与分剂量等单元操作组成。

**1. 制软材**　将药物与适当的稀释剂（如淀粉、蔗糖或乳糖等），必要时还加入崩解剂（如淀粉、纤维素衍生物等），充分混匀，加入适量的水或其他黏合剂制软材。制软材是传统湿法制粒的关键技术，黏合剂的加入量可根据经验“手握成团，轻压即散”为准。

**2. 制湿颗粒**　颗粒的制备常采用挤出制粒法。将软材用机械挤压通过筛网，即可制得湿颗粒。除了这种传统的过筛制粒方法以外，近年来开发许多新的制粒方法和设备应用于生产实践，其中最典型的就是流化（沸腾）制粒，流化制粒可在一台机器内完成混合、制粒、干燥，因此称为“一步制粒法”。

**3. 颗粒的干燥**　除了流化或喷雾制粒法制得的颗粒已被干燥以外，其他方法制得的颗粒必须再用适宜的方法加以干燥，以除去水分，防止结块或受压变形。常用的方法有箱式干燥法、流化床干燥法等。

**4. 整粒与分级** 在干燥过程中，某些颗粒可能发生粘连，甚至结块。因此，要对干燥后的颗粒给予适当的整理，以使结块、粘连的颗粒散开，获得具有一定粒度的均匀颗粒。一般采用过筛的办法整粒和分级。

**5. 包衣** 某些药物为了达到矫味、矫臭、稳定、肠溶或长效等目的，也可对颗粒剂进行包衣，一般采用薄膜包衣。

**6. 质量检查与分剂量** 将制得的颗粒进行含量检查与粒度测定等，按剂量装入适宜袋中。颗粒剂的贮存基本与散剂相同，但应注意均匀性，防止多组分颗粒的分层，防止吸潮。

## 四、颗粒剂的质量要求

颗粒剂在生产与贮藏期间应符合下列规定。

（1）原料药物与辅料应均匀混合。含药量小或含毒、剧药的颗粒剂，应根据原料药物的性质采用适宜方法使其分散均匀。除另有规定外，中药饮片应按各品种项下规定的方法进行提取、纯化、浓缩成规定的清膏，采用适宜的方法干燥并制成细粉，加适量辅料（不超过干膏量的2倍）或饮片细粉，混匀并制成颗粒；也可将清膏加适量辅料（不超过清膏量的5倍）或饮片细粉，混匀并制成颗粒。

（2）凡属挥发性原料药物或遇热不稳定的药物在制备过程应注意控制适宜的温度条件，凡遇光不稳定的原料药物应遮光操作。

（3）除另有规定外，挥发油应均匀喷入干燥颗粒中，密闭至规定时间或用包合等技术处理后加入。

（4）根据需要颗粒剂可加入适宜的辅料，如稀释剂、黏合剂、分散剂、着色剂和矫味剂等。

（5）为了防潮、掩盖原料药物的不良气味等需要，也可对颗粒进行包薄膜衣。必要时，包衣颗粒应检查残留溶剂。

（6）颗粒剂应干燥，颗粒均匀，色泽一致，无吸潮、软化、结块、潮解等现象。

（7）颗粒剂的微生物限度应符合要求。

（8）根据原料药物和制剂的特性，除来源于动、植物多组分且难以建立测定方法的颗粒剂外，溶出度、释放度、含量均匀度等应符合要求。

（9）除另有规定外，颗粒剂应密封，置干燥处贮存，防止受潮。生物制品原液、半成品和成品的生产及质量控制应符合相关品种要求。

## 五、颗粒剂的质量检查

按照最新版《中国药典》规定，除另有规定外，颗粒剂应进行以下相应检查。

**1. 粒度** 除另有规定外，照粒度和粒度分布测定法测定，不能通过一号筛与能通过五号筛的总和不得超过15%。

**2. 水分** 中药颗粒剂照水分测定法测定，除另有规定外，水分不得超过8.0%。

**3. 干燥失重** 除另有规定外，化学药品和生物制品颗粒剂照干燥失重测定法测定，于

105℃干燥（含糖颗粒应在80℃减压干燥）至恒重，减失重量不得超过2.0%。

4. **溶化性**　除另有规定外，颗粒剂照下述方法检查，溶化性应符合规定。可溶颗粒检查法取供试品10g（中药单剂量包装取1袋），加热水200ml，搅拌5分钟，立即观察，可溶颗粒应全部溶化或轻微浑浊。泡腾颗粒检查法：取供试品3袋，将内容物分别转移至盛有200ml水的烧杯中，水温为15～25℃，应迅速产生气体而呈泡腾状，5分钟内颗粒均应完全分散或溶解在水中。颗粒剂按上述方法检查，均不得有异物，中药颗粒还不得有焦屑。混悬颗粒以及已规定检查溶出度或释放度的颗粒剂可不进行溶化性检查。

5. **装量差异**　单剂量包装的颗粒剂按下述方法检查，应符合规定。

取供试品10袋（瓶），除去包装，分别精密称定每袋（瓶）内容物的重量，求出每袋（瓶）内容物的装量与平均装量。每袋（瓶）装量与平均装量相比较［凡无含量测定的颗粒剂或有标示装量的颗粒剂，每袋（瓶）装量应与标示装量比较］，超出装量差异限度的颗粒剂不得多于2袋（瓶），并不得有1袋（瓶）超出装量差异限度1倍。具体见表19-6。

表19-6　单剂量包装颗粒剂的装量差异检查

| 平均装量或标示装量 | 装量差异限度 | 平均装量或标示装量 | 装量差异限度 |
|---|---|---|---|
| 1.0g及1.0g以下 | ±10% | 1.5g以上至6.0g | ±7% |
| 1.0g以上至1.5g | ±8% | 6.0g以上 | ±5% |

凡规定检查含量均匀度的颗粒剂，一般不再进行装量差异检查。

6. **装量**　多剂量包装的颗粒剂，照最低装量检查法检查，应符合规定。

7. **微生物限度**　以动物、植物、矿物质来源的非单体成分制成的颗粒剂，生物制品颗粒剂，照非无菌产品微生物限度检查：微生物计数法和控制菌检查法及非无菌药品微生物限度标准检查，应符合规定。规定检查杂菌的生物制品颗粒剂，可不进行微生物限度检查。

# 第五节　眼用制剂

眼用制剂系指直接用于眼部发挥治疗作用的无菌制剂。

## 一、眼用制剂的分类

眼用制剂可分为眼用液体制剂（滴眼剂、洗眼剂、眼内注射溶液等）、眼用半固体制剂（眼膏剂、眼用乳膏剂、眼用凝胶剂等）、眼用固体制剂（眼膜剂、眼丸剂、眼内插入剂等）。眼用液体制剂也可以固态形式包装，另备溶剂，在临用前配成溶液或混悬液。

1. **滴眼剂**　系指由原料药物与适宜辅料制成的供滴入眼内的无菌液体制剂，可分为溶液、混悬液或乳状液。

2. **洗眼剂**　系指由原料药物制成的无菌澄明水溶液，供冲洗眼部异物或分泌液、中和外来化学物质的眼用液体制剂。

3. **眼内注射溶液**　系指由原料药物与适宜辅料制成的无菌液体，供眼周围组织（包括球结膜下、筋膜下及球后）或眼内注射（包括前房注射、前房冲洗、玻璃体内注射、玻璃体内灌注等）的无菌眼用液体制剂。

4. **眼膏剂** 系指由原料药物与适宜基质均匀混合，制成溶液型或混悬型膏状的无菌眼用半固体制剂。

5. **眼用乳膏剂** 系指由原料药物与适宜基质均匀混合，制成乳膏状的无菌眼用半固体制剂。

6. **眼用凝胶剂** 系指原料药物与适宜辅料制成的凝胶状无菌眼用半固体制剂。

7. **眼膜剂** 系指原料药物与高分子聚合物制成的无菌药膜，可置于结膜囊内缓慢释放药物的眼用固体制剂。

8. **眼丸剂** 系指原料药物与适宜辅料制成的球形、类球形的无菌眼用固体制剂。

9. **眼内插入剂** 系指原料药物与适宜辅料制成的适当大小和形状、供插入结膜囊内缓慢释放药物的无菌眼用固体制剂。

## 二、眼用制剂的质量要求

眼用制剂在生产和贮藏期间应符合下列规定。

（1）滴眼剂中可加入调节渗透压、pH、黏度以及增加原料药物溶解度和制剂稳定的辅料，所用辅料不应降低药效或产生局部刺激。

（2）除另有规定外，滴眼剂应与泪液等渗。混悬型滴眼剂的沉降物不应结块或聚集，经振摇应易再分散，并应检查沉降体积比。除另有规定外，每个容器的装量应不超过10ml。

（3）洗眼剂属用量较大的眼用制剂，应尽可能与泪液等渗并具有相近的pH值。除另有规定外，每个容器的装量应不超过200ml。

（4）多剂量眼用制剂一般应加适当抑菌剂，尽量选用安全风险小的抑菌剂，产品标签应标明抑菌剂种类和标示量。除另有规定外，在制剂确定处方时，该处方的抑菌效力应符合抑菌效力检查法的规定。

（5）眼用半固体制剂的基质应过滤并灭菌，不溶性原料药物应预先制成极细粉。眼膏剂、眼用乳膏剂、眼用凝胶剂应均匀、细腻、无刺激性，并易涂布于眼部，便于原料药物分散和吸收。除另有规定外，每个容器的装量应不超过5g。

（6）眼内注射溶液、眼内插入剂、供外科手术用和急救用的眼用制剂，均不得加抑菌剂或抗氧剂或不适当的附加剂，且应采用一次性使用包装。

（7）包装容器应无菌、不易破裂，其透明度应不影响可见异物检查。

（8）除另有规定外，眼用制剂还应符合相应剂型通则项下有关规定，如眼用凝胶剂还应符合凝胶剂的规定。

（9）除另有规定外，眼用制剂应遮光密封贮存。

（10）眼用制剂在启用后最多可使用4周。

## 三、眼用制剂的质量检查

按照最新版《中国药典》规定，除另有规定外，眼用制剂应进行以下相应检查。

1. **可见异物** 除另有规定外，滴眼剂照可见异物检查法中滴眼剂项下的方法检查，应符合规定；眼内注射溶液照可见异物检查法中注射液项下的方法检查，应符合规定。

**2. 粒度**　除另有规定外，含饮片原粉的眼用制剂和混悬型眼用制剂照下述方法检查，粒度应符合规定。

取液体型供试品强烈振摇，立即量取适量（或相当于主药10μg）置于载玻片上，共涂3片；或取3个容器的半固体型供试品，将内容物全部挤于适宜的容器中，搅拌均匀，取适量（或相当于主药10μg）置于载玻片上，涂成薄层，薄层面积相当于盖玻片面积，共涂3片；照粒度和粒度分布测定法测定，每个涂片中大于50μm的粒子不得过2个（含饮片原粉的除外），且不得检出大于90μm的粒子。

**3. 沉降体积比**　混悬型滴眼剂（含饮片细粉的滴眼剂除外）照下述方法检查，沉降体积比应不低于0.90。

除另有规定外，用具塞量筒量取供试品50ml，密塞，用力振摇1分钟，记下混悬物的开始高度$H_0$，静置3小时，记下混悬物的最终高度$H$，按下式计算：

$$沉降体积比=H/H_0$$

**4. 金属性异物**　除另有规定外，眼用半固体制剂照下述方法检查，应符合规定。

取供试品10个，分别将全部内容物置于底部平整光滑、无可见异物和气泡、直径为6cm的平底培养皿中，加盖，除另有规定外，在85℃保温2小时，使供试品摊布均匀，室温放冷至凝固后，倒置于适宜的显微镜台上，用聚光灯从上方以45°角的入射光照射皿底，放大30倍，检视不小于50μm且具有光泽的金属性异物数。10个容器中每个含金属性异物，超过8粒者，不得过1个，且其总数不得过50粒；如不符合上述规定，应另取20个复试；初、复试结果合并计算，30个中每个容器中含金属性异物超过8粒者，不得过3个，且其总数不得过150粒。

**5. 装量差异**　除另有规定外，单剂量包装的眼用固体制剂或半固体制剂照下述方法检查，应符合规定。

取供试品20个，分别称定内容物重量，计算平均装量，每个装量与平均装量相比较（有标示装量的应与标示装量相比较）超过平均装量±10%者，不得过2个，并不得有超过平均装量±20%者。

凡规定检查含量均匀度的眼用制剂，一般不再进行装量差异检查。

**6. 装量**　除另有规定外，单剂量包装的眼用液体制剂照下述方法检查，应符合规定。

取供试品10个，将内容物分别倒入经标化的量入式量筒（或适宜容器）内，检视，每个装量与标示装量相比较，均不得少于其标示量。多剂量包装的眼用制剂，照最低装量检查法检查，应符合规定。

**7. 渗透压摩尔浓度**　除另有规定外，水溶液型滴眼剂、洗眼剂和眼内注射溶液按各品种项下的规定，照渗透压摩尔浓度测定法测定，应符合规定。

**8. 无菌**　除另有规定外，照无菌检查法检查，应符合规定。

## 第六节　鼻用制剂

鼻用制剂系指直接用于鼻腔，发挥局部或全身治疗作用的制剂。

## 一、鼻用制剂的分类

鼻用制剂可分为鼻用液体制剂（滴鼻剂、洗鼻剂、气雾剂、喷雾剂等）、鼻用半固体制剂（鼻用软膏剂、鼻用乳膏剂、鼻用凝胶剂等）、鼻用固体制剂（鼻用散剂、鼻用粉雾剂和鼻用棒剂等）。鼻用液体制剂也可以固态形式包装，配套专用溶剂，在临用前配成溶液或混悬液。

1. 鼻用液体制剂

（1）滴鼻剂　系指由原料药物与适宜辅料制成的澄明溶液、混悬液或乳状液，供滴入鼻腔用的鼻用液体制剂。

（2）洗鼻剂　系指由原料药物制成符合生理pH值范围的等渗水溶液，用于清洗鼻腔的鼻用液体制剂，用于伤口或手术前使用者应无菌。

（3）鼻用气雾剂　系指由原料药物和附加剂与适宜抛射剂共同装封于耐压容器中，内容物经雾状喷出后，经鼻吸入沉积于鼻腔的制剂。

（4）鼻用喷雾剂　系指由原料药物与适宜辅料制成的澄明溶液、混悬液或乳状液，供喷雾器雾化的鼻用液体制剂。

2. 鼻用半固体制剂

（1）鼻用软膏剂　系指由原料药物与适宜基质均匀混合，制成溶液型或混悬型膏状的鼻用半固体制剂。

（2）鼻用乳膏剂　系指由原料药物与适宜基质均匀混合，制成乳膏状的鼻用半固体制剂。

（3）鼻用凝胶剂　系指由原料药物与适宜辅料制成凝胶状的鼻用半固体制剂。

3. 鼻用固体制剂

（1）鼻用散剂　系指由原料药物与适宜辅料制成的粉末，用适当的工具吹入鼻腔的鼻用固体制剂。

（2）鼻用粉雾剂　系指由原料药物与适宜辅料制成的粉末，经适当的给药装置喷入鼻腔的鼻用固体制剂。

（3）鼻用棒剂　系指由原料药物与适宜基质制成棒状或类棒，供插入鼻腔用的鼻用固体制剂。

## 二、鼻用制剂的质量要求

鼻用制剂在生产与贮藏期间应符合下列规定。

（1）鼻用制剂可根据主要原料药物的性质和剂型要求选择适宜的辅料。通常含有调节黏度、控制pH值、增加原料物溶解、提高制剂稳定性或能够赋形的辅料，除另有规定外，多剂量水性介质鼻用制剂应当添加适宜浓度的抑菌剂，在制剂确定处方时，该处方的抑菌效力应符合抑菌效力检查的规定，制剂本身如有足够的抑菌性能，可不加抑菌剂。

（2）鼻用制剂多剂量包装容器应配有完整和适宜的给药装置。容器应无毒并洁净，不应与原料药物或辅料发生理化作用，容器的瓶壁要有一定的厚度且均匀，除另有规定外，装量应不超过10ml或5g。

（3）鼻用溶液剂应澄清，不得有沉淀和异物；鼻用混悬液若出现沉淀物，经振摇应易分散；鼻用乳状液若出现油相与水相分层，经振摇应易恢复成乳状液；鼻用半固体制剂应柔软细腻，易涂布。

（4）鼻用粉雾剂中原料药物与适宜辅料的粉末粒径一般应为30～150μm；鼻用气雾剂和鼻用喷雾剂喷出后的雾滴粒子绝大多数应大于10μm。

（5）鼻用制剂应无刺激性，对鼻黏膜及其纤毛不应产生副作用。如为水性介质的鼻用制剂应调节pH值与渗透压。

（6）除另有规定外，鼻用制剂还应符合相应制剂通则项有关规定。

（7）除另有规定外，鼻用制剂应密闭贮存。

（8）多剂量包装的鼻用制剂在启用后一般不超过4周。

## 三、鼻用制剂的质量检查

按照最新版《中国药典》规定，除另有规定外，鼻用制剂应进行以下相应检查。

**1. 沉降体积比**　混悬型滴鼻剂照下述方法检查，沉降体积比应不低于0.90。

除另有规定外，用具塞量筒量取供试品50ml，密塞，用力振摇1分钟，记下混悬物的开始高度$H_0$，静置3小时，记下混悬物的最终高度$H$，按下式计算。

$$沉降体积比=H/H_0$$

**2. 递送剂量均一性**　定量鼻用气雾剂、混悬型和乳液型定量鼻用喷雾剂及多剂量储库型鼻用粉雾剂照下述方法测，定应符合规定。

取供试品1瓶，振摇5秒，弃去1喷。至少等待5秒后，振摇供试品5秒，弃去1喷，重复此操作至弃去5喷。等待2秒后，正置供试品，按压装置，垂直（或接近垂直）喷射1喷至收集装置中，采用各品种项下规定溶剂收集装置中的药液，用各品种项下规定的分析方法，测定收集液中的药量。重复测定10瓶。结果判定符合下述条件之一者，可判为符合规定。

（1）10个测定结果中，若至少9个测定值在平均值的75%～125%，且全部测定值在平均值的65%～135%。

（2）10个测定结果中，若2～3个测定值超出75%～125%，应另取20瓶供试品测定，30个测定结果中，超出75%～125%的测定值不多于3个，且全部在65%～135%。

**3. 装量差异**　除另有规定外，单剂量包装的鼻用固体制剂或半固体制剂照下述方法检查，应符合规定。

取供试品20个，分别称定内容物重量，计算平均装量，每个装量与平均装量相比较（有标示装量的应与标示装量相比较），超过平均装量±10%者，不得过2个，并不得有超过平均装量±20%者。凡规定检查含量均匀度的鼻用制剂，一般不再进行装量差异检查。

**4. 装量**　除另有规定外，单剂量包装的鼻用液体制剂照下述方法检查，应符合规定。

取供试品10个，将内容物分别倒入经标化的量入式量筒内，在室温下检视，每个装量与标示装量相比较，均不得少于其标示量。多剂量包装的鼻用制剂，照最低装量检查法检查，应符合规定。

**5. 无菌**　除另有规定外，用于手术、创伤或临床必需无菌的鼻用制剂，照无菌检查法检查，应符合规定。

**6. 微生物限度**　除另有规定外，照非无菌产品微生物限度检查：微生物计数法和控制菌检查法及非无菌药品微生物限度标准检查，应符合规定。

# 第七节　栓　剂

栓剂（suppository）系指药物与适宜基质制成的具有一定形状供腔道给药的固体制剂。栓剂在常温下为固体，纳入人体腔道后，在体温下能迅速软化熔融或溶解并逐渐释放药物而产生局部或全身作用。

## 一、栓剂的分类

栓剂因施用腔道的不同，分为直肠栓、阴道栓和尿道栓。直肠栓为鱼雷形、圆锥形或圆柱形等；阴道栓为鸭嘴形、球形或卵形等；尿道栓一般为棒状。

## 二、栓剂的基质

栓剂的基质不仅可使药物成型，而且对剂型的特性和药物的释放均有重要影响，优良的基质应具备下列要求：①室温时应具有适宜的硬度，当塞入腔道时不变形、不破碎，在体温下易融化，能与体液混合或溶于体液；②具有润湿或乳化能力，水值较高；③不因晶型软化而影响栓剂的成型；④基质的熔点与凝固点的间距不宜过大，油脂性基质的酸价在0.2以下，皂化值在200～245，碘值低于7；⑤适用于冷压法和热熔法制备栓剂，且易于脱模。

基质通常分油脂性基质和水溶性基质两大类。

（1）油脂性基质　油脂性基质包括可可豆脂、半合成或全合成脂肪酸甘油酯，如半合成椰油酯、半合成山苍子油酯、半合成棕榈油酯、硬脂酸丙二醇酯等。

（2）水溶性基质　水溶性基质包括甘油明胶、聚乙二醇类、聚氧乙烯（40）单硬脂酸酯类（商品代号“S-40”）、泊洛沙姆等。

## 三、栓剂的制备

栓剂的制备方法有两种，即冷压法和热熔法。

1. **冷压法**　不论是搓捏还是模型冷压，均是将药物与基质磨碎或锉末混匀，然后手工搓捏成型或装入压栓机中压成一定形状的栓剂。机压模型成型者较美观。

2. **热熔法**　将计算量的基质锉末用水浴或蒸汽浴加热熔化，勿使温度过高，然后按药物性质以不同方法加入药物混合均匀，倾入冷却并涂有润滑剂模型中至稍为溢出模口为度。放冷，等完全凝固后，削去溢出部分，开模取出。

工艺流程为：熔化基质→加入药物→注模→冷凝、削平→脱膜、取出栓剂→质检包装。

## 四、栓剂的质量要求

栓剂在生产与贮藏期间应符合下列有关规定。

（1）栓剂常用基质为半合成脂肪酸甘油酯、可可豆酯、聚氧乙烯硬脂酸酯、聚氧乙烯山梨聚糖脂肪酸酯、氢化植物油、甘油明胶、泊洛沙姆、聚乙二醇类或其他适宜物质。根据需要可加入表面活性剂、稀释剂、润滑剂和抑菌剂等。除另有规定外，在制剂确定处方时，该处方的抑菌效力应符合抑菌效力检查法的规定。常用水溶性或与水能混溶的基质制备阴道栓。

（2）栓剂可用挤压成型法和模制成型法制备。制备栓剂用的固体原料药物，除另有规定外，应预先用适宜方法制成细粉或最细粉。可根据施用腔道和使用需要，制成各种适宜的形状。

（3）栓剂中的原料药物与基质应混合均匀，其外形应完整光滑，放入腔道后应无刺激性，应能融化、软化或溶化，并与分泌液混合，逐渐释放出药物，产生局部或全身作用；同时应有适宜的硬度，以免在包装或贮存时变形。

（4）栓剂所用内包装材料应无毒性，并不得与原料药物或基质发生理化作用。

（5）除另有规定外，应在30℃以下密闭贮存和运输，防止因受热、受潮而变形、发霉、变质。生物制品原液、半成品和成品的生产及质量控制应符合相关品种要求。

## 五、栓剂的质量检查

按照最新版《中国药典》规定，除另有规定外，栓剂应进行以下相应检查。

**1. 重量差异**　照下述方法检查，应符合规定。

取供试品10粒，精密称定总重量，求得平均粒重后，再分别精密称定每粒的重量。每粒重量与平均粒重相比较（有标示粒重的中药栓剂，每粒重量应与标示粒重比较），按表19-7中的规定，超出重量差异限度的不得多于1粒，并不得超出限度1倍。

表19-7　栓剂的重量差异检查标准

| 平均粒重或标示粒重 | 重量差异限度 |
|---|---|
| 1.0g及1.0g以下 | ±10% |
| 1.0g以上至3.0g | ±7.5% |
| 3.0g以上 | ±5% |

凡规定检查含量均匀度的栓剂，一般不再进行重量差异检查。

**2. 融变时限**　除另有规定外，照融变时限检查法检查，应符合规定。

**3. 微生物限度**　除另有规定外，照非无菌产品微生物限度检查：微生物计数法和控制菌检查法及非无菌药品微生物限度标准检查，应符合规定。

# 第八节　丸　剂

丸剂系指原料药物与适宜的辅料制成的球形或类球形固体制剂。

## 一、丸剂的分类

中药丸剂包括蜜丸、水蜜丸、水丸、糊丸、蜡丸、浓缩丸和滴丸等。化学药丸剂包括糖丸、滴丸等。

**1. 蜜丸**　系指饮片细粉以炼蜜为黏合剂制成的丸剂，其中每丸重量在0.5g（含0.5g）以上的称大蜜丸，每丸重量在0.5g以下的称小蜜丸。

2. **水蜜丸** 系指饮片细粉以炼蜜和水为黏合剂制成的丸剂。

3. **水丸** 系指饮片细粉以水（或根据制法用黄酒、醋、稀药汁、糖液、含5%以下炼蜜的水溶液等）为黏合剂制成的丸剂。

4. **糊丸** 系指饮片细粉以米粉、米糊或面糊等为黏合剂制成的丸剂。

5. **蜡丸** 系指饮片细粉以蜂蜡为黏合剂制成的丸剂。

6. **浓缩丸** 系指饮片或部分饮片提取浓缩后，与适宜的辅料或其余饮片细粉，以水、炼蜜或炼蜜和水为黏合剂制成的丸剂。根据所用黏合剂的不同，分为浓缩水丸、浓缩蜜丸和浓缩水蜜丸等。

7. **糖丸** 系指以适宜大小的糖粒或基丸为核心，用糖粉和其他辅料的混合物作为撒粉材料，选用适宜的黏合剂或润湿剂制丸，并将原料药物以适宜的方法分次包裹在糖丸中而制成的制剂。

8. **滴丸** 系指原料药物与适宜的基质加热熔融混匀，滴入不相混溶、互不作用的冷凝介质中制成的球形或类球形制剂。

滴丸的主要特点：①药物高度分散于基质，所以起效迅速、生物利用度高、副作用小，如联苯双酯滴丸剂，其剂量只需片剂的1/3；②可将液体药物制成滴丸剂这种固体剂型，便于服用和运输，如牡荆油滴丸、芸香油滴丸等；③能增加药物的稳定性，因药物与基质熔合后，与空气的接触面积减小，故不易氧化和挥发，基质又是非水溶性物质，所以也不易引起水解；④生产设备简单，操作容易，重量差异较小，成本低，无粉尘，有利于劳动保护；⑤可根据需要制成内服、外用、缓释、控释或局部治疗等多种类型的滴丸剂。目前可供使用的基质品种较少，且难以滴制成大丸（一般丸重都不超过100mg），故只用于剂量较小的药物。

## 二、丸剂的质量要求

丸剂在生产与贮藏期间应符合下列有关规定。

（1）除另有规定外，供制丸剂用的药粉应为细粉或最细粉。

（2）炼蜜按炼蜜程度分为嫩蜜、中蜜和老蜜，制备时可根据品种、气候等具体情况选用。蜜丸应细腻滋润，软硬适中。

（3）浓缩丸所用饮片提取物应按制法规定，采用一定的方法提取浓缩制成。

（4）蜡丸制备时，将蜂蜡加热熔化，待冷却至适宜温度后按比例加入药粉，混合均匀。

（5）除另有规定外，水蜜丸、水丸、浓缩水蜜丸和浓缩水丸均应在80℃以下干燥；含挥发性成分或淀粉较多的丸剂（包括糊丸）应在60℃以下干燥；不宜加热干燥的应采用其他适宜的方法干燥。

（6）滴丸基质包括水溶性基质和非水溶性基质，常用的有聚乙二醇类（如聚乙二醇6000、聚乙二醇4000等）、泊洛沙姆、硬脂酸聚烃氧（40）酯、明胶、硬脂酸、单硬脂酸甘油酯、氢化植物油等。

（7）除另有规定外，糖丸在包装前应在适宜条件下干燥，并按丸重大小要求用适宜筛号的药筛过筛处理。

（8）根据原料药物的性质、使用与贮藏的要求，凡需包衣和打光的丸剂，应使用各品种制法项下规定的包衣材料进行包衣和打光。

（9）根据原料药物的性质与使用、贮藏的要求，供口服的滴丸可包糖衣或薄膜衣。必要时，薄膜衣包衣滴丸应检查残留溶剂。

（10）除另有规定外，丸剂外观应圆整，大小、色泽应均匀，无粘连现象。蜡丸表面应光滑无裂纹，丸内不得有蜡点和颗粒。滴丸表面应无冷凝介质黏附。

（11）化学药滴丸、糖丸含量均匀度、微生物限度应符合要求。

（12）除另有规定外，丸剂应密封贮存，防止受潮、发霉、虫蛀、变质。

## 三、丸剂的质量检查

按照最新版《中国药典》规定，除另有规定外，丸剂应进行以下相应检查。

**1. 水分**　照水分测定法测定。除另有规定外，蜜丸和浓缩蜜丸中所含水分不得过15.0%；水蜜丸和浓缩水蜜丸不得过12.0%；水丸、糊丸、浓缩水丸不得过9.0%。蜡丸不检查水分。

**2. 重量差异**

（1）除另有规定外，滴丸照下述方法检查，应符合规定。

取供试品20丸，精密称定总重量，求得平均丸重后，再分别精密称定每丸的重量。每丸重量与标示丸重相比较（无标示丸重的，与平均丸重比较），按表19-8中的规定，超出重量差异限度的不得多于2丸，并不得有1丸超出限度1倍。

表19-8　滴丸的重量差异检查标准

| 标示丸重或平均丸重 | 重量差异限度 | 标示丸重或平均丸重 | 重量差异限度 |
| --- | --- | --- | --- |
| 0.03g及0.03g以下 | ±15% | 0.1g以上至0.3g | ±10% |
| 0.03g以上至0.1g | ±12% | 0.3g以上 | ±7.5% |

（2）除另有规定外，糖丸照下述方法检查，应符合规定。

取供试品20丸，精密称定总重量，求得平均丸重后，再分别精密称定每丸的重量。每丸重量与标示丸重相比较（无标示丸重的，与平均丸重比较），按表19-9中的规定，超出重量差异限度的不得多于2丸，并不得有1丸超出限度1倍。

表19-9　糖丸重量差异检查标准

| 标示丸重或平均丸重 | 重量差异限度 |
| --- | --- |
| 0.03g及0.03g以下 | ±15% |
| 0.03g以上至0.30g | ±10% |
| 0.3g以上 | ±7.5% |

（3）除另有规定外，其他丸剂照下述方法检查，应符合规定。

以10丸为1份（丸重1.5g及1.5g以上的以1丸为1份），取供试品10份，分别称定重量，再与每份标示重量（每丸标示量×称取丸数）相比较（无标示重量的丸剂，与平均重量比较），按表19-10规定，超出重量差异限度的不得多于2份，并不得有1份超出限度1倍。

表19-10　其他丸剂重量差异检查标准

| 标示丸重或平均丸重 | 重量差异限度 | 标示丸重或平均丸重 | 重量差异限度 |
|---|---|---|---|
| 0.05g及0.05g以下 | ±12% | 1.5g以上至3g | ±8% |
| 0.05g以上至0.1g | ±11% | 3g以上至6g | ±7% |
| 0.1g以上至0.3g | ±10% | 6g以上至9g | ±6% |
| 0.3g以上至1.5g | ±9% | 9g以上 | ±5% |

包糖衣丸剂应检查丸芯的重量差异并符合规定，包糖衣后不再检查重量差异，其他包衣丸剂应在包衣后检查重量差异并符合规定；凡进行装量差异检查的单剂量包装丸剂及进行含量均匀度检查的丸剂，一般不再进行重量差异检查。

3. **装量差异**　除糖丸外，单剂量包装的丸剂，照下述方法检查应符合规定。

取供试品10袋（瓶），分别称定每袋（瓶）内容物的重量，每袋（瓶）装量与标示装量相比较，按表19-11规定，超出装量差异限度的不得多于2袋（瓶），并不得有1袋（瓶）超出限度1倍。

表19-11　单剂量包装丸剂装量差异检查标准

| 标示装量 | 装量差异限度 | 标示装量 | 装量差异限度 |
|---|---|---|---|
| 0.5g及0.5g以下 | ±12% | 3g以上至6g | ±6% |
| 0.5g以上至1g | ±11% | 6g以上至9g | ±5% |
| 1g以上至2g | ±10% | 9g以上 | ±4% |
| 2g以上至3g | ±8% | | |

4. **装量**　装量以重量标示的多剂量包装丸剂，照最低装量检查法检查，应符合规定。

以丸数标示的多剂量包装丸剂，不检查装量。

5. **溶散时限**　除另有规定外，取供试品6丸，选择适当孔径筛网的吊篮（丸剂直径在2.5mm以下的用孔径约0.42mm的筛网；2.5～3.5mm的用孔径约1.0mm的筛网；在3.5mm以上的用孔径约2.0mm的筛网），照崩解时限检查法片剂项下的方法加挡板进行检查。小蜜丸、水蜜丸和水丸应在1小时内全部溶散；浓缩丸和糊丸应在2小时内全部溶散。滴丸剂不加挡板检查，应在30分钟内全部溶散，包衣滴丸应在1小时内全部溶散。操作过程中如供试品黏附挡板妨碍检查时，应另取供试品6丸，以不加挡板进行检查。上述检查，应在规定时间内全部通过筛网。如有细小颗粒状物未通过筛网，但已软化且无硬芯者可按符合规定论。蜡丸照崩解时限检查法片剂项下的肠溶衣片检查法检查，应符合规定。除另有规定外，大蜜丸及研碎、嚼碎后或用开水、黄酒等分散后服用的丸剂不检查溶散时限。

6. **微生物限度**　以动物、植物、矿物质来源的非单体成分制成的丸剂，生物制品丸剂，照非无菌产品微生物限度检查：微生物计数法和控制菌检查法及非无菌药品微生物限度标准检查，应符合规定。生物制品规定检查杂菌的，可不进行微生物限度检查。

# 第九节　软膏剂与乳膏剂

软膏剂系指原料药物与油脂性或水溶性基质混合制成的均匀半固体外用制剂。软膏剂使用于皮肤后能在较长的时间内紧贴、黏附或铺展在用药部位，发挥局部治疗作用，也可以产生全身性治疗作用。软膏剂主要用于局部疾病的治疗，如抗感染、保护、消毒、止痒、止痛和麻醉等。这些作用要求药物作用于表皮或经过表皮渗入表皮下组织，一般并不期望产生全身性作用。近年来以脂质体和传递体为载体的局部外用制剂的研制引起广泛注意，它具有加强药物进入角质层和增加药物在皮肤局部累积的作用，还可形成持续释放。新基质和新型高效皮肤渗透促进剂的出现加快了新制剂的发展，提高了软膏剂的疗效和皮肤给药的方便，且可以根据情况随时终止给药。近年通过皮肤给药来达到全身治疗作用，在临床上越来越受到重视。

乳膏剂系指原料药物溶解或分散于乳状液型基质中形成的均匀半固体制剂。乳膏剂由于基质不同，可分为水包油型乳膏剂和油包水型乳膏剂。乳膏剂主要组分为水相、油相和乳化剂。常用的油相基质有：硬脂酸、石蜡、蜂蜡、高级脂肪醇、凡士林、液状石蜡、植物油等。常用的乳化剂可分为水包油型和油包水型。水包油型乳化剂有钠皂、三乙醇胺皂类、脂肪醇硫酸（酯）钠类（十二烷基硫酸钠）和聚山梨酯类；油包水型乳化剂有钙皂、羊毛脂、单甘油酯、脂肪醇等。



## 一、软膏剂与乳膏剂的分类

**1. 按药物在基质中分散状态不同分类**　①溶液型（为药物溶解或共熔于基质或基质组分中制成的软膏剂）；②混悬型（为药物细粉均匀分散于基质中制成的软膏剂）；③乳剂型（W/O型，O/W型）。

**2. 按基质的性质和特殊用途分类**　①油膏剂；②乳膏剂；③凝胶剂；④糊剂；⑤眼膏剂等。其中，凝胶剂为较新的半固体制剂。

**3. 按软膏中药物作用的深度和广度分类**　①仅作用于皮肤表面的软膏剂（如硅油乳膏、氧化锌软膏）；②透过表皮，在皮肤内部发挥作用的软膏剂（如醋酸地塞米松乳膏、复方苯甲酸软膏）；③透过皮肤，吸收后在体内循环发挥全身治疗作用的软膏剂（如治疗心绞痛的硝酸甘油软膏、抗过敏类软膏）。

## 二、软膏剂与乳膏剂的基质

可分为油脂性基质、乳剂型基质和水溶性基质。油脂性基质常用的有凡士林、石蜡、液状石蜡、硅油、蜂蜡、硬脂酸、羊毛脂等；乳剂型基质有肥皂类，如一价皂、多价皂；脂肪醇硫酸钠类如十二烷基硫酸钠；高级脂肪醇，如十六醇及十八醇；多元醇酯类，如脂肪酸山梨坦与聚山梨酯类；聚氧乙烯醚的衍生物类，如平平加（peregal）、乳化剂OP；硬脂酸聚氧乙烯酯类，如柔软剂SG；水溶性基质主要有聚乙二醇；FAPG基质主要是由十八醇（含量15%～45%）和丙二醇（45%～85%）组成。

## 三、软膏剂与乳膏剂的制备

软膏剂的制备方法分为研磨法、熔融法和乳化法三种。制备时需根据软膏剂的分散系统、药物和基质的性质、制备量及设备条件等选用。溶液型或混悬型软膏剂采用研磨法和熔融法制备，乳剂型软膏剂采用乳化法制备。药物、基质与必要时加入的附加剂必须要混合均匀。一般制备的工艺过程是：基质、药物处理→配制软膏→灌装→质量检查→包装→成品。

**1. 基质的处理** 油脂性基质如凡士林、石蜡、硬脂酸等用作软膏基质时，若混有机械性异物或工厂大量生产时需要加热滤过及灭菌处理，灭菌可用反应罐夹套加热至150℃保持1小时，起到灭菌和蒸除水分作用。过滤采用多层细布抽滤或压滤方法，去除各种异物。固体药物原料可直接加入配制罐内或经气流粉碎机处理，使粒度达到规定要求。

**2. 药物加入的一般方法** 软膏剂要想达到均匀、细腻、涂于皮肤或黏膜上无刺激性，符合药剂的质量要求，保证其疗效。就要正确选择药物的加入方法，制备时常按下法处理。

（1）不溶于基质的药物如氧化锌、硫黄等，应采用适宜的方法粉碎成细粉（过六号筛，眼膏剂中药物应在75μm以下）。研磨法制备时，药粉先用液状石蜡（凡士林基质）、植物油（油脂性或吸收性基质）、甘油或水（可洗性、水溶性基质）研磨成糊状，再加入其余基质。熔融法制备时，在不断搅拌下将药物粉末加入到基质中，继续搅拌至冷凝。

（2）药物能溶于基质中时，宜溶解在基质组分中制成溶液型软膏。混合时油溶性药物溶于油相，水溶性药物溶于水或水相，再与基质混合均匀。

（3）药物可溶于基质中某种组分中时，可先用少量适宜溶剂溶解，然后再与基质吸收混匀或乳化混合。如油脂性基质软膏中含少量水溶性药物，宜先用适量纯化水溶解药物后，再用吸水性强的羊毛脂吸收，最后再与油脂性基质混合均匀。但遇水不稳定的药物如某些抗生素类，宜用液状石蜡研匀，再与油脂性基质混合。

（4）半固体黏稠性药物如鱼石脂，有一定极性，可先加少量能与基质混合或吸收的成分如植物油或羊毛脂混合后，再加入到油脂性基质中混匀。

（5）处方中含共熔性成分如薄荷脑、樟脑、麝香草酚等可先使其共熔，再加入基质中混合。

（6）中药浸出物为液体（如煎膏、流浸膏）时，可先浓缩成糖浆状再加入基质中混合。

（7）受热易破坏及挥发性药物应视性质不同，或如上法研磨，或可以直接或间接溶解后逐渐加入，随加随搅拌，直至软膏冷却定型，制备时采用熔融法或乳化法时应在40℃以下再加入，以减少破坏或损失。

**3. 制备**

（1）研磨法 此法适宜于在室温条件下为半固体的油脂性基质的制备，且药物不耐热，也不溶于基质中（在常温下药物与基质可均匀混合）。先将药物粉碎过筛，再加入少量基质研磨混合，用等量递加法加入其余基质，研匀即得。少量药物的粉碎可用研磨或加液研磨法研匀。常用工具是乳钵杵棒、软膏板及软膏刀，大量制备用软膏机。

（2）熔融法 此法是制备软膏剂的常用方法，适宜于处方中含不同熔点的基质，尤其常温下不能与药物均匀混合的必须采用此法。若主药可溶于基质，亦可用此法。大量生产和小量制备均适用。为避免低熔点组分可能要经受不必要的高温作用，通常是先将熔点较高基质在水浴上加温熔化（如室温为固体的石蜡、蜂蜡），然后依熔点高低加入其余的基质（如凡士林、羊毛脂等），最后加入液体成分，视基质及组成不同而异适当降低温度，有时将高熔点的基质熔化后，再加入其他低熔点组分。

（3）乳化法　是专门用于制备乳膏剂的方法。药剂学中谈到的乳膏剂是指具有一定稠度的半固体的乳剂型制剂，可用于皮肤或黏膜表面。乳膏剂是非均相体系。操作时，将处方中油脂性组分合并，加热成液体作为油相，保持油相温度在80℃左右；另将水溶性组分溶于水中，并加热至与油相同温或略高于油相温度（可防止两相混合时油相中的组分过早凝结），混合油、水两相并不断搅拌，直至乳化完全并冷凝成膏状物即得。

采用乳化法时应注意以下内容：①乳化法中油、水两相的混合方法有三种，分散相逐渐加入到连续相中，适用于含小体积分散相的乳剂系统；连续相逐渐加入到分散相中，适用于多数乳剂系统，此种混合方法的最大特点是混合过程中乳剂会发生转型，从而使分散相粒子更细小；两相同时掺合，适用于连续或大批量生产，需要有一定的设备，如输送泵、连续混合装置等。②在油、水两相中均不溶解的组分最后加入。③大量生产时，因油相温度不易控制均匀，或两相搅拌不均匀，常致成品不够细腻，因此在乳膏温度冷至30℃左右时，可再用胶体磨或软膏机研磨使其更均匀细腻。

## 四、软膏剂、乳膏剂的质量要求

软膏剂、乳膏剂在生产与贮藏期间应符合下列有关规定。

（1）软膏剂、乳膏剂基质的选用应根据各剂型特点、原料药物的性质、制剂的疗效和产品的稳定性而定。基质也可由不同类型基质混合组成。

（2）软膏剂、乳膏剂基质应均匀、细腻，涂于皮肤或黏膜上应无刺激性。软膏剂中不溶性原料药物，应预先用适宜的方法制成细粉，确保粒度符合规定。

（3）软膏剂、乳膏剂根据需要可加入保湿剂、抑菌剂、增稠剂、稀释剂、抗氧剂及透皮促进剂。除另有规定外，加入抑菌剂的软膏剂、乳膏剂在制剂确定处方时，该处方的抑菌效力应符合抑菌效力检查法的规定。

（4）软膏剂、乳膏剂应具有适当的黏稠度，应易涂布于皮肤或黏膜上，不融化，黏稠度随季节变化应很小。

（5）软膏剂、乳膏剂应无酸败、异臭、变色、变硬等变质现象。乳膏剂不得有油、水分离及胀气现象。

（6）除另有规定外，软膏剂应避光、密封贮存。乳膏剂应避光、密封置25℃以下贮存，不得冷冻。

（7）软膏剂、乳膏剂所用内包装材料，不应与原料药物或基质发生物理化学反应，无菌产品的内包装材料应无菌。

软膏剂、乳膏剂用于烧伤治疗如为非无菌制剂的，应在标签上标明“非无菌制剂”；产品说明书中应注明“本品为非无菌制剂”，同时在适应症下应明确“用于程度较轻的烧伤（Ⅰ度或浅Ⅱ度）”；注意事项下规定“应遵医嘱使用”。

## 五、软膏剂、乳膏剂的质量检查

按照最新版《中国药典》规定，除另有规定外，软膏剂、乳膏剂应进行以下相应检查。

**1. 粒度**　除另有规定外，混悬型软膏剂、含饮片细粉的软膏剂照下述方法检查，应符合规定。

取供试品适量，置于载玻片上涂成薄层，薄层面积相当于盖玻片面积，共涂3片，照粒度和粒度分布测定法测定，均不得检出大于180μm的粒子。

2. **装量** 照最低装量检查法检查，应符合规定。

3. **无菌** 用于烧伤［除程度较轻的烧伤（Ⅰ度或浅Ⅱ度外）或严重创伤的软膏剂与乳膏剂，照无菌检查法检查，应符合规定。

4. **微生物限度** 除另有规定外，照非无菌产品微生物限度检查：微生物计数法和控制菌检查法及非无菌药品微生物限度标准检查，应符合规定。

# 第十节 糊 剂

糊剂系指大量的原料药物固体粉末（一般25%以上）均匀地分散在适宜的基质中所组成的半固体外用制剂。可分为含水凝胶性糊剂和脂肪糊剂。糊剂含有较大比例粉末（可高达50%），具有较高的硬度和较大的吸收水分的能力，在体温下软化而不熔化，可在皮肤上保留较长时间。适用于皮肤表面分泌物较多的病变部位。

糊剂的基质有脂肪性基质，如凡士林、液状石蜡、植物油等。水溶性基质如明胶、甘油。典型的粉末组分为氧化锌、碳酸钙、淀粉、滑石粉。这些粉末也可作为基质骨架，故糊剂比一般的软膏剂要稠厚得多。

## 一、糊剂的制备

糊剂常用热熔法和研磨法制备，由于含淀粉或挥发性药物，配制温度应在60℃以下，基质温度一般不超过70℃，否则淀粉易糊化，成品粗糙发乌。处方中的固体成分都应研细过100目筛。

## 二、糊剂的质量要求

糊剂在生产与贮藏期间应符合下列有关规定。

（1）糊剂选用基质应根据剂型的特点、原料药物的性质、制剂的疗效和产品的稳定性而定。糊剂基质应均匀、细腻，涂于皮肤或黏膜上应无刺激性。

（2）糊剂应无酸败、异臭、变色与变硬现象。

（3）除另有规定外，糊剂应避光、密闭贮存；置25℃以下贮存，不得冷冻。

## 三、糊剂的质量检查

按照最新版《中国药典》规定，除另有规定外，糊剂应进行以下相应检查。

1. **装量** 照最低装量检查法检查，应符合规定。

2. **微生物限度** 除另有规定外，照非无菌产品微生物限度检查：微生物计数法和控制菌检查及非无菌药品微生物限度标准检查，应符合规定。

# 第十一节　喷雾剂

喷雾剂系指原料药物或与适宜辅料填充于特制的装置中，使用时借助手动泵的压力、高压气体、超声振动或其他方法将内容物呈雾状物释出，用于肺部吸入或直接喷至腔道黏膜及皮肤等的制剂。

## 一、喷雾剂的特点

（1）喷雾剂无需抛射剂作动力，无大气污染。

（2）处方和生产工艺简单，生产成本较低。

（3）使用方便，仅需很小的触动力即可达到全喷量，适用范围广。

（4）随着使用次数的增加，内容物的减少，喷雾剂容器内的压力也随之降低，致使喷出雾滴（粒）大小及喷射量不能维持恒定。因此药效强、安全指数小的药物不宜制成喷雾剂。

## 二、喷雾剂的分类

1. **按内容物组成分类**　喷雾剂按内容物组成分为溶液型、乳状液型或混悬型。

2. **按用药途径分类**　可分为吸入喷雾剂、鼻用喷雾剂及用于皮肤、黏膜的非吸入喷雾剂。

3. **按给药定量与否分类**　喷雾剂还可分为定量喷雾剂和非定量喷雾剂。定量吸入喷雾剂系指通过定量雾化器产生供吸入用气溶胶的溶液、混悬液或乳液。



## 三、喷雾剂的质量要求

喷雾剂在生产与贮藏期间应符合下列有关规定。

（1）喷雾剂应在相关品种要求的环境配制，如一定的洁净度、灭菌条件和低温环境等。

（2）根据需要可加入溶剂、助溶剂、抗氧剂、抑菌剂、表面活性剂等附加剂，除另有规定外，在制剂确定处方时，该处方的抑菌效力应符合抑菌效力检查法的规定。所加附加剂对皮肤或黏膜应无刺激性。

（3）喷雾剂装置中各组成部件均应采用无毒、无刺激性、性质稳定、与原料药物不起作用的材料制备。

（4）溶液型喷雾剂的药液应澄清；乳状液型喷雾剂的液滴在液体介质中应分散均匀；混悬型喷雾剂应将原料药物细粉和附加剂充分混匀、研细，制成稳定的混悬液。经雾化器雾化后供吸入用的雾滴（粒）大小应控制在10μm以下，其中大多数应为5μm以下。

（5）除另有规定外，喷雾剂应避光、密封贮存。喷雾剂用于烧伤治疗如为非无菌制剂的，应在标签上标明“非无菌制剂”；产品说明书中应注明“本品为非无菌制剂”，同时在适应症下应明确“用于程度较轻的烧伤（Ⅰ度或浅Ⅱ度）”；注意事项下规定“应遵医嘱使用”。

## 四、喷雾剂的质量检查

按照最新版《中国药典》规定，吸入喷雾剂除符合喷雾剂项下要求外，还应符合吸入制剂相关项下要求；鼻用喷雾剂除符合喷雾剂项下要求外，还应符合鼻用制剂相关项下要求。

1. **每瓶总喷次**　多剂量定量喷雾剂照下述方法检查，应符合规定。

取供试品4瓶，除去帽盖，充分振摇，照使用说明书操作，释放内容物至收集容器内，按压喷雾泵（注意每次喷射间隔5秒并缓缓振摇），直至喷尽为止，分别计算喷射次数，每瓶总喷次均不得少于其标示总喷次。

2. **每喷喷量** 除另有规定外，定量喷雾剂照下述方法检查，应符合规定。

取供试品4瓶，照使用说明书操作，分别试喷数次后，擦净，精密称定，再连续喷射3次，每次喷射后均擦净，精密称定，计算每次喷量，连续喷射10次，擦净，精密称定，再按上述方法测定3次喷量，继续连续喷射10次后，按上述方法再测定4次喷量，计算每瓶10次喷量的平均值。除另有规定外，均应为标示喷量的80%～120%。

凡规定测定每喷主药含量或递送剂量均一性的喷雾剂，不再进行每喷喷量的测定。

3. **每喷主药含量** 除另有规定外，定量喷雾剂照下述方法检查，每喷主药含量应符合规定。

取供试品1瓶，照使用说明书操作，试喷5次，用溶剂洗净喷口，充分干燥后，喷射10次或20次（注意喷射每次间隔5秒并缓缓振摇），收集于一定量的吸收溶剂中，转移至适宜量瓶中并稀释至刻度，摇匀，测定。所得结果除以10或20，即为平均每喷主药含量，每喷主药含量应为标示含量的80%～120%。

凡规定测定递送剂量均一性的喷雾剂，一般不再进行每喷主药含量的测定。

4. **递送剂量均一性** 除另有规定外，定量吸入喷雾剂、混悬型和乳液型定量鼻用喷雾剂应检查递送剂量均一性，照吸入制剂或鼻用制剂相关项下方法检查，应符合规定。

5. **微细粒子剂量** 除另有规定外，定量吸入喷雾剂应检查微细粒子剂量，照吸入制剂微细粒子空气动力学特性测定法检查，照各品种项下规定的方法测定，计算微细粒子剂量，应符合规定。

6. **装量差异** 除另有规定外，单剂量喷雾剂照下述方法检查，应符合规定。

除另有规定外，取供试品20个，照各品种项下规定的方法，求出每个内容物的装量与平均装量。每个的装量与平均装量相比较，超出装量差异限度的不得多于2个，并不得有1个超出限度1倍。具体标准见表19-12。

**表19-12 单剂量喷雾剂装量差异检查标准**

| 平均装量 | 装量差异限度 |
|---|---|
| 0.30g以下 | ±10% |
| 0.30g及0.30g以上 | ±7.5% |

凡规定检查递送剂量均一性的单剂量喷雾剂，一般不再进行装量差异的检查。

7. **装量** 非定量喷雾剂照最低装量检查法检查，应符合规定。

8. **无菌** 除另有规定外，用于烧伤［除程度较轻的烧伤（Ⅰ度或浅Ⅱ度外）、严重创伤或临床必须无菌的喷雾剂，照无菌检查法检查，应符合规定。

9. **微生物限度** 除另有规定外，照非无菌产品微生物限度检查：微生物计数法和控制菌检查法及非无菌药品微生物限度标准检查，应符合规定。

# 第十二节　气雾剂

气雾剂系指原料药物或原料药物和附加剂与适宜的抛射剂共同装封于具有特制阀门系统的耐压容器中，使用时借助抛射剂的压力将内容物呈雾状物喷出，用于肺部吸入或直接喷至腔道黏膜、皮肤及空间消毒的制剂。其给药系统应对皮肤、呼吸道及腔道黏膜和纤毛无刺激性、无毒性。

## 一、气雾剂的特点

（1）药物可直接到达作用部位或吸收部位，分布均匀，起效快，并且可减少剂量，降低不良反应。

（2）药物密闭于不透明的容器内，避光且不易与空气接触，不易被微生物污染，增加了药物的稳定性与安全性。

（3）药物不经胃肠道吸收，可避免胃肠道的破坏和肝脏的首过作用。

（4）创面给药时机械刺激性小。

（5）使用方便，可通过定量阀门准确控制剂量。

（6）因需要耐压容器、阀门系统和特殊的生产设备，生产成本高。



## 二、气雾剂的分类

**1. 按分散系统分类**　可分为溶液型气雾剂、混悬型气雾剂和乳剂型气雾剂。

**2. 按相的组成分类**　可分为二相气雾剂和三相气雾剂。

（1）二相气雾剂　一般指溶液型气雾剂，由气–液两相组成，气相是抛射剂产生的蒸气，液相是药物与抛射剂形成的均相溶液。

（2）三相气雾剂　一般指混悬型气雾剂和乳剂型气雾剂。①混悬型气雾剂：由气–液–固三相组成，气相是抛射剂产生的蒸气，液相是抛射剂，固相是不溶性药物；②乳剂型气雾剂：由气–液–液三相组成，气相是抛射剂产生的蒸气，而药液与抛射剂两种不溶性液体形成两相，即O/W型或W/O型。

## 三、气雾剂的组成

气雾剂由抛射剂、药物与附加剂、耐压容器和阀门系统组成。

**1. 抛射剂**　抛射剂（propellent）是喷射药物的动力，有时兼作药物的溶剂。抛射剂多为液化气体，在常温常压下其蒸气压高于大气压。因而，需装入耐压密闭容器中，由阀门系统控制。当阀门开启时，借助抛射剂的压力将容器内的药液以雾状喷出到达用药部位。抛射剂主要有氟氯烷烃类，常用的有三氯一氟甲烷、二氯二氟甲烷、二氯四氟乙烷；碳氢化合物，主要品种有丙烷、正丁烷、异丁烷及压缩气体，主要有二氧化碳、氮气和一氧化氮等。

**2. 药物与附加剂**　药物：制备气雾剂所用的药物有液体、半固体或固体粉末。目前应用较多的药物有呼吸道系统用药、心血管系统用药、解痉药及烧伤用药等，近年来多肽类药物的气雾剂给药系统的研究越来越多。附加剂：为制备质量稳定的气雾剂，往往需要加入附加剂，如潜溶剂、润湿剂、乳化剂、稳定剂，必要时还添加抗氧剂、矫味剂、防腐剂等。

3. **耐压容器** 气雾剂的容器必须不与药物和抛射剂发生作用，耐压（有一定的安全系数和冲击耐力），价廉，轻便等。耐压容器有玻璃容器、金属容器和塑料容器，以玻璃容器较常用。

4. **阀门系统** 阀门系统是用来控制气雾剂喷射药物的部件，目前使用的有定量阀门和非定量阀门。阀门系统应坚固、耐用、结构稳定，所用材料必须对内容物为惰性，其加工也应精密。

## 四、气雾剂的质量要求

气雾剂在生产与贮藏期间应符合下列有关规定。

（1）根据需要可加入溶剂、助溶剂、抗氧剂、抑菌剂、表面活性剂等附加剂，除另有规定外，在制剂确定处方时，该处方的抑菌效力应符合抑菌效力检查法的规定。吸入气雾剂中所有附加剂均应对呼吸道黏膜和纤毛无刺激性、无毒性。非吸入气雾剂中所有附加剂均应对皮肤或黏膜无刺激性。

（2）二相气雾剂应按处方制得澄清的溶液后，按规定量分装。三相气雾剂应将微粉化（或乳化）原料药物和附加剂充分混合制得混悬液或乳状液，如有必要，抽样检查，符合要求后分装。在制备过程中，必要时应严格控制水分，防止水分混入。吸入气雾剂的雾滴（粒）大小应控制在10μm以下，其中大多数应为5μm以下，一般不使用饮片细粉。

（3）气雾剂常用的抛射剂为适宜的低沸点液体。根据气雾剂所需压力，可将两种或几种抛射剂以适宜比例混合使用。

（4）气雾剂的容器，应能耐受气雾剂所需的压力，各组成部件均不得与原料药物或附加剂发生理化作用，其尺寸精度与溶胀性必须符合要求。

（5）定量气雾剂释出的主药含量应准确、均一，喷出的雾滴（粒）应均匀。

（6）制成的气雾剂应进行泄漏检查，确保使用安全。

（7）气雾剂应置凉暗处贮存，并避免暴晒、受热、敲打、撞击。

（8）定量气雾剂应标明：①每瓶总揿次；②每揿从阀门释出的主药含量和/或每揿从口接器释出的主药含量。

（9）气雾剂用于烧伤治疗如为非无菌制剂的，应在标签上标明“非无菌制剂”，产品说明书中应注明“本品为非无菌制剂”，同时在适应症下应明确“用于程度较轻的烧伤（Ⅰ度或浅Ⅱ度）”；注意事项下规定“应遵医嘱使用”。

## 五、气雾剂的质量检查

除另有规定外，气雾剂应进行以下相应检查。吸入气雾剂除符合气雾剂项下要求外，还应符合吸入制剂相关项下要求；鼻用气雾剂除符合气雾剂项下要求外，还应符合鼻用制剂相关项下要求。

1. **每瓶总揿次** 定量气雾剂照吸入制剂相关项下方法检查，每瓶总揿次应符合规定。

2. **递送剂量均一性** 定量气雾剂照吸入制剂相关项下方法检查，递送剂量均一性应符合规定。

3. **每揿主药含量** 定量气雾剂照下述方法检查，每揿主药含量应符合规定。

取供试品1瓶，充分振摇，除去帽盖，试喷5次，用溶剂洗净套口，充分干燥后，倒置于已加入一定量吸收液的适宜烧杯中，将套口浸入吸收液液面下（至少25mm），喷射10次或20次（注意每次喷射间隔5秒并缓缓振摇），取出供试品，用吸收液洗净套口内外，合并吸收液，转移至适宜量瓶中并稀释至刻度后，按各品种含量测定项下的方法测定，所得结果除以取样喷射次数，即为平均每揿主药含量。

每揿主药含量应为每揿主药含量标示量的80%～120%。

**4. 喷射速率**　非定量气雾剂照下述方法检查，喷射速率应符合规定。

取供试品4瓶，除去帽盖，分别喷射数秒后，擦净，精密称定，将其浸入恒温水浴（25℃±1℃）中30分钟，取出，擦干，除另有规定外，连续喷射5秒钟，擦净，分别精密称重，然后放入恒温水浴（25℃±1℃）中，按上法重复操作3次，计算每瓶的平均喷射速率（g/s），均应符合各品种项下的规定。

**5. 喷出总量**　非定量气雾剂照下述方法检查，喷出总量应符合规定。

取供试品4瓶，除去帽盖，精密称定，在通风橱内，分别连续喷射于已加入适量吸收液的容器中，直至喷尽为止，擦净，分别精密称定，每瓶喷出量均不得少于标示装量的85%。

**6. 每揿喷量**　定量气雾剂照下述方法检查，应符合规定。

取供试品4瓶，除去帽盖，分别揿压阀门试喷数次后，擦净，精密称定，揿压阀门喷射1次，擦净，再精密称定。前后两次重量之差为1个喷量。按上法连续测定3个喷量；揿压阀门连续喷射，每次间隔5秒，弃去，至*n*/2次；再按上法连续测定4个喷量；继续揿压阀门连续喷射，弃去，再按上法测定最后3个喷量。计算每瓶10个喷量的平均值。除另有规定外，应为标示喷量的80%～120%。凡进行每揿递送剂量均一性检查的气雾剂，不再进行每揿喷量检查。

**7. 粒度**　除另有规定外，中药吸入用混悬型气雾剂若不进行微细粒子剂量测定，应做粒度检查。

取供试品1瓶，充分振摇，除去帽盖，试喷数次，擦干，取清洁干燥的载玻片一块，置距喷嘴垂直方向5cm处喷射1次，用约2ml四氯化碳小心冲洗载玻片上的喷射物，吸干多余的四氯化碳，待干燥，盖上盖玻片，移置具有测微尺的400倍显微镜下检视，上下左右移动，检查25个视野，计数，平均原料药物粒径应在5μm以下，粒径大于l0μm的粒子不得过10粒。除另有规定外，非定量气雾剂做最低装量检查。

**8. 装量**　非定量气雾剂照最低装量检查法检查，应符合规定。

**9. 无菌**　除另有规定外，用于烧伤［除程度较轻的烧伤（Ⅰ度或浅Ⅱ度外）］、严重创伤或临床必须无菌的气雾剂，照无菌检查法检查，应符合规定。

**10. 微生物限度**　除另有规定外，照非无菌产品微生物限度检查：微生物计数法和控制菌检查法及非无菌药品微生物限度标准检查，应符合规定。

## 第十三节　凝胶剂

凝胶剂系指原料药物与能形成凝胶的辅料制成的具凝胶特性的稠厚液体或半固体制剂。除另有规定外，凝胶剂限局部用于皮肤及体腔，如鼻腔、阴道和直肠。

## 一、凝胶剂的分类

凝胶剂有单相凝胶和双相凝胶两类。

1. 双相凝胶　小分子无机药物（如氢氧化铝）凝胶剂是由分散的药物胶体小粒子以网状结构存在于液体中，属双相分散系统，也称混悬型凝胶剂。混悬型凝胶剂可有触变性，静止时形成半固体而搅拌或振摇时成为液体。

2. 单相凝胶　局部应用的凝胶剂属单相分散系统，又分为水性凝胶剂与油性凝胶剂，水性凝胶基质一般由水、甘油或丙二醇与纤维素衍生物、卡波姆和海藻酸盐、西黄蓍胶、明胶、淀粉等构成；油性凝胶基质由液状石蜡与聚乙烯或脂肪油与胶体硅或铝皂、锌皂等构成。临床上常用的是水性凝胶剂。

水性凝胶基质，一般包括天然凝胶和合成凝胶两类。天然来源的有西黄耆胶、果胶、海藻酸、明胶、琼脂等，也包括天然物质纤维素的衍生物如甲基纤维素（MC）、羧甲基纤维素钠（CMC-Na）、羟乙基纤维素（HEC）、羟丙基甲基纤维素（HPMC）等；合成的聚合物有卡波姆等。本类基质的特点是大多在水中溶胀成水性凝胶而不溶解，并具有脱水收缩性、透过性或黏合性。局部外用制剂中，往往利用凝胶的这些性质来控制药物的释放及其对皮肤的黏附性来经皮传递药物。一般易涂展和洗除，无油腻感，能吸收组织渗出液，不妨碍皮肤正常功能。还由于黏滞度小而利于药物，特别是水溶性药物的释放。本类基质的缺点是润滑作用较差，易失水和霉变，常需添加保湿剂和防腐剂，用量较其他基质大。

## 二、水性凝胶剂的制备

水性凝胶剂的一般制法是：可溶于水的药物先溶于部分水或甘油中，必要时加热，其余处方成分按基质配制成水性凝胶基质，再与药物溶液混合加水至足量即得。药物不溶于水者，可先用少量水或甘油研细，分散，再混入基质中搅匀既得。

## 三、凝胶剂的质量要求

凝胶剂在生产与贮藏期间应符合下列有关规定。

（1）混悬型凝胶剂中胶粒应分散均匀，不应下沉、结块。

（2）凝胶剂应均匀、细腻，在常温时保持胶状，不干涸或液化。

（3）凝胶剂根据需要可加入保湿剂、抑菌剂、抗氧剂、乳化剂、增稠剂和透皮促进剂等。除另有规定外，在制剂确定处方时，该处方的抑菌效力应符合抑菌效力检查法的规定。

（4）凝胶剂一般应检查pH值。

（5）除另有规定外，凝胶剂应避光、密闭贮存，并应防冻。

（6）凝胶剂用于烧伤治疗如为非无菌制剂的，应在标签上标明“非无菌制剂产品”，说明书中应注明“本品为非无菌制剂”，同时在适应症下应明确“用于程度较轻的烧伤（Ⅰ度或浅Ⅱ度）”；注意事项下规定“应遵医嘱使用”。

## 四、凝胶剂的质量检查

按照最新版《中国药典》规定，除另有规定外，凝胶剂应进行以下相应检查。

1. **粒度**　除另有规定外，混悬型凝胶剂照下述方法检查，应符合规定。

取供试品适量，置于载玻片上，涂成薄层，薄层面积相当于盖玻片面积，共涂3片，照粒度和粒度分布测定法测定，均不得检出大于180μm的粒子。

2. **装量**　照最低装量检查法检查，应符合规定。

3. **无菌**　除另有规定外，用于烧伤［除程度较轻的烧伤（Ⅰ度或浅Ⅱ度外）］或严重创伤的凝胶剂，照无菌检查法检查，应符合规定。

4. **微生物限度**　除另有规定外，照非无菌产品微生物限度检查：微生物计数法和控制菌检查法及非无菌药品微生物限度标准检查，应符合规定。

# 第十四节　散　剂

散剂系指原料药物或与适宜的辅料经粉碎、均匀混合制成的干燥粉末状制剂。散剂可分为口服散剂和局部用散剂。口服散剂一般溶于或分散于水、稀释液或者其他液体中服用，也可直接用水送服。局部用散剂可供皮肤、口腔、咽喉、腔道等处应用；专供治疗、预防和润滑皮肤的散剂也可称为撒布剂或撒粉。散剂表面积较大，因而具有易分散、奏效快的特点。与传统中药制剂相比，散剂制法简便，剂量容易控制，运输和携带较方便，成本较低。但由于药物粉碎后，表面积加大，故其嗅味、刺激性、吸湿性及化学活性也相应增加，使部分药物易起变化，挥发性成分易散失，所以一些腐蚀性强及易吸潮变质的药物，不宜制成散剂。

## 一、散剂的分类

散剂的分类方法较多，根据用途、组成、剂量以及成分性质，主要有以下四种分类方法。

1. **按用途分类**　有内服、外用散剂和煮散剂三大类。其中内服散剂又可分为口服散剂、吸入散剂（肺或鼻）等；外用散剂包括撒布散剂、吹入散剂（口腔、耳等部位）、牙用散剂、杀虫散剂等；煮散剂为经过煎煮以后可供内服或外敷用。

2. **按组成药味多少分类**　有单方散刘和复方散剂两类。单方散剂系由一种药物组成；复方散剂系由两种或两种以上的药物组成。

3. **按组成成分性质分类**　有中药散剂、浸膏散剂、低共熔组分散剂、泡腾散剂以及剧毒药散剂等。

4. **按剂量分类**　有分剂量散剂和不分剂量散剂两类。分剂量指每包作为一个剂量；不分剂量指以多次服用量发出，由病人服用或使用时按医嘱自取。一般情况下，外用散剂多为不分剂量散剂，内服散剂则两者均采用，但剧毒药散剂必须分剂量。

## 二、散剂的制备

散剂的一般制备过程包括粉碎、过筛、混合、分剂量、质量检查、包装等工序。

**1. 粉碎与过筛** 制备散剂的药物都需适当粉碎，其目的是增加药物有效面积，提高生物利用度；调节药物粉末的流动性；改善不同药物粉末混合均匀性，降低药物刺激性等。

对内服散剂的粉碎度，应根据药物的性质、作用机制以及临床效果加以控制。

外用散剂主要用于皮肤、黏膜和伤口，其中多为不溶性成分，如白陶土、滑石粉、磺胺、冰片等。这些药物均应粉碎成细粉，以减轻其对组织或黏膜的机械刺激性，提高分布性能。

煮散剂因在应用时需先煎煮，为了防止因药物粉末过细，在煎煮时易糊化，不易过滤等，煮散剂一般粉碎成粗粉。

对肺、鼻吸入型粉末，应根据人体生理特征、给药部位、药物特性（如密度）选择合适的粒度。过细粉末易随气流丢失，过粗粉末达不到病变部位，且易产生刺激性，甚至阻塞给药通道（如肺支气管等）。

总之，药物粉碎度不仅关系到散剂的物理性质（如外观、均匀性、流动性等），并且可直接影响其疗效和毒副作用，粉碎度的选择，应根据药物的性质、给药方法和医疗要求而定。

**2. 混合** 混合是制备复合散剂的重要过程，也是制剂工艺中的基本工序之一。其目的是保证制剂外观色泽一致、含量均匀、准确，对含有毒、剧毒或贵重药物的散剂具有更重要的意义。

常用的混合方法有：搅拌混合、研磨混合与过筛混合。各种方法应灵活运用，才能保证混合的均匀性。以下是几种特殊情况。

（1）混合组分的比例　组分比例量相差悬殊时，应采用等量递加混合法（亦称等体积递增配研法，倍增法），即将量大的药物先研细，然后取出大部分，剩余部分与量小药物约等量混合研匀，如调配一些毒性较大、药效很强或贵重小剂量药物散剂时，常需加入一定比例的稀释剂稀释成倍散，此时可先取与药物等体积的辅料（如乳糖、淀粉、蔗糖、白陶土、沉降碳酸钙等）与药物混合均匀，取该混合物再与等体积辅料混匀，如此倍量增加。倍散中稀释倍数随药物的剂量而定，如剂量在0.01～0.1g者可配制1∶10倍散（药物1份加入稀释剂9份混匀），如剂量在0.01g以下，则应配成1∶100或1∶1000的倍散。

（2）混合中的液化或润湿药物之间或药物与辅料之间在混合过程中可能出现低共熔、吸湿或失水而导致混合物出现液化或润湿现象，这主要与组分性质有关。

1）低共熔　指两种或两种以上药物混合后，导致混合物熔点降至室温附近，出现润湿或液化的现象，如樟脑与水杨酸苄酯的混合。此现象在研磨混合时通常出现较快，其他方式的混合有时需若干时间后才出现。

2）失水或吸潮　一些含结晶水或吸湿性较强的药物由于其他组分的加入，在混合过程中可能释放出结晶水，可用无水物替代；氯化钠、氯化铵易吸湿潮解，在制备散剂时，应在干燥环境中迅速操作，并密封包装防潮；水杨酸钠和安替比林混合后易吸潮，单独放置不吸湿，可采用分别包装或包衣后混合。

3）处方液体组分　处方中若含有少量液体组分，如挥发油、酊剂、流浸膏等，可利用处方中其他固体组分吸附，若含量较多时，亦可加入一定量的适宜吸收剂（如磷酸钙、白陶土等）吸收至不显潮湿为度。

（3）混合机械的吸附性　混合容器内表面常易吸附少量药粉，在混合开始时，常加入处方中量大的辅料或药物先行混合，然后加入小剂量组分，以保证散剂的质量。

（4）组分间的化学反应　含有氧化和还原性或其他混合后易起化学变化的药物组分，应分别将药物包装，服用时混合，或将某组分粉末包衣后混合。

**3. 分剂量**　系将混合均匀的散剂，按临床需要剂量分成等重份数的过程，使每一份代表一个剂量。常用的办法有目测法或估分法、重量法、容量法。

（1）目测法或估分法　系将一定重量的散剂，根据目力分成所需的若干等份。此法简便，适合于药房小量调配，但误差大（20%），对含有细料和剧毒药物的散剂不宜使用，亦不适用于大生产。

（2）重量法　系根据每一剂量要求，采用适宜称量器具（如天平），逐一称量后包装，这是目前分剂量机械中常采用的定量方式，它可有效地避免容量法由于每批散剂粒度和流动性差异造成的误差，该法必需严格控制散剂的含水量，否则亦易造成误差。

（3）容量法　系根据每一剂量要求，采用适宜体积量具逐一分装。该法在某些分剂量机械中仍在采用，采用容量法时，散剂的粒度和流动性是分剂量是否准确的关键因素。

## 三、散剂的质量要求

散剂在生产与贮藏期间应符合下列有关规定。

（1）供制散剂的原料药物均应粉碎。除另有规定外，口服用散剂为细粉，儿科用和局部用散剂应为最细粉。

（2）散剂应干燥、疏松、混合均匀、色泽一致。制备含有毒性药、贵重药或药物剂量小的散剂时，应采用配研法混匀并过筛。

（3）散剂可单剂量包（分）装，多剂量包装者应附分剂量的用具。含有毒性药的口服散剂应单剂量包装。

（4）散剂中可含或不含辅料。口服散剂需要时亦可加矫味剂、芳香剂、着色剂等。

（5）除另有规定外，散剂应密闭贮存，含挥发性原料药物或易吸潮原料药物的散剂应密封贮存。生物制品应采用防潮材料包装。

（6）为防止胃酸对生物制品散剂中活性成分的破坏，散剂稀释剂中可调配中和胃酸的成分。

（7）散剂用于烧伤治疗如为非无菌制剂的，应在标签上标明“非无菌制剂”；产品说明书中应注明“本品为非无菌制剂”，同时在适应症下应明确“用于程度较轻的烧伤（Ⅰ度或浅Ⅱ度）”；注意事项下规定“应遵医嘱使用”。

## 四、散剂的质量检查

按照最新版《中国药典》规定，除另有规定外，散剂应进行以下相应检查。

**1. 粒度**　除另有规定外，化学药局部用散剂和用于烧伤或严重创伤的中药局部用散剂及儿科用散剂，照下述方法检查，应符合规定。

除另有规定外，取供试品10g，精密称定，照粒度和粒度分布测定法测定。化学药散剂通过七号筛（中药通过六号筛）的粉末重量，不得少于95%。

**2. 外观均匀度**　取供试品适量，置光滑纸上，平铺约$5cm^2$，将其表面压平，在明亮处观察，应色泽均匀，无花纹与色斑。

第十九章

3. 水分　中药散剂照水分测定法测定，除另有规定外，不得过9.0%。

4. 干燥失重　化学药和生物制品散剂，除另有规定外，取供试品，照干燥失重测定法测定，在105℃干燥至恒重，减失重量不得过2.0%。

5. 装量差异　单剂量包装的散剂，照下述方法检查，应符合规定。

除另有规定外，取供试品10袋（瓶），分别精密称定每袋（瓶）内容物的重量，求出内容物的装量与平均装量。每袋（瓶）装量与平均装量相比较［凡有标示装量的散剂，每袋（瓶）装量应与标示装量相比较］，按表19-13中的规定，超出装量差异限度的散剂不得多于2袋（瓶），并不得有1袋（瓶）超出装量差异限度的1倍。

表19-13　单剂量包装散剂的装量差异检查标准

| 平均装量或标示装量 | 装量差异限度（中药、化学药） | 装量差异限度（生物制品） |
|---|---|---|
| 0.1g及0.1g以下 | ±15% | ±15% |
| 0.1g以上至0.5g | ±10% | ±10% |
| 0.5g以上至1.5g | ±8% | ±7.5% |
| 1.5g以上至6.0g | ±7% | ±5% |
| 6.0g以上 | ±5% | ±3% |

凡规定检查含量均匀度的化学药和生物制品散剂，一般不再进行装量差异的检查。

6. 装量　除另有规定外，多剂量包装的散剂，照最低装量检查法检查，应符合规定。

7. 无菌　除另有规定外，用于烧伤［除程度较轻的烧伤（Ⅰ度或浅Ⅱ度外）］、严重创伤或临床必须无菌的局部用散剂，照无菌检查法检查，应符合规定。

8. 微生物限度　除另有规定外，照非无菌产品微生物限度检查：微生物计数法和控制菌检查法及非无菌药品微生物限度标准检查，应符合规定。凡规定进行杂菌检查的生物制品散剂，可不进行微生物限度检查。

## 第十五节　糖浆剂

糖浆剂（syrups）系指含药物、药材提取物或芳香物质的浓蔗糖水溶液。单纯蔗糖的近饱和水溶液称为单糖浆或糖浆。糖浆剂中的糖和芳香剂能掩盖某些药物的苦、咸及其他不适气味，便于服用，故糖浆剂深受儿童欢迎。

### 一、糖浆剂的制备

1. 溶解法

（1）热溶法　将蔗糖加入沸蒸馏水中，加热溶解后，再加可溶性药物，混合、溶解、滤过，自滤器上加适量蒸馏水至规定量即得。此法适于对热稳定的药物和有色糖浆的制备。其特点是蔗糖溶解速率快，易过滤，生长期的微生物容易被杀灭，糖内一些高分子杂质（如蛋白质等）可被加热凝固而滤除。但加热过久或超过100℃时转化糖的含量即增加，糖浆易发霉变质且制品的颜色变深。因此，最好在水浴或蒸汽浴上进行，一经煮沸即停止加热，溶解后，趁热过滤。难以滤清的糖浆，可在加热前加入少许鸡蛋清（一般500ml糖浆中，加鸡蛋清两个）或其他澄清剂（骨炭、精制滑石粉、硅藻土等）充分搅匀，然后加热至100℃，蛋白质遇热凝固时能将杂质微粒吸附，并浮于表面，放置稍冷，用3～4层纱布过滤，除去凝固蛋白质可得澄清的糖浆溶液。

（2）冷溶法　是在室温下将蔗糖溶于蒸馏水或含药物的溶液中，待完全溶解后，过滤即得。此法适用于主要成分对热不稳定的糖浆，其特点是可制得色泽较浅或无色的糖浆，转化糖较少。但蔗糖溶解慢，需时较长，卫生条件要求严格，以免染菌。

**2. 混合法**　系将药物与糖浆直接混合而成。此法操作简便，应用广泛。

**3. 制备糖浆剂时应注意的问题**

（1）药物加入的方法　水溶性固体药物，可先用少量蒸馏水使其溶解再与单糖浆混合；水中溶解度小的药物可酌加少量其他适宜的溶剂使药物溶解，然后加入单糖浆中，搅匀，即得；药物为可溶性液体或药物的液体制剂时，可将其直接加入单糖浆中，必要时过滤；药物为含乙醇的液体制剂，与单糖浆混合时常发生浑浊，为此可加入适量甘油助溶；药物为水性浸出制剂，因含多种杂质，需纯化后再加到单糖浆中。

（2）制备时的注意事项　应在避菌环境中制备，各种用具、容器应进行洁净或灭菌处理，并及时灌装；应选择药用白砂糖；生产中宜用蒸汽夹层锅加热，温度和时间应严格控制。糖浆剂应在30℃以下密闭贮存。



## 二、糖浆剂的质量要求

（1）含蔗糖量应不低于45%（g/ml）。

（2）将原料药物用新煮沸过的水溶解（饮片应按各品种项下规定的方法提取、纯化、浓缩至一定体积），加入单糖浆；如直接加入蔗糖配制，则需煮沸，必要时滤过，并自滤器上添加适量新煮沸过的水至处方规定量。

（3）根据需要可加入适宜的附加剂。如需加入抑菌剂，除另有规定外，在制剂确定处方时，该处方的抑菌效力应符合抑菌效力检查法的规定。山梨酸和苯甲酸的用量不得过0.3%（其钾盐、钠盐的用量分别按酸计），羟苯酯类的用量不得过0.05%。如需加入其他附加剂，其品种与用量应符合国家标准的有关规定，且不应影响成品的稳定性，并应避免对检验产生干扰。必要时可加入适量的乙醇、甘油或其他多元醇。

（4）除另有规定外，糖浆剂应澄清。在贮存期间不得有发霉、酸败、产生气体或其他变质现象，允许有少量摇之易散的沉淀。

（5）一般应检查相对密度、pH值等。

（6）除另有规定外，糖浆剂应密封，避光置干燥处贮存。

## 三、糖浆剂的质量检查

按照最新版《中国药典》规定，除另有规定外，糖浆剂应进行以下相应检查。

**1. 装量**　单剂量灌装的糖浆剂，照下述方法检查应符合规定。

取供试品5支，将内容物分别倒入经标化的量入式量筒内，尽量倾净。在室温下检视，每支装量与标示装量相比较，少于标示装量的不得多于1支，并不得少于标示装量的95%。

多剂量灌装的糖浆剂，照最低装量检查法检查，应符合规定。

2. **微生物限度** 除另有规定外，照非无菌产品微生物限度检查：微生物计数法和控制菌检查法及非无菌药品微生物限度标准检查，应符合规定。

# 第十六节 搽 剂

搽剂（liniment）系指原料药物用乙醇、油或适宜的溶剂制成的液体制剂，供无破损皮肤揉擦用，有镇痛、收敛、保护、消炎、杀菌、引赤、抗刺激作用等。起镇痛、引赤、抗刺激作用的搽剂，多用乙醇为溶剂，使用时用力揉搽，可增加药物的穿透性。起保护作用的搽剂多用油，液状石蜡为溶剂，搽用时有润滑作用，无刺激性。一般不用于破损或擦伤的皮肤表面，因为其可引起高浓度刺激。搽剂有溶液型、混悬型、乳剂型制品。乳剂型搽剂多用肥皂为乳化剂，搽用时润滑且乳化皮脂而有利于药物的穿透。

## 一、搽剂的质量要求

搽剂在生产与贮藏期间应符合下列有关规定。

（1）搽剂常用的溶剂有水、乙醇、液状石蜡、甘油或植物油等。

（2）搽剂在贮存时，乳状液若出现油相与水相分离，经振摇后应能重新形成乳状液；混悬液若出现沉淀物，经振摇应易分散，并具足够稳定性，以确保给药剂量的准确。易变质的搽剂应在临用前配制。

（3）搽剂用时可加在绒布或其他柔软物料上，轻轻涂裹患处，所用的绒布或其他柔软物料需洁净。

（4）除另有规定外，以水或稀乙醇为溶剂的一般应检查相对密度、pH值；以乙醇为溶剂的应检查乙醇量；以油为溶剂的应无酸败等变质现象，并应检查折射率。

（5）搽剂应稳定，根据需要可加入抑菌剂或抗氧剂。除另有规定外，在制剂确定处方时，该处方的抑菌效力应符合抑菌效力检查法的规定。

（6）除另有规定外，应避光、密封贮存。

## 二、搽剂的质量检查

按照最新版《中国药典》规定，除另有规定外，搽剂应进行以下相应检查。

1. **装量** 除另有规定外，照最低装量检查法检查，应符合规定。

2. **微生物限度** 除另有规定外，照非无菌产品微生物限度检查：微生物计数法和控制菌检查法及非无菌药品微生物限度标准检查，应符合规定。

# 第十七节 涂 剂

涂剂（paints）系指含原料药物的水性或油性溶液、乳状液、混悬液，供临用前用消毒纱布或棉球等柔软物料蘸取涂于皮肤或口腔与喉部黏膜的液体制剂；也可为临用前用无菌溶剂制成溶液的无菌冻干制剂，供创伤面涂抹治疗用。

## 一、涂剂的质量要求

涂剂在生产与贮藏期间应符合下列有关规定。

（1）涂剂大多为消毒或消炎药物的甘油溶液，也可用乙醇、植物油等作溶剂。以油为溶剂的应无酸败等变质现象，并应检查折射率。如所用原料药物为生物制品原液，则其原液、半成品和成品的生产及质量控制应符合相关品种项下的要求。

（2）涂剂在贮存时，乳状液若出现油相与水相分离，经振摇后应能重新形成乳状液；混悬液若出现沉淀物，经振摇应易分散，并具足够稳定性，以确保给药剂量的准确。易变质的涂剂应在临用前配制。

（3）涂剂应稳定，根据需要可加入抑菌剂或抗氧剂。除另有规定外，在制剂确定处方时，该处方的抑菌效力应符合抑菌效力检查法的规定。

（4）除另有规定外，应避光、密闭贮存。对热敏感的品种，应在2～8℃保存和运输。

（5）除另有规定外，涂剂在启用后最多可使用4周。

（6）涂剂用于烧伤治疗如为非无菌制剂的，应在标签上标明“非无菌制剂”；产品说明书中应注明“本品为非无菌制剂”，同时在适应症下应明确“用于程度较轻的烧伤（Ⅰ度或浅Ⅱ度）”；注意事项下规定“应遵医嘱使用”。



## 二、涂剂的质量检查

按照最新版《中国药典》规定，除另有规定外，涂剂应进行以下相应检查。

1. **装量**　除另有规定外，照最低装量检查法检查，应符合规定。

2. **无菌**　除另有规定外，用于烧伤［除程度较轻的烧伤（Ⅰ度或浅Ⅱ度外）］或严重创伤的涂剂，照无菌检查法检查，应符合规定。

3. **微生物限度**　除另有规定外，照非无菌产品微生物限度检查：微生物计数法和控制菌检查法及非无菌药品微生物限度标准检查，应符合规定。

# 第十八节　涂膜剂

涂膜剂是指将高分子成膜材料与药物溶解在挥发性有机溶剂中制成的外用液体剂型，用时涂于患处，有机溶剂挥发后形成薄膜，保护患处并逐渐释放出所含药物而起治疗作用。

涂膜剂是我国在硬膏剂、火棉胶剂和中药膜剂等剂型的应用基础上发展起来的一种新剂型，特点是制备工艺简单，制备中不需要特殊的机械设备，不用裱褙材料，使用方便。涂膜剂在某些皮肤病、职业病的防治上有较好的作用，一般用于慢性无渗出液的皮损、过敏性皮炎、银屑病和神经性皮炎等，例如复方鞣酸涂膜剂、伤湿涂膜剂、烫伤涂膜剂等。

涂膜剂由药物、成膜材料和挥发性有机溶剂三部分组成。常用的成膜材料有聚乙烯醇缩甲乙醛、聚乙烯醇缩甲丁醛、聚乙烯醇（PVA）、火棉胶等；挥发性溶剂有乙醇、丙酮、醋酸乙酯、乙醚等，或将上述成分以不同比例混合后使用。涂膜剂中一般还要加入增塑剂，常用邻苯二甲酸二丁酯、甘油、丙二醇、山梨醇等。

## 一、涂膜剂的质量要求

涂膜剂在生产与贮藏期间应符合下列有关规定。

（1）涂膜剂应稳定，根据需要可加入抑菌剂或抗氧剂。除另有规定外，在制剂确定处方时，该处方的抑菌效力应符合抑菌效力检查法的规定。

（2）除另有规定外，应避光、密闭贮存。

（3）除另有规定外，涂膜剂在启用后最多可使用4周。

（4）涂膜剂用于烧伤治疗如为非无菌制剂的，应在标签上标明“非无菌制剂”；产品说明书中应注明本品为“非无菌制剂”，同时在适应症下应明确“用于程度较轻的烧伤（Ⅰ度或浅Ⅱ度）”；注意事项下规定“应遵医嘱使用”。

## 二、涂膜剂的质量检查

按照最新版《中国药典》规定，除另有规定外，涂膜剂应进行以下相应检查。

1. **装量**　除另有规定外，照最低装量检查法检查，应符合规定。

2. **无菌**　除另有规定外，用于烧伤［除程度较轻的烧伤（Ⅰ度或浅Ⅱ度外）］或严重创伤的涂膜剂，照无菌检查法检查，应符合规定。

3. **微生物限度**　除另有规定外，照非无菌产品微生物限度检查：微生物计数法和控制菌检查法及非无菌药品微生物限度标准检查，应符合规定。

# 第十九节　酊　剂

酊剂系指将原料药物用规定浓度的乙醇提取或溶解而制成的澄清液体制剂，也可用流浸膏稀释制成。供口服或外用。

酊剂可用溶解、稀释、浸渍或渗漉等法制备。

（1）溶解法或稀释法　取原料药物的粉末或流浸膏，加规定浓度的乙醇适量，溶解或稀释，静置，必要时滤过，即得。

（2）浸渍法　取适当粉碎的饮片，置有盖容器中，加入溶剂适量，密盖，搅拌或振摇，浸渍3～5日或规定的时间，倾取上清液，再加入溶剂适量，依法浸至有效成分充分浸出，合并浸出液，加溶剂至规定量后，静置，滤过，即得。

（3）渗漉法　取适当粉碎的饮片，加入规定的溶剂均匀湿润，密闭放置一定时间，再装入渗漉器内，浸渍适当时间后进行渗漉，渗漉至流出液达到规定量后，静置，滤过，即得。

## 一、酊剂的质量要求

酊剂在生产与贮藏期间应符合下列有关规定。

（1）除另有规定外，每100ml相当于原饮片20g。含有剧毒药品的中药酊剂，每100ml应相当于原饮片10g；其有效成分明确者，应根据其半成品的含量加以调整，使符合各酊剂项下的规定。

（2）除另有规定外，酊剂应澄清，久置允许有少量摇之易散的沉淀。

（3）除另有规定外，酊剂应遮光，密封，置阴凉处贮存。

## 二、酊剂的质量检查

按照最新版《中国药典》规定，除另有规定外，酊剂应进行以下相应检查。

1. **乙醇量**　照乙醇量测定法测定，应符合各品种项下的规定。

2. **甲醇量**　照甲醇量检查法检查，应符合规定。

3. **装量**　照最低装量检查法检查，应符合规定。

4. **微生物限度**　除另有规定外，照非无菌产品微生物限度检查：微生物计数法和控制菌检查法及非无菌药品微生物限度标准检查，应符合规定。

# 第二十节　贴　剂



贴剂系指原料药物与适宜的材料制成的供粘贴在皮肤上的可产生全身性或局部作用的一种薄片状制剂。贴剂可用于完整皮肤表面，也可用于有疾病或不完整的皮肤表面。其中用于完整皮肤表面能将药物输送透过皮肤进入血液循环系统起全身作用的贴剂称为透皮贴剂。透皮贴剂通过扩散而起作用，药物从贮库中扩散直接进入皮肤和血液循环，若有控释膜和粘贴层则通过上述两层进入皮肤和血液循环。透皮贴剂的作用时间由其药物含量及释药速率所决定，既可以起局部治疗作用，也可以发挥全身治疗作用，为一些慢性疾病和局部镇痛的治疗及预防提供了一种简单、方便和行之有效的给药方式。

## 一、透皮贴剂的特点

与传统的给药方式相比，透皮贴剂有以下优点：①可避免口服给药可能发生的肝脏首过效应及胃肠灭活，药物的吸收也不受胃肠道因素的影响；②可维持恒定的最佳血药浓度或生理效应，减少胃肠给药的副作用；③延长有效作用时间，减少用药次数；④通过改变给药面积调节给药剂量，减少个体间差异，且病人可以自主用药，也可以随时停止用药。

虽然透皮贴剂作为一种全身用药的新剂型具有许多优点，但也有其局限性。它只适合于通过一定面积的皮肤吸收能达到有效血药浓度的药物。具有以下特点的药物可以考虑设计成透皮贴剂：①药理作用强、剂量小（每日剂量不超过5mg）；②半衰期短、需较长时间连续给药，特别是慢性疾病的长期治疗；③口服给药首过效应大或在胃肠道易失活、刺激性大；④普通剂型给药副作用大或疗效不可靠；⑤对皮肤无刺激，无过敏性反应。

## 二、贴剂的结构和用法

1. **贴剂的结构**　贴剂有背衬层、药物贮库、粘贴层及临用前需除去的保护层。

（1）背衬层　一般是一层柔软的复合铝箔膜，厚度约9μm，可防止药物流失和潮解。

（2）药物贮库　既提供释放的药物，又供给释药的能量。贴剂的贮库可以是骨架型或控释膜型。其组成比较复杂，有药物、高分子材料、表面活性剂、透皮吸收促进剂和溶剂等。符合经皮给药的药物必须满足以下几个条件：①药理作用强，剂量小，应是毫克或微克级；②分子量为1000以下；③熔点低于85℃；④在水和矿物油中能有1mg/ml以上的溶解度，即分配系数适中；⑤化学性质稳定，且应无刺激和过敏性。

（3）粘贴层　是由无刺激和无过敏性的黏合剂（常称压敏胶）组成。

（4）保护层　起防粘和保护制剂的作用，通常为防粘纸，塑料或金属材料，当除去时，应不会引起贮库及粘贴层等的剥离。贴剂的保护层、活性成分不能透过，通常水也不能透过。

**2. 贴剂的用法**　当用于干燥、洁净、完整的皮肤表面，用手或手指轻压，贴剂应能牢牢地贴于皮肤表面，从皮肤表面除去时应不对皮肤造成损伤，或引起制剂从背衬层剥离。贴剂在重复使用后对皮肤应无刺激或不引起过敏。

## 三、贴剂的质量要求

贴剂在生产与贮藏期间应符合下列有关规定。

（1）贴剂所用的材料及辅料应符合国家标准有关规定，无毒、无刺激性、性质稳定、与原料药物不起作用。常用的材料为铝箔–聚乙烯复合膜、防粘纸、乙烯–醋酸乙烯共聚物、丙烯酸或聚异丁烯压敏胶、硅橡胶和聚乙二醇等。

（2）贴剂根据需要可加入表面活性剂、乳化剂、保湿剂、抑菌剂、抗氧剂或透皮促进剂。

（3）贴剂外观应完整光洁，有均一的应用面积，冲切口应光滑、无锋利的边缘。

（4）原料药物可以溶解在溶剂中，填充入贮库，贮库应无气泡和泄漏。原料药物如混悬在制剂中则必须保证混悬和涂布均匀。

（5）粘贴层涂布应均匀，用有机溶剂涂布的贴剂，应对残留溶剂进行检查。

（6）采用乙醇等溶剂应在标签中注明过敏者慎用。

（7）贴剂的黏附力等应符合要求。

（8）除另有规定外，贴剂应密封贮存。

（9）贴剂应在标签中注明每贴所含药物剂量、总的作用时间及药物释放的有效面积。

## 四、贴剂的质量检查

按照最新版《中国药典》规定，除另有规定外，贴剂应进行以下相应检查。

**1. 含量均匀度**　照含量均匀度检查法测定，应符合规定。

**2. 释放度**　照溶出度与释放度测定法测定，应符合规定。

**3. 微生物限度**　除另有规定外，照非无菌产品微生物限度检查：微生物计数法和控制菌检查法及非无菌药品微生物限度标准检查，应符合规定。

# 第二十一节　贴膏剂

贴膏剂系指将原料药物与适宜的基质制成膏状物，涂布于背衬材料上，供皮肤贴敷并可产生全身性或局部作用的一种薄片状制剂。

贴膏剂包括凝胶贴膏（原巴布膏剂或凝胶膏剂）和橡胶贴膏（原橡胶膏剂）。凝胶贴膏系指原料药物与适宜的亲水性基质混匀后涂布于背衬材料上制成的贴膏剂。常用基质有聚丙烯酸钠、羧甲基纤维素钠、明胶、甘油和微粉硅胶等。橡胶贴膏系指原料药物与橡胶等基质混匀后涂布于背衬材料上制成的贴膏剂。橡胶膏剂的制备方法常用的有溶剂法和热压法。常用溶剂为汽油和正己烷，常用基质有橡胶、热塑性橡胶、松香、松香衍生物、凡士林、羊毛脂和氧化锌等，也可用其他适宜溶剂和基质。

贴膏剂常用的背衬材料有棉布、无纺布、纸等；常用的盖衬材料有防粘纸、塑料薄膜、铝箔–聚乙烯复合膜、硬质纱布等。

## 一、贴膏剂的质量要求

贴膏剂在生产与贮藏期间应符合下列有关规定。

（1）贴膏剂根据需要可加入表面活性剂、乳化剂、保湿剂、抑菌剂或抗氧剂等。

（2）贴膏剂的膏料应涂布均匀，膏面应光洁、色泽一致，贴膏剂应无脱膏、失黏现象；背衬面应平整、洁净、无漏膏现象。涂布中若使用有机溶剂的，必要时应检查残留溶剂。

（3）采用乙醇等溶剂应在标签中注明过敏者慎用。

（4）根据原料药物和制剂的特性，除来源于动、植物多组分且难以建立测定方法的贴膏剂外，贴膏剂的含量均匀度、释放度、黏附力等应符合要求。

（5）除另有规定外，贴膏剂应密封贮存。

## 二、贴膏剂的质量检查

按照最新版《中国药典》规定，除另有规定外，贴膏剂应进行以下相应检查。

**1. 含膏量**　橡胶贴膏照第一法检查，凝胶贴膏照第二法检查。

第一法：取供试品2片（每片面积大于35cm$^2$的应切取35cm$^2$），除去盖衬，精密称定，置于有盖玻璃容器中，加适量有机溶剂（如三氯甲烷、乙醚等）浸渍，并时时振摇，待背衬与膏料分离后，将背衬取出，用上述溶剂洗涤至背衬无残附膏料，挥去溶剂，在105℃干燥30分钟，移至干燥器中，冷却30分钟，精密称定，减失重量即为膏重，按标示面积换算成100cm$^2$的含膏量，应符合各品种项下的规定。

第二法：取供试品1片，除去盖衬，精密称定，置烧杯中，加适量水，加热煮沸至背衬与膏体分离后，将背衬取出，用水洗涤至背衬无残留膏体，晾干，在105℃干燥30分钟，移至干燥器中，冷却30分钟，精密称定，减失重量即为膏重，按标示面积换算成100cm$^2$的含膏量，应符合各品种项下的规定。

**2. 耐热性**　除另有规定外，橡胶贴膏取供试品2片，除去盖衬，在60℃加热2小时，放冷后，背衬应无渗油现象；膏面应有光泽，用手指触试应仍有黏性。

**3. 赋形性**　取凝胶贴膏供试品1片，置37℃、相对湿度64%的恒温恒湿箱中30分钟，取出，用夹子将供试品固定在一平整钢板上，钢板与水平面的倾斜角为60°，放置24小时，膏面应无流淌现象。

**4. 黏附力**　除另有规定外，凝胶贴膏、橡胶贴膏照黏附力测定法测定，均应符合各品种项下的规定。

**5. 含量均匀度** 除另有规定外，凝胶贴膏（除来源于动、植物多组分且难以建立测定方法的凝胶贴膏外）照含量均匀度检查法测定，应符合规定。

**6. 微生物限度** 除另有规定外，照非无菌产品微生物限度检查：微生物计数法和控制菌检查法及非无菌药品微生物限度标准检查，凝胶贴膏应符合规定，橡胶贴膏每10cm$^2$不得检出金黄色葡萄球菌和铜绿假单胞菌。

## 第二十二节 口服溶液剂、口服混悬剂和口服乳剂

口服溶液剂系指原料药物溶解于适宜溶剂中制成的供口服的澄清液体制剂。

口服混悬剂系指难溶性固体原料药物分散在液体介质中制成的供口服的混悬液体制剂，也包括干混悬剂或浓混悬液。

口服乳剂系指两种互不相溶的液体制成的供口服的水包油型液体制剂。

用适宜的量具以小体积或以滴计量的口服溶液剂、口服混悬剂或口服乳剂称为口服滴剂。

### 一、口服溶液剂、口服混悬剂和口服乳剂的质量要求

口服溶液剂、口服混悬剂和口服乳剂在生产与贮藏期间应符合下列规定。

（1）除另有规定外，口服溶液剂的溶剂、口服混悬剂的分散介质常用纯化水。

（2）根据需要可加入适宜的附加剂，如抑菌剂、分散剂、助悬剂、增稠剂、助溶剂、润湿剂、缓冲剂、乳化剂、稳定剂、矫味剂以及色素等，其品种与用量应符合国家标准的有关规定。除另有规定外在制剂确定处方时，该处方的抑菌效力应符合抑菌效力检查法的规定。

（3）制剂应稳定、无刺激性，不得有发霉、酸败、变色、异物、产生气体或其他变质现象。

（4）口服滴剂包装内一般应附有滴管和吸球或其他量具。

（5）除另有规定外，应避光、密封贮存。

（6）口服乳剂的外观应呈均匀的乳白色，以半径为10cm的离心机4000r/min的转速（约1800×$g$）离心15分钟，不应有分层现象。乳剂可能会出现相分离的现象，但经振摇应易再分散。

（7）口服混悬剂应分散均匀，放置后若有沉淀物，经振摇应易再分散。口服混悬剂在标签上应注明“用前摇匀”；以滴计量的滴剂在标签上要标明每毫升或每克液体制剂相当的滴数。

### 二、口服溶液剂、口服混悬剂和口服乳剂的质量检查

按照最新版《中国药典》规定，除另有规定外，口服溶液剂、口服混悬剂和口服乳剂应进行以下相应检查。

**1. 装量** 除另有规定外，单剂量包装的口服溶液剂、口服混悬液和口服乳剂的装量，照下述方法检查，应符合规定。

取供试品10袋（支），将内容物分别倒入经标化的量入式量筒内，检视，每支装量与标示装量相比较，均不得少于其标示量。凡规定检查含量均匀度者，一般不再进行装量检查。多剂量包装的口服溶液剂、口服混悬剂、口服乳剂照最低装量检查法检查，应符合规定。

**2. 沉降体积比** 口服混悬剂照下述方法检查，沉降体积比应不低于0.90。除另有规定外，

用具塞量筒量取供试品50ml，密塞，用力振摇1分钟，记下混悬物的开始高度$H_0$，静置3小时，记下混悬物的最终高度$H$，按下式计算。

$$沉降体积比=H_0/H$$

**3．微生物限度**　除另有规定外，照非无菌产品微生物限度检查：微生物计数法和控制菌检查法及非无菌药品微生物限度标准检查，应符合规定。

# 第二十三节　植入剂

植入剂系指由原料药物与辅料制成的供植入人体内的无菌固体制剂。植入剂一般采用特制的注射器植入，也可以手术切开植入。植入剂在体内持续释放药物，并应维持较长的时间。

## 一、植入剂的质量要求

植入剂在生产与贮藏期间应符合下列有关规定。

（1）植入剂所用的辅料必须是生物相容的，可以用生物不降解材料如硅橡胶，也可用生物降解材料。前者在达到预定时间后，应将材料取出。

（2）植入剂应进行释放度测定。

（3）植入剂应单剂量包装，包装容器应灭菌。

（4）植入剂应避光密封贮存。

## 二、植入剂的质量检查

按照最新版《中国药典》规定，除另有规定外，植入剂应进行以下相应检查。

**1．装量差异**　除另有规定外，植入剂照下述方法检查，应符合规定。

取供试品5瓶（支），除去标签、铝盖，容器外壁用乙醇擦净，干燥，开启时注意避免玻璃屑等异物落入容器中，分别迅速精密称定，倾出内容物，容器用水或乙醇洗净，在适宜条件下干燥后，再分别精密称定每一容器的重量，求出每瓶（支）的装量与平均装量。每瓶（支）装量与平均装量相比较，应符合下列规定，如有1瓶（支）不符合规定，应另取10瓶（支）复试，应符合规定。具体标准见表19-14。

表19-14　植入剂装量差异检查标准

| 平均装量 | 装量差异限度 | 平均装量 | 装量差异限度 |
|---|---|---|---|
| 0.05g及0.05g以下 | ±15% | 0.15g以上至0.50g | ±7% |
| 0.05g以上至0.15g | ±10% | 0.50g以上 | ±5% |

**2．无菌**　照无菌检查法检查，应符合规定。

# 第二十四节　膜　剂

膜剂是指药物与适宜的成膜材料经加工制成的膜状制剂，可供口服、口含、舌下、眼结膜囊内、阴道内给药、皮肤或黏膜创伤表面的贴敷等。

膜剂的主要优点有：①重量轻、体积小、使用方便，适用于多种给药途径；②采用不同的成膜材料可制成不同释药速率的膜剂，多层复合膜剂便于解决药物间的配伍禁忌以及对药物分析上的干扰等问题；③制备工艺较简单，成膜材料用量小，可以节约辅料；④制备过程中无粉尘飞扬，有利于劳动保护。但膜剂也有不足，最主要的缺点是载药量少，只适用于小剂量的药物。

## 一、常用的成膜材料

成膜材料及其辅料应无毒、无刺激性、性质稳定、与原料药物兼容性良好且成膜、脱膜性能好，成膜后有足够的强度和柔韧性；能逐渐降解，吸收或排泄，不会在体内积蓄。

常用的成膜材料有聚乙烯醇、乙烯–醋酸乙烯共聚物、羟丙基甲基纤维素、乙烯吡咯烷酮、纤维素衍生物、聚乙烯胺类、丙烯酸树脂、明胶、阿拉伯胶、聚乳酸、海藻酸以及胶原等。原料药物如为水溶性，应与成膜材料制成具有一定黏度的溶液；如为不溶性原料药物，应粉碎成极细粉，并与成膜材料等混合均匀。

## 二、膜剂的组成和制备

膜剂的处方主要由主药、成膜材料和附加剂组成。附加剂主要有增塑剂（甘油、山梨醇、苯二甲酸酯等）和着色剂（$TiO_2$、色素等），必要时还可加入填充剂（$CaCO_3$、$SiO_2$、淀粉、糊精等）及表面活性剂（聚山梨酯80、十二烷基硫酸钠、豆磷脂等）。有些药膜干燥后从玻璃、钢带或涂塑包装纸上难以剥离，这时可酌加适宜的脱膜剂。常用的脱膜剂有液状石蜡、滑石粉等，但脱膜剂通常会影响成品的外观等，应尽量避免使用。膜剂的制备方法主要有匀浆制膜法、热塑制膜法与复合制膜法。

## 三、膜剂的质量要求

膜剂在生产与贮藏期间应符合下列规定。

（1）膜剂外观应完整光洁、厚度一致、色泽均匀、无明显气泡。多剂量的膜剂，分格压痕应均匀清晰，并能按压痕撕开。

（2）膜剂所用的包装材料应无毒性，可防止污染，方便使用，并不与原料药物或成膜材料发生理化作用。

（3）除另有规定外，膜剂应密封贮存，防止受潮、发霉和变质。

## 四、膜剂的质量检查

按照最新版《中国药典》规定，除另有规定外，膜剂应进行以下相应检查。

1. 重量差异　照下述方法检查，应符合规定。

除另有规定外，取供试品20片，精密称定总重量，求得平均重量，再分别精密称定各片的重量。每片重量与平均重量相比较，按表19-15中的规定，超出重量差异限度的不得多于2片，并不得有1片超出限度的1倍。

表19-15　膜剂的重量差异检查标准

| 平均重量 | 重量差异限度 |
| --- | --- |
| 0.02g及0.02g以下 | ±15% |
| 0.02g以上至0.20g | ±10% |
| 0.50g以上 | ±7.5% |

凡进行含量均匀度检查的膜剂，一般不再进行重量差异检查。

**2. 微生物限度**　除另有规定外，照非无菌产品微生物限度检查：微生物计数法和控制菌检查法及非无菌药品微生物限度标准检查，应符合规定。

## 第二十五节　耳用制剂

耳用制剂系指原料药物与适宜辅料制成的直接用于耳部发挥局部治疗作用的制剂。耳用制剂可分为耳用液体制剂（滴耳剂、洗耳剂、耳用喷雾剂等）、耳用半固体制剂（耳用软膏剂、耳用乳膏剂、耳用凝胶剂、耳塞等）、耳用固体制剂（耳用散剂、耳用丸剂等）。耳用液体制剂也可以固态形式包装，另备溶剂，在临用前配成溶液或混悬液。

**1. 耳用液体制剂**

（1）滴耳剂　系指由原料药物与适宜辅料制成的水溶液，或由甘油或其他适宜溶剂制成的澄明溶液、混悬液或乳状液，供滴入外耳道用的液体制剂。

（2）洗耳剂　系指由原料药物与适宜辅料制成的澄明水溶液，用于清洁外耳道的液体制剂。通常是符合生理pH范围的水溶液，用于伤口或手术前使用者应无菌。

（3）耳用喷雾剂　系指由原料药物与适宜辅料制成的澄明溶液、混悬液或乳状液，借喷雾器雾化的耳用液体制剂。

**2. 耳用半固体制剂**

（1）耳用软膏剂　系指由原料药物与适宜基质均匀混合制成的溶液型或混悬型膏状的耳用半固体制剂。

（2）耳用乳膏剂　系指由原料药物与适宜基质均匀混合制成的乳膏状耳用半固体制剂。

（3）耳用凝胶剂　系指由原料药物与适宜辅料制成凝胶状的耳用半固体制剂。

（4）耳塞　系指由原料药物与适宜基质制成的用于塞入外耳道的耳用半固体制剂。

**3. 耳用固体制剂**

（1）耳用散剂　系指由原料药物与适宜辅料制成粉末状的供放入或吹入外耳道的耳用固体制剂。

（2）耳用丸剂　系指原料药物与适宜辅料制成的球形或类球形的用于外耳道或中耳道的耳用固体制剂。

### 一、耳用制剂的质量要求

耳用制剂在生产与贮藏期间应符合下列有关规定。

（1）耳用制剂通常含有调节张力或黏度、控制pH值、增加药物溶解度、提高制剂稳定性或提供足够抗菌性能的辅料，辅料应不影响制剂的药效，并应无毒性或局部刺激性。溶剂（如水、甘油、脂肪油等）不应对耳膜产生不利的压迫。除另有规定外，多剂量包装的水性耳用制剂，可含有适宜浓度的抑菌剂，如制剂本身有足够抑菌性能，可不加抑菌剂。如需加入抑菌剂，除另有规定外，在制剂确定处方时，该处方的抑菌效力应符合抑菌效力检查法的规定。

（2）除另有规定外，耳用制剂多剂量包装容器应配有完整的滴管或适宜材料组合成套，一般应配有橡胶乳头或塑料乳头的螺旋盖滴管。容器应无毒洁净，且应与原料药物或辅料具有良好的相容性，容器的器壁要有一定的厚度且均匀。装量应不超过10ml或5g。

（3）耳用溶液剂应澄清，不得有沉淀和异物；耳用混悬液若出现沉淀物，经振摇应易分散；耳用乳状液若出现油相与水相分离，振摇应易恢复成乳状液。耳用半固体制剂应柔软细腻，易涂布。

（4）除另有规定外，耳用制剂还应符合相应制剂通则项下有关规定，如耳用软膏剂还应符合软膏剂的规定，耳用喷雾剂还应符合喷雾剂的规定。

（5）除另有规定外，耳用制剂应密闭贮存。

（6）耳用制剂在开启用后使用期最多不超过4周。

## 二、耳用制剂的质量检查

按照最新版《中国药典》规定，除另有规定外，耳用制剂应进行以下相应检查。

**1. 沉降体积比** 混悬型滴耳剂照下述方法检查，沉降体积比应不低于0.90。

除另有规定外，用具塞量筒量取供试品50ml，密塞，用力振摇1分钟，记下混悬物的开始高度$H_0$，静置3小时，记下混悬物的最终高度$H$，按下式计算。

$$沉降体积比=H/H_0$$

**2. 重（装）量差异** 除另有规定外，单剂量给药的耳用制剂照下述方法检查，应符合规定。

取供试品20个剂量单位，分别称定内容物，计算平均重（装）量，超过平均重（装）量±10%者不得过2个，并不得有超过平均重（装）量±20%者。凡规定检查含量均匀度的耳用制剂，一般不再进行重（装）量差异的检查。

**3. 装量** 多剂量耳用制剂，照最低装量检查法检查，应符合规定。

**4. 无菌** 除另有规定外，用于手术、耳部伤口或耳膜穿孔的滴耳剂与洗耳剂，照无菌检查法检查，应符合规定。

**5. 微生物限度** 除另有规定外，照非无菌产品微生物限度检查：微生物计数法和控制菌检查法及非无菌药品微生物限度标准检查，应符合规定。

# 第二十六节 洗 剂

洗剂系指含原料药物的溶液、乳状液或混悬液，供清洗无破损皮肤或腔道用的液体制剂。其分散剂多为水和乙醇。应用时涂于皮肤患处或涂于敷料上再施于患处，亦有用于冲洗皮肤伤患处或腔道等。一般有清洁、消毒、消炎、止痒、收敛及保护等局部作用。根据分散系统不同，洗剂包括有溶液型、乳剂型、混悬型及它们的混合液，其中以混悬液型的洗剂居多。

## 一、洗剂的质量要求

洗剂在生产与贮藏期间应符合下列有关规定。

（1）洗剂应无毒、无局部刺激性。

（2）洗剂在贮藏时，乳状液若出现油相与水相分离，经振摇后应易重新形成乳状液；混悬液若出现沉淀物，经振摇应易分散，并具足够稳定性，以确保给药剂量的准确。易变质的洗剂应于临用前配制。

（3）除另有规定外，以水或稀乙醇为溶剂的洗剂一般应检查pH值。含乙醇的洗剂应检查乙醇量。

（4）除另有规定外，洗剂应密闭贮存。

## 二、洗剂的质量检查

按照最新版《中国药典》规定，除另有规定外，洗剂应进行以下相应检查。

1. **装量**　除另有规定外，照最低装量检查法检查，应符合规定。

2. **微生物限度**　除另有规定外，照非无菌产品微生物限度检查：微生物计数法和控制菌检查法及非无菌药品微生物限度标准检查，应符合规定。



# 第二十七节　冲洗剂

冲洗剂系指用于冲洗开放性伤口或腔体的无菌溶液。

## 一、冲洗剂的质量要求

冲洗剂在生产与贮藏期间均应符合下列有关规定。

（1）冲洗剂应无菌、无毒、无局部刺激性。

（2）冲洗剂可由原料药物、电解质或等渗调节剂溶解在注射用水中制成。冲洗剂也可以是注射用水，但在标签中应注明供冲洗用。通常冲洗剂应调节至等渗。冲洗剂在适宜条件下目测应澄清。冲洗剂的容器应符合注射剂容器的规定。

（3）冲洗剂开启后应立即使用，未用完的应弃去。

（4）除另有规定外，冲洗剂应严封贮存。

## 二、冲洗剂的质量检查

按照最新版《中国药典》规定，除另有规定外，冲洗剂应进行以下相应检查。

1. **装量**　除另有规定外，照最低装量检查法检查，应符合规定。

2. **无菌**　照无菌检查法检查，应符合规定。

3. **细菌内毒素或热原**　除另有规定外，照细菌内毒素检查法或热原检查法检查，每1ml中含细菌内毒素的量应小于0.50EU内毒素。不能进行细菌内毒素检查的冲洗剂应符合热原检查法的规定。除另有规定外，剂量按家兔体重每1kg注射10ml。

## 第二十八节　灌肠剂

灌肠剂系指灌注于直肠的水性或油性溶液、乳状液和混悬液，以治疗、诊断或营养为目的的液体制剂。

### 一、灌肠剂的质量要求

灌肠剂在生产与贮藏期间应符合下列有关规定。

（1）灌肠剂应无毒、无局部刺激性。

（2）除另有规定外，灌肠剂应密封贮存。

### 二、灌肠剂的质量检查

按照最新版《中国药典》规定，除另有规定外，灌肠剂应进行以下相应检查。

1. **装量**　除另有规定外，照最低装量检查法检查，应符合规定。

2. **微生物限度**　除另有规定外，照非无菌产品微生物限度检查：微生物计数法和控制菌检查法及非无菌药品微生物限度标准检查，应符合规定。

## 第二十九节　合　剂

在药房配制的很多内服液体药剂在习惯上统称合剂，也有将中药饮片用水或其他溶剂，采用适宜的方法提取制成的口服液体制剂称合剂（单剂量灌装者也可称“口服液”）。

### 一、合剂的质量要求

合剂在生产与贮藏期间应符合下列规定。

（1）饮片应按各品种项下规定的方法提取、纯化、浓缩制成口服液体制剂。

（2）根据需要可加入适宜的附加剂。除另有规定外，在制剂确定处方时，该处方的抑菌效力应符合抑菌效力检查法的规定。山梨酸和苯甲酸的用量不得超过0.3%（其钾盐、钠盐的用量分别按酸计），羟苯酯类的用量不得超过0.05%，如加入其他附加剂，其品种与用量应符合国家标准的有关规定，不影响成品的稳定性，并应避免对检验产生干扰。必要时可加入适量的乙醇。

（3）合剂若加蔗糖，除另有规定外，含蔗糖量一般不高于20%（g/ml）。

（4）除另有规定外，合剂应澄清。在贮存期间不得有发霉、酸败、异物、变色、产生气体或其他变质现象，允许有少量摇之易散的沉淀。

（5）一般应检查相对密度、pH值等。

（6）除另有规定外，合剂应密封，置阴凉处贮存。

## 二、合剂的质量检查

按照最新版《中国药典》规定，除另有规定外，合剂应进行以下相应检查。

1. **装量**　单剂量灌装的合剂，照下述方法检查，应符合规定。

取供试品5支，将内容物分别倒入经标化的量入式量筒内，在室温下检视，每支装量与标示装量相比较，少于标示装量的不得多于1支，并不得少于标示装量的95%。多剂量灌装的合剂，照最低装量检查法检查，应符合规定。

2. **微生物限度**　除另有规定外，照非无菌产品微生物限度检查：微生物计数法和控制菌检查法及非无菌药品微生物限度标准检查，应符合规定。

# 第三十节　锭　剂

锭剂系指饮片细粉与适宜黏合剂（或利用饮片细粉本身的黏性）制成不同形状的固体制剂。

## 一、锭剂的质量要求

锭剂在生产与贮藏期间应符合下列有关规定。

（1）作为锭剂黏合剂使用的蜂蜜、糯米粉等应按规定方法进行加工处理。

（2）制备时，应按各品种制法项下规定的黏合剂或利用饮片细粉本身的黏性合坨，以模制法或捏搓法等适宜方法成型，整修，阴干。

（3）需包衣或打光的锭剂，应按各品种制法项下规定的包衣材料进行包衣或打光。

（4）锭剂应平整光滑、色泽一致，无皱缩、飞边、裂隙、变形及空心。

（5）除另有规定外，锭剂应密闭，置阴凉干燥处贮存。

## 二、锭剂的质量检查

按照最新版《中国药典》规定，除另有规定外，锭剂应进行以下相应检查。

1. **重量差异**　除另有规定外，照锭剂重量差异项下方法检查，应符合规定。

2. **微生物限度**　除另有规定外，照非无菌产品微生物限度检查：微生物计数法和控制菌检查及非无菌药品微生物限度标准检查，应符合规定。

# 第三十一节　煎膏剂

煎膏剂（膏滋）系指饮片用水煎煮，取煎煮液浓缩，加炼蜜或糖（或转化糖）制成的半流体制剂。

## 一、煎膏剂的质量要求

煎膏剂在生产与贮藏期间应符合下列有关规定。

（1）饮片按各品种项下规定的方法煎煮，滤过，滤液浓缩至规定的相对密度，即得清膏。

（2）如需加入药粉，除另有规定外，一般应加入细粉。

（3）清膏按规定量加入炼蜜或糖（或转化糖）收膏；若需加饮片细粉，待冷却后加入，搅拌混匀。除另有规定外，加炼蜜或糖（或转化糖）的量，一般不超过清膏量的3倍。

（4）煎膏剂应无焦臭、异味，无糖的结晶析出。

（5）除另有规定外，煎膏剂应密封，置阴凉处贮存。

## 二、煎膏剂的质量检查

按照最新版《中国药典》规定，除另有规定外，煎膏剂应进行以下相应检查。

**1．相对密度** 除另有规定外，取供试品适量，精密称定，加水约2倍，精密称定，混匀，作为供试品溶液。照相对密度测定法测定，按下式计算，应符合各品种项下的有关规定。

$$\text{供试品相对密度}=\frac{W_1-W_1\cdot f}{W_2-W_1\cdot f}$$

式中，$W_1$为相对密度瓶内供试品溶液的重量，g；$W_2$为相对密度瓶内水的重量，g。

$$f=\frac{\text{加入供试品中的水重量}}{\text{供试品重量+加入供试品中的水重量}}$$

凡加饮片细粉的煎膏剂，不检查相对密度。

**2．不溶物** 取供试品5g，加热水200ml，搅拌使溶化，放置3分钟后观察，不得有焦屑等异物。加饮片细粉的煎膏剂，应在未加入细粉前检查，符合规定后方可加入细粉。加入药粉后不再检查不溶物。

**3．装量** 照最低装量检查法检查，应符合规定。

**4．微生物限度** 照非无菌产品微生物限度检查：微生物计数法和控制菌检查及非无菌药品微生物限度标准检查，应符合规定。

# 第三十二节 胶 剂

胶剂系指将动物皮、骨、甲或角用水煎取胶质，浓缩成稠胶状，经干燥后制成的固体块状内服制剂。

## 一、胶剂的质量要求

胶剂在生产与贮藏期间应符合下列有关规定。

（1）胶剂所用原料应用水漂洗或浸漂，除去非药用部分，切成小块或锯成小段，再次漂净。

（2）加水煎煮数次至煎煮液清淡为止，合并煎煮液，静置，滤过，浓缩。浓缩后的胶液在常温下应能凝固。

（3）胶凝前，可按各品种制法项下规定加入适量辅料（如黄酒、冰糖、食用植物油等）。

（4）胶凝后，按规定重量切成块状，阴干。

（5）胶剂应为色泽均匀，无异常臭味的半透明固体。

（6）一般应检查总灰分、重金属、砷盐等。

（7）胶剂应密闭贮存，防止受潮。

## 二、胶剂的质量检查

按照最新版《中国药典》规定，除另有规定外，胶剂应进行以下相应检查。

**1. 水分**　取供试品1g，置扁形称量瓶中，精密称定，加水2ml，置水浴上加热使溶解后再干燥，使厚度不超过2mm，照水分测定法测定，不得过15.0%。

**2. 微生物限度**　照非无菌产品微生物限度检查：微生物计数法和控制菌检查及非无菌药品微生物限度标准检查，应符合规定。

# 第三十三节　酒　剂

酒剂系指饮片用蒸馏酒提取制成的澄清液体制剂。

## 一、酒剂的质量要求

酒剂在生产与贮藏期间应符合下列有关规定。

（1）生产酒剂所用的饮片，一般应适当粉碎。

（2）生产内服酒剂应以谷类酒为原料。

（3）可用浸渍法、渗漉法或其他适宜方法制备。蒸馏酒的浓度及用量、浸渍温度和时间、渗漉速度，均应符合各品种制法项下的要求。

（4）可加入适量的糖或蜂蜜调味。

（5）配制后的酒剂需静置澄清，滤过后分装于洁净的容器中。在贮存期间允许有少量摇之易散的沉淀。

（6）酒剂应检查乙醇含量和甲醇含量。

（7）除另有规定外，酒剂应密封，置阴凉处贮存。

## 二、酒剂的质量检查

按照最新版《中国药典》规定，除另有规定外，酒剂应进行以下相应检查。

**1. 总固体**　含糖、蜂蜜的酒剂照第一法检查，不含糖、蜂蜜的酒剂照第二法检查，应符合规定。

第一法：精密量取供试品上清液50ml，置蒸发皿中，水浴上蒸至稠状，除另有规定外，加无水乙醇搅拌提取4次，每次10ml，滤过，合并滤液，置已干燥至恒重的蒸发皿中，蒸至近干，精密加入硅藻土1g（经105℃干燥3小时、移置干燥器中冷却30分钟），搅匀，在105℃干燥3小时，移置干燥器中，冷却30分钟，迅速精密称定重量，扣除加入的硅藻土量，遗留残渣应符合各品种项下的有关规定。

第二法：精密量取供试品上清液50ml，置已干燥至恒重的蒸发皿中，水浴上蒸干，在105℃干燥3小时，移置干燥器中，冷却30分钟，迅速精密称定重量，遗留残渣应符合各品种项下的有关规定。

2. **乙醇量** 照乙醇量测定法测定，应符合各品种项下的规定。

3. **甲醇量** 照甲醇量检查法检查，应符合规定。

4. **装量** 照最低装量检查法检查，应符合规定。

5. **微生物限度** 照非无菌产品微生物限度检查：微生物计数法和控制菌检查及非无菌药品微生物限度标准检查，除需氧菌总数每1ml不得过500CFU，霉菌和酵母菌总数每1ml不得过100CFU外，其他应符合规定。

# 第三十四节　膏　药

膏药系指饮片、食用植物油与红丹（铅丹）或官粉（铅粉）炼制成膏料，摊涂于裱背材料上制成的供皮肤贴敷的外用制剂。前者称为黑膏药，后者称为白膏药。

## 一、膏药的质量要求

膏药在生产与贮藏期间应符合下列有关规定。

（1）饮片应适当碎断，按各品种项下规定的方法加食用植物油炸枯；质地轻泡不耐油炸的饮片，宜待其他饮片炸至枯黄后再加入。含挥发性成分的饮片、矿物药以及贵重药应研成细粉，于摊涂前加入，温度应不超过70℃。

（2）制备用红丹、官粉均应干燥，无吸潮结块。

（3）炸过药的油炼至“滴水成珠”，加入红丹或官粉，搅拌使充分混合，喷淋清水，膏药成坨，置清水中浸渍。

（4）膏药的膏体应油润细腻、光亮、老嫩适度、摊涂均匀、无飞边缺口，加温后能粘贴于皮肤上且不移动。黑膏药应乌黑、无红斑；白膏药应无白点。

（5）除另有规定外，膏药应密闭，置阴凉处贮存。

## 二、膏药的质量检查

按照最新版《中国药典》规定，除另有规定外，膏药应进行以下相应检查。

1. **软化点** 照膏药软化点测定法测定，应符合各品种项下的有关规定。

2. **重量差异** 取供试品5张，分别称定每张总重量，剪取单位面积（$cm^2$）的裱背，称定重量，换算出裱背重量，总重量减去裱背重量，即为膏药重量，与标示重量相比较，应符合表中的规定。具体标准见表19-16。

表19-16　膏药的重量差异检查标准

| 标示重量 | 重量差异限度 | 标示重量 | 重量差异限度 |
|---|---|---|---|
| 3g及3g以下 | ±10% | 12g以上至30g | ±6% |
| 3g以上至12g | ±7% | 30g以上 | ±5% |

# 第三十五节　露　剂

露剂系指含挥发性成分的饮片用水蒸气蒸馏法制成的芳香水剂。

## 一、露剂的质量要求

露剂在生产与贮藏期间应符合下列有关规定。

（1）饮片加水浸泡一定时间后，用水蒸气蒸馏，收集的蒸馏液应及时盛装在灭菌的洁净干燥容器中。

（2）收集蒸馏液、灌封均应在要求的洁净度环境中进行。

（3）根据需要可加入适宜的抑菌剂和矫味剂，其品种与用量应符合国家标准的有关规定。除另有规定外，加入抑菌剂的露剂在制剂确定处方时，该处方的抑菌效力应符合抑菌效力检查法的规定。

（4）露剂应澄清，不得有异物、酸败等变质现象。

（5）一般应检查pH值。

（6）除另有规定外，露剂应密封，置阴凉处贮存。

## 二、露剂的质量检查

按照最新版《中国药典》规定，除另有规定外，露剂应进行以下相应检查。

1. **装量**　照最低装量检查法检查，应符合规定。

2. **微生物限度**　照非无菌产品微生物限度检查：微生物计数法和控制菌检查法及非无菌药品微生物限度标准检查，应符合规定。

# 第三十六节　茶　剂

茶剂系指饮片或提取物（液）与茶叶或其他辅料混合制成的内服制剂，可分为块状茶剂、袋装茶剂和煎煮茶剂。

（1）块状茶剂　可分为不含糖块状茶剂和含糖块状茶剂。不含糖块状茶剂系指饮片粗粉、碎片与茶叶或适宜的黏合剂压制成块状的茶剂；含糖块状茶剂系指提取物、饮片细粉与蔗糖等辅料压制成块状的茶剂。

（2）袋装茶剂　系指茶叶、饮片粗粉或部分饮片粗粉吸收提取液经干燥后，装入袋的茶剂，其中装入饮用茶袋的又称袋泡茶剂。

（3）煎煮茶剂　系指将饮片适当碎断后，装入袋中，供煎服的茶剂。

## 一、茶剂的质量要求

茶剂在生产与贮藏期间应符合下列有关规定。

（1）饮片应按规定适当粉碎，并混合均匀。凡喷洒提取液的，应喷洒均匀。饮片及提取物在加入黏合剂或蔗糖等辅料时，应混合均匀。

（2）茶剂一般应在80℃以下干燥；含挥发性成分较多的应在60℃以下干燥；不宜加热干燥的应选用适宜的方法进行干燥。

（3）茶叶和饮用茶袋均应符合饮用茶标准的有关要求。

（4）茶剂应密闭贮存；含挥发性及易吸潮原料药物的茶剂应密封贮存。

## 二、茶剂的质量检查

按照最新版《中国药典》规定，除另有规定外，茶剂应进行以下相应检查。

**1. 水分**　不含糖块状茶剂取供试品，研碎，照水分测定法测定，除另有规定外，不得过12.0%。含糖块状茶剂取供试品，破碎成直径约3mm的颗粒，照水分测定法测定，除另有规定外，不得过3.0%。

袋装茶剂与煎煮茶剂照水分测定法测定，除另有规定外，不得过12.0%。

**2. 溶化性**　含糖块状茶剂照下述方法检查，应符合规定。

取供试品1块，加20倍量的热水，搅拌5分钟，应全部溶化，可有轻微浑浊，不得有焦屑等。

**3. 重量差异**　块状茶剂照下述方法检查，应符合规定。

取供试品10块，分别称定重量，每块的重量与标示重量相比较，不含糖块状茶剂按表19-17、含糖块状茶剂按表19-18的规定，超出重量差异限度的不得多于2块，并不得有1块超出限度1倍。

**4. 装量差异**　除另有规定外，袋装茶剂与煎煮茶剂照下述方法检查，应符合规定。

取供试品10袋（盒），分别称定每袋（盒）内容物的重量，每袋（盒）装量与标示装量相比较，按表19-17的规定，超出装量差异限度的不得多于2袋（盒），并不得有1袋（盒）超出限度1倍。

表19-17　茶剂的重量或装量差异检查标准

| 标示重量或标示装量 | 重量或装量差异限度 | 标示重量或标示装量 | 重量或装量差异限度 |
|---|---|---|---|
| 2g及2g以下 | ±15% | 10g以上至20g | ±6% |
| 2g以上至5g | ±12% | 20g以上至40g | ±5% |
| 5g以上至10g | ±10% | 40g以上 | ±4% |

表19-18　含糖块状茶剂的重量差异检查标准

| 标示重量 | 重量差异限度 |
|---|---|
| 6g及6g以下 | ±7% |
| 6g以上 | ±5% |

**5. 微生物限度**　除煎煮茶剂外，照非无菌产品微生物限度检查：微生物计数法和控制菌检查及非无菌药品微生物限度标准检查，应符合规定。

# 第三十七节　流浸膏剂与浸膏剂

流浸膏剂、浸膏剂系指饮片用适宜的溶剂提取，蒸去部分或全部溶剂，调整至规定浓度而成的制剂。除另有规定外，流浸膏剂系指每1ml相当于饮片1g；浸膏剂分为稠膏和干膏两种，每1g

相当于饮片或天然药物2～5g。

## 一、流浸膏剂、浸膏剂的质量要求

流浸膏剂、浸膏剂在生产与贮藏期间应符合下列有关规定。

（1）除另有规定外，流浸膏剂用渗漉法制备，也可用浸膏剂稀释制成；浸膏剂用煎煮法、回流法或渗漉法制备，全部提取液应低温浓缩至稠膏状，加稀释剂或继续浓缩至规定的量。

渗漉法的要点如下：①根据饮片的性质可选用圆柱形或圆锥形的渗漉器；②饮片需适当粉碎后，加规定的溶剂均匀湿润，密闭放置一定时间，再装入渗漉器内；③饮片装入渗漉器时应均匀，松紧一致，加入溶剂时应尽量排除饮片间隙中的空气，溶剂应高出药面，浸渍适当时间后进行渗漉；④渗漉速度应符合各品种项下的规定；⑤收集85%饮片量的初漉液另器保存，续漉液经低温浓缩后与初漉液合并，调整至规定量，静置，取上清液分装。

（2）流浸膏剂久置若产生沉淀时，在乙醇和有效成分含量符合各品种项下规定的情况下，可滤过除去沉淀。

（3）除另有规定外，应置遮光容器内密封，流浸膏剂应置阴凉处贮存。

## 二、流浸膏剂、浸膏剂的质量检查

按照最新版《中国药典》规定，除另有规定外，流浸膏剂、浸膏剂应进行以下相应检查。

**1. 乙醇量**　除另有规定外，含乙醇的流浸膏照乙醇量测定法测定，应符合规定。

**2. 甲醇量**　除另有规定外，含乙醇的流浸膏照甲醇量检查法检查，应符合各品种项下的规定。

**3. 装量**　照最低装量检查法检查，应符合规定。

**4. 微生物限度**　照非无菌产品微生物限度检查：微生物计数法和控制菌检查法及非无菌药品微生物限度标准检查，应符合规定。

（李　俊）

第十九章

# 第二十章　灭菌与无菌技术、制药行业洁净技术及药品生产质量管理规范

灭菌系指用热力或其他适宜方法将物体上或介质中的微生物繁殖体和芽孢杀死或除去，即获得无菌状态的总过程，所应用的方法称为灭菌法，是制药生产中的一项重要操作。灭菌不仅要实现杀灭或除去所有微生物繁殖体和芽孢，最大限度提高药物制剂的安全性，同时也必须保证制剂的稳定性及其临床疗效，因此选择适宜的灭菌方法对保证药品质量具有重要意义。

洁净技术是一门以防止生产与研究工作受环境因素的干扰和影响，保护产品或研究对象不受有害物质污染为核心内容的新兴技术。它是一门综合建筑、空调通风和纯水供应等多个专业的专门技术。制药行业洁净技术可防止生产中的药品、包材受污染，使药品生产的环境控制和规范生产达到药品质量的要求，从而保证药品生产质量，现已在药品生产领域得到广泛应用。

药品生产质量管理规范（简称“药品GMP”）是强化国家对药品生产监督管理措施之一，也是在药品生产全过程中用科学、合理、规范化的条件和方法来保证生产优良药品的一整套科学管理方法。实施GMP的目的就是为了能得到优质的药品，但又不是仅仅通过最终的检验来达到，而是在药品生产的全过程实施科学的全程管理和严密的监控来获得预期质量的药品。因此GMP要求药品生产企业必须从收进原料开始以及制造、包装、贴标签、出厂等各项生产步骤和操作都制订出明确的准则和管理方法，同时通过严密的生产过程管理与质量管理来对上述各个环节实施正确的检查、监控和记录。

## 第一节　物理灭菌法

物理灭菌法是利用蛋白质与核酸具有遇热、射线不稳定的特性及过滤等方法杀灭或除去微生物的技术，亦称物理灭菌技术。该方法分为干热灭菌法、湿热灭菌法（包括热压灭菌法、流通蒸汽灭菌法、煮沸灭菌法、低温间歇灭菌法等）、射线灭菌法（包括辐射灭菌法、紫外线灭菌法、微波灭菌法等）、滤过除菌法等。

### 一、干热灭菌法

#### （一）干热灭菌法的含义与分类

干热灭菌法系指利用火焰或干热空气进行灭菌的方法，是利用高温使微生物或脱氧核糖核酸酶等生物高分子产生非特异性氧化而杀灭微生物，包括火焰灭菌法、干热空气灭菌法。

### （二）干热灭菌法的各自特点

干热灭菌法的各自特点见表20-1。

表20-1　干热灭菌法的各自特点

| | 火焰灭菌法 | 干热空气灭菌法 |
|---|---|---|
| 含义 | 直接在火焰中烧灼灭菌的方法 | 在高温干热空气（相对湿度在20%以下）中灭菌的方法 |
| 特点 | 灭菌迅速、可靠、简便 | 穿透力弱，且不太均匀，所需灭菌温度较高，时间较长，故容易影响药物的理化性质 |
| 适用范围 | 适用于耐火焰材质，如金属、玻璃及瓷器等用具；不适用于药品的灭菌 | 除极少数药物外，大多用于玻璃、金属器皿和用具以及湿热不易穿透的物质或易被湿热破坏的药物如甘油、液状石蜡、油类、油混悬液及脂肪类、软膏基质或粉末等灭菌，也可用于除热原；不适用于橡胶、塑料制品及大部分药物的灭菌 |
| 灭菌条件 | 将要灭菌的物品迅速通过火焰3～4次，最少需在火焰中加热20秒 | 160～170℃，不少于2小时；170～180℃，不少于1小时；250℃，45分钟以上 |
| 灭菌设备 | | 干热灭菌柜：可用于金属器具、设备部件的灭菌除热原<br>隧道式灭菌烘箱：可用于安瓿或西林瓶的灭菌 |

### （三）药品生产质量管理规范（2010年修订）对干热空气灭菌的要求

（1）干热灭菌时，灭菌柜腔室内的空气应当循环并保持正压，可阻止非无菌空气进入。进入腔室的空气应当经过高效过滤器过滤，高效过滤器应当经过完整性测试。

（2）干热灭菌用于去除热原时，验证应当包括细菌内毒素挑战试验。

（3）干热灭菌过程中的温度、时间和腔室内、外压差应当有记录。

### （四）各国药典对干热空气灭菌的规定

各国药典对干热空气灭菌有不同的规定，见表20-2。

表20-2　各国药典干热空气灭菌条件对比

| 药典 | 灭菌条件 |
|---|---|
| 最新版《中国药典》 | 一般为160～170℃120分钟以上、170～180℃60分钟以上、250℃45分钟以上或其他温度和时间参数，但无论何种灭菌条件SAL（无菌保证水平）在$10^{-6}$。250℃45分钟的干热灭菌也可除去无菌产品包装容器及其有关生产灌装用具的热原物质，并且如干热灭菌用于除热原工艺时，需证明该灭菌条件可使细菌内毒素下降至少3个对数单位 |
| 《美国药典》（USP34—NF29） | 250℃，细菌内毒素下降≥3个对数单位 |
| 《日本药局方》（JP15） | 160～170℃120分钟、170～180℃60分钟、180～190℃30分钟 |
| 《欧洲药典》（EP7.0） | 至少160℃×120分钟；当灭菌温度220℃以上灭菌时，需确认该灭菌程序可实现SAL≤$10^{-6}$，并且可使细菌内毒素下降≥3个对数单位 |

### （五）干热空气灭菌法使用注意事项

（1）玻璃器皿洗净后必须完全干燥，放置时应与烤箱的底及壁保持一定距离，温度应逐渐升高，灭菌后应待温度逐渐降至80℃以下再开门，不致使玻璃器皿破损。

（2）器械应洗净后在灭菌，以防止表面附着的污物炭化。

（3）灭菌物品包装不宜过大，包装外皮必须薄，便于热空气穿透。

（4）安放消毒物品时不宜重叠，勿超过烤箱的2/3，物品间应保持一定的空隙，便于干热空气对流和扩散；粉剂和油脂不宜太厚，一般不宜超过1.3cm，以利于热的穿透；导热性差的物品或安放过密时，应适当延长灭菌时间。

（5）纸包或布包的消毒物品不要与箱壁接触，温度不要超过170℃，否则会引起燃烧、变黑或烤焦。

（6）有机物品灭菌的温度不宜太高，因为超过170℃时就会炭化。灭菌过程中不得中途打开烤箱放入新的物品，有机物品灭菌过程中超过120℃打开烤箱，易发生燃烧。

（7）灭菌时间应从烤箱内温度达到灭菌的温度要求时算起。

## 二、湿热灭菌法

### （一）湿热灭菌法的含义与分类及优缺点

湿热灭菌法是指物质在灭菌器内利用高压蒸汽或其他热力学灭菌手段杀灭细菌的方法，包括热压灭菌法、流通蒸汽灭菌法、煮沸灭菌法和低温间歇灭菌法等，是制药、制剂生产应用最广泛的一种灭菌方法。优点是蒸汽比热容大，穿透力强，容易使微生物的蛋白质及核酸变性，无残留，不污染环境，不破坏产品表面，且操作简便，易于控制，重现性好，被广泛应用于最终灭菌药品（尤其是注射剂）的除菌过程中。缺点是不适于对湿热敏感的药物。

### （二）影响湿热灭菌的主要因素

**1. 蒸汽的性质** 湿热灭菌效力高，主要是由于在高温时有水分存在，能加速菌体内蛋白质的凝固。但湿热灭菌效果与蒸汽性质有关，饱和蒸汽中热含量高，潜热大，热穿透力亦较大，灭菌效力高。而湿饱和蒸汽中含有雾沫和水滴，其含热量较低，穿透力较差，灭菌效果较低。过热蒸汽与空气的干热状态相似，其穿透力差，因此灭菌效力不及饱和蒸汽。

**2. 微生物的种类与数量** 不同微生物对热的抵抗力相差很大，同一种微生物处于不同发育阶段，所需灭菌的温度与时间也不相同，繁殖期的微生物对高温比衰老期的抵抗力小得多，细菌的芽孢的耐热性最强。

**3. 药物的稳定性** 温度增高，化学反应速度加快，时间愈长，起反应的物质愈多，药物分解变质的程度也愈大。因此不能只看到灭菌杀死微生物的一面，也要看到需保证药物有效性的一面。为此在能达到灭菌的前提下，可适当降低温度和缩短灭菌时间。

**4. 药液的性质** 药液中若含有营养性物质如糖类、蛋白质等，对微生物可能有一定的保护作用，能增强其抗热性。此外，药液的pH对微生物的活性也有影响。一般微生物在中性溶液中耐热性最大，在碱性溶液中次之，酸性溶液最不利于微生物的繁殖生长。

### （三）《药品生产质量管理规范》（2010年修订）对湿热灭菌的要求

（1）湿热灭菌工艺监测的参数应当包括灭菌时间、温度或压力。腔室底部装有排水口的灭菌柜，必要时应当测定并记录该点在灭菌全过程中的温度数据。灭菌工艺中包括抽真空操作的，应当定期对腔室做检漏测试。

（2）除已密封的产品外，被灭菌物品应当用合适的材料适当包扎。所用材料及包扎方式应当有利于空气排放、蒸汽穿透并在灭菌后能防止污染。在规定的温度和时间内，被灭菌物品所有部位均应与灭菌介质充分接触。

## （四）湿热灭菌法的各自特点

1. 湿热灭菌法的特点比较　即热压灭菌法、流通蒸汽灭菌法、煮沸灭菌法和低温间歇灭菌法的比较见表20-3。

表20-3　湿热灭菌法比较

| 名称 | 热压灭菌法 | 流通蒸汽灭菌法 | 煮沸灭菌法 | 低温间歇灭菌法 |
|---|---|---|---|---|
| 含义 | 在密闭的灭菌器内，用压力大于常压的饱和蒸汽加热进行灭菌的方法 | 在不密闭的容器内，用100℃流通蒸汽加热进行灭菌的方法 | 将待灭菌物品放入沸水中煮沸灭菌的方法 | 将待灭菌的制剂或药品，在60～80℃加热1小时，将其中的细胞繁殖体杀死，然后在室温或孵卵箱中放置24小时，让其中的芽孢发育成为繁殖体，再第二次加热将其杀灭。加热和放置需连续3次以上，至全部芽孢消灭为止 |
| 特点 | 能杀死所有的细菌繁殖体和芽孢，灭菌效果可靠，操作方便，易于控制，应用较为广泛 | 不能保证杀死所有的芽孢。当药液中加有适当抑菌剂时，经100℃加热30分钟，可杀死耐热性细菌芽孢 | 灭菌效果较差 | 需要时间长，并且消灭芽孢的效果常不够完全 |
| 适用范围 | 用于药品、药品的溶液、玻璃器械、培养基、无菌衣、敷料以及其他遇高温与湿热不发生变化、损坏的物质 | 适用于1～2ml的安瓿剂、口服液或不耐高热的制剂 | 常用于注射器、注射针头及实验室少量制备的安瓿剂等 | 适用于必须用加热法灭菌，但又不耐较高温度的制剂或药品。应用本法灭菌的制剂或药品，除本身具有抑菌作用外，须加适量抑菌剂，以增加灭菌效力 |
| 灭菌条件 | 热压灭菌所需的温度（蒸汽表压）与时间的关系如下：<br>115.5℃（68.6kPa），30分钟；<br>121.5℃（98.0kPa），20分钟；<br>126.5℃（137.2kPa），15分钟。<br>静脉滴注用注射液的灭菌一般选择115.5℃（68.6kPa），30分钟 | 100℃，灭菌时间为30～60分钟 | 通常煮沸30～60分钟 | |
| 灭菌设备 | 高压蒸汽灭菌器 | 流通蒸汽灭菌器 | | |

2. 热压灭菌设备及使用注意事项

（1）热压灭菌设备　热压灭菌器的种类很多，但其基本结构大同小异，常用的设备为高压蒸汽灭菌器。一般由双层金属壁组成，是附带有温度计或温度探头、压力表、安全阀等装置的压力容器。灭菌器装有两只压力表，一只指示蒸汽夹套内的压力，另一只指示柜室内的压力。温度表指示柜室内温度。

（2）使用注意事项　①必须使用饱和蒸汽。饱和蒸汽中不含有细微水滴，蒸汽的温度与水的沸点相等，蒸汽含热量高，热穿透能力大，灭菌效果好。②必须将灭菌器内的空气排除。如果灭菌器内有空气存在，则压力表上的压力是蒸汽与空气二者的总压并非纯蒸气压，温度达不到规定值，故不能达到应有的灭菌效果。因此灭菌器上往往附有真空装置，在通入蒸汽前先将灭菌器内空气抽出。③灭菌时间必须从灭菌物品温度真正达到所要求的温度算起。一般温度计所指示的温度是灭菌器内的温度，不是灭菌物品内的温度。因此在灭菌时要有一定的预热时间。为确保灭菌效果，在生产上曾使用留点温度计和温度指示剂。目前，可将非致病性、不产生热原的耐热芽孢作生物指示剂，用于灭菌设备及方法的考察。④灭菌完毕后停止加热，必须使压力逐渐降到零，才能放出器内蒸汽。待器内压力和大气压相等后，才能打开灭菌器。⑤放入灭菌器内的物品表面必须是洁净的，且不污染有机物质，灭菌物品的外面应有适宜的容器或有宽松的包裹，烧瓶、试管等容器的塞子应使用金属箔或纱布包裹，并用适宜的方式捆扎，防止脱落。放入容器的灭菌物品不能排列过密。

**3. 热压灭菌法蒸汽压力、温度与灭菌时间关系** 见表20-4。

表20-4 不饱和蒸汽压力、温度与灭菌时间关系

| 蒸汽温度（℃） | 表压 | | | 实际压力 | | | 灭菌所需时间（min） | 适用范围 |
|---|---|---|---|---|---|---|---|---|
| | kPa | kg/cm$^3$ | 1b/m$^2$ | kPa | kg/cm$^3$ | 1b/m$^2$ | | |
| 100 | 0 | 0 | 0 | 101.3072 | 1.033 | 14.70 | 40～60 | 耐热而不宜热压灭菌的 |
| 105 | 19.6133 | 0.2 | 3 | 120.8180 | 1.232 | 17.52 | | |
| 110 | 39.2266 | 0.4 | 6 | 143.2752 | 1.461 | 20.78 | 30 | 溶液剂、橡胶制品等 |
| 115 | 68.6465 | 0.7 | 10 | 169.0666 | 1.724 | 24.52 | | |
| 120 | 98.0665 | 1.0 | 14～15 | 198.4866 | 2.024 | 28.97 | 20 | 金属制品、敷料等，不常用 |
| 125 | 137.2931 | 1.4 | 19～20 | 232.0253 | 2.366 | 33.66 | 15 | |

**4. 热压灭菌法常用的温度指示剂** 为防止灭菌中的意外和保证灭菌质量，有时为了检查灭菌器的性能，常以某些化学药品作为温度指示剂，放入器内不同位置，灭菌后观察其是否熔化变形（有的加入着色剂，看其颜色是否变化），以判断灭菌温度是否达到要求。热压蒸气灭菌常用温度指示剂见表20-5。

表20-5 热压蒸气灭菌常用温度指示剂

| 温度指示剂* | 指示温度（℃） |
|---|---|
| 焦性儿茶酚 | 104 |
| 氨基比林 | 107～109 |
| 安替比林 | 110～112 |
| 乙酰苯胺 | 113～114 |
| 碘淀粉指示纸** | 114～115 |
| 碘仿 | 120 |
| 升华硫 | 115～117 |
| 苯甲酸 | 121 |
| *β*-萘酚 | 121 |

注：*在实际使用中，可将两种指示剂结合使用，能更好地显示灭菌温度。

**碘淀粉指示纸的制法和用法：取碘及碘化钾各0.5g，淀粉25g，加水至300ml，制成糊状，将滤纸条浸入，取出纸条，干燥，装入安瓿内熔封。使用时放入消毒锅内，如温度超过115℃，则纸条的蓝色褪为白色。

## 三、射线灭菌法

### （一）射线灭菌法的含义与分类

射线灭菌法系指采用辐射、紫外线和微波杀灭微生物的方法，包括辐射灭菌法、紫外线灭菌法和微波灭菌法。

### （二）射线灭菌法的特点

辐射灭菌法、紫外线灭菌法和微波灭菌法的特点见表20-6。

表20-6　辐射灭菌法、紫外线灭菌法和微波灭菌法的特点

| 名称 | 辐射灭菌法 | 紫外线灭菌法 | 微波灭菌法 |
|---|---|---|---|
| 含义 | 通过将最终产品的容器和包装暴露在由适宜放射源辐射的γ射线、高能电子束打在重金属靶上产生的X射线或电子加速器发出的射线中，达到杀灭细菌目的的方法。目前多采用$^{60}$Co源放射出的γ射线 | 用紫外线照射杀死微生物的方法。一般用于灭菌的紫外线波长是200～300nm，灭菌力最强的波长是254nm | 采用微波（频率为300～3×$10^5$MHz）照射产生的热能杀灭微生物的方法 |
| 特点 | 对温度、压力无特殊要求，常温常压下即可进行；不会产生放射性污染，灭菌后产品无残留毒性；辐射穿透力强，可深入到被灭菌物体内部，灭菌彻底；可连续不间断作业，节约能源；设备造价高，另外某些药物经辐射灭菌后，有可能性状、pH、含量、活性等有所改变 | 紫外线作用于微生物的核酸、蛋白质，使其变性，同时空气受紫外线照射后产生微量臭氧，从而起共同杀菌作用。紫外线直线传播，其强度与距离平方成正比减弱，并可被不同的表面反射或吸收，穿透力弱 | 微波能穿透介质的深部，热是在被加热的物质内部产生的，可使药物溶液内外一致均匀加热，升温迅速，且具有低温、常压、高效、低能耗、无污染、易操作、易维护等特点 |
| 适用范围 | 特别适用于一些不耐热药物的灭菌；亦适用于较厚样品、固体、液体药物的灭菌；对湿热灭菌法、干热灭菌法、滤过除菌法不适应的医疗器械、容器、不受辐射破坏的药品等可采用；对已包装好的药品也可进行灭菌，因而大大减少了污染的机会 | 紫外线属广谱杀菌类，能杀死一切微生物，包括细菌、结核杆菌、病毒、芽孢和真菌，适用于物体表面的灭菌、无菌室空气及纯化水的灭菌，不适用于药液、固体物质深部、装于容器中的药物的灭菌 | 可用于水性药液及热压灭菌不稳定药物制剂的灭菌 |

#### 1．辐射灭菌法

（1）辐射灭菌法的辐射计量及各种微生物对辐照的敏感程度　辐射灭菌法的辐射剂量指灭菌物品的吸收剂量，包括最高和最低吸收剂量。该剂量的制定应考虑被灭菌物品的适宜性，以及可能污染的微生物数量（初始菌）及微生物对辐射的抗性。

不同微生物对辐射敏感度不同。在一定的辐射与环境条件下，杀灭一定量的微生物所需的剂量越小越敏感。一般来说，害虫和寄生虫对辐射最敏感；在微生物的杀菌作用中，各种微生物之间，对辐射的敏感性差异很大。例如，革兰阴性菌对辐射敏感，而有一些革兰阳性菌对辐射异常顽固；芽孢比生长的细胞更能抗辐射。对微生物的致死剂量，还取决于所处环境及其处于生长周期的哪个阶段，不同阶段对辐射敏感程度不同。一般认为，病毒比细菌芽孢对辐射更具有抵抗力，其抗辐射性能随着微生物个体的减少而增大，芽孢的抗辐射性能比细菌、酵母、霉菌更强些。

（2）《药品生产质量管理规范》（2010年修订）对辐射灭菌的要求　①经证明对产品质量没有不利影响的，方可采用辐射灭菌。辐射灭菌应当符合最新版《中国药典》和注册批准的相关要求。②辐射灭菌工艺应当经过验证。验证方案应当包括辐射剂量、辐射时间、包装材质、装

载方式，并考察包装密度变化对灭菌效果的影响。③辐射灭菌过程中，应当采用计量指示剂测定辐射剂量。④生物指示剂可作为一种附加的监控手段。⑤应当有措施防止已辐射物品与未辐射物品的混淆，在每个包装上均应有辐射后能产生颜色变化的辐射指示片。⑥应当在规定的时间内达到总辐射剂量标准。⑦辐射灭菌应当有记录。

2. 紫外线灭菌法

（1）影响紫外线灭菌作用的因素

1）微生物的类型与数量　各种微生物对紫外线的抵抗力不同，对紫外线最为敏感的是革兰阴性菌，其次为葡萄球菌属、链球菌属等革兰阳性菌，再其次为芽孢，一般比细菌繁殖体强2～5倍。所有微生物中，真菌孢子对紫外线抵抗力最强，比细菌繁殖体强100～1000倍。在同一种微生物的不同菌株之间，对紫外线的抵抗力也不同；同一微生物在不同生长阶段，对紫外线的敏感性也不同，如蜡样芽孢杆菌、枯草芽孢杆菌的芽孢在发芽的一定时期内对紫外线的抵抗力明显高于芽孢的其他时期；不同病毒的抵抗力也不同，如腺病毒的抵抗力明显高于流感病毒与柯萨奇病毒；微生物污染的数量越多，需要产生相同杀灭率的照射剂量也就越大，因此，待消毒物品的污染严重时，需增加照射剂量。

2）修复过程的影响　许多微生物能在适当的条件下修复被紫外线照射而致的损伤，修复过程包括光修复和暗修复，可以修复损伤的微生物对紫外线的抵抗力可能明显大于缺乏修复系统的微生物。

3）有机物的影响　蛋、胨、牛奶、血、血清等有机物对紫外线的消毒效果有一定影响，含有机物的菌液受紫外线照射后，杀灭率降低，因此当有机物存在时，需延长消毒时间。

4）物体表面状况的影响　因紫外线能量低、穿透力弱，在消毒物体表面时，表面光滑的物体消毒效果好，粗糙的消毒效果差，因此在消毒立体物体时，效果主要局限于被照射面。

5）紫外灯管及周围环境的清洁程度　灯管表面有灰尘时，会降低杀菌效果；室内空气中有蒸汽、烟雾或其他悬浮颗粒时，紫外线的杀菌效果也会下降，当空气中含尘粒800～900个/立方厘米时，紫外线只可透过70%～80%，杀菌能力降低20%～30%。

①灯管使用时间　紫外灯随着使用时间的延长其辐射强度逐渐降低，其消毒效果也逐渐降低。

②灯管辐照强度、照射距离与时间　不同紫外灯管辐照强度不同。同一支紫外灯，一般情况下，照射时间延长，消毒效果增加；照射物品愈近，物品上照射强度愈大，当距离缩短1/2时，照射强度可增至4倍，即杀菌力与距离的平方成反比。

③紫外线辐射波长的影响　紫外线可分为长波段、中波段、短波段，不同波长的紫外线，杀菌能力不同，一般用于灭菌的紫外线波长是200～300nm，灭菌力最强的波长是254nm。

6）环境温度和湿度的影响　紫外线在20℃以上时，照射强度较稳定；相对湿度60%以下时，紫外线杀菌能力较强。

7）与化学消毒剂的协同作用　紫外线照射过氧化物类化合物，可使其分解产生自由基的数量明显增加，因而起到协同作用，常见的协同剂有1%过氧化氢、1%过氧乙酸。经协同剂湿化处理后，可起协同杀菌作用。

（2）紫外线灭菌在实际中的应用

1）对室内空气的消毒　一盏30W紫外灯管可照射9m$^2$的地面面积，按地面面积大小，可计算出所需紫外灯管的功率或盏数。灯管安装于距地面2～2.5m高处，反射罩向上，照射室内上层空气，由于空气能自由流动和扩散，可使全室空气都能得到消毒。一般在室温20～40℃、相对湿度不高于60%时，照射30分钟即可达到消毒要求。

2）对物体表面的消毒　对无菌操作室内工作台面的消毒，可采用紫外灯直接照射。灯管上方装有反射力强的反射罩，一般要求安装灯管功率不少于$2W/m^2$，灯管悬挂高度与照射台面距离1.2～1.5m，紫外线照射的有效区域为灯管周围直径的1.5～2.0m。因不同种类的微生物对紫外线的敏感性不同，使用紫外线消毒时必须达到杀灭目标微生物所需的照射剂量。

3）对水的消毒　紫外线消毒对水的应用受到一定的限制，要求水无色、无颗粒性杂质才能达到良好的消毒效果。消毒时可采用水内照射或水外照射。采用水内照射时，紫外线光源应装有能透紫外线的石英玻璃保护罩。无论采取何种方法，水层厚度均应小于2cm。使用时应根据紫外线光源的强度确定水流速度。消毒后的水必须达到国家规定标准。

（3）紫外线灭菌使用注意事项

1）紫外线对人体有害，照射过久易发生结膜炎、红斑及皮肤烧灼等伤害，故一般在操作前开启1～2小时，操作时关闭；必须在操作过程中照射时，对操作者的皮肤和眼睛应采用适当的防护措施。

2）应保持灯管表面的清洁、透明，经常以乙醇、丙酮等擦拭。各种规格的紫外灯，都规定有效使用期限，一般为2000小时。为延长紫外灯管的使用寿命，使用时切勿频繁开关，要求每次使用应登记开启时间，并定期以紫外线强度辐照仪测试灯管的输出强度及定期进行灭菌效果的检查。

## 四、滤过除菌法



### （一）滤过除菌法的含义及适用范围

**1. 滤过除菌法的含义**　滤过除菌法系利用细菌不能通过致密具孔滤材的原理除去气体或液体中细菌，从而达到无菌要求的方法。该法属于机械除菌方法，该机械称为除菌过滤器。

**2. 滤过除菌法的适用范围**　主要用于对热极不稳定的药物溶液、气体、水等的除菌。

制药行业所称过滤，根据过滤孔径的大小可分成粗滤、微滤、超滤和反渗透四种方式。

（1）粗滤　一般指截留物直径大于10μm的过滤，广泛用于药液的澄清，细胞碎片的去除等。

（2）微滤　一般指孔径0.1～10μm的过滤，主要目的是去除微生物和药液中的小型颗粒。例如0.65μm过滤器常用于对真菌的去除，绝对孔径0.22μm过滤器常用作除菌过滤，而0.1μm过滤器也广泛用于去除血清中的支原体。在无菌制剂的生产中，微滤工艺被广泛使用。

（3）超滤　使用在对高分子物质的纯化和浓缩工艺中，例如蛋白质、脂肪、糖类、核酸物质的纯化工艺中。另外，超滤还常用于去除一些低分子药品中的热原。

（4）反渗透　主要用于纯化水的制备。

当代的生物制药，在很大程度上依赖过滤系统，对其大量连续的物料进行澄清、纯化和除菌。为了使生产能够高效有序地进行，必须使用规范的方法对流体中的颗粒、胶质和微生物等杂质进行去除，在某些情况下，可能需要使用多步过滤工艺才能完成。

### （二）滤过除菌法常用的过滤器

灭菌用过滤器应有较高的过滤效率，能有效地除尽物料中的微生物，滤材与滤液中的成分不发生相互交换，滤器易清洗，操作方便等。

最常用的滤器有砂滤棒、垂熔玻璃滤器、微孔滤膜过滤器、板框压滤器、钛滤器。其中常用的除菌过滤器有0.22μm的微孔滤膜滤器和G6（号）垂熔玻璃滤器。

1. **砂滤棒** 国内主要产品有两种：一种是硅藻土滤棒，主要成分为$SiO_2$、$Al_2O_3$。按滤速分三种规格，粗号（＞500ml/min），中号（300～500ml/min），细号（＜300ml/min）。另一种是多孔素瓷滤棒，系由白陶土烧结而成。砂滤棒易于脱砂，对药液吸附性强，吸留药液多，难于洗清，且会改变药液的pH。但其价廉易得，滤速快，注射剂生产上常用于粗滤脱炭。新砂滤棒应检验合格后方可使用。将新砂滤棒用常水刷洗干净，再用热注射用水反复抽洗至滤出的水澄明，取水样检查重金属、铁盐呈阴性反应时，即可供使用。使用后的砂滤捧，应用水抽洗干净，烘干备用。

2. **垂熔玻璃滤器** 垂熔玻璃滤器系以硬质玻璃烧结成具有一定孔径的滤板，再粘连不规格的漏斗、滤球而成。根据形状分为垂熔玻璃漏斗、滤球及滤棒三种，按孔径分为1～6号。生产厂家不同，代号也有差异。一般1～2号可滤除大颗粒的沉淀，3～4号可滤除细沉淀物，5～6号可滤除细菌。生产上常作预滤和精滤用。水针剂滤过常用3号或4号垂熔玻璃滤器，油针剂常用2号垂熔玻璃滤器，除菌滤过用6号垂熔玻璃滤器。

垂熔玻璃滤器特点是化学性质稳定，除强酸与氢氟酸外，一般不受药液影响，不改变药液的pH；过滤时无渣脱落，对药物无吸附作用；滤器可热压灭菌和用于加压、减压过滤；但质脆易破碎，价格较贵。

垂熔玻璃滤器使用前先以纯化水抽洗，抽干后在含1%～2%硝酸钠的硫酸液中浸泡12～24小时，再用纯化水、注射用水抽洗干净备用。滤器使用后，立即用纯化水冲洗，抽干备用。

3. **微孔滤膜过滤器** 以微孔滤膜作过滤介质的过滤装置称为微孔滤膜过滤器。常用的有圆盘形和圆筒形两种。圆筒形微孔滤膜过滤器由一根或多根滤芯密封在耐压滤过筒内组成，此种滤器滤过面积大，适用于注射剂的大生产。注射剂生产中常用0.65～0.8μm孔径的滤膜做注射液精滤，0.22μm的滤膜可用于除菌滤过。微孔滤膜的种类有醋酸纤维膜、硝酸纤维膜、醋酸纤维素与硝酸纤维素混合酯膜、聚酰胺（尼龙）膜等；分为亲水性和疏水性两种，根据过滤目的及过滤物品的性质选择。

微孔滤膜过滤器的优点：①微孔滤膜孔径小，截留微粒能力强；②孔径大小均匀，即使加快速度，加大压力差也不易出现微粒“泄漏”现象；③质地轻而薄，孔隙率大，滤过快，在过滤面积相同、截留颗粒大小相同的情况下，微孔滤膜的滤速比其他滤器（垂熔玻璃漏斗、秒滤棒）快40倍；④滤过时无介质脱落，不会影响药液的pH，不吸附滞留药液；⑤滤膜用后弃去，不会造成产品之间的交叉感染。缺点：易堵塞，有些滤膜化学性质不理想。

滤膜的理化性质：①热稳定性，纤维素混合酯滤膜在干热125℃以下的空气中稳定，故在121℃热压灭菌不受影响。聚四氟乙烯膜在260℃的高温下稳定。②化学性能，纤维素混合酯滤膜适用于药物的水溶液、稀酸和稀碱、脂肪族和芳香族碳氢化合物或非极性液体，不适用于酮类、酯类、乙醚-乙醇混合溶液以及强酸、强碱。尼龙膜或聚四氟乙烯膜化学稳定性好，特别是聚四氟乙烯膜，对强酸、强碱和有机溶剂均无影响。

4. **板框压滤器** 板框压滤器由多个滤板和滤框交替排列组成，滤框用于承挂滤布和积集滤渣，滤板用于支撑滤布，有利于滤液的排出。此种滤器滤过面积大，截留固体量多，可在加压或常压下使用。因滤材可以任意选择，适于滤过各种液体。缺点是装配和清洗较麻烦。在注射剂生产中，一般作预滤用。

5. **钛滤器**　钛滤器是用粉末冶金工艺将钛粉末加工制成的滤棒或滤片。钛滤器抗热抗震性能好、强度大、重量轻、不易破碎、过滤阻力小、滤速大。在注射剂生产中是一种较好的预滤材料。$F_{2300}$G-30钛滤棒可用于脱炭滤过，$F_{2300}$G-60钛滤片可用于微粒预滤。

### （三）滤过除菌法的应用

无菌制剂生产所用的微滤过滤器有多种分类方式。根据使用目的的不同分成三种：澄清过滤器、预过滤器和除菌过滤器。这三种过滤器都可能有相同的规格。在某些情况下，三种过滤器的外观非常相似，不易区分。但用于不同目的的过滤器，其内部结构有很大区别。事实上，只有除菌过滤器才能起到终端无菌保障的作用。在上面三种过滤器中，除菌过滤器在无菌药品的生产中被广泛使用，也是在三种过滤器中法规所最为重视的。除了去除药液中的微生物，过滤器还可以截留药液中的一些颗粒，有利于过滤后药液的澄清度。由于过滤过程复杂，并受到诸多因素的影响，例如温度、流速、压力和时间等，因此相对于湿热灭菌而言，风险更高。因此，能够选择湿热方式进行灭菌的产品，应首先考虑选择在最终容器内进行湿热灭菌方式。

除菌过滤广泛应用于最终灭菌产品和非最终灭菌产品。在两种生产工艺中，过滤的目的是不同的。对于最终灭菌产品，在最终灭菌之前，经常有必要采取专门措施控制微生物污染水平，对药液进行过滤就是这些措施中的一种。业界经常称这里的过滤是“除菌过滤”。但是，这种工艺更准确的描述是微生物污染水平控制工艺或微生物污染水平降低工艺。在这里，并不要求过滤后的药液中没有微生物，而只是要求降低到某一可接受水平。当然，这里的除菌过滤不仅能够有效地控制和降低药液中的微生物污染水平，而且能去除药液中的一些杂质颗粒等。从另一方面，由于除菌过滤的使用，湿热灭菌前药液中的微生物污染水平降低，灭菌后的热原水平相对较低。对于非最终灭菌产品，除菌过滤经常是唯一的除菌手段，所以是真正意义上的除菌过滤。由于除菌过滤是最终和唯一的灭菌手段，所以对除菌过滤前，药液的微生物污染更需严格控制。常见的控制要求为：药液微生物污染水平不高于10CFU/100ml。如果过滤前药液的微生物污染水平高于这一水平，一般需要在除菌过滤器前加装降低微生物污染水平的过滤器，保证在最后一步除菌过滤器之前，微生物污染水平降低到这一水平之下。

## 第二节　化学灭菌法

化学灭菌法是利用化学药品（又称化学消毒剂）直接作用于微生物而将其杀死的方法，包括气体灭菌法和药液灭菌法。

### 一、气体灭菌法

气体灭菌法系指用化学药剂能形成的气体蒸汽杀灭微生物的方法。常用的化学消毒剂有环氧乙烷、臭氧、甲醛、戊二醛等。该法适合设备、设施、粉末注射剂、不耐加热灭菌的医用器具的消毒，而且特别适合生产厂房的消毒。运用该法应注意残留的杀菌剂和与药物可能发生的相

第二十章

互作用。

## （一）环氧乙烷灭菌

环氧乙烷（EO）灭菌是一种比较可靠的低温灭菌方法。环氧乙烷是一种广谱灭菌剂，可在常温下杀灭各种微生物，包括芽孢、细菌、病毒、真菌等。其穿透性很强，可以穿透微孔，达到产品内部相应的深度，从而大大提高灭菌效果。

**1. 环氧乙烷灭菌法适用范围** 环氧乙烷灭菌主要用于不宜用其他方法灭菌的、热敏感的产品或部件。在制药行业中常用于无菌生产的部件和用品的灭菌，也用于给药器械的最终灭菌，例如：①用于某些物品的无菌制造工艺，如塑料瓶或管、橡胶塞、塑料塞和盖；②用于有最终包装的成品，这些产品主要是塑料或橡胶的给药器械；③用于工艺设备，如在制造区内使用的冻干机；④含氯的物品及能吸附环氧乙烷的物品不宜使用本法灭菌。

**2. 环氧乙烷灭菌影响因素** 影响环氧乙烷灭菌效果的因素有四个。

（1）温度 环氧乙烷的杀菌作用、灭菌时间、对物品的穿透能力与温度密切相关。在一定的范围内，随着温度的升高，环氧乙烷的杀菌作用加强，同时也能增强其穿透力和缩短灭菌作用的时间。但是当温度高到足以使药物发挥最大作用时，再升高温度，则杀菌作用亦不再加强。温度常规控制在20～65℃，通常选择54℃±10℃。

（2）湿度 在环氧乙烷灭菌工艺中，湿度是最主要的参数。灭菌物品的含水量、微生物本身的干燥环境和灭菌环境的相对湿度对环氧乙烷灭菌作用至关重要。在实际灭菌时，通常选择60%±10%的相对湿度。

（3）时间 环氧乙烷灭菌时间长短受以下因素影响：灭菌物品的洁净程度、微生物的湿润和含水量、所用包装材料的种类和密度、包裹的大小和灭菌负荷的装载情况、环氧乙烷的浓度、灭菌时温度、环氧乙烷气体类型等。最佳的工艺参数设计，应使环氧乙烷灭菌过程的时间控制在90分钟左右。

（4）浓度 目前常用的环氧乙烷浓度是400～600mg/L。

**3. 环氧乙烷灭菌过程** 标准的环氧乙烷灭菌处理过程由3个不同阶段组成：预处理、灭菌和解析。通常的环氧乙烷灭菌周期如下。

（1）预处理 灭菌开始前，在一房间或柜室内对需灭菌的产品进行处理，以达到预定的温度和湿度。预热时间和预热温度及湿度应能满足灭菌物品的灭菌预处理要求。灭菌物品的放置，应留有一定的空隙，以适应在灭菌室内热循环。

（2）抽真空 加热至灭菌温度后，应抽真空排除灭菌室内的空气。达到设定的真空度2～3分钟后，保持一定的时间（≥5分钟）进行泄漏检测，在此期间，压力的升高不应超过0.3kPa/min。

（3）加湿 通过加湿装置的加湿作用，使灭菌湿度满足灭菌要求。通常保持相对湿度在45%～65%（在40℃时）。加湿需用不含污染物的蒸汽。

（4）加药 整个加药过程应保证环氧乙烷充分气化，以气体状态进入灭菌室。环氧乙烷的加入量（浓度）和加入速度，应能控制和调节；加入环氧乙烷气体后，灭菌室的压力不应超过灭菌器的最高工作压力。

（5）灭菌 灭菌物品应在灭菌室中设定的温度、压力、湿度范围内保持预先设定的一段时间。整个灭菌过程应监测温度、压力、湿度、时间等各项参数，并形成记录。

**4．环氧乙烷灭菌注意事项**

（1）环氧乙烷具有毒性，其液体接触皮肤会引起刺痛、冷感、红肿，产生水泡甚至灼伤，其含量为40%～60%溶液对人体皮肤损害最为严重。吸入过量的环氧乙烷气体可引起头晕、头痛、恶心和呕吐，严重者可引起肺水肿。因此涉及环氧乙烷储存和应用的工作人员应严格安全防范措施。

（2）环氧乙烷气体易燃、易爆，一般可采用以一定比例二氧化碳或氮气混合使用。环氧乙烷灭菌过程中，应经常检查环氧乙烷消毒器有无泄漏，如有泄漏应及时修补或更换。环氧乙烷泄漏的检查方法是将饱和硫代硫酸钠溶液加适量酚酞溶液，若溶液呈粉红色，则用盐酸使其成无色透明液体，然后用滤纸片浸以此液贴于可疑漏气处，滤纸片变为红色，则表明有泄漏，这个方法也可用于灭菌过程的完整性验证。灭菌完毕后，必须先打开门窗再开容器，室内环氧乙烷味很浓时，不可打开电灯照明（防爆灯除外）。

灭菌车间需达到防爆要求；应安装防爆排风扇；车间远离明火至少30m以上；不能有电动马达和其他可产生火星的设备和操作；应离开办公区及其他生产区；环氧乙烷储存钢瓶应固定支撑，有专用房间并通风阴凉；车间空气中环氧乙烷的浓度应小于2mg/m$^3$。

### （二）臭氧灭菌

臭氧（$O_3$）灭菌原理是：臭氧在常温、常压下分子结构不稳定，很快自行分解成氧和单个氧原子，后者具有很强的活性，对细菌有极强的氧化作用，可将其杀死。臭氧不但对各种细菌（包括大肠埃希菌、铜绿假单胞菌及杂菌）及肝炎病毒有极强的杀灭能力，且对杀死真菌也很有效。

采用臭氧灭菌的优点是由于臭氧的最终分解物质是氧，不存在任何有害残留物，故称无污染消毒剂；成本较低；臭氧对整个空间都有灭菌作用，较适合房间的灭菌。缺点是臭氧在较高浓度下，对橡胶、塑料等高分子材料有影响。

## 二、药液灭菌法

药液灭菌法系指采用化学药物溶液进行消毒灭菌的方法。用于消毒的化学药物称为化学消毒剂。该法常用于其他灭菌法的辅助措施，适合于无菌室内墙壁、地面、操作台面、器具、设备及操作人员手的消毒杀菌。应用时注意杀菌剂的浓度，防止其化学腐蚀作用。

### （一）化学消毒的特点

使用方便，无需特殊设备；适用范围广，各种物品、空气、水、人体和环境等均可使用；节约资金，一次性投资少；使用方法多样，可浸泡、擦拭、喷雾、熏蒸以及与物理方法协同等；存在毒性、腐蚀性、有污染环境的可能性。

### （二）化学消毒剂的种类

**1．按照化学消毒剂的作用水平分类**　可以分为如下类别：①高水平（高效）消毒剂，二氧化氯、过氧乙酸、环氧乙烷等可杀灭一切微生物，包括细菌繁殖体、细菌芽孢、真菌、结核杆菌、亲水病毒、亲脂病毒如戊二醛；②中水平（中效）消毒剂，如醇类消毒剂、酸类消毒剂、含碘消毒剂等除不能杀灭细菌芽孢外，可杀灭其他各种微生物；③低水平（低效）消毒剂，如季铵盐类消毒剂、双胍类消毒剂等，可杀灭细菌繁殖体、真菌和亲脂病毒，不能杀灭细菌芽孢、结核杆菌和亲水病毒。

**2. 按照化学消毒剂的化学性质分类**　可以分为如下类别：①醛类，甲醛、戊二醛等；②醇类：乙醇、异丙醇等；③酸类，苯酚（石炭酸）、甲酚皂溶液（来苏儿）等；④含碘消毒剂，碘伏、碘酊等；⑤含氯消毒剂，次氯酸钠、二氯异氰尿酸钠等；⑥氧化型消毒剂，臭氧、二氧化氯、过氧化氢、过氧乙酸等；⑦杂环类消毒剂，环氧乙烷、环氧丙烷等；⑧季铵盐类消毒剂，苯扎氯铵（洁尔灭）、苯扎溴铵（新洁尔灭）等；⑨双胍类消毒剂，氯己定（洗必泰）、聚六亚甲基胍等；⑩其他消毒剂，高锰酸钾、三氯生、乳酸、强氧化高电位酸性水等。

### （三）常用的化学消毒剂

常用的化学消毒剂的消毒浓度及使用方法见表20-7。

表20-7　常用的化学消毒剂的消毒浓度及使用方法

| 名称 | 浓度及使用方法 |
|---|---|
| 过氧乙酸 | 0.5%溶液对空喷雾30ml/$m^3$，用于空气消毒；20%溶液置密闭容器中，用于不耐热、不耐湿物品的消毒；0.1%～0.5%溶液用于器械和皮肤的消毒 |
| 苯酚（石炭酸） | 3%～5%室内地面、墙壁喷洒 |
| 碘伏（强力碘） | 冲洗用0.1%溶液；治疗炎症或溃疡用5%～10%软膏或栓剂；餐具消毒用溶液浸泡5分钟 |
| 戊二醛 | 2%碱性水溶液用于消毒不宜加温处理的内窥镜等器械；0.65%溶液为人造心瓣膜消毒液 |
| 氯己定（洗必泰） | 0.02%溶液泡手3分钟，用于手的灭菌；0.5%溶液喷雾或拭擦，用于房间、家具等消毒 |
| 二氧化氯 | 0.02%～0.5%直接喷洒或浸泡15分钟以上，用于室内环境及器械灭菌 |
| 甲酚皂溶液（来苏尔） | 5%～10%室内地面、墙壁喷洒 |
| 甲醛溶液（福尔马林） | 以每1$m^3$空间用药量20ml计算，将药物置容器中，关闭门窗，加热蒸发，一般需6～12小时，如系无菌操作室，可在操作前按1$m^3$空间用25%氨水12ml，加热蒸发，除去残余甲醛 |
| 乳酸 | 以每空间用药量1ml计算，置容器内加热蒸发，时间0.5～1小时 |
| 苯扎溴铵（新洁尔灭） | 以1/1000～1/2000本品溶液喷洒地面及墙壁 |
| 丙二醇 | 以每1$m^3$空间用药计1ml，置容器内加热蒸发 |

## 第三节　无菌操作法

无菌操作法是整个过程控制在无菌条件下进行的一种操作方法。在药物制剂生产中，该法通常运用于不能加热灭菌或不宜用其他方法灭菌的无菌制剂的制备和微生物限度检查操作，例如一些不耐热的药物需要制成注射剂、眼用溶液、眼用软膏、皮试液等。无菌操作所用的一切用具、材料（原辅料）以及环境（操作空间），均需按前述灭菌法灭菌，操作须在无菌操作室或无菌操作柜内进行，且对操作人员的卫生有严格的要求。目前无菌操作室多利用层流洁净技术，确保无菌环境。而按无菌操作制备的产品，最后一般不再灭菌，直接使用，故无菌操作法对于保证不耐热产品的质量至关重要。无菌操作室的灭菌是关键。

## 一、无菌操作室的灭菌

无菌操作室的空气灭菌，可应用化学灭菌法所述的丙二醇、乳酸等蒸气熏蒸。药厂大型无菌操作室，常用戊二醛溶液加热熏蒸进行空气灭菌。将戊二醛溶液放入气体发生装置瓶内，逐渐被吸入蒸汽夹层加热锅中，戊二醛溶液被加热，产生的戊二醛蒸气经蒸气出口送入总送风道，由鼓风机吸入无菌操作室，连续3小时后，将鼓风机关闭。室温保持在25℃以上，湿度保持在60%以上，密闭熏蒸12～24小时后，再将25%氨水加热（8～10ml/m$^3$），从总风道送入氨气约15分钟，以吸收戊二醛蒸气，然后开启总出口排风，并通入经处理过的无菌空气直到室内无臭气为止。

用戊二醛熏蒸进行较彻底灭菌必须定期进行，同时空间、用具、地面、墙壁等，用3%苯酚溶液、2%煤皂酚溶液、0.2%苯扎溴铵溶液或75%乙醇喷雾或擦拭，其他用具尽量用热压灭菌法或干热灭菌法处理。无菌室用的消毒剂必须在层流工作台中，用0.22μm的滤膜过滤后方能使用。每天工作前开启紫外灯1小时，中午休息时也要开0.5～1小时，以保证操作环境的无菌状态；且定期进行菌落试验，以测试无菌操作室的灭菌效果。

## 二、无菌操作

操作人员进入无菌操作室之前要沐浴并换上已经灭菌的工作服和清洁的鞋子，不使头发、内衣等露出来，双手应按规定洗净并消毒后方可进行操作，以免造成污染的机会。安瓿要经过150～180℃，2～3小时干热灭菌，橡皮塞要以121℃、1小时热压灭菌，有关用具、仪器都要经过灭菌。用无菌操作法制备的注射剂，大多要加入抑菌剂。

小量无菌制剂的制备，近年来普遍采用层流洁净工作台进行无菌操作，使用方便，效果可靠，为无菌操作创造了良好的条件。

制剂经灭菌或无菌操作处理后，需经无菌检查法检查验证已无微生物存在，方能使用。无菌检查的全部过程应严格遵守无菌操作，防止微生物污染。法定的无菌检查法，包括试管接种法和薄膜过滤法，具体操作方法以及在一些特殊情况下的变动，可详见最新版《中国药典》通则中的无菌检查法。薄膜过滤无菌检查的突出优点，在于可滤过较大量的样品和可滤除抑菌性物质，滤过的薄膜，即可直接接种于培养基管中，或直接用显微镜检查。故此法灵敏度高，不产生假阳性结果，操作也比较简便。无菌检查多在层流洁净工作台上进行。

# 第四节　制药行业洁净技术

制药行业对生产环境有特殊的洁净要求。随着我国《药品生产质量管理规范（2010年修订）》的实施，对制药生产环境要求越来越高。药品生产企业为了防止来自各种渠道的污染，普遍采用洁净技术来控制污染，并初步形成了综合性洁净技术体系，其中空气净化技术是极为重要的组成部分。

空气净化技术系为达到某一净化要求或标准所采用的空气净化方法。空气净化技术是一项综合性技术，该技术除了合理地采用空气净化方法外，还必须与制冷、建筑、电控、设备、工艺等相互配合，有良好的管理措施和操作规程，严格进行维护管理。

空调净化系统，是制药工厂的一个关键系统，它对制药工厂能否实现其向病人提供安全有效产品的目标具有重要的影响。作为药品生产质量控制系统的重要组成，药品生产企业空调净化系统主要通过对药品生产环境的空气温度、湿度、悬浮粒子、微生物等的控制和监测，确保环境参数符合药品质量的要求，避免空气污染和交叉污染的发生，同时为操作人员提供舒适的环境。另外药厂空调净化系统还可起到减少和防止药品在生产过程中对人造成的不利影响，并且保护周围的环境。

国内外在药品生产环境及厂房的内部布置必须根据药品的种类、剂型以及生产工序、生产要求等合理划分区域，即室外区、一般区和保护区、洁净区、无菌区。

（1）室外区　是厂区内部或外部无生产活动和更衣要求的区域。通常与生产区不连接的办公室、机加工车间、动力车间、化工原料储存区、餐厅、卫生间等在此区域。

（2）一般区和保护区　是厂房内部产品外包装操作和其他不将产品或物料明显暴露操作的区域，如外包装区、QC实验区、原辅料和成品储存区等。①一般区：没有产品直接暴露或没有直接接触产品的设备和包材内表面直接暴露的环境。如无特殊要求的外包装区域，环境对产品没有直接或间接的影响。环境控制只考虑生产人员的舒适度。②保护区：没有产品直接暴露或没有直接接触产品的设备和包材内表面直接暴露的环境，但该区域环境或活动可能直接或间接影响产品。如有温湿度要求的外包装区域、原辅料及成品库房、更衣室等。

（3）洁净区　是厂房内部非无菌产品生产的区域和无菌药品灭（除）菌及无菌操作以外的生产区域。非无菌产品的原辅料、中间产品、待包装产品，以及与工艺有关的设备和内包材能在此区域暴露。如果在内包装与外包装之间没有隔离，则整个包装区域应归入此等级的区域。

（4）无菌区　是无菌产品的生产场所。

## 一、洁净室标准

在制药生产中广泛使用空气净化技术，以创造不同洁净级别，供不同目的使用的操作室即洁净室（洁净区）。我国《药品生产质量管理规范》（GMP）中无菌药品生产所需的洁净区可分为以下4个级别。A级：高风险操作区，如灌装区、放置胶塞桶和与无菌制剂直接接触的敞口包装容器的区域及无菌装配或连接操作的区域，应当用单向流操作台（罩）维持该区的环境状态。单向流系统在其工作区域必须均匀送风，风速为0.36～0.54m/s（指导值）。应当有数据证明单向流的状态并经过验证。在密闭的隔离操作器或手套箱内，可使用较低的风速。B级：指无菌配制和灌装等高风险操作A级洁净区所处的背景区域。C级和D级：指无菌药品生产过程中重要程度较低的洁净区。

生产工艺对温度和湿度无特殊要求时，A级、B级的洁净室（区）温度为20～24℃，相对湿度为45%～60%；C级、D级洁净室（区）温度为18～26℃，相对湿度为45%～65%。

### （一）对空气悬浮粒子的基本要求

洁净区的设计必须符合相应的洁净度要求，包括达到“静态”和“动态”的标准。我国GMP中洁净区空气悬浮粒子的标准见表20-8。

表20-8　我国GMP中洁净区空气悬浮粒子的标准

| 洁净度级别 | 悬浮粒子最大允许数/立方米 | | | |
|---|---|---|---|---|
| | 静态 | | 动态[3] | |
| | ≥0.5μm | ≥5.0μm[2] | ≥0.5μm | ≥5.0μm |
| A级[1] | 3520 | 20 | 3520 | 20 |
| B级 | 3520 | 29 | 352000 | 2900 |
| C级 | 352000 | 2900 | 3520000 | 29000 |
| D级 | 3520000 | 29000 | 不做规定 | 不做规定 |

注：（1）为确认A级洁净区的级别，每个采样点的采样量不得少于1m³。A级洁净区空气悬浮粒子的级别为ISO4.8，以≥0.5μm的悬浮粒子为限度标准。B级洁净区（静态）的空气悬浮粒子的级别为ISO5，同时包括表中两种粒径的悬浮粒子。对于C级洁净区（静态和动态）而言，空气悬浮粒子的级别分别为ISO7和ISO8。对于D级洁净区（静态），空气悬浮粒子的级别为ISO8。测试方法可参照ISO14644-1。

（2）在确认级别时，应当使用采样管较短的便携式尘埃粒子计数器，避免≥0.5μm悬浮粒子在远程采样系统的长采样管中沉降。在单向流系统中，应当采用等动力学的取样头。

（3）动态测试可在常规操作、培养基模拟灌装过程中进行，证明达到动态的洁净度级别，但培养基模拟灌装试验要求在"最差状况"下进行动态测试。

## （二）对微生物限度的基本要求

洁净区应当对微生物进行动态监测，评估无菌生产的微生物状况。监测方法有沉降菌法、定量空气浮游菌采样法和表面取样法（如棉签擦拭法和接触碟法）等。动态取样应当避免对洁净区造成不良影响。成品批记录的审核应当包括环境监测的结果。对表面和操作人员的监测，应当在关键操作完成后进行。在正常的生产操作监测外，可在系统验证、清洁或消毒等操作完成后增加微生物监测。我国GMP中洁净区微生物监测的动态标准见表20-9。

表20-9　我国GMP中洁净区微生物监测的动态标准[1]

| 洁净度级别 | 浮游菌 CFU/m³ | 沉降菌（Φ90mm）CFU/4h[2] | 表面微生物 | |
|---|---|---|---|---|
| | | | 接触（Φ55mm）CFU/碟 | 5指手套 CFU/手套 |
| A级 | <1 | <1 | <1 | <1 |
| B级 | 10 | 5 | 5 | 5 |
| C级 | 100 | 50 | 25 | — |
| D级 | 200 | 100 | 50 | — |

注：（1）表中各数值均为平均值；（2）单个沉降碟的暴露时间可以少于4小时，同一位置可使用多个沉降碟连续进行监测并累积计数。

## （三）对空气悬浮粒子的监测要求

### 1. 对洁净区的悬浮粒子进行动态监测的要求

（1）根据洁净度级别和空气净化系统确认的结果及风险评估，确定取样点的位置并进行日常动态监控。

（2）在关键操作的全过程中，包括设备组装操作，应当对A级洁净区进行悬浮粒子监测。生产过程中的污染（如活生物、放射危害）可能损坏尘埃粒子计数器时，应当在设备调试操作和模拟操作期间进行测试。A级洁净区监测的频率及取样量，应能及时发现所有人为干预、偶发事件及任何系统的损坏。灌装或分装时，由于产品本身产生粒子或液滴，允许灌装点≥5.0μm的悬浮粒子出现不符合标准的情况。

（3）在B级洁净区可采用与A级洁净区相似的监测系统。可根据B级洁净区对相邻A级洁净区的影响程度，调整采样频率和采样量。

（4）悬浮粒子的监测系统应当考虑采样管的长度和弯管的半径对测试结果的影响。

（5）日常监测的采样量可与洁净度级别和空气净化系统确认时的空气采样量不同。

（6）在A级洁净区和B级洁净区，连续或有规律地出现少量≥5.0μm的悬浮粒子时，应当进行调查。

（7）生产操作全部结束、操作人员撤出生产现场并经15～20分钟（指导值）自净后，洁净区的悬浮粒子应当达到表中的“静态”标准。

（8）应当按照质量风险管理的原则对C级洁净区和D级洁净区（必要时）进行动态监测。监控要求以及警戒限度和纠偏限度可根据操作的性质确定，但自净时间应当达到规定要求。

（9）应当根据产品及操作的性质制定温度、相对湿度等参数，这些参数不应对规定的洁净度造成不良影响。

**2. 制定适当的悬浮粒子和微生物监测警戒限度及纠偏限度**　操作规程中应当详细说明结果超标时需采取的纠偏措施。

### （四）对无菌药品生产过程的环境要求

无菌药品按其最终去除微生物的方法不同，分为可最终灭菌无菌药品和非最终灭菌无菌药品两类。我国GMP对无菌药品各生产工艺过程的洁净度做了明确规定，见表20-10、表20-11。

表20-10　最终灭菌无菌药品的生产操作环境

| 洁净度级别 | 最终灭菌产品生产操作示例 |
| --- | --- |
| C级背景下的局部A级 | 高污染风险[(1)]的产品灌装（或灌封） |
| C级 | ①产品灌装（或灌封）；②高污染风险[(2)]产品的配制和过滤；③眼用制剂、无菌软膏剂、无菌混悬剂等的配制、灌装（或灌封）；④直接接触药品的包装材料和器具最终清洗后的处理 |
| D级 | ①轧盖；②灌装前物料的准备；③产品配制（指浓配或采用密闭系统的配制）和过滤直接接触药品的包装材料和器具的最终清洗 |

注：（1）此处的高污染风险是指产品容易长菌、灌装速度慢、灌装用容器为广口瓶、容器需暴露数秒后方可密封等状况。（2）此处的高污染风险是指产品容易长菌、配制后需等待较长时间方可灭菌或不在密闭系统中配制等状况。

表20-11　非最终灭菌无菌药品的生产操作环境

| 洁净度级别 | 非最终灭菌产品的无菌生产操作示例 |
| --- | --- |
| B级背景下的局部A级 | ①处于未完全密封[(1)]状态下产品的操作和转运，如产品灌装（或灌封）、分装、压塞、轧盖[(2)]等；②灌装前无法除菌过滤的药液或产品的配制；③直接接触药品的包装材料、器具灭菌后的装配以及处于未完全密封状态下的转运和存放；④无菌原料药的粉碎、过筛、混合、分装 |

续表

| 洁净度级别 | 非最终灭菌产品的无菌生产操作示例 |
| --- | --- |
| B级 | ①处于未完全密封[1]状态下的产品置于完全密封容器内的转运；②直接接触药品的包装材料、器具灭菌后处于密闭容器内的转运和存放 |
| C级 | ①灌装前可除菌过滤的药液或产品的配制；②产品的过滤 |
| D级 | 直接接触药品的包装材料、器具的最终清洗、装配或包装、灭菌 |

注：（1）轧盖前产品视为处于未完全密封状态；（2）根据已压塞产品的密封性、轧盖设备的设计、铝盖的特性等因素，轧盖操作可选择在C级或D级背景下的A级送风环境中进行。A级送风环境应当至少符合A级区的静态要求。

### （五）对非无菌药品生产过程的环境要求

我国GMP及有关附录，对非无菌药品的生产环境也做了明确规定。

（1）应当根据药品品种、生产操作要求及外部环境状况等配置空调净化系统，使生产区有效通风，并有温度、湿度控制和空气净化过滤，保证药品的生产环境符合要求。

洁净区与非洁净区之间、不同级别洁净区之间的压差应当不低于10Pa。必要时，相同洁净度级别的不同功能区域（操作间）之间也应当保持适当的压差梯度。

口服液体和固体制剂、腔道用药（含直肠用药）、表皮外用药品等非无菌制剂生产的暴露工序区域及其直接接触药品的包装材料最终处理的暴露工序区域，应当参照“无菌药品”附录中D级洁净区的要求设置，企业可根据产品的标准和特性对该区域采取适当的微生物监控措施。

（2）非无菌原料药精制、干燥、粉碎、包装等生产操作的暴露环境应当按照D级洁净区的要求设置。

（3）中药提取、浓缩、收膏工序宜采用密闭系统进行操作，并在线进行清洁，以防止污染和交叉污染。采用密闭系统生产的，其操作环境可在非洁净区；采用敞口方式生产的，其操作环境应当与其制剂配制操作区的洁净度级别相适应。

（4）浸膏的配料、粉碎、过筛、混合等操作，其洁净度级别应当与其制剂配制操作区的洁净度级别一致。中药饮片经粉碎、过筛、混合后直接入药的，上述操作的厂房应当能够密闭，有良好的通风、除尘等设施，人员、物料进出及生产操作应当参照洁净区管理。

（5）中药注射剂浓配前的精制工序应当至少在D级洁净区内完成。

（6）非创伤面外用中药制剂及其他特殊的中药制剂可在非洁净厂房内生产，但必须进行有效的控制与管理。

## 二、洁净室管理

洁净室环境的质量控制可从厂房设计、人员、用具、生产安排等多方面进行，并和日常工作管理有较大关系，在设计和设备选型已经确定的时候，管理和维护就显得非常重要了。为保证洁净室能保持良好状态，环境质量符合国家标准，建议做到以下要求。

（1）洁净室内墙壁和顶棚的交界处以及墙壁与墙壁的交界处，应平整、光洁、无裂缝、接口严密、无颗粒物脱落，并应耐清洗。墙壁和地面交界处宜做成弧形。当采用轻质材料隔墙时，应采用防碰撞措施。

（2）洁净室的地面应整体性好、平整、耐磨、耐撞击，不易积聚静电，易除尘清洗。地面垫层应配筋，潮湿地区应做防潮处理。地漏干净，消毒并常保持液封状态，盖严上盖。洗手池、器具和洁具清洗池等设施，应里外保持洁净、无浮尘、垢斑和水迹。

（3）缓冲室（气闸）、传递柜、传递窗等缓冲设施的两扇门不能同时打开，在不工作时，注意关紧传递设施的门。

（4）严格控制进入洁净室的人数，仅限于该区域生产操作人员及经批准进入的人员进入；工作时应关紧操作间的门，尽量减少出入次数。对临时外来人员进入生产区域时，必须有人员陪同，培训并监督执行洁净区域的更衣流程和个人卫生事项要求。如不得化妆和佩戴饰物；生产区、仓储区应当禁止吸烟和饮食，禁止带入食品、饮料、香烟和个人用药品等非生产用物品；避免裸手直接接触药品、与药品直接接触的包装材料和设备表面。对进入洁净区人员实行登记制度。

（5）洁净区内进行各种操作活动要稳、准、轻，不做与工作无关的动作，各种活动（操作）应限制在最低限度。

（6）洁净区内所有物品应定数、定量、定置、挂状态标识，与本区生产无关的物品不允许带入。

（7）所用各种器具、容器、设备、工具需要用不产尘的材料制作，并按规定程序进行清洁、消毒后方可放入洁净区。应尽量减少使用不易清洁的凹陷和凸出的壁架、橱柜和设备。

（8）使用后的清洁卫生工具要及时清洗干净、消毒并及时干燥，置于通风良好的洁具间内规定的位置。用前、用后要检查抹布、拖把是否会脱落纤维。清洁标准：要求所有清洁项目达到无尘、无痕、无脱落物、整洁。消毒剂应具有高效、环保、残留少、水溶性强等特征。使用符合县卫生部门颁布的《消毒管理办法》要求的消毒剂，每月轮换交替使用，以防止微生物产生耐受性。消毒剂应现配现用。

（9）记录用纸、笔需经洁净处理后方可带入洁净区。所用纸笔不发尘，不能用铅笔和橡皮，而应用签字笔。洁净区内不宜设告示牌、记事板。

（10）生产过程中产生的废弃物应及时放入洁净的不产尘的容器和口袋中，密闭放在洁净区内指定地点，并按规定在工作结束后将其及时清除出洁净区。洁净区空调宜连续运行，工作间歇时空调应做值班运行，保持室内正压，以防止室内凝结露水。

（11）洁净室不宜安排一日24小时生产，每天必须有足够的时间用于清洁和消毒。更换品种要保证有足够的时间进行清场、清洁与消毒。

（12）必须保证洁净室维持在规定的洁净度等级环境下，并定期监测。

（13）按《空调净化系统清洁消毒管理规程》《空调净化系统清洁消毒标准操作规程》定期清洗回风滤网和定期清洗更换空气过滤器。

## 第五节　药品生产质量管理规范

《药品生产质量管理规范》（GMP）是Good Manufacturing Practice的缩写，是保证生产优质药品的一套科学、系统的管理体系，是药品生产和管理的基本准则，适用于药品制剂生产的全过程和原料药生产中影响成品质量的关键工序，也是新建、改建和扩建医药企业的依据。GMP是药品进入国际医药市场的“准入证”。1963年美国首先颁布GMP，是世界上最早的GMP，1969年世界卫生组织也颁布了自己的GMP，此后各国积极响应，陆续制定并实施了符合各国国情的GMP条例，到目前为止，世界上已有100多个国家、地区实施了GMP。

## 一、我国药品生产质量管理规范简介

我国医药工业第一次试行的GMP是1982年由原中国医药工业公司编写的《药品生产管理规范（试行本）》。多年来经过修改与反复实践使GMP管理规范得到了进一步完善和发展。于1999年，原国家药品监督管理局最终修订并颁布了《药品生产质量管理规范（1998年修订）》，规定于1999年8月1日全面施行。到2000年底，我国血液制品生产企业、药品粉针剂生产企业、大容量注射剂企业以及近几年新建的生产企业已经全部按GMP组织生产。对达不到GMP要求的已经停产。原国家药品监督管理局2001年10月12日发布《关于全面加快监督实施药品GMP工作进程的通知》（国药监安［2001］448号）规定，2004年7月1日起，我国所有药品制剂和原料药的生产必须符合药品GMP要求，未在规定期限内取得“药品GMP证书”的药品生产企业（包括生产车间或剂型）停止相应药品的生产。推行GMP是保证人民用药安全有效的重要保证，可以从整体上提高我国制药企业水平，也是配合经济部门调控、克服药品生产低水平重复的重要措施。

GMP的基本内容包括十四章：总则、质量管理、机构与人员、厂房与设施、设备、物料与产品、确认与验证、文件管理、生产管理、质量控制与质量保证、委托生产与委托检验、产品发运与召回、自检、附则（包括十一个附录：无菌药品、原料药、生物制品、血液制品、中药制剂、放射性药品、中药饮片、医用氧、取样、计算机化系统、确认与验证）。

GMP的检查对象是：①人；②生产环境；③制剂生产的全过程。“人”是实行GMP管理的软件，也是关键管理对象，而“物”是GMP管理的硬件，是必要条件，缺一不可。

GMP的中心思想是：任何药品的质量形成是设计和生产出来的，而不是检验出来的。GMP强调预防为主，在药品生产过程中建立质量保障体系，实行全面质量管理，以确保药品质量。

GMP的三大要素是：①将人为产生的错误减小到最低；②防止对药品的污染和低质量药品的产生；③保证产品高质量的系统设计。

我国最新版GMP是2010年修订版，2011年3月1日起施行，分十四章共313条。新版GMP条款内容更加具体，指导性和可操作性更强；在生产条件和管理制度方面的规定更加全面、具体，进一步从生产环节确保了药品质量的安全性、稳定性和均一性。

新版GMP的特点：首先体现在强化了软件方面的要求。一是加强了药品生产质量管理体系建设，大幅提高对企业质量管理软件方面的要求。把质量管理单独提出一章，企业必须建立全面的质量保证系统。GMP细化了对构建实用、有效质量管理体系的要求，强化药品生产关键环节的控制和管理，以促进企业质量管理水平的提高。二是全面强化了从业人员的素质要求。增加了对从事药品生产质量管理人员素质要求的条款和内容，进一步明确职责。如新版GMP明确药品生产企业的关键人员包括企业负责人、生产管理负责人、质量管理负责人、质量受权人等必须具有的资质和应履行的职责。三是细化了操作规程、生产记录等文件管理规定，增加了指导性和可操作性。其次在硬件要求方面，新版GMP提高了部分生产条件的标准。一是调整了无菌制剂的洁净度要求。为确保无菌药品的质量安全，新版GMP在无菌药品附录中采用了世界卫生组织和欧盟最新的A、B、C、D分级标准，对无菌药品生产的洁净度级别提出了具体要求；增加了在线监测的要求，特别对悬浮粒子，也就是生产环境中的悬浮微粒的静态、动态监测，对浮游菌、沉降菌（生产环境中的微生物）和表面微生物的监测都做出了详细的规定。第三增加了对设备设施的要求。对厂房设施分生产区、仓储区、质量控制区和辅助区分别提出设计和布局的要求；对设备的设计和安装、维护和维修、使用、清洁及状态标识、校准等几个方面也都做出具体规定。

药品生产过程存在污染、交叉污染、混淆和差错等风险，不能简单按照质量标准通过检验来发现问题，必须在生产过程中加以控制。所以，新版GMP中引入风险管理的理念，并相应增加了一系列新制度，如供应商的审计和批准、变更控制、偏差管理、超标调查、纠正和预防措施、持续稳定性考察计划、产品质量回顾分析等，分别从原辅料采购、生产工艺变更、操作中的偏差处理、发现问题的调查和纠正、上市后药品质量的持续监控等方面，对各个环节可能出现的风险进行管理和控制，促使生产企业建立相应的制度，及时发现影响药品质量的不安全因素，主动防范质量事故的发生，以最大限度保证产成品和上市药品的质量。

以前很多人认为，质量管理和实施GMP是质量管理部门和质量管理人员的事情。而新版GMP体现了全员参与质量的理念，强调了法人、企业负责人，包括质量负责人、质量授权人等高层管理人员的质量职责，使得药品生产企业的质量管理更为全面深入。这是对“企业是药品质量第一责任人”的进一步落实，体现了制度化管理的现代企业管理理念。

## 二、GMP实际应用举例

### （一）GMP对批号的编制与管理

**1. 批的定义** 指经一个或若干加工过程生产的、具有预期均一质量和特性的一定数量的原辅料、包装材料或成品。为完成某些生产操作步骤，可能有必要将一批产品分成若干亚批，最终合并成为一个均一的批。在连续生产情况下，批必须与生产中具有预期均一特性的确定数量的产品相对应，批量可以是固定数量或固定时间段内生产的产品量。

**2. 批号的定义** 指用于识别一个特定批的具有唯一性的数字和（或）字母的组合。批号编制以简单易识别为原则，确保生产批次的追溯性和唯一性。

**3. 批号设计原则** 批号设计的五项基本原则，即需要考虑批号的唯一性、通用性、易记忆、扩展性和效率性。

**4. 批号的表示方式** 批号通常由数字表示或由字母+数字表示。它用一组数字或字母+数字来代表一批物料或产品，保持物料和产品的均一性。物料和产品批号必须是唯一的，即一个批次的物料或产品只有一个对应的批号。

**5. 批号的使用和管理** 企业应制定批号系统管理程序，明确批号定义、批的划分原则、批号设计原则、批号发放、使用和管理程序。应由指定的部门负责批号系统的制定、发放、使用等系统管理和维护。企业应根据制定批号系统管理程序执行批号发放、使用和管理操作并有相关记录。应建立批号发放清单或索引表，以便控制批号的发放和使用，发放批号应有复核，防止重复给号。批号系统的控制可以通过计算机管理系统实现或其他等同性方式实现，确保物料和产品的追踪性。

**6. 根据GMP的规定，各类药品的“批”划分原则**

（1）非无菌药品 ①口服或外用的固体、半固体制剂在成型或分装前使用同一台混合设备一次混合所生产的均质产品为一批；②口服或外用的液体制剂以灌装（封）前经最后混合的药液所生产的均质产品为一批。

（2）无菌药品　①大（小）容量注射剂以同一配液罐最终一次配制的药液所生产的均质产品为一批；同一批产品如用不同的灭菌设备或同一灭菌设备分次灭菌的，应当可以追溯；②粉针剂以一批无菌原料药在同一连续生产周期内生产的均质产品为一批；③冻干产品以同一批配制的药液使用同一台冻干设备在同一生产周期内生产的均质产品为一批；④眼用制剂、软膏剂、乳剂和混悬剂等以同一配制罐最终一次配制所生产的均质产品为一批。

（3）原料药　①连续生产的原料药，在一定时间间隔内生产的在规定限度内的均质产品为一批；②间歇生产的原料药，可由一定数量的产品经最后混合所得的在规定限度内的均质产品为一批。

（4）生物制品　应当按照最新版《中国药典》中的“生物制品分批规程”对生物制品分批并编制批号。

（5）中药材　中药饮片应以同一批中药材在同一连续生产周期生产的一定数量相对均质的成品为一批。

（6）放射性药品　即时标记放射性药品每日使用同一钼锝发生器一次洗脱液和相同批号配套药盒进行标记的同种制剂，可作为一批管理。如满足上述条件，钼锝发生器同一日淋洗多次，每次制备的制剂作为亚批管理。保证产品可追溯。

### （二）GMP对洁净区着装（工作服）要求

工作服及其质量应当与生产操作的要求及操作区的洁净度级别相适应，其式样和穿着方式应当能够满足保护产品和人员的要求。各洁净区的着装要求规定如下。

**1. D级洁净区**　应当将头发、胡须等相关部位遮盖。应当穿合适的工作服和鞋子或鞋套。应当采取适当措施，以避免带入洁净区外的污染物。

**2. C级洁净区**　应当将头发、胡须等相关部位遮盖，应当戴口罩。应当穿手腕处可收紧的连体服或衣裤分开的工作服，并穿适当的鞋子或鞋套。工作服应当不脱落纤维或微粒。

**3. A/B级洁净区**　应当用头罩将所有头发以及胡须等相关部位全部遮盖，头罩应当塞进衣领内，应当戴口罩以防散发飞沫，必要时戴防护目镜。应当戴经灭菌且无颗粒物（如滑石粉）散发的橡胶或塑料手套，穿经灭菌或消毒的脚套，裤腿应当塞进脚套内，袖口应当塞进手套内，工作服应为灭菌的连体工作服，不脱落纤维或微粒，并能滞留身体散发的微粒。

个人外衣不得带入通向B级或C级洁净区的更衣室。每位员工每次进入A/B级洁净区，应当更换无菌工作服；或每班至少更换一次，但应当用监测结果证明这种方法的可行性。操作期间应当经常消毒手套，并在必要时更换口罩和手套。

药品生产过程中人是主要污染源，是污染无菌环境的主要威胁。企业应根据具体情况制定合理的更衣程序，建立完备的更衣SOP，并遵照执行。衣服的折叠方式要便于更衣，如采用反叠的方式，以保证在更衣时只接触到无菌服的内表面，避免已灭菌的无菌服在更衣时受到污染。折叠方式需在SOP中进行规定。

（1）衣物的洗涤　由于无菌药品生产使用的衣物不直接接触药品，其风险一般不超过与药品直接接触的容器和包装材料，所以可在不超过直接接触药品的容器和包装材料的环境条件下洗涤，如B、C、D等级区域的衣物可在D级环境下洗涤，洗涤可分室分洗衣机进行。

（2）衣物的传送　C、D级操作区域使用的衣物，可洗涤干燥后包扎或用密封容器传递至C、D

级操作区域使用。B级区域使用的衣物，洗涤干燥后需适当的包扎，经湿热灭菌干燥后宜直接出现在B级区内。注射剂车间保洁员在衣物转移过程中需有专用的衣物转移桶或其他包装形式，标明清洁状态和使用情况，并签名和写上日期。在衣物转移过程中需有相关流程，防止出现交叉污染。

（3）衣物的使用　清洗过的衣服，在使用过程中的一般原则为按照清洗日期，先洗先用；灭菌后的物品按照灭菌有效期，先灭先用。衣物的洗涤和使用应有记录。

## （三）GMP对口服固体制剂清场管理要求

为了防止药品生产中不同批号、品种、规格之间的污染和交叉污染，各生产工序在生产结束、更换品种及规格或换批号前，应彻底清理及检查作业场所。有效的清场管理程序，可以防止混药事故的发生。清场分为大清场和小清场，大清场是指换品种时或者连续生产一定批次后进行的清场，小清场是指同品种生产的批间清场和生产完工后的每日清场。

**1. 每日生产完工后的清场要求**　地面无积尘、无结垢，门窗、室内照明灯、风管、墙面、开关箱外壳无积尘，室内不得存放与生产无关的物品。使用的工具、容器，清洁无异物，无前次产品的残留物。设备内外无前次生产遗留的药品，无油垢。调换品种、规格时，必须对原料、辅料、包装材料、标签，说明书等的领用数、使用数和剩余数认真核对，核对无误后认真填写记录，对不再使用的原料、辅料、包装材料、标签、说明书要及时清场，返回库里。对印有批号的标签、包装材料不得涂改使用，应由专人负责及时销毁，并做好记录。房间和设备完成清洁后，需挂上“已清洁”标识。

**2. 清场后检查要求**　清场结束后，清场记录需要双人复核。检查结束后在清场记录上签字，合格后发给“清场合格证”或者其他合适的方式（例如清场批记录）证明清场合格。“清场合格证”或者其他合适的方式（例如清场批记录）证明清场合格作为下一个班次、下一批产品、另一个品种或同一品种不同规格产品的生产凭证，放入批生产记录。清场未合格并且QA批准前不得进行另一个品种或者同一品种不同规格的生产。清场记录样表见表20-12，清场合格证样表见表20-13。

**表20-12　清场记录样表**

| | 清场内容及要求 | 清场人 | 复核人 | 工艺员检查情况 |
|---|---|---|---|---|
| 1 | 设备及部件内外清洁、无异物 | | | |
| 2 | 无废弃物、无前批遗留物 | | | |
| 3 | 门窗玻璃、墙面、顶棚清洁、无尘 | | | |
| 4 | 地面清洁、无积水 | | | |
| 5 | 容器具清洁无异物，摆放整齐 | | | |
| 6 | 灯具、开关、管道清洁、无灰尘 | | | |
| 7 | 回风口清洁、无尘 | | | |
| 8 | 地漏清洁、消毒 | | | |
| 9 | 卫生洁具清洁、按规定放置 | | | |
| 10 | 其他 | | | |
| 结论 | | | | |
| | 清场人 | 工艺员 | 质监员QA | |

表20-13　清场合格证样表

| 公司车间清场合格证（正本） | | | 文件编号 |
|---|---|---|---|
| 原生产品名 | 规格 | 批号 | |
| 调换品名 | 规格 | 批号 | |
| 清场班组 | 清场者 | 检查者 | |
| | 清场日期 | 年　　月　　日 | |

## （四）GMP对口服固体制剂生产设备中模具、筛网、滤袋的管理要求

### 1. 模具

（1）模具制作要求　模具制作单位应具备相应的机械加工资质、机械加工设备与设施以及相应的测量或检测仪器仪表，模具加工时应有加工图纸等。

（2）模具的管理　实行专人管理、定置存放，并对模具进行编号；新进厂的模具应由专人进行验收。使用部门应建立模具台账，并做好模具的验收、领取、发放、使用、维护保养、存放及报废管理。

（3）模具的验收　模具使用单位开箱验货，对模具的材质进行确认，要求加工单位提供模具材质证明；按照模具加工合同、设计图纸等对模具的规格、尺寸、数量等进行核对。验收合格后签收、登记台账。

（4）模具的保管　新模具验收合格后，依据相关要求对模具进行编号或者使用模具上刻的原供应商编号，要求编号具有唯一性，可追踪性。采取防锈蚀、防磕碰措施，将模具定置存放，专人专柜保管，并记录。

（5）模具的发放、使用　生产人员按照产品要求领取相应的模具，认真核对模具型号、规格、数量等，无误后领取并记录。使用前核对模具的型号、规格、数量无误，外观完好，按照模具安装规程进行安装。如发现损伤应立即报相关管理人员查明原因。模具使用结束拆卸后确认模具外观完好、数量准确，如有模具异常（残损、缺失等）立即按照偏差进行处理。模具收回须填写使用记录，记录内容包括模具名称、模具编号、数量、所安装设备编号、领用人、领用日期、交回日期、交回人。

（6）模具的维护　清洗完毕的模具应采取防锈蚀、防磕碰措施，放回指定位置。模具领用、安装及使用人员应注意保护模具。在运送、安装和使用过程中，严禁对模具进行随意敲打，注意不要磕碰、撞击，勿将工具等异物掉入模具内，以防造成模具损坏。有些模具需进行特殊型腔面处理，即在型腔表面镀上一层硬铬，镀层厚度一般在0.01mm左右，其作用是增加耐磨性、防腐蚀性和便于脱模，减少黏冲。特殊型腔面处理主要适用于：中药、维生素、糖类、钙类、带有腐蚀性的物料及矿物质。拆卸后的模具要逐个进行清洗和检查，对发现有问题的要及时进行修复或更换；型腔面的表面粗糙度可用专用的抛光刷和抛光膏进行修复，修复后要进行防护处理（可用F20-1薄层防锈油进行防护），有保护套的模具用保护套套好，放置在专用的柜中，以备下次使用。

（7）模具的清洁、保养　更换品种或同一品种使用一定周期后应对模具进行清洁，可使用软质毛刷、绢布等对模具表面进行清洁，不要使用腐蚀性清洁剂。模具晾干后再存放，如有可能，将模具放在盛有轻质油的不锈钢盒内保养。

（8）模具的报废　模具经确认不符合使用标准的应报废，报废时要登记编号等信息，有精密

配合要求的模具一般成套报废，如压片机上冲、中模、下冲一般成套报废。

2. 筛网

（1）筛网的购置　筛网的制作单位应具备相应的加工资质或技术能力及相应的测量或检测仪器仪表等。筛网的网丝直径、筛网孔径、筛网丝的材质应符合国家标准或行业标准。应用标准的目镜确定筛网目数是否符合要求。

（2）筛网的管理　使用部门应做好筛网的领取、发放、清洁、使用管理；使用部门应建立筛网检查记录并制订相应的检查流程，应制定筛网使用过程中的检查周期，并有对筛网破损后产品的处理措施。

（3）筛网的储存　筛网实行定置存放，并按不同的目数分类，由专人来负责管理；筛网领回后应确认无脱丝、断裂等情况，按不同规格分别放入干燥、密闭的容器内储存。

（4）筛网的使用　使用前确认筛网完好、无脱丝、断裂等情况后进行安装；操作过程中，操作人员应匀速操作，防止筛网破裂，过程中应检查筛网有无脱丝、断裂、漏药现象，如发现筛网脱丝、断裂，应立即停止使用，更换筛网，并按偏差进行处理；操作结束后确认筛网的完整性，如有破损，按偏差进行处理。

（5）筛网的清洁、消毒　筛网使用部门应制定筛网的清洁、消毒操作规程，根据清洁验证结果，如果在有效期内直接使用，若超出清洁效期，应在使用前将筛网重新清洁消毒。

3. 滤袋

（1）滤袋的内容物　包括沸腾制粒机上的滤袋、压片或充填设备附属的抽尘滤袋等生产设备使用的滤袋，不包括空调净化系统、除湿系统等使用的送风、回风过滤滤袋以及直排、局排系统安装的滤袋。

（2）滤袋的购置　滤袋的制作单位应具备相应的加工资质或技术能力，滤袋原材料的提供单位应提供滤袋的材质说明，应提供具体的技术参数。滤袋的尺寸规格、材质应符合国家标准或行业标准。根据物料的情况选用适当的材质，原则上除考虑透气性外还应考虑漏粉率，防止物料消耗过大，如涤纶长纤维材质的滤袋，分厚薄两种，应正确选用。

（3）滤袋的管理　使用部门应做好滤袋的领取、发放、清洗、消毒、使用管理。使用部门应建立滤袋检查记录，对滤袋进行编号，专人管理。滤袋实行定置存放，并按不同的品种、规格分类；使用部门应建立滤袋检查记录并制订相应的检查流程。

（4）滤袋的储存　滤袋接收后应确认规格尺寸、材质等符合工艺要求，按品种、数量进行编号，并定置存放。

（5）滤袋的使用　使用部门应制定滤袋的使用管理程序。使用前按品种、规格领用，确认滤袋完好并记录；安装、操作结束后确认滤袋的完整性，如有破损，按偏差进行处理。

（6）滤袋的清洁　使用部门应制定滤袋的清洁、消毒操作规程及清洁周期。滤袋初次使用前应进行清洁、消毒，清洁时按品种分开清洗并选用适当的清洗剂，滤袋清洗、晾干后按品种、规格分别整理，定置存放。

### （五）GMP对设备、厂房、设施进行确认的要求

确认包括设计确认（design qualification，DQ）、安装确认（installation qualification，IQ）、

运行确认（operational qualification，OQ）和性能确认（performance qualification，PQ）。

**1. 设计确认**　新的设备、厂房、设施确认的第一步为设计确认。设计确认是有文件记录的对厂房、设施、设备等的设计所进行的审核活动，目的是确保设计符合用户所提出的各方面需求，经过批准的设计确认是后续确认活动（如安装确认、运行确认、性能确认）的基础。设计确认包括以下项目。

（1）用户需求说明文件　用户需求说明文件是从用户角度对厂房、设施、设备等提出的要求。需求的程度和细节应与风险、复杂程度相匹配，其中可以针对待设计的厂房、设施、设备等考虑以下内容（具体可根据实际需要进行增减）：①法规方面的要求，GMP要求、安全要求、环保要求等；②安装方面的要求和限制，安装尺寸、地面承重、材质要求（重点考虑接触产品的部件）、动力类型（电、压缩空气、蒸汽等）、洁净级别、房间环境（温湿度）等；③功能方面的要求，设备的产能、效率；工艺参数范围；原辅料、包装材料、产品的规格标准；自动控制过程的要求；计算机化系统的验证要求等；④文件方面的要求，供应商应提供的文件及格式要求，如图纸、维护计划、使用说明、操作手册、备件清单等。

（2）技术标准文件　技术标准文件是从设计者角度对厂房、设施、设备等怎样满足用户需求进行的说明。技术标准应根据用户需求说明文件中的条款准备，其中应包括必要的技术图纸等。

（3）对用户需求说明文件和技术标准文件进行对比　可采用表格的方式将需求条款与设计条款进行逐条比对并将对比的结果进行记录。为了方便对比以及对相应条款进行引用，建议对每一条需求和技术规格单独编号。

（4）风险分析　应通过风险分析确定后续确认工作的范围和程度，并制定降低风险的措施。降低风险的措施可以是确认中的某项具体测试或者增加相应的控制或检查规程等，这些措施的执行情况需在后续的确认活动中进行检查。

对于标准化的设备，“设计”在很多情况下仅仅是对不同的型号进行选择的活动。在这样的情况下，设计确认的内容可以相对简化。

**2. 安装确认**　应对新的或发生改造之后的厂房、设施、设备等进行安装确认；设备、设施、管路的安装以及所涉及的仪表应对照工程技术图纸及设计确认文件进行检查；供应商提供的操作指导、维护和清洁的要求等文件应在安装确认过程中收集并归档；新设备的校准需求和预防性维护的需求应在这一阶段定义。安装确认应包括以下的检查项目（具体内容可根据实际需要进行增减）。

（1）到货的完整性　将到货的实物与订单、发货单、DQ文件等进行对比；检查设计确认文件中所规定的文件（如操作说明、备件清单、图纸等）是否齐全。

（2）材质和表面　检查直接接触产品的部件材质类型和表面的光滑程度；检查可能对产品质量产生影响的其他物质（如润滑剂、冷却剂等）。

（3）安装和连接情况　对照图纸检查安装情况（机械安装、电器安装、控制回路等）；加工情况（如焊接、排空能力、管路斜度、盲管等）；设备的标识（内部设备编号的标识、管路标识等）；检查设备设施与动力系统（如供电）的连接情况；检查设备设施与公用设施（如压缩空气系统、冷水系统等）的连接情况。

（4）初始清洁　安装前后清洁操作及检查。

（5）校准　应对厂房、设备、设施等的控制或测量用的仪表等进行校准需求的评估；对需校准的仪表等建立校准方法；完成初始校准。

（6）文件　收集及整理（归档）由供应商提供的操作指导、维护方面的要求；建立设备设施等的工作日志；技术图纸等的审核（确认为最新状态）。

**3. 运行确认**　运行确认应在安装确认完成之后进行。其中的测试项目应根据对于工艺、系统和设备的相关知识而制定；测试应包括所谓的“最差条件”，即操作参数的上下限度（例如最高和最低温度）；而且测试应重复足够的次数，以确保结果可靠并且有意义。运行确认应包括以下内容（具体可根据实际需要进行增减）。

（1）功能测试　设备的基本功能，系统控制方面的功能（如报警、自动控制等），安全方面的功能（如设备的急停开关功能、安全联锁功能等）的测试。

（2）培训　在运行确认结束之前，应确认相关人员的培训已经完成，其中应至少包括设备操作、维护、清洁以及安全指导方面的内容。

（3）检查OQ中所使用到的测量用仪器　必须确保运行确认中所使用的测量用仪器、仪表等都经过校准。

（4）检查相关文件的准备情况（以下文件都应在运行确认结束前完成）检查操作规程（与设备设施操作、清洁相关的操作规程应在运行确认过程中进行完善和修改并在运行确认结束之前完成），预防性维护计划（新设备已加入企业预防性维护计划中），校准计划，监测计划。

**4. 性能确认**　性能确认应在安装确认和运行确认成功完成后执行，尽量将性能确认作为一个单独活动进行描述，在有些情况下也可以将性能确认与运行确认结合在一起进行。性能确认是通过文件证明当设备、设施等与其他系统完成连接后能够有效地可重复地发挥作用，即通过测试设施、设备的产出物（例如纯化水系统所生产出的纯化水、设备生产出的产品等）证明它们正确的性能。性能确认中，可以使用与实际生产相同的物料，也可以使用有代表性的替代物料（如空白剂）；测试应包含“最差条件”，例如在设备最高速度运行时测试。

（邢建华）

# 第二十一章　静脉用药集中调配

注射液是临床常用的给药剂型，其中通过静脉给药的药物见效快，生物利用度高，这种方式还具有可控制输注速度和输注量的优点。静脉药物治疗是将有治疗和营养支持作用的药物，如抗菌药物、细胞毒药物、血液、血液制品、电解质液、代血浆制剂、营养物质等通过静脉注射或静脉滴注方式，使疾病得以治疗，达到缓解、好转或痊愈，是临床药物治疗的重要方式之一。静脉药物治疗按照给药途径分为静脉滴注和静脉注射两种主要方式：静脉滴注时，常将一种或数种药物溶解稀释于适当体积载体输液中给予；静脉注射时，药物通过注射器给予。

供静脉滴注用的大体积注射液（除另有规定外，一般不小于100ml，生物制品一般不小于50ml）可被称为输液，按其临床用途可大致分为电解质输液、血浆代用液、糖类能量输液、营养类输液、透析造影类输液和治疗药输液等。

输液产品的容器经历了玻璃瓶、塑料瓶、PVC软袋、非PVC软袋和吹灌封一体化输液的变革。输液产品近年来在我国发展较快，品种已增加至近120种。在国外，输液产品与调配、给药、输注和药学服务等结合在一起，创造了较高的临床医疗价值，值得我国输液企业借鉴，以进一步创新丰富输液品种，开发更有竞争力的高端产品。

早期的静脉用药约有一半在药房调配，到了20世纪50～60年代，随着制药工业的发展，工业化的静脉用药制品大大增加，越来越多的无菌静脉输液在临床推广使用。无菌冻干粉末制剂的问世解决了液体制剂运输贮存不便的问题，但同时也要求在使用前进行调配。传统模式是：医师开具医嘱，药师在药房统一调配核对药品，护理人员从药房领取药品或药房送药至病区后，由护理人员在病区护士站完成使用前的药品配制。这种模式环节多，药品在不同的环境中流动，最后的配制工作强度高，重复操作多，且存在微粒污染、职业暴露等隐患。

为解决上述问题，1969年，世界首个静脉用药集中调配中心（pharmacy intravenous admixture service，PIVAS）在美国俄亥俄州州立大学医院建成，随后美国、加拿大、欧洲各国、澳大利亚和日本等国的医院陆续建立静脉用药调配中心（室）。我国第一家PIVAS于1999年在上海建成。2002年《医疗机构药事管理暂行规定》出台，要求“医疗机构要根据临床需要逐步建立全肠外营养和肿瘤细胞毒药物等静脉液体调配中心，实行集中调配和供应”。2010年4月，原卫生部发布了《静脉用药集中调配质量管理规范》，成为国内首个规范权威的国家级静脉用药调配质量标准和操作规范。在相关政策的要求和支持下，全国各地百余家医院陆续建立了模式多样的PIVAS，使高效、安全、合理的静脉用药调配工作得到了进一步发展。

# 第一节　优质输液

## 一、优质输液的理念

药物经静脉给药后直接进入血液循环，起效十分迅速，但同时安全风险也更高，如果有药物不良反应，其发生也十分迅速。除了世界卫生组织“能口服不肌注，能肌注不输液”的合理用药原则，输液的质量标准、包装材料等在很大程度上影响输液的安全性，因此优质的输液产品是保障安全输液的首要条件。

我国临床使用的输液产品均需符合GMP标准和国家输液质量标准，但受生产条件制约，这些产品仍然会含有不溶性微粒和内毒素，对长期输液的病人造成威胁。人体毛细血管最小的直径4～7μm，如果输液中长期含有较多粒径为5～10μm的不溶性微粒，则会在病人体内形成肉芽肿，这个过程可能会比较漫长，但累积越多，肉芽肿形成的概率越大、数量越多，对病人的健康造成严重影响。优质输液，其产品质量执行标准应在最新版《中国药典》的基础上进一步提高，以提高产品品质，减少相关不良反应的发生。

## 二、优质输液的影响因素

1. **渗透压摩尔浓度**　根据最新版《中国药典》注射剂相关检查标准的规定，静脉输液、营养液、电解质或渗透利尿药等制剂，均应在药品说明书上标注药品的渗透压摩尔浓度。正常人体血液的渗透压摩尔浓度为285～310mOsmol/kg，因在涉及溶质扩散或跨膜转运等各种生物过程中，渗透压都具有非常重要的作用，因此优质输液的渗透压摩尔浓度均需符合最新版《中国药典》关于各药品品种项下的规定。

2. **不溶性微粒**　对输液安全性而言，颗粒是其中最重要的影响因素之一。最新版《中国药典》对输液的不溶性微粒有严格的要求，并规定该项检查采用光阻法和显微计数法进行检查。光阻法不适用于黏度过高和易析出结晶的制剂，也不适用于进入传感器时易产生气泡的注射剂，当光阻法测定结果不符合规定或供试品不适用于光阻法时，应使用显微计数法进行测定并以其结果作为判定依据。

3. **全肠外营养输液的铝限度**　《美国药典》第38版中对全肠外营养输液中的铝含量进行了限度要求，规定不得超过25mg/L。目前《中国药典》尚未对此做出要求，但考虑到曾有过进行全肠外营养治疗的肾功能障碍病人出现铝中毒的报道，输注输液应当尽量避免该因素的影响，进一步降低用药安全隐患。

## 三、优质输液的鉴别

在GMP和最新版《中国药典》标准的基础上，可使用以下18种指标对输液产品的质量差异进行判断，以遴选出优质输液用于临床。

1. **企业质量体系**　对企业药品不良反应机制进行评估。

2. **输液包装的安全性评估**　企业提供的包括包装系统可提取物和浸出物研究数据以及安全评估的报告。

3. **相容性评估**　加药后，药物与输液包装材料的相容性与稳定性。

4. **漏液率评估**　输液容器的密封性。

5. **药液残留量评估**　输注液体的利用率。残留值越小，药液输注则越完全。

6. **不溶性微粒数量**　目前评估依据来源于最新版《中国药典》对不溶性微粒数的基础。

7. **胶塞的针刺落屑**　此项与输液安全性及异物反应密切相关，由各企业提供针刺落屑的数据以进行评估。

8. **输注方式**　分半开放式输液系统和全密闭输液系统，评估是否使用方便，是否能避免药液与外源空气的污染等。

9. **标签的清晰度及完整性和辨识度**　由专家打分，分值越高则反映标签内容完整、准确、清晰，可方便操作者核对药品信息，提高用药准确性。

10. **容器的透明度**　透明度越高，越容易核对和检查溶液的情况。

11. **加药针的穿刺力**　穿刺力越小，越容易插入，减轻加药操作的难度。

12. **输液器的保持力**　输液器的保持力越好，输液器与输液袋分离的风险越小，输液安全隐患则减小。

13. **加压输液**　仅评估在300mmHg压力下软袋的密封维持时间。

14. **软袋边缘光滑度**　非PVC材料随温度下降而变硬，因此此类包装的柔软性越高，则操作过程中越不易划伤手，从而减少职业伤害。

15. **吊环承重力**　输液过程中吊环应具有足够的承重力，以避免输液产品脱落的可能。

16. **包装设计的科学性和便利性**　设计输液包装时应考虑到有分别的加药口、输注口，并设置阀口前的一次性保护装置，以保持使用前无菌。

17. **外包装的保护性评估**　是否有外袋，以及外袋是否具有灭菌、防尘、阻隔等性能。

18. **仓储管理的便利性评估**　输液产品包装箱的耐破强度和抗压强度等。



## 第二节　静脉用药集中调配中心与静脉用药安全调配

### 一、静脉用药集中调配相关术语

1. **静脉用药集中调配**　是指医疗机构药学部门根据医师处方或用药医嘱，经药师进行适宜性审核，由药学专业技术人员按照无菌操作要求，在洁净环境下对静脉用药进行加药混合调配，使其成为可供临床直接静脉输注使用的成品输液操作过程。静脉用药集中调配是药品调剂的一部分。

2. **危害药品**　是指能产生职业暴露危险或者危害的药品，即具有遗传毒性、致癌性、致畸性，或对生育有损害作用以及在低剂量下可产生严重的器官或其他方面毒性的药品，包括肿瘤化疗药品和细胞毒药品。

3. **成品输液**　按照医师处方或用药医嘱，经药师适宜性审核，通过无菌操作技术将一种或数种静脉用药品进行混合调配，可供临床直接用于病人静脉输注的药液。

4. **输液标签**　依据医师处方或用药医嘱经药师适宜性审核后生成的标签，其内容应当符合《处方管理办法》有关规定：应当有病人与病区基本信息、医师用药医嘱信息、其他特殊注意事项以及静脉用药调配各岗位操作人员的信息等。

5. **交叉调配** 系指在同一操作台面上进行两组（袋、瓶）或两组以上静脉用药混合调配的操作流程。

## 二、静脉用药集中调配中心对静脉用药安全调配的意义和作用

静脉用药不仅是临床常见的给药方式，也是药品不良反应常涉及的给药方式，其导致的严重药品不良反应常表现为发病急、发展快，如呼吸困难、过敏性休克等不良反应可能危及生命，危险性极高。保障静脉用药安全性是值得重视的临床课题之一，而静脉用药集中调配中心在静脉用药安全调配工作中可以起到重要作用。

1. **提高静脉用药配制质量** 静脉用药集中调配中心的配制环境高度洁净，调配室洁净度万级，层流台洁净度百级，同时配制操作有严格的无菌操作流程规范，可最大程度地减少细菌、病毒、粉尘和微粒等对静脉输液造成的污染，减少由此带来的输液反应和感染等问题。

2. **保证静脉用药方案合理** 静脉用药集中调配中心可对所配制药物进行给药剂量、溶媒选择、多药配伍等多方面的合理性审查，保证静脉输液的安全性和稳定性，避免因静脉用药方案的不合理而造成病人药品不良反应增加。

3. **减少静脉用药差错问题** 静脉用药集中调配中心的工作流程包含众多核查环节，并匹配有相应的操作规范和标识标签等，传统配液模式容易出现的用药差错问题如药品名称错误、加药剂量错误、输液对象错误等，在静脉用药集中调配中心大大减少。

4. **加强职业暴露风险防护** 传统细胞毒药物的配制由护士在开放环境中完成，即使使用生物安全柜等设备，仍存在防护装备不全、无负压洁净环境等问题，职业暴露风险大。在静脉用药集中调配中心，配制人员穿着完备的隔离衣物，在负压的洁净室中使用生物安全柜配制细胞毒药物，可最大程度地限制细胞毒药物微粒的扩散，保障配制人员和环境的安全。

5. **促进医院药学服务发展** 静脉用药集中调配中心实现了医学、药学从单纯调剂、供应到提供以病人为中心的服务的转变。药师在静脉用药集中调配中心进行医嘱审核、配伍审核、成品审核等工作，及时发现临床不合理用药问题，更能体现药师专业水平；通过在静脉用药集中调配中心的工作，药师可直接参与病人药物治疗环节，就相关问题与医护人员沟通交流，促进了药师与医护人员的合作，为临床提高药物治疗水平提供参考；药师可开展基于静脉用药集中调配中心的药物稳定性、药物相互作用、药物经济性评价、药物不合理使用情况调查等研究，挖掘药师的职业潜能，提升药学学科在医院的地位。

6. **合理分配护理人力资源** 静脉用药集中调配中心作为一种先进的管理模式，可起到降低医疗成本、提高护理质量的作用。通过集中配液，可有效防止药品过期、失效造成的损失和风险，降低耗材浪费造成的医疗成本；通过细化分工，可缩短药品调配时间，减少护士的配液工作量，将护士还给临床，提高护理质量，实现以病人为中心的医疗目标。

# 第三节　静脉用药集中调配安全保障系统

## 一、环境准备

PIVAS的环境要求应参照执行原国家卫生和计划生育委员会办公厅2010年4月20日发布的

《静脉用药集中调配质量管理规范》和《静脉用药集中调配操作规程》，同时应注意在创建洁净的调配环境的同时，根据医疗机构调配药品的类型、预期调配的规模、中长期发展规划和病人对医院的需求使用配套的、适宜的设备设施。

## （一）设计要求

（1）静脉用药集中调配中心（室）总体区域设计布局、功能室的设置和面积应当与工作量相适应，并能保证洁净区、辅助工作区和生活区的划分，不同区域之间的人流和物流出入走向合理，不同洁净级别区域间应当有防止交叉污染的相应设施。

（2）静脉用药集中调配中心（室）应当设于人员流动少的安静区域，且便于与医护人员沟通和成品的运送。设置地点应远离各种污染源，禁止设置于地下室或半地下室，周围的环境、路面、植被等不会对静脉用药调配过程造成污染。洁净区采风口应当设置在周围30m内环境清洁、无污染地区，离地面高度不低于3m。

（3）静脉用药集中调配中心（室）的洁净区、辅助工作区应当有适宜的空间摆放相应的设施与设备；洁净区应当含一次更衣、二次更衣及调配操作间；辅助工作区应当含有与之相适应的药品与物料贮存、审方打印、摆药准备、成品核查、包装和普通更衣等功能室。

（4）静脉用药集中调配中心（室）室内应当有足够的照明度，墙壁颜色应当适合人的视觉；顶棚、墙壁、地面应当平整、光洁、防滑，便于清洁，不得有脱落物；洁净区房间内顶棚、墙壁、地面不得有裂缝，能耐受清洗和消毒，交界处应当成弧形，接口严密；所使用的建筑材料应当符合环保要求。

（5）静脉用药集中调配中心（室）洁净区应当设有温度、湿度、气压等监测设备和通风换气设施，保持静脉用药调配室温度18～26℃，相对湿度40%～65%，保持一定量新风的送入。

（6）静脉用药集中调配中心（室）洁净区的洁净标准应当符合国家相关规定，经法定检测部门检测合格后方可投入使用，目前国内PIVAS的净化级别设定主要参照2011年发布的《药品生产质量管理规范（2010年修订）》中的相关要求。一次更衣室、洗衣洁具间为10万级；二次更衣室、加药混合调配操作间为万级；层流操作台为百级。其他功能室应当作为控制区域加强管理，禁止非本室人员进出。洁净区应当持续送入新风，并维持正压差；抗生素类、危害药品静脉用药调配的洁净区和二次更衣室之间应当呈5～10Pa负压差。

（7）静脉用药集中调配中心（室）应当根据药物性质分别建立不同的送、排（回）风系统。排风口应当处于采风口下风方向，其距离不得小于3m或者设置于建筑物的不同侧面。

（8）药品、物料贮存库及周围的环境和设施应当能确保各类药品质量与安全储存，应当分设冷藏、阴凉和常温区域，库房相对湿度40%～65%。二级药库应当干净、整齐，门与通道的宽度应当便于搬运药品和符合防火安全要求。有保证药品领入、验收、贮存、保养、拆外包装等作业相适宜的房屋空间和设备、设施。

（9）静脉用药集中调配中心（室）内安装的水池位置应当适宜，不得对静脉用药调配造成污染，不设地漏；室内应当设置有防止尘埃和鼠、昆虫等进入的设施；淋浴室及卫生间应当在中心（室）外单独设置，不得设置在静脉用药集中调配中心（室）内。

## （二）设计参数

有关洁净室的设计应符合国家标准《洁净厂房设计规范》GB 50073—2001、《洁净室施工及验收规范》，设计参数见表21-1，仅供参考。

表21-1　静脉用药集中调配中心（室）参考设计参数

| 测试项目 | 测试标准 | |
|---|---|---|
| 尘埃粒子（万级） | ≥0.5μm/m³ | ≥5μm/m³ |
| | ≤350000 | ≤2000 |
| 细菌测试（万级） | 沉降菌≤3 | 浮游菌≤100 |
| 换气次数（万级） | ≥25次/小时 | |
| 尘埃粒子（10万级） | ≥0.5μm/m³ | ≥5μm/m³ |
| | ≤3500000 | ≤20000 |
| 细菌测试（10万级） | 沉降菌≤10 | 浮游菌≤500 |
| 换气次数（10万级） | ≥15次/小时 | |
| 尘埃粒子（30万级，如有） | ≥0.5μm/m³ | ≥5μm/m³ |
| | ≤10500000 | ≤60000 |
| 换气次数（30万级，如有） | ≥12次/小时 | |
| 静压差 | 万级营养间 | ≥25Pa |
| | 万级抗生素间 | ≥10Pa |
| | 万级二更衣间 | ≥15Pa |
| | 10万级一更衣间 | ≥10Pa |
| 温度 | 18～26℃ | |
| 工作区域亮度 | ≤65dB | |
| 抗生素间的排风量 | 根据抗生素间的设计规模确定 | |

空气中洁净度等级划分标准有国际标准化组织颁布的ISO 14644—1标准、《药品生产质量管理规范（2010年修订）》（附录：无菌药品）等（表21-2和表21-3），这些标准都参考了美联邦FED.Std.209标准。

表21-2　ISO 14644-1 1999/GB 50073—2001

| 空气洁净度等级（N） | ≥表中粒径的最大浓度限值（个/立方米） | | | | | |
|---|---|---|---|---|---|---|
| | 0.1μm | 0.2μm | 0.3μm | 0.5μm | 1.0μm | 5.0μm |
| 等级1 | 10 | 2 | | | | |
| 等级2 | 100 | 24 | 10 | 4 | | |
| 等级3 | 1000 | 237 | 102 | 35 | 8 | |
| 等级4 | 10000 | 2370 | 1020 | 352 | 83 | |
| 等级5 | 100000 | 23700 | 10200 | 3520 | 832 | 29 |

续表

| 空气洁净度等级（N） | ≥表中粒径的最大浓度限值（个/立方米） | | | | | |
| --- | --- | --- | --- | --- | --- | --- |
| | 0.1μm | 0.2μm | 0.3μm | 0.5μm | 1.0μm | 5.0μm |
| 等级6 | 1000000 | 237000 | 102000 | 35200 | 8320 | 293 |
| 等级7 | | | | 352000 | 83200 | 2930 |
| 等级8 | | | | 3520000 | 832000 | 29300 |

表21-3 《药品生产质量管理规范（2010年修订）》（附录：无菌药品）

| 洁净度级别 | 悬浮粒子最大允许数/立方米 | | | |
| --- | --- | --- | --- | --- |
| | 静态 | | 动态[3] | |
| | ≥0.5μm | ≥5.0μm[2] | ≥0.5μm | ≥5.0μm |
| A级[1]（可参比1998版GMP百级） | 3520 | 20 | 3520 | 20 |
| B级（静态可参比1998版GMP百级<br>动态可参比1998版GMP万级） | 3520 | 29 | 352000 | 2900 |
| C级（可参比1998版GMP万级） | 352000 | 2900 | 3520000 | 29000 |
| D级（可参比1998版GMP10万级） | 3520000 | 29000 | 不做规定 | 不做规定 |

注：A级指高风险操作区，如灌装区、放置胶塞桶和与无菌制剂直接接触的敞口包装容器的区域及无菌装配或连接操作的区域，应当用单向流操作台（罩）维持该区的环境状态。单向流系统在其工作区域必须均匀送风，风速为0.36～0.54m/s（指导值）。应当有数据证明单向流的状态并经过验证。在密闭的隔离操作器或手套箱内，可使用较低的风速。

B级指无菌配制和灌装等高风险操作A级洁净区所处的背景区域。

C级和D级指无菌药品生产过程中重要程度较低的操作步骤的洁净区。

（1）为确认A级洁净区的级别，每个采样点的采样量不得少于1m$^3$。A级洁净区空气悬浮粒子的级别为ISO 4.8，以≥5.0μm的悬浮粒子为限度标准。B级洁净区（静态）的空气悬浮粒子的级别为ISO 5，同时包括表中两种粒径的悬浮粒子。对于C级洁净区（静态和动态）而言，空气悬浮粒子的级别分别为ISO 7和ISO 8。对于D级洁净区（静态）空气悬浮粒子的级别为ISO 8。测试方法可参照ISO 14644—1。

（2）在确认级别时，应当使用采样管较短的便携式尘埃粒子计数器，避免≥5.0μm悬浮粒子在远程采样系统的长采样管中沉降。在单向流系统中，应当采用等动力学的取样头。

（3）动态测试可在常规操作、培养基模拟灌装过程中进行，证明达到动态的洁净度级别，但培养基模拟灌装试验要求在“最差状况”下进行动态测试。

## （三）PIVAS功能区域环境设计

PIVAS不仅是一种先进的静脉输液配置技术，也是一种先进的管理模式。因其工作内容涵盖多个环节和流程，因此要注意合理设计和规划相应的功能区域，使PIVAS工作流程衔接顺畅，提高工作效率，避免工作差错。

**1. 医嘱审核区**　静脉用药医嘱的接受和审核是PIVAS工作的开端，良好的审核区环境有助于帮助药师集中精力进行医嘱审核工作，确保后续工作环节顺利有序开展。无论独立式或封闭式，审核区应宽敞、明亮，位于人员流动相对少的安静区域，配备计算机、打印机、打签机、电话、对讲机等相关设备；计算机除联网接收医嘱外，还应安装适用于本单位的合理用药审核软件，帮助药师进行智能化、集成化医嘱审核；设计文件存档处，方便留存相关审核记录和电话记录等。医嘱审核区无洁净级别要求。

2. 摆药审核区　摆药审核区用于拆包、摆药和核对，应配备专用摆药台。摆药台的设计应有工位区分，大小应满足便于药品摆放和贴签加药动作，便于进行核对和摆药后的清场要求。如果PIVAS同时设置了药品二级库，摆药区与药品二级库应有区隔，设置专用冷藏柜。摆药审核区无洁净级别要求，但因涉及拆包，需加强环境控制，针对细胞毒药物的拆包可安装药品拆包台，通过营造负压环境，减少细胞毒药物粉尘对工作人员的伤害和对环境的污染。

3. 成品复核区　成品复核区用于药师核对调配好的药品，确认药品配制正确、剂量无误，无沉淀、异物、变色和渗透问题。设计时应注意有良好照明，与配制间邻近，方便就成品问题与配制间内沟通。

## 二、仪器设备及相关用物准备

### （一）仪器设备基本要求

（1）静脉用药集中调配中心（室）应当有相应的仪器和设备，保证静脉用药调配操作、成品质量和供应服务管理。仪器和设备须经国家法定部门认证合格。

（2）静脉用药集中调配中心（室）仪器和设备的选型与安装，应当符合易于清洗、消毒和便于操作、维修和保养。衡量器具准确，定期进行校正。维修和保养应当有专门记录并存档。

（3）静脉用药集中调配中心（室）应当配置百级生物安全柜，供抗生素类和危害药品静脉用药调配使用；设置营养药品调配间，配备百级水平层流洁净台，供肠外营养液和普通输液静脉用药调配使用。

随着PIVAS信息化程度的提高，信息化系统配套的仪器设备也是PIVAS相关用物准备的重要部分。PIVAS内网络和硬件基础设施包括布线、服务器、打印复印机、标签打印机、台式计算机、无线扫描设备等。有条件的PIVAS还可配备调配间内无线扫描终端、无线手持移动终端、针剂摆药机等。所需仪器设备的规格和数量应根据PIVAS最大设计配液量进行调整（表21-4）。

表21-4　PIVAS信息系统硬件设备需求

| 设备名称 | 最大设计量 | | |
|---|---|---|---|
| | 2000 | 4000 | 6000 |
| 医嘱审核区PC | 2 | 3 | 4 |
| 摆药区PC | 4 | 5 | 6 |
| 辅助区PC | 2 | 3 | 4 |
| 激光网络打印机 | 1 | 1 | 1 |
| 专业标签打印机 | 1 | 2 | 3 |
| 无线条码扫描枪 | 4 | 5 | 6 |
| 无线接入AP | 2 | 3 | 4 |
| 无线手持移动终端EDA | 2 | 4 | 6 |
| 仓内无线扫描终端 | 12 | 24 | 36 |
| 液晶电视 | 1 | 2 | 3 |
| 数据库服务器 | 1 | 1 | 1 |

## （二）仪器设备准备

洁净层流工作台是PIVAS内使用的最重要的净化设备，无菌物品需放置在洁净层流工作台内，无菌静脉用药调配也在洁净层流工作台内完成。洁净层流工作台根据气流方向的不同可分为水平和垂直层流洁净台两种。

**1. 水平层流洁净台**　水平层流洁净台（horizontal laminar flow cabinet，HLFC），属于水平单向流行型，室内空气经过滤过器过滤，由离风机将其压入静压箱，再经过高效过滤器过滤后从出风面吹出形成洁净气流，洁净气流以0.3m/s均匀的断面风速流经工作区，从而形成局部百级的工作环境，工作时应尽量避免扰动气流。具体技术参数见表21-5、表21-6。

表21-5　静脉用药集中调配中心（室）使用水平层流洁净台的技术参数

| 技术参数 | 标　准 |
|---|---|
| 洁净等级 | 100级ISO 5级 |
| 平均风速 | ≥0.30m/s（可调） |
| 噪声 | ≤62dB（A） |
| 照明强度 | ≥300lx |
| 振动半峰值 | ≤4μm |
| 电源 | AC单相220V/50Hz |
| 装置外形尺寸（mm） | 1800×780×2000（宽×深×高） |
| 工作区尺寸（mm） | 1700×560×760（宽×深×高） |
| 高效过滤器规格与数量 | （700×810×65）×2 |
| 荧光灯/紫外灯规格与数量 | 40W×2/40W×1 |
| 菌落数 | ≤0.5个/皿（φ90mm*）时 |
| 使用人数 | 双人单面 |

表21-6　高效过滤器技术参数

| 技术参数 | 标　准 |
|---|---|
| 规格（mm）与数量 | （700×810×65）×2 |
| 额定风量 | $1000m^3/h$ |
| 初阻力 | ≤100Pa |
| 过滤效率（%，钠焰法） | ≥99.99% |
| 重量 | 3.5kg |

注：初阻力是指在额定风量下开始使用时过滤器的阻力。

根据澳大利亚标准AS 1807，与静脉用药集中调配中心（室）内的静脉药物调配工作相适宜的水平层流洁净台应具有以下特点。

第二十一章

（1）由于工作区洁净度的要求，水平层流洁净台必须具备独立的风机、高效过滤器和适宜的工作区域。不得与其他的空气循环系统相连接。

（2）水平层流洁净台制作材料应光滑、易清洁且抗氧化、耐腐蚀，工作区域表面最好采用不锈钢材料。工作区域的接缝处应很好地密封，以防止配置过程中液体渗入。

（3）水平层流洁净台的新风补充应从工作台的顶部进入，需经过一层过滤效率为20%、可清洗、可更换的初效过滤器过滤，对新风中较大的尘埃粒子进行过滤，经过初滤的空气再经过高效过滤器过滤后送至层流工作台的工作区域，这样可以有效延长水平层流洁净台内高效过滤器的使用寿命。

（4）应有连续可调风量的风机系统，以保证净化工作台的工作区域送风风速始终保持理想状态。

（5）为便于肠外静脉营养液的调配，应保证工作区域有足够高度。理想的工作区域高度为760mm，可以实现液体的重力转移。

（6）水平层流洁净台有多种规格尺寸，较为合适静脉用药集中调配中心（室）的洁净工作台长度外形尺寸为1800mm左右，不仅对于两个人同时进行操作来说比较宽松，同时也最大程度地节约了洁净空间。

（7）通常洁净室使用的维护材料不吸音，因静脉用药调配中心（室）内会有多台水平层流工作台同时工作，因此，要求水平层流工作台的噪声越低越好。

（8）工作区照明强度应保证药品调配及核对工作的进行。

（9）水平层流洁净台应有紫外线杀菌灯；操作面板应有启用及控制装置。

（10）为避免室内空气流通产生死角，水平层流洁净台的支撑架应为敞开式的，而且应保证需要时可以移动，便于运作后的定时全面清洁及维护。

**2. 生物安全柜** 生物安全柜（biological safety cabinet，BSC），主要用于调配抗肿瘤药物、抗感染药物等具有细胞毒性的药物。生物安全柜属于垂直层流台，通过层流台顶部的高效过滤器，以过滤99.99%的0.3μm以上的微粒，使操作台空间形成局部百级的洁净环境，并经工作台面前后两侧回风形成相对负压，约30%的空气通过排风过滤器过滤后经顶部排风阀排出安全柜，70%的空气通过送风过滤器过滤后从出风面均匀吹出，从而形成高洁净度的工作环境，被排出的空气量通过台面前侧高速吸风槽吸入的新风得以补充。

目前国内有关生物安全柜的相关规范为原国家食品药品监督管理局于2005年颁发的YY 0569—2005标准，该标准为强制性标准，它参考美国标准NSF/ANS 149—2002制定，增加了欧洲标准EN 12469《生物技术——微生物安全柜性能要求》中的部分要求。

根据该标准，安全柜根据气流及隔离屏障设计结构分为Ⅰ级、Ⅱ级、Ⅲ级三个等级。Ⅰ级生物安全柜有前视窗操作口的安全柜，操作者可通过前视窗操作口在安全柜内进行操作。用于对人员和环境的保护，不要求对产品的保护。Ⅱ级安全柜有前视窗操作口的安全柜，操作者可以通过前视窗操作口在安全柜内进行操作，对操作过程中的人员、产品及环境进行保护。Ⅱ级安全柜按排放气流占系统总气流量的比例及内部设计结构分为A1、A2、B1、B2四种类型。Ⅲ级安全柜具有全封闭、不泄露结构的通风柜，人员通过与柜体密闭连接的手套在安全柜内实施操作。目前大多数静脉用药集中调配中心选用的是YY0569—2005标准的Ⅱ级A2型生物安全柜，世界卫生组织实验室生物安全手册中对于各种安全柜之间的差异进行了对比（表21-7），供参考。

表21-7　各种生物安全柜之间的差异对比［世界卫生组织实验室生物安全手册第3版（2004）］

| 生物安全柜 | 吸入气流速度 | 气流百分数（%） | |
|---|---|---|---|
| | | 重新循环部分 | 排出部分 |
| Ⅰ级 | 0.36 | 0 | 100 |
| Ⅱ级A1型 | 0.38～0.51 | 70 | 30 |
| Ⅱ级A2型 | 0.51 | 70 | 30 |
| Ⅱ级B1型 | 0.51 | 30 | 70 |
| Ⅱ级B2型 | 0.51 | 0 | 100 |
| Ⅲ级生物安全柜 | 不适用 | 0 | 100 |

**3. 基于物联网技术的相关设备**　目前已有医院在PIVAS内建立了物联网体系，通过智能化信息化系统，将工作过程的相关数据通过激光扫描和无线传输等传感设备采集存储，达到使PIVAS工作操作方便、提示明确的目标，最大程度提高工作效率、减少工作差错。

在PIVAS实施物联网技术，需配备相关硬件和软件。硬件通常包括支持多媒体的高性能计算机、扫描引擎、标准协议模块。软件通常根据与PIVAS相适应的信息系统软件开发，可采用Microsoft Visual Studio 2008进行嵌入式软件开发。

物联网技术在PIVAS的最主要应用是建立成品质量链式防控体系，实现对输液成品调配过程的可量化、可控制、可定位和可追踪。PIVAS可在各个配液工位配备无线扫描终端，以自感形式扫描，扫描引擎的扫描范围为30cm，输液标签上的条码在扫描引擎下经过即可被识别。准备配液前，配液人员首先扫描或录入自己的岗位条码，进行身份确认；随后扫描输液标签上的条形码，与无线终端相连的信息系统对条形码进行扫描验证。验证后的信息返回到无线终端，通过声、光等多媒体途径进行下一步操作提示。如确认批次无误，且临床尚未进行退药申请，无线终端以声音、灯光提示可配制，并在屏幕上显示“可配制”，此组配液的工作量计入当前登录人员名下；如批次有误，或临床已停医嘱，无线终端以声音、灯光提示不可配制，并在屏幕上显示相应原因，配液人员再次扫描进行对应退药处理等；成品配制完成后，根据输液标签条码也可进行追踪，可以精确到输液由何人调配、开始调配的时间和送往病区的具体时间等。

除了扫描核对、量化追踪调配情况，通过物联网技术还可开发工作总量统计、个人工作量统计、排班管理等功能，提升了PIVAS信息化管理的水平。

## 三、人员准备

### （一）人员基本要求

（1）静脉用药集中调配中心（室）负责人，应当具有药学专业本科以上学历，本专业中级以上专业技术职务任职资格，有较丰富的实际工作经验，责任心强，有一定管理能力。

（2）负责静脉用药医嘱或处方适宜性审核的人员，应当具有药学专业本科以上学历、5年以上临床用药或调剂工作经验、药师以上专业技术职务任职资格。

（3）负责摆药、加药混合调配、成品输液核对的人员，应当具有药士以上专业技术职务任职资格。

（4）从事静脉用药集中调配工作的药学专业技术人员，应当接受岗位专业知识培训并经考核合格，定期接受药学专业继续教育。

（5）与静脉用药调配工作相关的人员，每年至少进行一次健康检查，建立健康档案。对患有传染病或者其他可能污染药品的疾病，或患有精神病等其他不宜从事药品调剂工作的，应当调离工作岗位。

### （二）岗位要求特点

静脉用药集中调配中心的主要工作为审核、调配临床静脉用药，这些工作对相应的专业能力有较高的要求，不同岗位也因工作重点不同各有特点。

1. 医嘱审核人员　主要负责静脉用药医嘱或处方适宜性审核工作，应当具有药学专业技术本科以上学历、5年以上临床用药或药品调剂工作经验，熟悉各类静脉用药的药理作用、配伍禁忌、药物相互作用及溶媒使用等内容，具有药师以上专业技术职称任职资格。

2. 加药混合调配人员　应当具有药士以上专业技术职称任职资格，接受过专业配液培训，能够严格按照无菌操作技术要求熟练进行加药混合配液。

3. 成品核对人员　主要负责调配好的成品输液核对工作，应当具有药士以上专业技术职务任职资格，对成品输液的物理变化有较强的观察能力。

4. 工勤人员　主要负责协助药学人员成品输液配送、调配中心日常打扫消毒、摆药筐清洗、配液工作服送洗及其他与静脉用药调配相关的辅助工作，要求具有较强的无菌操作观念和执行力。

## 四、混合调配用物品

### （一）药品、耗材和物料基本要求

（1）静脉用药调配所用药品、医用耗材和物料应当按规定由医疗机构药学及有关部门统一采购，应当符合有关规定。

（2）药品、医用耗材和物料的储存应当有适宜的二级库，按其性质与储存条件要求分类定位存放，不得堆放在过道或洁净区内。

（3）药品的贮存与养护应当严格按照《静脉用药集中调配操作规程》等有关规定实施。静脉用药调配所用的注射剂应符合最新版《中国药典》静脉注射剂质量要求。

（4）静脉用药调配所使用的注射器等器具，应当采用符合国家标准的一次性使用产品，临用前应检查包装，如有损坏或超过有效期的不得使用。

### （二）药品与物料领用管理规程

（1）药品、物料的请领、保管与养护应　当有专人负责。

（2）药品的请领　静脉用药集中调配中心（室）药品的请领应当根据每日消耗量，填写药品请领单，定期向药库请领，药品请领单应当有负责人或指定人员签名；静脉用药集中调配中心（室）不得调剂静脉用药调配以外的处方；静脉用药集中调配中心（室）不得直接对外采购药品，所需的药品一律由药学部门药品科（库）统一采购供应。

（3）药品的验收　负责二级药库管理的药师应当依据药品质量标准、请领单、发药凭证与实物逐项核对，包括品名、规格、数量及有效期是否正确，药品标签与包装是否整洁、完好，核对合格后，分类放置于相应的固定货位，并在发药凭证上签名；凡对药品质量有质疑、药品规格数量不符、药品过期或有破损等，应当及时与药品科（库）沟通，退药或更换，并做好记录。

（4）药品的储存管理与养护　药库应当干净、整齐，地面平整、干燥，门与通道的宽度应当便于搬运药品和符合防火安全要求；药品储存应当按"分区分类、货位编号"的方法进行定位存放，按药品性质分类集中存放；对高危药品应设置显著的警示标志，并应当做好药库温湿度的监测与记录；药库具备确保药品与物料储存要求的温湿度条件：常温区域10～30℃，阴凉区域不高于20℃，冷藏区域2～8℃，库房相对湿度40%～65%；药品堆码与散热或者供暖设施的间距不小于30cm，距离墙壁间距不少于20cm，距离房顶及地面间距不小于10cm；规范药品堆垛和搬运操作，遵守药品外包装图示标志的要求，不得倒置存放；每种药品应当按批号及有效期远近依次或分开堆码并有明显标志，遵循"先产先用""先进先用""近期先用"和按批号发药使用的原则；对不合格药品的确认、报损、销毁等应当有规范的制度和记录。

（5）已建立医院信息系统的医疗机构，应当建立电子药品信息管理系统，药品存量应当与一级库建立电子网络传递联系，加强药品成本核算和账务管理制度。

（6）静脉用药集中调配中心（室）所用药品应当做到每月清点，账物相符，如有不符应当及时查明原因。

（7）注射器和注射针头等物料的领用、管理应当按本规范的有关规定和参照药品请领、验收管理办法实施，并应当与药品分开存放。

## （三）其他物料

**1. 输液标签**　PIVAS的输液标签不仅是摆药审核的依据，也是成品输液的标识。输液标签应至少包含病人、药品、流程和操作人员等4个方面的信息，根据临床用药管理需求还可增加相应信息。

（1）病人信息　应包含病人所在病区、病人姓名、床号等。其中病人姓名应用全名，字体应使用黑体，字号比其他字体大1倍，保证明显可视。床号的位置也应明显，避免因病区内病人同姓同名的情况而引起差错。

（2）药品信息　应包含药品名称、规格、厂家、剂量、数量、单位等。对于不整支或不整袋的用量，可用★等特殊符号标示。除药品基本信息外，还应注明药品批次、给药途径、贮藏条件、使用特殊说明等。

（3）流程信息　在输液标签上注明给药时间、调剂时间和配制时间等，可帮助配液人员了解时间进度，辅助配送人员控制配送时间，确保病人用药时药品的安全性、有效性。单张标签不宜打印超过5个药品信息，如所用药品较多，可在连续标签上标注页码，利于核对。

（4）操作人员信息　PIVAS工作过程包含多个流程，应在标签上留出贴签、核对、调配和复核人员的签名处，方便质量跟踪回查。

2. **摆药筐及标牌** 摆药筐及标牌是摆药过程中最常使用的物料，管理得当有助于提高PIVAS工作的准确性和效率。在PIVAS中，可对摆药筐及标牌可使用可视化管理，防止人为失误或遗漏。

（1）摆药筐 摆药筐应轻巧、无尖锐边角，尺寸适合输液袋的大小。可使用不同颜色的摆药筐区分不同批次、不同药品种类、不同贮藏条件、细胞毒药品等，体现可视化管理。

（2）标牌 标牌的内容主要包括区域标识如“医嘱审核区”“摆药区”“复核区”等；批次标识如“01批”“打包”“配制”等；流程标识如“已清场”“已消毒”“未配制”等，如PIVAS的工作模式是按病区用药进行摆药，还应制作病区名称标牌，方便区分。

# 第四节 静脉用药集中调配安全操作

## 一、水平层流洁净台的操作

水平层流洁净台必须在检查、实验均合格的情况下方能使用。正确了解水平层流洁净台内气流的走向，合理利用层流，可以保证操作人员在最洁净、最安全的气流下工作，用最标准的无菌调配技术进行静脉药物的调配。

### （一）操作流程

（1）至少在使用水平层流洁净台前提前半小时启动机器，或最好全天24小时保持运转状态，以保证实现其工作区域内的百级环境。

（2）每天在操作开始前，应先用75%乙醇仔细消毒工作区域内部的顶部、两侧及台面，顺序为从上到下，从里到外。

（3）物品放入工作台前，应用75%乙醇消毒其整个外表面，以避免带入微粒及微生物污染。

（4）在调配过程中，每完成一袋输液的调配工作后，应及时清理操作台上的废弃物，并用清水擦拭清洁，再用75%乙醇消毒台面及双手。在调配操作及清洁消毒过程中，需避免任何液体溅入高效过滤器。

（5）避免把物体放置过于靠近水平层流洁净台的操作台面边缘，所有的操作应在洁净空间（离操作台边缘10～15cm）内进行。安瓿用砂轮切割后、西林瓶的注射孔外盖打开后，应用75%乙醇喷拭消毒，去微粒，打开针剂的方向不得朝向高效过滤器。

（6）避免在洁净空间内剧烈动作，避免在操作时咳嗽、打喷嚏或说话，严格遵守无菌操作规则，严格避免对无菌部位的无技术的接触。

（7）每天调配完成后，应彻底清场，先用清水擦拭清洁，再用75%乙醇消毒。

### （二）使用注意事项

（1）水平层流洁净台只能用于调配对工作人员无伤害的药物，如电解质、肠外营养液等。

（2）使用时应将水平层流洁净台工作区域划分为3个部分：①内区，最靠近高效过滤器的10～15cm的区域，为最洁净区域，可用来放置已打开的安瓿、已开包装的无菌物体、已经过消毒的小件物品；②中区，即工作区，工作台的中央区域，所有的调配操作应在此区域内完成；③外区，从操作台外缘往内15～20cm的区域，可用来放置未拆除外包装的注射器、未经过消毒的小件物品。

（3）尽量避免在工作台面上摆放过多的物品，大件物品之间的摆放距离应为150mm左右，诸如输液袋等；小件物品之间的摆放距离应为50mm左右，诸如安瓿或西林瓶等；下游物品与上游物品间的距离应大于上游物品直径的3倍。

（4）在操作时不要把手腕或胳膊放置在台面上，不要把手放置在洁净气流的上游，在整个调配过程中始终保持“开放窗口”的操作模式。

（5）柜内应该尽量避免震动仪器（如离心机、涡旋震荡仪等）的使用，从而避免震动造成积留在滤膜上的颗粒物质掉落，导致操作室内部洁净度降低。

#### （三）清洁与消毒

（1）每天在操作开始前，调配人员提前启动水平层流洁净台循环风机和紫外灯，30分钟后关闭紫外灯，再用75%乙醇擦拭水平层流洁净台，打开照明灯后方可进行调配。

（2）在调配过程中，每完成一份成品输液后，应清理操作台上废弃物，并用清水清洁，必要时再用75%乙醇消毒台面。

（3）每天调配结束后，应彻底清场，先用清水清洁，再用75%乙醇擦拭消毒。

（4）当初次使用或长时间停用再次使用水平层流洁净台时应首先用湿清洁巾去除表面浮尘，经多次清洁巾擦拭之后，确认无尘再用75%乙醇喷在医用纱布上对操作区、内壁板、不锈钢网板及台面板进行消毒，要擦拭全面，使用时先打开风机开关，进行除尘处理，同时打开紫外灯灭菌消毒，30分钟后，关闭紫外灯开关即可使用。

（5）操作台连续每天使用时，首先清除操作区台面上的杂物（清除杂物时当心可能留在台面上的碎玻璃片划伤手或划伤台面），再用湿清洁巾擦一遍，最后用75%乙醇喷在医用纱布上对操作区、内壁板、不锈钢网板及台面进行消毒，要擦全面，以备使用。

（6）水平层流洁净台每周应做一次沉降菌监测，方法：将培养皿打开，放置在水平层流洁净台操作台面上30分钟，封盖后进行细菌培养并对菌落计数。



### 二、生物安全柜的操作

生物安全柜及其配套设施的安装直接关系到它的使用寿命和操作人员的安全，PIVAS应严格根据其引进的生物安全柜的要求和说明进行安装和调试，尤其注意合理安排安装位置和通风系统的布局。生物安全柜必须在相关检查试验均合格的情况下方能使用，人员操作时应严格按照该设备的要求进行，以确保所调配药品的安全，减少对操作人员的影响。

#### （一）操作流程

（1）建议在Ⅱ级生物安全柜内进行有潜在危害的药物，例如细胞毒性药物、致敏性抗生素、免疫抑制剂等药物的调配。

（2）至少在使用前提前半小时启动生物安全柜，或最好全天24小时保持运转状态，以保证其工作区域内的百级环境的维持。调配人员应使用适合的无菌服、手套和防护镜等。

（3）每天在操作开始前，应当使75%乙醇擦拭工作区域的顶部、两侧及台面，顺序应当从上到下，从里向外。物品放入工作台前，应用75%乙醇消毒其整个外表面，以避免带入微粒及微生物污染。

（4）所有药品调配操作必须在离工作台外沿20cm，离内沿8～10cm，并离台面至少10～15cm区域内进行。在进行药物调配操作时，前窗不可高过安全警戒线，否则，操作区域内不能保证负压，会造成药物气雾外散。

（5）安瓿用砂轮切割后、西林瓶的注射孔外盖打开后，应用75%乙醇喷拭消毒，去微粒，打开针剂的方向不应朝向高效过滤器。在调配操作级及清洁消毒的过程中需避免任何液体物质溅入高效过滤器。

（6）在调配过程中，每完成一袋输液后，应清理操作台上的废弃物，并用清水擦拭清洁，再用75%乙醇消毒台面及双手。

（7）每天调配完成后，应彻底清场，先用清水擦拭清洁，再用75%乙醇擦拭。

（8）避免在洁净空间内剧烈动作，避免在操作时咳嗽、打喷嚏或说话，严格遵守无菌操作规则。

### （二）使用注意事项

（1）每天在进行调配前首先打开紫外灯照射30分钟，消毒柜内台面；关闭紫外灯，打开安全柜的风机，排走柜内的空气污染物，约5分钟。紫外灯开启时应确保没有人员在场。

（2）尽量避免在工作台上摆放过多的物品，大物品之间的摆放距离应为150mm左右，诸如输液袋等：小物品之间的摆放距离应为50mm左右，诸如安瓿瓶和西林瓶等；下游物品与上游物品间的距离应大于上游物品直径的3倍。

（3）无菌物品或关键部位与高效过滤器之间应无任何物体阻碍，即保持“开放窗口”状态。

（4）生物安全柜应经常清洁和消毒，以确保成品调配的安全。应用蒸馏水清洁台面及台面下的回风道，再用75%乙醇消毒，并定期对风道内进行清洁。在清洁和消毒时，应将生物安全柜关闭。

（5）生物安全柜应当根据自动监测指示，及时更换过滤器的活性炭。每年应当对生物安全柜进行各项参数的检测，并保存检测报告。高效过滤器的更换应由专业人员来完成，并按照相应要求妥善处理。

### （三）清洁消毒

（1）每天在操作开始前用75%乙醇从上到下，从里向外的擦拭工作区域的顶部、两侧及台面。

（2）每完成一组加药混合调配工作后，应及时清理台面，并用75%乙醇对台面进行消毒。

（3）每天操作结束后，除用清水和75%乙醇彻底清场外，还应打开回风槽道外盖，先用蒸馏水清洁回风槽道，再用75%乙醇擦拭消毒。

（4）当生物安全柜被污染时，可用甲醛、过氧化氢熏蒸法消毒。

（5）生物安全柜每周应做一次沉降菌检测方法：将培养皿打开，放置在操作台上30分钟，封盖后进行细菌培养并对菌落计数。

## 三、肠外营养液混合调配的操作

肠外营养液的混合调配有人工调配和自动配液设备（automatic compounding device，ACD）调配两种模式。此处介绍的操作流程适用于人工调配肠外营养液。

### （一）操作流程

（1）检查静脉营养输液袋效期及外包装袋，无误后用撕拉两边的方法在水平层流洁净台上剥开外包装袋，将袋子的输注部分朝向高效过滤器放下，将外包装袋清除到水平层流洁净台外面垃圾桶内。

（2）将电解质和微量元素加入葡萄糖或氨基酸注射液中，电解质也可加入含氯化钠溶液中。注意磷酸盐不与上述制剂加入同一溶液中。

（3）将丙氨酰谷氨酰胺加入氨基酸注射液中。

（4）将水溶性维生素加入脂溶性维生素，然后加入脂肪乳注射液。无脂肪乳时，水溶性维生素可用5%葡萄糖注射液溶配。同时含水溶性和脂溶性维生素的制剂，根据相应药品说明书要求进行溶配。

（5）磷制剂通常加入葡萄糖注射液或氨基酸注射液中。

（6）将加药后的液体分别挂至水平层流洁净台的挂钩上。

（7）关闭输液袋的流量调节器和所有止液夹，将加药导管上的瓶塞穿刺器逐一插入药液袋中，按次序依次打开输液管夹，加药完毕后关闭。如为瓶装液体，需同时打开进气针口。

（8）依次将含磷溶液、氨基酸溶液、葡萄糖溶液、氯化钠溶液等导入静脉营养输液袋内，注意分开导入含磷溶液和含钙溶液，先磷后钙。

（9）进行目视检查，确定溶液无沉淀、变色、浑浊和异物后，加入脂肪乳溶液均匀混合。

（10）混匀过程中应不断轻摇静脉营养输液袋。加药完毕后，将输液袋袋口向上竖起，打开其中一路输液管夹，排出袋中多余的气体后关闭输液管夹，分离输液导管，套上无菌保护帽，固定在输液导管末端。挤压输液袋，观察液体是否有渗漏。

（11）肠外营养液应现配现用，若暂不使用，应置于冰箱中冷藏保存，不得冰冻。

### （二）注意事项

（1）调配前应核对标签上的药品数量与实物数量是否相符。

（2）成品核对需检查是否存在破乳、分层等现象，注意核对非整支/非整瓶用药。成品配送前注意检查各通路是否锁紧，并轻挤全静脉营养袋看是否有渗漏、破袋。

（3）不推荐加入肠外营养液组成制剂之外的其他药品，避免出现稳定性和安全性风险。

（4）进行工业化生产多腔袋混合加药调配时，应根据不同产品的加药要求控制加药种类和加药量；加药过程中注意适度将多腔袋进行翻转，充分混合药液；对加药口的穿刺加药动作应缓慢轻柔，控制次数，避免因穿刺过多造成漏液和污染。

## 四、危害药品及毒性药品混合调配的操作

根据1985年美国医院药师协会所颁布的细胞毒性药物操作指南，细胞毒性药物通常指具有生

殖毒性、致癌、致畸变、低剂量器官损伤的药物，临床上细胞毒性药物多为抗肿瘤药物，主要通过杀伤或抑制肿瘤细胞的增殖来达到抗肿瘤的目的，属于高风险药品。因其在杀伤肿瘤细胞的同时，对正常增殖的细胞尤其是增殖活跃的骨髓、消化道上皮细胞等有不同程度的毒性，因此其混合调配推荐在PIVAS的生物安全柜集中调配，以尽量减少其药液或药粉对调配人员、环境和病人的危害。

### （一）操作准备

（1）调配人员上岗前应了解细胞毒性药物的危害，接受相关药物潜在危险的岗前培训，知晓做好调配细胞毒性药物过程中防护工作的重要性；熟练掌握调配细胞毒性药物设备的使用方法和调配技术，并定期接受安全操作程序的更新；能够准确区分细胞毒性药物的小量溅洒和大量溢出，掌握处理溅洒和溢出的装备和操作步骤；掌握细胞毒性药物废弃物的处理要求。

（2）调配人员进行混合调配操作时必须穿上由非透过性、无絮状物防静电材料制成的连体制服、工作鞋、戴防护口罩和眼罩，戴双层手套，内面为聚氯乙烯手套，外面为无粉的乳胶手套。

（3）调配区、一次更衣间和二次更衣间应为负压，与外界保持压力梯度；细胞毒药品的调配区推荐增加通风，并将排气口设在离地面20～50cm高的墙体位置。

（4）准备有明确“细胞毒药物”标识的专用容器用来丢弃细胞毒药物调配的废弃物，容器应防渗、防刺、可密闭，颜色应不同于常规容器或垃圾袋。

（5）准备细胞毒药物调配溢出包，一般包含口罩、一次性手套、防溅护目镜、吸水方纱巾、吸附剂、塑料背面吸水垫、镊子、乙醇棉球、一次性药匙、防渗塑料袋和防刺密闭容器等。

### （二）操作流程

（1）按照生物安全柜使用操作流程，严格以无菌操作技术进行加药调配操作。

（2）调配安瓿装药品时，应先轻轻拍打安瓿，使颈部和顶端的药物落于底部，打开安瓿时朝向生物安全柜侧面。

（3）调配西林瓶装药品时，揭去瓶盖，在进针处用75%乙醇先进行擦拭消毒，进针时西林瓶与针筒成45°角度，针尖斜面向上；加入液体前，先抽出与要加入液体等容的空气，避免压力过高；溶媒应沿瓶内壁缓慢注入瓶底，待浸透药粉后再振摇；确认药品已完全溶解后，向西林瓶中注入少量空气再进行抽吸。

（4）难溶性药物溶解时适当给予较多溶媒，振摇以加速溶解；如振摇后产生泡沫过多，应静置至泡沫减少或消失再抽吸。

（5）未使用整支药物时，应将剩余药液同安瓿或西林瓶一起装入细胞毒药物专用废弃盒。

（6）调配完成后，需至少30分钟后，待生物安全柜将调配过程中可能产生的气雾完全吸除后再进行清洁消毒。

（7）配好的细胞毒药物成品应装入专用的塑料袋密封并贴上细胞毒药物相关标识，运输时应使用防碎和易清洗的运输工具。

### （三）细胞毒泵用药的调配

细胞毒泵近年来广泛用于大剂量氟尿嘧啶等药物的持续灌注；调配前应根据药物的总量，算好需稀释液体的量；配药时首先加入稀释液，然后加入药物；注药时避免因用力过度或加药的速度太快损坏细胞毒泵内的单向阀导致药液外流；可使用过滤器连接注射器，药液经过滤网膜滤过后再注入细胞毒泵。

### 五、机械配液的操作

随着医疗行业对提高配液效率、节约人力成本和加强职业暴露防护的需求不断增长，在智能化技术飞速发展的基础上，机械化配液、多台自动化设备协同工作已成为国际上静脉药物配制的发展趋势。机械配液可由静脉药物配制机器人实现，通常为自动化配制设备（automated compounding device，ACD），不仅可保证配液的安全性，还可降低配液人员的劳动强度，提高配液效率。目前ACD主要有美国IntelliFill、加拿大RIVA、意大利Cytocare和深圳卫邦Weinase等，但在国内尚未得到广泛应用，且不同设备操作流程不同，使用时需具体参考设备操作说明。

在此以较复杂的细胞毒药物液体–粉末配制过程为例，简述机械配液操作流程。

（1）配液辅助操作人员将所需物品摆放至载药模块。

（2）操作机械臂从载药模块取出注射器，将其转移到分配模块抽吸位置，针头向下；操作机械臂从载药模块取出安瓿，转移至放置安瓿的剂量站。每项操作期间完成相应的扫描确认和称重。

（3）操作机械臂将稀释剂药袋移动至注射器针头下方，保持袋口向上，袋口的轴线方向与针头的轴线方向保持一致；将稀释剂药袋沿轴线方向向上移动，在穿过药袋帽后，分配模块驱动器上升将活塞渐渐抽出注射器内部，使注射器能抽入所需量的稀释剂，最后将药袋送回载药模块原处。

（4）取出安瓿，开启铝箔瓶盖。

（5）操作夹取安瓿的机械臂至注射器针头下方，保持袋口向上，袋口的轴线方向与针头的轴线方向保持一致；将安瓿沿轴线方向向上移动，在穿过药袋帽后，分配模块驱动器降落并将活塞压入注射器内部，注入所需量的稀释剂。

（6）操作机械臂将安瓿移至摇匀模块进行摇匀。

（7）翻转分配模块，取出摇匀后的安瓿至注射器针头上方且安瓿口朝下，安瓿口轴线方向与针头轴线方向保持一致，将安瓿沿轴线方向向下移动，在穿过药袋帽后，分配模块驱动器降落并将活塞抽出注射器内部，抽吸安瓿中已摇匀的药物至注射器。

（8）将注射器中的药物注入所需载体溶液中，完成配液过程。

（9）将用过的注射器置于垃圾模块中进行废弃处理。

## 第五节　静脉用药集中调配的质量控制与持续改进策略

### 一、静脉用药集中调配的质量控制

PIVAS的调配质量至关重要，直接关系到病人静脉用药治疗的安全性和有效性。与此同时，PIVAS环节多，流程较复杂，全面质量管理尤为重要，其质量控制需从多角度、多层面进行。

第二十一章

### （一）药品的质量控制

1. 高风险药品管理　PIVAS内调配的细胞毒药物、肠外营养液部分用药均属于高风险药品，应进行完善的高风险药品管理。PIVAS应建立高风险药品清单并定期更新、建立统一管理机制，对高风险药品的标识进行彩色标注、目视管理，对其贮存进行专位存放、编码定位等方式管理，有效避免高风险药物误用。

2. 药品贮存管理　PIVAS内每日进行大量药物调配，药品的贮存直接关系到药品的质量，最终影响药物调配成品的稳定性和安全性。PIVAS应创建相关体系，完善药品贮存管理模式，如对需冷藏药物进行实时温控，对需避光药物配备有遮光效果的拆零贮存盒，实施批号管理、效期管理等，保证药品质量。

### （二）操作流程的质量管理

PIVAS中流程环节多，衔接紧密，对于流程的质量管理应以全面的管理制度、操作规程和质量标准为基础，加强环节管理和差错管理。

1. 审方　审方流程以制度形式进行标准化，并结合现代化、信息化技术如审方软件等加强差错防范，对审核出的不合理医嘱进行登记，定期汇总，总结反馈，提高审方质量。

2. 摆药　贴签摆药是配制前的重要环节，标签在调配过程中的多次核对具有重要的提示作用，摆药是否正确以及贴签是否规范在一定程度上影响调配质量和差错发生风险，质量管理方面应注重环节管理，通过制度确定、示范带教、培训操作等方式规范贴签位置等细节，提高贴签质量。

3. 核对　PIVAS调配工作的优势之一即药品调配过程经过各环节核对，大大降低用药差错风险。制定详尽的制度和规范，根据各核对环节的不同性质确定核对工作的范围和重点，有助于提高核对质量。信息化技术手段的运用如条形码扫描辅助核对、物联网技术实时医嘱确认等可帮助减少人为差错。

4. 配制　不同药物、不同操作平台的药品配制过程均应有详细、严格的操作规程，加强双人核查，坚持无菌操作。

5. 配送　配送环节虽然不在PIVAS进行，但配送时间、配送工具、配送保护措施等仍是影响药品稳定性、有效性的重要因素，也最终影响病人用药的安全性、有效性，因此需配备适宜的运输工具，如运输车应有避光装置、运输过程中减少振动等，合理安排配送时间，保证成品输液在有效使用时间内用于病人静脉药物治疗。

6. 退药　临床根据需要停止医嘱或修改病人预出院时间后会产生退药数据。药师需对医师更改的医嘱进行及时的退药，以保证临床准确治疗，同时避免重复调配造成浪费。PIVAS应针对退药的范围、时间节点、退药后的药品处理、退药记录及清场等制订详细的操作规程，同时充分利用信息系统，将退药位置的查找、退药的核对、配制药品信息更新等工作进行智能化处理，通过计算机核对辅助人工核对的方式，保证退药工作准确无误。

### （三）环境的质量管理

环境的质量管理主要体现在对PIVAS整体环境和各类设备的日常维护和保养，应通过完善的管理制度、日常规范使用和定期检测维护等方式保证环境质量合格、稳定。

**1. 监测调配间悬浮粒子数和空气沉降菌**　空气中的悬浮粒子每年采样监测1次，沉降菌每月采样监测1次，各区域消毒后采样。

**2. 监测物表细菌和消毒液细菌**　可借鉴JCI标准相关条款制订相关监测项目，如水平层流洁净台台面、不锈钢物品台、无纺纱布、无尘拖把、调配人员手指和消毒液等。监测时使用浸有无菌0.03mol/L磷酸盐缓冲液或者0.9%氯化钠注射液采样液的棉拭子，在消毒后按照规定的方法随机采样，每个调配间每个项目各采样1次，然后按相应检测方法进行细菌培养48小时，计算菌落数，必要时分离致病性微生物。具体标准见表21-8。

表21-8　PIVAS 物表细菌和使用中消毒液细菌监测

| 监测项目 | 细菌数 | 监测频次 | 备注 |
| --- | --- | --- | --- |
| 层流台台面 | ≤5CFU/cm$^2$ | 每月 | 若监测有细菌生长，须注明是否有致病菌 |
| 不锈钢物品台 | ≤5CFU/cm$^2$ | 每月 | |
| 无纺抹布 | ≤5CFU/cm$^2$ | 每月 | |
| 无尘拖把 | ≤5CFU/cm$^2$ | 每月 | |
| 调配人员手指（注明姓名） | ≤5CFU/cm$^2$ | 每季度 | |
| 使用中的消毒液（注明品种） | ≤100CFU/ml | 每季度 | |

**3. 紫外线照度监测**　每日监测并登记紫外灯工作情况，包括紫外灯管是否正常工作，使用时间、累计照射时间和监测人签名。根据医疗机构消毒技术规范（WS /T 367—2012），新的紫外灯管照射强度不得低于100μW/cm$^2$，使用中的灯管照射强度不得低于70μW/cm$^2$，照射强度监测每半年1次。

**4. 消毒液浓度监测**　目前PIVAS常用消毒液主要有：0.5% ~ 1%含氯溶液、2%戊二醛溶液和75%乙醇溶液。消毒液的浓度监测应每周不少于1次，如实登记监测结果。医院感染控制科每月可不定时抽查。

## （四）人员的质量管理

完善的制度需要工作人员具体执行，人员素质影响执行效果，人员知识水平、道德修养、实际工作能力直接影响工作质量，因此需加强人员的质量管理，进行系统的培训和考核，将理论和实践结合贯穿，提高工作人员业务水平，确保制度执行有力，减少人为因素造成的差错。

**1. 培训内容**　学习《中华人民共和国药品管理法》《处方管理办法》《静脉用药集中调配质量管理规范》等法律法规及静脉用药调配中心相关管理制度；学习工作各环节的标准操作规程，强化工作中必须严格按照标准规程进行操作的理念；提高药学相关知识水平，重点包括药品配伍禁忌、药物相互作用等内容；通过理论教育、案例分析等方式强化无菌操作意识，反复培训无菌操作步骤；对生物安全柜、水平层流洁净台等调配用相关医疗设备的使用、维护说明以及实际操作等进行培训。

除了系统相关知识和技能的培训，PIVAS人员上岗前还应进行系统充分的健康保护和职业防护等方面的教育。参与细胞毒药物调配过程的人员，还应接受专项内容培训，如有关安全处理细胞毒药物和相关废弃物的知识，介绍细胞毒药物包括毒性数据、溶解性、稳定性、紧急暴露的治疗和化学灭活等安全操作的信息。

2. 培训形式　可采用集中授课和专人带教的形式进行培训。集中授课主要用于组织全体人员集中开展业务学习；专人带教时，带教者应为业务能力好、责任心强的工作人员，带教包括理论和实践两个方面。

3. 考核和再培训　建立考核机制，实行考核准入制，通过考核者方可上岗工作；定期考核制，定期对专业理论基础、操作技术、工作质量和成绩等进行考核审定；同时通过继续教育进行再培训，更好地促进合理用药。

## 二、质量持续改进

PIVAS的质量持续改进可采取多种方式，如开展品管圈活动以提高药品账物相符率，运用六西格玛方法改进流程缺陷，优化医院信息系统功能等，不同形式、不同阶段的PIVAS可视自身需要采用不同的方法。总体上来说，运用PDCA循环理论实施持续改进，可不断寻求并克服工作中发现的不良因素，更好地关注服务对象需求，通过过程的预防性、持续性管理和改进，不断提高服务水平，达到质量持续改进的目的。

PDCA循环包含4个步骤：计划（plan）、执行（do）、检查（check）、行动（act）和细分的8个步骤：分析现状找出问题、分析影响或原因、找出主要影响因素、针对原因制订计划、实施计划、检查计划执行结果、总结经验制定标准、未解决或新出现问题进入下一个PDCA循环。采用PDCA循环进行质量改进，可不断发现需要解决的问题，并针对问题提出解决措施，使质量改进具有可持续性。

## 三、混合调配相关应急预案

一旦静脉用药集中调配中心（室）调配发生差错，如果已建立、健全一套组织有序、措施有力的突发事件应急处置方案，则可以立即采取应急措施，及时有效地控制、解决突发事件，降低其可能造成的损失及恶劣影响，防止造成的影响进一步扩大。与混合调配相关应急预案简述如下。

### （一）药品或成品质量问题的应急预案

若发现调配的药品或成品质量问题，如成品中出现沉淀、浑浊、变色、分层、有异物等情况，应立即将同一批号的同一药品全部挑出，暂停使用，及时交接班，并上报科室领导，反馈采购部门，通知相关工作人员。

### （二）细胞毒药物调配过程溢出的应急预案

1. 少量溢出物的处理　少量溢出是指细胞毒药物溢出体积≤5ml或剂量≤5mg。如果溢出药物接触到人的皮肤或衣物，应立即脱去被污染衣物，用肥皂和清水清洗被污染的皮肤。处理其他位置溢出的操作程序如下。

（1）穿戴防护服，戴上2层乳胶手套并用75%乙醇消毒乳胶手套，戴上面罩。如果溢出药物可产生气化，则需要戴上呼吸器。

（2）用小铲子将玻璃碎片拾起并放入锐器盒中，锐器盒、擦布、吸收垫子和其他被污染的物品都应丢置在专门放置细胞毒药物的垃圾袋中。液体用吸收性的织物布吸干并擦去，固体用湿的吸收性的织物布块吸附并擦去。

（3）药物溢出的地方应用清洁剂反复清洗3遍，再用清水洗干净。需反复使用的物品必须在穿戴好个人防护用品的条件下用清洁剂清洗2遍，再用清水清洗。

（4）放有细胞毒药物污染物的垃圾袋应封口，再套入另一个细胞毒废物的垃圾袋中，封口并等待处理。所有参加清除溢出物人员的防护工作服应集中丢置在细胞毒废物专用一次性容器中和专用的垃圾袋中，等待处理。

**2. 大量溢出物的处理**　大量溢出是指细胞毒药物溢出体积＞4.5ml或剂量＞5mg。如果溢出药物接触到人的皮肤或衣物，应立即脱去被污染衣物，用肥皂和清水清洗被污染的皮肤。大量溢出物的溢出地点应被隔离出来，应用明确的标记提醒该处有药物溢出，其清除操作应由受训人员进行。

（1）穿戴好个人防护用具，包括里层的乳胶手套、鞋套、外层操作手套、眼罩或者防溅眼镜。如果是可产生气雾或汽化的细胞毒药物溢出，必须佩戴防护面罩。

（2）轻轻将用于吸收药物的织物布块或防止药物扩散的垫子覆盖在溢出的液体药物之上（液体药物必须使用吸收性强的织物吸收掉）；轻轻将湿的吸收性垫子或湿毛巾覆盖在粉状药物之上，防止药物进入空气中，然后用湿垫子或毛巾将药物除去。

（3）将所有的被污染的物品放入溢出包中的备有密封细胞毒废物的垃圾袋中。

（4）当药物完全被除去以后，被污染的地方必须先用清水冲洗，再用清洁剂清洗3遍，清洗范围应由小到大进行；清洁剂必须彻底用清水冲洗干净。所有用于清洁药物的物品必须放置在一次性密封的细胞毒废物垃圾袋中。

（5）放有细胞毒药物污染物的垃圾袋应封口，再套入另一个细胞毒废物的垃圾袋中。所有参加清除溢出物的人员的个人防护用具都应丢置在细胞毒废物专用一次性容器中和专用的垃圾袋中，等待处理。

### （三）生物安全柜内溢出的应急预案

若生物安全柜内药物的溢出体积≤150ml，其清除过程同上小量和大量的溢出。若在生物安全柜内的药物溢出＞150ml时，在清除掉溢出药物和清洗完溢出药物的地方后，还应对整个生物安全柜的内表面进行额外的清洁，以防留下安全隐患。其处理过程如下。

（1）使用工作手套将任何碎玻璃放入位于安全柜内的防刺容器中。

（2）安全柜的内表面，包括各种凹槽之内，都必须用清洁剂彻底清洗；当溢出的药物在一个小范围或凹槽中时，额外的清洗也是需要的。

（3）如果高效过滤器被溢出的药物污染了，则整个安全柜都要封在塑料袋中，直到高效过滤器被更换。

## 第六节　静脉用药集中调配的职业防护

PIVAS工作人员的劳动强度较大，工作时弯腰、低头动作多，站立、低头时间长，容易发生颈椎、脊柱和静脉曲张等职业损害；调配人员频繁接触注射器、玻璃安瓿制品，发生针刺伤、锐器伤的概率较大；药师审核医嘱时需长时间注视计算机荧光屏，使用鼠标等，也会造成视力损害、手腕关节腱鞘炎等；另外，PIVAS为保持环境清洁和温度、湿度，长时间开启抽排风系统和空调系统，包括振荡器、打印机、冰箱等发出的噪声，长期会引起听力下降甚至耳聋等。为尽量避免和减少这些职业损伤对工作人员健康的影响，PIVAS应对工作人员进行系统的健康保护和职业防护教育，制订相关职业防护措施，并定期进行必要的健康监测。

1. **颈椎损伤的防护** 保持坐姿正确，尽可能保持自然端坐位。调整操作台和座椅之间的高度比例，避免头颈部过度后仰或前倾、前屈，使头、颈、肩、胸保持正常生理曲线。工作1～2小时左右后，应适当活动颈部，抬头望远等。

2. **脊柱损伤的防护** 站立或坐位时，保持腰椎伸直，使脊柱支撑力增大，避免过度弯曲造成腰部韧带劳损。工作间歇适当变换体位或姿势，缓解肌肉、关节疲劳，减轻脊柱负荷。弯腰搬重物时，伸直腰部，双脚分开，屈髋下蹲，后髋及膝关节用力，挺身搬起重物，合理用力，避免猛抬重物。也可以佩戴腰围，以加强腰部的稳定性，休息时解下，以免长时间使用造成腰肌萎缩。

3. **下肢静脉曲张的防护** 穿软底鞋、弹力袜，加大静脉回流。站立时，双下肢轮流支撑身体重量，适当做踮脚动作，促进小腿肌肉的收缩及静脉血回流。工作间歇适当做工间操和抬腿运动，尽可能抬高下肢或锻炼下肢，促进血液回流。

4. **手指损伤的防护** 手指损伤的防护主要为针刺伤的防护，除了改善医疗操作环境如使用便于丢弃利器的容器等，重要的是执行规范安全的操作规程。在工作中，禁止回套针帽，必须回套时，应用单手操作。拔下的针头，禁止手持针随意走动或随意放置。用后的锐器及时放入利器盒，针头严禁混入其他垃圾。

5. **手腕损伤的防护** 调整桌面与座椅间的高度比例，使计算机键盘和鼠标的位置最好低于坐位时肘部的高度，手臂不要悬空。不要过于用力敲打键盘及鼠标按键，选用弧度大、接触面宽的鼠标。连续工作时间不宜过长，工作间歇时可适当进行伸腕、屈腕等手部操。

6. **职业听力损伤的防护** 加强对噪声危害的认识，对风机、空调、振荡器、打印机等产生噪声的设备定期进行检查、维护、保养，确保其运行良好。工作人员应小声说话，轻操作，尽量减少噪声的产生。

7. **视力损伤的防护** 对需长时间接触的计算机显示屏，应安装相应防护贴膜或防护屏等。工作人员应与显示屏尽量保持60cm以上的距离，并调整姿势，使视线向下约30°。工作区域环境照明应柔和，如有强光直接照射到显示屏上会造成眼部疲劳，因此应避免将计算机放置于窗户的对面或背面。工作时应尽量多眨眼，保持眼部湿润度，定时转移视线，望向远处，使眼部肌肉得到充分休息和放松。

（孙　艳）

# 第二十二章　医疗机构制剂

## 第一节　制剂室必备条件

### 一、质量管理

（1）医疗机构应建立制剂质量管理体系，该体系涵盖影响制剂质量的所有因素，包括确保制剂质量符合预定用途的有组织、有计划的全部活动。

（2）应建立符合制剂质量管理要求的质量目标，满足制剂安全、有效和质量可控的要求。在制剂配制、质量控制及放行、贮存、使用的全过程中，对影响质量的主要因素设置可评估、可操作和可量化的具体目标。

（3）应建立质量保证系统，建立完整的文件体系，明确管理职责，加强质量控制，确保目标的实现。

（4）应建立制剂质量风险管理制度，采用前瞻性或回顾性验证的方式，对质量风险进行评估和控制。

### 二、机构与人员

1. 质量管理机构

（1）医疗机构应成立由主管领导负责，药学部门及制剂室、药检室等相关部门负责人组成的质量管理机构，并有组织机构图。

（2）质量管理机构应组织制修订质量管理的相关文件，包括规章制度、质量标准、操作规程、工艺规程和记录文件格式，并由质量管理机构负责人批准后实施。

（3）质量管理机构负责人或经授权的药学部门相关负责人负责审查制剂配制全过程，对制剂成品进行全面的质量评价，并决定是否批准放行。

2. 人员

（1）应配备具有适当资质（含学历、培训和实践经验）的管理、技术和操作人员，应明确规定每个部门和岗位的职责，岗位职责不得遗漏，交叉的职责应有明确规定。

（2）质量管理机构、制剂室、药检室负责人或质量受权人应具有药学或相关专业本科以上学历，或者具有副主任药师以上专业技术职称，具有药品生产或制剂配制，或者质量管理相关的实践经验，接受过相关的专业知识培训。

（3）制剂室和药检室负责人应为本单位在职人员，且不得互相兼任，负责人发生变更时，应有记录。

（4）技术人员应具有药学大专以上学历，或具有药师以上专业技术职称或执业药师资格。操作人员应具有高中以上文化程度，经过培训能够按照操作规程正确操作，培训合格后方可上岗。

（5）高风险制剂配制应配备足够数量的专业技术人员，普通制剂室与中药制剂室应配有相应专业的技术人员。

（6）药检室检验人员应由主管药师或具有药学相关专业大专以上学历或执业药师资格的技术人员担任，并保持相对稳定。

3. 培训

（1）应有经质量管理机构审核或批准的培训制度和培训计划，包括上岗前培训和继续培训。应建立培训档案，保存培训记录。应定期评估培训的实际效果，每年至少考核一次。

（2）制剂相关的所有人员都应经过培训，培训内容应与岗位要求相适应，应有相关法规、岗位职责、技能和卫生要求的培训。

（3）配制高风险制剂的工作人员应接受专门的培训。

（4）凡在洁净区工作的人员（包括清洁工和设备维修工）应定期培训，培训内容应包括卫生和微生物方面的基础知识。

4. 人员卫生

（1）应建立人员卫生操作规程，包括健康、卫生习惯及人员着装等相关内容。

（2）应建立人员健康档案，直接接触制剂的人员上岗前应接受健康检查，以后每年至少检查一次。传染病、皮肤病和体表有伤口者不得从事制剂配制和分装工作。从事无菌制剂灯检的操作人员，校正视力应在5.0以上，无色盲、色弱。

（3）任何进入制剂室的人员均应按规定更衣。工作服的选材、式样及穿戴方式应与所从事的工作和空气洁净度级别要求相适应。C/D级洁净区应将头发、胡须等相关部位遮盖，穿适宜的工作服、鞋子或鞋套，工作服应不脱落纤维或微粒。

（4）A/B级洁净区操作人员工作服应为灭菌的连体服，不脱落纤维或微粒，并能滞留身体散发的微粒。应用头罩将头发、胡须等相关部位全部遮盖，戴口罩，戴经灭菌或消毒的手套、脚套。

（5）配制人员不得化妆和佩戴饰物，不得裸手直接接触制剂。制剂室禁止吸烟和饮食。禁止存放与制剂配制无关的物品。

（6）参观人员和未经培训的人员不得进入洁净区，特殊情况确需进入的，应经批准并按照规定更衣，出入应有登记。

## 三、房屋与设施

1. 总体要求

（1）制剂室选址、设计、布局、建造、改造和维护必须保证制剂质量的要求。应能够最大限度地避免污染、交叉污染。

（2）制剂室房屋和面积必须与所配制品种的要求相适应，按制剂工序和空气洁净度级别要求合理布局，人流、物流分开，一般区和洁净区分开，内服制剂与外用制剂分开，高风险制剂（如无菌制剂）等与其他制剂分开，配制分装与贴签外包装分开，办公室、休息室、药检室应与配制室分开。

（3）应根据制剂工艺要求设置洁净区，洁净区设计必须符合相应的洁净度要求，包括达到

"静态"和"动态"的标准。洁净区分为A、B、C、D四个级别，洁净区空气悬浮粒子标准和微生物监测动态标准分别见表22-1和表22-2。应定期进行环境监测，每年应由有资质的第三方至少全项检测一次并留存相关证明性材料。

表22-1　洁净区空气悬浮粒子标准

| 洁净度级别 | 悬浮粒子最大允许数/立方米 | | | |
|---|---|---|---|---|
| | 静态 | | 动态[③] | |
| | ≥0.5μm | ≥5.0μm[②] | ≥0.5μm | ≥5.0μm |
| A级[①] | 3520 | 20 | 3520 | 20 |
| B级 | 3520 | 29 | 352000 | 2900 |
| C级 | 352000 | 2900 | 3520000 | 29000 |
| D级 | 3520000 | 29000 | 不做规定 | 不做规定 |

注：①为确认A级洁净区的级别，每个采样点的采样量不得少于1m$^3$。测试方法可参照ISO14644-1。②在确认级别时，应使用采样管较短的便携式尘埃粒子计数器，避免≥5.0μm悬浮粒子在远程采样系统的长采样管中沉降。在单向流系统中，应采用等动力学的取样头。③动态测试可在常规操作、培养基模拟灌装过程中进行，证明达到动态的洁净度级别，但培养基模拟灌装试验要求在"最差状况"下进行动态测试。

表22-2　洁净区微生物监测动态标准[①]

| 洁净度级别 | 浮游菌 CFU/m$^3$ | 沉降菌（ϕ90mm）CFU/4h[②] | 表面微生物 | |
|---|---|---|---|---|
| | | | 接触（ϕ55mm）CFU/碟 | 5指手套 CFU/手套 |
| A级 | <1 | <1 | <1 | <1 |
| B级 | 10 | 5 | 5 | 5 |
| C级 | 100 | 50 | 25 | — |
| D级 | 200 | 100 | 50 | — |

注：①表中各数值均为平均值；②单个沉降碟的暴露时间可以少于4小时，同一位置可使用多个沉降碟连续进行监测并累积计数。

（4）非无菌制剂配制的暴露工序区域及其直接接触制剂的包装材料最终处理的暴露工序区域，应按D级洁净区的要求设置，应有适当的微生物监控措施。

（5）进入洁净区应设有更衣室，应按照气锁方式设计更衣室，应有足够的换气次数。更衣室后段的静态级别应与其相应洁净区的级别相同。必要时，可将进入和离开洁净区的更衣间分开设置。一般情况下，洗手设施只能安装在更衣的第一阶段。更衣室、浴室及厕所的设置不得对洁净区产生不良影响。

（6）洁净区内表面（墙壁、地面、天棚）应平整光滑、无裂缝、接口严密、无颗粒物脱落，便于有效清洁，必要时应消毒。

（7）洁净区窗户、技术夹层及进入室内的管道、风口、照明设施与墙壁或顶棚的连接部位均应密封。洁净区内各种管道、照明设施、风口以及其他公用设施，应避免出现不易清洁的部位。

（8）洁净区内安装的水池或地漏应有适当的设计、布局和维护，并安装易于清洁且带有空气阻断功能的装置以防倒灌，同外部排水系统的连接方式应能够防止微生物的侵入。

（9）洁净区的净化空气如可循环使用，应采取有效措施避免污染和交叉污染，并应送入一定比例新风。

（10）洁净区温度和相对湿度应与配制工艺要求相适应。无特殊要求时，一般温度应控制在18～26℃，相对湿度应控制在45%～65%。洁净区应有足够照明，照度应达到300lx。

（11）洁净区相对于非洁净区为正压，压差必须大于10Pa。空气洁净度等级不同的相邻房间之间的静压差应大于5Pa。应安装压差表，压差数据应定期记录。

（12）产尘操作间（如干燥物料的取样、粉碎、称量、混合、包装等操作间）应保持相对负压或采取专门的措施，防止粉尘扩散、避免交叉污染并便于清洁。

（13）制剂室应有防止污染和卫生管理制度，制定并执行清洁规程，内容包括：清洁方法、程序、间隔时间、使用的清洁剂或消毒剂、清洁工具的清洁方法和存放地点等。一般情况下，采用消毒剂的种类应多于一种。不得用紫外线消毒替代化学消毒。

（14）制剂室应能够有效防止昆虫或动物进入。应采取必要的措施，避免所使用的杀虫剂、灭鼠药、烟熏剂等对设备、物料、制剂造成污染。

（15）用于制剂质量检验的动物房应远离制剂室。动物房的设计、建造及实验动物管理应符合国家的相关规定。

2. 高风险制剂配制区

（1）无菌制剂指法定标准中列有无菌检查项目的制剂，按配制工艺可分最终灭菌制剂和非最终灭菌制剂，其配制操作环境要求分别见表22-3和表22-4。

表22-3　最终灭菌制剂配制操作环境要求

| 洁净度级别 | 最终灭菌制剂 |
|---|---|
| C级背景下的局部A级 | 高污染风险[a]的制剂灌装（或灌封） |
| C级 | ①制剂灌装（或灌封）；②高污染风险[b]制剂的配制和过滤；③眼用制剂、无菌软膏剂、无菌混悬剂等的配制、灌装（或灌封）；④直接接触制剂的包装材料和器具最终清洗后的处理 |
| D级 | ①轧盖；②灌装前物料的准备；③制剂配制（指浓配或采用密闭系统的配制）和过滤；④直接接触制剂的包装材料和器具的最终清洗 |

注：a. 此处的高污染风险是指制剂容易长菌、灌装速度慢、灌装用容器为广口瓶、容器需暴露数秒后方可密封等状况；b. 此处的高污染风险是指制剂容易长菌、配制后需等待较长时间方可灭菌或不在密闭系统中配制等状况。

表22-4　非最终灭菌制剂配制操作环境要求

| 洁净度级别 | 非最终灭菌制剂 |
|---|---|
| B级背景下的A级 | ①处于未完全密封[a]状态下制剂的操作和转运，如灌装（或灌封）、分装、压塞、轧盖[b]等；②灌装前无法除菌过滤的药液或制剂的配制；③直接接触制剂的包装材料、器具灭菌后的装配以及处于未完全密封状态下的转运和存放 |

续表

| 洁净度级别 | 非最终灭菌制剂 |
| --- | --- |
| B级 | ①处于未完全密封[a]状态下的制剂置于完全密封容器内的转运；②直接接触制剂的包装材料、器具灭菌后处于密闭容器内的转运和存放 |
| C级 | ①灌装前可除菌过滤的药液或制剂的配制；②制剂的过滤 |
| D级 | 直接接触制剂的包装材料、器具的最终清洗、装配或包装、灭菌 |

注：a. 轧盖前制剂视为处于未完全密封状态；b. 根据已压塞制剂的密封性、轧盖设备的设计、铝盖的特性等因素，轧盖操作可选择在C级或D级背景下的A级送风环境中进行。A级送风环境应至少符合A级区的静态要求。

（2）应对无菌制剂配制区的微生物进行动态监测，方法有沉降菌法或定量空气浮游菌采样法或表面取样法（如棉签擦拭法和接触碟法）等。制剂成品批记录的审核应包括环境监测结果。

（3）配制非最终灭菌制剂的吹灌封设备自身应装有A级空气风淋装置，该设备至少应安装在C级洁净区中，人员着装应符合A/B级洁净区式样。在静态条件下，此环境的悬浮粒子和微生物均应达到标准，在动态条件下，此环境的微生物应达到标准。

（4）配制最终灭菌制剂的吹灌封设备至少应安装在D级洁净区中。

（5）配制非最终灭菌制剂的A/B级洁净区内禁止设置水池和地漏。A/B级洁净区应使用无菌的或经无菌处理的消毒剂和清洁剂。

（6）无菌制剂配制所用的传送带，除传送带本身能连续灭菌（如隧道式灭菌设备）外，传送带不得在A/B级洁净区与低级别洁净区之间穿越。

（7）配制青霉素类等高致敏性制剂应使用独立的房屋、设施和空气净化系统，分装室保持相对负压。排至室外的废气应经净化处理并符合要求，排风口应远离其他空气净化系统进风口。

（8）配制其他β-内酰胺结构类制剂应使用专用设备和独立的空气净化系统，并与其他制剂配制区域严格分开。

（9）配制口服或注射的激素类、抗肿瘤类化学制剂等，应避免与其他制剂使用同一设备和空气净化系统；不能避免与其他制剂交替使用同一设备和空气净化系统时，应采取有效的防护、清洁措施并进行必要的验证。

3. 中药制剂配制区

（1）中药材和中药饮片取样、筛选、称重、粉碎、混合等操作易产生粉尘的，应采取有效措施，以控制粉尘扩散，避免污染和交叉污染，如安装捕尘设备、排风设施或设置专用操作间等。

（2）中药材的前处理、提取、浓缩等必须与其后续工序严格分开，房屋与设施应与其配制工艺要求相适应，有良好的排风、水蒸气控制及防污染和交叉污染等设施。

（3）中药提取、浓缩、收膏工序宜采用密闭系统进行操作，并在线进行清洁，以防止污染和交叉污染。采用密闭系统配制的，其操作环境可在非洁净区；采用敞口方式配制的，其操作环境应与其制剂配制操作区的洁净度级别相适应。

（4）浸膏的配料、粉碎、过筛、混合等操作，其洁净度级别应与其制剂配制操作区的洁净度级别一致。

第二十二章

（5）中药饮片经粉碎、过筛、混合后直接入药的，其配料、粉碎、过筛、混合等操作的操作间应能够密闭，有良好的通风、除尘等设施，人员、物料进出及制剂配制应参照洁净区管理。

**4. 仓储区** 制剂室应具有与所配制剂相适应的原辅料、包装材料、成品等库房，通风、防潮设施良好，温度、湿度控制应符合储存要求，按规定定期监测、记录。

**5. 药检室** 药检室的房屋面积与设施应与其所开展的任务相适应。应按照制剂规模、品种设立相应的化学、生物检测室和留样观察室等。制剂规模小的可酌情合并，但应符合检验工作的需要。

## 四、设备

**1. 设计和安装**

（1）制剂室应具有与所配制剂型相适应的设备、衡器、量具等，设备选型、安装应符合制剂配制质量要求，与制剂直接接触的设备表面应光洁平整、易于清洗、消毒或灭菌。内服和外用制剂所用设备、器具应分开。毒性物料处理应使用专用设备和容器。

（2）药检室需配备与所配制品种相匹配的检验仪器设备。

（3）应建立并保存设备采购、安装、确认的相关文件和记录。

**2. 维护和维修**

（1）应建立设备使用、清洁、维护、校准和维修的管理制度和操作规程，并保存相应的操作记录。

（2）应按设备的维护计划和操作规程对设备进行维护和维修，并予以记录。经改造或重大维修的设备应进行再确认，符合要求后方可用于制剂配制。

**3. 使用、清洁及状态标识**

（1）用于制剂配制或检验的设备和仪器，应有使用日志，记录内容包括使用、清洁、维护、校准和维修情况以及日期、时间、制剂名称、规格和批号及操作人等。

（2）应制定并按照操作规程清洁设备。操作规程应包括清洁方法、清洁用设备或工具、清洁剂的名称和配制方法、使用前检查设备清洁状况的方法等。如需拆装设备，还应规定设备拆装的顺序和方法；如需对设备消毒或灭菌，还应规定消毒或灭菌的具体方法、消毒剂的名称和配制方法。

（3）设备和仪器应有明显的状态标识，设备中装有内容物的应标明内容物名称、规格、批号等；没有内容物的应标明清洁状态及清洁时间等；需要校准的还应标明其校准有效期。

**4. 校准** 应按照操作规程和校准计划定期对制剂配制或检验用衡器、量具、仪器和仪表进行校准和检查，并保存可追溯的相关记录。校准的量程范围应涵盖实际配制和检验的使用范围，并在确认的参数范围内使用。

**5. 制剂用水**

（1）制剂用水应适合其用途，并符合最新版《中国药典》的规定。应定期检验，每次检验应有详细记录。

（2）水处理设备及其输送系统的设计、安装、运行和维护应确保制剂用水达到设定的质量标准。储罐和输送管道所用材料应无毒、耐腐蚀，管道的设计和安装应避免死角、盲管。

（3）纯化水可采用循环方式储存，注射用水可采用70℃以上保温循环。

（4）应制定并按照操作规程对纯化水、注射用水的储罐、管道进行清洗消毒，并规定清洗、灭菌周期，有相关记录。

（5）无菌制剂配制、直接接触制剂的包装材料和器具等最终清洗、A/B级洁净区内消毒剂和清洁剂配制的用水应符合注射用水的质量标准。

## 五、物料与成品

1. 物料

（1）应建立物料（包括原料药、中药材或饮片、辅料、包装材料、标签和说明书）购入、贮存、发放、使用的管理制度和操作规程，按照操作规程或工艺规程执行，并有能准确反映物料数量变化及去向的相关记录。

（2）物料供应商的确定及变更应进行质量评估，并经质量管理机构批准后方可采购。所有购入物料均应检查确认，每次接收均应有记录，内容至少包括：物料名称、接收日期、供应商和生产商标识的批号和接收总量等。

（3）配制制剂的原料药应符合法定药品标准，中药材或中药饮片应符合国家或地方标准，辅料及直接接触制剂的包装材料应符合法定标准，内服制剂的辅料至少应符合食用标准。

（4）中药材或中药饮片包装上应至少应标明品名、规格、产地、生产企业以及质量合格标志等，毒性和易串味的中药材应分别设置专库（柜）存放。

（5）只有经质量评价批准放行并在有效期内的原辅料方可使用。不合格的物料应有清晰醒目的标志，应经质量管理机构负责人批准后及时处理，并有记录。

（6）应按照操作规程进行配料，核对物料后，精确称量或计量，并做好标识。配制的每一物料及其重量或体积应由他人独立进行复核，并有复核记录。

（7）各种物料应按照其性能合理存放，对温度、湿度、光线有特殊要求的物料，应按照规定条件储存，挥发性物料或易燃物料应存放在相应安全场所。合格物料、待验物料及不合格物料应分区存放，并有易于识别的明显标识（如待验、已取样、合格、不合格）。不合格的物料应按照有关规定及时处理并有记录。

（8）标签、说明书必须印制清楚，应与审批部门核准的内容、文字相一致，不得随意更改。

（9）标签、说明书应按照品种、规格专柜存放，专人保管，按操作规程和实际需要量发放；过期或废弃的标签、说明书应予以销毁并记录。

（10）使用计算机化仓储管理的，应有相应的操作规程，防止因系统故障、停机等特殊情况而造成物料和成品的混淆和差错。

（11）麻醉药品、精神药品、医疗用毒性药品（包括中药材）、放射性药品、药品类易制毒化学品及易燃、易爆和其他危险品的验收、贮存、管理应严格执行国家的有关规定。

（12）配制大容量注射剂用的输液瓶（袋）和胶塞必须符合国家有关规定，且不得重复使用。

**2. 中间品和待包装品**　中间品和待包装品应在适当的条件下贮存，每个包装容器上均应有清晰醒目的标识，至少应标明名称、批号、数量或重量以及质量状态（如待验、已取样、合格、不合格）。

3. 制剂成品

（1）应建立并执行制剂成品的接收、贮存、发放的管理制度和操作规程，并予以记录。成品的贮存条件应符合审批部门批准的制剂标准的要求。

（2）制剂成品不得进行重新加工。

## 六、确认与验证

（1）制剂室房屋、设施、设备和检验仪器应经过确认，配制工艺、操作规程和检验方法应经过验证，配制一定周期后，应进行再验证。应制订验证总计划，根据确认或验证的对象制定并实施确认或验证方案，并有记录。确认或验证工作完成后，应写出报告，确认或验证的结果和结论应记录并存档。应根据验证的结果确认工艺规程和操作规程。

（2）当影响制剂质量的主要因素，如原辅料、与制剂直接接触的包装材料、设备、环境、配制工艺、检验方法等发生变更时，应进行确认或验证。

（3）无菌制剂采用的任何灭菌工艺（如湿热、干热、离子辐射、环氧乙烷或过滤除菌的方式），在投入使用前，必须采用物理检测手段和生物指示剂，验证其适用性及所有部位达到了灭菌效果。应定期对灭菌工艺的有效性进行再验证（每年至少一次）。设备重大变更后，须进行再验证。应保存再验证记录。

（4）无菌配制工艺的验证应包括培养基模拟灌装试验，应尽可能模拟常规的无菌配制工艺，包括所有对无菌结果有影响的关键操作，以及配制过程中可能出现的各种干预和最差条件。

（5）非最终灭菌制剂的过滤除菌工艺应经过验证，验证应确定过滤一定量药液所需时间及过滤器两侧的压力。有明显偏离正常时间或压力的情况应有记录并进行调查，结果归入批记录。

（6）口服抗微生物制剂配制工艺的验证应包括清洁验证，每年至少一次。

（7）口服或注射的激素类、抗肿瘤类化学制剂配制工艺的验证应包括设备和空气净化系统验证，每年至少一次。

## 七、文件管理

1. 原则

（1）应建立文件的起草、修订、审核、批准、替换或撤销、复制、保管和销毁等操作规程，并按操作规程管理，并有相应的文件分发、撤销、保管、复制、销毁记录。质量标准、工艺规程、操作规程、稳定性考察、确认、验证、变更等重要文件应长期保存，所有文件均应受控。

（2）应建立并批准执行与制剂质量有关的各项制度、质量标准、工艺规程、操作规程和记录文件格式。

（3）与制剂质量有关的每项活动均应有记录，以保证制剂配制、质量控制和质量保证等活动可以追溯。记录应及时填写，内容真实，字迹清晰、易读，不易擦除。不得撕毁和任意涂改，任何更改都应由更改人签注姓名和日期，并使原有信息仍清晰可辨，必要时，应说明更改的理由。记录如需重新誊写，则原有记录不得销毁，应作为重新誊写记录的附件保存。

（4）每批制剂应有批记录，包括批配制记录、批检验记录和放行审核记录等与本批制剂有关的记录。批记录应由质量管理机构负责管理，应归档并至少保存5年。

（5）应尽可能采用自动打印的记录、图谱和曲线图等，并标明样品名称、批号和记录设备的信息，操作人应签注姓名和日期。用电子方法保存的批记录，应采用磁带、缩微胶卷、纸质副本或其他方法进行备份。

**2．质量标准**　物料和成品应有经批准的现行质量标准；必要时，中间品或待包装品也应有内控质量标准。

**3．工艺规程**

（1）每种制剂均应有经批准的工艺规程，工艺规程的制定应以审批部门核准的工艺为依据，不得任意更改。如需更改，应按照相关的操作规程修订、审核、批准。

（2）工艺规程至少应包括处方、规格、批量、配制操作及要求、中间品控制和包装操作及要求，以及物料平衡计算方法和限度等内容。

**4．批配制记录**

（1）每批制剂均应有相应的批配制记录，可追溯该批成品的配制历史以及与质量有关的情况。

（2）批配制记录应依据现行批准的工艺规程的相关内容制定。记录的设计应避免填写差错。批配制记录的每一页应标注制剂的名称、规格和批号。

（3）批配制记录内容应至少包括名称、规格、批号，操作工序开始、结束的日期和时间，每一原辅料的批号以及实际称量的数量，工艺参数及控制范围，中间控制结果记录，每一包装材料名称、批号和实际使用数量，不同配制工序所得产量及必要时的物料平衡计算，印刷包装材料和待包装品的发放、使用、销毁或退库的数量、实际产量以及物料平衡检查等。每一工序应由相关的负责人、操作人员和复核人员确认并签注姓名和日期。

**5．操作规程和记录**

（1）每项影响制剂质量的活动如配制操作、设备操作、维护与清洁、人员培训与卫生、验证、环境控制、取样和检验等均有并经批准的操作规程，其过程和结果应有记录。

（2）操作规程内容应由眉首和主体组成。眉首包括题目、编号、版本号、颁发部门、生效日期、分发部门以及制定人、审核人、批准人的签名并注明日期；主体包括标题、正文及变更历史。

**6．相关文件**　制剂室至少应存有下列文件：

（1）《医疗机构制剂许可证》及申报资料、验收、整改记录；

（2）制剂品种申报资料及批准证明文件；

（3）制剂室年检、抽验及监督检查相关文件、报告及记录；

（4）制剂室建立并经批准执行的各项制度、质量标准、工艺规程和操作规程，以及相关记录；

（5）最新版《中国药典》等必要的工具书，以及其他有关制剂管理法律法规文件等。

## 八、配制管理

**1．总体要求**

（1）配制制剂必须按审批部门批准的处方工艺进行。应制定并按照批准的工艺规程和操作规程进行操作并有相关记录，以确保制剂达到批准的质量标准要求。

（2）应建立划分成品批次的操作规程，批次的划分应能够确保同一批次制剂成品质量和特性的均一性。

（3）每批制剂均应编制唯一的批号。配制日期不得迟于成品成型或灌装（封）前经最后混合的操作开始日期，不得以成品包装日期作为配制日期。

（4）配制操作开始前，应检查设备处于已清洁及待用状态，并记录检查结果。应核对物料或中间品的名称、批号和标识，包装工序还应核对待包装品和所用包装材料的名称、规格、数量、质量状态，且与工艺规程相符。

（5）配制期间使用的物料、中间品或待包装品的容器及主要设备、必要的操作间应贴签标识或以其他方式标明配制的制剂或物料名称、规格和批号。

（6）每批制剂的每一操作阶段完成后必须由操作人员清场，并填写清场记录。清场记录内容包括样品名称、批号、工序、清场日期、检查项目及结果、清场负责人及复核人签名。清场记录应纳入批配制记录。

（7）包装结束时，已打印批号的剩余包装材料应由专人负责全部计数销毁，并有记录。如将未打印批号的印刷包装材料退库，应按照操作规程执行。

（8）每批制剂应检查产量和物料平衡，确保物料平衡符合设定的限度。如有差异，必须查明原因，确认无潜在质量风险后，方可按照正常成品处理。

**2. 防止污染措施** 配制过程中应尽可能采取措施，防止污染和交叉污染。

（1）不得在同一操作间同时进行不同品种和规格制剂的配制操作，尽可能在分隔的区域内配制不同的品种。

（2）采用阶段性配制的方式。

（3）采用经过验证或已知有效的清洁和去污染操作规程进行设备清洁；必要时，应对与物料直接接触的设备表面的残留物进行检测。

（4）采用密闭系统配制。

（5）干燥设备的进风应有空气过滤器，排风应有防止空气倒流装置。

（6）配制和清洁过程中应避免使用易碎、易脱屑、易发霉器具；使用筛网时，应有防止因筛网断裂而造成污染的措施。

（7）液体制剂的配制、过滤、灌封、灭菌等工序应在规定时间内完成。

（8）软膏剂、乳膏剂、凝胶剂等半固体制剂以及栓剂的中间品应规定贮存期和贮存条件。

**3. 高风险制剂配制**

（1）无菌制剂的物料准备、配制和灌装或分装等操作必须在相应的洁净区内分区域（室）进行。

（2）无菌制剂所用的包装材料、容器、设备和任何其他物品都应灭菌，并通过双扉灭菌柜进入无菌配制区。以其他方式进入无菌配制区，应避免引入污染。

（3）无菌制剂应尽可能缩短药液从开始配制到灭菌（或除菌过滤）的间隔时间，并建立相应的间隔时间控制标准。

（4）熔封的制剂（如玻璃安瓿或塑料安瓿）应做100%的检漏试验，其他包装容器的密封性应根据操作规程进行抽样检查。

（5）无菌制剂应尽可能采用加热方式进行最终灭菌，可最终灭菌的制剂不得以过滤除菌工艺替代最终灭菌工艺。最终灭菌制剂中的微生物存活概率（即无菌保证水平，SAL）不得高于

$10^{-6}$。采用湿热灭菌方法进行最终灭菌的，通常标准灭菌时间$F_0$值应大于8分钟，流通蒸汽处理不属于最终灭菌。灭菌工艺必须与审批部门批准的要求相一致。

（6）对热不稳定的，可采用无菌配制操作或过滤除菌的替代方法。过滤除菌应注意如果制剂不能在其最终包装容器中灭菌，可用0.22μm（更小或相同过滤效力）的除菌过滤器将药液滤入预先灭菌的容器内。由于除菌过滤器不能将病毒或支原体全部滤除，可采用热处理方法来弥补除菌过滤的不足。

（7）应逐一对无菌药品的外部污染或其他缺陷进行检查。如采用灯检法，应在符合要求的条件下进行检查，灯检人员连续灯检时间不宜过长。应定期检查灯检人员的视力。如果采用其他检查方法，该方法应经过验证，定期检查设备的性能并记录。

## 九、质量控制与质量保证

### 药检室管理

（1）药检室负责制剂配制全过程的检验，应按批准的操作规程，对原辅料、包装材料、中间品、待包装品和成品进行取样、检查、检验、留样以及成品的稳定性考察，必要时进行环境监测。

（2）应制定检验用试剂、试液、滴定液、培养基、检定菌、标准品或对照品及实验动物等管理制度。

（3）试剂、培养基、标准品或对照品应从可靠的供应商处采购。检验用试液和已配制的培养基应标注配制批号、配制日期和配制人员姓名，并有配制（包括灭菌）记录。标准液、滴定液还应标注最后一次标化的日期和校正因子，并有标化记录。

（4）标准品或对照品应有适当的标识，内容至少包括名称、批号、首次开启日期、含量或效价等。

（5）应有检验所需的各种检定菌，并建立检定菌保存、传代、使用、销毁的操作规程和相应记录。

（6）应按照经批准的操作规程取样并记录，至少应包括取样方法、样品量、贮存条件等。样品的容器应贴有标签，注明样品名称、批号、取样日期、取样人等信息。

（7）物料、中间品、待包装品和成品检验应有操作规程，规定所用方法、仪器和设备，检验操作规程的内容应与经确认或验证的检验方法一致。

（8）检验应有可追溯的记录并应复核，确保结果与记录一致。所有计算均应严格核对；检验记录应并入批记录。

（9）检验记录应至少包括样品名称、剂型、规格、批号；依据的质量标准和检验操作规程；仪器或设备型号；试液和培养基的配制批号、对照品或标准品的来源和批号；所用动物的相关信息；检验过程，如对照品溶液的配制、各项具体的检验操作、必要的环境温湿度；检验结果，如观察情况、计算和图谱或曲线图等；检验日期；检验人员和复核人员的签名和日期等。

（10）应按照操作规程对用于质量追溯或调查的关键物料和成品的留样进行管理。

（11）留样应能够代表被取样批次的物料或成品；每批成品的留样数量至少应能够确保按照批准的质量标准完成两次全检（无菌检查和热原检查等除外）；留样应按照批准的贮存条件保存。

## 十、物料和成品放行

（1）应建立物料批准放行的操作规程，按操作规程对物料进行质量评价，包括生产商的检验报告、物料包装完整性和密封性的检查情况和检验结果；应有明确的结论，如批准放行、不合格或其他决定；并由指定人员签名批准放行。

（2）应建立成品批准放行的操作规程，按操作规程对成品进行质量评价。包括主要配制工艺和检验方法经过验证；已完成所有必需的检查和检验。应有明确的结论，如批准放行、不合格或其他决定；每批成品均应由质量受权人签名批准放行。

（3）制剂成品必须按审批部门批准的标准进行全项检验。

（4）无菌制剂应根据风险评估结果制定取样计划，样品应包括微生物污染风险最大的制剂。如无菌灌装制剂的样品必须包括最初、最终灌装的制剂以及灌装过程中发生较大偏差后的制剂；最终灭菌制剂应从可能的灭菌冷点处取样；同一批制剂经多个或同一灭菌设备分次灭菌的，样品应从各个/次灭菌设备中抽取。

（5）制剂发放必须有完整的记录或凭证。内容包括领用部门、制剂名称、批号、规格、数量和请领人及发放人签字等。

## 十一、持续稳定性考察

持续稳定性考察时间应涵盖制剂有效期，应根据风险评估结果制定考察方案，应至少包括考察批次数、检验项目、检验方法、合格标准、测试时间点以及贮存条件等，结果应有报告。

## 十二、变更控制

应建立变更控制系统，对所有影响制剂质量的变更进行评估和管理。应制定操作规程规定变更的申请、评估、审核、批准和实施，并保存所有变更的文件和记录。需要经审批部门批准的变更应在得到批准后方可实施。

## 十三、偏差处理

（1）应建立偏差预防、评估和分类处理的操作规程，规定偏差的报告、记录、调查、处理以及所采取的纠正措施，并有相应的记录。

（2）任何偏离配制工艺、物料平衡限度、质量标准、检验方法、操作规程等的情况均应有记录。重大偏差应由质量管理机构进行调查，并有调查报告；还应采取预防措施，有效防止类似偏差再次发生。

## 十四、供应商的审计和批准

质量管理机构应组织对所有配制用物料的供应商进行质量评估，必要时对主要物料生产商的质量体系进行现场质量审计，并对质量评估不符合要求的供应商行使否决权。评估至少应包括供应商的资质证明文件、质量标准和检验报告等。

## 十五、投诉与不良反应报告

（1）应建立操作规程，规定投诉登记、评价、调查和处理的程序，并规定因可能的制剂质量缺陷发生投诉时所采取的措施，包括考虑是否有必要召回制剂。

（2）所有投诉都应登记与审核，与制剂质量缺陷有关的投诉应进行调查。投诉调查和处理应有记录，并注明所查相关批次的信息。出现制剂配制失误、制剂变质或其他重大质量问题，应及时采取相应措施，必要时还应向制剂审批部门报告。

（3）应建立制剂不良反应报告和监测管理制度，主动收集不良反应，对不良反应应详细记录、评价、调查和处理，及时采取措施控制可能存在的风险，并按照要求向审批部门报告。病历和有关检验、检查报告单等原始记录至少保存5年备查。

## 十六、信息化管理

（1）开展高风险制剂配制的制剂室须建立制剂信息化管理系统；配制其他类型制剂的，也应开展制剂信息化管理系统建设。

（2）信息化管理系统应符合信息化管理的相关规定，结合医疗机构自身实际，适合制剂室配制情况，具有较强的实用性和可操作性。

（3）信息化管理系统应涵盖影响制剂质量的主要信息，数据可随时调用、实时监控，必要时可汇总上报。应包括以下方面：①物料（包括原料药、主要辅料和包装材料、标签和说明书）购入、贮存、发放、使用的信息全程管理，能准确反映物料数量的变化及去向；②制剂配制、质量控制、放行的全流程电子化记录及可追溯管理；③完善的制剂批记录，包括批配制记录、批检验记录和放行审核记录的电子化管理；④制剂成品接收、贮存、发放记录的电子化管理；⑤完善的制剂室文件信息化管理，有文件分发、撤销、保管和销毁的电子化记录；⑥设施设备使用、清洁、维护、维修和校准等信息化记录和管理系统。

（4）使用电子数据处理系统的，只有经授权的人员方可输入或更改数据，更改和删除情况应有记录；应使用密码或其他方式来控制系统的登录；关键数据输入后，应由他人独立进行复核。

## 十七、委托配制与委托检验

**1. 原则**

（1）委托配制制剂应报请审批部门审批，受托方应有药品GMP认证或者医疗机构制剂许可的相应资质。委托检验和中药委托提取应经质量管理机构批准。

（2）委托方和受托方必须签订书面合同，明确规定各方责任、委托配制或委托检验的内容及相关的技术事项。

**2. 委托方**

（1）委托方应对受托方进行评估，对受托方的条件、技术水平、质量管理情况进行现场考核，并向受托方提供所有必要的资料，以使受托方能够按照制剂标准和其他法定要求正确实施所委托的操作。

（2）委托方应确保物料和制剂成品符合相应的质量标准。应对受托配制或检验的全过程进行监督。

**3. 受托方**　受托方必须具备适宜的厂房、设备、知识和经验以及人员，满足委托方所委托的配制或检验工作的要求；同时应确保所收到委托方提供的物料、中间品和待包装品适用于预定用途。

4. 合同

（1）委托方与受托方之间签订的合同应详细规定各自职责，并经双方同意。应详细规定质量受权人批准放行每批成品的程序，确保每批制剂按照审批部门批准的标准完成配制和检验。

（2）合同应规定何方负责物料的采购、检验、放行、配制和质量控制（包括中间控制），还应规定何方负责取样和检验。合同应明确规定委托方可以对受托方进行检查或现场质量审计。

5. 中药委托提取　中药提取的委托配制至少应在委托合同中确认所使用中药饮片的质量标准，确认中药提取物的质量标准，该标准应至少包括提取物的收率范围、含量测定以及允许波动范围、包装容器、贮存条件、贮存期限、运输条件以及运输包装容器等。应按中药提取物质量标准进行检验，符合规定后方可使用。

### 十八、制剂的使用和成品召回

（1）医疗机构配制的制剂必须坚持自用原则，不得流入市场。制剂的使用期限不得超过批准的有效期。

（2）医疗机构调剂使用制剂必须按照规定权限经审批部门批准后方可进行。

（3）使用过程中出现质量问题的制剂应立即召回，同时查找原因，并填写召回记录，并按规定上报。

### 十九、自检

制剂质量管理机构应定期按照本标准组织自检，至少每年一次。自检应有计划或方案，必须按照预定方案进行。自检应有记录，完成后应有自检报告，内容至少包括自检过程中观察到的所有情况、评价的结论以及提出纠正和预防措施的建议。

## 第二节　制剂质量标准

### 一、化学药品

#### （一）标准体例

化学药制剂质量标准正文按制剂名称（中文名称、汉语拼音和英文名称）、含量或效价的限度规定、处方、制法、性状、鉴别、检查、含量测定或效价测定、作用与用途、用法与用量、注意事项、规格、贮藏、注释或注解、处方与工艺来源等项目，依次编写。除名称外，其余各项加鱼尾号“【 】”作为该项小标题。

#### （二）各检测项目制订的具体要求

1. 名称　由原料药名+给药途径+剂型名称三部分组成，常用药给药途径通常可省略。每一品种均应有中文名称、汉语拼音、英文名称。中文名称应参照《中国药品通用名称》收载的名称及其命名原则命名；英文名称除另有规定外，均采用国际非专利药名（International Nonproprietary Names，INN）。剂型以最新版《中国药典》为准。

复方制剂以复方+主药+（给药途径）+剂型命名，如复方水杨酸滴眼液、复方苯甲酸软膏等。

有曾用名或别名的医疗机构制剂，其曾用名或别名一律放在注释或注解项下。

2. 来源与含量（或效价）限度

（1）来源　大多数剂型无来源要求，但注射剂需写明简要来源，个别品种应简述制法。用热压法或其他适宜方法灭菌制成的，根据使用的溶媒或制剂工艺分别称为“灭菌水溶液”，“灭菌油溶液”或“灭菌粉末”；用无菌操作制成的称“无菌粉末”，经冷冻干燥制成的称“无菌冻干品”。如本品为乳酸钠、葡萄糖与氯化钠的灭菌水溶液（乳酸葡萄糖氯化钠注射液）。

（2）含量（或效价）限度　化学药品制剂的含量，一般按照其原料药活性成分（API）的分子式进行计算。含量限度的范围，应根据剂型、主药含量多少、原料药的含量限度、制剂稳定性、药物的治疗窗、生产贮存期间变化、测定方法误差等，综合考虑。含量限度的表述通常有以下几种形式。

1）按标示量计算　单一成分化学药品制剂的含量限度通常按标示量计算。如本品含盐酸丁卡因（$C_{15}H_{24}N_2O_2 \cdot HCl$）应为标示量的95.0%～105.0%。（盐酸丁卡因溶液）。

2）按重量或百分比浓度计算　标准中列有“处方”的固体复方制剂，通常按主成分的实际重量计算。如本品每片中含磺胺甲噁唑（$C_{10}H_{11}N_3O_3S$）应为0.360～0.440g，含甲氧苄啶（$C_{14}H_{18}N_4O_3$）应为72.0～88.0mg。（复方磺胺甲噁唑片）标准中列有“处方”的液体复方制剂，通常按主成分的百分比浓度计算。如本品含溴化物的总量以溴（Br）计算，应为6.45%～7.13%（g/ml）（三溴合剂）。

3）按平均装量计算　不需列“含量均匀度”检查项的粉针剂，一般按“装量差异”项下的平均装量计算。如本品为异烟肼的无菌粉末。按平均装量计算，含异烟肼（$C_6H_7N_3O$）应为标示量的95.0%～105.0%（注射用异烟肼）。

4）按无水物及平均装量计算　部分抗生素粉针剂，既按无水物计算纯度，也按“装量差异”项下的平均装量计算标示含量。如本品为头孢唑林钠的无菌粉末。含头孢唑林（$C_{14}H_{14}N_8O_4S_3$）按无水物计算，不得少于86.0%；按平均装量计算，含头孢唑林（$C_{14}H_{14}N_8O_4S_3$）应为标示量的95.0%～105.0%（注射用头孢唑林钠）。

5）按效价计算　部分抗生素、生化药等采用效价计算含量。如本品系自猪或牛的脑垂体后叶中提取或化学合成的缩宫素的灭菌水溶液。其效价应为标示量的91%～116%（缩宫素注射液）。

（3）处方　医疗机构制剂“处方”，应列出全部组成，包括矫味剂、着色剂、稳定剂等，并按总量为1000片、1000g或1000ml计算其用量。

（4）制法　列出配制方法，记载药品的具体工艺要求和质量管理要求，注明关键工艺参数。

（5）性状　包括制剂的颜色和物理状态，一般可不对味道加以规定。片剂如为包衣片，应在除去包衣后，就片芯的颜色进行描述；注射液一般为澄明液体（水溶液），但也有混悬液或黏稠性溶液，其颜色描述一般以黄色或黄绿色各号标准比色液为基准，浅于1号稀释1倍的为“无色”，介于2号以下的为“几乎无色”，介于4号以下的为“微黄色”，介于6号以下的为“淡黄色”，介于8号以下的为“黄色”；胶囊剂应对内容物的颜色、形状予以描述。对颜色的描述建议不使用“白色”，而以“白色或类白色”替代。颜色范围应尽可能采用“××色至××色”来表述。一般可不对制剂的味道加以规定。

第二十二章

（6）鉴别　是制剂真伪的初步依据，不完全代表对该制剂结构的确证。制剂的鉴别方法可采用原料药项下的方法，但应有较好的专属性，以确保结构类似的活性物质和辅料能被有效区分。为减少误判，通常应制定两种或两种以上不同类的鉴别方法，对异构体药物应有专属性强的鉴别试验。常用的鉴别方法主要有以下三种。

1）化学反应法　化学反应法的主要原理是选择官能团（如特征官能团、酸根、碱基等）专属的化学反应进行鉴别，包括显色反应、沉淀反应、盐类的离子反应，通常可参照最新版《中国药典》的一般鉴别试验。对于某个离子或基团，如在附录的一般鉴别试验中有多个方法，通常采用其中一个即可。验证后的方法应明确规定试验中可能影响化学反应的溶液浓度和试剂量。

2）光谱法　基于药物成分化学结构中官能团的特征吸收波长（峰、谷）或谱带进行鉴别，包括紫外吸收光谱、红外吸收光谱等。红外吸收光谱的专属性较强，为目前国际上优先推荐的制剂鉴别方法之一，标准制订中，为避免转晶等现象影响结果判断，应详述样品的处理过程，并根据产品的性质选择适当的制样方法，如需采用对照品平行对照，应明确说明。紫外鉴别法的专属性相对有限，一般不将紫外吸收光谱设定为某种药物的唯一鉴别方法，而应与其他方法结合使用。通常应规定在指定溶剂中的最大吸收波长，必要时规定最小吸收波长；或几个最大吸收波长处的吸光度比值或特定波长处的吸收系数范围，以提高鉴别的专属性，试验中应注意供试品浓度的选择，使吸光度测定值在适当的范围内。

3）色谱法　该方法基于药物成分的色谱学行为进行分离后分析鉴别，包括薄层色谱法、气相色谱法和液相色谱法等。色谱鉴别法有一定的专属性，但非首选的鉴别方法，如需要，可借用检查或含量测定项下的色谱条件。

（7）检查

1）检查项目的设置　项目设置通常应考虑安全性、有效性和稳定性三个方面的内容，根据剂型、处方工艺、药物特性确定检查项目，如pH值（或酸碱度）、澄清度与颜色（或溶液的颜色）、有关物质、干燥失重或水分、重金属与渗透压、含量均匀度、溶出度、释放度、热原、细菌内毒素、过敏试验等。

2）pH值（或酸度、碱度及酸碱度）　此项目为注射剂必检项目，其他液体制剂及部分口服固体制剂等一般亦制订该检查项目，反映药物贮存中的酸碱环境变化，与药物的稳定性密切相关。其中，pH值通常用于液体制剂；酸度、碱度及酸碱度通常用于注射用无菌粉末或其他固体制剂，当pH值小于7.0时称为酸度，大于7.0时称为碱度，跨越7.0时称为酸碱度。

3）澄清度和颜色（或溶液的颜色）　澄清度系通过检查规定溶剂中待测药物不溶性杂质，一定程度上反映药物的纯度，在室温条件下，将用水稀释至一定浓度的供试品溶液与等量的浊度标准液比较，用以检查溶液的澄清度或其浑浊程度。品种项下规定的“澄清”，系指供试品溶液的澄清度与所用溶剂相同，或不超过0.5号浊度标准液的浊度；“几乎澄清”系指供试品溶液的浊度介于0.5号至1号浊度标准液的浊度之间。除另有规定外，供试品溶解后应立即检视。颜色一般用于液体制剂；溶液的颜色大多用于固体制剂。对颜色的规定，除可采用目视比色法外，亦可采用仪器比色法。通常将药物溶液的颜色与规定的标准比色液相比较，其颜色应不深于标准比色液；或在规定的波长处（通常在400～450nm）测定其吸光度，其吸光度值应不超过规定限度。供试品溶液通常采用水为溶剂，也可根据样品的溶解性选用其他适当的溶剂。各品种项下规定的“无色或几乎无色”，其“无色”系指供试品溶液的颜色与所用溶剂相同，“几乎无色”系指浅于用水稀释1倍后的相应色调1号标准比色液。

4）吸光度或紫外可见吸收光谱　通常用于考察特定杂质的含量。适用于杂质在给定波长范围内有吸收而主成分无吸收的情况。通常建议检测波长不低于230nm。如吸光度：取本品5瓶，按标示量分别加水制成每1ml含0.1g的溶液，照紫外–可见分光光度法，在430nm的波长处测定吸光度，均不得过0.20（注射用头孢噻肟钠）。

5）有关物质　该项目为药物质量研究中关键性的项目之一，反映原料纯度、工艺合理性和制剂稳定性。有关物质可由生产时采用的原料药中引入，亦可因制备、贮存过程中受热、光与湿度等影响，产生降解产物、高分子聚合物等。通常允许存在一定量无害或低毒的共存物，但有毒杂质则应严格控制。重点是毒性杂质、降解杂质、大于0.1%的杂质。具有顺反异构体和光学异构体的药物，因不同的异构体可能具有不同的生物活性或药代动力学性质，可在检查项下分项单列异构体检查项。具有顺、反异构现象的药物应检查其异构体。单一光学活性的药物应检查其光学异构体，如对映体杂质检查，包括化学法、光谱法、色谱法等，因药物结构及降解产物的不同可采用不同的检测方法。液相色谱法是目前最常用的方法，列为首选；对某些杂质也可使用气相色谱或薄层色谱法等其他方法。如需采用特殊的色谱柱，应在标准中明确，如异构体检查中采用的手性色谱柱。

①杂质限度　各品种项下应尽可能规定以下杂质的限度：单个特定杂质、其他单个杂质和总杂质。具体制订可参照《化学药物杂质研究的技术指导原则》。

②杂质定量　采用HPLC法时定量方法又分为外标法（杂质对照品法）、加校正因子的主成分自身对照法、不加校正因子的主成分自身对照法、峰面积归一化法。采用GC法时定量方法手工进样时建议采用内标法，顶空进样时可采用标准溶液加入法，详见最新版《中国药典》气相色谱法。采用TLC法时半定量方法时通常采用杂质对照品法和主成分自身对照法进行控制，后者仅限于杂质斑点的颜色与主成分斑点颜色一致的情况下使用。

6）干燥失重或水分　水分是造成药物降解的原因之一，具有吸湿性及因含水过高影响稳定性的药品应制订相应的检查项目，以控制药物中的水分在适当的范围内，确保药物在效期内安全有效。常用方法有干燥失重法及水分测定法。干燥失重法系指按照最新版《中国药典》，在规定的条件下，测定药品中所含能被驱去的挥发性物质，既包括水，也包括其他挥发性物质。使用烘箱的，应注明烘箱的温度；用干燥器的，应注明所用的干燥剂；用减压干燥的，除注明干燥剂外，还应写明“减压干燥”；恒温减压干燥的，应注明干燥剂与温度，必要时可以加注压力。供试品取用量一般为约1g（标准中可不注明），昂贵药品需减少取用量时，应在标准中注明取用量。一般均干燥至恒重，但也可在标准中规定干燥时间而不采用恒重的方法，操作中有特殊要求的，应加注条件。水分系指用附录方法测得药品中的吸附水和结晶水的总和，但不包括其他挥发性物质。易吸潮药物或含结晶水的药物通常设水分检查项。常用方法有两种：费休氏法和甲苯法，费休氏法最常用，该法可分为容量滴定法和库仑滴定法两种，库仑滴定法用于药物中微量水分（0.0001%～0.1%）的测定。限度规定：如果药物系水合物，应同时给出干燥失重的上限和下限；否则通常只给出上限。其限度的精度可根据数值的大小，采用两位或两位以上有效数字即可。

7）重金属　重金属反映制剂生产时由原辅料中引入或生产接触而残留的、能与硫代乙酰胺或硫化钠作用后显色的金属杂质。大容量静脉输液应制订重金属检测项目，限度的表示方式可根据其主药含量或按其容量计算。如重金属：取本品适量（约相当于葡萄糖3g），必要时，蒸发至约20ml，放冷，加醋酸盐缓冲液（pH3.5）2ml与水适量使成25ml，依法检查，按葡萄糖含量计算，含重金属不得过百万分之五。（葡萄糖注射液）重金属取本品50ml，蒸发至约20ml，放冷，加醋酸盐缓冲液（pH3.5）2ml与水适量使成25ml，依法检查，含重金属不得过千万分之三（复方氯化钠注射液）。

8）渗透压摩尔浓度或渗透压比　渗透压反映液体制剂与人体血液是否等渗或接近等渗，制剂直接使用是否会导致溶血或变性发生；也可反映液体制剂的工艺稳定性及辅料的添加情况。测定方法主要有两种：渗透压摩尔浓度测定法和渗透压摩尔浓度比测定法。静脉输液、营养液、电解质平衡液（如透析液）、滴眼剂等，应在质量标准中制订渗透压检查项，并在药品说明书中标明，以便于临床医生根据实际需要对所用制剂进行适当的处置（如稀释）。小容量注射剂、中药注射剂等也可制订渗透压检测项目，以考察辅料的添加及工艺稳定情况。

9）含量均匀度　系指小剂量或单剂量固体制剂、半固体制剂和非均相液体制剂的每片（个）含量符合标示量的程度。每个剂量单位中主药含量不大于25mg的小剂量或单剂量的固体制剂、半固体制剂、非均相液体制剂、辅料难以混匀的制剂、透皮贴剂、药物有效浓度与毒副反应浓度比较接近的制剂，均应制订含量均匀度检测项目。复方制剂符合上述条件的组分也应制订含量均匀度检测项目。检测方法应尽可能与“含量测定”项下方法相同，并采用“含量均匀度检查法”中的判断标准。测定方法如与“含量测定”项下方法不相同，应按“药品质量标准分析方法验证指导原则”进行方法验证；如“含量均匀度”所用方法未能从仪器测得的响应值（可为吸光度、峰面积等）求出每个剂量单位的含量，可将响应值与“含量测定”结果做比较并得出每个剂量单位的相对含量（%），再做结果判断。

10）溶出度　溶出度反映固体制剂在介质中溶出的速度与程度，是评价药品有效性的重要手段。主成分难溶的固体制剂、处方工艺造成主成分阻溶的固体制剂、治疗剂量与中毒剂量接近的固体制剂均应制订溶出度检查项目。溶出介质应根据药物在体内吸收时的胃肠道pH环境进行合理选择，第一法（篮法）转速通常在50～100r/min，第二法（桨法）转速一般在50～75r/min，取样时间为15～45分钟。在确保辅料无干扰的情况下，测定方法可选择紫外–可见分光光度法（UV法），计算方法采用对照品法、吸收系数法；辅料干扰无法消除或剂量较小UV法无法检测时，应选择灵敏度和专属性更高的方法，如高效液相色谱法（HPLC法）。一般不推荐第三法（小杯法）。限度规定70%～85%。

11）释放度　控释、缓释制剂、肠溶制剂、透皮贴剂应制订释放度检查项目，方法同溶出度。缓释制剂或控释制剂选用“释放度测定法”中的第一法，肠溶制剂选用第二法，透皮贴剂采用第三法，测定要求同溶出度测定法。取样时间点设定参照最新版《中国药典》“缓释、控释和迟释制剂指导原则”确定。

12）其他项目　参考最新版《中国药典》制剂通则的有关要求设定。

（8）含量测定　含量反映药物的有效性，单方制剂应有含量测定，复方制剂应对全部药物进行含量研究控制。常用的含量测定方法有容量滴定法、紫外–可见分光光度法、荧光分光光度法、旋光度测定法、原子吸收分光光度法、色谱法等。在确保专属性的前提下，应尽可能选用简便、灵敏、适用剂型范围广的检测方法，且应经过方法学验证。

1）容量分析法　容量分析法具有精密度好和操作简便、快速的优点，是化学原料药含量测定的首选方法，也常用于辅料干扰可消除的某些药物制剂的含量测定，包括酸碱滴定法、非水滴定法、氧化还原滴定法（碘量法、溴量法与溴酸钾法、铈量法、高锰酸钾法、高碘酸钾法）、沉淀滴定法（银量法、四苯硼钠法）、络合滴定法（氨羧络合剂法、银氨络合法）、重氮化滴定法等，其中四苯硼钠法、溴量法、高锰酸钾法等较少应用；可根据药物分子结构中所含有的基团及其化学性质，分别选用。滴定终点判断：可采用电位法，也可采用指示剂法，通常首选电位滴定法。采用电位滴定法时，标准中应给出该滴定反应的电极组合。采用指示剂法时，指示剂应变色敏锐且易得，如与最新版《中国药典》中试剂的颜色变化不同时，应规定指示剂的颜色变化情况。

2）紫外-可见分光光度法　紫外-可见分光光度法具有操作简便、检测灵敏和适应性广的优点，可适用于各种制剂的含量测定，并可同时应用于含量均匀度和溶出度的测定。常用方法有吸收系数法（$E_{1cm}^{1\%}$）、对照品法、比色法。通常宜采用对照品法，以减少不同仪器间的误差。若采用吸收系数（$E_{1cm}^{1\%}$）计算，其值宜在100以上；同时还应充分考虑辅料、共存物质和降解产物等对测定结果的干扰。计算分光光度法由于影响因素多，除双波长法外，一般不建议用于含量测定。测定中应尽量避免使用有毒的及价格昂贵的有机溶剂，宜用水、各种缓冲液、稀酸、稀碱溶液作溶剂。

3）荧光分光光度法　当制剂中的主药含量很小，且主药的分子结构具有荧光特性，可用荧光分光光度法；或主药本身荧光较弱，加入一定的荧光试剂可加强主药荧光强度的，也可用荧光分光光度法，荧光分光光度法灵敏度高于紫外-可见分光光度法。

4）旋光度法　旋光度可反映手性化合物的特性及纯杂程度，亦可用于含量测定。测定中应严格控制温度在20℃±0.5℃，或品种项下规定的温度；如葡萄糖注射液的含量测定（25℃）。药物辅料有光学活性的制剂不宜采用旋光度法测定含量。

5）原子吸收分光光度法　适用于制剂中金属元素和部分非金属元素的含量测定，该法测定对象为呈原子状态的金属元素和部分非金属元素。临床常用的各种电解质类溶液型制剂、主药分子结构中含金属元素的制剂等均可用原子吸收分光光度法直接或间接测定含量。常用的测定方法有标准曲线法和标准加入法。

6）色谱法　复方制剂及需经分离除去杂质与辅料干扰的品种，或在鉴别、检查项中未能专属控制质量的品种，可以采用高效液相色谱法或气相色谱法测定含量。液相色谱法（应用范围最广）建议使用外标法，气相色谱建议使用内标法。液相色谱法所用的填充剂一般首选十八烷基硅烷键合硅胶，如经试用上述填充剂不合适，也可选用其他填充剂，需特殊色谱柱时，应在质量标准中明确。流动相建议首选甲醇-水或乙腈-水系统。

7）抗生素微生物检定法　系在适宜条件下，根据量反应平行线原理设计，通过检测抗生素对微生物的抑制作用，计算抗生素活性（效价）的方法。抗生素微生物检定包括两种方法：即管碟法和浊度法。

（9）作用与用途、用法与用量、注意事项、规格、贮藏、注释/注解、处方来源　可参见最新版《中国药典》凡例、《中国人民解放军医疗机构制剂规范》格式书写。注释/注解包括对曾用名、成分、使用等情况的补充说明，处方来源是指××医院协定处方等。

3. **质量标准的起草说明** 起草说明是对质量标准的注释，标准起草方应详述质量标准中各项目设置及限度确定的依据（应列出有关的研究数据、实测数据和文献数据），以及研究项目不修订的理由等。该部分内容也是标准起草方对质量标准制（修）订工作的总结，如采用检测方法的原理、方法学验证、实际测定结果及综合评价等。质量标准的起草说明还是未来执行和进一步修订质量标准的重要参考资料。

## 二、中药

1. **标准体例** 中药制剂质量标准正文按制剂名称（中文名、汉语拼音）、处方、制法、性状、鉴别、检查、浸出物、含量测定、功能与主治、用法与用量、禁忌、注意、规格、贮藏等项目，依次编写。除名称外，其余各项加鱼尾号“【 】”作为该项小标题。

2. **各检测项目制订的具体要求**

（1）名称 包括中文名称、汉语拼音名称。单味制剂宜采用药材名加剂型名，如三七片、益母草膏。复方制剂的命名参照下列情况：①采用处方内主要药材名称的缩写加剂型名，如香连丸、参苓白术散；②采用主要药材名加剂型名，并在前面加“复方”二字，如复方丹参片；③采用主要药材名和功能结合，并加剂型命名，如六味地黄丸、十全大补丸；④采用方内药物剂量比例或剂量限度加剂型命名，如六一散、七厘散；⑤采用象形比喻结合剂型命名，如玉屏风散、五子衍宗丸；⑥采用主要药材和药引结合并加剂型命名，如川芎茶调散。

（2）处方 ①处方中的药材名称：凡《中国药典》、部颁标准收载的药材，一律采用最新版规定的名称。国家药品标准中未收载的药材，可采用地方药品标准收载的名称，并注明出处；凡标准未收载的，应制定标准。②成方制剂应列处方，并在制法中说明药味及其处方量。③处方中各药味，均应符合其法定药品标准，药味的排列次序，应根据中医药理论，按“君臣佐使”顺序排列，或按药品作用主次排列。④处方中凡需炮制的药材，均需直接注明，与《中国药典》方法不同的，应在质量标准后另加注明。⑤处方中药味的用量一律用法定计量单位，重量以“g”、容量以“ml”表示。制成总量以1000个制剂单位计算。

（3）制法 根据制备工艺写出简明的工艺全过程，并列出控制工艺的具体参数和技术条件，具可操作性和重现性。

（4）性状 ①一种制剂的性状往往与投料的原料质量及工艺有关，原料质量保证，工艺恒定则成品的性状应该是基本一致的，故质量标准中规定制剂的性状，能初步反映其质量状况。②制剂的性状按颜色、形态、气味依次描述。片剂如包衣，应除去包衣，就片芯进行描述；胶囊剂应除去囊壳就内容物进行描述；丸剂如用朱砂、滑石粉等包衣，先描述包衣色，再除去包衣，进行丸芯描述；丸剂丸芯的外层与内部颜色往往不一致，应将外层与内部颜色进行描述，如×色或×色；×色至×色，先写浅色，后写深色。合剂（口服液）的性状应根据实际情况描述为“澄清液体”或“液体”。③中药制剂在贮藏期间颜色往往变深，描述时可根据实际观察情况规定幅度。如有两种色调，描述时以后者为主，如棕红色，以红色为主，书写时颜色、形态后用分号。④小量研制品与中试或大量生产的成品，其色泽等可能不完全一致，故制定制剂质量标准，应根据中试或大量生产的产品为依据，并至少观察3～5批样品。⑤各种剂型的描述举例如下：丸剂（消渴丸：本品为黑色的包衣浓缩水丸；味甘、酸、微涩）、片剂（牛黄解毒片：本品为素片或包衣片，素片或除去包衣后的片芯显棕黄色；有冰片香气，味微苦、辛）、颗粒剂（羚羊清肺颗粒：本品为棕黄色至棕褐色的颗粒；味甜、微苦）、胶囊剂（腰痛宁胶囊：本品为硬胶囊，内容物为黄棕色至黄褐色的粉末；气微香，味微苦）。

（5）鉴别　①中药制剂原则上应对全部药味进行鉴别研究，以原粉入药的药味一般应研究建立显微特征鉴别。根据中医药理论，君、臣药、贵重药及毒剧药一般应建立薄层色谱鉴别。选择鉴别药味也应结合药物本身的基础研究工作情况，如成分不清楚，或通过实验摸索，干扰成分难以排除而无法列入标准，则应注明理由，并在起草说明中列出详细研究过程。②中药制剂多为复方，其显微鉴别、理化鉴别常受干扰，必须相互核对验证，选用专属性强、重现性好、灵敏度高，且较简便的方法；各种理化鉴别均应做空白试验确证无干扰，方可列入鉴别项下。③中药制剂不宜加溶剂溶解后，即加化学试剂进行鉴别反应，应先有分离、提纯步骤。④中药制剂如用紫外吸收光谱特征做鉴别，必须预先将供试品纯化，以排除干扰。⑤中药制剂中使用的药材，有的是多品种来源，确定鉴别方法必须搜集标准中规定的各品种来源药材的样品，通过实验比较，找出共同反应或组织特征，加以规定。⑥鉴别项下根据方法的不同，用（1）（2）……等排列，不再列①②……等小标题；编写顺序为显微鉴别、一般理化鉴别和色谱鉴别。

（6）检查　一般基于剂型要求和安全要求（毒性药材、重金属、砷盐）建立检查项目。中药制剂检查项照最新版《中国药典》各有关通则（如丸剂、散剂、片剂等）项下规定的检查项目进行检查，要列出具体数据或结果。如与通则中某项检查要求不同的，要说明理由及列出具体数据；有些品种如还有通则规定以外的检查项目时，要说明理由、方法及数据，通则以外的剂型要另行制订要求。中药制剂所用药材均应是经检验符合规定的药材，故一般制成制剂后不再做总灰分等检查。含有毒性药材的制剂品种，应参照最新版《中国药典》中该毒性药材的限量检查设置相应检查项。应对中药制剂中含有的重金属、砷盐状况进行考察，视结果决定是否列入质量标准。

（7）浸出物　鉴别项研究不足且未建立含量测定方法的中药制剂一般应建立浸出物检查项。根据有效成分的极性及辅料选择溶剂，如含糖类等辅料比较多的中药制剂不宜用水、乙醇、甲醇等极性溶剂，难以反映内在质量。如处方中含挥发性成分，可以用乙醚作溶剂，测定挥发性醚浸出物，例如最新版《中国药典》（一部）中九味羌活丸，含挥发性成分较多，增加了挥发性醚浸出物。选择溶剂时，可结合用药习惯、药材质地及已知化学成分类别等适宜的溶剂，也可与【鉴别】项相结合，即采用鉴别中提取成分的溶剂。一般要用不同溶剂测试，例如某制剂含水溶性及脂溶性有效成分，可用水、甲醇或乙醚作溶剂测定浸出物量，经试验比较，标准正文中可收载较为适宜的浸出物，并提供选择所用溶剂的依据。要有多批次实测数据来制订限量指标（以干燥品计），必须累积至少10批以上样品的数据。

（8）含量测定　中药制剂含有多种成分，共具临床疗效，有时甚至具双向调节作用，很难确定某一化学成分即是中医用药的唯一有效成分，有些尚不一定能与中医用药疗效完全吻合，或与临床疗效直观地比较。然而，药物有效必定有其物质基础，以中医理论为指导，结合现代科学研究择其具生理活性的主要化学成分，作为有效或指标性成分之一，建立含量测定项目评价药物的内在质量，并衡量其商品质量是否达到要求及产品是否稳定，是完全必要的。中药含多种成分，制剂多为复方，按君、臣、佐、使配伍，为中药特色之一，故应择其重点建立含量测定项目。

1）项目选定原则　一般情况下，制剂均应研究建立含量测定项目。应首先选择君药及贵重药建立含量测定项，如有关药味基础研究薄弱或测定中干扰成分多，则可依次选定臣药等其他药味进行含量测定研究。制剂中如含毒性药味，应研究建立相应含量测定项，量微者则应进行限度试验，将其列入检查项中。有效成分清楚的可有针对性定量；有效成分不清楚也可选择其他成分作为指标性成分进行定量；大类成分清楚的，可对总成分如总黄酮、总生物碱、总皂苷进行测定；如成药中含有的药味（一般两味）具有相同成分或同系物也可测定其总成分，但同时需分别测定其药材原料所含该成分含量，并规定限度。有些制剂确因处方药味多，干扰大，或含量极少，而非实验设计不合理或操作技术问题所致，含量测定困难，未能收载此项者，可以暂时只对原料药材（主药之一）规定含量测定项目，间接控制成药的质量，并继续进行成品的含量测定方法研究。中西药结合制剂中的化学药组分则必须另做含量测定。

2）含量测定方法　含量测定方法很多，常用的如经典分析方法（容量法、重量法）、分光光度法（包括比色法）、气相色谱法、高效液相色谱法、薄层扫描法等，但应注意专属性与可控性。

3）含量测定方法的考察　含量测定方法可参考有关质量标准或有关文献，也可自行研究后建立，但均应做方法学考察试验，具体参照最新版《中国药典》"中药质量标准方法学验证指导原则"。一般考察项目包括提取条件的选定；分离、纯化，以说明干扰物质的排除情况，特别是采用色谱分析方法更应注意此点，以提高分析准确性并可保护色谱柱；测定条件的选择，如分光光度法（包括比色法）、色谱法最大吸收波长的选择，液相色谱法中固定相、流动相、内标物的选择，薄层扫描法层析与扫描条件的选择等，以上方法考察试验与结果均应列于起草说明中。

4）含量限（幅）度的制定　含量限度的制定，需注意是在保证药物成分对临床安全和疗效稳定的情况下，并需有足够的具代表性的样品实验数据为基础，结合原料（药材）含量及工艺收率综合分析制定。

（9）功能与主治、用法与用量、注意、规格、贮藏等

1）功能与主治要突出主要功能，并应与主治衔接，先写功能，后写主治，中间以句号隔开，并以"用于"二字连接。

2）用法与用量　先写用法，后写一次量及一日使用次数；同时可供外用的，则列在服用量后，并用分号隔开。用量为常人有效剂量；儿童使用或以儿童使用为主的中药制剂，应注明儿童剂量或不同年龄的儿童剂量。毒剧药要注明极量。

3）注意　按照临床试验结果和药物性能写，包括各种禁忌，如孕妇及其他疾患和体质方面的禁忌、饮食的禁忌等。

4）规格　规格的写法有以重量计、以装量计、以标示量计等，以重量计的，如丸、片剂，注明每丸（或片）的重量；以装量计的，如散剂、胶囊剂、液体制剂，注明每包（或瓶、粒）的装量；以标示量计的，注明每片的含量。同一品种有多种规格时，重量小的在前，依次排列。

5）贮藏　根据制剂的特性，写明保存的条件和要求。

3. 质量标准的起草说明

（1）品种制修订的历史沿革　写明品种最初来源、各级标准收载情况及修订情况。若为不同品种合并统一的应注明两标准主要区别和合并理由（如同方异名等）。

（2）名称　①有无变更的历史情况。②未后缀剂型名的，应增加剂型名。③不符合命名原则，除含有"灵""精"等外，含有"降糖""降脂""降酶""减肥""健美"等暗示疗效和有误导作用及不实之词的均应更名。④需进行更名的应按命名原则推荐至少2个以上并经过查询没有

与已批准标准中的名称重名的名称供审核用。

（3）处方　①变更的历史情况及原因（濒危、毒性、正名、分列等）。②与药典炮制方法不同的炮制品要注明。③药典多品种来源的，如仅用其中1个或几个来源的应明确，并在标准正文页尾加注（如芥子用白芥子）。④下列品种应特别注意核查和明确方中用药：五味子、南五味子；粉萆薢、绵萆薢；寒水石、北寒水石；大青叶、蓼大青叶；黄柏、关黄柏；金银花、山银花；葛根、粉葛；土木香、藏木香；山楂、南山楂；败酱草、北败酱草；刘寄奴、北刘寄奴；板蓝根、南板蓝根；牛膝、怀牛膝；金钱草、广金钱草；山豆根、北豆根；橘红、化橘红；苦地丁、紫花地丁、甜地丁；紫草、硬紫草；前胡、紫花前胡等。国家药品标准处方中规定的药材不能随意替代，如山麦冬、川射干、龙血竭不能替代麦冬、射干、血竭等投料。牛黄、麝香必须在标准中明确天然还是人工。⑤处方中提取物名称应规范，凡与已有国家药品标准一致的，一律靠国家药品标准。只适用于特定品种的提取物，一般以药材名加提取物命名，其标准附在该制剂下，注意黄芩提取物与黄芩苷、苦参提取物与苦参碱等不可混淆。

（4）制法　①修订的历史情况及原因。②正文中未收入的参数或辅料应做详细交代。《中国药典》未收入辅料标准的应附相应的辅料标准。辅料应标明化学名。③补充和统一制成量，明确辅料的品名和用量。④与最新版《中国药典》制剂通则要求不符的应与药典统一，并说明修订情况。

（5）性状　①按样品描述，允许对颜色描述规定一定的范围，注意尽量不要跨色系。②包衣丸剂应注明丸芯的颜色。③原微丸应按所属剂型重新分类。④经提取后制成的丸剂应归属于浓缩丸。⑤小蜜丸中超过0.5g者应改为大蜜丸。

（6）鉴别　对原有标准应逐一进行考察，并按顺序一一说明新增项目和修订项目。删除的项目应逐一说明理由，并将进行过摸索但无法列入正文的方法和操作一并说明。①显微鉴别：按顺序写明标准中的所鉴别的药味归属，注明增修订情况。②薄层色谱鉴别：鉴别应具有专属性，复方制剂不宜采用化学试验方法，如生物碱沉淀反应、利伯曼反应等。光谱满足不了专属性的要求时，应尽可能选择色谱鉴别。特征性有效成分仅以保留时间作色谱鉴别，则缺乏专属性，若无法得到对照品，可采用色谱组合如HPLC和TLC或在一个项目中采用不同的测定组合，如HPLC/UV二极管阵列，HPLC/MS，GC/MS等。色谱鉴别需做方法学验证。应说明薄层色谱鉴别的归属。说明供试品、对照品、对照药材、阴性溶液的具体制备方法，操作注意事项等。如采用特殊显色剂应写明配制方法。显色需要在一定时间内观察的要规定观察时间。说明前处理条件选择、展开条件选择以及测定指标选择等的理由。试验要求：薄层板（列出使用的高效预制薄层板和预制薄层板的商品名、规格和型号等；自制薄层板应注明固定相种类、黏合剂或其他改性剂种类，薄层板规格，涂布厚度等）、点样［注明供试品溶液和对照品（对照药材）溶液的点样量。除特殊情况外，采用专用毛细管、注射器，手动或配合相应的半自动、自动点样器，接触法或喷雾法点样，将样品溶液以圆点状或条带状点于薄层板上。点样基线距底边10～15mm；高效板基线距底边8～10mm；左右边距12～15mm；圆点状点样，原点直径不得大于3mm，点间距离8～10mm；条带状点样，条带宽4～8mm，条带间距离不少于5mm。普通板点样量为2～6μl，高效板点样量为1～4μl；同时注明点样方式（接触或喷雾）］、展开方式（双槽展开缸应密闭；根据品种的特点，说明是否采用适当方式预饱和或预平衡及控制温度、湿度等，以保证分离效果。薄层板浸入展开剂的深度一般为5mm。除特殊需要外，一般上行展开，高效预制薄层板展开距离5～8cm；预制薄层板展开8cm；自制板展开8～15cm；注明展开方式、展距）、显色与检视（说明采用以下何种方法检视：直接在可见光下检视，或采用适宜显色剂显色（喷雾或浸渍）后在可见光下检视。在365nm紫外灯下检视荧光色谱，或采用适宜显色剂喷雾后检视荧光色谱。在254nm紫外灯下检视荧光淬灭色谱）。③化学反应鉴别：尽量不用，如确实需要，必须有专属性，应说明该反应为方中什么药及什么成分的鉴别，阴性有无干扰，并写明化学反应机制。

（7）检查　①按最新版《中国药典》通则补充相应新增和修订的检查项目，如膏药软化点测定、酒剂乙醇量、橡胶膏黏附力等。②因品种具体情况另行规定的检查，要说明原因和列出具体数据及限度确定依据。③通则中检查项下规定多种方法的应注意方法选择的正确性，并写明方法选择的理由。

（8）浸出物或提取物　写明制定浸出物的理由和实测数据及限度确定依据。含糖等辅料多的剂型对浸出物的测定有一定影响，一般不建议使用乙醇（甲醇）浸出物，可根据所含成分选用合适的溶剂。

（9）含量测定　应说明测定方法和测定指标的选择依据及目前国内外的研究情况。如测定熊果酸，因薄层扫描法无法将熊果酸和齐墩果酸斑点区分开来，而液相色谱可区分，因而选择HPLC法。丹参中丹酚酸B现代研究证明为活血化瘀的主要成分，因而增加丹酚酸B指标成分的含量测定等。对于药效成分明确的中成药，要求测定其有效成分的含量，其测定方法应具有专属性，如测定方法无法做到专属性而采用了某一种非专属性的方法，则应用其他的分析方法来达到总体的专属性。比如，可附加一种专属的鉴别试验或色谱指纹图谱。对于药效成分未知的中成药，应有指标成分的含量测定，其指标成分选择的合理性应进行论证。对于测定的指标性成分尽量不要选择经过化学转换的水解产物。特别是不要使用分解或降解产物作为指标，如5-羟甲基糠醛等。薄层色谱法用于含量测定必须使用商品用薄层板（高效或普通）。

1）仪器、药品与试剂　应写明仪器的名称、检测器的种类。对照品要提供来源和纯度实验图（纯度实验应按要求满足进样量，记录色谱峰面积，调节参数保证杂质峰积分，在主峰保留时间3倍后停止测定。色谱柱：液相柱写明填料的种类、粒度和色谱柱的长度。不可只写商品柱的名称，气相柱写明填充柱固定相的种类、涂布浓度、柱长度或毛细管柱的种类、长度、内径、膜厚度。

2）液相色谱条件　实验条件的选择如下。①最大吸收波长的选择：附对照品光谱扫描图，并注明所用溶剂的种类。②流动相选择：将试用过的流动相简要注明，并附图。梯度洗脱中梯度的改变应详细写明是缓慢升还是直接升至规定浓度，分离度要符合要求，分离度达不到要求的色谱应将杂峰分离情况注明。必要时可采用二极管阵列检测和质谱检测，进行峰纯度检查。色谱条件应确保待测成分峰与相邻的其他峰能满足分离度的要求。③前处理条件的选择：a. 提取方法的选择，要求列表提供具体数据；b. 提取溶剂的选择及溶剂用量、提取次数等的选择，要求列表提供具体数据，一般采用至少3种梯度；c. 提取时间的选择，一般采用至少3种时间梯度；d. 转化反应（如水解等）条件的选择，应写明方法选择的依据和操作中注意事项。采用柱分离要详细提供色谱柱的处理、填充方法，洗脱溶剂的体积选择依据（应提供测定数据），以及不同厂家型号的填料考察数据。采用成型固相萃取柱应注明品牌，必要时增加系统适用性试验。

3）气相色谱条件 气相色谱法用于含挥发性成分的含量测定，测定方法有内标法、外标法，中药含量测定首选外标法。检测器有火焰离子化检测器（FID）、热导检测器（TCD）、质谱检测器（MS）等。建立方法时可选择填充柱或毛细管柱，一般中药测定宜选用毛细管柱；选用毛细管柱时应考察确定毛细管柱种类、柱长、内径、膜厚度等，应注明分流进样还是不分流进样，说明选择的依据；选用填充柱应考察确定固定相种类及涂布浓度。选择进样口温度、柱温（若为程序升温应确定初始温度、程序升温速度、达到温度、保持时间等）、检测器温度、分流比、理论板数等有关参数。采用内标法时，应选定适宜的内标物质及校正因子的测定方法，内标物质的峰应能与样品中的被测成分及杂质峰达到较好的分离。采用外标法定量时，为保证进样误差符合规定，宜采用自动进样，提高进样重复性。选定供试品取量、提取及纯化方法（采用超声处理时，应规定超声功率、频率，必要时注明超声温度），稀释体积、进样体积等；选定对照品溶液配制用溶媒、配制浓度、配制方法等。

4）方法学验证 参照最新版《中国药典》。

5）样品测定 列出具体数据并提供限度制定依据。转移率采用实际投料用药材进行计算，并考察制剂工艺中不同环节对转移率的影响，说明所定指标的合理性。制剂中如果含有有效剂量与中毒剂量相对接近的成分，应规定含量上下限，凡制定含量上下限的品种，应注意充分考察药材的波动情况。中西合方制剂处方中的化学药品必须建立含量测定。

（10）规格 规格应进行规范，不合理的规格要删除，新增规格应明确出处。注意：丸剂补充百粒重，糖衣片要补充片芯重量，薄膜衣片（丸）要规定片（丸）重，单剂量包装丸剂要规定装量等。

# 第三节 医疗机构制剂申报

## 一、制剂配制

（1）医疗机构必须具备相应配制条件，并经主管部门批准，取得《医疗机构制剂许可证》后，方可配制制剂。

（2）医疗机构配制制剂的剂型，必须与其《医疗机构制剂许可证》所载明的范围一致。

（3）制剂配制过程应当符合《医疗机构制剂配制质量管理规范》的要求。

（4）配制制剂所使用的化学原料药及实施批准文号管理的中药材、中药饮片，应当具有药品批准文号，并符合规定的药品标准；辅料和直接接触制剂的包装材料、容器等，应当符合国家有关辅料、直接接触药品的包装材料和容器的管理规定。

## 二、制剂委托配制

（1）医疗机构不具备相应配制条件的，经主管部门批准，可委托配制制剂。

（2）委托配制制剂的受托方，必须是以下两者之一：①具有《医疗机构制剂许可证》的医疗机构；②具有《〈药品生产质量管理规范〉认证证书》（GMP认证证书）的所在地药品生产企业。

（3）委托配制制剂的剂型，应当与受托方《医疗机构制剂许可证》或者《〈药品生产质量管理规范〉认证证书》中所载明的范围一致。

（4）委托配制制剂必须签订制剂配制合同。委托方应当向受托方提供委托配制制剂的技术和质量文件，对配制过程进行指导和监督；受托方应当按《医疗机构制剂配制质量管理规范》或者《药品生产质量管理规范》进行配制，对委托配制制剂的质量负责，向委托方出具批检验报告书，并按照规定保存有关文件和记录。

## 三、制剂品种

（1）医疗机构配制的制剂，应当是市场上没有供应的品种，并按规定申报，经主管部门批准，发给制剂批准证明文件（即制剂临床研究批件和制剂批件）。

（2）有下列情形之一的，不得作为制剂申报：①含有未经国家药品监督管理局批准的活性成分的品种；②除变态反应原外的生物制品；③中药注射剂；④麻醉药品、精神药品、医疗用毒性药品、放射性药品（国家另有规定的除外）；

（3）医疗机构申报的制剂，应当进行相应的临床前研究，非标准制剂经批准还应当进行临床研究。

（4）医疗机构申报的制剂，不得侵犯他人的专利权。

（5）制剂名称应当符合国家有关药品命名的原则，不得使用容易混淆或者暗示疗效功能的名称或者商品名称。标签和说明书应当按照国家有关药品标签和说明书的管理规定印制，其文字、图案不得超出核准的内容。

## 四、制剂检验

（1）医疗机构配制的制剂，应当依照规定进行质量检验，检验合格方可使用。

（2）主管部门应当组织对医疗机构配制的制剂进行调查和质量抽查检验。对质量不稳定、疗效不确切、不良反应大或者其他原因危害人体健康的制剂，以及连续两次抽查检验不合格或者因制剂配制机构原因连续两次未抽查到的制剂，应当撤销其制剂批准证明文件。

## 五、制剂使用

（1）医疗机构制剂必须经检验合格后，凭医师处方在本医疗机构使用。

（2）根据临床需要，经主管部门批准，医疗机构制剂可以在指定的医疗机构之间调剂使用。调剂使用的制剂，不得超出规定的期限和范围。

（3）医疗机构配制的制剂，不得在市场销售或者变相销售。禁止对医疗机构配制的制剂进行广告宣传。

（4）已被撤销制剂批准证明文件的制剂，医疗机构不得配制或者使用；已经配制的，由相关部门监督销毁或者处理。

## 六、制剂监督管理

医疗机构或者卫生部门有下列情形之一的，依照《中华人民共和国药品管理法》的规定，分别采取责令停止配制，没收违法配制的制剂，吊销《医疗机构制剂许可证》，撤销有关制剂批准证明文件等处罚措施；对主要负责人、负有责任的主管人员和其他责任人员，给予处分；构成犯罪的，依法追究刑事责任：

（1）未取得《医疗机构制剂许可证》而配制制剂的；

（2）擅自扩大制剂配制范围或者配制假劣制剂的；

（3）涂改、倒卖、出租、出借《医疗机构制剂许可证》或者制剂批准证明文件的；

（4）隐瞒有关情况或者提供虚假材料申请《医疗机构制剂许可证》或者制剂批准证明文件的；

（5）以欺骗、贿赂等不正当手段取得《医疗机构制剂许可证》或者制剂批准证明文件的；

（6）未经批准使用其他医疗机构制剂的；

（7）将配制的制剂在市场销售或者进行广告宣传的；

（8）给不符合规定条件的医疗机构发《医疗机构制剂许可证》和制剂批准证明文件的。

（吴　燕　李　翔）

# 第二十三章 药物制剂新技术、新剂型及新给药途径

## 第一节 药物制剂新技术

### 一、纳米技术

纳米（nanometer，nm）级别在物理学领域常被规定为1～100nm，在此尺度范围内纳米物体的电磁性和量子特点较突出。但在医学和药学领域，纳米级别常被规定为1～200nm或1～1000nm。这是因为人的最小毛细血管内径一般为5μm左右，1000nm即1μm以下的物体可自由通过。同时，由于肾小球可滤过5nm以下的粒子，所以10nm以上的纳米粒子可以避免被肾滤过。另外，很多组织血管内皮细胞间孔径也在纳米级，如肿瘤组织血管内皮细胞间隙为380～780nm，100～200nm的粒子容易通过。载药纳米粒的体内分布与载体性质、粒径大小、疏水性和表面电荷等密切相关。

#### （一）质量评价

**1. 粒径** 透射电子显微镜（transmission electric microscopy，TEM）和扫描电子显微镜（scanning electric microscopy，SEM）是常用的电子显微分析仪器。TEM和SEM是颗粒度观察测定的直观方法，可靠性高，可观察纳米给药系统的大小、形状，估计颗粒厚度，结合图像分析还可进行统计，计算粒度分布。如果将颗粒进行包埋、镶嵌和切片减薄制样，还可分析颗粒内部的微观结构。在电镜测定中，需注意：①测得的颗粒粒径可能是团聚体粒径，所以制备纳米粒电镜样品时，要充分分散；②测量结果缺乏统计性，因为电镜样品量极少，可能导致观察范围内粒子不具代表性；③电镜观察得到的是颗粒度，而不是晶粒度。

**2. 电位** Zeta电位又叫电动电位或电动电势（ζ电位或ζ电势），用于表征纳米粒表面电位的大小。Zeta电位（正或负）越高，粒子间斥力越大，体系越稳定。反之，Zeta电位（正或负）越低，粒子间斥力越小，越倾向于凝结或凝聚。因此Zeta电位是纳米给药系统稳定性的重要指标。Zeta电位还能影响纳米粒载药量，以及细胞对纳米粒的摄取和胞内转运。

Zeta电位测定方法有电泳法、电渗法、流动电位法和超声波法，其中电泳法应用最广。

现在测定纳米粒Zeta电位的商品化仪器很多，其中英国Malvern公司生产的相关仪器应用较广泛，其Zetasizer Nano系列仪器应用混合模式测量（快速电场变换与慢速电场变换相结合），可有效排除电渗和分析非水分散体系中样品。在纳米粒Zeta电位测量过程中，稀释倍数显著影响粒子表面化学特性，进而影响结果，所以可结合电声学方法和相位分析光散射法避免稀释和稀释引

发的问题。

**3. 再分散**　纳米递送系统冻干品的外观应为细腻、疏松块状物，色泽均匀；加一定量液体振摇，应立即分散成几乎澄清的均匀胶体。

**4. 载药量和包封率**　包封率是纳米给药系统的重要参数，可由下式计算。

$$包封率\%=\frac{纳米粒中实际药量}{纳米粒中实际药量+介质中游离药量}\times 100\%$$

纳米给药系统中的药物包封率测定方法一般有两种：①将游离药物与纳米载体分离后测定；②不分离游离药物与纳米载体直接测定。第一种方法要求包裹药物稳定，在分离时不再渗漏。分离方法包括透析法、凝胶柱层析法、高速离心法、离心超滤法和微渗析法等。第二种方法主要应用荧光淬灭反应法和电子自旋共振光谱法。

**5. 释放速率**　可采用最新版《中国药典》附录中释放度测定方法进行测定，另外亦可将试样置薄膜透析袋管内进行测定。最开始0.5小时的释放量需小于40%，则认为突释符合要求。

**6. 稳定性**　参考最新版《中国药典》附录中稳定性规定的要求进行。

**7. 药代动力学**　纳米给药系统以静脉、胃肠道、肺吸入、鼻黏膜、皮肤等各种途径进入人体后，表现出与普通制剂不同的吸收、分布、代谢和排泄特点。深入研究纳米给药系统的理化性质和体内行为的关系，有助于指导纳米给药系统的研究和生产，指导临床合理用药。

（1）吸收　纳米系统的给药途径包括静脉、口服、吸入、经皮等，其中静脉不经吸收直接进入血液循环，其余给药途径都存在吸收问题。

纳米粒在胃肠道内的行为可能包括被破坏或降解、直接被排出、经胃肠黏膜吸收。如果纳米粒通过胃肠道黏膜吸收，可能的途径包括细胞旁路转运、肠上皮细胞摄取、回肠内集合淋巴结（Peyer's Patch）吸收。回肠内集合淋巴结吸收是纳米和微米化粒子（50nm～20μm）的主要吸收途径。纳米粒吸收量与粒子大小、表面理化特性密切相关。正电荷粒子比负电荷和中性粒子更易从胃肠道吸收。

皮肤由表皮、真皮、皮下组织及皮肤附属器等构成，是人体的化学和物理屏障。典型的经皮纳米粒传递主要有三个途径：角质层表面、皮纹沟和毛囊漏斗管开口处。透皮研究的皮肤材料主要来源于健康人或猪的皮肤。用于经皮给药的纳米给药系统包括微乳、固体脂质纳米粒、柔性脂质体等。纳米载体可改变角质层的脂质流动性，提高药物分配系数，增强皮肤水合作用，增加药物溶解，改变药物渗透方式，提高药物透皮能力。纳米制剂透皮的主要驱动力是水合梯度，而药物浓度梯度对透皮作用影响较小，影响因素包括：①粒径；②皮肤屈伸运动，皮肤运动可增大纳米粒吸收，使较大粒子透过表皮（500～1000nm）；③纳米粒表面电荷，负电荷粒子（50～500nm）能透过真皮，但正电荷和中性粒子不能透过真皮。

鼻腔黏膜中小动脉、小静脉和毛细淋巴管分布丰富，黏膜穿透性较高而酶较少，对药物分解作用低于胃肠黏膜，有利于药物吸收并直接进入体循环。鼻腔给药还可实现脑靶向，可通过嗅神经通路进入脑组织，是将药物无损伤性地导入脑脊液的有效途径。纳米粒经鼻腔吸收和药物性质、纳米粒粒径、电荷密切相关。由于不同动物的嗅区比例不同，鼻腔吸收的种属间差异性很大。大鼠嗅区覆盖了大部分鼻黏膜，而人类嗅上皮仅覆盖了鼻腔顶部的一小块区域，因此大鼠对纳米粒的黏膜转运能力远高于人，并且实验中通常大鼠被麻醉，进一步加强了药物在嗅区的有效接触，纳米粒吸收增加。

肺由细支气管、肺泡管和肺泡组成。肺泡数目达3～4亿，总面积25～100m$^2$，超过体表面积25倍。肺泡与血液循环间仅有两层细胞膜相隔，每层仅有0.5～1μm，肺泡内物质极易转移到血液。因此肺部给药后药物吸收迅速，仅次于静脉注射。纳米粒肺吸入给药首先要沉积在肺内，该过程受粒径、气流量和肺结构影响。呼吸道内的纳米粒通过布朗运动广泛分布于肺泡表面，并透过肺泡进入血液循环。粒径为100～1000nm的纳米粒肺泡沉积率较低，而小于100nm的粒子有80%沉积在呼吸道上，更小的纳米粒有较强的扩散作用，可沉积在呼吸道上部。

（2）分布　纳米粒的体内分布指不同途径给药后的纳米粒吸收进入体循环后，再到达全身各组织和器官的转运过程，其动力学过程较复杂。纳米粒进入血液循环后，首先和血浆蛋白、凝集因子、血小板、白细胞和红细胞发生作用，称为“调理化”作用，然后被单核-巨噬细胞系统识别和吞噬，从血液中清除。因此纳米粒易特异性地分布于肝、肺、脾等单核-巨噬细胞丰富的组织，到达靶组织的纳米粒进而可穿过细胞膜进入胞质。细胞摄取纳米粒的方式有被动扩散、细胞内吞和膜蛋白参与的跨膜通路。口服不同粒径的纳米给药系统在大鼠体内的分布差异显著。4nm的胶体金纳米粒口服后主要分布于肾、肝、脾、肺和脑；58nm的胶体金几乎只在胃肠道中分布。肺吸入的纳米粒大多沉积在呼吸道，少量进入血液循环，进一步分布到肝、心、肾、脾和脑等组织。

纳米粒的脑摄取机制与游离药物不同。纳米粒可通过受体介导的胞饮作用、抑制P糖蛋白的外排作用、溶解于脑细胞膜后的被动扩散作用、开放紧密连接、直接穿过血-脑屏障等多种机制靶向到脑。

纳米粒还有肿瘤靶向趋势。肿瘤组织血管丰富、血管壁间隙较宽、结构完整性差，纳米粒能穿透肿瘤的毛细血管壁，造成纳米粒积聚，形成增强渗透滞留效应（enhanced penetration retention effect，EPRE）。肿瘤相关的巨噬细胞（tumor-associated macrophages，TAM）过量表达导致经TAM传递的纳米粒能快速到达靶部位。因此纳米粒较快分布于肿瘤组织，并保持较高血药浓度。利用这些原理已研制出肿瘤靶向纳米药物Doxil®和Abraxane®，分别用于卵巢癌和转移性乳腺癌的治疗。

（3）代谢和排泄　纳米粒的代谢和排泄包括药物载体和游离药物从体内消除的过程。纳米粒释放药物后，经历正常代谢过程。大多纳米载体材料为生物相容性高分子聚合物，可被降解成无毒小分子，而惰性金属纳米粒或碳基纳米粒不能被体内代谢酶代谢。金属可和金属硫蛋白结合后再排出体外。如果进入体内的纳米粒没有被降解，可通过各种途径排泄，如单壁纳米碳管和富勒烯主要从肾清除。大鼠静脉给予纳米粒后，主要被肝摄取，经胆汁消除。如果纳米粒不能被完全降解或消除，会在体内某些部位蓄积，可能产生毒性反应。口服纳米粒如果能经胃肠道吸收，先通过肝门静脉到达肝；肝内代谢酶十分丰富，纳米粒和所携带药物被代谢酶清除，称为“首过效应”。

### （二）常见纳米制剂

**1．脂质体**　脂质体（liposomes）是以磷脂为主要材料构成的双分子层囊泡（vesicles），根据形态大小可分为3种：①小单室脂质体，为单层囊泡，粒径20～80nm；②大单室脂质体，为单层大囊泡，粒径在100～1000nm；③多室脂质体，即多层双分子层的囊泡粒径在1～5μm。药物根据溶解性分布在脂质体的不同部位：疏水性药物分布在脂质双分子层中；水溶性药物被包裹于内水相中。外水相中的药物因为和脂质体互相独立存在，只能算作游离药物。有些药物如携带负电荷的核酸可以吸附在携带正电荷的脂质体表面，也算作脂质体制剂。

限制脂质体临床应用的主要原因是脂质体的稳定性、放大生产设备的适用性以及脂质体制剂的安全性。2002年8月，FDA药品评价与研究中心起草了《脂质体药物企业指南》，在制剂处方组成、理化性质、生产工艺控制参数、产品质量控制、人体药代动力学和生物利用度、产品用法用量等方面为脂质体药物的申报提供了详细指导。脂质体的制备工艺条件是否合理最终决定其是否能规模化生产。在处方工艺筛选过程中，筛选指标应全面，需综合考虑脂质体组成、辅料的质量控制、脂质体制剂的质量控制（包括包封率、渗漏率、粒径）以及稳定性（包括产品的稳定性和脂质材料的稳定性）等因素。

**2. 聚合物胶束**　两亲性高分子在选择性溶剂中发生相分离，形成具有疏溶剂核与溶剂化壳的自组装结构——聚合物胶束（polymeric micelles）。与小分子表面活性剂相似，水溶液中两亲性聚合物分子在低浓度时以单分子状态存在，当浓度超过临界胶束浓度（critical micelle concentration，CMC）时，由于疏水、静电、氢键等分子间作用力，聚合物疏水区相互吸引缔合在一起，形成胶束。聚合物的CMC比小分子表面活性剂小得多，同时聚合物胶束的亲水区形成亲水外壳，增强了胶束稳定性。因此聚合物胶束也更耐受稀释带来的影响，如静脉注射造成的巨大稀释比例。药物在胶束中的分布取决于其极性与疏水性。聚合物胶束的粒径一般不超过100nm，载药范围广，结构稳定，具有优良的组织渗透性，体内滞留时间长，有靶向性。

**3. 微乳和纳米乳**　微乳（microemulsion）的粒径在10～100nm，是由油相、水相、表面活性剂和助表面活性剂按适当比例形成的一种稳定、透明、低黏度、各相同性且热力学稳定的分散体系，只要四相的组成适当，即可形成均匀透明或略显乳光的液体，为热力学稳定体系。纳米乳（nanoemulsion）的粒径为20～200nm，其粒径大小比较适合载药和靶向。由于纳米乳具有显著的靶向、缓释作用及对难溶性药物强大的增溶作用，近年来受到广泛关注。

纳米乳作为药物载体具有以下特点：①具有增溶、增敏的特点；②具有制备简单、物理稳定性好等特点，可经灭菌处理；③可同时包纳不同脂溶性药物，提高某些不稳定药物的稳定性；④增加大分子药物的生物利用度；⑤提高难溶性药物溶解度；⑥作为各相同性的透明液体，热力学稳定且可滤过，易于制备和保存；⑦黏度低，注射时不会引起疼痛；⑧纳米乳粒径小且均匀，可提高包封药物的分散度，对易水解药物制成油包水型纳米乳后有保护作用；⑨纳米乳有缓释和靶向作用。

**4. 纳米凝胶**　纳米凝胶（nanogel）是纳米级的水凝胶粒子，由两亲性或水溶性聚合物通过物理或化学作用构成的聚合物网络。它易分散在水中，外表亲水，柔软，并且包含大量水分，能包裹大量生物活性分子（小分子和大分子），有很好的体内相容性。药物除了物理包裹外，还可通过成盐、氢键、疏水相互作用包裹在纳米凝胶中。纳米凝胶的表面呈亲水性，在血液中不易被调理化，可避免巨噬细胞吞噬，因而在肿瘤组织中分布较好。纳米凝胶的包裹效率高，稳定性好，可具有环境敏感性（如离子强度、pH、温度），是一种非常有前景的给药系统。

**5. 固体脂质纳米粒**　固体脂质纳米粒（solid lipid nanoparticles，SLN）是20世纪90年代初

发展起来的药物载体，以毒性低、生物相容性好、生物可降解的固态天然或合成类脂为材料，将药物包裹或内嵌于类脂核中，粒径通常在10～1000nm。SLN的稳定性好，药物泄漏少，有缓释性和靶向性，可灭菌，易于大规模生产。SLN的制备方法包括熔融超声法、乳化溶剂挥发法、高压均质法、微乳法等。

6. 纳米晶体　许多药物难溶于水，甚至难溶于有机溶剂。难溶往往造成药物生物利用度问题，并且吸收差异大。乳化、微粉化、环糊精包合、添加助溶剂、使用混合溶剂、表面活性剂增溶及固体分散技术等手段可部分解决难溶性药物的低生物利用度问题，但仍有大量药物由于生物利用度问题不能克服而被放弃使用。纳米药物晶体（drug nanocrystals）也称作纳米混悬剂，是药物粒子与少量表面活性剂或高分子材料形成的稳定分散的胶体分散体系。纳米药物晶体可解决很多难溶性药物的溶出问题，可一定程度上提高生物利用度，美国FDA已批准多个相关产品上市。

纳米药物晶体的制备按物相变化可分为自下而上（bottom-up，沉淀、结晶）和自上而下（top-down，研磨、均质），具体包括介质研磨法、高压均质法、乳化法、溶剂蒸发沉降法、超临界流体萃取法、类乳化溶剂扩散法、固态反相胶束溶液法等。

## 二、脉冲式释药技术

脉冲式释药系统又称外界控制给药系统（externally regulated delivery systems），是基于时辰药理学理论，以制剂手段控制药物释放时间、给药剂量，以配合生理节律的变化，达到最佳的疗效。脉冲式释药是控释给药系统中的新技术，既可依据体内信息变化自动调整药物的输入以补偿生理过程中变化，也可应用外界启动装置（如热、磁场、电场、超声波等）来实现脉冲给药，即按照生理节律的需要调整药物释药速率。它可增加药物耐受性，减少毒副反应。

## 三、缓控释制剂技术

缓释制剂（sustained release preparations）系指用药后能在长时间内持续释药以达到长效作用的制剂，其药物释放主要是一级速率过程。控释制剂（controlled release preparations）系指药物能在预定时间内自动以预定速度释放，使血药浓度长时间恒定维持在有效浓度范围之内的制剂，其药物释放主要是零级或接近零级速率过程。

缓控释制剂主要包括三种类型：定速、定位、定时释药。常用技术有膜控释和骨架控释，便于实现工业化生产的新技术包括多层缓释片和包衣缓释片技术、一次挤出离心制丸工艺、药物与高分子混溶挤出工艺、不溶性高分子固体分散技术等。

1. 定速释放技术　定速释放技术是指制剂以一定速率在体内释放药物，基本符合零级释放动力学规律，口服后在一定时间内能使药物释放和吸收速率与体内代谢速率相关。定速释放可减少血药浓度波动，增加病人顺应性。借助改变片剂的几何形状可控制药物释放，如叠层扩散骨架片、双凹形带孔包衣片、环形骨架片等。

2. 定位释放技术　定位释放制剂能在口腔或胃肠道适当部位长时间停留，并释放一定量药物，以达到增加局部治疗作用或增加特定吸收部位吸收药物的目的。胃内滞留系统是利用一些相对密度小于水及高黏性材料使制剂在胃内滞留较长时间并定速释药，具体包括胃漂浮系统、胃内膨胀系统、生物黏附系统。小肠定位给药系统（肠溶制剂）能避免药物在胃内降解或对胃的刺激，提高药物疗效，如利用结肠高pH溶解适宜聚合物包衣材料，或利用结肠特殊酶或正常菌落分解特异性聚合物如α-淀粉、果胶钙等实现小肠定位给药。

**3. 定时释放技术**　定时释放可根据生物时间节律特点释放需要量药物，使药物发挥最佳治疗效果。定时释放又称为脉冲释放，即根据生物节律特点释放需要量的药物，如针对某些疾病容易在特定时间发作的特点，研究服药后可在特定时间释药的制剂。其释药触发机制即可依赖于体内节律特点，也可由体外物理手段激发，如电、超声波、微波、磁场等。

## 四、靶向制剂技术

靶向制剂又称为靶向载体或靶向给药系统（drug targeting delivery system，DTDS），是指采用载体将药物通过循环系统浓集于或接近靶器官、靶组织、靶细胞和细胞内结构的一类新制剂。具有提高疗效并显著降低对其他组织、器官及全身毒副作用的优点。靶向制剂应具备定位浓集、控制释药、无毒可生物降解三个要素。

### （一）靶向制剂分类

根据药物靶向性到达的部位分类，分为：①一级靶向，是指能进入靶部位的毛细血管床释药的制剂；②二级靶向，是指药物进入靶部位的特殊细胞（如肿瘤细胞）释药，而不作用于正常细胞；③三级靶向，是指药物作用于细胞内的一定部位，如细胞核、线粒体、溶酶体、内质网等细胞器。

通常根据靶向动力的不同进行分类，具体如下。

**1. 被动靶向制剂**　被动靶向制剂（passive targeting preparation）即自然靶向制剂，它的靶向原动力来自于机体的正常生理活动。当静脉注射后，载药微粒被单核-巨噬细胞系统的巨噬细胞摄取，根据机体组织生理学特性对不同大小微粒的滞留性不同，载药微粒选择性地聚集于不同部位，释放药物发挥疗效。较大直径（7～30μm）微粒通常被肺的最小毛细血管床以机械滤过方式截留，被单核白细胞摄取进入肺组织；100nm～3μm的微粒，靶向肝、脾等器官；1μm以下的微粒可以被淋巴集结然后迁移至肠系膜淋巴结；380nm以下的粒子可以靶向实体瘤；粒径小于50nm的微粒，通过毛细血管末梢靶向骨髓、淋巴。除粒径外，微粒表面电荷、疏水性等都会影响微粒的体内分布。微粒形状也是影响微粒血液循环时间和分布的重要参数。

**2. 主动靶向制剂**　主动靶向制剂（active targeting preparation）是利用修饰的载体，将药物定向输送并浓集于靶部位发挥药效的制剂，具体包括修饰的药物载体和靶向前体药物。药物载体主要是脂质体、纳米粒、聚合物胶束等。实现靶向性的修饰物有聚乙二醇、抗体、受体配体、抗原、多肽、糖基等。靶向前体药物是以靶向性为目的而设计的前体药物，它是指经过化学修饰后得到的在体外无活性、在靶部位经酶或非酶的转化能释放出活性药物而发挥药效的化合物。

**3. 物理化学靶向制剂**　物理化学靶向制剂（physical and chemical targeting preparation）是应用某些物理化学方法使药物浓集于靶部位并发挥药效的制剂，也称为物理化学条件响应型药物传递系统；即借助载体材料，响应体内或体外的物理化学条件，进而释放药物；还可称为环境敏感型给药系统。

（1）磁靶向给药系统（magnetic targeting drug delivery system，MTDDS）应用磁性材料与

药物制成磁导向制剂，在体外磁场引导下，通过血管到达特定靶区。常用的磁性物质是$Fe_3O_4$磁粉、超细磁粉、磁铁矿、磁流体等。常用的载体材料有明胶、白蛋白、壳聚糖、聚乳酸、聚碳酸酯、软磷脂等。MTDDS是近年来发展的一种新型且比较有前景的肿瘤治疗方法，它较传统放、化疗对正常组织和生理功能的损伤更小。磁导向载体–阿霉素（MTC-DOC）技术已通过美国FDA认证，但该给药系统也存在一些问题：①动物实验用的交变磁场多不符合人体电磁场的卫生标准；②不能靶向深部肿瘤；③粒度不均一，存在堵塞正常组织血管的潜在危险。

（2）pH敏感给药系统　利用病变部位和正常组织pH的差异而设计的靶向给药制剂。针对正常组织pH7.4、肿瘤组织pH6.5、内体溶酶体pH5～6的特点，设计药物在肿瘤组织、内体溶酶体等低pH条件下敏感释药；也可以利用结肠较胃、小肠pH高的特性（胃液pH1.5～3.5、小肠pH5.5～6.8、结肠液pH7～8），设计在高pH条件下敏感释药的口服结肠定位给药系统。

（3）热敏给药系统　用温度敏感的载体制成热敏感制剂，配合热疗的局部作用，使热敏感制剂在靶区释药。载体材料主要是具有较低临界溶解温度的聚合物、相变温度适宜的磷脂、两亲性平衡的聚合物、生物高分子和合成多肽等。

（4）栓塞给药系统　主要应用于肝癌和肾癌的治疗。基本原理是通过动脉插管将含药栓塞制剂输入靶组织，使肿瘤血管闭锁，阻断靶区（肿瘤）的血供和营养，起到栓塞和靶向化疗的双重作用，这种治疗方法也称为栓塞化疗。药物在栓塞部位缓慢释放，在肿瘤组织中维持较长时间的高浓度，提高化疗药物疗效，降低对全身毒副作用。栓塞制剂主要是粒径在40～200μm的微球，成球材料包括非生物降解的聚乙烯醇、乙基纤维素和生物降解的明胶、白蛋白等。

（5）光敏给药系统　光敏给药系统是将光敏感的高分子材料与药物制备成的光响应型制剂。由于内部存在对光敏感的基团，当受到光刺激时，光敏感基团会发生异构化或光降解，引起基团构象和偶极矩变化，从而控制药物释放。

其实，在靶向制剂设计和制备中，为了提高靶向的精准度，通常会同时利用两种或两种以上靶向机制，实现双重或多重靶向，避免发生脱靶效应。

## （二）靶向性评价

**1. 平均时间相对药物蓄积量**　平均时间相对药物蓄积量，也简称为“相对摄取率”。

$$r_e = \frac{(AUC_0^{\infty})_{i,\,TTDDS}}{(AUC_0^{\infty})_{i,\,CDDS}}$$

式中，$(AUC^{\infty}{}_0)_i$是第$i$个靶部位（可以是组织、细胞、细胞器）药–时浓度曲线下面积；TTDDS（test targeted drug delivery system）和CDDS（conventional drug delivery system）分别表示受试的靶向制剂和普通制剂。此公式可评价靶向制剂和普通制剂对靶部位$i$ 的靶向性。当$i>1$时，表明TTDDS在$i$ 中药物浓度高于普通制剂。

相对摄取率只能对两种不同给药系统在同一组织中的相对量给出比较，但是对TTDDS在靶部位、非靶部位的药物分布情况，没有给出任何的信息。这些信息可以通过靶向效率$t_e$来获得。

**2. 靶向效率**（targeting efficiency，$t_e$）

$$t_e = \frac{(AUC_0^{\infty})_{靶}}{(AUC_0^{\infty})_{非靶}}$$

靶向效率用于评价TTDDS在靶组织和非靶组织的药物分布情况。$t_e>1$说明TDDDS对靶器官比非靶器官有选择性。如果非靶组织有多个，总靶向效率为$T_e$。

$$T_e=\frac{(AUC_0^{\infty})_{靶}}{\sum_{i=1}^{n}(AUC_0^{\infty})_i}$$

式中，$\sum_{i=1}^{n}(AUC_0^{\infty})_i$是包括靶组织在内的全部组织的药–时曲线下面积之和。

3．**分布效率**（$r_{te}$）

$$r_{te}=\frac{(t_e)_A}{(t_e)_B}$$

分布效率$r_{te}$用于比较A、B两个给药系统靶向性的差异。

4．**平均质量靶向效率**（weighted-average targeting efficiency，$t_{We}$）当靶组织与非靶组织的质量相差较多的时候，$r_e$和$t_e$不能对不同组织中药物分布的剂量分数给出真实的指示，这种情况下应该用$t_{We}$来对靶向性进行评价。

$$t_{We}=\frac{(AUC_0^{\infty})靶W靶}{(AUC_0^{\infty})非靶W非靶}$$

此公式也可以简化为$t_{We}=\frac{(AUC_0^{\infty})靶}{(AUC_0^{\infty})非靶}$

式中，$AUC_0^{\infty}$为组织中药物质量–时间曲线下面积，$Q$为药物质量，$C$为药物浓度，$W$为组织的质量，$Q=CW$。

5．**靶向指数**（targeting index，$t_i$）称峰浓度比。

$$t_i=\frac{C_{TTDDS}}{C_{CDDS}}$$

上述公式可用于不同给药系统的靶向性评价，表示不同给药系统在第$i$个组织中，$t$时间点时药物浓度之比。

而在靶器官和非靶器官的靶向指数公式为：

$$t_i=\frac{C_{靶}}{C_{非靶}}$$

这些靶向评价的方法都需要从靶部位取样进行药物浓度的测定。而近年来出现的新型仪器如小动物活体成像仪，可以通过荧光标记或活体影像学方法，处理数据，不需取样便可对靶向性给出定性和定量评价。

靶向给药系统存在的主要问题包括载药量小、稳定性差、体内代谢动力学模型问题、质量标准、体内生理作用等问题，这些都是制约脂质体、微球、微囊、纳米粒、微乳、聚合物胶束等靶向给药系统进入临床的瓶颈问题，亟需解决。

## 五、中药微粉化技术

中药微粉化技术是指在遵循中医药理论的前提下，采用现代微粉技术，将中药材、中药提取物或中药制剂微粉化，所得中药微粉亦称为中药超细粉体、细胞级微粉、微米中药、单味中药超微饮片等。根据中药物料的特点，目前比较公认的中药微粉粒径为0.1～75μm，粒度分布中心粒径$D_{50}$为10～15μm。由于中药资源日益稀少，中药微粉化技术已显露出特有的优势和广阔应用前景。

### （一）中药微粉化技术的特点

**1. 增大药物颗粒的比表面积** 药物粒子大小及粉体结构是影响药物吸收的重要因素。中药微粉化后，药物粒子细微、均匀，比表面积增加，孔隙率增大，药物能更好地分散、溶解在胃肠液里，且与胃肠黏膜的接触面积增大，因而更易被胃肠道吸收，提高了生物利用度。

**2. 有利于复方药粉碎中各有效成分的均匀化** 中药多为复方，由多种药材组成，由于各成分的亲水/亲油平衡值（HLB值）、延展性、可破碎性、含水（油）率、吸水（油）性、相对密度等的组合和相互作用不同，粒子团的物理结构也不相同。细胞破壁后，细胞内水分及油分迁出，使微粒子表面呈半湿润状态，粒子和粒子之间形成半稳定的粒子团（或称之为微颗粒），每一个粒子团都包含相同比例的中药成分。因此微粉化使中药材中各有效成分均匀化，各成分能均匀地被人体吸收，增强了药物疗效。

**3. 可在不同温度下进行** 微粉化可根据不同药材特点在不同温度下进行，能最大限度地保留生物活性物质和营养成分，提高药效，适用于含糖、含油、含芳香性挥发性成分的中药材。对质地致密的动物贝壳类、骨类药材和矿物类药物更具优越性，也适用于纤维状、高韧性、高硬度或具有一定含水率的中药。

**4. 易于成型** 微粉化中药粉末均匀细腻，口服口感好，能遮蔽不良气味，可改善片剂表面的均匀性和崩解性，可制成速溶性颗粒。用微粉化技术制得的中药粉末可不添加任何辅料直接制粒，易于成型，且服用、调剂、携带均很方便。

**5. 符合GMP要求** 微粉化一般是在全封闭无粉尘系统中进行，可有效避免外界污染，使产品中微生物含量及灰尘得到有效控制，符合药品生产的GMP要求。

### （二）中药微粉化技术的应用范围

**1. 单味中药的微粉化** 中药微粉化多以单味中药为主，微粉化技术能增加中药溶出率和生物利用度，减少用量，保留挥发性活性成分，增强药理作用，提高比表面积，改善颗粒均匀性等。

**2. 中药复方的微粉化** 中药复方的微粉化研究主要体现在增加有效成分的溶出、提高稳定性及增强药理作用等。

**3. 对于中药现代化的重要意义**

（1）可提高剂型品质 中药丸、散剂在固体制剂中占有相当大的相对密度，传统的加工技术不利于有效成分的充分吸收，一些外用散剂甚至会产生局部刺激作用。采用微粉化技术则可明显改善内服制剂在体内的溶解和吸收，并有可能以小剂量获得达到或超过原处方的疗效。外用散剂引入微粉化技术会提高药物的分散性，有利于涂布、附着，有效成分更易于透皮而被吸收，并减少了副作用。将某些药食两用及贵重滋补中药加工成超细微粉，可改善吸收、改善口感等。

（2）有利于丰富和完善中药炮制技术 微粉化技术的应用，使适宜研末冲服的药物达到了最适宜的粒度，能更好地发挥药效并节省药材，从而进一步丰富和完善了中药炮制技术。

（3）有利于开发中药新剂型　珍贵中药材及易挥发的芳香药物、动物类药物、有效成分难溶于水的药物等均可通过微粉化技术直接制成中药口服散剂、胶囊剂、微囊等，而且还可将某些中药微粉化后直接与基质相混制备透皮吸收制剂。

（4）调剂更方便　中药材微粉化后，调剂工作更方便、快捷、卫生，提高了药材利用率，提高了工作效率。

## 六、大孔吸附技术

中药提取分离是中成药生产过程中最关键的环节，也是目前制约提高中药质量的关键问题，直接影响到产品的质量和临床疗效。但在我国水煮醇沉除杂的方法仍很普遍，相对滞后，导致中药粗（杂质多）、大（服用量大）、黑（颜色深），是制约中药产业化发展和拓展国际市场的主要因素之一。

大孔吸附技术是将中药复方煎煮液通过大孔树脂，吸附其中的有效成分，再经洗脱回收，除掉杂质的一种纯化精制方法。根据药液成分不同、提取物质不同而选择不同型号的树脂。吸附树脂，特别是非极性吸附树脂吸附药液中有效成分主要通过物理性质（如比表面、孔径等）发挥作用。

其操作基本程序是：中药提取液→通过大孔树脂吸附有效成分→洗脱液→回收溶液→药液→干燥→半成品。该技术已广泛应用于中药新药开发和中成药生产中，主要用于分离和提纯过程。

大孔吸附技术提取中药的主要优势如下。

（1）缩小剂量，提高中药内在质量和制剂水平。经大孔树脂吸附技术处理后得到的精制物可使药效成分高度富集，杂质少，提取得率仅为原生药的2%～5%，而一般水煮法为20%～30%，醇沉法为15%左右，可见大孔吸附技术减小了剂量和杂质，提高了内在质量，有利于制备中药新剂型，也便于质量控制。药效学和临床应用都证实了同一类药采用此工艺后药效显著提高。该工艺一次完成了除杂和浓缩两道工序。如人参茎叶中含人参皂苷，可提取供药用，但由于含量低，用一般方法提取效率低；用大孔树脂吸附技术提纯后人参皂苷含量可达70%以上。中药水煎提取物一般体积大、有效成分含量低、剂量太大导致剂型选择困难，如采用大孔树脂吸附技术处理，则便于操作。

（2）减少产品吸潮性。传统工艺制备的中成药大部分吸潮性较强，是中药生产及贮藏中的难题。而经大孔树脂吸附技术处理后，可有效去除水煎液中大量的糖类、无机盐、黏液质等吸潮成分，有利于中药剂型的生产，增加产品稳定性。

（3）大孔树脂吸附技术能缩短生产周期、所需设备简单，免去了静置沉淀、浓缩等耗时多的工序，能节约包装、降低成本，为中药进入国际市场创造条件。

## 七、膜分离技术

膜分离技术是指不同粒径分子的混合物在通过半透膜时，实现选择性分离的技术，半透膜又称分离膜或滤膜，膜壁布满小孔，膜分离技术具有分离、浓缩、纯化、精制的功能，同时高效、节能、环保、过程简单、易于控制，已成为当今分离科学中最重要的手段之一。它与传统过滤的不同在于，可在分子范围内进行分离，此过程是一种物理过程，不需发生相的变化和添加助剂。

膜孔径一般为微米级，依据其孔径不同（或称为截留分子量），可将膜分为微滤膜、超滤膜、纳滤膜和反渗透膜；根据材料的不同，可分为无机膜和有机膜，无机膜主要是陶瓷膜和金属膜，其过滤精度较低，选择性较小；有机膜由高分子材料制成，如醋酸纤维素、芳香族聚酰胺、聚醚砜、聚氟聚合物、聚丙烯、聚碳酸酯等。

1. 微滤　称微孔过滤，它属于精密过滤，通常孔径范围在0.1～1μm。其基本原理是筛孔分离过程。其主要作用是从气相和液相中截留微粒、细菌及其他污染物，达到净化、分离、浓缩的目的。

2. 超滤　介于微滤和纳滤之间的一种膜分离过程，膜孔径在1nm～0.05μm。超滤是一种能将溶液进行净化、分离、浓缩的膜分离技术，它以膜两侧压力差为驱动力，以超滤膜为过滤介质，在一定压力下，当水流过膜表面时，只允许水及比膜孔径小的小分子物质通过，达到净化、分离、浓缩的目的。

对超滤而言，膜截留特性是以对标准有机物的截留分子量来表征，通常截留分子量范围在1000～300 000，故超滤膜能分离大分子有机物（如蛋白质、细菌）、胶体、悬浮固体等，广泛用于澄清溶液、大分子有机物的分离纯化，除热原等。

（1）纳滤　介于超滤与反渗透之间的一种膜分离技术，其截留分子量范围为80～1000，孔径为数纳米，因此称纳滤。对纳滤而言，膜的截留特性是以对标准NaCl、$MgSO_4$、$CaCl_2$溶液的截留率来表征，通常截留率范围为60%～90%，故纳滤膜能使小分子有机物与水、无机盐分离，实现同步脱盐与浓缩。

（2）反渗透　以膜两侧静压为推动力，利用反渗透膜只能透过溶剂（通常是水）而截留离子物质或小分子物质的选择透过性，而实现液体混合物分离的过程。反渗透法能去除可溶性金属盐、有机物、细菌、胶体粒子、发热物质，也即能截留所有离子，仅让水透过膜，对NaCl截留率在98%以上，出水为无离子水。

## 八、超临界流体技术

超临界流体（super-critical fluid，SCF）技术的基本原理为：在流体临界点以上，溶质溶解度随压力的较小变化而变化较大，含有溶质的SCF迅速减压引起高度的超饱和状态而生成大量细微结晶。其制备过程温和，适用于热敏性、生物活性药物的微粉化。

超临界物质通常既具有溶解溶质的液体性质，又具有气体的黏度和扩散性质，因而具有优越的传质能力。超临界物质的这种处于气、液中间状态的独特性质使其成为制备纳米晶体的绝佳介质，通过筛选合适的超临界物质，并控制反应条件，可获得期望性质的纳米晶体。根据超临界物质在沉淀过程中所起到的作用，该技术又被分为超临界溶液快速膨胀法、超临界反溶剂法和气体溶胶萃取法。超临界流体技术易于扩大生产，晶体尺寸易于控制且避免了有机溶剂的使用，具有广阔的应用前景，但由于该技术生产成本过高，且许多药物在超临界物质中溶解度极小，因此未被广泛应用。

## 九、喷雾干燥技术

喷雾干燥系物料干燥的一种重要方法，它是于干燥室中将物料雾化后，与热空气接触，水分迅速汽化，即得到干燥产品。该法能直接使溶液、乳浊液干燥成粉状或颗粒状，可省去蒸发、粉碎等工序，能最大限度保留药物活性。

### 十、超音速微射流技术

超音速微射流技术是指粗分散体加高压（压力为30～150MPa）形成超音速流，发生瞬时高速冲击对撞，使粒子间产生强烈撞击作用、高度湍流作用和超声波空化作用，使物质瞬间达到纳米分散状态。这种技术可获得粒度小、分布窄且稳定性好的纳米分散体系。将微波提取与超音速射流结合制取的甘草纳米囊粒径为19nm，银杏纳米囊粒径小于35nm。将粗脂质分散体加入微射流对撞机中，超微化处理3～5次可制备莪术油纳米脂质体，粒径为88.1nm，稳定性较高。用微射流法得到纳米级雄黄颗粒，但因体积小、表面能大，极易重新聚合成为较大的颗粒，因此需加入分散剂提高颗粒分散性和稳定性。

### 十一、高压均质技术

高压均质技术是将粗分散体在一定温度和压力下，产生强烈剪切、撞击、空穴和湍流涡旋作用，使分散体超微细化，得到的纳米粒粒径小且分布范围窄。高压均质技术的方法主要分为热乳匀法和冷乳匀法。以熔融硬脂酸和莪术油混合物为油相，大豆卵磷脂和乳化剂水溶液为水相，用高压热乳匀法制备莪术油固体脂质纳米粒，表面光滑，粒径为80.3nm，粒径分布窄，载药量为11.82%，包封率为81.75%。用热高压均质法制备白藜芦醇固体脂质纳米粒，通过星点设计–效应面优化法筛选最佳处方为4.5%单硬脂酸甘油酯、6%泊洛沙姆、0.45%白藜芦醇。用重结晶结合高压均质法制备紫杉醇纳米混悬剂的粒径为214.4nm。利用高压均质法制备芦丁纳米混悬液，并进一步将其制成纳米晶体片，在30分钟内可以完全在水中分散，而普通市售芦丁片只有55%可以分散。用化学沉淀法制备纳米级雄黄，再用薄膜分散高压均质法制备纳米雄黄脂质体，平均粒径为102.3nm，包封率为82.78%，有良好的抑制肝癌细胞生长作用。

## 第二节　药物新剂型

### 一、聚合物胶束

聚合物胶束（polymeric micelles）是由两亲性嵌段共聚物在水溶液中形成的自组装结构。它可将疏水性药物分子增溶到胶束内部，延长药物在血液中的循环时间及生物半衰期，控制药物释放和靶向分布。以聚合物胶束作为抗肿瘤给药系统，能增加药物在病灶部位的蓄积，降低毒副作用，提高治疗效果。

### 二、水凝胶

水凝胶（hydrogel）是亲水性聚合物的三维网状结构，能吸收大量水分或生理液体呈现凝胶态。水凝胶一般由均聚物或共聚物通过化学或物理交联而成，在水中不溶。水凝胶与水有良好热力学相容性，吸水量为聚合物重量的10%～20%乃至数千倍。水凝胶已广泛用于接触镜片、生物传感器膜、组织工程与大分子药物传递。物理凝胶通过次级键（如离子键、氢键、疏水作用等）相互作用，而化学凝胶通过共价键相互作用。

水凝胶基质可分为天然聚合物和合成高分子聚合物。常用天然水凝胶聚合物包括壳聚糖、海藻酸盐、纤维蛋白、胶原、明胶、透明质酸、右旋糖酐、果胶等。合成水凝胶聚合物通常有固定的结构，改变结构可调节其降解性和功能，性质稳定。合成水凝胶一般由疏水性聚合物通过结构改造或由单体聚合而成。

原位凝胶（*in situ* hydrogels）是聚合物网络对温度、pH、离子浓度、溶剂交换或结晶、注射剪切力的改变产生响应而凝胶化，如pH敏感原位水凝胶、温度敏感原位水凝胶。纳米凝胶（nanogel）通过共价键、氢键或范德华力等相互作用交联构成，在水中溶胀但不溶解，具有三维网状结构，粒径在纳米范围内的聚合物粒子。

1. pH敏感水凝胶　pH敏感水凝胶的聚合物含有弱酸性或弱碱性基团。pH值变化可引起这些基团电离型与非电离型之间平衡状态的改变。含弱酸性基团的凝胶在低pH值时，质子化酸性基团与凝胶内存在的电负性基团相互作用形成聚合物复合物，凝胶孔径较小，宏观上凝胶处于收缩状态；随pH值升高，酸性基团解离，聚合物分子间相互吸引力减弱，导致凝胶孔径增大，体积膨胀。

2. 温度敏感水凝胶　多数温度敏感水凝胶具有低临界溶解温度（lower critical solution temperature，LCST）。低临界溶解温度是指凝胶膨胀态与收缩态之间发生突变时的温度。通常温度敏感聚合物分子内均含有一定比例的亲水性和疏水性基团。当温度低于低临界溶解温度时，凝胶内亲水性基团可与水分子形成氢键，使凝胶内充满水分子，凝胶处于膨胀状态；随温度升高，当达到或超过低临界溶解温度时，氢键作用力减弱，而疏水作用增加，使大量水分子从凝胶内部释放，导致凝胶体积收缩。对聚合物结构进行末端修饰可制备出具不同低临界溶解温度的水凝胶：聚合物分子内增加亲水性基团，可增强聚合物分子同水分子之间作用而延缓相转变，使低临界溶解温度升高；相反，引入疏水基团可降低低临界溶解温度。温敏型材料中最常用的是聚*N*-异丙基丙烯酰胺（PNIPAAm）和聚*N*, *N*-二乙基丙烯酰胺（PDEAAm），因为二者低临界溶解温度较接近人体温度。其他应用广泛的嵌段共聚物包括泊洛沙姆（PEO-PPO-PEO或PPO-PEO-PPO）及聚乙二醇–聚丙交酯乙交酯–聚乙二醇嵌段共聚物（PEG-PLGA-PEG）等。

3. 纳米凝胶　纳米凝胶（nanogel）是纳米级的水凝胶粒子，由两亲性或水溶性聚合物通过物理或化学作用构成的聚合物网络。它易分散在水中，外表亲水，柔软，并且包含大量水分，能包裹大量生物活性分子（小分子和大分子），有很好的体内相容性。药物除了物理包裹外，还可通过离子键、氢键、疏水作用包裹在纳米凝胶中。纳米凝胶的表面呈亲水性，在血液中不易被调理化，可避免巨噬细胞吞噬，因而在肿瘤组织中分布较好。纳米凝胶的包裹效率高，稳定性好，可具有环境敏感性（如离子强度、pH、温度），是一种非常有前景的给药系统。不同结构和组成的纳米凝胶可以包裹各种类型的药物，其中抗肿瘤药物占主要，包括亲水性药物（如氟达拉滨、顺铂）、疏水性药物（如喜树碱、紫杉醇）、多肽和蛋白质类药物（如胰岛素、白细胞介素IL-12、RNA酶）、核酸类药物（如siRNA）。

## 三、树枝状聚合物

树枝状聚合物（dendrimers）是一类新型大分子，一般经发散法合成，即从一个中心核向外发散而成，中心核常是乙二胺或氨，乙二胺有四个分枝点，氨有三个分枝点。每个分枝点可分出两枝，每次经Michael加成反应与酰胺化反应形成一个分枝。每个分枝点都加满后即完成一个完整的嫁接循环（grafting cycle）形成一代。第一次进行上述两个反应形成$G_0$代树枝状聚合物，而后代数渐增。聚酰胺型树枝状聚合物（polyamidoamine，PAMAM）应用最为广泛。

## 四、环糊精包合物

药物经环糊精（cyclodextrin，CD）包合后可增加溶解度，提高稳定性，调节药物释放速率，降低药物刺激性与毒副作用。因此环糊精及其衍生物在药学等领域获得了广泛应用。环糊精的缺点是对某些较大剂量药物的载药能力不足，大分子水溶性药物适用性较差等。对CD进行了各种改性研究。通过将CD以物理混合、共价键结合或作为交联剂加入到聚合物水凝胶系统中，利用其对不同高分子或药物分子的选择性识别作用及有别于主体CD又不同于客体高分子的特殊性能，能改变体系释药特性和释药机制。按照网络结构方式，可将此类材料分为共价键的化学交联（通过交联剂的化学交联反应构成的网络体系）和非共价键的分子间作用力驱动的物理交联，即大分子组装。前者通过引入与环糊精反应的化学交联剂形成网络结构，缺点是难以控制交联体系结构，产物结构复杂且有残留；后者基于固定在大分子上的环糊精与客体分子之间的包合作用，利用环糊精空腔与客体分子之间的分子识别，组装而成的大分子网络结构，易于控制。按制备方法可大致分为共聚交联、共混、化学接枝、超分子自组装和半互穿网络聚合等。

## 五、纳米粒

纳米粒（nanoparticles）是直径10～500nm的固态胶体粒子，药物或药物活性成分通过溶解、包裹作用位于粒子内部，或通过吸附、偶合作用位于粒子表面。制备纳米粒子的材料通常是高分子化合物，以合成的可生物降解聚合物和天然大分子为主，它们在体内通过高分子链的水解作用而降解，降解产物参与体内代谢，不产生毒性反应。载药纳米粒进入机体后，被视为异物，被单核–吞噬细胞系统识别，最终被巨噬细胞吞噬而从血液循环中被清除掉。纳米粒的药物释放机制主要是由扩散和聚合物生物降解共同控制。

肿瘤、炎性组织和吞噬体内均呈酸性，可制备pH敏感性纳米粒将药物靶向传递到上述靶部位。胞质内呈高降解活性，将药物或基因传递到巨噬细胞成为巨大挑战。炎症反应和异物反应都由巨噬细胞介导。巨噬细胞也是抗原传递细胞，在T和B淋巴细胞的生长中发挥重要作用。因此巨噬细胞是治疗炎症和免疫应答的重要靶部位。利用pH-敏感纳米粒提高基因向巨噬细胞内传递，已越来越受关注，例如，反义寡核苷酸类、抗原蛋白和肽类。

## 六、聚合物体

聚合物体（polymersome）也称作聚合物囊泡（polymeric vesicles）。它通过两亲性聚合物自组装形成，与细胞、病毒的形态和功能相似。聚合物体的内核充满液体，外壳由缠绕的长链组成，隔绝了内核与外界环境。与胶束相似，它在水中能保持稳定的两亲性形态和结构。但胶束大多包裹疏水性药物，而聚合物体亲水性内核可包裹亲水性药物而外壳能载疏水性分子。与脂质体相比，聚合物体也具有明显优势。通过控制共聚物中疏水性嵌段的分子量而调节聚合物体的黏弹性、渗透性和机械稳定性。与脂质相比，聚合物分子量较大，所以聚合物体的膜比传统脂质体厚，硬度大，更稳定。

## 七、聚合物胶束

两亲性高分子在选择性溶剂中发生相分离，形成具有疏溶剂核与溶剂化壳的自组装结构——聚合物胶束（polymeric micelle）。与小分子表面活性剂相似，水溶液中两亲性聚合物分子在低浓度时以单分子状态存在，当浓度超过临界胶束浓度（critical micelle concentration，CMC）时，由于疏水作用、静电引力、氢键等分子间作用力，聚合物的疏水区相互吸引缔合在一起，形成胶束。聚合物的CMC比小分子表面活性剂小得多，同时聚合物胶束的亲水区形成亲水外壳，增强了胶束稳定性。因此聚合物胶束也更耐受稀释带来的影响，如静脉注射造成的巨大稀释比例。药物在胶束中的分布取决于其极性与疏水性。聚合物胶束的粒径一般不超过100nm，载药范围广，结构稳定，具有优良的组织渗透性，体内滞留时间长，有靶向性，不同纳米药物传递系统的比较见表23-1。

表23-1　不同纳米药物传递系统的比较

| 纳米载体类型 | 聚合物–药物偶联物 | 树枝状聚合物 | 聚合物胶束 | 脂质体 |
|---|---|---|---|---|
| 大小 | ＜10nm | 2～10nm | 10～100nm | 100～200nm |
| 结构特点 | 大分子结构 | 树状结构 | 球形、超分子核–壳结构 | 球形双层囊泡结构 |
| 载体组成 | 水溶性聚合物 | 多重树枝状聚合物链 | 两亲性两嵌段或三嵌段共聚物 | 磷脂、胆固醇 |
| 包封药物策略 | 共价结合，药物和聚合物上均需有功能基团 | 共价结合，药物和聚合物上均需有功能基团 | 非共价包裹/与疏水性药物相容 | 非共价包裹/与疏水性药物相容 |

## 八、微乳和纳米乳

微乳（microemulsion）的粒径为10～100nm，是由油相、水相、表面活性剂和助表面活性剂按适当比例形成的一种稳定透明、低黏度、各相同性且热力学稳定的分散体系，只要四相的组成适当，即可形成均匀透明或略显乳光的液体，为热力学稳定体系。纳米乳（nanoemulsion）的粒径为20～200nm，其粒径大小比较适合载药和靶向。由于纳米乳具有显著的靶向、缓释作用及对难溶性药物强大的增溶作用，近年来受到广泛关注。

纳米乳作为药物载体具有以下特点：①具有增溶、增敏的特点；②具有制备简单、物理稳定性好等特点，可经灭菌处理；③可同时包纳不同脂溶性药物，提高某些不稳定药物的稳定性；④增加大分子药物的生物利用度；⑤提高难溶性药物溶解度；⑥作为各相同性的透明液体，热力学稳定且可滤过，易于制备和保存；⑦黏度低，注射时不会引起疼痛；⑧纳米乳粒径小且均匀，可提高包封药物的分散度，对易水解药物制成油包水型纳米乳后有保护作用；⑨纳米乳有缓释和靶向作用。

## 九、纳米混悬剂

随着高通量筛选、组合化学和蛋白质组学的发展，候选药物呈海量增长。但其中约60%药物溶解性差，继而导致生物利用度低、体内稳定性差。纳米混悬剂是一个不错的解决方法。它通过降低粒径至纳米水平而增加溶出速率和饱和溶解度，提高生物利用度。已有多种药物纳米混悬剂上市，技术比较成熟。纳米混悬剂是指单纯活性药物或活性药物与其他辅料的混合物，其粒径为100～1000nm。一般处方中加入稳定剂，以提高纳米混悬剂的物理稳定性。适用于生物药剂学分类Ⅱ和Ⅳ的难溶性药物，上述两类药物的溶出速率是影响吸收的限速步骤。

纳米混悬剂包括药物纳米晶体、稳定剂（表面活性剂和聚合物稳定剂）和液体分散介质，纳米晶体药物只是纳米混悬剂处方组成中的一部分。分散介质可以是水、水溶液或非水溶媒。药物在分散介质中的存在状态有两种：晶体和无定形态，如果以晶体存在，也可称之为纳米晶体（nanocrystals）。

自2000年至今，已有多个采用纳米混悬剂技术的品种上市（表23-2），其中帕潘立酮棕榈酸酯为肌内注射混悬液。

表23-2　采用纳米混悬剂技术已上市产品

| 纳米技术 | 商品名 | 药物 | 辅料 | 适应症 | 剂型 |
|---|---|---|---|---|---|
| 高压匀浆 | Triglide | 非诺贝特 | 羧甲基纤维素钠，交联甲基纤维素钠，卵磷脂，十二烷基硫酸钠 | 高胆固醇血症 | 口服片剂 |
| 介质研磨 | Rapamune | 雷帕霉素 | 聚维酮，泊洛沙姆188 | 免疫抑制 | 口服片剂 |
| | Emend | 阿瑞吡坦 | 羟丙基纤维素，十二烷基硫酸钠 | 止吐药 | 口服胶囊 |
| | Tricor | 非诺贝特 | 羟丙甲基纤维素，十二烷基硫酸钠，交联聚维酮 | 高胆固醇血症 | 口服片剂 |
| | Megace ES | 甲地孕酮 | 羟丙甲基纤维素，多库酯钠 | 抗厌食，恶质病 | 口服混悬液 |
| | Invega, Sustenna | 帕潘立酮棕榈酸酯 | 聚山梨酯20，聚乙二醇4000 | 精神分裂症 | 肌内注射混悬液 |

# 第三节　新给药途径

## 一、鼻腔给药

用神经外科的给药方法，如脑内插管、脑室注射、鞘内注射给药等，可将药物传递到脑，但操作复杂、给药风险大，不适于长期给药。鼻腔给药可使药物绕过血-脑屏障，有效靶向传递到脑部，是一种极具前景的给药方式。

鼻黏膜富含毛细血管，血流丰富。鼻黏膜给药后可吸收进入体循环。嗅区位于上鼻甲，面积约10$cm^2$，紧贴筛板之下，药物可从此处吸收进入脑脊液。鼻腔给药突破BBB的机制可能如下：鼻腔黏膜表面的嗅细胞的中枢突形成嗅神经纤维，集合成神经束——嗅丝，嗅丝终止于嗅神经元的集合体——嗅球，由嗅球延伸的嗅神经与脑内部环境直接接触。鼻腔给药后，药物分子通过嗅细胞，沿着嗅神经传送到脑部，绕过血-脑屏障进行药物传递。鼻腔内的三叉神经也被认为是鼻腔给药靶向中枢的途径之一。药物通过鼻腔进入中枢的效率受到诸多因素影响，如药物分子量、油水分配系数、解离常数、制剂因素等。用于鼻腔黏膜给药的常用剂型有滴鼻剂、喷雾剂、粉末制剂、微球、凝胶、脂质体、微乳等。

目前用于鼻腔给药脑靶向的药物主要是调节人中枢认知功能和治疗神经退行性疾病的药物，针对中枢肿瘤的药物较少。甲氨蝶呤、雷替曲塞、5-氟尿嘧啶等几种抗肿瘤药经鼻腔给药后易在脑部聚集。5-氟尿嘧啶经鼻腔灌流后的血药浓度、药-时曲线下面积与静脉注射甚至相当。

吸收促进剂是提高药物经鼻黏膜吸收的重要辅料。大分子药物鼻黏膜吸收比较困难，可通过添加吸收促进剂增加其对鼻黏膜的穿透作用，提高生物利用度。优良的鼻黏膜吸收促进剂应对鼻黏膜刺激性小，促吸收作用强，对鼻纤毛功能影响小，无毒副作用。常用的鼻黏膜吸收促进剂有胆酸盐（如牛磺胆酸盐、甘胆酸盐等）、氮酮、冰片、聚山梨酯、聚氧乙烯月桂醇醚等。

## 二、透皮给药

广义的经皮给药系统包括皮肤局部传递系统和透皮药物传递系统。前者作用于皮肤或皮下组织；后者是药物通过皮肤吸收入血。与口服或注射给药比较，经皮给药系统的优势包括：①不存在胃肠道刺激；②避免肝脏首过效应；③获得控释效果；④使用方便，病人顺应性好；⑤安全性高，易移除；⑥皮肤组织降解酶少，可用于大分子药物给药。

皮肤是人体最大器官和最外层屏障，主要防止微生物入侵。皮肤不仅起到物理防御作用，还有免疫、代谢和紫外线防护功能。皮肤包括表皮层（包括角质层和活性表皮层）、真皮层和皮下脂肪层。角质层是由角层细胞镶嵌在细胞间脂质组成的片层结构，类似于“砖”和“水泥”。角质层屏障是药物透皮的最主要障碍。符合一定条件的药物才适于经皮给药（表23-3），但大多数药物不能满足。如何使药物突破角质层进行透皮吸收，是经皮给药系统研究的重点。可通过添加透皮吸收促进剂，采用物理手段（如超声、离子导入、电致孔、微针、光热），选择合适剂型（如柔性脂质体、醇质体、纳米乳、微乳、水凝胶）等手段促进药物透皮吸收。

表23-3　适合经皮给药的药物性质

| 参数 | 指标 | 参数 | 指标 |
|---|---|---|---|
| 剂量 | ＜20mg/d | 亲脂性 | $10<K_{o/w}<1000$ |
| 半衰期 | ≤10小时 | 口服生物利用度 | 低 |
| 分子量 | ＜400 | 治疗指数 | 低 |
| 分配系数 | 1～4 | 熔点 | ＜200℃ |
| 皮肤渗透系数 | ＞$0.5\times10^{-3}$cm/h | pH | 5～9 |

## 三、口腔黏膜给药

口腔黏膜给药基本属于胃肠外给药途径，很多药物（如多肽和蛋白质药物）经口腔黏膜吸收后，可避免在胃肠道中降解及肝脏首过作用。与其他黏膜给药途径相比有如下特点：①能避免肝首过效应，提高单位药物利用率，减轻不良反应；②既可用于局部作用，又可用于全身给药；

③颊黏膜比其他黏膜的敏感度低，不易致敏；④颊黏膜血流量大，渗透性较高；⑤给药及移除药物均方便，病人顺应性高；⑥口腔黏膜自身修复快，不易受损。

口腔黏膜包括角化层、粒层、棘层、基底层和黏膜固有层。上皮细胞面积、角质层与非角质层组织厚度及组成等因素决定了口腔中不同部位黏膜对药物透过性的差异。根据不同区域口腔黏膜的特点，可将口腔黏膜分为颊黏膜、舌下黏膜、硬腭黏膜和牙龈黏膜（表23-4）。颊黏膜的面积最大，虽较厚，但未角质化，药物可透过进入体循环。舌下黏膜和牙龈黏膜较薄，血流丰富，前者未角质化，后者虽角质化，但均可作为给药部位。硬腭黏膜较厚且角质化，药物很难透过。

表23-4　人口腔各部位黏膜的解剖生理特征

| 部位 | 厚度（μm） | 面积（$cm^2$） | 角质化情况 |
| --- | --- | --- | --- |
| 颊黏膜 | 500～600 | 50.2 | 未角质化 |
| 舌下黏膜 | 100～200 | 26.5 | 未角质化 |
| 硬腭黏膜 | 250 | 20.1 | 角质化 |
| 牙龈黏膜 | 200 | — | 角质化 |

药物通过口腔黏膜吸收的机制可分为3种：①被动扩散，主要指非离子型药物，包括细胞间转运和细胞内转运两种方式；②主动转运；③胞吞作用。其中被动扩散是药物透黏膜吸收的主要方式。目前常用的口腔给药途径可分为颊黏膜给药、舌下给药和局部给药。口腔黏膜给药常用剂型有贴片、贴膜、舌下片、喷雾剂、咀嚼片、口腔崩解片、生物黏附片、凝胶剂、液体制剂等。

## 四、肺部给药

肺部疾病随空气污染加重越来越多，如哮喘、肺气肿、慢性阻塞性肺病和囊性纤维化。因为全身给药容易带来副作用，并且药物在肺部分布可能较少，因此开发肺吸入给药系统成为研究热点。肺部也是很好的吸入部位，可进行全身给药。

肺部给药的优越性包括：①肺部吸收面积大，成人有3～4亿个肺泡，总面积可达70～100$m^2$，可高效传递分子量大的蛋白质和多肽药物；②药物可通过肺泡快速吸收入血，薄膜状肺泡由单层上皮细胞构成，毛细血管丰富，药物易通过肺泡表面被快速吸收；③肺部血流量大，高达5000ml/min，右心排出的血液几乎全部通过肺，被肺吸收的物质能迅速分布到全身，易于形成物质在肺泡和血流间浓度梯度，利于药物吸收；④肺部的化学降解和酶降解反应低，药物降解少；⑤药物经肺吸收入血避免了肝首过效应，提高药物生物利用度；⑥对于肺部疾病，药物可直接到达靶部位，起效快，降低给药剂量及毒性与不良反应。

肺吸入微粒的直径影响其在呼吸系统的沉积。粒径大于5.0μm的微粒，由于粒子间惯性碰击而沉积在咽、喉及上呼吸道；粒径在1.0～5.0μm的粒子主要通过重力沉积到呼吸道深部，包括气管、支气管和肺泡表面；粒径0.5～1.0μm的粒子沉积于呼吸性细支气管及肺泡壁；粒径＜0.5μm的粒子由于布朗运动随气流呼出体外，通常80%被排出，基本不能在呼吸道沉积。粒径1.0～3.0μm的粒子在细支气管和肺泡内沉降率最高，常作为肺吸入制剂的选择范围。

目前肺部吸入给药主要有3种形式：①通过压力雾化吸入器（nebulizer，NEB）；②通过压力定量吸入剂（pressurized metered-dose inhaler，pMDI），抛射剂由氟里昂（CFC）替代转换为氟代烷烃等新型抛射剂剂；③通过干粉吸入剂/粉雾剂（dry powder inhaler，DPI）。每一种给药方式都有各自的优缺点。一个优良的吸入给药方式需具备以下特点：能产生大小适宜的雾滴（0.5 ~ 5μm），给药剂量重复性好，能保证制剂稳定。此外，还需简便、价廉、便携性好。

雾化器是首先作为产品上市的装置，但雾化的缺点是效率低、重复性差、变异性大、装置笨重、不易自行给药。雾化吸入给药费时较长，从装置装配、给药到清洗大约耗时30分钟。因此从20世纪50年代开始研究pMDI，并迅速成为治疗哮喘的主流给药方式。但pMDI对环境不利，启动时抛射剂快速蒸发而产生制冷效应，抛射剂氟里昂影响环保，使其应用受一定限制，尤其对于活性蛋白质和多肽类药物，因后者在抛射剂中溶解差，稳定性及剂量难以达到要求。由于粒子逸出速度与吸入速度不一致，导致仅有一小部分药物能进入病人肺部。这种压力定量装置的药物损失率高达70%，有时甚至超过90%，因此限制了其应用范围。

针对雾化吸入和pMDI的不足，一种不使用抛射剂的小型吸入装置DPI应运而生。DPI装置采用了“呼吸驱动”模式，结合了粉末技术和呼吸道内粒子分布的特点，不需激发和吸入协同，由病人主动吸入，与pMDI相比，肺部传递效率明显提高。“呼吸驱动”吸入器能感知病人呼吸，从而同步启动吸入，比如Autohaler®（3M公司，美国）和Easybreathe®（Norton Healthcare公司，英国）。因此DPI的最大优势是不需使用抛射剂，成为环境友好型装置。DPI由固体颗粒混合物形成的均相产品，稳定性好，尤其适用于多肽和蛋白质类给药。在欧洲，DPI接受率最高，40%病人用其治疗哮喘和慢性阻塞性肺部疾病。

目前DPI主要有两种类型：单剂量和多剂量包装。单剂量吸入装置需要一个胶囊储存药物，又称胶囊型吸入装置。将装有干粉末的胶囊连接一个转动子和金属尖针。在吸入过程中，转子开始转动，尖针刺破胶囊，药物粉末随吸入气流送入呼吸道。单剂量干粉吸入装置虽然给药剂量准确可靠，但需频繁更换胶囊，使用不便。多剂量吸入装置根据储药方式不同，可分泡囊型和储库型。泡囊型吸入装置内部结构复杂，每剂量药物储存在一个双层铝箔压成的泡囊中，泡囊连成一个细长的囊泡带盘绕在引轮上。使用时压下装置外侧的手柄，带动引轮、收缩轮及底轮旋转。引轮释放一段铝箔带，一个泡囊向接口器下方移动，这时收缩轮将铝箔带的一面拉开露出药粉，底轮将另一面腾空的铝箔卷起来，同时带动剂量显示器旋转，以显示剩余的剂量个数。每个剂量单位都是单独包装并密封，使药品的防潮性能得到极大改善，并且保证释放剂量的一致性。但该装置结构复杂，生产成本高。多剂量储库装置能储存近200个剂量，使用时旋转底座，药物即由储库释放至转盘上，同时被刮刀刮至药物通道处，所以装药时一定要垂直操作。吸嘴处有一个双螺旋通道，吸入动力产生湍流气流，颗粒在通道中相互撞击，药物易与载体分离，形成更细小微粒，有利于提高药物肺部沉积量。储库型吸入装置结构相对简单，造价低廉。

（杜丽娜　迟　强）

第五篇

# 药学服务

# 第二十四章　药学服务概述

药学服务是药学从业人员利用药学专业知识向公众提供直接的、负责任的、与药物治疗全过程相关的技术服务，主要内容包括向医务人员、病人、病人家属以及其他关心用药的群体提供药物选择、药物使用、药物安全性等方面的信息和指导。目的是帮助病人提高药物治疗的安全性、有效性、经济性和依从性，最终达到改善和提高人类生活质量的目的。简言之，是为病人药物治疗提供直接的、负责的服务，以实现提升和改善病人生活质量的理想目标。

药学服务体现的是药学从业人员群体对病人群体的关怀和责任，具有较强的社会属性。实施药学服务的药学从业人员主体是药师。药师是社会中一个特殊的职业群体，其职责是为病人提供质量合格的药品，指导其合理用药，开展药学监护，收集药品不良反应信息，并依据所掌握的药学知识和信息为广大的病人提供药学服务。

## 第一节　药学服务的内容与特点

### 一、药学服务的内容

药学服务是一种实践，药师必须在病人治疗过程中实施服务并获得效果。不管是预防性的、治疗性的或恢复性的，无论是在医院药房还是社会药房，无论是住院病人还是门诊病人、急诊病人，药学服务要直接面向需要服务的病人，渗透于医疗保健行为的方方面面和日常工作中。现代药学服务不再局限于传统药学服务的药品供应、处方调剂、药品检验等内容，也涵盖了满足病人用药需求的各个方面；药学服务的具体工作可归纳为药学监护、药学干预和药学咨询三部分。

1. **药学监护**　指药师在参与药物治疗的过程中，“以病人为中心”，根据病人与用药相关的各种需求提供专业技能服务并为之承担责任。具体实施中，药师应与医务人员合作，和病人充分沟通，制订药物治疗计划；监测用药对象的治疗效果，结合治疗药物监测与药物基因组学监测结果及时进行个体化用药方案调整；关注病人的心理、行为、经济、生活环境等可能影响药物治疗的各种因素，并给予及时疏导，确保病人能够安全、有效地使用药物，提高与改善病人的生命质量，从专业的角度、观点阐述病人的药学需求，从多个药学监护点出发进行利弊权衡，规避用药风险。

2. **药学干预**　指药师对医师处方（医嘱）的规范性和适宜性进行实时审核和事后点评。实时审核中发现的问题与医师沟通，及时调整用药方案；事后点评的结果通过反馈促进整改。具体可依据《处方管理办法》《医疗机构药事管理规定》等，参考《中国国家处方集》《中华人民共和国药典临床用药须知》《临床诊疗指南》和《临床路径治疗规范》等，对处方和医嘱的药疗方案中不合理部分实施干预，并在调配完成后的治疗过程中，持续监测和报告药品不良反应、禁忌症、药物不良相互作用和配伍禁忌等的发生，并采取相应措施。药师在准确无误地完成用药调配后，还要依据《处方管理办法》《医院处方点评管理规范》对处方进行定期抽样评价。

3. 药学咨询　是药学信息服务的常见形式，服务对象主要包括医生、护士、病人以及家属，涉及的问题涵盖了病人用药过程可能遇到的所有问题，包括药品供应、药品养护、药物剂型选择、用法用量、相互作用、药物疗效、药品不良反应等。药师通过提供药学专业的信息咨询服务，优化给药方案，保障病人用药的安全性、有效性及适宜性等。药学咨询是连接药师、医师、护士、病人之间的桥梁和纽带，也是药师展示自我价值的平台。广义上也包括对青年药师、药学生及进修人员进行药学信息技术获取的培训、开展公众安全用药教育和健康教育，以及为各级管理决策提供数据支持与循证依据而开展的药物利用研究和上市后药品安全性再评价等。

## 二、药学服务的特点

药学服务不是临床药学的代名词，而是在成功开展临床药学活动的基础上进一步发展起来的全新服务模式。药学服务更多的是一种理念、模式和过程，并非特定专业内容，强调的是全体药师（包括临床药师、住院药师、社区药师）的集体参与、分工协作。临床药学是医院药学专业发展过程中的一个分支，其中直接参与临床药物治疗的相关工作主要由专科临床药师实施，住院药师工作中也有很多涉及临床药学相关领域工作；药学服务中住院药师不仅需要主动参与药物治疗，而且也需提供住院病人出院后的药学服务，只是实施者由住院药师转变为社区药师。

药学服务是药师以提高病人的生活质量为出发点，主动提供与药物治疗有关的服务，并直接对药物治疗结果负责的一个全过程。其服务对象是病人，技术专业性强，工作复杂度高。其主要作用是发现潜在的或已经存在的与用药相关的问题，解决已经发生的与用药相关的问题，预防可能发生的与用药相关的问题。其实施目标是治愈疾病，消除或减轻疾病的症状，阻止或延缓疾病的进程，预防疾病或症状的发生，最终目标是确保公众的健康和生活质量。

药学服务特指“与药物有关的服务”，具有一般服务“无形性、不可分离性、可变性和易消失性”等主要共性；但是药学服务不是具体的有形物，其质量特性难以直接辨识，其“无形性”表现更为突出。药学服务还是药师提供病人人文关怀的社会属性的体现，其服务专业性强，服务效果的客观判断难度大，且与具有生命关联性的药品交融渗透，与人的生命健康密切相关，服务水平与药品质量对疾病的发生、发展具有重要影响，一旦药品使用不当对人体造成损害，严重时可能无法挽回。经过严格专业教育和技能培训药师提供的优质药学服务，可以提升治疗效果，降低治疗成本，并呈现易获得性、高质量、连续性和有效性。易获得性强调药学服务直接面向有需求的病人，且渗透于医疗保健行为的方方面面；高质量指临床药师通过自己专业知识保证病人获得药物最佳疗效；连续性强调药学服务应贯穿病人用药全程，即全程化服务；有效性是指以成本/效益方式提高用药水平，保证治疗的有效安全。

药学服务的基本特征表现为三个方面，首先是与药物治疗有关，不仅提供合格的药品，还要对疾病治疗过程中的药品选择、剂量确定、给药方法优化、治疗效果评估等进行决策，并提供人文关怀，以实现安全、有效、经济的药物治疗；其次是不同于既往按处方发药的被动方式，主动地实施负责任的服务，对药物治疗结果更多的直接负责，强调对病人健康的关注和责任；再者药学服务的预期目标包括预防疾病、治愈疾病、消除或减轻症状、阻止或延缓病程、减少不良反应，关注提高公众生活质量等，与医疗卫生保健的最终目标一致。

药学服务的核心原则之一即为药师承担病人药物治疗效果的专业责任，强调药师必须与医师、护师等医务人员开展合作，在团队服务的基础上发挥专业药学特长，体现药师的职业价值。

## 第二节　开展药学服务的人员分类

药学专业工作可分为3大领域：服务病人的药学实践领域，包括药品的调剂、储存、用药监护、病人教育、与医疗团队相互协作等；制药科学工作领域，核心是新药研发和药品生产制造等；药事管理及市场营销领域，核心是药事法规、政策制定、市场营销等。药师指具有药学专业学历、具有药学专业知识并从事药学专业工作的技术人员。因此，广义概念的药师包括了在社区、医院、制药工业、药学教育、科研或管理等部门工作的药学人员，其角色功能覆盖了生产、流通、实践和管理等多个领域，不同领域的工作内容差异很大，知识结构和技能要求的差异也很大。以下述及的药师是为病人提供药学服务的药学人员，其药学实践包括药品的调剂、储存、用药监护、病人教育、与医疗团队相互协作等。

药学专业的学生毕业后，只有接受住院药师规范化培训并通过考核才能成为一名合格的药师。药师按专业分有中药师、西药师；按工作性质和服务区域划分，药师可分为住院药师、临床药师和社区药师；药师的职称，可按药师（初级）、主管药师（中级）、副主任药师（副高）、主任药师（正高）逐步晋升。执业药师属于药学技术人员的一部分，是经全国统一考试合格，取得《执业药师资格证书》并经注册登记取得《执业药师注册证》，在药品生产、经营、使用单位中执业的药学技术人员；执业药师是从业资格。国家规定零售药店必须配备驻店药师，在一些大中型城市要求社会药店的驻店药师必须具有执业药师资格。

### 一、住院药师

住院药师特指具有高等院校全日制药学专业本科及以上学历者毕业后进入医院药学部门，接受医院药学专业的规范化培训的药师统称。住院药师的前身称为医院药师，相关学历、专业的要求较低，入职带教也不统一，人员素质差异显著。随着医院药学服务模式已经逐步转变为“直接向病人提供药学服务”，而高校教育中相关技能培训尚不能满足入职后的需求，因此在真实的医疗环境中对药师的实践能力进行培训尤为重要。住院药师规范化培训是连接毕业前专业教育和毕业后实践性技能培训的桥梁，能够帮助受训者顺利完成入职教育，达到从事医院药师和通科临床药师岗位工作的基本要求。

早在1962年，美国卫生系统药师协会（American Society of Health-System Pharmacists，ASHP）制定了住院药师的认证标准及认证程序，目前的认证标准是2005年调整更新版。其住院药师培训计划分为毕业后第一年（post-graduate year one，PGY1）和毕业后第二年（post-graduate year two，PGY2）2个阶段，后者更为注重专业训练。2006年，美国临床药学学会（American College of Clinical Pharmacy，ACCP）提出，到2020年，所有参与直接病人服务的药师在进行临床药学实践之前都必须完成住院药师培训。

国内的住院药师规范化培训最早由北京地区开始，是与住院医师规范化培训同步开展并不断完善的。2001年制定并颁布《北京市医院药师规范化培训细则》，2006年首批认证了14家三级甲等综合性医院的药剂科为北京地区住院药师规范化培训基地，到2012年增加至17家。通过住院药师规范化培训后的药师，经过门诊药房、病房药房、急诊药房、药库、药检室和临床药学室等部门师资的对口带教和实践，具备了从事医院药学服务所必需的基本理论、基本知识和基本技能；其基本技能既涵盖了医院药师的审方、调配、发药、药物咨询、药品不良反应报告和药品质量管理等技能，也包括通科临床药师的查房、会诊、病例讨论、病人教育、药学信息和药历书写技能以及良好的职业道德和人际沟通能力，不仅能独立承担医院药剂科常规工作，也具备有一定的教学和临床科研能力。

## 二、临床药师

临床药师通常指在临床各科室为病人提供全方位药物治疗管理、用药监护的药师。更具体的描述则是指接受过系统高等临床药学专业教育，具有扎实的现代临床药学专业理论知识与技能，通过规范化培训，并经考核合格，具备医学以及与医学、临床医学相关专业的基础知识与技能、医疗文书知识与技能，能够参与临床药物治疗方案的设计与实践、研究与实施合理用药，并承担医疗机构临床药学技术工作的专业人员。

20世纪50～60年代，临床药师这一专有名词随着临床药学这一新兴学科发展而出现在国外医学刊物中。临床药学在美国的诞生和发展，源于药品不良反应及药源性疾病给病人、家庭和社会带来的痛苦和沉重负担。医院药学工作者在完成药品供应分发等工作同时，参与并协助临床选药，以提高疗效，降低毒副反应的发生。随后许多国家纷纷效仿，开展“以病人为中心”的药学服务，由此提高了医院整体药学水平。2005年8月，美国临床药学学会（American College of Clinical Pharmacy，ACCP）对临床药师的明确定义是：“临床药师是在所有医疗保健机构照顾病人的药师，他们具有与医学、药学、社会行为学和临床科学等基础学科相结合的深入药学知识，运用不断发展的科学及新兴技术，以法律、伦理、社会、文化、经济和职业原则为准则，为达到治疗目标而努力”。随后，2014年3月ACCP颁布临床药师临床实践标准，提出了对美国乃至全球所有国家临床药师的期望。

20世纪80年代，我国的临床药学工作正式起步和发展。2007年卫生部发布190号文件开展临床药师制度的试点工作。2011年国家卫生和计划生育委员会颁布的《医疗机构药事管理规定》明确了临床药师的工作职责和医院药学服务模式的理念。十多年的发展表明，临床药师参与治疗对推进合理用药、减少药品不良反应和卫生资源的浪费有着不容忽视的作用。但是，目前国内临床药师的工作开展情况在不同医疗机构有所不同。二级及以上医疗机构具备临床药师人数和能力优势，工作开展的相对较好，不再局限于药品不良反应监测、处方审核、药物咨询等，在临床药物治疗方案的制定和会诊等工作中的作用也逐渐显现。

我国临床药师培训为在职岗位培训，采用全脱产培训的方式，在国家临床药师培训基地进行分专业带教。培训目标是使其掌握专科基本知识及临床药学实践技能，具有参与临床药物治疗的基本能力，能够独立开展工作。由于临床药师培训目标与培训模式的特殊性，其培训内容及培训场所涉及的医院科室较多，既有药学部门的相应科室，也涉及医院其他医技科室，特别是更多的实践培训内容需在相关临床科室完成，因此，整合协调各相关部门科室资源对于保障培训质量至关重要。

目前中国医院协会药事管理专业委员会面向全国招生的培训专业共15个，分别为通科专业、肠外肠内营养专业、呼吸内科专业、ICU专业、抗感染专业、抗凝治疗专业、免疫系统药学专业、内分泌专业、神经内科专业、疼痛药物治疗专业、消化内科专业、心血管内科专业、肿瘤专业、小儿用药专业和妇产科专业。临床药师培训模式以临床药学实践为主，理论教学为辅，临床医生和具备师资资格的临床药师组成的联合带教组，每个带教组培训2~3名学员。培训周期为1年（通科专业为半年），全年培训实际学习累计不得少于49周，临床实践时间不得少于160个工作日，理论学习时间不得少于190学时。期间要求学员完成教学药历、病历分析、用药教育以及病历讨论、文献阅读报告等培训指标。

## 三、社区药师

社区药师主要是指工作在社会药店的药师和社区卫生服务中心（站），运用药学专业知识为社区居民提供负责任的，与药物治疗相关服务的药师，也称社会药师。随着近年来医联体模式的推广，部分二级和三级医院的药师也开始参与了社区药学服务的工作。按照规定，社会药店必须配备有驻店药师，一些大中型城市要求驻店药师应具有执业药师资格。所以社区药师可以是住院药师、临床药师，也可以是执业药师。

1994年和1995年，我国先后颁布了《执业药师资格制度暂行规定》和《执业中药师资格制度暂行规定》，明确了执业药师的职责；1999年修订文件将中、西执业药师统一为执业药师。2012年对零售药店执业药师配备做出了硬性规定；但因缺口太大、短期内难以实现，2016年国家食品药品监督管理总局延长了实施有效期。执业药师资格制度至今已建立23年，期间经过不断探索形成了执业药师资格制度的管理体系，形成了注册登记、继续教育的系列规范性文件。社区药店的驻店药师，未来的长远目标应该具有执业药师资格。

不同于医疗机构内的药学服务，开展社区药学服务工作的重点是社区老年人中的慢性疾病人群，因其具有人数众多、多病多药，导致医疗开支占比大的特点，开展药学服务有助于显著提高治疗效果，降低用药风险，减少医疗成本。近年来国内逐渐实施的药物治疗管理（medication therapy management，MTM），就是从美国借鉴的一种比较成熟的社区药学服务工作模式。MTM详见第二十六章第四节。

（郭代红　贾王平）

# 第二十五章　住院药师与药学服务

住院药师作为医院药学队伍的基础组成部分，在为病人提供安全合理用药中发挥着主力军作用，其调剂工作质量是反映医院药学服务整体水平之重要组成，也一直是医院药学工作的中心环节。具体工作包括药品采购供应与管理，处方或医嘱审核与点评，药品调剂，静脉用药的集中调配和医院制剂配制，用药信息与药学咨询服务，上市后药物利用评价和药物临床应用研究，新药临床试验，合理用药监测等。

近年来随着调剂工作的技术性和模式得到的提高和发展，以及调剂工作过程中开展药学服务的需要，住院药师队伍愈加趋向与临床医护的更紧密联系，并持续强化专业知识信息。住院药师也更多地参与临床治疗，例如实施处方医嘱审核，调查分析病历和处方用药情况，开展药物咨询，收集填报药物不良反应，开展新、老药物用药评价等，促进合理用药水平提升。此外，随着医联体模式的推广，部分住院药师开始参与社区药学服务。而随着科技进步和医院临床药学的发展，调剂工作不再仅仅限于发药，而是作为围绕病人合理用药开展的药学服务工作的重要组成部分，在医院药学中获得更多的重视，本章将做重点介绍。

## 第一节　住院药师的岗位分布及其职责

住院药师工作岗位包括门急诊药房、住院药房、药库、临床药学室、药品检验室、医院制剂室、实验研究室等，其中与病人密切相关的岗位主要包括门急诊药房和住院药房的处方（医嘱）审核调配、静脉药物集中调配中心（pharmacy intravenous admixture services，PIVAS）、临床药学室等。从住院药师群体中成长起来的专科临床药师，直接参与临床药物治疗工作，相关介绍将会在第二十六章做具体述及；其他工作岗位如药库、药品检验、医院制剂、实验研究室等，虽然都是属于医院药学工作范畴，但是在为病人提供药学服务方面的作用相对较为间接，这里不予赘述。

### 一、处方（医嘱）审核与调配岗位职责

#### （一）处方（医嘱）审核岗位职责

处方（医嘱）审核可减少或降低药物的有害作用，防止用药差错事故的发生，是药学技术服务质量的体现。药师审核处方（医嘱）是保证调配处方的关键。药师可以利用药品说明书、药学参考书或药物咨询软件提高处方（医嘱）审核的准确性和科学性。处方（医嘱）审核岗位药师职责具体如下：①坚持“以病人为中心”的服务理念，文明服务，遵守药师的职业道德；②遵守劳动纪律，准时上岗，不得擅自离岗、串岗；③严格执行《中华人民共和国药品管理法》《处

方管理办法》《麻醉药品和精神药品管理规定》，依法审核处方（医嘱）；④药师应对处方（医嘱）的合法性进行审核，包括医师签名和处方权限；⑤药师应对处方（医嘱）的完整性进行审核，包括处方前记、正文和后记要填写完全；⑥药师应对处方（医嘱）的安全性和有效性进行审核，发现处方用药不适宜的情况要进行干预，并认真记录总结，及时反馈临床，保证病人用药安全。

### （二）处方（医嘱）调配与发药岗位职责

药品调配是根据已经审核的处方（医嘱）进行药品调配；发药指药学人员在调剂工作中，对已经调配好的处方和病人进行药品确认，并用语言和（或）文字的方式，将所配发药品的用法、用量、禁忌及其注意事项明确、详细地告诉病人或其家属。其中发药岗位是直接与病人或病人家属接触完成药学服务的最后环节，要“以病人为中心”，态度亲和，交代完整；在发药过程中，需要结合病人的年龄、性别、心理等因素，进行个体化的用药指导和交代。比如儿科用药要向家长交代清楚；老年人用药要用通熟易懂的语言慢慢详细解释。

由于药品品种较多，且通用名相近、包装相似的药品也不少，有的药品药名相同但是规格或剂型不同，因此该环节要求务必做到认真细致。2012年5月中国药学会医院药学专业委员会推荐的易混淆药品标识，要求统一在药品标签或药品存放区域设置，以醒目标识对药师进行易混淆药品提醒和警示（见第二十九章图29-1）。

**1. 调配岗位药师的具体职责** ①严格执行《处方管理办法》《医院处方管理制度》等规定，依法调配处方；②应严格按照“四查十对”原则，准确地调配药品，严防差错事故的发生；③调配药品时应注意检查药品外观质量、有效期等，保证药品质量；④调配的近有效期药品应告知发药药师；⑤保持工作室环境整洁卫生；⑥做好与调配工作相关的沟通与协调工作。

**2. 发药岗位药师的具体职责** ①核对药品，发现调配错误及时通知调配药师更正，并记录；②核对病人姓名，贴药签，逐一唱付药品，交代用法用量、注意事项，并向病人交代“您的药齐了”；对特殊药品、重点人群应详细交代；③回答病人的用药疑问，指导病人用药；④尊重和保护病人隐私；⑤药品核发完毕后，签章，计算机确认发药，处方分类留存。

## 二、静脉用药集中调配中心岗位职责

### （一）PIVAS医嘱审核岗位职责

（1）根据《处方管理办法》相关规定审核医嘱，审核内容主要包括：给药途径是否合理；给药剂量是否合理；给药频率是否合理；溶媒是否适宜；给药浓度是否适宜；是否存在配伍禁忌（理化配伍变化）；是否存在重复给药；是否存在药物禁忌症等。

（2）参与静脉药物临床治疗工作，协助医生遴选适宜药品，帮助护士正确使用静脉药物。

（3）提供有关静脉药物咨询服务，宣传静脉合理用药知识，适当开展与静脉合理用药有关的临床药学工作。

### （二）PIVAS摆药贴签、核对岗位职责

（1）由经过培训的药学或护理专业人员担任，负责对药师审核通过的当日更改的和次日的长期静脉用药医嘱进行摆药、贴签及核对工作。

（2）摆药、贴签人员负责将每位病人的每一条医嘱中的静脉用药按标签所列药品名称、剂型、规格、数量及调配批次（医院HIS系统自动生成并打印）逐一摆放于一个相应药筐（不同调配批次应用适当的方式进行区分）；在标签上标示出调配时需特别注意的问题（如外观相似、特殊溶媒等）。

（3）核对人员负责根据标签对药筐中的药品名称、剂型、规格及数量进行核对，并核对调配批次，将需病房自配的药品单独放置于相应的位置。

（4）摆药、贴签及核对人员应在标签相应位置签名或签章确认。

### （三）PIVAS调配岗位职责

（1）由经过培训的药学或护理专业人员担任，负责PIVAS内所有静脉用药的调配工作。

（2）进出调配洁净区应严格按照操作程序和相关规定洗手、换戴口罩和帽子、换穿隔离衣等。

（3）应对标签和调配药品的正确性进行再次核对，无误后方可调配，尤其当调配高危药品和危害药品时。

（4）操作中应严格按照相关操作规程进行调配，杜绝污染；加药时，若发现调配药品的性状发生变化，应及时妥善处理。

（5）调配完成后，将成品输液及使用后的空安瓿或西林瓶放置于相应药筐中，以便成品核对药师核查，并在标签相应位置签名或签章确认。

### （四）PIVAS成品核对岗位职责

（1）由经过培训的药学专业人员担任，负责PIVAS内所有调配完毕的成品输液的复核工作，在标签相应位置签字或签章确认，并将成品输液按病区集中放置，以便包装人员清点数量和包装。

（2）应按照标签仔细核对空安瓿或西林瓶的药品名称、规格、数量，溶媒名称、体积，特别需注意高危药品和危害药品的剂量、用法和调配的准确性。

（3）应仔细对成品输液的体积、颜色、密闭性、不溶性微粒等进行检查，一旦发现调配错误或有疑问，应立即进行处理，确保进入病区的成品输液的质量。

### （五）PIVAS二级库管理岗位职责

（1）由经过培训的药师以上专业技术人员担任，负责药品的请领与保管。

（2）严格控制质量，入库前必须对药品名称、规格、批号、数量、质量等进行验收，发现问题及时解决。

（3）应按药品性质和储存条件定位存放，先进先出，记录温湿度，确保药品的质量并按规定标记高危药品和危害药品。

（4）认真做好账卡登记，做到账物相符。



## 第二节　住院药师药学服务实践与流程

根据住院药师的定位特点，处方或用药医嘱审核、药品调剂、静脉用药集中中心调配等是医院药师“以病人为中心”，提供专业化药学服务的重要实践内容。

临床医生下达处方或用药医嘱后，住院药师要进行合理性审核，并根据审核结果不同做出不同的处理，最后要将审核医嘱进行统计和点评，反馈给医院管理部门，定期发布不合理医嘱汇总，以促进临床用药的合理性，为病人的安全用药提供依据。处方医嘱审核与点评流程明确了审核和点评工作的要点，有利于药师进一步开展药学服务药实践工作。具体的流程见图25-1。

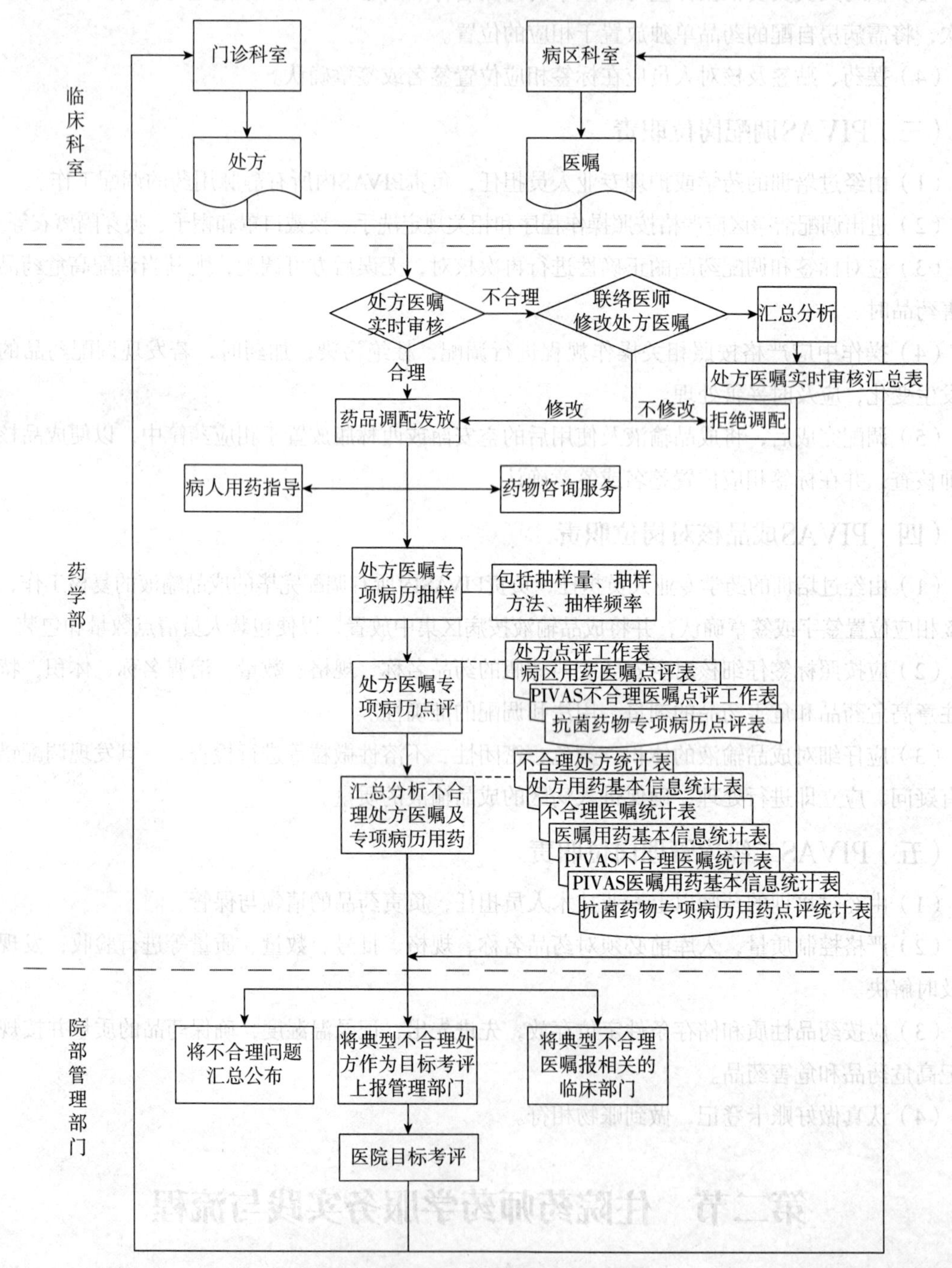

图25-1 处方医嘱审核与点评工作流程图

# 一、门急诊药房处方的审核与调剂

## （一）门急诊处方审核工作流程

门急诊处方审核工作流程见图25-2。

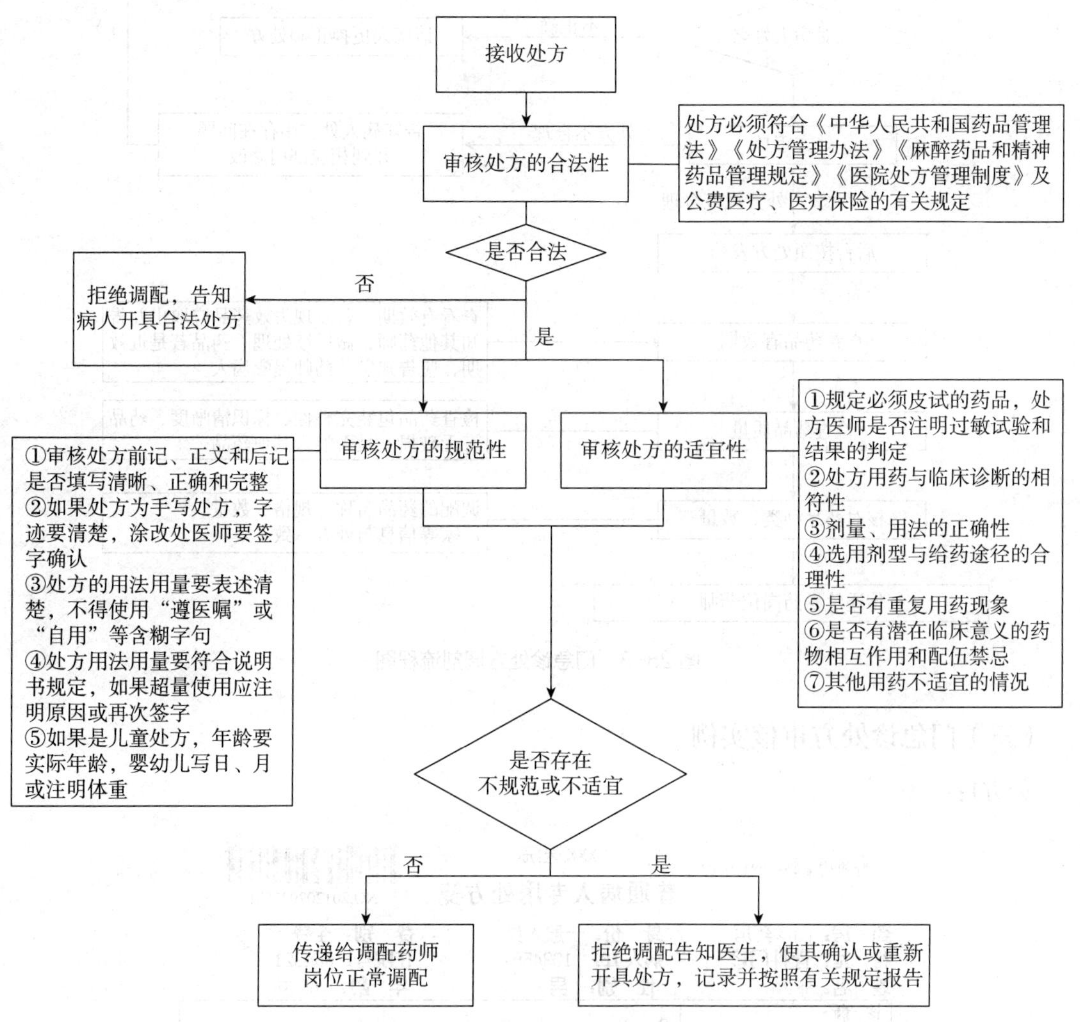


图 25-2　门急诊处方审核工作流程图

特殊药品和管制药品处方的审核详见第二十九章第一节一、处方审核。

## （二）门急诊处方调配工作流程

《处方管理办法》规定，应当按照操作规程调剂处方药品：认真审核处方，准确调配药品，正确书写药袋或粘贴标签，注明病人姓名和药品名称、用法、用量、包装；向病人交付药品时，按照药品说明书或者处方用法，进行用药交代与指导，包括每种药品的用法、用量、注意事项等。对麻醉药品和第一类精神药品处方，药师应当按年月日逐日编制顺序号。门急诊药房处方调配过程药师要谨记“四查十对”，应当认真逐项检查处方前记、正文和后记书写是否清晰、完整，并确认处方的合法性。“四查十对”包括查处方，对科别，对姓名，对年龄；查药品，对药名，对剂型，对规格，对数量；查配伍禁忌，对药品性状，对用法用量；查用药合理性，对临床诊断。调配的具体流程见图25-3。

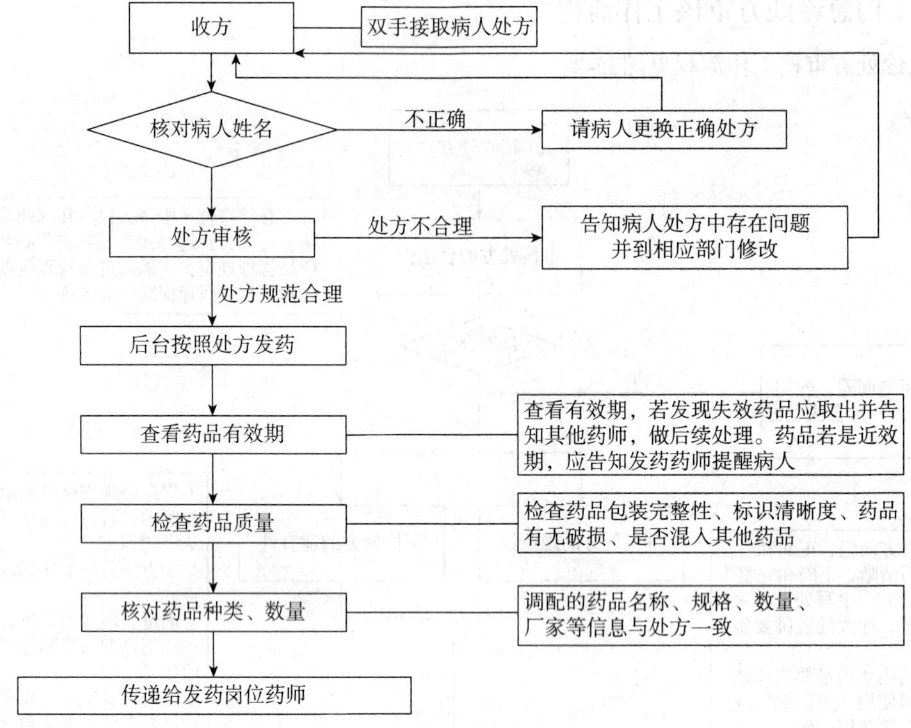


图25-3　门急诊处方调剂流程图

## （三）门急诊处方审核实例

处方1：

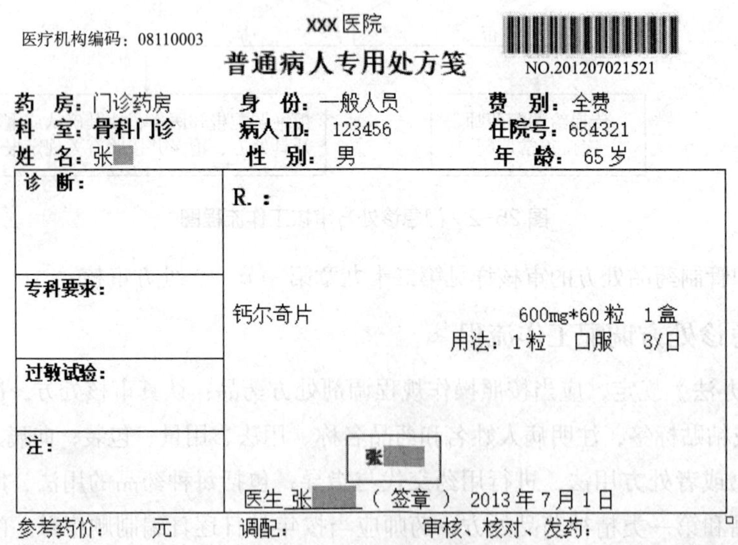

XXX医院

医疗机构编码：08110003

普通病人专用处方笺

NO.201207021521

**药　房：**门诊药房　**身　份：**一般人员　**费　别：**全费

**科　室：**骨科门诊　**病人ID：**123456　**住院号：**654321

**姓　名：**张　**性　别：**男　**年　龄：**65岁

**诊　断：**

**专科要求：**

**过敏试验：**

**注：**

R.：

钙尔奇片　600mg*60粒　1盒

用法：1粒　口服　3/日

张

医生 张　（签章）　2013年7月1日

参考药价：　元　调配：　审核、核对、发药：

审核结果：

（1）不规范处方　缺少诊断。

（2）不规范处方　未使用通用名称开具处方，应开为碳酸钙$D_3$片。

处方2：

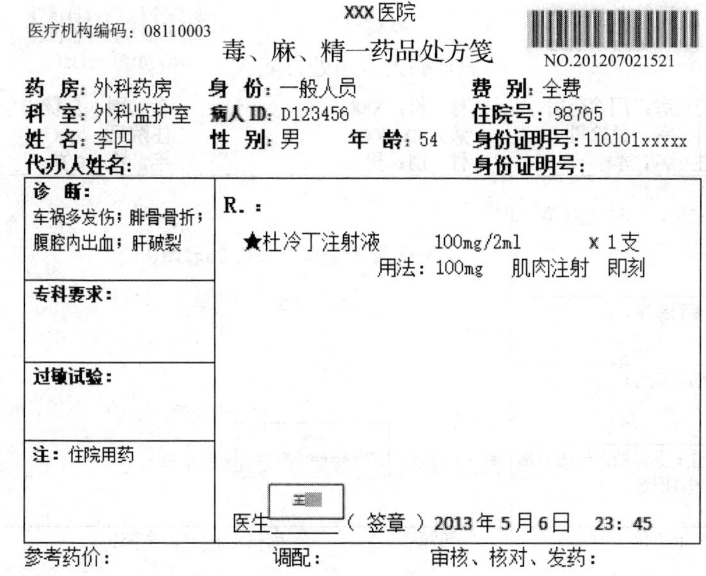

XXX医院

医疗机构编码：08110003

毒、麻、精一药品处方笺

NO.201207021521

药　房：外科药房　身　份：一般人员　费　别：全费

科　室：外科监护室　病人ID：D123456　住院号：98765

姓　名：李四　性　别：男　年　龄：54　身份证明号：110101xxxxx

代办人姓名：　身份证明号：

| 诊　断：车祸多发伤；腓骨骨折；腹腔内出血；肝破裂 | R.：<br>★杜冷丁注射液　100mg/2ml　x 1支<br>用法：100mg　肌肉注射　即刻 |
|---|---|
| 专科要求： | |
| 过敏试验： | |
| 注：住院用药 | 医生＿＿＿（签章）2013年5月6日　23：45 |

参考药价：　调配：　审核、核对、发药：

审核结果：

（1）不规范处方　毒、麻、精一药品处方需有代办人姓名和身份证明号，该处方未填写。

（2）不规范处方　该处方未使用药品通用名称，应书写为盐酸哌替啶注射液。

（3）不规范处方　处方医生未签字。

处方3：

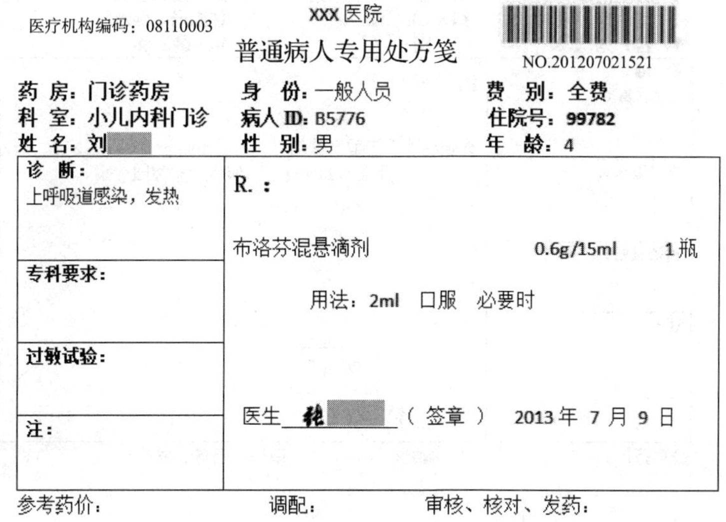

XXX医院

医疗机构编码：08110003

普通病人专用处方笺

NO.201207021521

药　房：门诊药房　身　份：一般人员　费　别：全费

科　室：小儿内科门诊　病人ID：B5776　住院号：99782

姓　名：刘　性　别：男　年　龄：4

| 诊　断：上呼吸道感染，发热 | R.：<br>布洛芬混悬滴剂　0.6g/15ml　1瓶<br>用法：2ml　口服　必要时 |
|---|---|
| 专科要求： | |
| 过敏试验： | |
| 注： | 医生＿＿＿（签章）　2013年　7月　9日 |

参考药价：　调配：　审核、核对、发药：

审核结果：

（1）不规范处方　为4岁幼儿开具处方应使用儿科专用处方。

（2）不规范处方　医生没盖章。

处方4：

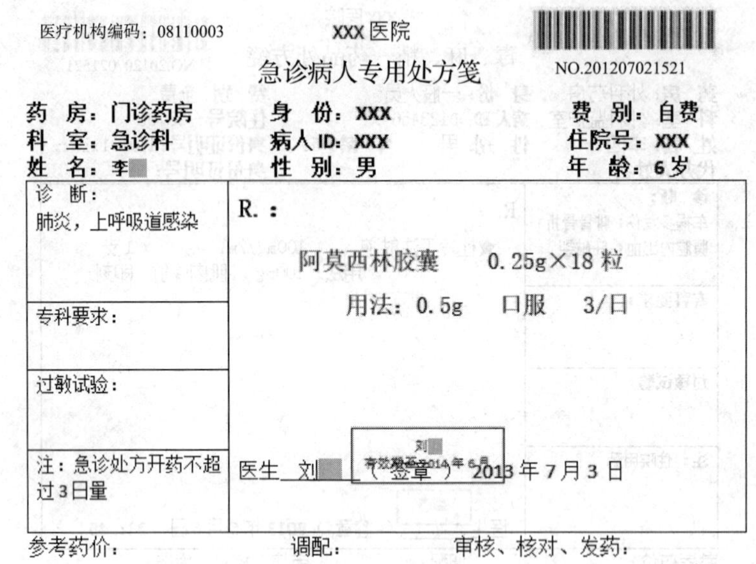

医疗机构编码：08110003　XXX医院

急诊病人专用处方笺　NO.201207021521

药　房：门诊药房　身　份：XXX　费　别：自费

科　室：急诊科　病人ID：XXX　住院号：XXX

姓　名：李█　性　别：男　年　龄：6岁

诊　断：肺炎，上呼吸道感染

R.：

阿莫西林胶囊　0.25g×18粒

用法：0.5g　口服　3/日

专科要求：

过敏试验：

注：急诊处方开药不超过3日量

医生　刘█　（签章）　2013年7月3日

参考药价：　调配：　审核、核对、发药：

审核结果：

不适宜处方：阿莫西林为口服青霉素，说明书提示必须有皮试结果方可使用，该处方未标明皮试结果。

处方5：

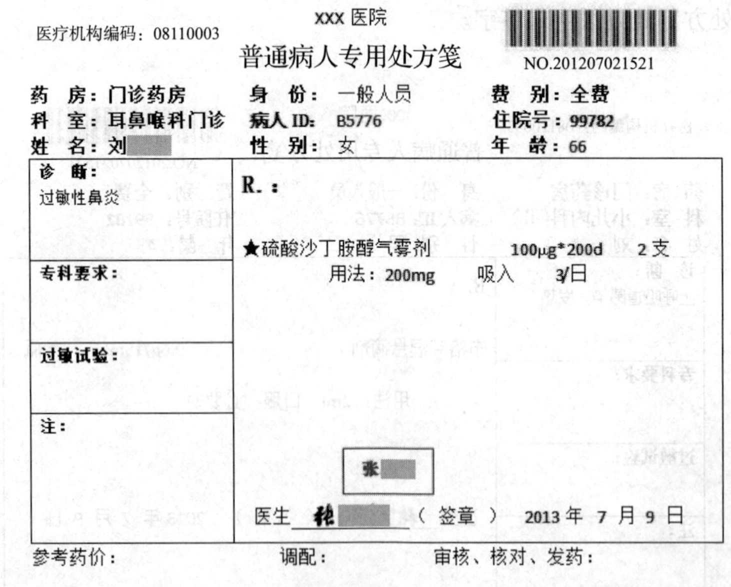

XXX医院

医疗机构编码：08110003

普通病人专用处方笺　NO.201207021521

药　房：门诊药房　身　份：一般人员　费　别：全费

科　室：耳鼻喉科门诊　病人ID：B5776　住院号：99782

姓　名：刘█　性　别：女　年　龄：66

诊　断：过敏性鼻炎

R.：

★硫酸沙丁胺醇气雾剂　100μg*200d　2支

用法：200mg　吸入　3/日

专科要求：

过敏试验：

注：

医生　张█　（签章）　2013年7月9日

参考药价：　调配：　审核、核对、发药：

审核结果：

（1）不适宜处方 用药与诊断不符，硫酸沙丁胺醇气雾剂用于哮喘。

（2）不适宜处方 用法用量不适宜，该药用于哮喘发作时对症使用，长期使用时为每日最多4次，每次最多2喷，处方中每次200mg为2000喷。

处方6：

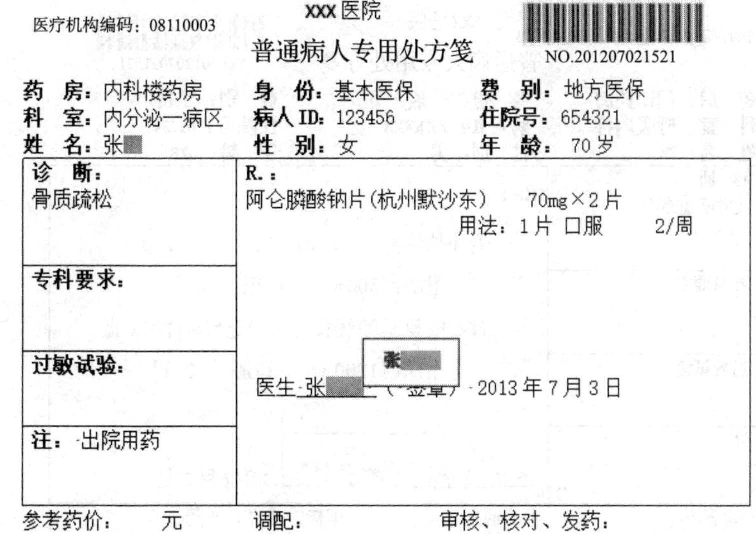

XXX医院

医疗机构编码：08110003

普通病人专用处方笺

NO.201207021521

药 房：内科楼药房 身 份：基本医保 费 别：地方医保

科 室：内分泌一病区 病人ID：123456 住院号：654321

姓 名：张 性 别：女 年 龄：70岁

| | |
|---|---|
| 诊 断：<br>骨质疏松 | R.：<br>阿仑膦酸钠片（杭州默沙东） 70mg×2片<br>用法：1片 口服 2/周 |
| 专科要求： | |
| 过敏试验： | 张<br>医生 张 （签章） 2013年7月3日 |
| 注：出院用药 | |

参考药价： 元 调配： 审核、核对、发药：

审核结果：

不适宜处方：阿仑膦酸钠片用法有误，一般用法用量为每次70mg，1/周。

处方7：

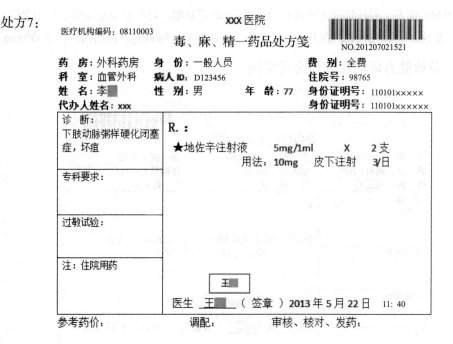

XXX医院

医疗机构编码：08110003

毒、麻、精一药品处方笺

NO.201207021521

药 房：外科药房 身 份：一般人员 费 别：全费

科 室：血管外科 病人ID：D123456 住院号：98765

姓 名：李 性 别：男 年 龄：77 身份证明号：110101×××××

代办人姓名：xxx 身份证明号：110101×××××

| | |
|---|---|
| 诊 断：<br>下肢动脉粥样硬化闭塞症，坏疽 | R.：<br>★地佐辛注射液 5mg/1ml X 2支<br>用法：10mg 皮下注射 3/日 |
| 专科要求： | |
| 过敏试验： | |
| 注：住院用药 | 王<br>医生 王 （签章） 2013年5月22日 11：40 |

参考药价： 调配： 审核、核对、发药：

第二十五章

审核结果：

（1）不规范处方　地佐辛注射液是二类精神药品，应使用精二专用处方开具。

（2）不适宜处方　地佐辛注射液给药途径为肌内注射或静脉滴注，处方开具用法为皮下注射，给药途径不适宜。

处方8：

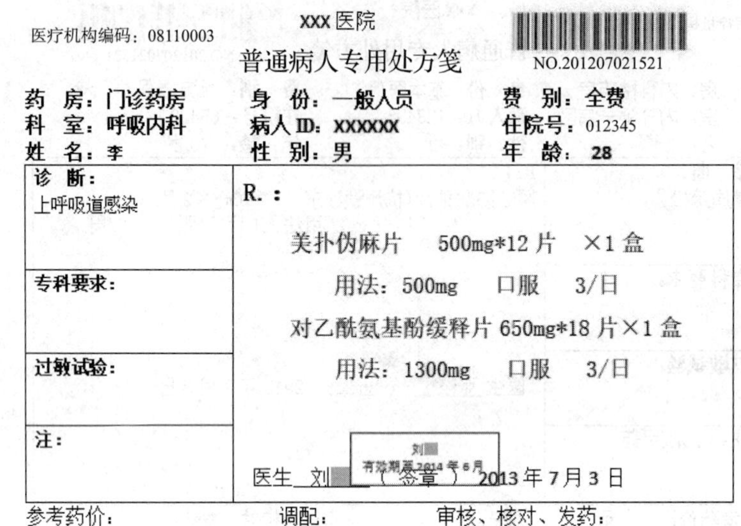

XXX 医院

医疗机构编码：08110003

普通病人专用处方笺　NO.201207021521

药　房：门诊药房　身　份：一般人员　费　别：全费

科　室：呼吸内科　病人 ID：XXXXXX　住院号：012345

姓　名：李　性　别：男　年　龄：28

诊　断：上呼吸道感染

R.：

美扑伪麻片　500mg*12 片　×1 盒

用法：500mg　口服　3/日

对乙酰氨基酚缓释片 650mg*18 片×1 盒

用法：1300mg　口服　3/日

专科要求：

过敏试验：

注：

医生　刘　（签章）2013 年 7 月 3 日

参考药价：　调配：　审核、核对、发药：

审核结果：

（1）重复用药，美扑伪麻片和对乙酰氨基酚缓释片均含有对乙酰氨基酚，存在重复给药。

（2）用药剂量偏大，美扑伪麻片中含有500mg对乙酰氨基酚，对乙酰氨基酚缓释片中含650mg对乙酰氨基酚，按处方中给药剂量，病人对乙酰氨基酚每日剂量达5400mg，超出每日极量4000mg。

## （四）门急诊处方调配及发药交代实例

处方1：

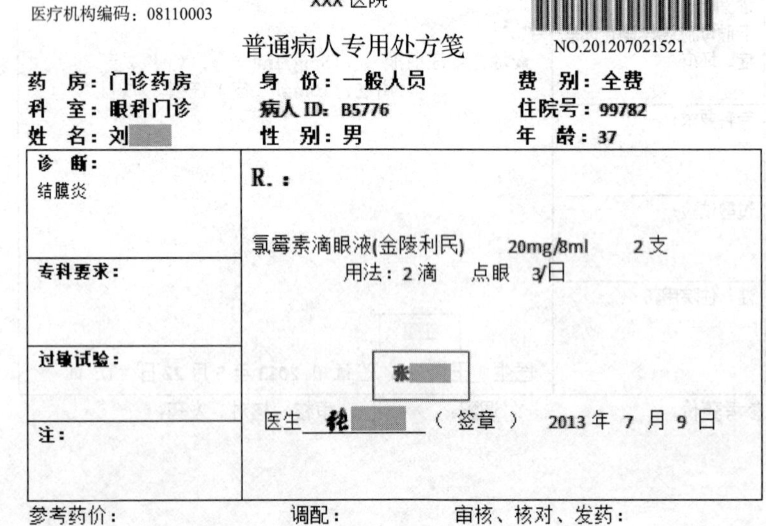

XXX 医院

医疗机构编码：08110003

普通病人专用处方笺　NO.201207021521

药　房：门诊药房　身　份：一般人员　费　别：全费

科　室：眼科门诊　病人 ID：B5776　住院号：99782

姓　名：刘　性　别：男　年　龄：37

诊　断：结膜炎

R.：

氯霉素滴眼液(金陵利民)　20mg/8ml　2 支

用法：2 滴　点眼　3/日

专科要求：

过敏试验：

注：

医生　张　（签章）　2013 年 7 月 9 日

参考药价：　调配：　审核、核对、发药：

交代要点：滴眼液的使用方法是用药前先清洁双手，将头后仰，眼向上望，用棉签或示指向下轻轻揭开眼睑，暴露下方的结膜囊，将滴眼液滴入下方的结膜囊中。每次1～2滴，然后轻轻闭眼约1分钟。若使用两种或两种以上的滴眼液时，两者应间隔5分钟以上。

处方2：

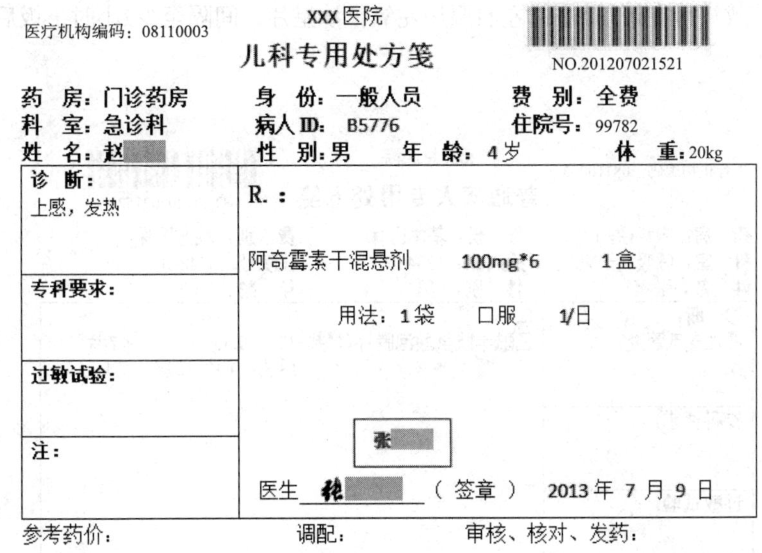

XXX医院

医疗机构编码：08110003

儿科专用处方笺

NO.201207021521

药　房：门诊药房　身　份：一般人员　费　别：全费

科　室：急诊科　病人ID：B5776　住院号：99782

姓　名：赵　性　别：男　年　龄：4岁　体　重：20kg

诊　断：上感，发热

R.：

阿奇霉素干混悬剂　100mg*6　1盒

用法：1袋　口服　1/日

专科要求：

过敏试验：

注：

医生　张　（签章）　2013年7月9日

参考药价：　调配：　审核、核对、发药：

交代要点：

（1）该药味苦，应以少量水搅匀后一次性给孩子服用，如溶于大量饮料中孩子会拒绝喝下。

（2）该药可能会引起孩子胃部不适或食欲缺乏。

（3）其他请详阅说明书。

处方3：

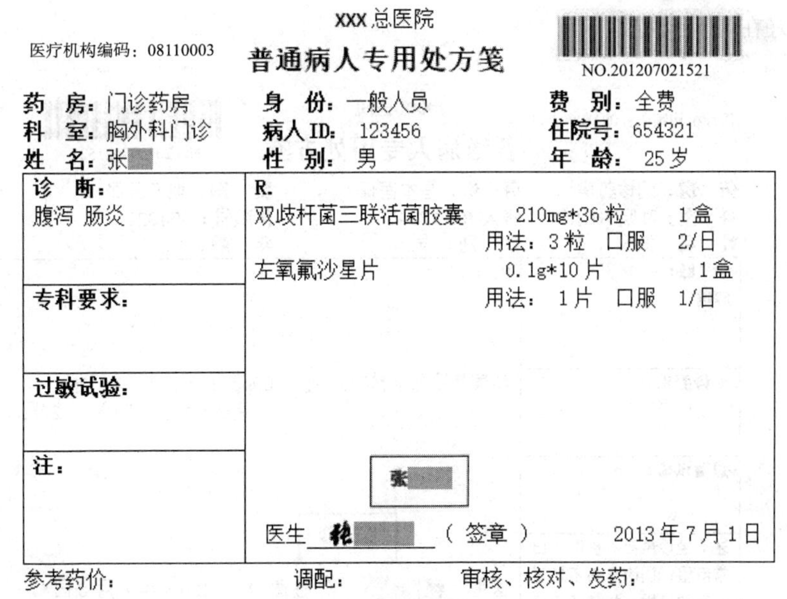

XXX总医院

医疗机构编码：08110003

普通病人专用处方笺

NO.201207021521

药　房：门诊药房　身　份：一般人员　费　别：全费

科　室：胸外科门诊　病人ID：123456　住院号：654321

姓　名：张　性　别：男　年　龄：25岁

诊　断：腹泻 肠炎

R.

双歧杆菌三联活菌胶囊　210mg*36粒　1盒

用法：3粒　口服　2/日

左氧氟沙星片　0.1g*10片　1盒

用法：1片　口服　1/日

专科要求：

过敏试验：

注：

医生　张　（签章）　2013年7月1日

参考药价：　调配：　审核、核对、发药：

交代要点：

（1）双歧杆菌三联活菌胶囊需要放冰箱冷藏保存（2～8℃）。

（2）双歧杆菌三联活菌胶囊应饭后半小时用温水服用，水温不能过热。

（3）双歧杆菌三联活菌胶囊与抗菌药物合用时应将服药时间间隔开，避免抗菌药物杀死活菌，影响药物疗效。可在饭前1小时左右服用左氧氟沙星片，间隔至少2小时，饭后服用双歧杆菌三联活菌胶囊。

处方4：

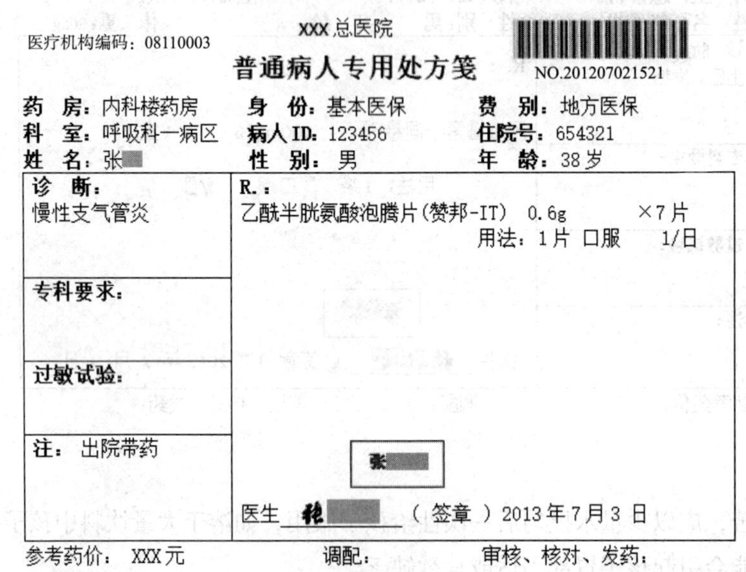
医疗机构编码：08110003　　XXX总医院　　NO.201207021521

普通病人专用处方笺

| 药　房：内科楼药房 | 身　份：基本医保 | 费　别：地方医保 |
|---|---|---|
| 科　室：呼吸科一病区 | 病人ID：123456 | 住院号：654321 |
| 姓　名：张■ | 性　别：男 | 年　龄：38岁 |

诊　断：慢性支气管炎

专科要求：

过敏试验：

注：出院带药

R.：

乙酰半胱氨酸泡腾片（赞邦-IT）　0.6g　×7片

用法：1片　口服　1/日

张■

医生　张■　（签章）2013年7月3日

参考药价：XXX元　　调配：　　审核、核对、发药：

交代要点：

（1）该药品为泡腾片，使用时应将本品溶于半杯温开水中送服，切勿直接吞服。

（2）最好在晚上服用。

处方5：

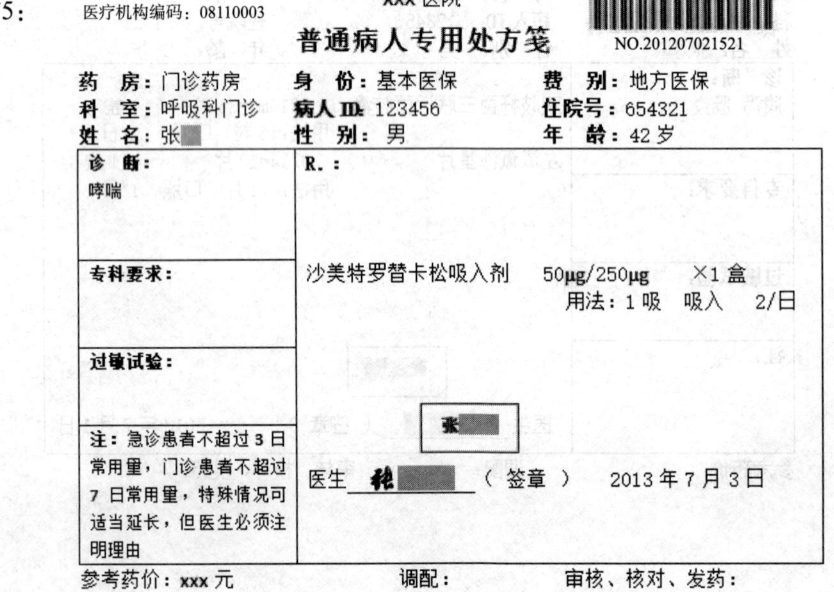
医疗机构编码：08110003　　XXX医院　　NO.201207021521

普通病人专用处方笺

| 药　房：门诊药房 | 身　份：基本医保 | 费　别：地方医保 |
|---|---|---|
| 科　室：呼吸科门诊 | 病人ID：123456 | 住院号：654321 |
| 姓　名：张■ | 性　别：男 | 年　龄：42岁 |

诊　断：哮喘

专科要求：

过敏试验：

注：急诊患者不超过3日常用量，门诊患者不超过7日常用量，特殊情况可适当延长，但医生必须注明理由

R.：

沙美特罗替卡松吸入剂　50μg/250μg　×1盒

用法：1吸　吸入　2/日

张■

医生　张■　（签章）　2013年7月3日

参考药价：xxx元　　调配：　　审核、核对、发药：

交代要点：

（1）核对药品名称、剂型、规格、数量以及有效期。

（2）本品用于可逆性阻塞性气道疾病的常规治疗，不适用于缓解急性哮喘发作，在每日1次用药情况下，对于常于夜间出现症状的病人，应在晚上吸入本品；对于常于白天出现症状的病人，应在清晨吸入本品。

（3）准纳器的使用方法：①一手握住外壳，另一大拇指放拇指柄上，外推至完全打开；②向外推滑动杆，至发出咔哒声，表明已做好吸药准备；③在保证平稳呼吸的前提下尽量呼气，将吸嘴放入口中，深深地平稳地吸入药物，将准纳器拿开后继续屏气10秒；④将拇指放在拇指柄上，向后拉，发出咔哒声，表明关闭；⑤用温开水漱口后吐出，可减低声音嘶哑和口咽念珠菌感染等局部副作用的发生率。

## 二、住院药房医嘱的审核与调剂

### （一）住院药房医嘱调剂工作流程

住院药房的医嘱调剂工作主要是面向病区，虽然不用详细进行用药交代，但是住院医嘱多为静脉输液，因此调配的准确性是保证临床安全的一个主要环节，与门急诊处方调剂工作相同，药师在调剂过程中要谨记“四查十对”，保证调配的准确性。具体流程见图25-4。

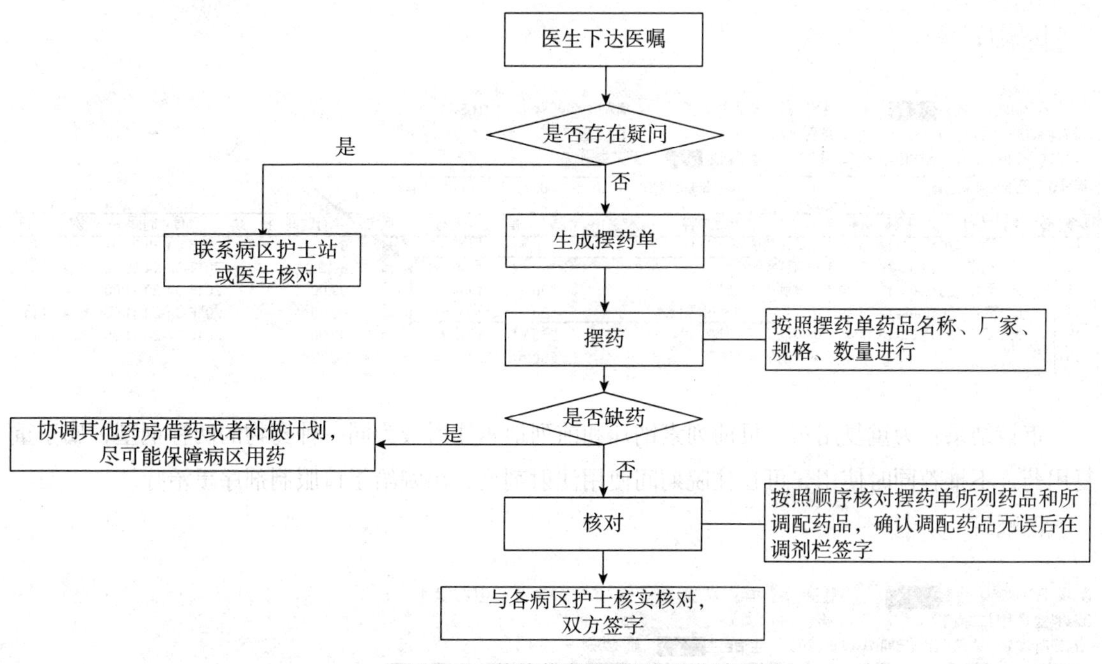


图 25-4　住院药房医嘱调剂工作流程图



### （二）住院药房医嘱审核工作流程

审方药师从计算机HIS系统中接受医生下达的医嘱，经过合理性审查通过后，方可进入调配、摆药环节，具体流程见图25-5。

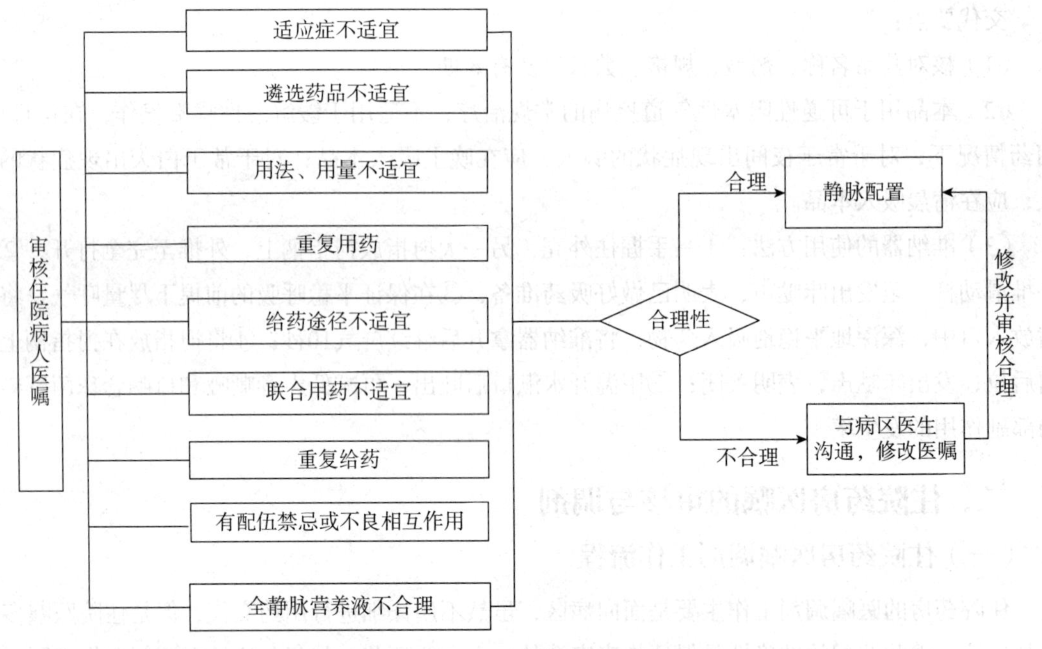


图 25-5　住院药房医嘱审核工作流程图

## （三）住院药房医嘱审核工作实例

医嘱1：

住 院 号 73073C　姓名　　性别 男　年龄 53 岁　病人ID Y0007699　住院次数 1
出院科室 内分泌科一病区　身高 170 cm　体 重 83 kg
入院日期 2016-04-11　出院日期 2016-04-20　主治医生　　研究类别 无
医嘱显示范围：所有医嘱　审查时间段：从2016-03-03～2017-03-04的医嘱

| | 警 | 长期 | 类别 | 开始时间 | 医嘱内容 | 剂量 | 单位 | 途径 | 频次 | 执行时间 | 持 | 续 | 停止时间 | 次 | / | 日 |
|---|---|---|---|---|---|---|---|---|---|---|---|---|---|---|---|---|
| 13 | | 长 | 药疗 | 2016-04-12 10:16 | 西洛他唑片(琼方特) | 100. | mg | 口服 | 2/日 | 8-16 | | | 2016-04-18 09:27 | 2 | 1 | 日 |
| 14 | | 长 | 药疗 | 2016-04-12 10:17 | 贝前列素钠片 | 40. | μg | 口服 | 3/日 | 8-12-16 | | | 2016-04-14 09:48 | 3 | 1 | 日 |
| 15 | | 长 | 药疗 | 2016-04-12 14:48 | 0.9%氯化钠注射液 | 100. | ml | 静滴 | 1/日 | 09:00 | | | 2016-04-20 11:00 | 1 | 1 | 日 |
| 16 | | 长 | 药疗 | 2016-04-12 14:48 | 前列地尔注射液(京泰德) | 20. | μg | 滴斗入 | 1/日 | 09:00 | | | 2016-04-20 11:00 | 1 | 1 | 日 |
| 17 | | 长 | 药疗 | 2016-04-12 14:48 | 0.9%氯化钠注射液 | 250. | ml | 续静滴 | 1/日 | 09:00 | | | 2016-04-20 11:00 | 1 | 1 | 日 |
| 18 | | | | | α－硫辛酸注射液 | 600. | mg | | | | | | | | | |

审核结果：为重复用药。贝前列素钠片和前列地尔注射液为同一种药物的两种剂型，属于重复用药，不推荐同时使用，可在住院期间使用注射剂型，出院给予口服制剂序贯治疗。

医嘱2：

住 院 号 11435D　姓名　　性别 女　年龄 77 岁　病人ID Y2306132　住院次数 1
出院科室 风湿科二病区　身高 156 cm　体 重 55 kg
入院日期 2016-09-22　出院日期 2016-10-20　主治医生　　研究类别 无
医嘱显示范围：所有医嘱　审查时间段：从2016-03-03～2017-03-04的医嘱

| | 警 | 长期 | 类别 | 开始时间 | 医嘱内容 | 剂量 | 单位 | 途径 | 频次 | 执行时间 | 持 | 续 | 停止时间 | 次 | / | 日 |
|---|---|---|---|---|---|---|---|---|---|---|---|---|---|---|---|---|
| → | | 长 | 药疗 | 2016-09-22 18:34 | 左甲状腺素钠片 | 100. | μg | 口服 | 1/日 | 08:00 | | | 2016-09-22 21:30 | 1 | 1 | 日 |
| 2 | | 长 | 药疗 | 2016-09-22 21:30 | 左甲状腺素钠片 | 125. | μg | 口服 | 1/日 | 08:00 | | | 2016-09-23 16:49 | 1 | 1 | 日 |
| 3 | | 长 | 药疗 | 2016-09-23 16:49 | 左甲状腺素钠片 | 100. | μg | 口服 | 1/早 | 08:00 | | | 2016-10-01 09:00 | 1 | 1 | 日 |
| 4 | | 长 | 药疗 | 2016-09-23 16:50 | 左甲状腺素钠片 | 50. | μg | 口服 | 1/下午 | 16:00 | | | 2016-10-01 09:00 | 1 | 1 | 日 |
| 5 | | 长 | 药疗 | 2016-09-23 18:00 | 盐酸氟西汀分散片 | 20. | mg | 口服 | 1/早 | 08:00 | | | 2016-10-01 09:00 | 1 | 1 | 日 |
| 10 | | 长 | 药疗 | 2016-09-24 10:44 | 复方硫酸亚铁叶酸片 | 200. | mg | 口服 | 3/日 | 8-12-16 | | | 2016-10-01 09:00 | 3 | 1 | 日 |
| 11 | | 长 | 药疗 | 2016-09-26 09:15 | 维生素C片 | 0.1 | g | 口服 | 3/日 | 8-12-16 | | | 2016-09-29 10:56 | 3 | 1 | 日 |

审核结果：左甲状腺素钠清晨空腹顿服。与很多药物都存在相互作用，铁剂、钙剂、铝剂由于含高价阳离子（$Al^{3+}$、$Fe^{2+}$、$Ca^{2+}$），在小肠内有非特异吸附L-$T_4$的能力，可与L-$T_4$形成不溶性络合物，影响其吸收。应至少在服用左甲状腺素钠片2小时后服用铁剂、钙剂和铝剂。

医嘱3：

住 院 号 33494C　姓名　　性别 男　年龄 56 岁　病人ID B035138　住院次数 4
出院科室 内分泌科一病区　身高　cm　体　重　kg
入院日期 2016-07-28　出院日期 2016-08-09　主治医生　研究类别 无
医嘱显示范围：所有医嘱 ...　审查时间段：从 2016-03-03~2017-03-04 的医嘱 ...

|  | 警 | 长期 | 类别 | 开始时间 | 医嘱内容 | 剂量 | 单位 | 途径 | 频次 | 执行时间 | 持 | 续 | 停止时间 | 次 | / | 日 |
|---|---|---|---|---|---|---|---|---|---|---|---|---|---|---|---|---|
| 16 |  | 长 | 药疗 | 2016-07-29 14:35 | 复方 α- 酮酸 | 8 | 片 | 口服 | 3/ 日 | 8-12-16 |  |  | 2016-08-09 09:45 | 3 | 1 | 日 |
| 17 |  | 长 | 药疗 | 2016-07-29 14:37 | 黄葵胶囊 | 2.5 | g | 口服 | 3/ 日 | 8-12-16 |  |  | 2016-08-09 09:45 | 3 | 1 | 日 |
| 25 |  | 长 | 药疗 | 2016-07-30 12:16 | 碳酸钙 $D_3$ 片 | 600 | mg | 口服 | 1/ 日 | 08:00 |  |  | 2016-08-03 12:23 | 1 | 1 | 日 |
| 26 |  | 长 | 药疗 | 2016-07-30 12:17 | 骨化三醇胶丸（沪罗氏） | 0.25 | μg | 口服 | 1/ 日 | 08:00 |  |  | 2016-08-09 09:45 | 1 | 1 | 日 |

审核结果：病人因糖尿病肾病Ⅳ期，给予补充复方$\alpha$-酮酸片，每片含元素钙50mg，该病人复方$\alpha$-酮酸片的每日剂量为24片，共含元素钙1200mg，如果每天同时服用碳酸钙$D_3$600mg，再加上饮食摄入的钙，远远超过推荐补充量（我国推荐男性50岁以上，适宜摄入量为每日1000mg），另外，该病人同时服用活性的维生素D，容易出现高钙血症，建议在补充复方$\alpha$-酮酸片期间，可暂时停用钙的补充。

医嘱4：

住 院 号 11435D　姓名　　性别 女　年龄 77 岁　病人ID Y2306132　住院次数 1
出院科室 风湿科二病区　身高 156　cm　体　重 55　kg
入院日期 2016-09-22　出院日期 2016-10-20　主治医生　研究类别 无
医嘱显示范围：所有医嘱 ...　审查时间段：从2016-03-14～2017-03-15的医嘱 ...

|  | 警 | 长期 | 类别 | 开始时间 | 医嘱内容 | 剂量 | 单位 | 途径 | 频次 | 执行时间 | 持 | 续 | 停止时间 | 次 | / | 日 |
|---|---|---|---|---|---|---|---|---|---|---|---|---|---|---|---|---|
| 12 |  | 长 | 药疗 | 2016-09-26 16:37 | 双氯芬酸钠肠溶片(京诺华) | 25. | mg | 口服 | 1/睡前 | 20:00 |  |  | 2016-09-27 18:15 | 1 | 1 | 日 |
| 13 |  | 长 | 药疗 | 2016-09-27 18:15 | 双氯芬酸钠肠溶片(京诺华) | 25. | mg | 口服 | 2/日 | 8-16 |  |  | 2016-09-28 09:43 | 2 | 1 | 日 |
| 14 |  | 长 | 药疗 | 2016-09-28 09:40 | 洛索洛芬钠片(三共-JP) | 60. | mg | 口服 | 3/日 | 8-12-16 |  |  | 2016-09-29 18:36 | 3 | 1 | 日 |
| 15 |  | 临 | 药疗 | 2016-09-28 15:19 | 卡介菌纯蛋白衍生物 | 5. | iu | 皮内注射 |  | 15:20 |  |  |  |  |  |  |
| 16 |  | 长 | 药疗 | 2016-09-29 18:03 | 0.9%氯化钠注射液 | 100. | ml | 静滴 | 2/日 | 9-15 |  |  | 2016-09-30 22:28 | 2 | 1 | 日 |
| 17 |  |  |  |  | 注射用帕瑞昔布钠 | 40. | mg |  |  |  |  |  |  |  |  |  |
| 18 |  | 长 | 药疗 | 2016-09-29 18:04 | 双氯芬酸钠双释放肠溶胶囊(德国) | 75. | mg | 口服 | 2/日 | 8-16 |  |  | 2016-10-01 09:00 | 2 | 1 | 日 |

审核结果：双氯芬酸钠双释放肠溶胶囊与帕瑞昔布钠均属于非甾体抗炎药，不推荐同时使用，否则会增加不良反应的发生。

## 三、静脉用药集中调配中心医嘱的审核与调配

静脉用药集中调配中心是用于静脉用药集中调配、为临床药物治疗与合理用药服务的医疗部门，是属于药品调剂工作的一部分，是根据医师处方或用药医嘱，经药师进行适宜性审核，由受过培训的药学专业技术人员或护理人员按照无菌操作要求，在洁净环境下对全静脉营养液、细胞毒性药物和抗生素等静脉用药物进行加药混合调配，使其成为可供临床直接静脉输注使用的成品输液操作过程。PIVAS工作岗位的流程见图25-6。

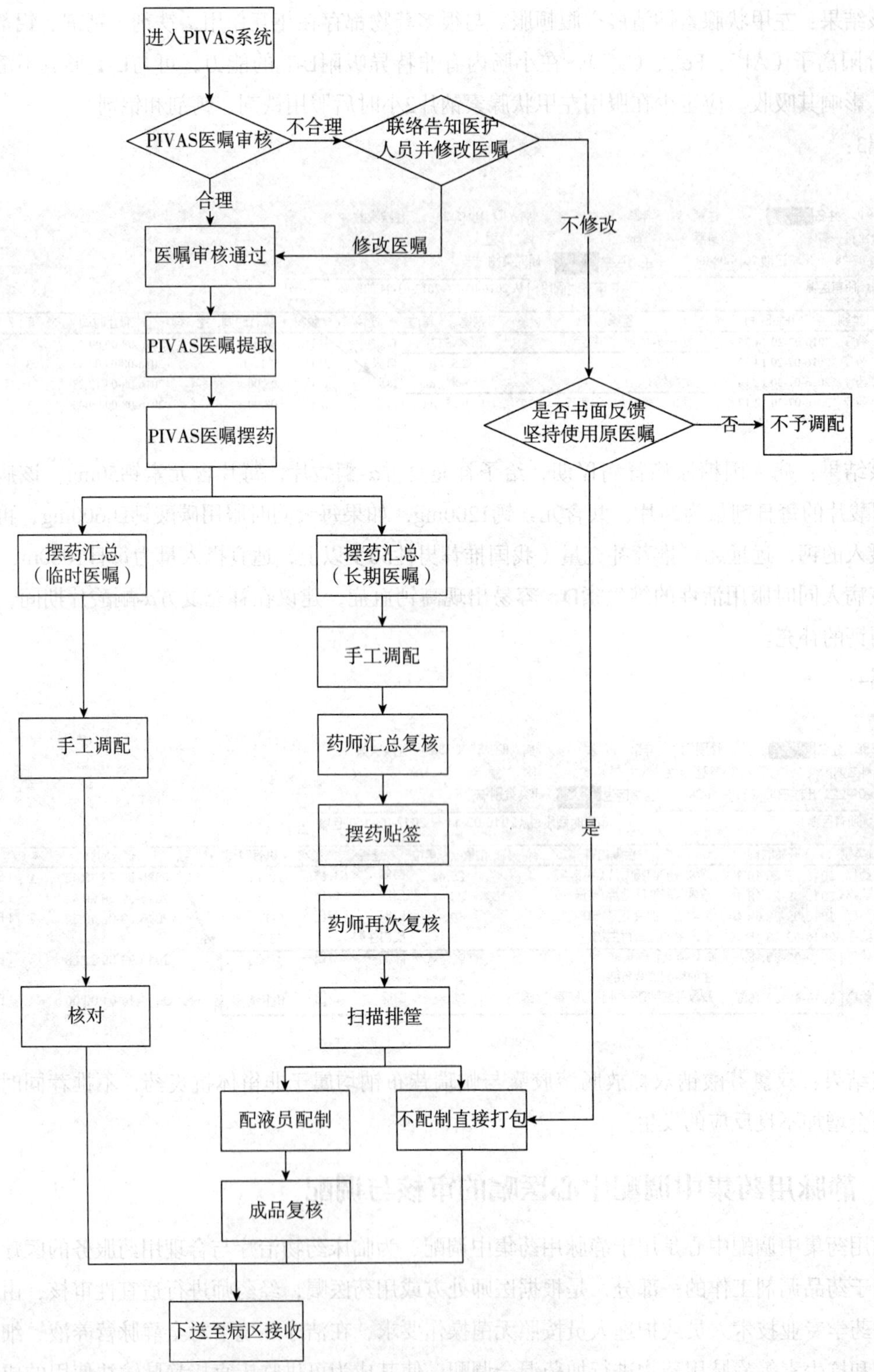


图 25-6　PIVAS 岗位工作流程

## （一）PIVAS医嘱实时审核工作流程

PIVAS医嘱实时审核是静脉用药集中调配过程中确保药物安全有效最重要的环节，也是药学服务在PIVAS岗位中药师价值的充分体现。PIVAS医嘱审查合格后方可开始调配过程，否则应及时与医师沟通解决。PIVAS医嘱审核不但包含常规注射剂医嘱审核的内容，而且更加注重药品名称、规格、溶媒种类、配伍禁忌、载体量、给药频次、药物相互作用等的审核。对PIVAS医嘱实时审核是作为住院药师必须掌握的技能，也是入岗、轮岗规范化培训重点内容。PIVAS医嘱实时审核干预流程明确了审核工作的要点，保证了工作连续性和一致性，有利于药师进一步参与临床及开展药学服务。具体实时审核干预流程见图25-7。

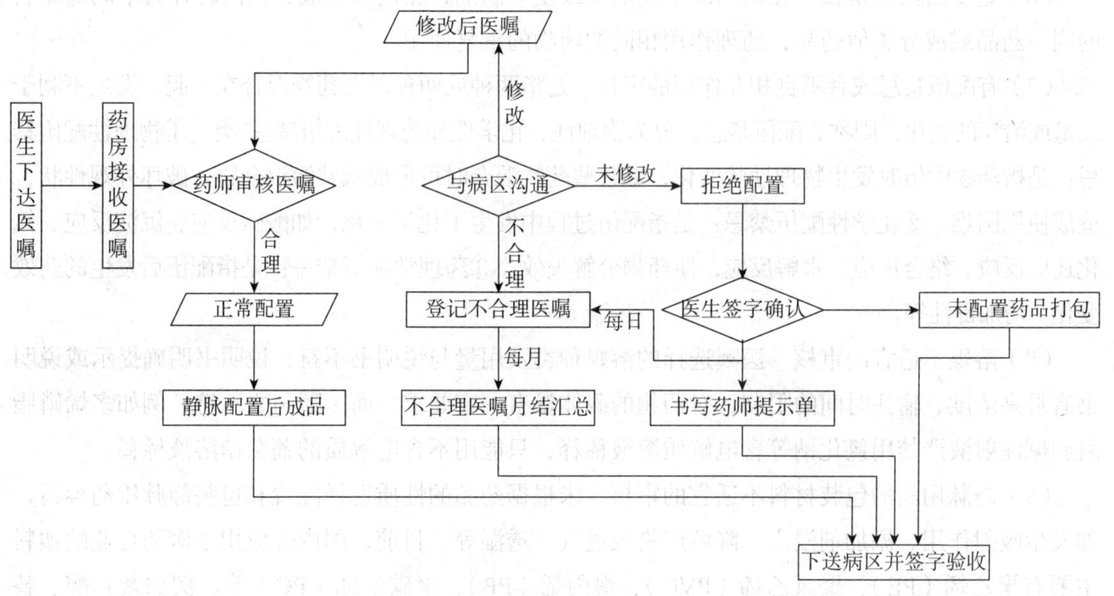


图 25-7 PIVAS 医嘱实时审核干预流程图

药师按《处方管理办法》有关规定审核用药医嘱所列静脉用药混合配伍的合理性、相容性和稳定性，并确认其正确性、合理性与完整性。对用药医嘱存在错误的，应当及时与医嘱医师沟通，请其调整并签名。因病情需要的超剂量等特殊用药，医师应当再次签名确认。对用药错误或者不能保证成品输液质量的医嘱应当拒绝调配。

审核中需要确认六个方面：确认药品品种、规格、给药途径、用法、用量的正确性与适宜性，防止重复给药；确认静脉药物配伍的适宜性，分析药物的相容性与稳定性；确认选用溶媒的适宜性；确认静脉用药与包装材料的适宜性；确认药物皮试结果和药物严重或者特殊不良反应等重要信息；需与医师进一步核实的任何疑点或未确定的内容。

医嘱审核的主要内容以及审核要点：

（1）适应症不适宜的审核 临床诊断与所选用药品不相符。

（2）遴选药品不适宜的审核 病人有使用某类药物的指征，但选用的药物相对于老年、儿童、孕妇等特殊人群，以及肝、肾功能不全的某些病人，存有潜在的不良反应或安全隐患等情况。如需肠外营养支持，但低钾血症、水潴留、低渗性脱水、代谢紊乱、酸中毒等情况病人，禁用长链脂肪乳、中/长链脂肪乳、橄榄油/大豆油混合脂肪乳。

（3）用法、用量不适宜的审核　除有国家（或专业学/协会）发布的治疗指南等诊疗规范为依据的，开具的药品剂量与药品说明书规定不符；疗程过长或过短；给药频次不合理；用药剂量过大或不足；不同适应症用法用量不适宜；特殊原因需要调整用量而未调整用量的。

（4）药品给药途径不适宜的审核　不能采用静脉输注的药物进行静脉集中配置的。例如腺苷钴胺，是维生素$B_{12}$的活性辅酶形式之一；静脉注射容易引起过敏性休克等不良反应，应肌内注射给药。

（5）联合用药不适宜的审核　联合使用可产生拮抗作用的药物，或联用后药效降低，如维他利匹特含维生素$K_1$，与香豆素类抗凝药合用，作用相互抵消。联用后加重药品不良反应的，如依替米星和头孢呋辛联合使用将增加对肾功能的不良反应。联合使用功效相似的药物。

（6）重复给药的审核　相同药品不同剂型或复方制剂含相同药物成分；同时开具不同商品名的同一药品或成分类似药品；药理作用相同的药物的重复使用。

（7）有配伍禁忌或者不良相互作用的审核　是指两种或两种以上药物混合在一起，发生不利于质量或治疗的变化，则称为配伍禁忌，分为物理性、化学性和药理性配伍禁忌3类。①物理性配伍禁忌：是指药物配伍时发生物理性状变化，如某些药物混合时可形成低共溶混合物，破坏外观性状，造成使用困难。②化学性配伍禁忌：是指配伍过程中发生了化学变化，如酸碱反应、沉淀反应、氧化还原反应、络合反应、水解反应，使药物分解失效。③药理学配伍禁忌：是指配伍后发生的药效变化，增加毒性等。

（8）溶媒不适宜的审核　医嘱选择的溶媒种类及用量与说明书不符；说明书明确提示或说明书有最高浓度、输注时间的限制，对药物的载体量有一定要求，而医嘱与之不符。例如多烯磷脂酰胆碱注射液严禁用氯化钠等含电解质溶液稀释，只能用不含电解质的葡萄糖溶液稀释。

（9）静脉用药的包装材料不适宜的审核　未根据药品的性质选择配置和包装静脉用药容器，如发生吸附作用、添加剂浸出、降解产物及透气、透湿等。目前，国内外应用于医药行业的塑料主要有聚乙烯（PE）、聚氯乙烯（PVC）、聚丙烯（PP）、聚碳酸酯（PC）等。例如紫杉醇、替尼泊苷等只能用玻璃瓶等非PVC容器，并用专用输液器进行输注。

（10）因病情需要的超剂量等特殊用药，医师未再次签名确认的审核　因病情的特殊性给药剂量超出说明书的，需医师双签字确认。

（11）全静脉营养液不合理的审核　全静脉营养液能量提供不合理，例如正常成年人非蛋白质热量与氮量的比例一般应保持在（100～150）：1。另外，不同疾病对氨基酸的需求不同，如创伤状态下谷氨酰胺需求量增加，肝病者则应增加支链氨基酸，肾功能不全者则以提供必需氨基酸为主。

（12）其他用药不适宜情况的审核　上述点评细则以外的其他不适宜用药情况。

## （二）PIVAS医嘱的调配工作流程

### 1. 静脉用药混合调配流程

（1）调配操作前准备　①在调配操作前30分钟，按操作规程启动洁净间和水平层流洁净台净化系统，并确认其处于正常工作状态，操作间室温控制于20～25℃、湿度70%以下、室内外压差符合规定，操作人员记录并签名；②接班工作人员应当先阅读交接班记录，对有关问题应当及时处理；③按更衣操作规程，进入洁净区操作间，首先用蘸有75%乙醇的无纺布从上到下、从内到外擦拭水平层流洁净台内部的各个部位；④将摆好药品容器的药车推至水平层流洁净台附近相应的位置；⑤按输液标签核对药品名称、规格、数量等的准确性和药品完好性，确认无误后，进入加药混合调配操作程序。

（2）调配操作流程 ①选用适宜的一次性注射器，拆除外包装，旋转针头连接注射器，确保针尖斜面与注射器刻度处于同一方向，将注射器垂直放置于水平层流洁净台的内侧；②将75%乙醇消毒输液袋（瓶）的加药处，放置于水平层流洁净台的中央区域；③除去西林瓶盖，用75%乙醇消毒安瓿瓶颈或西林瓶胶塞，并在水平层流洁净台侧壁打开安瓿，应当避免朝向高效过滤器方向打开，以防药液喷溅到高效过滤器上；④抽取药液时，注射器针尖斜面应当朝上，紧靠安瓿瓶颈口抽取药液，然后注入输液袋（瓶）中，轻轻摇匀；⑤溶解粉针剂，用注射器抽取适量静脉注射用溶媒，注入粉针剂的西林瓶内，必要时可轻轻摇动（或置震荡器上）助溶，全部溶解混匀后，用同一注射器抽出药液，注入输液袋（瓶）内，轻轻摇匀；⑥调配结束后，再次核对输液标签与所用药品名称、规格、用量，准确无误后，调配操作人员在输液标签上签名或者盖签章，并将调配好的成品输液和空西林瓶、安瓿与备份输液标签及其他相关信息一并放入筐内，以供核对；⑦通过传递窗将成品输液送至成品核对区，进入成品核对程序；⑧每完成一组输液调配操作后，应当立即清场，用蘸有75%乙醇的无纺布擦拭台面，除去残留药液，不得留有与下批输液调配无关的药物、余液、用过的注射器和其他物品。

（3）清洁消毒 每天调配工作结束后，按操作规程的清洁消毒操作程序进行清洁消毒处理。

**2. 全静脉营养液调配操作流程** 为了保证静脉营养液中药物的稳定性和相容性，应严格遵照操作规程进行调配，对于微量元素、水溶性维生素、脂溶性维生素、磷酸盐溶液及其他电解质溶液，应使用独立的注射器，以免产生沉淀。调配操作前准备、调配操作程序、清洁消毒、注意事项等同“静脉用药混合调配操作规程”，调配静脉营养液时，需特殊注意的是混合调配顺序（图25-8）。

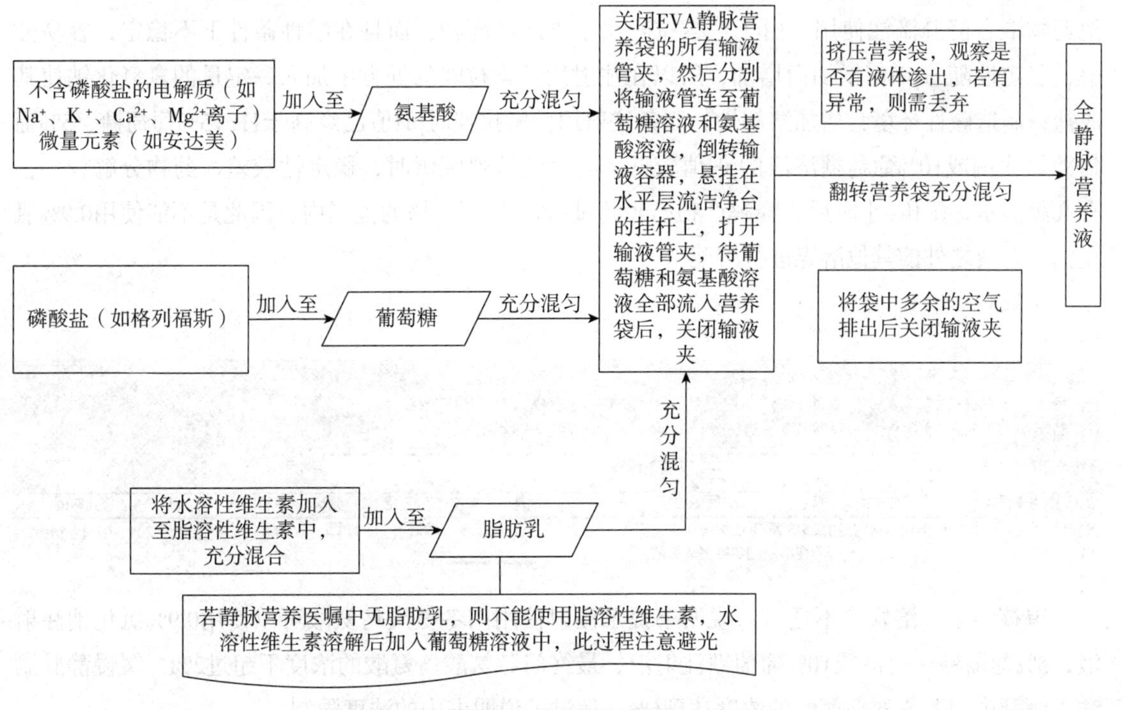

图25-8 全静脉营养液混合调配操作流程图

## （三）PIVAS医嘱审核的实践

医嘱1：

住院号 姓名 赵 性别 男 年龄 58 岁 病人ID 次数 1
床 号 12 身高 168 cm 体重 70 kg 入院日期 2011-06-04 入院科室 心研所监护室
诊 断 冠心病，心绞痛；病情 一般 护理等级 一级护理 经治医生 侯允天 研究类别 无

医嘱显示范围：所有医嘱 审查时间段：从2011-06-09～2011-06-09的医嘱

| | 警 | 长期 | 类别 | 开始时间 | 医嘱内容 | 剂量 | 单位 | 途径 | 频次 | 执行时间 | 持 | 续 |
|---|---|---|---|---|---|---|---|---|---|---|---|---|
| 22 | | 长 | 药疗 | 2011-06-06 07:46 | 生理盐水 | 100. | ml | 续静滴 | 1/日 | 9:00 | | |
| 23 | | | | | 银杏叶提取物注射液 | 70. | mg | | | | | |
| 28 | | 长 | 药疗 | 2011-06-08 16:33 | 生理盐水 | 250. | ml | 续静滴 | 1/日 | 9:00 | | |
| 29 | | | | | 银杏叶提取物注射液 | 70. | mg | | | | | |

审核结果：溶媒量不适宜，说明书提示给药时可将本品溶于生理盐水、葡萄糖输液或低分子右旋糖酐或羟乙基淀粉中，混合比例为1∶10。本条医嘱中银杏叶提取物注射液的规格为17.5mg∶5ml，医嘱中药品的剂量为70mg∶20ml，那么相应的溶媒量应至少为200ml。

医嘱2：

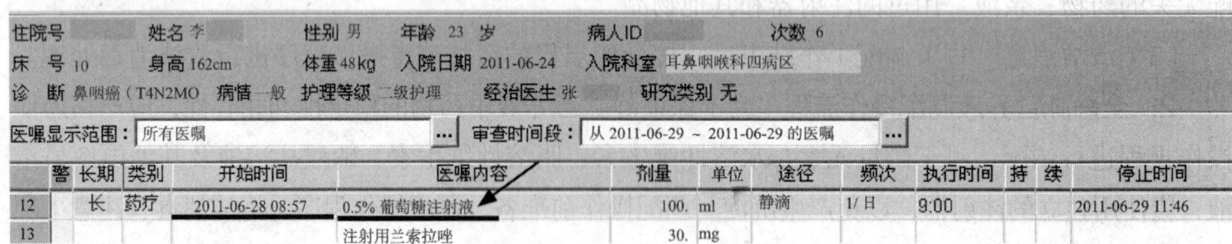

住院号 姓名 李 性别 男 年龄 23 岁 病人ID 次数 6
床 号 10 身高 162cm 体重 48kg 入院日期 2011-06-24 入院科室 耳鼻咽喉科四病区
诊 断 鼻咽癌（T4N2MO 病情 一般 护理等级 二级护理 经治医生 张 研究类别 无

医嘱显示范围：所有医嘱 审查时间段：从 2011-06-29 ～ 2011-06-29 的医嘱

| | 警 | 长期 | 类别 | 开始时间 | 医嘱内容 | 剂量 | 单位 | 途径 | 频次 | 执行时间 | 持 | 续 | 停止时间 |
|---|---|---|---|---|---|---|---|---|---|---|---|---|---|
| 12 | | 长 | 药疗 | 2011-06-28 08:57 | 0.5% 葡萄糖注射液 | 100. | ml | 静滴 | 1/日 | 9:00 | | | 2011-06-29 11:46 |
| 13 | | | | | 注射用兰索拉唑 | 30. | mg | | | | | | |

审核结果：溶媒选择不适宜，说明书提示本品避免使用0.9%氯化钠注射液以外的液体和其他药物混合静脉滴注使用。由于兰索拉唑属于难溶性药物，而且在酸性条件下不稳定，容易分解，稳定性随着pH值增加而增加，所以在注射用兰索拉唑的处方中加入一定量的氢氧化钠使其成盐，制造碱性环境，增加溶解性，制备注射用兰索拉唑时pH值已经高于11。5%葡萄糖、5%葡萄糖氯化钠或10%葡萄糖溶液的pH值较低，与兰索拉唑配伍时，稳定性较差，药物分解较多，有文献提示，配伍4小时后，降解产物已经超过1%，在不合格的范围内，因此是不能使用0.9%氯化钠注射液之外的其他溶媒进行溶配。

医嘱3：

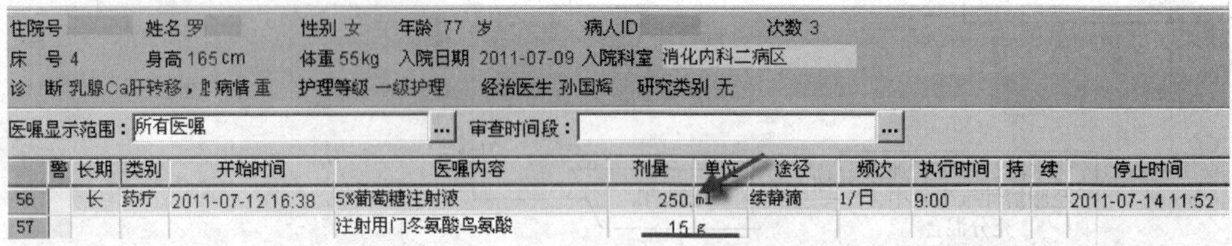

住院号 姓名 罗 性别 女 年龄 77 岁 病人ID 次数 3
床 号 4 身高 165 cm 体重 55kg 入院日期 2011-07-09 入院科室 消化内科二病区
诊 断 乳腺Ca肝转移，肝 病情 重 护理等级 一级护理 经治医生 孙国辉 研究类别 无

医嘱显示范围：所有医嘱 审查时间段：

| | 警 | 长期 | 类别 | 开始时间 | 医嘱内容 | 剂量 | 单位 | 途径 | 频次 | 执行时间 | 持 | 续 | 停止时间 |
|---|---|---|---|---|---|---|---|---|---|---|---|---|---|
| 56 | | 长 | 药疗 | 2011-07-12 16:38 | 5%葡萄糖注射液 | 250. | ml | 续静滴 | 1/日 | 9:00 | | | 2011-07-14 11:52 |
| 57 | | | | | 注射用门冬氨酸鸟氨酸 | 15 | g | | | | | | |

审核结果：溶媒量不适宜，说明书提示注射使用门冬氨酸鸟氨酸可以使用0.9%氯化钠注射液，5%葡萄糖注射液或10%葡萄糖注射液，最终门冬氨酸鸟氨酸的浓度不超过2%，缓慢静脉滴注，医嘱中门冬氨酸鸟氨酸的浓度达到6%，超过了说明书中的浓度限制。

## 四、药品不良反应监测工作

### （一）药品不良反应填报

一般情况下，住院药师在常规工作中发现药品不良反应/事件，应按照"可疑即报"的原则填写纸质《药品不良反应/事件报告表》（见第三十章表30-1），并按照规定时限送本单位药品不良反应监测专职人员登录国家药品不良反应监测系统完成上报。目前一些有条件的医疗机构具备较好的信息化平台，可以通过院内局域网实施电子报告，减轻一线报告人的工作负荷。

一份填报较好的ADR/ADE报告内容包括不良反应/事件的发生、发展的大体完整过程，即不良反应表现、动态变化、持续时间、相关治疗和有关的实验室辅助检查结果，要能反映出事件的时间联系、病程进展、合并用药、既往病史、撤药和再次用药以及其他混杂因素。药师再据此进行药品不良反应的因果关联性评价，即通过评估报告事件资料，来确定该事件和药品之间因果联系的可能性。在统一使用的制式报表中，可依据5个方面因素进行ADR因果关系评价，其结果分为肯定、很可能、可能、可能无关、待评价和无法评价6级，具体的关联性评价见第三十章表30-2。

药品不良反应报告工作具体流程见图25-9，其他相关知识和注意事项可见第三十章内容。

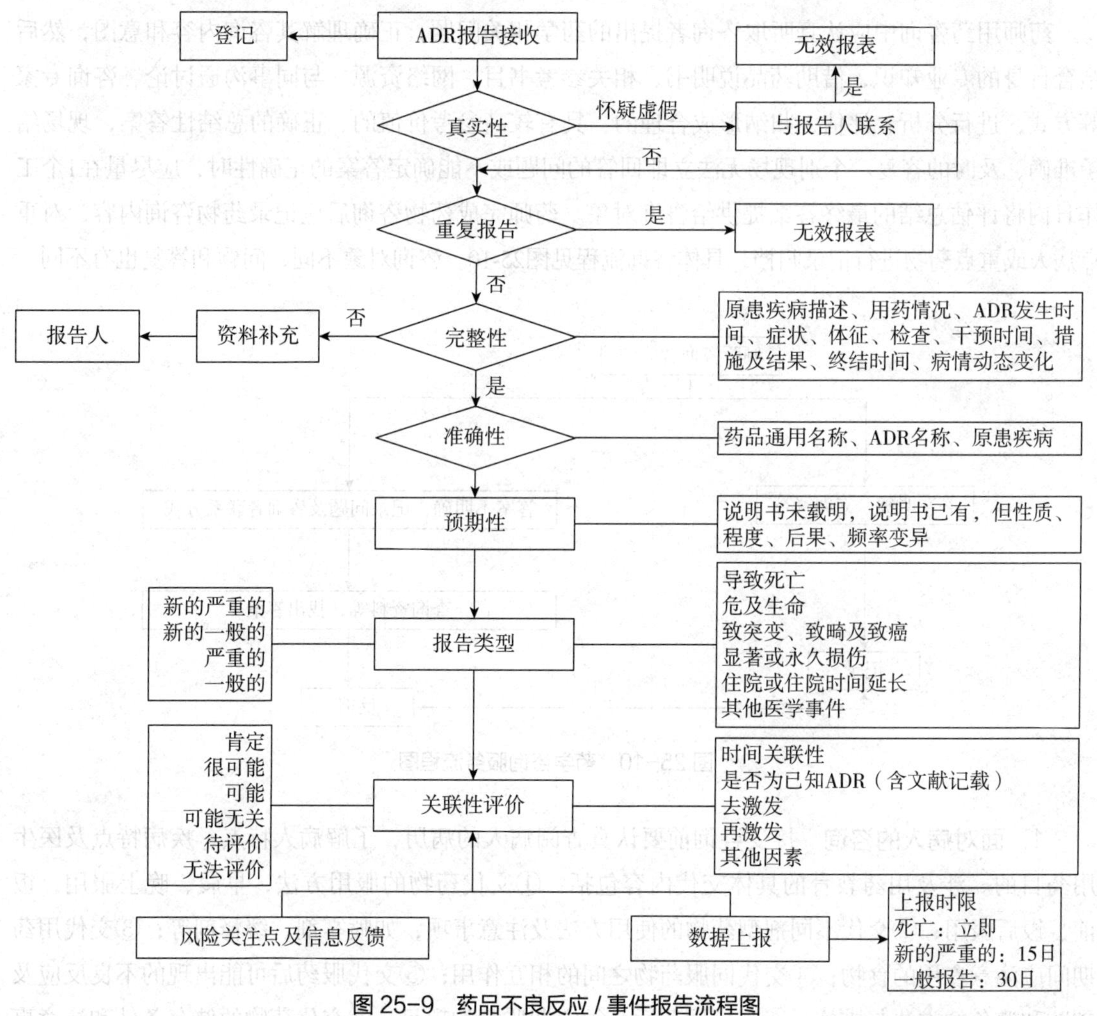


图25-9　药品不良反应/事件报告流程图

## 五、药学信息咨询工作

信息咨询是药师服务临床、服务病人的重要途径。提高信息咨询服务是住院药师必须掌握的基本技能。信息咨询涉及的内容广泛而复杂，包括药物的用法用量、服药时间及注意事项、药物相互作用、配伍禁忌、是否医保范围、新药的适应症、不良反应、商品名与成分、药品价格、储藏条件等，要求药师具备丰富的药学专业知识和医学知识，有良好的语言表达能力与人际沟通技巧，掌握常见用药咨询的问题类型、明确提供用药咨询的标准步骤，充满爱心、耐心、责任心地开展咨询工作。必要时需要通过进一步查阅相关参考书目、利用网络资源、与同事沟通讨论、咨询专家等方式，为咨询对象提供更为准确、详细、全面的答复。药物咨询过程中常用的咨询软件有“美康合理用药信息支持系统”、大医通“临床药物咨询系统”和金叶天盛发布的“新编临床用药参考”；常用书籍有国外权威书籍《马丁代尔药物大典》，国内的包括《新编药物学》《新编药物大全》《默克家庭医学手册》《妊娠哺乳期用药指南》《注射剂安全使用手册》《临床药师案头参考（丛书）》等书籍。

### （一）药学咨询的规范

药师用药咨询中应认真听取咨询者提出的药学相关问题，正确理解其咨询内容和意图，然后结合自身的专业知识，借助药品说明书、相关参考书目、网络资源、与同事沟通讨论、咨询专家等方式，进行分析、评估、归纳形成合理的、具有较高参考价值的、正确的总结性答案，现场给予准确、及时的答复。个别现场无法立即回答的问题或不能确定答案的正确性时，应尽量在1个工作日内将评估总结的最终答案提供给咨询对象。药师完成药物咨询后应记录药物咨询内容，对重点病人或重点药物进行记录归档，具体咨询流程见图25-10。咨询对象不同，问题和答复也有不同。

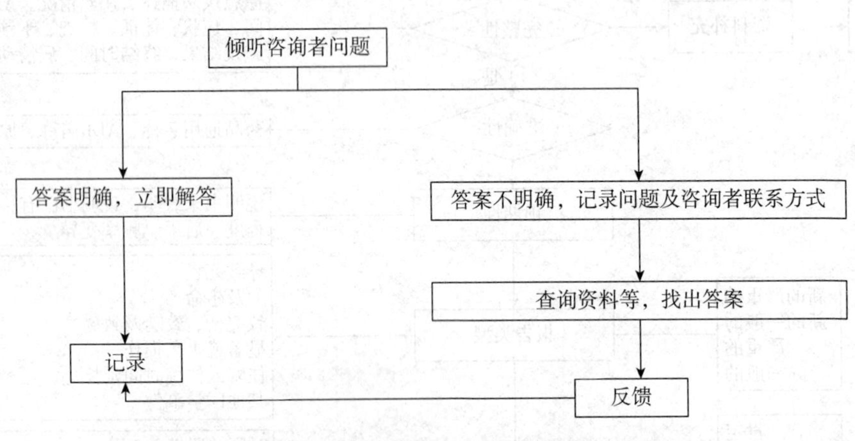


图25-10　药学咨询服务流程图

1. 面对病人的咨询　接受咨询前要认真查阅病人的病历，了解病人特点、疾病特点及医生用药目的。涉及用药教育的具体交代内容包括：①交代药物的服用方法，早晨、晚上服用，饭前、饭后服用；②交代不同剂型药物的使用方法及注意事项，如喷雾剂、缓释剂等；③交代用药期间应注意食用的食物；④交代同服药物之间的相互作用；⑤交代服药后可能出现的不良反应及预防和避免的方法与措施；⑥交代用药后必须定期监测的项目；⑦交代药物的储存条件和注意事项；⑧交代药品批号、有效期的识别；⑨对特殊病人应做特殊交代：注意有无使用禁忌，如发现及时与医生联系，避免出现不必要的医疗纠纷。

**2. 面对医务人员的咨询**　①及时把相关的合理用药知识及新动态、新进展传递给对方；②交代药物的作用机制及药代动力学特点；③交代药物经济学特点。

### （二）药学咨询的专业技能提要

**1. 常见药物的咨询内容**　掌握降糖药、降压药、降脂药、抗抑郁药、抗癫痫药等常用药物的名称、规格、用法用量、适应症、禁忌症、药理作用、主要不良反应及注意事项等内容。药师应仔细阅读药品说明书，归纳总结，熟记于心。

**2. 掌握咨询记录方法**　对咨询过程中出现的问题，一定要记录药品名称、咨询对象（病人、医师、药师、护士）、咨询人群（儿童、成人、老年人、妊娠期妇女、哺乳期妇女）、咨询的主要问题以及回答的依据，逐条记录在电子咨询记录系统中。遇到复杂咨询案例，要书写重点咨询记录。除记录上述内容外，咨询的问题描述要具体，还要记录病人联系电话，未能及时回答的应尽快电话反馈。

**3. 掌握特殊给药装置使用**　通过看视频文件演示、彩色插图、指导老师演示及药师演示反馈相结合的方法，药师应学会哮喘吸入装置、胰岛素笔、鼻喷剂、妇科栓剂等特殊装置的使用方法，并反复训练，熟练掌握。

**4. 掌握注射剂配伍查询方法**　可以通过查询“440种中西药注射剂配伍表”、美康咨询软件掌握注射剂配伍的查询路径。同时，还要掌握注射药物配伍表查询方法，会正确解释配伍表的结果，给临床提出建议。

**5. 掌握药品不良反应填报和识别**　当发生药品不良反应时，应认真接待病人，并解释发生药品不良反应的原因，详细询问发生经过，认真填报药品不良反应报表。除记录病人一般信息外，重点对不良反应的症状、体征、临床检验及处理情况等内容做详细记录，并阅读药品说明书，对不良反应做出关联性评价。

### （三）药学咨询中的沟通技巧

病痛中的病人恐慌、疑虑并且渴望得到帮助，若得不到沟通与抚慰，负面情绪发酵，可能使医患矛盾产生。药师与病人进行良好的交谈，可以弥补病人与医师、药师沟通的缺憾。因此，应培训住院药师与病人进行良好沟通的方法和技巧，使其与病人建立良好的沟通渠道，尽量从病人角度换位思考，并注意自身语言的表达。沟通的作用和技巧可参见第二十八章第五节药学服务中的人文沟通相关内容，这里仅列举一些实例。

**1. 沟通服务用语**　沟通服务用语常用的有：“以后您有任何用药问题，都可以给我打电话”“您先别着急，我帮您想想办法”“这药断货了，这是我的电话，您可以打电话咨询，省得白跑一趟”“关于这张处方，我帮你联系一下医师”“这个装置难操作，我手把手教您保证您学会”“这药需要放冰箱，千万别忘了”……。

沟通服务忌语“我这里只咨询药，别的我也不管”“别啰嗦，快点讲”“给你讲了半天，你怎么听不懂呀”“不知道，不是我这儿管”“是你懂药还是我懂药”“急什么，没看我正忙着吗？等会儿”“这是医院的规定，我也没办法”。

2．沟通方式

（1）坐轮椅的病人　药师应走到轮椅旁边，低身倾听咨询问题，让病人感到被尊重。

（2）聋哑病人　药师应主动用纸笔沟通，字迹要清楚，必要时使用肢体语言或眼神交流，以达到沟通目的。

（3）癌痛病人及家属　药师可以询问目前病人的身体状况，当前使用镇痛药物的效果，以及服药后出现恶心、呕吐后的一些应对措施等，取得病人信任。

（4）抑郁症病人　药师应避免使用刺激性语言，在解释疾病时不说抑郁症或神经病，可以说焦虑症或失眠症状，这样病人心理上容易接受；另外，要积极引导病人坚持治疗。

（5）脾气暴躁的病人　药师先保持冷静，耐心聆听，不打断，让其宣泄不满情绪，等病人安静后再与其沟通，沟通效果会更理想。

（6）老年病人　药师应提高音量，适度重复，放慢语速，语言通俗易懂，同时适当运用肢体语言，利用醒目和易懂的标志工具，做到耐心倾听、适时打断。

（7）涉及病人隐私的内容　药师应该低声小心说，避免使病人感到尴尬。

（8）遇到医疗纠纷时　药师不仅要有及时把控自己情绪的能力，同时还要缓解病人不良情绪，积极寻找解决办法。

## （四）药学咨询实践举例

**1．病人及家属的用药咨询**　病人的健康意识与自我保护意识不断加强，也更加关注如何安全、有效、经济地使用药品。尤其是门诊病人，与医师、护理人员接触时间有限，取药后经常对用药时间、用药方法、剂量、时间间隔、不良反应、注意事项以及联合用药存在疑问。

**实例1**　抑郁病人：病人一直在服用舍曲林，可有效改善睡眠，缓解抑郁症状，最近因感冒服用酚麻美敏，总是失眠，感觉抑郁症加重了，是什么原因？

［药师回答］酚麻美敏成分中含有对乙酰氨基酚、伪麻黄碱、右美沙芬和氯苯那敏，其中的伪麻黄碱属拟肾上腺素能药物，会引起由中枢兴奋所致的不安和失眠，因此会加重抑郁症病人的失眠。

**实例2**　过敏体质者：病人前列腺肥大，医师处方坦索罗辛，病人30年前曾有过磺胺，造成过敏性休克，咨询可以用此药吗？

［药师回答］此药含有磺酰基，有磺胺类药物过敏史的病人应谨慎服用，建议改用非那雄胺、特拉唑嗪或多沙唑嗪。另外，提醒病人，还有一些药物需要慎用，如含有氢氯噻嗪的单方或复方制剂、磺脲类降糖药（格列喹酮、格列吡嗪、格列本脲等）、吲达帕胺、柳氮磺胺吡啶、呋塞米、托拉塞米、羟苯磺酸钙等。

**实例3**　哮喘病人：病人哮喘合并高血压，每日使用沙美特罗替卡松粉吸入剂，咨询降压药可以用比索洛尔吗？化痰药可以用乙酰半胱氨酸吗？

［药师回答］比索洛尔和乙酰半胱氨酸均可引起支气管痉挛，使哮喘加重，因此不建议使用。可以选择其他类型的抗高血压药，如钙拮抗药、血管紧张素转换酶抑制剂、血管紧张素受体拮抗药、利尿药等，化痰药可以选择氨溴索。

**实例4**　抗血小板治疗者：病人一直服用阿司匹林，近期要进行手术，安排住院前，他告诉医师正在服用此药，医师建议1周后再住院手术，病人抱怨，不能接受。

［药师回答］服用抗血小板药及抗凝剂，如阿司匹林、氯吡格雷、替格瑞洛、西洛他唑、华法林时，手术前应停服1周，避免手术出血的风险，医师建议是合理的。

**实例5**　癌痛病人：肺癌病人使用曲马多和氨酚羟考酮止痛药，因疼痛控制不佳已影响到睡眠质量。病人咨询是否还有其他镇痛药选择？

［药师回答］口服阿片类药物以及芬太尼透皮贴剂是我国目前用于治疗癌痛的主要方法，可以使用阿片类镇痛药，如吗啡或羟考酮，但要注意个体化给药。用药过程中病人如果出现便秘，应多喝水、多吃蔬菜和水果、适当运动、服用缓泻剂（如大便软化剂或麻仁润肠丸等）；出现恶心、呕吐时，可以服用止吐药。

**实例6**　妊娠病人：孕妇便秘，乳果糖口服液是否可以使用？

［药师回答］孕妇便秘，首先改变生活方式，合适饮食，增加膳食纤维和水分的摄入，适量运动。孕妇属于特殊人群，乳果糖口服液说明书推荐剂量的本品可用于妊娠和哺乳期。该药物宜在早餐时一次服用，起始剂量成人每日30ml，维持剂量10～25ml，可根据孕妇情况酌减剂量，一般1～2日有效。

**实例7**　糖尿病病人：病人咨询胰岛素注射时需要注意什么？

［药师回答］使用胰岛素前检查有效期，观察药液是否有结晶或絮状物。冰箱保存的胰岛素，建议从冰箱中取出，等胰岛素接近常温以后再注射，可以避免注射时的不适感和对皮下组织的刺激。预混式的胰岛素，使用前可轻轻揉搓并滚动10次，再上下颠倒10次混匀，直至胰岛素呈白色云雾状再使用。摇晃有可能产生气泡，但如果产生了结块或颗粒状物质，要停止使用。不要选择在硬结、有伤疤和肚脐周围5cm以内的地方注射。注射后停留保持注射姿势5～10秒钟再拔针，拔针过早，可能会使药液流出。

**2. 医生的咨询**　由于大量新药、新制剂的上市，药物的通用名称、商品名称纷繁复杂，很容易混淆，给临床用药带来了很多不便，有可能造成浪费和滥用。药物的复杂知识信息只有药师才能够系统提供，药师要做好医生的用药咨询，有必要向医生提供用药信息，包括药物作用机制、药代动力学和药效学数据、药品不良反应、药物相互作用等内容以及新药的相关情况和老药新用的情况、药物警戒信号等，使医生清楚地了解各种药物，正确、合理、有效、经济地选择药物，减少用药的盲目性，使药物发挥最大疗效。

**实例**　病人妊娠期3个月，因“咳嗽、咳痰”来门诊，初步诊断急性支气管炎。美敏伪麻溶液（惠菲宁）说明书提示禁忌无，孕妇、哺乳期妇女慎用。为了稳妥起见，电话问药师，药师认为不能用。

［药师回答］美敏伪麻溶液（惠菲宁）的成分为马来酸氯苯那敏、氢溴酸右美沙芬、盐酸伪麻黄碱。其中，马来酸氯苯那敏：孕妇及哺乳期妇女慎用；氢溴酸右美沙芬：妊娠3个月内妇女、有精神病史者及哺乳期妇女禁用；服用单胺氧化酶抑制剂停药不满两周的病人禁用。盐酸伪麻黄碱：孕妇及哺乳期妇女应慎用。考虑到复方成分对妊娠期使用的要求应以每一单一成分为主，其中任何一成分是禁忌，则复方成分禁忌。建议不用美敏伪麻溶液（惠菲宁）。



**3. 护士的咨询**　护士是药物治疗的直接实施者和监护者，因此护士在临床安全用药中占据重要地位，是药师药疗工作上的重要伙伴。由于护士与病人的接触密切，能及时发现用药问题，因此药师如果能够及时为其提供相关咨询，纠正用药误区，可以提升护理质量。护士咨询的内容多为药名的识别、药品的鉴别、药品输液/注射液的配伍变化、药品不良反应、药品保管等用药问题。

**实例1** 胺碘酮是否可以使用0.9%氯化钠注射液作为溶媒？

［药师回答］胺碘酮为苯环上二碘取代，一般来说，碘取代物不稳定，容易发生自发脱碘，降解变质，在水溶液中会发生降解，偏酸的环境可以抑制胺碘酮的降解。另外，0.9%氯化钠注射液中的氯离子将随着苯环上碘离子的离去而取代到苯环上去，生成苯环上的氯化物而产生沉淀，当静脉注射时会产生严重后果，因此，不可使用0.9%氯化钠注射液作为溶媒。

**实例2** 奥美拉唑是否可以静脉注射？

［药师回答］不可以。奥美拉唑静脉配制后确保了重组后的溶液pH值，如果直接静脉注射，pH值达到11时，对局部刺激加强，容易引起静脉炎，因此不能用于静脉注射。

**实例3** *α*-硫辛酸可以使用葡萄糖作溶媒吗？

［药师回答］不可以。*α*-硫辛酸含有巯基，因此不能与葡萄糖、林格溶液以及所有可能与巯基或二硫键起反应的溶液配伍使用。另外，配好的溶液需要避光输注，且在6小时内使用。

（*汤智慧*）

# 第二十六章　临床药师与药学服务

药学专业毕业的学生通过了住院药师规范化培训，基本具备通科临床药师水平后，必须继续进行专科培训并通过考核后才被认可为专科临床药师；值得注意的是，目前医院中，很多属于临床药学范畴的工作是临床药师与住院药房药师和/或门诊药房药师一起协作完成的。在临床实践中，临床药师作为医疗工作中药物治疗团队成员之一，发挥药学专业在药物治疗工作中的作用，需与医师、护士等共同保护病人用药权益，促进药物合理使用。

临床药师作为医疗服务提供者的角色逐渐得到其他医务工作者和公众的认可，其工作价值也在众多研究中得到肯定。2014年3月美国临床药学学会颁布了临床药师实践标准，该标准共8条，除了明确阐述临床药师参与治疗的过程和记录文件外，还强调了临床药师参与基于团队的协作实践和权限、专业发展和能力的维持、专业化及职业道德、科研与学术活动以及其他专业责任。

**1. 任职资格**　完成经过认证的临床住院药师培训或具有等同的取得执照后的工作经验，是从事临床治疗实践的准入条件。

**2. 参与临床治疗过程**　临床药师加入临床治疗团队，与其他医疗专业人员合作开展全方位药物治疗管理，以优化病人治疗结果并对病人的转诊过程进行协调。具体内容包括：①病人评估；②药物治疗评价；③治疗方案的制订与实施；④随访评价及药物治疗监测。

**3. 记录文件**　临床药师可直接在病人病历中记录对药物治疗所做相关评估及治疗方案，以优化病人临床结果。临床药师的记录应采用所在卫生系统、卫生保健机构、门诊实践或药师供职药房的记录标准。病人的用药史、既往治疗方案等资料是记录中必不可少的，可以采用传统的SOAP（主观性资料、客观性资料、评估和计划）记录格式或其他与供职的机构记录标准相一致的记录内容架构来表达。其中，用药史是对病人既往使用药物及相关健康问题的简要概述，可作为病人目前所有在用药物清单，包括药品实际使用情况、依从性以及病人对治疗的态度等信息。用药史中应列出可能会影响医生开具处方和监测或避免未来使用该药品的所有药品不良事件。同时，需要列出病人目前健康情况及所处状态的支持资料，重点强调相关药物和可能对预期治疗目标产生影响的药物治疗相关问题，以及列出可能与目前健康状况无关的其他所有药物治疗相关问题或其他医学问题；此外，还需要记录已经或即将由医疗团队协作实施的具体药物治疗方案，包括选用药物、剂量、给药途径、给药频次和相关监测指标。

**4. 协作方式和权限**　临床药师作为医疗团队成员，与其他专业人员一起提供高质量、协调一致的、以病人为中心的治疗服务。在美国临床药师可与医生个体、医疗机构或卫生系统建立书面的合作药物治疗管理协议（Collaborative Drug Therapy Management，CDTM）和/或正式持有所供职机构医学人员或资质审核部门授权的临床权限。这些授权授予临床药师作为医疗团队成员所拥有的某些权限、责任和职责，有助于提高基于团队治疗的效率和成效。

5. **专业发展和能力维持** 临床药师应不断提高自身在临床问题处置、判断、交流和教育、医学信息评价与管理、病人管理等方面的能力，拓宽自身的专业知识。如获得与临床药师实践相关的适宜专业的认证，或取得其他经过国家认证的多专业资格证书；坚持参加持续性职业发展规划，提高临床工作实践能力，并完成国家要求的药学继续教育活动。

6. **专业化和职业道德** 临床药师与所服务的病人之间存在契约关系，这种关系有赖于病人对临床药师的信任，以及临床药师在法律和道德的框架下为个体病人和病人人群的最佳利益所做的工作和奉献。临床药师展现专业化的特质：责任感、追求卓越、尊重他人、诚信以及关怀和怜悯之心。临床药师应认可药学专业的道德规范，并遵从药师相关法律和道德标准。

7. **科研和学术活动** 临床药师通过提出研究问题，具体执行或参与临床、转化及医疗服务研究，贡献于循证药物治疗文献资料的积累及宣传和应用影响病人治疗质量的研究结果等方式支持和参与科研和学术活动，促进病人的健康和医疗水平的提高。

8. **其他责任** 临床药师除了作为直接的病人治疗服务提供者外，同时要承担教师、科研、临床带教、管理者、政策制定者以及顾问的角色。

# 第一节 临床药师的岗位分布及其职责

## 一、住院病区

### （一）住院病区临床药师岗位特点

住院病区的临床药师通常分专科，在相对固定的临床科室与其他医生、护士等形成团队式药学服务模式，协同监测药物治疗的全过程，提供药物相互作用等广泛的专业技术咨询，帮助减少药品不良反应发生和提高药物治疗效果。

### （二）住院病区临床药师的岗位职责

住院病区临床药师作为临床治疗团队中不可缺少的一员，应常规参加所在专科病区的医疗工作，每日提前调阅所在病区病人资料，熟悉病人的病情变化、主要检查检验结果、药疗医嘱等，与医生、护士一起管理和优化病人的药物治疗方案，其岗位职责如下（图26-1）。

（1）直接参与临床药物治疗工作，审核用药医嘱或处方，与临床医师共同进行药物治疗方案设计和优化。

（2）参与常规医疗查房、会诊和病例讨论，协助医师做好药品遴选，在临床实践中发现、解决用药问题；对用药难度大的病人，应实施药学监护、药学查房和书写药历。

（3）根据临床药物治疗的需要进行治疗药物监测，并依据其临床诊断和药代动力学特点，设计个体化给药方案。

（4）掌握与临床用药相关的药物信息，为医疗团队和病人提供及时、准确、科学的用药信息与咨询服务，开展用药宣教，指导病人安全用药。

（5）在临床用药实践中，与医师、护士共同做好本病区药品不良反应以及新药上市后安全性和有效性监察。

（6）结合临床药物治疗实践，进行用药调查，开展用药评价和药物利用研究。

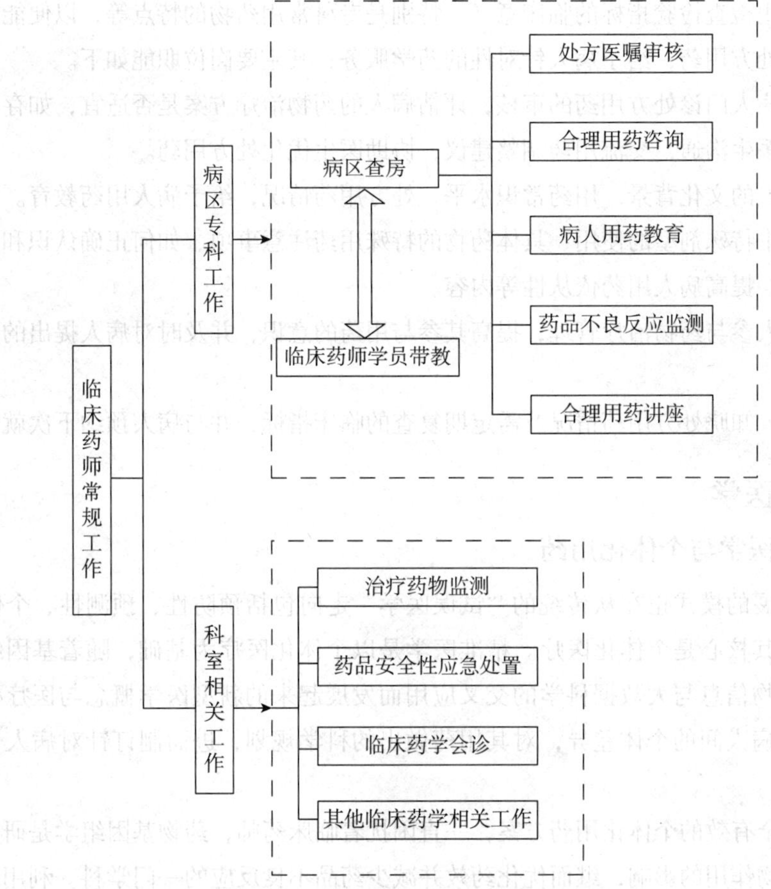


图 26-1　住院病区临床药师岗位职责

## 二、专科门诊

### （一）专科门诊药学服务的必要性

临床药师专科门诊的建立，一方面可使药师与病人进行面对面的沟通交流，提高病人用药依从性，防范药品不良反应，提高用药效果，保护和帮助特殊人群的用药安全；另一方面遇到不合理处方用药能及时和医师商榷并予以修正，避免医患纠纷的发生，起到改善医患关系的作用。从目前临床药学的发展趋势看，开设药学专科门诊是临床药师专科化的要求，也是临床药师职责所在，门诊药学服务是病房药学服务的补充，两者有机统一，相辅相成。此外，门诊处方中涉及的特殊剂型、药物的特殊用法、药物相互作用等问题需要专业的药学人员去提供服务。

需要指出的是，目前我国已有部分医院开设了药师专科门诊，但相对来说，开设专科门诊的医院数量、时间、专科门诊的专业分布和技术服务能力尚显不足。专科门诊服务内容各具特色，内容尚欠全面，且专科门诊的资质和收费问题亟待解决，其规范性还有待完善。

### （二）专科门诊临床药师的岗位职责

专科门诊临床药师主要的服务对象是门诊病人，门诊病人多为常见疾病，一般症状较轻，专科门诊的治疗用药相对集中，且门诊病人就诊时间短、流动性大。因此，临床药师应熟练掌握专科疾病特点、常用检查检验指标的临床意义，特别是专科常用药物的特点等，以便能在短时间内快速评估病人和处方用药，给予病人针对性的药学服务，其主要岗位职能如下。

（1）通过对病人门诊处方用药的审核，评估病人的药物治疗方案是否适宜，如存在潜在用药问题，应及时与医生沟通，交流用药调整建议，协助医生优化处方用药。

（2）基于病人的文化背景、用药常识水平、处方用药情况，给予病人用药教育。用药教育内容应侧重于处方中特殊剂型的使用、具体药物的特殊用药注意事项、如何正确认识和对待处方中的药品不良反应，提高病人用药依从性等内容。

（3）鼓励病人参与药物治疗管理，提高其参与用药的意识，并及时对病人提出的用药相关问题进行咨询答疑。

（4）确认病人知晓处方用药情况及需定期复查的临床指标，并与病人预约下次就诊时间。

## 三、精准医学

### （一）精准医学与个体化用药

现代医学发展的模式正在从传统的“试误医学”走向包括预防性、预测性、个体化和参与性的医学模式，其核心是个体化医疗。精准医学是以个体化医疗为基础，随着基因组测序技术快速进步以及生物信息与大数据科学的交叉应用而发展起来的新型医学概念与医疗模式。而个体化用药是基于病人间的个体差异，对其用药做出的科学规划，进而制订针对病人个体的给药方案。

如何制订安全有效的个体化用药方案，一直困扰着临床药师，药物基因组学是研究个体病人的遗传差异对药物作用的影响，继而优化药效并减少药品不良反应的一门学科。利用基因组信息预测个体对药物的反应是实现个体化药物治疗最有效的途径之一，也是实现精准医学的手段之一。需要指出的是，药物在体内吸收、转运、代谢、排泄等过程复杂，影响药物最终药效的因素繁多，在临床治疗中即使已经具备治疗药物浓度监测、基因检测等诸多手段进行个体化用药方案的设计，最终还是应以病人的疗效和不良反应情况进行调整与优化。

### （二）精准医学中临床药师的岗位职责

个体化用药要求针对合适的病人、在合适的时间使用合适的药物。临床药师要综合分析病人的各种情况，评估并优化设计基于病人个体的给药方案，推进以“个体化用药”为基础的精准用药。其岗位职能具体如下。

**1. 掌握相关药物基因信息** 药物基因组学不仅与药物疗效相关，还与药品安全风险评估以及病人对药物的耐受性等相关。针对基因差异与药物疗效的关系，美国食品药品管理局在166个药品说明书中提及人体基因多态性与药物疗效或不良反应的关系，对其中34个药物要求必须检测基因型。临床药师应掌握相关信息，对基因检测结果进行准确解读。

**2. 抓住精准用药服务的切入点** 根据病人的基因型选择适合病人个体的药物品种、给药剂量是精准用药的基础。然而，药物基因组学还不能完全反映病人用药的差异性，需要与蛋白质组学、转录组学、代谢组学等整合，这是精准用药服务的基础。应选择疾病、药物治疗与基因组、蛋白质组、代谢组等有确切相关性的病人作为精准用药的服务对象。此外，既往有药品不良反应史、家族史、同时接受多种药物治疗的病人也应纳入精准用药的重点服务范围。

3. **开展精准用药门诊服务**　开展精准用药门诊，从药物代谢酶、受体和药物作用靶点多基因联合的角度为病人检测药物治疗的相关基因，并基于检测结果为病人提供详细的用药咨询，制订针对个体的最佳给药方案。

# 第二节　临床药师药学监护实践与流程

## 一、处方医嘱审核

临床药师应对所在病区病人的处方及用药医嘱进行适宜性审核，发现临床用药中拟优化医嘱，应及时与临床沟通，降低用药风险，优化治疗方案。审核中临床药师应依据医药学基础和专业知识、药品说明书、权威性的医药学专著、指南、专家共识等，对处方及用药医嘱进行审核，以确保审核的准确与科学。处方医嘱审核的内容详见第二十九章第一节，处方医嘱审核的流程见图26-2。

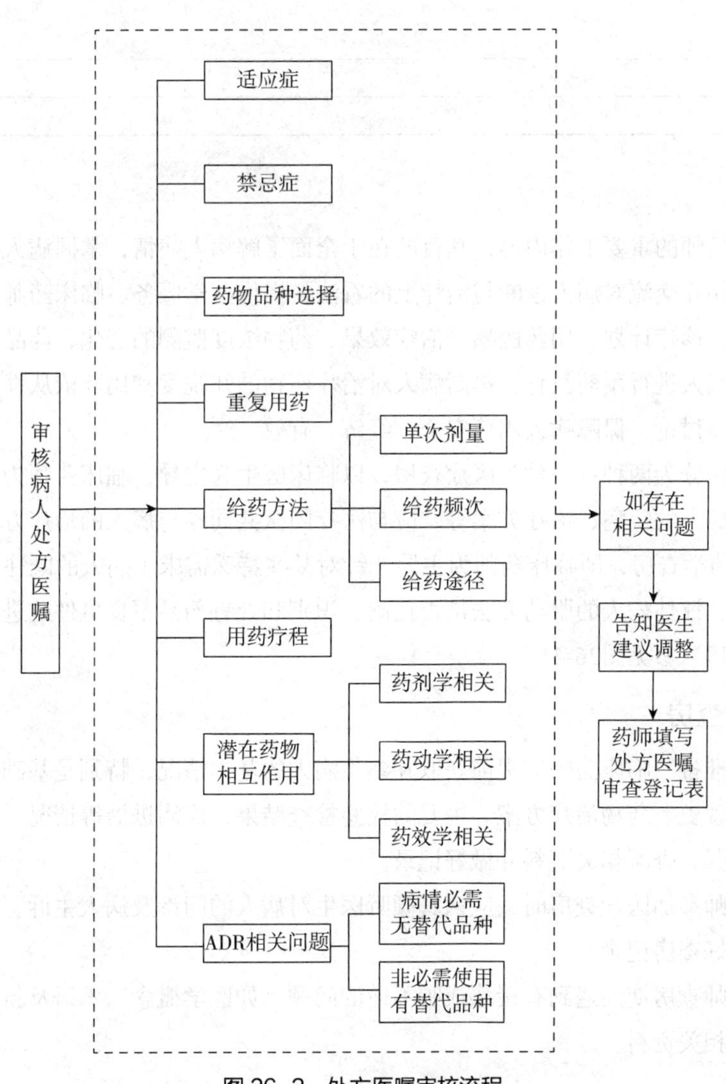


图 26-2　处方医嘱审核流程

处方医嘱审核的注意事项：

（1）实时审核所在病区医嘱　临床药师对所在病区的每日开具医嘱进行实时审核。

（2）审核医嘱前应充分了解病人病情　临床药师审核医嘱前应依托药师工作站，查看病区病人的相关医疗文书，全面了解病人的病情变化、检查检验结果等资料，准确、科学地开展医嘱审核。

（3）及时与医护人员沟通审核中存在的药物治疗问题　临床药师在审核中发现不合理用药医嘱时，应及时告之医生，并基于病人个体情况及文献进展为医生提供用药调整建议。

（4）及时记录审核结果　临床药师审核结束后应填写处方医嘱审核登记表（表26-1），对问题医嘱内容进行简要描述，并登记医生对用药建议的采纳情况。

（5）文档留存　临床药师应定期对处方医嘱审核登记文档进行整理，并提交科室集中留档备查。

表26-1　临床药师处方医嘱审核登记表

| 病　　区 | | 审核时间 | | 临床药师 | |
|---|---|---|---|---|---|
| 病人姓名 | | 性　　别 | | 年　　龄 | |
| ID　　号 | | 床　　号 | | 问题医嘱数 | |
| 问题医嘱及临床相关信息 | | | | | |
| 用药建议 | | | | | |
| 采纳情况 | | | | | |

## 二、查房

查房是临床药师的重要工作内容，其目的在于全面了解病人病情，掌握病人疾病诊治的全过程，与医护人员相互交流对病人诊断与治疗上的看法，提供药学服务。临床药师通过查房应掌握病人的疾病情况、诊疗计划、用药医嘱、治疗效果、药物浓度监测的变化、药品不良反应及药疗费用等情况，对病人进行用药教育，提高病人对治疗药物的知晓度和用药依从性，并就用药相关的问题与医护人员讨论，保障病人用药安全、经济、有效。

临床药师查房分为两种：一种为医疗查房，以临床医生为主导，临床药师为辅，在查房中，临床药师应了解病人的疾病、治疗方案等，应与医疗团队共同参与病人的治疗方案讨论，参见图26-3；另一种为药学查房，即临床药师为主导，针对某些特殊需求（病人的既往用药史、详细的药物食物过敏史，评估病人的服药方法是否正确，识别和处置药品不良事件或进行教学查房等）单独开展药学查房，参见图26-4。

### （一）医疗查房

（1）查房前准备　临床药师应提前获取并熟悉病人的基本情况，特别是基础疾病、既往用药史、药物食物过敏史、药物治疗方案、主要的检验检查结果、疾病进展等情况。对于有疑问的内容尤其是用药医嘱，查阅相关资料并做好记录。

（2）临床药师参加医疗查房时，应认真倾听医生对病人的问诊及病人主诉，同时仔细观察医生查体情况，做好查房记录。

（3）临床药师查房期间遇到有疑惑或听不懂的问题，如医学概念、术语及新进展等，要及时咨询医生或查阅相关资料。

（4）基于查房情况，对药物治疗方案进行综合评估，包括药物使用的适应症是否正确，是否存在禁忌症和/或配伍禁忌、药物相互作用，用法用量是否适宜等。如发现存在潜在的用药问题或更优化的用药建议应及时与医生沟通，并做好记录。

（5）对于特殊人群，如肝肾功能不全病人、老年、儿童、孕产妇等，应注意用药品种选择及剂量调整。

（6）对于安全风险高和/或所致后果严重的药品，在查房中要及时提醒主管医生复查相关指标。查房中注意及时识别和判定疑似的药品不良反应，视严重程度建议医生予以观察、减量、停药及对症处理。

（7）查房后，应及时回答医生或病人提出的用药问题；暂时不能回答的，应查阅资料后及时反馈。

（8）记录查房过程中有病情变化和用药医嘱变化的病人，以备药学查房时使用。

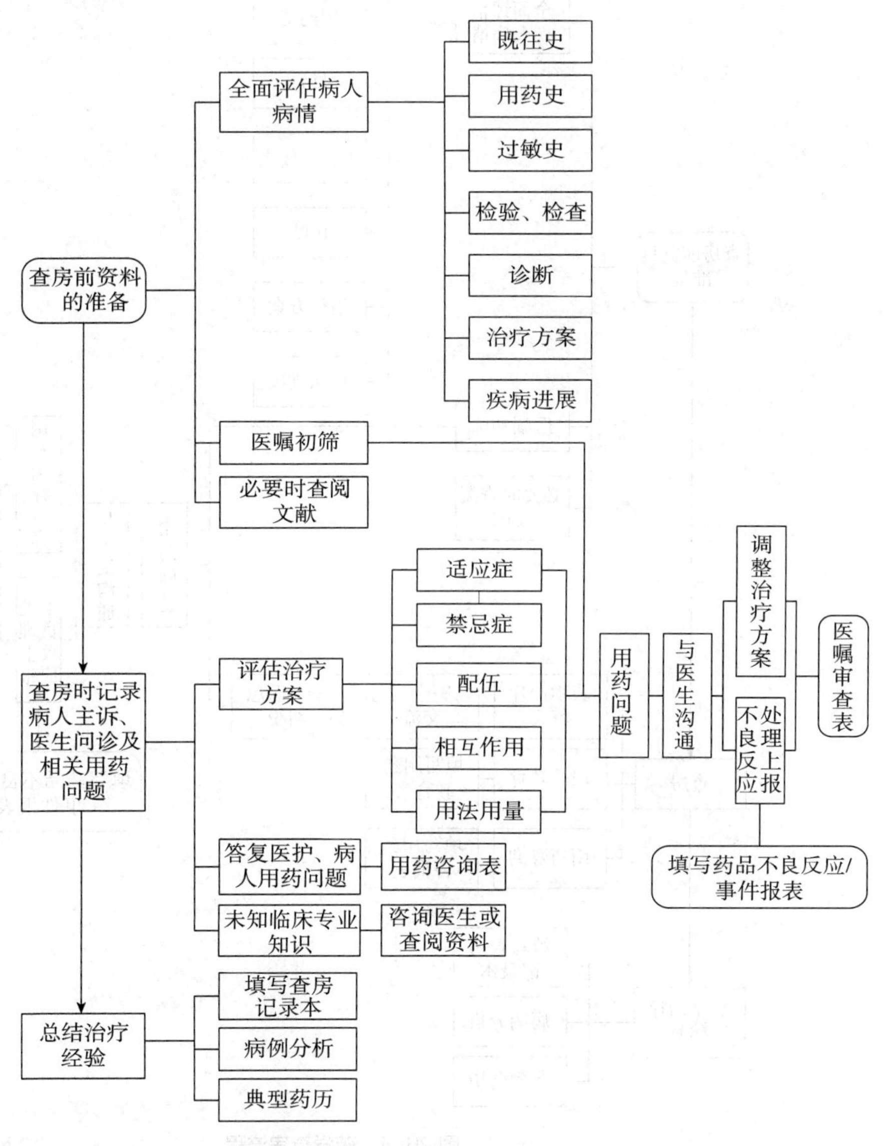

图 26-3　医疗查房流程

## （二）药学查房

药学查房时，临床药师应着装整洁，佩戴胸卡，言行举止得体。查房期间应注意与病人的沟通技巧和语言艺术，与病人交流应有条理性、专业性，符合医疗规范，避免引发不必要的医患矛盾。

（1）药学查房前，临床药师应先行了解拟进行药学查房的病人病历资料，特别是病人的用药情况，为有针对性的解决用药问题进行资料准备。

（2）药学查房时需要有明确的开始语和结束语。查房前先进行自我介绍，让病人知道交谈的对象及目的，以方便和病人沟通。查房结束时需要有合适的结束语。

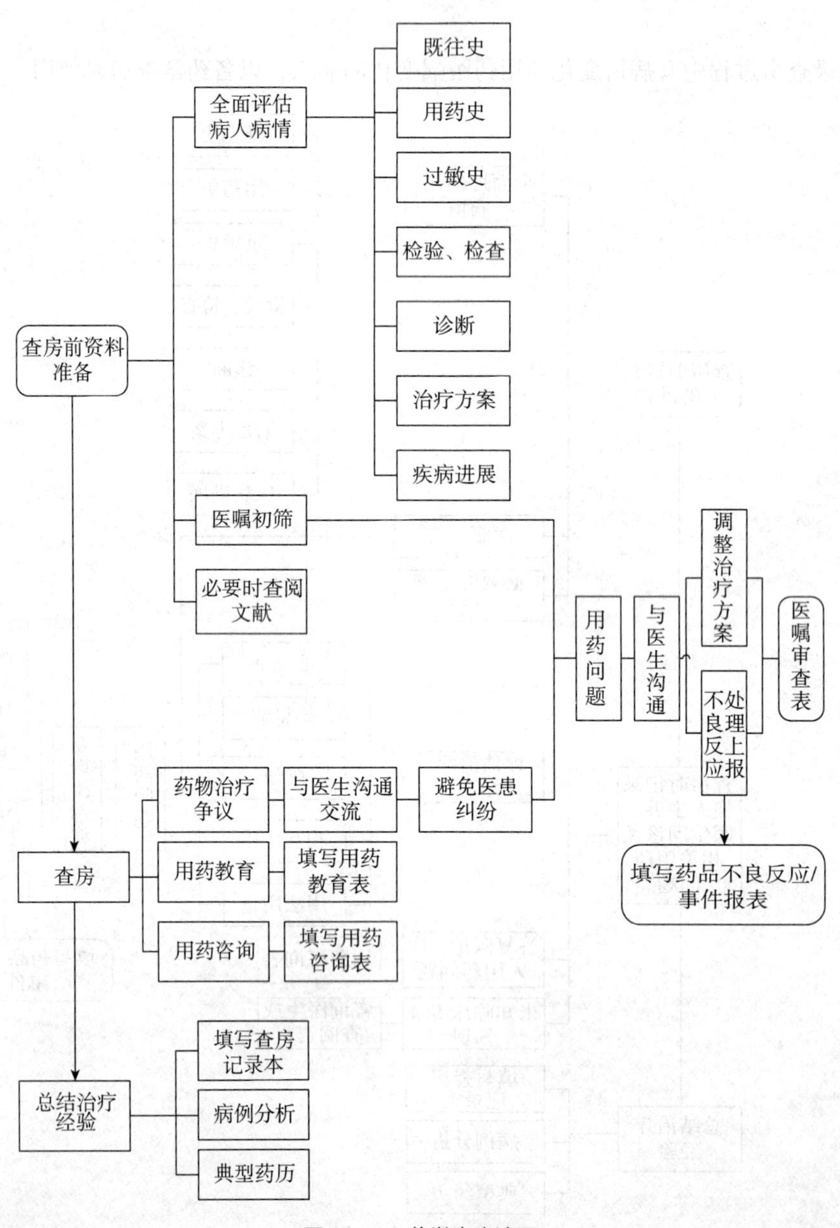


图 26-4　药学查房流程

（3）药学查房期间，结合医疗查房内容与药学问诊情况，掌握病人的症状、体征、实验室检查检验指标，从而评估药物治疗效果。

（4）查房期间，临床药师应结合病人的不同情况，适时向病人进行用药教育。如所用药品的药理作用及适应症、特殊制剂的使用方法、药品贮存条件等。

（5）查房结束后，临床药师应简要记录查房情况，主要包括病人基本信息、发现的用药问题以及尚需与医生沟通并继续关注的问题等。

## 三、药学问诊

问诊是临床药师的一项基本技能，规范化的问诊有利于临床药师参与药物治疗，指导病人正确用药。问诊水平的高低，既体现临床药师的理论水平，又反映其沟通交流技巧，同时也显现出其人文素养。

### （一）药学问诊与临床问诊的区别

药学问诊的内容与临床问诊相似，但仍有差别。药学问诊主要面对的病人是新入院的病人以及在病人住院过程中存在可疑药品不良反应、用药依从性不佳等问题需要进行药学服务的病人。药学问诊一般是滞后于医生首次问诊并在其基础上进行的，作为临床药师，需要更加关注病人的既往病史、用药史、过敏史以及与现病史有关的用药情况，特别是药物的给药剂量、服药方法、给药次数、用药时间以及用药后的临床疗效和药品不良反应等，都需进行详细的询问和记录。

### （二）药学问诊的流程

药学问诊流程具体如图26-5所示。

**1. 药学问诊前的准备**　问诊前临床药师应查阅病历，了解病人的病史资料，评估病人的文化教育背景、疾病严重状况等，针对不同的病人选择不同的问诊对象，如病人病情允许，可直接询问病人；危重病人则应询问其家属或陪护。重点关注病人既往及目前的药物使用情况，做到心中有数，必要时可准备个体化的问诊提纲。

**2. 自我介绍**　药师首先应进行恰当的自我介绍，以便病人了解药师的职责、问诊意图，从而积极配合药师问诊。

**3. 药学问诊的主要内容**　药学问诊要贯穿病人的整个诊疗过程，针对刚入院病人、诊治过程中的病人和拟出院病人问诊侧重的内容有所不同。

（1）刚入院病人　药师对刚入院病人信息的采集应包括病人的一般资料（包括姓名、年龄、职业等）、主诉、现病史、既往史、个人史、家族史等，重点关注其既往用药史、药物食物过敏史、药品不良反应处置史等，初步判断病人对疾病和药物的认知程度、性格特质、用药依从性等。如病人存在药物过敏史，应问明具体过敏药物、过敏的具体症状、体征、转归等。如病人既往发生药品不良反应，则应详细询问并记录导致药品不良反应的药物名称、当时的给药剂量、给药途径、是否联合用药、发生的时间、具体临床表现及持续时间、是否停药、减量或对症治疗等处置措施，以便为合理选择治疗药物提供参考。

（2）诊治过程中的病人　该类病人的个人基本信息、疾病诊断、主要治疗药物等药师已掌握，此时应重点询问病人使用治疗药物后其症状、体征的改善情况，是否有新发症状，从而合理

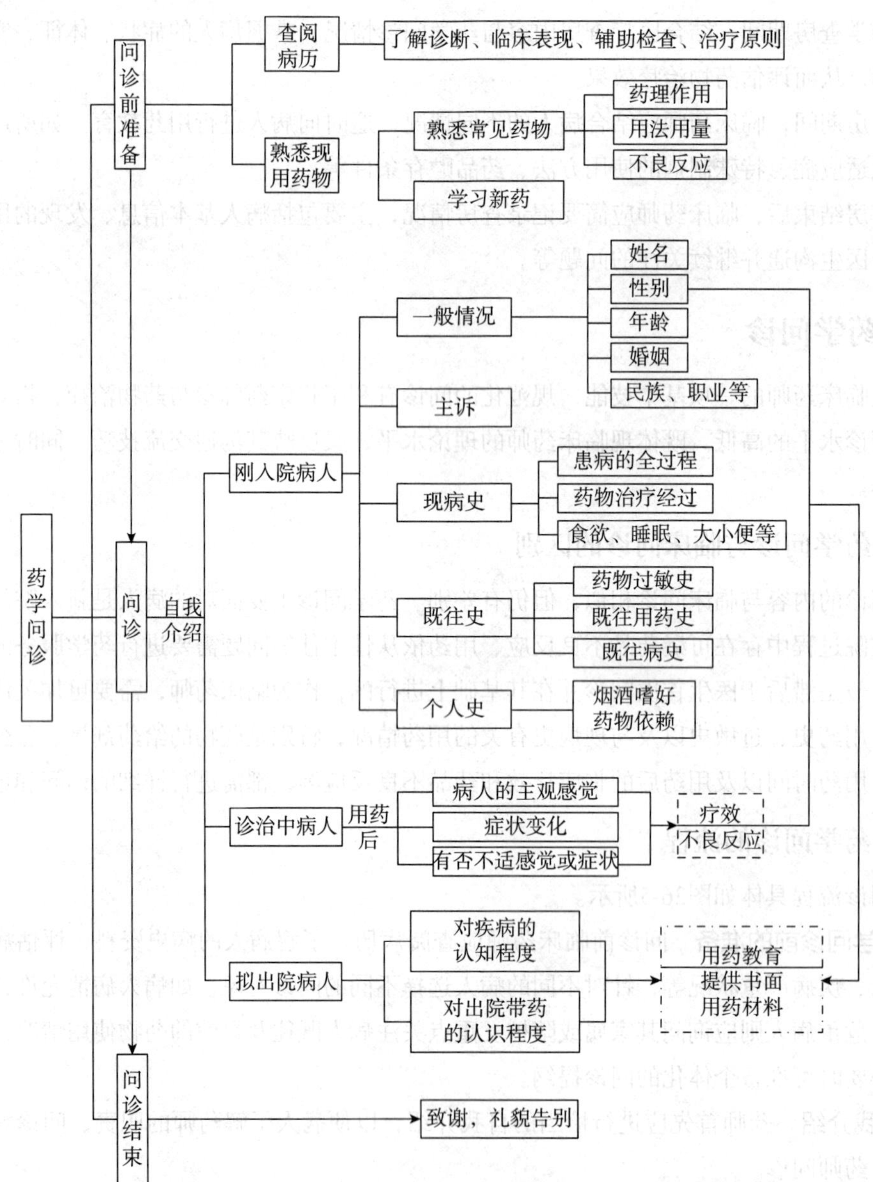


图 26-5　药学问诊流程

解释和判断药物与临床疗效之间的关系，协助医生优化药物治疗方案，及时预防、发现、处置药物相关不良反应。

（3）拟出院病人　药师对该类病人的住院治疗已进行了全程药学监护，此时应在综合分析其药学监护重点、治疗药物特点的基础上，再次询问病人对自身疾病、服用药物的知晓情况，评估其用药依从性，进行个体化用药教育。

4．药学问诊的注意事项

（1）注重仪表，有礼有节，认真聆听与回应，避免使用过于专业的医学术语。

（2）系统提问，重点询问药物使用情况，切忌毫无目的的随意发问。

（3）尊重病人隐私，规避医患矛盾。

## 四、病人用药教育

用药教育是指对病人进行合理用药指导，普及合理用药知识；目的是提高病人的用药知识和用药依从性，防范药品不良反应，减少用药错误的发生。

用药教育是临床药师参与临床药物治疗过程的重要内容，也是疾病防治工作中重要的组成部分。临床药师对病人进行用药教育，应选择合适的时间，通过语言、书面及实物演示教育相结合的方式，帮助病人全面理解药物治疗方案，正确认识和处理药品不良反应。用药教育内容要有针对性，应根据病人特点和药疗医嘱进行用药教育，尽量使用通俗易懂的语言，让病人易于明白和接受。

### （一）病人用药教育方式

**1. 语言教育**　语言教育为常用的用药教育形式之一。语言教育具体深入，可以及时准确地了解病人掌握知识的情况，针对性强，减少了宣教的盲目性。临床药师应采用通俗易懂的话语表达出信息。这种形式的用药教育可以是一对一地进行，也可采用召开座谈会、专题讲座等形式。

**2. 书面教育**　书面教育主要包括文字和图示教育。书面教育可反复阅读，加深理解，弥补语言教育中病人对宣教内容理解不够或易遗忘的不足。提供的文字资料可以是一张或几张纸质教育材料，也可以是宣传手册等。图片资料有助于帮助病人记忆、理解信息和提高用药依从性，特别适用于药品储存、给药装置的使用以及坚持疗程等重要信息。

**3. 实物演示教育**　实物演示教育是美国药学教育实践中推崇的方法之一，即对照实物向病人进行说明。如临床药师对于一些特殊剂型（缓控释制剂、喷雾剂以及口服液等），可以用实物向病人演示正确的使用及贮存方法，加深病人印象。

需强调的是，无论采取何种教育方式，也无论是否运用多种教育形式相结合，均应核实病人对用药的认识和理解。如请病人描述或演示药物使用方法及如何判断治疗效果；观察病人的用药能力和准确度以及对于执行药物治疗方案和监护计划的态度，以确保病人正确理解及执行医嘱。

### （二）病人用药教育内容

病人用药教育的具体内容应根据病人的药物治疗方案和监护计划而制订，主要包括以下几个方面。

**1. 普遍性的用药教育**　普遍性的用药教育指内容适用于每个进行药物治疗的病人，内容包括药品名称、药理作用、适应症、药品的使用说明、疗程、药品不良反应及防治方法、药品的储存等。

**2. 特殊剂型的用药教育**　特殊剂型主要是指缓控释制剂、喷雾剂、泡腾片、滴眼剂、滴耳剂等，如果病人不能掌握正确的使用方法，可能导致使用剂量不准确，达不到应有的治疗效果或造成严重的药品不良反应。对于特殊剂型，临床药师重点教育病人正确使用药物。例如对口服液体，应向病人解释和说明测量装置上的剂量标识；对于鼻腔和口腔用的吸入剂，应向病人演示给药装置的安装和使用方法；对缓、控释制剂，应告之病人不能随意掰开，以免药物过快释放造成失效或增加毒性。

**3. 特殊人群和重点药物的用药教育**　特殊人群主要是指老年人、妊娠及哺乳期妇女、婴幼儿以及肝、肾功能不全者。这部分人群各自有着独特的病理、生理特点，有着不同的药代动力学和药效学。重点药物的用药教育主要是指对易发生相互作用的药物、治疗窗窄的药物等进行的用药教育。对此类特殊人群和重点药物，应告之病人严格遵循医嘱，必要时进行血药浓度监测，以便医生及时调整剂量，实施给药方案个体化。

## （三）病人用药教育流程

病人用药教育流程具体如下（图26-6）。

（1）病人基本信息采集　用药教育前临床药师应全面了解病人的个人信息（特别是受教育程度和医疗费别）、入院诊断、主要的检验检查指标、既往病史、现病史等，以便充分评估药物治疗方案，制定针对性的用药教育内容。

（2）床旁补充询问病人既往用药史、药物食物过敏史和药品不良反应处置史。

（3）详细了解病人药物治疗后疾病改善情况、不良反应发生情况，观察并评估病人药物治疗

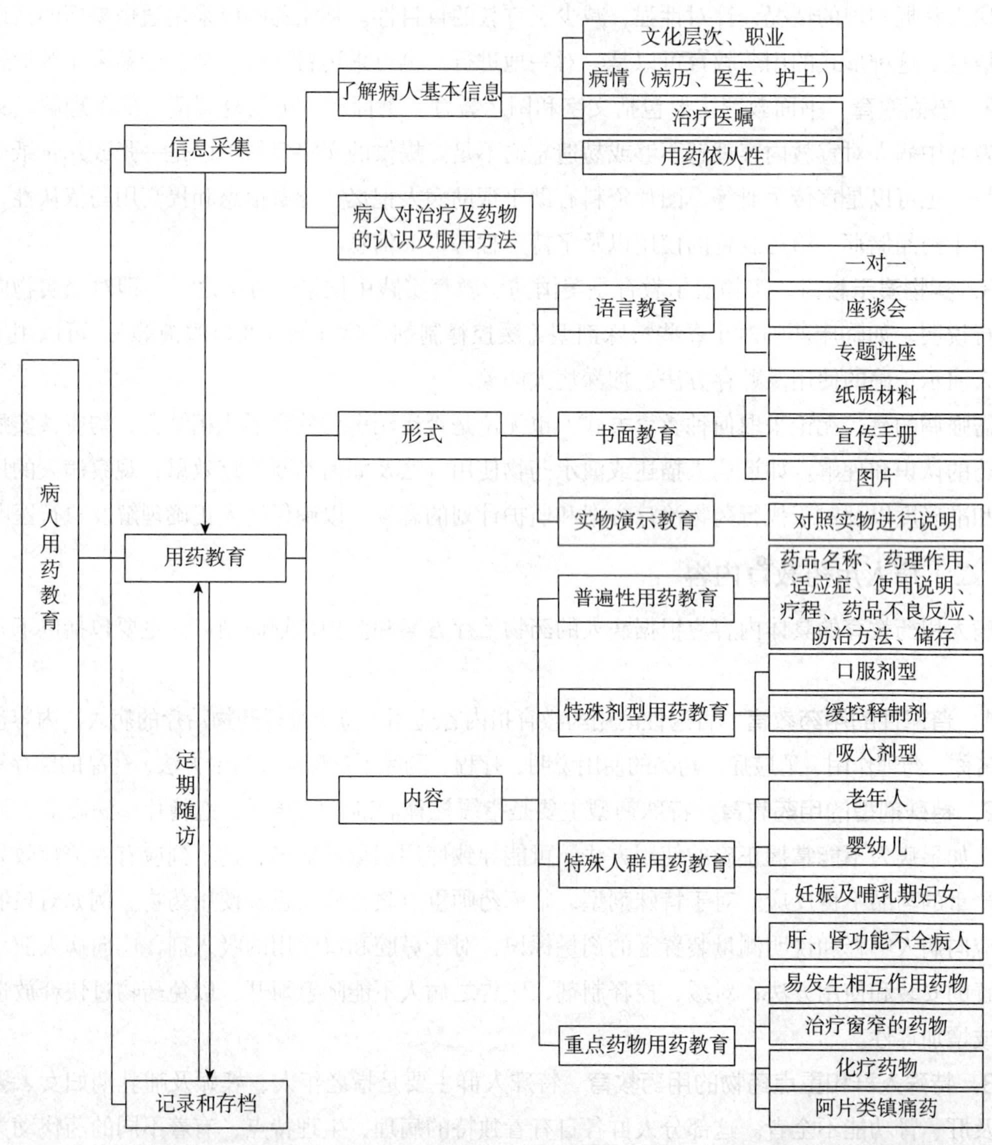


图26-6　病人用药教育流程

的有效性和安全性。

（4）基于病人情况和药物治疗方案，给予针对性的用药教育。用药教育期间主动询问病人对治疗药物的疑问并耐心解答。

（5）对拟出院病人开展出院用药教育　交代出院继续服用药物的治疗目的、用药疗程、应该如何复查相关指标、如何预防潜在的药物相互作用等注意事项，必要时随访病人。

（6）工作记录　在《病人用药教育登记表》（表26-2）或工作日志上记录用药教育情况，主要包括病人个人信息、基础疾病、药疗医嘱、用药教育内容等。

表26-2　病人用药教育登记表

年　　月　　日

| 姓名 | | 科室 | | 床号 | | 病历号 | |
|---|---|---|---|---|---|---|---|
| 性别 | | 年龄 | | 电话 | | 饮酒史 | |
| 过敏史 | | 药品不良反应史 | | 吸烟史 | | 其他 | |
| 出院诊断 | | | | 病人对药物治疗和使用中的疑问： | | | |
| 出院带药名称 | | | | 服药指导特别事项： | | | |
| 作用数量 | | | | 指导内容：<br>□用法用量　□不良反应　□处方变更<br>□药物作用说明　□ 相互作用<br>□保管方法　□合并用药　□重复用药<br>□漏服对策　□依从性　□用药疗程<br>□提醒复诊 | | | |
| 用法用量 | | | | | | | |
| 疗程 | | | | 指导对象：<br>□病人本人 □病人家属　□其他 | | | |
| 药师签名： | | | | 病人/家属签名： | | | |

## 五、治疗药物监测工作

研究表明，同一药物、同一剂量以及相同的给药途径，由于个体差异和其他一些因素，结果在作用部位即受体反应部位的药物浓度可以有明显差别。如何根据每个病人的具体情况，制订有效而安全的个体化药物治疗方案，长期以来一直是困扰临床医生的一个难题。治疗药物监测（therapeutic drug monitoring，TDM）是临床药学服务的重要内容之一，改变了按常规剂量用药的传统方法，基于血药浓度监测结果来调整给药剂量，达到提高药物治疗效果和减少药品不良反应的目的，是协助医生为病人制订个体化给药方案的有力工具。

TDM工作需要实验室与医生、护士的密切配合，在此协作中血药浓度被正确地解释和利用，才能真正发挥在个体化用药中的作用，并使TDM工作融入诊断与治疗过程中。在国外，与TDM相关的药学人员分为两类：一是实验室技术人员，执行分析任务并报告结果；二是临床药师，解释分析血药浓度结果，帮助医生调整个体化用药剂量。在国内，药师往往同时承担实验室技术人员、临床药师的双重任务，因此，药师在做好实验室工作的同时，应该深入临床，开展围绕TDM给药方案优化的工作。

### （一）TDM中临床药师的工作职责

（1）严格把握TDM指征，避免不必要的血药浓度测定。病人接受监测品种的药物治疗时，是否需要监测血药浓度，应根据临床具体情况判断。药师应协助临床，避免不必要的TDM申请。

（2）快速提供准确的血药浓度测定结果。测定结果除准确外，结果报告速度应该尽可能快捷。

（3）直接面对临床开展TDM工作。TDM与给药方案优化涉及多学科的综合知识，包括药代动力学、药效学、毒理学等。仅向临床报告测定结果和有效浓度范围是不够的，更重要的是根据病人的血药浓度结果，应用药代动力学原理和药代动力学参数进行数据分析和结果分析，并结合临床表现，协助临床科学、合理地制定个体化给药方案。

### （二）TDM中临床药师的工作流程

TDM临床药师的工作流程具体如下（图26-7）。

（1）了解病人接受的药物治疗方案。

（2）掌握监测药物治疗效果、中毒表现与血药浓度之间的关系。

（3）评价病人有无血药浓度监测的指征。

（4）评估哪些因素可能影响病人所服药物的药代动力学和药效动力学。

（5）确认病人的具体给药剂量和给药途径。

（6）确认病人的给药时间，向医生提供初步用药建议，并做出相关解释。

（7）确认取样时间，以便临床及时送检样本。

（8）评估可能干扰血药浓度测定结果准确性的因素。

（9）获得血药浓度结果后，运用药代动力学、药效动力学等知识，结合药物实际作用、病人临床表现，分析解释血药浓度。

（10）基于血药浓度结果，向医生提供优化给药方案的建议。

（11）列出观察、评估治疗效果的指标，告知医生再次测定血药浓度的时机。

## 六、参加会诊

### （一）药学会诊的必要性

会诊是医院常规诊疗活动之一，2011年颁布的《医疗机构药事管理规定》规定参加会诊是药师工作职责之一；2012年颁布的《抗菌药物临床应用管理办法》要求具有高级专业技术职务任职资格的药师或具有高级专业技术职务任职资格的抗菌药物专业临床药师参与特殊使用级抗菌药物

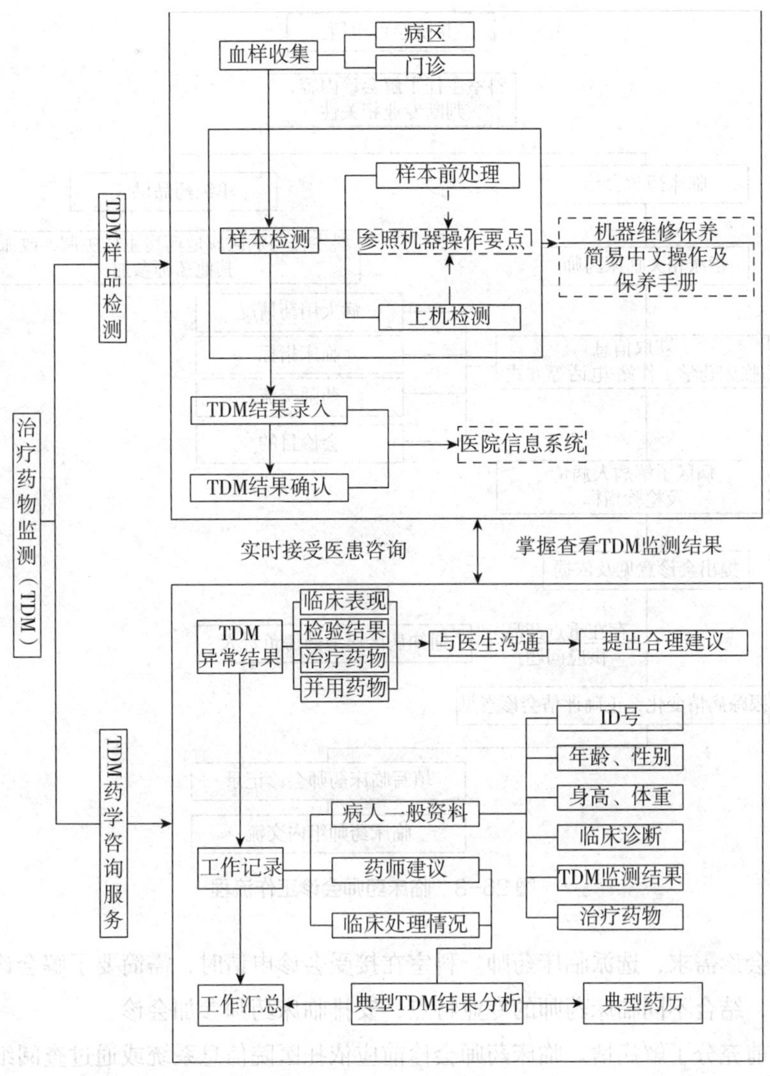


图 26-7　治疗药物监测工作流程

的会诊工作；上述法规文件为临床药师开展药学会诊提供了有力的制度支撑，使得药学会诊逐渐成为临床药师日常核心工作之一。参与临床会诊已成为临床药师深入临床、开展药学服务的重要切入点，也是临床药师直接体现其职业价值的方式之一。

为规范会诊行为，2005年的《医师外出会诊管理暂行规定》对会诊的定义、程序、规范、罚则等做出了明确要求，同时对发生医疗事故后的处理也做出了规定。但是，该规定只限于医师院外会诊，对医疗机构科内会诊、科间会诊、急诊会诊、全院会诊造成病人损害的情况缺少法律规定，提示临床药师在会诊工作中，应严格按照诊疗流程和相关规定，多角度全方位评估病人，认真完成会诊任务，尽量降低潜在的医疗风险。

## （二）临床药师会诊工作流程

临床药师会诊工作流程具体如下（图26-8）。

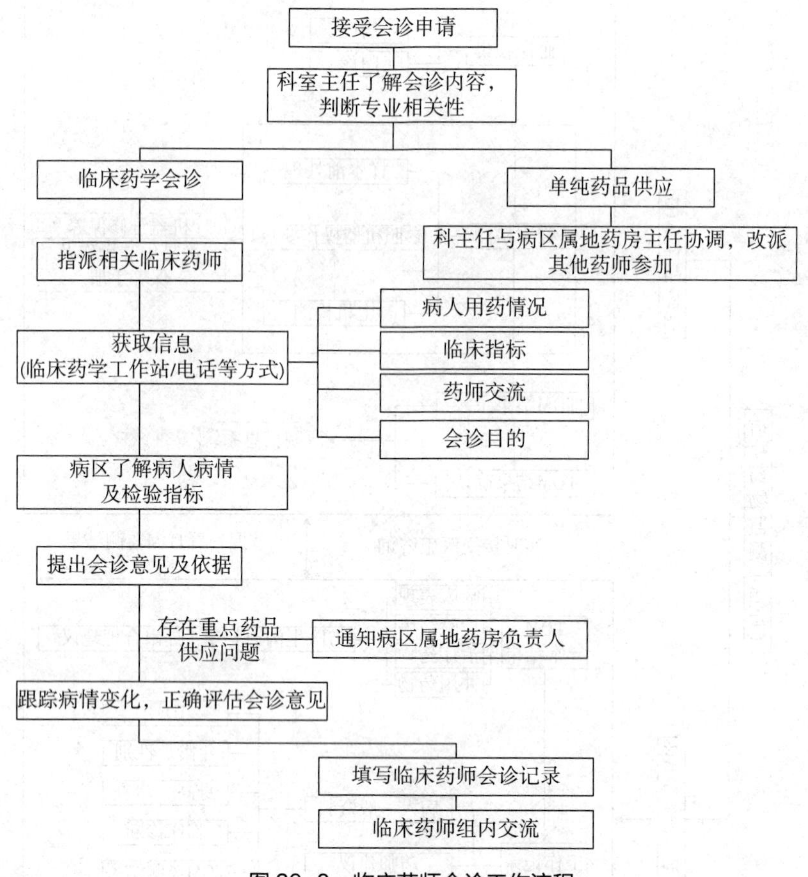


图 26-8　临床药师会诊工作流程

（1）基于会诊需求，选派临床药师。科室在接受会诊申请时，需简要了解会诊需求，从会诊专业需求出发，结合不同临床药师的专业特点，安排临床药师参加会诊。

（2）会诊前充分了解病情。临床药师会诊前应依托医院信息系统或通过查阅纸质病历，了解病人的病情变化、药疗医嘱、检查检验结果等资料，必要时可通过检索文献以及临床药师组内交流等方式为制定初步的会诊意见提供技术支持。

（3）提出会诊意见。临床药师参加会诊期间，应仔细听取医护人员介绍病人病情和会诊申请需求，认真查看病人并询问病人或其家属。在充分领会临床会诊需求的基础上，结合病人实际情况，客观全面地提出会诊意见；防止因未全面考察病人情况或对问题理解欠缺而对临床产生误导。

（4）及时记录。临床药师会诊结束后应及时填写《临床药师会诊登记表》（表26-3）或在临床药师工作日志上予以记录，包括病人基本信息和会诊意见；对重点病例可在临床药师组内交流学习。

（5）追踪随访。不论会诊意见是否被临床医生采纳，临床药师都应继续对会诊病人的诊疗过程进行追踪随访，如发现会诊意见需要修改，应及时与相关医生联系讨论，避免造成不良后果。

表26-3　临床药师会诊登记表

| 会诊类型：　☐全院会诊　☐药学会诊　☐其他： | | |
|---|---|---|
| 会诊时间： | 临床药师： | 病区： |
| 病人姓名： | 性别： | 年龄： |
| 住院号： | 床号： | 入院时间： |
| 药物、食物过敏史： | | |
| 目前诊断： | | |
| 主要医疗或药学问题： | | |
| 药学会诊意见： | | |
| 遗留问题及解决方式/随访情况： | | |

## 七、书写药历

药历是临床药师在临床药学实践中形成的对病人药物治疗过程的全面、客观的记录和评价，包括对病人进行的与医疗有关的教育和指导以及药师对药物治疗过程的干预，是为病人提供个体化药物治疗的重要依据和必备资料。

### （一）药历的分类和格式

按照使用目的和对象不同，药历可以分为工作药历和教学药历。工作药历为临床药师日常工作使用，是针对有一定临床经验的药师设计的。教学药历是为实习期间、毕业后规范化临床药学培训阶段的学生设计的，其格式类似于医生书写的大病历，较工作药历书写内容全面、细致，各种项目内容相对固定，主要包括：病人的基本情况、现病史、用药史、药物食物过敏史、药品不良反应处置史、临床诊断、初始治疗方案分析、药学监护计划、药物治疗日志、药物治疗总结等。

目前药历的形式、内容不一，格式繁多，美国卫生系统药师协会实践指南汇编（2010年版）推荐标准格式为SOAP模式，是美国临床药师常用的记录方式。SOAP文件主要包括4部分内容：主观性资料、客观性资料、评估和计划。另外，其他文件格式，如FARM：发现的问题（findings）、评估（assessment）、建议（recommendation）、处理（management）；TITRS：标题（title）、引言（introduction）、正文（text）、建议（recommendation）、签名（signature）等也比较常用。SOAP是一种记录涉及药师干预内容的格式，FARM则强调对药物治疗的监测，TITRS则是一种突出药物治疗评估内容的格式。

### （二）教学药历书写的基本内容

教学药历包括药历首页、入院记录、病程记录和药物治疗总结四个部分。

**1. 药历首页**　主要包括：①建立药历的日期、药师及科别；②一般项目：病人姓名、年龄、性别、住院号、入院时间、出院时间；③工作单位、地址、电话等联系方式；④身高、体重、血型、体表面积；⑤不良嗜好（烟、酒、药物依赖）。

**2. 入院记录**　包括主诉、现病史、既往史、既往用药史、家族史、伴发疾病与用药情况、过敏史、药品不良反应处置史、入院诊断和出院诊断等。

3. **病程记录** 包括本次入院时主要的治疗药物与治疗方案分析、药学监护计划及入院后的药物治疗日志内容，本部分为药历书写的重点和难点，也是培养药师临床药学思维的重要方式。

（1）初始治疗方案分析 在病人开始药物治疗时书写，临床药师应在掌握病人病情基础上，结合病人特点、相关诊疗规范、指南等对药物治疗方案进行系统分析。

（2）初始药学监护计划 针对病人的治疗过程和药物治疗方案设计药学监护计划，旨在发现并解决潜在或实际发生的用药问题。主要包括临床药物的治疗效果、治疗过程中的药品不良反应、执行过程中应注意的问题，如护士医嘱执行情况及病人用药情况并进行适当的干预。药学监护计划应明确监护对象，针对完整的病人个体进行监护，不可只针对具体药品；找准药学监护点，制定切实可行的监测指标并按时间点实施，记录结果，并在药物治疗日志中前后呼应。

（3）药物治疗日志 指病人住院期间病情变化与用药变更的情况记录，包括治疗过程中出现的新的疾病诊断、治疗方案、会诊情况，药师对变更后的药物治疗方案的评价分析意见与药学监护计划以及药师对药学监护计划的执行情况与结果。药物治疗日志一般每3天书写1次，危重病人随时书写记录，每次记录应有学员签名，并注明记录时间。

4. **药物治疗总结** 药物治疗总结与住院病历中的出院记录类似，位于药历的最后部分，但与病历的出院记录侧重点有所不同。住院病历的出院记录侧重于记录对疾病的诊疗过程，而教学药历的药物治疗总结主要侧重于药物治疗过程的总结与治疗得失、药师的工作总结、出院带药、用药教育及随访计划等。

# 第三节　临床思维的培养

## 一、临床思维的概念

临床思维是对疾病现象进行调查、分析、综合、判断、推理等一系列思维活动，指在对病人及其所罹患疾病的感性认识基础上，利用基础医学和临床医学知识和经验，对临床资料进行综合、分析、判断和推理，从庞杂的线索中寻找出主要矛盾，通过已知的前提，推出新的结论，及时解决临床问题的理性认识过程。临床思维“以病人为中心”，始终把病人的利益放在第一位是临床思维的核心。

随着药学服务理念被广泛认同和接受，药学服务与临床治疗的联系更加紧密，医生是用药决策者，其治疗中运用临床思维，而临床药师必须在具有临床思维的前提下，再运用药师专业的优势对治疗方案的合理性进行分析和判断，才能使临床用药更加合理。传统药师考虑问题往往局限于药物本身，未结合病人具体情况，而一名合格的临床药师必须全面掌握病人病情和药物的特性，监测疗效和药品不良反应，分析疗效不佳的原因以及寻找提高疗效的方法，最终保障病人用药安全、有效和经济，因此，药学思维到临床思维的转变是传统药师成为临床药师所面临的巨大挑战。

## 二、临床思维的特点

不确定性是临床工作的一大特征，疾病处于不断的发展和变化过程中，临床思维必须实时加以变化和调整，才能及时认清病情演变的趋势，并对先前的判断加以必要的调整。由于诊断难以绝对准确，不可避免地会误诊部分病人；由于治疗不可能百分之百有效，可能会有部分病人即使接受了正确的治疗，仍无法得到理想的结局。如何估计和处理这种不确定性，是临床思维素养的重要标志，具体内容包括：①通过临床调查掌握病情资料；②分析病情资料的诊断意义，弄清主次，理出脉络；③综合考虑病情资料，提出诊断假设；④继续观察病情变化，以验证或推翻诊断假设。

药师的临床思维偏重于疾病与药物、药物与病人等相关性问题的思考判断，如处方错误、药品不良反应、药物有效或无效、药物引起或加重病情、药物对实验室检查结果的影响等。侧重收集病人的与药物治疗有关的数据、资料：生理资料，如性别、年龄、体重、民族、文化程度、妊娠、哺乳等；疾病相关资料，如药物过敏史、伴发症、实验室检查情况以及曾经或正在使用的药物及用药原因、用法用量、给药途径、疗效；其他资料，如文化程度、职业、生活习惯及嗜好等。

## 三、临床思维的训练养成

临床思维训练养成的困难在于，虽然教科书和文献提供了大量的知识，但这些只是一般性的疾病规律，每个病人都有其独一无二的特殊性，要想做出正确的诊断，除了掌握一般规律，更要基于病人个体，搜集信息，整理资料，评估异常发现的意义，做出初步诊断后还要进一步追踪随访，以验证或调整最初的判断。药师临床思维训练养成的方法与途径如下。

**1. 改善知识结构，提高临床药师学识水平**　临床思维不是凭空想象，因此，不断地学习和接受新的医药学知识对于提高临床思维能力非常重要。而医药学等理论知识的深度和临床经验积淀的厚度，即学识水平，决定了临床思维能力。临床药师要注重学习诊疗指南、规范或专家共识等；学习临床思维方法理论，如认识论、辩证法等；重视人文知识的培养，以提升医学哲学素养。

**2. 掌握正确的逻辑推理方法**　临床思维以概念、判断、推理为形式，通过分析、综合、比较、分类等方法，达到对疾病的深层次认识。正确的思维方法是临床思维形式的灵魂，临床思维常用的逻辑推理方法有演绎、溯因和归纳，这三种推理方法，分别对应于临床资料的分析、综合和验证工作。正确应用临床思维，克服不确定性，在复杂的环境中做出明智和审慎的决定，为病人提供最佳服务。具体内容包括：通过临床调查掌握病情资料；分析各项病情资料的诊断意义，分清主次；综合考虑病情资料，提出诊断假设；动态观察病情变化，以验证或推翻诊断假设；判断因果关联。

**3. 提高运用知识和技能的能力**　培养临床药师的临床思维，最为直接的方式是在临床实践中进行，临床药师在进行临床药学服务的每一项工作时，应当仔细地去观察及看待每一位病人，从中学会多思考与总结，并将临床思维方法巧妙运用在药物治疗中。

**4. 以病案分析为主要教学内容的学习方式**　采用以问题为基础的教学模式，能使药师获得较强的分析、综合、判断、鉴别等临床思维能力。药师针对教学内容，查阅和阅读文献资料，可以持续更新和提高知识技能，通过书写、分析和讨论药历，评估药历质量，不断完善和培养系统的临床思维。

**5. 临床思维的培养是一个长期、渐进的过程** 卫生行政管理部门和管理者应积极创造药师临床思维培养的条件和环境，通过推荐药师参加临床药师培训或医院内部培养，营造科学的临床思维条件和环境，进而保证药师通过规范、系统的训练，得到全面系统的临床思维模式，培养良好的整体观。药师自身应在临床药学实践中，有意识地培养临床思维，并不断地加以总结完善。

# 第四节 药物治疗管理

## 一、药物治疗管理的概念与内容

**1. 药物治疗管理的概念** 药物治疗管理（medication therapy management，MTM）是相对较新的概念。2006年，美国联邦政府在老人医疗保险中推行一项新的药品福利计划（drug benefit plan，D项计划），作为该项药品福利计划的一项配套措施，要求医疗保险提供MTM服务，以帮助病人管理那些可以报销的福利药品。MTM服务是需要具备监护标准的专业活动，以确保药师逐个评估每位病人使用的药物（处方药、非处方药、替代药物、传统植物药、维生素或营养补充剂），来确认每种药物是否适用于病情，是否有效并达到治疗目标，存在合并症及病人正在服用其他药物的情况下是否安全，病人是否有能力或愿意按医嘱服药。

MTM服务的方式有两种，分别为以处方为重心的方式和“以病人为中心”的方式。以处方为重心的方式是指那些为病人调剂药品时的执业活动，包括仿制药替换、处方集调整、药物信息服务、围绕药品涉及的疾病教育、药品应用的临床规范和个别药物的监测。由于这些活动都是在调剂处方的时候进行，多数的面对面的沟通通常是零散的，且几乎都是将关注点放在个别药品上。“以病人为中心”的方式，与处方调剂完全分开，临床药师需要经过专业的培训，面对面或通过电话与病人沟通，系统性地提供统一的服务，按照特定的监护标准服务于每一位病人。“以病人为中心”的方式，应了解每位病人的用药体验，需要病人全程参与，从最初评估药物相关需求到确认药物治疗问题，从建立治疗目标到拟定监护计划，再到随访评估，来确定病人经历的实际治疗结局，是基于药学监护实践行为的一种垂直型的专业深度服务。

**2. 药物治疗管理的主要内容** MTM服务除了全面评估病人药物相关需求外，还包括病人的个性化监护计划，即充分利用病人的用药体验和偏好，与病人确定期望的治疗目标，以及进行适当的随访，以评估监护计划给病人带来的实际结局。所有这些需要病人的理解、认同、积极参与，只有这样，监护计划才能执行，才能使每位病人获得较好的用药体验和临床结局。MTM服务必须以一种方式提供给病人并做好记录，这种方式可以给病人监护带来独特价值且容易与医疗团队的监护融为一体。全面的MTM服务需要10个步骤，具体如下。

（1）识别并确认还没有达到临床治疗目标的病人。

（2）理解病人的个人用药体验/用药史以及偏好。

（3）确认所有药物的实际使用方式，包括非处方药物、生物活性补充剂及处方药物。

（4）评估每种药物治疗适应症的适宜性、有效性、安全性和依从性，关注每次药物治疗是否达到临床目标。

（5）确认所有的药物治疗问题，即目前治疗情况与达到最佳临床结局之间的差距。

（6）拟定病人监护计划，说明推荐的治疗步骤，包括达成最佳结局需要的治疗调整。

（7）与处方医师沟通监护计划并获得其同意/支持，且病人同意并理解该监护计划。

（8）记录所有步骤、当前的临床状况与治疗目标的对比情况。

（9）对病人进行随访评估是确定调整治疗方案效果、再次评估实际结局、为达到预期临床目标/结局进一步调整治疗方案提供建议的关键。所有团队成员要相互理解，并了解治疗的个性化目标。

（10）MTM是一个循环的过程，药学监护要与病人个性化治疗目标相协调，医疗团队成员对此要完全理解。

## 二、药物治疗评估

病人药物治疗评估的主要目的是确定病人药物相关需求的实际情况。为了完成评估任务，临床药师需要搜集、分析、研究并解释有关病人个人、病人的病情和药物治疗的信息。评估效果直接影响到病人监护流程的各个环节，甚至影响到双方的沟通交流、信息的准确性、临床的决策、伦理判断、病人依从性、病人满意度、临床药师满意度和临床结局。

药物治疗决策的个体化、条理化和系统化体现了临床药师对病人监护的专业价值，临床药师对病人的独特价值正是确认、解决和预防药物治疗问题，因为这些药物治疗问题干扰了病人达成治疗目标，为了给病人健康带来积极影响，掌握确认、解决和预防药物治疗问题的假设与演绎的推理技能和知识至关重要。

**1. 评估病人用药相关的需求** 临床药师应从病人信息中评估其药物相关需求是否得到满足，即病人所使用的药品适应症是否合适，药品是否有效、安全，病人是否能够并愿意依从医嘱服用药物。评估病人用药需求的相关具体标准如下。

（1）基于所收集的病人相关信息评估其所用药物是否均有相关的适应症。

（2）评估病人是否需要使用其他药品，而目前并未给予服用（有未经治疗或干预的疾病）。

（3）病人正在使用的药物，是否能让病情获得最大的改善。

（4）所使用药品的剂量或用法，是否能确切达到治疗目标。

（5）是否存在任何药物引起的药品不良反应。

（6）药品的剂量是否存在过量，从而发生毒性反应。

（7）评估病人的用药依从性，是否均按时服药，以实现既定的治疗目标。

（8）评估病人药物治疗适应症的适宜性。

药学监护实践中，应评估每种药物的适应症，从而确定当前药物对病人病症是否恰当。药物的预期用途时判别药物治疗问题的起点，必须建立适应症、药品、给药方案和治疗结局之间的相互联系，对于病人的每种药物，均需评估存在的每一种病症是否需要药物治疗，用何种药物可以改善，需要服用的剂量如何等问题。此外，需要不断评估病人的问题是否由药物治疗引起，或者是否可以经由药物治疗予以解决或预防。如果病人所服用的药物没有临床上适宜的适应症，或需要增加药物来治疗或预防病症，则可认为发现了一个药物治疗问题。

**2. 确定药物治疗方案的有效性** 如果病人所用的每种药物都有相应的适应症，且每个病人的疾病都在使用药物治疗或预防，则临床药师可开始评估病人用药的有效性。药物治疗效果的两个主要决定性因素分别为有效性和安全性，可通过判断病人的有效性和安全性来评估药物治疗结果。有效性取决于评估病人对治疗每个适应症的预期目标的反应，为了评估有效性，必须明确治疗目标，治疗目标主要包括病人的症状和体征、疾病相关的异常检查检验指标等。通过比较预期目标与病人当前实际状况，可以判断药物治疗是否有效。如果病人的药物治疗无效或未达到治疗目标，则病人就存在药物治疗问题。

**3. 确定药物治疗方案的安全性** 药物治疗可以导致病人出现药物不良事件，因此药物治疗评估中，临床药师应该优先评估，病人的临床表现是否是由正在服用的药物引起。病人药物治疗的安全性是对病人出现的非预期反应是否与药物品种或剂量有关，主要是基于临床指标（症状和体征）或化验结果，确定是否与药物治疗的不良反应有关。临床药师一旦判定药物或给药剂量是不安全的，就提示着病人存在药物治疗问题。如果根据临床判断，病人的药物治疗是有效和安全的，则应继续着手评估病人对给药方案的依从性。

**4. 正确理解病人的依从性** 药物依从性可分为完全依从、部分依从（超过或不足剂量用药、增加或减少用药次数等）和完全不依从3类。依从性不佳是指病人不能或不愿意按医嘱服用有效、安全的合适药物。病人依从性本质上是一种行为问题，其核心是沟通问题；影响药物依从性的因素众多，涉及病人、医务人员、社会、家庭等各方面，确认和解决依从性问题是临床药师的重要职责。

药物治疗评估的标准流程是临床药师应在评估病人依从性之前，做出适应症、有效性和安全性方面的临床判断。在药物治疗被认为临床适应症正确、药物治疗可能有效并可以实现治疗目标、药物治疗是安全的前提下，才会考虑评估病人是否存在不顺应的问题。临床药师需要了解病人的用药体验，如病人的偏好、信念、期望和对药物治疗的顾虑等，并与病人之间建立良好的治疗关系，从而去积极地影响病人的决定，促进病人获得正向的用药体验，帮助病人达成良好的依从性。

**5. 药物治疗问题的确认** 在评估病人药物相关需求过程中，下述标准可用于确认药物治疗相关问题。

（1）通过收集病人信息及与病人面谈等途径，确认观察和发现的相关证据是否存在药物治疗问题。

（2）必要时，可联系病人、病人家属、看护者或其他医疗人员，确认病人的药物治疗问题。

（3）需明确描述药物治疗问题，清楚描述相关疾病与药物治疗之间的相互关系或造成问题的原因。

（4）将药物治疗问题按优先次序排好，以解决优先选出的问题。

（5）配合监护计划中拟定的治疗目标和期望的治疗结局，记录药物治疗问题。

**6. 药物治疗问题的种类和常见原因** 药物治疗问题的分类由明尼苏达大学药学监护彼得斯研究所在1990年首次定义、描述。前两种药物治疗问题与适应症相关，第3和第4种药物治疗问题与有效性相关，第5和第6种药物治疗问题与安全性相关，最后一种问题则考虑了病人的用药依从性。药物治疗问题种类和原因详见表26-4。

表26-4 药物治疗问题的种类和常见原因

| 药物治疗问题种类 | 药物治疗问题的原因 |
|---|---|
| 不必要的药物治疗 | 重复治疗：只需单药治疗，却在使用多种药物治疗<br>无适应症用药：目前尚无充分的临床用药指征，非药物治疗更合适，而不是药物治疗<br>使用成瘾性药物：如毒品滥用、酗酒或抽烟引起<br>治疗可避免的不良反应：正在服用药物治疗由另一类药物引起的可避免的不良反应 |
| 需要增加药物治疗 | 预防性治疗：需要给予预防性药物治疗，以减少产生新疾病的风险<br>存在未治疗的病症：一种疾病需要开始药物治疗<br>协同增效治疗：一种疾病需要增加药物治疗，以获得协同作用或加和作用 |
| 无效药物 | 需要更有效的药物：使用的药物不是治疗疾病最有效的药物，需要更换另一种药物<br>病情对药物耐受或抗药：病情对现有药物耐受，需要更换另一种药物<br>药物剂型不合适：需要更换成其他剂型<br>存在禁忌症：病人为该药物禁忌适用人群<br>药物不符合此适应症：药物对于治疗目前适应症不是有效药物 |
| 给药剂量过低 | 无效剂量：给药剂量过低，无法产生预期疗效<br>需要增加监测：需要临床检查或化验结果，以确定给药剂量是否过低<br>给药频率不合适：给药时间间隔过大，难于产生预期疗效<br>不正确的服用方法：给药途径或方法不适宜<br>药物相互作用：药物相互作用使病人体内活性药物浓度减少，导致治疗效果欠佳<br>药品储存不正确：药品储存方法不正确，导致药物失效<br>药物疗效不适宜：药物疗程过短，难于获得预期结果 |
| 药品不良反应 | 不良结果：药物引起的与剂量无关的不良反应<br>不安全的药物：由于病人存在风险因素，需要选择更为安全的药物<br>药物相互作用：药物相互作用引起的与剂量无关的不良反应<br>给药途径不正确：由给药途径不正确引起的不良反应<br>过敏反应：药物引起的过敏反应<br>药物加量/减量速度过快：因药物剂量调整速度过快导致的不良反应 |
| 给药剂量过高 | 剂量过高：给药剂量过高，导致毒性反应<br>需要增加监测：需要临床检查或化验结果，以确定给药剂量是否过高<br>给药频率过短：给药间隔对于病人过短，导致血药浓度过高<br>药物治疗的疗程过长：药物治疗的疗程对于病人太长<br>药物相互作用：药物相互作用使病人体内活性药物浓度过高，导致病人中毒 |
| 病人依从性 | 没有理解药品说明书：病人没有理解如何正确使用药品及其给药剂量<br>负担不起药品费用：病人无法负担医师推荐或处方的药品费用<br>病人不愿意服药：病人不愿意按照医嘱服用药物治疗<br>病人忘记服药：病人忘记服用足量的药品<br>药品无法获得：药品缺货，病人购买不到<br>无法吞咽/吞咽给药：病人不能按医嘱吞咽/吞服给药 |

## 三、病人用药记录

提供药物治疗服务时，除收集并记录病人的个人信息外，应详细问询病人应用的所有药品：处方药、非处方药、中药和其他膳食补充剂，并记录每一种药品的名称、剂量、服药次数、服药的起始时间和停止时间以及针对具体药物服药时的特殊说明等）。此外，也要详细询问和了解病人的药物、食物过敏史，药品不良反应处置史等情况，用药记录清单可参考表26-5，该表在应用时可根据所在医疗机构和药师需求等因素，做适当调整。

表26-5　病人用药记录

| 我的用药记录 | | | | | | | |
|---|---|---|---|---|---|---|---|
| 姓名： | | | 出生日期： | | | 联系电话： | |
| 紧急时联系人及联络方式 | | | | | | | |
| 姓名： | | | 关系： | | | 联系电话： | |
| 请随身携带用药记录，就诊时出示给医生、药师和其他医疗人员查看 | | | | | | | |
| 药物食物过敏史： | | | | | | | |
| 药品不良反应处置史： | | | | | | | |
| 药品名称 | 剂量 | 服用目的 | 何时服用 | 开始时间 | 停止时间 | 处方医师 | 备注 |
| | | | | | | | |
| | | | | | | | |
| | | | | | | | |
| | | | | | | | |

注：本表仅用于收集一般信息，不作为专业医疗咨询或治疗的依据；任何情况下，病人（或其他使用者）不可以依靠本表或相关信息作为服药的依据；本表可以根据病人情况做适当调整。

## 四、药物相关行动计划

药物相关行动计划的目的是与病人一起确定如何有效地使用药物治疗和预防自身的疾病，包括达成目标所有的必需工作，详见表26-6。其中，治疗目标是指与病人共同确定的通过药物治疗拟达到的预期临床治疗愿景；基于治疗目标制订行动计划，其中包括药物治疗干预措施和其他干预措施。

药物治疗干预措施，包括启动新的药物治疗、终止药物治疗、增加或减少某种药物的给药剂量或更换药品；达成治疗目标的其他干预措施，包括病人用药教育、用药依从性的管理、转诊给其他医疗人员等。药物相关行动计划的最后是与病人一起确认预约下次就诊时间，以便随访评估预期临床治疗效果的进展情况。

表26-6　药物相关行动计划

| 病人姓名： | |
|---|---|
| 经治医生（电话） | |
| 药房/药师（电话） | |
| 制表日期： | 年　　月　　日 |
| 以下列表中的行动计划项目，旨在帮助您从药物治疗中得到最大获益，该计划可协助您和药师、医生共同管理您的用药情况，请您务必详细记录列表中每项计划内容的完成情况 | |
| 计划→我需要做什么…… | 记录：我做了什么？什么时候做的？… |
| 1. | □是<br>□否 |
| 2. | □是<br>□否 |

续表

| | |
|---|---|
| 3. | □是<br>□否 |
| 4. | □是<br>□否 |
| 5. | □是<br>□否 |
| 下次预约时间：　　　年　　　月　　　日 | |

## 五、干预和/或转诊

临床药师为了解决或预防药物治疗问题，应干预或代表病人对其药物治疗方案进行调整。这些干预手段包括开始新的药物治疗、增加剂量、减少剂量、终止药物治疗、为病人提供具体的药物信息或信息解释、介绍病人去找其他更具有解决较为复杂问题能力的专业医疗机构或人员。

文献表明，在接受MTM的病人就诊统计中，80%的药学干预解决药物治疗问题是在病人与药师之间直接发生的；20%的药学干预则需要直接与病人的处方医师联系解决。病人与药师之间直接干预的措施包括：指导病人个体正确使用药物、消除获得药物治疗的障碍、开始新的药物治疗方案、调整给药方案、更换药品、终止药物治疗方案、提供给药设备等内容。与病人的经治医师直接沟通的干预措施包括：启动新的药物治疗方案、调整给药剂量、更换药品、终止药物治疗方案和制订一份监测指标计划等。

有些药物治疗问题的解决需要药师把病人介绍到专科医师或一些其他具有专科特长的医疗服务人员那里接受治疗。如果病人的问题属于急症或重症，病人可能被转诊到急诊或是医院。短期看，这些转诊可能会增加医疗费用，但从长远来看，这些早期转诊会减少医疗的整体费用。

## 六、文件和追踪

MTM的所有病人监护行为都必须予以记录，并符合道德伦理、专业标准和法律指南与规范。病人监护服务的文档不仅要做笔记或列出用药清单，而且要完整记录监护过程。信息记录不仅必须对药师有用，而且应成为病人、病人家属、病人的处方者及管理和评价服务人员的主要信息来源。

## 七、药物治疗管理的评估

**1. 随访评估的目的和必要性**　随访评估的目的是确定病人经药物治疗获得的治疗结局，并将随访结果与病人的预期治疗目标相比较。随访评估是MTM服务的必要环节，是通过观察、评估和记录药物治疗的实际检验结果与治疗结局来确认前期工作效果的重要步骤。随访评估承载着药师对病人的承诺，强化了治疗关系，向病人展现了药师与病人合作达到期望治疗目标的共同意愿，因此要确保每次随访都要对病人药物治疗的有效性和安全指标及用药依从性进行评估。

2. 随访评估的内容

（1）药师应将随访得到的实际临床检查、检验指标等情况与预期的治疗目标进行比对，从而评估病人药物治疗的有效性。

（2）药师应收集与药品不良反应等相关的临床指标和（或）化验指标，以便评估病人药物治疗的安全性。

（3）随访中应记录病人临床实际情况和所需药物治疗的变化情况，以便对正在进行药物治疗的病症做出判断。

（4）随访评估病人的依从性，是否存在需要药物治疗的新病症或确定是否产生了新的药物治疗问题。

（5）预约下次随访评估时间，为病人提供全程的药学监护服务。

（朱 曼）

# 第二十七章 社区药师与药学服务

社区药师是以社区为载体提供药学服务。其药学服务的宗旨是促进药物治疗的安全、有效、经济，并提高公众的自我保健意识及生存质量。社区药学服务是社区卫生服务的重要组成部分。开展社区药学服务的药师以社会药店的药师和社区卫生服务中心站的药师为主。

社区疾病谱的主要构成是慢性病，长期、联合用药是社区病人用药的特点。但由于受教育和工作范围的限制，社区医生对药物的了解不够全面细致，而且通常社区中需要接受药物治疗的人数远远高于住院病人，药品不良反应发生的绝对例数也比较高，因此对于较少药学专业知识的社区居民来说，自我药疗过程中获得社区药师的科学用药指导非常有必要。实际上也有相当一部分民众不能真正读懂药品说明书，需要得到药学人员的专业指导。近年来，已经有越来越多的药师供职于社区卫生服务中心和药店，用自己所学的药学专业知识，协助社区医护人员，纠正公众的错误用药习惯，围绕民众的药物治疗和预防保健提供详尽的用药指导，以使社区药学服务确保安全、合理、有效、经济的药物治疗。

社区药师与医疗机构药师相比，由于服务对象不同，其主要工作职责较医疗机构药师偏少偏窄，一般不涉及静脉用药集中调配、医院制剂配制、药品检验及参加查房、会诊等工作，但提供药学服务是社区药师的首要任务，涵盖社会药店及社区卫生服务中心（站）药房各方面的工作，包括药品采购、贮存、调剂、药物咨询、用药指导等工作。随着国家推行分级诊疗制度、药品零加成、医药分业等，未来如果医院门诊处方被分流，将导致大多数病人依赖社区药学服务，社区卫生服务中心（站）和社会药店则需要大量药师为慢性病病人提供药学监护工作。社区药师的主要工作职责将逐渐向开展用药咨询、病人用药教育、慢性病管理以及用药监护等方向倾斜。

## 第一节 社区药学服务内容

### 一、药学咨询服务

药学咨询服务是指药师运用药学专业知识，向大众提供直接的、负责的、与药品有关的服务，用于解决药物治疗过程中可能存在或潜在的用药问题，提高药物治疗的安全性、有效性、经济性。药物咨询工作对促进合理用药，提高医疗水平尤其是社区卫生服务水平具有非常重要的意义。药学咨询服务面对的服务人群主要包括病人及家属或医生和护士等临床医务人员，社区药师的服务对象更多是病人及家属，因此咨询解答应做到语言通俗易懂。

药物咨询工作涉及的内容广泛而复杂，包括药物的作用机制、药物适应症、用法用量、服药时间、注意事项、药物相互作用、药品不良反应、药物种类与选择、特殊人群用药、药政法规、医保政策、商品名与成分、药品价格、贮存保管方法等。因此，要求社区药师具备丰富的药学和医学专业知识，配备必要的工具书和资料，并具有一定的沟通和表达能力。

药物咨询的一般流程为倾听咨询者问题，客观、全面地了解咨询的问题，必要时应采集病史及用药史，对于答案明确的可立即解答，并做好记录。由于药物咨询时可能遇到各种各样的问题，对于答案不明确、不能马上解答的问题，应记录问题及联系电话，查阅资料，找出答案后再予回复。社区药师在咨询过程中可能会遇到病人询问商业广告中的药品、保健品是否有销售，请药师评价疗效等问题。针对这种情况，药师应先查明药物相关信息，正确引导病人，凡是广告内容太过神奇的产品都要特别提高警觉，坚持不听、不信、不买、不吃、不推荐。

## 二、用药教育

在正确的时间，将正确剂量的药物通过正确的途径给予正确的病人，是药师、医师在治疗过程中所遵行的原则。但很多病人对自己将要开始使用的药物并不完全了解，这就可能导致病人不能完全安全合理地使用药物，结果导致病情没有好转反而发生恶化，甚至可能出现危险。因此开展病人用药教育对病人安全用药、科学治疗有着重要意义。在为病人分发药品时，社区药师应根据医嘱向病人交代好药品的用法用量、服药时间、储存条件、服药注意事项等，并在药品外包装上明显处注明。特殊药品要给予病人详细的用药教育指导。

1. **服药时间的指导** 从药物疗效、安全性以及使用方便的角度来说，有很多药物都会有一个较适宜的服药时间。在适宜的时间服药，可以减轻药物的不良反应，或者增强药物疗效。一般来说，服药的时间可分为餐前、餐中、餐后以及睡前等。部分药物与食物同服可能存在相互作用，影响药物的吸收，可能需要餐前或餐后服用。有些药物因特殊的作用机制决定其服药时间有特殊要求，如磺酰脲类药物应饭前30分钟服药；还有一些药物根据时辰药理学和药代动力学的特点，在合理的给药时间和间隔用药会更有效地发挥药物的治疗作用，减少不良反应的发生，如早晨服用激素可减少对肾上腺皮质功能的影响。推荐的药品适宜的服用时间见表27-1。

表27-1 药品适宜的服用时间

| 服用时间 | 药品类别 | 药品名称 |
|---|---|---|
| 清晨 | 抗高血压药 | 氨氯地平、拉西地平、依那普利、氯沙坦、缬沙坦等 |
| | 肾上腺皮质激素 | 泼尼松、泼尼松龙、甲泼尼龙、地塞米松 |
| | 利尿药 | 呋塞米、螺内酯 |
| | 抗抑郁药 | 氟西汀、帕罗西汀 |
| | 驱虫药 | 阿苯达唑、甲苯咪唑、哌嗪、噻嘧啶 |
| | 泻药 | 硫酸镁盐类泻药 |
| | 钙磷调节药 | 阿仑膦酸钠 |
| | 甲状腺用药 | 左甲状腺素钠 |
| 餐前 | 促胃动力药 | 甲氧氯普胺、多潘立酮、莫沙必利 |
| | 胃黏膜保护药 | 硫糖铝混悬液、胶体果胶铋 |
| | 抗菌药 | 头孢拉定、头孢克洛、氨苄西林、阿奇霉素 |
| | 降糖药 | 瑞格列奈 |

续表

| 服用时间 | 药品类别 | 药品名称 |
|---|---|---|
| 餐中 | 降糖药 | 阿卡波糖、二甲双胍 |
| | 钙磷调节药 | 司维拉姆 |
| | 助消化药 | 酵母、胰酶 |
| | 减肥药 | 奥利司他 |
| | 肝胆用药 | 熊去氧胆酸 |
| 餐后 | 非甾体抗炎药 | 阿司匹林、吲哚美辛、布洛芬、双氯芬酸 |
| | 维生素 | 维生素$B_1$、维生素$B_2$ |
| | 抗菌药 | 甲硝唑 |
| 睡前 | 调脂药 | 辛伐他汀、普伐他汀、氟伐他汀 |
| | 平喘药 | 沙丁胺醇、孟鲁司特钠 |
| | 镇静催眠药 | 咪达唑仑、艾司唑仑、地西泮 |
| | 抗过敏药 | 苯海拉明、氯苯那敏、酮替芬 |
| | 钙剂 | 碳酸钙 |

**2. 常见的药品不良反应及注意事项宣教**　药品不良反应是病人最为关心的问题之一，也是用药教育的主要内容。对可能发生的不良反应的观察和采取必要的防治措施是提高用药安全性和依从性的有效保证。例如对服用磺胺甲噁唑片的病人，应建议其多饮水，增加排尿量，可有效降低磺胺类药在碱性尿中的浓度，防止析出结晶，造成肾损害。使用阿仑膦酸钠片（70mg/片）需每周服用1次，且服药后需保持直立体位半小时，以避免对食管的损伤。抗感冒药物多为复方制剂，成分多含有抗组胺药，服用这类药物的病人就会有头晕、嗜睡等症状，司机或高空作业人员需引起注意，以免发生危险。服用枸橼酸铋钾、硫酸亚铁的病人大便会出现黑褐色，服用维生素$B_2$、三黄片的病人尿液会呈黄色。药师要向病人交代清楚，避免病人的疑虑。

**3. 药品保存的指导**　药品保存方法与保存环境可能影响药品的稳定性，从而影响药品质量，因此需向病人交代药品的贮存条件。如注射用胰岛素、促红细胞生成素、儿童用双歧杆菌三联活菌散剂等必须在冰箱2～8℃冷藏，需随用随拿，以防药品变质失效。

**4. 特殊剂型药物的使用**　为了适应治疗和病人需要，药物可能被加工成多种剂型，常见的为片剂、胶囊剂、颗粒剂、注射剂等，也有一些特殊剂型如缓、控释制剂，吸入剂，气雾剂，贴膜剂等。为了保证疗效，必须正确地使用药物，不正确地使用药物可能发生危险。例如缓、控释制剂可以延长药物作用时间、减少服用次数。一般情况下，缓、控释制剂需要整片吞服，不能掰开，嚼碎或碾碎；否则会破坏剂型，无法控制剂量，甚至导致药物大量释放，造成危险。因此社区药师应对特殊剂型药物的使用方法及注意事项给予指导。

## 三、慢性病管理

慢性病管理是指组织慢性病专业医生、药师、护士和营养师等作为一个医疗团队，为慢性病病人提供全面、连续、主动的管理，以达到促进健康、延缓疾病进程和降低伤残率、降低医药费用的一种科学管理模式。我国慢性病病人数量在逐年增多，据统计，目前我国已有2.6亿经医生明确诊断的慢性病病人。预计到2020年，慢性病将成为人类致死和致残的首要原因，加强慢性病管理工作至关重要。

**1. 对慢性病病人实行分级管理** 首先根据慢性病病人病情的严重程度可以将慢性病病人分为强化管理和常规管理两类。对于病情反复发作、不能有效控制的病人应首先考虑住院治疗进行强化管理；而对于病情稳定、能有效控制的慢性病病人可以由医院转交至社区管理，作为社区药师的常规管理对象。

**2. 为慢性病病人建立完整的药历** 对于常规管理的慢性病病人在社区为病人建立健康档案的同时，社区药师也应为病人建立药历。药历是药师指导合理用药的全面记录和总结，是开展临床药学工作必不可少的重要资料。多数老年慢性病病人需要长期药物治疗，治疗中根据病情转归，需调换、增加或减少药物。社区药师通过药历可及时掌握病人使用药物及保健食品的情况，判断多药治疗中不良的药物相互作用以及用药合理性，通过对血压、血糖值等指标的记录可以了解病人的药物治疗效果和不良反应，对于发现的问题及时向主管医师提出，通过调整治疗方案，从而保证病人用药安全、合理、有效。

**3. 加强对慢性病病人的用药教育，帮助病人自我管理** 自我管理是指在医务工作者的协助下，病人个人承担一些预防性或治疗性的卫生保健活动。社区药师为病人建立药历，了解病人日常生活习惯，与病人共同制订适合病人的用药计划后，应加强对慢性病病人的用药教育，提高病人的依从性。例如，告知降压药、降糖药的服药时间；气雾剂和胰岛素笔等特殊装置或制剂的使用方法；讲解药品可能的不良反应以及注意事项（如服用α受体阻滞药后可能会出现体位性低血压，可在睡前服用，减少跌倒风险）等。药师可收集病人关心的各类慢性病相关问题，并汇编成册，印发给病人，定期为病人提供有计划、有针对性的用药咨询及药品常识讲座，帮助病人进行自我管理。

药师还可对病人的生活方式以及用药后需要监测的指标给予宣教，例如对于糖尿病病人告之，如何改变不健康的饮食、运动等生活方式，如何监测血糖、血压、糖化血红蛋白、体重等指标以及指标的达标范围等。通过对患有糖尿病、高血压、骨质疏松、哮喘、精神疾病等慢性病病人的用药教育，可以提高病人对治疗方案的依从性，及时发现和减少不良反应的发生，增加治疗效果。

**4. 建立完善的慢性病病人用药访查制度** 社区药师可通过上门访查、互联网访查、电话访查等方式对慢性病病人定期进行随访，通过开展病人随访，可以加强药师与病人之间的沟通交流，及时了解病人的疾病控制情况，发现用药过程中的问题并可及时处理解决，有利于提高病人用药合理性、依从性和经济性；同时增强药师和病人之间的相互信任，密切药师和病人之间关系。

## 四、特殊药品使用管理

**1. 高警示药品的使用管理** 高警示药品（high-alert medications），此前惯称“高危药品”“高风险药品”，是指若使用不当或发生用药错误会对病人造成严重伤害或死亡的药品。虽然高警示药品引起的差错并不常见，但一旦发生就会产生严重后果。

中国药学会医院药学专业委员会通过由全国23家医疗机构医务人员参与的“高警示药品目录遴选调研项目”，借鉴美国用药安全研究所（Institute for Safe Medication Practices，ISMP）高警示药品目录，同时结合我国国情，于2015年发布了高警示药品推荐目录（表27-2）。

表27-2 我国高警示药品推荐目录（2015年版）

| 编号 | 名 称 | 备 注 |
|---|---|---|
| A：药品种类（未加备注的系美国ISMP高警示药品目录） | | |
| 1 | 100ml或更大体积的灭菌注射用水（供注射、吸入或冲洗用） | |
| 2 | 茶碱类药物，静脉途径 | 新遴选列入 |
| 3 | 肠外营养制剂 | |
| 4 | 非肠道和口服化疗药 | |
| 5 | 腹膜和血液透析液 | |
| 6 | 高渗葡萄糖注射液（20%或以上） | |
| 7 | 抗心律失常药，静脉注射（如胺碘酮、利多卡因） | |
| 8 | 抗血栓药（包括抗凝药物、Xa因子拮抗药、直接凝血酶抑制剂和糖蛋白Ⅱb/Ⅲa抑制药） | |
| 9 | 口服降糖药 | |
| 10 | 氯化钠注射液（高渗，浓度>0.9%） | |
| 11 | 麻醉药，普通、吸入或静脉用（如丙泊酚） | |
| 12 | 强心药，静脉注射（如米力农） | |
| 13 | 神经肌肉阻断药（如琥珀酰胆碱、罗库溴铵、维库溴铵） | |
| 14 | 肾上腺素受体激动药，静脉注射（如肾上腺素） | |
| 15 | 肾上腺素受体拮抗药，静脉注射（如普萘洛尔） | |
| 16 | 小儿用口服的中度镇静药（如水合氯醛） | |
| 17 | 心脏停搏液 | |
| 18 | 胰岛素，皮下或静脉注射 | |
| 19 | 硬膜外或鞘内注射药 | |
| 20 | 对育龄人群有生殖毒性的药品，如阿维A胶囊、异维A酸片等 | 新遴选列入 |
| 21 | 造影剂，静脉注射 | |
| 22 | 镇痛药/阿片类药物，静脉注射、经皮及口服（包括液体浓缩物、速释和缓释制剂） | |
| 23 | 脂质体的药物（如两性霉素B脂质体）和传统的同类药物（例如两性霉素B去氧胆酸盐） | |
| 24 | 中度镇静药，静脉注射（如咪达唑仑） | |
| B：药品品种（未加备注的系美国ISMP高警示药品目录） | | |
| 1 | 阿片酊 | |
| 2 | 阿托品注射液（规格5mg/ml） | 新遴选列入 |
| 3 | 高锰酸钾外用制剂 | 新遴选列入 |
| 4 | 加压素，静脉注射或骨内 | |
| 5 | 甲氨蝶呤（口服，非肿瘤用途） | |

续表

| 编号 | 名 称 | 备 注 |
|---|---|---|
| B：药品品种（未加备注的系美国ISMP高警示药品目录） | | |
| 6 | 硫酸镁注射液 | |
| 7 | 浓氯化钾注射液 | |
| 8 | 凝血酶冻干粉 | 新遴选列入 |
| 9 | 肾上腺素，皮下注射 | |
| 10 | 缩宫素，静脉注射 | |
| 11 | 硝普钠注射液 | |
| 12 | 依前列醇，静脉注射 | |
| 13 | 异丙嗪，静脉注射 | |
| 14 | 注射用三氧化二砷 | 新遴选列入 |

注：未加备注的系美国ISMP高警示药品目录。

高警示药品目录涉及19类及13种药品，其中胰岛素、口服降糖药、抗血栓药、抗心律失常药等常见药物在社区药店也可以获得，因此社区药师需要加强对高警示药品的管理，保证用药安全。对高警示药品的管理要求具体如下。

（1）根据我国高警示药品推荐目录（2015年版），结合社区药店的药品种类和药品管理实际，制定本单位的高警示药品目录。

（2）应有专用药柜或在指定区域贮存高警示药品，药品储存处有明显专用标识，如图27-1所示。

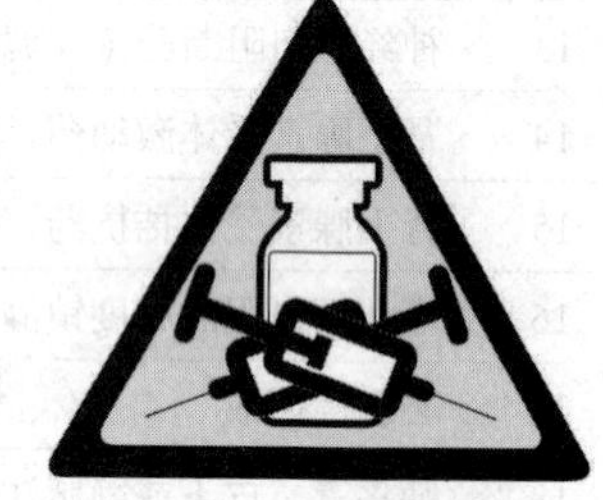

图27-1 高警示药品标识

（3）实行标识化管理，以警示医、护、药各相关工作人员。医生、护士和药师工作站处置高警示药品时应有明显警示信息。

（4）应严格按照法定给药途径和标准给药浓度给药，对超出标准给药浓度的医嘱，药师应严格审核，医生需加以签字方可调配。

（5）在调配发放时应实行双人复核，发给病人时社区药师要进行用药交代与指导。

（6）加强高警示药品不良反应监测，定期总结分析，并及时反馈给临床医护人员。

**2. 特殊管理药品的使用管理** 特殊管理的药品主要指的是麻醉药品、精神药品、医疗用毒性药品、放射性药品。我国对特殊管理的药品实施严格监管，以确保特殊管理药品的合法、安全、合理使用，维护社会的和谐、安定。特殊管理药品的包装、标签和说明书上必须标注有国家规定的专有标识、警示语或警示说明。

根据《麻醉药品和精神药品管理条例》，麻醉药品和第一类精神药品的使用单位应当设立专库或者专柜储存麻醉药品和第一类精神药品。专库应当设有防盗设施并安装报警装置；专柜应当使用保险柜。专库和专柜应当实行双人双锁管理。应当配备专人负责管理工作，并建立储存麻醉药品和第一类精神药品的专用账册。药品入库双人验收，出库双人复核，做到账物相符。专用账册的保存期限应当自药品有效期期满之日起不少于5年。医疗机构应当按照有关规定，对本机构执业医师和药师进行麻醉药品和精神药品使用知识和规范化管理的培训。执业医师经考核合格后取得麻醉药品和第一类精神药品的处方权，方可在本机构开具麻醉药品和第一类精神药品处方，但不得为自己开具该类药品处方。药师经考核合格后取得麻醉药品和第一类精神药品调剂资格后，方可在本机构调剂麻醉药品和第一类精神药品。执业医师取得麻醉药品和第一类精神药品处方资格的，可使用专用处方开具麻醉药品和精神药品，麻醉药品和精神药品专用处方的格式由国务院卫生主管部门规定，医师应当按照国家卫生健康委员会制定的麻醉药品和精神药品临床应用指导原则，开具麻醉药品、第一类精神药品处方。除需长期使用麻醉药品和第一类精神药品的门（急）诊癌症疼痛病人和中、重度慢性疼痛病人外，麻醉药品注射剂仅限于医疗机构内使用。为门（急）诊病人开具的麻醉药品注射剂，每张处方为一次常用量；控缓释制剂，每张处方不得超过7日常用量；其他剂型，每张处方不得超过3日常用量。第一类精神药品注射剂，每张处方为一次常用量；控缓释制剂，每张处方不得超过7日常用量；其他剂型，每张处方不得超过3日常用量。为门（急）诊癌症疼痛病人和中、重度慢性疼痛病人开具的麻醉药品、第一类精神药品注射剂，每张处方不得超过3日常用量；控缓释制剂，每张处方不得超过15日常用量；其他剂型，每张处方不得超过7日常用量。对麻醉药品和第一类精神药品处方，处方的调配人、核对人应当仔细核对，签署姓名，并予以登记；对不符合规定的，处方的调配人、核对人应当拒绝发药。医疗机构应当对麻醉药品和精神药品处方进行专册登记，加强管理。麻醉药品处方至少保存3年，精神药品处方至少保存2年。

第二类精神药品经营企业应当在药品库房中设立独立的专库或者专柜储存第二类精神药品，并建立专用账册，实行专人管理。专用账册的保存期限应当自药品有效期期满之日起不少于5年。应当凭执业医师出具的处方，按规定剂量销售第二类精神药品，并将处方保存2年备查；禁止超剂量或者无处方销售第二类精神药品；不得向未成年人销售第二类精神药品。第二类精神药品一般每张处方不得超过7日常用量；对于慢性病或某些特殊情况的病人，处方用量可以适当延长，医师应当注明理由。

医疗单位供应和调配毒性药品，应凭医生签名的正式处方。药店供应和调配毒性药品时，凭盖有医生所在的医疗单位公章的正式处方。每次处方剂量不得超过2日极量。调配处方时，必须认真负责，计量准确，按医嘱注明要求，并由配方人员及具有药师以上技术职称的复核人员签名盖章后方可发出，不得单独配方。对处方未注明“生用”的毒性中药，应当付炮制品。如发现处方有疑问时，需经原处方医生重新审定后再行调配。处方保存2年备查。

## 五、特殊人群用药管理

**1. 老年人用药管理**　老年人用药需切实掌握用药指征，在诊断明确的前提下合理用药，严防滥用药物。用药方案应简单，药物种类应少而精，便于提高病人依从性。老年人用药应从小剂量开始，根据药效逐渐调整剂量，直至获得满意疗效，以此剂量维持治疗。社区药师可帮助老年病人建立药历，制订个体化的用药计划并告知病人最佳的给药时间和使用方法，提高病人的依从性，在治疗过程中注意随访和监测，以便及时调整剂量、更换药物或停用药物，防止和减少不良反应发生。

**2. 儿童用药管理**　为儿童选择药物时应严格掌握适应症，挑选疗效确切、不良反应较小的药物，特别是对中枢神经系统、肝、肾功能有损害的药物应尽可能少用或不用，例如氨基糖苷类使用时要注意耳毒性，要根据药代动力学的特点掌握用药指征和药物剂量；氟喹诺酮类药物对儿童骨骼发育有影响，不应用于儿童；8岁以下儿童禁用四环素类抗生素。应根据儿童特点和疾病程度，慎重选择适当的给药途径，对于轻中度病症及年长儿童口服给药为首选，但危重症病人及新生儿多采用静脉给药。儿童用药剂量是一个复杂问题，儿童用药，特别是新生儿、婴儿用药，应严格掌握剂量，选择适宜的给药剂量与间隔时间，避免剂量过小达不到治疗效果、剂量过大对患儿产生危害。随着年龄的增长，儿童的体质量、组织器官逐步成熟、完善，用药剂量应相应逐步调整。儿童剂量的计算方法包括按年龄、体重、体表面积折算等方法。由于个体差异，不同患儿用药后产生的药效、不良反应可能不同，对于治疗窗窄、不良反应明显的药物应注意监测，及时调整治疗方案，做到用药个体化，减少不良反应。

**3. 妊娠、哺乳病人用药管理**

（1）妊娠是一个特殊阶段，使用药物治疗时主要需从母婴两方面考虑，合理选择药物，以保证胎儿及孕妇的健康与安全。美国食品药品管理局根据药物对胎儿的危险性进行了危害等级（即A、B、C、D、X级）的分类。①A类：动物实验和临床观察未见对胎儿有损害，最安全的一类，如口服小剂量的叶酸、口服左甲状腺素、青霉素等。②B类：在动物繁殖研究中（并未进行孕妇的对照研究），未见到对胎儿的不良影响；或在动物繁殖性研究中发现有药品不良反应，这些不良反应并未在妊娠3个月的妇女中得到证实（也没有在其后6个月具有危害性的证据），如口服头孢呋辛、胰岛素、妥布霉素滴眼液等。③C类：仅在动物实验证实对胎仔有致畸或杀胚胎的作用，但在人类缺乏研究资料证实。本类药物只有在权衡对妊娠妇女的好处大于对胎儿的危害之后，方可使用，如硫酸庆大霉素、氯霉素、盐酸异丙嗪、硝酸异山梨酯等。④D类：临床有一定资料表明对胎儿有危害，但治疗孕妇疾病的疗效肯定，又无代替之药物，其效益明显超过其危害时，再考虑应用，如苯妥英钠、细胞毒性药、甲巯咪唑等。⑤X类：证实对胎儿有危害，为妊娠期禁用的药物，如辛伐他汀、异维A酸等。

妊娠期用药应权衡利弊，不要随便使用非处方药，用药应在医生或药师的指导下进行，尽量选用对妊娠妇女及胎儿比较安全的药物，所有药品均应尽可能地避免在妊娠期前3个月内使用，并且注意用药时间、疗程和剂量的个体化，按照最少有效剂量、最短有效疗程使用，避免盲目大剂量、长时间使用。已经在妊娠期大范围应用多年并基本安全的药品应优于新药或未经试验的药品，小剂量有效时避免大剂量用药。此外，近临产期或分娩期用药时，要考虑药物通过胎盘而对生产时的胎儿及出生后的新生儿的影响。

（2）哺乳期妇女也要注意用药的安全、合理性，如不得不需要治疗用药时，用药宜选择正确的用药方式，应该选用经乳汁排出少、相对比较安全的药物；药品通过乳汁对婴儿产生明显影响时应避免哺乳。

**4. 肝功能不全病人用药管理** 对患有严重肝病的病人用药应从小剂量开始。Child-Pugh是临床常见评价肝功能的分级指标，将肝功能损害分成轻度（A级）、中度（B级）和重度（C级）。在临床上，可根据肝功能损害程度进行药物选择或剂量的调整。肝功能不全而肾功能正常的病人可选用对肝毒性小，并且从肾脏排泄的药物。应尽可能避免使用具有肝毒性的药物，特别应避免有肝毒性药物的联合使用。此外，应定期监测肝功能，及时调整治疗方案。

**5. 肾功能不全病人用药管理** 肾功能不全时，病人需要根据肾功能来调整药物治疗方案，包括减小剂量、延长给药间隔等方法，必要时可进行药物浓度监测，设计个体化给药方案。肾功能不全而肝功能正常的病人可选用肝、肾双通道排泄的药物。对于有肾脏疾病的病人，应尽量避免或减少使用有肾毒性的药品，注意药物相互作用，应特别避免肾毒性药物的联合使用。

### 六、健康和患病人群疾病与用药信息管理

随着信息化的发展，大数据时代的到来，人们对数据和信息的利用和挖掘日益关注，有效利用数据和信息对制定决策也具有重要意义。社区药师的工作直接面向广大社区群众，因此在对社区健康和患病人群的疾病与用药信息管理方面也可发挥重要的作用。药师可参与社区健康人群和患病人群自我药疗、使用保健食品以及慢性病用药信息的采集和记录等工作，可为医疗信息化管理提供基础数据。通过信息化技术，打破各级医疗机构之间的壁垒，实现医院和社区对病人用药信息、检查检验信息和病人诊疗过程的共享，更好地掌握病人整体的医疗信息，有助于提高医疗服务质量。同时，社区药师对用药信息等基础数据的正确采集也可为卫生统计、专项调查等提供可靠的保证，有助于对医疗大数据的积累，提高信息利用效率，最大限度地实现信息效用价值。社区药师在采集和管理健康及用药信息过程中应注意对社区群众隐私的保护。

## 第二节 社区药学服务的工作模式与方法

### 一、社区药学服务的工作模式

社区药学服务的工作模式主要包括社区药师深入调研居民需求、发放宣传资料、安全用药教育、开展药学咨询、慢性病管理、定期随访慢性病病人、清理家庭药箱等。随着分级诊疗模式的推进，目前我国已经全面启动医疗联合体建设，通常由区域内的一家三级医院与多家二级医院和社区卫生服务中心组成，将同一个区域内的医疗资源整合在一起，在同一医联体内，信息互通、资源共享，医生上下流动，病人双向转诊，逐步建立“小病在基层、大病到医院、康复回基层”的分级诊疗制度。在此背景下，医院药师也尝试逐步介入社区药学服务工作。例如，医院药师采用设计问卷深入社区，调查居民安全用药常识及慢性病病人药物治疗情况，发现大部分受访者对安全用药常识的了解是片面的，特别是慢性病病人需要更加专业的用药指导；社区药学人员的专业知识和技能都较为薄弱，医院药师介入社区药学服务，对提高社区居民药物治疗的合理性及社区药学人员服务质量等方面发挥重要作用。也有研究探讨了医院临床药师开展社区卫生药学服务的作用，选取了抗生素使用和慢性病依从率作为药师的服务切入点，发现药师服务后抗生素使用比例下降，糖尿病、高血压、冠心病病人服药依从性明显提高。部分药师也在探索新的社区药学服务模式，例如社区药师和临床医师共同接诊病人，了解病人既往治疗史与用药史，协助临床医师确定治疗用药方案，向临床医师提供治疗药物的适应症、不良反应及药效学和药代动力学知识，并将病人相应信息及时输入健康档案，对档案资料进行整理分析，审核处方，给予用药随访。此外，适当借鉴国外社区药学服务，尤其是慢性病管理方面的经验和模式，通过上级医院临床药师对社区药师的帮带和互动，社区药师可不断拓展社区药学服务的模式和领域，多方位地展

示社区药师的工作价值，提高社区药学服务水平，赢得公众的信赖与支持，从而使社区药学服务进入可持续发展的良性循环，逐步满足未来更深层次、更全方位的国民健康需求。

## 二、社区药学服务的工作方法

社区药师服务面向社区，因此离病人及公众最近，可采取更为灵活和多样的方法开展药学服务。社区药师可以通过与病人面对面地交流，为社区居民提供常用药品储存、购药、药品使用等方面的药学基本常识和合理用药服务。社区药师可在社区医院或社会药店内建立有关药学知识的宣传栏，向社区居民发放易于理解和便于携带的药学知识小册，定期举行药学知识宣传讲座，增加居民对药品信息的了解，提高合理用药的意识。社区药师可以发放药师服务卡，写明药学服务部门的电话、电子信箱，这样做一方面有利于病人进行用药咨询，另一方面也有利于药师定期随访。对行动不便和需要特殊指导的病人，社区药师可主动走出药房，走进家庭，为病人提供个体化的家庭药学服务，从而缩短药师和病人的距离，有效提高病人的用药合理性和依从性。

随着互联网的发展，社区药师还可以利用互联网、微信公众号以及手机APP应用软件等更多新的模式和平台，加强信息化建设，开展药学服务。例如建立互联网、微信群等交流渠道，充分利用媒体，开展药物治疗知识科学普及工作。有学者提出通过互联网，建立慢性病病人电子病历和药历，为慢性病管理提供技术支持；打破各级医疗机构之间的壁垒，实现医院和社区检查信息和病人诊疗过程的共享；通过网络平台对各类慢性病病人进行用药宣教，普及健康知识；病人可以通过该网络平台进行自我管理，记录服药日记、自测结果、饮食记录、运动日记，社区药师则可以通过该网络及时了解病人的动向。社区药师通过多种多样的药学服务方法，可以积极推进社区药学服务工作的实施，建立切实可行的社区药学服务工作模式，对广大民众进行合理用药知识宣教，提高其合理用药意识，特别是有针对性地对慢性病病人进行全程用药监护，提高治疗达标率和依从性，减少不良反应风险。

（蔡　乐）

# 第二十八章　药学服务相关知识

药物在体内的转运与转化或从给药部位到引起药理效应，均需通过体内的生物膜。生物膜是细胞外表质膜（plasma membrane）和细胞内的各种细胞器膜如核膜、线粒体膜、内质网膜和溶酶体膜的总称。药物的吸收、分布、代谢及排泄与物质的跨膜转运密切相关，其体内转运方式主要有被动转运、主动转运和膜动转运。

药物在体内的动态变化主要与人体内药物的吸收、分布、转化（即代谢）和排泄等药代动力学参数有关。药代动力学（pharmacokinetics）是研究体内药量及其代谢产物随时间变化的规律，并用数学公式加以描述的一门学科。药代动力学研究是根据测定的体内药物含量数据，制作药物浓度–时间曲线图，并归纳为适当的数学模型，推导出公式，求算出各项参数。借助药代动力学研究可以阐明药物在体内的动态过程，明确药物吸收、分布和消除的规律，还可以研究这些规律与药物药理作用或毒理作用之间的关系。

在临床药物治疗中，可根据药代动力学参数制定合理给药方案，使血药浓度保持在安全、有效的范围内，并作为评价药物疗效与毒性的重要依据。有很多药物的动力学性质已经得到确定，并明确了其血药浓度和疗效的时间过程的相关性；在开展用药评价、实施个体化治疗工作中，了解药物涉及的体内主要过程，有助于提供高质量的药学服务。药代动力学相关概念的具体介绍可参见第二篇相关内容。

## 第一节　药代动力学的相关知识

### 一、药代动力学的相关概念

**1. “药–时”曲线、“药–时”半对数曲线**　以时间为横坐标，药物的一些特征数量（如体内药量、血药浓度、尿药排泄速度、累计尿药量、尿药亏量等）为纵坐标做出的各种曲线，称为药–时曲线。将纵坐标取对数时做出的图，则称为药–时半对数曲线。在药代动力学的研究中，大多是通过血样或尿样中药物浓度的测定，绘制药–时曲线或半对数曲线，最终表明某药的药代动力学特征的。

**2. 药代动力学参数**　药代动力学参数是指足以代表与决定模型的一些特征常数，其中主要有：①达峰时间（$T_{max}$）；②峰浓度（$C_{max}$）；③吸收速率常数$k_a$；④从$m$室向$n$室转运的空间转运速率常数$k_{mn}$；⑤消除速率常数$K$；⑥生物半衰期$t_{1/2}$；⑦表观分布容积$V_d$；⑧中央室的分布容积$V_c$；⑨排泄速率常数$k_e$；⑩代谢速率常数$k_m$；⑪血药浓度–时间曲线下面积（AUC）。

**3. 生物利用度**　生物利用度是药物吸收速度与程度的一种量度，是指服用药物后，药物吸收到达体循环的相对数量与其在大循环中出现的相对速率。它取决于药物吸收百分率及首过效应的程度，是反映药物吸收的重要药代动力学参数。生物利用度可通过测定药物进入全身血循环的相对量（$AUC_{0\sim\infty}$）表示吸收程度，用血药峰浓度（$C_{max}$）及达峰时间（$T_{max}$）表示吸收速度。生物利用度是一个相对概念，与疗效的意义并不相等，它仅仅是比较各种制剂之间利用度的尺度。

**4. 速率过程**　速率过程又称为动力学过程，反映了药物在体内空间转运速率的特点。通常按药物转运速率与药物量或浓度之间的关系，将药物在体内的转运过程分为一级、零级和米-曼速率过程。动力学即速率论，药代动力学是药物及其代谢物在体内过程的速率论。如机体内某药物的“移除”（可以指转移到其他部位，也可以指消除掉）速率与血药浓度高低相关，即血药浓度高，单位时间内移除的药量多，单位时间内药物移除百分比恒定，则称为一级速率过程；假若药物单位时间内移除数量恒定，称为零级速率过程，除上述以外的其他速率过程统称非线性速率过程。在通常的用药剂量下，大多数药物在体内属于一级速率过程，也称为线性速率过程。

**5. 房室模型理论**　药物在体内的处置状况是复杂的，为了较方便地推导出药物在体内处置状况的量变规律，需要进行抽象化的推理，也就是建立体内模型。通常采用“房室模型”理论。根据这种理论，把药物在体内的处置状况分成若干个房室。在同一房室内的这部分区域与另部分区域中的药物均处在动态平衡的状态，即一个房室内的药物分布已经完成，而不同房室之间则继续进行转运、分布。按此房室理论给出的处置模型，称为“房室模型”，简称“室型”。体内只有一个房室的药物模型称为单室模型，以此类推可定义双室或多室模型。室型描述了药物在体内空间的处置状况，而速率类型则表明药物在体内空间“转运”速率的特征，它们是经典药代动力学的两大基本要素。房室只是药代动力学的抽象划分，没有直观的生理解剖学意义。

**6. 开室与闭室、开型与闭型**　即有药物“来”（可以从体外吸收进入，也可以是体内的其他房室转运入），又有药物“去”（可以从本房室消除掉，也可以转运入其他房室）的房室称为“开放型房室”，简称“开室”，有的文献上称为“传动房室”；反之，若只有药物“来”，没有药物“去”（如若将尿液看作一个房室时即属于这种情况）的房室则称为“闭合型房室”，简称“闭室”。把以上概念引伸到整个房室系统（模型），则既有药物进入房室，又有药物从房室出去时，该种模型称为开放型模型，简称“开型”，反之，没有药物出去的模型，称为闭合型模型，简称“闭型”。在药代动力学的数学处理中，闭室一般都处于可有可无的状态。如无特殊说明，一般所指的$n$室模型，其中的$n$个房室都是指开室，没有把闭室计算在$n$之内。

**7. 非线性药代动力学**　在常规治疗剂量范围内，多数药物的体内动力学规律属于线性动力学过程，其特点是药物在机体内的动力学过程可用线性微分方程来描述。如果一种药物的动力学过程不完全符合线性动力学分析的假设，就会偏离线性，而且具有某些非线性动力学的特点。非线性动力学的特点可归纳为：动力学方程为非线性药代动力学过程，只能用非线性微分方程来描述。剂量与血药浓度为非线性药代动力学过程，给药剂量与血药浓度不成正比。剂量与AUC不成正比。消除半衰期也是非线性药代动力学过程，它随给药剂量增加而延长。平均稳态血药浓度也是非线性药代动力学过程，它与给药剂量不成正比。

**8. 统计矩理论**　以统计矩理论为基础的非房室模型分析方法通常在血药浓度-时间曲线下面积的基础上进行，可用于估算生物利用度、清除率、表观分布容积、某一剂量转化成相应代谢物的分数值以及根据一次给药剂量和代谢物的数据，推算出药物及代谢物的平均稳态血药浓度。若按固定剂量定时给药，还可推算出达到某一稳态分数值所需的时间。非房室模型分析法不需要预先设定药物或其代谢物属于何种房室模型，如果认定是线性药物动力学特性，这些方法对任何房室都可适用，非房室模型分析可在药代动力学分析中普遍使用。

## 二、药物吸收模型

### （一）单室模型

药物进入体循环后，很快向全身分布，并迅速达到平衡，成为动力学上的所谓“均一”状态，此时，整个机体可视为一个房室。若药物进入体循环瞬间即完成分布并形成均一单元，此时可把整个机体看作单一房室，称之为一房室模型。

#### 1. 静脉注射

（1）血药浓度　若为单室模型的药物，其消除符合一级速率过程，当其静脉注射时，体内药物量的消除速率可由式（28-1）表示。

$$\frac{dX}{dt} = -KX \tag{28-1}$$

式中，$X$为体内药量，$\frac{dX}{dt}$是消除速率，$K$为消除速率常数。

$$X = X_0 e^{-Kt} \tag{28-2}$$

式中，$X_0$为$t$=0时的体内药量，即静脉注射剂量。

$$C = C_0 e^{-Kt} \tag{28-3}$$

$$\ln C = \ln C_0 - Kt \tag{28-4}$$

式中，$C$为血药浓度，$C_0$为快速静脉注射完瞬时的血药浓度。

将$\ln C-t$作图可得一直线，斜率为$-K$，截距为$\ln C_0$。

（2）半衰期　药物的消除半衰期是指药物在体内消除一半所需的时间，或者血药浓度降低一半所需的时间；经过3.32个、6.64个及9.96个半衰期，药物在体内消除分别为总量的90%、99%及99.9%（表28-1）。

表28-1　药物消除与残留

| $t_{1/2}$（个数） | 体内存留（%） | 消除（%） | $t_{1/2}$（个数） | 体内存留（%） | 消除（%） |
|---|---|---|---|---|---|
| 1 | 50 | 50 | 6.64 | 1 | 99 |
| 2 | 25 | 75 | 7 | 0.78 | 99.2 |
| 3 | 12.5 | 87.5 | 8 | 0.4 | 99.6 |
| 3.32 | 10 | 90 | 9 | 0.2 | 99.8 |
| 4 | 6.25 | 93.8 | 9.96 | 0.1 | 99.9 |
| 5 | 3.13 | 97.9 | 10 | 0.09 | 99.91 |
| 6 | 1.56 | 98.4 | | | |

注：体内存留（%）= $0.5^n \times 100$，消除（%）=（$1-0.5^n$）$\times 100$，$n$为半衰期数。

同样，药物吸收半衰期（$t_{1/2\,K_a}$）及药物分布半衰期（$t_{1/2\alpha}$）分别为药物吸收一半及药物分布一半所需的时间。

只有当药物的吸收和分布远快于消除的情况下，消除半衰期才能比较准确地衡量体内药物消除的速率。若药物与血浆蛋白有一定程度的结合，则当剂量超过一定水平时，消除半衰期将随剂量的改变而改变。

（3）尿药排泄数据的处理　如药物较多以原型从尿中排出，且排出速率符合一级速率过程时，则尿药测定数据亦可作为药代动力学分析的依据。

设某药静脉滴注剂量为$X_0$，消除速率常数为$K$，则肾的尿药排泄速率与体内药量成正比，即

$$\frac{\mathrm{d}X_{\mathrm{u}}}{\mathrm{d}t}=k_{\mathrm{e}}X \tag{28-5}$$

式中，$X_u$为$t$时间排泄于尿中的原型药物量，$X$为$t$时间体内药量，$k_e$为一级肾排泄速率常数。

$$\ln\frac{\mathrm{d}X_{\mathrm{u}}}{\mathrm{d}t}=\ln k_{\mathrm{e}}X_0-Kt \tag{28-6}$$

以$\ln\frac{\mathrm{d}X_{\mathrm{u}}}{\mathrm{d}t}-t$作图可得一条直线，其斜率为$-K$，截距是$\ln k_e X_0$。此直线与$\ln C-t$所得直线是平行的。

这里要注意：①$\ln\frac{\mathrm{d}X_{\mathrm{u}}}{\mathrm{d}t}-t$作图为一直线，由斜率求出的$K$为总消除速率常数，由截距求出的$k_e$为肾排泄速率常数；②$\frac{\mathrm{d}X_{\mathrm{u}}}{\mathrm{d}t}$应该为$t$时间瞬时的肾排泄速率，是不可能测得的，故以某一段集尿时间内的平均速率$\frac{\Delta X_{\mathrm{u}}}{\Delta t}$代替，即以$\frac{\Delta X_{\mathrm{u}}}{\Delta t}-t$作图；③这种图线对测定误差很敏感，实验数据点常会出现较大的离散，处理数据时应注意。

**2．静脉滴注**　静脉滴注给药时，体内药量的经时变化可由式（28-7）表示。

$$\frac{\mathrm{d}X}{\mathrm{d}t}=k_0-KX \tag{28-7}$$

式中，$k_0$为输液速率。

药物浓度在输液开始后的一段时间内上升，然后趋近于一个恒定的水平，此时消除速率等于输液速度。当输液经过3.32或6.64个半衰期后，血药水平上升至稳态水平的90%或99%以上。稳态浓度以$C_{ss}$表示。

$$C_{\mathrm{ss}}=\frac{k_0}{KV} \tag{28-8}$$

可见稳态浓度$C_{ss}$的高低与输液速率$k_0$成正比。

当输液停止后，血药浓度的变化如式（28-9）所示。

$$C=\frac{k_0}{KV}(1-\mathrm{e}^{-KT})\mathrm{e}^{-Kt} \tag{28-9}$$

式中，$T$为输注时间，$t$为后输注时间，即自输注停止后起算的时间。

血药浓度–时间曲线图见图28-1。若以停止给药后的$\ln C-t$作图，可得到一条直线，斜率为$-K$。

半衰期长的药物，需要滴注很长时间才能到达稳态，如果在开始时，先静脉滴注一个负荷剂量$D_L$，则可立即达到预期的$C_{ss}$，继之静脉滴注维持速率$K_0$，$D_L$及$K_0$分别按式（28-10）、式（28-11）求之。

$$D_{\mathrm{L}}=C_{\mathrm{ss}}V \tag{28-10}$$

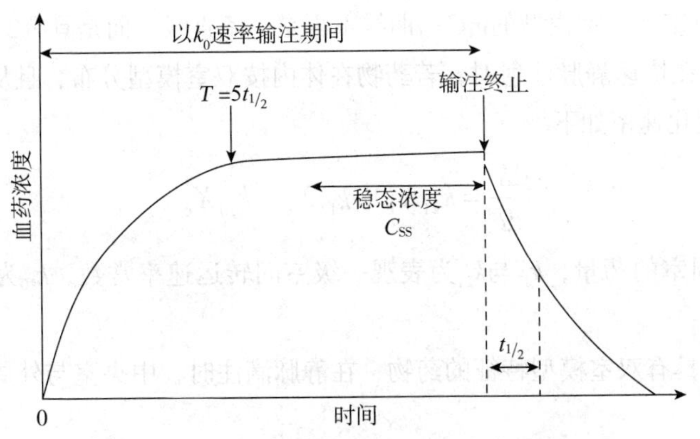


图 28-1　静脉输注时的血药浓度-时间曲线图

$$k_0 = C_{ss}VK \tag{28-11}$$

3．口服吸收

（1）血药浓度　药物经血管外途径给药后，血药浓度–时间曲线符合具有一级吸收速率常数$k_a$及一级消除速率常数$K$的模型，称为一级吸收模型。

$$\frac{dX}{dt} = -k_a X_a - KX \tag{28-12}$$

式中，$X_a$为$t$时间吸收面上的药物量，$X$为$t$时间的体内药量。

血管外途径给药后，血药浓度先上升，到达高峰后，再开始下降，到达高峰的时间称为峰时（$t_{pk}$），此时的浓度称峰值（$C_{pk}$）。

$$t_{pk} = \ln\frac{k_a}{K}/(k_a - K) \tag{28-13}$$

$$C_{pk} = \frac{FX_0}{V}\left(\frac{k_a}{K} - \frac{K}{k_a - K}\right) \tag{28-14}$$

可见，$k_a/K$值越大，$C_{pk}$也越大。

（2）尿药数据的处理　肾排泄速率与体内药量成正比，则

$$\frac{dX_a}{dt} = k_e X \tag{28-15}$$

$$X_u^{\infty} - X_u = \frac{X_u}{k_a - K}(k_a e^{-Kt} - K e^{-k_a t}) \tag{28-16}$$

以 $\ln\frac{dX_u}{dt} - t$ 作图，或者以$\ln(X_u^{\infty} - X_u) - t$ 作图都可得一条二项指数型曲线，用剩余法或非线性拟合计算机程序，可以求算出药代动力学参数。

## （二）二室模型

在研究二室模型时，假定药物在体内的转运速率符合一级速率方程，并假定消除仅在中央室发生。一般来说，这也符合客观情况，因为药物消除作用主要发生的部位，如肾、肝或肺等血流

供应丰富，都在中央室。二室模型的ln$C-t$曲线不再是一条直线，而是具有2～3个直线相。

**1. 静脉注射**　在快速静脉注射时，若药物在体内按双室模型分布，且从中央室消除，则中央室内的药物$X_e$的变化速率如下。

$$\frac{\mathrm{d}X}{\mathrm{d}t}=k_{21}X_{\mathrm{P}}-k_{12}X_{\mathrm{e}}-k_{10}X_{\mathrm{e}} \qquad (28\text{-}17)$$

式中，$X_P$为外周室的药量，$k_{12}$与$k_{21}$为表观一级室间转运速率常数，$k_{10}$为中央室一级消除速率常数。

**2. 静脉滴注**　具有双室模型特征的药物，在静脉滴注时，中央室与外周室药量的变化可由下列微分方程表示。

$$\frac{\mathrm{d}X_{\mathrm{c}}}{\mathrm{d}t}=k_0+k_{12}X_{\mathrm{p}}-k_{12}X_{\mathrm{e}}-k_{10}X_{\mathrm{e}} \qquad (28\text{-}18)$$

$$\frac{\mathrm{d}X_{\mathrm{p}}}{\mathrm{d}t}=k_{12}X_{\mathrm{c}}-k_{12}X_{\mathrm{p}} \qquad (28\text{-}19)$$

中央室药物浓度与时间的关系式如下。

$$C=\frac{k_0}{V_{\mathrm{C}}k_{10}}\left[1-\left(\frac{k_{10}-\beta}{\alpha-\beta}\right)\mathrm{e}^{-\alpha t}-\left(\frac{\alpha-k_{10}}{\alpha-\beta}\right)\mathrm{e}^{-\beta t}\right] \qquad (28\text{-}20)$$

以ln$C-t$ 作图，得到一条双指数曲线，血药浓度缓慢升高，到达一定时间后，血药浓度上升速度逐渐减慢，当$t\to\infty$时，

$$C_{\mathrm{ss}}=\frac{k_0}{V_c K} \qquad (28\text{-}21)$$

**3. 口服吸收**　双室模型的药物若血管外给药后，以表观一级速率常数吸收进入机体，则其血药浓度随时间变化的公式如下。

$$C=\frac{k_{\mathrm{a}}FX_0(k_{21}-k_{\mathrm{a}})}{V_{\mathrm{c}}(a-k_{\mathrm{a}})(\beta-k_{\mathrm{a}})}\mathrm{e}^{-k_{\mathrm{a}}t}+\frac{k_{\mathrm{a}}FX_0(k_{21}-\alpha)}{V_{\mathrm{c}}(k_{\mathrm{a}}-\alpha)(\beta-\alpha)}+\frac{k_{\mathrm{a}}FX_0(k_{21}-\beta)}{V_{\mathrm{c}}(k_{\mathrm{a}}-\beta)(\alpha-\beta)}\mathrm{e}^{-\beta t} \qquad (28\text{-}22)$$

具有一级吸收速率的双室模型的药物，ln$C-t$ 图为一条三指数曲线。

## （三）房室模型图

图28-2列出了一室（1–C）和二室（2–C）、静脉滴注（iv gtt）、静脉注射（iv）及血管外（EV）给药时的各种图形，有助于了解血药浓度随时间变化的情况。

## （四）多剂量给药

临床上只有少数药物是只用一次量，而大多数药物需要多次反复给药。多次剂量给药时血药浓度积累图见图28-3。

**1. 稳态血药浓度**　给药时，按固定间隔时间$\tau$，给予一定剂量$X_0$，发现后一次剂量的血药浓度超过前一次，不断积累，随着给药次数的增加，其积累速率逐渐减慢，直至不再升高，此时称为稳态水平。稳态血药浓度$C_{ss}$在设计给药方案中具有重要意义。

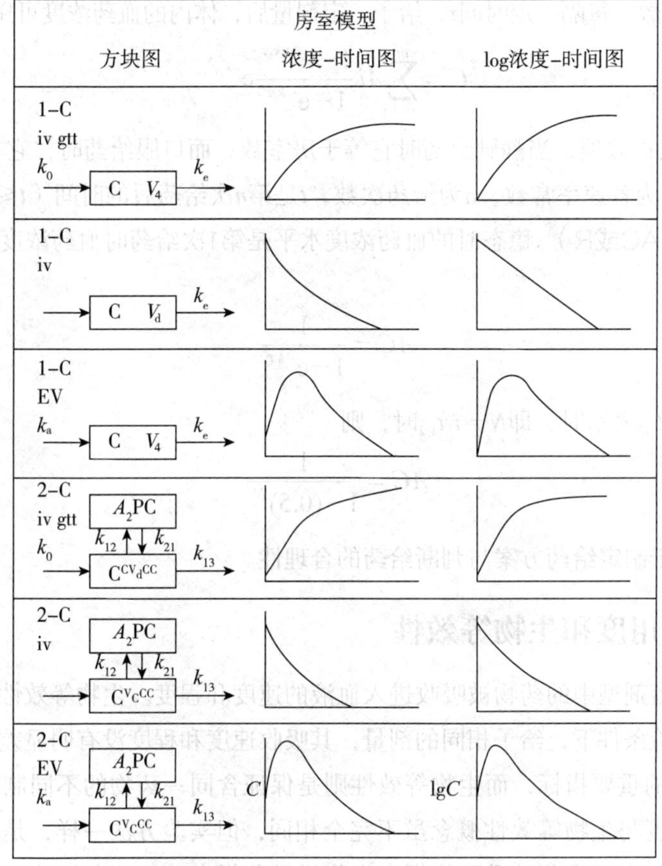


图 28–2　房室模型图

$k_0$为输注速率；CC.为中央室；$V_c$为中央室分布容积；PC为外周室；$V_d$为表观分布容积；l–C为一室模型；$k_e$为总消除速率常数；2–C为二室模型；$k_a$为吸收速率常数；$A_2$为外周室药量；$k_{12}$为室间转运速率常数；iv为静脉注射；$k_{21}$为室间转运速率常数；EV为血管外给药；$k_{13}$为室间转运速率常数；iv gtt为静脉滴注。

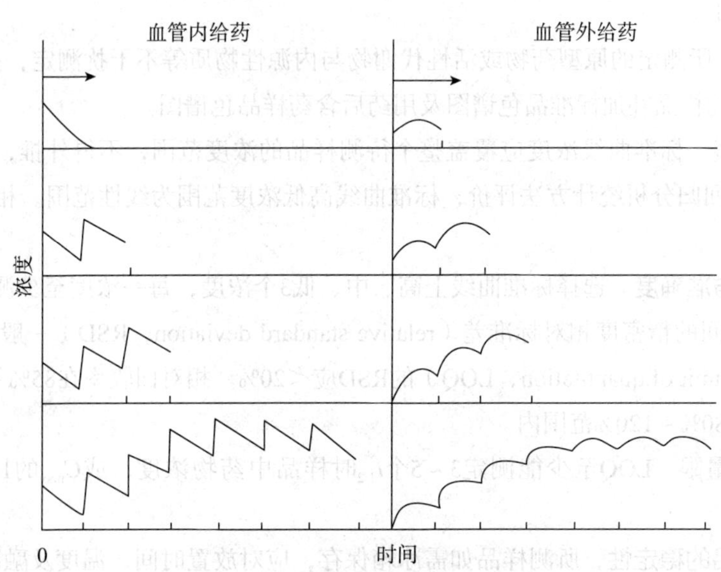


图 28–3　多次剂量给药时血药浓度积累图

**2. 多次剂量函数** 每隔一定时间$\tau$，给予一定剂量后，体内的血药浓度可用式（28-23）表示。

$$C=\sum_{i=1}^{m}Ai\frac{1-e^{-nk_i\tau}}{1-e^{-k_i\tau}}e^{-k_i\tau} \tag{28-23}$$

式中，$m$为有关指数项，当静脉给药时它等于房室数；而口服给药时，它等于房室数加1。$A_i$为各指数的系数，$k_i$为各速率常数，$n$为给药次数，$t$是第$n$次给药后的时间（$t\leqslant\tau$）。

**3. 积累因子（AC或R）** 稳态时的血药浓度水平是第1次给药时血药浓度水平的倍数，常以式（28-24）表示。

$$AC=\frac{1}{1-e^{-k\tau}} \tag{28-24}$$

当给药间隔$\tau$以$t_{1/2}$表示时，即$N=\tau/t_{1/2}$时，则

$$AC=\frac{1}{1-(0.5)^N} \tag{28-25}$$

积累因子可用于制定给药方案与判断给药的合理性。

## 三、生物利用度和生物等效性

生物利用度是指剂型中的药物被吸收进入血液的速度和程度。生物等效性是指一种药物的不同制剂在相同的实验条件下，给予相同的剂量，其吸收速度和程度没有明显差异。生物利用度是保证药品内在质量的重要指标，而生物等效性则是保证含同一药物的不同制剂质量一致性的主要依据。生物利用度与生物等效性概念虽不完全相同，但实验方法一样，是控制药品质量，保证药品安全、有效、合理用药的重要依据。生物样品分析方法首选色谱法，如高效液相色谱法（high performance liquid chromatography，HPLC）、气相色谱法（gas chromatography，GC）、气相色谱–质谱联用（gas chromatography-mass spectrometer，GC-MS）、液相色谱–质谱联用（liquid chromatography-mass spectrometer，LC-MS），也可采用生物学方法或生物化学方法。样品分析方法的基本要求如下。

**1. 特异性** 所测定的原型药物或活性代谢物与内源性物质等不干扰测定，并提供空白样品色谱图、空白生物样品补加标准品色谱图及用药后含药样品色谱图。

**2. 标准曲线** 标准曲线浓度应覆盖整个待测样品的浓度范围，不得外推，至少应有5个浓度点组成，并有回归分析统计方法评价，标准曲线高低浓度范围为线性范围。相关系数$r>0.99$；微生物法$r>0.98$。

**3. 精密度与准确度** 选择标准曲线上高、中、低3个浓度，每一浓度至少测定5个样品，质控样品日内和日间的精密度相对标准差（relative standard deviation，RSD）一般应<15%，在最低浓度定量限（limit of quantitation，LOQ）的RSD应<20%。相对回收率在85%～115%范围内，在LOQ附近应在80%～120%范围内。

**4. 最低定量限** LOQ至少能测定3～5个$t_{1/2}$时样品中药物浓度，或$C_{max}$的1/10～1/20的药物浓度。

**5. 生物样品的稳定性** 所测样品如需冰箱保存，应对放置时间、温度及融冻等条件进行考

查。其测定的准确率 =（实测值/真值）× 100%，应＞95%。

## 四、非线性药代动力学

**1. 概念**　药物的生物转化、肾小管排泌和胆汁分泌均涉及酶和载体系统。这些系统对药物消化有特异性，并且有一定容量，称为容量限制系统。例如药物在代谢转化部位的浓度低于代谢酶浓度时，显示一级代谢过程，饱和时为零级过程。药物在肾清除时，肾小管排泄为主动过程，同样受容量限制，故这类药物具有浓度依赖非线性动力学特性，常用M-M方程来描述。

$$-\frac{\mathrm{d}C}{\mathrm{d}t}=\frac{V_{\mathrm{m}}C}{K_{\mathrm{m}}+C} \tag{28-26}$$

式中，$-\mathrm{d}C/\mathrm{d}t$为瞬时药物浓度消除速率，$V_{\mathrm{m}}$为该过程中最大速率，$K_{\mathrm{m}}$为米氏常数，定义为消除速率为最大消除速率的一半时，即$-\mathrm{d}C/\mathrm{d}t=1/2V_{\mathrm{m}}$的药物浓度。

M-M方程对于描述药物在体内的某些速率过程具有意义。应指出，在体内$V_{\mathrm{m}}$和常数$K_{\mathrm{m}}$受到分布及其他因素的影响，因而该两个常数应视作函数性和模型依赖性常数。

**2. 非线性药代动力学方程**

$$V_{\mathrm{m}}(t-t_0)=C_0-C+K_{\mathrm{m}}\ln\frac{C_0}{C} \tag{28-27}$$

按式（28-27）作血浆中苯妥英钠浓度–时间曲线模拟图，如图28-4所示。

**3. $K_{\mathrm{m}}$和$V_{\mathrm{m}}$的测定法**　药物按单一的容量限制性过程消除时，从其后吸收相、后分布相的血药浓度–时间曲线中，可估算体内表观$K_{\mathrm{m}}$和$V_{\mathrm{m}}$值。

（1）从时间间隔内血药浓度变化速率（$\Delta C/\Delta t$）和时间间隔中位数的血药浓度（$C$）的函数

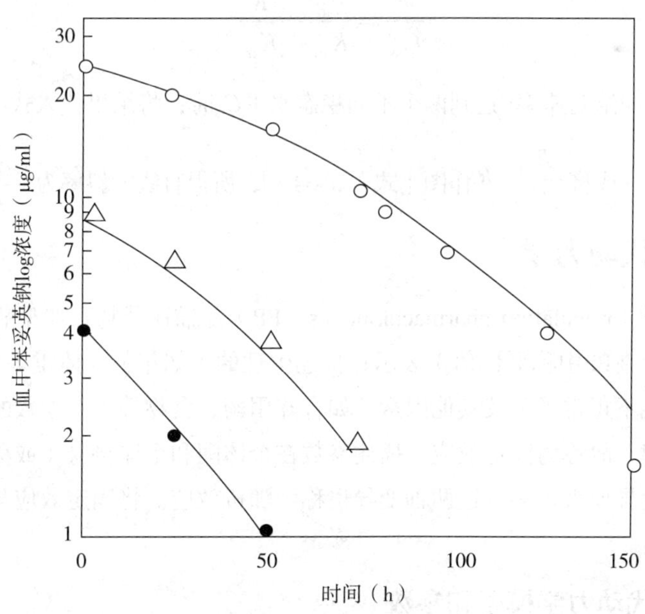


图 28-4　苯妥英钠浓度 – 时间曲线模拟图的 log 浓度 – 时间图

口服 3 日不同剂量，在最后一次剂量后 12 小时（○为 7.9mg/kg，△为 4.7mg/kg，●为 2.3mg/kg）

关系中算出这些参数。

$$\frac{1}{\Delta C/\Delta t}=\frac{K_{\mathrm{m}}C}{V_{\mathrm{m}}C}+\frac{1}{V_{\mathrm{m}}} \quad (28\text{-}28)$$

$$\frac{C}{\Delta C/\Delta t}=\frac{K_{\mathrm{m}}}{V_{\mathrm{m}}}+\frac{C}{V_{\mathrm{m}}} \quad (28\text{-}29)$$

以$\Delta C/\Delta t$的倒数值对$C$的倒数作图，所得直线的斜率为$K_{\mathrm{m}}$和$V_{\mathrm{m}}$，截距为$1/V_{\mathrm{m}}$。以$\frac{1}{\Delta C/\Delta t}$对$C$作图，所得直线的斜率为$1/V_{\mathrm{m}}$，截距为$K_{\mathrm{m}}/V_{\mathrm{m}}$。

（2）定时取血样，测得3对数据，代入式（28-7），可得

$$V_{\mathrm{m}}(t_2-t_1)=C_1-C_2+K_{\mathrm{m}}\ln\frac{C_1}{C_2} \quad (28\text{-}30)$$

$$V_{\mathrm{m}}(t_3-t_1)=C_1-C_2+K_{\mathrm{m}}\ln\frac{C_1}{C_3} \quad (28\text{-}31)$$

解以上联立方程，可求出$V_{\mathrm{m}}$及$K_{\mathrm{m}}$。

（4）多剂量给药时，按M-M方程得

$$\frac{\mathrm{d}X}{\mathrm{d}t}=R-\left[V_{\mathrm{m}}C/(K_{\mathrm{m}}+C)\right] \quad (28\text{-}32)$$

式中，$R$为给药速率。

多剂量给药达稳态时，$\frac{\mathrm{d}X}{\mathrm{d}t}=0$，则

$$R=V_{\mathrm{m}}C_{\mathrm{ss}}/(K_{\mathrm{m}}+C_{\mathrm{ss}}) \quad (28\text{-}33)$$

$$\frac{R}{C_{\mathrm{ss}}}=\frac{V_{\mathrm{m}}}{K_{\mathrm{m}}}-\frac{R}{K_{\mathrm{m}}} \quad (28\text{-}34)$$

可见，当两个不同给药速率$R$达到两个不同稳态水平$C_{\mathrm{ss}}$时，将结果代入式（28-33），解联立方程，即可求出$V_{\mathrm{m}}$及$K_{\mathrm{m}}$；或将$\frac{R}{C_{\mathrm{ss}}}-R$作图［式（28-34）］，所得直线的斜率为$-\frac{1}{K_{\mathrm{m}}}$，截距为$\frac{V_{\mathrm{m}}}{K_{\mathrm{m}}}$。

## 五、群体药代动力学

群体药代动力学（population pharmacokinetics，PP）是描述药物在典型病人体内的处置，常常以参数的平均值（在PP中称群体值）表示；描述生理的（如年龄、体重等）、病理的（如肾衰竭、心衰竭、肝功能不正常等）及其他因素（如合并用药、食物等）对参数的影响。由于这些因素的影响有一定规律，故称为固定效应；描述参数在个体间和个体自身（或称残差）变异，个体间变异比个体自身变异要大得多，这两种变异也称为随机效应。将固定效应与随机效应加在一起称为混合效应。

### （一）群体药代动力学模型和参数

群体药代动力学模型包括基础药代动力学模型、固定效应模型和统计学模型。下面以茶碱为例介绍如下。

1. **基础药代动力学模型** 茶碱在治疗浓度范围内，药代动力学过程可用一级吸收和消除的一室开放模型描述，如式（28-35）所示。

$$C_{\text{p}} = \frac{Dk_{\text{a}}k_{\text{e}}}{Cl(k_{\text{a}}-k_{\text{e}})}\left[\text{e}^{-k_{\text{a}}t}-\text{e}^{-k_{\text{e}}t}\right]+C_0\text{e}^{-k_{\text{e}}t} \tag{28-35}$$

式中，$k_{\text{a}}$为吸收速率常数，$k_{\text{e}}$为消除速率常数，$Cl$为消除率，$D$为剂量，$C_0$为初始浓度，$C_{\text{p}}$为血药浓度模型预测值。

2. **全量回归模型** 由于茶碱主要在肝代谢，影响因素主要包括遗传、生理病理、合并用药等，且主要通过影响茶碱清除率$Cl$，故可得如下模型。

$$k_{\text{a}}=\theta_1,\ V_{\text{d}}=\theta_2,\ Cl=\theta_3+\theta_4\cdot\text{AGE}+\theta_5\cdot\text{SEX}+\theta_6\cdot\text{WT}+\theta_7\cdot\text{HIS}+\theta_8\cdot\text{COPD}+\theta_9\cdot\text{DRUG}$$

式中，$\theta_{1\sim9}$为固定效应参数；WT为体重；AGE为年龄；SEX为性别；女性SEX值为1；男性为0；HIS为1表示长期服用茶碱治疗的哮喘病人，且为多次给药，否则为0；COPD为1，表示诊断为慢性阻塞性肺疾病。其他则为0，合并用药DRUG为剂量（mg · kg），否则为0。

3. **统计学模型** 假设参数$k_{\text{a}}$，$V_{\text{a}}$，$Cl_{\text{j}}$服从对数正态分布，即$\ln k_{\text{aj}}=\ln k_{\text{a}}+\eta k_{\text{a}}$，$\ln V_{\text{d j}}=\ln V_{\text{d}}+\eta V_{\text{d}}$，$\ln Cl_{\text{j}}=\ln Cl+\eta Cl$，其中偏差服从均数为0，方差分别为$W_{11}$，$W_{22}$，$W_{33}$的正态分布。血药浓度测定和模型定义误差等带来的血药浓度观察值与模型预测值之间的偏差（$\eta_u$），采用加法模型。$C\text{u}=\hat{C}\text{u}+\eta_u$，$C$u为观察值，$\hat{C}$u为模型预测值，$\varepsilon_u$从均数为0，方差为$\delta^2$的正态分布，$\delta$为个体内变异。

4. **群体动力学参数** 由群体动力学模型可知群体参数包括$\theta$ = 常数，用来估算药代动力学参数群体值，当不存在固定效应的影响时，与动力学参数相等；$\omega^2$ = 药代动力学参数的个体间变异，$\delta^2$ = 个体自身变异。

## （二）群体药代动力学所需数据和资料的收集

1. **收集血药浓度-时间点** 这些数据来自常规监测的结果和来自许多病人而每个个体仅少数血药浓度测定的标本，收集数据可以是回顾性的，也可以是前瞻性的，应着重强调这些数据的正确性，包括抽样时间和测定结果，否则会给结果带来极大的误差。

2. **收集病人的有关资料** 包括主要影响上述血药浓度结果的固定效应，必须收集充分，以便足够判断影响是否显著。

## （三）群体药代动力学参数的计算

NONMEM法的计算群体药代动力学参数，主要应用扩展最小二乘（extended least square）目标函数极小值，得到各类参数，同时也利用提供的目标函数的极小值，通过固定回归模型中一个或多个参数$\theta$（一般置为0）比较两个不同回归模型所造成的目标函数之差，从而通过假设检验推知模型之间的优劣，以判定该因素是否对$Cl$存在显著性影响。

NONMEM法计算群体药代动力学参数的优点是：①能处理临床收集的零散数据；②每个个体取样点少；③随机设计实验；④可一步法估算各类参数；⑤可定量考察生理、病理因素对药代动力学PK（或药效学PD）参数的影响；⑥各类参数有较好的点和区间估算。其缺点是模型较复杂。

### （四）群体药代动力学与Beyesian反馈法

群体药代动力学主要是求出某一特征群体（如哮喘病人）的群体值，这个群体需有代表性，如包括各种年龄、体重、肾功能、肝功能等，这样才能评价病理、生理对药代动力学参数的影响。另外，取血点每个个体不必要求很多，只需2～3点就可，但应包括各时相如吸收相、分布相和排除相的血样，才能包含各时相的信息。应用群体信息结合个体的生理病理情况估算出它的药代动力学特征值，再结合测得的血药浓度就可进一步求出精确的个体药代动力学参数，进行个体化方案设计，同时这些病人的具体数据，如病理生理指标、血药浓度数据又可汇总到群体数据库中去，扩充病例数，求出更精确的群体值。

## 六、特殊人群的药代动力学

在面对特殊的用药对象（老年人、儿童、妇女、孕妇、肝肾功能异常者）时，药师最应该予以关注的重点是，能够反映这些特殊用药对象生理学或病理学特点的药代动力学特有变化，以及由此产生的对用药疗效、风险评估结果的影响；同时还要根据特定用药对象中不同个体易患疾病的不尽相同，进一步考虑各种状态对营养、保健、家庭健康计划等的不同需求，在选药用药时充分斟酌；尤其是如果存在内脏功能受损时，必定会影响选药用药。

作为临床药学工作者，需要具备整合上述各个方面信息的能力，既有成熟的、可操作的对应措施，也有随时可用的应急预案，还有在发生新问题时能及时做出反应、迅即采集信息并及时加以归整的信息资料系统。具体涉及老年人、儿童、妊娠期妇女、哺乳期妇女等特殊用药对象的药代动力学特点已经在本手册第二篇有详尽介绍，此处不再赘述。

# 第二节　药效学相关知识

药效学是研究药物对机体的作用、作用机制及作用的“量”的规律的科学，同时着重探索来自药物、机体以及环境条件的各种因素对药效的影响。要做到合理用药，就必须全面了解所选用药物的药效学知识，据以制订适当的用药方案，使所用药物作用的性质、强度和时间尽量符合临床需要，以增强治疗作用，防止或减轻不良反应。

## 一、药物作用的性质和方式

**1. 药物作用的性质**　药物作用（drug action）是指药物与机体组织间的原发作用；药物效应（drug effect）是指药物原发作用所引起的机体器官原有功能的改变。二者通用。药物作用的性质可分为特异性作用和非特异性作用。一部分药物可通过改变细胞内外环境的理化性质而发挥非特异性作用，如腐蚀、抗酸、脱水等；大多数药物则是通过不同机制参与或干扰靶器官（细胞）的特定生物化学过程而发挥特异性作用。

**2. 药物作用的方式**　根据药物作用部位，无需药物吸收而直接在用药部位发挥作用的，称局部作用（local action）。药物通过吸收经血液循环（或直接进入血管）分布到机体相关部位发挥的作用，称全身作用（general action），又称吸收作用（absorptive action）或系统作用（systemic action）。在临床应用的药物中，大多数通过药物吸收后方可发挥其药理效应。

**3. 间接和不可逆的药学效应**　有些药物效应的强度并不是药物直接作用的结果，而与间接作用或不可逆作用有关，例如双香豆素类药物的抗凝作用，三环类抗抑郁药、锂对精神病的治疗作用等。

具有不可逆药物效应的药物有抗生素及抗新生物剂等，抗新生物剂可以细胞生长为指标描述效应–时间过程。浓度–时间曲线下面积（area under the curve，AUC）及效应–时间曲线下面积能表明间接作用及（或）不可逆效应。华法林对映体抗凝活性的研究发现，血药浓度–时间曲线下面积和效应–时间曲线下面积间呈线性关系，根据不同的斜率，可计算出对映体的强度比率（potency ratio）。

## 二、受体理论与量-效曲线

**1. 概念**　受体理论是药效学的基本理论之一。受体是一类介导细胞信号转导的功能蛋白质，能识别周围环境中的某些微量化学物质。药物与之结合后，可通过中介的信息放大系统，如细胞内第二信使的放大、分化及整合功能，触发后续的生理反应或药理效应。不同的受体有特异的结构和构型，受体上有多种功能部位。目前受体学说已被公认是阐明生命现象和药物作用机制的基本理论，对指导合理用药和发展新药都有实际意义。

在一定剂量范围内，药物剂量的大小与血药浓度高低成正比，亦与药效强弱有关。剂量与效应的关系称量–效关系（dose-response relationship）。通过量-效关系的研究，可定量地分析和阐明药物剂量与效应之间的规律，有助于了解药物作用的性质，也可为临床用药提供参考。

**2. 作用部位药物浓度与效应的关系**

（1）药效学模型的选择　药效学相互作用包括药物分子与作用部位或受体间相互作用；对有关效应系统诱发一个刺激，效应系统产生可测量的或能观察到的效应。

受体和效应系统可以存在于不同的器官或组织内。在很多体内研究中，药效学模型仅仅提供血药浓度或作用部位药物浓度与所能观察到药效间关系的经验式的描述。

在最大效应的20%～80%间，药效与浓度间的关系近似直线，如式（28-36）所示。

$$E = S\lg C + I \tag{28-36}$$

式中，$E$为药效，$C$为浓度，$S$为斜率，$I$为截距。

但该公式不能预报高浓度的最大效应或浓度为零的基础效应。而式（28-37）能描述整个浓度的效应范围。

$$E = \frac{E_{\max}\ C^{\gamma}}{C_{50}{}^{\gamma} + C^{\gamma}} \tag{28-37}$$

式中，$E_{\max}$是最大效应（即内在活性），$C_{50}$是相应于50%最大效应的浓度，$\gamma$为陡度因子。不同的陡度因子会呈现不同的曲线类型，见图28-5。

在低浓度时，反应效应几乎随浓度呈线性增长［图28-5（a）］，当$\gamma = 1$时，需要较高浓度才可达到最大效应。$\gamma$ 值越大，$C_{50}$附近处曲线斜率越大。在最大效应的20%～80%范围内，无论 $\gamma$ 值为多大，效应强度与浓度的对数都成比例［图28-5（b）］。

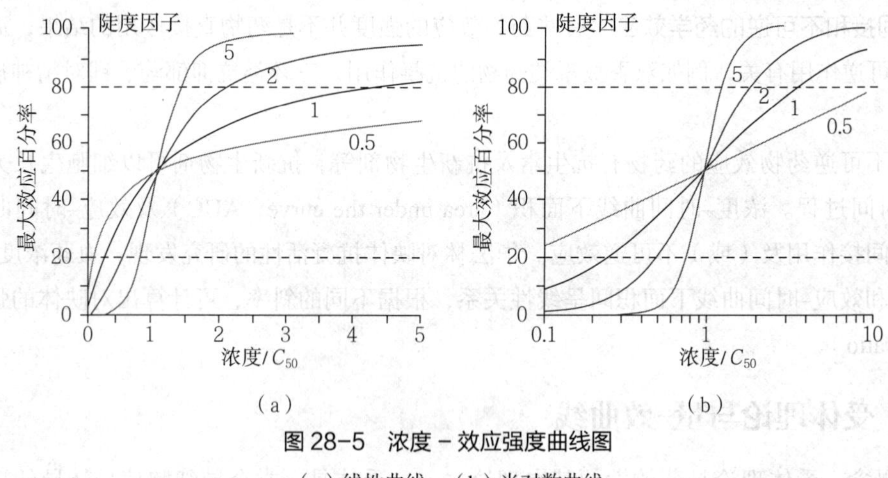


图 28-5 浓度 - 效应强度曲线图

（a）线性曲线；（b）半对数曲线

（2）影响药效学研究的一些复杂因素　①药物在生理情况下既作用于受体，也与内源性对抗剂作用，使体内药效学研究复杂化。仅当相关的内源性对抗剂在某一试验期间稳定时，才能得到药物强度与内在活性一致的数据。在体内外研究中，也只有内源性对抗剂相同时，所得的结果才能比较。②药物能影响作用于同一受体内源性对抗剂的浓度，如给予糖皮质激素后能显著降低内源性可的松水平。③药物通过药代动力学或药效学不同的作用部位去影响同一个药效学参数，如可乐定对血压的双向作用：高浓度时升高血压，这是它直接作用于外周的节后$\alpha_1$和$\alpha_2$肾上腺受体的结果；低浓度降低血压，这是它作用于$\alpha_2$肾上腺受体的中枢对抗效应的结果。这两种作用部位间有显著差异。④疾病因素对药效学的影响研究甚少。⑤药物或有关物质接触时间延长可导致耐药性或致敏作用（sensitization）的产生，如哮喘病人长期使用拟交感神经药物后会进行性地失去药效。

在浓度–效应的关系中，受体密度的增加或减少主要影响药物的内在活性（$E_{max}$），并不影响其强度（$EC_{50}$）。有些药物在使用单剂量后迅速产生了耐药性。这种急性耐药性的产生可从效应–浓度图上识别，当效应浓度点按时间顺序连接时，可形成一个顺时针的滞后环（clockwise hysteresis loop）（图28-6），说明了浓度–效应间的关系是依赖时间的，药效学参数不能由该图求得。

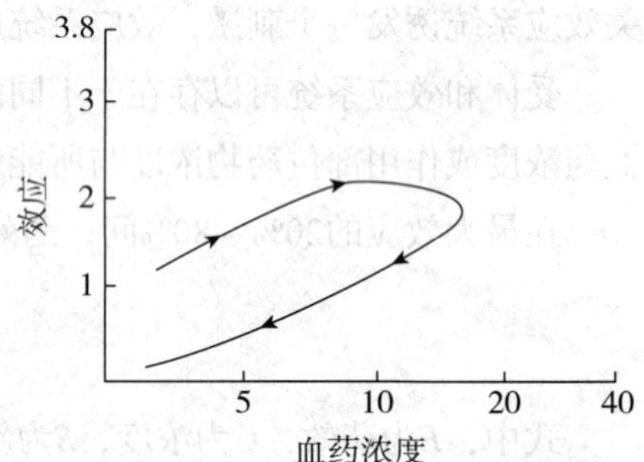


图 28-6 在志愿者鼻内给予可卡因后，效应 - 浓度点按时间顺序连接后形成顺时针的滞后环

## 三、药物的效应-时间过程和血药浓度-时间过程

1. 一室模型　给药后，当最大血药浓度与最大效应同时到达时，可以认为作用部位与血浆属于同一药代动力学房室，血浆中药物浓度与作用部位的浓度，在给药后几乎立即达到平衡，并随着时间按比例的改变，此时，药物的动力学可用一室模型描述。

$$E = E_0 - \frac{SK}{2.303}t \tag{28-38}$$

式中，$E$为药理效应强度；$E_0$为给药前的效应；$S$为直线斜率；$K$为消除速率常数，$t$为时间。可见，效应以常数速率（即零级速率）下降，适用于静脉注射后的吸收后相。

2. **多室模型**　作用部位和血浆在不同的药代动力学房室中。药物在使用单次量后，血药浓度和作用部位药物浓度间的平衡不能即刻达到。当效应浓度点按时间顺序连接时，这种平衡的延滞在效应–浓度图上呈现出逆时针的滞后环，上升或下降过程中同一浓度对应的不同效应，可见图28-7。

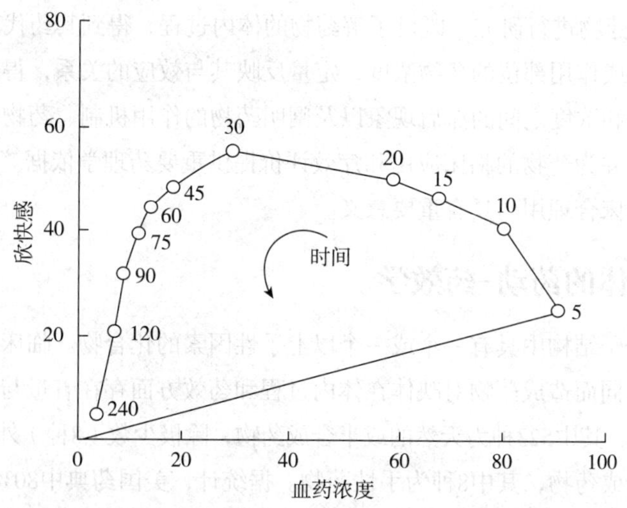


图 28-7　服大麻后的欣快感与血药浓度按时间顺序呈现逆时针滞后环

存在平衡延滞时，稳态法是理论上最直接、简单的评价作用部位药物浓度与效应关系的方法，但该方法难以在人体上进行，且结果易受干扰。

效应室模型见图28-8，即假设效应室是以一级过程速率与中央室相连接的另一室，药物按一级过程的转运常数$k_{1e}$进入效应室，并以一级速率常数$k_{e0}$消除。图28-8中$k_{1e}$可被略去，$k_{1e0}$是效应室的消除速率常数，并不直接回到中央室去，$k_{e0}$是血药浓度与效应平衡的时间依赖常数。根据常用的药代动力学模型和给药途径，推导出公式以描述效应室药物浓度（$C_e$）的时间过程，稳态时$C_e$代表与作用部位药物浓度相对应的$C_p$。应用效应室模型时，第一步由血药浓度的时间过程估算药代动力学参数，第二步由药效的时间过程，应用非线性回归法拟合适当的药效学模型，估算药效学参数，包括$k_{e0}$、$E_{max}$及$EC_{50}$等。

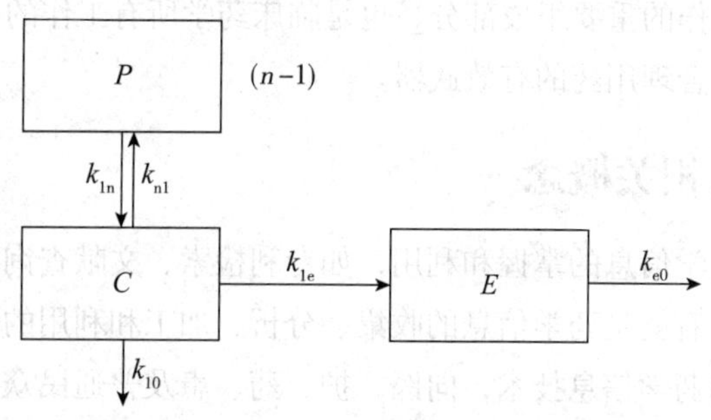


图 28-8　效应室模型示意图

## 四、药代动力学-药效学结合模型

药代动力学–药效学（pharmacokinetics-pharmacodynamics，PK-PD）结合模型可同时测定药物浓度和效应–时间过程，通过药代动力学和药效学模型的有机结合，可求算相应的药效动力学参数。Sheiner等在经典的药代动力学模型理论上，提出了一个假设的效应室，并与中央室相联系，结合传统的药效学，提出一种新的PK-PD结合模型。通过模型得到药物效应–药物效应室浓度的正变关系，使药效–血药浓度滞后环转化，为现代药理学研究开辟了新的方向。

利用PK-PD模型对药物进行研究，既可了解药物的体内过程，得到其药代动力学参数，又可推论出产生效应的受体或作用部位的药物浓度，定量反映其与效应的关系，得到其药效动力学参数，这有助于阐明效应和浓度之间的滞后现象以及阐明药物的作用机制、药物作用的物质基础以及指导临床合理用药，并为药物的临床应用和疗效评价提供重要药理学依据。PK-PD结合模型特别对指导抗菌药物的临床合理用药具有重要意义。

## 五、药物对映体的药动-药效学

药物对映体是指分子结构中具有一个或一个以上手性因素的化合物。临床上虽以外消旋体给药，但因其空间立体不同而造成药物对映体在体内过程和药效方面存在着量与质的差异。全世界常用的化学药物1850种，其中523种为天然的或半合成药物，除极少数（8种）外，其余都为单一对映体；另外1327种为合成药物，其中8种为手性药物。据统计，美国药典中80%～90%的对映体为外消旋体，它们的药代动力学数据从外消旋体获得。药物对映体往往只有一种对映体有显著药理活性，而另一对映体没有活性或活性较弱。手性药物中活性高的对映体称为优对映体（eutomer），活性低或无活性的对映体称为劣对映体（distomer），国外研究较多的药物有布洛芬、维拉帕米、普萘洛尔、异丙吡胺、苯巴比妥、华法林等。由于对映体在药效学、药物作用强度、药代动力学及血浆蛋白结合率等方面存在着显著差异，因此对某些药理或毒性作用个体差异较大的药物对映体进行血药浓度监测和药代动力学药效学研究，可为临床合理用药提供新的依据。

# 第三节　药学信息检索相关知识

药学服务始终离不开药学信息，无论是回答公众的用药咨询，还是鉴别现在或潜在的药物治疗问题都需要大量信息。利用现代信息技术满足人们个性化用药需求是临床药师的重要职责。药学信息服务是临床药学工作的重要组成部分，也是临床药学所有工作的中心和基础，是沟通医患关系的关键纽带，是保障合理用药的有效武器。

## 一、药学信息的相关概念

药学服务离不开对药学信息的掌握和利用，如专利检索、文献查询、新药评价、药品信息查询等，这些活动从本质上看就是药学信息的收集、分析、加工和利用的过程。药学服务中不可或缺的一项内容，就是利用药学信息技术，向医、护、药、患及普通民众等人群提供及时、准确、全面的药学信息，以促进合理用药，改善药物治疗效果，提高医疗质量。

药学信息包含药学领域所有的药物相关知识与数据。广义药学信息包括药学学科的所有信息，如药品的研发信息，药品专利信息，药品生产与上市信息，药品价格信息，药物经济学信息，药品监督与管理信息，药学教育信息，药学各专业学科信息，药物使用信息，疾病变化、耐药性、生理病理状态、健康保健信息等。狭义药学信息，是指为实现临床合理用药（即安全、有效、经济及适当）所需信息，包括药物研发、生产、经营、检验、使用等全过程，但最为集中的则是药品临床使用相关信息。



药品信息主要是指药物的自然属性及其在物质、疾病和人体三方面知识与信息的集合，是直接影响药学服务质量的重要内容。药师必须具备熟练收集、整理、加工及利用药品信息的技能，正确认识药物，掌握用药技巧，帮助病人认识药物不良反应，促进临床合理用药。

药学信息技术指涉及药学信息的产生、获取、检测、识别、变换、传递、处理、存储、显示、控制、利用及反馈等与药学信息活动有关，有利于药学专业人员掌握与利用药学信息的技术。其发展趋势表现为以计算机技术为核心的现代信息处理技术与通信技术、感测技术及控制技术等的交汇融合，形成具有信息化、智能化及综合化特征的药学信息管理系统，促进扩展临床药师药学信息量的功能。

## 二、药学信息的来源

药学信息的来源，按照记录的载体分类，可分为印刷型、缩微型、机读型和视听型；按照文献类型分类，可分为科技图书、科技期刊、会议资料、专利文献、学位论文等；按照文献级别分类，可分为一次文献（即原始文献）、二次文献（文摘、索引）和三次文献（评述或综述性文献、字典、辞典、百科全书等）。

药学信息的来源多样化，有口头的、书面的或数字化的，其来源主要有国家制定的药品标准和批准的药品说明书、药事法规、参考书籍和期刊文献，专门的药学信息机构发布的各种数据库及医院编制的处方集等。

**1. 药事法规与药典**　药典是药物信息的法定来源，由政府颁布实施，具有法律效力。通过查阅药典可获取药品名称、结构、性质、用途、检验、制剂及贮藏等信息。因此，药典不仅是一本对药品质量标准与检定方法做出技术规定的法典，也是药品生产、使用、管理及检验的依据，还是涉及药品质量纠纷的唯一依据。常用的《中华人民共和国药典》及可参考的国际上公认的主要药典介绍如下。

（1）《中华人民共和国药典》《中华人民共和国药典》（Chinese Pharmacopoeia，ChP）简称《中国药典》，由国家药典委员会编辑出版。1953年发行第1版，1985年开始每5年更新一次，截至目前共发行10版。最新版《中国药典》分为四部出版：一部收载药材和饮片、植物油脂和提取物、成方制剂和单味制剂等；二部收载化学药品、抗生素、生化药品以及放射性药品等；三部收载生物制品；四部收载通则，其中包括制剂通则、检测方法、指导原则、标准物质和对照品相关通则，药用辅料。

（2）《美国药典》《美国药典》（The United States Pharmacopoeia，USP）由美国药典委员会编辑出版，制定了人类和动物用药的质量标准并提供权威的药品信息。1820年首版，1950年以后每5年修订一版。1980年第15版始，《美国国家处方集》（National Formulary，NF；1883年首版）

并入USP，称为《美国药典/国家处方集》（U. S. Pharmacopoeia/National Formulary，USP/NF，http://www.usp.org/），但仍分USP、NF两部分，NF收载USP尚未收录的新药和新制剂。USP/NF的英文版提供印刷版、在线版和光盘版，每年更新一次，印刷版可通过药品通用名称首字母索引检索，在线版和光盘版可使用通用名称输入快速检索。

（3）《英国药典》《英国药典》（British Pharmacopoeia，BP）是英国药典委员会的正式出版物，不仅提供了药用和成药配方标准以及公式配药标准，也展示了许多明确分类并可参照的欧洲药典专著。BP于1864年首版，每5年修订一次。1999年第17版后分为两卷本，第一卷内容为药剂与药物专论，第二卷除继续第一卷的条目外，还有配方、血液制品、免疫制品、放射性制剂等，书后附有索引（http://www. pharmacopoeia. org. uk）。

（4）《欧洲药典》《欧洲药典》（European Pharmacopoeia，EP）由欧洲药典委员会编撰，各成员国必须采用《欧洲药典》标准，必要时可替代相同物质国家标准中的个论。在两个基本卷之外，每年出3个增补本。EDAM网站上提供了一张表格，介绍出版的时间表以及执行的日期（http://www.edqm.eu）。2010年版《欧洲药典》有英文版与法文版，以及西班牙文版，共收载了2130个个论，330个含插图或色谱图的总论，以及2457种试剂的说明；发行有印刷版、USB闪存版和在线版。

（5）《日本药典》《日本药典》（Japanese Pharmacopoeia，JP）又名日本药局方，由日本药局方编辑委员会编撰，分两部出版，第一部收载原料药及其基础制剂，第二部主要收载生药、家庭药制剂和制剂原料。第15改正版JP XV（http://jpdb.nibs.go.jp/jp15e/）同时发行英文版本。

（6）《国际药典》《国际药典》（Pharmacopoeia Internationalis，Ph. Int.）是世界卫生组织为了统一世界各国药品的质量标准和质量控制的方法而编纂。1951年首版，目前为第5版共有5卷，卷1（1979年）为通用分析方法；卷2（1981年）和卷3（1988年）为世界卫生组织基本药物目录中大部分药物的质量标准；卷4（1994年）为有关试验、方法的信息，以及药品原料、赋形剂的一般要求和质量说明及剂型；卷5（2003年）为制剂通则以及药品原料和片剂的质量标准。《国际药典》对各国无法律约束力，仅作为各国编纂药典时的参考标准。

**2. 常用药学工具书** 药学工具书的种类很多，包括辞典、手册、专者、教科节、科普读物、年鉴、指南等工具书，以及各种官方文件及其汇编等，系总结性的信息，其信息来源可靠，结论清晰，利用方便。这里将临床药师工作中较实用的国内外药学参考书做主要介绍。

（1）《中国国家处方集》（化学药品与生物制品卷） 该书为国家规范处方行为和指导合理用药的法规性和专业性文件，采取“以病带药”的方式，以优先使用基本药物为药物选用原则，充分结合专业临床经验和国际共识，就临床上常见20个医学系统199种常见疾病的药物治疗方案提出选药原则（首选、次选和备选）和用药指导（不良反应、注意事项、重要提示、禁忌症和药物相互作用）。总结构为总论、各论、附录、索引4个部分。

（2）《中华人民共和国药典临床用药须知》 该书系国家药典委员会主编的药典配套丛书，主要提供《中华人民共和国药典》收载药品及国家药品监督管理局批准药品的临床应用信息。1990年发行第1版，每5年更新一次。书中包含的内容科学、翔实，论述严谨、有序，紧密结合临床实际，具有较高的实用性和权威性，是提供药物临床使用信息的权威工具书。书后附有中、英文药名索引可供检索。

（3）《新编药物学》 该书是我国医药图书出版中历史悠久、再版次数最多、发行量最大的药学专著。于1951年出版第1版，目前最新版本为第18版。全书共收载药物2000余种，及时反映医学科学研究、药物发展和监管方面的最新进展。

（4）《药物临床信息参考》《药物临床信息参考》（Clinical Drug Reference，MCDEX） 是一本临床用药参考书，具有权威性、全面性、实用性及时效性等特点，致力于为临床医师药师提供完善的药物信息。2003年发行第1版，每年更新一次，2009年更名为《MCDEX中国医师药师临床用药指南》。收载品种范围主要为国家基本药物、临床常用药物、国内新上市品种及部分国外已上市而国内尚未上市的品种，每年根据国内外最新权威文献的药物动态信息对数据内容进行不同程度的更新、升级。收载的药物信息均采用药物利用评价原理和循证医学方法，经国内各领域权威临床医药学专家严格评审。每一篇药物专论均按照统一的条目组织结构编写。书后附有中、英文药名索引可供检索，可为药学工作者提供较齐全的药物临床使用信息和安全信息。

（5）《马丁代尔大药典》《马丁代尔大药典》（Martindale The Extra Pharmacopoeia） 是由英国皇家药学会组织编写的一部非法定药典，因其编者Milliam Martindale而得名。初版始于1883年，每4年出版一册，可提供大多数活性物质及化学物质的药学信息。2009年国内翻译出版该书中文版（原著第35版）。该书分两个部分：药物及其辅助物专论；增补药物和其他物质；附带中英文索引。每一个部分再做分类，例如镇痛药、抗炎药、解热药、抗蠕虫药、抗菌药等。在各分类的总论，先对该类药物有一个说明，再对涉及相关疾病有一个系统介绍，以及选择药物说明。对于具体的药物，基本有通用名称、分子结构式、理化性质（性状、溶解性、pH值、储存温度）、不良反应、药代动力学、注意事项、相互作用、用途用法、制剂等，而且所写的部分都附带参考文献。全书逾1000万字，收录5500余种药物专论、128000种制剂、40700篇参考文献，涉及660余种疾病。该书的电子数据库被Medline、Micromedex等数据库链接，授权用户可通过这些网站进行查询。

（6）《医生案头手册》《医生案头手册》（Physician’s Desk Reference，PDR）始于1966年并每年出版一册，有可联机在线查询的PDR数据库，同时也发行书籍。它以药品的每个商品名为一篇专论，收载大部分处方药详细的使用信息，有很高的参考价值。该书主要介绍美国市场上的常用处方药的药理学、适应症、禁忌症、警告、注意事项、不良反应、用药过量处理。2010年版（第62版）中包括4000多个美国食品药品管理局批准的商品名药物的说明书全文、疾病诊断和用药指南、病人用药教育信息等。PDR的一大特点是利用大量图片和表格以帮助用户更好地认识和理解信息，方便医师按图索骥；书后还附表列出美国各州药物信息中心的地址和联系电话号码以及传真号码。印刷版用户可使用目录索引检索信息，联机版或光盘版用户则通过关键词检索。

（7）《梅氏药物副作用》《梅氏药物副作用》（Meyler’s Side Effects of Drugs）由Jeffrey K. Aronson主编，是药物不良反应和药物相互作用领域内的标准参考书。国内2008年翻译出版有导读版/第15版（全六卷），是一个全新的版本，范围十分广泛，不仅包括大部分新老处方药，也包括许多非处方药、草药、设备（如血糖测定装置）以及替代补充药品的方法。书中尽可能地重点强调系统评价和各种临床实验的信息，并包括不良反应的病例报告，以及药物不良反应DoTS分类法；此外，发表在年鉴23～27（SEDA23～SEDA27）的几乎所有资料都收录在新版本中并有注解，参考文献多达40000多条。由于其全面地、批判性地收集大量有关证据和《药物副作用年鉴》的补充，此书已成为世界性的主要工具书，成为药物不良反应和相互作用被认识、讨论并应用到医疗实践中，确保合理用药的重要参考工具。

（8）《默克索引》《默克索引》（The Merck index）由美国Merck公司出版，收录化学制品1万余种，8000多个化学结构式，5万个同义词，是一部集化学制品、药物制剂和生物制品于一体的大辞典，辞典按标题化合物的字母顺序排列，标题后面列出美国化学文摘采用的名称及其他可供使用的名称、药物编号、商品名、化学式、分子式、参考文献、结构式、物理数据、衍生物的普通名称和商品名、用途等内容。

3. 药学期刊

（1）期刊　期刊是药学信息的主要载体，也是辞书等二次文献的来源。参考书提供的药学信息比较全面、系统，但信息的时间比杂志、期刊晚。期刊是药学信息的主要来源，其重要性主要表现在它的信息发布时间的快速。涉及药学信息的期刊很多，仅国内正式出版的就超过了500种，其中药学类的就有近100种。

国内和国外主要药学期刊分别见表28-2、表28-3。

表28-2　国内主要药学期刊

| 期刊名称 | 刊期 | 主办单位 |
| --- | --- | --- |
| 药学学报 | 月刊 | 中国药学会 |
| 中国药学杂志 | 半月刊 | 中国药学会 |
| 中国药理学通报 | 月刊 | 中国药理学会 |
| 中国药理学与毒理学杂志 | 双月刊 | 中国药理学会，中国毒理学会，军事医学科学院毒物药物研究所 |
| 中草药 | 月刊 | 中国药学会，天津药物研究院 |
| 中国中药杂志 | 半月刊 | 中国药学会 |
| 中成药 | 月刊 | 国家药品监督管理局信息中心中成药信息站，上海中药行业协会 |
| 中国医院药学杂志 | 半月刊 | 中国药学会 |
| 中国新药与临床杂志 | 月刊 | 中国药学会，上海市药品监督管理局科技情报研究所 |
| 中国药物应用与监测 | 双月刊 | 中国人民解放军总医院 |
| 药物分析杂志 | 月刊 | 中国药学会 |
| 中国抗生素杂志 | 月刊 | 中国医药集团四川抗菌素工业研究所 |
| 中国海洋药物 | 双月刊 | 中国药学会 |
| 中国临床药理学杂志 | 双月刊 | 中国药学会，北京大学临床药理研究所 |
| 中国临床药理学与治疗学 | 月刊 | 中国药理学会 |
| 中国新药杂志 | 半月刊 | 中国医药科技出版社，中国医药集团总公司，中国药学会 |
| 中国药房 | 周刊 | 中国医院协会，中国药房杂志社 |
| 中国药师 | 月刊 | 国家药品监督管理局高级研修学院，武汉医药（集团）股份有限公司 |
| 中国药品标准 | 双月刊 | 国家药典委员会 |
| 中国药物依赖性杂志 | 双月刊 | 北京大学，中国毒理学会 |

续表

| 期刊名称 | 刊期 | 主办单位 |
|---|---|---|
| 中国药物滥用防治杂志 | 双月刊 | 中国药物滥用防治协会，宁波戒毒中心 |
| 药物流行病学杂志 | 双月刊 | 中国药学会，武汉医药（集团）有限公司 |
| 药物不良反应杂志 | 双月刊 | 首都医科大学宣武医院，北京地坛医院 |
| 药物实践杂志 | 双月刊 | 中国人民解放军海军军医大学，中国药学会药事管理专业委员会 |
| 中国现代药物应用 | 月刊 | 中国康复医学会 |
| 中国医药导刊 | 双月刊 | 国家药品监督管理局信息中心 |
| 医药导报 | 月刊 | 中国药理学会，华中科技大学同济医学院附属同济医院 |
| 药学进展 | 月刊 | 中国药科大学 |
| 中国药物化学杂志 | 双月刊 | 中国药学会，沈阳药科大学 |
| 国际药学研究杂志 | 双月刊 | 军事医学科学院毒物药物研究所 |
| 国外药讯 | 月刊 | 国家药品监督管理局信息中心 |
| 国外医学（预防、诊断、治疗、生物制品分册） | 双月刊 | 上海生物制品研究所 |

表28-3　国外主要药学期刊

| 期刊名称 | 期刊中文名称 | 国别 |
|---|---|---|
| Clinical Pharmacology and Therapeutics | 临床药理与治疗 | 美国 |
| Journal of Clinical Pharmacology | 临床药理学杂志 | 美国 |
| British Journal of Clinical Pharmacology | 英国临床药理学杂志 | 英国 |
| Clinical Pharmacokinetics | 临床药代动力学 | 澳大利亚 |
| Therapeutic Drug Monitoring | 治疗药物监测 | 美国 |
| Journal of Pharmacokinetics and Biopharmaceutics | 药代动力学与生物药剂学杂志 | 美国 |
| Annual Review of Pharmacology and Toxicology | 药理学与毒理学年评 | 美国 |
| Journal of Pharmaceutical Science | 药物科学杂志 | 美国 |
| Journal of Pharmacy and Pharmacology | 药物与药理学杂志 | 美国 |
| Journal of Pharmacology and Experimental Therapeutics | 药理与实验治疗学杂志 | 英国 |
| Pharmacological Reviews | 药理学评论 | 美国 |
| Toxicology and Applied Pharmacology | 毒理学与应用药理学 | 美国 |
| Biochemical Pharmacology | 生化药理学 | 英国 |
| The Pharmaceutical Journal | 药学杂志 | 英国 |
| The Journal of Antibiotics | 抗生素杂志 | 日本 |
| The Journal of Practical Pharmacy | 药局 | 日本 |
| The Japanese Journal of Antibiotics | 日本抗生素杂志 | 日本 |
| European Journal of Clinical Pharmacology | 欧洲临床药理学杂志 | 德国 |
| Canadian Journal of Pharmacology Sciences | 加拿大药学杂志 | 加拿大 |

（2）文摘期刊　文摘期刊是最常用的二次文献资料，对文献进行了初步归类并对应其内容编制关键词或主题词，极大方便了药学工作者的信息检索工作，但由于信息隐性特点加之表达的差异，即使全文检索也难以保证检索的完整性。

最常用的文摘期刊有《中国药学文摘》（CPA）、《国际药学文摘》（IPA）、《化学文摘》（CA）、《生物学文摘》（BA）、《医学索引》（IM）及《医学文摘》（EM）等。此外，还有《中文科技资料目录：医药卫生》和《中文科技资料目录：中草药》等。

1）《中国药学文摘》《中国药学文摘》（Chinese Pharmaceutical Abstracts，CPA）创刊于1982年，1984年以季刊形式正式发行，现为月刊，每期有期索引（包括主题索引和外文名称索引）；每年一卷，卷末单独出版一期卷索引（包括著者索引、主题索引和外文名称索引），索引均以主题词的汉语拼音或英文药名的英文字母顺序排列，各主题词或药名项下附有说明词及文摘号，可以指引读者根据文摘号查出相关文摘。涉及中西药学理论、综述、药物研制、生产工艺、药剂学、药物分析、药理学、临床试验、药物评价、药品生产管理和质量管理、制药设备和工厂设计、药事组织和药品监督管理等方面的论文。

2）国际药学文摘　国际药学文摘（Internatiohal Pharmaceutical Abstracts，IPA）1964年创刊，为半月刊，每年24期合为一卷。每期均有期索引，包括主题索引（subject index）和著者索引（author index）；每半年（即第12期和第24期），有半年的累积索引；在主题词和著者名后均有7位数的文摘号（头2位是卷号，后5位是流水号），通过文摘号可以方便地找到文摘。主要收载医药、化学和生物学期刊中的药学文献，内容涉及药学的各个分支学科和主要的研究主题，其中有大量关于医院药学的研究和进展文献。提供主题索引和著者索引。

3）化学文摘（Chemical Abstracts，CA）由美国化学会化学文摘服务社（Chemical Abstracts Service of the American Chemical Society，CAS）编辑出版，创刊于1907年，收集150多个国家和地区用56种语言文字发表的有关化学和化工方面的文献，其中药学文献最为集中的有药理学（pharmacology）、药剂学（pharmaceuticals）和药物分析（pharmaceutical analysis）类。最大特点是索引系统完善，有著者索引、专利索引、普通主题索引（general subject index）、化学物质索引（chemical substance index）、关键词索引（key word index）。关键词不需要规范化，普通药名或者商标药名都可以作为关键词。每期后面附有期索引，每半年出1套卷索引，每5年出1套累积索引。

4）《生物学文摘》《生物学文摘》（Biological Abstracts，BA）为具检索工具性质的期刊，创刊于1962年，半月刊，由美国生物科学情报服务社（Biosciences Information Service，BIOSIS）编辑出版。BA覆盖了世界范围生物学领域8000余种核心期刊，并广泛报道世界上近期出版的生物学图书、以其他形式发表的科研报告和学术会议上的报告论文，每年报道140000多篇生物学文献。BA具有生物学特征的索引系统，包括主题索引、著者索引、生物分类索引（biosystematics index）和属类索引（generic index）。

5）《医学索引》《医学索引》（Index Medicus，IM）是美国国立医学图书馆精心制作的一部医学与卫生科学领域的文献检索工具，月刊。每年年终NLM为便于用户使用，将全年内容累积起来，形成多部头的年累积本，称为《累积医学索引》（Cumulated Index Medicus）。1997年6月26日，美国国立医学图书馆开始提供免费Medline数据库、Premedline（medline）以及最新版医学主题词词表（MeSH）等检索服务，为全球的医药工作者获取医药信息文献提供了极大方便。

6）《医学文摘》《医学文摘》（Excerpta Medica，EM）由设在荷兰阿姆斯特丹的一个国际性非营利机构医学文摘基金会（The Excerpta Medica Foundation）于1947年创办。EM收录发表在世界各国5400多种医学、生物学、药学杂志上的文章，聘请各学科的专家编写成文摘，再通过各相关的EM分册予以报道。与药学关系比较密切的EM分册有：第30分册药理学（Section 30 Pharmacology）、第37分册药物文献索引（Section 37 Drub Literature）。

**4．数字化与网络化药学信息** 数字化信息资源即网络药学信息资源，计算机网络上有着丰富的药学信息资源，包括各种数据库、电子图书、电子期刊、电子报纸、公告板、论坛、网络新闻等（图28-9）。无论是书籍还是期刊，它的容量是有限的，很多有价值的信息根本不可能写进其中，而数字化则可以将大量的信息进行处理，存储在光盘中，一张光盘通常可以存储大约100本书，或者通过互联网传递和阅读。

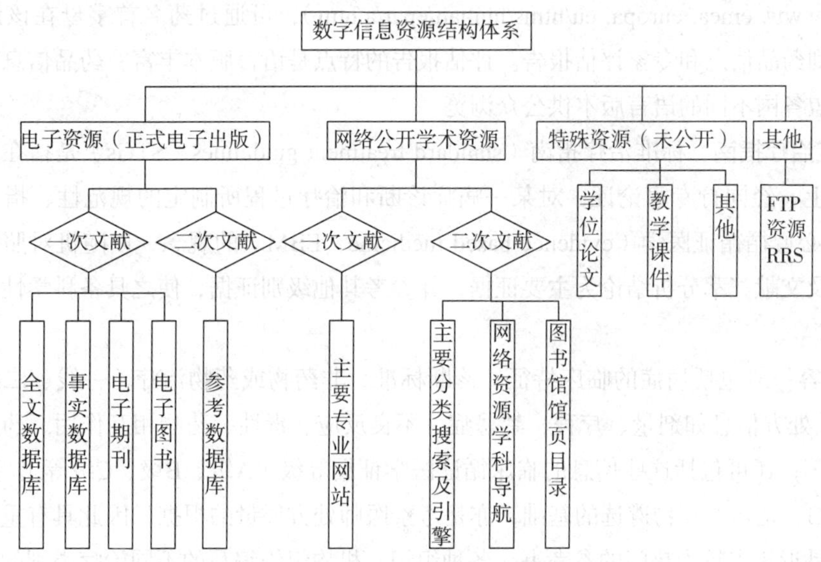


图 28-9 数字化信息资源结构体系

国内的期刊文献数据库、报刊文献数据库、专利文献数据库，大多通过网络检索，读者可通过互联网下载。很多的大型生物医学、药学的数据库，如前面提到的《药品利用评价信息》就可通过互联网阅读到。国家科技图书文献中心医学图书馆的网上资源包括馆藏信息查询及Medline、Embase、BA、SCI、UMI、中国生物医学文献数据库（CBMdisc）、清华大学全文光盘数据库等国内外题录、全文数据库等。PubMed是由美国国立医学图书馆附属国立生物技术信息中心建立的用于检索Medline等数据库的网上检索系统，免费提供医学、药学等领域的文献，收录了近4600种期刊。此外，还有国际Cochrane协作网建立的循证医学网站Cochrane等。

**5．药品生产企业的药品说明书** 药品说明书一般由药品研制企业收集国内外临床资料和其他参考资料，经评价、总结后编撰，并由各国药品监督管理机构审核和修订而成。药品说明书是具有法律效力的重要药学文书，是临床用药的最重要依据。不同生产企业生产的同一药品，说明书会有所不同，应用哪一种药品就应该阅读该药厂的说明书。我国药品说明书的具体格式和内容均由国家药品监督管理局制定和发布，当监测到新的不良反应和药品再评价结果时，国家药品监督管理局要求制药企业对说明书进行修订。与国外相比，目前我国的药品说明书库建设尚不完善，尚无完整的、对外发布的说明书查询体系，只有少数地方药品监督管理局网站、药品生产企业网站和非官方医药信息咨询网站可提供部分说明书的查询。

（1）美国食品药品管理局（Food and Drug Administration，FDA）的Drugs@FDA库（http://www. accessdata. fda. gov/ scripts/cder/drugsatfda/index. cfm） 该库收录1939年至今美国上市过的全部处方和非处方药品，使用药品通用名称可检索并下载该药的PDF版最新说明书，还可查看说明书的修改时间、修改历程以及FDA要求修改说明书的公告。美国国立图书馆的Dailymed数据库（http://dailymed. nlm. nih. gov/dailymed/about. Cfm）也可以检索并下载说明书。

（2）日本添付文书情报（http://www.info.prnda.go.dp） 可以在“一般名・贩壳名”中输入日文或英文通用名称检索到日本上市药品的相关信息。欧洲药品管理局的人用药品委员会专家对药品申报经过一系列严格、公正的评审流程后，针对已在欧洲授权上市的药品提供欧洲公众评估报告集（http://www. emea. europa. eu/htms/human/epar/a.htm），可通过药名首字母在该评估报告数据库内查找到药品信息和专家评估报告。评估报告的特点是语言版本丰富，药品信息和评估报告分别提供欧盟各国不同的语言版本供公众浏览。

**6. 标准治疗指南** 标准治疗指南（standard treatment guidelines，STGs）是指在充分掌握临床证据基础上，经同行专家论证，对某一病症诊断和治疗过程所制定的规范性、指导性文件。STGs制定务必遵循循证医学（evidence-based medicine，EBM）的观念，以随机对照研究、开放性临床试验及文献荟萃分析结论为主要证据，并参考其他级别证据，使之具备科学性、实用性及相对稳定性。

STGs内容一般包括病症的临床特征、诊断标准、非药物或药物治疗（一线、二线或三线治疗药），相关处方信息如剂量、疗程、禁忌症、不良反应、毒性、药物相互作用、药物费用资讯及参考标准等，还可包括这些信息的临床循证医学证据等级（A级、B级、C级等）。建立在证据基础上的STG，是基本药物遴选的基础，亦是考察医师处方质量的根据，因此具有重要价值。标准治疗指南是近年来较为热门的参考书，各种组织、机构组织编写的不同治疗类别的药物治疗指南正不断出版，如国家卫生健康委员会制定的《抗菌药物临床应用指导原则》（2015年版）等。

另外，每个医院自身的临床用药实践也是药学信息源。医师、药师在治疗疾病过程中会发现很多有关药物应用信息，可成为日后用药实践的依据，并在实践中不断总结提高。

## 三、常用数据库检索技术

文献检索是通过文献检索工具，从大量积累的文献中选择少量特定资料的过程。目录和索引是常用的检索工具。目录是了解馆藏、借阅书刊的依据；索引（index）是最重要的检索工具，通常可分为主题（subject）索引、著者（author）索引、关键词（keywords）索引、分子式索引、药名索引、期刊索引、书名索引等。

### （一）检索途径

医学信息检索的主要途径包括主题词检索、分类检索、关键词（或自由词）检索及其他途径检索。

**1. 主题词检索** 主题词检索（如MeSH）是根据标引人员按照规范词表标引出的主题词进

行检索。其优点是能满足特性检索要求，专指性强；能适应新兴学科及多学科文献检索，只要根据新学科的出现、发展及多学科的需要，随时增加主题词，就能快速检出所需文献。其缺点是主题词选择必须准确，否则无法进行查找；由于主题词的规范性，输入的主题词必须完全正确，因此每次使用需要查找主题词表，较费时间。目前国内外采用主题词检索的数据库其使用的主题词表均具主题词检索和分类检索的特点，因而也可适应检索范围大、内容广的课题。

**2．分类检索**　分类检索是根据按一定规则编排的分类表进行检索。其优点是能满足族性检索的要求，便于查全某一学科或某一专业的文献，易于扩大或缩小检索范围，扩大时可取上位类，缩小时可取下位类。

**3．关键词（或自由词）检索**　关键词检索的最大优点是词语不必规范化，用户可根据自己的需要，选择熟悉的词语进行检索，不用特意记忆或事先查找词汇，比较方便。其缺点是容易漏检，因而使用这种途径进行检索时，必须同时考虑多个同义词、近义词，以减少漏检。

**4．其他途径**　许多医学的分支学科根据自身的不同需求编制了一些特殊的索引，为用户提供独特的检索途径。如化学数据库的分子式索引，生物学数据库的属种索引等。其优点是方便了专业用户的检索，缺点是掌握起来比较困难。

## （二）检索方法

### 1．计算机检索的主要方法

（1）截词检索法　截词检索法是为了在检索中避免西文单、复数的区别，以及名词、形容词的区别，保证检索的查全率，保持词的部分一致所采用的方法。有前方一致、后方一致、中间一致、中间不一致等形式。如后方一致，是保持检索词的后面一部分的一致性。如：

后截断，前方一致。如：comput?表示computer，computers，omputing等。

前截断，后方一致。如：?computer表示minicomputer，microcomputers等。

中截断，中间一致。如：?comput?表示minicomputer，microcomputers等。

（2）组配检索法　组配即两个以上概念的组合。组配检索法即将表示提问的检索词用布尔逻辑连接成一个检索提问式进行计算机检索的一种方法。一般用“and”表示“和”的关系，用“or”表示“或”的关系，用“not（and not）”表示“否”的关系。

（3）加权检索法　即检索者（用户）根据检索词的重要关系，分别给每一个检索词赋予一个值，经过特定的加权运算后，输入一个规定值，以此值的大小决定收取文献。

（4）扩展检索法　扩展检索法是为节省时间并保证查全率所采用的应用上位概念扩展查找有关文献的方法。

### 2．检索策略与步骤

（1）检索策略　文献检索策略是指处理文献检索提问的逻辑与查找步骤的计划。手工检索和计算机检索两者相比之下，计算机检索特别是联机检索中，检索策略的制定显得尤为重要。它包括以下内容。

1）检索系统的确定　根据课题选择合适的检索系统，它必须包括检索者检索需求的学科范围和熟悉的检索途径。在计算机检索中还需要确定检索所需要的文档名称或代码。

2）检索途径的确定　各检索系统一般都具有许多索引体系（即检索途径），应根据课题需要选择自己熟悉的检索途径。可多途径配合使用。

3）检索词的选定　各种检索途径均需有相应检索词（亦称入口词）方可进行检索。如分类途径以分类号作为检索词，主题途径以标题词、关键词等作为检索词等。计算机检索还需选定检索词编制布尔逻辑提问式。

4）检索过程中的方案调整　根据检索过程中出现的各种问题及时调整方案，扩大或缩小检索范围。

（2）检索步骤　检索者因需求和习惯的不同，检索方法和途径也多不同，但检索的基本步骤却是一样的，通常包括：①分析研究检索课题，明确文献检索要求；②编制检索策略；③使用检索工具，查找文献线索；④了解馆藏情况，索取原始文献，满足课题需要。

## 四、国内外相关药学信息网站

1. **中国知网**　中国知网（China National Knowledge Internet，CNKI，http://www.cnki.net/）由中国学术期刊（光盘版）电子杂志社、清华同方知网（北京）技术有限公司主办，是基于《中国知识资源总库》的全球信息量最大、最具价值的中文知识门户网站。CNKI的信息内容经过深度加工、编辑、整合，以数据库形式进行有序管理，内容有明确的来源、出处，可信可靠，比如期刊、报纸、博士硕士论文、会议论文、图书、专利等，包括中国学术期刊网络出版总库、中国期刊全文数据库（1994年至今）、中国博士学位论文全文数据库（1999年至今）、中国优秀硕士学位论文全文数据库、中国重要会议论文全文数据库、中国重要报纸全文数据库、中国图书全文数据库、中国年鉴全文数据库、中国引文数据库等。网上数据每日更新。可免费查阅期刊论文题录信息，全文及摘要需注册收费。

2. **万方数据库**　万方数据库（http://r.wanfangdata.com.cn）由中国科技信息研究所万方数据（集团）公司主办，分为商务信息子系统、科技信息子系统、数字化期刊子系统三大部分。数字化期刊子系统包括理、工、农、医、人文等5大类70多个子类的2500多种核心期刊，其中中文医学类期刊401余种，药学类期刊39种。系统可提供分类检索和刊物查询两条查询途径。

3. **中国生物医学文献数据库**　中国生物医学文献数据库（http://sinomed.imicams.ac.cn/）由中国医学科学院医学信息研究所开发研制。收录1979年以来近千种中国生物医学期刊和会议论文的文献题录，共约200万篇。数据每月更新，免费检索题录。

4. **MEDLINE数据库**　免费提供检索服务。该库为美国国立卫生院提供的PubMed检索系统（http://www.ncbi.nlm.nih.gov/pubmed/）、广告商提供的MEDSCAPE检索系统（http://www.medscape.com/）、MEDEC检索系统（http://medecinteractive.com/）等。其中PubMed数据更新快，检索系统比较完善，深受广大医务工作者欢迎。PubMed检索系统所提供的书目信息数据库主要来源于MEDLINE和PREMEDLINE。其中PREMEDLINE是指将进入MEDLINE数据库的文献先做成一个数据库，数据每天更新；PubMed提供强大的技术支持，使用户可以非常容易地在普通检索界面进行检索（普通检索界面可通过布尔逻辑组配执行高级检索界面的功能）。

5. **US FDA（http://www.fda.gov）**　美国食品药品管理局网站是一个提供医药管理、研究与开发、新药审批以及信息服务参考、药学信息资源巨大的重要网址。从http://www.fda.gov/cder/可以了解美国食品药品管理局药物评价和研究中心（Center for Drug Evaluation and

Research，CDER）整个组织机构情况，新药开发和评审过程及非处方药（OTC）的评审过程，介绍资料相当详尽。http://www.fda.gov/medwatch/what.htm可进入Medwatch网页，Medwatch用于所有医疗保健专业人员了解有关知识、监察和报告不良事件和问题、保证新的安全性信息能迅速地传递到医疗保健机构，以改善对病人的治疗。其中有关产品标签说明的修改，增加药物不良事件的告诫事项和不良反应或事件的报告、案例分析及疗效补充适应症等，对药品管理、生产和临床应用很有参考价值。登陆http://www.fda.gov/ora/compliance ref/cpg/default.htm可查询到美国食品药品管理局已发布的一系列适应性政策指南（CPG），其中也包括一些法规指南的信息。



6. Pharm-Web（http://www.Pharm Web.Net） Pharm-Web是Internet上第一个提供药学信息的专业网站，创建于1994年。面向病人、医药专业人员及科学家，用户遍及世界170多个国家和地区。Pharm-Web基本涵盖Internet上的各种药学信息资源，包括药学专业讨论组、世界各地的药学院校、继续教育、会议信息、药学杂志、虚拟图书馆、医院药学、生药学等20多个大类，提供了大量与药学相关网站的链接，为药学工作者获取本专业的最新资讯提供了极大的方便。

7. Virtual library Pharmacy（http://www.pharmacy.org） 该虚拟药学图书馆内容广泛，提供Internet上几乎所有的药学相关资源的链接，包括药学团体、协会、药学院校、制药公司、药学杂志、药剂、药代动力学等信息，并列举很多药学专业数据库。

8. 药物利用评价数据库　药物利用评价（Drugdex Drug Evalutions）数据库（http://www.thomsonhc.com） 该库是创建于1974年的Micromedex公司（后被汤姆森公司收购）建立的基于证据的临床医药知识专业数据库。它是主要针对药品临床使用信息，以药品通用名称为线索编撰，再经国际专家评审而成的独立专论。其中药品涵盖美国食品药品管理局批准药、在研处方药、非处方药、非美国制剂，共收录超过2300个药物专论。每一专论详细探讨每个药物的使用情况，其中引用了大量的案例、文献来源和药物治疗的比较信息，信息量极大，每季度更新一次，具有很高的参考价值和权威性，付费用户可在线进行联机查询和更新数据。

其他常用药学网站见表28-4。

表28-4　常用药学网站

| 中文名称 | 网址 | 特点 |
|---|---|---|
| 政府机构 | | |
| 国家卫生健康委员会 | www.nhc.gov.cn | 研究和制定卫生事业发展的总体规划和战略 |
| 国家药品监督管理局 | www.nmpa.gov.cn | 药品政策和安全 |
| 世界卫生组织 | www.who.int | 重点是预防医学，世界卫生、重大疾病的防治等信息资源 |
| 美国食品药品管理局 | www.fda.gov | 美国食品药品政策和安全 |
| 疾病预防和控制中心 | www.cdc.gov | 美国卫生与人类服务部下属机构 |
| 专业组织和协会 | | |
| 中国药学会 | www.cpa.org.cn | 有学术交流、继续教育、国际交流等栏目 |
| 中国执业药师协会在线 | www.clponline.cn | 药品及执业药师管理政策和动态、学术动态、继续教育 |

续表

| 中文名称 | 网址 | 特点 |
| --- | --- | --- |
| 美国咨询药师协会 | www.ascp.org | 侧重药物咨询方面的内容 |
| 治疗药物管理协会 | www.amcy.org | 提供药学服务内容和Journal of Managed Care Pharmacy杂志 |
| 美国卫生系统药师学会 | www.ashp.org | 侧重于药学服务的内容 |
| 美国临床药学会 | www. accp.com | 药学服务内容和继续教育 |
| 系统评价和临床指南 | | |
| 国家临床技术情报交换所 | www.guideline.gov | 临床诊疗指南 |
| 柯克朗协作网 | www.cochrane.org | 循证医学网站，提供有关随机、对照试验结果的最新系统评价 |
| 医药新闻和健康专题 | | |
| 医学论坛网 | www.cmt.com.cn | 国内外医学重大新闻、最新进展、科研动态 |
| Medscape网 | www.medscape.com | 综合医学信息，有药师主页 |
| Doctor’s guide | www.docguide.com | 按照个人要求免费注册个性化主页内容 |
| 好医生网 | www.haoyisheng.com | 医药卫生专业网，提供急需教育项目 |
| 四月蒿药学在线 | www.syhao.com | 较有特色的药剂科创办的网站 |
| 继续教育 | | |
| 药学时代 | www.pharmacytimes.com | 提供药学信息和继续教育的网站 |
| 美国药师 | www.uspharmacist.com | 提供药学信息和继续教育的网站 |
| Power-Pak C.E | www.Power-Pak.com | 为医药专业人士提供继续教育的网站 |
| 草药 | | |
| Herbmed | www.herbmed.com | 介绍草药资料，并可以和Pubmed链接 |
| 草药索引 | www.webmed.com | 介绍各种草药，提供索引 |

# 第四节　药学服务中的人文沟通

人文精神是一种普遍的人类自我关怀，表现为对人的尊严、价值、命运的维护、追求和关切，对人类遗留下来的各种精神文化现象的高度珍视，对一种全面发展的理想人格的肯定和塑造。随着现代医疗事业的发展，“以病人为中心”的药学服务成为药师药学服务的主要职责。药师通过临床药学服务等提高疗效、防止药害事件乃至相关的死亡发生，在病人恢复健康过程中起重要作用。药师与病人的信息、思想和情感互动，要求药师在服务病人过程中应具有良好的沟通能力，在与病人沟通时能够表达出其专业性，语言应通俗易懂，使病人有良好的认可度。

## 一、沟通的作用

为保证病人在接受药物治疗时获得预期的治疗效果，现代医疗提倡医师、护师和药师组成治疗团队，共同治疗病人。药师承担了比以往更多的责任，这个角色转变要求药师从“以药品为中心”转向“以病人为中心”。“以病人为中心”要求药师能够与病人建立相互信任的关系并相互交流信息，将病人引入到治疗决策过程中并帮助病人达到预期疗效。有效的沟通是完成这些职责的必要手段。

与病人建立相互信任的联系并不是一件容易的事。药师与病人之间关系的质量至关重要。药师为病人服务的所有专业活动都是在此关系的基础上进行，目的是使药师和病人相互理解，共同实现满意的治疗效果。药师必须从病人角度换位思考，以病人合理的需求为中心，鼓励病人积极参与疗效监测，促使病人明白他们的治疗方案，并能正确、安全地使用药物，帮助病人达到预期的治疗效果。

## 二、沟通的技巧

世界医学教育联合会《福冈宣言》指出：“所有医务人员必须学会交流和改善人际关系的技能，缺少共鸣（同情）应该看作和技术不够一样，是无能的表现”。因此，药师一定要重视沟通技巧在药学服务工作中的意义。

### （一）倾听与移情

当我们提及有效的沟通技巧时，通常首先想到的是清晰的表述，但是良好的倾听技巧也非常重要。药师倾听病人的讲述，试图去理解他们所想以及所感受到的是一种很有效的沟通方法。通过倾听，药师可以获取病人重要的信息，激发对方谈话欲，发现说服对方的关键，通过倾听过程中适当的反馈可以使药师与病人建立友谊和取得病人的信任。药师的倾听能力直接影响其从病人处所接收信息的准确性，进而影响后续工作的开展。

在倾听的过程中，药师还必须适当地把自己的感情反馈给病人，这种反馈是双向的，既影响病人，也影响药师。因此，应用移情手法的良好反应往往能帮助药师更容易和病人进行沟通。移情就是对事物进行判断和决策之前，将自己处在他人位置，考虑他人的心理反应，理解他人的态度和情感的能力。要站在病人的角度去思考，使病人感觉到药师对他的关怀。

在倾听的过程中要尽可能做到：目光接触得当，展现恰当的面部表情，避免分心的举动或手势，进行适当的提问，重复关键的问题，避免打断说话者，要鼓励对方多说，使听者与说者的角色顺利转换。注意避免用心不专、急于发言、排斥异议、心理定势、厌倦、消极的身体语言等。沟通结束前可总结病人的需求，与病人确认并询问病人有无其他问题。

### （二）语言交流技巧

美好的语言、语义的清楚表达、语法的规范使用、语调语气的恰当运用，不仅能够消除药师与病人在时间和空间上的距离，还能消除病人的心理防御及抗拒感，使得药学服务得到更好的效果。药师在药学服务中应注意与病人的语言交流技巧，语义表达要清楚明白，词能达意，在解释药品标签或说明书时，要依据不同的病人加以解释，既要使病人一听就能明白、理解，又要使用准确的医学术语，不要使用模棱两可的语言。注意多使用安慰性语言、鼓励性语言、劝说性语言、积极的暗示性语言、指令性语言，同时应注意避免直接伤害性语言、消极暗示性语言、窃窃私语、模棱两可的语言，造成病人误解或理解困难。

### （三）非语言沟通技巧

美国传播学家艾伯特梅拉比安曾提出一个公式：信息的全部表达=7%语调+38%声音+55%肢体语言。非语言沟通是指通过身体动作、体态、语气语调、空间距离等方式交流信息，进行沟通的过程。其主要表现方式有目光接触、面部表情、手势、体态和肢体语言、身体接触、空间距离等。与他人交往过程中，除了语言外，其他非语言的交流也非常重要。非语言沟通在沟通过程中所起到的作用主要表现在可以从非语言符号代替语言所表达的意思，如脸色；用非语言符号来强调语言所表达的意思，如手势；用非语言符号作为语言沟通的辅助工具，如图等。所以在药师与病人的沟通中，非语言沟通也是重要的组成部分。药学服务中的非语言沟通要注意以下几个方面。

1. **说话的面部表情**　面部表情及眼神是身上最易引起注意的部位。在与病人交流时，开始介绍时应保持微笑，病人接收到这个友善的信息后也较愿意交流。在沟通过程中面部表情应对病人的倾诉给出适当的反应，同时要注意眼神的接触，不要只盯着对方眼睛，可以转移至其他面部部位，但也不要过频逃避，禁忌以敌视的眼神望着病人。

2. **语调和语速**　与病人沟通时语调要适宜，并充满自信，让病人有亲切感和信任感。声量要适中，说话尽量清晰流畅，不要过于简略或含糊。

3. **面谈的距离**　与病人当面沟通时，应与病人保持适宜的距离。太近易引起病人紧张，直接面对面的方式病人也很容易有紧张情绪，推荐使用90°角的坐位方式。对于卧床病人，可坐在病床旁边，保持视线与病人同高的水平。

4. **身体姿态**　身体不要向前弯曲偷窥病人，更不要做出盛气凌人的姿态靠在椅背上，会给病人造成不愉快的感觉。正确的姿态应当是很接纳病人，虚心聆听病人说话。

5. **回应**　对病人说的话应不时地表示赞同，可以拍拍病人的肩膀或者手，但要特别注意，有的病人对此很反感，所以一定要注意观察前后的反应。

6. **适当的间隔**　病人整理自己的思路需要一定的时间，一定要空出一段时间来允许病人思考，切记不要使病人出现紧张不自在的感觉。

## 三、沟通障碍与应对措施

### （一）沟通中的障碍

1. **医患沟通障碍的产生原因**　主要有医方因素、患方因素及社会因素。医方因素包括对沟通的重要性认识不足，缺乏沟通技巧，知情同意不足，工作压力大，环境嘈杂等。患方因素包括对医务人员缺乏信任和理解；对医疗结果期望值过高；病人经济状况受限等。社会因素包括社会舆论负面报道过度，医疗体制缺陷，医疗保险体系不健全，诊疗环境差等。

2. **沟通障碍的常见类型**　包括环境屏障、个人屏障、管理屏障、时间屏障、非语言屏障。其中个人屏障既有病人因素，也有医务人员因素。

### （二）沟通障碍的应对措施

1. **制定正确的沟通策略**　注重人文关怀，规范诊疗和用药技术行为，规范职业用语，建立良好关系，规范沟通书面资料。

**2. 掌握沟通技巧**　加强医、药专业教育中的有效医患沟通能力培养。引导鼓励药学专业技术服务中，本着相互尊重、相互理解、以诚相待、宽容沟通原则，采用正确的沟通策略，灵活运用倾听、同理心、语言性及非语言性沟通技巧，发挥沟通对治疗的积极作用。

# 第五节　常用统计学方法和工具

统计学（statistics）通常被定义为“关于数据收集、表达和分析的普遍原理和方法”。以概率论为基础的统计学应用于社会科学领域，往往针对数据处理和分析。

## 一、常用统计学方法

统计学方法可分为两大类：描述统计和推断统计。描述统计体现出数据的清晰形象，而推断统计则是由样本统计值来估价总体的参数。此外，还可从所涉及的独立随机变量的数目来划分，即分为单变量、双变量或多变量统计。单变量统计用于刻画一个独立变量的特征，双变量或多变量统计用于揭示两个或两个以上变量之间的关系并加以检验。把上述两种划分方法结合起来，可形成以下不同的统计学方法，见表28-5。

表28-5　统计学方法的分类

| | 单变量 | 双变量或多变量 |
|---|---|---|
| 描述统计 | 中心趋势（平均数、中位数等）<br>分散度（标准差等） | 因素分析<br>多维等高线图<br>聚类分析 |
| 推断统计 | 拟合优度检验<br>$\chi^2$检验；K-S检验 | 绝大多数推断统计方法（如方差分析、$t$ 检验、多数非参数检验、回归及相关分析、列联表等） |

由样本信息对相应的总体进行推断称为统计推断（statistical inference）。统计推断以各种样本统计量的抽样分布为基础，分两条途径进行：一是通过样本统计量对总体参数进行点估计或区间估计，称为参数估计（estimation of parameter）。参数途径是指总体的分布为已知的情形，特别是总体分布为正态分布族（正态分布、$t$分布、$F$分布）时，常用参数分布来评价统计假设。参数途径有$t$ 检验法、单向方差分析等。二是对所估计的总体首先提出一个假设，然后通过样本数据去推断是否拒绝这一假设。如果拒绝，认为样本很可能不是来自这个总体；否则，很可能是来自这个总体。第二种途径称为假设检验（hypothesis testing），亦称显著性检验（significant test）。

**1. 拟合优度检验**　拟合优度检验（goodness of fit test）所要解决的问题是：“能否用已知总体$X$的分布$F_0(x)$拟合未知总体$X$的分布?”因此这类检验又称为分布的假设检验。

如果某一理论提供某个变量的可能的分布，便可从总体中随机选择一个样本，用这个变量进行测量，然后计算样本的观察分布与理论分布的实际拟合程度，从而运用实际推断原理判断这个理论分布能否代表研究对象总体的分布。拟合优度检验提供了解决上述问题的方法，主要包括$\chi^2$拟合优度检验和Kolmogorok Smirvo拟合优度检验（简称K-S验验），均适用于一个变量并且其取值是离散的场合。

**2. 方差分析** 方差分析类方法包括一系列的参数和非参数方法，用于测量结果为一个连续变量的场合。在一类研究中，研究者通常测量某个指标在不同的组或因素水平下的平均数或者中位数，然后考察这些平均数或中位数之间是否有明显的差异，对于这类问题往往采用方差分析类方法来分析数据。方差分析主要考察因素对于结果影响的显著性，方差分析类方法的归纳见表28-6。

（1）一个独立变量，两个组或两种水平 这是方差分析类中最简单的情形，这个独立变量也叫做因素。推断统计的应用能够指出在某一因素的两种水平所控制的两组数据之间是否具有显著的差别，常用的参数方法是 *t* 检验。

（2）一个变量和两个以上的组或水平 这种情形下的参数方法是单向方差分析（one way ANOVA），非参数方法是Kruskal-Wallis检验。单向方差分析又称单因素试验的方差分析，实际上人们往往着重考察某一因素的作用，将这一因素作为变量，变换它的水平或数值，从而形成 *n* 组数据进行分析。

（3）两个独立变量的情形 当考察两种因素对指标的影响时，需要进行双因素试验。这两个因素（变量）对于指标的影响是相互独立的，因此对数据的分析就要用双向方差分析。它实际上是单向方差分析的推广，即分别考察在因素A及B影响下的零假设。最简单的双向方差分析是在A和B的水平组合（共a × b种）下，进行一次试验（无重复观测），其基本原理和方法类似于单向方差分析。双因素试验及其方差分析在检索系统的研究及评价中有着广泛应用。

表28-6 方差分析方法

| | 一个独立变量（单因素） | | | 两个独立变量（双因素试验） |
|---|---|---|---|---|
| | 一组 | 两组（或水平） | 多组（或水平） | |
| 参数方法 | *t*检验 | *t*检验 | 单因素方差分析 | 双因素方差分析 |
| 非参数方法 | | Wilcoxon检验 | Kruskal-Wallis检验 | |

**3. 回归及相关分析** 在实际问题中，不仅要考察因素对于结果影响的显著性，还需要考察因素（变量）改变时结果的变化规律，即寻找结果指标与因素之间的定量表达式，这时就要用回归分析及相关系数的计算等统计方法。通常把影响结果的因素看成自变量，受其影响的指标看作因变量。回归分析就是寻找这两个变量近似的表达式，而相关系数则表示两个变量之间相互关联的强度。

（1）一元线性回归 通常自变量（因素）是有控制的非随机变量，设它的可能取值为$x$，指标$y$是与因素$x$有关的随机变量，一元线性回归的任务就是从实测数据（样本值）出发，运用统计方法建立$y$与$x$之间的相关关系式，通常选择一条直线来描述它们之间的关系。

在实际应用中，有时变量之间的关系不一定是线性的。这时我们可以在绘制散点图的基础上，用某一已知曲线去近似（如指数曲线、对数曲线等）表示，并通过变量代换转化为线性的情形来处理。变量代换可以参考专门的统计书籍。

（2）多元线性回归 多元线性回归的任务是讨论两个及两个以上因素与指标的关系，在原理上与一元回归类似，需用最小二乘准则对线性表达式中的系数进行估计，然后求出回归方程。其相关系数是复相关系数，计算也比较繁琐，可参阅专门的统计学书籍。

## 二、常用的统计工具

**1. SAS统计软件**　SAS（Statistical Analysis System，http://www.sas.com/）统计软件由美国SAS软件研究所研制，具有比较完备的数据存取、数据管理、数据分析和数据展现的系列功能，是国际上最具权威的统计软件包。SAS系统是一个模块组合式结构的软件系统，共有三十多个功能模块，主要分析功能包括统计分析、经济计量分析、时间序列分析、决策分析、财务分析和全面质量管理工具等。SAS用汇编语言编写而成，使用SAS需要编写程序，适合统计专业人员，对于非统计专业人员比较困难。

**2. SPSS统计软件**　SPSS（Statistical Package for the Social Science，http://www.spss.com/）统计软件系统操作方便，统计方法较齐全，绘制图形、表格方便，输出结果直观。基本功能包括数据管理、统计分析、图表分析、输出管理等。SPSS统计分析过程包括描述性统计、均值比较、一般线性模型、相关分析、回归分析、对数线性模型、聚类分析、数据简化、生存分析、时间序列分析、多重响应等几大类，每类中又分多个统计过程，比如回归分析中又分线性回归分析、曲线估计、Logistic回归、Probit回归、加权估计、两阶段最小二乘法、非线性回归等多个统计过程，而且每个过程中又允许用户选择不同的方法及参数。SPSS有专门的绘图系统，可以根据数据绘制各种统计图形和地图，适合进行社会学调查中的数据分析处理。

**3. Stata统计软件**　Stata统计软件（http://www.stata.com/）由美国计算机资源中心（Computer Resource Center）1985年研制。特点是采用命令操作，程序容量较小，统计分析方法齐全，计算结果的输出形式简洁，绘出的图形精美。但数据的兼容性差，占内存空间较大，数据管理功能需要加强。

**4. EPINFO软件**　EPINFO软件（Statistics Program for Epidemiology on Microcomputer，http://www.minitab.com/）由美国疾病控制中心和世界卫生组织共同研制，为完全免费软件。特点是数据录入非常直观，操作方便，并有一定的统计功能，但方法比较简单，主要应用于流行病学领域中的数据录入和管理工作。

**5. Statistica软件**　由美国StatSoft公司开发，是一套完整的统计资料分析、图表、资料管理、应用程式发展系统，能提供使用者所有需要的统计及制图程序。制图功能强大，能够在图表视窗中显示各种统计分析和作图技术。

**6. CHISS软件**　（Chinese High Intellectualized Statistical Software，http://www.chiss.cn）具有数据信息管理、图形制作和数据分析的强大功能，并具有一定智能化的中文统计分析软件。CHISS的主要特点是操作简单直观，输出结果简洁。既可以采用光标点菜单式，也可采用编写程序来完成各种任务，可以用于各类学校、科研所等从事统计学的教学和科研工作。

**7. PEMS软件**　（Package for Encyclopaedia of Medical Statistics，http://www.pems888.com/）是以《中国医学百科全书》为蓝本，开发的一套统计软件。系统特点是实现各种统计方法的计算。统计方法比较齐全，功能比较强大。PEMS采用TURBO C和TURBO BASIC语言编写完成，比较适合从事医学工作的非统计专业人员使用。

**8. EXCEL电子表格**　是Microsoft公司推出的Office系列产品之一，是一个功能强大的电子表格软件。特点是对表格的管理和统计图制作功能强大，容易操作。Excel的数据分析插件XLSTAT，也能进行数据统计分析，但运算速度较慢，统计方法也不全。

（王东晓）

# 第二十九章　处方医嘱审核与静脉用药集中调配中心

## 第一节　处方审核、调剂与点评

不管是在三甲医院、社区医院和药店，也不管是临床药师、住院药师、社区药师，处方医嘱的审核、调剂工作都是药师开展药学服务、防范用药错误的最基本工作技能，即药房窗口调配工作中最常提及的“四查十对”要求。其中的“四查”分别是：查处方，查药品，查配伍禁忌，查用药合理性；“十对”分别是：对科别，对姓名，对年龄；对药名，对剂型，对规格，对数量；对药品性状，对用法用量；对临床诊断。而按照原卫生部《医院处方点评管理规范（试行）》规定，开展处方点评工作是医院持续医疗质量改进和药品临床应用管理的重要组成部分，也是提高临床药物治疗学水平的重要手段。

### 一、处方审核

药师通过处方审核可以减少和防止用药差错事故的发生，减少药物有害的相互作用，是保证处方调配正确的基础，也是药学技术服务质量的体现。

#### （一）处方审核的具体内容

**1. 审核处方的合法性**　处方必须符合《中华人民共和国药品管理法》《处方管理办法》《麻醉药品和精神药品管理规定》《医院处方管理制度》及公费医疗、医疗保险的有关规定；审核处方医师的签名样式，应该与保留的样式一致，防止代签或漏签。

**2. 审核处方的规范性**　审核处方前记、正文和后记是否填写清晰、正确、完整。

（1）处方前记　包括医疗单位名称、病人姓名、性别、年龄、门诊号或住院病历号、科别或病区和床位号、临床诊断、处方日期；麻醉药品和一类精神药品处方还包括病人单位、身份证编号或代办人姓名、身份证编号。

（2）处方正文　包括药品名称、剂型、数量、用法用量。

（3）处方后记　医师要手签或加盖专用签章。

（4）手写处方　字迹要清楚，涂改处医师要签字确认。

（5）处方用法用量　要表达清楚，不得用“遵医嘱”或“自用”等含糊字句；应符合药品说明书规定，如果超量使用要注明原因或再次签字。

（6）儿童处方　年龄要写实际年龄，婴幼儿写日、月龄或注明体重。

**3. 审核处方的适宜性**　审核内容如下。

（1）规定必须做皮试的药品，处方医师是否注明过敏试验及结果的判定。

（2）处方用药与临床诊断的相符性。

（3）剂量、用法的正确性。

（4）选用剂型与给药途径的合理性。

（5）是否有重复给药现象。

（6）是否有潜在临床意义的药物相互作用和配伍禁忌。

（7）其他用药不适宜情况。

**4. 特殊药品和管制药品处方的审核**　审核毒性药品、麻醉药品、精神药品处方和权限管制的抗感染药等处方是否超过医师处方权限。注意审核麻醉药品、精神药品是否使用专用手写处方：麻醉药品处方为红色，右上角标注"麻"；第一类精神药品处方为红色，右上角标注"精一"；第二类精神药品处方为白色，右上角标注"精二"。

（1）门（急）诊一般病人　麻醉药品注射剂每张处方为1次用量；控缓释制剂处方不得超过7日用量；其他剂型处方不得超过3日用量。第一类精神药品：同麻醉药品（哌甲酯用于治疗儿童多动症不得超过15日常用量）。第二类精神药品：一般不得超过7日用量，延长需要注明理由。

（2）门（急）诊癌症疼痛和中、重度慢性疼痛病人　麻醉药品、第一类精神药品注射剂每张处方不得超过3日用量；控释制剂为不得超过15日常用量；其他剂型处方不得超过7日用量。

（3）住院病人　麻醉药品和精神药品处方逐日开具，为1日常用量。

（4）特别需要加强管制的麻醉药品　盐酸哌替啶为1次常用量，限于医疗机构内使用。

（5）权限管制的抗感染药　是否超过该医师处方权限。

## 二、处方调剂

药品调配是根据已经审核的处方进行药品调配，由于药品品种较多，有些通用名称相近且包装相似，有的药品药名相同但是规格或剂型不同，因此调配环节一定要认真细致。常见的易混淆药品可见表29-1。对于易混淆药品可以根据2012年5月2日中国药学会医院药学专业委员会推荐易混淆药品标识统一在药品标签或存放药品的区域采用以下标识进行提醒和警示（图29-1）。

表29-1　常见易混淆药品汇总

| 混淆类别 | 药品A | 药品B |
|---|---|---|
| 通用名称 | 盐酸小檗碱片 | 盐酸小檗胺片 |
| | 地巴唑 | 他巴唑 |
| | 醋酸泼尼松 | 醋酸泼尼松龙 |
| | 尼群地平 | 尼莫地平 |
| | 泛昔洛韦 | 伐昔洛韦 |
| | 盐酸西替利嗪 | 盐酸氟桂利嗪 |
| | 硫酸氨基葡萄糖胶囊 | 硫酸氨基葡萄糖钾胶囊 |

续表

| 混淆类别 | 药品A | 药品B |
|---|---|---|
| 非通用名称 | 消心痛 | 消炎痛 |
| | 甲氰咪胍 | 甲巯咪唑 |
| | 心律平 | 慢心律 |
| | 消心痛 | 心痛定 |
| 商品名称 | 安博维 | 安博诺 |
| | 辅舒良 | 辅舒酮 |
| 相同成分不同剂型 | 乙酰半胱氨酸泡腾片 | 乙酰半胱氨酸胶囊 |
| | 双氯芬酸钠肠溶片 | 双氯芬酸钠双释放肠溶胶囊 |
| | 头孢地尼胶囊 | 头孢地尼分散片 |
| | 缬沙坦胶囊 | 缬沙坦分散片 |
| | 伊曲康唑胶囊 | 伊曲康唑注射液 |
| | 唑来膦酸注射液4mg：5ml | 注射用唑来膦酸4mg |

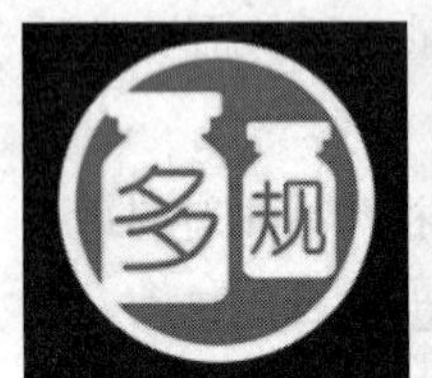

提示一品双规

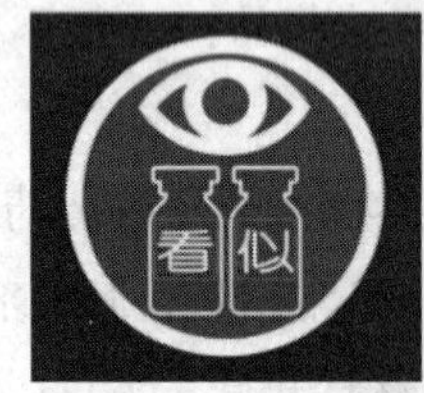

提示外观相似

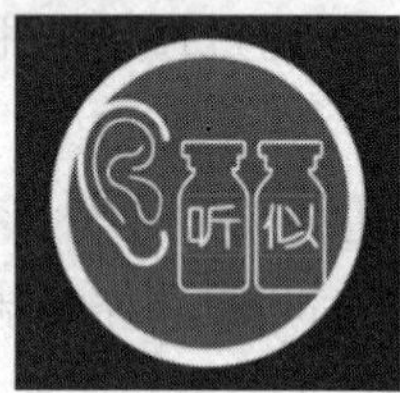

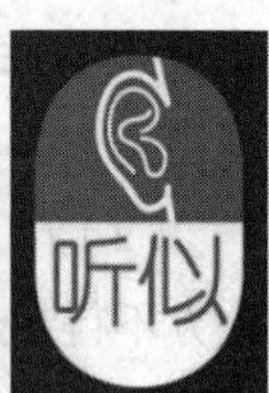


提示名称相似

图 29-1 易混淆药品的标识

## 三、用药交代

用药交代是指药师在发药过程中，要坚持“以病人为中心”的服务理念，语言态度亲和，用药交代完整；必要时结合病人的年龄、性别、心理等因素，进行个体化的用药指导和交代。在此过程中不仅要注重沟通技巧，更应该具备和掌握专业的知识技能，表29-2和表29-3分别汇总了常见的需要特殊交代的剂型和药物。

表29-2 需特殊交代剂型汇总

| 剂型 | 特殊用药交代 |
|---|---|
| 泡腾片 | 片剂的一种，但不能直接口服，常见于儿童用药，以100～150ml温水浸泡，待完全溶解或气泡消失后饮用，否则泡腾片会在口腔及胃肠道释放大量气体，造成胃溃疡，甚至窒息。药液有不溶物、沉淀、絮状物时不宜服用 |
| 分散片 | 可以直接温水送服，也可将药片溶于温开水中服用，分散片释药速度快，对于老人、儿童或片剂较大不易吞咽时，分散片就显得尤为方便 |
| 栓剂 | 指药物与适宜基质制成的具有一定形状的供腔道内给药的固体制剂。栓剂在常温下为固体，塞入腔道后，在体温下能迅速软化熔融或溶解于分泌液，逐渐释放药物而产生局部或全身作用。其通过直肠吸收药物而发挥全身作用，并可避免肝脏的首过效应。夏季栓剂变软，用前可带外包装置于冰箱中，待其变硬，宜睡前应用，应用直肠栓前应先排便 |

续表

| 剂型 | 特殊用药交代 |
| --- | --- |
| 透皮贴剂 | 指可贴于皮肤上，药物经皮肤吸收产生全身作用或局部治疗作用的薄片状制剂，其可避免肝脏首过效应，且生物利用度高，使用方便，无疼痛等，但其不能贴敷破损、溃烂渗出的红肿皮肤、褶皱处、四肢下端或紧身衣服下 |
| 含漱剂 | 指用于咽喉、口腔清洗的液体制剂，起清洗、去臭、防腐、收敛和消炎的作用。成分多为消毒防腐剂，不宜吞服；含漱后不宜马上进食或饮水；幼儿，恶心、呕吐者不宜用 |
| 舌下片 | 必须含于舌下，溶解于唾液，才能被舌下血管吸收，见效快。常用于急症，例如硝酸甘油片用于心绞痛的治疗缓解。如果吞下去了，则起效缓慢，达不到想要的治疗目的 |
| 控缓释片 | 缓、控释片可以延长药物作用时间，减少服用次数。一般情况下，缓、控释片都需要整片吞服，不能掰开、嚼碎或碾碎。否则会破坏剂型，无法控制剂量，甚至导致药物大量释放，造成危险。有些有特殊说明可以掰开的药物，也一定要沿着标注的刻痕掰开 |
| 肠溶片 | 肠溶片在肠道内才溶解，是为了一些对胃黏膜有刺激性的药物能更好地被人体吸收。肠溶片的"外层"有一层保护膜，这层保护膜能保护药片，使其不在胃中被溶解。所以，肠溶片不能掰碎、嚼碎后再吃 |

表29-3　常用的需特殊交代药品汇总

| 药品（商品名） | 特殊用药交代 |
| --- | --- |
| 硝苯地平控释片（拜新同）<br>格列吡嗪控释片（瑞易宁）<br>甲磺酸多沙唑嗪控释片（可多华） | 由于剂型特殊，粪便中会出现完整的药壳，发药时要交代病人粪便中的药壳为正常现象 |
| 阿仑膦酸钠片 | ①本品应该在每周固定的一天晨起时使用；②用一满杯白开水吞服药物，因为其他饮料（包括矿泉水）、食物和一些药物有可能会降低本品的吸收；③服药后至少30分钟内及在当天第一次进食之前不要躺卧；④病人不应该咀嚼或吮吸药片，以防口咽部溃疡；⑤应该特别指导病人在就寝前或清早起床前不要服用本品 |
| 普罗帕酮片、丙戊酸钠片、红霉素类、米诺环素 | 不可嚼服，易造成消化道黏膜损伤 |
| 酚酞、依帕司他、左旋多巴、柳氮磺吡啶、亚胺培南西司他丁、甲硝唑、替硝唑、奥硝唑、利福平、利福昔明、利福喷丁、华法林、阿霉素、多柔比星、柔红霉素、伊达比星 | 会使尿液变成红色或红棕色，发药时应交代病人尿液变红为正常现象，停药后会恢复正常 |
| 阿米替林、西咪替丁、丙泊酚、异丙嗪、亚甲蓝、长期使用吲哚美辛 | 会使尿液变成绿色，发药时应交代病人为尿液变绿正常现象，停药后会恢复正常 |
| 复合维生素、核黄素、黄连素、番泻叶 | 会使尿液变成黄色，发药时应交代病人尿液变黄为正常现象，停药后会恢复正常 |
| 铁剂、胶体果胶铋 | 会使粪便变成黑色，发药时应交代病人粪便变黑为正常现象，停药后会恢复正常 |
| 利福平 | 会使尿液、唾液、痰液、粪便变成红色，发药时应交代病人上述变色为正常现象，停药后会恢复正常 |
| 荧光素钠 | 会使皮肤、尿液呈鲜黄色，发药时应交代病人皮肤、尿液变黄为正常现象，停药后会恢复正常 |

## 四、处方点评

处方点评是根据相关法规、技术规范，对处方书写的规范性及药物临床使用的适宜性（用药适应症、药物选择、给药途径、用法用量、药物相互作用、配伍禁忌等）进行评价，发现存在或潜在的问题，制定并实施干预和改进措施，促进临床药物合理应用的过程。

处方点评工作也是多项法规的要求，原卫生部于2010年2月发布的《医院处方点评管理规范（试行）》指出：处方点评是医院持续改进医疗质量和药品临床应用管理的重要组成部分，是提高临床药物治疗学水平的重要手段。药师未按规定审核处方、调剂药品、进行用药交代或未对不合理处方进行有效干预的，医院应当采取教育培训、批评等措施；对病人造成严重损害的，卫生行政部门应当依法给予相应处罚。

北京市卫生局为了进一步规范、统一处方点评方法，贯彻相关法规的落实，监测医疗机构处方及用药状况，于2010年9月成立了“北京市医疗机构药事管理专家委员会”，设立处方点评组，2010年10月启动在北京的15家三级医院、5家二级医院开展“医院集中处方点评”试点工作，制订了《北京市医疗机构处方点评指南（试行）》，发布了12个专项点评指南、1个不合理处方点评指南。2012年9月卫生部建立了卫生部医院处方点评监测网络，共有30个省市自治区直辖市、105家医疗机构参与。2012年12月卫生部办公厅转发了《北京市医疗机构处方专项点评指南（试行）》，作为各地医疗机构开展处方医嘱点评的参考。

### （一）处方点评依据

（1）《处方管理办法》（原卫生部令第53号）及其附件1：处方标准。

（2）《医疗机构药事管理规定》（卫医政发［2011］11号）。

（3）《医院处方点评管理规范（试行）》（卫医管发［2010］28号）。

（4）《中药处方格式及书写规范》（国中医药医政发［2010］57号）。

（5）《北京市医疗机构处方专项点评指南（试行）》（卫办医管函［2012］1179号。

### （二）处方点评的判定标准

#### 1. 不规范处方的点评要点

（1）处方的前记、正文、后记内容缺项，书写不规范或者字迹难以辨认的点评　①前记：包括医疗机构名称、费别、病人姓名、性别、年龄、门诊或住院病历号、科别或病区和床位号、临床诊断、开具日期等，还可添加特殊要求的项目：麻醉药品和第一类精神药品处方应有病人身份证明编号，代办人姓名、身份证明编号。②正文：以Rp或R（拉丁文Recipe“请取”的缩写）标示，分列药品名称、剂型、规格、数量、用法用量。画一斜线以示处方完毕。③后记：医师签名或者加盖专用签章，药品金额以及审核、调配、核对、发药药师签名或者加盖专用签章；以上出现书写不规范或者字迹难以辨认：书写位置与格式不对应，字迹经两位经办人不能准确识别。

（2）医师签名、签章不规范或者与签名、签章的留样不一致的点评　医师应当在注册的医疗机构签名留样或者专用签章备案后，方可开具处方，签名或签章式样改变应重新备案。

（3）药师未对处方进行适宜性审核的点评（处方后记的审核、调配、核对、发药栏目无审核调配药师及核对发药药师签名，或者单人值班调剂未执行双签名规定）　具有药师以上专业技术职务任职资格的人员负责处方审核、评估、核对、发药以及安全用药指导。在执业的医疗机构取得处方调剂资格的药师签名或者专用签章式样应当在本机构留样备查；适宜性审核内容包括规定必须做皮试的药品，处方医师是否注明过敏试验及结果的判定；处方用药与临床诊断的相符性；剂量、用法的正确性；选用剂型与给药途径的合理性；是否有重复给药现象；是否有潜在临床意义的药物相互作用和配伍禁忌；其他用药不适宜情况；处方后记审核等对应项药师签名或签章是否有缺项。

（4）新生儿、婴幼儿处方未写明日、月龄的点评　新生儿、婴幼儿年龄表示：从出生到1个月用日龄表示，如16日；大于1个月、小于12个月用月龄表示，如6个月；大于1岁、小于3岁用年龄加月龄表示，如29个月表示为2岁5个月。体质弱、体重轻的要求写明体重。（新生儿期是指出生到生后28日；婴儿期是指生后至1周岁，包括新生儿期；幼儿期是指1岁至3岁。）

（5）西药、中成药与中药饮片未分别开具处方的点评　西药和中成药可以分别开具处方，也可以开具一张处方；中药饮片应单独开具处方。

（6）未使用药品规范名称开具处方的点评　药品名称应当使用规范的中文名称书写，即药品通用名称、新活性化合物的专利药品名称和复方制剂药品名称；可以使用由原卫生部公布的药品习惯名称。没有中文名称的可以使用规范的英文名称书写；拉丁文不再使用，不准使用自行编制的药品中、英文缩写或者代号；医疗机构制剂的名称必须与批准的名称一致。

（7）药品的剂量、规格、数量、单位等书写不规范或不清楚的点评　药品剂量与数量用阿拉伯数字书写，剂量应当使用法定剂量单位：重量以克（g）、毫克（mg）、微克（μg）、纳克（ng）为单位；容量以升（L）、毫升（ml）为单位；国际单位（IU）、单位（U）；中药饮片以克（g）为单位。片剂、丸剂、胶囊剂、颗粒剂分别以片、丸、粒、袋为单位；溶液剂以支、瓶为单位；软膏及乳膏剂以支、盒为单位；注射剂以支、瓶为单位，应当注明含量；中药饮片以剂为单位。重量单位以克（g）为单位时，克（g）可以省略，直接写成0.1、0.5即可，其他单位必须写明；“0.5mg”避免写成“.5mg”，小数点后不应出现拖尾的0（如5.0mg）；包装规格不宜写“一瓶、一盒”。

（8）用法、用量使用“遵医嘱”“自用”等字句的点评　药品用法可用规范的中文、英文、拉丁文或者缩写体书写，但不得使用“遵医嘱”“自用”等含糊不清字句；用法、用量必须明确、具体，否则药师发药时无法做准确的用药交代，也无法纠正处方可能出现的用法、用量失误，不符合法规要求。

（9）处方修改未签名和未注明修改日期或药品超剂量使用未注明原因和再次签名的点评　处方如需修改，应当在修改处签名并注明修改日期；药品用法用量应当按照药品说明书规定的常规用法用量使用，特殊情况需要超剂量使用时，应当注明原因并再次签名，尤其是用药剂量差异大时，如肿瘤化疗、激素冲击疗法等。

（10）开具处方未写临床诊断或临床诊断书写不全的点评　除特殊情况外，应当注明临床诊断；临床诊断是指医生给病人检查疾病，并对病人疾病的病因、发病机制做出分类鉴别，以此作为制定治疗方案的方法和途径；“特殊情况”是指注明临床诊断对个别病人治疗造成不利，或涉及病人隐私的，医疗机构应当遵循安全、有效、经济的合理用药原则，尊重病人对药品使用的知情权和隐私权。

（11）单张门急诊处方超过5种药品的点评　开具西药、中成药处方，每一种药品应当另起一行，每张处方不得超过5种药品；输液溶媒及药品均分别计数，中药饮片不受此限制；一般门诊处方用药应避免不合理使用大处方；对少数患有多种疾病或个别危重病人等特殊情况超过5种药品者，医师应注明原因，并再次签名。

（12）无特殊情况下，门诊处方超过7日用量，急诊处方超过3日用量，慢性病、老年病或特殊情况下需要适当延长处方用量未注明理由的点评　①慢性病、老年病：一般指需要长期或较长时间服药，期间不需要检测检查，如糖尿病、高血压等；②特殊情况：如行动不便病人、肿瘤病人的辅助用药，外地病人当地无此药等，一般以不超过30日用药为限；必须充分评估病情稳定性及所用药品的适宜性，抗菌药物（抗结核药除外）及特殊管理药品不宜延长处方量。

（13）开具麻醉药品、精神药品、医疗用毒性药品、放射性药品等特殊管理药品处方未执行国家有关规定的点评　经培训合格取得麻醉药品和第一类精神药品调剂资格的医师，应按照原卫生部制定的麻醉药品和精神药品临床应用指导原则，开具麻醉药品、第一类精神药品处方。

门（急）诊一般癌症疼痛病人和中、重度慢性疼痛病人需长期使用麻醉药品和第1类精神药品的，首诊医师应当亲自诊查病人，建立相应的病历，要求其签署《知情同意书》；病历中应当留存下列材料复印件：二级以上医院开具的诊断证明；病人户籍簿、身份证或者其他相关有效身份证明文件。除需长期使用麻醉药品和第1类精神药品的门（急）诊癌症疼痛病人和中、重度慢性疼痛病人外，麻醉药品注射剂仅限于医疗机构内使用。

为门（急）诊一般病人开具的麻醉药品注射剂，每张处方为1次常用量；控缓释制剂，每张处方不得超过7日常用量；其他剂型，每张处方不得超过3日常用量；第一类精神药品注射剂，每张处方为1次常用量；控缓释制剂，每张处方不得超过7日常用量；其他剂型，每张处方不得超过3日常用量。哌醋甲酯用于治疗儿童多动症时，每张处方不得超过15日常用量；第二类精神药品一般每张处方不得超过7日常用量；对于慢性病或某些特殊情况的病人，处方用量可以适当延长，医师应当注明理由。

为门（急）诊癌症疼痛病人和中、重度慢性疼痛病人开具的麻醉药品、第一类精神药品注射剂，每张处方不得超过3日常用量；控缓释制剂，每张处方不得超过15日常用量；其他剂型，每张处方不得超过7日常用量。

为住院病人开具的麻醉药品和第一类精神药品处方应当逐日开具，每张处方为1日常用量。

对于需要特别加强管制的麻醉药品，盐酸二氢埃托啡处方为一次常用量，仅限于二级以上医院内使用；盐酸哌替啶处方为一次常用量，仅限于医疗机构内使用。医疗机构应当要求长期使用麻醉药品和第一类精神药品的门（急）诊癌症病人和中、重度慢性疼痛病人，每3个月复诊或者随诊一次。

癌痛病人确需使用吗啡制剂时，可由医师根据病情需要和耐受情况决定其吗啡制剂的使用剂量。

（14）医师未按照抗菌药物临床应用管理规定开具抗菌药物处方的点评　按照抗菌药物分级管理办法及权限，未履行规定程序，存在越权使用抗菌药物情况。

（15）中药饮片处方点评　见第三篇中药综合知识。

2. 不适宜处方的点评要点

（1）适应症不适宜的点评　适应症是指药物根据其用途，采用准确的表述方式，明确用于预防、治疗、诊断、缓解或者辅助治疗某种疾病或者症状。在制定治疗方案和开具处方时，药物的适应症应与病人病理、病因、病情、临床诊断相符合；处方开具药品的【适应症】【功能主治】【作用与用途】与临床诊断或病情不符。

（2）遴选的药品不适宜的点评　“选用的药品不适宜”是指病人有使用某类药物的指征，但选用的药物相对于老年、儿童、孕妇等特殊人群，以及肝、肾功能不全的某些病人，存有潜在的不良反应或安全隐患等情况；处方开具的药品是特殊人群如妊娠期妇女、哺乳期妇女和儿童需要禁忌使用的；老年病人（代谢功能减退的）及肝肾功能不全者；药品选择与病人性别、年龄不符；病人有药物过敏史；病人有药物禁忌的疾病史；处方药品与病人疾病轻重程度不符；药品浓度和溶媒选择不适宜。



（3）药品剂型或给药途径不适宜的点评　药品剂型不适宜：鼻炎用喷鼻剂开成哮喘用粉吸入剂；妇科用栓剂开成皮肤用软膏剂；滴眼剂开成滴耳剂；鼻饲病人开缓控释制剂。给药途径不适宜：只能静脉注射的药物开成肌内注射；外用药品用法写为口服；肌内注射药品开成静脉注射；注射药物作为外用冲洗药，但给药途径写注射。

（4）无正当理由不首选国家基本药物的点评　“无正当理由”可理解为缺乏最新的治疗指南推荐、缺乏相应的药物治疗学基础及循证医学证据等情况；基本药物是适应基本医疗卫生需求，剂型适宜，价格合理，能够保障供应，公众可公平获得的药品；国家基本药物目录包括两部分：基层医疗卫生机构配备使用部分和其他医疗机构配备使用部分。

（5）用法、用量不适宜的点评　处方开具药品的用法、用量与药品监督管理部门批准的该药品说明书不符：疗程过长或过短；给药次数过多或过少；用药剂量过大或不足；不同适应症用法用量不适宜；手术预防用药时机不适宜；特殊原因需要调整用量而未调整用量的。

（6）联合用药不适宜的点评　产生拮抗作用的药物联合使用，如散瞳药与治青光眼药；联用后加重药品不良反应的；联用后减弱药物治疗作用的；不需联合用药而采用联合用药的情况。

（7）重复给药的点评　重复用药的常见情况有：同一种药物重复使用，如成分相同但商品名或剂型不同的药物合用，单一成分及其含有该成分的复方制剂合用；药理作用相同的药物重复使用，如非甾体抗炎药的联合使用；同类药物，相同作用机制的药物合用。

（8）有配伍禁忌或者不良相互作用的点评　配伍禁忌是指两种或两种以上药物联合使用时发生的可见或不可见的物理或化学变化，如出现沉淀或变色，导致药物疗效降低；不良相互作用是借助于机体的因素，包括药物的吸收、分布、代谢和排泄相关的酶、转运蛋白，以及受体等因素，导致的药效减弱或毒副作用增强，常以药品不良反应的形式表现出来。常见情况有：药物配伍使用时，能发生浑浊、沉淀、产生气体及变色等外观异常的现象等理化反应的；药品配伍使副作用或毒性增强，引起严重不良反应；药品配伍使治疗作用过度增强，超出了机体所能耐受的能力，也可引起不良反应，乃至危害病人等；药品配伍使治疗作用减弱或药品的稳定性降低。

3. 超常处方的点评要点

（1）无适应症用药的点评　即无用药指征而开具处方使用药物的现象，其实质是“滥用药物”；病人疾病无用药需求。

（2）无正当理由开具高价药的点评　处方用药应优先使用国家基本药物；“高价药品”是使用药品的价格相对基本医疗用药而言价格昂贵的药品，特别是药物经济学评价中效益/风险比值差的药品；其他还有处方药品品种多、数量大情况；人情方和严重用药不当。

（3）无正当理由超说明书用药的点评　超说明书用药是指适应症、给药方法或剂量在国家药品监督管理局批准的药品说明书之外的用法；有些超说明书用药是临床用药的现实情况，应建立专门管理制度，履行管理程序。

（4）无正当理由为同一病人同时开具2种以上药理作用相同药物的点评　同一处方开具药理作用相同的药物，如非甾体抗炎药、同类抗菌药物等；不同就诊科室为同一病人开具2种以上药理作用相同药物情况。“无正当理由”可理解为缺乏最新的治疗指南推荐、缺乏相应的药物治疗学基础及循证医学证据等情况。

### （三）处方点评的实施

**1. 处方点评的具体流程**　见图29-2。

**2. 处方点评的抽样标准**　医院药学部门应当会同医疗管理部门，根据医院诊疗科目、科室设置、技术水平、诊疗量等实际情况，确定具体抽样方法和抽样率，其中门急诊处方的抽样率不应少于总处方量的1‰，且每月点评处方绝对数不应少于100张；病房（区）医嘱单的抽样率（按出院病历数计）不应少于1%，且每月点评出院病历绝对数不应少于30份。

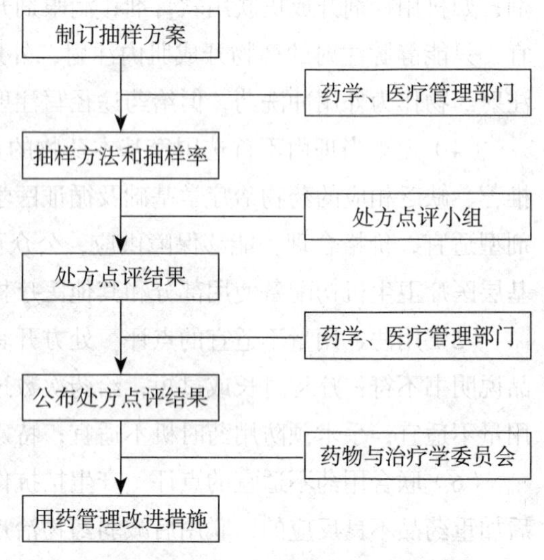


图 29-2　处方点评流程图

**3. 处方点评工作表**　医院处方点评小组应当按照确定的处方抽样方法随机抽取处方，并按照《处方点评工作表》（表29-4）对门急诊处方进行点评；病房（区）用药医嘱的点评应当以病人住院病历为依据，实施综合点评，点评表格由医院根据本院实际情况自行制定。点评后的不合格处方统计表见表29-5。

**4. 处方点评制度**　三级以上医院应当逐步建立健全专项处方点评制度，专项处方点评是医院根据药事管理和药物临床应用管理的现状和存在的问题，确定点评的范围和内容，对特定的药物或特定疾病的药物（如国家基本药物、血液制品、中药注射剂、肠外营养制剂、抗菌药物、辅助治疗药物、激素等临床使用及超说明书用药、肿瘤病人和围手术期用药等）使用情况进行的处方点评。如北京市专项处方点评中，目前已经开展点评并且制定相关指南的有12种，具体如下。

专项处方点评指南一：万古霉素、去甲万古霉素病历点评指南。

专项处方点评指南二：血液制品处方点评指南。

专项处方点评指南三：国家基本药物处方点评指南。

专项处方点评指南四：静脉输液处方点评指南。

表29-4　处方点评工作表

医疗机构名称：

点　评　人：　　　　　　　　　　　　　　填表日期：

| 序号 | 处方日期（年月日） | 年龄（岁） | 诊断 | 药品品种 | 抗菌药（0/1） | 注射剂（0/1） | 国家基本药物品种数 | 药品通用名数 | 处方金额 | 处方医师 | 审核、调配药师 | 核对、发药药师 | 是否合理（0/1） | 存在问题（代码） |
|---|---|---|---|---|---|---|---|---|---|---|---|---|---|---|
| 1 | | | | | | | | | | | | | | |
| 2 | | | | | | | | | | | | | | |
| 3 | | | | | | | | | | | | | | |
| 4 | | | | | | | | | | | | | | |
| 5 | | | | | | | | | | | | | | |
| | | | | | | | ……………… | | | | | | | |
| 总计 | | | | A= | C= | E= | G= | I= | K= | | | | O= | |
| 平均 | | | | B= | | | | | L= | | | | P= | |
| % | | | | | D= | F= | H= | J= | | | | | | |

第二十九章

表29-5　不合理处方统计表

| 医疗机构名称： | | | 处方日期：　年　月 | | |
|---|---|---|---|---|---|
| 统计人： | | | 审核人： | | |
| 序号 | 问题代码 | 存在问题 | 门诊处方 | 急诊处方 | 医嘱单 |
| 1 | 1-1 | 处方的前记、正文、后记内容缺项，书写不规范或者字迹难以辨认的 | | | |
| 2 | 1-2 | 医师签名、签章不规范或者与签名、签章的留样不一致的 | | | |
| 3 | 1-3 | 药师未对处方进行适宜性审核的（处方后记的审核、调配、核对、发药栏目无审核调配药师及核对发药药师签名，或者单人值班调剂未执行双签名规定） | | | |
| 4 | 1-4 | 新生儿、婴幼儿处方未写明日、月龄的 | | | |
| 5 | 1-5 | 西药、中成药与中药饮片未分别开具处方的 | | | |
| 6 | 1-6 | 未使用药品规范名称开具处方的 | | | |
| 7 | 1-7 | 药品的剂量、规格、数量、单位等书写不规范或不清楚的 | | | |
| 8 | 1-8 | 用法、用量使用“遵医嘱”“自用”等含糊不清字句的 | | | |
| 9 | 1-9 | 处方修改未签名并注明修改日期，或药品超剂量使用未注明原因和再次签名的 | | | |
| 10 | 1-10 | 开具处方未写临床诊断或临床诊断书写不全的 | | | |
| 11 | 1-11 | 单张门急诊处方超过5种药品的 | | | |
| 12 | 1-12 | 无特殊情况下，门诊处方超过7日用量，急诊处方超过3日用量，慢性病、老年病或特殊情况下需要适当延长处方用量未注明理由的 | | | |
| 13 | 1-13 | 开具麻醉药品、精神药品、医疗用毒性药品、放射性药品等特殊管理药品处方未执行国家有关规定的 | | | |
| 14 | 1-14 | 医师未按照抗菌药物临床应用管理规定开具抗菌药物处方的 | | | |
| 15 | 1-15 | 中药饮片处方药物未按照“君、臣、佐、使”的顺序排列，或未按要求标注药物调剂、煎煮等特殊要求的 | | | |
| | 小计1（不规范处方） | | | | |
| 16 | 2-1 | 适应症不适宜的 | | | |
| 17 | 2-2 | 遴选的药品不适宜的 | | | |
| 18 | 2-3 | 药品剂型或给药途径不适宜的 | | | |
| 19 | 2-4 | 无正当理由不首选国家基本药物的 | | | |
| 20 | 2-5 | 用法、用量不适宜的 | | | |
| 21 | 2-6 | 联合用药不适宜的 | | | |
| 22 | 2-7 | 重复给药的 | | | |
| 23 | 2-8 | 有配伍禁忌或者不良相互作用的 | | | |
| 24 | 2-9 | 其他用药不适宜情况的 | | | |
| | 小计2（用药不适宜处方） | | | | |

注：表中第1~15行问题代码左侧纵向标注“不规范处方”，第16~24行左侧纵向标注“用药不适宜处方”。

续表

<table>
<tr><th>序号</th><th></th><th>问题代码</th><th>存在问题</th><th>门诊处方</th><th>急诊处方</th><th>医嘱单</th></tr>
<tr><td>25</td><td rowspan="4">超常处方</td><td>3-1</td><td>无适应症用药</td><td></td><td></td><td></td></tr>
<tr><td>26</td><td>3-2</td><td>无正当理由开具高价药的</td><td></td><td></td><td></td></tr>
<tr><td>27</td><td>3-3</td><td>无正当理由超说明书用药的</td><td></td><td></td><td></td></tr>
<tr><td>28</td><td>3-4</td><td>无正当理由为同一病人同时开具2种以上药理作用相同药物的</td><td></td><td></td><td></td></tr>
<tr><td colspan="4">小计3</td><td></td><td></td><td></td></tr>
<tr><td colspan="4">总数</td><td></td><td></td><td></td></tr>
<tr><td colspan="4">点评数</td><td></td><td></td><td></td></tr>
<tr><td colspan="4">不合理数</td><td></td><td></td><td></td></tr>
<tr><td colspan="4">不合理比例（%）</td><td></td><td></td><td></td></tr>
<tr><td colspan="4">不合理张数</td><td></td><td></td><td></td></tr>
<tr><td colspan="4">不合理张数的比例（%）</td><td></td><td></td><td></td></tr>
</table>

专项处方点评指南五：静脉用药集中调配医嘱点评指南。

专项处方点评指南六：抗菌药物围手术期使用病历点评指南。

专项处方点评指南七：抗肿瘤药物处方点评指南。

专项处方点评指南八：妊娠病人处方点评指南。

专项处方点评指南九：糖皮质激素类药物处方点评指南。

专项处方点评指南十：中药注射剂处方点评指南。

专项处方点评指南十一：超说明书用药处方点评指南。

专项处方点评指南十二：抗感冒药处方点评指南。

**5. 处方点评的反馈**　处方点评工作应坚持科学、公正、务实的原则，有完整、准确的书面记录，并通报临床科室和当事人。处方点评小组在处方点评工作过程中发现不合理处方，应当及时通知医疗管理部门和药学部门。有条件的医院应当利用信息技术建立处方点评系统，逐步实现与医院信息系统的联网与信息共享。

**6. 处方点评结果的应用与持续改进**　医院药学部门应当会同医疗管理部门对处方点评小组提交的点评结果进行审核，定期公布处方点评结果，通报不合理处方；根据处方点评结果，对医院在药事管理、处方管理和临床用药方面存在的问题，进行汇总和综合分析评价，提出质量改进建议，并向医院药物与治疗学委员会（组）和医疗质量管理委员会报告；发现可能造成病人损害的，应当及时采取措施，防止损害发生。

医院药物与治疗学委员会（组）和医疗质量管理委员会应当根据药学部门会同医疗管理部门提交的质量改进建议，研究制定有针对性的临床用药质量管理和药事管理改进措施，并责成相关部门和科室落实质量改进措施，提高合理用药水平，保证病人用药安全。医院应当将处方点评结果纳入相关科室及其工作人员绩效考核和年度考核指标，建立健全相关的奖惩制度。各级卫生行政部门和医师定期考核机构，应当将处方点评结果作为重要指标纳入医院评审评价和医师定期考核指标体系。

## 第二节　医嘱审核、调剂与分析

### 一、医嘱审核、调剂与分发

要点与本章第一节中处方审核、调剂与分发内容相同，在此不多赘述。中药注射剂、抗感染药物等是重点品种。

### 二、重点用药分析

#### （一）中药注射液的用药不合理情况分析

详见第三篇中药综合知识。

#### （二）万古霉素的规范使用及点评要点

万古霉素对多种革兰阳性菌有杀菌作用。万古霉素通过抑制细胞壁的合成、抑制细菌胞质内RNA合成和影响细胞膜的通透性来发挥抗菌作用。三重杀菌机制可以延迟耐药菌的出现，是万古霉素持久敏感的基础。万古霉素对葡萄球菌，特别是金黄色葡萄球菌和表皮葡萄球菌（包括耐甲氧西林菌株）、肺炎链球菌、化脓性链球菌、肠球菌具有抗菌作用，其中对葡萄球菌具有杀菌作用，但对肠球菌主要为抑菌作用。艰难梭状芽孢杆菌和其他梭状芽孢杆菌通常对万古霉素高度敏感。芽孢杆菌、单核细胞李斯特菌、乳杆菌、厌氧球菌和部分放线菌、棒状杆菌、乳酸杆菌常对万古霉素敏感。所有革兰阴性菌、明串珠菌、分枝杆菌对万古霉素天然耐药。

2012年8月1日正式实施的《抗菌药物临床应用管理办法》规定，需严格控制使用特殊使用级抗菌药物。原《卫生部办公厅关于抗菌药物临床应用管理有关问题的通知》中将万古霉素列为特殊使用级抗菌药物，故需加强评估，保证合理使用。国内外专家对万古霉素的合理应用进行了广泛研究。美国疾病预防和控制中心于1995年发布了《预防和控制万古霉素耐药性》的指南，于2006年更新了《万古霉素中介/耐药金黄色葡萄球菌的监测和控制指南》。美国感染病学会（Infectious Diseases Society of America，IDSA）、美国卫生系统药师学会（American Society of Health-System Pharmacists，ASHP）和感染病学药师学会（The Society of Infectious Diseases Pharmacists，SIDP）的联合专家组于2009年共同制订了《万古霉素治疗成人金黄色葡萄球菌感染的治疗监测实践指南》。IDSA于2011年1月发布了《成人与儿童耐甲氧西林金黄色葡萄球菌（methicillin resistan staphylococcusaureus）感染治疗指南》（以下简称美国《MRSA指南》），美国《MRSA指南》就成人及儿童各种MRSA感染治疗提出推荐意见，特别对皮肤和软组织感染、菌血症和心内膜炎、肺炎、骨关节感染、中枢神经系统感染等做了较为详细讨论。英国抗菌化疗协会于2008年发布了《英国MRSA感染预防和治疗指南》和《英国社区MRSA感染的诊断与处理指南》。我国原卫生部于2004年发布的《抗菌药物临床应用指导原则》中对万古霉素的适应症及注意事项也进行了说明。我国专家结合国内现状，于2011年制定了《万古霉素临床应用中国专家共识》（以下简称《中国专家共识》），对万古霉素的药学特点、抗菌作用与药敏监测、临床应用三大部分进行了阐述。为了在实际临床治疗过程中规范万古霉素的使用，避免耐药，应对万古霉素的使用进行点评，其要点如下。

1. 管理指标

（1）处方医师权限　万古霉素为特殊使用级，需高级职称医师处方；特殊情况可越级使用，紧急使用处方量≤24小时。

（2）病程记录　有抗菌药物特殊用药申请，或病程中有记录（副高级及以上职称医师查房意见、会诊意见等）。



2. 适应症适宜性

（1）预防用药　①根据原《卫生部办公厅关于抗菌药物临床应用管理有关问题的通知》，万古霉素适用于MRSA检出率高的医疗机构，如进行人工材料植入手术（如人工心脏瓣膜置换、永久性心脏起搏器置入、人工关节置换等）；②根据《热病》（第46版），万古霉素适用于腹膜透析导管置入手术预防用药。

（2）非手术预防　根据《非外科手术预防用抗感染药物的使用指南》，可根据诊疗过程的特点和病人患上感染性心内膜炎的风险水平，选用万古霉素进行预防治疗。

（3）治疗用药　根据《中国专家共识》中经验治疗的推荐意见，判断经验治疗选择万古霉素是否适宜，具体内容见表29-6中的经验治疗部分。

（4）是否与药敏结果一致：是、否、未做药敏实验　取标本时间在用药前，药敏结果不一致，判"否"。取标本时间在用药后，不做判断。

（5）根据病原学结果判断给药是否适宜　根据《中国专家共识》中的目标治疗方案和《抗菌药物临床应用指导原则》中万古霉素治疗的感染疾病及病原菌（表29-7），判断根据病原菌选择万古霉素治疗是否适宜。

（6）根据最小抑菌浓度（minimum inhibitory concentration，MIC）值选择万古霉素治疗是否适宜　根据美国《MRSA指南》中的推荐，判断根据MIC值选择万古霉素治疗是否适宜。美国《MRSA指南》推荐：如果临床分离菌株MIC≤2mg/L，应根据病人对万古霉素的治疗反应而非MIC值决定是否继续使用（A-Ⅲ）：如果病人用万古霉素治疗后临床与微生物有良好反应，则继续使用并密切随访，即使进行了彻底清创术及其他感染灶清创；如果病人用万古霉素后临床与微生物无良好反应，则不论MIC值如何，均应改用替代药物。如果临床分离菌株的MIC＞2mg/L（如万古霉素中介或耐药），应采用替代药物治疗（A-Ⅲ）。

表29-6　万古霉素的治疗建议（《中国专家共识》2011年版）

| 临床表现 | | 经验治疗 | 目标治疗 |
|---|---|---|---|
| 呼吸系统感染 | 社区获得性肺炎 | 有相关危险因素时应考虑覆盖MRSA治疗，详见注释①<br>建议万古霉素联合MSSA敏感药物，直至鉴定为MRSA时改用万古霉素单药治疗 | PRSP一般只做目标治疗，而不用作经验性治疗 |
| | 医院获得性肺炎 | 有相关危险因素时需要加用抗MRSA治疗，详见注释②<br>适用于近3个月内未使用过糖肽类药物者 | 适用于MRSA对万古霉素MIC＜2mg/L者 |

续表

| 临床表现 | | 经验治疗 | 目标治疗 |
|---|---|---|---|
| 中枢神经系统感染 | 肺炎链球菌 | 医院获得性脑膜炎者，尤其是颅脑手术后有脑室引流、脑部医用装置者，选用第3、4代头孢菌素或美罗培南联合万古霉素 | 如分离的菌株对青霉素高度耐药（MIC＞1mg/L），可选用万古霉素单用或联合利福平 |
| | MRSA | | 首选万古霉素，如单用效果不佳，推荐联合利福平 |
| | B组链球菌 | | 对β-内酰胺类药物过敏者可选用万古霉素 |
| | 肠球菌 | | 氨苄西林耐药或青霉素过敏者可选用万古霉素 |
| | 神经外科手术预防用药 | 创伤或植入物手术，如为MRSA高发病区的高危病人可于术前1小时预防应用万古霉素1.0g | |
| 血流感染 | MRSA | 如无明显感染灶，但考虑源于皮肤或腹腔，则需覆盖MRSA，通常选用万古霉素；如怀疑为万古霉素耐药肠球菌则加用利奈唑胺、达托霉素或奎奴普汀/达福普汀。静脉导管相关血流感染，选用万古霉素或达托霉素。如为免疫功能缺陷病人，选用万古霉素联合抗假单胞菌第3代头孢菌素或抗假单胞菌青霉素、碳青霉烯类、第3代头孢菌素联合抗假单胞菌氨基糖苷类 | 对于MRSA血流感染，不推荐在万古霉素治疗基础上加用庆大霉素或利福平 |
| | 耐青霉素肺炎链球菌 | | 万古霉素单用或联合利福平 |
| | 肠球菌 | | 氨苄西林耐药或青霉素过敏者可选用万古霉素 |
| 肿瘤病人中性粒细胞（ANC）缺乏伴发热 | | 首先考虑抗革兰阴性杆菌的广谱抗生素，是否需要加用万古霉素应当考虑其特定指征，详见注释③。ANC缺乏伴发热病人初始应用标准剂量的抗革兰阴性菌广谱抗生素治疗后血流动力学仍不稳定者，可选用万古霉素 | 临床已证实革兰阳性菌感染部位和（或）分离出MRSA应当加用万古霉素 |
| 骨关节感染 | 化脓性骨髓炎 | 尽早开始抗菌药物经验治疗，最佳的抗菌药物给药方式尚未确立。应同时进行外科清创去除死骨或异物，但血源性骨髓炎通常不需外科处理。抗菌药物治疗初始选用万古霉素或达托霉素静脉滴注，继以复方磺胺甲硝唑，首剂加倍联合利福平、利奈唑胺或克林霉素口服 | |
| | 化脓性关节炎 | 治疗需全身应用抗菌药物，并予以关节引流。尽早经验治疗。如为革兰染色阳性菌，经验治疗选用的抗菌药物应覆盖金黄色葡萄球菌和链球菌属 | |
| | 人工装置相关骨关节感染 | 早发（术后2个月内）或急性血源性人工关节感染，早发的脊柱植入物感染（＜术后30日）万古霉素联合利福平等治疗 | |

续表

| 临床表现 | | 经验治疗 | 目标治疗 |
|---|---|---|---|
| 感染性心内膜炎 | 瓣膜病或先天性心脏病（非静脉吸毒者） | 首选方案为青霉素、氨苄西林、萘夫西林或苯唑西林+庆大霉素，推荐备选治疗方案可选用万古霉素+庆大霉素 | 根据血培养结果，进行不同的治疗方案 |
| | 自体瓣膜感染性心内膜炎（静脉吸毒者） | 首选方案为万古霉素 | |
| | 人工瓣膜感染性心内膜炎 | 可选择万古霉素+庆大霉素+利福平 | 根据血培养结果，进行不同的治疗方案 |
| | 起搏器或除颤器感染 | 首选去除装置+万古霉素+利福平 | |
| | 化脓性心包炎 | 经验性治疗首选万古霉素+环丙沙星，其次可选用万古霉素+头孢吡肟 | |
| | 心室辅助装置相关性感染 | 万古霉素+环丙沙星或左氧氟沙星+氟康唑 | |
| 皮肤及软组织感染 | | 门诊病人可接受半合成青霉素、第1代或第2代头孢菌素、大环内酯类抗生素或克林霉素，但需在24～48小时后时重新评估以判断疗效，如对以上药物过敏或者无临床应答，可考虑换用万古霉素等具有显著抗MRSA疗效的药物 | |

注：①建议遇有下列情况时应覆盖MRSA：重症肺炎，且影像学呈现坏死性肺炎；流感并发细菌性肺炎；免疫功能低下或罹患多种严重基础疾病；群聚或不健康的生活方式，如军营中的士兵、监狱中的犯人等；从事身体密切接触的某些体育运动（如橄榄球）的运动员（主要为皮肤感染，重症病人可能累及肺部）；静脉毒瘾；其他参考因素，如当地检出率高、有MRSA感染或定植病史、与感染病人有密切接触史等。②有相关危险因素时需要加用抗MRSA治疗：长期住院特别是长期住ICU，或来自护理院的病人，或近90日内曾住院≥2次以及在门诊接受化疗、透析和伤口处理者；年龄≥65岁；机械通气治疗≥5日；近3个月内接受抗菌药物治疗史；下呼吸道分泌物涂片镜检见到革兰阳性球菌；严重脓毒症或脓毒症休克；其他参考因素，与社区获得性肺炎（community acquired pneumonia，CAP）同。具备≥2项危险因素者经验性抗MRSA治疗的指征更强。③是否需要加用万古霉素应当考虑其特定指证：血液动力学不稳定或有其他严重脓毒症证据；在最终鉴定和敏感性检测结果出来前，血培养革兰阳性菌阳性；MRSA或PRSP定植；严重黏膜炎，尤其是应用氟喹诺酮类药物预防；X线片检查确认的肺炎；临床怀疑有严重导管相关感染；任一部位的皮肤或软组织感染。

表29-7　万古霉素治疗的感染疾病及病原菌（抗菌药物临床应用指导原则）

| 感染疾病 | 病原菌 | 宜选药物 | 可选药物 | 备注 | 疗程 |
|---|---|---|---|---|---|
| 医院获得性肺炎 | MRSA | 万古霉素或去甲万古霉素 | 磷霉素、利福平、复方磺胺甲噁唑与万古霉素或与去甲万古霉素联合，不宜单用 | | |
| 肺脓肿 | MRSA | 万古霉素或去甲万古霉素±磷霉素 | 万古霉素或去甲万古霉素+利福平，万古霉素或去甲万古霉素+复方磺胺甲噁唑 | 万古霉素或去甲万古霉素+利福平 | |
| | 青霉素耐药肺炎链球菌 | 头孢噻肟，头孢曲松 | 万古霉素或去甲万古霉素 | | |

续表

| 感染疾病 | 病原菌 | 宜选药物 | 可选药物 | 备注 | 疗程 |
| --- | --- | --- | --- | --- | --- |
| 脓胸 | MRSA | 万古霉素或去甲万古霉素+磷霉素 | | | |
| | PRSP | 头孢噻肟，头孢曲松 | 万古霉素或去甲万古霉素 | | |
| 肾盂肾炎 | 肠球菌属 | 氨苄西林 | 万古霉素或去甲万古霉素 | | |
| 抗生素相关性肠炎及假膜性肠炎 | 艰难梭菌（重症） | 甲硝唑 | 甲硝唑无效时用万古霉素或去甲万古霉素口服 | 轻症病人停用抗生素即可 | |
| 细菌性脑膜炎 | 肺炎链球菌 | | | | |
| | 青霉素敏感 | 青霉素，氨苄西林 | 头孢噻肟 | | |
| | 青霉素中度耐药 | 头孢曲松，头孢噻肟 | 头孢曲松 | | |
| | 青霉素高度耐药 | 万古霉素或去甲万古霉素 | 万古霉素或去甲万古霉素 | | |
| | 葡萄球菌属 | | | | |
| | 甲氧西林敏感 | 苯唑西林 | 万古霉素或去甲万古霉素（用于青霉素过敏病人） | | |
| | 甲氧西林耐药 | 万古霉素或去甲万古霉素+磷霉素 | 万古霉素或去甲万古霉素+利福平 | | |
| 败血症 | 甲氧西林或苯唑西林耐药金黄色葡萄球菌、表皮葡萄球菌等凝固酶阴性葡萄球菌 | 万古霉素或去甲万古霉素联合磷霉素钠或利福平 | 复方磺胺甲噁唑，异帕米星，阿米卡星 | 氨基糖苷类不宜单用，需联合用药 | |
| | 肠球菌属 | 氨苄西林或青霉素G+氨基糖苷类 | 万古霉素或去甲万古霉素 | | |
| 感染性心内膜炎 | 甲氧西林或苯唑西林耐药金黄色葡萄球菌或表皮葡萄球菌 | 万古霉素或去甲万古霉素+磷霉素钠 | 万古霉素或去甲万古霉素+利福平 | | 疗程宜充足，一般4～6周；人工瓣膜心内膜炎、真菌性心内膜炎疗程需6～8周或更长，以降低复发率 |
| | 肠球菌属 | 青霉素或氨苄西林+庆大霉素等氨基糖苷类 | 万古霉素或去甲万古霉素（联合用药），万古霉素或去甲万古霉素+庆大霉素等氨基糖苷类 | 仅在必要时应用万古霉素或去甲万古霉素加氨基糖苷类，此时应监测两药的血药浓度，联合用药不宜>2周，用药期间应严密随访肾、耳毒性 | |

续表

| 感染疾病 | 病原菌 | 宜选药物 | 可选药物 | 备注 | 疗程 |
|---|---|---|---|---|---|
| 腹腔感染 | 肠球菌属 | 氨苄西林或青霉素+氨基糖苷类 | 万古霉素或去甲万古霉素 | | |
| 骨、关节感染 | MRSA | 万古霉素或去甲万古霉素联合磷霉素或利福平 | 复方磺胺甲噁唑、氨基糖苷类 | 复方磺胺甲噁唑、氨基糖苷类不宜单独应用，可为联合用药之一 | 急性化脓性骨髓炎疗程4～6周，急性关节炎疗程2～4周 |
| | 肠球菌属 | 氨苄西林或青霉素+氨基糖苷类 | 万古霉素或去甲万古霉素 | | |
| 创面，手术后切口感染，压力性损伤感染 | MRSA | 万古霉素或去甲万古霉素 | 磷霉素、复方磺胺甲噁唑 | | |
| 颌面部感染 | MRSA | 万古（去甲万古）霉素±磷霉素 | 万古霉素或去甲万古霉素±利福平 | | |
| 细菌性角膜炎 | 金黄色葡萄球菌 | 氧氟沙星 | 环丙沙星，万古霉素 | | |
| 细菌性眼内炎 | 金黄色葡萄球菌、表皮葡萄球菌（甲氧西林耐药） | 万古霉素或去甲万古霉素 | 阿米卡星、头孢唑林 | | |

## 2. 用药过程适宜性

（1）溶媒适宜性　溶媒仅可选择0.9%氯化钠注射液或5%葡萄糖注射液。

（2）用法适宜性

1）浓度　万古霉素浓度低于0.5%，去甲万古霉素低于0.4%。

2）滴速　以不高于10mg/min的速度给药60分钟以上。当每次剂量超过1.0g（如1.5g或2.0g）时，输注时间应延长至1.5～2.0小时，但无需采用连续持续静脉滴注方式。

（3）预防用药时间适宜性　根据《抗菌药物临床应用指导原则》中预防用药原则判断其合理性。

（4）万古霉素用量适宜性

1）成人　根据说明书，通常每日2g，可0.5g，每6小时1次或1g，每12小时1次。可根据年龄、体重、症状适量增减。根据美国《MRSA指南》：对于肾功能正常病人，推荐每次15～20mg/kg（实际体重），每8～12小时1次静脉滴注，每次不超过2g（B-Ⅲ）。疑似MRSA感染的重症病人（如脓毒症、脑膜炎、肺炎、感染性心内膜炎等），可首剂给予25～30mg/kg（按实际体重）负荷剂量（考虑到红人综合征或发生过敏反应的风险增加，应延长静脉滴注时间至2小时，或在负荷剂量前给予抗组胺药物）（C-Ⅲ）。

2）老年人　每日1g，0.5g，每12小时1次或1g，每日1次。

3）儿童、婴儿　每日40 mg/kg，分2～4次静脉滴注。

4）新生儿　每次给药量10～15mg/kg，＜1周龄：每12小时1次；1周龄至1月龄：每8小时1次。

5）肾功能不全病人　基于《中国专家共识》，结合临床症状和血药浓度，判断给药剂量和间隔是否适宜，详见表29-8。

表29-8　不同肾功能状态病人万古霉素给药剂量和间隔推荐

| 肾功能不全 | 肌酐清除率（ml/min） | 万古霉素给药剂量和间隔 | 间歇性血液透析 | 血液滤过 |
|---|---|---|---|---|
| 正常 | ≥50 | 1g，每12小时1次 | 一般4～7日给药1g，并结合血药浓度调整给药方案 | 一般每24～48小时1次给药0.5g，并结合血药浓度调整给药方案 |
| 轻度 | 20～50 | 0.5g，每12～24小时1次 | | |
| 中度 | 10～19 | 0.5g，每24～48小时1次 | | |
| 重度 | ＜10 | 0.5g，每48～96小时1次 | | |

注：老年病人由于器官功能衰退和感染，多数病人（＞65岁）有不同程度肾功能的受损，除非肌酐清除率检测证实为肾功能正常，否则剂量应该按照轻度肾功能不全的调整剂量给药，即0.5g，每日2次。

（4）去甲万古霉素用量适宜性

1）成人　每日0.8～1.6g（80万～160万单位），分2～3次静脉滴注。

2）小儿　每日按体重16～24mg/kg（1.6～2.4万单位/千克），分2次静脉滴注。

（5）疗程适宜性　根据美国《MRSA指南》中关于治疗疗程的推荐意见，判断疗程是否适宜。

（6）药物配伍禁忌　根据《中国专家共识》，万古霉素在pH3～5环境下稳定，故不宜与碱性药物，如氨茶碱、磷酸地塞米松、苯巴比妥钠以及碱性溶液等合并输注。

（7）药物相互作用　根据说明书，万古霉素与下列药物联合使用时，可能存在相互作用，若必须合并用药时应慎重给药，详见表29-9。

表29-9　万古霉素与其他药物的相互作用

| 药物名称 | 临床症状及处置方法 | 机制及危险因素 |
|---|---|---|
| 全身麻醉药：硫喷妥钠等 | 同时给药时可出现红斑、组胺样潮红、过敏反应等不良反应，在全身麻醉开始前1小时停止静脉滴注本药 | 机制：全身麻醉有致过敏释放组胺的作用，本品也有释放组胺作用，但其相互作用机制不明<br>危险因素：不详 |
| 有耳、肾毒性的药物：氨基糖苷类抗生素、含铂抗肿瘤药物等 | 可引起肾功能、听觉的损害及加重，所以应避免联用，若必须合并用药应慎重给药 | 机制：两种药均具有耳、肾毒性，其相互作用的机制不明；危险因素：肾功能损害、老年人及长期用药病人 |
| 有肾毒性药物：两性霉素B、环孢素 | 可引起肾功能的损害及加重，所以应避免联用，若必须合并用药应慎重给药 | 机制：两种药均具有肾毒性，其相互作用的机制不明；危险因素：肾功能损害、老年人及长期用药病人 |

（8）联合用药的适宜性　如联合使用的抗菌药物中有与万古霉素治疗相同细菌的药物时，请将该抗菌药物填写在上报表中。如金黄色葡萄球菌感染，联合使用了克林霉素。

3．血药浓度监测的合理性

（1）特定人群是否进行血药浓度监测　根据《中国专家共识》和美国《MRSA指南》，建议常规做血药浓度监测的病人为：①应用大剂量万古霉素来维持血药谷浓度在15～20mg/L，并且长疗程治疗的病人；②肾功能不全（包括接受透析治疗的病人）、老年人、新生儿等特殊群体病人；③合用其他耳、肾毒性药物的病人；④严重感染病人；⑤伴有病理性肥胖病人；⑥分布容积有波动的病人。

对大多数皮肤和软组织感染（skin and soft tissue infection，SSTI）病人，如果肾功能正常、无病理性肥胖，给予常规剂量1g，每12小时1次时，无需监测血药谷浓度（B-Ⅱ）。

（2）血药浓度监测是否规范　根据《中国专家共识》和美国《MRSA指南》，推荐以下操作。采血时间：应在第4剂或第5剂给药前30分钟采血；对于透析病人，由于存在药物浓度的反弹，TDM宜在透析结束后6小时进行。首次监测血药浓度时，宜同时进行峰、谷浓度监测，之后如需连续监测，可仅测谷浓度。

（3）是否根据血药浓度调整剂量　根据《中国专家共识》和美国《MRSA指南》，万古霉素血药谷浓度临床上应控制10～20mg/L，至少要保持在10mg/L以上，以避免耐药。对于MRSA严重感染，如血流感染、感染性心内膜炎、骨髓炎、脑膜炎、肺炎、严重SSTI（如坏死性筋膜炎），万古霉素血药谷浓度应维持在15～20mg/L（B-Ⅱ）。对于接受透析和超滤的病人，推荐血药谷浓度维持在15mg/L以上。

**4．用药结果**

（1）预防用药　根据预防用药的结果及可能的其他情况，分为两种情况。①有效：按预防用药原则应用，未发生可能的感染；②无效：临床无效（症状、体征持续或不完全消失或恶化；或者出现了这一疾病的新的症状或体征和/或使用了其他的针对这一疾病的抗菌治疗措施）；和/或细菌学未清除或假定未清除。

（2）治疗用药　从临床疗效（症状、体征、实验室检查）和细菌学疗效（病原体检查），综合考虑，将用药结果分为四种情况。

1）治愈　临床治愈（症状、体征均已消失或完全恢复正常，且影像学和实验室检查等非微生物学指标均已恢复正常）和/或细菌清除或假定清除。

2）好转　临床好转（临床症状、体征好转）和/或细菌学清除或未清除。

3）无效　临床无效（症状、体征持续或不完全消失或恶化；或者出现了这一疾病的新的症状或体征和/或使用了其他的针对这一疾病的抗菌治疗措施）和/或细菌学未清除或假定未清除。

4）其他　上述均不能包括的结果。

**5．病历点评工作用表**　见表29-10。

表29-10　万古霉素/去甲万古霉素病历点评工作表

| 医院 | | | 编号 | | | 科室 | | | 病历号 | | |
|---|---|---|---|---|---|---|---|---|---|---|---|
| 病人信息 | 性别 | | 年龄 | | 体重 | kg | 过敏史 | | | | |
| 诊断 | 原患疾病 | | | | 用药目的 | | | | | | |
| 管理指标 | 处方医师权限 | 是否存在医师越权使用 | | | 越权开具处方医师职称 | | | | 越级使用天数 | | |
| | 病程记录 | 有抗菌药物特殊用药申请，或病程中有记录（上级医师查房意见、会诊意见等） | | | | | | | | | |
| 实验室指标 | | 给药前 | 给药期间 | | | | | | | | 给药后 |
| | 日期 | | | | | | | | | | |
| | 体温（℃） | | | | | | | | | | |
| | 白细胞（$\times 10^9$） | | | | | | | | | | |
| | 中性粒细胞百分率（%） | | | | | | | | | | |
| | 血沉（mm/h） | | | | | | | | | | |
| | C-反应蛋白（mg/L） | | | | | | | | | | |
| | 降钙素原（ng/mL） | | | | | | | | | | |
| | 肌酐（μmol/L） | | | | | | | | | | |
| | ALT（IU/L） | | | | | | | | | | |
| | AST（IU/L） | | | | | | | | | | |
| 影像学检查 | 日期 | | | | | | | | | | |
| | X线片 | | | | | | | | | | |
| | CT | | | | | | | | | | |
| | MRI | | | | | | | | | | |
| | B超 | | | | | | | | | | |
| 用药情况 | 药物信息 | 名称 | 疗程（天） | | | | | | | | |
| | | | 给药方式 | | | | | | | | |
| | | 规格 | 溶媒 | | | | | | | | |
| | | | 总剂量 | g | 单剂量费用 | | 元 | DDD | | DUI | |

续表

| 用药情况 | 手术预防用药 | | 切口类型 | | | | 手术开始时间 | | |
|---|---|---|---|---|---|---|---|---|---|
| | | | 手术结束时间 | | | | 开始给药时间 | | |
| | | | 结束给药时间 | | | | 术中追加给药 | | |
| | | | 追加给药原因 | | | | 用药总时间 | | |
| | 非手术预防用药 | | 用药原因 | | | | | | |
| | 治疗用药 | | 经验用药 | | 做药敏试验 | | 样本送检时间 | | |
| | | | | | 药敏结果 | | | 是否与药敏结果一致 | |
| | | | 根据病原学结果给药 | | 样本送检时间 | | | | |
| | | | | | 药敏结果 | | | | |
| | 不良反应（ADR） | | 给药后是否发生ADR | | | ADR名称 | | | ADR程度 |
| | | | ADR转归 | | | | ADR药物治疗费用 | | |
| 血药浓度监测 | 是否应当监测 | | 监测人群 | | | 是否监测 | | 取血时间 | |
| | 血药浓度 | | | | | 调整剂量 | | | |
| 治疗结果 | 预防用药 | | 有效 | | | | 无效 | | |
| | 治疗用药 | 治愈 | | 好转 | | 无效 | | 其他 | |
| 用药点评 | 适应症适宜性 | | | | | | | 合理性 | |
| | 溶媒适宜性 | | | | | | | | |
| | 用法、用量适宜性 | | | | | | | | |
| | 治疗疗程适宜性 | | | | | | | | |
| 合并用药 | 抗菌联合用药 | | | | | | | | |
| | 配伍禁忌 | | | | | | | | |
| | 相互作用 | | | | | | | | |
| 其他用药不合理问题 | | | | | | | | | |
| 说　明 | 用于说明非常规用药情况，选填 | | | | | | | | |

## 第三节　静脉药物治疗与药学服务

静脉用药集中调配中心是用于静脉用药集中调配、为临床药物治疗与合理用药服务的医疗部门，是属于药品调剂工作的一部分。是根据医师处方或用药医嘱，经药师进行适宜性审核，由受过培训的药学专业技术人员或护理人员按照无菌操作要求，在洁净环境下对全静脉营养液、细胞毒性药物和抗生素等静脉用药物进行加药混合调配，使其成为可供临床直接静脉输注使用的成品输液操作过程。

美国食品药品管理局于1990年明确了药师在静脉用药配置中的地位，规定在配置工作中遵循药品生产质量管理规范和安全包装。1992年美国药典委员会提出了静脉无菌药物配置的指南草案。2004年《美国药典》第797章阐述了有关无菌配置的标准和操作流程。目前已经从部分配置发展到全面配置，并有严格的制度和管理措施。

我国静脉用药集中调配的相关规范也在不断完善，2002年1月21日卫生部和国家中医药管理局颁布的《医疗机构药事管理暂行规定》（卫医发［2002］24号文件）第二十八条规定，医疗机构要根据临床需要逐步建立全肠道外营养和肿瘤化疗药物等静脉液体配制中心（室），实行集中配制和供应，明确鼓励医院发展静脉药物的集中配置服务。在2007年8月卫生部颁布的《静脉用药调配质量管理规范》（试行）和2010年4月组织制订并下发《静脉用药集中调配质量管理规范》的通知中提出，加强医疗机构药事管理，规范临床静脉用药集中调配，提高静脉用药质量，促进静脉用药合理使用，保障静脉用药安全。要求医师应按照《处方管理办法》有关规定，依据对病人的诊断或治疗需要，遵循安全、有效、经济的合理用药原则，开具处方或用药医嘱，其信息应当完整、清晰。病区按规定时间将病人次日需要静脉输液的长期医嘱传送至静脉用药集中调配中心（室）。临时静脉用药医嘱调配模式由各医疗机构按实际情况自行规定。

### 一、静脉用药集中调配中心医嘱的审核

PIVAS医嘱的审核是静脉用药集中调配过程中确保药物安全、有效最重要的环节，也是临床药学的基础作用在PIVAS岗位中充分体现的步骤，还是PIVAS药师的主要职责。PIVAS医嘱需审查合格后方可开始调配过程，否则应及时与医师沟通解决。PIVAS医嘱审核不但包含常规针剂医嘱审核的内容，而且更加注重药品名称规格、溶媒种类、载体量、给药频次、药物相互作用这些方面的审核。

#### （一）常规配制PIVAS医嘱审核

**1. 药品名称规格审核**　随着我国新药的不断增多，名称相近的药品、同一名称不同规格的药品大量存在。通过计算机自动提取病人医嘱时，容易忽视名称相近的药品和规格，而集中调配后的静脉药物往往在配置后无法分辨药物是否正确，给病人使用时也不带原始包装，因此是造成药品调配错误、甚至引发要害事件的因素。因此应注意把关PIVAS用药医嘱的提取审核，摆药过程也要审核药品的名称、规格准确无误。

**2. 溶媒适宜性审核**　溶媒种类和用量的选择也是PIVAS医嘱审核中应特殊注意的内容，临床上医师往往只关注治疗药物，而忽视溶媒的选择，药物与溶媒的配伍常常导致输液中微粒的累加或变化，在使用过程中不仅未能达到治疗的效果，还带来不良效应。目前溶媒种类的选择

没有明确地规定和指南，药师在审核过程中应严格按照说明书进行控制。溶媒载体量的审核也是PIVAS医嘱审核中重要关注点，有别于统领、统发的注射剂医嘱，溶媒载体量由护士来控制把关，但静脉药物集中调配后药师对载体量的把关尤为重要，载体量不恰当可导致药物浓度不当或输注时长影响疗效甚至引发不良反应等问题，如氯化钾注射液选择的载体量不恰当，影响其浓度和输注速度，引起高钾血症等严重的不良反应。在PIVAS医嘱审核时，药师应更加注意溶媒种类及其载体量的把关控制，确保用药安全。



**3. 给药频次审核** 给药频次不当是临床静脉用药普遍存在的问题之一，住院病人根据住院期间的病情变化选择使用的药物变化较快，而同一种药物的使用频次也经常变化，在PIVAS医嘱实施审核时，应关注毒性大或消除慢的药物，避免发生增加药物不良反应发生率的现象。

**4. 药物配伍禁忌审核** 药师不仅要注意药物与药物间的配伍禁忌、药物与溶媒成分间的配伍禁忌，还要关注输液管的配伍禁忌，部分药品不能同时输注，在医嘱审核过程中应对可能因两种或多种药物同时输注引起不良后果的医嘱及时干预，不予以后续的调配。PIVAS常见静脉用药配伍禁忌见表29-11。

表29-11 PIVAS常见的静脉用药配伍禁忌

| 药物A | 药物B | 配伍禁忌的原因 |
|---|---|---|
| 维生素C注射液 | 维生素$K_1$注射液<br>维生素$K_3$注射液 | 维生素C具有强还原性，与醌类化合物如维生素$K_1$、维生素$K_3$混合后可发生氧化还原反应而致维生素$K_1$、维生素$K_3$疗效降低 |
| | 胰岛素注射液 | 维生素C在体内脱氢，可形成可逆的氧化还原系统，使胰岛素失活，可导致血糖升高 |
| | 肌苷注射液 | 肌苷注射液为碱性物质，与酸性物质维生素C等直接混合易产生变色、浑浊、疗效降低 |
| | 三磷酸腺苷二钠注射液 | 三磷酸腺苷二钠注射液在pH 8～11的溶液中稳定，维生素C为酸性溶液，两者配伍会因酸碱反应产生沉淀 |
| | 碱性药物（如氨茶碱、碳酸氢钠、谷氨酸钠） | 说明书中有明确提示 |
| | 核黄素 | |
| | 铜、铁离子（微量）溶液 | |
| 肌苷注射液 | 维生素$B_6$注射液 | 维生素$B_6$注射液pH 2.5～4.0，肌苷注射液的pH 8.5～9.5，两者混合静脉滴注可引起效价降低 |
| | 胰岛素注射液 | 两者合用由于pH不同，可引起效价降低 |
| | 盐酸氨溴索注射液 | 肌苷注射液的pH 8.5～9.5，盐酸氨溴索注射液不能与pH>6.3的溶液混合，否则会产生沉淀 |
| 甘露醇注射液 | 地塞米松磷酸钠注射液 | 甘露醇是浓度为20%的过饱和溶液，与地塞米松磷酸钠混合使用时，可能会析出甘露醇结晶 |
| | 氯化钾注射液 | 甘露醇与氯化钾等电解质混合，会由于盐析作用而引起甘露醇结晶，静脉滴注时可能引起小血管栓塞，故两者不可合用 |
| 注射用二丁酰环磷腺苷钙 | 胞磷胆碱注射液 | 胞磷胆碱注射液、地塞米松磷酸钠注射液含有磷酸根，两者合用易与二丁酰环磷腺苷钙中的钙离子生成不溶性螯合物，造成血管栓塞 |
| | 地塞米松磷酸钠注射液 | |

续表

| 药物A | 药物B | 配伍禁忌的原因 |
| --- | --- | --- |
| 葡萄糖酸钙注射液 | 胞磷胆碱注射液 | 胞磷胆碱注射液、地塞米松磷酸钠注射液含有磷酸根，与钙离子合用会产生磷酸钙沉淀 |
| | 地塞米松磷酸钠注射液 | |
| | 硫酸镁注射液 | 硫酸镁与葡萄糖酸钙属于生理拮抗 |
| 多烯磷脂酰胆碱注射液 | 含电解质的输液 | 说明书提示 |
| 注射用水溶性维生素 | 含电解质的输液 | 说明书提示 |
| 酚磺乙胺注射液 | 氨基己酸注射液 | 说明书提示 |

## （二）特殊配制PIVAS审核

按《医疗机构药事管理规定》第二十九条规定："肠外营养液、危害药品静脉用药应当实行集中调配供应。"实际工作中为方便临床，提供更加全面的药学保障，医院根据保障区域、人员配置等实际情况开展静脉用药集中调配。因此药师在审核PIVAS医嘱时还应关注不同静脉药物特有的性质，如全静脉营养液、中药注射剂、化疗药物等。

**1. 全静脉营养液医嘱审核** 住院病人的营养支持，能维持与改善机体器官、组织及细胞的代谢与功能，促进病人康复，但营养不足或过剩都对机体不利，药师在审核全营养静脉用药医嘱时着重把握病人的能量需求，营养液中各种营养物质的含量配比（糖脂比、热氮比等），主要的电解质浓度等。例如正常成年人非蛋白质热量与氮量的比例一般应保持在（100～150）：1。另外，不同疾病的病人对氨基酸的需求不同，如创伤状态下谷氨酰胺需求量增加，肝病病人则应增加支链氨基酸，肾功能不全的病人则以提供必需氨基酸为主。药师开展静脉营养液医嘱审核时，依据病人所患疾病的种类，结合其各项检测指标和营养状况，综合评估静脉营养液医嘱，以达到为病人提供适当的营养物质和热量。药师还可利用全胃肠外营养（total parenteral nutrition，TPN）系统审查，提高医嘱审核的准确性和效率。美国肠内外营养协会颁布的正常成人电解质及微量元素摄入量见表29-12，不含脂肪乳的肠外营养液各成分浓度见表29-13，"全合一"肠外营养液（含脂肪乳剂）各成分浓度见表29-14。

表29-12 美国肠内外营养协会颁布的正常成年人电解质及微量元素摄入量

| 电解质 | 肠外给予量 | 微量元素 | 肠外给予量 |
| --- | --- | --- | --- |
| 钠 | 1～2mmol/kg | 铬 | 10～15μg |
| 钾 | 1～2mmol/kg | 铜 | 0.3～0.5mg |
| 氯 | 满足维持酸碱平衡的量 | 锰 | 60～100μg |
| 钙 | 5～7.5μmol/kg | 硒 | 20～60μg |
| 镁 | 4～10μmol/kg | 锌 | 2.5～5mg |
| 磷 | 20～40μmol/kg | | |

表29-13　不含脂肪乳的肠外营养液各成分浓度

| 成分 | 浓度范围（mmol/L） | 每1000ml液体（葡萄糖和氨基酸混合液） |
|---|---|---|
| 钾离子 | 0～45 | 15%KCl 0～22ml |
| 钠离子 | 0～150 | 10%NaCl 0～88ml |
| 有机磷 | 0～15 | 甘油磷酸钠0～15ml |
| 钙离子 | 0～5 | 10%葡萄糖酸钙0～21ml |
| 镁离子 | 0～5 | 25%硫酸镁0～2.4ml |

表29-14　"全合一"肠外营养液（含脂肪乳剂）各成分浓度

| 成分 | 浓度范围 | 每1000ml液体（葡萄糖、脂肪乳、氨基酸混合液） |
|---|---|---|
| 葡萄糖 | 0%～23% | 不超过230g |
| 有机磷 | 0～15mmol/L | 甘油磷酸钠 0～15ml |
| 一价阳离子（包括钾、钠离子） | 0～150mmol/L其中钾不超过45mmol/L | 单加：15%KCl 0～22ml或10%NaCl 0～88ml<br>可选组合：15%KCl 1支+10%NaCl 0～7.5支或 15%KCl 2支+10%NaCl 0～6.5支 |
| 二价阳离子（包括钙、镁离子） | 0～5mmol/L | 10%葡萄糖酸钙 0～21ml或25%硫酸镁 0～2.4ml |

注：含脂肪乳的TPN的最终体积宜在1500ml以上。

**2. 中药注射剂医嘱审核**　近年来因中药注射剂使用不当引起的药物安全性事件频发，而且该类药物成分较复杂，稳定性差，难以预测的效应较多，因此针对中药注射剂的PIVAS医嘱也是药师审核特别需要关注药物，详见第三篇中药综合知识。

**3. 化疗药物医嘱审核**　随着肿瘤病人获得的治疗方案不断更新，越来越多的化疗药物也不断涌现，但许多化疗药物具有细胞毒性，在为病人治疗的同时可能产生其他不良的影响。因此化疗药物医嘱的审核也是药师重点关注的PIVAS医嘱之一，重点关注此类医嘱中药物与病人疾病的关系、药物的用法用量（静脉用化疗药物与载体液体的配伍与用量）和疗程、给药途径等，在确保病人安全的情况下达到治疗的效果。

**4. 特殊人群PIVAS医嘱审核**　PIVAS岗位的医嘱审核时不仅需要关注药物的自身因素，还需针对不同人群的病人进行审核，特别是针对老人、儿童、妊娠期妇女等特殊人群。

（1）老年人PIVAS医嘱审核　老年人与青年人在药动学、药效学上存在显著的差异，如药物体内代谢慢，对大多数药物敏感性增高，对少数药物敏感性降低，药物耐受性下降等。因此静脉药物的选择、剂量的控制、使用时间和疗程是老年人静脉用药医嘱审核要点，应尽量认清老年人疾病的性质和严重程度，减少药物使用种类，避免使用作用类型相同或不良反应相似的药物。老年人的用药量规定为成年人量的3/4，80岁以上老年人最好不要超过成年人剂量的1/2，用药医嘱选择最合适的剂量，用药量变化时关注药品使用的疗程和间隔时间，以提高药物治疗效果，减少药物不良效果。

（2）儿童PIVAS医嘱审核　儿童是一个具有特殊生理特点的群体，机体各系统、各器官的功能尚未发育完善，对药物的吸收、分布、代谢、排泄差别很大，在不同阶段对药物的反应也不同，因此儿童PIVAS医嘱审核的重点是选择合适的药物，准确计算儿童用药剂量。儿童静脉用药必须严格依据诊断有针对性地选择药物，尽量控制用药种类，减少用药安全风险。用药剂量的选择是儿童用药医嘱审核最关键的内容，许多药品没有儿童使用剂量，一般根据年龄按成年人剂量折算，对于毒性较大的药物，应按体重方法或体表面积计算。同种药物若其他剂型能发挥同等的治疗效果，尽量不要选择使用静脉注射药物。儿童静脉用药医嘱的审核应较之成年人更加精确、细致，保证儿童合理安全用药。

（3）妊娠期妇女PIVAS医嘱审核　妊娠期作为一个特殊时期，用药关系着胎儿的生长发育，一旦选用的药物不慎重、不恰当、不合理，不仅给孕妇本人造成不同程度的痛苦和伤害，还会危及胎儿，所以妊娠期用药医嘱审核主要关注孕妇和胎儿的安全性，严格审查药物对胎儿危险性等级标准分类。

药师实际工作中通过审核PIVAS医嘱的各关注点，能够及时发现许多临床不合理用药的情况，与常规医嘱审核一样建立规范的反馈干预制度和流程。针对PIVAS医嘱的特殊性，制定专门的联络信，增加溶媒不适宜、全静脉营养液等审核要点的提示。将药师发现的问题反馈医师后，与医师共同探讨，及时修正明显的不合理问题，对疑义问题进一步查找相关资料进行确证。建立互动机制，确保正确的PIVAS医嘱进入摆药、配制阶段。

## 二、静脉用药集中调配中心医嘱的调配

PIVAS医嘱的调配工作涉及接收用药医嘱、打印标签、摆药、贴签、审药、成品核对、输液成品包装与配送等多个环节，并经过医师、护士、药师、配液人员及工勤人员相互协作完成。静脉用药集中调配中心（室）工作流程如下：

医生开具PIVAS医嘱→用药医嘱信息传递→药师接受医嘱并审核→打印标签→贴签摆药→审方核对→混合调配→输液成品核对→输液成品包装→分病区放置于密闭器中、加锁或封条→由工人送至病区→病区药疗护士开锁（或开封）核对签收→给病人片护士应当再次与病历用药医嘱核对→给病人静脉输注用药。

## 三、静脉用药集中调配中心质控追踪

### （一）配置环境的控制

配置间洁净区的洁净标准符合国家相关规定：一次更衣室洁净级别为10万级，二次更衣室、加药混合调配操作间为万级。静脉用药集中调配中心（室）应当配置百级生物安全柜，供抗生素类和危害药品静脉用药调配使用；设置营养药品调配间，配备百级水平层流洁净台，供肠外营养液和普通输液静脉用药调配使用。静脉用药集中调配中心（室）洁净区应当设有温度、湿度、气压等监测设备和通风换气设施，保持静脉用药调配室温度18～26℃，相对湿度40%～65%，保持一定量新风的送入。静脉用药集中调配中心（室）应当制定卫生管理制度、清洁消毒程序。各功能室内存放的物品应当与其工作性质相符合。洁净区应当每天清洁消毒，其清洁卫生工具不得与

其他功能室混用。清洁工具的洗涤方法和存放地点应当有明确的规定。选用的消毒剂应当定期轮换，不会对设备、药品、成品输液和环境产生污染。每月应当定时检测洁净区空气中的菌落数，并有记录。进入洁净区域的人员数应当严格控制。洁净区应当定期更换空气过滤器。进行有可能影响空气洁净度的各项维修后，应当经检测验证达到符合洁净级别标准后方可再次投入使用。设置有良好的供排水系统，水池应当干净无异味，其周边环境应当干净、整洁。



### （二）混合调配的方法

注射器选用不合理或加药方法选用不当，均会造成药物浪费、增加不溶性微粒、降低疗效、影响药物安全，因此使用合理的注射器及采用恰当的加药方法十分重要。静脉输液药品包装材料主要有安瓿和西林瓶两类。

**1. 注射器**　选用安瓿类药物宜选用一次性斜面注射器，以便药液抽吸干净；西林瓶类药物宜选用一次性侧孔注射器，以减少胶塞等异物的产生。

**2. 操作方法**　根据药物在配制中的不同特性，将西林瓶类药物分为有负压与无负压药物（表29-15）。配制过程中为避免针栓脱落、药物溶解不完全，对不同的药物应采用不同的加药方式。

（1）对无负压的注射用药物，配制人员应选取适宜规格的注射器，抽取适宜溶剂量，排尽空气后将针头刺入密闭小瓶后，抽出药瓶内（密闭小瓶）的空气，使注射器内溶剂自行流入药瓶中（切勿用力推注）。

（2）对有负压的注射用药物，配制人员使用注射器抽取所需溶剂量后，再将注射器针头刺入药瓶内，由于瓶内存在负压，可将溶剂自行吸入、快速溶解，但需要控制好注入的溶剂量。

（3）对某些特殊的药物，应采用针对性的加药方法。比如配制注射用紫杉醇脂质体时应先用适量溶剂溶解后，在专用振荡器上振荡至少15分钟后，再加入剩余的溶剂；配制多西他赛注射液时，先从冰箱取出后在室温下放置5分钟，用专用溶剂溶解混匀后，再放置5分钟后进行调配，以减少泡沫的产生；配制注射用环磷酰胺时应先抽出瓶内空气，使瓶内形成负压，同时加大溶剂量且振荡数分钟，以加速其溶解。

**表29-15　配制中有负压与无负压的注射用药物举例**

| 类别 | 药品名称 |
|---|---|
| 有负压药物 | 注射用顺铂，注射用奥沙利铂，注射用洛铂，注射用奈达铂，注射用异环磷酰胺，注射用吉西他滨，注射用表柔比星，注射用吡柔比星，注射用三氧化二砷，注射用卡铂 |
| 无负压药物 | 注射用环磷酰胺，注射用长春新碱，注射用阿糖胞苷 |

### （三）药品稳定性质量控制

**1. 光照**　光照可影响药物的稳定性，可加速某些对光敏感的药物降解。影响药物稳定性、降低药效、增加毒性产物，因此对光敏感的抗肿瘤药物应避光保存，常见的需要避光的药物见表29-16。对于需要避光的药物，标签上会注明“避光”，并将其储存于专用避光盒内，送达病区会告知交接护士。

表29-16　静脉给药时需要避光的药物

| 药品名称 | 静脉给药时避光说明 |
| --- | --- |
| 注射用顺铂 | 静脉滴注时需避光 |
| 注射用奈达铂 | 滴注时避免日光直接照射 |
| 卡铂注射液 | 避免直接日晒 |
| 注射用达卡巴嗪 | 需临时配置，溶解后立即注射，并尽量避光 |
| 注射用硫酸长春新碱 | 注入静脉时避免日光直接照射 |
| 注射用亚叶酸钙 | 临床使用本品应用现配液，避免光线直接照射及热接触 |
| 亚叶酸钙注射液 | 避免光线直接照射及热接触 |
| 注射用水溶性维生素 | 本品加入葡萄糖进行输注时，应注意避光 |
| 注射用两性霉素B | 本品宜缓慢避光滴注 |
| 硝酸甘油注射液 | 静脉使用本品时需采用避光措施 |
| 注射用硝普钠 | 水溶液放置不稳定，光照射下加速分解，在避光输液瓶中静脉滴注 |
| 甲钴胺注射液 | 给药时，见光易分解，开封后立即使用的同时，应注意避光 |
| α-硫辛酸 | 由于活性成分对光敏感，应在使用前从安瓿里取出。配好的输液，用铝箔纸包裹避光，6小时内稳定 |
| 伊曲康唑注射液 | 混合后的溶液避免直接光照，不得冷冻 |

2. pH值　不同的溶剂有不同的pH值，药物溶剂的pH值不仅影响药物的水解，而且影响药物的氧化反应，可能会增加药物毒性，因此药物本身的性质决定了其对所用溶媒有一定的要求（表29-17）。比如卡铂必须用葡萄糖溶液溶解，若用0.9%氯化钠溶液稀释会逐渐转变为顺铂，致肾脏、胃肠道、耳和外周神经的毒性增加；依托泊苷注射液的溶剂应选用0.9%氯化钠注射液，其在葡萄糖溶液中则不稳定，会形成细微沉淀。

表29-17　静脉给药时对溶媒有要求的药物

| 溶　媒 | 药　物 |
| --- | --- |
| 只能选择0.9%氯化钠注射液作为溶媒 | 鸦胆子油乳注射液、血必净注射液、注射用红花黄色素、复方苦参注射液、醒脑静注射液、注射用灯盏花素、注射用黄芪多糖、艾迪注射液、痰热清注射液、奥沙利铂、依托泊苷注射液，注射用奈达铂，注射用盐酸吉西他滨，注射用培美曲塞二钠，酒石酸长春瑞滨注射液，注射用环磷酰胺，注射用硫酸长春新碱 |
| 只能用葡萄糖作为溶媒 | 羟喜树碱、吉西他滨、培美曲塞二钠、依托泊苷、奈达铂、表柔比星，注射用卡铂，注射用奥沙利铂，注射用洛铂，注射用紫杉醇脂质体，注射用盐酸吡柔比星，高三尖杉酯碱注射液，注射用多柔比星脂质体 |

## （四）配制后质量控制

1. 成品输液的检查　对配制的抗肿瘤药物成品输液，安排专门的工作人员检查输液标签上是否有双签字，检查液体是否漏液，是否有沉淀、变色、异物等现象。经核对合格的成品输液，再核查是否用适宜的双层塑料袋包装是否在危害药品的外包装上贴有醒目的标记。

2. **成品输液送达时间控制**　有些医师多以临时医嘱的形式开具抗肿瘤药物医嘱，开具医嘱的时间变化性较大，而审方药师以医师开具医嘱时间为准，即开即提取，可造成同一时间段配制量较多。但是部分抗肿瘤药物对输注时间要求比较严格或者需紧急配制小剂量成品液，以测试过敏反应，比如注射用顺铂配伍后的成品输液应尽快使用，一般不超过4小时，以防止药效降低；配制好的多西他赛成品输液，在室温及正常光线下应于4小时内使用。因此，对成品输液送达时间有特殊要求的药物，不但要求审方人员做到即开即提取，配制人员也应做到优先配制，并安排专门人员即配即送，同时及时记录送药时间及数量。常用静脉输液的稳定性时限见表29-18。

表29-18　常用静脉输液的稳定性时限

| 稳定性时限 | 药　品 |
| --- | --- |
| 成品溶液稳定性低于4小时的药品 | 前列地尔注射液、多西他赛注射液、盐酸精氨酸注射液、注射用阿莫西林氟氯西林钠、注射用重组人白细胞介素-11、注射用亚胺培南西司他丁钠、注射用还原型谷胱甘肽钠、注射用环磷酰胺、注射用泮托拉唑钠、注射用青霉素钠 |
| 成品溶液稳定性低于8小时的药品 | α-硫辛酸注射液、多种微量元素注射液、卡铂注射液、亚叶酸钙注射液、注射用奥美拉唑钠、注射用盐酸吡柔比星、注射用硫酸长春地辛、注射用美罗培南、注射用门冬酰胺酶、注射用头孢曲松钠、注射用盐酸头孢替安 |

3. **全静脉营养液的质量控制**　全静脉营养液成分较多，相互作用复杂，且通过静脉直接进入人体。为保证其使用的安全性，对全静脉营养液的质量要求较高。其主要质量要求及特征有以下几个方面。

（1）pH值　调配全静脉营养液时，全静脉营养液的pH应满足两个要求：一方面应调整在人体血液可缓冲的pH范围内，另一方面能够保持全静脉营养液本身的溶液稳定性。全静脉营养液的pH应在接近人血液正常pH或可缓冲的pH范围内。人血液正常pH在7.35～7.45，人体毒代谢活动需要在此pH范围内进行。从全静脉营养液自身稳定性来看，如果pH偏高，对多种微量元素注射液（Ⅱ）（安达美）中的铜、铁、锌等离子产生沉降作用，对葡萄糖及氨基产生褐变反应；而注射用水溶性维生素（水乐维他）中的维生素$B_1$、维生素$B_2$、维生素$B_6$、维生素C等在pH偏高时结构不稳定，易失效；甘油磷酸钠注射液（格利福斯）易产生磷酸盐沉淀；维生素C易产生草酸盐沉淀；其他金属离子药物的加入更易发生此现象，如氯化钙、乳酸林格、葡萄糖酸钙、硫酸镁及含铁补血剂等。pH偏低可降低脂肪乳液的稳定性，降低叶酸等弱酸的溶解度，易析出，还可对注射部位产生刺激，因此全静脉营养液最终pH应控制在5～6。全静脉营养液中含有多种成分，其pH可能各不相同，甚至差异较大。在处方制订和调配过程中需综合考虑，恰当调配，使全静脉营养液的最终pH在质量要求范围之内。

（2）渗透压　血浆渗透压正常范围为280～320mOsm/L，渗透压高于此值时，可导致细胞内水分渗出，造成细胞脱水；渗透压低于此值时，可导致水分进入细胞，严重时造成细胞破裂发生溶血现象。一般情况下，在输入与血浆渗透压差异不大或差异大但输注量小的溶液时，机体可通过调节机制进行调节，维持机体正常生理功能和代谢活动。但如果渗透压差异较大的输液量较大或输注速度较快，可能造成机体调节的失代偿，引发严重不良后果。另外，渗透压会对血管产生较大刺激，严重时可引起静脉炎、静脉栓塞等。因此，全静脉营养液的渗透压应调整至尽量接近血浆渗透压正常值。一般成年人中静脉输注全静脉营养液适宜的渗透压为≤1200mOsm/L（3096kPa），外周静脉输注适宜的渗透压应≤900mOsm/L（2322kPa）。在输注时，等渗或稍高渗的全静脉营养液可经周围静脉输注，渗透压较高的全静脉营养液应从中心静脉进行输注。长期输注渗透压较高的肠外营养液，可能引发病人体液环境的高渗状态，对病人的病情发展和健康恢复都可能有一定的影响，应引起关注。

（3）微粒异物　全静脉营养液由静脉进行输注，质量要求较高。其混合技术较一般输液的调配方法复杂，若不注意无菌操作，极易被细菌或真菌等污染。因此，全静脉营养液必须在严格无菌条件下进行调配。掰折安瓿或西林瓶瓶盖时动作应迅速准确，减少碎裂物质的产生和溅出。调配时尽量减少人员的走动和物品的流动，以减少空气气流的扰动，调配完毕后全静脉营养液中不得有肉眼可见的微粒或异物。根据《中国药典》规定，全静脉营养液中微粒最大不超过10μm。另外，对全静脉营养液中的脂肪乳剂有潜在破坏作用的高价阳离子也可能会造成沉淀，如大量高价的磷离子会形成颗粒沉淀，在输注中造成极大的安全风险，并且这种沉淀在全静脉脉营养液中不容易被发现，因此需要特别注意。

（4）无菌　全静脉营养液因富含高浓度营养物质，在温度等环境适宜的情况下一旦被污染，极适合细菌等微生物的生长繁殖。被污染的全静脉营养液在临床使用上会给病人带来极大的风险，甚至严重后果，因此，调配全静脉营养液时要求严格消毒配液器械，严格执行无菌操作，调配好的全静脉营养液必须严格无菌。PIVAS可对全静脉营养液进行留样检测，考察PIVAS的工作环境和调配人员操作手法对全静脉营养液无菌性的综合影响，监测全静脉营养液是否符合无菌的质量要求。

（5）无致敏物质　全静脉营养液中常加入多种营养物质溶液，调配后要求不能含有可能引起变态反应的异性蛋白，防止病人在输注过程中引发过敏反应危及生命安全。全静脉营养液在输注时病人一旦发生过敏反应，应立即停止输注，并采取相应措施解救危急病情。

（6）无热原　全静脉营养液调配完毕后应无热原。因细菌和真菌所产生的热原和内毒素能通过常规的醋酸纤维膜或多聚磺基膜进入人体。因此，在输注全静脉营养液时应选择可有效阻挡热原的带正电荷的尼龙膜滤器，进一步防止热原的侵入。

（7）剂量准确　全静脉营养液调配完成后复核人员应认真核对药品的规格和数量，特别要对加液量仔细进行核对确认，保证全静脉营养液的剂量准确，与处方医嘱一致，以使全静脉营养液的营养支持疗效得以充分发挥。

全静脉营养液的质量要求高，调配方法较复杂，其调配过程需采用完善的质量管理措施进行监控和规范。PIVAS应制定一系列标准操作规程和管理制度，如调配人员岗前培训和继续教育制度，调配间和水平层流洁净台操作规程和管理制度，PIVAS各工作岗位的责任范围、操作规程和管理制度等。在工作过程中应严格执行，根据实际情况及时改进，以保证全静脉营养液的高质量和安全性。另外，还应实行全静脉营养液的产品质量检测制度，对全静脉营养液定期留样检验，调配用物料如3L营养袋、注射器和消毒剂等物料的质量进行定期抽样检验。

（汤智慧）

# 第三十章　药品不良反应与药物警戒

世界卫生组织国际药物监测合作中心（现称乌普萨拉监测中心，Uppsala Monitoring Centre，UMC）对药品不良反应的定义是：正常剂量的药品用于人的疾病预防、诊断和治疗或改变生理功能时出现的有害且非预期的反应。

2011年5月4日，我国卫生部颁布的《药品不良反应报告和监测管理办法》（以下简称《办法》）把药品不良反应定义为：合格药品在正常用法用量下出现的与用药目的无关的有害反应。上述定义排除了超量用药、误用和滥用药物引起的反应，此外，药品必须是合格的，假药或劣药产生的不良后果不属于药品不良反应范畴。

世界卫生组织于2002年公布的文件“药物警戒的重要性——医药产品的安全性监测（the importance of pharmacovigilance-safety monitoring of medicinal products）”对药物警戒（pharmacovigilance）的定义为：“对药品不良反应或任何其他药品相关问题的发现、评价、了解和预防的科学行动”。

药物警戒是发现、评估、理解和预防任何可能与药物有关的风险信号监测研究，是提高临床合理、安全用药水平，保障公众用药安全，改善公众身体健康状况，提高公众生活质量的一门科学。其监测重点是新批准上市的药品被广泛使用的阶段，即上市后的药物安全性监测。新药上市前研究中难以获得的一些罕见的、潜伏期长的不良事件或临床试验中的排除人群，是上市后药品风险信号检测活动的重点。

作为上市药品的安全保障体系，药物警戒不仅与药物治疗学、临床或临床前药理学、免疫学、毒理学、流行病学等学科相关，而且还与社会学相关。对药品不良反应进行报告、监测、评价和预防，是药物警戒体系的重要组成部分，但药物警戒所涉及的范围在持续扩大。药物警戒不仅涉及药品不良反应，还涉及与药品有关的其他问题，如不合格药品、用药错误、有效性缺乏、无科学依据用药、急慢性中毒以及与药品有关的病死率评价等。

药物警戒的最终目标是合理用药，其具体目标包括：尽可能早期发现迄今未知的药品不良反应和药物相互作用；发现已知药品不良反应的发生率上升等问题；识别药品不良反应风险因素和可能的发生机制；定量计算用药效益与风险比，并加以分析，及时发布改善药品处方及监管等信息。

**1. 药品不良反应监测与药物警戒的关系**　药品不良反应监测是药物警戒的基础工作，但不是药物警戒的全部。药物临床前研制阶段、临床试验阶段、上市后药品再评价和药品不良反应监测都属于药物警戒的范畴，即药物警戒涵盖了药物从研发到上市使用的整个过程，而药品不良反应监测仅仅是指药品上市后的监测。药物警戒是在药品不良反应监测的实践基础之上发展起来，是药品不良反应监测的发展趋势。药物警戒理论将药物警戒的目标表述为药品不良反应的发现、评价、认知和预防，与原有的药品不良反应监测理论表述相比，更为全面和丰富；药物警戒关注的问题范围从药品不良反应问题扩展为药品不良反应及其他任何与药物有关的问题，将危害用药安全的各种问题放在一起统筹考虑；药物警戒理论关注的时间范围从原来的药品上市后监测（主要是上市新药的不良反应监测）向上游扩展至药品上市前临床研究阶段，使药物警戒伴随整个药品与人体接触的全过程，即只要有药品与人体的接触，就有药物警戒伴随。

2. **药品安全性再评价与药品不良反应** 药品安全性再评价是对上市后药品在用药人群中的有效性、安全性、经济性等进行科学的评估，有助于确认新发现的适应症，指导和规范临床合理安全用药，鼓励创新药品的研究与开发，加强药品市场监管等。具体内容可涉及药理学、药剂学、临床医学、药物流行病学、药物经济学及药物政策等方面，并结合最新学术进展开展研究。

药品安全性再评价是药品尤其是上市后新药再评价的重点。用药安全是有效治疗疾病的保证，新药上市前只有经过一系列严格的动物实验和临床研究，具备一定的安全系数后才能获批上市，但其上市前的临床研究，在时间与数量上都存在一定的局限性，例如病例样本数少（大约300例）、研究时间短、试验对象年龄范围窄、用药条件控制较严等，因此不能保证发现低于1%发生率的药品不良反应和一些迟发或潜伏期长的药品不良反应、药物不良相互作用等。所以，实施药品安全性再评价，及时明确新药上市前未发现的风险因素，对确保用药安全、有效非常必要。

药品安全性再评价基于上市后药品不良反应的监测工作而展开，广泛收集、筛选、分析在药品生产、流通和使用环节发现的药品风险信号，进而深化研究，对这些药品风险信号进行验证、评价，为药品监管部门制定相关监管政策提供依据。

# 第一节　药品不良反应相关知识

## 一、药品不良反应的临床表现

总体上，ADR的表现可涉及人体的各个系统、器官和组织，而且其临床表现往往与一些常见病、多发病的表现很相似，具体如下。

1. **副作用（side effect）** 通常一种药物具有多种药理作用，在正常剂量下伴随其治疗作用而出现的与用药目的无关的反应称为副作用，广义上说也是ADR。一般多为可逆性功能变化，停药后较快消退。然而，药物的副作用并不是绝对的，随着治疗目的的不同，副作用也可以转为治疗作用，例如，对于手术后的病人，为了减少呼吸道的分泌物，服用阿托品可抑制腺体的分泌，但同时也可出现胃肠道平滑肌松弛、腹部胀气等副作用。

2. **毒性作用（toxic effect）** 是指用药剂量过大或时间过长而出现的一些症状；有时虽然用药量不大，但是因病人存在着某些遗传缺陷或患有其他疾病，对此种药物出现敏感性增高的现象。如长期大剂量服用氨基糖苷类抗生素（卡那霉素、庆大霉素等）所引起的听神经损伤，又称药物中毒性耳聋，即是药物毒性作用的结果。

3. **变态反应（allergic reaction）** 是致敏病人对某种药物的特殊反应。药物或药物的体内代谢物作为抗原与机体特异抗体反应或激发致敏淋巴细胞而造成组织损伤或生理功能紊乱。该反应通常仅发生在少数病人身上，和已知药物作用的性质无关，和剂量无线性关系，反应性质各不相同，不易预知，一般不发生于首次用药。

4. **继发反应**（secondary reaction） 继发反应不是药物本身的效应，而是药物主要作用的间接结果。例如，广谱抗生素长期应用可改变正常肠道菌群的关系，使肠道菌群失调导致二重感染；噻嗪类利尿药引起的低钾血症，可使病人对地高辛不耐受。

5. **后遗效应**（after effect） 指停药后血药浓度已降至最低有效浓度以下，但仍存在生物效应。例如，服用巴比妥类催眠药后，次日早晨仍有困倦、头晕、乏力等临床表现。

6. **特异质反应**（idiosyncratic reaction） 又称特异质遗传素质反应，是指个体对有些药物的异常敏感性。该反应和遗传有关，与药理作用无关，大多是由于机体缺乏某种酶，使药物在体内代谢受阻所致。

7. **其他** 致癌、致突变和致畸作用等。



## 二、药品不良反应的分类方法

1. **按照药理学的常用分类** 即AB型药品不良反应分类方法，简单实用，被广泛采用。其主要依据是，按照药品的不良反应与其药理作用之间有无关联性，分为A型和B型两大类。

（1）A型不良反应 又称为剂量相关型不良反应（dose-dependent），临床上最为常见。其特点为：①由药品的药理作用增强所致，通常与剂量相关；②可以预测，停药或减量后症状减轻或消失；③一般发生率高，致死率低；④与药物制剂的差异、药代动力学差异及药效学差异等因素有关。副作用、毒性反应、继发反应、后遗效应、首剂效应和撤药反应等均属A型不良反应。例如苯二氮䓬类药物引起的嗜睡、抗凝血药所致的出血等。

（2）B型不良反应 又称为剂量无关型不良反应（dose-independent）。其特点为：①与正常药理作用无关；②通常与使用剂量无关；③难以预测；④发生率低，死亡率高；⑤该反应可能是药物有效成分或其代谢物、添加剂、增溶剂、赋形剂等所引起，也可能是遗传因素导致的个体差异所引发。药物的变态反应和特异质反应属于B型不良反应。例如，青霉素引起的过敏性休克、氟烷引起的恶性高热等。

AB型分类中的一些药品不良反应通常在长期用药之后出现，其潜伏期长，无明确的时间关联性，难以预测；其发病机制尚在探讨之中；其中多数与心血管系统、纤溶系统等变化有关，甚至致癌、致畸、致突变等。一般把它划归为B型药品不良反应，也有人将其另行归类为C型药品不良反应，所以又衍生出了ABC型分类法。

2. **按照药理学的其他分类** 根据药品不良反应发生后与药理作用的关联性进一步细化，可分为更易分析、识别的9类。此方法的药品不良反应分类更加科学，较少存在无法分类的药品不良反应。其分类如下。

（1）A类（augmemed） 为药理作用增强的反应，与剂量有关，停药或减量时，反应停止或减轻。

（2）B类（bugs） 是促进某些微生物生长而引起的不良反应，如抗生素引起肠道内耐药菌群的过度生长。

（3）C类（chemical） 是由药物的化学性质引起的反应，如注射液引起静脉炎，口服药引起胃肠道黏膜损伤。

（4）D类（delivery） 是一种给药反应，与药物剂型的物理性质、给药方式等有关，如植入药物周围发生的炎症或纤维化、注射液微粒引起的血栓形成或血管栓塞。

（5）E类（exit） 为撤药反应，即在停止给药或突然减少剂量时出现的不良反应。引起E类反应的常见药物有苯二氮䓬类、二环类抗抑郁药、可乐定等。

（6）F类（familial） 为家族性反应，与遗传因子有关，如G-6-PD缺乏者用药时容易出现溶血。

（7）G类（genotoxicity） 为基因毒性反应，一些药物能损伤基因，出现致癌、致畸作用。

（8）H类（hypersensitivity） 为过敏反应，是与药物的正常药理作用和剂量不相关的药物变态反应，如用药后出现的皮疹、血管性水肿和过敏性休克等。

（9）U类（unclassified） 为未分类反应，是机制不明的反应，如药源性味觉障碍。

3. 按药品不良反应的因果关系分类

（1）肯定的（definite）药品不良反应 用药后的反应在时间上是合理的，或已测出体液或组织中相应药物浓度；该反应涉及药物的已知反应形式，在停药后反应消失，再给药时（称为再暴露）反应再现（称为激发试验）；无法用合并用药、病人的疾病来合理解释。

（2）很可能的（probable）药品不良反应 用药后的反应在时间上是合理的，反应与药物已知作用相符或该反应是已知的药品不良反应；停药后反应消失或减轻；没有重复用药或重新用药；无法用合并用药、病人的疾病合理地解释，且病人临床的已知特征对此反应不能做出解释。

（3）可能的（possible）药品不良反应 用药后反应出现的时间合理，反应与该药物的已知作用相符，但原有临床情况及其他疗法也可能导致此种反应。

（4）可疑的（doubtful）药品不良反应 给药与反应时间顺序相关，不遵循“可疑药物”的已知药品不良反应类型，能用已知病人临床状况的特征来解释。

4. 按药品不良反应严重程度分级 在日常工作中按照药品不良反应的严重程度通常分为三级。轻度指轻微的反应，症状不发展，一般无需治疗；中度指药品不良反应症状明显，重要器官或系统有中度损害；重度指重要器官或系统功能有严重损害，缩短或危及生命。药品不良反应也可进一步细分为如下6级。1级：为轻微的、非进展性症状或疾病，不会使原有疾病复杂化；引起反应的药物可以不必停用，也可能要停用，停用后即消失，不需要治疗；如轻微头痛。2级：为较重的非进展性反应，造成病人短暂损害，不需要住院，不延长住院时间，需要治疗或干预，容易恢复；如严重的头痛。3级：造成病人短暂损害，门诊病人需住院治疗，住院病人需延长住院治疗时间（7天以上）。4级：具有长期影响日常生活的慢性效应，可造成病人永久性损害（系统和器官的永久性损害、“三致”、残疾等），可缩短预期寿命，但不会直接危及生命；如高血压。5级：1～2年内可能会致死，但不属于急症。6级：危急的致命的反应。

## 三、影响药品不良反应发生的因素

影响药品不良反应发生的因素主要有机体方面的因素、药物方面的因素和环境因素等。

### （一）机体方面的因素

包括用药者的种族和民族、性别、年龄、血型、病理状态、饮酒和食物及个体差异对药品不良反应的影响。

1. **种族**　研究发现，白色人种与有色人种之间对药物的感受性具有相当大的差异，一些药物的不良反应发生在不同种族、民族的用药者身上也存在差异。例如，抗结核药物吡嗪酰胺在非洲黑人中引起肝损害的发生率为3.6%，而在黄种人中可高达27.3%。同样对红细胞膜内葡萄糖-6-磷酸脱氢酶（G-6-PD）的缺乏，非洲人和美洲黑人多是缺乏G-6-PDA，在服用伯氨喹等药物出现溶血性贫血时，红细胞的损害不很严重；而地中海地区、高加索人主要是缺乏G-6-PDB，红细胞的损害比较严重。

2. **性别**　文献报道，氯霉素引起的再生障碍性贫血，女性约为男性的2倍；药源性皮炎的发生率男性病人则高于女性，其比例为3：2。另外，女性在月经期、妊娠期、哺乳期服用药物，在药品不良反应方面还会出现特殊情况，需要注意。



3. **年龄**　婴幼儿的脏器功能发育不健全，对药物作用的敏感性高，药物容易通过血-脑屏障，所以药品不良反应的发生率较高，而且其临床表现与成年人不同。文献报道2岁以下的小儿即使服用治疗剂量阿司匹林，也会出现呼吸加快、体温升高以及中枢神经系统症状，甚至引起代谢性酸中毒，此时就不可因体温升高而继续服用阿司匹林，更不能随便增加剂量；老年人存在着不同程度的脏器功能退化、药物代谢速度减慢、血中血浆蛋白含量降低等情况，因此药品不良反应的发生率一般较高。

4. **血型**　血型对药品不良反应影响的报道不是很多。研究发现，少数妇女服用口服避孕药后能引起静脉血栓，在A型血妇女中这种不良反应的发生率比O型血妇女高。

5. **用药者的病理状态**　病理状态能影响机体各种功能，因而也能影响药品不良反应的临床表现和发生率。在同样的剂量条件下，有的病人达不到治疗效果，而另外一些病人则出现中毒反应。肾脏生理状态可影响某些经肾脏排泄药物的药品不良反应发生程度；如小儿或老年人因肾功能低下，使用氨基糖苷类抗生素更易产生不良反应，加重对肾功能的损害。又如，便秘病人因口服药物在消化道内停留的时间长，吸收量增多，容易引起不良反应。

6. **肝脏疾病**　许多药物进入人体后，主要经肝脏代谢转化。长期的肝脏疾病可引起肝脏的蛋白质合成作用减弱，血浆蛋白含量减少，血浆蛋白与药物的亲合力降低，游离药物的血药浓度升高，易引起药品不良反应；有些肝病病人的胆汁排泄功能也受到损害，使这些药物经胆汁排泄减少，血浓度增加，引起不良反应。例如地高辛在7天内经胆汁排泄的量约为30%，但肝病病人可降至8%。

7. **肾脏疾病**　肾脏不仅是药物及其代谢物的重要排泄器官，也是人体内仅次于肝脏的药物代谢器官。在肾脏疾病或肾功能不全时，某些药物的代谢转化会受到影响。由于病人的血浆蛋白因蛋白尿而大量丢失，药物与血浆蛋白的结合减少，游离型药物含量增加，血药浓度可维持较高水平，从而引起一些不良反应。肾脏疾病常伴有机体脂肪的丢失，使人体内脂肪库中的贮存也减少，容易增加药物的血药浓度。

8. **饮食、饮酒与茶**　饮食的不平衡可影响药物的作用，如富含脂肪的食物能增加机体对脂溶性药物的吸收，在较短时间内达到较高的血药浓度。长时间的低蛋白质饮食或营养不良，可使肝细胞微粒体酶活性下降，药物代谢速度减慢，容易引起不良反应。酒可使消化道血管扩张，酒后用药可增加药物的体内吸收，导致药物浓度升高引起不良反应。而酒本身又是许多药物代谢酶的诱导剂，少量多次饮用可使药酶活性增高，导致药物体内代谢增加而降低药效。但如果长期大量饮酒致肝功能损害、肝药酶活性降低，则可使许多药物在体内代谢受阻，导致药物半衰期延长、体内浓度升高而引起不良反应增加。

**9. 个体差异** 由于人与人之间在遗传、新陈代谢、酶系统以及生活习惯、烟酒嗜好等方面存在差异，在药品不良反应方面也存在着个体差异。一般来讲，不同个体对同一剂量的相同药物有不同的反应，这是正常的"生物学差异"。据报道，给300名男子服用水杨酸钠，观察其不良反应的出现与用药剂量的关系，约2/3的人在总量达6.5～13.0g时出现不良反应，少数人在3.25g时就出现，有的人在总量达30.0g时才出现。当服用同剂型、同剂量的同一药物时，在不同种族病人之间也可出现不同的药品不良反应。例如，亚洲人服用卡马西平，引起危险的史蒂芬斯–强森综合征/中毒性表皮坏死松解症（SJS/TEN）的发生率比白种人约高出10倍，主要原因与亚洲人中的基因型*HLA-B*1502*比例高于白种人相关。服用等量瑞舒伐他汀时，中国人的血药浓度是白种人的2倍，所以美国食品药品管理局批准的日最大量40mg，而我国国家药品监督管理局批准的为20mg，其原因是该药的体内代谢酶/转运体发生变异所致。有时，个体差异也影响到药物作用的性质，例如巴比妥类药物在一般催眠剂量时，对大多数人可产生催眠作用，但对个别人不但不催眠甚至引起焦躁不安、不能入睡。

### （二）药物方面的因素

**1. 药理作用** 当一种药物对机体组织和器官产生多个作用时，若其中一项为治疗作用，其他作用就成为副作用，即不良反应。例如，阿托品用于治疗胃肠疼痛时，会引起口干、散瞳和便秘等不良反应。然而，散瞳却具有治疗眼科疾病的作用，抑制腺体分泌引起的口干对呕吐病人则具有止吐作用，这种治疗作用与不良反应并无本质区别。此外，药物本身也会导致不良反应，如链霉素可引起第Ⅷ对脑神经损害，造成听力减退或永久性耳聋；糖皮质激素能使毛细血管变性出血，致皮肤和黏膜出现瘀点及瘀斑，并伴发类肾上腺皮质功能亢进症状等。

**2. 药物不良相互作用** 两种或两种以上药物同时或先后服用而出现的不良反应，称之为药物不良相互作用。适当的联合用药能起到增强疗效的作用，但是在大多数情况下，药品不良反应的发生率具有随着所用药物品种数增加而增加的倾向。文献报道，联合用药的品种数越多，发生药品不良反应的可能性越大。在药物不良相互作用中代谢性相互作用的发生率最高，CYP酶系被抑制或被诱导是导致药物不良相互作用的主要原因。药物不良相互作用可分为药代动力学相互作用和药效学相互作用。

（1）药代动力学的相互作用　药物与药物之间由于在体内的吸收、血浆蛋白结合与转运分布、生物转化与代谢、排泄过程中的相互影响，导致药物的治疗效果与安全性发生相应的改变。

1）影响吸收　止泻药、抗胆碱药能增加口服药物在消化道中的停留时间。普鲁本辛与地高辛合用，后者血药浓度可提高30%左右；红霉素亦能抑制肠道细菌对地高辛的转化作用。

2）影响与血浆蛋白的结合　当甲苯磺丁脲与抗凝药双香豆素同服，由于前者与血浆蛋白的结合率较高，可置换已经与血浆蛋白结合的双香豆素，从而使抗凝血作用增强。另外，保泰松能抑制甲苯磺丁脲的代谢（代谢为无降血糖作用的羧甲磺丁脲），并能置换与血浆蛋白结合的甲苯磺丁脲，使后者的血药浓度增高，可使降血糖作用增强，从而引起急性低血糖。

3）影响药物代谢　肝功能降低可减慢药物的代谢速率，导致药物蓄积，可引起A型不良反应。如单胺氧化酶抑制剂、异烟肼和氯霉素为肝药酶抑制剂；而苯巴比妥、利福平和苯妥英钠等则为肝药酶诱导剂。利福平和异烟肼合用具有防止耐药菌发生的作用，但肝毒性比单用高近十倍，是因为利福平的肝药酶诱导作用，使异烟肼代谢加速产生大量乙酰异烟肼，后者和肝细胞蛋白质结合致肝坏死。CYP3A4酶抑制剂氟康唑、酮康唑和红霉素等药物与西沙必利伍用时可降低西沙必利的体内代谢速度，升高血药浓度，引起心电图Q-T间期延长、心律不齐和尖端扭转型室性心动过速等不良反应。

4）影响药物的肾排泄　两种药物合用，若都是通过同一转运机制从肾小管排泄，则它们在转运体结合上发生竞争，会干扰药物的排泄速率。当青霉素与丙磺舒合用时，后者阻碍青霉素的主动分泌排泄，使青霉素的血药浓度增高、有效浓度维持时间延长、治疗效果增强。氢氯噻嗪、呋塞米等都能阻碍尿酸的排泄，引起高尿酸血症。呋塞米与大剂量水杨酸盐合用，后者的排泄被抑制，可产生后者的蓄积中毒。



（2）药效学相互作用　有些A型药品不良反应并不是简单的由于剂量过大不能耐受引起，而是因为体内药物靶器官的敏感性增强所致。当两种药物合用时，如果一种药物即使对另一种药物的血浓度没有明显影响，但也可以改变后者的药理效应，进而导致药物不良相互作用，这很可能是由于药效学原因或者药代动力学与药效学两方面的原因引起。这种个体间敏感性差异的存在可能与药物受体、生理调节系统稳定机制和疾病的影响有关，即受体数量、敏感性差异会影响药效学药物相互作用。如果病人的心血管、肝脏和肾脏等器官受损、功能减退，药物的吸收、分布、代谢和排泄等药代动力学过程会发生变化，患病器官受体对药物的敏感性也可能发生改变，导致药效差异，包括改变组织或受体的敏感性、对受体以外部位的影响、体液和电解质的平衡。

**3. 药剂学影响**　若同一种药物的剂型、制造工艺和用药方法不同，可导致生物利用度的差异，会影响药物的体内吸收与血药浓度。有些制剂中的附加剂、溶剂、稳定剂、色素及赋形剂等也可引起不良反应，如胶囊的染料常会引起固定性皮疹。

由于技术原因，药物在生产过程中可能残留一部分中间产物，或者由于药物本身的化学稳定性差，储存过程中有效成分会分解生成一些有毒物质，这些中间产物、有毒物质往往容易导致药品不良反应。例如，青霉素引起过敏性休克的物质是青霉烯酸、青霉噻唑酸以及青霉素聚合物。青霉噻唑酸是生产发酵过程中由极少量的青霉素降解而来，而青霉烯酸则是在酸性环境中由部分青霉分解而来。氯贝丁酯中含有的不纯物质对氯苯酚是容易引起皮炎的主要原因。再如四环素在温暖条件下保存可发生降解，形成的黏性物质可引起范可尼综合征，并伴有糖尿、蛋白尿以及光敏感等反应。

药物的剂量、剂型都会影响其不良反应的发生率。通常连续给药时间越长，用药剂量越大，发生不良反应的可能性也越大。据报道，随着螺内酯的服用剂量增加，男性病人中出现乳房增大者的比例明显增加，甚至可高达25%。

**4. 药物配伍的影响**　例如，20%磺胺嘧啶钠注射液（pH为9.5 ~ 11）与10%葡萄糖注射液（pH为3.2 ~ 5.5）混合后，pH值的改变可使磺胺嘧啶结晶析出，进入微血管后可引起栓塞，导致周围循环衰竭。

### （三）其他因素

1. **医师方面** 医师对药物的选择和使用技巧至关重要。有时药品不良反应/事件的发生和医师对药物（尤其是新药）特性不甚了解有关。

2. **环境因素** 例如在水产品养殖中大量使用抗感染药物可导致细菌耐药性升高；使用瘦肉精喂养出栏的猪肉可导致心血管系统不良反应；环境中的铅能抑制体内血红蛋白的合成，有机磷农药抑制体内的胆碱酯酶，臭氧能抑制羟化酶的活性等。

## 第二节 药品不良反应监测

### 一、药品不良反应监测的概念

药品不良反应监测实质上就是药品的安全性监测（drug-safety monitoring），是指由国家药品监督管理部门、药品生产经营企业和医疗机构等单位为确保病人安全用药、有效避免药害事件的发生而制定一系列有关制度，并严格按照制度要求进行实施和监督的各种行为。

按照《药品管理法》《药品不良反应报告和监测管理办法》等规定，药品的生产、经营、使用部门必须经常考察流通领域的药品质量、疗效和反应，发现可能与药品有关的严重不良反应或事件时，必须及时向药品监督管理部门和卫生行政部门报告；医疗机构必须指定专（兼）职人员负责本单位使用药品的不良反应报告和监测工作，发现可能与用药有关的不良反应，应当详细记录、调查、分析、评价和处理，并应采取积极有效的措施减少和防止药品不良反应的重复发生。虽然2017年10月8日原国家食品药品监督管理总局颁布的《关于深化审评审批制度改革鼓励药品医疗器械创新的意见》，同年12月27日颁布的《关于药品上市许可持有人直接报告不良反应事宜的公告（征求意见稿）》及2018年12月19日颁布的《个例药品不良反应收集和报告指导原则》都规定要建立上市许可持有人直接报告不良反应和不良事件制度，要求上市许可持有人承担不良反应和不良事件报告的主体责任，隐瞒不报或逾期报告的，依法从严惩处；但效果显现尚需时日。毕竟长期以来国内医疗机构一直是药品不良反应报告的主要来源，原因在于各级医疗机构重视药品不良反应监测工作，将其列入医院用药安全监测和评价的重要内容，在住院药师规范化培训中也是要求必须掌握的基本技能。

### 二、药品不良反应监测的目的

开展药品不良反应监测的最终目的是保障民众合理用药，尽可能地减少或预防用药过程中的不良体验和损害。具体表现主要有以下三方面。

1. **弥补药品上市前研究的局限** 在上市前研究中很多罕见的、迟发的药品不良反应和药物相互作用等是难以观察到的，会在临床使用过程中逐步地暴露出来。因此，医疗机构开展药品不良反应监测、积累临床安全用药经验，对补充药品上市前评价的不足、尽早发现上市前评价中未发现的药品安全问题，是非常重要的途径。加强医疗机构的药品不良反应监测工作是科学评价药品安全性、正确把握应对药品风险的重要工作内容，具体可以从机构、制度和人员等方面加以关注，防范不良事件的重复发生。例如，配备开展药品不良反应监测的人员、设立药品不良反应监测办公室、制定药品不良反应监测报告程序、持续的指标要求和专项培训等。

2. **防范药品质量问题相关的安全隐患**　随着改革开放进程的加快，目前国内与国外的药品在质量、价格和市场开拓等方面已经呈现直接竞争的局面。但是与发达国家相比，国内在药品的质量标准方面尚有较大差距。一些临床应用多年的老品种，原有质量标准控制项目少或规定标准相对较低，再加上市场对廉价药品的强烈需求、投资药品相对高的收益以及追求利润过程中低限投料等投机行为的存在，虽然实行了药品批准文号管理、GMP、GSP认证要求，但是并不能保证每个管控环节绝对不出现问题；即使已经符合上市标准要求的药品，由于厂家众多，质量一致性要求不够也存在较大的差异；国内药品生产、经营中还有个别厂家一味地追求药品利润，甚至企图牟取暴利，在药品生产时不认真遵守规范化的管理流程；更有一些不法分子利用药品的生产、供应、运输、销售等环节间的漏洞，将假冒伪劣药品推向市场。因此进入市场流通的药品仍然存在安全隐患，这些问题药品一旦用于病人，往往出现群体性不良事件，影响广泛。回顾21世纪初的亮菌甲素、欣弗、甲氨蝶呤、阿糖胞苷等药物不良事件，正是由于各级部门及时发现并上报药物不良事件，得以尽快采取必要的监控措施，相对减少或减轻了对病人造成的后果。



3. **减少或避免临床不合理用药所致可能的后果**　不可否认的是，当前多数医疗机构在临床用药方面都或多或少存在着不合理用药现象。例如医生不熟悉药物的适用人群，给病人开具忌用、慎用药品；不了解药物相互作用，合并使用不宜联用甚至禁用的药品；开具处方时未考虑药物体内有效浓度，未能做到个体化用药；凭经验开具处方时，存在中西药或复方用药等重复给药；不按照药品说明书上的适应症和推荐的用法用量，超范围、超剂量使用药品；给药间隔不合理等。导致这些现象或行为的因素可能是多样的，有些是医师客观条件所限，有些是主观上的疏忽，但却在很大程度上增加了药品使用中的安全隐患，进而增加了药物不良事件的发生概率，给病人的身心健康造成不良影响乃至危害到生命。因此，医疗机构应重视药品安全性监测，加强药品多个方面的管控，防范或减少不规范用药带来的隐患。

## 三、药品不良反应监测方法

药品不良反应的监测方法主要分为主动监测法、被动监测法两类。

1. **主动监测法**　主动监测的概念是相对于被动监测而提出的，其收集信息的模式完全不同于被动监测，是一种有组织、有计划的监测活动，是由信息采集者主动从医务人员和病人中获取信息，并通过事先制定方案或流程来达到使信息尽可能准确、全面的目的。主动监测法分为重点药物监测法与重点医院监测法。

（1）重点药物监测法　又叫处方事件监测（prescription event monitoring，PEM），是自发报告系统的补充。有计划地对一部分新药进行上市后监测，根据处方或医疗保险资料确定病人，按照预定时间间隔向每个处方医师或病人发出调查表，获取其转归的资料，以及时发现未知的不良反应，并对这些药品早期预警，从而使新药首次药品不良反应收到时间大为缩短，使其潜在的严重药品不良反应损失大为减少。局限性是应答率低、数据收集的种类分散，导致重要信号不明确。

（2）重点医院监测法　又称哨点监测（sentinel site），在一定的时间、一定的监测区域范围内，通过查阅病历或与病人/医师接触详细记录发生的药品不良反应及药物利用，确保药品不良反应报告数据的完整性和准确性，以探讨药品不良反应的发生规律及可能的危险因素；资料详尽，数据准确可靠。但缺乏连续性，病例数少，数据代表性较差，存在选择偏倚且费用较高。

主动监测法是按照设计好的程序，尽可能确定不良事件发生的全部数量，以提高风险信号识别的敏感性，强化对不良反应的定性描述与定量分析，得到某个不良反应报告的完整数据。设计良好的主动监测能够更加科学、有效地收集利用药品不良反应信息，还可以用于信号的验证，有效弥补被动监测的不足。但主动监测投入较高，样本量有限，所用方法也不固定，且受国家的医药政策和行业环境的约束。

2. 被动监测法　被动监测一般是指国际上广泛应用的利用自愿报告系统收集不良反应信息的模式。自愿报告系统是医务人员在医疗实践中，将某种药物所引起的药品不良反应直接呈报给药政机构、制药厂商，或通过医药学文献杂志进行报道等。其监测范围广，参与人员多，不受时间、空间的限制，费用低廉，是药物上市后药品不良反应监测最经济有效、最简单常用、也是发现罕见药品不良反应信号唯一可行的方式。但存在漏报、低报、无法统计发生率、信息偏倚等缺陷。

## 四、药品不良反应监测体系

我国的药品不良反应监测工作由国家药品监督管理局主管，省、自治区、直辖市药品监督主管部门主管本行政区域内的药品不良反应监测工作，各级卫生主管部门负责医疗卫生机构中与实施药品不良反应监测制度有关的管理工作。我国的药品不良反应监测专业技术机构由国家药品不良反应监测中心、34个省级药品不良反应监测中心（各省、自治区、直辖市、军队、新疆建设兵团）及基层监测机构组成，各级药品不良反应监测协调领导小组和专家咨询委员会也是我国药品不良反应监测体系的重要组成部分。

我国的药品不良反应远程报告平台于2003年开始正式实施电子报告，该平台包括国家、省级药品不良反应监测中心，基层单位3级，属于授权登陆。所以药品不良反应报告模式是在完成院内收集评价后，由专人负责上网，并逐一录入国家电子报告平台，不具备上网条件的单位寄送或传真纸质报告给上级药品不良反应监测中心后转录。

## 五、药品不良反应收集流程

药品不良反应报告和监测是指药品不良反应的发现、报告、评价和控制的过程。常用药品不良反应监测方法包括自发呈报、医院集中监测、处方事件监测、病例对照研究、队列研究、记录联结等。在我国，药品不良反应监测采用自发报告方式，按照要求规范填写国家药品不良反应监测中心的药品不良反应/事件报告表，收集范围包括药品不良反应和药物不良事件。药物不良事件包括药品在正常用法用量和非正常用法用量（超量用药、误用药、滥用药物等）情况下引起的与药物治疗目的无关的有害反应，也包括药疗全程中因用药错误（medication error，ME）导致的有害反应。这些都是涉及药品的安全性问题，但是大多在最初出现时往往被医务卫生人员作为药品不良反应引起关注并上报。因此有必要经过专业人员的进一步分析，准确判断其性质和病源与分类。

依托解放军各级医院统一配备的军卫一号医院信息系统，解放军药品不良反应监测中心研发了从一线报告人填表到上报国家药品不良反应监测中心系统的全程电子化报告系统，目前已经实施了十余年，显著减轻了报告人负担，提升了报告信息质量，其各级医疗机构内的药品不良反应报告和监测工作流程如图30-1所示。

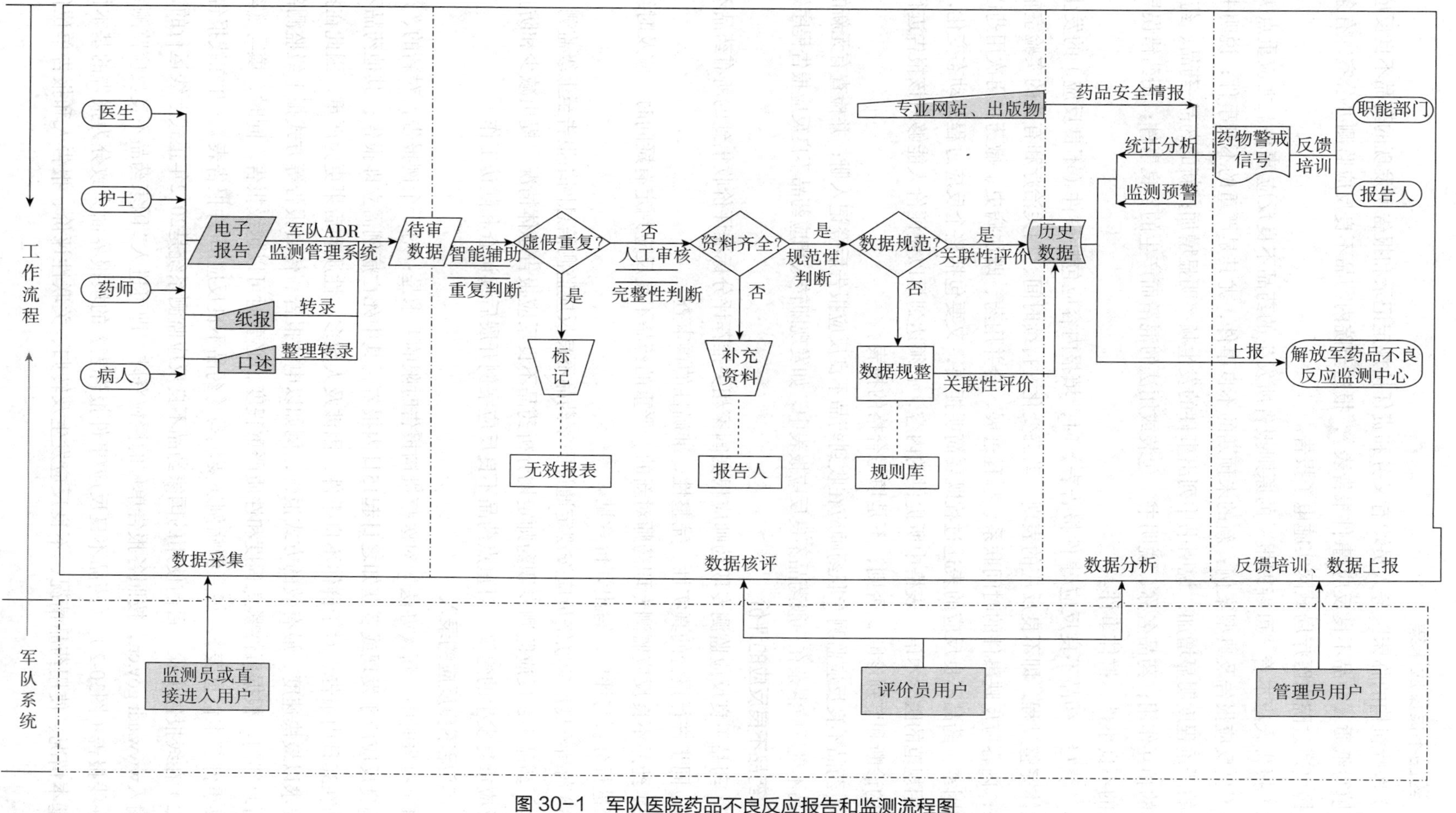


图 30-1　军队医院药品不良反应报告和监测流程图

1. 药品不良反应采集

（1）医疗机构的临床医务人员均有义务和责任按规定记录和报告所发现的药品不良反应。报告人可填写纸质《药品不良反应/事件报告表》，报送至院内药品不良反应监测办公室，有条件的医疗机构可通过院内医疗局域网实施电子报告。

（2）报告人应本着“可疑即报”的原则报告所发生的药品不良反应/事件。尤应重点关注下列药品不良反应报告及典型案例：新的未预期的不良事件，尤其是严重的不良事件；说明书中列出事件的严重程度明显增加；说明书中列出事件的发生频率明显增加；新的药品-药品、药品-食物之间的相互作用；药品名称、说明书、包装或用法的混淆而产生的不良事件；用药错误导致病人伤害的不良事件；群体事件。

（3）填写《药品不良反应/事件报告表》时，填报内容应包括事件（不良反应）的发生、发展的大体完整过程，即不良反应的表现、动态变化、持续时间、相关治疗和有关的实验室辅助检查结果；内容应反映事件的时间联系、病程进展、合并用药、既往病史、撤药和再次用药以及其他混杂因素。药品不良反应的表述过程既要简明扼要，又要包括整个反应过程的动态变化，同时注意使用规范的医学术语。表格中所提供的内容，必须达到足以使评价人能够对该报告进行药源性疾病的诊断和鉴别诊断，否则，不是填写合格的报表。

（4）药品不良反应监测专职药师应在收到药品不良反应报告后登记入册；并检查有无新的、严重的药品不良反应混杂在一般药品不良反应报表中，如发现即转入相应药品不良反应报告程序处理。

2. 药品不良反应的评价

（1）药品不良反应监测专职药师应根据国家相关推荐评分标准评价收集到的所有药品不良反应报告，同步进行报告的真实性、完整性、准确性的再审查。

（2）药品不良反应监测专职药师对新的、严重的药品不良反应判定有疑问时，应及时组织有关专家进行分析与评价，写出评价意见。

（3）药品不良反应联络员应按规定通过国家药品不良反应监测信息网络报告至上级监测中心。

（4）药品不良反应监测专职药师定期分析药品不良反应报告总体情况，提出减少和防止药品不良反应重复发生的建议。对重点药品不良反应案例开展后续调查和随访工作。

3. 药品不良反应的录入

（1）报告时限　新《办法》对医疗机构报告时限的要求是：对于个例报告，对新的、严重的药品不良反应应于发现或者获知之日起15日内报告，其中死亡病例需立即报告；其他药品不良反应应当在30日内报告。对于群体不良事件，因涉及人数多、性质和后果更为严重，因此在报告方式上要求以最快速度、最有效的方式报告，例如以电话报告、传真报告等方式报上级监测部门、卫生行政部门。根据事件紧急程度和性质严重程度，必要时可以越级报告。同时，填写《药品群体不良事件基本信息表》，每一例病例还要填写《药品不良反应/事件报告表》，并在线报告。

（2）在线报告步骤　目前使用的国家药品不良反应监测系统是2012年正式上线运行的，在互联网输入www.adr.gov.cn，按照各报告单位的授权登陆，即可进入“国家药品不良反应监测系统”进行在线报告（图30-2）。《药品不良反应/事件报告表》的填报界面大致分为报告的基本情况、病人基本情况、使用药品情况、不良反应发生及转归、关联性评价、报告人和报告单位信息六部分。

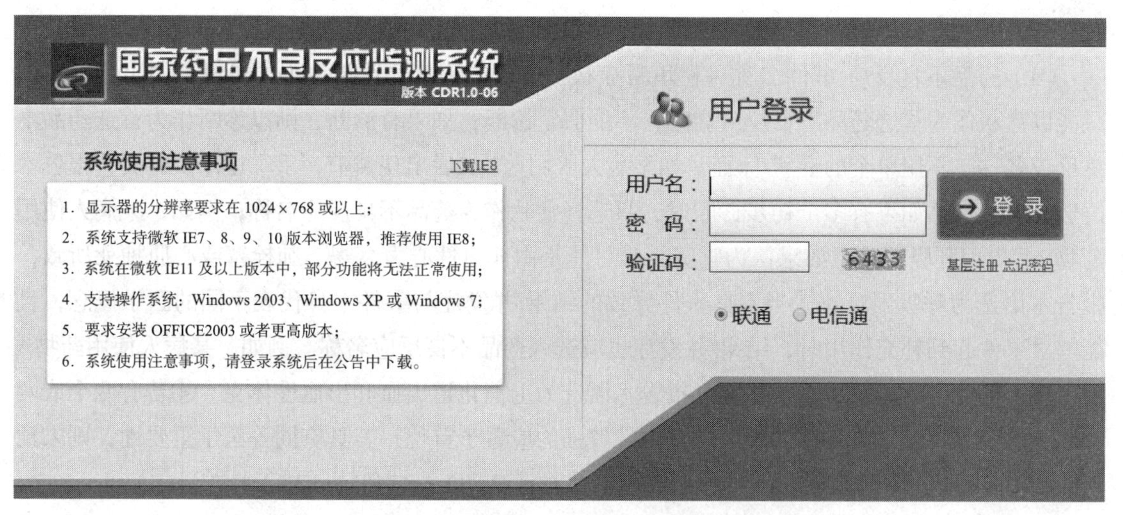


图 30-2　国家药品不良反应监测系统登陆界面



填报时注意“首次报告、跟踪报告”归类。如果报告的是跟踪报告，搜索到原始报告后在原始报告上进行修改，补充资料后保存。“相关重要信息”勾选项一栏中的过敏史，是指药物过敏史之外的其他过敏经历，如花粉过敏、牛奶过敏等，药物过敏史应在“既往药品不良反应（事件）”一栏说明；怀疑药品部分设立的“批准文号”栏目，有利于减少电子报表录入的工作量。因为药品批准文号是药品生产合法性的标志，每个批准文号是与药品生产企业、药品名称、规格相对应的，在产品的说明书和包装标签上都可以找到批准文号。

4. 药品不良反应报表填写注意事项

（1）药品不良反应/事件过程描述及处理　应注意体现出“3个时间、3个项目和2个尽可能”。①3个时间是指不良反应发生的时间；采取措施干预不良反应的时间；不良反应终结的时间；②3个项目是指第一次药品不良反应出现时的相关症状、体征和相关检查；药品不良反应动态变化的相关症状、体征和相关检查；发生药品不良反应后采取的干预措施结果；③2个尽可能是指填写不良反应/事件的表现时要尽可能明确、具体。如为过敏型皮疹，要填写皮疹的类型、性质、部位、面积大小等；如为心律失常，要填写何种心律失常；如为上消化道出血，有呕血者需估计呕血量的多少等；严重病例应注意生命体征指标（体温、血压、脉搏、呼吸）的记录；与可疑不良反应/事件有关的辅助检查结果要尽可能明确填写。

（2）怀疑与药品有关的妊娠异常或出生缺陷的病例　①当女性病人妊娠期间使用药物、胎儿状态异常时，应分别建立母亲病例和母亲病例关联的胎儿病例，并且在药品不良反应名称中适当的包括先天的、新生的、胎儿的等术语；②分娩期并发症，即使与药物没有时间上的关联，也应该当作一个可疑的药物不良事件，病人姓名是产妇；③当一位新生儿被发现有出生缺陷时，发生时间就是该婴儿的出生日期；④当一位胎儿因为先天缺陷而发生早产或流产时，发生时间就是结束或终止妊娠的时间，也是孕妇不良反应出现结果的时间。

（3）病人系院外用药、很多相关信息不详的病例　应尽可能多地填写项目，其中必填项包括病人姓名、病人联系方式、不良事件名称、不良事件发生时间、怀疑药品名称（最好提供通用名称和厂家）、用药剂量、用药起止时间、院外就诊/购药单位、原患疾病、不良反应结果、报告人及报告人联系方式等，并在报表备注处注明“本例报告为院外用药”。

（4）药品不良反应/事件名称一栏填写症状、体征或诊断的选择　①如果没有做出诊断，就只能以症状作为首选药品不良反应名称，不能假定诊断；如果有诊断，则以诊断作为首选药品不良反应名称，不用单个的症状/体征。如某病人服用药物A后出现黄疸，手掌瘙痒及肝炎，报告术语选为肝炎。②如果有多个初步诊断时，只选择症状作为药品不良反应名称；例如，某病人使用药物B后出现呼吸困难，如果认为呼吸困难可能是由充血性心力衰竭、肺栓塞或心肌梗死所致，报告术语选为呼吸困难。③当不良事件导致的结果/并发症与事件本身代表不同的医学概念，且能够对事件起到补充作用时，结果/并发症也应选入药品不良反应名称。例如，某病人使用药物A后出现上消化道出血及出血性休克，报告术语选为上消化道出血和出血性休克。④若有两个或两个以上的药品不良反应名称，则医学重要性较强的应置于首位；若具有同等医学重要性，则未预期药品不良反应置于首位。要尽可能选择标准术语（WHO-ART和MedDRA术语）。

（5）结果为死亡时药品不良反应名称的填写　死亡不作为一个药品不良反应名称，只作为一种结果（猝死、胎儿或新生儿死亡除外），死亡病例的药品不良反应名称尽可能选取描述主要死因的术语，而不是立即导致的死因。例如，病人使用某药物后出现败血症，继发多器官衰竭，最终死亡。不良反应名称选为致命性败血症。

（6）用药过程中改变剂量或疗程时用药起止时间的填写　用药起止时间是指使用药品的同一剂量的开始时间和停止时间。如果用药过程中改变剂量应另行填写该剂量的用药起止时间，并予以注明。

（7）用药不足一天时，用药起止时间的填写　如果使用某种药品不足一天，需注明用药的持续时间。例如，肌内注射后或静脉滴注多长时间出现不良反应。

（8）并用药品的确定　并用药品指病人同时使用的其他药品，即报告人认为这些药品与药品不良反应发生关系不明确。注意其他药品也包括非处方药、避孕药、中草药、减肥药等。并用药品的信息需提供以前未知的药品不良相互作用所致的药品不良反应。

（9）药品不良反应的结果选择　本次药品不良反应是指经采取相应的医疗措施后的结果，而不是指原患疾病的结局。当病人药品不良反应已经痊愈，后来又死于原患疾病或无关的并发症，此栏仍应填“治愈”。经治疗后明显减轻，在填写报告表时没有痊愈，但是经过一段时间可以痊愈时，选择“好转”。经治疗后，未能痊愈而留有后遗症时，应具体填写其临床表现，注意不应将恢复期或恢复阶段的某些症状视为后遗症。因疾病导致机体组织器官功能明显障碍，且持续半年以上未愈称为后遗症，即永久的或长期的生理功能障碍。如果病人出现死亡结局，应注明死亡时间，并分析死因（是原患疾病导致死亡，还是药品不良反应导致），并在分析基础上做出选择。

**5. 药品不良反应的反馈与利用**　《药品不良反应/事件报告表》的接收、登记、分析评价及反馈等应专人负责。登记内容包括收到时间、报告病区、收到份数、严重程度、报告人等。负责人应核对纸质报表及电子报表各栏目的填写是否完整准确；检查有无新的、严重的药品不良反应混杂在一般《药品不良反应/事件报表》中，若发现即转入相应药品不良反应报告程序处理；若发现《药品不良反应/事件报告表》中存在问题，应及时与报告人联系，并进行核实与纠正；药品不良反应监测专职药师应及时向报告人、上级主管部门反馈药品不良反应报告的分析评价信息，并采取有效措施减少和防止药品不良反应的重复发生；筛选风险信号，及时公告和定期通报国内外及机构内部的药品安全性信息。药品不良反应/事件报告表见表30-1。

**表30-1　药品不良反应/事件报告表**

首次报告□　　　　跟踪报告□　　　　　　　　　　　　　编码：__________

报告类型：新的□　严重□　一般□　　　　报告单位类别：医疗机构□　经营企业□　生产企业□　个人□　其他□________

<table>
<tr><td colspan="2">患者姓名：</td><td colspan="2">性别：男□女□</td><td colspan="2">出生日期：　年　月　日<br>或年龄：</td><td>民族：</td><td>体重（kg）：</td><td>联系方式：</td></tr>
<tr><td colspan="3">原患疾病：</td><td colspan="2">医院名称：<br>病历号/门诊号：</td><td colspan="4">既往药品不良反应/事件：有□________无□　不详□<br>家族药品不良反应/事件：有□________无□　不详□</td></tr>
<tr><td colspan="9">相关重要信息：　吸烟史□　饮酒史□　妊娠期□　肝病史□　肾病史□　过敏史□　其他□</td></tr>
<tr><td>药品</td><td>批准文号</td><td>商品名称</td><td>通用名称<br>（含剂量）</td><td>生产厂家</td><td>生产批号</td><td>用法用量<br>（次剂量、途径、日次数）</td><td>用药起止时间</td><td>用药原因</td></tr>
<tr><td rowspan="3">怀疑<br>药品</td><td></td><td></td><td></td><td></td><td></td><td></td><td></td><td></td></tr>
<tr><td></td><td></td><td></td><td></td><td></td><td></td><td></td><td></td></tr>
<tr><td></td><td></td><td></td><td></td><td></td><td></td><td></td><td></td></tr>
<tr><td rowspan="3">并用<br>药品</td><td></td><td></td><td></td><td></td><td></td><td></td><td></td><td></td></tr>
<tr><td></td><td></td><td></td><td></td><td></td><td></td><td></td><td></td></tr>
<tr><td></td><td></td><td></td><td></td><td></td><td></td><td></td><td></td></tr>
<tr><td colspan="5">不良反应/事件名称：</td><td colspan="4">不良反应/事件发生时间：　年　月　日</td></tr>
<tr><td colspan="9">不良反应/事件过程描述（包括症状、体征、临床检验等）及处理情况（可附页）：</td></tr>
<tr><td colspan="9">不良反应/事件的结果：痊愈□　好转□　未好转□　不详□　有后遗症□　表现：__________<br>死亡□　直接死因：__________　死亡时间：　年　月　日</td></tr>
<tr><td colspan="9">停药或减量后，反应/事件是否消失或减轻？　是□　否□　不明□　未停药或未减量□<br>再次使用可疑药品后是否再次出现同样反应/事件？　是□　否□　不明□　未再使用□</td></tr>
<tr><td colspan="9">对原患疾病的影响：不明显□　病程延长□　病情加重□　导致后遗症□　导致死亡□</td></tr>
<tr><td colspan="2">关联性评价</td><td colspan="7">报告人评价：　肯定□　很可能□　可能□　可能无关□　待评价□　无法评价□　签名：<br>报告单位评价：　肯定□　很可能□　可能□　可能无关□　待评价□　无法评价□　签名：</td></tr>
<tr><td colspan="2" rowspan="2">报告人信息</td><td colspan="3">联系电话：</td><td colspan="4">职业：医生□　药师□　护士□　其他□________</td></tr>
<tr><td colspan="4">电子邮箱：</td><td colspan="3">签名：</td></tr>
<tr><td colspan="2">报告单位信息</td><td colspan="2">单位名称：</td><td colspan="2">联系人：</td><td colspan="2">电话：</td><td>报告日期：　年　月　日</td></tr>
<tr><td colspan="2">生产企业请<br>填写信息来源</td><td colspan="7">医疗机构□　经营企业□　个人□　文献报道□　上市后研究□　其他□________</td></tr>
<tr><td colspan="2">备　　注</td><td colspan="7"></td></tr>
</table>

药品不良反应/事件报告表的背面附有以下内容：

（1）严重药品不良反应，是指因使用药品引起以下损害情形之一的反应：①导致死亡；②危及生命；③致癌、致畸、致出生缺陷；④导致显著的或者永久的人体伤残或者器官功能的损伤；⑤导致住院或者住院时间延长；⑥导致其他重要医学事件，如不进行治疗可能出现上述所列情况的。

（2）新的药品不良反应　是指药品说明书中未载明的不良反应。说明书中已有描述，但不良反应发生的性质、程度、后果或者频率与说明书描述不一致或者更严重的，按照新的药品不良反应处理。

（3）报告时限　新的、严重的药品不良反应应于发现或者获知之日起15日内报告，其中死亡病例须立即报告，其他药品不良反应30日内报告。有随访信息的，应当及时报告。

（4）其他说明　怀疑药品：是指病人使用的怀疑与不良反应发生有关的药品。并用药品：指发生此药品不良反应时，病人除怀疑药品外的其他用药情况，包括病人自行购买的药品或中草药等。用法用量：包括每次用药剂量、给药途径、每日给药次数，例如，5mg，口服，每日2次。

（5）报告的处理　所有的报告将被录入数据库，专业人员会分析药品和不良反应/事件之间的关系。根据药品风险的普遍性或者严重程度，决定是否需要采取相关措施，如在药品说明书中加入警示信息，更新药品如何安全使用的信息等。在极少数情况下，当认为药品的风险大于效益时，药品也会撤市。

## 六、药品不良反应的评价步骤和内容

药品不良反应的评价一般分为个例评价与集中评价。个例评价是对单个病例的归因或关联度评价，是对药品不良反应信息的规整、筛选以及信号强弱的判定过程。集中评价是综合大量药品不良反应信息、挖掘药品安全警戒信号的过程。实施药品不良反应因果关系评价需要较高水准的专业人员，采用国家药品不良反应监测中心的评分法，结合临床表现及参考文献资料进行，评价时要注意对原患疾病的病情进展及其他治疗等影响因素的分析。

在药品不良反应评价中专职药品不良反应监测人员的作用非常重要。填写药品不良反应/事件报告表时，一线报告人通常根据药品不良反应关联性评价方法提出自己的评价意见，接下来专职药品不良反应监测人员对收集到的所有药品不良反应报告进行逐一的分析和评价并上报。分析和评价期间，专职药品不良反应监测人员应对报告的真实性、完整性、准确性进行再审查；若对报告的新的、严重的药品不良反应判定有疑问，应及时组织有关专家进行分析和评价，并写出评价报告。专职药品不良反应监测人员还要定期分析和评价医疗机构内收集到的药品不良反应报告，并提出减少和防止药品不良反应重复发生的建议；对重点药品不良反应应开展后续调查和随访工作，对新的或严重的药品不良反应应不定期地进行客观、科学、全面的分析与再评价，尽可能保证药品不良反应评价结果的客观、准确。药品不良反应报告的评价可从真实性、完整性、准确性、预期性、严重程度、关联性六个方面入手，具体评价步骤如下。

**1. 真实性审查**　报告的真实性是报告意义存在的必要条件。通过对病人的基本情况、报告来源、报告单位信息、其他相关信息以及逻辑判断等审查，若对报告的真实性产生怀疑，评价员需及时与报告人取得联系，求证报告的真实性。如果确认为虚假报告，则删除该报告，并依据有关规定严肃处理。

**2. 重复报告审查**　在自发呈报系统中重复报告不可避免，若不能及时予以排除，不仅会造成人力、物力的巨大浪费，还会造成集中评价（即数据挖掘）的结果偏移。一般来说，若病人的信息、药品不良反应名称、药品不良反应的发生时间、第一怀疑药品等信息相同，即可认定为重复报告。这种报告经过必要的记录后可予以删除去重处理。

**3. 格式审查**　包括必填项审查与合规性审查。一个药品不良反应的描述至少包括报告人、可确认的病人、不良事件及明确的药品。在制式表格中上述四项已经单独列出，为必填项，需要评价员确认是否完整填写。合规性审查是指制式报表的填写是否符合特定的要求。审查项目包括药品不良反应名称、药品不良反应发生时间、药品名称、剂型、用药起止时间、用法与用量（是否存在超量）、原患疾病、报告单位及部门等。这些项目的合规性将直接影响汇总分析和信号挖掘的结果。

**4. 逻辑审查**　重点有四个方面：①药品不良反应发生时间不能早于第一怀疑药品用药时间；②用药停止时间不能早于用药起始时间；③药品的剂型应与用法相匹配；④因果关系五项标准、对原患疾病的影响、药品不良反应结果的选择应与药品不良反应过程描述一致。

**5. 严重性评估**　药品不良反应的严重程度通常分为三级：轻度是指轻微的反应，症状不发展，一般无需治疗；中度是指药品不良反应症状明显，重要器官或系统有中度损害；重度是指重要器官或系统功能有严重损害，缩短或危及生命。基于医学判断，若该不良事件属于需要进行内外科干预才能防止其发展的以上任何一种结果，也可判断为严重。



**6. 因果关联性评价**　因果关联性评价是指通过报告事件的资料评估确定该事件和药品之间因果联系的可能性。因果关联性评价因素包括时间关系、事件的临床特点、药理学可信性、现有资料、合并用药、基础疾病/并发症、去激发、再激发、病人特征和既往病史、资料的质量等。

（1）因果关联性评价准则　药品不良反应因果关系的评价是药品不良反应监测工作的重要内容，其评价信号的可靠程度非常重要，因此药品不良反应因果关系评价应当是在分析报表相关资料、借助参考文献的基础上做出的综合性评价。药品不良反应因果关系评价方法有Karsh和Lasagna方法、计分推算法及贝叶斯法等，我国借鉴Karsh和Lasagna方法并结合国情制定了如下药品不良反应因果关系的分析和评价原则。

1）时间方面的联系　即报表不良反应分析栏中“用药与不良反应的出现有无合理的时间关系”。除了先因后果这个先决条件外，原因与结果的间隔时间也应符合已知的规律，如氰化物中毒死亡仅需几秒；青霉素引起的过敏性休克或死亡在用药后几分钟至几小时发生；吩噻嗪类引发肝损害一般为服药3～4周以后出现。另外还应注意，先因后果的先后关系不等于因果关系，而因果关系必须有先后关系。

2）是否为已知的药品不良反应　即报表不良反应分析栏中“反应是否符合该药已知的不良反应类型”。与现有资料（或生物学上的合理性）是否一致，即从其他相关文献中已知的观点看因果关系的合理性，如动物试验数据、病理生理学理论、其他有关问题的研究成果等；另外，以往是否已有对该药反应的报道和评述。但如果不符合，也不能轻易否定，因为不少药物的药品不良反应还未被完全认知。

3）去激发　即报表不良反应栏中“停药或减量后反应是否消失或减轻”。这是验证可疑不良反应最简单的方法。若撤药后症状改善，应辨别是撤药作用或使用拮抗药物的结果，还是病理变化的结果。若撤药后症状未改善，要区分是否药品不良反应已造成组织损伤；组织损伤比功能性损害恢复时间要长。

4）再激发　即报表不良反应栏中“再次使用可疑药品后是否再次出现同样的反应/事件”。若实施激发或者再暴露试验后药品不良反应重现，即可确定因果关系。但是，在临床实践中鉴于病人安全，多数情况下不可能实施激发试验。

5）是否有其他原因或混杂因素　即不良反应/事件是否可用并用药物的作用、病情进展及其他治疗的影响解释。此外，手术或诊断过程产生的影响、放疗、化疗以及心因性反应均应考虑。

（2）因果关联性评价分级　依据上述评价准则，在我国《办法》规定统一使用的制式报表中，将药品不良反应/事件的关联性评价结果分为肯定、很可能、可能、可能无关、待评价及无法评价6级（表30-2）。

1）肯定　用药及反应的发生时间顺序合理；停药后反应停止，或迅速减轻或好转（根据机体免疫状态，某些药品不良反应可出现在停药数天以后）；再次使用，反应再现，并可能明显加重（即激发试验阳性）；同时具有文献资料佐证；并已排除原患疾病等其他混杂因素的影响。

2）很可能　无重复用药史，余同"肯定"；或虽然有合并用药，但基本可排除合并用药导致反应发生的可能性。

3）可能　用药与反应的发生时间关系密切，同时具有文献资料佐证；引发药品不良反应的药品不止一种，或不能排除原患疾病的病情进展因素。

4）可能无关　药品不良反应与用药时间相关性不密切，药品不良反应表现与该药的已知药品不良反应不相吻合，原患疾病的发展同样可能有类似的临床表现。

5）待评价　报表内容填写不齐全，等待补充后再评价；或因果关系难以定论，缺乏文献资料佐证。

6）无法评价　报表缺项太多，因果关系难以定论，资料又无法补充。

表30-2　药品不良反应的因果关系评价表

| 评价结果 | ① | ② | ③ | ④ | ⑤ |
|---|---|---|---|---|---|
| 肯定 | + | + | + | + | － |
| 很可能 | + | + | + | ? | － |
| 可能 | + | ± | ±? | ? | ±? |
| 可能无关 | － | － | ±? | ? | ±? |
| 待评价 | 需要补充材料才能评价 | | | | |
| 无法评价 | 评价的必须资料无法获得 | | | | |

注：+表示肯定；－表示否定；±表示难以肯定或否定；？表示不明。①用药与不良反应/事件的出现有无合理的时间关系？②反应是否符合该药已知的不良反应类型？③停药或减量后，反应是否消失或减轻？④再次使用可疑药品是否再次出现同样反应/事件？⑤反应/事件是否可用并用药的作用、病人病情的进展、其他治疗的影响来解释？

（3）因果关联性评价中的注意事项　因果关联性评价中需要注意的是，很多报告中有关病人药物暴露的资料可能不够完全，与事件有关的资料及共存疾病和其他混淆情况的资料也很不完整，进而影响各级机构的评价结果；所以应尽可能收集并详细地填报。另一方面，评价中的关注重点更多地集中在与可疑的临床事件有联系的药物上，导致评价者在评估其因果关系时，过于注意药物引起事件，而在需要评估其他可能原因的资料收集上易于产生偏倚，从而把无关的药物列为因果关系。

## 七、药品不良反应的管理和报告方法

药品不良反应报告和监测是指药品不良反应的发现、报告、评价和控制的过程。常用药品不良反应监测方法包括自发呈报、医院集中监测、处方事件监测、病例对照研究、队列研究、记录联结等。经过20余年发展与建设，我国目前的药品不良反应监测工作已进入法制化阶段，并建立了相关的法律法规体系、组织体系和技术体系。《药品管理法》第七十一条明确规定“我国实行药品不良反应报告制度”；《药品不良反应报告和监测管理办法》强调报告药品不良反应是医务人员应尽的法律义务，并对医疗机构的药品不良反应报告和监测职责做出具体的规定。

我国的药品不良反应监测采用自发报告方式，其相关工作的专业技术机构组成包括国家药品不良反应监测中心、34个省级不良反应监测中心（包括31个省、直辖市、自治区以及解放军、新疆建设兵团和药具不良反应监测中心）以及基层药品不良反应监测机构。近年来，国家药品不良反应监测中心收集的药品不良反应报告呈持续稳步增长趋势，截至2017年12月，已经收集到1200余万份报告，其中约85%都来自医疗机构。医疗机构开展药品不良反应监测的报告与管理模式主要采用主动监测与自愿报告相结合的方式，可以通过病区医护主动报告、药师下临床、病人用药咨询、门诊退药登记、药检室输液反应登记报告等多个渠道采集药品不良反应信息。此外，还可以从临床试验不良事件报告获取。

### （一）报告职责

**1. 法规要求**　我国《药品管理法》和《药品不良反应报告和监测管理办法》规定，国家实行药品不良反应报告制度，医疗机构必须经常考察本单位所使用的药品质量、疗效和反应，若发现可能与用药有关的严重不良反应，必须及时报告。

**2. 报告责任人**　依据上述法规条款，对医疗机构而言，发生或发现药品不良反应/事件的卫生专业技术人员应当为责任报告人，其所在的医疗机构或业务技术机构为责任报告单位。责任报告人和责任报告单位负有向上级有关部门报告药品不良反应/事件的义务。此外，病人或个人也可通过用药咨询或查房问诊报告即时或既往发生的药品不良反应/事件。

**3. 医疗机构药品不良反应监测人员的层级构成**　在医疗机构药品不良反应监测工作的角色层级可分为报告人、监测员、评价员和管理员。报告人通常主要由临床医、护、药人员构成；监测员通常主要由临床科室骨干和临床药师构成，可被视为报告人中的骨干力量；评价员和管理员通常由医疗机构的药品不良反应监测工作专/兼职人员担任，负责药品不良反应病例报告的收集、校正、分析、评价和以医院为单位向上级药品不良反应监测中心汇总报告。在规模较小的医疗机构，药品不良反应监测工作专/兼职人员可能同时承担上述四种角色。

很多医疗机构在临床科室或病区聘请一名药品不良反应监测员，一般选择科室的主治医师、经治医师或护士长，可以更好地督促本科室医护人员开展药品不良反应监测工作。

### （二）报告范围

**1. 理论范围**　药品不良反应报告主要收集药品在预防、诊断、治疗疾病的过程中，在正常用法用量下出现的与用药目的无关的或意外的有害反应，包括单病例报告和群体事件报告。

**2. 实际范围**　药品不良反应监测工作为控制药品安全性问题提供预警，因此决定其在实际工作中监测的范围远远大于药品不良反应本身。目前，国家现行的药品不良反应报告制度其实为药物不良事件报告。

药品安全性问题常常由用药错误、药品质量问题以及某些药物固有的不安全因素造成，最初以药品不良反应/事件的形式表现出来，医务人员往往难以即时解释和判断药品不良反应/事件的性质和归因，所以只需把握“可疑即报”的原则，实地记录用药情况和反应过程按规程上报即可。

### （三）报告方式

**1. 纸质报告** 目前的国家药品不良反应监测网络在线呈报系统有3级授权，能够实现报告单位到上级药品不良反应监测机构的电子化报告，但不能覆盖到一线报告人（医护人员），所以大部分医疗机构内部报告的采集和传送仍处于手工状态，需要填写国家药品监督管理局药品评价中心统一格式的《药品不良反应/事件报告表》（表30-1）。此表分为报表整体情况、病人基本情况、药品不良反应信息、药品信息及药品不良反应综合分析/关联性评价五部分。按照国家要求，报告表中所列项目均为必填项，无法获得的内容可填写“不详”。纸质报告表和电子报告表结构一致，关键信息项目多为主观填写，数据质量较难控制，院内药品不良反应收集评价员的处理、核实工作量大。

作为一线报告人，在报表填写中应注意：一份填报较好的药品不良反应/事件报告内容应包括事件（不良反应）的发生、发展的大体完整过程，即不良反应表现、动态变化、持续时间、相关治疗和有关的实验室辅助检查结果；要能反映出事件的时间联系、病程进展、合并用药、既往病史、撤药和再次用药以及其他混杂因素。填写药品不良反应的表现过程既要简明扼要，又要包括整个反应过程的动态变化，同时注意使用规范的医学术语。表格中所提供的内容，必须达到足以使评价人对该报告进行药源性疾病的诊断和鉴别诊断，才是填写合格的报表。

**2. 电子报告** 采用国家药品不良反应监测网络在线呈报系统。

**3. 其他方式** 通常对于群体事件的初次报告和动态报告可在应急状态下进行电话等方式的口头报告，书面材料可通过传真、网络等快捷途径报告。对于病人咨询或投诉药品问题，常会遇到电话报告，这类报告的关键在于需要对照报告表采集到足够的信息要素。

## 八、药品不良反应的信息通报与宣教培训

将药品不良反应监测工作中积累的大量数据，经过分析、评价、风险信号挖掘，及时将相关信息向制药企业、医务人员以及社会公众进行反馈和传播，是提高安全用药水平、防范和控制严重事件蔓延的重要手段。在监测信息发布与传播过程中，信息化、互联网技术得到愈来愈广泛的运用，大大提高了信息传播效率。

目前，国家药品不良反应监测数据库收集的药品不良反应报告已逾千万份，药品风险信号检测和分析能力也不断提高。期间，利用信息化手段发布了大量安全用药警示信息，国家药品监督管理局和国家药品不良反应监测中心网站是发布和传播监测信息的主要渠道。2001年开始发布《药品不良反应信息通报》，目前已76期，涉及近百种/类药物的药品安全风险和警示信息；2012年开始在每年的第二季度发布《国家药品不良反应监测年度报告》；还通过《中国药物警戒杂志》《药物警戒快讯》、学术会议和培训班的形式传播发布国内外药品监管信息与监测研究的最新动

态。国家药品不良反应监测中心2009年开始向生产企业反馈其生产药品的药品不良反应报告数据；2014年开始按季度在线反馈数据供企业自行下载使用；2017年开始实施上市许可持有人直接报告药品不良反应制度，强化药品的上市许可持有人责任。

2018年1月25日原国家食品药品监督管理总局《关于适用国际人用药品注册技术协调会二级指导原则的公告》决定适用五个国际人用药品注册技术协调会（ICH）二级指导原则，将更加关注严重药品不良反应的发生，目的是鼓励药品创新，推动药品注册技术标准与国际接轨，加快药品审评审批，加强药品全生命周期管理。2018年9月29日原国家食品药品监督管理总局《关于药品上市许可持有人直接报告不良反应事宜的公告》进一步强调生产企业应对其产品上市后风险监控负责。随后，2018年12月19日国家药品监督管理局颁布的《个例药品不良反应收集和报告指导原则》明确了适用于上市许可持有人的报告原则为"可疑即报"，报告时限为上市许可持有人或其委托方首次获知该个例不良反应的时间。



近年来的相关政策发布显示，涵盖药品全生命周期的国家药物警戒体系建设正在不断完善。在这个体系中，提升上市许可持有人的药品不良反应报告责任，是弥补一直以来生产企业在此工作中普遍存在的责任缺失，有助于强化上市后药品风险监测效应。而医疗机构作为药品使用的主要场所，药品不良反应监测与药物安全性评价是医院药学工作的关注重点，医师、药师、护士作为药品不良反应尤其是严重药品不良反应的发现与报告人，是不会改变的。各级药品不良反应监测机构持续借助培训班、学术会、网站、电视台、电台、报纸、微信、QQ等多种途径和平台，面向不同性质的人群转发、发布和传播药品不良反应监测信息。随着信息化水平的不断提高，进一步促进了药品不良反应信息覆盖面的拓展及传播效率的提升，增加了公众可获得性。

## 第三节　药物警戒与药物安全性评价

随着计算机科学技术的发展，许多大型医药卫生数据库逐步建立，药物警戒也随之深化发展，借助计算机信息化技术、基于触发器原理和文本信息识别技术、围绕这些电子医疗数据库所包含的巨大数据资源进行数据挖掘，通过连续的预先设定程序收集ADR信息，开展重点药物的ADR主动监测，并深入开展药物流行病学研究。目前国际上基于电子医疗数据库形成的较为成熟的大型ADR自动监测网络有美国的医疗结果观测合作项目（OMOP）、迷你哨点（Mini-Sentinel）、欧盟的EU-ADR和PROTECT。与传统的基于人群研究的流行病学方法相比，利用数据库开展的药物流行病学研究，在探索ADR信号方面，有着诸多的优点。但需要有高质量数据的库，各库中药物和不良反应词库应统一规范，以保证各种数据库之间能进行衔接，最大化地利用可用资源。

### 一、药品风险信号的关注与筛选

**1. 药品风险信号的定义**　世界卫生组织乌普萨拉中心（WHO UMC）对药品风险信号的定义是：对于药物不良事件和药物之间可能的因果关系所反映的信息，这种关系以前是未知的或没有完整的记录。通常产生信号需要多于一项的报告，同时取决于事件的严重性和信息的质量。信息来自一个或多个来源（包括观察和试验），提示了在医学治疗、介入与某项或多项相关的事件之间的一个新的、可能的因果联系或一个已知关联的新的方面，既可以是有害也可以是有益，被认为足以采取验证性行动。

**2. 药品风险信号的检测** 药品风险信号的检测在所有的监测活动中很独特，这主要是考虑到它所涉及的医学疾病的样本空间。药物警戒的独特之处不仅因为其在临床表现形式上的广度和所涉及的范围，还因为药品不良反应覆盖了相当广泛的定量范围。可以通过对比在普通或未经治疗人群中的基线发生频率和在治疗人群中的发生频率来对药品不良反应进行分类。

药品不良反应自发报告系统是基于沙利度胺灾难事件建立的广泛覆盖的药物安全监测系统。在这一系统中，当产品上市并开始广泛使用后，医务工作者和病人自愿上报可疑不良反应报告。制药企业必须获悉此类报告并上报药政监管部门。

自发报告系统数据一般用于对事先无假设的数据库进行筛选，这通常被描述为“被动监测”。利用自发报告系统数据库的关键要素是方法，即如何在数据库中通过有层次的标准化术语识别上报的不良反应术语。

**3. 药物警戒与风险信号检测** 药物警戒是发现、评估、理解和预防任何可能与药物有关的风险信号检测研究，是在ADR监测的实践基础之上发展起来的一门科学，涵括了药物从研发到上市使用的整个过程。其目的是提高临床合理、安全用药水平，保障公众用药安全，改善公众身体健康状况，提高公众生活质量。由于新药上市前研究中难以获得一些罕见的、潜伏期长的不良事件或临床试验中排除人群的用药安全信息，所以药物警戒的关注重点是新批准上市药品被广泛使用阶段的药品风险信号检测活动。

开展药物警戒有助于尽早发现未知的药品不良反应和药物相互作用，发现已知药品不良反应的发生率上升等问题，识别药品不良反应风险因素和可能的发生机制，定量计算用药效益风险比并加以分析，及时发布改善药品处方及监管等信息。药物警戒常用方法有自发呈报系统、医院集中监测、处方事件监测、病例对照研究、队列研究、记录联结等，随着计算机科学技术的发展，许多大型医药卫生数据库逐步建立，相关的药物流行病学研究和实验室研究等也随之进一步深化发展。具体实施中可以通过对药品的收益、危害、效果及风险的评估，提升医疗质量，促进安全、有效、经济、合理地使用药物；也可以通过对上市药品的风险效益比进行评价与信息交流，提高药品应用的安全保障；同时还通过病人的用药宣教、相关信息的有效交流和及时反馈，促进公众对药物警戒的理解。

## 二、药品安全突发事件的应急处理

**1. 药品安全突发事件的概念** 药品安全突发事件是指突然发生，对社会公众健康造成或可能造成严重损害的重大药品质量事件、群体性药害事件、严重药品不良反应/事件、重大制售假劣药品事件及其他严重影响公众健康的突发药品安全事件。一般具有突发性、原因多元化、危害大、关注度高等特点。

药品突发性群体不良反应/事件指突然发生的，在同一地区、同一时段内，使用同一种药品对健康人群或特定人群进行预防、诊断、治疗过程中出现的多人药品不良反应/事件。

**2. 药品安全突发事件的处理措施** 依托各级药品不良反应监测机构的有效运转，规范处置药品安全突发事件的应急协调，保证预防、控制和处理药品安全突发事件有序进行，能够最大限度地减少药品安全突发事件对人员的伤害，维护公众用药安全。作为药师，应当了解药品安全突发事件的监测、预警、报告、应急响应的每一环节，发挥自己应有的作用：①日程工作中持续保证药品不良反应监测的质量和时效；②事件发生时要根据事件的发生、发展规律和特点，分析其危害程度、可能的发展趋势，及时做出相应级别的预警，并依次用红色、黄色分别表示严重和一般2个预警级别；③24小时内向上级卫生行政部门、药品不良反应监测中心报告事件发生的时间、地点、涉及人数、药品名称、生产厂家、产品批号、药品不良反应/事件表现、潜在影响、发展趋势分析、拟采取措施、在该地区是否为计划免疫药品、报告人及联系电话等；④典型病例要详细填写《药品不良反应/事件报告表》。

应急响应需要迅速展开的具体工作如下：①根据病人的伤害情况进行临床救治；②详细记录、及时报告不良事件中病人表现和用药情况及相关药品的名称、剂型、规格、生产厂家、生产批号等信息；③医院药品不良反应监测部门及相关科室对事件进行核实后，按要求立即上报；④怀疑存在药品质量问题的突发性事件，应妥善封存病人未用完的剩余药品（如药品已用完应妥善保存药品的容器和包装材料），并对本院内部的药品做封存处理，同时保留足够数量的同批号药品，以备检验；⑤必要时进行药品检验或委托药品检验机构检验。



**3. 药品安全突发事件分级标准**　根据药品安全突发事件的性质、危害程度、涉及范围，医院的药品安全突发事件分Ⅰ级、Ⅱ级二级。重大药品安全突发事件为Ⅰ级，指院内出现严重不良事件（威胁生命，并有可能造成永久性损伤和对器官功能产生永久损伤）超过5人或出现死亡病例、上级卫生行政部门认定的其他重大药品安全突发事件。一般药品安全突发事件为Ⅱ级，指院内出现严重药品不良事件超过2人、预防接种或群体性预防性服药发生药品群体不良事件且有严重不良事件发生、上级卫生行政部门认定的其他药品安全突发事件。

## 三、药品风险管理

1962年“反应停事件”让全世界认识到药品的风险，美国和欧洲等发达国家的药品风险管理工作日趋完善，2004年的“万络”事件再次让各国监管部门重新思考药品上市后风险管理工作，随后美国、欧盟等先后发布了药品风险管理的新举措。

风险是指危害发生的可能性及其严重性的结合，具有客观性、偶然性、可变性、未来不确定性、社会普遍性等特征。风险中需考虑要素包括危害的概率、危害的后果及其现实状态。药品是具有明显两重性的特殊商品，用药目的是防病、治病，但在使用药品的同时病人可能或多或少地面临着由此带来的风险；这种风险可能来自产品质量的问题、可避免和不可避免的已知不良反应、用药差错及其他不确定的情况。某一药品获批上市并不意味着该药品就不存在风险，而是该药品所针对的目标人群及适应症具有合适的效益与风险平衡。效益与风险的信息贯穿于药品的整个生命周期，并能反映出该药品是否适用于说明书内标注的应用范围。但效益与风险也是难以量化与比较的，原因在于它们可能适用于不同的人群范围，而且在测定和评估时也存在差异。

风险管理程序一般包括风险识别、风险评估、风险控制、风险沟通、风险管理活动评价。药品风险管理是一个运用多学科方法来记载、监控、评价和干预药品潜在风险，保障药品安全性的科学的系统方法，其最终目标是实现效益风险最优化。美国食品药品管理局将药品风险管理解释为在药品生命周期内，用于优化药品效益风险比的一个反复持续的管理过程。这个过程主要由风险评估和风险最小化构成。具体包括：①评估药品效益风险比；②研究和使用风险最小化的方法并维护效益的最大化；③评估风险最小化方法的有效性并对效益风险比进行再评价；④根据评估/评价结果调整风险最小化的方法，以进一步提高效益风险比。这四个过程是贯穿于一个药品全生命周期的循环过程。

药品上市后风险管理的措施分为行政干预和企业自主干预。具体操作形式有信息干预（如修改说明书、发布警示信息等）、行为干预（如登记注册、签署知情同意书、提供实验室检验证明、提供药品可获得证明、限制处方剂量等）、市场干预（召回、撤市、暂停、限制药品的使用、特殊供应等，包括企业自主干预和行政干预）。

## 四、药物安全性监测的信息化系统

进入21世纪，知识的传播和使用方式发生了天翻地覆的变化，信息已成为社会经济发展的战略资源和独特的生产要素，药品不良反应监测也借助信息技术取得飞速发展。2011年我国《药品不良反应报告和监测管理办法》中明确要求开展药品重点监测，药品安全风险监管重心已由信息采集向技术评价转移。信息技术在药品不良反应监测中最早的应用，是利用计算机硬件和系统软件建立数据库和开发相应的信息管理系统软件，用于不良反应的收集、报告、评价、分析和管理。而近年来借助计算机信息化技术开展药品不良反应自动监测，适应了电子医疗档案的大数据分析趋势，能够通过连续的预先设定后台程序，对比分析并报警提示，协助工作人员聚焦药品不良反应相关信息，进而获取精准的药品不良反应相关数据，具有纳入病例基数大、病历资料翔实、速度快捷、成本低廉等特点，近几年得到关注和快速发展，为高水准安全风险评价奠定了基础。

**1. 药品不良反应的数据库和信息管理**　利用计算机信息技术建立数据库管理系统，从最早的dBASE、FoxBASE、Excel不断发展完善，已应用于药品不良反应监测工作中的报告收集、审核、评价、管理及风险信号筛选等每个环节。药品不良反应资料的采集和咨询，通过建立计算机数据库和开发相应的信息咨询系统，可以将来源于厂商提供的资料、期刊的报道及自愿呈报病例等资料，以数据库的形式，准确、迅速、全面地为临床提供信息。

围绕药物安全性评价开展药物流行病学研究，其数据来源需要有高质量的数据库。随着电子化进程的发展，越来越多的医院和管理部门采用电子化系统记录和储存医疗数据及管理数据。这些自动化的数据库可以提供在现实医疗环境中大型人群的用药信息，能够以较低的成本在较短时间内开展药物流行病学研究，逐渐成为药物流行病学研究的重要资源。

目前，国内大型医院床位发展快、收容病人多，电子化的医院信息系统（hospital information system，HIS）中，住院病人的检查和诊疗过程信息记载全面详细，且各项数据均有相应的时间标记，所以借助信息化技术深度挖掘数据，开展药品不良反应自动监测和智能评判不仅已经获得较好的阳性率，也让进而实现药品不良反应预警预防成为可能。但是电子医疗档案是出于医疗管理的需要而设置，并不完全适宜研究，需要进行针对性的调整；且各级医院的系统结构各异、数据质量也不平衡，影响了开展重点品种集中监测等药品风险评价研究的水准。

**2. 药品不良反应自发报告系统**　我国的药品不良反应自发报告经历了最初的电子邮件方式（2001年）、单机版软件方式（2002年）、网络直报方式（2003年）。目前在线报告和评价使用的是2012年正式上线运行的国家药品不良反应监测系统（www.adrs.org.cn）。

该系统服务于药品不良反应监测的发现、报告、评价、分析各个环节，能够实现个例药品不良反应、药品群体不良事件、定期安全性更新报告、境外发生的严重不良反应的在线报告和评价，具有药品不良反应病例报告数据的检索、利用等功能，系统内置了数据挖掘模块对报告表信息进行定期信号检测、自定义信号检测，对药品群体不良事件能够自动预警，并辅助监测人员及时、便捷地挖掘药品安全性信号，同时还具有数据共享、数据质量保障、国外信息采集等功能。上报单位注册后，可以根据不同的角色通过互联网实现在线报告、审核、统计、分析等功能。但由于医疗机构电子医疗信息均在局域网，且内外网多呈物理隔离状态，需要一线报告人手工抄录填写药品不良反应报告，再由医疗机构的药品不良反应监测工作人员逐一录入到国家药品不良反应监测系统，徒然增添了很多不必要的劳动，也增加了报告信息录入错误的机会。

解放军药品不良反应监测中心作为国内唯一挂靠在医院的省级中心，结合军队医疗机构信息系统的特点，在国家药品不良反应监测中心提供网络接口的大力支持下，综合运用网络、数据仓库、通报通讯、HIS对接数据提取等计算机技术，于2007年研发了基于医疗机构局域网的药品不良反应网络填报管理系统，并于2008年开始推广使用，目前有近120所医院在用。该系统结合医院信息系统和院内局域网，实现了药品不良反应报告覆盖到一线报告人的全程电子化及信息采集的半自动化，达到了报告人、医疗机构、解放军药品不良反应监测中心、国家药品不良反应监测中心四级数据同步，既满足了军队医疗机构内外网严格分开的保密原则，又降低了一线报告人和监测员的工作量。同时利用互联网平台+U盾的信息发布形式，加强各级网点医院信息互通共享、交流反馈，进一步提升数据源质量与利用效率。

**3. 基于电子医疗档案的自动监测系统**　借鉴美国的医疗结果观测合作项目（observational medical outcomes partnership，OMOP）、迷你哨点（Mini-Sentinel，MS）监测计划的利弊，再结合国内医疗机构实际情况，利用触发器原理及自然语序处理技术，2012年郭代红等人自行研发了“医疗机构药品不良事件主动监测与智能评估警示系统”（adverse drug events active surveillance and assessment system, ADE-ASAS），通过对接HIS数据库的海量信息，快捷抓取目标药物用药病人的相关数据信息，结合智能化评估分析后自动筛选出阳性预警病例，再通过人工评价加以甄别确认，精准快捷地获取目标药品不良反应发生率及相关风险因素。该系统前期经过多部门协作，可以充分利用现有医疗信息资源、缩短研究周期，能进行大样本、长时程、各种设计类型的研究。数年来的应用实践表明，该药品不良事件智能监测系统克服了传统队列研究的缺点，具有低成本、高速度、自动化等优势，在药源性疾病监测研究中的应用效果日趋显著。经过数年完善已形成较为规范、精准、高效的信息化药物安全性再评价模式。目前已成功应用于10个医院，形成自发报告与自动监测联动的、国内唯一能够同时实施自动监测病例资料文本信息及数值指标风险信号的临床用药风险智能化评估监控平台。

**4. 药品不良反应的预防性监测**　不合理用药是临床药品不良事件产生的重要原因，其中很多可以预防。而在可预防的不良事件中，主要包括医嘱、转抄、调剂、用药等环节。因此，应用信息技术开发合理用药处方或医嘱监测系统，对于防止不良事件的发生具有重要的警示意义。目前，一些大型合理用药审查系统逐步在临床应用，但是警示内容的针对性、准确性不够理想，易导致使用者警示疲劳。国外广泛应用的监测系统软件主要是MICROMEDIX公司开发的产品，国内美康公司已引进该数据库并进一步开发了“临床合理用药监测软件系统”（prescription automatic screening system，PASS）；同类软件国内应用较多的还有大通公司的“药物咨询及用药安全监测系统”等。

## 五、药物安全性监测与药物流行病学研究

药物流行病学（pharmacoepidemiology）是运用流行病学原理与方法，研究人群中药品的利用及其效应的应用科学；是临床药理学与流行病学相互渗透所形成的相对新兴的应用学科。药物流行病学以大范围人群药品应用为研究对象，以保障广大公众安全、合理用药为目的，其所研究的药品效应既包括有益作用，也包括不良作用。尽管药品安全性监测范围不断扩大，但其监测与研究均以药物流行病学的理论与方法学为基础，故可视作药物流行病学的分支学科。

药物流行病学起源于药物安全性监测，是应用流行病学知识及方法研究药物在人群中，尤其是在特殊人群中药物的利用及效果，为社会提供大范围人群药物使用信息，并提供有关药物在人群应用中利弊分析信息，为药品上市后监测、上市药品再评价及临床合理用药提供决策依据。药物安全性评价在药物流行病学研究中占据重要地位，从数据收集、评价，形成信号、确认信号，直到采取措施以及对措施的评估全程，均是借助药物流行病学研究的方法及思维，获取量化的已知药品不良反应发生率、发现罕见的或迟发的药品不良反应并用流行病学的方法和推理加以验证，从而补充上市前研究中无法得到的药品安全信息。

药物流行病学研究的主要方法分为描述性研究、分析性研究和实验性研究。描述性研究包括病例报告、生态学研究、药品不良反应监测以及横断面研究，是药物流行病学研究的起点，通过描述与药物有关的事件在人群、时间、和地区的频率分布特征、变动趋势，通过对比提供药物相关事件发生和变动原因的线索，为进一步分析性研究打下基础；分析性研究包括病例对照研究和队列研究，通过比较研究组与对照组之间在各种分布的差异，可以筛选与检验病因假设；实验性研究主要是随机对照试验和非随机对照试验。原始文献的二次研究方法包括：Meta分析、系统综述、非系统综述、决策分析、经济学分析等。系统综述（systematic review）是一种按照既定纳入标准广泛收集某医疗卫生问题的相关研究，而后严格评价其质量，并进行定量合并分析或定性分析，得出综合结论的研究方法。Meta分析（meta-analysis）是用于比较和综合针对同一科学问题研究结果的统计学方法，其结论是否有意义取决于纳入研究的质量，常用于系统综述中的定量合并分析。系统综述尤其是Meta分析是对原各研究成果的统计合成，不能排除原始研究中存在的偏倚，而且在文献查找和选择过程中，如果处理不当，可能会引入新的偏倚。

（郭代红　陈　超）

# 第三十一章　治疗药物监测与药酶基因检测

治疗药物监测（therapeutic drug monitoring，TDM）是20世纪60年代在药代动力学、生物药剂学和临床药理学等理论的基础上发展起来的一门应用性边缘学科。TDM以药代动力学原理为基础，应用现代分析技术测定血液或其他体液中的药物浓度，研究药物体内浓度与疗效和不良反应之间的关系，从而制定合理的个体化给药方案，以期达到提高疗效、避免或减少毒性及不良反应，发挥最佳治疗效果的目的。

精准医学是指在大样本研究获得疾病分子机制的知识体系基础上，以生物医学（特别是组学数据）为依据，根据病人个体在基因型、表型、环境和生活方式等各方面的特异性，应用现代遗传学、分子影像学、生物信息学和临床医学等方法与手段，制定适用于个体的精准预防、精准诊断和精准治疗方案。

随着基因检测、分子生物学、药物基因组学等新技术和理论的发展，有学者倾向于将TDM的概念扩大化；但TDM的核心仍是以药代动力学理论为指导，监测体内药物浓度，使治疗方案个体化，以提高药物的有效性和安全性。因此，治疗药物监测与精准医学的研究角度不同，但两者的最终目的都是为了实现个体化治疗，通过精准医学的研究可以解释部分治疗药物监测过程中发现的药物浓度的个体差异。

基因多态性可引起不同个体在服用相同药物时，出现药效和不良反应的不同，从而引起药物治疗效果的差异，例如由单核苷酸多态性（single nucleotide polymorphism，SNP）可造成药物代谢酶和转运蛋白功能的损害或完全丧失，进而可引起相关药物体内过程的改变。基因多态性导致人群中一定比例的个体在受体的数量、结构、功能等方面存在变异，从而在药物与靶蛋白亲合力及药物作用等方面出现差异，并有可能影响药物的药理效应。某些决定药物反应变异的蛋白质和相关基因也同时与某些疾病的病理生理有关。因此进行药物相关基因多态性检测，按照基因多态性的特点用药，将会使临床治疗更加符合个体化的要求。

药物相关基因多态性检测是精准医学体系的一部分，也使精准医学从临床成为可及的现实。

## 第一节　治疗药物监测

### 一、治疗药物监测的指征

药物作用靶位浓度不足或过量，势必导致药物治疗的无效或产生新的不良作用，甚至可导致药源性疾病的产生，乃至危及生命。因此需要根据每个病人的具体情况，制定有效而安全的个体化药物治疗方案。开展TDM能够优化治疗方案，减少或避免药品不良反应，但重视TDM并不等于可以滥用，盲目实施TDM，不仅不能促进合理用药，还会给病人带来不必要的经济负担和身体伤害，因此开展TDM前需要考虑以下问题。

（1）病人是否使用了适合其病症的最佳药物？例如，当感染病人可选择其他更为有效的抗菌药物时，最好不选择需要进行TDM监测的万古霉素或氨基糖苷类药物。

（2）药效是否不易于判断？若有明确的观察指标判断药效，如降糖药物可监测血糖，抗高血压药物可通过监测血压评价疗效，就不需要TDM。

（3）哪种体液中的药物浓度与药效间的关系更为密切？例如，万古霉素或氨基糖苷类药物治疗下尿道感染时，疗效并不取决于血药浓度，而是尿药浓度，此时若进行TDM则不适宜。

（4）药物对于此类病症的有效范围是否很窄？例如，氨基糖苷类药物用于严重感染时常需进行TDM，当低剂量用于轻度感染时则不必监测。

（5）药代动力学参数是否因内在的变异或其他干扰因素而不可预测？例如，截瘫病人使用由肾脏消除的药物时，由于计算肌酐清除率的血清肌酐值变异较大，其计算得到的肾清除率可能并不代表肾功能。

（6）疗程长短是否能使病人在治疗期间受益于TDM？例如，围手术期预防性使用一次万古霉素抗感染，则没有必要进行TDM。

（7）血药浓度测定结果是否会显著改变临床决策并提供更多的信息？

如果上述问题都得到了肯定的回答，则TDM将是合理和有意义的。临床中通常需进行TDM监测的情况主要有以下几种（表31-1）。

表31-1　需要进行TDM的指征及典型药物

| 特征描述 | 典型药物示例 |
| --- | --- |
| 药物的治疗指数低，安全范围窄 | 地高辛、氨基糖苷类抗生素 |
| 药物中毒症状与疾病症状相似 | 地高辛、苯妥英 |
| 药物治疗失败会导致严重后果 | 免疫抑制药、部分抗菌药 |
| 需要长期使用但缺乏明确的疗效指标 | 抗癫痫药 |
| 药物中毒与药物无效时均可导致明显不良后果 | 抗排异药 |
| 不同治疗目的需要不同的血药浓度 | 免疫抑制药、部分抗菌药 |
| 药代动力学个体差异大 | 苯妥英、普鲁卡因胺、三环类抗抑郁药 |
| 由于遗传因素等导致药物代谢存在较大差异 | 美托洛尔、去甲替林 |
| 具有非线性药代动力学特性 | 苯妥英、水杨酸、乙醇 |
| 药物发生相互作用 | 合用肝药酶诱导药或抑制药 |
| 特殊病理状况导致药代动力学行为异常 | 患有心、肝、肾等疾病 |
| 特殊生理状况导致药代动力学行为异常 | 老年人、幼儿、妊娠妇女、肥胖者 |
| 判定病人依从性 | 常规剂量下无效或出现中毒反应的药物 |
| 药物中毒的判断与解救 | 药物过量服用 |
| 为医疗事故提供法律依据 | 兴奋剂检测、判定是否非法添加药物等 |

## 二、治疗药物监测的局限性

治疗药物监测工作有其必要性，但其适用的范围也有一定的局限性。一方面，无论是国外还是国内的医疗单位，监测的药物仅数十种，而临床中90%以上的常用药品并不需要监测。很多药物的有效血药浓度范围还不明确，监测血药浓度的意义不大，所以大部分药物的合理使用还要依靠对疗效、不良反应和相关生化指标监测等其他的措施与方法。另一方面，血药浓度与药理学效应之间的关系受到多种因素的影响，两者之间还不能用定量关系来描述，而用药的最终目的还是获得临床疗效，所以，以药效为指标的动力学研究将开辟新的应用领域。再者，开展治疗药物监测需要一定的人力和物力的支持，需要购买相应的仪器设备，还需要配备相关的技术人员，所以一般的中小型医院开展TDM工作会遇到一定的困难。然而，TDM对于提高临床治疗水平能够起到积极的促进作用，因而受到了临床上的重视。随着科技水平的提高和人们对用药个体化的关注，TDM将在提高临床合理用药水平上发挥更加重要的作用。



## 三、体内药物分析方法的基本条件

TDM测定的生物样品种类主要有血液、尿液、唾液等，有时胆汁、乳汁、粪便、脊髓液、头发、汗液、组织也可以成为检测的样品，因此需要体内药物分析方法具有选择性高，灵敏度高，准确性、重现性和稳定性好等特点。体内药物分析方法应具备的基本条件如下。

（1）灵敏度较高，一般可达$10^{-9}$ ~ $10^{-7}$g。

（2）选择性较高，或有合理的提取分离手段，例如不受代谢物、其他物质及内源性物质的干扰，也无较大的系统误差。

（3）具有一定的准确性和回收率以及较高的效率。回收率应在90% ~ 110%，批内和批间的变异系数应小于10%。

（4）适当考虑测定成本和费用，并能迅速、准确地获得结果。

（5）各测定方法的结果对药效作用的评价应具有高度的可比性。

## 四、治疗药物监测的分析方法

TDM的基础工作是测定体液中的药物浓度，准确、灵敏、快速地获得测定结果有赖于先进的分析技术与测定设备。自20世纪50 ~ 60年代，气相色谱被用于抗惊厥药物的血药浓度监测起，TDM伴随着各项分析技术的发展与先进仪器的应用而不断发展。TDM的分析检测方法包括以下三种。①光谱分析法：紫外分光光度法、荧光分光光度法；②色谱分析法：气相色谱法、高效液相色谱法、气相色谱–质谱联用法、高效液相色谱–质谱联用法；③免疫分析法：放射免疫分析法、酶联免疫吸附测定法、酶放大免疫测定法、荧光偏振免疫分析法、微粒子酶免疫分析法、化学发光免疫分析法等。

目前临床工作中TDM常用的检测方法包括免疫分析法和色谱分析法，其中免疫分析法具有操作简单、方便、快捷等特点，部分药物由于可以制成商品化的试剂盒而实现自动化测定，因此广泛用于临床常规TDM检测。色谱法，特别是色谱–质谱技术联用，适用于更多的药物浓度测定，目前主要应用于科研方面。

每种测定方法都有其自身的特点和价值，应根据需要和可能来进行选择，曾被应用于TDM

领域的分析技术的比较详见表31-2。由于不同方法的测定原理不同，同一份样品采用不同的方法检测得到的测定结果可能存在一定的差异，在结果解读时需要加以注意。

表31-2　TDM测定方法的比较

| 技术与方法 | 测定对象 | 优缺点 |
|---|---|---|
| 光谱法 | 曾用于多种药物测定 | ①灵敏度低，专一性差，容易受到生物体液中其他组分的干扰；②操作简单，费用低廉 |
| 生物检测法（抑菌圈法） | 抗生素的测定 | ①取样量小、方法简便、仪器设备简单；②特异性、灵敏度、精密度均较差，定量结果不够精确，易受到其他抗菌药的干扰 |
| 气相色谱法 | 曾用于苯妥英、卡马西平、苯巴比妥等药物测定 | ①取样量小、灵敏度高、能同时测定多种药物及代谢物；②技术要求较高，样品前处理复杂，分析物必须具有挥发性，需高温，不适合不耐高温的药物 |
| 高效液相色谱法 | 适用于大部分药物 | ①准确度高，专属性强，应用范围广，能同时测定多种药物及代谢物；②能自己配制试剂，成本一般低于免疫分析法；③技术要求较高，标本用量一般比免疫分析法大 |
| 免疫分析法 | 具有抗原性或半抗原性的药物 | ①灵敏、快速、样品用量小、操作简单，可制成商品化试剂盒实现自动化测定；②与色谱法相比，专属性差，容易受到干扰，适用范围不够广，试剂昂贵 |
| 质谱法 | 适用于大部分药物 | ①灵敏、高效、适用范围广；②设备昂贵，操作相对复杂 |

## 五、治疗药物监测的质量控制

TDM测定结果的准确性直接影响到个体化用药方案的质量。正确的测定结果，为判断分析及制定个体化给药方案提供了可靠的依据，而错误的结果只能误导临床，而制定错误的给药方案，甚至比不测定体内药物浓度更坏。因此为保证测定结果的准确可信，需要以科学、系统的质量控制作为保障，通过质量控制，将测定误差降低到最小或控制在临床允许的范围内，才能确保测定质量。实行治疗药物监测的全面质量控制应以预防性质量控制为主，回顾性质量控制为辅。治疗药物监测的质量控制分为室内质量控制和室间质量控制两大部分。室内质量控制是室间质量评价的基础，室间质量评价是检验室内质量控制实施效果的手段。两者交替循环使用，使治疗药物监测测定质量逐步提高，最终达到确保药物浓度测定的准确性。

### （一）实验室内质量控制

实验室内质量控制（internal quality control，IQC）是实验室分析测定人员对分析测量质量进行自我控制和内部质量控制人员对其实施质量控制技术管理的过程。其目的在于控制检测分析测量的实验误差，使之达到允许的范围，以保证测试结果的精密度和准确度能在给定的置信水平之内，有把握达到规定的质量要求。实验室内质量控制首先应建立、健全各项标准操作规程，制定严格的质量控制措施，注重分析人员的业务素质和技术水平；其次，强调实验室的基础条件和实验仪器、设备的正确使用；最后，合理地实施质量控制技术。

实验室内质量控制包括实验室工作的全过程，除了优质的试剂、标准品、良好的仪器性能、可靠的分析方法和熟练的技术外，还涉及分析测定工作的各个环节，均需进行严格的质量控制，其中任何一个环节发生问题，均会影响到检验结果的准确性和精密度。IQC一般包括三部分内容：分析前的质量控制、分析中的质量控制和分析后的质量控制。

**1. 分析前的质量控制** 建立标本接收制度，注意核对标本信息与申请单和报告单信息是否一致，核对标本种类与测定项目要求是否一致。不立即测定的标本应按要求妥善保存。需置冰箱冷藏的血标本，除测全血浓度外，均应事先分离后保存，测定前应置室温平衡，并充分混匀。为便于对测定结果进行解释和应用，标本的采集时间应清楚并符合要求。

**2. 分析中的质量控制**

（1）量器定期检定和校准，正规操作，保证称量和吸量的准确。

（2）试剂和标准液的质量控制。使用的试剂，包括实验用水要符合要求，称量和配制要准确，更换新试剂时要保留一定量的老试剂，以便对照。合格的标准品是保证测定结果准确性的基本条件。

（3）反应条件的标准化。

（4）质控样品和标本必须以相同的方法处理。

**3. 分析后的质量控制**

（1）质量控制图表的使用 实验室内质量控制图是监测常规分析过程中可能出现的误差，控制分析数据在一定的精密度范围内，保证常规分析数据质量的有效方法。质量控制图的基本假设是，测定结果在受控条件下具有一定的精密度和准确度，并按正态分布。由此可提供一些标准依据来证明测量系统是否处于统计控制状态之中，也可用于找出测量系统中存在问题的原因。质量控制图用于实验室内或实验室间的质量评价，能够及时发现分析工作中出现的质量问题，采取措施改正，使分析工作精密准确。

质量控制图实际上是把检验出的数据与计算出的“控制线”进行比较的图，其目的是监测误差是否发生，查出可追查性的误差（主要是系统误差），并予以纠正。质量控制图（图31-1）的构成有：中心线及其上下各一或两条平行的控制线，并有按时间顺序填入的各质控样本测定的数值。质量控制图制作的关键是对“控制限”的选择，一般是依照正态分布2S（S为标准差）和3S来确定。

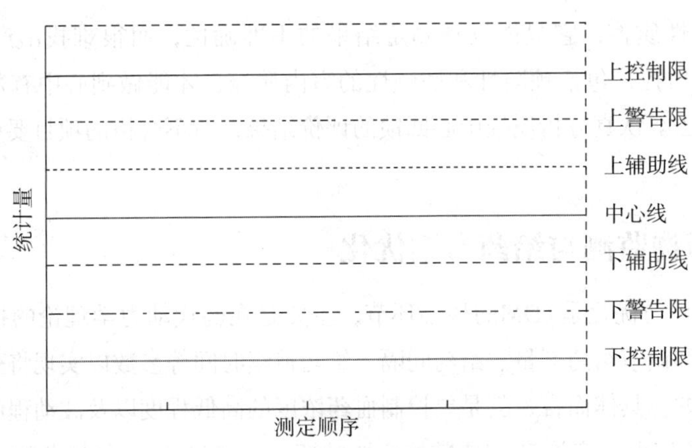


图31-1 质量控制图的基本组成

质量控制图的判定标准为：①一般以超出2S范围为告警，超出3S范围为失控；②连续在中心线一侧的点数：3个连续点中有2个≥2S为失控，5个连续点中有4个≥1S为失控，中心线一侧有连续7个点为失控；③连续7个点呈上升或下降趋势为失控；④连续点呈循环状为失控；⑤中心点处太少为失控。

由于临床治疗药物浓度监测并非每天都有病人标本测定，且质控样品中待测药物浓度已知，不需要通过测定平均值来确定，因此允许误差范围也可依据进行药代动力学、药效学及生物利用度研究的分析方法规定的允许误差范围即±15%来确定。

（2）结果分析与反馈控制　通过对测定结果的分析及临床反馈到实验室的各种信息及时进行客观的分析研究，及时采取各种有效措施来消除这些不允许的误差。

### （二）实验室间质量控制

实验室间质量控制（external quality assessment，EQA）也被称为实验室外部质量控制、室间质评或实验室能力验证，是由专门机构组织若干实验室，按时在同一段时间内测定同一批样品，收集测定结果，做统计分析后并按规定评分。其目的是为确定某个实验室进行某项特定检测能力以及监控其持续能力而进行的一种实验室间的比对，作为一种质量控制工具，观察各实验室结果的准确性、一致性，通过分析实验中存在的问题，采取相应的措施，帮助临床实验室提高检验质量，使各实验室结果渐趋一致。

目前我国TDM室间质评尚属自愿参加活动。TDM实验室可每年参加质控中心（主要指国家卫生健康委员会临床检验中心或上海市临床检验中心）开展的TDM室间质评。根据参加TDM室间质评单位申请的项目不同，由质控中心通过冷链运输将含有苯巴比妥、苯妥英、卡马西平、茶碱、环孢素A、地高辛等成分的质控品盲样（预先不告诉参评实验室标准物质或质控样品的含量）分发给参加室间质评的各实验室，要求在规定时间内测定各药物浓度，标明测定方法，并将测定结果在规定日期内反馈给质控中心，由质控中心进行统计分析和评价，将评价结果通报给参加室间质评的实验室，通过室间质评的实验室将获得质控中心颁发的合格证书。

EQA属于回顾性质控，它只能发现测定结果的不准确性，而很难找出产生误差的具体原因。只有做好室内质控，包括预防性和回顾性的室内质控，才能做到心中有数，在EQA中取得好成绩，并保持下去。认真分析质控中心回馈的评价结果，对不合格的项目要查找误差原因，采取措施纠正。

## 六、治疗药物监测与给药方案优化

给药方案的设计与优化是TDM的核心环节，主要是在药代动力学理论的指导下，结合病人的临床表现，设计和调节给药剂量、给药间隔、给药持续时间等参数以实现将药物浓度控制在目标浓度范围内的目的，具体而言，就是要控制血药浓度的高低程度以及波动程度。

**1. 需要了解的信息**　实施TDM要掌握必要的资料（表31-3），包括药物、病人、治疗方案以及检测方法等相关信息，这有助于发现影响血药浓度的因素，并将直接影响对结果的解读及用药建议。

表31-3　实施TDM需要收集的信息

| 分类 | 具体内容 |
|---|---|
| 病人相关信息 | |
| 一般情况 | 年龄、性别、体重、身高、种族等 |
| 诊断及既往史 | 临床诊断、相关主要症状、既往病史、过敏史、合并用药史 |
| 病理状况 | 肾功能（血清肌酐、血清尿素氮）、肝功能（氨基转移酶、胆红素等）、血清白蛋白、肥胖、水肿、发热、酸碱平衡、电解质、透析、烧伤等 |
| 生理状况 | 年龄、性别、妊娠、营养状况及饮食（高蛋白质、高糖类）、嗜好（烟、酒、茶等）等 |
| 治疗相关信息 | |
| 给药方案 | 给药途径、剂量、间隔、给药持续时间 |
| 合并用药 | 影响药代动力学的药物，影响生化指标的药物，影响测定方法的药物 |
| 监测方案 | 监测目的、剂量调整方法、取样时间等 |
| 临床信息 | 治疗效果，不良反应，血、尿常规，肝、肾功能变化等 |
| 药物相关信息 | |
| 制剂信息 | 剂型、生产厂家（处方组成、溶出速度、生物利用度）、稳定性等 |
| 药代动力学参数 | 蛋白结合率、半衰期、有效浓度范围、药物相互作用等 |
| 与检测相关的因素 | |
| 检测方法 | 可供选择的方法、常见的干扰因素 |

**2. TDM结果的解释**　比较实测结果与预计结果，如不符合应做出相应解释，这可以从病人依从性、药物剂型的生物利用度、药物的蛋白结合率、影响动力学参数的生理和病理等因素来考虑，主要考虑内容见表31-4。同时还应考察血药浓度与疗效的关系，目标血药浓度往往来自文献报道，也可能是在长时间用药中总结出来的适宜特定病人的治疗浓度范围，当血药浓度达到有效范围时，应评价临床疗效是否显现，如果两者不一致则应考虑其原因，着重从药效角度考虑，病人的药代动力学参数、药物浓度与参考值的比较见表31-5。

表31-4　实测值与预测值的比较

| 比较结果 | 应考虑的因素 |
|---|---|
| 实测值＞预测值 | ①病人是否按医嘱用药；②采样时间是否准确；③检测过程是否无误；④药物制剂的生物利用度偏高；⑤$K_a$比预想的慢，在消除相的血药浓度升高；⑥蛋白结合率增加，游离药物减少，以致血药浓度升高；⑦$V_d$比预想的小；⑧消除比预想的慢；⑨是否存在药物相互作用 |
| 实测值＜预测值 | ①病人是否按医嘱用药；②采样时间是否准确；③检测过程是否无误；④生物利用度偏低；⑤$K_a$比预想的快，在消除相血药浓度下降；⑥蛋白结合率下降，游离药物增加，以致血药浓度下降；⑦$V_d$比预想的大；⑧消除速率增加；⑨是否存在药物相互作用 |

注：$K_a$为吸收速率常数；$V_d$为表观分布容积。

表31-5 病人的药代动力学参数、药物浓度与参考值的比较

| 比较结果 | 处理意见 |
|---|---|
| Cp在有效范围内，临床有效果，参数与文献上一致 | 给药方案合适，不需要修改 |
| Cp<有效范围，临床有疗效，参数与文献上不一致 | 考虑给药方案合适，继续观察，待病情变化时再监测 |
| Cp<有效范围，疗效不佳，参数与文献上不一致 | 给药方案不合适，根据新参数修改给药方案，然后再次监测 |
| Cp在有效范围内，临床无疗效，参数与文献上一致 | 应考虑慎重地提高药物剂量及Cp，同时密切观察临床情况 |

注：Cp为实测血药浓度。

3. 给药方案的设计与调整　目前临床上利用血药浓度调整给药方案的方法包括峰-谷浓度法、稳态一点法、Bayes法等。应根据药物浓度结果制订新的用药方案，经临床使用后重新监测。

（1）峰-谷浓度法　多次给药后药-时曲线的峰浓度与给药剂量有关，谷浓度高低与给药间隔和剂量有关，因此可根据峰-谷浓度的实测结果来进行粗略的给药剂量和间隔调整，具体可参考的方案详见表31-6。应用此法进行剂量调整时，必须要结合病人的具体情况，根据实际的疗效和毒副作用灵活应用。

表31-6 峰-谷浓度法调整给药方案

| 实测结果与预测结果比较 | | 调整方案 | |
|---|---|---|---|
| 峰浓度 | 谷浓度 | 剂量 | 间隔 |
| 预期 | 预期 | 不变 | 不变 |
| 预期 | 高 | 不变 | 延长 |
| 预期 | 低 | 不变 | 缩短 |
| 高 | 预期 | 减少 | 不变或缩短 |
| 低 | 预期 | 增加 | 不变或延长 |
| 高 | 高 | 减少 | 不变或延长 |
| 高 | 低 | 减少 | 缩短 |
| 低 | 高 | 增加 | 延长 |
| 低 | 低 | 增加 | 不变或缩短 |

（2）稳态一点法　即在多次给药达到稳态后，通过测定稳态谷浓度来调整剂量的方法。此法应用的理论假设是在剂量调整过程中，病人的药代动力学参数无变化，即血药浓度与剂量呈线性关系。计算公式为：$D=D_1C/C_1$，$D$为调整剂量，$C$为目标浓度，$D_1$为原剂量，$C_1$为测定血药浓度。

稳态一点法无需求算个体参数，应用简便，可用于水肿，急性心肌梗死，肝、肾功能减退等病理状况时的剂量调整。在实际应用中，由于每次剂量调整必须经过5～6个半衰期，重新达到稳态后才能确证是否达到了目标浓度，而病人的病理生理状况往往导致药代动力学参数发生不断的

变化，因此难以保证在剂量调整的过程中始终满足药代参数不变的假设，从而可能导致结果准确性较差。

（3）Bayes法　Bayes法是在获得了目标人群群体药代动力学参数的基础上，通过1～2个点的实测血药浓度值来估计个体药代动力学参数，继而用于给药方案设计与剂量调整。由于该法求算的药代动力学参数综合考虑了病人的病理生理状况，因此对血药浓度的预测结果会更加准确、可靠。但是本法应用的前提是必须获得相应的群体药代动力学参数，并且应用过程需要使用计算机软件，因而在应用上有一定的限制和难度。

## 七、药师在治疗药物监测中的职责和作用

TDM是由医生、药师、护士等多学科人员协作完成的一项团队医疗行为，需要各方面的密切配合，药师在治疗药物监测的申请、样本采集、检测、结果解析等方面都发挥着重要的作用。

**1. TDM申请**　在临床治疗中，通常由医生根据病人的病情和用药等临床具体情况，判断是否需要监测血药浓度，并提出相应的TDM申请。药师在这个环节中的主要职责是严格把握TDM适应症，协助临床医生将TDM的申请控制在合理的范围，主要体现在两个方面：首先应提醒医生进行必要的TDM；其次对于不合理的TDM申请应建议取消，避免不必要的TDM申请。

**2. 给药与生物采集**　给药与生物样品采集工作通常是由护士具体实施的。TDM对采样时间点和采集标本的类型（如血清、全血等）的要求取决于不同的监测目的以及监测指标与疗效和毒性作用的相关性。多数药物需要控制稳态血药浓度达到最低有效浓度，通常以稳态谷浓度作为评价指标，也有部分药物需要监测峰浓度或其他特殊时间浓度，例如环孢素A监测给药后2小时的血药浓度用于评估药–时曲线下面积（area under curve，AUC）。大多数需要常规监测的药物，如大部分的抗癫痫药、抗抑郁药、抗生素、心血管药以及平喘药均可以测定血浆或者血清浓度，抗反转录病毒药全部需要测定血清浓度，免疫抑制药环孢素A、他克莫司等则需要测定全血浓度。因此，生物样品采集前应当确定采集样品的类型、样品量、取样容器（抗凝剂）、样品保存条件以及采样的时间点等，药师应在这些方面提供相关的技术支持和指导。

**3. 生物样品的检测**　目前国内TDM的生物样品检测工作多由药剂科或检验科承担，因此部分医院的药师负责TDM的检测工作，这部分药师应保证检测方法在精密度、灵敏度、专属性等方法学方面符合要求，并进行实验室质量控制，保证快速提供准确的血药浓度测定结果。

**4. 结果解析与治疗决策**　TDM报告不仅仅是药物浓度的结果报告，药师应协助医生分析血药浓度的各种影响因素，结合必要的临床信息对血药浓度结果进行合理解释并给出给药方案调整的初步意见，为临床医生制定治疗决策提供参考。医生在临床诊疗过程中应注意收集病人的生理、病理信息以及用药情况，并综合药师提出的用药调整建议，做出最终的治疗决策。

## 八、治疗药物监测常用品种、浓度范围和临床监测要点

### （一）治疗药物监测常用品种的有效浓度范围和取样时间

治疗药物监测常用品种的有效浓度范围和取样时间见表31-7。

表31-7　常用监测药物、血药浓度有效范围和取样时间

| 药物名称 | 有效浓度范围 | 给药方法和取样时间 |
|---|---|---|
| 丙戊酸 | 50～100mg/L | 再次给药前取血测定谷浓度 |
| 苯巴比妥 | 15～40mg/L | 再次给药前取血测定谷浓度 |
| 卡马西平 | 4～12mg/L | 再次给药前取血测定谷浓度 |
| 苯妥英 | 10～20mg/L | 再次给药前取血测定谷浓度 |
| 乙琥胺 | 40～100mg/L | 再次给药前取血测定谷浓度 |
| 拉莫三嗪 | 2.5～15mg/L | 再次给药前取血测定谷浓度 |
| 庆大霉素 | 峰浓度：4～10mg/L<br>谷浓度：0.5～2mg/L | 静脉滴注：滴注30分钟，给药结束30分钟时取血测定峰浓度；再次给药前30分钟时取血测定谷浓度。肌内注射给药：给药后1小时取血测定峰浓度，再次给药前30分钟内取血测定谷浓度 |
| 阿米卡星 | 峰浓度：20～30mg/L<br>谷浓度：5～10mg/L | 同庆大霉素 |
| 妥布霉素 | 峰浓度：4～10mg/L<br>谷浓度：0.5～2mg/L | 同庆大霉素 |
| 万古霉素 | 谷浓度：10～20mg/L | 再次给药前30分钟内取血测定谷浓度 |
| 伏立康唑 | 1～5mg/L | 再次给药前取血测定谷浓度 |
| 伊曲康唑 | 谷浓度＞1mg/L | 再次给药前取血测定谷浓度 |
| 泊沙康唑 | 预防感染：48小时后谷浓度＞0.35mg/L；7日后谷浓度＞0.7mg/L；治疗感染：7日后谷浓度＞1mg/L | 再次给药前取血测定谷浓度 |
| 氯霉素 | 峰浓度：15～25mg/L | 静脉滴注：滴注30分钟，给药结束90分钟时取血测定峰浓度。口服给药：给药后2小时取血测定峰浓度 |
| 地高辛 | 0.5～2.0ng/ml<br>（与年龄和疾病相关） | 给药后6小时至再次给药前取血测定血药浓度 |
| 胺碘酮 | 0.5～2.5mg/L | 再次给药前取血测定谷浓度 |
| 茶碱 | 10～20mg/L（成人）<br>5～10mg/L（新生儿） | 再次给药前取血测定谷浓度 |
| 环孢素 | 谷浓度：<br>骨髓移植：100～200ng/ml<br>肝移植：200～300ng/ml<br>肾移植：100～200ng/ml<br>峰浓度：400～1500ng/ml | 再次给药前取血测定谷浓度，给药后2小时取血测定峰浓度① |
| 他克莫司 | 3～15ng/ml | 再次给药前取血测定谷浓度 |
| 吗替麦考酚酸 | 谷浓度：1～4.5mg/L<br>AUC：30～60（mg•h）/L | 再次给药前取血测定谷浓度 |
| 西罗莫司 | 4～12ng/ml | 再次给药前取血测定谷浓度 |
| 氟胞嘧啶 | 25～100mg/L | 再次给药前取血测定谷浓度 |
| 甲氨蝶呤 | 给药后24小时浓度＜10μmol/L<br>给药后48小时浓度＜1μmol/L<br>给药后72小时浓度＜0.1μmol/L | 给药后24小时、48小时、72小时测定 |
| 锂盐 | 0.5～1.5mmol/L | 再次给药前取血测定谷浓度 |

注：①有效浓度范围与测定方法有关，此推荐范围适用于高效液相色谱法等特异性强的测定方法；不同疾病的谷浓度与病情相关。

### （二）治疗药物监测常用品种的临床监测要点

**1. 地高辛的临床监测要点**　地高辛为临床常用的正性肌力药，消除半衰期平均约36小时，维持量可每日给药1次，通过3个半衰期（约1周）血药浓度接近稳态。地高辛治疗窗窄，中毒剂量和治疗剂量非常接近，治疗量已接近60%的中毒剂量，故易中毒，中毒症状出现和血药浓度密切相关。临床治疗的有效血浆浓度为0.5～2.0ng/ml，儿童和老人的血药浓度较高。用地高辛长期维持治疗的病人，通常认为血药浓度不应超过2.0ng/ml。地高辛血药浓度＞2.0ng/ml，即可视为中毒。临床监测和结果解读中应注意以下问题。

（1）根据血药浓度优化给药方案，一般应在达到稳态浓度后进行，肾功能正常的病人在给予维持剂量6～8日后进行监测，肾功能受损的病人在给药20～22日后进行监测。

（2）采集血样最好在给予病人日剂量前采样测定谷浓度。

（3）地高辛浓度测定的适用范围：患有明显的肾功能不全、给药初期疗效好但后来效果不佳的病人、怀疑毒性作用或药物相互作用（如合用奎尼丁）、评价是否适用或需要继续治疗。

（4）来源于不同厂家的地高辛制剂之间的口服生物利用度有比较大的差异，在等剂量口服给药时，地高辛的稳态血药浓度差异可达2倍，可能与药物在制剂中的结晶大小有关，其中口服生物利用度以液体剂型较高。因此在更换不同厂家制剂时必须引起注意。

（5）地高辛片剂的口服生物利用度为70%～80%，有较大的个体差异。大约10%的人群消化系统有肠杆菌，能把地高辛转化为灭活产物，引起病人对常规剂量的地高辛疗效下降；而当此类病人口服抗生素时，转化地高辛的肠杆菌受到了抑制，地高辛的生物利用度可突然提高而引起中毒。

（6）一些临床疾病（如低钾血症、甲状腺功能亢进、甲状腺功能减退）可以改变病人对地高辛的敏感性，这种改变与药物浓度变化无关。因此，除了关注合并的治疗和肾功能外，也有必要评估电解质（特别是血清钾）和甲状腺功能水平。

（7）在肾衰竭、肝衰竭病人和妊娠末3个月的孕妇体内可能会存在地高辛样免疫反应物质（digoxin-like immunoreactive substances，DLIS），如果在使用放射免疫测定法测定时可能会发生交叉反应，DLIS交叉反应产生的浓度可达到总浓度的50%，结果解读时需要引起注意。

**2. 茶碱的临床监测要点**　茶碱是一种支气管平滑肌松弛药。由于茶碱在水中难溶，只能以更易溶的茶碱乙烯二胺盐（氨茶碱）的形式静脉注射，氨茶碱含有80%的茶碱。茶碱通常的治疗范围在10～20mg/L；然而，治疗浓度为5mg/L也可提高肺功能。茶碱浓度超过15mg/L易造成更多的不良反应，而不会显著增加药理作用。当浓度在13～15mg/L时，会引起恶心和呕吐，但这种轻度不良反应并非总能观察到，也不能被用来作为发生更严重不良反应的可靠指征（例如，心律失常、癫痫发作），严重不良反应与药物浓度过高有关（≥40～50mg/L）。

（1）在大多数接受茶碱治疗的成年病人中，每天服用2次缓释制剂。这种服药方式基于茶碱药代动力学特征，可在给药间隔中的大部分时间获得相对稳定的治疗浓度。

（2）对于不同的茶碱控释制剂来说，食物对其吸收的程度也有不同影响。高脂肪食物会使一些药物“突然释放”，例如Theo-24，其药物的主要部分会在前4小时内被吸收，而不是在24小时内平稳地吸收。

（3）儿童对茶碱代谢迅速，需要每8小时服用一次缓释制剂。

（4）茶碱主要通过细胞色素$P_{450}$酶中的CYP1A2和CYP3A4代谢。因此，吸烟（影响CYP1A2）和酶诱导剂（影响CYP1A2和CYP3A4）均可增加其代谢。

（5）尽管在一些病人中茶碱的代谢可达到饱和，但它的清除率与治疗浓度呈线性。非线性清除一般发生在浓度超过20 mg/L时，此时清除率平均下降20%。

**3. 苯巴比妥的临床监测要点** 苯巴比妥是长效巴比妥类药物，主要用来治疗癫痫发作，通过肝、肾消除，利尿和碱化尿液可以增强肾的清除能力。苯巴比妥通常治疗范围是15～40mg/L。对于大多数病人来说，10～30mg/L就可以满意地控制癫痫发作，浓度大于40mg/L常会引起不良反应（例如，抑郁、共济失调），而疗效不会增加。

（1）苯巴比妥的平均半衰期为5日，其稳态浓度要在连续给予维持剂量2～3周后才能达到，因此，为了治疗癫痫持续状态，需要使血药浓度立即达到20mg/L时，可静脉给予15mg/kg的负荷剂量（通常分3次给药，每次5mg/kg）。

（2）由于苯巴比妥在脂肪组织中也有分布，肥胖病人应在实际体重的基础上调整负荷剂量。

（3）由于苯巴比妥的消除半衰期很长，因此可以在服药间隔的任意时间采集血样，进行浓度监测。

（4）苯巴比妥的平均清除率为0.1L/（kg·d），通常采用日剂量（2mg/kg）乘以换算系数10来估算稳态浓度。

**4. 苯妥英的临床监测要点** 苯妥英主要用于控制癫痫。对于大多数病人来说，苯妥英的一般治疗浓度为10～20mg/L，而5～10mg/L的浓度对某些病人也有效，当低于5mg/L一般无治疗作用。苯妥英对中枢神经系统的不良反应多与浓度有关，远外侧眼球震颤常发生在血药浓度高于20mg/L时，其他中枢神经系统症状如共济失调、智力减退，分别容易出现在药物浓度超过30mg/L和40mg/L时。苯妥英所致的牙龈增生、叶酸缺乏和外周神经病变一般与药物浓度无关。

（1）苯妥英的口服生物利用度会因为同时给予营养支持（如鼻饲给予肠内营养液）而显著降低，因此这些病人有必要给予大剂量苯妥英，避免这个影响最可行的方法是静脉注射苯妥英。苯妥英的吸收速度也受制剂组成和工艺差异的影响，在改换品牌或使用不同种类的产品时应谨慎。

（2）苯妥英的代谢具有饱和性，由于代谢能力有限，苯妥英的半衰期和清除率都与剂量有依赖性，因此适度地改变了维持剂量也可能导致稳态血药浓度发生不成比例的变化。达到稳态浓度的时间不能简单地用消除半衰期的4～5倍来推算。

（3）苯妥英的胶囊剂和静脉注射剂都是以其钠盐的形式存在，均含有92%的苯妥英。混悬剂型含有100%的苯妥英，它和苯妥英钠盐制剂和咀嚼片存在8%的含量差异。当病人的代谢能力接近饱和时，苯妥英含量差异就显得尤为重要。因为病人的代谢饱和点很难预测，所以在换用苯妥英剂型时，应考虑到其含量差异。

（4）苯妥英静脉注射剂由于含有稀释剂丙二醇，会引起低血压，因此静脉滴注速度不能超过50 mg/min。

（5）磷酸苯妥英的剂量可以用苯妥英的剂量来换算（磷酸苯妥英分子量约为苯妥英的1.5倍）。磷酸苯妥英实际监测的即是苯妥英的浓度。应在静脉注射后2小时后，或肌内注射后4小时后检测苯妥英浓度。这时，磷酸基与苯妥英的结合在磷酸酯酶的作用下已完全解离。

（6）约90%的苯妥英与白蛋白结合，其有效的游离血药浓度是1～2mg/L。如果病人苯妥英蛋白结合率发生改变（如肾衰竭、药物置换、血清白蛋白减少），可能导致游离药物浓度发生明显变化，而导致药理活性增强甚至出现不良反应，此时直接监测游离药物浓度可能更有意义。

**5. 卡马西平的临床监测要点**　卡马西平主要用于癫痫及三叉神经痛的治疗，其有效血药浓度范围是4～12mg/L。较低的浓度范围（4～8mg/L）适用于正接受多种抗癫痫药物治疗的病人。对于单独应用卡马西平治疗的病人，较高的浓度范围（8～12mg/L）比较合适。大部分中枢神经系统的不良反应（眼球震颤、共济失调、视物模糊和嗜睡）发生在卡马西平的浓度超过8～12mg/L时。很多皮肤和血液系统不良反应的发生与剂量和浓度无关。

（1）卡马西平给药前应进行一些基础检查，包括全血细胞分类计数、血小板计数、血清钠、肝功能测定等。如果需要，还应事先评估病人的步态和眼球震颤情况。

（2）卡马西平可导致罕见但有潜在致死性风险的血液系统疾病，如再生障碍性贫血、粒细胞缺乏症、血小板减少症和白细胞减少症，应注意监测骨髓的毒性症状。使用卡马西平后情况稳定的病人不必频繁地进行全血细胞计数检查。

（3）缓慢地增加剂量可以减少大多数中枢神经系统不良反应的发生，也可以在病人对剂量增加导致的不良反应耐受后，再增加新的剂量。长期治疗中产生的中枢神经系统不良反应可以通过剂量的减少降到最低程度。

（4）卡马西平代谢的自身诱导程度随着每一次剂量的增加而变化，大约需要4周趋于平稳。因此，在自身诱导达到平稳前，测定血清药物浓度会过高估计药物所能达到的浓度。

（5）卡马西平作为一种酶诱导剂，可以影响其他药物代谢。癫痫病人联合用药的情况很普遍，当增减药物种类时，需要考虑潜在的药物相互作用。

**6. 丙戊酸的临床监测要点**　丙戊酸主要用于治疗多种癫痫发作，其治疗浓度范围为50～100mg/L。药物浓度较高可能会发生胃肠道不良反应，如恶心、呕吐、腹泻、腹部绞痛等，但部分病人即使浓度超过100mg/L，也未表现出明显的中毒指征。

（1）有报道该药清除率日间存在差异，其傍晚或夜间的浓度均低于清晨，选择一致的取样时间（如清晨谷浓度）对监测药物的治疗浓度有很重要的影响。

（2）丙戊酸会影响苯巴比妥等药物的代谢，还能将蛋白质结合强的药物（如苯妥英）从结合形式中置换出来，因此与其他抗癫痫药物类似，增加或减少合用药物时，要考虑到潜在的药物相互作用。

**7. 环孢素的临床监测要点**　环孢素是临床常用的免疫抑制药，主要抑制T淋巴细胞功能，用于肾、肝、心、肺、骨髓移植的抗排异反应以及治疗自身免疫性疾病。在治疗剂量下，其生物利用度和药代动力学的个体差异及机体对环孢素敏感性和耐受性的差异很大，进行TDM对提高移植器官的存活率，减少毒性反应和排异反应的发生具有重要的临床意义。

不同移植器官以及相同移植器官在手术后的不同时期对血药浓度的要求不同。以肾移植为例，按时间段进行参考血药浓度范围划分如下。1个月内：250～400ng/ml；1～3个月：200～350ng/ml；3～6个月：180～300ng/ml；6～12个月：100～200ng/ml；1～2年：100～160ng/ml；2年以上：90～150ng/ml。肾移植术后控制环孢素的剂量及血药浓度对防止和减少毒性反应尤为重要。在三联、二联疗法中，谷浓度＞400ng/ml出现急性肾损伤的可能性明显增大。当环孢素全血药物浓度高于按术后时间分组的推荐治疗窗上限时，毒性反应发生率为43%，低于上限时仅为

3.5%。实际上环孢素的有效血药浓度与中毒浓度间存在部分重叠，术后不同时期所需的血药浓度范围也有部分重叠，因此应参考推荐的血药浓度范围结合临床具体调节。原则上当肝、肾功能良好时，在术后不同时间段内的环孢素血药浓度应尽量维持在相对较低的水平。

**8. 万古霉素的临床监测要点** 万古霉素是抗耐甲氧西林金黄色葡萄球菌感染的一线用药，主要经肾脏排泄，具有肾毒性和耳毒性。其谷浓度范围在10～15mg/L；治疗重症感染时，谷浓度范围在15～20mg/L。

（1）万古霉素的红人综合征（表现为脸红、心动过速和低血压）伴有组胺释放，在快速注射时发生率较高。为减少发生率，注射万古霉素时应缓慢（如1g至少用60分钟注射）。这种综合征可以在治疗前用抗组胺药物治疗。

（2）一些高通量透析膜能很快清除血液透析病人体内的万古霉素。与氨基糖苷类相似，万古霉素血药浓度在透析后会发生反跳。建议在透析1～2小时后再测定血药浓度。

**9. 锂的临床监测要点** 锂主要用来治疗躁狂与抑郁状态交替的抑郁症。锂的一般治疗浓度范围在0.5～1.5mmol/L，但该范围要根据治疗的进程进一步调整。在长期治疗的病人中，最有效的浓度范围是0.6～1.2mmol/L。对于躁狂症急性发作的病人，有时需要较高浓度（0.8～1.5mmol/L）治疗。理想的治疗终点是用最少剂量的锂来控制躁狂症。锂盐的常见不良反应是恶心、呕吐、厌食、上腹胀和腹痛，这可能由大剂量给予吸收快速的锂盐制剂或胃肠道及血浆中锂浓度过高引起。中枢神经系统的不良反应（如嗜睡、疲劳、肌无力和震颤）常与血浆浓度超过1.5mmol/L有关。

（1）进食会降低锂的吸收速度和峰浓度，因此进食会减轻一些不良反应（例如震颤、多尿）。

（2）锂的日剂量应分两次或多次服用，谷浓度应在末次服药12小时后采血测定。

（3）锂在肾近曲小管的重吸收伴随着钠的重吸收，由于药物治疗（如使用噻嗪类利尿剂）引起了体液平衡或电解质平衡的急剧改变，会使钠（和锂）的重吸收增加，增加中毒危险。

## 第二节　药酶基因检测

### 一、药酶基因检测的适用范围

人类基因组计划完成后，大量研究发现，遗传因素是造成药物反应个体差异的主要原因。SNP、短串联重复、插入、缺失等基因变异均可能造成细胞色素$P_{450}$（cytochrome $P_{450}$，CYP）等药物代谢酶、转运蛋白、药物作用靶点以及疾病相关基因功能或表达量发生改变，进而引起药物反应的差异。在临床药物治疗领域，基因检测可以帮助医生正确选择药物，制订个体化的治疗方案，避免药品不良反应，达到合理用药的目的。由于基因多态性研究和发展水平的局限性，目前尚不能对每种药物进行检测，只能集中对临床相关证据较多、对临床药物治疗意义较大、基因突变发生频率较高的一些药物相关基因进行筛查。例如治疗肿瘤药物的基因检测是国内外研究和应用最多的，一方面是因为观察肿瘤治疗疗效需要的时间长，依据疗效调整用药往往会贻误治疗时机；另一方面是肿瘤治疗药物有效剂量到中毒剂量间的差距小，易发生毒副作用；此外，新型的肿瘤靶向治疗药物价格昂贵，根据体细胞突变表型有针对性地合理使用靶向治疗药物可提高药物的成本效益。其他治疗领域的药物，包括抗凝血药、抗血小板药、部分精神科和神经科等药物，也有必要在用药前进行基因检测。

随着精准医学的发展和相关证据的增加，近十几年来，美国食品药品管理局先后发布公告并修改了华法林、卡马西平、苯妥英、伊立替康、氯吡格雷等100多种药物说明书，增加了药物基因组学信息，建议在应用上述药物时进行相关基因多态性检测。我国现已在卡马西平以及部分肿瘤靶向治疗药物的说明书中提出进行基因筛查。PharmGKB数据库由美国国立卫生研究院资助，斯坦福大学遗传学系建立，对精准治疗和药物基因组学证据进行实时更新，该数据库根据项目成熟程度将个体化用药基因检测项目分为4级，1A级项目通常经大规模随机对照临床试验对项目的意义进行了论证；1B级项目有确切的临床证据提示相关性，且这种相关性被具有一定样本规模的研究所证实，但还需进一步的临床证据，1级项目（包括1A级和1B级）满足临床应用的最高标准，而4级项目适于临床应用的证据最少。对于其中与临床用药的疗效或不良反应相关意义较大、证据级别较高的基因多态性位点，临床中可考虑在用药前对病人进行药物相关基因多态性位点的检测，根据病人基因型和相关用药建议为病人制订合理的个体化用药方案。部分已在临床中开展和应用的药物相关基因多态性检测项目见表31-8。



表31-8　临床已开展的药物相关基因检测项目

| 基因或变异名称 | 个体化应用的药物 |
|---|---|
| 药物代谢酶与转运体基因 | |
| *ALDH2* | 硝酸甘油、乙醇 |
| *CYP2C9* | 华法林、塞来昔布 |
| *CYP2C19* | 氯吡格雷、伏立康唑、奥美拉唑、兰索拉唑、西酞普兰、阿米替林、地西泮 |
| *CYP2D6* | 他莫昔芬、阿米替林、昂丹司琼、美托洛尔、去甲替林、地昔帕明、多塞平、丙米嗪、奥氮平、文拉法辛、多塞平、帕罗西汀、氟西汀、曲马多、可待因 |
| *CYP3A5* | 他克莫司 |
| *DPYD* | 氟尿嘧啶、卡培他滨、替加氟 |
| *NAT1*、*NAT2* | 异烟肼、普鲁卡因胺、吡嗪酰胺、利福平、氨基水杨酸、对氨基苯甲酸 |
| *SLCO1B1* | 辛伐他汀、匹伐他汀、阿托伐他汀 |
| *TPMT* | 6-巯基嘌呤、6-硫鸟嘌呤、硫唑嘌呤、顺铂 |
| *UGT1A1* | 伊立替康 |
| 药物作用靶点基因 | |
| *ACE* | 福辛普利、依那普利、赖诺普利、卡托普利 |
| *ADRB1* | β受体阻滞药如美托洛尔 |
| *APOE* | 普伐他汀 |
| *IFNL3* | 聚乙二醇干扰素α-2a、聚乙二醇干扰素α-2b、利巴韦林 |
| *PML-RARα* | 三氧化二砷 |
| *TOP2A* | 蒽环类化疗药物 |
| *VKORC1* | 华法林 |
| *ERCC1* | 铂类药物（顺铂、卡铂和奥沙利铂） |
| *RRM1* | 吉西他滨 |
| 其他基因 | |
| *G6PD* | 氯喹、氨苯砜、拉布立酶 |
| *HLA-B* | 卡马西平、苯妥英、阿巴卡韦、别嘌呤醇 |

## 二、药酶基因检测的局限性

药物基因组学经过近20年的发展，在研究方法、检测技术、数据分析和临床经验等方面推动了个体化医学的发展，在药物反应易感人群评价、精准治疗药物治疗方案设计等方面也积累了丰富的研究经验和实践证据。但精准医学和药物相关基因多态性检测在临床的实际应用中也存在一定的局限性。由于遗传信息复杂、量大，现有检测技术及信息处理方法难以满足时效性和量效性；在药物治疗研究中，不断发现新的与药物反应相关的基因型和表型，现有的信息也难以解释和回答全部临床个体差异问题；遗传因素对药物治疗的预测还会受环境、饮食、病理生理状况和合并用药等复杂情况的干扰。

由于药物治疗效果和不良反应受多种因素的影响，通过现有的治疗药物监测和药酶基因检测等指导个体化用药和精准治疗仍存在众多挑战。为提高临床个体化用药水平，需要将TDM、药酶基因检测等相结合，通过药酶基因检测为给药方案提供初始参考和制定依据，通过TDM以及密切监测临床安全性和有效性，调整给药方案，最大限度发挥药物的治疗作用，避免或减少药物的不良反应，使用药达到最大获益。

## 三、药酶基因检测的分析方法

目前临床上可用于药物相关基因多态性检测的方法主要有聚合酶链反应（polymerase chain reaction，PCR）-直接测序法、PCR-焦磷酸测序法、实时荧光PCR法、PCR-基因芯片法、PCR-高分辨率熔解曲线法、等位基因特异性PCR法、PCR-限制性片段长度多态性法、原位杂交法等。以上这些方法的作用原理不同，适用的检测对象等也不同。

**1. PCR-直接测序法** 该方法是DNA序列分析的经典方法，基于双脱氧核糖核酸末端终止法，根据核苷酸在某一固定点开始延伸，随机在某一特定碱基处终止的特点，对掺入的每个碱基都进行荧光标记，因此产生了以腺嘌呤（A）、胸腺嘧啶（T）、胞嘧啶（C）、鸟嘌呤（G）结束的四组相差一个碱基的不同长度的系列核酸片段；通过毛细管电泳分离这些片段后读取待测核酸的碱基序列。该方法可直接读取DNA的序列，因此被认为是基因分型的金标准。

**2. PCR-焦磷酸测序法** 该方法是由4种酶催化的同一反应体系中的酶级联化学发光反应。实验需设计一条生物素标记的测序引物，当引物与单链模板DNA退火后，在DNA聚合酶、三磷酸腺苷硫酸化酶、荧光素酶和三磷酸腺苷双磷酸酶4种酶的协同作用下，将引物上每一个脱氧核糖核苷三磷酸（dNTP）的聚合与一次荧光信号的释放偶联起来，通过检测荧光的释放和强度，达到实时测定DNA序列的目的。所需试剂包括样本处理试剂、核酸扩增试剂、单链模板制备试剂、焦磷酸测序试剂和阳性质控品五大类。所需仪器为PCR仪和焦磷酸测序仪。

**3. 实时荧光PCR法** 根据检测原理的不同，实时荧光PCR法可分为探针法和非探针法两种，前者利用与靶序列特异杂交的探针（*Taq*man和分子信标）来指示扩增产物的增加，后者利用荧光染料或特殊设计的引物来指示扩增产物的增加。*Taq*man探针法在反应过程使用4条寡核苷酸链，其中两条为等位基因特异性探针，两条为PCR引物。两条探针可分别与突变型和野生型模板互补，其两端分别用含报告基团和淬灭基团的染料进行标记，两条探针的报告基团荧光染料不同。进行SNP检测时，PCR扩增的退火过程导致探针与模板杂交结合，当引物延伸至探针处时，

DNA聚合酶的5′端外切酶活性将探针的5′端报告基团从探针上切除，使之与淬灭基团分离，从而发出相对应的荧光，而没有配对的探针仍然保持完整而不会发荧光。不同的等位基因探针由于标记的荧光染料不同，所发出的荧光信号不同，可通过对荧光信号的检测判断样本的基因型。

**4. PCR-基因芯片法** PCR-基因芯片法以特定的寡核苷酸片段作为探针，将其有规律地排列固定于支持物上，将样品DNA通过PCR扩增、荧光标记等程序，按碱基配对原理与芯片杂交，再通过荧光检测系统对芯片上的荧光信号进行检测和分析，从而迅速获得个体的基因型信息。基因芯片法的操作过程包括PCR核酸扩增、杂交、芯片扫描和结果分析。该方法用于DNA基因分型时属于定性检测，灵敏度为50ng/μl。基因芯片法分析时需设置阴性对照和阳性质控品。其主要优点是可同时对多个待测SNP位点进行检测。

**5. PCR-高分辨率熔解曲线法** PCR-高分辨率熔解曲线法（high-resolution melting，HRM）通过分析PCR反应的熔解曲线进行基因分型。PCR扩增的熔解曲线取决于其扩增序列，序列中一个碱基的差异都可导致双链DNA的解链温度发生变化。HRM法应用实时荧光定量PCR仪监测这种细微的温度变化，确定所扩增的目的片段中是否存在突变，从而用于基因分型。HRM法使用饱和荧光染料，该类染料在饱和浓度时对PCR反应无抑制作用，因此可以高浓度使用，从而与DNA双螺旋结构中的所有小沟结合。在双链DNA的变性过程不存在荧光分子的重排，其特异度得到大幅提升，因此熔解曲线细微的变化可以反映扩增片段中碱基的差异。应用本方法进行基因分型属于定性分析。

**6. 等位基因特异性PCR法（allele-specific PCR，AS-PCR）** 由于*Taq* DNA聚合酶缺乏3′→5′端的外切酶活性，3′端错配的碱基会导致引物延伸速度变慢，当错配达到一定程度时，引物延伸将终止，得不到特异长度的PCR扩增产物，从而提示模板DNA没有与引物3′端配对的碱基，反之则有。AS-PCR反应需要两条等位基因特异的引物和一条共用的反向引物，两条非特异性引物在3′端与模板错配，但其他部分碱基序列完全相同。只有引物的3′端与模板完全配对时，PCR扩增才可以进行。PCR产物可通过凝胶电泳进行分析和基因型的判断。该方法也可与实时荧光定量PCR结合起来进行基因分型。

**7. PCR-限制性片段长度多态性法** PCR-限制性片段长度多态性法（restriction fragment length polymorphism，RFLP）是一种基于酶切原理的方法，也是最早用于基因分型的经典方法之一。该方法主要基于某些限制性内切核酸酶可以特异性识别某一特定序列和结构DNA，并对其进行剪切的原理。限制性内切核酸酶通常识别双链DNA的某一特定序列，并在特定位置或者附近将双链DNA切断，从而产生较短的DNA片段。由于限制性内切核酸酶识别序列的严格性，一个碱基的变化都会导致酶切活性的消失。利用这一特性，若待分型的SNP位点在某一限制性内切核酸酶的识别位点上，将会导致该酶只对其中的一种等位基因具有酶切活性。因此，对位于限制性酶切识别位点的SNP进行分型时，可以使用包含该位点的PCR产物与相应的限制性内切核酸酶进行温育。对酶切以后的产物进行电泳，并根据酶切产物片段的大小来进行基因分型。

**8. 原位杂交法** 原位杂交法（*in situ* hybridization，ISH）的本质是在一定的温度和离子浓度下，使具有特异序列的单链探针通过碱基互补规则与组织细胞内待测的核酸复性而对组织细胞中的特异性核酸进行定位，并通过探针上所标记的检测系统显示其在核酸上的原有位置。目前利用荧光素进行标记的荧光原位杂交应用最为广泛。

在药物相关基因检测方面，ISH法以各种人体标本，包括用相应实验方法制备的细胞学和组织学标本（福尔马林固定、石蜡包埋）作为靶标，采用目的DNA探针与该靶标进行分子杂交，从而检测相关的靶基因异常。ISH法检测的靶标具有完整的细胞核，无需进行核酸的提取。在药物代谢酶和靶点基因检测中，ISH法主要用于测定基因扩增、基因缺失及基因融合异常。常用药物代谢酶和药物作用靶点基因检测技术优缺点及适用性比较见表31-9。

表31-9　常用药物代谢酶和药物作用靶点基因检测技术优缺点及适用性比较

| 方法 | 优点 | 缺点 | 适用性 |
|---|---|---|---|
| PCR-直接测序法 | 直接获取序列，分型的金标准，可发现未知突变 | 通量低，不能检测突变比例小于20%的SNP | 各种SNP的检测，未知突变的筛查以及验证其他分型的结果 |
| PCR-焦磷酸测序法 | 高通量，高灵敏度，可以检测插入/缺失突变和未知突变。等位基因含量的比例可用于室内质控 | 需要特殊仪器设备，灵敏度有限，不能对长片段进行分析 | 适合于较大样本、突变比例高于5%的各种类型SNP检测，甲基化位点的确定 |
| 实时荧光PCR法 | 灵敏度高，操作简单，仪器设备易普及 | 通量不高，探针较昂贵 | 对相同位点、大样本标本进行检测，可用于mRNA表达检测 |
| PCR-基因芯片法 | 通量高 | 灵活度低，成本高，需要特殊的仪器设备 | 适用于具备芯片检测能力的实验室对已知固定位点、大样本标本进行检测 |
| PCR-HRM | 简便，快速，通量大，成本低，灵敏度高，闭管操作，降低污染风险 | 需要特殊仪器设备，条件摸索过程较为困难 | 适合有该类仪器的实验室开展各种类型SNP分型研究，可用于已知甲基化位点的检测 |
| AS-PCR | 灵敏度高，适于对肿瘤组织中突变比例较低的体细胞突变进行检测 | 通量低，假阳性率较高 | 对小样本、低突变比例的体细胞突变进行检测 |
| PCR-RFLP | 无需特殊的仪器设备，成本较低，实验过程简单，可操作性强 | 通量低，只适用于部分SNP分型 | 适用于无条件购买贵重仪器设备的实验室开展小样本的分型检测 |
| 原位杂交法 | 在细胞核原位对基因的异常进行检测 | 成本高，通量低，时间较长 | 适于对基因扩增和缺失异常进行检测 |

## 四、药酶基因检测的质量控制

药物代谢酶和药物作用靶点基因检测的质量控制与保证是个体化医学检测质量保证的核心内容，是个体化用药基因诊断规范化和标准化的首要前提。因此需要建立有效的质量控制体系。

**1．室内质量控制**　实验室内质量控制首先应建立、健全各项具有可操作性的标准操作规程（standard operation procedure，SOP），应包括试剂准备和保存、标本采集、标本接收与预处理、核酸提取、测定方法、结果分析和报告、仪器操作、实验室安全措施等检验的各个环节。实验室工作人员应严格遵循SOP中的步骤要求进行操作。

一般基因检测都需要选择一定的质控样本进行质控分析。质控样本的选择视检测项目而定，如药物代谢酶的SNP检测的阴性质控样本可以是无相关突变的同类样本和不含任何核酸的水样本，阳性质控样本可以为以前检测过的特定基因突变已知的样本或体外构建的已含特定突变质粒的细胞株。通常在每次检测时同时设立阴性质控、阳性质控，且这些质控样本与待检样本同时进行检测，每隔一定数量的临床标本插入一份质控样本。

只有经质控规则判断确定测定值在控时，检测结果方为可信结果；如发现质控数据违背了质控规则，则为失控。一旦失控出现，当日所有检测结果无效，必须暂停实验并及时查明原因，采取改进措施，直至测定结果在控后方可重新开始临床检测。每次出现失控情况需填写失控记录，详细记录失控原因、采取措施及其效果，失控报告应及时通报公布，以免反复出现同一原因导致的失控。

实验室应有专人对实验过程各个阶段及实验数据进行质检。在日常临床诊断服务过程中，如果发现阳性质控标本结果偏高、偏低或阴性，或阴性质控品检测为阳性，则应立刻查找失控原因，并采取预防措施。

**2. 室间质量评价**　临床检测实验室应参加室间质量评价（EQA），对待EQA样本不能特殊化，应详细、如实地记录参与EQA的全过程，根据反馈结果了解本实验室的能力、自查存在的问题，及时寻求改进方法，解决问题，完善实验室质量控制体系，以促进实验室更好的发展。药物代谢酶和药物作用靶点基因检测的EQA还需对检测报告的填写规范程度、文字错误、报告清晰度、结果报告揭示的充分性等进行评价。国家卫生健康委员会临床检验中心目前已对华法林药物代谢基因（*CYP2C9*和*VKORC1*）多态性、氯吡格雷药物代谢基因（*CYP2C19*）多态性、伊立替康药物代谢基因（*UGT1A1*）多态性以及他莫昔芬药物代谢基因（*CYP2D6*）多态性等项目开展室间质评活动。



## 五、药酶基因检测与给药方案优化

根据药物基因组生物标志物检测结果指导个体化用药主要包括两种类型：一是根据个体的遗传信息调整用药剂量，以增加药物疗效，减少药品不良反应的发生；二是根据个体的遗传信息确定用药的种类，避免应用针对特定基因型个体无效或可能产生严重药品不良反应的药物。目前美国食品药品管理局、欧洲药品管理局、临床药物基因组学应用联盟（Clinical Pharmacogenetics Implementation Consortium，CPIC）和荷兰皇家药师协会药物基因组学工作组（Dutch Pharmacogenetics Working Group，DPWG）等机构推出了一系列精准药物治疗及剂量调整的指南。常见药物代谢酶和药物作用靶点基因遗传变异检测结果对临床用药的指导建议见表31-10。

根据药物基因组生物标志物检测结果，参考相关临床证据和精准药物治疗及剂量调整的指南，可为临床提供初步的用药指导建议。但由于药物在人体内的代谢过程复杂，除基因多态性影响外，还会受到年龄、性别、体重、合并用药、环境等多种因素的影响，因此基因检测并不能作为制定和调整用药的唯一依据，临床中还应根据病人的TDM结果、疗效和不良反应情况综合判断，做出最终的治疗决策。

表31-10　药物代谢酶和药物作用靶点基因检测项目及其用药指导

| 检测项目 | 用药指导 |
|---|---|
| *ALDH2*2*多态性检测 | 携带*ALDH2*2*等位基因的心绞痛病人尽可能改用其他急救药物，避免硝酸甘油舌下含服无效 |

续表

| 检测项目 | 用药指导 |
| --- | --- |
| *CYP2C9*3*多态性检测 | 将*CYP2C9*和维生素环氧化物还原酶复合体1（VKORC1）基因型代入华法林剂量计算公式计算初始用药剂量；减少携带*CYP2C9*3*的个体塞来昔布的用药剂量；适当增加携带*CYP2C9*3*等位基因的高血压病人氯沙坦的用药剂量 |
| *CYP2C19*2*和*CYP2C19*3*多态性检测 | 增加慢代谢（PM）基因型个体氯吡格雷的剂量，或选用其他不经CYP2C19代谢的抗血小板药物如替格瑞洛等；PM基因型个体阿米替林的起始剂量降低至常规剂量的50%并严密监测血药浓度；PM基因型病人应用伏立康唑时容易出现毒副反应，建议适当减少剂量 |
| *CYP2D6*10*多态性检测 | 携带*CYP2D6*10*等位基因的病人他莫昔芬的疗效欠佳，阿米替林的起始剂量应降至常规用药剂量的25% |
| *CYP3A5*3*多态性检测 | 减少*CYP3A5*3/*3*基因型病人他克莫司的用药剂量，以避免发生不良反应。可将*CYP3A5*3*基因型代入公式计算他克莫司的起始剂量 |
| *CYP4F2*3*多态性检测 | 降低*CYP4F2*3*纯合子基因型病人华法林及香豆素类抗凝药（醋硝香豆素、苯丙香豆素）的用药剂量 |
| *DPYD*2A*等位基因检测 | 携带*DPYD*2A*等位基因的病人应慎用5-氟尿嘧啶（5-FU）、卡培他滨和替加氟，或降低用药剂量，以避免毒性反应 |
| *NAT1/NAT2*基因型检测 | NAT1和NAT2慢代谢型病人反复给予异烟肼后易出现蓄积中毒，引起周围神经炎，应引起注意 |
| *SLCO1B1* 521T＞C多态性检测 | 携带*521C*等位基因的病人慎用辛伐他汀，以降低发生肌病的风险，具体可根据FDA推荐剂量表 |
| *TPMT*多态性检测 | 降低低酶活性基因型病人巯基嘌呤（MP）的用药剂量，杂合子起始剂量为常规剂量的30%～70%，携带两个突变等位基因的个体用药剂量为常规用药剂量的1/10，或1周3次给予常规剂量的药物，或换用其他药物，以避免产生严重的造血系统毒性反应；携带TPMT活性极高基因型的病人MP治疗可能无效。携带TPMT突变等位基因的儿童病人建议用卡铂而不用顺铂，以避免引起耳毒性 |
| *UGT1A1*多态性检测 | *UGT1A1*28*（*6/7*）和（*7/7*）基因型个体应用伊立替康时应选用剂量较低的化疗方案，以避免引起严重腹泻；携带*UGT1A1*6*等位基因的病人4级中性粒细胞减少症的发生风险增加，应谨慎使用 |
| *ACE* I/D多态性 | *DD*基因型的高血压病人建议选用福辛普利进行降压治疗；*DD*基因型的高血压合并左心室肥大和舒张期充盈障碍的病人建议使用依那普利和赖诺普利；Ⅱ基因型病人应用赖诺普利或卡托普利治疗时应注意监测肾功能 |
| *ADRB1*多态性检测 | *Gly389*基因型高血压病人建议不选用美托洛尔降压，或适当增加用药剂量 |
| *APOE*多态性检测 | 基因型为*E2/E2*的高脂血症病人建议选用普伐他汀治疗，以提高降脂疗效 |
| *ANKK1* rs1800497多态性检测 | 携带*rs1800497A*等位基因的病人应用第二代抗精神病药时静坐不能的不良反应发生风险增加，应注意 |
| 错配修复蛋白缺失（dMMR）检测 | 建议dMMR者接受不含5-FU的化疗方案 |
| *G6PD*基因多态性检测 | 携带突变等位基因的G6PD缺乏病人禁用氯喹、氨苯砜和拉布立酶 |
| *HLA-B*位点等位基因检测 | 携带*HLA-B*1502*等位基因者慎用卡马西平和苯妥英，携带*HLA-B*5801*等位基因者慎用别嘌呤醇，以免引起SJS/TEN；携带*HLA-B*5701*等位基因者慎用阿巴卡韦，以免引起药物性肝损害 |
| *IFNL3*多态性检测 | *rs12979860T*等位基因携带者聚乙二醇干扰素α-2a、聚乙二醇干扰素α-2b和利巴韦林治疗HCV感染的疗效差 |

续表

| 检测项目 | 用药指导 |
| --- | --- |
| 微卫星不稳定性（MSI）检测 | MSI-H病人建议不用5-FU辅助治疗 |
| *PML-RARα*融合基因检测 | *PML-RARα*融合基因阳性的APL病人可用$As_2O_3$进行治疗 |
| *TOP2A*基因异常（基因扩增或基因缺失）检测 | *TOP2A*基因异常的乳腺癌病人建议采用含蒽环类药物的治疗方案 |
| *VKORC*1-1639 G>A多态性检测 | 携带-1639A等位基因的个体应减少华法林的用药剂量，具体可根据华法林剂量计算公式确定华法林的起始用药剂量 |
| *ERCC1* mRNA表达检测 | 建议*ERCC1* mRNA低表达的非小细胞肺癌病人选用以铂类为主的化疗方案 |
| *RRM1* mRNA表达检测 | 建议*RRM1* mRNA低表达的病人选用吉西他滨为主的化疗方案 |

## 六、药师在药酶基因检测中的职责和作用



药酶基因检测是由医生、药师、护士等多学科人员协作完成的一项团队医疗行为，需要各方面的密切配合，药师在药酶基因检测的申请、样本采集、检测、结果解析等方面都发挥着重要的作用。

**1. 药酶基因检测申请**　在临床治疗中，通常是由医生开具药物相关基因多态性检测申请。但由于精准治疗和药物相关基因多态性检测领域发展迅速，部分医生可能对于检测的意义和具体项目开展情况未深入了解，临床药师应加强与临床医师的沟通，在临床工作中根据病人的病情和用药情况，与医生进行探讨，提示医生选择有价值的基因筛查项目。对于不合理的基因多态性检测申请应建议取消，协助临床医生将基因检测的申请控制在合理的范围。

**2. 样本采集**　样本采集工作通常是由护士具体实施。药酶基因检测需要使用乙二胺四乙酸（EDTA）抗凝全血，一般静脉取血1 ~ 2ml即可满足检测需要。药师可在样本采集的样品量、取样容器（含EDTA抗凝剂）和保存条件等方面提供指导。

**3. 基因检测**　目前国内医院药酶基因检测工作一般由药剂科或检验科承担，因此部分医院的药师还负责药酶的基因检测工作，这部分药师应按照标准操作规程处理及测定样品，保证基因检测结果的准确性。

**4. 结果解析与治疗决策**　药物相关基因检测报告不仅仅是基因检测结果的报告，药师应根据病人的具体基因型结合病人的用药给予初步的解读，对监测结果的临床意义给予说明。由于药物在人体内的代谢过程复杂，除基因多态性影响外，还会受到年龄、性别、体重、合并用药、环境等多种因素的影响，因此基因检测并不能作为制定和调整用药的唯一依据，临床中还应根据病人的临床表现，结合实际情况综合判断，做出最终的治疗决策。由于药师在TDM和药物相关基因检测方面具备一定专业优势，目前国内已有解放军总医院、北京朝阳医院等医院开设精准用药门诊，由医生和药师共同出诊根据病人TDM和药物相关基因检测结果，结合病人的用药疗效和不良反应等具体情况，讨论并调整病人治疗方案，以提高个体化用药水平。

## 七、药酶基因检测常用品种和临床解读要点

**1. 华法林**　华法林为香豆素类抗凝剂，具有对抗维生素K的作用，通过抑制维生素K依赖

性凝血因子Ⅱ、Ⅶ、Ⅸ、Ⅹ在肝脏的合成而发挥抗凝作用。在与华法林相关的基因中*CYP2C9*和*VKORC1*的相关研究较多，证据较充分。华法林主要由CYP2C9代谢，*CYP2C9*2*和*CYP2C9*3*位于该基因外显子区域，可引起氨基酸的改变（R144C和I359L），基因突变者CYP2C9酶活性下降，会导致华法林在体内蓄积。*CYP2C9*的基因多态性存在种族差异，*CYP2C9*2*杂合子突变在白种人分布频率为20.8%，而在中国人群分布频率为0%。*CYP2C9*3*杂合子突变在白种人和中国人群的分布频率为11.5%和10.6%。VKORC1是维生素K依赖性凝血因子生成的限速酶，可将体内环氧型维生素K还原为氢醌型维生素K，也是华法林的作用靶点，华法林主要通过抑制该酶而发挥作用。*VKORC1* rs9923231位点位于该基因启动子区域，基因突变者的转录因子结合位点发生改变，导致VKORC1的表达量和活性下降，对华法林敏感性增加。*VKORC1* rs9923231在中国人群中杂合子和纯合子突变频率分别为9.8%和90.2%。因此，建议检测*CYP2C9*和*VKORC1*相关基因型，以指导华法林的精准治疗。

基于病人*CYP2C9*和*VKORC1*相应SNP位点的基因型，有助于华法林起始剂量和维持剂量的选择。华法林的起始剂量和维持剂量建议分别见表31-11和表31-12。

表31-11 基于*CYP2C9*和*VKORC1*基因型的华法林起始剂量调整（mg）

| *VKORC1* | *CYP2C9* | | |
|---|---|---|---|
| | **1/*1* | **1/*2或*1/*3* | **2/*2、*2/*3或*3/*3* |
| GG | 10[a] | 10[a] | 7.5[b] |
| GA | 10[a] | 7.5[b] | 5[b] |
| AA | 5[b] | 5[b] | 5[b] |

注：a. 体重＜60kg的病人，华法林维持剂量调整至7.5mg；b. 体重＜45kg的病人，华法林维持剂量调整至2.5mg。

表31-12 基于*CYP2C9*和*VKORC1*基因型的华法林维持剂量调整（mg/d）

| *VKORC1* | *CYP2C9* | | | | | |
|---|---|---|---|---|---|---|
| | **1/*1* | **1/*2* | **1/*3* | **2/*2* | **2/*3* | **3/*3* |
| GG | 5 ~ 7 | 5 ~ 7 | 3 ~ 4 | 3 ~ 4 | 3 ~ 4 | 0.5 ~ 2 |
| GA | 5 ~ 7 | 3 ~ 4 | 3 ~ 4 | 3 ~ 4 | 0.5 ~ 2 | 0.5 ~ 2 |
| AA | 3 ~ 4 | 3 ~ 4 | 0.5 ~ 2 | 0.5 ~ 2 | 0.5 ~ 2 | 0.5 ~ 2 |

2. **氯吡格雷** 氯吡格雷是常用的抗血小板药物，它是一种前体药物，需要经细胞色素CYP酶代谢为活性产物才能发挥作用，其代谢产物能选择性地抑制腺苷二磷酸（adenosine diphosphate，ADP）与血小板P2Y12受体的结合，随后抑制激活ADP与糖蛋白GPⅡb/Ⅲa复合物，从而抑制血小板的聚集，也可抑制非ADP引起的血小板聚集。

在与氯吡格雷相关的基因中，*CYP2C19*、*CES1*、*PON1*和*ABCB1*的相关研究较多，证据较充分。氯吡格雷主要由CYP2C19代谢生成有活性的代谢产物，其活性代谢产物的生成和抗血小板作用受到*CYP2C19*基因变异的影响。例如，*CYP2C19*2*是常见的功能缺失型等位基因，该等位基因在东亚人群中的突变频率约为31%，可导致CYP2C19代谢活性下降或缺失。*CYP2C19*17*由于转录增加可导致酶活性增强，携带该等位基因的病人代谢氯吡格雷的能力增强。基于对*CYP2C19*

基因型的检测，病人的CYP2C19活性表型可分为超快代谢型（ultra-rapid metabolizer，UM）、快代谢型（extensive metabolizer，EM）、中间代谢型（intermediate metabolizer，IM）和慢代谢型（poor metabolizer，PM）。CPIC指南基于CYP2C19代谢型对调整氯吡格雷给药剂量的建议见表31-13，建议根据风险程度调整氯吡格雷给药剂量或换用其他药物。

国内临床实践发现，仅检测CYP2C19代谢型仍无法解释很多使用氯吡格雷病人反复出现血栓的原因。由于氯吡格雷也可经过PON1代谢，PON1酶活性下降会导致氯吡格雷的血小板抑制作用减弱。ABCB1可将与其结合的底物主动泵出细胞外，可影响肠道吸收氯吡格雷。*CES1*基因型也与氯吡格雷的疗效相关。很多病人反复出现血栓可能与*PON1*基因和*ABCB1*基因等基因突变相关。因此，是否应综合检测*CYP2C19*、*PON1*和*ABCB1*基因指导氯吡格雷精准治疗有待于进一步研究。此外，与CYP2C19抑制剂（如奥美拉唑等）联用可导致氯吡格雷活性代谢物水平降低并降低临床有效性。



表31-13　CPIC指南基于CYP2C19代谢型对氯吡格雷给药剂量调整的建议

| 表型 | 双倍型 | 对氯吡格雷的影响 | 治疗推荐 | 推荐级别 |
|---|---|---|---|---|
| UM（5%～30%的病人） | **1/*17、*17/*17* | 血小板抑制作用强 | 使用说明书推荐剂量 | 强 |
| EM（35%～50%的病人） | **1/*1* | 血小板抑制作用正常 | 使用说明书推荐剂量 | 强 |
| IM（18%～45%的病人） | **1/*2，*1/*3，*2/*17* | 血小板抑制作用减弱，心血管事件发生风险增加 | 考虑换用其他药物，如替格瑞洛等 | 中等 |
| PM（2%～15%的病人） | **2/*2，*2/*3，*3/*3* | 血小板抑制作用显著减弱，心血管事件发生风险增加 | 考虑换用其他药物，如替格瑞洛等 | 强 |

**3. 美托洛尔**　美托洛尔是$\beta_1$受体阻滞药，可用于心绞痛、高血压以及心律失常等治疗。美托洛尔主要通过CYP2D6代谢，其基因多态性可导致美托洛尔药代动力学和药效学存在较大的个体差异。目前已发现100多种*CYP2D6*基因多态性变异，不同突变类型对酶活性和药物代谢的影响不一。中国人群中常见的导致CYP2D6酶活性降低的等位基因包括*CYP2D6*3*（A2637 deletion）、*CYP2D6*4*（G1934A）、*CYP2D6*5*（CYP2D6 deletion）和*CYP2D6*10*（C188T），等位基因频率分别为1%、1%、6%和53%。基于对*CYP2D6*基因型的检测，病人的CYP2D6活性表型可分为超快代谢型（UM）、快代谢型（EM）、中间代谢型（IM）和慢代谢型（PM）。根据DPWG建议基于CYP2D6代谢型对美托洛尔给药剂量进行调整见表31-14。

表31-14　基于CYP2D6代谢型对美托洛尔给药剂量进行调整

| 代谢型 | 剂量调整建议 |
|---|---|
| PM | 心力衰竭：选择其他药物（如比索洛尔、卡维地洛）或者剂量减少75%；警惕不良反应（如心动过缓、肢端发冷等） |
| IM | 心力衰竭：选择其他药物（如比索洛尔、卡维地洛）或者剂量减少50%；警惕不良反应（如心动过缓、肢端发冷等） |
| EM | 按照说明书正常剂量给药 |

续表

| 代谢型 | 剂量调整建议 |
| --- | --- |
| UM | 心力衰竭：选择其他药物（如比索洛尔、卡维地洛）或者根据疗效和不良反应将剂量逐渐增加，最大可达常规剂量的250%；警惕不良反应（如心动过缓、肢端发冷等） |

此外，ADRB1是肾上腺素受体的一个亚家族成员，其编码基因*ADRB1*多态性可影响美托洛尔的疗效。*ADRB1* Gly389Arg多态性可导致位点Arg389和Gly389两种类型的受体，其中Arg389型受体与G蛋白偶联效率高于Gly389型受体。Arg389Arg纯合子高血压病人应用美托洛尔后血压下降的程度较Gly389Arg杂合子基因型个体大，Gly389Gly纯合子病人对$\beta_1$受体拮抗药美托洛尔不敏感。

**4. 阿米替林** 阿米替林为一种兼有镇静效果的三环类抗抑郁药，能选择性抑制中枢神经突触部位对去甲肾上腺素和5-羟色胺（5-hydroxytryptamine，5-HT）的再摄取，使突触间去甲肾上腺素和5-HT的含量增加，并增强突触后膜5-$HT_2$受体的敏感性，用于治疗各种抑郁症，因镇静作用较强，也可用于治疗焦虑性或激动性抑郁症。

阿米替林主要通过CYP2D6和CYP2C19代谢，基因突变可引起酶活性和数量的差异，从而导致药物代谢个体差异的产生。CYP2D6和CYP2C19酶活性的表型均可分为超快代谢型（UM）、快代谢型（EM）、中间代谢型（IM）和慢代谢型（PM），CPIC根据CYP2D6和CYP2C19代谢型对阿米替林给药剂量调整的建议见表31-15。

表31-15 CPIC基于CYP2D6和CYP2C19代谢型对阿米替林给药剂量调整的建议

| 代谢型 | CYP2D6（UM） | CYP2D6（EM） | CYP2D6（IM） | CYP2D6（PM） |
| --- | --- | --- | --- | --- |
| CYP2C19（UM） | 避免使用三环类药物，必须使用时，监测阿米替林的血药浓度 | 建议换用不经CYP2D6代谢的药物，必须使用时，监测阿米替林的血药浓度 | 建议换用不经CYP2D6代谢的药物，必须使用时，监测阿米替林的血药浓度 | 避免使用三环类药物，必须使用时，监测阿米替林的血药浓度 |
| CYP2C19（EM） | 避免使用三环类药物，必须使用时，应考虑增加起始剂量，并监测阿米替林的血药浓度 | 使用说明书推荐初始剂量 | 建议初始剂量降低25%，并监测阿米替林的血药浓度 | 避免使用三环类药物，必须使用时，建议初始剂量降低50%，并监测阿米替林的血药浓度 |
| CYP2C19（IM） | 避免使用三环类药物，必须使用时，监测阿米替林的血药浓度 | 使用说明书推荐初始剂量 | 建议初始剂量降低25%，并监测阿米替林的血药浓度 | 避免使用三环类药物，必须使用时，建议初始剂量降低50%，并监测阿米替林的血药浓度 |
| CYP2C19（PM） | 避免使用三环类药物，必须使用时，监测阿米替林的血药浓度 | 建议初始剂量降低50%，并监测阿米替林的血药浓度 | 避免使用三环类药物，必须使用时，监测阿米替林的血药浓度 | 避免使用三环类药物，必须使用时，监测阿米替林的血药浓度 |

**5. 硝酸甘油** 硝酸甘油主要用于冠心病、心绞痛的治疗及预防，主要通过释放一氧化氮而发挥松弛血管平滑肌的作用。线粒体乙醛脱氢酶2（ALDH2）是参与硝酸甘油代谢产生一氧化氮最主要的酶。*ALDH2*具有高度的遗传多态性，目前研究较多的是发生于12号外显子1510 G>A的SNP，该碱基的突变可导致504位的氨基酸由谷氨酸转变为赖氨酸，使携带突变等位基因（*ALDH2*2*）

的个体ALDH2酶活性下降，代谢硝酸甘油的能力下降，导致硝酸甘油效应减弱。亚洲人群中*ALDH2*2*等位基因的携带率为30%～50%。对于携带*ALDH2*2*等位基因的心绞痛病人含服硝酸甘油无效的可能性比较高，如无效应考虑换用其他药物。

**6. 伊立替康** 伊立替康为喜树碱类抗肿瘤药物，广泛用于结肠癌、肺癌、颈癌、卵巢癌等实体瘤的治疗。伊立替康在体内可经羧酸酯酶代谢为活性代谢产物7-乙基-10-羟基喜树碱（SN-38），SN-38在肝脏中经尿苷二磷酸葡萄糖醛酸转移酶（UGT1A1）的葡萄糖醛酸化生成无活性的葡萄糖醛酸化SN-38（SN-38G）。使用伊立替康时常因发生严重的腹泻和粒细胞减少等不良反应而受到限制。*UGT1A1*基因常见的突变是*UGT1A1*28*和*UGT1A1*6*。*UGT1A1*28*是位于其启动子区TATA框TA重复次数的变异，因突变导致UGT1A1的表达数量降低，使葡萄糖醛酸化活性下降，使用伊立替康后SN-38出现蓄积，增加腹泻或中性粒细胞减少的发生率。有报道，在接受伊立替康治疗过程中，野生型*UGT1A1*（6/6型）病人出现严重毒性反应风险较低，*UGT1A1*1/*28*杂合子（6/7型）和*UGT1A1*28/*28*纯合子（7/7）突变病人出现毒性反应的发生率分别为12.5%和50%。*UGT1A1*6*（211G＞A）也可导致酶活性降低，其在中国人群中的发生频率为23%。

美国食品药品管理局说明书推荐，如果*UGT1A1*28*纯合子突变型病人使用伊立替康，应考虑至少降低1个剂量水平，随后的给药剂量调整应根据病人治疗的耐受性进行。*UGT1A1*6*与60mg/m$^2$以上剂量的伊立替康不良反应相关，使用高剂量伊立替康时，突变杂合子的病人，可适当调整剂量，并密切关注病人腹泻及粒细胞减少的情况。

**7. 叶酸** 叶酸在同型半胱氨酸代谢、DNA合成、甲基化等方面发挥重要的作用，是细胞增殖、组织生长与机体发育不可缺少的微量营养素。亚甲基四氢叶酸还原酶（methylene tetrahydrofolate reductase，MTHFR）可将还原型叶酸转变为具有活性的5-甲基四氢叶酸，可介导同型半胱氨酸在人体内的清除，促进DNA甲基化反应。*MTHFR C677T*多态性可导致MTHFR酶活性下降，*MTHFR677TT*纯合子突变基因型的病人，其理论上酶活性比*MTHFR677CC*野生型基因型病人下降75%左右，引发叶酸代谢障碍，在孕早期干扰神经管闭合，导致唇、腭裂等多种出生缺陷疾病。*MTHFR C677T*多态性还可导致使用叶酸不能降低血中同型半胱氨酸水平，引起高同型半胱氨酸血症，还可诱导内皮细胞激活促凝因子，使机体处于高凝状态，从而促进血栓形成。因此，MTHFR酶活性下降的病人应注意调整叶酸剂量。

**8. 辛伐他汀** 辛伐他汀是常用的调脂药物，其严重不良反应包括肝功能损伤和横纹肌溶解症等。有机阴离子转运多肽1B1（organic anion transporting polypeptide 1B1，OATP1B1）特异性地表达在肝细胞基底膜上，促进肝细胞摄取和清除多种内源性和外源性物质，如胆汁酸、非结合型胆红素、甲状腺素、他汀类药物等。OATP1B1由*SLCO1B1*基因编码，*SLCO1B1*基因第5外显子521T＞C（Val174Ala）多态性是亚洲人群中的主要遗传变异，发生频率为10%～15%，该多态性显著降低OATP1B1对其底物的摄取能力。由于辛伐他汀发生肌病的风险与*SLCO1B1*基因多态性密切相关，对于携带*SLCO1B1 T521C*等位基因的病人应避免使用高剂量的辛伐他汀或换用其他他汀类药物，预防辛伐他汀引起骨骼肌不良反应。

载脂蛋白E（apolipoprotein E，ApoE）与脂蛋白代谢密切相关，是低密度脂蛋白受体的配体，也是肝细胞乳糜微粒残粒受体的配体，有报道*APOE*基因rs7412位点突变可影响病人对他汀类药物的治疗反应，携带等位基因*C*的病人使用他汀治疗降脂效果较携带等位基因T的病人差。

此外，有研究报道，家族性高胆固醇血症与低密度脂蛋白受体相关蛋白基因突变相关，但其对指导他汀类药物使用的意义有待进一步研究。

9. 硫唑嘌呤　硫唑嘌呤为6-巯基嘌呤（6-mercaptopurine，6-MP）的衍生物，在体内转变为6-MP而起免疫抑制作用，主要不良反应为白细胞减少、骨髓抑制、心动过缓、中毒性肾损害、感染的易患性增加、超敏反应、结肠炎、皮疹等。巯基嘌呤甲基化转移酶（thiopurine methyltransferase，TPMT）是嘌呤类药物代谢过程中的关键酶，6-MP可经TPMT代谢为无活性的6-甲巯基嘌呤。TPMT的活性与红细胞及造血组织中6-MP活性代谢产物6-TNG的水平呈负相关，TPMT活性降低可使巯嘌呤类药物的造血系统毒性（严重的骨髓抑制）增加。TPMT酶活性分布存在多态性现象，*TPMT*遗传变异是导致其酶活性降低的主要原因。正常活性的TPMT由TPMT*1等位基因编码，*TPMT*2*（238G＞C）、*TPMT*3A*（460G＞A；719A＞G）、*TPMT*3B*（460G＞A）、*TPMT*3C*（719A＞G）是导致TPMT活性下降的主要SNP或单倍型，其中*TPMT*3A*病人TPMT活性完全丧失。根据CPIC基于TPMT代谢型对硫唑嘌呤给药剂量调整的建议，见表31-16。

表31-16　CPIC基于TPMT代谢型对硫唑嘌呤给药剂量调整的建议

| 代谢型 | 基因型 | 剂量调整建议 |
|---|---|---|
| EM | **1/*1* | 按照药物说明书推荐剂量给药 |
| IM | **1/*2；*1/*3；*1/*4* | 按照正常剂量的30%～70%给药，并根据病人耐受程度调整剂量，剂量调整2～4周后达到稳态 |
| PM | **2/*2；*2/*3；*2/*4；*3/*3；*2/*4；*4/*4* | 选择替换药物或减少90%药物剂量，每周给药3次，并根据病人耐受程度和骨髓抑制程度调整剂量，剂量调整4～6周后达到稳态 |

注：*3包括*3A、*3B和*3C。

10. 卡马西平　卡马西平是临床常用的抗癫痫药物，主要通过依赖性地阻滞各种可兴奋细胞膜的钠通道，抑制异常高频放电的发生和扩散而发挥抗癫痫作用。卡马西平较常见的不良反应有视物模糊或复视，主要的严重不良反应为过敏反应，包括中毒性表皮坏死松解症（toxic epidermal necrolysis，TEN）和Stevens-Johnson综合征（Stevens-Johnson syndrome，SJS）等。人类白细胞抗原（human leukocyte antigens，HLA）是人类主要组织相容性复合体的表达产物，在免疫系统中主要负责细胞间的相互识别和诱导免疫反应，调节免疫应答。HLA-B与卡马西平发生过敏反应具有很强的相关性。在华裔人群中，发生TEN/SJS的风险和病人体内的*HLA-B*1502*等位基因之间存在很强的相关性。因此在使用卡马西平治疗前，应检测病人是否携带*HLA-B*1502*等位基因。携带*HLA-B*1502*等位基因者，应避免使用卡马西平，换用其他抗癫痫药物；不携带*HLA-B*1502*等位基因者，发生TEN/SJS的风险较低。

（蔡　乐）

# 第三十二章　药师的规范化培训教育

## 第一节　药师培训体系

不同于传统认为医学和药学教育是一次性教育的理念，现代教育理念认为，医学和药学教育是阶段性终身教育，即医学教育是连续统一体：学校教育—毕业后教育—继续教育。这一概念已为世界上大多数国家及我国广泛接受。

药师的培养包括药学院校本科（或以上）教育、毕业后药学教育、继续药学教育3个阶段。毕业后药学教育是医院药师职业生涯中最为重要和关键的时期，但很长一段时期以来，我国医院药师的毕业后药学教育基本上是以临床实践、自学、进修等方式进行，缺乏严格的管理、规范化的制度和客观的衡量标准。毕业于同一所学校的药学本科（或以上）毕业生在进入相同或不同的药剂科几年后，因接受毕业后教育不同而在学识和能力方面往往会有较大的差异。为避免这种情况的发生，借鉴各国医学界所公认和采纳的住院医师培训模式，建立起国家或地区医院药师规范化培训体系。所谓规范化就是要有明确的培养目标，统一的培训标准、培训方法、培训内容、考核标准和严格的管理，使刚走出校门的本科生或研究生在比较短的时间内通过培训对医院药学工作有一个比较全面的了解和掌握，达到医院药学工作的基本要求。如同住院医师毕业后培养一样，药学毕业生经过1～2年的培训后，可承担药师工作；再经过至少1年的临床药师培养后，方可承担临床药师工作，从而成为一名合格的药师。

### 一、国外药师培养体系和方式

现代意义的高等药学教育起源于19世纪初的欧美国家，欧美药学学科专业经过200余年的发展日臻完善，相比于国内药学教育，其培养计划具有多样化、服务型人才培养比重大、注重生物学和临床治疗学基础、实践环节比重大、学历教育与继续教育并重的特征。

#### （一）国外和我国香港药学院校的课程设置

欧美各国药学学科专业在课程设置上突出强调了生物学和临床药物治疗学知识基础。

**1. 美国**　美国药学博士（doctor of pharmacy，Pharm D.）学位的核心课程由生物医学科学、药物科学、社会/行为/管理科学和临床科学4个模块构成，这些课程的开设旨在为学生理解药物治疗、疾病治疗和预防打下良好基础。在药学实习生临床训练方面，早在1962年即由美国医院药师学会（American Society of Hospital Pharmacist，ASHP）批准了临床训练扩展的实习标准方案并得以应用。到20世纪70年代初，美国国家卫生工作研究发展中心提出并获得通过的“综合卫生人员训练条例”，使药学生的临床训练得到进一步保障。1974年美国药学教育委员会颁布的新标准中，Pharm D.学位需完成1500小时的“临床实习生”训练，使得学生在药学教育的第一阶段（在校阶段）已对医院药学的基本情况有所了解，再经过1～2年的住院药师项目的培养即可独立承担临床药学工作，这一点非常值得我们借鉴。

**2. 英国** 英国药学硕士（master of pharmacy，M.Pharm）学位的课程设置中更加体现了生物学和治疗学的重要地位，以伦敦大学国王学院药学系为例，该校M.Pharm课程体系主要由药学和治疗学2个课程群构成，其中包含生物化学、治疗学基础等7个治疗学教学主题和3个非治疗学教学主题。第1年完成4门基础课程：生物化学、物理化学、药物化学、生物治疗基础。从第2年开始按照疾病分类学习药物治疗学，每一类疾病的学习课程设置顺序为生理学、病理学、药理学、药物的发现及相关药物知识、如何使用药物和指导病人用药。在药学院设有各种理化实验室和专门设有模拟药房的实验室，在模拟药房中，同学们可以互相模拟药师和病人，由录像系统记录后回放，以便学生能更真实、有效地提高。第4年，学生需要用12周的时间跟随一名教学人员完成一个研究项目（实验室、社区、医院、制药公司均可）并写出论文，再用12周的时间选修2门以科研为主的课程并参加医院或制药公司的实践工作。之后，学生必须用1年的时间参加医院药剂部或社区药房工作，经过考试考核合格后即可获得职业执照并成为英国皇家药师协会的会员。这种教学方法虽然与任何专业都不同，但深受行业推崇和学生喜爱，并取得了很好的教学效果。

**3. 法国** 法国药学专业学生要连续通过3个不同的循环才能完成学业。第1个循环需2年时间，包括所有药师基本需求的培训，不考虑其以后的专业方向。第2个循环也是持续2年，在基础培训的基础上由学生根据专业方向（如配药师、工业技师、医院药师或科研药师），优先自由选择专业课程。第3个循环的时间长短不确定，分为两部分：第一部分是1年的大学学习和在健康诊所、医院实验室或药房工作；第二部分是1年的配药或工业药学专业化培训，学生可定向选择；如果学生参加并通过取得更高学位的考试，培训时间可延长到4年。基础培训授课时间每年420～500学时，同时在第2、3或4年中实践操作时间不得少于500学时。

**4. 德国** 德国也将药学生物学、药学技术/生物药学、药理学、毒理学、临床药学等生物学和临床科学课程设为主干专业课程。

**5. 中国香港** 中国香港中文大学药学本科培养课程体系包括一年级的药学导论、有机化学基础、剂型学（Ⅰ、Ⅱ）、基础调剂技术、生物化学/生物技术、解剖学/生理学、微生物学；二年级的药物化学、药物分析、剂型学（Ⅲ）、药学实践、药事法规、药理学和治疗学、中药基础、生物统计学；三年级的药学实践、药理学和治疗学、补偿和替代医学、药房实习。硕士研究生课程包括：临床药学应用、临床药学服务进展、药代动力学和遗传药理学、沟通研讨会、药品信息、药物治疗评价、一般和特殊人群的药学监护药物治疗、传染疾病药物治疗、心血管疾病和肿瘤药物治疗、呼吸道和皮肤疾病药物治疗、精神病药物治疗、糖尿病和肾脏疾病药物治疗、胃肠道和风湿性疾病药物治疗、神经学和儿科疾病药物治疗以及毕业设计。

### （二）国外医院药师培训体系

2000年美国教育部规定只有经过美国教育部药学教育鉴定委员会（Accreditation Council for Pharmacy Education，ACPE）认证的、可实行专业学位项目的药学院校，才能进行专业药学学位——药学博士（Pharm D.）培养。只有拥有药学博士学位者，才能参加住院药师培训，即毕业后教育

（postgraduate year，PGY）体系。美国住院药师培训分为毕业后第1年培训（post-graduate year one，PGY1）和毕业后第2年培训（post-graduate year two，PGY2）。PGY1和PGY2是一个连续的过程。PGY1主要进行临床通科知识和实践技能的强化，同时注重培养学员领导力、科研和管理的综合能力；PGY2则是建立在PGY1的基础上，通过深化住院药师某一专科领域的水平与技能，培养某一专业领域内的临床药学专家。学生可以根据自己的职业规划，选择1年制（PGY 1）或两年制（PGY 2）的培训项目。完成PGY 1或PGY 2学习后，医院药师可以考取相应的专业资格证书，如药物治疗专家（board certified pharmacotherapy specialist，BCPS）、肿瘤药师（board certified oncology pharmacist，BCOP）、精神病学药师（board certified psychiatry pharmacist，BCPP）、营养支持药师（board certified nutrition support pharmacist，BCNSP）、核医学药师（board certified nuclear pharmacist，BCNP）等，从事相关的工作。医院药师的工作选择也可扩展到医院外，包括诊所、负责治疗的组织和其他社区药学执业场所等。现在，随着完成住院药师培训人数的持续增多，雇主在要求PGY 1或PGY 2培训方面转向更加积极主动的地位。对于经过培训认证的药学院毕业生，虽然推迟1～2年进入劳动方市场，但住院药师培训项目将培养出更加训练有素和熟练的劳动力，在直接为病人服务的角色中起到更重要的作用。认证使得他们与普通药师有所区别，增加了他们自身的市场价值，增强了自我价值感。

1. PGY 1（毕业后第1年住院药师培训） 属于通科培训。其培训重点是基础药学技能和通科住院药师培训，其目标是要拓展住院药师的综合素质。在这一年中，住院药师进入6～10个不同专科学习，在临床导师的直接指导下，学习各专科临床基础知识、专科药品与实践技能，通过导师的帮助、教导和示范，可做到运用基础知识面对病人。2008年ASHP为住院药师培训项目制定了胜任力标准，将PGY1划分为3种具体培训类型，即医院药学实习（pharmacy residency program）、管理式医疗药学实习（managed care pharmacy）和社区药学实习（community pharmacy residency），规定了每个类型必须达到的培养目标及备选的培养目标：①医院药学实习是通过科室轮转培养学员多方面的综合能力，包括处理和改善临床用药，与治疗小组一起为病人制定“以证据为基础，以病人为中心”的药物治疗方案，培养领导力和人事管理能力、项目管理能力，参与药物治疗教育和培训，运用医学信息学等；②管理式医疗药学实习着重培养学员在统筹和优化医疗资源方面的能力，主要培训内容包括在机构内部实行药物调配，设计临床计划以提高病人照护的效率，确保药物利用评价系统的安全和质量，参与药物治疗教育和培训，与赞助人合作设计服务于特殊人群需求的高效结构，领导和人事管理、项目管理等；③社区药学实习主要在药房日常工作过程中培养学员管理和提高药物利用水平，与治疗小组一起为病人提供“以证据为基础，以病人为中心”的药物治疗方案，培养领导力和人事管理能力、项目管理能力，参与药物治疗教育和培训，运用医学信息学等。Pharm.D毕业生可根据自身的情况和职业规划选择参加其中任意一种类型的培训。2013年公布的PGY1项目中，其中827个为医院药学实习项目，40个为管理式医疗药学实习项目，101个为社区药学实习项目。药学人员必须参加PGY 1培训，以保证药学研究人员的基本临床能力和经验，特别是那些参加临床工作的人员。

2. PGY 2（毕业后第2年住院药师培训） 属于专科培训，是在完成PGY 1的基础上继续完成的1～3个纵向学习经历，属于高级技能的训练阶段，可使药师能够成为专科住院药师，具有为专科病人和特殊群体病人提供药学监护的能力。相比PGY1的通科培训，PGY2更侧重于某一专科的训练，注重培养学员在某一专业领域的更高临床实践经验和研究能力，因而PGY2的分类是以专业为基础。培训项目包括：药代动力学、重症监护、药物信息、老年人用药、感染性疾病用药、内科用药、核医学用药、营养药学、肿瘤药学、儿科用药、药物治疗学、药房管理、卫生保健用药、精神用药、用药安全以及高级领域实践等。2013年美国ASHP公布的PGY2培训项目有26个科目，分布见表32-1。

表32-1　2013年PGY 2项目分类情况

| 项目类型 | 项目数 | 项目类型 | 项目数 |
|---|---|---|---|
| 急诊护理药学 | 108 | 药物信息学 | 14 |
| 肿瘤药学 | 76 | 疼痛护理和姑息治疗 | 10 |
| 门诊护理药学 | 69 | 药物安全利用 | 9 |
| 传染病药学 | 3 | 药物治疗学 | 7 |
| 儿科药学 | 44 | 获得性免疫缺陷综合征药学 | 4 |
| 精神科药学 | 36 | 营养支持药学 | 2 |
| 卫生系统药事管理 | 27 | 管理式医疗药学系统 | 2 |
| 内科药学 | 26 | 核药学 | 1 |
| 器官移植药学 | 2 | 生物制剂及基因组药学 | 1 |
| 心脏病药学 | 20 | 社区药学 | 1 |
| 老年药学 | 17 | 肾病药学 | 1 |
| 急诊药学 | 16 | 药物遗传学 | 1 |
| 药学信息学 | 15 | 过渡期护理药学 | 1 |
| 合计 | 585 | | |

现在，美国医院药师培训项目需要得到ASHP的认证，ASHP是唯一提供医院药师认证的组织，是重要的质量评价的外部评估者。该组织已经建立了完整的住院药师培训项目体系和流程，包括ASHP官方网站、培训制度、培训体系和培训规模。该住院药师培训项目越来越受到药学毕业生和医院的认同，出现了供不应求的局面。

### （三）国际药学联合会的共识

2008年8月31日，第68届国际药学联合会（Federation Internationale Pharmaceutique，FIP）在瑞士巴塞尔举办的世界药学大会期间，FIP医院药学委员会就全球医院药学未来发展达成了74项共识。这些共识涵盖了药品在医院使用过程的各个方面，包括药品的采购、调剂、分发、处方、药品的管理以及病人治疗结果的评价等。关于药学人员培训的共识是：本科药学学生课程应包含医院药学相关内容，并应建立研究生培训项目和医院药学专科培训。

## 二、国内药师培养体系和方式

### （一）国内药学院校的课程设置

由于种种原因，一直以来我国大多数药学院校课程设置以化学学科为主，而生物学科和临床医学学科课程比重较小，同时课程中实践环节也以实验室技能操作为主，基本没有临床实习安排，其课程种类及课时分配与培养医院药师或临床药师的要求有明显差距。

我国现行的4年制药学本科教育毕业生缺乏对医院工作的基本了解，缺乏临床用药知识和技能，缺乏与病人及医务人员的交流沟通能力，不具备独立开展临床药学工作的能力，必须经过毕业后规范化培训，才能使其成长为合格的医院药师。近10年来，在国家教育部门的支持下，一些药学院校陆续设置了临床药学专业（方向），增设了医学诊断和药物治疗学方面的课程以及临床药学的实践，进行了有益的尝试，取得了初步的成果。但是仍存在学校数量过少，教材不统一，特别是教学中缺乏高水平的临床实践带教师资，难以与医院药学工作模式的深刻变革、与临床型服务型人才的迫切需求相适应等诸多问题。

### （二）国内医院药师培训体系现状

我国的医师培训从1987年开始试点工作。1993年，卫生部发布的《临床住院医师规范化培训试行办法》正式启动，1995年颁布《临床住院医师规范化培训大纲》，1998年颁布《临床住院医师规范化培训合格证书管理办法（试行）》。2005年，卫生部成立毕业后教育委员会，开始专科医师培训试点工作。2008年《卫生部办公厅关于开展专科医师培训试点工作的通知》（卫办科教发［2006］27号）中，设置了18个专科，未含药剂科。全国只有在原北京市卫生局的相关文件中设置了19个专科，加入医院药学专科（即药剂科）。

原卫生部对专科医师培训要求包括：①以加强临床综合实践能力培养为核心，加强师资队伍建设，加强对培训对象的人文社会知识和医德医风的培训与教育，全面提高医师队伍素质和服务水平；②建立健全培训与管理制度，保证人才培养质量；③加强指导与监督，逐步制定完善各专科医师培养标准，稳步推进培训试点工作；④完善相关政策，促进培训工作可持续开展。因此，对医学毕业后教育来说，医学是一门实践科学，只有实践才能完成。而医院药学也是一门实践科学。医院药师毕业后规范化培训对医院药学的人才培养和学科建设有着十分重要的意义。

随着时间的推移，医院药房更名为药剂科，之后又改为药学部。药学专业人员的学历也从最初的中专和大专，逐渐发展到了本科、硕士和博士。药学专业人员的任务从简单的调剂、制剂和实验室工作逐渐转变为临床药学工作，并逐步建立起临床药学学科，于2010年纳入卫生部重点专科管理。

在原卫生部《医疗机构药事管理规定》中，明确提出药剂科的职责，即负责药品管理、药学专业技术服务和药事管理工作，开展“以病人为中心、以合理用药为核心”的临床药学工作，组织药师参与临床药物治疗，提供药学专业技术服务。因此，我国医院药师毕业后教育应该是医学毕业后教育的重要组成部分。但是长期以来缺乏严格的管理，没有相应规范化的制度和客观衡量标准。各医院根据自己的条件采取师傅带徒弟式的工作方式，随意性很大，影响了医院药学人才的成长。

1999年11月10日，卫生部科教司印发了《关于实施医院药师规范化培训大纲的通知》（卫科教在职发［1999］第98号），同时下发了《医院药师规范化培训大纲（试行）》，至此，标志着我国医院药师规范化培训工作的正式启动。同年，原北京市卫生局依据原卫生部精神，组织专家开始在北京市开展医院药师规范化培训工作。2001年《北京市医院药师规范化培训细则》制定并颁布，以后进行了多次修订。2005年依据该培训细则制定了《北京地区医院药师规范化培训登记手册》《北京地区医院药师规范化培训考核手册》和《北京地区医院药师规范化培训基地认证评审指标体系》，2006年北京市卫生局首批认证了14家三甲综合性医院药剂科为北京地区医院药师规范化培训基地，这14家医院分别来自原卫生部直属医院、北京大学和首都医科大学附属的教学医院以及中国人民解放军驻京部队医院，至此北京地区医院药师规范化培训体系基本建立完成。2010年至今经过数次培训基地新审和复审，目前北京地区培训基地达到17个。据统计，219位医院药师参加了第一阶段（3年）的理论和技能考核，合格169人，平均合格率为77.19%，127位药师参加了第二阶段（5年）的综合技能考核，合格90人，平均合格率为70.87%。除了北京地区，湖南省、上海市近年来也开始尝试开展医院药师规范化培训工作。

## 第二节　药师继续教育与规范化培训

世界医学教育联合会2003年1月公布的《毕业后医学教育全球标准》中，将毕业后医学教育定义为“医生在完成基础医学教育以后实施的，以训练独立工作能力为目标的，导师指导下的教育阶段”。同样，毕业后药学教育是医院药师在完成基础药学教育以后实施的，以训练独立工作能力为目标、导师指导下的教育阶段。因此，可将医院药师（或称住院药师）培训定义为岗位培训性质的毕业后药学教育，是指完成高等药学基本教育的毕业生接受医院药学岗位的系统专业培训的教育过程，又称之规范化培训。这一过程是临床药学人才培养和提升的重要途径，也是衔接临床药学普通教育和临床药师岗位工作的重要环节。

药师继续教育是规范化培训之后，以学习新理论、新知识、新技术和新方法为主的一种终身性药学教育，是不间断的、终身的知识更新教育。药师的继续教育非常重要，尤其是在当今信息化的时代，社会已经发生了根本的变化，几乎不存在可以终身不变的职业或事业。

随着我国制药工业的发展，大量药品低水平重复生产，良莠难辨，临床遴选难度增加；流通领域不规范，竞争加剧，病人用药风险增加；另外，由于处方药的大量增加，有药可用与医师合理用药知识不足之间产生了很大矛盾，虽然专科医师用药水平较高，但每一临床专科用药一般只有30～50种，与现有的约1万种处方药，常用的约1500种药品相比，只是很少的一部分，临床不合理用药现象严重。

医院药师的基本职责是优化病人的治疗结果，提升公众的健康和生活质量。为履行这一职责，医院药师应该积极主动地接受药学继续教育。在绝大多数医疗机构中，继续药学教育是一种强制性教育，具体做法是与专业职务晋升相联系，即将继续教育学分作为晋升高一级职称的必备条件之一，对未达晋升年限者则与年度考评结合，对继续教育学分未达到要求者给予批评和处罚等措施。

### 一、药师继续教育形式和方法

我国的医院药师继续教育工作于1998年启动。药学继续教育是药学院校毕业后的药学教育，是以学习新理论、新知识、新技术和新方法为主的一种终身性药学教育，是培养适应医药学发展的药师的必经之路。

由于存在着不同层次、不同水平的在职药学专业技术人员，因此，医院药师继续教育模式是多种多样的，即通过不同渠道、不同形式的教育达到相应的要求。通常情况下，成人教育中的学历教育、职业培训、岗位培训和以接受专业培训为目的的毕业后药学教育不纳入继续药学教育的范畴。

多形式、多渠道的教学途径概括起来包括两个方面，一方面是聆听他人、学习他人，另一方面是必须亲自参与的学习。继续教育的过程中，这两个方面缺一不可、同时并行。聆听他人、学习他人的途径包括参加学术会议、学术讲座、专题讲习班、进修班、研讨会、专题讨论会，以及对国内外有关专业技术的考察和进修。自身参与的学习途径包括：①承担新理论、新知识、新技术或新方法的授课工作；②承担和完成科研课题；③发表论文、译文和出版著作等。请进来与送出去相结合、院内学习与科内学习相结合是保证继续教育培训质量，提高培训水平的重要途径。

## 二、继续药学教育的学分授予

继续药学教育的项目分为3个层次，即由国家级继续教育医学委员会审批认可的国家级继续药学教育项目；省、自治区、直辖市继续医（药）学教育委员会审批认可的项目；自学和其他形式的继续药学教育活动。

继续药学教育活动实行学分制，按活动性质分为Ⅰ类学分和Ⅱ类学分两类。Ⅰ类学分是国家级继续教育医学委员会审批认可的项目或省、自治区、直辖市继续医（药）学教育委员会审批认可的或授权单位组织的项目；Ⅱ类学分是自学和其他形式的继续药学教育活动。通常情况下，Ⅰ类和Ⅱ类学分不能互相替代，另外，初级卫生技术人员继续教育学分不分Ⅰ类、Ⅱ类。

学分授予办法以年为单位，每人每年都应参加继续药学教育活动。取得总分25学分，其中Ⅰ类学分需达到5～10学分，Ⅱ类学分达到15～20学分，即为合格。具体的学分计算方法见表32-2和表32-3。

表32-2　继续药学教育学分授予标准-1

| 类别 | 项目类别 | | 学习期限 | 参加学习者 | | 主讲者 | | 备注 |
|---|---|---|---|---|---|---|---|---|
| | | | | 学时 | 学分 | 学时 | 学分 | |
| Ⅰ类 | 面授 | 国家级 | | 3小时 | 1学分 | 3小时 | 6学分 | 需经考核，每项目所授学分不超过10学分 |
| | | 市级 | | 3小时 | 1学分 | 3小时 | 3学分 | |
| | 远程教育 | 国家级 | | 3小时 | 1学分 | 3小时 | 6学分 | 全年≤10学分，课件作者学分授予同项目主讲人 |
| | | 市级 | | 3小时 | 1学分 | 3小时 | 3学分 | |
| Ⅱ类 | 区级 | 区级认可 | | 3小时 | 1学分 | 2小时 | 1学分 | 刷卡授分 |
| | 院级 | 学术报告<br>专题讲座<br>多科病例讨论会<br>技术操作示范<br>手术示范<br>新技术推广 | | 3小时 | 0.5学分 | 3小时 | 1学分 | 院级项目<br>科内讲座<br>全年≤10学分 |
| | 科内 | 讲座 | | 3小时 | 0.25学分 | 3小时 | 0.5学分 | |

表32-3　继续药学教育学分授予标准-2

| 类别 | 项目类别 | | | 授予标准（学分） | | | | | 备注 |
|---|---|---|---|---|---|---|---|---|---|
| Ⅰ类 | 科技成果奖 | | | 一等奖 | 二等奖 | 三等奖 | 四等奖 | | 根据课题组成员排序递减；同一成果重复获奖按最高学分授予 |
| | | 国家级奖 | | 25~21 | 20~16 | 15~11 | 10~6 | | |
| | | 省部级奖（市级） | | 20~16 | 15~11 | 10~6 | | | |
| | 发表论文综述 | | | 第一作者 | 第二作者 | 第三作者 | | | 第1~3作者 |
| | | 国外刊物 | | 10 | 9 | 8 | | | |
| | | ISSN/CN | | 6 | 5 | 4 | | | |
| | | 省级刊物 | | 5 | 4 | 3 | | | |
| | | 地级以下 | | 4 | 3 | 2 | | | |
| | | 内容刊物 | | 2 | 1 | 1 | | | |
| Ⅱ类 | 科研项目 | | | 成员1 | 成员2 | 成员3 | 成员4 | 成员5 | 根据课题组成员排序 |
| | | 立项当年 | 国家级 | 10 | 9 | 8 | 7 | 6 | |
| | | | 省市级 | 8 | 7 | 6 | 5 | 4 | |
| | | | 局级 | 6 | 5 | 4 | 3 | 2 | |
| | | 区县级科技成果 | | 一等奖 | 二等奖 | 三等奖 | | | |
| | | | | 5~3 | 3~2 | 2~1 | | | |
| | 出版论著 | 医学著作 | | 1000汉字 | | | 1学分 | | 当年出版 |
| | 发表译文 | 医学译文 | | 1000汉字 | | | 1学分 | | |
| | 非出版 | 调研报告<br>考察报告 | | 3000汉字 | | | 1学分 | | |
| | 出版音像教材 | | | 1~3学分/10分钟 | | | | | 国家级或市级继续教育项目教材 |
| | 出版幻灯片 | | | 1学分/10张 | | | | | |

## 二、住院药师规范化培训形式和要求

医院药师（住院药师）规范化培训是在培训基地内接受以提高临床实践能力为主要目标的系统化、规范化的综合能力培训。接受规范化培训的医院药师要达到医院药学实践所需要的基础理论、基本知识和基本技能要求，能独立从事医院药剂科各部门日常药学服务工作，具备一定的教学及科研能力。医院药师（住院药师）培训是深化医疗卫生体制改革的必然要求，是我国毕业后药学教育制度的重要组成部分；同时，它也是药学专业学生毕业后职业生涯发展的基础训练阶段，对于保证临床药学学科发展和人才梯队建设具有重要意义。

### （一）培训大纲与培训细则

原卫生部颁布的《医院药师规范化培训大纲》（以下简称《培训大纲》）是医院药师毕业后药学教育的纲领性文件，它对培训对象、培训目标、培训方法和内容以及考核均做了明确的规定。《医院药师规范化培训细则》（以下简称《培训细则》）是依据培训大纲，并结合本地区实际情况制定的具体实施方案。由来自医院药学的专家级师资们，为培养医院药学应用型优秀后备人才精心设计的医院药师规范化培训大纲和培训细则，是组织实施药师规范化培训的纲领和参照。

## （二）培训方法

规范化培训的方法是实践。依据《培训细则》，通过轮转使医院药师达到培训目标。一般可分为两阶段培训：第一阶段为2～3年，主要进行基础培训，接受基本理论知识和基本技能训练；第二阶段为1～2年，主要进行理论和技能的专科专业培训。

北京地区的住院药师规范化培训是国内最早开展的，在医院药师规范化培训的各个部门轮转过程中，均有指导老师进行带教（带教流程见图32-1），具体培训及考核的方法和标准也在持续不断地修改并渐趋完善。为使医院药师在日常培训过程中及时记录和学习相关知识与技能，达到培训要求，保证培训质量，依据《培训细则》设计有《北京地区医院药师规范化培训登记手册》，可用表格的形式详细记录医院药师的轮转科室和时间、工作内容和数量等。

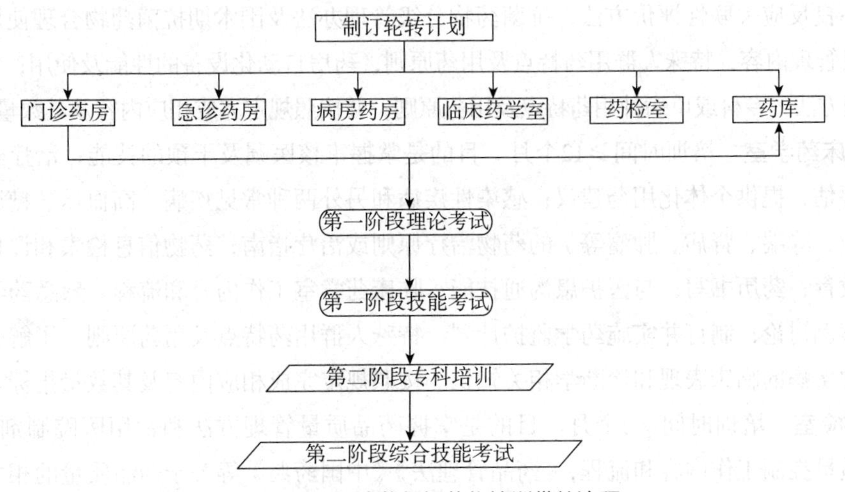


图 32-1　医院药师规范化培训带教流程

在药师规范化培训过程中安排有专业课和公共课学习。专业必修课程包括医院药师的基本技能系列课程：审核处方、调配处方、发药、药品质量管理、药事管理、药物咨询、药品不良反应关联性评价与报告、治疗药物监测、药学查房、临床会诊及疑难病例讨论、药历书写、药学监护、药学情报提供和沟通等课程；专业自修课程包括：药物治疗学、调剂学、临床药理学、突发事件应急药事管理等。公共必修课程包括卫生法律法规、医患沟通等；公共选修课程主要包括医学文献检索、科研设计与方法、医学伦理、循证医学等其他专业课程和人文课程等。

为保证培训质量，规定了药师在医院药剂科常设部门的轮转时间和应完成的最低工作数量，具体有门诊药房、急诊药房、病房药房、临床药学室、药检室、药库等，培训时间总计不得少于32个月，具体时间分配及培训内容目标如下。

**1. 门诊药房**　培训时间≥8个月（发药≥2个月）。目的是掌握常用药物的名称、规格、用法用量、适应症、禁忌症、药理作用、不良反应和注意事项等，处方审核、调配和发药的基本技能，高危药品管理，药品质量管理，与病人沟通的技能，门诊药房工作内容和流程；熟悉药物咨询，药品不良反应呈报方法和流程，麻醉药品、精神药品、医疗用毒性药品品种和处方限量等特殊管理药品规定；了解《药品管理法》《处方管理办法》等法律法规文件，高血压、糖尿病、高血脂和脑卒中等慢性病用药特点及用药原则，特殊人群用药特点及用药原则；并按照规定完成相应内容及其数量指标。

**2. 急诊药房** 培训时间≥2个月。目的是掌握急诊常用药物的名称、规格、用法用量、适应症、禁忌症、药理作用、不良反应和注意事项等；常用急救药物及中毒解救药物的使用；配合抢救的能力；急诊药房工作内容和流程；熟悉突发事件应急响应中的药品使用管理；了解突发事件药事应急响应流程；并按照规定完成相应内容及其数量指标。

**3. 病房药房** 培训时间≥7个月。目的是掌握常用药物的名称、规格、用法用量、适应症、禁忌症、药理作用、不良反应和注意事项等，审核医嘱、调配和发药的基本技能，麻醉药品、精神药品、医疗用毒性药品的管理要求，高危药品管理，药品质量管理，与医、护、患沟通的技能，配合临床抢救药品的供应及解决用药问题的能力，病房药房工作内容和流程；熟悉药物咨询，药品不良反应关联性评价方法，抗菌药物分级管理办法及围术期抗菌药物合理使用原则，医院药品分级管理内容，特殊人群用药特点及用药原则，药房自动化设备的性能及使用；了解病区基数药品管理方法，专科或单病种用药特点及用药原则；并按照规定完成相应内容及其数量指标。

**4. 临床药学室** 培训时间≥12个月。目的是掌握审核医嘱及干预的技能；治疗药物监测数据分析与评估，提供个体化用药建议；感染性疾病和另外两种常见疾病（高血压、糖尿病、高血脂、脑卒中、哮喘、肾病、肿瘤等）的药物治疗原则或治疗指南；药物信息检索和评估；药物咨询；病人教育；药历书写；与医护患沟通技能；临床药学室工作内容和流程。熟悉药学查房；临床会诊和病例讨论；制订并实施药学监护计划；特殊人群用药特点及用药原则。了解感染性疾病和上述两种疾病的临床表现和诊断学相关知识。按照规定完成相应内容及其数量指标。

**5. 药检室** 培训时间≥2个月。目的是掌握药品质量管理方法和常用医院制剂检验方法；熟悉药品质量控制工作内容和流程，《药品管理法》《中国药典》等关于药品质量的相关内容；了解药品质量问题追踪流程与评估报告；并按照规定完成相应内容及其数量指标。

**6. 药库** 培训时间≥0.5个月。目的是熟悉药品采购、验收、保管等工作流程和要求，本院基本用药目录，特殊贮存条件的药品管理；了解药品流通等经济管理基本知识，《药品管理法》等相关政策与法规；并按照规定完成相应内容及其数量指标。

### （三）培训考核

科学的、标准化的考核方法是指导和评价培训工作的重要依据，考核方案中应突出对培训过程的评估和对学员实践能力的考核。考核方式需笔试与面试相结合、日常考核与结业考核相结合。按照原《卫生部医院药师规范化培训大纲》的要求，医院药师在整个培训期间要经历轮转考核、阶段考核和综合考核3个过程。

**1. 轮转考核** 考试考核是评价、检验和控制培训质量的重要手段。轮转考核是由轮转科（室）的主任（负责人或上级药师）主持，按照《培训大纲》和《培训细则》要求，对医院药师在本科（室）轮转期间的学习和工作情况进行考核。不同的部门承担的工作任务不同，因此考核的内容也不同。轮转考核采用笔试、实际操作和日常实践相结合的综合考评办法。

考核内容要紧扣《培训细则》的要求。为了便于指导老师出题和确保考核内容的全面和完整性，应分别设计每个轮转部门的轮转考核表（表32-4至表32-7）。

**表32-4　门诊药房轮转考核表**

| 考核内容 | | | | | 成绩 |
|---|---|---|---|---|---|
| 考勤 | 每年病事假不超过15日 | 病事假（　）天 | | | 通过　未通过 |
| 医德医风 | 服务态度 | 优　良　中　差* | | | 通过　未通过 |
| | 工作责任心（无事故*） | 优　良　中　差* | | | 通过　未通过 |
| | 医疗作风、廉洁行医 | 优　良　中　差* | | | 通过　未通过 |
| | 团结协作、遵守制度 | 优　良　中　差* | | | 通过　未通过 |
| | 其他考核项目 | 满分 | 得分 | 完成数量 | 通过标准 |
| 考核部分 | 处方分析* | 100 | | | 纠正处方不当>10例次 |
| | 药物咨询 | 100 | | | >5人次 |
| | 药物不良反应 | 100 | | | >2例 |
| | 调剂处方数量 | 100 | | | 调配>100张/日或发药>50张/日 |
| | 药品基本知识* | 100 | | | >80分 |
| | 调剂操作 | 100 | | | >80分 |
| | 药事管理 | 100 | | | >80分 |
| 结合日常工作评价部分 | 药品调配能力 | 优　良　中　差* | | | 通过　未通过 |
| | 处方审核能力 | 优　良　中　差* | | | 通过　未通过 |
| | 处理特殊情况的应变能力 | 优　良　中　差* | | | 通过　未通过 |
| | 沟通能力 | 优　良　中　差* | | | 通过　未通过 |
| | 教学能力 | 优　良　中　差* | | | 通过　未通过 |
| 参加各种形式学习（　）次<br>完成继续教育学分（　）分 | | 参加各种科研情况　　有　　无 | | | |
| 医疗差错事故*　　有　　无 | | | | | |
| 考核总成绩：　　通过　　未通过 | | | | | |
| 轮转科室主考药师意见：<br>签名：　　年　　月　　日 | | | | | |

**表32-5　医院药师药品基本知识考核评分表**

| 考核内容 | 评分标准 | 满分 | 得分 | 扣分原因 |
|---|---|---|---|---|
| 药品分类 | 考核两类药物的药品分类，每类9分，回答熟练程度2分 | 20 | | |
| 药品名称 | 考核5类、10个常用药物的通用名与商品名，每个药物1分 | 15 | | |
| 药品规格 | 考核5类、10个常用药物的规格，每个药物1分 | 10 | | |
| 药理作用与适应症 | 考核两类药物的药理作用与适应症，每类6分，回答熟练程度3分 | 15 | | |
| 用法用量 | 考核5类、10个常用药物的用法用量，每个药物2分 | 20 | | |
| 药物不良反应 | 考核5类、10个常用药物的不良反应，每个药物1分 | 10 | | |
| 药物相互作用 | 考核2类、5个常用药物的相互作用，每个药物2分 | 10 | | |
| 合计 | | 100 | | |

表32-6　医院药师调剂操作考核评分表

| 考核项目 | | 考核指标 | 规范性要求及评分标准 | 得分 |
|---|---|---|---|---|
| 服务态度 | 接收处方（10分） | 收方问好（10分） | ①使用“您好、谢谢”等礼貌用语（7分） | |
| | | | ②态度和蔼（3分） | |
| 操作 | 审查处方（10分） | 查禁忌症（3分）<br>查配伍禁忌（4分）<br>查用药合理性（3分） | ①儿童、妊娠期妇女、哺乳期妇女、肝或肾功能不良者等禁忌药物考核（3分） | |
| | | | ②使用体外配伍禁忌表及参考书（4分） | |
| | | | ③超量、重复用药、用法用量错误（3分） | |
| | 调配处方（40分） | 查看效期（5分） | 查看效期，指出过期药品（5分） | |
| | | 质量检查（5分） | 注射剂看有无破损、标识是否清楚、有无其他药品混入、色泽及澄明度等外观检查（5分） | |
| | | 药品种类数量正确（10分） | 调配的药品种类和数量正确（10分） | |
| | | 标明用法用量（20分） | ①写明用法用量（10分） | |
| | | | ②标识位置合适（5分） | |
| | | | ③标示内容正确、字迹清楚（5分） | |
| | 发药（40分） | 核对病人姓名（5分） | 询问病人姓名（8分） | |
| | | 核对并告知用法用量和重要的用药注意事项（32分） | ①气雾剂、滴眼剂、栓剂等特殊剂型使用的指导（8分） | |
| | | | ②服药时间的提示（8分） | |
| | | | ③需分开服用药品的提示（8分） | |
| | | | ④需特殊保存药品的提示（如冷藏）（8分） | |
| | | 病人对用法用量等知晓率（3分） | 知晓率＞90%（3分） | |
| 合计 | 100 | | | |

表32-7　药事管理考核评分表

| 考核部门 | 考核内容 | 评分标准 | 满分 | 得分 | 扣分原因 |
|---|---|---|---|---|---|
| 门诊药房<br>病房药房<br>急诊药房<br>药库 | 麻醉药品、精神药品管理办法 | ①麻醉药品品种 | 5 | | |
| | | ②处方限量 | 5 | | |
| | | ③癌症病人麻醉药品处方限量 | 5 | | |
| | | ④麻醉药品采购、验收、保管等工作流程和要求 | 5 | | |
| | | ⑤第一类精神药品品种 | 5 | | |
| | | ⑥第二类精神药品品种 | 5 | | |
| | 处方管理办法 | ①“四查十对”的内容 | 10 | | |
| | | ②处方限量 | 5 | | |
| 临床药学室 | 药物不良反应报告制度 | ①上报流程 | 5 | | |
| | | ②药师在药品不良反应监测过程中的职责 | 5 | | |
| | | ③不良反应的判断标准 | 5 | | |
| | 抗菌药物合理应用指导原则 | ①基本内容 | 5 | | |
| | | ②抗菌药物预防性应用原则 | 5 | | |
| 药检室 | 药品管理法 | ①药品管理法的法律地位 | 5 | | |
| | | ②药品管理法基本内容 | 5 | | |
| | 《中国药典》 | ①药典的作用和法律地位 | 5 | | |
| | | ②药典的基本内容 | 5 | | |
| 合计 | | | 100 | | |

考核者签名：

**2. 阶段考核和综合考核**　阶段考核和综合考核分别是完成第一阶段（3年）和第二阶段（5年）培训计划后，地区性质的统一考试，包括理论考试和技能考试。考核合格者由当地卫生局或相关部门授予培训合格证书。

医院药师规范化培训是毕业后教育，也是岗位培训，因此它的理论考试命题应牢牢把握医院药师"三基"的内涵，明确医院药师日常工作必须掌握的内容是考试的重点内容。最基本的应知应会内容必须考核，应突出实践应用型内容，区别于普通药理学考试。考试命题时应设计好或规定好各部分比例，才能做到不偏科目、不偏题。命题时还应注意以下几点。①考试内容控制：纯理论的考题宜控制在10%左右，基本知识的考题控制在20%左右，理论应用性考题控制在70%左右；②认知层次控制：应用性考题控制在60%以上，理解和记忆性考题控制在40%左右；③难易程度控制：中等难度题的比例控制在50%，较难的考题控制在20%以下。另外，考后应做好试卷分析，不断完善考题、充实题库。

## 三、通科临床药师的规范化培训

北京地区实施住院药师规范化培训十多年来，临床药学的占比逐渐加重，目前安排的轮转培训时间为12个月，学习内容和具体要求与国家卫生健康委员会临床药师培训基地的通科临床药师培养目标基本一致，所以这里对通科临床药师规范化培训做简要介绍。

我国自2005年启动临床药师培训工作，并随着社会需求发展，将临床药师培训调整分为通科培训与专科培训两个阶段进行。临床药师规范化培训的目的是以专科临床药师培养为目标，培养受训学员的临床思维方式和临床工作所需品格素养，熟悉临床工作程序、操作规程、工作方法、工作制度，使受训学员成为熟悉临床工作模式、明确工作定位和职业特点、熟悉临床药物治疗的临床药师，满足"人岗匹配"要求。临床药师规范化培训的培养方式必须坚持临床途径。只有通过临床实践，才能将学校教育获得的知识转化为临床药物应用的技能，实现由学生成长为临床药师的转变。临床药师通科培训主要是为医疗机构药剂师提供药学服务基本技能的培训，采用集中培训方式，培训时间为6个月。

**1. 通科培训对象**　具有高等医药院校药学专业大专毕业以上学历，取得药师以上药学专业技术职务资格，并在医疗机构连续参加临床药物治疗工作满2年的医疗机构药师。

**2. 通科培训的目标**　药师在完成通科培训后，应在审核处方、用药医嘱以及抗感染药物临床应用和慢性病药物治疗管理方面具备基本药学服务能力，具体包括：①掌握常用抗感染药物临床应用专业知识与技能，熟悉抗感染药物临床应用监测方法与指标控制；②了解指定学习病种的临床基本诊疗过程与初步知识；③具有独立完成处方及医嘱用药审核的能力；④掌握指定学习病种常用药品的相关知识，并能应用于临床药物治疗；⑤掌握对特殊生理、病理人群开展基本药学服务的技能；⑥具有与医疗团队沟通技能，为病人提供用药指导的能力，能够参与常见慢性病药物治疗管理。

**3. 通科培训方法**　通科培训应在省级以上卫生健康部门认定的临床药师培训基地进行。培训周期为6个月，培训实际工作（学习）日累计不得少于25周，总学时980学时，其中临床实践时间880学时，理论学习时间100学时。学员培训所有轮转科室均应配备有专职临床药师，分别与所在科室一名具有中级以上专业技术职称的临床医师组成带教组，共同完成一组学员（2~3名）的培训带教，全部轮转科室的带教组中至少应有一位已经取得临床药师培训师资资格的临床药师负责学员培训带教，其他带教组协助带教。感染科病区收治病人病种能够满足抗感染药物培训时，可在感染科培训，不需要再专门安排在其他临床科室轮转，医院感染科病区收治病人病种不能满足抗感染药物培训时，可在呼吸内科、ICU、外科等病区任选一个临床科室轮转。其他指定学习病种相关临床科室，系指收治指定慢性病学习病种的临床科室，例如指定学习病种为“高血压”时，应在心血管内科轮转。

临床轮转科室及时间安排见表32-8。培训内容与要求见表32-9。学员应完成的基本指标与要求见表32-10。通科培训指定药师学习的抗菌药物种类包括：青霉素类、头孢菌素类、β-内酰胺类/β-内酰胺酶抑制剂、碳青霉烯类、氨基糖苷类、大环内酯类、林可酰胺类、糖肽类、喹诺酮类、噁唑烷酮类、抗真菌类。

表32-8　通科临床药师培训临床轮转科室及时间安排

| 科　室 | 时间（周） |
|---|---|
| 临床微生物科 | 1 |
| 药学部（含静脉用药集中调配中心） | 1 |
| 呼吸内科、ICU、外科或感染性疾病科 | 12 |
| 其他指定学习病种相关临床科室 | 11 |
| 总计 | 25 |

表32-9　通科临床药师培训内容与要求

| 培训项目 | 培训内容及要求 |
|---|---|
| 综合素质培训 | ①掌握《医疗机构药事管理规定》《处方管理办法》等法规性文件的相关内容；②通过职业道德和法律法规知识教育，培训学员具有职业责任感、法律意识，能自觉规范自身职业行为的精神，尊重病人的知情权和隐私权，维护其合理用药权益 |
| 临床知识与技能培训 | |
| 微生物学 | ①了解常用的细菌学检查方法；②熟悉微生物分类及正常菌群与微生态平衡的基本概念；③正确认识与解释临床微生物检查结果 |
| 诊疗方法和技术 | 了解下列诊疗方法和技术在诊疗中的应用价值：①病史采集；②体格检查；③常规实验室检查；④心电图、B超及X线等相关影像学检查 |
| 《抗菌药物临床应用指导原则》 | 掌握手术预防使用抗菌药物监测与评价方法。在下列Ⅰ类切口手术或特殊诊疗操作中选择5种，掌握其预防使用抗菌药物遴选与合理性评价方法：①脑外科手术（清洁，无植入物）；②脊髓手术；③脑脊液分流术；④头颈部手术（恶性肿瘤，不经口咽部黏膜）；⑤颌面外科（下颌骨折切开复位或内固定，面部整形术有移植物手术，正颌手术）；⑥乳腺手术（乳腺癌、乳房成形术、有植入物如乳房重建术）；⑦心血管手术（腹主动脉重建、下肢手术切口涉及腹股沟、任何血管手术植入人工假体或异物，心脏手术、安装永久性心脏起搏器）；⑧关节置换成形术、截骨、骨内固定术、腔隙植骨术、脊柱术（应用或不用植入物、内固定物）；⑨截肢术（Ⅰ类）；⑩主动脉内支架植入术；⑪血管（包括冠状动脉）造影术、成形术、支架植入术及导管内溶栓术；⑫下腔静脉滤器植入术；⑬先天性心脏病封堵术；⑭心脏射频消融术；⑮肝动脉化疗栓塞；⑯食管静脉曲张硬化治疗；⑰经颈静脉肝内门腔静脉分流术；⑱经皮椎间盘摘除术及臭氧、激光消融术；⑲经内镜逆行胰胆管造影；⑳腹膜透析管植入术；㉑淋巴管造影术 |
| 常见感染性疾病 | 在下列常见感染性疾病中选择2种疾病作为指定学习病种，熟悉指定学习病种的病原菌特点、临床表现、与抗感染药物合理应用：①急性细菌性上呼吸道感染；②急性细菌性下呼吸道感染；③尿路感染；④细菌性前列腺炎；⑤急性感染性腹泻；⑥细菌性脑炎及脑脓肿；⑦血流感染及感染性心内膜炎；⑧腹腔感染；⑨骨、关节感染；⑩皮肤及软组织感染；⑪侵袭性真菌病<br>在遴选指定学习病种时，带教老师应充分考虑不同类别抗菌药物的临床应用，帮助学员完成指定的抗菌药物类别的临床应用培训 |

续表

| 培训项目 | 培训内容及要求 |
|---|---|
| 重症监护病房病原菌特点与抗感染药物合理应用 | 了解重症监护病房病原菌特点与抗感染药物合理应用：①了解重症监护病人感染的诱发因素；②了解重症监护病人感染程度的评估及重症感染、二重感染、真菌感染的临床表现及治疗原则；③了解重症监护病房常用抗菌药物的使用及联合应用原则、常见不良反应、细菌耐药机制及预防对策 |
| 常见慢性疾病 | 在下列常见慢性疾病中选择1种作为指定学习病种，熟悉指定学习病种的临床表现、治疗原则及治疗指南：高血压、心律失常、动脉粥样硬化和冠状动脉粥样硬化性心脏病、糖尿病、代谢综合征、慢性阻塞性肺疾病、支气管哮喘、癫痫、脑梗死、帕金森病（帕金森综合征）、痛风与高尿酸血症、骨质疏松症、系统性红斑狼疮、类风湿性关节炎、间质性肾炎、慢性肾脏病（3～5期）、胃食管反流、消化性溃疡、肝硬化、甲状腺疾病、原发性慢性肾上腺皮质功能减退症 |
| 药物知识与临床用药实践技能 | ①熟悉指定学习病种的临床药物治疗管理；②培养药学查房技能，独立完成处方及医嘱用药审核；③掌握指定学习病种常用药物的药理作用、适应症、不良反应、注意事项、药化构效和药代动力学、药效学等相关知识，并能应用于临床药物治疗；④掌握对儿童、老年人、孕妇、哺乳期妇女等特殊生理人群和肝肾功能不全的特殊病理人群开展基础药学服务的技能；⑤掌握教学药历的书写 |
| 沟通与交流技能培训 | ①学习开展药学信息咨询服务工作，了解病人与医务人员在药物信息方面的问题与需求，提供及时、可靠、有效的药学信息资料；②在带教临床药师指导下，开展药学查房和病人用药教育；③对临床用药中存在的实际或潜在的用药问题，能向治疗团队提出建议或意见；④向护理人员提供病区药品请领与物流管理知识等相应药物信息与咨询服务 |
| 专业理论知识培训 | 培训基地应按照培训指南要求，通过课堂授课、病例讨论、文献阅读报告等多种形式组织学员开展理论学习，并及时进行考核。学习科目、课时、授课老师与考试成绩及时登记在《临床药师培训登记手册》。理论学习内容如下：①有关法律、法规与部门规章：《药品管理法》《医疗事故处理条例》《处方管理办法》《抗菌药物临床应用管理办法》《医疗机构药事管理规定》等；②循证医学及药物信息；③医学伦理与交流沟通；④处方与用药医嘱审核相关规定；⑤常见慢性疾病诊疗技术及指定学习病种的临床知识 |

**表32-10　通科培训学员应完成的培训指标与要求**

| 培训项目 | 具体指标及要求 | |
|---|---|---|
| | 项　目 | 参考指标数量 |
| 理论培训（100学时） | 采用集中授课与参加学术讲座结合的方式，其中参加相关学术讲座不少于10次 | |
| | 学习培训相关法律、法规与部门规章 | 10学时 |
| | 循证医学及药物信息 | 18学时 |
| | 医学伦理与交流沟通 | 8学时 |
| | 处方与用药医嘱审核相关规定 | 10学时 |
| | 常见慢性疾病诊疗技术及指定学习病种的临床知识 | 54学时 |
| 临床实践培训（880学时） | 参加医疗查房或指定学习病种的专科门诊 | ≥4次/周 |
| | 参加药学查房 | ≥5次/周 |
| | 完成教学药历 | ≥10份；其中每个指定学习病种不少于3份 |
| | 完成病例分析 | ≥2份 |
| | 完成病人用药教育 | 50人次；完成慢性病病人用药教育材料2份 |
| | 完成处方及医嘱审核 | ≥15000条；含静脉用药集中调配处方审核不少于2000条 |
| | 参加专项处方点评 | 2次 |
| | 参加Ⅰ类切口手术预防使用抗菌药物评价 | ≥100例 |
| | 完成文献阅读报告 | ≥2次；每次阅读文献≥4篇 |
| | 参加指定病种相关病例讨论会 | ≥10次；每个指定病种不少于2次 |

第三十二章

续表

| 培训项目 | 具体指标及要求 | |
|---|---|---|
| | 项　目 | 参考指标数量 |
| 考试考核 | 笔试 | ≥2次 |
| | 床边考核 | 2次 |
| | 案例考核 | 2次 |
| | 日常考核 | 学员在完成培训指南规定的每一科室轮转培训后，由培训基地主任组织考核小组，按照培训内容及考核项目要求进行考核，重点检查培训期间的临床专业能力、工作成绩、职业道德和完成培训内容的时间与数量，将考核结果及有关奖惩情况在《临床药师培训登记手册》中记录 |
| | 作业评估 | 各培训科目的作业及培训环节的实施，均应根据各培训科目的评估要点进行评估，其评估成绩在《临床药师培训登记手册》中记录 |

（王东晓）

第六篇

# 药物临床研究

# 第三十三章　药物临床研究概述、技术规范与指导原则

## 第一节　药物临床研究概述

药物从发现到临床实际应用，需经过严格的药理学、毒理学研究，临床前、临床研究确证安全有效的药物方可上市。随着药物使用人群的扩大和时间的延长，医疗工作者可根据临床实际使用情况，进一步评价药物的确切疗效、药品不良反应、毒副作用或新的适应症等，加深对药物的理解。药物临床研究渗透于药物发现、发展、应用和再评价整个过程，是药师工作不可或缺的重要部分。

药物临床研究以疾病治疗为中心，以人体为对象，通过观察临床疗效、药代动力学过程等，总结临床治疗规律，以研究的方式回答与所研究药物的预防、治疗（有效性、安全性）相关的问题。

### 一、药物临床研究的相关概念及分类

#### （一）药物临床研究的相关概念

1．药物临床试验质量管理规范（good clinical practice，GCP）是临床试验全过程的标准规定，制定GCP的目的在于保证临床试验过程的规范、结果科学可靠，保护受试者的权益并保障其安全。

2．人用药品注册技术规定国际协调会议（international conference on harmonization of technical requirements for registration of pharmaceuticals for human use，ICH）由欧盟、美国、日本发起，三方药品管理当局及三方制药企业管理机构共同组成，对三方国家人用药品注册技术规定的现存差异进行协调的国际协调组织。其主要目的为在不影响药物品质、安全性及有效性的原则下，提高新药研发、注册及上市的效率。世界卫生组织各成员国、加拿大和瑞典以观察员身份参加会议，遵循ICH GCP，以便这些国家和地区的卫生管理当局能够最终相互接受各自临床资料，以用于人用药品的注册。2017年，国家食品药品监督管理总局（China Food and Drug Administration，CFDA）正式成为ICH成员。

3．标准操作规程（standard operation procedure，SOP）是临床试验中实施各个环节所拟定的标准的、详细的、书面的指导规程。机构、伦理委员会、专业组、辅助部门都必须具备相应的SOP。

4．临床试验（clinical trial）是指任何在人体（病人或健康受试者）进行的药物系统性研究，以证实或揭示药物的作用、药品不良反应及/或其吸收、分布、代谢和排泄过程。目的是确

定药物的疗效及安全性。

5. **试验方案**（protocol） 叙述试验的背景、理论基础和目的，试验设计、方法和组织，包括统计学考虑、试验执行和完成的条件。方案必须由参加试验的主要研究者、研究机构和申办者签章并注明日期。

6. **知情同意**（informed consent） 指向受试者告知一项试验的各方面情况后，受试者自愿确认其同意参加该项临床试验的过程，须以签名和注明日期的知情同意书作为文件证明。

7. **知情同意书**（informed consent form，ICF） 是受试者表示自愿参加某一试验的文件证明。研究者必须向受试者说明试验性质、试验目的、可能的受益和危险、可供选用的其他治疗方法以及符合《赫尔辛基宣言》规定的受试者的权利和义务，使受试者充分了解后同意自愿签署。

8. **伦理委员会**（Ethics Committee） 又称为IRB，即Institutional Review Board。由医学专业人员、法律专家及非医务人员组成的独立组织，其职责为核查临床试验方案及附件是否合乎道德，并为之提供公众保证，确保受试者的安全、健康和权益受到保护。该委员会的组成和一切活动不应受临床试验组织和实施者的干扰或影响。

9. **主要研究者**（principal investigator，PI） 负责临床试验的全过程管理，熟悉与临床试验有关的资料与文献，确保试验顺利进行。

10. **研究者**（investigator） 实施临床试验并对临床试验的质量及受试者安全和权益负责者。研究者必须经过资格审查，具有临床试验的专业特长、资格和能力。

11. **协调研究者**（coordinating investigator，COI） 在多中心临床试验中负责协调参加各中心研究者工作的一名研究者。

12. **申办者**（sponsor） 发起一项临床试验，并对该试验的启动、管理、财务和监查负责的公司、机构或组织。

13. **合同研究组织**（contract research organization，CRO） 是通过合同形式向制药企业提供新药临床研究服务的专业公司。CRO可在短时间内组织起一个具有高度专业化和丰富临床经验的临床研究队伍，并能降低整个制药企业的管理费用。CRO可代表申办者执行临床试验中的某些工作和任务，包括撰写研究者手册、设计试验方案/病例报告表/知情同意书、派遣监查员、完成统计分析及统计分析报告、撰写临床总结报告、配合研究者/申办者接受稽查/视察等。

14. **临床研究监查员**（monitor/clinical research assistant，CRA） 由申办者任命并对申办者负责的具备相关知识的人员，主要负责临床监查工作，包括医院筛选、协议谈判、资料交接和管理、临床试验前/中/后期的监查工作，按照要求进行监查并填写相关资料，保证临床试验的顺利进行，并符合国家的相关法律法规和公司的利益。

15. **临床研究协调员**（clinical research coordinator，CRC） 在临床试验中协助研究者提供非医疗方面的协调与管理工作，比如整理病例等。

16. **质量控制**（quality control，QC） 用以保证与临床试验相关活动的质量达到要求的操作性技术和规程。

17. **稽查**（audit） 由不直接涉及试验的人员所进行的一种系统性检查，以评价试验是否与方案、SOP及药物临床试验相关法规相符。稽查人员大多由申办者委派。

18. **视察**（inspection） 药监部门对一项临床试验的文件、设施、记录等的官方审阅。

可在试验单位、申办者单位或CRO单位进行。国家药品监督管理局（National Medical Products Administration，NMPA）对机构、专业组的认证、复核也属广义的视察。

19. 病例报告表（case report form，CRF）是在临床试验中用以记录每一名受试者在试验过程中的症状、体征或实验室检查数据的文件。

20. 研究者手册（investigator's brochure，IB）是有关试验药物在进行人体研究时已有的临床与非临床研究资料。

21. 试验用药物（investigational product）用于临床试验中的试验药物、对照药物或安慰剂。

22. 生物利用度（bioavailability，BA）是反映药物活性成分吸收进入体内的程度和速度的指标。

23. 生物等效性（bioequivalence，BE）是指在同样试验条件下，试验制剂和对照标准制剂在药物的吸收程度和速度方面无统计学差异。当吸收速度的差异无临床意义时，某些药物制剂吸收程度相同而速度不同也可视为生物等效。

24. 不良事件（adverse event，AE）临床试验受试者接受一种药物后出现的任何不良医学事件，但不一定与试验药物具有因果关系。

25. 严重不良事件（serious adverse event，SAE）受试者在临床试验过程中发生需住院治疗、延长住院时间、伤残、影响工作能力、危及生命或死亡、导致先天畸形或其他需做处理以防永久性损害或伤害等事件，但不一定与试验药物具有因果关系。

26. 药物不良反应（adverse drug reaction，ADR）临床试验中的药物不良反应（未上市药物）有别于已上市的药品不良反应。新药物在临床前使用中，特别是在尚未达到治疗剂量时，所有由受试药物任何剂量所致的毒性反应或意外反应均应视作药物不良反应。

27. 可疑相关非预期严重不良反应（suspected unexpected serious adverse reaction，SUSAR）在临床试验过程中观察到的与试验药物（包括受试药物、对照药物）相关的、意外的药物严重不良反应。

28. 非预期事件（unanticipated problems）是指临床试验过程中发生的同时符合以下3条标准的事件：①性质、严重程度或发生率的非预期；②与参加研究有关或可能有关；③让受试者或他人面临更大（严重）的风险。

29. 设盲（blinding/masking）临床试验中使一方或多方不知道受试者治疗分配的程序。单盲指受试者不知，双盲指受试者、研究者、监查员或数据分析者均不知治疗分配。

30. 循证医学（evidence-based medicine，EBM）是整合最佳研究证据、临床经验和病人价值观的一门学科。其核心思想是在获取与评价最佳证据的基础之上，结合专家的临床经验和专业技能，充分考虑病人的价值观和利益，做出合理的医疗决策。

31. 随机对照试验（randomized controlled trial，RCT）将符合要求的研究对象分别分配到试验组和对照组，然后给予相应的试验措施，试验组给予要评估的试验干预措施，对照组给予对照的干预措施，两组在一致的条件下或环境中，同步地进行研究和观察试验效应，并用客观的效应指标，对试验结果进行测量和评价。

32. 系统评价（systematic review）是循证医学的临床实践指南，通过收集、汇总和评价原始临床研究结果，得出有关干预措施的综合结论，为临床实践和卫生决策提供真实、可靠的证据。

33. **循证药学**（evidence-based pharmacy，EBP） 是以临床证据为基础的临床药物治疗学，其核心内容与基本精神为通过寻找证据、分析证据以及运用证据，做出科学、合理的用药决策。

34. **真实世界研究**（real world study，RWS） 运用流行病学研究方法，在真实无偏倚或偏倚较少的人群中，对某种或某些干预措施（包括诊断、治疗、预后）的实际应用情况进行研究。

### （二）药物临床研究的分类和应用再评价

1. **早期临床试验（0期药物临床试验）** 新药完成临床前试验研究但尚未进入正式临床试验前，容许使用微剂量（一般≤100μg，或＜1%标准剂量）对少量人群（约6人）进行药物试验，目的是收集必要的药物安全、药代动力学临床试验数据。

2. **药物临床试验**　药物临床试验原则上分为Ⅰ、Ⅱ、Ⅲ、Ⅳ期以及生物等效性试验等。

Ⅰ期临床试验是指初步的临床药理学及人体安全性评价阶段，主要目的是观察人体对新药的耐受程度和药代动力学，为制定给药方案提供依据。

Ⅱ期临床试验是指治疗作用初步评价阶段，主要目的是对新药有效性及安全性做出初步评价，确定适应症，推荐临床给药剂量、给药途径与方法、每日给药次数等，评价其药物不良反应，并提供防治方法。

Ⅲ期临床试验是指治疗作用确证阶段，主要目的是进一步验证药物对目标适应症患者的治疗作用和安全性，评价利益与风险关系，最终为药物注册申请获得批准提供充分的依据。

Ⅳ期临床试验是指新药上市后应用的评价研究阶段，又名上市后监察，是新药临床试验的继续，其主要目的是考察在广泛使用条件下药物的疗效和药品不良反应（注意罕见药品不良反应），评价在普通或特殊人群中使用的利益与风险关系，改进给药剂量等，并根据进一步了解的疗效、适应症与药品不良反应的情况，指导合理用药。

生物等效性试验，是指用生物利用度研究的方法，以药代动力学参数为指标，比较同一种药物的相同或者不同剂型的制剂，在相同的试验条件下，其活性成分吸收程度和速度有无统计学差异的人体试验。

3. **药物临床应用再评价**　药物临床应用再评价是对已批准上市的药物在社会人群中的疗效、药品不良反应、用药方案、稳定性及费用等是否符合安全、有效、经济、合理的用药原则做出科学评价，为药品管理部门做出相关决策提供科学依据，为药品研发、使用提供合理信息，指导和规范临床合理用药。

由研究者（或学术机构）发起的临床研究（investigator-initiated clinical trial，IICT）也属于药物临床应用再评价范畴，可涉及多个方面。其中，药学人员发起的研究包括治疗药物监测指导下的药物量效关系评价、药物基因组学/代谢组学/表观遗传学对药物治疗的指导意义、药物经济学研究等。

药物临床应用再评价主要分为两类：一是根据药物已存在的问题（疗效欠佳或毒性较大等），设计临床研究方案进行临床对比研究；二是进行流行病学调查研究，对再评价药物的安全性或有效性进行评价。在我国，由NMPA药品评价中心负责Ⅳ期、药物临床应用再评价等工作。

## 二、药物临床研究数据的外推与桥接

本篇所介绍的药物临床研究方法等内容适用于化学药物和部分生物药物，生物制品、中药和天然药物请参考相应研究方法和指导原则。

### （一）首次用于临床研究的药物

新药首次用于人体研究时，可参考已上市同类药物的临床研究数据；无参考时，由临床前动物试验数据估算单次给药起始剂量和最大剂量。具体参见第六篇第三十五章第二节。

### （二）儿科人群用药物

儿科人群用药物研究需充分利用已有的成人研究数据，按照数据特征的同质性从成人向目标儿科人群逐步外推，最大程度减少儿科人群不必要的重复研究（图33-1）。

儿科人群综合分析的数据应包括不同年龄段人群器官功能的差异及对药理学特征的影响、疾病知识、流行病学情况、非临床实验数据、相同或类似机制药物在成人及儿科人群间的药动学、药效学、临床有效性和安全性差异等。

在图33-1中，如（1）（2）均相似，但药物仅通过局部暴露发挥药效且有证据充分支持拟用于儿科人群的剂量与成人剂量相同时（如局部外用药物），可不开展儿科人群的药代动力学试验探索剂量，仅采用拟定的剂量在特定儿科人群开展随机对照试验，获得该人群的安全性数据并验证拟定剂量的合理性。

需注意，成人临床试验数据向儿科人群的外推仅限于疗效数据；安全性数据需要在儿科人群中开展试验。

以上方法同样适用于决策（或推断）大年龄段儿科人群的药物临床试验数据向低龄儿科人群的外推。

### （三）已有境外研究数据但尚无中国人群研究数据的药物

已在原研地域通过审批的药物推广到新地域时，可利用原地域临床试验已有数据，在新地域进行小规模的一系列附加试验研究，以提供与新地域人群有关的药代动力学或有效性、安全性、适宜剂量、给药方案等信息，即桥接试验，为药物临床数据由原研地域外推至新地域提供依据。

**1．桥接试验类型的判定**　桥接试验类型的判定见表33-1。

表33-1　桥接试验类型的判定

| 对药物的敏感性 | 地域差异 | 医疗实践 | 药物种类 | 临床经验 | 桥接试验 |
|---|---|---|---|---|---|
| 敏感 | – | 相似 | – | – | 不需要 |
| 不敏感 | 相似 | – | – | 充分 | 不需要 |
| | 不相似 | 相似 | 熟悉 | – | PD |
| 剂量选择 | – | 不同 | 不熟悉 | 不充分 | RCT |

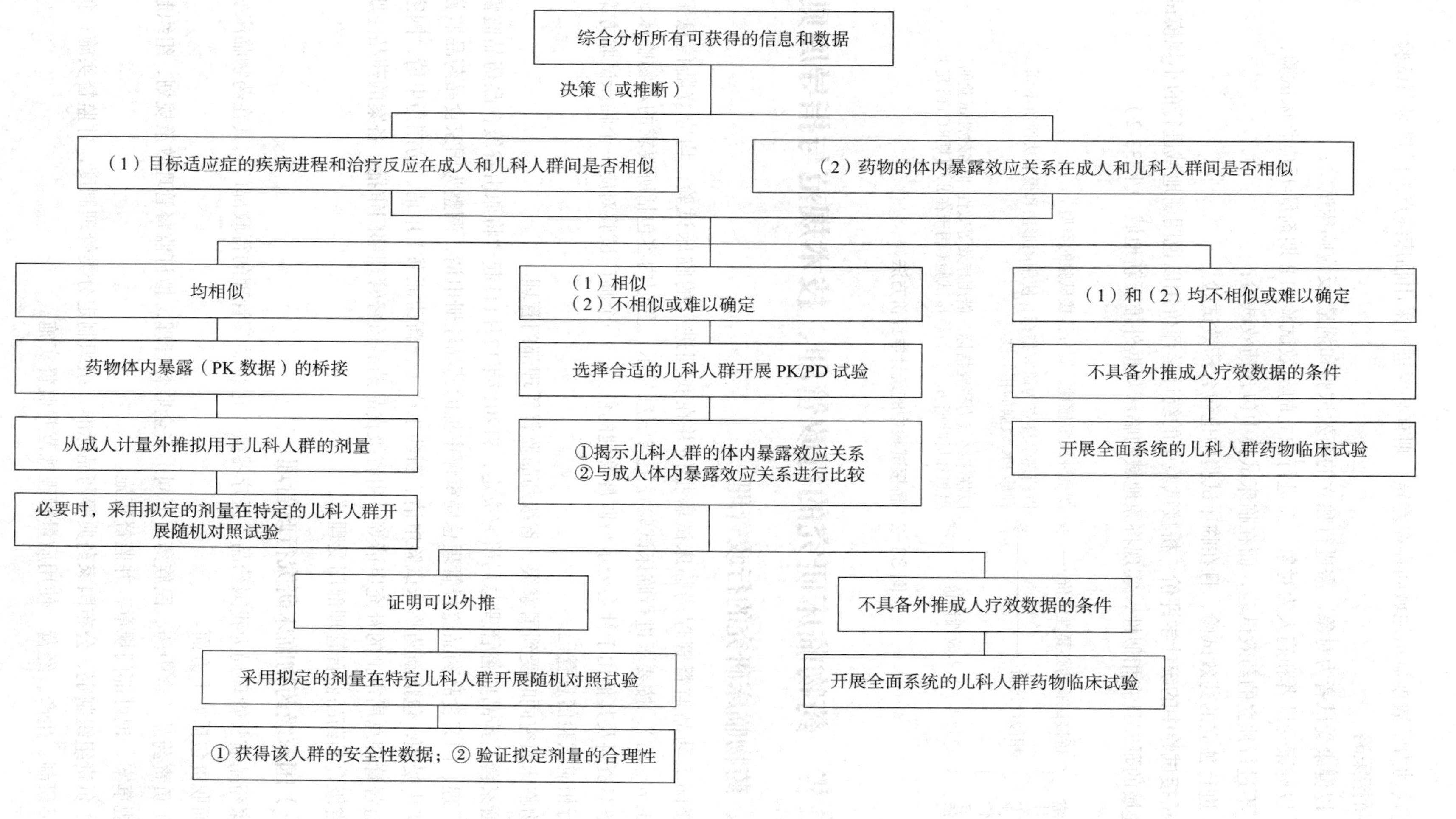


图 33-1 儿科人群药物临床研究关键路径示意图
（药代动力学：pharmacokinetics，PK；药效动力学：pharmacodynamics，PD）

若药效动力学数据显示地域间存在差异，则有必要进行采用临床终点的随机对照试验。

2. 桥接策略

（1）以健康受试者为对象，需进行独立的药效试验和剂量-反应临床试验；

（2）以健康受试者和病人为对象，需进行独立的药效试验和Ⅱ期剂量-反应临床试验；

（3）不进行独立的药效试验，而在临床试验中包含药效试验；

（4）进行独立的药效试验，且在临床试验中也包含药效试验。

**3. 桥接试验中的统计学评价** 桥接试验中的统计学评价用以说明新地域进行的小规模试验与原研地域的研究具有相似性，实现将原地域的临床数据外推至新地域。（图33-2）

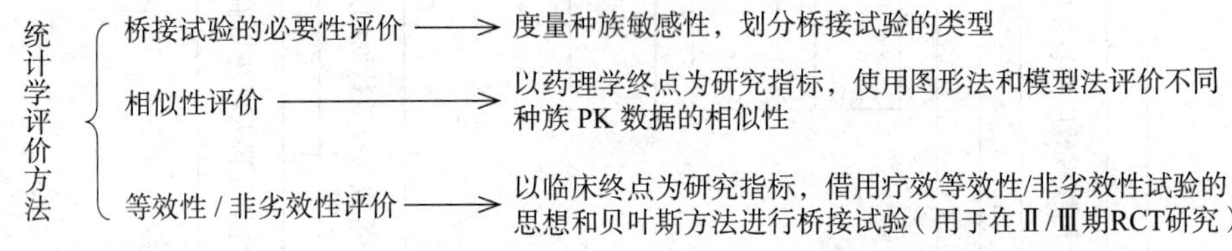


图 33-2 桥接试验中的统计学评价方法

# 第二节 药物临床研究的行政管理、技术规范与指导原则

## 一、药物临床研究的行政管理

凡获国家药品监督管理局临床试验批件并在我国进行的临床试验，均应登陆信息平台（www.cde.org.cn），按要求进行临床试验登记与信息公示，登记内容包括所要求的药物临床试验实施前备案资料及其他用于社会公示与监督管理的信息。一个临床试验对应一个临床试验方案编号，进行相应试验信息登记。

药物临床研究同时受到国家级、省级药品监督管理部门管理。

原国家食品药品监督管理总局研究决定，自2017年12月1日起“将原由省级食品药品监督管理部门受理、国家食品药品监督管理总局审评审批的药品注册申请，调整为国家食品药品监督管理总局集中受理，包括新药临床试验申请、新药生产（含新药证书）申请、仿制药申请，国家食品药品监督管理总局审批的补充申请等；由省级食品药品监督管理部门审批、备案的药品注册申请仍由省级食品药品监督管理部门受理。”

### （一）国家级药物临床研究行政管理

国家药品监督管理局为我国药品、医疗器械、化妆品等管理的行政部门，其在药物临床研究管理方面职责包括如下方面。

（1）负责药品（含中药、民族药，下同）安全监督管理，拟订监督管理政策规划，组织起草法律法规草案，拟订部门规章，并监督实施。

（2）负责组织制定、公布国家药典等药品标准，组织制定分类管理制度，并监督实施；负责制定药品研制、生产、经营、使用质量管理规范并监督实施。

（3）负责制定药品注册管理制度，严格上市审评审批，完善审评审批服务便利化措施，并组织实施。

（4）负责组织指导药品监督检查，制定检查制度，依法查处药品注册环节的违法行为。

国家药品监督管理局各直属单位分管药物临床研究不同内容，各自职责见表33-2。

表33-2　国家药品监督管理局各直属单位分管药物临床研究的职责

| 部门名称 | 主要职责 |
|---|---|
| 中国食品药品检定研究院 | ①承担药品的注册审批检验及其技术复核工作，负责进口药品注册检验及其质量标准复核工作；②承担药品安全相关的监督检验、委托检验、抽查检验以及安全性评价检验检测工作，负责药品进口口岸检验工作；③承担或组织药品检验检测的复验及技术检定工作；④承担生物制品批签发相关工作；⑤承担药品相关标准、技术规范及要求、检测方法制修订的技术复核与验证工作；⑥承担药用辅料、直接接触药品的包装材料及容器的注册检验、监督检验、委托检验、复验及技术检定工作，以及承担相关国家标准制修订的技术复核与验证工作；⑦承担全国药品监管系统检验检测机构的业务指导、规划和统计等相关工作，组织开展药品研究、生产、经营相关单位以及医疗机构中的药品检验检测机构及人员的业务指导工作；⑧组织开展药品相关标准研究以及安全监测和质量控制新方法、新技术研究 |
| 国家药品监督管理局药品审评中心 | ①负责对申请注册的药品进行技术审评，组织开展相关的综合评审工作；②参与起草药品注册管理相关法律法规和规范性文件，负责制定药品审评规范并组织实施；③开展药品审评相关的理论、技术、发展趋势及法律问题研究，承担药品审评工作相关法律事务；④组织开展相关业务咨询服务及学术交流，组织开展药品审评相关的国际交流与合作；⑤指导地方药品审评相关工作；⑥参与相关药品注册核查工作 |
| 国家药品监督管理局食品药品审核查验中心 | ①组织制定修订药品检查制度规范和技术文件；②承担药物临床试验研究机构资格认定/认证和研制现场检查，承担药品注册现场检查；③开展检查理论、技术和发展趋势研究、学术交流及技术咨询 |
| 国家药品监督管理局药品评价中心（国家药品不良反应监测中心） | ①组织制订药品不良反应监测与再评价以及药物滥用技术标准和规范；②组织开展药品不良反应监测工作；③开展药品的安全性再评价工作；④指导地方相关监测与再评价工作；⑤组织开展相关监测与再评价的方法研究、培训、宣传和国际交流合作 |
| 国家药品监督管理局行政事项受理服务和投诉举报中心 | ①负责国家药品监督管理局依法承担的行政许可项目的受理、转办和审批结果送达工作；②受理药品研制、生产、流通、使用方面违法行为的投诉举报；③负责国家药品监督管理局行政许可项目受理及审批网络系统的运行管理，并承担行政许可审批进度查询；④参与药品行政许可项目受理审批及投诉举报相关法规和规范性文件的起草与制修订工作；⑤转办药品投诉举报案件；⑥开展药品投诉举报信息的汇总、分析、上报工作，负责重大投诉举报案件办理工作的组织协调、跟踪督办，并监督处理结果的反馈；⑦指导协调地方药品行政许可项目受理及投诉举报工作 |

## （二）地方级药物临床研究行政管理

省（含直辖市）级药品监督管理局在药物临床研究管理方面职责包括以下几方面。

（1）组织实施药品（含中药、民族药）监督管理的法律法规，起草相关地方性法规、规章草案，制定药品监督管理的政策、规划并监督实施；监督实施药品重大信息直报制度，着力防范区域性、系统性药品安全风险；

（2）监督实施药品研制、生产、经营、使用质量管理规范，负责药品生产、经营许可和医疗机构制剂许可并监督检查，负责药品注册并监督检查；建立药品不良反应和药物滥用监测体系，并开展监测和处置工作；

（3）组织实施药品监督管理的稽查制度，组织查处重大违法行为；

（4）组织实施药品安全科技发展规划，推动药品检验检测体系、电子监管追溯体系和信息化建设。

省级药品监督管理局各直属单位分管药物临床研究不同内容，各自职责见表33-3（各省、直辖市所设直属单位不同，具体参见各自官网）。

表33-3　省级药品监督管理局各直属单位分管药物临床研究的职责

| 部门名称 | 主要职责 |
|---|---|
| 省食品药品检验院 | 负责全省药品质量监督检验和技术仲裁、药品注册检验、进口药品检验、国家药品标准的起草和修订，开展药检科研和业务技术指导等工作 |
| 省局认证审评中心 | ①承办药品GMP、GSP认证技术审查和现场检查工作，药品GMP、GSP跟踪检查，负责药品GMP、GSP认证检查员的日常管理；②承担全省药物滥用监测信息的收集、核实、上报工作；③组织全省药物滥用监测领域的交流与合作 |
| 省药品不良反应监测中心 | ①承担全省药品不良反应资料的收集、管理、上报，对各市、县（市、区）药品不良反应监测专业机构进行业务指导；②承办全省药品不良反应监测信息网络的建设、运转和维护工作；③组织药品不良反应教育培训；④组织药品不良反应监测领域的国际交流与合作；⑤组织药品不良反应监测方法的研究；⑥根据国家食品药品监督管理局和省食品药品监督管理局有关布置，组织、协调对重点品种的不良反应监测，开展上市后药品再评价，发表不良反应监测信息，向涉药单位和公众提供药品不良反应的专业咨询 |

## 二、药物临床研究的技术规范

2017年10月8日，中共中央办公厅、国务院办公厅联合印发《关于深化审评审批制度改革鼓励药品医疗器械创新的意见》（以下简称《意见》，是继2015年8月《国务院关于改革药品医疗器械审评审批制度的意见》之后，又一个深化药品医疗器械审评审批制度改革的纲领性文件，具体如下。

（1）改革临床试验管理　《意见》指出，临床试验机构资格认定实行备案管理；支持临床试验机构和人员开展临床试验；完善伦理委员会机制；提高伦理审查效率；优化临床试验审批程序；接受境外临床试验数据；支持拓展性临床试验；严肃查处数据造假行为。

（2）加快上市审评审批　《意见》指出，加快临床急需药品医疗器械审评审批；支持罕见病治疗药品医疗器械研发；严格药品注射剂审评审批；实行药品与药用原辅料和包装材料关联审批；支持中药传承和创新；建立专利强制许可药品优先审评审批制度。

（3）促进药品创新和仿制药发展　《意见》指出，建立上市药品目录集；探索建立药品专利链接制度；开展药品专利期限补偿制度试点；完善和落实药品试验数据保护制度；促进药品仿制生产；发挥企业的创新主体作用；支持新药临床应用。

（4）加强药品医疗器械全生命周期管理《意见》指出，推动上市许可持有人制度全面实施；落实上市许可持有人法律责任；建立上市许可持有人直接报告药品不良反应和不良事件制度；开展药品注射剂再评价；完善医疗器械再评价制度；规范药品学术推广行为。

（5）提升技术支撑能力《意见》指出，完善技术审评制度；落实相关工作人员保密责任；加强审评检查能力建设；落实全过程检查责任；建设职业化检查员队伍；加强国际合作。

（6）加强组织实施　加强组织领导，强化协作配合，做好宣传解释。

药物临床研究相关法律法规及标准见表33-4。

表33-4　药物临床研究相关法律法规及标准

| 名　称 | 发布日期 |
|---|---|
| 国家级 | |
| 《中华人民共和国药品管理法》 | 2015年4月24日第2次修订版 |
| 《中华人民共和国药典》 | 2015年第10版 |
| 《中华人民共和国药品管理法实施条例》 | 2016年6月1日修订版 |
| 部局级 | |
| 《药品注册管理办法》 | 2007年7月10日 |
| 《药品注册现场核查管理规定》 | 2008年5月23日 |
| 《药物临床试验质量管理规范》 | 2003年8月6日 |
| 《药物临床试验质量管理规范（修订稿）》 | 2016年12月2日 |
| 《药物临床试验机构资格认定服务指南》 | 2017年12月1日 |
| 《药物临床试验机构资格认定办法（试行）》 | 2004年2月19日 |
| 《药物临床试验机构资格认定检查细则（试行）》 | 2014年9月5日 |
| 《药物临床试验机构资格认定复核检查标准》 | 2009年11月2日 |
| 《医疗卫生机构开展临床研究项目管理办法》 | 2014年10月16日 |
| 《关于药物临床试验信息平台的公告》 | 2013年9月6日 |
| 《涉及人的生物医学研究伦理审查办法》 | 2016年10月21日 |
| 《药物临床试验伦理审查工作指导原则》 | 2010年11月2日 |
| 《中医药临床研究伦理审查管理规范》 | 2010年9月8日 |
| 《人类遗传资源管理条例》 | 1998年6月10日 |
| 《人类遗传资源采集、收集、买卖、出口、出境审批行政许可事项服务指南》 | 2015年7月2日 |
| 《科技部办公厅关于人类遗传资源采集、收集、买卖、出口、出境审批网上申报系统开通运行的通告》 | 2016年10月14日 |
| 《药品注册管理办法（修订稿）》 | 2017年10月23日 |
| 《药物临床试验机构管理规定（征求意见稿）》 | 2017年10月27日 |

## 三、药物临床研究的主要指导原则

药物临床研究的主要指导原则见表33-5。

表33-5　药物临床研究的主要指导原则

| 名　称 | 发布日期 |
|---|---|
| 国　际 | |
| 《赫尔辛基宣言》 | 1964年（2013年） |
| 《ICH-GCP指导原则》 | 1990年 |
| 《ICH-GCP E6（R2）》 | 2016年 |

续表

| | 名　称 | 发布日期 |
|---|---|---|
| 国　际 | | |
| | 《生物医学研究审查伦理委员会操作指南》 | 2000年 |
| | 《涉及人的生物医学研究国际伦理准则》 | 2002年 |
| 国　内 | | |
| Ⅰ期临床试验 | 《关于印发健康成年志愿者首次临床试验药物最大推荐起始剂量的估算指导原则等18项指导原则的通知》 | 2012年5月15日 |
| | 《肾功能损害患者的药代动力学研究技术指导原则》 | |
| | 《肝功能损害患者的药代动力学研究技术指导原则》 | |
| BE临床试验 | 《普通口服固体制剂参比制剂选择和确定指导原则》 | 2016年3月18日 |
| | 《普通口服固体制剂溶出曲线测定与比较指导原则》 | |
| | 《以药动学参数为终点评价指标的化学药物仿制药人体生物等效性研究技术指导原则》 | |
| 抗肿瘤药物临床试验 | 《抗肿瘤药物临床试验终点技术指导原则》 | 2012年5月15日 |
| | 《抗肿瘤药物上市申请临床数据收集技术指导原则》 | |
| | 《已上市抗肿瘤药物增加新适应症技术指导原则》 | |
| | 《抗肿瘤药物临床试验技术指导原则》 | |
| 抗菌、抗病毒药物临床试验 | 《抗菌药物临床试验技术指导原则》 | 2015年4月3日 |
| | 《抗菌药物非劣效临床试验设计技术指导原则》 | 2012年5月15日 |
| | 《单纯性和复杂性皮肤及软组织感染抗菌药物临床试验指导原则》 | |
| | 《抗病毒药物病毒学研究申报资料要求的指导原则》 | |
| 抗代谢药物临床试验 | 《治疗糖尿病药物及生物制品临床试验指导原则》 | 2012年5月15日 |
| | 《治疗2型糖尿病新药的心血管风险评价指导原则》 | |
| | 《治疗脂代谢紊乱药物临床研究指导原则》 | |
| 抗癫痫药物临床试验 | 《癫痫治疗药物临床研究试验技术指导原则》 | 2012年5月15日 |
| 抗抑郁药物临床试验 | 《抗抑郁药的药物临床试验技术指导原则》 | 2018年2月27日 |
| 其他药物临床试验 | 《药物代谢产物安全性试验技术指导原则》 | 2012年5月15日 |
| | 《新药用辅料非临床安全性评价指导原则》 | |
| | 《药物相互作用研究指导原则》 | |
| | 《接受药品境外临床试验数据的技术指导原则》 | 2018年7月11日 |
| 数据管理指导原则 | 《临床试验数据管理工作技术指南》 | 2016年7月27日 |
| | 《药物临床试验数据管理与统计分析的计划和报告指导原则》 | |
| | 《临床试验的电子数据采集技术指导原则》 | |
| | 《药品电子通用技术文档结构（征求意见稿）》 | 2017年10月17日 |
| | 《化学仿制药电子通用技术文档申报指导原则（征求意见稿）》 | |

续表

| 名　称 | | 发布日期 |
|---|---|---|
| 药物临床试验数据核查 | 《仿制药质量和疗效一致性评价研究现场核查指导原则》 | 2017年5月18日 |
| | 《仿制药质量和疗效一致性评价生产现场检查指导原则》 | |
| | 《仿制药质量和疗效一致性评价临床试验数据核查指导原则》 | |
| | 《仿制药质量和疗效一致性评价有因检查指导原则》 | |

药物临床研究相关指导原则发布源可参考以下网址：①美国食品药品管理局网站发布临床研究指导原则的网址：https://www.fda.gov/ScienceResearch/SpecialTopics/RunningClinicalTrials/GuidancesInformationSheetsandNotices/default.htm；②国家药品监督管理局网站发布临床研究指导原则的网址：http://www.cde.org.cn/index.jsp。

此外，国内一些机构对于IICT的申请流程及监管也有详细规定，如中国医学科学院血液学研究所制定的《研究者发起的临床研究暂行管理办法》，中山大学肿瘤防治中心制定的《研究者发起的临床试验运行管理制度和流程》等。

（李　辉　芮建中　周国华）

# 第三十四章 药物临床研究相关部门与人员的职责

## 第一节 药监部门职责

药监部门在药物临床研究中的职责包括：①负责药物临床试验技术规范的制定：国家药品监督管理局负责起草药品监督管理的法律法规草案，拟订政策规划，制定部门规章；各直属单位负责制定各自职责范围内的技术规范；②药物临床试验的审评：国家药品监督管理局药品审评中心负责临床试验的登记、公示、备案和药品审评工作；③药品注册核查：药品注册管理司（中药民族药监管司）负责药品注册工作；④药品安全性再评价：国家药品监督管理局药品评价中心（国家药品不良反应监测中心）承担药品安全性再评价工作。

### 一、药品注册核查

药品注册管理司（中药民族药监管司）在药品注册核查中的职责包括：①组织拟订并实施药品注册管理制度；②监督实施《药物临床试验质量管理规范》《中药饮片炮制规范》，实施中药品种保护制度；③承担组织实施分类管理制度、检查研制现场、查处相关违法行为工作。

国家药品监督管理局食品药品审核查验中心负责药物临床研究的审核查验工作，具体见表34-1。

表34-1 国家药品监督管理局食品药品审核查验中心各部门在药物临床研究中的职责

| 部 门 | 职 责 |
| --- | --- |
| 检查一处 | ①组织制修订药物临床研究相关检查制度规范和技术文件；②组织开展药物临床研究机构检查；③组织开展新药、生物制品临床试验研制现场检查、注册现场检查、有因检查；④承担相关检查员的考核、使用等管理工作；⑤开展相关领域境外检查、国际（地区）交流合作及相关技术研究 |
| 检查二处 | ①组织开展药物研制、药品注册相关药理毒理研究、临床药理学及人体生物等效性试验的注册现场检查、有因检查；②组织开展仿制药质量和疗效一致性评价临床试验检查工作；③承担相关检查员的考核、使用等管理工作；④开展相关领域境外检查、国际（地区）交流合作及相关技术研究 |
| 检查三处 | ①组织制修订中药、生物制品检查制度规范和技术文件；②组织开展中药、生物制品注册现场检查及生产环节的有因检查；③承担相关检查员的考核、使用等管理工作；④开展相关领域境外检查、国际（地区）交流合作及相关技术研究 |
| 检查四处 | ①组织制修订化学药品检查制度规范和技术文件；②组织开展化学药品注册现场检查及生产环节的有因检查；③承担相关检查员的考核、使用等管理工作；④开展相关领域境外检查、国际（地区）交流合作及相关技术研究 |

## 二、药品安全性再评价

国家药品监督管理局药品评价中心（国家药品不良反应监测中心）在药品安全性再评价工作中的职责见表34-2。

表34-2　国家药品监督管理局药品评价中心（国家药品不良反应监测中心）在药品安全性再评价中的职责

| 部　门 | 职　责 |
| --- | --- |
| 综合业务处 | ①组织开展相关监测与安全性评价工作的技术标准、规范及质量管理规章制度的制修订并监督实施；②组织开展相关监测与上市后安全性评价的方法研究、技术咨询和国际（地区）交流合作；③承担《中国药物警戒》的编辑出版工作；④指导地方相关监测与上市后安全性评价工作 |
| 化学药品监测和评价一部 | ①承担神经系统药物、精神障碍疾病药物、镇痛药及麻醉科药物、生殖系统药物、抗感染药物、电解质酸碱平衡及营养药、扩容药、皮肤科及五官科药物、器官移植、外科等化学药物的不良反应监测与上市后安全性评价工作；②参与拟订、调整国家基本药物目录；③承担药物滥用监测工作 |
| 化学药品监测和评价二部（生物制品监测与评价部） | ①承担循环系统疾病药物、肾脏泌尿系统疾病药物、内分泌疾病药物、抗风湿及免疫药物、呼吸系统疾病及抗过敏药物、消化系统药物、抗肿瘤药物、血液病药物、医学影像学等化学药物的不良反应监测与上市后安全性评价工作；②承担生物制品的不良反应监测与上市后安全性评价工作 |
| 中药监测和评价部 | ①承担中药、民族药及天然药物的不良反应监测与安全性评价工作；②组织开展非处方药转换评价工作，参与拟订、调整非处方药品种目录 |

# 第二节　药物临床试验机构职责

## 一、药物临床试验机构的建设与人员培训

（1）建设有清晰组织架构的药物临床试验机构，设有机构负责人、机构办公室主任、机构办公室秘书、质量管理员、资料管理员、药物管理员。

（2）机构工作人员需签署利益冲突声明，签署有关审查项目、受试者信息和相关事宜的保密协定。

（3）机构工作人员需具备相应专业及GCP资质，并配备所需的管理人员及硬件、软件设施。

（4）机构负责人职责：批准管理制度与SOP；项目的立项审核；了解研究工作的进展；审批总结报告。

（5）机构办公室主任职责：组织人员培训，制订培训计划；组织制订、修订、废弃管理制度与SOP；负责机构质量管理计划的制订；审核是否承接试验项目并审查试验合同；掌握各项药物临床试验项目的进展；审查总结报告。

（6）机构办公室秘书职责：立项资料的收集与形式审查，建立和维护项目管理文档；负责机构办公室文件资料的管理。

（7）建立药物临床试验管理信息公开机制，通过网站公开联系方式、工作程序等。

## 二、药物临床试验的质量控制、试验归档资料的管理与试验药物的管理

1. 药物临床试验的质量控制

（1）制定药物临床试验质量管理制度、SOP、质量检查表等，确保可操作性。

（2）任命机构质量管理员。

（3）质量管理员职责：掌握质量管理制度及SOP；熟悉药物临床试验全过程和相应质量管理。

2. 药物临床试验归档资料的管理

（1）制定药物临床试验资料档案管理制度与SOP。

（2）任命资料管理员。

（3）有符合GCP要求的项目资料归档目录、资料归档记录、资料档案借阅记录。

（4）有专用的资料档案室，档案室面积和资料柜数量与申报的专业数量相匹配，并配备相应的防火、防潮、防盗、防虫等安全措施。

3. 试验药物的管理

（1）制定试验药物管理制度及SOP，SOP应覆盖药物接收、保存、分发、回收、返还或销毁等各环节。

（2）任命药物管理员。

（3）具有专用的试验药房，储存条件能够满足试验药物的保存需要，有相应的温湿度监控与记录，并配备相应的防火、防潮、防盗等安全措施。

## 三、药物临床试验机构质量管理文件体系

药物临床试验机构质量管理文件体系中的管理制度和SOP见表34-3。

表34-3 药物临床试验机构需建立的管理制度和SOP

| 分类 | 具体内容（应包括，但不限于） |
|---|---|
| 覆盖药物临床试验全过程的管理制度 | ①药物临床试验运行管理制度；②设备管理制度；③人员培训制度；④合同管理制度；⑤经费管理制度；⑥药物临床试验质量管理制度；⑦药物临床试验资料档案管理制度；⑧药物临床试验药物管理制度；⑨机构各级管理人员工作职责；⑩不良事件与严重不良事件处理及报告制度；⑪保密制度；⑫药物临床试验中违规行为处理制度；⑬药物临床试验专用药物储藏设备管理制度；⑭药物临床试验机构成员换届改选制度 |
| 覆盖药物临床试验全过程的SOP | ①制定SOP的SOP；②项目运行SOP；③药物临床试验质量管理SOP；④药物临床试验资料档案管理SOP；⑤药物临床试验药物管理SOP；⑥不良事件及严重不良事件处理的SOP；⑦严重不良事件报告SOP；⑧实验室检测及质量控制SOP；⑨受试者知情同意SOP；⑩试验数据记录SOP；⑪项目承接SOP；⑫试验方案设计SOP；⑬召开项目启动会SOP；⑭受试者检查免费SOP；⑮原始资料记录及保存SOP；⑯病例报告表记录SOP；⑰总结报告、小结报告签章SOP；⑱临床试验结束SOP；⑲防火防盗防虫SOP；⑳申请人类遗传资源审批行政许可SOP |

# 第三节 伦理委员会职责

当前国际公认的临床研究伦理规范包括《赫尔辛基宣言》、ICH-GCP和国际医学科学组织理

事会2002年颁布的《涉及人的生物医学研究的国际伦理准则》。依据原国家食品药品监督管理总局颁布的GCP，国内各医疗机构及医科大学纷纷成立了伦理委员会，并对药物临床试验进行伦理审查。我国原卫生部2007年颁布的《涉及人的生物医学试验伦理审查办法（试行）》和原国家食品药品监督管理局2010年颁布的《药物临床试验伦理审查工作指导原则》，对伦理审查中的关键环节提出了明确的要求和规定，主要明确了伦理委员会伦理审查的目的，组织管理的要求和条件，伦理审查的程序、方式、内容要点和要求。

## 一、伦理委员会的组织管理与制度建设

目前，我国通常所说的伦理委员会指机构伦理委员会，其组织管理与制度建设见图34-1。除此之外，国际上还有区域伦理委员会。区域伦理委员会为各地区建立，负责审查、监督医疗机构承担的临床试验项目和监督研究者资质，负责审理研究者和申请人的上诉，负责区域内医疗机构伦理委员会的工作指导。

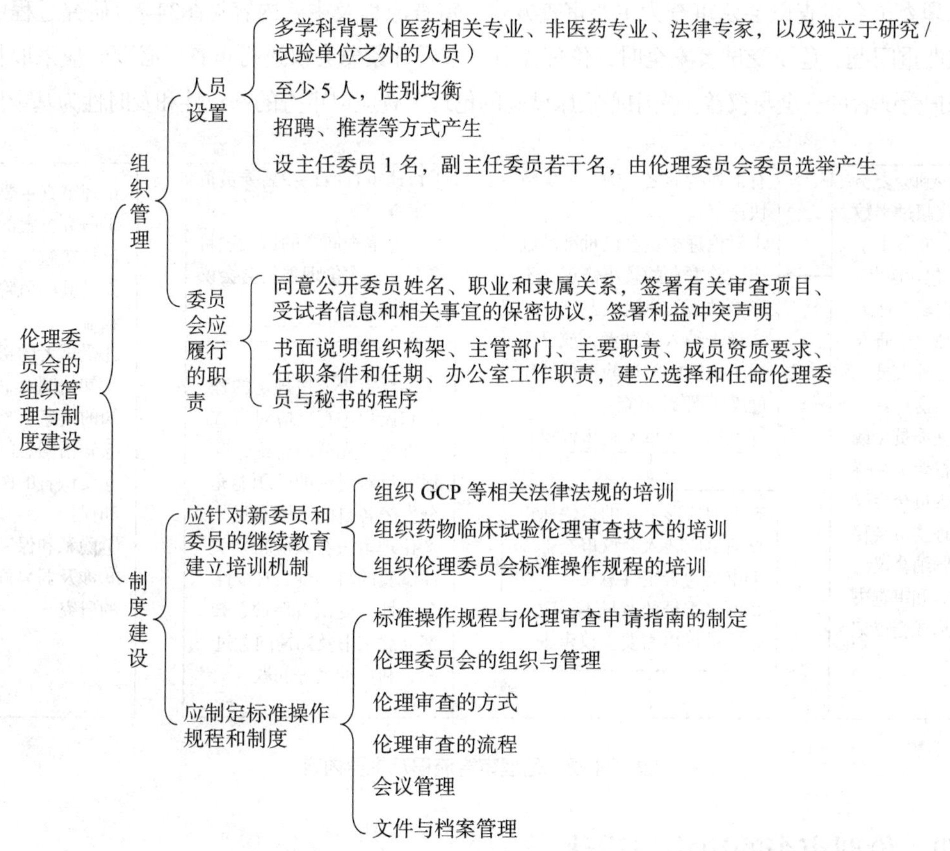


图34-1 伦理委员会的组织管理与制度建设示意图

## 二、伦理审查的申请与受理

伦理审查申请与受理要点见表34-4。

第三十四章

表34-4　伦理审查申请与受理要点

| 申请前伦理委员会职责 | 申请时伦理审查申请人应提交的材料 | 申请后伦理委员会告知义务 |
|---|---|---|
| ①提供咨询服务，提供所需表格、知情同意书、文件范本<br>②明确必须提交的文件目录、文件份数<br>③明确受理审查申请的基本要求、形式、标准、时限、程序<br>④明确提交和受理更改申请、补充申请的基本要求、时限、程序、文件资料的条件与要求等 | ①伦理审查申请表<br>②临床试验方案<br>③知情同意书<br>④招募受试者的相关材料<br>⑤病例报告表<br>⑥研究者手册<br>⑦主要研究者履历<br>⑧国家药品监督管理局《药物临床试验批件》<br>⑨试验药物的合格检验报告<br>⑩其他伦理委员会对申请研究项目的重要决定的说明，应提供以前否定结论的理由 | ①应一次性告知申请人需补全或补正的资料<br>②决定受理项目的审查方式，选择主审委员，必要时聘请独立顾问<br>③应告知申请人召开伦理审查会议的预期时间 |

## 三、伦理审查的流程及主要内容

伦理委员会审查以会议审查为主要审查方式，审查流程及主要内容见图34-2。研究过程中出现重大或严重问题、危及受试者安全时，伦理委员会应召开紧急会议进行审查，必要时应采取相应措施，保护受试者的安全与权益。多中心临床试验的伦理审查应以审查的一致性和及时性为基本原则。

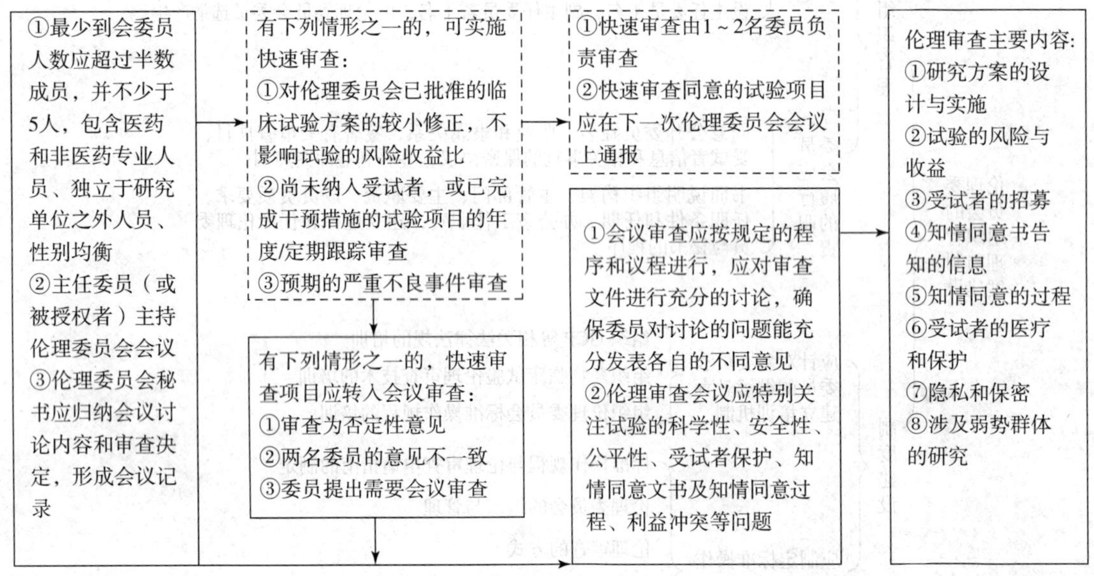

①最少到会委员人数应超过半数成员，并不少于5人，包含医药和非医药专业人员、独立于研究单位之外人员、性别均衡
②主任委员（或被授权者）主持伦理委员会会议
③伦理委员会秘书应归纳会议讨论内容和审查决定，形成会议记录
有下列情形之一的，可实施快速审查：
①对伦理委员会已批准的临床试验方案的较小修正，不影响试验的风险收益比
②尚未纳入受试者，或已完成干预措施的试验项目的年度/定期跟踪审查
③预期的严重不良事件审查
有下列情形之一的，快速审查项目应转入会议审查：
①审查为否定性意见
②两名委员的意见不一致
③委员提出需要会议审查
①快速审查由1～2名委员负责审查
②快速审查同意的试验项目应在下一次伦理委员会会议上通报
①会议审查应按规定的程序和议程进行，应对审查文件进行充分的讨论，确保委员对讨论的问题能充分发表各自的不同意见
②伦理审查会议应特别关注试验的科学性、安全性、公平性、受试者保护、知情同意文书及知情同意过程、利益冲突等问题
伦理审查主要内容:
①研究方案的设计与实施
②试验的风险与收益
③受试者的招募
④知情同意书告知的信息
⑤知情同意的过程
⑥受试者的医疗和保护
⑦隐私和保密
⑧涉及弱势群体的研究


图34-2　伦理审查流程及主要内容

## 四、伦理审查的决定与送达

伦理审查的决定与送达要点见表34-5。伦理审查会议以投票表决的方式做出决定，以超过到会委员半数意见作为伦理委员会审查决定。伦理委员会秘书应在会后及时整理会议记录，并根据会议记录和审查结论形成书面的伦理审查意见/批件。伦理审查意见/批件经伦理委员会主任委员（或授权者）审核签字后，应及时传达给申请人。

表34-5　伦理审查的决定与送达要点

| 做审查决定时应符合的条件 | 审查意见的几种情形 | 批准的临床试验项目必须至少符合的标准 | 伦理审查意见/批件的信息 |
| --- | --- | --- | --- |
| ①申请文件齐全<br>②到会委员符合法定人数的规定<br>③遵循审查程序，对审查要点进行全面审查和讨论<br>④讨论投票时，申请人和存在利益冲突的委员离场<br>⑤未参加审查会议的委员不得由其他委员代替投票 | ①同意<br>②做必要的修正后同意<br>③做必要的修正后重审<br>④不同意 | ①对预期的试验风险采取了相应的风险控制管理措施<br>②受试者的风险相对于预期受益来说是合理的<br>③受试者的选择是公平和公正的<br>④知情同意书告知信息充分，获取知情同意过程符合规定<br>⑤如有需要，试验方案应有充分的数据与安全监察计划，以保证受试者的安全<br>⑥保护受试者的隐私和保证数据的保密性<br>⑦涉及弱势群体的研究，具有相应的特殊保护措施 | ①基本信息：试验项目信息、临床试验机构和研究者、会议信息、伦理审查批件/意见的签发日期、伦理委员会联系人和联系方式<br>②审查意见和决定：审查决定为“同意”时，同时告知伦理委员会实施跟踪审查的要求；审查决定为“做必要修正后同意”和“做必要修正后重审”时，详细说明修正意见，并告知再次提交申请的要求和流程；审查决定为“不同意”和“终止或暂停已经批准的临床试验”时，必须充分说明理由，并告知申请人可就有关事项做出解释或提出申诉 |

## 五、伦理审查后的跟踪审查

伦理委员会应对所有批准的临床试验进行跟踪审查，直至试验结束，跟踪审查的分类及特点见表34-6。为了避免对受试者造成紧急伤害而修改方案，研究者可以在提交伦理委员会审查批准前实施，事后及时向伦理委员会做书面报告。年度/定期跟踪审查的频率至少每年一次。跟踪审查的决定及其理由应及时传达给申请人。

表34-6　跟踪审查的分类及特点

| 分　类 | 特　点 |
| --- | --- |
| 修正案审查 | 申办者和/或研究者应就修正案审查提交相关信息：①修改的内容及修改原因；②修改方案对预期风险和受益的影响；③修改方案对受试者权益与安全的影响 |
| 年度/定期跟踪审查 | 年度/定期跟踪审查报告信息包括：①试验的进展；②受试者纳入例数，完成例数，退出例数等；③确认严重不良事件及时上报，妥善处理；④可能影响研究风险受益的任何事件或新信息 |
| 严重不良事件审查 | 包括严重不良事件的程度与范围，对试验风险受益的影响，以及受试者的医疗保护措施 |
| 不依从/违背方案的审查 | 伦理委员会应要求申办者和/或研究者就事件的原因、影响及处理措施予以说明，审查该事件是否影响受试者的安全和权益、是否影响试验的风险受益 |
| 提前终止试验的审查 | 伦理委员会应要求申办者和/或研究者报告提前终止试验的原因，以及对受试者的后续处理，审查受试者的安全和权益是否得到保证 |
| 结题审查 | 伦理委员会应要求申办者和/或研究者报告试验的完成情况，审查受试者安全和权益的保护 |

## 六、伦理审查文件的管理

伦理委员会应有独立的档案文件管理系统，对建档存档文件的具体要求见图34-3。伦理审查文件应妥善保管至临床试验结束后5年，或根据相关要求延长保存期限。伦理委员会应对文件的查阅和复印做出相关规定，以保证文件档案的安全和保密性。

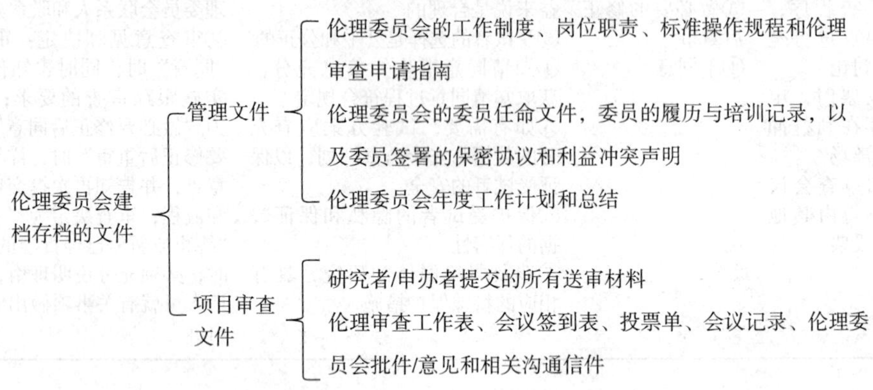


图 34-3　伦理委员会建档存档文件要求

# 第四节　研究者资格与职责

## 一、研究者资格

（1）研究者具有在其供职的医疗机构的执业资格，具备临床试验所需的专业知识、培训经历和承担临床试验的经验，并能向申办者、伦理委员会和药品监督管理部门提供最新的工作履历和相关资格文件。

（2）熟悉申办者提供的临床试验方案、研究者手册、试验药物相关资料信息。

（3）熟悉并遵守本规范和临床试验相关的法律法规。

（4）研究者和其供职的医疗机构能接受申办者组织的监查和稽查、药品监督管理部门的检查。

（5）需保存一份由主要研究者签署的研究者分工授权表。

## 二、研究者职责

主要研究者是参加临床试验的各中心（医疗机构）、试验现场的负责人。研究者是临床试验实施者，临床试验的实施可以由各级不同专业研究者组成的团队完成。所有参加临床试验的各中心（医疗机构）、现场的研究者及团队必须经过申办者的资格审查。研究者主要职责之一就是将数据真实、准确、完整、及时、合法地载入源数据和CRF中，但BE试验数据的产生在真实性、规范性和完整性方面容易出现诸多缺陷。现结合临床试验数据的自查核查情况，将临床试验数据及物资管理中的操作要点进行了整理归纳，如表34-7所示。

表34-7　临床试验数据及物资管理操作要点

| | 管理内容 | 操作要点 |
|---|---|---|
| 数据管理 | 保证数据真实 | ①源数据包括：受试者医疗文件，ICF，数据接收、采集、处理、报告和存储信息，试验用药物管理记录，饮食、饮水管理记录，生物样本管理记录，实验记录本，图谱文件，仪器维护使用记录，与申请人的沟通记录等；②源数据要可溯源、清晰、同步记录、原始、准确、完整，源数据的修正必须留痕，不能掩盖初始数据；③临床试验数据是从源文件和试验记录中获得，是准确、完整、可读和及时的；④CRF的修改，应使初始记录清晰可辨，保留修改轨迹，修改者签名和日期，需要时注明理由；⑤在HIS、LIS等系统中完成检查，试验轨迹有据可查；⑥源计算机账户需进行安全设置，分析测试数据采集可审计跟踪，数据可转移、备份 |
| | 关注相关数据一致性 | ①执行方案和ICF的版本与伦理批件一致；②试验用药物记录（批号、数量，例如药品使用和剩余数量总和与申办者提供数量一致）一致；③生物标本记录一致；④锁定的CRF数据库与源文件一致；⑤统计分析、总结报告与数据库一致 |
| | 溯源生物样本管理轨迹 | ①标识具有唯一性；②实际采集时间，生物样品采集、预处理、保存、转运各环节均有详细记录（包括数量、来源、转运方式和条件、样本状态、样本交接时间、交接人签名、存放地点及存放冰箱温度等）；③样本贮存设备采用中心化温控预警系统；④注意冷链运输过程的记录，以及留样数量记录；⑤如有销毁，核查是否在规定期限内，有无销毁记录 |
| 物资管理 | 试验仪器、材料等管理 | ①实验仪器设备有检定、校准记录及期间核查记录，仪器故障维修、日常维护及使用记录，分析时间应在检定、校准效期内；②精密仪器通过3Q认证；③试验材料采购、接收、储存和分发、使用、称量、溶液配制等有详细记录；④剩余物品应记录保管部门、保管方式及相关责任人；⑤用于临床试验数据管理和统计分析的计算机系统经过验证，有系统自动生成的稽查踪迹，对数据的所有修改可自动保留更改痕迹，有权限设置 |
| | 试验用药物管理 | ①研究者负责临床试验用药物的管理；②药品储存符合方案规定储存条件；③受试制剂与参比制剂的接收、储存、分发、回收、退还、随机抽取及留样等过程有相关规定和记录，保证记录完整性和原始性（包括药物抽取随机化方案、随机抽取/留样记录表、药物验收入库/出库/领用记录表、药物发放使用记录表、特殊药物配制记录表、温湿度记录表；④药品管理记录应包括日期、数量、批号/序列号、有效期和分配编码、签名等；⑤保存每位受试者使用药品数量和剂量的记录 |
| | 饮食管理 | ①按照方案要求管理受试者饮食、饮水；②记录禁食/进食时间；③保存餐谱，高脂饮食要提供其蛋白质、糖类和脂肪的热量比例计算依据 |
| | 耗材管理 | 保留注射针筒、针头、留置针、抗凝管等购买单位，发票及相关资质证明 |
| | 资料管理 | ①按“临床试验必备文件”和药品监督管理部门的相关要求，保存试验资料；②必备文件保存时间、费用和到期后的处理在合同中予以明确；③根据监查员、稽查员、IRB或药品监督管理部门要求，配合并提供所需试验记录；④临床试验必备文件应保存至试验用药物批准上市后2年或临床试验终止后5年，到期后，未经申办者书面同意，不得销毁 |

研究者是临床试验的关键组成部分，一定程度上决定着临床试验的成败。研究者是具体对受试者执行临床试验的人员，在临床试验中负有很大的责任，一方面要完成临床试验的任务，另一方面又要负责受试者的医疗和安全。因此，研究者的责任意识对整个临床试验起着关键的作用，临床试验准备阶段、执行过程和完成及终止阶段所对应的研究者职责分别见表34-8、表34-9和表34-10。以BE试验为例，BE试验的不同阶段主要操作流程示意图，如图34-4所示。研究者负责临床试验的实施，掌握着整个临床试验的进程和受试者的情况，研究者的履责情况对临床试验的质量起着至关重要的作用。

表34-8　临床试验准备过程中研究者职责及注意事项

| 研究内容 | 职　责 | 注意事项 |
| --- | --- | --- |
| 材料/设施/人员配备 | ①获得临床试验中心主管单位同意，与申办者签订合同；②具备临床资料的分析与评价能力，和申报者共同讨论研究方案；③在合同规定期限内，确认足够数量合格受试者入组，完成试验；④充分了解试验方案及试验用药物性质；⑤确认医疗设施和实验室设备是否运行正常，实验室检查结果是否可控、准确，人员配备是否齐全、到位，具备处理紧急情况能力；⑥确认各岗位参研人员资质及相关培训记录 | ①合同要对研究经费、权责、知识产权等内容做充分说明<br>②试验启动前，启动会上进行方案培训，明确职责分工，保留相关记录 |
| IRB沟通 | ① 获得IRB的书面批准；②试验前及过程中，向IRB提供伦理审查的所有文件和更新版本的文件；③试验前及过程中，如欲修改临床试验方案，需经申办者同意，并提交IRB审查，必要时报告药品监督管理部门；④未获得IRB批准情况下，偏离或改变试验方案时，及时向IRB、申办者报告，并说明理由，必要时报告药品监督管理部门 | 未获得IRB书面批准前，不能启动试验 |

表34-9　临床试验执行中研究者职责及注意事项

| 研究内容 | 职　责 | 注意事项 |
| --- | --- | --- |
| 知情同意 | ①必须遵守药品监督管理部门的法规要求，遵守GCP和《赫尔辛基宣言》的伦理原则；不得采用强迫、利诱等不正当方式影响受试者参加、继续参加临床试验；②其他参考表35-27“知情同意”内容 | |
| 遵守试验方案 | ①按照IRB批准的临床试验方案进行试验；②未经申办者同意及IRB批准，不得擅自修改或违背临床试验方案，除非是为了及时减少受试者的紧急危害，或仅涉及临床试验管理方面的改动（如更换监查员或电话等）；③对已批准试验方案的任何偏离，研究者或研究者指定的人员应给予记录和解释 | ①研究者及申办者应在方案上签字和日期；②方案版本号和内容要受控 |
| 管理 | 参见“表34-7 数据管理及物资管理操作要点”及“表35-27受试者管理各阶段操作要点及应对措施” | |
| 医疗 | 参考表35-27“安全监测”内容 | |
| 报告 | ①提供安全性报告：除文件中规定不需立即报告的SAE外，其他所有SAE应立即报告申办者及IRB，随后及时提供详尽、书面的报告；死亡事件的报告，应向申办者和IRB提供其他所需要资料（例如尸检报告和最终医学报告）；②提供进展报告：向IRB提交临床试验年度报告，或应IRB的要求提供进展报告；若临床试验的医疗机构有变化和/或增加了参加受试者风险，应尽快以书面形式向申办者、IRB报告 | ①SAE报告和随访报告，应注明受试者在临床试验中的唯一识别编码，而不是受试者真实信息；②方案中规定的、对安全性评价重要的不良事件和实验室异常值，按方案要求和时限向申办者报告 |
| 质量控制及管理 | ①制定质量控制及管理相关SOP，设立质控人员；②PI监管所有研究者按试验方案执行；③监督临床试验和实验室检测全过程严格按照质量管理SOP进行，数据处理的每一阶段均有质量控制；④接受申办者、药监部门的监查和稽查；⑤履行各自岗位职责，保证临床试验的质量控制和质量保证系统的实施 | ①试验前做好质控详细计划；②填写并保存质量管理活动记录；③申办者也具有质量控制及管理职责 |

表34-10　临床试验完成或终止阶段研究者职责及注意事项

| 阶段 | 职　责 | 注意事项 |
| --- | --- | --- |
| 提前终止或暂停试验 | 任何试验项目提前终止或暂停时，研究者及其医疗机构应及时通知受试者，并给予受试者适当的治疗和随访；按规定通知药品监督管理部门①研究者终止或暂停临床试验，应立即向其供职的医疗机构报告、通知申办者和IRB，并提供详细书面报告；②申办者终止或暂停临床试验，研究者应立即向其供职的医疗机构报告，通知IRB，并提供详细书面报告；③IRB终止或暂停已批准的临床试验，研究者应向其供职的医疗机构报告，通知申办者，并提供详细书面报告 | 在方案或中心SOP规定的时间内报告 |
| 撰写总结报告 | ①向医疗机构报告，向IRB提供试验结果摘要，向申办者提供药品监督管理部门所需相关临床试验报告；②确保总结报告内容应与试验方案要求一致，包括实际病例数、脱落和剔除的病例及其理由，所有评价指标的统计分析和临床意义分析；③报告应包含对试验药物的疗效和安全性以及风险和受益之间的关系做出简要概述和讨论（如药效学等效性试验） | 安全性评价应有临床不良事件和实验室指标合理的统计分析，对SAE的详细描述和评价 |

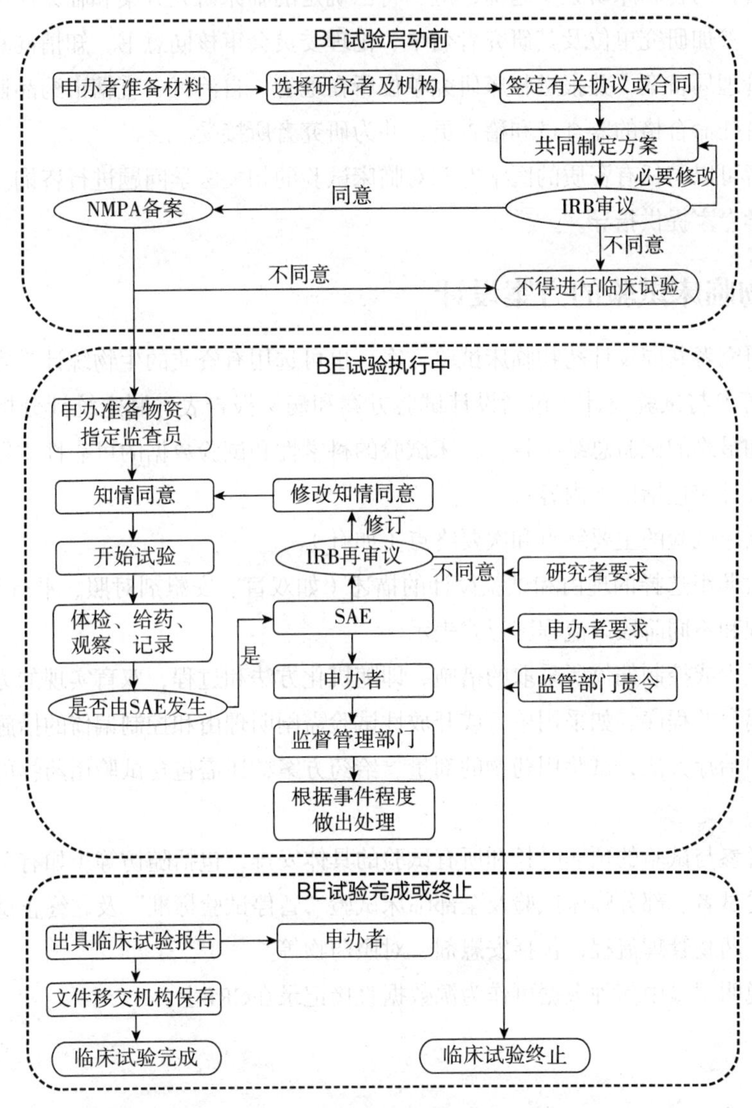


图34-4　BE试验的不同阶段主要操作流程示意图

# 第五节　申办者职责

## 一、药物临床试验前的准备

申办者在临床试验开始前应做如下准备工作：

（1）申办者按国家法律、法规等有关规定，向国家药品监督管理局递交临床试验的申请。在获得国家药品监督管理局批准并取得伦理委员会批准件后方可按方案组织临床试验。

（2）申办者负责选择研究者及其供职的医疗机构。研究者均应经过药物临床试验的培训、有临床试验的经验，能够运用足够的医疗资源完成临床试验。临床试验实施前，申办者与研究者及其供职的医疗机构应签署合同。

（3）申办者提供受试者知情同意书样稿和临床试验研究者手册，研究手册内容包括试验药物的化学、药学、毒理学、药理学和临床的（包括以前的和正在进行的试验）资料及数据。

（4）申办者在药物临床研究实施前，应当将已确定的临床研究方案和临床研究负责单位的主要研究者姓名、参加研究单位及其研究者名单、伦理委员会审核同意书、知情同意书样本等报送国家药品监督管理局备案，并报送临床研究单位所在地省、自治区、直辖市药品监督管理局。

（5）申办者任命合格的监查员和稽查员，并为研究者所接受。

（6）申办者可以聘任有资质的医学专家对临床试验的相关医学问题进行咨询。必要时可以聘任外单位的医学专家提供指导。

## 二、药物临床试验的方案设计

申办者、研究者共同设计药物临床试验方案，也可选用有资质的生物统计学家、临床药理学家和临床医生等参与试验设计，包括设计试验方案和病例报告表、制定统计分析计划、分析数据、撰写中期和最终的试验总结报告。临床试验的科学性和试验数据的可靠性主要取决于试验设计。试验方案设计应包括以下内容：

（1）明确临床试验的主要终点和次要终点（如有）。

（2）阐明对照组选择的理由和试验设计的描述（如双盲、安慰剂对照、平行组设计），并对研究设计、流程和不同阶段以流程图形式表示。

（3）描述减少或控制偏倚所采取的措施，即随机化方法和过程，双盲实现的方法和过程，盲底保存和紧急揭盲的程序。如采用单盲或开放性试验需阐明理由和控制偏倚的措施。

（4）试验中治疗方法，试验用药物的剂量、给药方案，还需包含试验用药物的剂型、包装、标签的说明。

（5）受试者参与试验的预期时长和所有试验的具体安排，包括随访等（如有）。

（6）描述受试者、部分临床试验及全部临床试验“暂停试验标准”及“终止试验标准”。

（7）试验用药物管理流程，包括安慰剂、对照药物等。

（8）明确说明试验中何种数据可作为源数据直接记录在CRF上。

## 三、药物临床试验的质量控制

### （一）质量管理

申办者应把保护受试者的权益、保障其安全以及试验结果的真实、可靠，作为临床试验的基本出发点。申办者应对参加临床试验的受试者提供保险，对于发生与试验相关的损害或死亡的受试者承担治疗的费用及相应的经济补偿。申办者应向研究者提供法律上与经济上的担保，但由医疗事故所致者除外。

申办者应建立药物临床试验的质量管理体系，涵盖临床试验的整个过程，包括临床试验的设计、实施、记录、评估、结果报告和文件归档。质量管理包括有效的试验方案设计、收集数据的方法及流程、对于临床试验中重要的问题做出决策的信息采集。

药物临床试验质量保证和质量控制的方法应与临床试验内在的风险和信息采集的重要性相符。申办者应保证质量体系中各个环节的可操作性，试验流程和数据采集不应过于复杂。试验方案、CRF及其他相关文件应清晰、简洁和前后一致。

申办者应承担对临床试验所有相关问题的管理职责，根据试验需要可建立临床试验项目的研究和管理团队，以指导、监督临床试验实施。研究和管理团队内部的工作应及时沟通。在药品监督管理部门检查时，研究和管理团队各层面人员均应参加。

### （二）质量保证和质量控制

**1. SOP**　申办者负责制定、实施和及时更新有关临床试验质量保证和质量控制系统的SOP，确保临床试验的进行、数据的产生、记录和报告均遵守试验方案、本规范和相关法律法规的要求。临床试验和实验室检测的全过程均需严格按照质量管理SOP进行。数据处理的每一阶段均有质量控制，以保证所有数据是可靠的，数据处理过程是正确的。

**2. 合同**　申办者必须与研究者及其供职的医疗机构和所有参加临床试验的相关单位签订合同，明确各方职责。申办者应在与各相关方签订的合同中注明，国内外药品监督管理部门的检查、申办者的监查员和稽查员可直接到试验现场，查阅源数据、源文件和报告。

**3. 试验用药物**　申办者应向研究者提供具有易于识别、正确编码并贴有特殊标签的试验药物、标准品、对照药品或安慰剂，并保证质量合格。试验用药物应按试验方案的需要进行适当包装、保存，确保其稳定性。申办者应建立试验用药物的管理制度和记录系统。

**4. 临床试验的监查**

（1）申办者指派监查员，监查员应受过相应的培训，具有资质证明，具备足够的临床试验监查需要的科学知识和临床知识。

（2）申办者制订监查计划，以保护受试者的权益，保证数据的真实性，保证应对临床试验中的各类风险。

（3）申办者应制定监查SOP，监查员在监查工作中应执行SOP。

（4）申办者发现药物临床试验机构违反有关规定或者未按照临床试验方案执行的，应当督促其改正；情节严重的，可以要求暂停或者终止临床试验，并将情况报告国家药品监督管理局和有关省、自治区、直辖市药品监督管理部门。

**5. 试验药物不良事件报告**　申办者应将严重的和非预期的试验药物不良事件，及时报告给所有参加临床试验的研究者及其供职的医疗机构、伦理委员会。申办者应将试验药物非预期的严重不良事件及时向药品监督管理部门和卫生行政部门报告。

### 四、药物临床试验的总结

申办者负责药物临床试验的总结工作，具体主要包括以下几项：

（1）临床试验提前终止或暂停，申办者应立即告知研究者及其供职的医疗机构、告知伦理委员会及药品监督管理部门，并说明理由。

（2）临床试验完成或提前终止，申办者必须按照法规要求向药品监督管理部门提交临床试验总结报告。申办者应保存临床试验资料至试验药物被批准上市后5年。

（3）申办者的必备文件应保留至药物被批准上市后至少2年，或至临床试验正式停止或暂停后至少5年。根据药品监督管理部门要求或申办者内部制度时，可以延长文件的保留期限。

（4）申办者应书面告知研究者及供职的医疗机构对试验记录保存的要求，当试验相关记录不再需要时，申办者也应书面告知研究者及供职的医疗机构。

## 第六节　合同研究组织、临床研究监查员与临床研究协调员的职责

合同研究组织、临床研究监查员和临床研究协调员是保证药物临床试验顺利进行的重要组成人员，其在药物临床试验中主要承担以下职责。

### 一、合同研究组织的职责

申办者可以通过签订合同将其临床试验的部分或全部工作和任务委托给CRO。申办者的职责适用于承担相关工作和任务的CRO（详见本章第五节）。

此外，CRO应建立临床试验质量保证体系并实施质量保证和质量控制。CRO如存在任务转包，应获得申办者的书面批准。

### 二、临床研究监查员的职责

CRA监查的目的是为了保证临床试验中受试者的权益受到保障，试验记录与报告的数据准确、完整无误，保证试验遵循已批准的方案和有关法规。CRA在药物临床试验中需履行的职责包括如下几点。

（1）CRA应熟悉试验药物的相关知识，熟悉临床试验方案、知情同意书及其他提供给受试者的书面资料的内容，熟悉临床试验SOP和相关法规。

（2）CRA是申办者和研究者之间的主要联系人。在试验前确认研究者具备足够的资质和资源以完成试验，医疗机构具备完成试验的适当条件，包括人员配备与培训情况，实验室设备齐全、运转良好，具备各种与试验有关的检查条件。

（3）CRA应按照申办者的要求，在临床试验中认真履行监查职责，确保各医疗机构能够正确地实施临床试验方案和记录临床试验数据。

（4）CRA应核实整个试验过程中试验用药物的保存时间、保存条件可接受，供应充足；试验用药物按照试验方案规定的剂量只提供给合格的受试者；受试者收到正确使用、处理、储存和归还试验用药物的说明；各试验医疗机构的试验用药物接收、使用和返还有适当的管控和记录；各试验医疗机构对未使用的试验用药物的处置符合相关法规和申办者的要求。

（5）CRA应了解研究者在临床试验过程中对试验方案的执行情况；确认在试验前所有受试者均签署了书面的知情同意书；确保研究者收到最新版的研究者手册、所有试验相关文件、试验必需用品，并按照法规的要求实施；保证研究者和所有参加试验的人员对试验有充分的了解。

（6）CRA核实研究者和所有参加试验的人员，均履行试验方案和书面合同中规定的各自职责，未将这些职责委派给未经授权的人；了解受试者的入选率及试验的进展情况，确认入选的受试者合格并汇报入组率及试验的进展情况；确认所有数据的记录与报告正确完整，试验记录和文件实时更新、保存完好；核实研究者提供的所有医学报告、记录和文件都是准确的、完整的、及时的、清晰易读的、注明日期和试验编号的。

（7）CRA核对CRF录入的准确性和完整性，并与源文件比对。CRA应特别注意核对试验方案规定的数据在CRF上有准确记录，并与源文件一致；每一例受试者的剂量改变、治疗变更、不良事件、合并用药、间发疾病、失访、检查遗漏等均应确认并记录；应清楚如实记录研究者未能做到的随访、未进行的试验、未做的检查，以及是否对错误、遗漏做出纠正；核实入选受试者的退出与失访已在CRF中记录并说明。

（8）CRA对任何CRF的填写错误、遗漏或字迹不清楚应通知研究者；CRA应确保所做的更正、附加或删除是由研究者或研究者授权修正CRF的试验人员操作，并且修改人签名、注明日期和说明修改理由。该授权应有书面记录。

（9）CRA确定所有不良事件按照GCP、试验方案、伦理委员会、申办者和药品监督管理部门的要求，在规定的期限内进行了报告。

（10）CRA确定研究者是否按GCP要求保存了必备文件。

（11）发生偏离临床试验方案、SOP、GCP和相关法规要求的情况时，CRA应及时与研究者进行沟通，并采取适当措施防止偏离再次发生。

（12）CRA在每次访视监查后，必须做书面报告递送申办者；报告应述明监查日期、地点、CRA姓名、CRA接触的研究者和其他人员的姓名、监查中发现的问题等；报告中应包括监查工作的摘要，发现临床试验中问题和事实陈述，与临床试验方案的偏离和缺陷，监查结论；并说明对在监查中发现的问题已采取的或拟采用的纠正措施，为确保试验遵守方案实施的建议；监查报告应该提供足够的细节，以便检验是否符合监查计划。

（13）CRA应将监查结果及时提供给申办者，包括给临床试验相关的申办方管理层、该临床试验的负责人、项目监督管理人员。

## 三、临床研究协调员的职责

CRC是联系申办者、研究者和受试者的纽带，在药物临床试验中起到协调与管理作用。CRC的职责包括如下几点。

1. 临床试验前准备阶段

（1）CRC协助准备研究者的资质文件，如个人简历、培训证书等。

（2）CRC协助准备伦理申请材料，提交伦理审查。

（3）CRC协调相关科室与人员参加临床研究项目启动会。

（4）CRC在授权的范围内负责试验物资交接与财务管理工作。

2. 临床试验进行阶段

（1）CRC协助研究者进行受试者招募。

（2）CRC协调安排受试者访视，协助进行受试者筛选与知情同意，联系研究者与受试者进行访视，做好准备工作，合理安排好受试者各项访视工作，协助研究者跟踪不良事件的转归情况。

（3）CRC管理受试者医学检验检查信息，管理临床研究相关文档。

（4）CRC在主要研究者授权下，协助药物管理员管理研究药物。

（5）CRC根据原始记录及时准确填写CRF。

（6）CRC协助研究者进行不良事件的报告。

（7）CRC协助研究者进行内部和外部的沟通联系。

（8）CRC协助并接待CRA对试验项目的监查。

3. 临床试验结束阶段

（1）CRC协助研究者对CRF的疑问进行合理解释。

（2）CRC整理研究记录，协助工作人员进行文件保存和归档。

（3）CRC协助研究者管理试验经费。

（李　辉　马雪萍　齐谢敏　吴燕子　芮建中　周国华）

# 第三十五章　药物临床试验的实施

药物临床试验的实施必须执行GCP的要求，必须有科学的设计和严格的质量控制，以保证药物临床试验的合理性、科学性和可靠性。本章将对药物临床试验的基本原则、方案设计、实施要点及质量控制等方面加以叙述。

## 第一节　药物临床试验的基本原则和设计要求

药物各期临床试验的目的虽有不同，但试验的基本原则和设计要求基本一致。

### 一、药物临床试验的基本原则

#### （一）随机原则

**1. 随机化设计**　随机化（randomization）是临床科研的重要方法和基本原则之一。随机化原则是指研究总体中的每一个观察单位都有同等的机会被选入试验组和对照组，分组不受研究者和受试者好恶影响，保证了非处理因素在各组间均衡一致，即随机化方法要求随机抽样和随机分组。随机抽样和随机分组又可分别采用多种操作方法，具体见图35-1。

**2. 随机化注意事项**　采用随机化需要明确以下几点：①受试者被抽到或分配到哪一组完全由随机数字决定；②每个受试者在被抽中或分组前有同等或特定的机会；③随机分组方案必须隐匿；④样本越大，组间可比性越好；⑤应该避免非随机分组方法。

#### （二）对照原则

**1. 对照组设置**　新药临床试验必须设对照组，接受某种与试验组不一样的试验措施，目的是抵消非试验因素的干扰和影响。按照试验性质和目的不同可给予对照组相应的干预措施（表35-1）。

表35-1　干预措施分类

| 干预措施分类 | 特　点 |
| --- | --- |
| 无干预措施 | 不给予对照组任何措施 |
| 观察 | 试验组与对照组接受相同的观察方法 |
| 安慰剂对照 | 对照组给予与试验药物在外形、颜色、味道、气味均相同的安慰剂 |
| 药物对照 | 对照组给予标准治疗药物 |
| 三臂试验 | 在阳性药物对照临床研究中，增加一个安慰剂组，从而形成同时使用安慰剂和阳性药物对照的研究 |

续表

| 干预措施分类 | 特　点 |
| --- | --- |
| 标准治疗加安慰剂对照试验 | 试验组给予试验药物，对照组给予安慰剂，同时每位受试者都给予一种标准治疗药物，该方法可保护受试者的安全 |

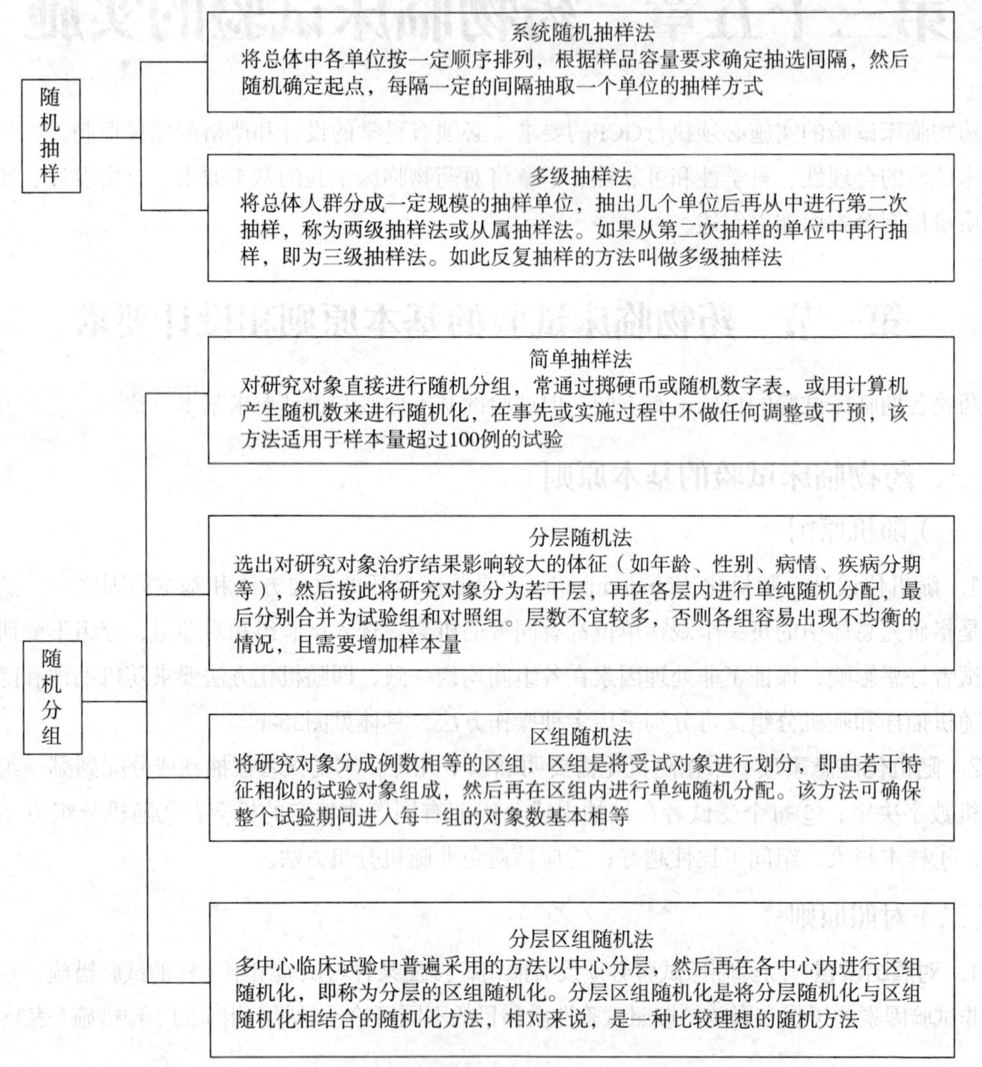


图 35-1　随机抽样和随机分组方法

2. **安慰剂**　安慰剂（placebo）是把没有药理活性的物质如乳糖、淀粉等用作临床对照试验中的阴性对照。

（1）安慰剂效应　尽管安慰剂本身并无药理作用，但在一定条件下，安慰剂可以产生效应，称为安慰剂效应，如镇痛、镇静、止咳等，其中镇痛效果最明显，有效率最高可达60%。安慰剂不仅能改善主观症状，也可引起客观指标的变化，如胃酸下降、白细胞增高及其他类似正常人给予促肾上腺皮质激素引起的客观指标的改变。安慰剂既有治疗效应，也可引起不良反应。

（2）安慰剂的作用　安慰剂对照在药物评价中有以下作用：①随机对照试验中作阴性对照，

使新药有可能在盲法条件下评价其安全有效性；②在有阳性对照时，同时设安慰剂对照，有监察测试灵敏度的作用；③排除精神因素在药物治疗中的作用；④排除疾病本身的自发变化。

（3）安慰剂的适应症　安慰剂在一定程度上具有以下适应症：①新药临床试验中作阴性对照，主要用于作用微弱药物的对照；②轻度精神抑郁的治疗，这类病人往往不需要特殊药物治疗，安慰剂有一定疗效；③诊断已明确不需要药物治疗的病人；④慢性疾病病人，若证实有安慰剂效应，可在药物治疗间歇期给予安慰剂治疗。

**3. 对照试验分类**　常用的对照试验包括平行对照试验和交叉对照试验。

（1）平行对照试验　平行对照也可称为同期对照，试验组和对照组的研究同步进行，两组对象从同一时间、同一地点选择，诊断方法、试验条件和观察期限、指标、方法一致。一般适用于以下几种情况：①一个疗程可能治愈的疾病；②疗程较长的疾病；③后一种治疗药物的效应如在第一种药物治疗之后给药会因此而有所不同；④有多种治疗药物需要比较时；⑤试验所需的病例来源不困难；⑥有足够的研究力量和研究条件。

（2）交叉对照试验　交叉对照是按事先设计好的试验次序，在各个时期对受试者逐一实施各种处理，以比较各处理组间的差异。交叉设计是将自身比较和组间比较设计思路综合应用的一种设计方法，可以控制个体间的差异，同时减少受试者人数。一般适用于以下几种情况：①每种药物的药效都是短期或短暂的；②延长总的治病周期并不缩小各种药物治疗效应之间的差别；③所有交叉设计无顺序影响，或虽有顺序影响，但通过交叉试验，这种顺序效应能得到平衡。

## （三）盲法原则

**1. 盲法试验**　临床试验的研究者或受试者均对试验对象分配的组别、接受的措施（试验措施或对照措施）未知，称为盲法试验。盲法试验可有效避免研究者或受试者的测量性偏倚和主观偏见。盲法试验根据设盲的对象又可分为单盲试验、双盲试验和三盲试验，这三种盲法试验各自具有一定的优缺点，详见表35-2。盲法原则应始终贯彻于整个试验中。如果发生了任何非规定情况所致的盲底泄露，并影响了该试验结果的客观性，则该试验将被视为无效。

表35-2　盲法试验的分类及各自的特点

| 盲法 | 设盲对象 | | | 方法特点 |
|---|---|---|---|---|
| | 受试者 | 研究者 | 数据分析者 | |
| 单盲 | √ | × | × | 优点：研究者知道受试者情况，可根据病情变化做相应处理；缺点：仅减少受试者的偏倚 |
| 双盲 | √ | √ | × | 优点：避免研究者和受试者双方的偏倚，结果真实、可靠；缺点：缺乏灵活性，有特殊副作用的药物容易被破盲，不适用于危重病人 |
| 三盲 | √ | √ | √ | 优点：避免数据收集、结果评价和统计分析时的偏倚；缺点：较复杂，执行过程中有一定难度 |

在盲法试验中需注意以下几点：①设计时应考虑其可行性，执行中要有严格的管理制度和方法；②试验的药物制剂应防破盲：试验药物和安慰剂（对照药物）的物理特征（外形、颜色、气味、大小等）、剂型（胶囊、片剂、液体等）应一致；③在双盲法中，需先制定一些观察指标，让主管医师明确停药或换药的指征。当受试病人出现严重的药物不良反应、治疗无效或病情

加重时，应中止盲法治疗，给予相应的处理。

2. **药物编盲与盲底保存** 由不参与临床试验的人员采用随机化方法对试验用药物进行分配编码，所产生的药物编码即为盲底，编盲过程应有相应的监督措施和详细的编盲记录。完成编盲后的盲底应一式两份密封，交临床研究负责单位和药物注册申请人分别保存。

3. **揭盲** 在发生紧急情况或病人需要抢救必须知道该病人接受何种处理时，由研究人员按试验方案规定的程序进行揭盲。试验组与对照组1∶1设计时，采用两次揭盲法（图35-2）。一旦揭盲，该编号病例将终止试验，研究者应将终止原因记录在CRF中。

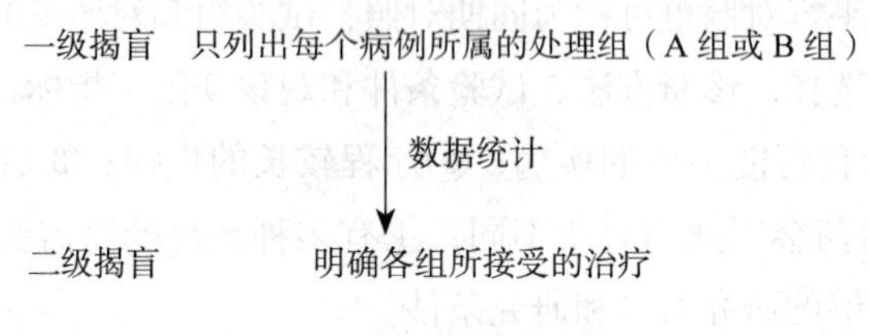


图 35-2　两次揭盲流程

### （四）重复原则

重复也是临床试验的重要方法和基本原则之一。理论上，只要是抽样研究，就一定存在抽样误差，这种误差只能缩小而不能完全消除。一般来说，重复的次数越多，即样本量越大，越能反映客观真实情况。但样本量的增大也会给临床试验带来一定困难：一方面试验条件难以控制，很难对每位受试者做到细致观察，研究者增多，在操作、观察、评价等方面不能做到完全一致，反而造成主观偏倚增加；另一方面，样本量越大，研究经费也会相应增加。为平衡以上局限性，需要在研究设计阶段对样本量进行事先估计。

### （五）均衡原则

均衡原则也称为齐同原则，即试验组与对照组间除了需要研究的处理因素外，其他因素要尽量一致。均衡原则要求做到以下两点：①制定受试对象质量标准；②找准找全并有效控制重要的非试验因素。

## 二、药物临床试验设计要求

（1）根据不同类别的临床研究特点和要求在试验方案设计中规定明确的病例诊断标准、入选标准、排除标准和退出标准。

（2）必须设对照组进行随机对照试验，常采用双盲随机平行对照试验。

（3）根据试验需要，按统计学要求估算试验例数。

（4）制定观察药物临床疗效与不良反应的技术指标和判定指标为正常或异常的标准。

（5）制定数据处理和统计分析方法，既要符合统计学要求，也要达到临床专业要求。

# 第二节　药物Ⅰ期临床试验方案设计及实施要点

Ⅰ期临床试验是初步的临床药理学及人体安全性评价试验，目的是观察人体对于新药的耐受程度和药代动力学特征，为制定给药方案提供依据。

境内外均未上市的创新药（注册分类1）、境内外均未上市的改良型新药（注册分类2）均应进行Ⅰ期临床试验研究。

## 一、Ⅰ期临床试验的特点

人体耐受性试验为新药Ⅰ期临床试验在人体内的初试，目的为：①首次观察人体对新药的耐受程度，包括不良反应的发生情况、剂量与不良反应发生的关系、实验室指标异常与剂量间的关系；②得到人体能够耐受新药的剂量范围；③为临床药代动力学和Ⅱ期临床试验提供参考的给药剂量范围。

临床药代动力学可以考察药物在体内吸收、分布和消除（代谢和排泄）的动态变化特点，为临床试验给药方案提供依据，指导药物上市后临床合理用药，一般选择健康受试者（多数情况）或者相应适应症病人。

缓释、控释制剂应当进行单次和多次给药的临床药代动力学的对比研究。属于下列两种情况的，可免予进行临床药代动力学研究：①局部用药，且仅发挥局部治疗作用的制剂；②不吸收的口服制剂。

采用随机、双盲、安慰剂对照的试验设计。按照《药品注册管理办法》，Ⅰ期病例数应为20～30例。

## 二、Ⅰ期临床试验方案设计要点

**1. 受试者的选择**　受试者的选择要点见表35-3。

表35-3　受试者选择要点

| 内　容 | 要　点 |
|---|---|
| 人群特点 | ①一般为健康受试者；②毒性较大的药物、耐受性在健康人群与病人间差异较大时宜选择其适应症病人 |
| 健康状况 | 经体检健康者，某些试验药物需根据其药理作用特点相应增加某些特殊检查 |
| 遗传多态性 | 已知某些试验药物体内代谢过程受遗传因素影响较大时，需增加受试者基因型或表型检测 |
| 性别 | 原则上应男、女兼有，一般男、女各半；女性受试者易受生理周期或避孕药物的影响 |
| 年龄和体重 | 18～45岁，体重≥50kg，19≤BMI≤24 |
| 伦理学要求 | 自愿参加，并签署知情同意书 |

**2. 试验分组及例数确定**

（1）耐受性试验分组及例数确定　耐受性试验分组及例数确定要点见表35-4。

表35-4　耐受性试验分组及例数确定要点

| 内　容 | 要　点 |
|---|---|
| 分组 | ①将初试最小剂量到最大剂量分若干组；②组间距视药物毒性大小而定 |

第三十五章

续表

| 内　容 | 要　点 |
| --- | --- |
| 受试者的例数 | 原则：在尽可能少的受试者中尽快发现不良反应出现的剂量；在最小剂量到最大剂量之间设若干（3～7）组。①低剂量组可用2～4例；②随着剂量的增加，受试者数量可逐渐递增；③接近治疗量时，每组可增至6～8人 |

（2）临床药代动力学试验分组及例数确定　应包括至少低、中、高三种剂量的单次和多次给药的临床药代动力学研究。每个剂量组8～12例。

3. 对试验药物的要求　对试验药物的要求见表35-5。

表35-5　对试验药物的要求

| 内　容 | 要　点 |
| --- | --- |
| 药物质量 | 经检验符合质量标准 |
| 药物保管 | 专人保管记录，专柜存放，药物保存条件需符合相应标准 |
| 临床药代动力学研究药物剂量 | ①一般选择低、中、高三种剂量；②剂量确定需参考临床前研究结果、耐受性试验结果和拟在Ⅱ期临床试验时采用的治疗剂量；③高剂量必须接近或等于人体最大耐受剂量 |

## 三、Ⅰ期临床试验实施前要求

1. 进行Ⅰ期临床试验合法性的确认

（1）需有国家药品监督管理局批件、伦理委员会批件。

（2）临床试验药物应当符合《药物生产质量管理规范》的要求，具有质量检验合格证书。

（3）所有研究者均应具备承担该项临床试验的资质和能力，并经过培训。

（4）制定Ⅰ期临床试验方案与SOP。

2. 遵循临床试验的基本原则和指导原则　具体参见本篇第三十三章第二节和本章第一节。

3. 应配备的硬件

（1）应设有符合《药物Ⅰ期临床试验管理指导原则（试行）》要求的足够试验病房，也可以设有临床试验生物样本分析实验室。

（2）应建立保障健康与安全的管理制度，并具有原地抢救以及迅速转诊的能力，配备抢救室，具有必要的抢救、监护仪器设备和常用的急救药品、紧急呼叫系统等。

## 四、Ⅰ期临床试验的实施要点

### （一）耐受性试验

1. 确定最小初试剂量　人体首次临床试验最大推荐起始剂量（maximum recommended starting dose，MRSD）的要求：①预期在人体不出现药物不良反应；②选择的剂量应允许以合理的速度和梯度迅速达到耐受性临床试验的终止目标（如基于评价耐受性、药效学或药代动力学特点的判断指标）。

人体内单次给药试验起始剂量按相应原则（图35-3）估计；无参考时，按照临床前资料（表35-6）估算。

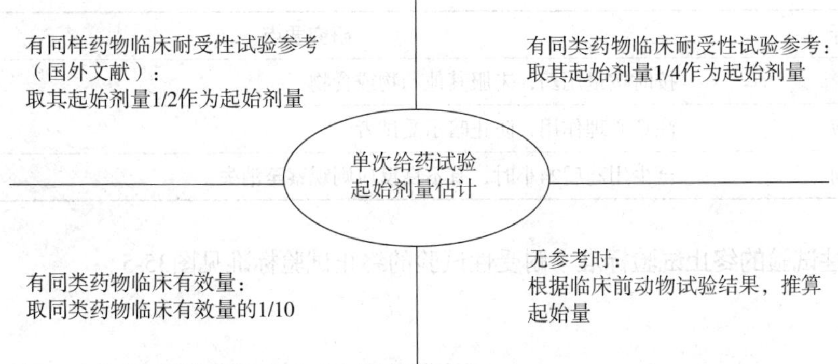


图 35-3 单次给药试验起始剂量估计原则

表35-6 临床前资料估算单次给药起始剂量

| 方 法 | 具体内容 |
|---|---|
| Blach well法 | 敏感动物$LD_{50}$的1/600，或最低有毒量的1/60 |
| 改良Blach well法（考虑安全性） | 两种动物急性毒性试验$LD_{50}$的1/600及两种动物长期毒性试验的有毒量的1/60，以其中最低者为起始剂量，目前常用方法 |
| Dollry法（考虑有效性） | 最敏感动物最小有效量的1/50 ~ 1/100 |
| 改良Fibonacci法（起始量较大，用于抗癌药） | 小鼠急性毒性试验$LD_{10}$的1/100，或大动物最低毒性剂量的1/40 ~ 1/30 |

2. **确定最大试验剂量** 单次给药试验最大剂量估计原则见图35-4。

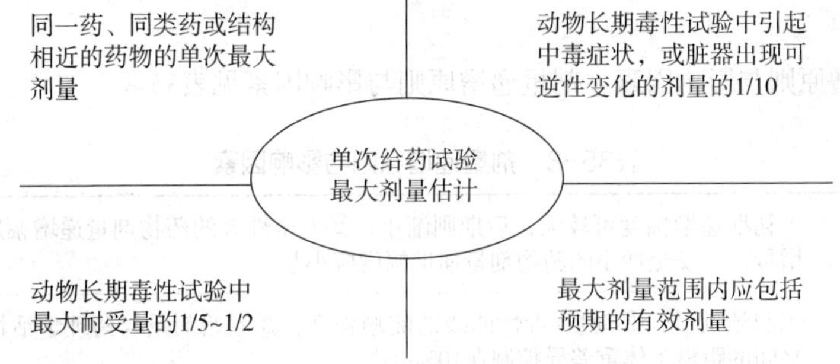


图 35-4 单次给药试验最大剂量估计原则

3. **耐受性试验的观察指标** 耐受性试验的观察指标见表35-7。

表35-7 耐受性试验的观察指标

| 观察指标 | 研究要点 |
|---|---|
| 人口学特征 | 性别、年龄、民族、身高、体重、职业 |
| 重要生命体征 | 试验前后不同时间点心率、心律、呼吸、血压、体温、心电图 |
| 实验室检查 | 试验前后三大常规，肝、肾功能，出凝血试验 |
| 其他检查 | 试验前乙肝全项、胸透、B超（肝、胆、脾、胰） |

第三十五章

续表

| 观察指标 | 研究要点 |
|---|---|
| 依从性 | 按时按量用药，未服其他药物或食物 |
| 不良反应 | 注意心理作用，防止暗示受试者 |
| 观察时间 | 至少用药后24小时，有不良反应则观察至消失 |

4．耐受性试验的终止试验标准　耐受性试验的终止试验标准见图35-5。

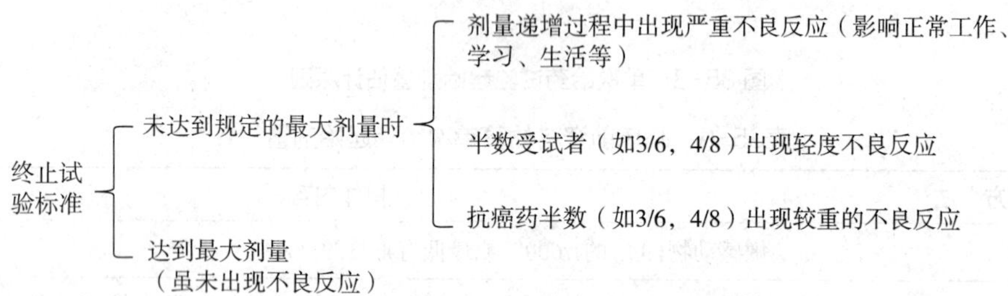


图35-5　耐受性试验的终止试验标准

观察时间界定：①生命体征、临床症状及不良事件应处于监护状态下，观察24～48小时。②个别药物可观察2～5日；应根据药物代谢的规律制定详细的观察时点，出现不良反应者应追踪随访，直到恢复。③试验前和服药24小时、72小时临床和实验室指标。必要时，7～10日对某些指标进行复查。

5．剂量递增

（1）剂量递增原则与影响因素　剂量递增原则与影响因素见表35-8。

表35-8　剂量递增原则与影响因素

| | |
|---|---|
| 剂量递增原则 | ①初期递增幅度可较大，后期则渐小；②安全性大的药物剂量递增幅度大，有的可成倍增量；③安全性小的药物剂量递增幅度应小些 |
| 剂量递增影响因素 | ①起始剂量；②剂量-毒性曲线的陡峭程度；③起始剂量与药理学活性剂量和毒性剂量之间的距离（体重差异控制在10%以内） |

（2）单次给药试验递增方案（爬坡试验）

1）费氏递增法（改良Fibonacci法）　开始递增快，以后按+1/3递增，即+100%，+67%，+50%，+30%～+35%，……以后均按+1/3递增。

2）定比递增法　+1/1危险，+1/3太慢，+1/2也少用。

6．单次给药耐受性试验要求

（1）每位受试者只用一种剂量，不得再次用其他剂量。

（2）从起始剂量开始试验，剂量逐步向上递增。

（3）一般每一剂量水平6～8例，双盲随机分配中，1～2例使用安慰剂。

（4）一个剂量水平试验结束，确定本次试验剂量安全后，方可继续下一个较高剂量的试验。

（5）有时单次给药量可在1日内分次给予（如滴鼻液无法大量用药，服药体积过大等）。

7. 多次给药耐受性试验设计　多次给药耐受性试验设计见表35-9。

表35-9　多次给药耐受性试验举例

| 组别 | 第1组 | 第2组（备选） | 第2组（备选） |
|---|---|---|---|
| 剂量/日 | 500mg | 670mg | 330mg |
| 剂量说明 | 选次大耐受量 | 最大耐受量 | 治疗量范围 |
| 人数 | 6~8人 | 6~8人 | 6~8人 |
| 用药次数 | 1次/日 | 1次/日 | 1次/日 |
| 用药时间 | 7日 | 7日 | 7日 |
| 备注 | | 第1组无明显不良反应时选用 | 第1组有不良反应时选用 |

多次给药耐受性试验要点：①每天单次，体积过大可多次用药；②用药时间：健康志愿者5~10日；如为轻型病人受试，可按预期疗程用药。

8. 耐受性试验结果分析要点

（1）剂量依赖关系　①应着重注意不良反应程度与剂量的关系。如有明显剂量依赖关系，说明该反应确为新药所引起；②一旦发现重要不良反应或检验明显异常，应及时进行剂量相关性分析。

（2）反应的时间关系　应重视不良反应发生时间，是渐次加重或自行缓解；并用自身前后对比进行分析。

## （二）临床药代动力学试验

### 1. 单次给药的临床药代动力学

（1）研究步骤　研究步骤见图35-6。

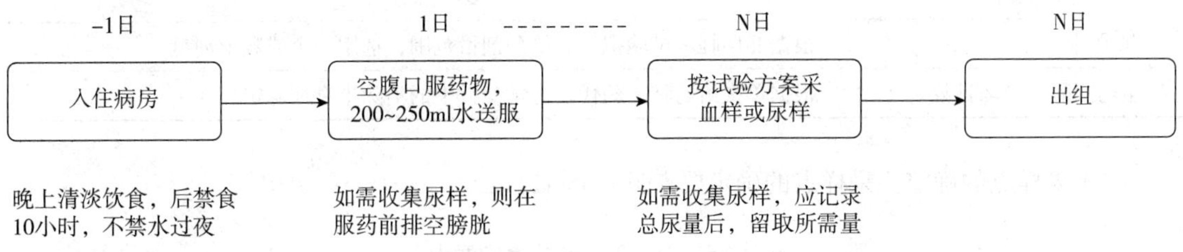


图35-6　单次给药的临床药代动力学研究步骤

（2）采样点的确定　采样点的确定要点见表35-10。

第三十五章

表35-10 采样点确定要点

| 样本来源 | 采样点 |
| --- | --- |
| 血液 | 不少于11～12个采样点，应包括：①用药前采空白血；②给药后的吸收相（至少2～3个采样点）；③峰浓度附近（至少3个采样点）；④消除相（至少3～5个采样点）<br>时间要求：应有3～5个消除半衰期，或采样持续到血药浓度为$C_{max}$的1/10～1/20 |
| 尿液 | 收集服药前尿样及服药后不同时间段的尿样；取样点可参考动物药代动力学试验中药物排泄过程，应包括：①开始排泄时间；②排泄高峰；③排泄基本结束 |

注意：建议在正式试验前进行预试验，根据预试验结果，审核并修正原设计的采样点。

（3）临床药代动力学参数的估算和评价　国内外常用的药代动力学参数估算软件包括国外的NONLIN（WinNonlin）、Kinetica、adapt 5，国内的3P87/3P97、PKBP-N1、BAPP、DAS等。

用于药代动力学的模型判别和参数估算的计算机程序还有MINSQ、R-STRIP及MKMODEL等。另外，常用的群体药代动力学参数估算软件有NONMEM、PPHARM、NPEM。

国外功能强大的统计学软件包，如SAS、SPSS、SYSTAT等也可进行用户设置的曲线拟合和药代动力学模型建立。

1）对于血药浓度-时间数据，估算并求得药物的主要药代动力学参数，包括达峰时间（$T_{max}$）、峰浓度（$C_{max}$）、药-时曲线下面积（area under concentration-time curve，$AUC_{0-t}$、$AUC_{0-\infty}$）、表观分布容积（apparent volume of distribution，$V_d$）、消除速率常数（elimination rate constant，$K_e$）、半衰期（half life，$t_{1/2}$）、平均驻留时间（mean retention time，MRT）、清除率（clearance，$Cl$）、生物利用度（bioavailability，$F$）。

2）对于尿药浓度，估算药物经肾排泄的速率和总量。

3）分析与评价时，需考虑药物是否具有非线性动力学特征、是否必要时需做剂量调整或进行血药浓度监测，是否具有遗传代谢差异。

2. 多次给药的临床药代动力学研究

（1）试验药物剂量　试验药物剂量、给药时间研究要点见表35-11。

表35-11　试验药物剂量、给药时间研究要点

| 分　类 | 要　点 |
| --- | --- |
| 剂量 | 根据Ⅱ期临床试验拟订的给药剂量范围，选用一个或数个剂量 |
| 服药间隔、给药日数 | 根据单次给药临床药代动力学参数中的消除半衰期确定 |

（2）采样点的确定　采样点的确定要点见表35-12。

表35-12　采样点的确定要点

| 内　容 | 要　点 |
| --- | --- |
| 确定是否已达稳态浓度 | ①根据单剂量临床药代动力学求得的消除半衰期，估算药物可能达到稳态浓度的时间；②连续测定3次（一般为连续3日）谷浓度（给药前），以确定是否已达稳态浓度；③一般采样点最好安排在早上空腹给药前 |
| 确定采样点 | ①在已达稳态浓度后、最后一次给药后，采集血液；②采样点确定方法同单次给药 |

（3）临床药代动力学参数的估算和评价　①对于三次谷浓度及稳态血药浓度-时间数据，绘制多次给药后药-时曲线，求得相应的临床药代动力学参数，包括$T_{max}$、稳态谷浓度（steady state trough concentration，Css_min）、稳态峰浓度（Css_max）、平均稳态血药浓度（Css_av）、$t_{1/2}$、$Cl$、$F$、稳态血药浓度-时间曲线下面积（$AUC_{ss}$）及波动系数（DF）等；②分析与评价数据时，与单剂量给药临床药代动力学参数比较，观察是否存在明显的差异（特别是在吸收、消除等方面是否有显著改变）；评价药物的蓄积作用，提出用药建议。

**3．进食对口服药物制剂临床药代动力学影响的研究**

（1）对试验餐的要求　高脂、高热量配方。

（2）试验设计原则　随机双周期交叉设计，也可根据药物的代谢特性，与单剂量交叉试验结合在一起进行。

（3）受试者例数　饮食前、后服药组各10～12例。

（4）试验药物剂量　选用Ⅱ期临床试验的拟订给药剂量。

（5）进食试验餐的方法　①从开始进食试验餐起计时；②试验餐要在开始进食后30分钟内吃完；两个试验周期应保证试验餐的配方一致；③餐后服药组应在进餐开始30分钟后给药，用200～250ml水送服。

（6）采样点确定　原则上参考单次给药的采样方法；考虑食物影响的程度，可适当调整采样点分布。

**4．其他临床药代动力学研究**　其他临床药代动力学研究要点见表35-13。

表35-13　其他临床药代动力学研究要点

| 临床药代动力学研究分类 | | 研究要点 |
|---|---|---|
| 药物代谢产物 | | 若药物主要以代谢方式消除，其代谢物可能具有明显的药理活性或毒性作用，应在进行原型药物单次给药、多次给药的临床药代动力学研究时，考虑同时进行代谢物的临床药代动力学研究 |
| 药物-药物相互作用 | | ①若所研究的药物在临床上可能与其他药物同时或先后应用，应进行此项研究；②大多数临床药代动力学相互作用研究可在健康志愿者中进行 |
| 目标适应症病人 | | ①若其疾病状态可能对药物的临床药代动力学产生重要影响，应进行目标适应症病人的药代动力学研究，明确其药代动力学特点；②包括单次给药和/或多次给药的药代动力学研究，也可采用群体药代动力学研究方法 |
| 特殊人群 | 肝功能损害病人 | ①药物或其活性代谢物主要经肝脏代谢和/或排泄或药物治疗范围窄等情况下，需考虑进行肝功能损害病人的药代动力学研究；②肝功能损害病人与健康志愿者的药代动力学结果进行比较，为临床合理用药提供依据 |
| | 肾功能损害病人 | 可能用于肾功能损害病人的药物（如药物和/或其活性代谢物的治疗指数小、药物和/或其活性代谢物主要通过肾脏消除），需考虑对肾功能损害病人进行药代动力学研究 |
| | 老年人 | 拟治疗疾病是一种典型的老年病或拟治疗人群中包含相当数量的老年病人时，需进行老年人药代动力学研究 |
| | 儿科人群 | ①当拟治疗疾病是一种典型的儿科疾病或拟治疗人群中包含儿科人群时，应在儿科人群中进行药代动力学研究；②应考虑拟应用疾病、人群、药物本身特点等情况酌情选取不同发育阶段的小儿进行；③由于在儿科人群多次取血比较困难，因此可考虑使用群体药代动力学研究方法 |
| 特殊给药途径药物 | | ①注射药物在给药前不需空腹；②仅发挥局部治疗作用的局部使用药物，可免做药代动力学研究 |

### （三）耐受性试验和临床药代动力学试验的顺序

耐受性试验和临床药代动力学试验的先后顺序见表35-14。

表35-14 耐受性试验和临床药代动力学试验的先后顺序

| 受试者 | 顺 序 |
| --- | --- |
| 健康人群 | 一般先进行耐受性试验，后进行临床药代动力学试验 |
| 目标适应症人群 | ①有的人体耐受性试验与临床药代动力学试验可同步进行；②有的人体耐受性、临床药代动力学试验还可与初步药效观察同步进行 |

在不增加受试者风险和痛苦的前提下，可进行一些无创性药效检查，如细胞毒类抗肿瘤药物。

以上对耐受性试验和临床药代动力学试验的介绍均针对一般药物，对于某些特殊药物（如细胞毒性抗肿瘤药物），因药物本身毒性大等特点，对受试者的选择、给药方案、试验结束或中止等要求不同，具体参考相关药物的临床研究指导原则。

## 五、I期临床试验案例

### （一）耐受性试验案例

1. 试验名称　天麻提取物在中国健康受试者的人体耐受性试验。

2. 试验设计　本研究为单中心、随机、开放、空白对照的研究设计试验。

（1）单次给药耐受性试验　以Dollry 法、临床前动物试验数据计算得到初始剂量为14mg/（kg・d）、最大剂量为224mg/（kg・d）。

48例健康受试者（男女各半）分为8个剂量组，按14mg、28mg、56mg、84mg、112mg、144mg、168mg、224mg的递增方案给药。用药前后对受试者进行体格检查、生命体征监测、实验室检查。

（2）连续给药耐受性试验　24例健康受试者（男女各半）分为2个剂量组（每组包含4例空白对照），分别按每日112mg、每日84mg给药，连续给药28日。用药前后对受试者进行体格检查、生命体征监测、实验室检查。

3. 试验结果　单次给药最大耐受剂量为每日140mg，连续给药确定的临床推荐剂量为每日84mg，试验期间共发生不良事件17例次。该药的不良反应为尿氨基葡萄糖苷酶升高、低血压和腹泻。

结论：该药的可疑不良反应包括ALT升高、尿微量白蛋白升高、窦性心动过缓、Q-T间期延迟、牙痛等，建议进一步扩大样本量。

### （二）临床药代动力学试验案例

1. 试验名称　聚乙二醇重组人粒细胞集落刺激因子注射液在接受常规化疗后引起的中性粒细胞减少症病人中的临床药代动力学试验。

2. 试验设计　27例初治的肿瘤病人接收2周期剂量相同的“紫杉醇+卡铂”化疗。第一周期只给予化疗药物，不给予受试药物；第二周期在化疗结束后48 小时皮下注射聚乙二醇重组人粒细胞集落刺激因子一次，3例受试者采用初始剂量30μg/kg，其余受试者分为3个剂量组，剂量按照60μg/kg、100μg/kg、150μg/kg递增。检测受试者血清药物浓度，观测药代动力学特征。

**3. 试验结果**　60μg/kg、100μg/kg、150μg/kg剂量组主要药代动力学参数如下：$t_{1/2}$分别为（37.5±7）h、（40.8±12）h、（80.7±48）h，*Cl*分别为（17±9）L/（h·g）、（9±4）L/（h·g）、（7±2）L/（h·g），$AUC_{0\sim t}$分别为（5593.6±5435）（mg·h）/L、（14651.3±12183）（mg·h）/L、（23002.5±6655）（mg·h）/L。

结论：在60～150μg/kg给药剂量范围内，聚乙二醇重组人粒细胞集落刺激因子在体内呈现非线性动力学特征。Ⅱ期临床试验推荐剂量为100μg/kg。

## 六、Ⅰ期临床试验的相关问题与解答

**1. 耐受性试验中，确定最小初始剂量需关注哪些问题**

答：注意选择相关的适应症参考：①最合适的动物种属不一定是最敏感动物，而是与评价人类危险度最相关的动物；②注意体重、体表面积与药物剂量间关系：单次给药量可在一天之内分次给予。

**2. 耐受性试验中，确定最大剂量需关注哪些问题**

答：①注意可操作性；②不宜从假想的Ⅱ期临床试验拟用的给药剂量反推耐受性试验设计的最大给药剂量；③注意选择相关的适应症参考。

**3. 耐受性试验中，确定终止试验标准需关注哪些问题**

答：①采用健康受试者时，尽量不要给受试者带来健康危害；②应根据药物拟定的目标适应症人群特点，确定终止试验的标准；③对于一些具有潜在高风险药物，还需特别关注动物实验的安全性数据与人体安全性之间可能存在的种属差异。

**4. 已有药代动力学资料时，耐受性试验剂量递增需关注哪些问题**

答：①药代动力学变异性；②药代动力学的非线性特征；③毒性较大的药物（如细胞毒药物）宜选择改良Fibonacci法，即组间距由大逐渐缩小。

**5. 用于特殊人群的药物，药代动力学研究中应注意哪些问题**

答：需选择特殊受试者进行药代动力学研究，如肝功能损害病人、肾功能损害病人、老年人，儿科人群用药研究需参照相关指导原则。

**6. 受试者分组应遵循什么原则**

答：随机原则，将受试者随机分到不同组别。

**7. 应在哪些环节体现随机原则**

答：分组随机与试验顺序随机。

# 第三节　药物Ⅱ期临床试验方案设计及实施要点

药物Ⅱ期临床试验为探索性研究，是对药物治疗作用的初步评价阶段。其主要目的包括：

①确定试验药物是否安全有效；②比较与对照组治疗价值的差异；③确定适应症；④找出最佳治疗方案，包括治疗剂量、给药途径与方法、每日给药次数等；⑤评价药物不良反应及危险性并提供防治方法。

境内外均未上市的创新药（注册分类1）、境内外均未上市的改良型新药（注册分类2）均应进行Ⅱ期临床试验研究。按照《药品注册管理办法》，Ⅱ期病例数应为100例（需进行盲法随机对照试验100对，即试验药与对照药各100例）。

Ⅱ期临床试验流程见图35-7。

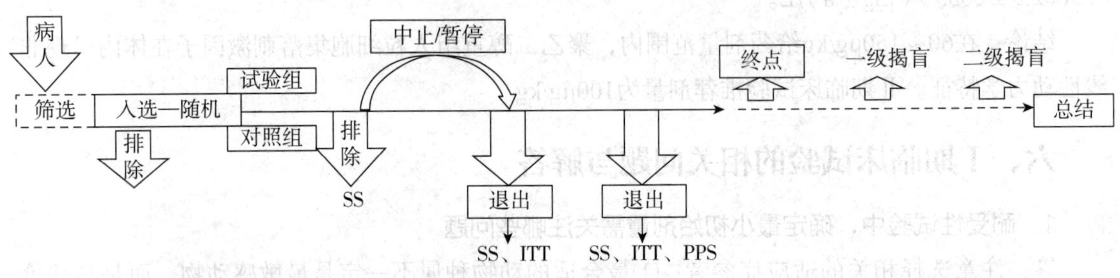


图 35-7 Ⅱ期临床试验流程

（安全性数据集：safety set，SS；意向性分析：intention to treat，ITT；符合方案集：per protocol set，PPS）

## 一、Ⅱ期临床试验的特点

Ⅱ期临床试验两个阶段的对比，见表35-15。

表35-15 Ⅱ期临床试验的两个阶段

| Ⅱa 期临床试验 | Ⅱb 期临床试验 |
|---|---|
| 概念验证：探索药物剂量<br>小样本初步评价药物对目标适应症病人的治疗作用和安全性：需设置若干个剂量（根据Ⅰ期临床试验结果，在较合适的剂量上、下各设一个剂量点，即低、中、高3个剂量）<br>每项研究75～100名受试者 | 剂量选择：确定最有效的剂量范围，以确定确切的Ⅲ期研究的剂量<br>需与对照组比较不同剂量下药物的有效性和安全性：很有把握确定此新药较合适的使用剂量<br>每项研究100～400名受试者 |

## 二、Ⅱ期临床试验方案设计要点与设计类型

1. Ⅱ期临床试验设计要点　Ⅱ期临床试验设计要点见表35-16。

表35-16 Ⅱ期临床试验设计要点

| 类 别 | | 要 点 |
|---|---|---|
| 三要素 | 受试对象 | ①选择有新药适应症的病人为受试对象；②结合疾病特点制定纳入、排除、中止、终止和剔除标准；③根据我国有关的政策法规、指导原则和试验设计类型计算样本含量 |

续表

| 类别 | | 要点 |
|---|---|---|
| 三要素 | 影响因素 | 试验因素：一般为单试验因素（药物种类）两水平（新药与对照药）<br>注意：Ⅱa期临床试验中，为四水平，即零（安慰剂对照组）、低、中、高剂量<br>重要的非试验因素：如多个临床试验中心、不同地区受试对象、病人所患疾病的严重程度和患病时间等 |
| | 评价指标 | 评价指标的确定：分为“诊断性评价指标”“疗效性评价指标”“安全性评价指标”三大类；每一大类又可分为“主要指标”与“次要指标”<br>评价指标的观测：如何观测、何时观测、观测次数、观测指标的时间间隔等<br>评价指标观测的质量：观测时间点、测定方法、测定者、试验数据记录等 |
| 四原则 | 对照原则 | Ⅱa期：安慰剂对照，药物不同剂量间对照<br>若已知新药的疗效好于安慰剂，则需设立阳性药对照组<br>可采用平行对照或交叉对照方法 |
| | 随机原则 | 分组随机、试验顺序随机，与盲法合用 |
| | 重复原则 | 试验结果准确可靠，可重复验证 |
| | 均衡原则 | 制定受试对象质量标准<br>找准、找全并有效控制重要的非试验因素 |
| 试验设计类型 | | 常用单因素两水平或多水平试验设计<br>注意：实际以“单因素设计”为骨架，同时记录多种协变量 |
| 比较类型 | | 一般为“一般差异性检验”，还可根据具体情况和专业知识，选择“非劣效性检验”“优效性检验”或“等效性检验” |
| 盲法 | | 控制临床试验过程中和结果解释时产生偏倚的可能 |

2. Ⅱ期临床试验设计类型　Ⅱ期临床试验设计类型见图35-8。

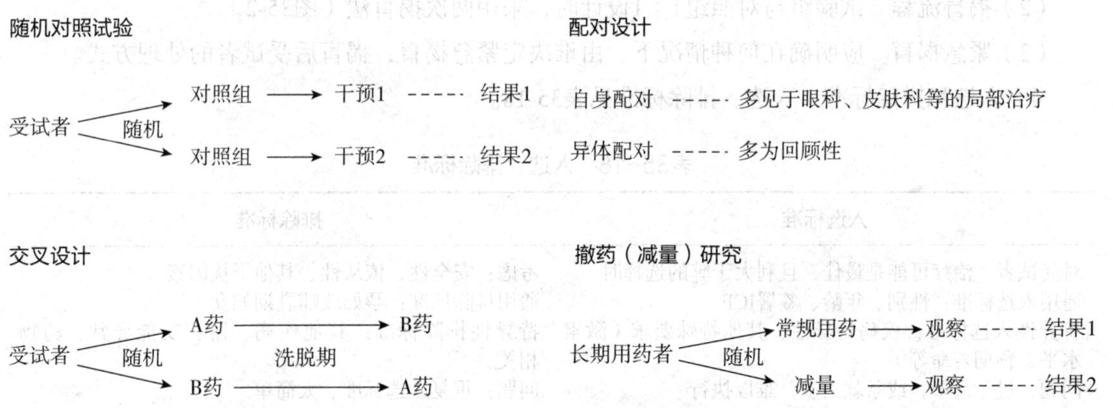


图35-8　Ⅱ期临床试验设计类型

## 三、Ⅱ期临床试验实施前要求

1. 进行Ⅱ期临床试验合法性的确认

（1）需有国家药品监督管理局批件、伦理委员会批件。

（2）临床试验药物应当符合《药物生产质量管理规范》的要求，具有质量检验合格证书。

（3）所有研究者均应具备承担该项临床试验的资质和能力，并经过培训。

（4）制定Ⅱ期临床试验方案与SOP。

2. **遵循临床试验的基本原则和指导原则** 具体参见本篇第三十三章第二节和本章第一节。

## 四、Ⅱ期临床试验的实施要点

1. **受试者例数** 根据《药品注册管理办法》要求、专业要求和统计学要求，考虑药物安全性，综合估计受试者例数。

统计学计算公式：

$$n=\frac{P_1\ (100-P_1)\ +P_2\ (100-P_2)}{(P_2-P_1)^2}\cdot f\ (\alpha,\beta)$$

式中，$n$为估算的应试验病例数：$P_1$为标准药（对照药）估计有效率；$P_2$为试验药预期优于标准药时的有效率；$\alpha$为一类误差（常定为0.05）；$\beta$为二类误差（常定为0.10，$1-\beta=0.90$）。

2. **对照药的选择** 阳性对照药、阴性对照药的选择方法见表35-17。

表35-17　阳性对照药、阴性对照药的选择方法

| 阳性对照药（标准对照药） | 阴性对照药（安慰剂） |
| --- | --- |
| 应是已在国内上市销售的药品：①选同一家族中公认较好的品种；②选择特定的适应症和对这种适应症公认有效的药物 | ①某些疾病无有效药物治疗，或疾病本身为自限性疾病时采用（常用于轻症或功能性疾病病人）；②试验药物作用较弱，为确定药物本身是否有肯定治疗作用时采用 |

3. **盲法试验**

（1）盲法分类　可分为单盲、双盲，特殊情况下采用双盲双模拟。

（2）揭盲流程　试验组与对照组1：1设计时，采用两次揭盲法（图35-2）。

（3）紧急揭盲　应明确在何种情况下、由谁决定紧急揭盲，揭盲后受试者的处理方式。

4. **入选和排除标准** 入选、排除标准见表35-18。

表35-18　入选、排除标准

| 入选标准 | 排除标准 |
| --- | --- |
| 对受试者，治疗可能是最佳，且利大于弊的选择时<br>通用入选标准：性别、年龄、签署ICF<br>特异性入选标准：疾病特异性、其他特殊要求（激素水平、预期寿命等）<br>问题：过于简单，或条款太多，难以执行 | 考虑：安全性、依从性、其他干扰因素<br>通用排除标准：孕妇或哺乳期妇女<br>特异性排除标准：其他疾病、器官功能异常、药物相关<br>问题：重复入选标准、太简单 |

5. **治疗方案** 治疗方案要点见图35-9。

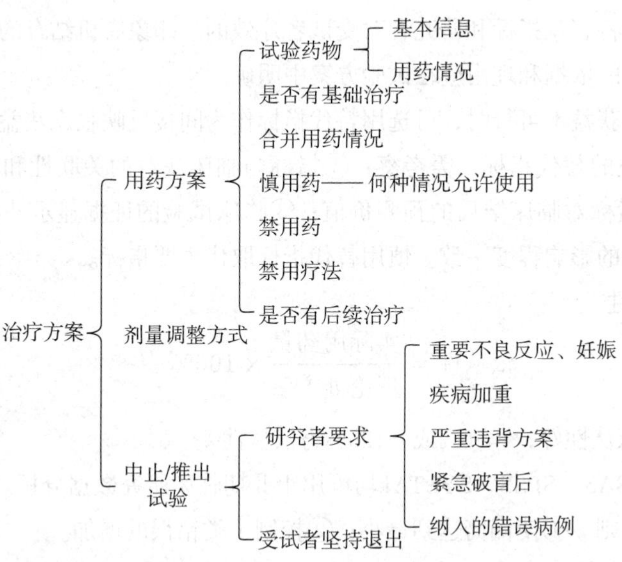


图 35-9 治疗方案要点

治疗方案应关注的问题：①中止、暂停、退出、剔除的定义不明确，未规定暂停的时间窗；②退出后的数据处理和临床处理不明确。

6. **结局指标** 结局指标见表35-19，应关注的问题见图35-10。

表35-19 结局指标

| 分类 | 目的 | 要点 |
| --- | --- | --- |
| 主要指标 | ①用于受试者受益、临床意义的判读；②是样本估计、统计方法、质量管理、研究结论等的依据 | ①易于量化、客观性强；②在相关研究领域已有公认的准则和标准；③慎用“中间结果”或“替代指标”；④需严格控制 |
| 次要指标 | 其他目的，包括次要目的 | 包括安全性指标、其他重要疗效指标、生存质量等 |

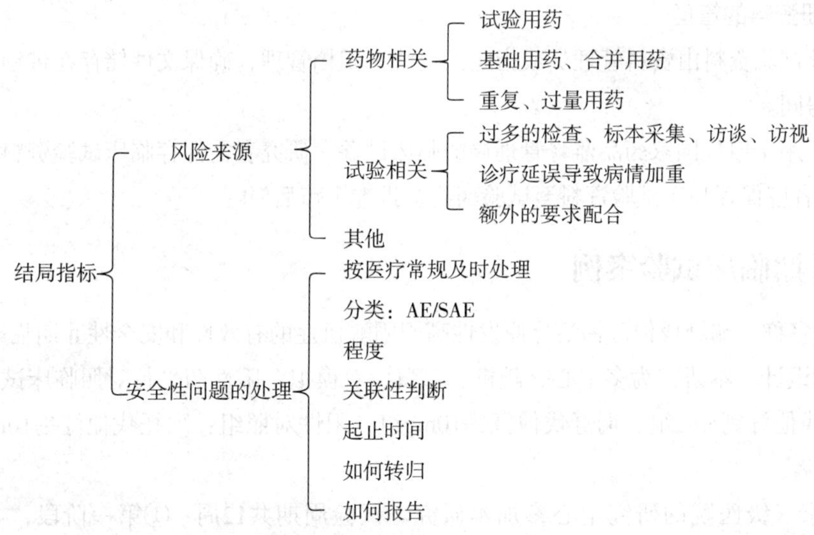


图 35-10 结局指标应关注的问题

全局评价指标是将客观指标和研究者对受试者疗效的总印象有机结合的综合指标，通常是等级指标，其判断等级的依据和理由应在试验方案中明确。

在直接评价临床获益不可行时，可选用替代指标作为间接反映临床获益的观察指标。一个指标能否成为临床获益的替代指标，需考察：①指标与临床获益的关联性和生物学合理性；②在流行病学研究中该指标对临床结局的预测价值；③临床试验的证据显示药物对该指标的影响程度与药物对临床结局的影响程度一致。慎用替代指标取代主要指标。

7. 病人的依从性

$$依从性 = \frac{实际用药量}{理论处方量} \times 100\%$$

80%～120%为依从性好，＜80%或＞120%为依从性差。

8. 统计分析　SAS、SPSS、SYSTAT均可用于Ⅱ期临床研究数据分析。

（1）统计分析原则　①使偏倚达到最小；②控制Ⅰ类错误的增加。

（2）缺失值与离群值的处理　①原则上不应有缺失值；②离群值的处理应在盲态检查时进行，如试验方案未预先指定处理方法，则应比较包括和不包括离群值的两种结果是否不一致及不一致的直接原因；③统计分析的数据变换是否进行变换应根据以往研究中的类似资料的性质决定。

9. 研究记录及数据的管理

（1）研究数据的采集、录入和报告由具备相应资质人员完成。

（2）CRA对数据记录进行监查。

（3）电子化数据库采用双重录入方式。

（4）需进行数据核对和数据锁定。

（5）数据可溯源。

（6）注意储存方式和保密。

10. 注册资料的管理

（1）全部试验资料由资料管理员或指定人员统一归档管理，确保文件储存在带锁、有进出控制、安全的房间。

（2）对于用于申报国家药品监督管理局的临床试验，研究者需保存临床试验资料至试验终止后5年，申办者应保存临床试验资料至试验药物被批准上市后5年。

## 五、Ⅱ期临床试验案例

1. 试验名称　瑞舒伐他汀钙治疗原发性高胆固醇血症的有效性和安全性Ⅱ期临床试验。

2. 试验设计　本研究为多中心、随机、双盲、双模拟、阳性药平行对照临床试验，分为试验组：瑞舒伐他汀钙5mg组、瑞舒伐他汀钙10mg组；阳性对照组：阿托伐他汀钙10mg组，共纳入344例受试者。

共有10家三级医院的研究中心参加本研究。试验周期共12周：①第一阶段，-4～0周，安慰剂导入和饮食控制期，筛选符合入住标准的受试者；②第二阶段，0～8周，随机、双盲治疗期，按1∶1∶1比例随机分配受试者到瑞舒伐他汀钙5mg组、瑞舒伐他汀钙10mg组、阿托伐他汀钙10mg组，各组均为每日睡前服用药物；第4周复查血脂，如LDL-C≥3.12mmol/L，则此后服药剂量增加一倍，各组服药总时长均为8周。

观测指标：第-4、0、4和8周分别测定TC、LDL-C、HDL-C、TG水平。主要疗效指标为治疗第4、8周后LDL-C水平较基线的变化（差值和百分比），次要疗效指标为治疗第4、8周后TC、TG 和HDL-C水平以及动脉硬化指数（动脉硬化指数=[TC－HDL-C]/HDL-C）较基线的变化（差值和百分比）

3. 试验结果　治疗8周后，各组LDL-C水平均较基线明显下降（$P<0.05$），且瑞舒伐他汀钙10mg组与阿托伐他汀钙10mg有统计学差异（$P<0.05$）。瑞舒伐他汀钙5mg、10mg组降低 LDL-C的疗效均不劣于阿托伐他汀钙10mg组。

结论：瑞舒伐他汀钙5mg、10mg在中国人群的降脂疗效与阿托伐他汀钙10mg相当，均有良好的安全性和耐受性。

## 六、Ⅱ期临床试验的相关问题与解答

1. 何时采用Ⅱa期临床试验

答：若基于新药Ⅰ期临床试验尚不能确定采用何种剂量进行Ⅱ期临床试验时，需要选用若干个剂量（根据Ⅰ期临床试验结果，设置低、中、高三个剂量）开展Ⅱa期临床试验。

2. 何时采用Ⅱb期临床试验

答：若基于新药Ⅰ期临床试验的结果，能明确新药较合适的使用剂量，增大样本量进行临床试验是为了评估药物的有效性和安全性，则采用Ⅱb期临床试验。

3. 阳性对照药应为哪类药物

答：指在性能和功能上与新药最为接近，且到目前为止是国内外已用于临床的现有药物中疗效最好的药物。

4. 如何保证多中心临床试验的质量

答：制定并严格遵守SOP、质量控制策略。

5. 使用安慰剂对照的注意事项

答：①应在有经验的临床药理医生与/或有经验临床医生指导下进行；②试验前应制定病例选择标准与淘汰标准；急、重病人不设安慰剂对照；应确保危重病人不被选入试验对象，并规定终止试验的指征；③应对受试者进行医疗监护。

6. 结局指标中难以确定单一的主要指标时该如何处理

答：可将多个指标组合为一个复合指标，作为主要指标，如量表。

7. 何时采用双盲双模拟法

答：进行双盲试验时，试验药物与对照药物应外观一致、药味相似，在不能获得外观一致的对照药物时，采用双盲双模拟法。

8. 受试者评估与筛选时易出现的问题

答：①鉴定代码表缺失或内容不全；②入组表出现受试者隐私方面的信息；③非原始资料；④知情同意书签署不规范。

# 第四节　药物Ⅲ期临床试验方案设计及实施要点

Ⅲ期临床试验是在Ⅰ、Ⅱ期临床研究的基础上，将试验药物用于更大范围的病人志愿者身上，进行扩大的多中心临床试验，进一步评价药物对目标适应症病人的治疗作用和安全性，评价受益与风险关系。Ⅲ期临床试验是治疗作用的确证阶段，也是药品注册申请获得批准提供依据的关键阶段。

## 一、Ⅲ期临床试验的特点

与Ⅰ、Ⅱ期临床试验相比，Ⅲ期临床试验具有以下几个特点：①该期试验一般为具有足够样本量的RCT；② 该期试验将对试验药物与安慰剂或已上市药品的有关参数进行比较，试验结果应当具有可重复性；③该期试验的目标是，增加病人接触试验药物的机会，既要增加受试者的人数，还要增加受试者用药时间；对不同病人人群确定理想的用药剂量方案；评价试验药物在治疗目标适应症时的总体疗效和安全性。

## 二、Ⅲ期临床试验方案设计要点

（1）Ⅲ期药物临床试验在新药申报生产前完成。在Ⅱ期药物临床试验之后，紧接着进行Ⅲ期药物临床试验。

（2）Ⅲ期药物临床试验病例数≥300例，未具体规定对照组的例数。可根据试验药适应症的多少、病人来源的多寡来考虑。若NMPA根据品种的具体情况明确规定了对照组的例数要求，则按规定例数进行对照试验。

（3）Ⅲ期药物临床试验中对照试验的设计要求。原则上与Ⅱ期盲法随机对照试验相同，但Ⅲ期临床的对照试验可以设盲也可以不设盲，进行随机对照开放试验。某些药物类别，如心血管疾病药物往往既有近期试验目的，如观察一定试验期内对血压血脂的影响；也有长期的试验目的，如比较长期治疗后疾病的死亡率或严重并发症的发生率等。所以，Ⅲ期临床试验不单是扩大Ⅱ期临床试验的病例数，还应根据长期试验的目的和要求进行详细的设计，并做出周密的安排，才能获得科学的结论。

## 三、Ⅲ期临床试验实施前要求

**1. 进行Ⅲ期临床试验合法性的确认**　①需有国家药品监督管理局批件、伦理委员会批件；②临床试验药物应当符合《药物生产质量管理规范》的要求，具有质量检验合格证书；③所有研究者均应具备承担该项临床试验的资质和能力，并经过培训；④制定Ⅲ期临床试验方案与SOP。

**2. 遵循临床试验的基本原则和指导原则**　具体参见本篇第三十三章第二节和本章第一节。

## 四、Ⅲ期临床试验的实施要点

Ⅲ期临床试验设计及实施需着重解决与“三要素”“三原则”“设计类型”和“比较类型”有关的问题。

### （一）正确把握三要素

1. 受试对象

（1）种类的确定　应选择有新药适应症的病人为受试对象，而不是健康志愿者。

（2）质量标准的制定　即受试对象的入选标准、排除标准、中止标准、终止标准和剔除标准。同时，应根据Ⅱ期临床试验的结果和取得的经验，适当调整受试者的质量标准，特别是纳入标准和排除标准。

（3）样本含量的确定　根据我国有关的政策法规和指导原则，以及拟采用的设计类型、比较类型和主要评价指标的情况，采用相应的计算公式或统计软件计算出来；还应在Ⅱ期临床试验结果的基础上，适当扩大特殊受试人群。

2. 影响因素

（1）试验因素　通常只考虑一个试验因素，即药物种类。

（2）重要的非试验因素　如多个临床试验中心、受试者的地区差异、病人所患疾病的严重程度和患病时间长短等。

3. 评价指标

（1）评价指标的确定　评价指标可分为“诊断性评价指标”“疗效性评价指标”和“安全性评价指标”三大类；每一大类评价指标又可分为“主要指标”与“次要指标”。

（2）评价指标的观测　如何观测每个评价指标，何时观测评价指标的取值，不同评价指标分别应该观测多少次，如何确定观测指标的时间间隔等问题，必须结合基本常识和专业知识，慎重考虑、妥善安排。

（3）评价指标观测的质量　评价指标观测的质量体现在以下几个方面：观测时间点选择合适，测定方法稳定、准确，测定者责任心强、技术娴熟，试验数据记录实时、精准。

### （二）严格遵守三原则

1. 对照原则　对照试验的目的是比较新药与对照药治疗结果的差别有无统计学显著意义。由于临床治疗中所获得的疗效可能由药物引起，也可能由其他因素引起，因此要采用对照试验将其他因素的影响尽量减小。

2. 随机原则　随机是将单一样本人群随机分入试验组或对照组，能最好地确保两组的受试人群相似。虽然随机分配解决的主要是分配误差，由于随机对照双盲试验的实施，使主客观偏倚都可得到排除，因而解决的不仅仅是分配误差，而且使试验的可信度明显提高。

3. 盲法原则　双盲法是指受试者与研究者双方都不了解每个受试者接受的治疗，从而最大限度地减少由于受试者或研究人员了解治疗分配后引起的在管理、治疗或对病人的评价以及解释结果时出现的偏倚。双盲的目的是为了确保主观评价及决定不会因了解治疗分配而受到影响。

### （三）选定合适的设计类型

可以采用的设计类型较多，最常用的为单因素两水平或多水平设计。真正体现这种设计类型的价值是在数据分析阶段，根据不同的分析目的，采用相应的多因素统计分析方法来分析数据。

### （四）选定合适的比较类型

通常情况下，若希望对数据进行差异性分析，是将对比组的统计量之差与0相比较，此乃“一般差异性检验”；而在新药Ⅱ期和新药Ⅲ期临床试验中，根据具体情况和专业知识，还可选择另外3种假设检验，即“非劣效性检验”“优效性检验”和“等效性检验”。在这3种特殊的检验中，是将对比组的统计量之差与非0数值（被称为界值）相比较。前述的所有4种假设检验被统称为“比较类型”。

## 五、Ⅲ期临床试验案例

1. 试验名称　依那西普对银屑病病人疲劳和抑郁症状的临床疗效：一项双盲、随机、安慰剂对照、Ⅲ期试验。

2. 试验设计　618例中至重度银屑病病人接受安慰剂或依那西普50mg（2次/周）双盲治疗。主要疗效终点：治疗12周时，银屑病面积和严重度指数评分较基线改善达75%（psoriasis area and severity index 75%，PASI 75）或更高水平；次要和其他疗效终点：慢性病治疗疲劳功能评估（functional assessment of chronic illness therapy fatigue，FACIT-F）分级、Hamilton抑郁量表（hamilton rating scale for depression，Ham-D）分级、Beck抑郁列表（beck depression inventory，BDI）及不良事件。根据分组治疗进行疗效分析，基于实际接受治疗的情况对安全资料进行分析和总结。

3. 试验结果　治疗组47%（147/311）的病人在治疗12周时达到PASI 75，而安慰剂组仅有5%（15/306）（$P$<0.0001；差异42%，95% CI 为36%~48%）。与安慰剂组相比，第12周时依那西普治疗组Ham-D或BDI至少可以改善50%的病人，疲劳程度也获得了具有临床意义的显著改善（平均FACIT-F改善5.0vs 1.9，$P$<0.0001，差异3.1，95% CI 为1.6~4.5）。疲劳改善与关节疼痛的减轻有关，而抑郁症状的改善与客观测量的皮损清除或关节疼痛关系不大。

结论：依那西普治疗可能缓解慢性银屑病病人的疲劳和抑郁症状。

## 六、Ⅲ期临床试验的相关问题与解答

1. Ⅲ期临床试验与Ⅱ期相比有何不同

答：Ⅲ期临床试验相比Ⅱ期临床试验最大的不同就是受试者样本量的增大，一般来说，若Ⅱ期临床试验中的样本含量平均为240例，那么Ⅲ期临床试验的样本含量大约是480例。另外，基于Ⅱ期临床试验的结果，还应调整受试者对象的质量标准，记录更为贴切的非试验因素的取值，适当扩大特殊受试人群和选择更合适的评价指标。

2. Ⅲ期临床试验样本大小如何确定

答：临床研究病例数应符合统计学和《药品注册管理办法》的要求。一个试验的规模受研究疾病、研究目的和研究终点影响。样本大小应该根据治疗作用的预期量值、数据的变异度、指定的错误发生概率和对信息、人群或次要终点的期望计算得出。在某些情况下，确定药物的安全性需要较大的数据库。注意临床试验中所需病例数应足够大，以确保对所提出的问题给予一个可靠的回答。

3. 在设计对照试验时，如何避免产生伦理方面的问题

答：当一种新药用于尚无已知有效药物可以治疗的疾病的试验时，对新药和安慰剂进行比较

研究通常不存在伦理学问题。另外，当停用或延迟有效治疗不会造成大的健康风险时，即使会导致病人感到不适，但只要他们是非强迫性参加，而且他们对有可能的治疗以及延迟治疗的后果完全知情，那么这时要求病人参加安慰剂对照试验可以认为合乎道德。为了保护受试者的利益，有时采用安慰剂对照时要有基础治疗。

4. 多中心临床试验应注意哪些方面的问题

答：多中心试验的受试者的总体大，用药的临床条件广泛，试验结果对将来的应用更具有代表性。同时因参与研究的人员较多，为新药疗效广泛的临床验证提供了可能，是高效的评价新药的方法。它要求各中心的试验方案必须统一，方法应是标准化的方法，试验开始前应进行统一培训，好的方案应使各中心间不均一性最小化。各中心各处理组的受试者分布应尽量相同，避免各中心病例数相差悬殊以及个别中心的病例数太少。

## 第五节　药物Ⅳ期临床试验方案设计及实施要点

Ⅳ期临床试验为新药上市后由申请人进行的应用研究阶段，是对新药Ⅰ、Ⅱ、Ⅲ期临床试验的补充和延续，其目的是考察在广泛使用条件下药物的疗效和药品不良反应，评价在普通或者特殊人群中使用的利益与风险关系以及改进给药剂量等，指导临床合理用药。

### 一、Ⅳ期临床试验的特点

与Ⅰ、Ⅱ、Ⅲ期临床试验相比，Ⅳ期临床试验具有以下几个特点。

（1）Ⅳ期临床试验病例数多，根据《药品注册管理办法》，Ⅳ期临床试验病例数应当符合临床试验的目的和相关统计学的要求，试验组病例数不得少于2000例，避孕药的Ⅳ期临床试验应当充分考虑该类药品的可变因素，完成足够样本量的研究工作。

（2）Ⅳ期临床试验以观察药品安全性和长期有效性为主要目的，本期试验注重对药品不良反应、禁忌症、长期疗效和使用时的注意事项进行考察，以便及时发现可能存在的远期副作用，并对其远期疗效加以评估。

（3）Ⅳ期临床试验注重药物在特殊人群（如老年人、儿科人群、哺乳期妇女、肝肾功能不全者）中安全有效性的评价及临床药物相互作用的研究。

### 二、Ⅳ期临床试验方案设计要点

1. Ⅳ期临床试验不要求设对照组　Ⅳ期临床试验为药物上市后进行的再评价阶段，可以不设对照组，但也不排除根据需要对某些适应症或某些试验对象进行小样本随机对照试验。Ⅳ期临床试验属于“临床观察、总结、分析和评价”，其主要手段是临床观察。

2. 大样本试验　Ⅳ期临床试验为扩大的临床试验，试验例数要符合GCP和《药品注册管理办法》的要求，试验单位应考虑具有不同地理环境及民族分布的地区。罕见病、特殊病种及其他情况，要求减少临床试验病例数或者免做临床试验的，必须得到NMPA审查批准。

3. 简明的方案设计　Ⅳ期临床试验的方案设计应简明，指标应少而精，过于复杂的实验室指标或研究表格会限制样本量，同时不利于多中心临床试验的质量控制。

4．可参考Ⅱ期临床试验的设计要求　Ⅳ期临床试验虽为开放试验，但有关病例入选标准、排除标准、退出标准、疗效评价标准、不良反应评价标准、判定疗效与不良反应的各项指标等均可参考Ⅱ期临床试验的设计要求，但是较Ⅱ、Ⅲ期临床试验，可放宽标准。

## 三、Ⅳ期临床试验实施前要求

Ⅳ期临床试验实施前对申办者的要求见表35-20。

表35-20　Ⅳ期临床试验实施前对申办者的要求

| 工作分类 | 具体实施 |
|---|---|
| 准备试验相关材料 | ①取得试验药物国家药品监督管理局批文和药检部门签发的药品质量检验报告；②准备临床试验相关综述资料、药学资料、药理学、毒理学资料；③设计并准备临床试验中所用的各种文件和记录表格 |
| 选择研究单位 | ①选择具有药物临床试验资质的研究机构，确定临床试验的负责单位、参加单位和主要研究者；②双方签订合作协议，并共同讨论确定临床试验方案；③向研究者提供研究者手册 |
| 取得伦理委员会批准 | 将临床试验批文、药品质量检验报告、临床试验方案、知情同意书样稿和其他相关文件（如研究者资质、受试者入选方法、受试者的治疗或保险措施等）送伦理委员会审批，并获得书面批准书 |
| 准备试验药物 | 向研究者提供试验药物，同时提供药品质量检验报告 |
| 筛选受试者 | 严格按照临床试验方案筛选受试者，并签署知情同意书 |
| 其他准备工作 | ①指定合格的临床监查员和稽查员，负责整个临床试验的监查或稽查工作；②参加由卫生主管部门主持召开的临床试验布置会，共同商讨临床试验方案，分配药品、试剂，有关资料和登记表 |

## 四、Ⅳ期临床试验的实施要点

1．制定并实施SOP　SOP应依据充分、简明准确、操作性强且覆盖临床研究的所有实践活动。SOP生效后，需对参与临床试验的所有人员进行培训。临床试验人员掌握与其工作相关SOP，并在各自的具体工作中严格执行。

2．设立临床试验管理委员会　因Ⅳ期临床试验规模巨大，可设立临床试验管理委员会（其组成见表35-21），划分试验大区，采用分区管理，一般可设多个组织加强质量控制。

表35-21　临床试验管理委员会的组成

| 临床试验管理组织 | 人员组成 | 职　能 |
|---|---|---|
| 执行委员会 | 研究者及其学术顾问，一般10人左右 | 负责临床试验的重大决策，包括对内和对外各种学术和非学术的事务 |
| 指导委员会 | 成员可由执行委员会成员兼任，也可为各参加地区的负责人、协调者，人数可以较多 | 负责临床试验学术方面的管理 |
| 工作委员会 | 研究者和申办者代表 | 负责处理对内和对外各种学术和非学术的事务 |
| 数据监测委员会 | 临床医生和生物统计学家 | 定期监测和分析数据的变化 |
| 安全性监测委员会 | 临床专家、生物统计学家、临床试验方法学专家、生物伦理学家 | 负责对收集到的不良事件进行分析 |
| 终点委员会 | 本试验相关临床研究领域专家，至少3～7人，人数为奇数 | 负责对试验病例达到终点状况的监测，从而判断试验是否终止、继续或延长 |

3. **不良反应监测**　药品不良反应发生率有高有低，一些发生率较低的药品不良反应不易在前期的临床试验中被发现，需在Ⅳ期临床试验期间继续进行监测。

## 五、Ⅳ期临床试验案例

1. **试验名称**　国产拉米夫定治疗2200例慢性乙型肝炎的Ⅳ期临床试验。

2. **试验设计**　随机选择2200例慢性乙型肝炎病人接受治疗，口服拉米夫定每日100mg，为期12个月，进行疗效、安全性评估及部分病人生活质量问卷评估和随访治疗前后肝脏组织学改变。主要疗效指标：12个月治疗后乙型肝炎病毒（HBV）DNA 转阴（≤1.0pg/ml）。次要疗效指标：①e抗原（HBeAg）转阴和HBeAg/e抗体（抗Be）血清转换；②丙氨酸氨基转移酶（ALT）恢复正常；③肝组织学检查改变；④生活质量的改变。安全性评估：不良事件和严重不良事件的记录和分析，病人血液学、生化和肾功能等检查。

3. **试验结果**　经过12个月治疗，在基线评估时HBV DNA阳性的2137例病人中，有80%（1538/1920）的病人发生HBV DNA阴转；基线评估时血清HBV DNA阳性，ALT异常的1744例病人中，有72%（1133/1575）实现了血清ALT的正常化。基线评估时HBV DNA和HBeAg阳性、抗HBe阴性的1843例病人中，有16%（269/1650）实现了HBeAg血清转换，血清转换率与治疗前ALT水平相关。接受生活质量评价的304例病人中，躯体健康和精神健康均得到改善，最明显的是精神测评指标。应用组织学活动指数（histological activity index，HAI）指标对133例（其中115例为基线ALT异常）进行治疗前后肝脏组织学评估，51.9%（69/133）的病人获得了肝脏组织学改善，36%（48/133）病变稳定，12%（16/133）病变进展治疗过程中，9%的病人中途退出研究。不良事件的发生率为17%，大多数为轻度和中度。其种类、频率、程度与此前在中国进行的拉米夫定治疗Ⅱ期和Ⅲ期临床试验无明显差别。

结论：用我国生产的拉米夫定100mg片剂治疗慢性乙型肝炎病人安全有效，与Ⅲ期临床试验所用国外生产的拉米夫定100mg片剂相当。

## 六、Ⅳ期临床试验的相关问题与解答

**1. 进行Ⅳ期临床试验需要取得临床批件吗**

答：Ⅳ期临床试验的开展必须获得NMPA的批准，以药物临床试验批件、药品注册批件、药品补充申请批件等为批准依据。

**2. 受试者是否需要签署知情同意书**

答：受试者需要签署知情同意书。

**3. 受试者的药品是免费提供吗？受试者与非受试者相比较有哪些优待**

答：Ⅳ临床试验的药品是免费还是收费，国家没有明确规定，但是目前很多医院已经不愿意接受非赠药的Ⅳ临床试验。受试者相比非受试者，他们的实验室检查是免费的，此外可以获得免费的药品和医疗照顾。

**4. CRF和其他研究资料是否按Ⅰ～Ⅲ期类似的要求填写、备案**

答：这一点和Ⅰ～Ⅲ期的要求一致，同样需要遵循GCP原则。

第三十五章

5. 应如何选择临床试验机构

答：国家药品监督管理局印发的《药品临床研究的若干规定》中指出Ⅳ期临床试验的负责单位，必须是参加该药品Ⅱ期、Ⅲ期临床试验的研究单位；Ⅳ期临床试验的协作单位，由申办者和临床研究的负责单位选择国家药品临床研究机构或是在国家药品监督管理局登记备案的非研究机构医疗单位。

6. 试验中如发生严重不良事件，如何保障受试者权益

答：申办者应与研究者共同迅速研究所发生的严重不良事件，采取必要的措施，以保证受试者的安全。申办者应对临床试验中发生与试验药物有关的损害或死亡的受试者提供保险，承担治疗过程中发生的费用，并提供一定的经济补偿。

7. Ⅳ期临床试验受试者的入选标准与Ⅱ、Ⅲ期有何不同

答：Ⅳ期临床试验的受试者人群是比较广泛的，在入排标准上较Ⅱ、Ⅲ期临床试验有所放宽，如年龄、肝肾功能等均会放宽一些。Ⅳ期临床试验目的之一是观察药物在特殊人群中的疗效和安全性，因此必须在相应的特殊人群中完成试验。

## 第六节　生物等效性试验方案设计及实施要点

### 一、生物等效性研究背景

仿制药一致性评价是指对已经批准上市的药物，按与原研药质量和疗效一致的原则，分期分批进行质量一致性评价，就是仿制药在质量与药效上达到与原研药一致的水平。2012年，原国家食品药品监督管理总局启动了15个试点品种的质量一致性评价工作，涉及20家药品生产企业。2013年2月，原国家食品药品监督管理总局发布《仿制药质量一致性评价工作方案》，并于8月正式部署75个仿制药品种与原研药的质量比对工作。2015年8月18日，由国务院印发的《关于改革药品医疗器械审评审批制度的意见》里，将“提高仿制药质量，加快仿制药质量一致性评价”作为改革药品审评审批制度的五大目标之一。2016年3月5日，原国家食品药品监督管理总局转发了国务院办公厅发布的《关于开展仿制药质量和疗效一致性评价的意见》，意味着一致性评价的大幕已正式拉开。开展一致性评价过程中，对符合《人体生物等效性试验豁免指导原则》的品种，审核通过后，允许该药品生产企业采取体外溶出试验的方法进行一致性评价；企业找不到且无法确定参比制剂的，由药品生产企业开展临床有效性试验；但原则上，药品生产企业应采用体内生物等效性试验的方法进行一致性评价，以药代动力学参数为终点评价指标的化学药物仿制药人体生物等效性试验的一般原则，适用于体内药物浓度能够准确测定并可用于生物等效性评价的口服及部分非口服给药制剂（如透皮吸收制剂、部分直肠给药和鼻腔给药的制剂等）。本章节讨论的内容主要是针对以药代动力学参数为终点评价指标的人体生物等效性研究。

生物等效性是指在相似的试验条件下，单次或多次给予相同剂量的试验药物后，受试制剂中药物的吸收速度和吸收程度与参比制剂的差异在可接受范围内。在开展一致性评价过程中，药品生产企业需以参比制剂为对照，全面深入地开展比对研究，包括处方、质量标准、晶型、粒度和杂质等主要药学指标的比较研究，以及固体制剂溶出曲线的比较研究，以提高体内生物等效性试

验的成功率，对符合《人体生物等效性试验豁免指导原则》(原国家食品药品监督管理总局通告2016年第87号)的品种，由药品生产企业申报，一致性评价办公室组织审核后公布，允许该药品生产企业采取体外溶出试验的方法进行一致性评价。开展生物等效性试验的品种，应根据《关于化学药生物等效性试验实行备案管理的公告》(原国家食品药品监督管理总局公告2015年第257号)规定的程序备案，并按照《以药动学参数为终点评价指标的化学药物仿制药人体生物等效性研究技术指导原则》(原国家食品药品监督管理总局通告2016年第61号)等的有关要求进行试验研究。我国仿制药质量和疗效一致性评价工作流程图如图35-11所示。

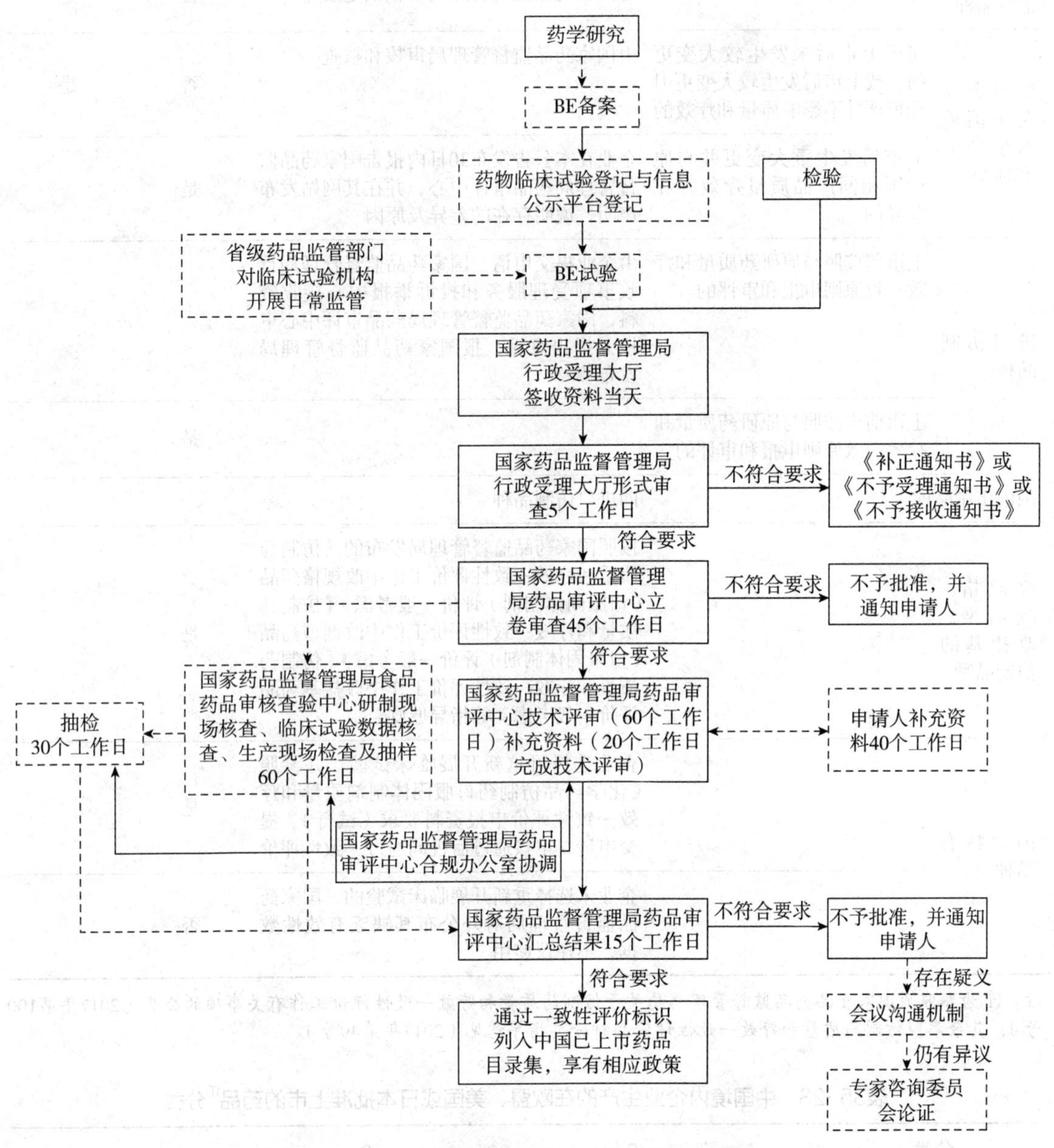


图 35-11 仿制药质量和疗效一致性评价工作流程图

## 二、试验用药物的选择

1. 一致性评价药物的品种分类 目前国家药品监督管理局对于药物品种的分类情况见表35-22、表35-23。

表35-22 一致性评价药物的品种分类

| 品种 | 特征 | 程序 | 开展一致性评价 | 作为参比制剂 |
|---|---|---|---|---|
| 原研进口上市品种 | – | 经国家药品监督管理局审核确定发布 | 否 | 是 |
| 原研企业在中国境内生产上市的品种① | 属于上市后未发生较大变更的，或上市后发生较大变更但经审评并不影响质量和疗效的 | 由国家药品监督管理局审核和核查 | 否 | 是 |
| | 上市后发生重大变更并与原产国相同产品质量疗效存在差异的 | 企业在本公告发布30日内报告国家药品监督管理局药品审评中心，并在其网站发布声明，说明存在的差异及原因 | 是 | |
| 进口仿制品种 | 上市前按照与原研药质量和疗效一致原则申报和审评的 | 由企业提交申请，国家药品监督管理局行政事项受理服务和投诉举报中心接收资料，国家药品监督管理局药品审评中心审核并提出意见，报国家药品监督管理局发布 | | |
| | 上市前未按照与原研药质量和疗效一致原则申报和审评的 | | 是 | |
| 国内仿制品种 | | 同进口仿制品种 | | |
| 改规格、改剂型、改盐基的仿制品种 | | 按照国家药品监督管理局发布的《仿制药质量和疗效一致性评价工作中改规格药品（口服固体制剂）评价一般考虑》《仿制药质量和疗效一致性评价工作中改剂型药品（口服固体制剂）评价一般考虑》《仿制药质量和疗效一致性评价工作中改盐基药品评价一般考虑》等指导原则 | 是 | |
| 国内特有品种 | | 企业选择可重新开展临床试验，并参照《化学药品仿制药口服固体制剂质量和疗效一致性评价申报资料要求（试行）》提交申请，审核通过后视同通过一致性评价 | 是 | |
| | | 企业未选择重新开展临床试验的，国家药品监督管理局对外公布其缺乏有效性数据，不建议使用 | 否 | |

注：①为参照原国家食品药品监督管理总局关于仿制药质量和疗效一致性评价工作有关事项的公告（2017年第100号），其余参照仿制药质量和疗效一致性评价品种分类指导意见（2017年第49号）。

表35-23 中国境内企业生产的在欧盟、美国或日本批准上市的药品①分类

| 分类 | 1 | 2 | 3 |
|---|---|---|---|
| 在欧盟、美国或日本上市 | 是 | 是 | 是 |

续表

| 分类 | 1 | 2 | 3 |
| --- | --- | --- | --- |
| 已在中国上市 | 是 | 是 | 否 |
| 同一生产线及处方工艺 | 是 | 否 | — |
| 递交资料类型[②] | 境外上市申报的生物等效性研究、药学研究数据等技术资料 | 以境外上市申报的处方工艺和生物等效性研究、药学研究数据等技术资料向国家药品监督管理局递交变更申请 | 临床研究证实无种族差异的，使用境外上市申报的生物等效性研究、药学研究数据等技术资料向国家药品监督管理局提出上市申请；可能存在种族差异的，应开展相应的临床试验 |
| 审评通过后 | 视同通过一致性评价 | 批准变更处方工艺，视同通过一致性评价 | 视同通过一致性评价 |

注：①上款所述药品包括其在中国境内生产的以在境外设立或收购的控股附属企业名义上市的情形。在境外设立的由中国公民投资或参股、控股的企业，其在境外生产的药品仍按进口药品申请上市许可。

②上述技术资料，应是用于向欧盟、美国或日本监管部门申请上市的完整研究数据，包括药学研究数据、生物等效性试验资料等，应符合中国现行技术指导原则要求并需接受国家药品监督管理局现场检查。对提供虚假的证明文件、资料、样品或者以其他欺骗手段取得药品批准证明文件的，撤销批准证明文件。

**2. 参比制剂的选择和确定**　建议按表35-24顺序选择其一作为参比制剂备案。

表35-24　参比制剂的选择和确定

| 不同情况 | 参比制剂 | 备注 |
| --- | --- | --- |
| 首选 | 原研药 | 进口原研药、经审核确定的原研企业在中国境内生产上市的药品、未进口原研药 |
| 原研企业停止生产情况下 | 美国、日本或欧盟获准上市并获得参比制剂地位的药品 | |
| 国家药品监督管理局已公布的参比制剂 | 推荐公布的参比制剂（详见2017年第45、46、65、67、88、89、115、116、160、161、227号通告） | 未备案的无需再备案 |
| 国家药品监督管理局已公布的参比制剂存疑 | 向国家药品监督管理局药品审评中心提出异议并说明理由，国家药品监督管理局召开专家咨询委员会会议公开审议，并公开审议结果 | |
| 国家药品监督管理局未公布的参比制剂品种 | 国家药品监督管理局组织专家咨询委员会讨论后，区别情况提出指导性意见 | ①可以确认符合参比制剂条件的；②存疑的；③明显不符合条件的；对于②③是否继续进行研究或重新选择参比制剂，由企业自主决定并承担相应责任 |

注：企业自行从境外采购的参比制剂产品，在提交一致性评价资料时，需提供购买凭证、产品包装及说明书等材料，或以其他适当方法证明所用参比制剂是标明企业的产品。企业发现所使用的参比制剂产品为假冒产品的，应终止正在进行的研究工作，已申报的，应及时向国家药品监督管理局药品审评中心报告并撤回一致性评价申请，视情况免于责任；监管部门发现企业使用的参比制剂产品为假冒产品，应及时通报相关企业，终止审评审批；已批准上市的要撤销批准文件并向社会公开信息，责成企业做出解释并根据情况立案调查。

**3. 参比制剂的获得途径** 参比制剂的获取途径可参考表35-25。

表35-25 参比制剂获得途径

| 途 径 | 备 注 |
|---|---|
| 企业自主购买 | 需从国外购买的，与一致性评价品种名单的品种规格核对后，按照原国家食品药品监督管理总局《关于研制过程中所需研究用对照药品一次性进口有关事宜的公告》（2016年第120号）的要求，采用一次性进口的方式进行 |
| 委托第三方购买 | 鼓励拥有进出口资质的第三方贸易公司提供参比制剂采购服务。国家药品监督管理局也可公开已获得的参比制剂相关信息，供企业参考 |
| 协助企业购买 | 特殊品种、通过市场途径无法购买的品种，可由国家药品监督管理局通过政府间合作渠道与原研企业协商等方式，协助企业购买 |

**4. 给药剂量的确定** 对于常释片剂和胶囊，建议采用申报的最高规格进行单次给药的空腹及餐后BE研究。若最高规格有安全性方面风险，在同时满足如下条件的情况下，可采用非最高规格的制剂进行BE研究：①在治疗剂量范围内具有线性药代动力学特征；②受试制剂和参比制剂的最高规格与其较低规格的制剂处方比例相似；③受试制剂和参比制剂最高规格的溶出试验比较结果显示两制剂溶出曲线具有相似性。

## 三、受试者的管理

除特殊药物外，BE研究一般选择健康成年志愿者。受试者管理并非试图对参研受试者进行约束和限制，其目的为遵循伦理和法律情况下，将受试者安全性及临床试验质量作为管理重点，指导受试者充分的理解方案要求，更好地配合研究者完成试验。

无论从保护受试者权益和安全，还是从临床试验规范操作和数据质量方面考虑，受试者管理在临床试验的实施过程中都发挥着积极的作用。临床研究人员有必要提高对受试者管理的重视和理解程度，通过主动有效的、系统的受试者管理来整体协调试验干预、访视周期、数据采集等各个重要流程的落实与方案要求一致，为实现高质量的临床试验操作打下坚实的基础。

**1. 受试者例数的确定** 最新版《中国药典》《药物制剂人体生物利用度和生物等效性试验指导原则》中指出，根据适当的样本量计算法，确定包括在试验中的受试者例数。在一项生物等效性试验中，可评价的受试者例数不应少于18名。2016年原国家食品药品监督管理总局《以药动学参数为终点评价指标的化学药物仿制药人体生物等效性研究技术指导原则》要求：入选受试者的例数应使生物等效性评价具有足够的统计学效力。

受试者例数计算方法有查表法、公式法和软件法，所得结果基本一致，但需注明计算公式、表格出处、软件名称。对于高变异性药物和窄治疗指数药物要注意其等效范围的改变，参考表35-33各国法规对高变异性药物BE试验的要求对比。

**2. 受试者的筛选** 受试者筛选工作是根据方案要求，对受试者是否符合入选、排除标准进行系统性地客观评价。开展生物等效性研究时，招募的对象主要是健康受试者，目的是观察健康人体对试验药物的耐受程度，并进行药代动力学研究，所以，筛选合格的健康受试者十分重要。

受试者的选择直接关系到生物等效性研究能否顺利开展，以及对试验药物的客观评价。例如，根据药物种类不同，通常认为健康人体接受末次给药2～3个月后才可将遗留药物排泄完全。因此，方案通常规定排除试验前3个月内参加过其他药物临床试验的受试者，防止受试者重复参加试验，以避免残存药物或其代谢产物的某些迟发不良反应或其他未知因素影响本次试验结果。受试者入选、排除和退出标准及脱落处理方法一般有如下要求，如表35-26所示。

表35-26　受试者入选、排除和退出标准及脱落处理方法

| 项目 | 内容 |
| --- | --- |
| 受试者入选标准 | ①年龄不应小于18周岁；②应涵盖一般人群的特征，包括年龄、性别等；③如果研究药物拟用于两种性别的人群，一般情况下，研究入选的受试者应有适当的性别比例；④如果研究药物主要拟用于老年人群，应尽可能多地入选60岁以上的受试者；⑤入选受试者的例数应使生物等效性评价具有足够的统计学效力；⑥为了减少与药品间差异无关的变异，试验通常应在健康志愿者中进行；⑦出于安全性和药代动力学理由，可以考虑受试者的酶表型或基因型<br>注意：如果考察的活性物质已知有副作用，且认为药理学效应或风险对健康志愿者不可接受，则需用病人取代，并在适当的预防和监护下进行 |
| 受试者排除标准 | ①对试验药物及任意一药物组分有过敏史者；②有中枢神经系统、心血管系统、肾脏、肝脏、消化道、肺、代谢及骨骼系统的明确病史或其他显著疾病史；有影响药物吸收的病史（例如对于口服制剂，要注意吞咽困难或任何胃肠系统疾病受试者）；③HIV抗原/抗体阳性，乙肝抗原阳性或丙肝抗体阳性，梅毒螺旋体阳性；④有嗜烟史、酗酒史、药物滥用史、吸毒史者；⑤试验前3个月内参加过其他药物临床试验；⑥试验前使用过任何药物者（一般为14 日）；⑦研究者认为不适宜参加该临床试验<br>注意：受试者排除标准主要基于安全性及试验质量保证方面的考虑。例如，对于抗凝药物的生物等效性研究，排除标准还需设定凝血功能相关指标的排除范围，以及近期接受了大手术、有病理性出血的病人除外；对于影响生殖系统药物的生物等效性研究，3个月内有生育计划者除外；含牛奶的餐后试验，乳糖不耐受者除外。当入选健康受试者参与试验可能面临安全性方面的风险时，则建议入选试验药物拟适用的病人人群，并且在试验期间应保证病人病情稳定 |
| 受试者退出标准 | ①研究者决定的退出：指已经入选的受试者在试验过程中出现了不宜继续进行试验的情况，研究者决定该例受试者退出其试验，例如，研究者从医学伦理学角度考虑有必要停止试验；发生SAE；研究者判断退出研究对受试者最有利；受试者依从性差等。②受试者决定的退出：受试者有权中途退出试验，或虽未撤回知情同意，但不再接受用药及检测而失访。应尽可能了解其退出的原因，做好相关记录 |
| 脱落处理方法 | ①若试验开展前受试者脱落造成例数达不到统计要求，必要时，可用试验前体检合格但未入组的受试者替换；②替换的受试者会新分配一个编号（例如脱落受试者随机化编号加100）；③脱落原因记录在源文件相关页面和病例报告表中 |

**3. 受试者管理相关内容**　为安全、准确地获取BE试验的可靠数据，受试者管理是关键环节之一。表35-27按试验过程列出了受试者管理各阶段的操作要点及应对措施和注意事项。在BE试验中众多因素会造成受试者脱落，使这些受试者结局数据无法获得，这种情况通常称之为数据缺失。研究表明，数据缺失是导致临床试验统计分析结果出现偏倚的重要因素，当数据缺失比例较大时，会严重影响临床试验结果的解释以及结论的可信度。因此，了解BE试验的受试者脱落原因，进而针对性地进行干预，可在确保受试者安全的前提下保证BE试验按照方案有序进行，这也是受试者管理当中必须要考虑的重要内容。受试者脱落常见原因分析及应对措施如表35-28所示。

表35-27　受试者管理各阶段操作要点及应对措施和注意事项

| 过程 | 操作要点 | 应对措施和注意事项 |
| --- | --- | --- |
| 招募 | ①缓解受试者对临床试验的恐惧、忧虑心理<br>②专人管理<br>③招募广告需在获得IRB许可后才能发放 | ①讲座、参观学习等多种形式联合<br>②可委托受试者招募公司 |
| 知情同意 | （1）任何试验相关信息，均不能采用任何使受试者及其法定代理人放弃其合法权益的语言，也不能含有为研究者及其供职的医疗机构、申办者及其代理机构免除其应负责任的语言<br>（2）签署ICF前，研究者应充分告知受试者或其法定代理人试验目的、日程安排、药品信息、风险等；给予其充分的时间了解试验，回答试验所有相关问题<br>（3）无能力表达知情同意的受试者，由其法定代理人[a]代表其实施知情同意，但应尽可能让受试者理解相关信息，并尽可能让受试者亲自签署ICF和日期<br>①受试者或其法定代理人，以及执行知情同意的研究者应在ICF上分别签名和日期<br>②若受试者或其法定代理人均缺乏阅读能力，需有一位公正的见证人[b]协助和见证，并在ICF上签名和日期<br>③有可能影响受试者继续参加试验的新信息时，研究者应以ICF等书面形式及时告知受试者或其法定代理人，让其再次签署；新入选受试者签署更新后的ICF和其他资料<br>④受试者或其法定代理人保留一份签署姓名和日期的ICF副本及其他相关资料，或已签署的更新版ICF副本和其他资料修订本<br>⑤紧急情况下，参加临床试验前不能获得受试者的知情同意时，必须得到受试者法定代理人同意。若受试者不能事先知情同意，其法定代理人也不在场时，受试者入选方式应在临床试验方案和/或其他文件中清楚表述，并获得IRB书面批准；同时，应尽快得到受试者或其法定代理人可以继续参加临床试验的知情同意 | ①ICF和其他信息获得IRB批准后生效<br>②核对ICF版本号是否正确<br>③当受试者参加非治疗性试验，且无可预期临床获益时，受试者必须签字同意和注明日期；非治疗性试验由法定代理人代表受试者同意参加试验时，需满足以下条件：临床试验只能在无知情同意能力的受试者中进行；受试者无知情同意能力；受试者的预期风险低；受试者健康的负面影响已减至最低，且法律不禁止该类试验的实施；该类受试者的入选已经得到IRB审查批准<br>④ICF应包含试验目的、分组情况、试验排期、研究者联系方式，以及受试者总数、责任、风险、获益、发生损害时的补偿和治疗、需要遵守的试验步骤、可能被终止试验的情况和/或理由 |
| 筛查 | 受试者提交书面知情同意书后，进入筛查阶段：<br>①保证入组受试者符合方案规定的入排标准；受试者隐瞒短期内重复参加试验等情况，可能导致入组后实验室检查异常<br>②依赖受试者提供的资料不完全可靠，例如烟酒状况等，影响试验质量<br>③注意非血液生物样本留取，避免受试者夹带他人已留取样本冒充（例如尿液、粪便）等<br>④检查项目的顺序应尽量遵循先无创后有创，如优先进行生命体征、体格检查<br>⑤若B超等检查需要到相应医技科室进行，则由至少2名研究者带领，全程监护受试者人身安全，检查前核对身份信息<br>⑥筛查结束后，通知合格人员入院时间及相关注意事项，包括禁止携带试验违禁品等 | ①使用受试者联网数据库（包含网内所有项目的受试者试验信息）；缺陷：无法获取未参与联网项目的受试者信息<br>②进行相关成分检测，例如采用尼古丁检测试剂盒<br>③控制单人进入卫生间留样 |

续表

| 过程 | 操作要点 | 应对措施和注意事项 |
|---|---|---|
| 试验实施 | ①预留备选：入住人数一般应多于入组人数15%～20%以预留备选（如是男女受试者兼有，则应分别考虑），避免出现特殊情况，如无法入组足够人数<br>②物品检查：专人陪同受试者进入病房，安排床位，征得其同意后逐一进行随身携带物品检查<br>③统一服装：更换统一的病号服，佩戴标识腕带<br>④入院教育：包括试验流程、饮食控制、紧急逃生等<br>⑤禁水禁食：推荐给药前1 小时至给药后1 小时禁水，给药后至少4 小时禁食<br>⑥用药：说明药品正确使用方法，监督用药环节<br>⑦采血：服药后一定时间内是密集采血期，一般采用静脉留置针采血<br>⑧饮食管理 ：用餐组成和时间应标准化，有相关记录；标准餐尽量清淡，避免受试者血脂系统性升高；禁止受试者间互换食物<br>⑨业余生活：病区配备电视，提供杂志、棋牌等<br>⑩活动范围：病区尽量封闭式管理，不得擅自离开<br>⑪间隔住院：出院时叮嘱其下次住院时间，并于住院前一天再次联系确认，特殊情况做记录<br>⑫24小时监护：受试者用药后出现的任何情况及不良反应，应及时汇报研究者并积极处理<br>⑬巡视 ：充分重视受试者的心理变化，减轻临床试验作为应激事件引起的受试者焦虑<br>⑭补偿金发放：至少由2名研究者进行发放，并让受试者本人签字确认 | ①必要时查看口腔，确认服药<br>②加强与受试者的沟通，主动询问受试者反应，及时疏导与排解受试者疑虑<br>③若受试者携带试验违禁品（如烟、打火机、火柴、酒、食物、饮料、药物等），将违禁品与住院期间不用物品锁于病房双锁柜中<br>④监督已服药受试者在服药后1小时内保持上半身直立（特殊药物除外），确保药物在体内按正常途径分布<br>⑤密集采血期合理安排受试者采血、活动地点，建议不要距离太远，防止采血时间超窗 |
| 入组/出组 | ①每次入住出示身份证，研究者进行核对，登记出入院记录；②出组时，提示其是否有物品遗漏；③ 最后一次访视结束后，完成出组记录 | |
| 随访 | ①与受试者定期联络，了解受试者自我感受，提醒其按时来院随访，保留相关记录；②记录访视及访视缺失的情况 | |
| 安全监测 | ①制定不良事件的评估、医疗措施、记录和报告程序；②规定不良事件的随访计划（包括试验期间和试验结束后），并将相关信息如实告知受试者；③主动关注所有受试者安全性信息，及时发现不良事件；④尤其关注实验室检查异常情况，做出医疗决定；⑤保障受试者安全，及时采取适当治疗措施，并及时报告SAE | |
| 保密 | ①受试者参加临床试验的相关记录应保密，若发布试验结果，其身份信息仍应保密；②不违反保密原则和相关法规的情况下，监查员、稽查员、IRB和药品监督管理部门人员可查阅受试者原始医学记录 | ①设立资料管理员；②资料储存地上锁，资料柜采用非透明材质 |

注：a. 法定代理人（legally acceptable representative），是指依照法律规定，被授权可代表受试者同意参加临床试验，对受试者的人身权益进行监督和保护的个人。b. 公正的见证人（impartial witness），如果临床试验的受试者或其法定代理人无阅读能力，可以由与此试验无关的人员作为公正的见证人，参与受试者的知情同意过程，向受试者阅读提供给他们的知情同意书和其他书面资料。

表35-28　受试者脱落原因分析及应对措施

| 脱落原因 | 预防措施及对策 |
|---|---|
| 回访不便 | ①对交通不便的受试者，考虑补偿路费；②对工作繁忙的受试者，尽量配合其空闲时间，必要时急诊随访 |
| 不良事件 | 提高医护质量，及时处置不良事件，避免造成受试者的抗拒心理 |

续表

| 脱落原因 | 预防措施及对策 |
| --- | --- |
| 依从性差 | ①重视试验早期受试者依从性管理，筛选时进行依从性预评估，合理选择受试者；②充分知情同意，帮助其正确理解BE试验的意义和目的；③入组后依从性教育跟进，建立联络表；④及时处理不良事件 |
| 对临床试验存疑 | ①充分知情同意；②医、护人员从试验安全性及风险方面充分讲解；③研究者从试验流程及保障方面充分说明；④提供咨询服务，对受试者对待试验或药物存在的不理解或错误认识及时解答 |
| 护理满意率低 | ①提升服务质量；②开通投诉建议渠道；③制定奖惩措施 |
| 违背方案 | ①提升受试者依从性；②重视研究者方案培训 |
| 要求退出 | ①受试者可无理由退出试验；②研究者在尊重受试者个人权利的同时，应尽量了解其退出理由，尽量采取补救措施 |

4. **受试者管理的相关文件和记录** 受试者管理的相关文件和记录见表35-29。除了GCP中提到的必需文件，还有一些文件可以在受试者管理工作中发挥重要作用。这些文件在目前临床研究管理规范中尚无明确要求，但临床试验中心可以根据本单位实际情况选择应用。

表35-29 受试者管理的相关文件和记录

| | | | |
| --- | --- | --- | --- |
| GCP要求文件 | 受试者鉴认代码表 | 含义 | 研究者、研究机构保存的一份所有招募进入试验的受试者姓名对应标识代码的保密列表 |
| | | 记录内容 | 为保护受试者隐私，部分临床试验文件中只记录受试者姓名缩写。该代码是能够与受试者的源文件相关联的唯一的、独特的识别编码 |
| | 受试者筛选入组表 | 含义 | 承载进入试验筛选的受试者信息，以及受试者依据试验编号按时间顺序入选（特殊情况除外） |
| | | 记录内容 | 该表上需要记录所有参与筛查人员的信息、筛查日期、入排结果、是否入组临床研究，以及准确的入组日期。如果受试者中途退出临床试验，应在表中详细记录原因，以及退出临床试验的日期 |
| | 源文件 | 含义 | 指临床试验中产生的原始医学记录、医疗文件和数据。源文件可以是纸质的和/或电子的 |
| | | 记录内容 | 源文件包含了源数据，如医院病历、医学图像、实验室记录、临床试验的相关备忘录、受试者临床试验日记或评估表单、发药记录、仪器自动记录的数据、缩微胶片、X线片、照相底片、磁介质以及药房保存的处方、实验室和医技科室的相关文件及记录，包括复制或抄录的核证副本 |
| | 病例报告表 | 含义 | 向申办者报告的、按照试验方案要求设计的一种印刷的、光学的或电子的文件 |
| | | 记录内容 | 记录每一名受试者在试验过程中的全部信息 |

续表

| | | | |
|---|---|---|---|
| 其他重要文件 | 受试者管理计划 | 含义 | 制订书面的受试者管理计划，指导受试者管理工作的有序进行 |
| | | 记录内容 | 受试者管理的人员分工；受试者招募策略、招募方式、招募时间进度安排；受试者接待地点和流程；受试者指导的内容要点；受试者日常联络的频率、时间安排；受试者安全监测的范围、内容和核心指标：受试者完成试验后的随访安排；受试者管理文件的记录和保管要求等 |
| | 受试者指导手册 | 含义 | 指导受试者在本中心参与和配合临床试验流程 |
| | | 记录内容 | 详细说明受试者需要进行的每个流程在本中心的具体时间、地点和人员安排，提供本中心相关人员的联系方式 |
| | 受试者联络记录 | 含义 | 记录定期联络受试者、受试者的反馈信息和访视预约的具体内容等 |
| | | 记录内容 | 记录联络日期、联络执行人、受试者反馈信息、受试者提出的疑问及其解答内容、既往重要反馈的跟踪情况、下次访视的预约情况等 |

## 四、生物等效性研究总体设计

**1. 总体方案设计**　生物等效性试验在药品研发和仿制药申请过程中发挥着重要作用，也是仿制药质量和疗效一致性评价的重点之一。其目的是证明仿制药和参比制剂生物等效，以桥接与参比药品相关的临床前试验和临床试验。2002年，美国食品药品管理局颁布了《食物对生物利用度的影响以及餐后生物等效性研究技术指导原则》；2003年，颁布了《口服制剂生物利用度/生物等效性（BA/BE）研究的总体考虑》；2013年，颁布了《以药动学为终点评价指标的仿制药生物等效性研究指导原则（草案）》，该指导原则替代了2002年、2003年的两个指导原则中有关仿制药BE研究的内容，并且可用于调释制剂的BE试验。2010年6月开始，美国食品药品管理局针对特定药物，陆续公布《特定药物的生物等效性指导原则》（guidance for industry bioequivalence recommendations for specific products），并持续更新药物的品种和内容。

目前，我国关于BE研究最新官方技术指导原则为《以药动学参数为终点评价指标的化学药物仿制药人体生物等效性研究技术指导原则》（原国家食品药品监督管理总局，2016年3月颁布）和《人体生物等效性试验豁免指导原则》（原国家食品药品监督管理总局，2016年5月颁布）。

在我国生物等效性研究技术指导原则中，根据药物特点，可选用：①两制剂、单次给药、交叉试验设计；②两制剂、单次给药、平行试验设计；③重复试验设计。单次给药交叉试验设计和平行试验设计如图35-12所示。

对于一般药物，推荐选用第①种试验设计，纳入健康志愿者参与研究，每位受试者依照随机顺序接受受试制剂和参比制剂。对于半衰期较长的药物，可选择第②种试验设计，即每个制剂分别在具有相似人口学特征的两组受试者中进行试验。第③种试验设计（重复试验设计）是前两种的备选方案，是指将同一制剂重复给予同一受试者，可设计为部分重复（单制剂重复，即三周期）或完全重复（两制剂均重复，即四周期）。重复试验设计适用于部分高变异性药物（个体内变异≥30%），优势在于可以入选较少数量的受试者进行试验。

食物与药物同服，可能影响药物的生物利用度，因此通常需进行餐后BE研究来评价进食对受试制剂和参比制剂生物利用度影响的差异。

第三十五章

（a）

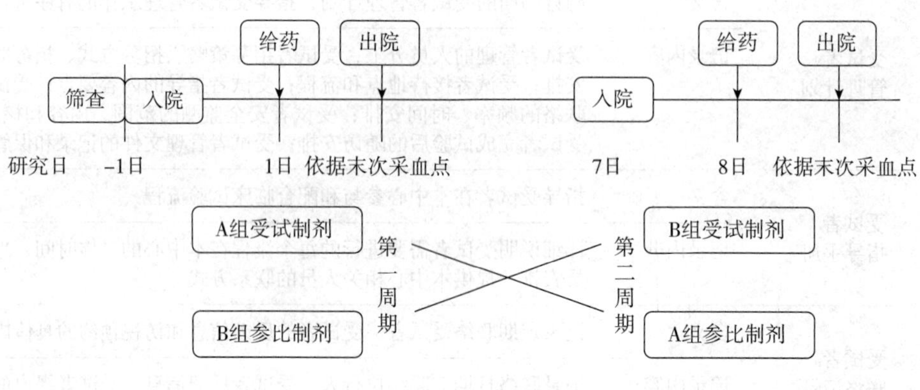


（b）



图 35-12　单次给药交叉试验设计和单次给药平行试验设计示意图

（a）单次给药交叉试验设计；（b）单次给药平行试验设计

对于口服常释制剂，通常需进行空腹和餐后生物等效性研究；但如果参比制剂说明书中明确说明该药物仅可空腹服用（饭前1小时或饭后2小时服用）时，则可不进行餐后生物等效性研究。

**2. 生物等效性试验实施的关键环节**　正式试验开始之前，可在少数志愿者中进行预试验，用以验证分析方法、评估变异程度、优化采样时间，以及获得其他相关信息。预试验的数据不能纳入最终统计分析。

（1）空腹试验　BE试验一般在空腹条件下进行，给药前应禁食至少10小时。一般情况下（片剂和胶囊），在空腹状态下用240ml水送服受试制剂和参比制剂。舌下片、口崩片、泡腾片等特殊剂型应参考说明书规定服药。

（2）餐后试验　给药前应禁食至少10小时。受试者试验当日给药前30分钟时开始进食高脂餐，并在30分钟内用餐完毕，在开始进餐后30分钟时准时服用试验药。

对于餐后BE研究的高脂餐组成，建议采用对胃肠道生理功能和药物生物利用度影响大的餐饮进行餐后生物等效性研究，如高脂（提供食物中约50%的热量）高热（3349～4186kJ）饮食。其中蛋白质约提供628kJ热量，糖类约提供1046kJ热量，脂肪约提供2093～2512kJ热量。报告中应提供试验标准餐的热量组成说明。

（3）服药前1小时至服药后1小时内禁止饮水，其他时间可自由饮水。服药后4小时内禁食。每个试验周期受试者应在相同的预定时间点用标准餐。

（4）通常最高规格的制剂可以一个单位（片或粒）服用，如生物样品分析方法灵敏度不足，则可在安全性允许的条件下，在说明书单次服药剂量范围内同时服用多片/粒最高规格制剂。

（5）试验给药之间应有足够长的清洗期（一般为待测物7倍半衰期以上）。

（6）应说明受试制剂和参比制剂的批号、参比制剂的有效期等信息。建议受试制剂与参比制剂药物含量的差值小于5%。试验机构应对试验制剂及参比制剂按相关要求留样。试验药物应留样保存至药品获准上市后2年。

（7）取样点的设计应包含吸收、分布、消除相。一般建议每位受试者每个试验周期采集12～18个样品（包括给药前的样品）。预计的$T_{max}$附近包括密集的采样点，末端消除相应至少采集3～4个点，采样时间不短于3个末端消除半衰期。除可用$AUC_{0\sim72h}$来代替$AUC_{0\sim t}$或$AUC_{0\sim\infty}$的长半衰期药物外，$AUC_{0\sim t}$至少应覆盖$AUC_{0\sim\infty}$的80%。

（8）对于特殊剂型特征的药品（如微乳、固体分散体），生物等效性试验需要既在禁食也在餐后条件进行，除非药品规定仅在禁食或仅在餐后服用。

**3. 常见剂型的生物等效性研究**　常见剂型的生物等效性研究如表35-30所示。

表35-30　常见剂型的生物等效性研究

| 剂型 | 必要条件 | BE试验类型 |
| --- | --- | --- |
| 口服溶液剂（口服溶液、糖浆等） | 不含可能显著影响药物吸收或生物利用度的辅料 | 豁免BE试验 |
| 常释片剂和胶囊 | （1）建议采用申报的最高规格<br>（2）最高规格有安全性风险，且满足特定条件（参照“试验用药物的选择中剂量选择内容”）<br>（3）参比制剂说明书中明确该药物仅可空腹服用（饭前1小时或饭后2小时服用）<br>（4）仅能与食物同服的口服常释制剂，且有资料充分说明空腹服药可能有严重安全性风险<br>（5）其他规格制剂同时满足以下条件：①试验规格制剂符合生物等效性要求；②各规格制剂在不同pH介质中体外溶出曲线相似；③各规格制剂的处方比例相似 | （1）单次给药的空腹及餐后BE试验<br>（2）非最高规格制剂的BE试验<br>（3）可不进行餐后BE试验<br>（4）仅需进行餐后BE试验；当资料不能充分说明时，建议进行空腹和餐后BE试验<br>（5）豁免其他规格制剂BE试验 |
| 口服混悬剂 | 同口服固体制剂 | |
| 调释制剂（包括延迟释放制剂和缓释制剂） | （1）建议采用申报的最高规格<br>（2）其他规格制剂满足以下全部条件：①其他规格制剂的活性和非活性组分组成比例与试验规格的受试制剂相似；②其他规格制剂的释药原理与试验规格的受试制剂相同；③各规格制剂体外溶出试验结果相似 | （1）单次给药的空腹及餐后BE试验<br>（2）认为其他规格与相应规格的参比制剂具有生物等效性 |
| 咀嚼片 | 参照说明书给药 | |

注：制剂处方比例相似是指以下情况：（1）不同规格之间所有活性和非活性组分组成比例相似。（2）对于高活性的药物（原料药在制剂中所占重量比例低）：①不同规格的制剂重量一致（差异不超过10%）；②各规格使用相同的非活性组分；③规格的变更系通过改变活性组分的用量以及一个或多个非活性组分的用量来实现。

**4. 单次给药研究**　通常推荐采用单次给药药代动力学研究方法评价生物等效性，因为单次给药在评价药物释放的速度和程度方面比多次给药稳态药代动力学研究的方法更敏感，更易发现

第三十五章

制剂释药行为的差异。试验方案设计可参照本章第二节。

例如空腹和餐后单次口服某药物的随机、开放、两周期交叉设计的生物等效性试验，研究设计可描述如下：本研究为随机、开放、两周期交叉设计研究，受试者单剂量口服某药物受试制剂和参比制剂。空腹和餐后正式试验计划各入组24名健康受试者，将受试者按1∶1随机分配到TR组和RT组（T代表受试制剂；R代表参比制剂），分别用240ml温开水送服受试制剂或参比制剂。每位受试者进行两个周期试验，各服用一次受试制剂和参比制剂，周期间设7日清洗期。

**5. 稳态研究** 若出于安全性考虑，需入选正在进行药物治疗，且治疗不可间断的病人时，可在多次给药达稳态后进行BE研究。在多次给药试验时，应证明已经达到稳态。零时样品应该在给药前即刻采样（5分钟之内），整个周期最后一个采样点推荐在标示时间的10分钟之内。对于多次给药研究，建议采用达到稳态后给药间隔期（$\tau$）内的药–时曲线下面积$AUC_{0-\tau}$评价吸收程度。

## 五、特殊药物的生物等效试验设计要点

**1. 长半衰期药物**

（1）对于半衰期较长的口服常释制剂，若设计了足够长的清洗期，仍可以采用单次给药的交叉试验设计。

（2）交叉试验难以实施时，可采用平行试验设计。无论交叉设计还是平行设计，均应有足够长的生物样品采集时间，以覆盖药物通过肠道并被吸收的时间段。

（3）可分别用$C_{max}$和适当截取的AUC来描述药物浓度的峰值和总暴露量。

（4）对于药物分布和清除个体内变异较小的药物，可用$AUC_{0\sim72h}$代替$AUC_{0-t}$或$AUC_{0\sim\infty}$。但对于药物分布和消除个体内变异较大的药物，则不能采用截取的AUC评价生物等效性。

**2. 前体药物**

（1）一般推荐仅测定原型药物（因为原型药物的药–时曲线比代谢产物能更灵敏地反映制剂间的差异）。

（2）对于从原型药物直接代谢产生的主要代谢产物，如同时满足以下两点，则应同时予以测定：①代谢产物主要产生于进入体循环以前，如源自首过效应或肠道内代谢等；②代谢产物显著影响药物的安全性和有效性。以上原则适用于包括前体药物在内的所有药物。

（3）建议以原型药物评价生物等效性，代谢产物相关数据用于进一步支持临床疗效的可比性。

（4）如果原型药物浓度过低，不足以获得生物样品中足够长时间的药物浓度信息，则可用代谢产物的相关数据评价生物等效性。

**3. 外消旋体/对映体**

（1）通常推荐用非手性的检测方法进行生物样品测定。

（2）若同时满足以下条件，则需分别测定各对映体：①对映体药效动力学特征不同；②对映体药代动力学特征不同；③药效主要由含量较少的异构体产生；④至少有一个异构体在吸收过程呈现非线性特征（随着药物吸收速率的变化，对映体浓度比例发生改变）。

**4. 内源性化合物** 内源性化合物是指体内产生或饮食中含有的化合物，其来源不同，生物等效性研究方法可能有所不同。

（1）内源性化合物由机体产生　建议给药前根据药代动力学特征多点测定基线值，从给药后的血药浓度中减去相应的基线值。

（2）内源性化合物来源于食物　建议试验前及试验过程中严格控制该化合物自饮食摄入。受试者应自试验前即进入研究中心，统一标准化饮食。

（3）内源性化合物基线值是周期特异性的，建议每个试验周期均采集基线值。

（4）经过基线校正后血药浓度出现负值，则以零计。

（5）校正前和校正后的数据应分别进行药代动力学参数计算和统计分析。采用校正后的数据进行BE评价。

（6）参考的基线校正方法有：①给药前24 小时内采血3次，浓度的平均值作为内源性物质的平均基线水平；②通过对使用安慰剂的受试者内源性物质进行多元线性回归，得到基线均值，每个受试者给药后血药浓度减去均值为校正结果；③将用药后受试者药物浓度分别减去相同时间点的内源性物质浓度。

**5. 特殊管理药品**　已上市的放射性药品、麻醉药品、第一类精神药品、第二类精神药品、药品类易制毒化学品和细胞毒类药品进行生物等效性试验时，若不变更处方工艺，申请人需登录国家药品监督管理局药品审评中心网站仿制药一致性评价试验备案平台，按要求填写备案信息，提交备案资料，获取备案号；若需变更处方工艺，申请人需按照《药品注册管理办法》的有关规定申报补充申请，符合要求的，国家药品监督管理局药品审评中心核发药物临床试验批件。上述药品的BE试验应符合《药物临床试验的一般考虑指导原则》《麻醉药品和精神药品管理条例》等有关法规和技术指导原则要求。

麻醉药品、第一类精神药品、第二类精神药品需要进口参比制剂的，应在获得一次性进口批件后，申请进口准许证。

**6. 窄治疗指数药物**　窄治疗指数药物是指剂量或血药浓度的微小变化可能导致严重的治疗失败和/或严重的不良反应，危及生命或引起持续或明显的残疾或功能不全的药物，主要包括抗癫痫药、抗心律失常药、免疫抑制药、抗凝药等。窄治疗指数口服固体制剂的所需的样本量可采用普通制剂的软件法和公式法来计算。欧盟、美国和我国对窄治疗指数药物BE试验要求见表35-31。

表35-31　欧盟、美国和我国对窄治疗指数药物BE试验要求

| | NMPA | FDA | EMA |
|---|---|---|---|
| 等效范围 | 根据药物的特性适当缩小90%置信区间范围 | CV＞21%时，90% CI不超过80%～125%；CV＜21%时，采用比例标化的方法根据参比制剂的变异度调整标准 | AUC（90%～111.11%）；$C_{max}$对安全性、疗效、血药浓度监测特别重要时（90%～111.11%） |
| 其他 | 根据临床考虑，视具体情况决定是否为治疗指数窄的药物 | 建议采用完全重复交叉试验设计（4周期），同时要求受试制剂和参比制剂的个体变异比值$S_{WT}/S_{WR}\leq 2.5$ | 基于临床考虑，决定药物生物等效标准，具体品种具体分析 |

**7. 高变异性药物**　高变异性药物是指个体内变异≥30%的药品。大部分高变异性药物具有溶解度低、首过效应大、生物利用度低、酸不稳定性高、亲脂性高等特性。这些药物血药浓度往

往较低，因此，准确地描述药代动力学参数难度较大。除了药物本身的因素，制剂因素和饮食时间也可影响药物的变异性。常见的高变异性药物包括抗抑郁药阿弋美拉汀、孕激素类药物黄体酮、钙通道阻滞药维拉帕米等。美国食品药品管理局公布的高变异性药物品种和规格见表35-32。

表35-32　美国食品药品管理局公布的高变异性药物品种和规格

| 药品名称 | 规　格 |
|---|---|
| ω-3羧酸胶囊 | 1g胶囊含有至少850mg多不饱和脂肪酸 |
| ω-3脂肪酸乙酯胶囊 | 1g胶囊含有至少900mg ω-3脂肪酸乙酯 |
| 阿仑膦酸钠片 | 70mg |
| 埃索美拉唑镁迟释混悬粉末 | 40mg |
| 埃索美拉唑镁迟释胶囊 | 40mg |
| 埃索美拉唑锶迟释胶囊 | 49.3mg |
| 巴柳氮二钠片 | 1.1g（剂量3×1.1g） |
| 苯磺酸氨氯地平盐酸贝那普利胶囊 | EQ 10mg base/40mg |
| 布地奈德胶囊 | 3mg |
| 地瑞那韦片 | 800mg |
| 恩他卡朋片 | 200mg |
| 二十碳五烯酸乙酯胶囊 | 含1g二十碳五烯酸乙酯 |
| 黄体酮胶囊 | 200mg |
| 甲磺酸达比加群酯胶囊 | 150mg |
| 甲磺酸奈非那韦片 | 625/250mg |
| 甲氧沙林胶囊 | 10mg |
| 兰索拉唑迟释胶囊 | 30mg |
| 兰索拉唑迟释口崩片 | 30mg |
| 雷贝拉唑钠迟释胶囊 | 10mg |
| 雷贝拉唑钠迟释片 | 20mg |
| 马来酸阿塞那平舌下片 | EQ 10mg base |
| 美沙拉嗪迟释胶囊 | 400mg |
| 美沙拉嗪迟释片 | 400mg |
| 美沙拉嗪迟释片 | 800mg |
| 美沙拉嗪迟释片 | 1200mg |
| 美沙拉嗪缓释胶囊 | 375mg |
| 美沙拉嗪缓释胶囊 | 500mg |
| 特立氟胺片 | 14mg |

续表

| 药品名称 | 规　格 |
|---|---|
| 替米沙坦片 | 80mg |
| 维A酸胶囊 | 10mg |
| 硝酸甘油舌下片 | 0.6mg |
| 烟酸缓释片 | 1000/750mg |
| 盐酸帕罗西汀 | EQ 37.5mg base |
| 盐酸普罗帕酮片 | 300mg |
| 盐酸司来吉兰胶囊 | 5mg |
| 右兰索拉唑迟释胶囊 | 60mg |

（1）高变异性药物BE试验设计　我国和美国、欧盟法规对高变异药物BE试验设计的要求比较见表35-33。目前国家药品监督管理局尚未颁布针对具体高变异性药物相关生物等效性指导原则，因此，美国食品药品管理局的相关规范具有一定指导和借鉴意义。美国食品药品管理局《特定药物的生物等效性指导原则》中对高变异性药物推荐的试验类型如下：大部分需要进行空腹和餐后体内生物等效性试验，其中甲氧沙林胶囊进一步要求空腹试验需240ml低脂牛奶送服；部分药品推荐进行“撒布性药物生物等效性研究”；个别药物推荐进行稳态生物等效性试验。美国食品药品管理局高变异性药物生物等效性试验中需要特殊用药方式的品种见表35-34。

表35-33　我国和美国、欧盟法规对高变异性药物BE试验的要求

| | NMPA | FDA | EMA |
|---|---|---|---|
| 普通制剂AUC及$C_{max}$ 90%CI的等效性判定标准 | 80%~125% | 80%~125% | 80%~125% |
| 高变异药物生物等效性试验设计 | 增加受试者数量；重复交叉设计试验；放宽等效性判断限值 | 重复序列设计的平均生物等效性，还可以考虑参比制剂校正的平均生物等效性 | 重复交叉设计；参比制剂校正的平均生物等效性 |
| 等效性限放宽 | $C_{max}$接受范围最宽放至69.84%~143.19%，不适用于AUC | 应用于$C_{max}$、AUC | 仅应用于$C_{max}$，且最宽69.84%~143.19% |
| 重复试验设计 | 如果放宽范围，BE试验必须是重复设计，采用三周期或四周期交叉方案均可 | 部分重复（TRR、RTR、RRT）<br>完全重复（TRTR、RTRT） | |
| 吸收程度评价采用$AUC_{0\sim t}$和$AUC_{0\sim\infty}$ | $AUC_{0\sim t}$至少覆盖$AUC_{0\sim\infty}$的80% | $AUC_{0\sim t}$至少覆盖$AUC_{0\sim\infty}$的90% | $AUC_{0\sim t}$至少覆盖$AUC_{0\sim\infty}$的80% |
| 受试者例数 | 考虑参比制剂个体内变异系数 | | |

第三十五章

表35-34　美国食品药品管理局高变异性药物生物等效性试验中需要特殊用药方式的品种

| 药品 | 特殊给药方式 |
| --- | --- |
| 埃索美拉唑镁迟释胶囊 | 除需进行“空腹和餐后”外，还需进行“空腹，撒布性药物生物等效性研究” |
| 埃索美拉唑锶迟释胶囊 | 除需进行“空腹和餐后”外，还需进行“空腹，撒布性药物生物等效性研究” |
| 兰索拉唑迟释胶囊 | 除需进行“空腹和餐后”外，还需进行“空腹，撒布性药物生物等效性研究” |
| 右兰索拉唑迟释胶囊 | 除需进行“空腹和餐后”外，还需进行“空腹，撒布性药物生物等效性研究” |
| 雷贝拉唑钠迟释片 | 撒布性药物生物等效性研究[1] |
| 甲氧沙林胶囊 | 空腹（240ml低脂牛奶送服），餐后（240ml水送服） |
| 马来酸阿塞那平舌下片 | 稳态生物等效性试验 |
| 二十碳五烯酸乙酯胶囊 | 推荐的试验餐应为高脂、高热量且二十碳五烯酸（EPA）含量少的食物 |
| ω-3羧酸胶囊 | 给药前至少48 小时至给药后至少36 小时内对受试者饮食进行控制，饮食控制阶段应限制膳食中的EPA和二十二碳六烯酸（DHA）含量 |
| ω-3脂肪酸乙酯胶囊 | 给药前至少48 小时至给药后至少36 小时内对受试者饮食进行控制，饮食控制阶段应限制膳食中的EPA和二十二碳六烯酸（DHA）含量 |
| 埃索美拉唑镁迟释胶囊 | 体外鼻胃管对比试验 |
| 埃索美拉唑锶迟释胶囊 | 体外鼻胃管对比试验 |
| 兰索拉唑迟释口崩片 | 体外鼻胃管对比试验 |
| 兰索拉唑迟释胶囊 | 体外鼻胃管对比试验 |
| 埃索美拉唑镁迟释混悬粉末 | 体外鼻胃管对比试验 |

注：部分药品推荐进行“撒布性药物生物等效性研究”，具体操作为进行空腹和餐后试验时将药物洒在苹果酱上共同服用，如雷贝拉唑钠迟释片；部分药物除需要常规空腹和餐后体内生物等效性试验外，还需进行“空腹，撒布性药物生物等效性研究”。

（2）高变异性药物BE豁免　美国食品药品管理局《特定药物的生物等效性指导原则》明确提出13个高变异性药物不适合申请豁免，包括巴柳氮二钠片、布地奈德胶囊、恩他卡朋片、甲磺酸奈非那韦片、甲氧沙林胶囊、美沙拉嗪迟释胶囊、美沙拉嗪迟释片、美沙拉嗪迟释片、美沙拉嗪迟释片、美沙拉嗪缓释胶囊、美沙拉嗪缓释胶囊、盐酸司来吉兰胶囊、维A酸胶囊、雷贝拉唑钠迟释胶囊。

（3）高变异性药物检测物质　美国食品药品管理局规定如果由从原型药物产生的主要代谢产物满足以下两点，则可作为BE试验的检测物质：①代谢产物基本上产生于进入机体循环系统以前，如首过效应、肠壁细胞内、肠道内代谢等；②代谢产物显著影响药物的安全性和有效性。表35-35中列出了美国食品药品管理局《特定药物的生物等效性指导原则》要求的针对高变异性药物要检测的代谢物和其他非原型物质。

表35-35　高变异性药物BE试验中需要检测的对应代谢物和其他非原型药物

| 药品名称 | 检测物质 |
|---|---|
| 盐酸司来吉兰胶囊 | 血浆中的司来吉兰及其代谢产物*N*-去甲盐酸司来吉兰 |
| ω-3脂肪酸乙酯胶囊 | 血浆中的EPA乙酯、血浆中的DHA乙酯、血浆中的EPA总脂质、经基线校正的血浆中EPA总脂质、血浆中的DHA总脂质、经基线校正的血浆中DHA总脂质、血浆中的EPA游离脂肪酸、经基线校正的血浆中EPA游离脂肪酸、血浆中的DHA游离脂肪酸、经基线校正的血浆中DHA游离脂肪酸 |
| ω-3羧酸胶囊 | 血浆中的EPA游离脂肪酸、经基线校正的血浆中EPA游离脂、血浆中的EPA总脂质、经基线校正的血浆中EPA总脂质、血浆中的DHA游离脂肪酸、经基线校正的血浆中DHA游离脂肪酸、血浆中的DHA总脂质、经基线校正的血浆中DHA总脂质 |
| 二十碳五烯酸乙酯胶囊 | 血浆中的EPA总脂质、基线校正的血浆中的EPA总脂质、血浆中的游离（未酯化）EPA脂质、经基线校正的血浆中游离（未酯化）EPA脂质 |
| 苯磺酸氨氯地平盐酸贝那普利胶囊 | 血浆中的氨氯地平、贝那普利和活性代谢物、贝那普利拉 |
| 巴柳氮二钠片 | 血浆中的巴柳氮和美沙拉嗪 |
| 硝酸甘油舌下片 | 血浆中的硝酸甘油和活性代谢物，1, 2-甘油二硝酸酯和1, 3-甘油二硝酸酯 |
| 烟酸缓释片 | 血浆中的烟酸及其代谢物烟尿酸 |
| 甲磺酸达比加群酯胶囊 | 血浆中的游离达比加群酯和总达比加群酯（达比加群酯葡糖苷酸彻底碱性裂解后的非偶联达比加群酯和偶联达比加群酯） |

## 六、生物等效性试验豁免

《人体生物等效性试验豁免指导原则》适用于仿制药质量和疗效一致性评价中口服固体常释制剂申请BE豁免，该指导原则是基于国际公认的生物药剂学分类系统（biopharmaceutics classification system，BCS）起草。对符合《人体生物等效性试验豁免指导原则》的品种，以及不适合开展人体内研究的品种，国家药品监督管理局区别情况，分批公布具体品种目录；企业也可向国家药品监督管理局提出豁免申请并说明理由，国家药品监督管理局经论证后，决定是否同意豁免。

**1. 药物BCS分类**　BCS系统是按照药物的水溶性和肠道渗透性对其进行分类的一个科学架构。当涉及口服固体常释制剂中活性药物成分（active pharmaceutical ingredient，API）在体内吸收速度和程度时，BCS系统主要考虑以下三个关键因素，即药物溶解性（solubility）、肠道渗透性（intestinal permeability）和制剂溶出度（dissolution）。

根据BCS分类系统，药品被分为以下四类。

第一类：高溶解性、高渗透性（high solubility- high permeability）。

第二类：低溶解性、高渗透性（low solubility-high permeability）。

第三类：高溶解性、低渗透性（high solubility-low permeability）。

第四类：低溶解性、低渗透性（low solubility-low permeability）。

**2. 基于BCS的生物等效豁免**　基于BCS的生物等效豁免条件及其注意事项见表35-36。

表35-36　基于BCS的生物等效豁免条件及其注意事项

| 药物类型 | 豁免条件 |
| --- | --- |
| BCS 1类药物 | ①药物具有高溶解性；②药物具有高渗透性；③仿制和参比制剂均为快速溶出，并且制剂中不含有影响主药成分吸收速率和吸收程度的任何辅料<br>注意：①常释制剂中辅料的用量应和该辅料在处方中对应的功能保持一致（比如润滑剂）。一般来说，使用国家药品监督管理局已批准的常释制剂常用辅料，对于BCS1类快速溶出的常释制剂的药物吸收速率和吸收程度不会有影响；②当使用新辅料，或者非常规大量使用常释制剂常用辅料，要补充提交该辅料的使用没有影响制剂生物利用度的证明资料 |
| BCS 3类药物 | ①药物具有高溶解性；②仿制和参比制剂均具有非常快速的溶出；③仿制制剂和参比制剂应处方完全相同，各组成用量相似，当放大生产和上市后变更时，制剂处方也应完全相同。对于上市后变更的有关要求参见《已上市化学药品变更研究的技术指导原则（一）》相关内容<br>注意：仿制制剂的辅料种类必须与参比制剂完全相同，辅料的用量应与参比制剂相似或相同 |
| 处方相同，活性成分及辅料成相似比例的不同规格同种样品 | 通常高剂量规格已做过BE试验的，低剂量规格可申请免做BE试验 |
| 复方制剂 | ①口服固体常释复方制剂中各活性组分均为BCS1类药物时，可按BCS1类药物要求申请生物豁免；但应证明各组分之间以及各组分与所有辅料之间没有药物代谢动力学相互作用，否则不能申请豁免；②口服固体常释的复方制剂中各组分均为BCS3类药物，或有BCS1类和BCS3药物时，应按BCS3类药物要求申请生物豁免。除证明各组分之间无药物代谢动力学相互作用外，还应证明所有辅料为国家药品监督管理局已批准的常释制剂常用辅料 |
| 前药 | 注意：前药渗透性通常取决于转化药物的机制和（解剖学上的）部位<br>①若药物前体-药物的转化主要表现在肠道膜渗透之后，则应测定该药物前体的渗透性；②若转化表现在肠道膜渗透之前，则应测定该药物的渗透性；③药物前体和药物的溶出、pH溶解度数据也应与之相关 |

3. 基于BCS的生物等效豁免不适用的情况

（1）治疗范围狭窄的药品　受治疗药物浓度或药效监控的制约，按狭窄的治疗范围设计的制剂，不适用生物等效性豁免，如地高辛、锂制剂、苯妥英、茶碱和华法林。

（2）口腔吸收制剂　由于BCS分类是基于胃肠黏膜的渗透和吸收，因此不适用于口腔吸收制剂，如类似舌下片或颊下片的制剂。对于口含片、口腔崩解片等，如果该制剂从口腔吸收也不适用。

**4. 生物等效豁免申请所需资料**　申请生物等效豁免，必须有更充分的科学依据，生物等效豁免申请所需资料如表35-37所示。

表35-37　申请BE豁免所需资料

| 数据支持类型 | 资料内容 |
| --- | --- |
| 高溶解性的数据支持 | ①测定方法的描述：分析方法、缓冲液组成；②原料药理化性质：化学结构、分子量、酸碱性、p$K_a$；③测试结果汇总：不同pH溶液、药物溶解度以及溶解最大规格需要的介质体积；④pH-溶解度曲线图 |
| 高渗透性的数据支持 | ①测定方法的描述：分析方法、缓冲液组成；②人体药物代谢动力学研究：方案、PK数据对应的方法；③对于直接渗透性研究方法，需要说明所用方法的适用性：方案、受试者、动物和上皮细胞系的选择标准、计算吸收程度或渗透性的方法等；④选择的模型药物清单：模型药渗透性数据及渗透性分类、稳定性信息等 |
| 溶出曲线相似性的数据支持 | ①测定方法的描述：分析方法、缓冲液组成、溶出测定样品信息，如批号、有效期、规格等；②使用12个单剂量仿制制剂和参比制剂所得到的溶出数据，应报告独立被测单元在每个规定时间点的标示量溶出百分数，在三种溶媒中的仿制制剂和参比制剂的平均溶出曲线；③三种溶出介质中的溶出曲线相似性的数据，使用$f_2$法进行判断的结果 |

## 七、生物等效性试验案例

1. 试验名称　空腹和餐后口服盐酸莫西沙星片的人体生物等效性研究。

2. 试验设计　本研究为随机、两周期、自身交叉设计研究，空腹和餐后试验计划各入组24名健康受试者，分别交叉服用受试制剂和参比制剂，用200ml温开水送服，周期间设7日清洗期。受试者每周期用药前1小时内和用药后0.17小时、0.33小时、0.5小时、1小时、1.5小时、2小时、2.5小时、3小时、4小时、5小时、6小时、8小时、12小时、24小时、48 小时各从前臂静脉采血约4ml。样本经处理后进行血药浓度测定。

3. 试验结果　空腹和餐后试验的受试制剂与参比制剂的$C_{max}$、$AUC_{0-t}$、$AUC_{0-\infty}$的90%置信区间分别为88.68%～110.07%和85.57%～97.76%、98.70%～102.06%和96.54%～99.70%、98.27%～102.35%和95.86%～99.48%范围内，均在80.00%～125.00%等效区间内（包括边界值），符合生物等效性评价标准。

结论：空腹和餐后试验条件下，受试制剂与参比制剂具有生物等效性。

## 八、生物等效性试验的相关问题与解答

**1. 参比制剂选择问题：原研药品种难以确定或已停产、退市，美国和日本无相关RLD（reference list drug）产品**

答：按照《总局关于落实〈国务院办公厅关于开展仿制药质量和疗效一致性评价的意见〉有关事项的公告》（2016年第106号）的要求，企业找不到且无法确定参比制剂的，由药品生产企业开展临床有效性试验。

**2. 按照补充申请申报的，在按照《药品注册管理办法》附件4提交相关研究资料的同时，是否还要按照一致性申报资料要求提交相关资料**

答：按照《总局关于发布仿制药质量和疗效一致性评价工作程序的公告》（2016年第105号）和《总局关于发布化学药品仿制药口服固体制剂质量和疗效一致性评价申报资料要求（试行）的通告》（2016年第120号）要求，一次性提交申报资料。

**3. 对企业选择参比制剂的自主行为，是否明确企业所应承担的责任?《总局关于发布仿制药质量和疗效一致性评价工作程序的公告》第三条提出，企业自行从境外采购的参比制剂产品，企业发现所使用的参比制剂产品为假冒产品的，及时终止相关工作，将“视情况免于责任”，什么情况给予免责，标准如何把握，如何确保追责免责的准确执行，不会出现误伤或者纵容**

答：企业负责参比制剂的选择、购买及使用，对全过程负责。发现参比制剂产品为假冒产品后，国家药品监督管理局将依法进行调查，根据调查结果，如有证据证明企业非主观因素选择假冒产品，可免责。

**4. 针对开展临床生物等效性试验机构不足的问题，有哪些解决方法**

答：针对生物等效性试验机构“不足”问题，一是对生物等效性试验机构实行备案制管理。一致性评价中的生物等效性试验可以在现有经认定的临床试验机构进行，也可以在其他具备条件的机构进行。目前已确定619家临床试验机构。二是符合豁免条件或者可以免于评价的相关情况以及方式，根据科学判定，减少不必要的生物等效性试验。

第三十五章

**5. 生物等效性试验发起方可聘请具备评估能力的第三方按GCP开展生物等效性试验机构评估，如何明确界定第三方评估能力**

答：一致性评价中的生物等效性试验可以在现有经认定的临床试验机构进行，也可以在其他具备条件的机构进行。如选择在其他具备条件的机构进行，生物等效性试验申办者可以聘请具备评估能力的第三方按《药物临床试验质量管理规范》（GCP）要求对开展生物等效性试验的机构进行评估。第三方评估是一种有效的外部完善机制，可以弥补部分申办者因能力有限，不能够准确、系统评价拟选择机构的不足。第三方评估机构对评估结果负责。要充分发挥市场在资源配置中的决定性作用，通过市场化竞争，申办者可以选择具备较好基础、丰富经验和获得市场广泛认可的第三方。相关行业组织可以通过制定自律性的行业规则和技术规范，完善第三方评估机制。

**6. 对符合《人体生物等效性试验豁免指导原则》的品种，以及不适合开展人体内研究的品种，企业可向国家药品监督管理局提出豁免申请并说明理由。请问豁免流程具体如何，是否有相关规定**

答：在一致性评价工作中对部分品种豁免人体生物等效性研究，应当科学审慎地对待。企业的相关豁免要求可按照如下流程提出。

（1）申请人可向国家药品监督管理局药品审评中心提出申请，内容包括品种具体情况、豁免人体BE的科学性依据等，向国家药品监督管理局药品审评中心发公文申请BE豁免，国家药品监督管理局药品审评中心将根据品种的具体情况进行评估后予以答复。

（2）对于国家药品监督管理局已公布的豁免品种，申请人申请一致性评价时可在附加申请事项中注明豁免，并在申报资料中提交豁免的相关依据。国家药品监督管理局药品审评中心将根据品种具体情况进行审评。

**7. 企业在报送一致性评价申请时，需由相关机构对其进行复核检验，是否可以由第三方机构进行检验？在选择第三方机构时有哪些具体标准？如果在审评过程中开展有因核查并抽样检验的，应交由哪些机构进行检验**

答：企业提交一致性评价申请时，申报资料中应包含药品复核检验报告。可由申请人自行检验或委托法定药品检验机构、其他第三方检验机构进行。对《总局关于发布仿制药质量和疗效一致性评价工作程序的公告》发布前已由国家药品监督管理局一致性评价办公室公告，由有关药品检验机构承担集中复核检验任务的品种，企业可以在该检验机构进行检验，也可以在其他机构开展检验。出具检验报告的机构，应通过实验室资质认定和国家实验室认可，在组织、管理体系、检验能力、人员、环境和设施、设备和标准物质等方面达到药品检验的要求，具有开展药品检验的能力。

国家药品监督管理局药品审评中心在审评过程中，可以提出对申报品种进行检验，由国家药品监督管理局食品药品审核查验中心组织抽样后，交法定药品检验机构进行检验。对此前公告已指定复核检验机构的品种，由指定机构进行检验；对未指定的，由国家药品监督管理局一致性评价办公室另行指定。

**8. 关于未明确参比制剂的品种，企业如何解决一致性评价问题，是等待专家咨询委员会确定后再开展，还是提出其他解决途径，以保证企业在规定时限内完成评价工作**

答：国家药品监督管理局药品审评中心将尽快组织研究讨论未明确参比制剂品种的相关问题；申请人也可根据品种情况，按照国家药品监督管理局药品审评中心《关于进一步加强一致性评价相关咨询服务工作的通知》提出咨询，国家药品监督管理局药品审评中心研究后予以回复。

**9．企业在开展一致性工作遇到问题时，是否有反馈的渠道**

答：企业在研究中遇到的具体问题，可以按照国家药品监督管理局药品审评中心《关于进一步加强一致性评价相关咨询服务工作的通知》，向国家药品监督管理局药品审评中心提出咨询。国家药品监督管理局药品审评中心将对企业提出的问题进行研究。

**10．如果空腹和餐后药代参数不一致，请问两个试验都要兼顾空腹和餐后的$T_{max}$设置采血点还是空腹和餐后分别设置采血点**

答：要分别设置。空腹后的采血点会不一样，要通过预试验结果分别设计采血点。

**11．请问现在预试验是做空腹还是餐后？或者空腹和餐后分别进行预试验？是否有相关要求的文件**

答：美国食品药品管理局的指南（Guidance for Industry-Bioequivalence Studies with Pharmacokinetic Endpoints for Drugs Submitted Under an ANDA）（2013年草案）；国家药品监督管理局的指导原则［《以药动学参数为终点评价指标的化学药物仿制药人体生物等效性研究技术指导原则》（2016年第61号）］。两个文件指出：①对于口服长释制剂，通常需进行空腹和参后生物等效性研究；②对于所有口服调释制剂，建议进行空腹和餐后生物等效性研究，特殊情况除外。

**12．对于光敏感药物临床操作还需要注意什么**

答：要全程避光。

# 第七节　药物临床试验项目实施的质量控制

## 一、药物临床试验实施中质量控制的基本要求

**1．临床试验前的准备与必要条件**　临床试验前的准备与必要条件如表35-38所示。

表35-38　临床试验前的准备与必要条件

| 进行药物临床试验必须具有的充分科学依据 | 临床试验用药物由申办者准备和提供的内容 | 药物临床试验机构设施与条件的要求 |
|---|---|---|
| ①必须周密考虑该试验的目的及要解决的问题 | ①申办者必须提供试验药物的临床前研究资料，包括处方组成、制造工艺和质量检验结果 | ①研究者都应具备承担该项临床试验的专业特长、资格和能力，并经过培训 |
| ②应权衡对受试者和公众健康预期的受益及风险，预期的受益应超过可能出现的损害 | ②提供试验药物已完成和其他地区正在进行与临床试验有关的有效性和安全性资料 | ②临床试验开始前，研究者和申办者应就试验方案、试验的监查、稽查和标准操作规程以及试验中的职责分工等达成书面协议 |
| ③选择临床试验方法必须符合科学和伦理要求 | ③临床试验药物的制备，应当符合《药品生产质量管理规范》 | |

**2．受试者权益保障的质量控制**　在药物临床试验的过程中，必须对受试者的个人权益给予充分的保障，并确保试验的科学性和可靠性，如表35-39所示。受试者的权益、安全和健康必须高于对科学和社会利益的考虑。伦理委员会与知情同意书是保障受试者权益的主要措施。

为确保临床试验中受试者的权益，须成立独立的伦理委员会，并向国家药品监督管理局备案。关于伦理委员会的组织管理与制度建设、伦理审查的申请与受理、伦理审查的流程及主要内容、伦理审查的决定与送达、伦理审查后的跟踪审查以及审查文件的管理等内容可参见第六篇第三十四章第三节。

表35-39 受试者权益保障的质量控制

| 伦理委员会审议试验方案的要求 | 必须向受试者说明的有关临床试验的详细情况 | 关于知情同意书的具体要求 |
| --- | --- | --- |
| ①人员配备及设备条件等是否符合试验要求<br>②试验方案是否充分考虑了伦理原则<br>③向受试者提供信息资料是否完整易懂，获取知情同意书的方法是否适当<br>④受试者因参加临床试验而受到损害甚至发生死亡时，给予的治疗和/或保险措施<br>⑤对试验方案提出的修正意见是否可接受<br>⑥定期审查临床试验进行中受试者的风险程度 | ①受试者参加试验应是自愿的，而且有权在试验的任何阶段随时退出试验<br>②必须使受试者了解，参加试验及在试验中的个人资料均属保密<br>③必须给受试者充分的时间，以便考虑是否愿意参加试验<br>④如发生与试验相关的损害时，受试者可以获得治疗和相应的补偿 | ①受试者和研究者应在知情同意书上签字并注明日期<br>②儿童作为受试者，必须征得其法定监护人的知情同意并签署知情同意书，当儿童能做出同意参加研究的决定时，还必须征得其本人同意<br>③如发现涉及试验药物的重要新资料则必须将知情同意书做书面修改送伦理委员会批准后，再次取得受试者同意 |

**3. 临床试验方案的质量控制** 临床试验开始前应制定试验方案，该方案应由研究者与申办者共同商定并签字，报伦理委员会审批后实施。临床试验方案的内容见图35-13。临床试验中，若确有需要，可以按规定程序对试验方案做修正。

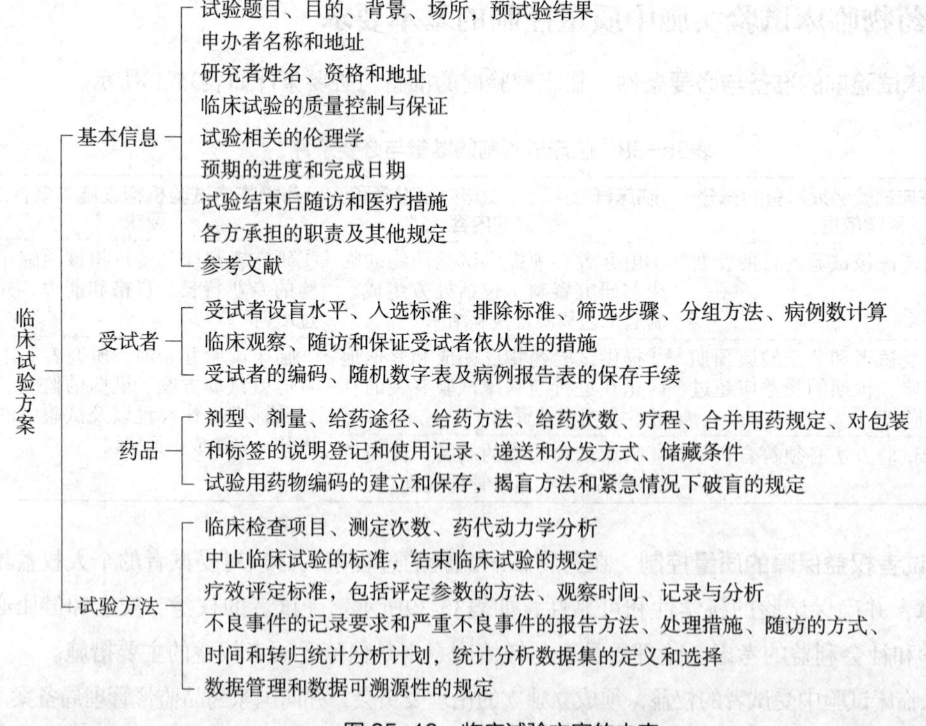

图 35-13 临床试验方案的内容

4．试验记录与报告的质量控制

（1）病历作为临床试验的原始文件，应完整保存。病例报告表中的数据来自原始文件并与原始文件一致，试验中的任何观察、检查结果均应及时、准确、完整、规范、真实地记录于病历和正确地填写至病例报告表中，不得随意更改，确因填写错误，做任何更正时应保持原记录清晰可辨，由更正者签署姓名和时间。

（2）临床试验中各种实验室数据均应记录或将原始报告复印件粘贴在病例报告表上，在正常范围内的数据也应具体记录。对显著偏离或在临床可接受范围以外的数据须加以核实。检测项目必须注明所采用的计量单位。

（3）为保护受试者隐私，病例报告表上不应出现受试者的姓名。研究者应按受试者的代码确认其身份并记录。

（4）临床试验总结报告内容应与试验方案要求一致，包括：①随机进入各组的实际病例数，脱落和剔除的病例及其理由；②不同组间的基线特征比较，以确定可比性；③对所有疗效评价指标进行统计分析和临床意义分析，统计结果的解释应着重考虑其临床意义；④安全性评价应有临床不良事件和实验室指标合理的统计分析，对严重不良事件应详细描述和评价；⑤多中心试验评价疗效，应考虑中心间存在的差异及其影响；⑥对试验药物的疗效和安全性以及风险和受益之间的关系做出简要概述和讨论。

（5）临床试验中的资料均须按规定保存及管理（表35-40）。研究者应保存临床试验资料至临床试验终止后5年。申办者应保存临床试验资料至试验药物被批准上市后5年。

表35-40　临床试验应保存的文件

| 临床试验应保存的文件 | | 研究者 | 申办者 |
|---|---|---|---|
| 临床试验准备阶段 | 研究者手册 | 保存 | 保存 |
| | 试验方案及其修正案（已签名） | 保存原件 | 保存 |
| | 病例报告表（样表） | 保存 | 保存 |
| | 知情同意书 | 保存原件 | 保存 |
| | 财务规定 | 保存 | 保存 |
| | 多方协议（已签名）（研究者、申办者、合同研究组织） | 保存 | 保存 |
| | 伦理委员会批件 | 保存原件 | 保存 |
| | 伦理委员会成员表 | 保存原件 | 保存 |
| | 临床试验申请表 | | 保存原件 |
| | 临床前实验室资料 | | 保存原件 |
| | 国家药品监督管理局批件 | | 保存原件 |
| | 研究者履历及相关文件 | 保存 | 保存原件 |
| | 临床试验有关的实验室检测正常值范围 | 保存 | 保存 |
| | 医学或实验室操作的质控证明 | 保存原件 | 保存 |
| | 试验用药物的标签 | | 保存原件 |
| | 试验用药物与试验相关物资的运货单 | 保存 | 保存 |

续表

| | 临床试验应保存的文件 | 研究者 | 申办者 |
|---|---|---|---|
| 临床试验准备阶段 | 试验药物的药检证明 | | 保存原件 |
| | 设盲试验的破盲规程 | | 保存原件 |
| | 总随机表 | | 保存原件 |
| | 监查报告 | | 保存原件 |
| 临床试验进行阶段 | 研究者手册更新件 | 保存 | 保存 |
| | 其他文件（方案、病例报告表、知情同意书、书面情况通知）的更新 | 保存 | 保存 |
| | 新研究者的履历 | 保存 | 保存原件 |
| | 医学、实验室检查的正常值范围更新 | 保存 | 保存 |
| | 试验用药物与试验相关物资的运货单 | 保存 | 保存 |
| | 新批号试验药物的药检证明 | | 保存原件 |
| | 监查员访视报告 | | 保存原件 |
| | 已签名的知情同意书 | 保存原件 | |
| | 原始医疗文件 | 保存原件 | |
| | 病例报告表（已填写，签名，注明日期） | 保存副本 | 保存原件 |
| | 研究者致申办者的严重不良事件报告 | 保存原件 | 保存 |
| | 申办者致国家药品监督管理局、伦理委员会的严重不良事件报告 | 保存 | 保存原件 |
| | 中期或年度报告 | 保存 | 保存 |
| | 受试者鉴认代码表 | 保存原件 | |
| | 受试者筛选表与入选表 | 保存 | 保存 |
| | 试验用药物登记表 | 保存 | 保存 |
| | 研究者签名样张 | 保存 | 保存 |
| 临床试验完成后 | 试验药物销毁证明 | 保存 | 保存 |
| | 完成试验受试者编码目录 | 保存 | 保存 |
| | 稽查证明件 | | 保存原件 |
| | 最终监查报告 | | 保存原件 |
| | 治疗分配与破盲证明 | | 保存原件 |
| | 试验完成报告（致伦理委员会、国家药品监督管理局） | | 保存原件 |
| | 总结报告 | 保存 | 保存原件 |

5. 数据管理与统计分析的质量控制

（1）数据管理的目的在于把试验数据迅速、完整、无误地纳入报告，所有涉及数据管理的各种步骤均需记录在案，以便对数据质量及试验实施进行检查。用适当的程序保证数据库的保密性，应具有计算机数据库的维护和支持程序。

（2）临床试验中受试者的分配必须按试验设计确定的随机分配方案进行，每名受试者的处理分组编码应作为盲底由申办者和研究者分别保存。设盲试验应在方案中规定揭盲的条件和执行揭盲的程序，并配有相应处理编码的应急信件。在紧急情况下，允许对个别受试者紧急破盲而了解其所接受的治疗，但必须在病例报告表上注明理由。

（3）临床试验资料的统计分析过程及其结果的表达必须采用规范的统计学方法。临床试验各阶段均需有生物统计学专业人员参与。临床试验方案中需有统计分析计划，并在正式统计分析前加以确认和细化。若需做中期分析，应说明理由及操作规程。对治疗作用的评价应将可信区间与假设检验的结果一并考虑。所选用的统计分析数据集需加以说明。对于遗漏、未用或多余的资料须加以说明，临床试验的统计报告必须与临床试验总结报告相符。

6. 试验用药物管理的质量控制

（1）临床试验用药物不得销售。

（2）申办者负责对临床试验用药物做适当的包装与标签，并标明为临床试验专用。在双盲临床试验中，试验药物与对照药物或安慰剂在外形、气味、包装、标签和其他特征上均应一致。

（3）试验用药物的使用记录应包括数量、装运、递送、接受、分配、应用后剩余药物的回收与销毁等方面的信息。

（4）对于该临床试验的受试者，其剂量与用法应遵照试验方案，剩余的试验用药物应退回申办者，上述过程需由专人负责并记录在案，试验用药物须有专人管理。研究者不得把试验用药物转交任何非临床试验参加者。

（5）试验用药物的供给、使用、储藏及剩余药物的处理过程应接受相关人员的检查。

7. 试验用药物管理的质量控制

（1）申办者及研究者均应履行各自职责，并严格遵循临床试验方案，采用标准操作规程，以保证临床试验的质量控制和质量保证系统的实施。

（2）临床试验中所有观察结果和发现都应加以核实，在数据处理的每一阶段必须进行质量控制，以保证数据完整、准确、真实、可靠。

（3）药品监督管理部门、申办者可委托稽查人员对临床试验相关活动和文件进行系统性检查，以评价试验是否按照试验方案、标准操作规程以及相关法规要求进行，试验数据是否及时、真实、准确、完整地记录。稽查应由不直接涉及该临床试验的人员执行。

（4）药品监督管理部门应对研究者与申办者在试验实施中各自的任务与执行状况进行视察。参加临床试验的医疗机构和实验室的有关资料及文件（包括病历）均应接受药品监督管理部门的视察。



## 二、药物临床试验质量控制的相关问题与解答

1. 只要保证受试者获得知情同意书是否就表示对该试验有了充分知情

答：否。受试者应在充分和详细了解试验的情况后获得知情同意书，知情同意过程应采用受试者或法定代理人能理解的语言和文字，确保受试者能清楚明了知情同意书中的内容。试验期间，受试者可随时了解与其有关的信息资料。如发现涉及试验药物的重要新资料则必须将知情同

意书做书面修改送伦理委员会批准后，再次取得受试者同意。

**2. 试验方案是否可根据试验的具体情况随意修改**

答：否。试验方案应在试验开始前由研究者、申办者共同商定并签字，报伦理委员会审批后实施。方案应对临床试验的基本信息、试验方法、受试者情况等作详细说明。如确有需要，应按规定对试验方案做修正，经报伦理委员会审批通过后实施。

**3. 如何避免试验记录与报告中常出现的逻辑错误、不完整、不规范等问题**

答：① 高度重视试验中的任何观察、检查结果的记录。记录要求及时、准确、完整、规范、真实，主要包含时间、数据、单位、人员和备注等要素。②研究者应严格执行个人所分配的研究工作，不得随意换岗、缺岗、替岗，以免因临时更替造成的试验记录偏差。如确有需要，应提前报告项目负责人，经批准后方可调整。

**4. 试验用药物在保存和使用时是否应遵照试验方案并做详细记录**

答：是。试验用药物应由专人管理、专人记录，并且使用记录应包括数量、装运、递送、接受、分配、应用后剩余药物的回收与销毁等方面的信息。研究者不得把试验用药物转交任何非临床试验参加者。

（吴燕子　李　辉　马雪萍　齐谢敏　芮建中　周国华）

# 第三十六章　药物临床应用评价

药物的临床评价是对药物在疗效、不良反应、给药方案、稳定性及经济性等方面进行的全面评估。它包括了药物上市前评价阶段以及上市后再评价阶段，即药物临床应用评价阶段。药物上市前需经过严格的临床研究，即便如此，上市后的药品也并非绝对安全。“海豹儿事件”“拜斯亭事件”“万络事件”等严重的药品不良事件也揭示了上市后再评价的必要性与重要性。药物上市前临床研究只能提供在“理想”的环境下干预的结果信息，然而在真实临床环境下，存在特殊人群用药、联合用药等诸多复杂问题。此时如何评价药品及干预措施的安全性和有效性具有一定难度。循证医学的发展为解决这一难题提供了手段，大样本的真实世界研究能够根据病人的实际病情和意愿开展治疗措施和长期评价，注重有意义的治疗结局，评价药品在真实临床环境下的治疗效果，更具临床应用价值。

随着循证医学的深入发展，到了20世纪90年代末，循证药学应运而生，成为循证医学的一个分支，并与循证医学紧密相关。在临床药学实践中，临床药师会面临许多复杂的临床治疗问题，同时新药的不断出现和老药的新适应症提出，各种临床研究也在大量涌现，如何进行临床治疗决策成为必须面对的巨大挑战。采用循证药学研究方法进行药物临床应用评价，可在最佳研究证据的基础上为病人提供最佳药物治疗方案。目前循证药学在国内医院药学方面得到了广泛应用，多种疾病的诊疗策略已从“专家共识”发展为以循证药学证据为基础的“诊治指南”。

本章将对循证医学与循证药学的概念、研究方法和临床应用等方面加以介绍。

## 第一节　循证医学与药物治疗评价

### 一、循证医学的概念与研究方法

循证医学的概念于1992年由加拿大McMaster大学循证医学工作组在其发表的《Evidence-based medicine：A new approach to teaching the practice of medicine》一文中首次提出。同年，Cochrane中心在英国成立，并于第二年成立了Cochrane协作网，帮助世界医药工作者开展系统评价。1996年上海医科大学王吉耀将“evidence-based medicine”翻译为“循证医学”。

循证医学的研究方法主要有随机对照试验、真实世界研究和系统评价，其中大样本、多中心、随机对照的临床试验是评价一种治疗方案优劣的最佳方法，也是该方案有效性和安全性最可靠的证据；然而由于随机对照试验是基于“理想”状态而得出试验结论，实际应用中有不适用性。真实世界研究是真实的临床实践环境中进行的研究，可以减少传统研究的限制，克服随机对照试验的弊端。循证医学证据等级较弱的临床研究方法还包括队列研究、病例-对照研究、个体病例对照研究和无对照的病例观察性研究等。下文将在第二节具体介绍循证药学的研究方法。

### 二、循证医学在药物治疗评价中的作用

循证医学为评价药物治疗某种疾病的效果提供了可靠依据，以下简单列举循证医学在几类药物治疗评价中的作用。

1. **抗菌药物治疗评价** 抗菌药物种类繁多，同一类药物又可包含多种抗菌作用的药物，临床上使用时常常出现药不对症、用药剂量过大、时间过长等不合理情况。为规范抗菌药物的使用，在运用循证医学方法研究基础上，原国家卫生和计划生育委员会发布了《抗菌药物临床应用指导原则》，该指导原则对促进抗菌药物的合理使用起到了至关重要的作用。

2. **心血管药物治疗评价** 以降压药硝苯地平为例。硝苯地平为第一代短效钙通道阻滞药，曾被广泛用于治疗高血压，疗效显著，无明显的肝、肾毒性。该药还被用于治疗急性心肌梗死、不稳定型心绞痛和心力衰竭。但20世纪90年代中叶，研究人员从病例对照研究和荟萃分析中发现，硝苯地平在有效降压的同时，增加心肌梗死和死亡的风险，且这种风险与给药剂量呈现正相关。以往临床应用只关注其降压作用，而基于循证医学的药物治疗评价提供了此类药物的远期效应和不良事件。

3. **糖尿病药物治疗评价** 糖尿病的治疗除控制血糖外，仍需重点关注糖尿病并发症。循证医学证据显示糖尿病具有微血管和大血管并发症，其发生与多种因素相关，包括遗传、年龄、性别、血糖控制水平、糖尿病病程以及其他心血管危险因素等。“中国心脏调查”研究发现，糖尿病是冠心病的重要伴发疾病。为了降低心血管系统并发症，糖尿病病人常采取降糖、降压、调脂（主要是降低低密度脂蛋白胆固醇）和应用阿司匹林治疗，以预防心血管疾病和糖尿病微血管病变的发生。

4. **抗肿瘤药物治疗评价** 恶性肿瘤病人是一类特殊的病人，临床用药原则除有效性外，还应考虑病人的身体和经济承受能力。利用循证医学评价体系，可以寻找到抗肿瘤药有效性及安全性的研究证据。循证医学评价系统重点关注药物的疗效指标和病人的生存质量，其核心价值符合当今医学界的人文精神和最终目标。

综上所述，利用循证医学的方法充分评价药物在广泛人群中使用的安全性、有效性、长期使用效果、新的适应症及在临床实践中存在的可影响疗效的多种因素等，对促进临床合理用药起到至关重要的作用。

## 第二节　循证药学

Etmisnan M等学者于1998年提出了“循证药学”或称为“循证药物治疗学”的概念，即以临床证据为基础的临床药物治疗学，其核心内容与基本精神为通过寻找证据、分析证据以及运用证据，做出科学、合理的用药决策。基于循证医学的经典定义，英国Cochrane中心主任Phil Wifen教授于2001年在《循证药学》一书中将“循证临床药学”定义为“慎重、准确、明智地将目前所得的最佳证据应用于病人治疗的决策”。其中，“明智”是指药师、临床药师必须对病人的自身情况、价值观及所处环境充分地进行考虑。由此可见，循证药学是贯穿药学临床研究和实践的重

要决策方法，是循证医学在药学领域的延伸。循证药学同样强调对病人的任何决策都需要将当前最佳证据、药师的专业技能和经验、病人的意愿三者相结合。

## 一、循证药学的基本原则

作为循证医学的一个分支领域，循证药学遵循循证医学的原则，结合临床药学和药物流行病学的知识来研究评价药物的临床应用，其侧重于药物的有效性、安全性、经济性等方面。循证药学与循证医学紧密相关，其研究方法和对结果的评价同样遵循循证医学的方法学。循证药学的基本原则具体概括于表36-1。

表36-1　循证药学的基本原则

| 基本原则 | 要　点 |
| --- | --- |
| 明确研究目的 | ①参考专家、病人的意见及相关的文献内容来确定所研究疾病可能的重要依据；②确定最主要的治疗目的和评价结果所必需的研究时间结构；③在缺乏直接对照试验的资料时，要注意非直接对照试验的局限性；④详细说明研究所涉及的人口学问题，所包含的一些关键因素有年龄、种族、症状类型、其他用药，病人既往可能影响干预效力或有效性的病史 |
| 寻找最佳证据 | ①全面检索数据库；②查找未发表试验或发表试验中未发表的数据，以减小发表偏倚的影响；③使用合理的纳入标准来确保纳入试验均满足最初设定的主要治疗目的；④选择观察性研究来检验结局，并评价对照试验的结果是否具有临床可推广性 |
| 评价循证结果 | ①在评价研究结果可应用性时，考虑效力研究与有效性研究的区别；②重视自我评价与同行评价 |

## 二、循证药学的研究方法

循证药学的研究方法主要有随机对照试验、真实世界研究和系统评价等。现对研究方法分述如下。

### （一）随机对照试验

随机对照试验是将符合要求的研究对象随机分配到试验组和对照组，然后给予相应的试验措施（试验组给予要评估的试验干预措施，对照组给予对照的干预措施），两组在一致的条件下或环境中，同步地进行研究和观察试验效应，并用客观的效应指标对试验结果进行测量和评价。随机对照试验遵循随机、对照、盲法和重复的原则，在设计上体现循证医学方法学高度，是最高级的证据，是指导临床决策的重要依据。随机对照试验设计的基本原则和要求参见第三十五章第一节内容。

### （二）真实世界研究

真实世界研究是起源于适用性的临床试验，是由传统临床科研的多个数据集中挖掘出的信息，采取非随机、开放性、不使用安慰剂的研究。2016年12月，美国国会在官方网站上公布了《21世纪治愈法案》（21st Century Cures Act），其中关于利用“真实世界证据”取代传统临床试验扩大适应症的批准，牵动了业界的神经，使真实世界研究受到国际更广泛的关注。

1. **真实世界研究的特点** 真实世界研究数据来自真实的医疗环境，反映实际诊疗过程和真实条件下病人健康状况的研究。真实世界研究的数据来源非常广泛，包括病人在门诊/住院、检查、手术、药房、可穿戴设备、社交媒体等各种渠道产生的海量数据。真实世界研究除治疗性研究外，还可用于诊断、预后和病因等方面。

2. **真实世界研究与随机对照试验的比较** 真实世界研究与随机对照试验既有区别又有联系，在临床实践中需正确把握各自的特点。表36-2系统比较了两者的区别。

表36-2 真实世界研究与随机对照试验的区别

| 项目 | 真实世界研究 | 随机对照试验 |
|---|---|---|
| 研究性质 | 效果研究，外部有效性强 | 效力研究，内部有效性强 |
| 研究时间 | 较长 | 较短 |
| 研究对象 | 无特殊要求 | 年龄范围较窄，一般排除特殊人群 |
| 设计方案 | 观察分析结果为主 | 试验性 |
| 纳入/排除标准 | 宽泛 | 严格 |
| 样本量 | 大样本量，尽量覆盖广泛的病人人群 | 有限 |
| 病情 | 复杂 | 简单 |
| 随机分配 | 不采用 | 采用 |
| 用药情况 | 复杂，根据病人病情及意愿选择 | 限制合并用药，用药条件控制严格 |
| 干预情况 | 不干预，只观察和记录 | 干预 |
| 盲法、安慰剂 | 不使用 | 使用 |
| 结局测量 | 有广泛临床意义的指标 | 以一个特定症状或特征目标为评价指标 |
| 混杂因素 | 只对已知的混杂因素进行调整 | 对已知、未知或未观察到的混杂因素进行调整 |
| 偏倚 | 观察值偏倚 | 选择性偏倚 |
| 制约因素 | 成本，编码错误和数据丢失 | 结论的外推 |
| 伦理 | 重点考虑，但易满足 | 多方面重点考虑 |

3. **真实世界研究的研究手段** 真实世界研究强调采用流行病学理论和方法进行观察性研究、横断面研究或队列研究等，其中属观察性研究的注册登记研究在临床实践中运用最广泛。注册登记研究为实现研究预期目的，运用观察性研究方法，前瞻性或回顾性地收集特定项目的临床数据或其他相关数据，进行合理的分析统计，据此评估某一特定疾病、特定受试产品或特定医疗服务的特定效果或结局。

## （三）系统评价

系统评价是循证医学的临床实践指南，通过收集、汇总和评价原始临床研究结果，得出有关干预措施的综合结论，为临床实践和卫生决策提供真实、可靠的证据。而循证药学的系统评价为合理用药提供最佳治疗依据，提供“以病人为中心”的个体化治疗服务。

1. **系统评价的特点** 系统评价是一种临床研究方法，根据预先提出的某一具体临床问题，运用减少偏倚的策略，严格评价和综合分析针对此问题的所有相关研究。Meta分析可以但不一定是这个过程的一部分。Meta分析采用统计学方法将多个独立、针对同一临床问题、可以合成的临床研究综合起来进行定量分析。当系统评价采用了定量合成的方法对资料进行统计学处理时即为Meta分析，也称为定量系统评价。系统评价也可以不采用Meta分析，而采用定性系统评价。由于Meta分析是系统评价的主要方法，故国内外文献中“系统评价”常与“Meta分析”交叉使用，意义相同。

系统评价主要有以下几个特点：①目的明确、预设的文献纳入标准清晰；②方法明确且可重复；③系统检索所有符合纳入标准的研究文献；④评价纳入研究结果的真实性；⑤系统描述和整合纳入研究的特点和结果等。

**2. 系统评价的任务**　Cochrane协作网发布的《Cochrane干预措施系统评价手册》(第5版)对系统评价的时间-任务表做了更细致、全面的介绍，见表36-3。列出一个完成主要任务的时间表对按时完成系统评价是有帮助的，但是这些目标对不同系统评价而言存在很大差异，研究者需要共同商讨具体的时间表。为完成这些任务，除时间外，系统评价研究者需要的资源还包括：①图书馆和统计学专家的支持；②配备必要的设备（如计算机硬件和软件）；③支持与服务，如长途电话费用、互联网、传真、打印纸、打印机、复印机、视频和计算机耗材；④办公室、差旅费等。

表36-3　Cochrane系统评价时间-任务表

| 时间（月） | 任　务 | 时间（月） | 任　务 |
|---|---|---|---|
| 1～2 | 准备计划书 | 3～10 | 收集数据 |
| 3～8 | 检索已发表和未发表的研究 | 3～10 | 数据录入 |
| 2～3 | 纳入标准预试验 | 5～11 | 获取缺失信息 |
| 3～8 | 纳入文献评估 | 8～10 | 分析数据 |
| 3 | “偏倚风险”评估预试验 | 1～11 | 准备系统评价报告 |
| 3～10 | 真实性评估 | 12 | 保持系统评价更新 |
| 3 | 数据提取预试验 | | |

### （四）其他研究方法

循证药学的其他研究方法见表36-4。

表36-4　循证药学的其他研究方法

| 方　法 | 特　点 |
|---|---|
| 队列研究 | 将一定范围明确的人群按是否暴露于某可疑因素及暴露程度分为不同亚组，追踪各自结局，比较不同亚组之间结局的差异，如吸烟者与非吸烟者肺癌的发病率和病死率 |
| 病例-对照研究 | 以已确诊患有某特定疾病的病人作为病例，以没有患该病的病人或健康人作为对照，收集既往危险因素的暴露史，比较暴露比例，计算统计学差异 |
| 无对照的病例观察 | 对一个研究个体或者一组研究群体的详细临床资料或病史记录进行分析的观察性研究，目的是探讨观察效应与特定的环境暴露因素之间的关联关系 |
| 病例报告 | 总结经验或介绍特殊病例为基础的传统病例报告模式向以证据的论证强度为依据的循证病例报告模式发展 |

## 三、循证药学的实施

循证药学的实施过程是临床药师在处理临床用药问题时，有意识地、明确地、慎重地利用现有最好的研究证据、临床经验，并充分考虑病人意愿，从而指导临床合理用药。一套完整的循证药学实施过程包括四个步骤：①临床问题的提出，即提出可回答的临床问题；②证据的收集，即通过检索获得最佳证据；③证据的评价，即对所获得的证据进行严格评价；④临床的反馈，即应用最佳证据指导临床用药，并对其效果进行评价。

### （一）临床问题的提出

临床问题可分为两类：一类是对疾病或药物的一般知识的问题，称为“背景”问题；另一类通常是关于病人的处理、治疗等专业知识问题，称为“前景”问题。循证药学实施的第一步是提出可回答的临床用药相关问题，这些问题主要来源于临床药师在用药过程中遇到的实际问题，属于前景问题。一个完整的、可以回答的前景问题应该是结构化的，通常包括四个成分，即参与者（participant）、干预措施（intervention）、对比措施（comparison）和主要结局（outcome），简称PICO。

运用PICO，可以将一个宽泛前景问题细化。如“如何应对细菌耐药?”这样的问题太过宽泛，不能有效地进行检索和解答，可以按照PICO的顺序更加详细地规划其内容，如“部位感染”“感染细菌类型”“对何种抗菌药物耐药”“耐药有哪些表现”“如何选择替代药物”等综合起来可以改为“替加环素是否可用于对阿奇霉素耐药的支原体肺炎病人?”

### （二）证据的收集

证据的收集主要通过全面检索相关著作、医学文献和指南。在检索前，首先选择数据库，然后确定检索词，构建合理的检索策略，再进行文献检索。获取文献后进行初步分析，选取与临床问题最相关的研究证据，并对证据进行评价。

**1. 证据分类**　医学研究证据有很多，大致可分为两大类，即一级证据（原始研究证据）和二级证据（二次研究证据）。

（1）一级证据　是指对病人进行的单个研究所得的一手数据经过分析得出结果和结论，如随机对照试验、病例-对照研究、横断面研究等。

（2）二级证据　是对原始研究证据进行了处理的二次研究证据，循证药学相关的二次研究证据与临床用药直接相关，如系统综述、临床用药指南等。

**2. 常用数据库**　常用的国内外数据库见表36-5。

表36-5　国内外常用数据库汇总

| 数据库名称 | 数据库特色 |
| --- | --- |
| 中国知网知识发现网络平台（CNKI） | 以期刊为主，也包含学位论文、会议论文等文献 |
| 重庆维普中文科技期刊数据库（VIP） | 是中国科学引文数据库，中国生物医学文献数据库唯一全文链接数据库 |
| 万方数据库 | 主要收录学位论文、会议论文、数字化期刊群、科技信息、专利技术、标准法规等 |

续表

| 数据库名称 | 数据库特色 |
| --- | --- |
| 中国生物医学文献数据库（CBM） | 收录1978年以来涉及1600多种中国生物医学期刊、汇编、会议论文、学位论文等文献题录800余万条，并收录2200余万条英文、俄文和日文发表的文献题录 |
| Pubmed | 收录1950年至今生物医学各领域的文献 |
| Embase | 生物医学与药理学专业检索引擎，囊括了70多个国家和地区出版的7000多种期刊 |
| Cochrane Library | 制作、保存、传播和更新医学各领域的系统评价，为临床治疗实践和医疗卫生决策提供可靠的科学依据 |
| Web of Science | 包括三大引文数据库及三个引文数据库，共包括8000多种世界范围内最有影响力的、经过同行专家评审的高质量期刊 |

3. 文献检索过程

（1）选择数据库　结合提出的临床问题或研究目的选择合适的数据库。循证临床实践的目的是解决当前特定病人的特异性问题，因此需要快速找到与当前病人情况最为贴近的高质量研究证据，以解决实际问题。在数据库的检索顺序上，提倡首先检索二级证据，在没有获得有效信息的情况下，再检索一级证据。

（2）制定检索策略　首先确定检索词，一般基于PICO四要素，同时还需考虑每个检索词的别名，如阿奇霉素又可称为阿红霉素、阿齐红霉素。多个检索词之间可使用逻辑连接词，逻辑连接词有AND、OR、NOT，根据具体检索情况选用。在确定了检索词后，需要确定检索范围，既包括该检索词所在文章范围（如标题、摘要、关键词、全文等），也包括该文章的时间范围，一般尽可能查找最新的信息。某些情况下，在知晓文献作者或单位时，也可以对其进行限定，便于快速查找所需文献。

（3）结果分析与输出　在尽量查全的基础上保存检索结果，并对检索结果进行筛选。当得到满意的检索结果后，可将检索结果按照一定格式输出，通常可输出题录、摘要、全文、网页等。

## （三）证据的评价与临床的反馈

1. 证据的评价　当获得证据后，需要对该证据的真实性、准确性、适用性做出严格评价，用一定标准衡量临床最佳证据，即评价研究证据的内部真实性和外部真实性。

（1）研究证据的内部真实性　研究证据的内部真实性是指研究结果正确反映被研究对象真实状况的程度，主要包括研究设计是否合理、统计分析是否正确、结果是否支持研究结论等因素。通常可以通过国际公认的方法学评价工具进行衡量。

（2）研究证据的外部真实性　研究证据的外部真实性是指研究结果与推论对象真实情况的相符合程度，多指研究结果和结论在不同人群、不同地点和针对具体病例的推广应用价值。影响因素包括研究人群与其他人群在特征上的差异、研究对象的类型以及社会环境和经济条件等。在进行循证临床实践时，评价证据的外部真实性主要考虑应用该证据的病人与人群在PICO四个方面是否均能满足。

2. 临床的反馈　当对所获得的证据进行了严格评价，确定了其真实性和可靠性后，即可将研究结论应用于临床实践。将证据应用于临床后，也可能会出现新问题，如研究期间尚未观察到的不良反应，长期随访过程中出现的疗效问题、安全性问题、卫生经济学问题、社会伦理学问题等。如果发现新问题，还应该进行新一轮的循证实践，因此循证实践应该是一个螺旋上升的过程。

## 四、循证药学的应用

循证药学当前已经成为开展临床用药研究常用工具，在新药准入、国家基本药物遴选、解决用药咨询、合理用药方案的制定、药品不良反应评价及经济学评价等问题中发挥了不可替代的作用。在“以病人为中心”的现代医疗模式中，为病人的治疗提供基于证据且避免偏倚的药物信息，提高了临床药学服务质量。

### （一）循证药学的主要应用领域

循证药学的主要应用领域如图36-1所示。

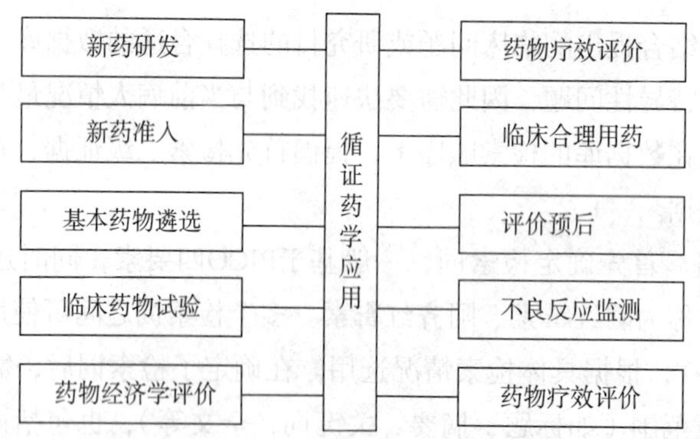


图 36-1　循证药学的主要应用领域

**1. 循证药学在新药准入方面的应用**　引进的新药对某种疾病是否有特殊疗效，疗效是否较现有的药品好，药品不良反应是否较现有药品减少，药费是否明显降低等，在无法得到相应新药准入直接证据的情况下，可利用循证药学的系统评价方法对现有的研究资料进行分析评价，获得更客观、准确的证据。

以Cochrane Database of Systematic Reviews杂志中的一篇综述《大麻的医疗用途，降低艾滋病毒/艾滋病病人的发病率和死亡率》为例。研究者检索了截至2012年7月以来Central/CCRT、Medline和Embase数据库中所有相关文献，经过筛选共有7项研究被纳入。这7项研究均为随机对照试验，且时间均较短，从21天到84天不等，其中只有4项研究的随机分配和盲法是规范的。该文将受试者体重变化、身体脂肪变化、食欲改变、热量摄入量的变化、恶心和呕吐的变化、情绪变化作为评价指标，然而对发病率和死亡率产生实质性影响的证据有限。大麻组的平均体重增加仅为0.1kg，而安慰剂组为0.4kg，因此若将大麻作为艾滋病的治疗药物进入临床使用仍需要更多的证据。

**2. 循证药学在国家基本药物遴选方面的应用**　国家基本药物遴选主要考虑公共卫生相关状况和疾病负担，根据药物有效性和安全性的科学证据及药物间比较成本效果选择。高质量证据是遴选基本药物目录的技术核心和决策依据。目前国内儿童用基本药物仍比较缺乏，遴选儿童适宜且临床急需的剂型、规格十分必要。针对这一问题，多位临床一线医药专家通力合作，对国内外权威文件进行循证研究，并结合儿科专家经验，自拟儿童用基本药物品种、适宜剂型、适宜规格遴选标准，临床需求类型分类、需求程度分级标准，并依据所拟定的标准遴选出儿童用基本药物国外上市但国内缺乏、儿童适宜且临床急需的剂型、规格清单，含药物品种61个、剂型20个、规格112个，112个品规包括Ⅰ级需求（十分急需）0个，Ⅱ级需求（急需）27个，Ⅲ级需求（一般急需）85个。可将27个Ⅱ级需求药物品规纳入我国儿童药物申报审评专门通道。

**3. 循证药学在药物疗效评价方面的应用** 高质量的临床研究，尤其是随机对照试验的系统评价是目前国际公认评价药物疗效最高级别的证据。例如近两年大家比较关注的抗精神病药治疗谵妄的疗效和安全性问题。随机对照试验的系统评价结果就是对此问题的最好回答。通过检索The Cochrane Library、Pubmed、Medline、Embase、中国知网、维普和万方数据库，搜集抗精神病药物与安慰剂或空白对照比较治疗谵妄的随机对照试验，同时检索相关会议资料并追溯纳入文献的参考文献，最终纳入7个随机对照试验，共712例病人。Meta分析结果显示，抗精神病药与安慰剂或空白对照比较，其死亡率、谵妄持续时间、住院时间及入住ICU时间差异均无统计学意义，但抗精神病药可减轻病人的谵妄严重程度。因此现有证据表明，抗精神病药治疗谵妄疗效不明确，需开展更多高质量研究予以验证。

**4. 循证药学在临床合理用药方面的应用** 运用循证药学不仅可以干预不合理用药，判定药品不良反应，进而为合理用药提供依据，而且可以分析联合用药对某种疾病的疗效是否优于单一药品的疗效。应用循证药学的评价方法进行药物应用评价研究，可以为临床提供准确的药物信息并提高合理用药的水平。

（1）临床给药方案 根据国内外循证医学和循证药学的成果及各类“临床治疗指南”中权威用药建议，制定出临床用药品种、给药方式和频率、用药及停药指征。

（2）超说明书的用药 由于循证研究的前沿性与说明书更新速度的相对滞后，导致临床上超出药品说明书的使用剂量、适用人群、适应症和给药途径的情况广泛存在。目前我国超说明用药还没有规范的指导性文件，赵志刚、费宇彤主编的《药品超说明书使用：循证评价》一书，利用循证药学系统评价方法，给出了817个药品超说明书的证据说明和推荐意见，可供临床参考。

（3）专项处方点评 临床药师在进行诸如糖皮质激素、质子泵抑制药、中药注射剂等的专项处方点评时，并不仅仅简单根据临床药师的工作经验或药品说明书进行判断，而应采用最新的文献搜集技巧广泛收录有效的临床资料，运用正确的评价方法筛选最有效的证据并参考超说明书用药的各项备案，形成以循证药学为理论基础的点评意见。

（4）抗菌药物监督管理 抗菌药物临床应用专项整治工作是近年来国家卫生健康委员会对医疗机构提出的重要指示，各级医院在指导原则要求下成立抗菌药物管理小组，建立严格的规范要求与奖惩措施，以督促临床合理使用。同时，要求临床药师在日常工作中强化以循证药学指导临床用药的理念，以最新的临床证据合理制定抗菌药物治疗方案。

**5. 循证药学在药品不良反应监测方面的应用** 积极合理的监测制度是保证药品不良反应及时发现并上报的前提。不良反应监测的最终目的是降低药害事件，最大程度提高药品治疗效果。因此，除及时对发生严重药品不良反应的病人进行有效救治外，临床药师应充分利用对药学领域的检索能力，根据文献报道及数据库信息，采用前瞻性研究方法为临床提高药学服务。药师应根据循证药学理念，参考病人的体征、用药史、过敏史等因素提供个体化药物治疗方案建议，尽量选择不良反应发生率较低的药品。

6. **循证药学在药物经济学评价方面的应用** 循证药学要求临床治疗应考虑成本-效果的证据，用药物经济学方法制定出合理的成本-效果处方，为临床合理用药和治疗决策科学化提供依据，使病人得到最佳治疗效果的同时承担最小的经济负担。例如"国产与进口硝苯地平控释片治疗高血压哪个生物利用度好，哪个更经济"，研究者用Meta分析法对国产与进口硝苯地平控释片治疗高血压的随机对照试验进行分析，并进行药物经济学评价。共有7篇文献的随机对照试验研究符合纳入标准，Meta分析结果显示，国产和进口硝苯地平控释片在总有效率、收缩压和舒张压下降幅度及不良反应发生率方面差异均无统计学意义，但两组成本比较有统计学意义。国产和进口硝苯地平控释片治疗高血压疗效相近，国产硝苯地平控释片具有经济学优势，但两者平稳降压作用尚需进一步研究。

## （二）应用循证药学过程中的问题解析

**1. 我国有循证医学中心吗**

答：有。中国循证医学/Cochrane中心设立于四川大学华西医院，是国际Cochrane协作网的成员之一，帮助我国的临床工作者开展循证研究。

**2. 有哪些可供查阅的循证杂志**

答：（1）国内循证杂志 《循证医学》《中国循证医学杂志》《中国循证儿科杂志》《中国循证心血管杂志》等。

（2）国外循证杂志 《ACP Journal Club》《Evidence-based Medicine》《Bandolier》《Evidence-based Nursing》《Evidence-based Health Care》等。

（3）临床循证研究相关指导原则与技术规范查询网址 ①Cochrane协作网，http://www.cochrane.org/；②Cochrane Library，http://www.cochranelibrary.com/。

**3. 如何分辨证据等级高低**

答：根据牛津大学循证医学中心的证据等级，将循证研究方法按证据等级高低进行分类，如表36-6 所示。

表36-6 证据等级分类

| 证据等级 | 研究方法 |
| --- | --- |
| Ⅰ | 收集所有高质量随机对照试验结果后所做出的系统评价或Meta分析；大样本多中心随机对照试验 |
| Ⅱ | 单个大样本的随机对照试验结果 |
| Ⅲ | 有对照但未用随机方法分组的研究；病例对照研究；队列研究 |
| Ⅳ | 无对照的系列病例观察 |
| Ⅴ | 专家意见；描述性研究；病例报告 |

**4. 如何正确评价所收集到的证据**

答：可从真实性、准确性、适用性三方面对证据进行评价，评价指标见图36-2。

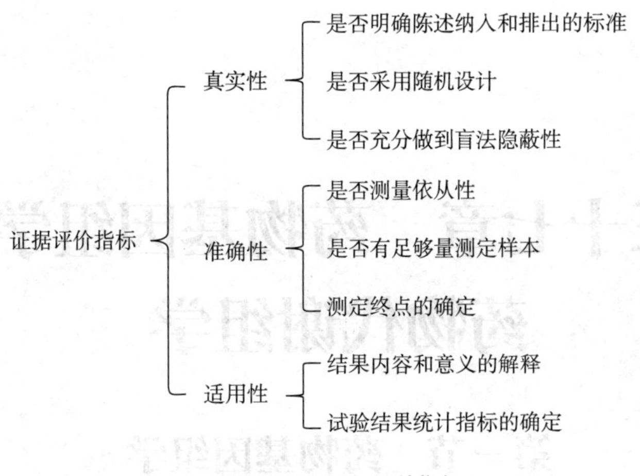


图 36-2　证据评价指标

**5. 是否所有的临床用药问题都需要应用循证药学**

答：证据等级较高的循证药学研究方法如随机对照试验、系统评价等都需要耗费较长时间，临床上的危重、危急病人往往需要医师与临床药师尽快做出用药决策，此时病人的病理、生理状态、各项实验室检查结果以及医师、药师的经验则至关重要。

（吴燕子　芮建中　周国华）

# 第三十七章　药物基因组学与药物代谢组学

## 第一节　药物基因组学

药物基因组学（pharmacogenomics）是在药物遗传学基础上发展而来，以提高药物疗效及安全性为目标，研究影响药物分布、消除等个体差异的基因特性，以及基因变异所致的不同病人对药物的不同反应，并由此开发新药物和用药方法的学科。药物基因组学的研究不同于一般基因学研究，不是以发现新基因为目的，而是研究遗传因素在药物代谢、处置、转运蛋白、靶点蛋白等各方面的作用。近年来，美国食品药品管理局先后发布了面向制药企业的“药物基因组学数据提交指南（pharmacogenomic data submissions，PDS）”以及“临床药物基因组学：早期临床研究的上市前评价”草案，鼓励制药企业在药物研发到上市的全过程中，关注并开展药物基因组学对药物安全性和有效性影响的研究。2010 年，欧洲药品管理局（European Medicines Evaluation Agency，EMEA）提出在临床药代动力学研究阶段需要考虑药物转运和代谢酶多态性的问题。与传统的研究方法相比，药物基因组学平台的应用将有助于优化临床试验方案，缩短药物研发周期，降低研究成本及药物的毒副作用，更使得寻找新的药物作用靶点成为可能。

### 一、药物基因组学在受试者筛选中的应用

Ⅰ期临床试验是新药研发过程中第一次将新药用于人体以研究新药性质的试验。它是通过严格的试验方案设计，排除疾病等其他变异因素，将试验用药物给予经过谨慎选择和筛选出的志愿者，从而获得人体对于新药的耐受程度和药代动力学特征。而药物基因组学是产生个体差异的重要原因之一，代谢酶、转运体的基因突变均可引起个体间药代动力学特征的显著差异（如达峰时间或半衰期的缩短或延迟、峰浓度升高或降低等），造成Ⅰ期临床试验中多个剂量组的血药浓度-时间曲线数据呈现非线性药代动力学特征，或不良事件增多等非预期结果。若在Ⅰ期临床试验受试者筛选过程中，将药物对靶点作用的选择性与受试者的相关基因多态性特征综合考虑，对研究药代动力学特征和后期临床试验的给药方案更具指导意义。

EMEA指导原则指出，体外或体内研究表明已知功能的酶或转运体参与药物活性物质或毒性代谢产物的形成、消除或分布过程；且个体间差异引起药物的疗效或安全性不同的原因，不能由其他遗传或外部因素所解释，则建议以基因特性为依据，选择临床试验受试者，避免由此引起的安全性问题。Ⅲ期临床试验是治疗作用的确证阶段，也是为药品注册申请获得批准提

供依据的关键阶段。为保障受试者权益、确保数据的准确性，在该期应选取潜在可获益（疗效好，毒性低）的特定基因型人群，排除潜在不可获益（无效和毒性高）人群。例如，克唑替尼是抑制*Met/ALK/ROS*的ATP竞争性多靶点蛋白激酶抑制剂，对ALK、ROS和MET激酶活性异常的肿瘤病人有显著临床疗效。因此，克唑替尼临床试验只招募了255名局部晚期或转移的ALK阳性非小细胞肺癌（nonsmall cell lung cancer，NSCLC）病人便足以证明其疗效显著，很快被美国食品药品管理局批准上市。治疗糖尿病的塞唑烷二酮（thiazolidinediones）类第一代产品曲格列酮，因其严重甚至致命的肝毒性，于2000年被美国食品药品管理局从市场上撤出；药物基因组学研究发现，同时具有谷胱苷肽S转移酶（glutathione S transferase，GST）的*GSTM1*和*GSTT1*沉默基因型的人群，服用该药会导致氨基转移酶升高和肝毒性，若排除这部分突变人群，曲格列酮的安全性和有效性可能会进一步提高。因此，除常规体格检查之外，还应考察受试者代谢酶、转运体等的基因多态性对药物的影响，为后期临床试验研究提供受试者筛选依据。经过药物效应基因突变筛选的受试者可以加强临床试验的统计学意义，利用更少的病例数达到所需的统计学结论，极大地节约了时间和成本。

## 二、药物基因组学对药代动力学的影响

交叉试验设计一定程度上可降低药物体内处置过程相关基因多态性对生物等效性评价结果的影响，但不应忽视这些基因多态性所引起的药代动力学参数的较大差异。图37-1列出了不同基因型对不同药物口服清除率的影响，其中*CYP2C9 *1/*3*基因型携带者对这些药物的口服清除率是野生型*CYP2C9 *1/*1*的50%左右，*CYP2C9 *3/*3*基因型携带者的口服清除率仅是野生型20%左右。而这些个体差异在进行平均药代动力学参数计算时，极有可能被忽视，对后期临床试验的开展带来用药安全隐患。

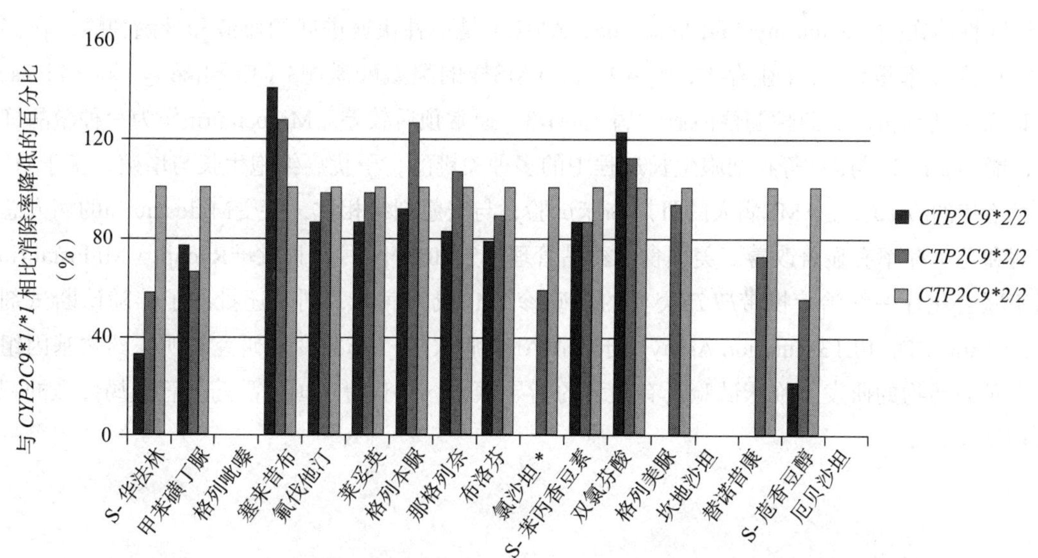


图 37-1　和野生型 *CYP2C9 *1/*1* 相比，携带 *CYP2C9 *1/*2* 和 **2/*2* 基因型个体的口服清除率降低百分比
*氯沙坦是由 *CYP2C9* 激活的前体药物，其前药的口服清除率降低程度不能用于调整剂量。

## 三、药物基因组学对药效动力学的影响

在一项多中心随机对照研究中，对纳入的455名具有房颤和静脉血栓的病人进行随机分配，其中227位分配到基于*CYP2C9*2*、*CYP2C9*3*和*VKORC1*（-1639G→A）基因型确定华法林给药剂量的试验组，228名分配到服用华法林标准剂量的对照组。结果表明，基于基因型确定华法林给药剂量可显著降低过度抗凝事件的发生率，并且使国际标准化比值（international normalized radio，INR）在治疗范围内的时间明显长于对照组。

药物基因组学研究初期，药物代谢酶、转运体、靶点相关的单核苷酸多态性（single nucleotide polymorphisms，SNPs）是研究焦点，然而，SNPs只能在一定程度上阐释药物在不同个体及群体间药效的差异。近年来，药物基因组学的研究已逐渐深入转向基因突变、拷贝数变异（copy number variation，CNV）、甲基化等遗传水平。在一项招募了302位晚期乳腺癌病人的临床试验中，这些病人都有*BRCA*突变，没有*HER-2*扩增。其中，205位接受奥拉帕尼治疗，每日两次，每次300mg；97位接受标准的化疗。奥拉帕尼组的有效率是59.9%，化疗组只有28.8%；奥拉帕尼组的中位无进展生存期（progression-free survival，PFS）是7个月，而化疗组的PFS只有4.2个月，奥拉帕尼可以降低42%的肿瘤进展或者死亡风险。黑色素瘤病人接受PD-1（抗程序性死亡受体1）抗体治疗后，约有75%的客观缓解可持续数年，但尽管持续治疗，仍有病人在肿瘤消退很久后出现延迟性复发，这种免疫逃避机制尚不可知。通过对4名病人的复发病灶进行穿刺活检及全外显子组测序，结果发现恶性黑色素瘤细胞一旦出现*B2M*基因缺失或*JAK1*、*JAK2*基因功能缺陷，其将不会被免疫系统杀死，从而对抗PD-1抗体药物出现耐药。其中*JAK1*、*JAK2*基因涉及编码干扰素受体，一旦发生基因突变会影响到对γ-干扰素的响应，进而不能发挥对肿瘤增殖的抑制性作用；而*B2M*基因编码的蛋白质则参与到抗原呈递过程。研究表明，黑色素瘤病人对PD-1抗体免疫疗法耐药与参与干扰素受体信号途径和抗原呈递通路存在缺陷有关。急性髓性白血病（acute myeloid leukemia，AML）是一种快速进展的血液和骨髓肿瘤，在接受治疗后生存率很低，5年生存率20%~25%，FMS样的酪氨酸激酶3（fms-like tyrosine kinase，FLT3）突变约占所有急性髓性白血病病人的1/3，通常预后较差。Midostaurin作为一种激酶抑制剂，能抑制FLT3与KIT等在细胞生长过程中的多种关键酶，干扰癌细胞生长与增殖。基于717例未经治疗的*FLT3*突变AML病人的Ⅲ期临床试验，与安慰剂组相比，接受Midostaurin的病人总生存期和总生存率有显著改善。美国食品药品管理局于2017年4月28日批准Rydapt（Midostaurin）用于联合化疗一线治疗携带*FLT3*突变的新确诊AML成人病人，同时还批准了伴随诊断试剂盒LeukoStrat CDx FLT3Mutation Assay用于检测AML病人的*FLT3*突变。研究表明，药物基因组学对于靶向药物的研发及临床试验具有显著的指导意义，已获得美国食品药品管理局批准的靶向药物见表37-1。

表37-1　已获得美国食品药品管理局批准的靶向药物

| 序号 | 药物名称 | 中文名称 | 商品名称 | 批准的适应症 | 靶点 | 一般不良反应 | 严重不良反应 |
|---|---|---|---|---|---|---|---|
| 1 | Adotrastuzumab emtansine | 曲妥珠单抗抗体-药物共轭物 | Kadcyla | Her2过表达的转移性乳腺癌 | Her2蛋白细胞外段 | 恶心、呕吐、腹泻、便秘、疲劳、血细胞减少、肝毒性、低钾血症、高血压、头痛、肌肉、骨骼疼痛、鼻出血 | 肝毒性、左心功能受损、致畸/死胎 |
| 2 | Alemtuzumab | 阿仑单抗 | Campath | B细胞慢性淋巴细胞白血病 | B细胞和T细胞上的CD52蛋白 | 骨髓抑制、血细胞减少、低血压、呼吸道感染、发热、发冷、皮疹、头痛 | 心律失常、心肌病、慢性心力衰竭、自身免疫性疾病、Grave's病、巨细胞病毒及EB病毒感染、第二肿瘤发生率增加 |
| 3 | Bevacizumab | 贝伐珠单抗 | Avastin | 转移性结直肠癌、肾癌以及非小细胞肺癌，铂类耐药的复发性上皮细胞卵巢癌、输卵管癌，或者原发性腹膜后肿瘤、宫颈癌、脑胶质瘤 | VEGF | 腹痛、恶心、呕吐、腹泻、便秘、头痛、高血压、蛋白尿、衰弱、上呼吸道感染 | 高血压、栓塞时间、出血、肠道穿孔、伤口裂开 |
| 4 | Blinatumomab | 双特异性抗体 | Blincyto | 费城染色体阴性的复发难治性B细胞前体急性淋巴细胞白血病（B-cell ALL） | B细胞上的CD19、T细胞上的CD3 | 发热、血细胞减少、恶心、便秘 | 细胞因子释放综合征、神经毒性、中性粒细胞缺乏性发热、败血症 |
| 5 | Brentuximab vedotin | 新型靶向抗体-药物偶联物 | Adcetris | CD30阳性的霍奇金淋巴瘤病人 | CD30、共轭的细胞毒性药物MMAE结合细胞微管 | 感觉神经病变、血细胞减少、腹泻、恶心、呕吐、皮疹、咳嗽、疲劳 | 室上性心律失常、气胸、肺炎、肺栓塞、病毒感染导致的进行性多灶性脑白质脑病（PML） |
| 6 | Cetuximab | 西妥昔单抗 | Erbitux | 转移性KRAS阴性的结直肠癌、头颈部鳞癌 | EGFR | 痤疮样皮疹、脱发、瘙痒、低镁血症、腹泻、恶心、便秘、失眠、抑郁症（特别是在病人接受伊立替康治疗时）、感觉神经病变 | 突发心脏骤停、肾衰竭、间质性肺病、肺栓塞、注射反应 |
| 7 | Denosumab | 地诺塞麦 | Xgeva | 手术不能切除的骨巨细胞瘤 | RANK配体 | 关节痛、头痛、腹泻、恶心、呕吐、背部疼痛、疲劳和肢体疼痛 | 下颌骨坏死、骨髓炎 |

续表

| 序号 | 药物名称 | 中文名称 | 商品名称 | 批准的适应症 | 靶点 | 一般不良反应 | 严重不良反应 |
|---|---|---|---|---|---|---|---|
| 8 | Ibritumomab tiuxetan | 替伊莫单抗 | Zevalin | 复发难治性非霍奇金淋巴瘤（NHL） | CD20，Tiuxetan是钇-90金属螯合剂 | 高血压、血细胞减少、皮疹、腹痛、腹泻、恶心 | 注射反应，严重的细胞减少伴出血，Stevens-Johnson综合征，毒性表皮坏死溶解，AML及MDS患病风险增加 |
| 9 | Ipilimumab | 伊匹单抗 | Yervoy | 不可切除或转移性恶性黑色瘤 | CTLA-4 | 皮疹、瘙痒、腹泻、疲劳 | 心包炎、肾上腺功能降低、垂体功能降低、甲状腺功能降低、肠穿孔、肝炎、肺炎、格林巴利综合征 |
| 10 | Nivolumab | 纳武单抗 | Opdivo | 不可切除或转移性恶性黑色素瘤，且对其他治疗药物反应不佳，转移性鳞状非小细胞肺癌 | PD-1 | 皮疹、瘙痒、电解质紊乱、氨基转移酶升高、咳嗽、上呼吸道感染、水肿 | 免疫相关的结肠炎、肝炎、肾炎、肺炎 |
| 11 | Obinutuzumab | 阿托珠单抗 | Gazyva | 未经治疗的CLL（需与苯丁酸氮芥联用） | CD20 | 血细胞减少、发热、咳嗽、肌肉骨骼疾病 | 病毒感染导致的进行性多灶性脑白质脑病（PML） |
| 12 | Ofatimumab | 奥法木单抗 | Arzerra | 难治性CLL，未经前线治疗的CLL（需与苯丁酸氮芥联用） | CD20 | 皮疹、腹泻、恶心、贫血、肺炎、疲劳、发热 | 肠梗阻、病毒性肝炎、感染性疾病、病毒感染导致的进行性多灶性脑白质脑病（PML） |
| 13 | Panitumumab | 帕尼单抗 | Vectibix | 表达EGFR的结直肠癌 | EGFR | 痤疮样皮疹、瘙痒、表皮剥脱的甲沟炎、皮炎、低镁血症、低钙血症、咳嗽、呼吸困难、外周水肿、疲劳 | 皮肤毒性、间质性肺病、肺炎、肺纤维化 |
| 14 | Pertuzumab | 帕托珠单抗 | Perjeta | 转移性Her2阳性乳腺癌，需与曲妥珠单抗和多西他赛联用 | Her2蛋白细胞外段二聚化过程 | 脱发、腹泻、恶心、呕吐、皮疹、周围神经病变、贫血、疲劳 | 伴或者不伴发热的中性粒细胞缺乏、变态反应、左心室功能失常 |

续表

| 序号 | 药物名称 | 中文名称 | 商品名称 | 批准的适应症 | 靶点 | 一般不良反应 | 严重不良反应 |
|---|---|---|---|---|---|---|---|
| 15 | Ramucirumab | 雷莫芦单抗 | Cyramza | 进展/转移性胃癌或胃食管交界癌，转移性非小细胞肺癌（经铂类联合多西他赛治疗期间或治疗后疾病仍然进展的病人），转移性结直肠癌（需与FOLFIRI化疗方案联用） | VEGFR-2 | 高血压、腹泻、中性粒细胞减少症、口腔炎 | 出血、高血压、心血管事件、肝硬化、肠梗阻、伤口愈合障碍、中性粒细胞缺乏性发热 |
| 16 | Rituxumab | 利妥昔单抗 | Rituxan | B细胞非霍奇金淋巴瘤，CLL | CD20 | 输液反应（发热、低血压、颤抖）、腹痛、腹泻、恶心、关节痛、肌痛 | 心律失常、心源性休克、骨髓抑制、肾毒性、血管性水肿、溶瘤综合征 |
| 17 | Siltuximab | 司妥昔单抗 | Sylvant | HIV和HHV-8阴性的多灶性Castleman's病 | 可溶性和细胞膜上的白介素-6（IL-6） | 水肿、关节痛、上呼吸道感染、疲劳、皮疹 | 胃肠道穿孔、变态反应、感染性疾病 |
| 18 | Tositumomab | 托西莫单抗 | Bexxar | CD20阳性的非霍奇金淋巴瘤 | 先给予CD20“裸”抗体，再给予放射性碘$^{131}$结合的抗体 | 腹痛、恶心、呕吐、甲状腺功能减退、无力、头痛、咳嗽、发热 | 骨髓抑制、AML/MDS风险增加、胸膜积液、肺炎、变态反应 |
| 19 | Trastuzumab | 曲妥珠单抗 | Herceptin Herclon | Her2/neu过表达的乳腺癌、部分胃腺癌 | Her2蛋白的细胞外段 | 食欲缺乏、腹泻、恶心、呕吐、口腔炎、咳嗽、呼吸困难、水肿 | 心功能失常（尤其与蒽环类药物联用）、呼吸衰竭、肝毒性 |

## 四、药物基因组学对药物不良反应的影响

药物代谢酶、转运体和作用靶点与药物毒副作用密切相关，研究表明，59%药物不良反应是由药物代谢酶的基因多态性导致。这些能够显著影响药物代谢酶、转运体及作用靶点的基因多态性，会使其携带者出现体内血药浓度的显著改变及药物反应的异常，导致不良反应的发生。

急性淋巴细胞性白血病（acute lymphoblastic leukemia，ALL）的化疗组合一般包括6-巯基嘌呤、6-硫代鸟嘌呤或硫唑嘌呤，这些药物共同的消除途径是经硫代嘌呤甲基转移酶（thiopurine methyltransferase，TPMT）代谢失活。但对携带*TPMT*突变基因导致TPMT酶代谢活性降低的人群，则会产生严重毒性反应甚至死亡，只有大幅降低给药剂量才能在避免毒性的同时获得疗效。St. Jude's儿童医院和梅奥诊所等已将*TPMT*基因检测纳入病人进行ALL化疗前的常规检测，并根据病人的基因背景调整给药剂量。2010年，减肥药西布曲明（曲美）因发生严重心血管不良反应而被撤市。该药被证实在体内经高突变频率的药物代谢酶CYP2B6所代谢，*CYP2B6*基因突变可导致酶活性降低70%～100%。突变者体内西布曲明的平均浓度增加252%，代谢产物增加148%，明显升高的药物浓度极可能造成严重心血管毒性。同时，西布曲明可抑制hERG 离子通道，延长Q-T 间期，从而诱发长Q-T 间期综合征，导致心跳骤停。又如，2001年，西立伐他汀因导致了31例严重横纹肌溶解致死事件而被撤市。后续研究证实，溶质载体有机阴离子转运体家族1B1（solute carrier organic anion transporterfamily member l B1，SLCO1B1）基因多态性（521T>C）是他汀类药物主要不良反应横纹肌溶解的独立决定因子，对于预测和预防他汀类药物的肌毒性具有关键作用。人类遗传和基因多态性不仅引起临床药物效应和毒性的个体差异，也导致许多已经进入市场的新药在突变基因携带人群中发生严重毒性而被撤出市场。1990年至今因遗传变异导致严重毒性而撤市的药物如表37-12所示。如果撤市前对这些药物进行药物基因组学研究，贴上“药物基因组标签”，不同基因型人群给予不同治疗方案，或许可以避免有前途的药物因为部分特异质药物反应人群被错误淘汰。例如，对约5%的获得性免疫缺陷综合征治疗药物阿巴卡韦，白人服用者会发生严重过敏反应，使得美国食品药品管理局在药品说明书中发布黑框，警告该药物安全性。研究发现，在排除*HLA-B*5701*基因型受试者后，免疫相关变态反应就消失了。因此，美国食品药品管理局对说明书进行了修改：“阿巴卡韦应用前应检测*HLA-B*5701*基因突变，可降低药物过敏风险，初次应用无过敏反应的病人再次应用该药时也推荐进行*HLA-B*5701*基因突变的检测”。

表37-2　1990年至今因遗传变异导致严重毒性而撤市的药物

| 撤市的药物 | 适应症 | 不良反应 |
|---|---|---|
| 阿洛司琼（alosetron） | 肠道综合征 | 缺血性结肠炎 |
| 阿司咪唑（astemizole） | 变态反应 | Q-T延长 |
| 西利伐他汀（cerivastatin） | 高脂血症 | 横纹肌溶解 |
| 西沙必利（cisapride） | 胃–十二指肠反流 | Q-T延长 |
| 右芬氟拉明（dexfenfluramine） | 肥胖 | 肺动脉高压 |
| 罗非考昔（rofecoxib） | 疼痛 | 心脏猝死 |
| 特非那定（terfenadine） | 变态反应 | Q-T延长，扭转型室速 |

续表

| 撤市的药物 | 适应症 | 不良反应 |
| --- | --- | --- |
| 地来洛尔（dilevalol） | 高血压 | 肝毒性 |
| 舍吲哚（sertindole） | 精神分裂症 | Q-T延长，扭转型室速 |
| 特罗地林（terodiline） | 尿失禁 | 扭转型室速 |

明确影响药代动力学、药物活性、药物安全性的基因，并建立新化学体（new chemical entity，NCE）与特定基因的关系，可以有效地筛选NCE，为潜在新药提供药物基因组学数据，降低新药开发的风险，节约经费，缩短开发周期并减少试验人数。在临床前阶段，利用靶基因筛选NCE，筛选出对该基因型作用最好的化合物。在进入临床试验时，用基因诊断试剂或标志物筛选观察对象，排除药物作用不佳的基因型受试者，选择药效发挥好的基因型受试者进行临床观察。对于上市后再评价的药物，利用基因特性筛选病人，可以使一些原认为无效的药物重新用于临床或用于新病种。流行病遗传学也可以大大推进多基因遗传病和常见病（往往是多基因病）机制的基础研究，研究成果可以为制药工业提供新的药物作用靶点。总而言之，在新药的设计、研发及临床应用中，充分认识到基因变异对药物效应及生物效应的影响有着及其重要的意义。

## 第二节　药物代谢组学

代谢组学是“后基因组学”时期新兴的一门学科，是生物体在基因调控、蛋白质影响和系统代谢综合作用下，通过高分辨率、高灵敏度、高通量的现代仪器分析手段，定量或定性地研究生物样本中内源性小分子化合物群对生物体的生长、发育和外界刺激（药物、毒物、环境）等的变化规律，适用于临床上研究机体因遗传、生长、生理、环境因素和异物、病原等刺激而产生的变化。借助于代谢组学技术不仅能够描述疾病发生、发展以及治疗过程中机体代谢功能的状态和变化，为临床疾病的诊断、病理机制的探索、新治疗靶点的发现等提供新的途径和思路，还可以揭示外界干扰因素（药物、毒物、环境、饮食、生活方式等）对机体的影响，为药效评价和疾病病因的标志物筛查提供基础数据。

受益于现代分析技术的发展和生物信息学平台的不断完善，代谢组学在临床研究中得到了广泛应用并取得了令人瞩目的成果。通过代谢组学研究，可以寻找与疾病密切相关的生物标记物用于疾病的诊断，研究药物作用机制以及寻找新药作用靶点；可以从整体上获得内源性物质基础的调整或变化规律，评价药效和药物的安全性或毒性。

### 一、代谢组学分析方法

代谢组学的研究对象是某一生物、系统或细胞中所有代谢产物的集合，分为基础代谢组（受宿主基因组调控）和共代谢组（取决于体内共生的微生物）。构成代谢组的小分子化合物的种类和数量繁多、理化性质悬殊、浓度差异巨大，还存在时空分布的差异性和复杂的相互作用，因此对检测技术提出了极高的要求。

目前用于代谢组学分析的工具主要分为磁共振（nuclear magnetic resonance，NMR）和质谱（mass spectrometry，MS）检测系统。NMR凭借其检测快速、重现性好、分辨率及灵敏度高、样品处理方法简单、化学位移分布宽、弛豫性好等优点，成为代谢组学研究的主要技术之一，采用高强磁场、低温探头、二维核磁（2D-NMR）等技术在增强灵敏度的同时，还减少了复杂生物样品中分子的信号干扰，提高了对小分子物质的检测和鉴别能力。新发展的高分辨魔角旋转（high-resolution magic angle spinning，HR-MAS）、活体磁共振波谱（magnetic resonance spectroscopy，MRS）和磁共振成像（magnetic resonance imaging，MRI）技术能够无创、整体、快速地获得机体某一指定活体部位的 NMR 谱，直接鉴别和解析其中的化学成分。随着质谱联用技术的发展，气相色谱质谱（gas chromatography/mass spectrometer，GC/MS）、液相色谱质谱（liquid chromatograph/mass spectrometer，LC/MS）、毛细管电泳质谱（capillary electrophoresis/mass spectrometer，CE/MS）等测定方法也在不断地提高和完善，成为代谢组学研究的重要方法。如气相飞行时间质谱仪（gas chromatography-time-of-flight mass spectrometry，GC-TOF/MS）在扫描模式下具有广谱测定、强大的分离和分析复杂混合物能力的同时，还拥有很高的灵敏度、良好的重现性和线性响应，其庞大的化合物谱图库极大地方便了未知化合物的鉴定，因而在代谢组学研究中优势越来越突出。同时，一些先进的高通量分析平台也在不断地完善，超高效液相色谱-四极杆/飞行时间串联质谱仪（ultra performance liquid chromatography-quadrupole time-of-flight mass spectrometry，UPLC-Q TOF/MS）、超高效液相色谱-线性离子阱静电轨道阱组合式高分辨傅里叶转换质谱仪（UPLC-LTQ-Orbitrap/MS）以其优越的定性和定量性能，正逐步用于代谢轮廓分析。

代谢组学数据分析的基本策略是运用化学计量学理论和多元统计分析方法，对采集的多维海量原始信息进行降维和归类分析，简化数据结构，达到判别分类的目的，并从中充分挖掘出有效信息，为寻找代谢差异标志物提供数据依据。目前常用的方法可分为无监督（unsupervised）和监督（supervised）两类：无监督方法不需要有关样品分类的任何背景信息，分析结果是基于测定数据，如主成分分析（principal component analysis，PCA）、聚类分析（hierarchical cluster analysis，HCA）等，但该方法存在样品内部随机误差较大的问题，当样品之间真实差异不明显时，难以有效找出真实差异；而监督分析则是把样品按照组别进行分类分析，可以滤除随机差异，找出每组样品的特点并区分各组间的差异，常用方法有偏最小二乘法（partial least squares，PLS）、偏最小二乘判别分析（partial least squares projection to latent structures-discriminant analysis，PLS-DA）、正交偏最小二乘判别分析（orthogonal PLS-DA，OPLS-DA）等。该方法由已知数据建立一个基本模型，输入未知样品数据，可预测出未知样品类别，这在临床疾病诊断和生物标志物发现方面有重要意义。通过数据处理软件（如SIMCA），可以得到样品分布图（scores plot）和对应的变量分布图（loadings plot）。各样品在图中的分布位置综合反映了该样品所检测的信息。样品分布图能描述并判断样品之间的相似度、差异度，差异小、图谱相似的样品在散点图中的位置越靠近；反之，则差异较大。而从变量分布图中可以了解到各个样品差异表现在哪些变量或化合物上，这为生物标志物的发现奠定了基础。此外，随机森林回归分析也开始应用于代谢组学的数据分析。

## 二、代谢组学在疾病诊断中的应用

正常状态下，机体的新陈代谢是处于动态平衡中，当机体受到内源性或外源性刺激时，机体内的代谢物种类、数量或浓度会发生改变。代谢组学通过定性及定量分析体内小分子代谢物的异常变化，可灵敏地筛选出与病理状态有关的体内特征性生物标志物，并将其广泛运用到临床疾病的诊断与研究过程中。

在对急性心肌缺血病人的血浆进行基于高分辨率核磁共振技术的代谢组学分析时，研究发现了32个与疾病相关的潜在生物标志物，结果表明，急性心肌缺血发生早期可引起体内循环系统中的乳酸、苯丙氨酸、酪氨酸、甘氨酸、葡萄糖、谷氨酰胺、丙三醇、乙醇胺循环含量升高，胆碱化合物、三酰甘油循环含量降低；缺血2小时后肌氨酸含量升高。对稳定型哮喘儿童病人、不稳定型哮喘儿童病人和健康儿童3种来源的尿液进行基于NMR的代谢组学分析，可筛选出数十种潜在生物标志物，以其中30种代谢物建立模型，可用于区分3种不同来源样本。这些基于代谢组学的生物标志物的发现，为临床上难以判定的疾病的诊断和分型提供较为可靠的科学依据。运用代谢组学技术分析病人体内的代谢物轮廓，找到与肿瘤相关的早期特征性生物标志物，还有助于肿瘤病人的早期诊断。利用$^{1}$H NMR结合PCA、PLS-DA、OPLS-DA 技术对肺癌病人的尿液进行分析，结果显示，肺癌在发展过程中可能与马尿酸盐、胡芦巴碱、*α*-羟基异丁酸、*N*-乙酰谷酰胺、*β*-羟基异戊酸、肌酸酐等潜在生物标志物密切相关，这为肺癌的早期诊断及治疗提供了重要依据。有研究表明，基于NMR的代谢组学研究可成功区分肿瘤组织和正常组织，特异性和灵敏度分别为100%和82%。基于血液样本建立的早期诊断乳腺癌复发的代谢组方法比美国FDA批准的血液免疫分析法能更准确地筛查出早期复发性乳腺癌。研究中该方法成功地预测了55%病人的复发，比临床诊断提早13个月，同时也为乳腺癌发生的机制研究提供更多信息。

代谢组学被用于心血管系统疾病、神经精神性疾病、免疫疾病等临床研究，并通过数据分析发现了不少潜在生物标志物，这些结果不仅对疾病研究有一定意义，还可能进一步应用于疾病的诊断，以及临床试验当中受试者的筛选，为临床试验提供替代的分组分型及诊断新方法。事实上，近期已出现了多个基于代谢组学进行临床疾病诊断的专利方法。

## 三、代谢组学在临床疗效评价中的应用

在疾病状态下生物样品中的代谢组可能明显有别于正常状态，但经过治疗康复后代谢组极有可能向正常状态恢复。因此，通过比较治疗前后的代谢组学差异并与健康机体进行对比分析，可以对各种治疗手段的临床有效性进行综合评价。在进行临床疗效评价时，也就是说对疾病进行治疗、药物干预后，考察系统代谢网络的整体性和动态性变化，从而判断治疗、干预是否能够使疾病状态发生逆转并使机体代谢组向正常恢复，直至最终康复。

通过比较精神分裂症病人分别服用3种抗精神分裂药物奥氮平、利哌利酮和阿立哌唑在治疗前后的代谢谱图，评价这3种药物对脂质代谢的调节作用。结果表明，这3种药物除了具有共同的脂质代谢调节作用外，还有各自特有的治疗效应。在精神分裂症病人体内，水平较低的磷脂酰乙醇胺经3种药物治疗后浓度明显上升，但与奥氮平和利哌利酮的治疗效果相比，阿立哌唑对脂质组的影响最小，这与其代谢副作用较小的临床结果相一致。服用奥氮平和利哌利酮的病人均出现

三酰甘油升高和游离脂肪酸减少的现象，但在阿立哌唑治疗组却无此现象发生。这些变化都暗示了外周效应可能与代谢异常的副作用有关。

尽管代谢组学在临床诊断、疗效判定等方面有其特有的优势，但同样也存在诸多挑战。首先，生物样本的代谢轮廓很容易受到年龄、种族、生活习惯、外界环境等诸多因素的影响。因此，在分析前，需对这些因素加以有效地控制，以便于获取和研究目标更相关的信息。其次，代谢组学的研究还有赖于分析平台的发展。人体当中的代谢产物性质和含量千差万别，需要借助更高通量、更高灵敏，以及对未知物分析性能更强的技术平台，有效地完善代谢组学轮廓。同时，临床上许多发病机制和与之相关的能量代谢机制尚未完全清楚，如何合理准确地将临床医疗与代谢组学信息相关联，并验证该研究结果，也是代谢组学要面临的挑战之一。

与体内代谢密切相关的疾病，如肿瘤、心血管疾病、免疫性疾病、神经类疾病等，代谢物能够灵敏地反映出生理和病理状态的微小变化，检测有关代谢物浓度水平可以提供机体代谢状态，从而动态监测疾病发展，这在理论上为临床诊断提供了切实可行的替代方法。另一方面，在临床治疗过程中，检测代谢标志物水平还可以了解机体代谢对治疗的应答程度，指征机体的恢复状况，这在实践上为临床疗效评价提供了值得探索的指标。此外，借助代谢组学技术所鉴定出的特定代谢通路或生物标志物的变化为病理机制、药物作用机制等研究提供了重要信息，也促进了新治疗靶点或疾病生物标志物的发现。目前已有多项利用代谢组学方法进行疾病诊断、治疗和药物发现的专利被批准，充分展示了代谢组学研究在临床研究中的价值和实用性。随着高通量分析平台的快速发展，人们对代谢网络的认识越来越深刻，对代谢反应的调控机制分析也越来越深入，代谢组学所提供的信息将在疾病认知和治疗中发挥更加重要的作用。

（齐谢敏　芮建中　周国华）

# 第三十八章　药学科研课题的申报

## 第一节　药学科研课题的选题内容

### 一、临床药学

1. **药代动力学研究**　开展新药和临床药物的药代动力学研究，包括药物体内过程、生物利用度、组织穿透性及药物相互作用等；进行药代动力学与药效动力学的相关性研究；将药代动力学模型与群体统计学模型结合，研究药物体内过程的群体规律、药代动力学参数的统计分布及其影响因素，从而制定个体化给药方案。

2. **新药的Ⅰ期临床试验和一致性评价**　该工作多与科研单位、制药公司或其他医院协作进行。

3. **治疗药物监测**　应用各种分析技术，研究体内药物浓度并根据监测结果及时调整治疗方案，以提高疗效、减少不良反应，达到个体化治疗的目的。

4. **药品不良反应监测**　应用临床药理学、病理生理学、药效动力学、毒理学、药物治疗学和药物相互作用的理论，收集和研究药品不良反应，从而指导临床合理用药，提高临床药物治疗水平。

5. **药物代谢组学**　主要研究药物作用于细胞靶分子后所形成的代谢产物的分子特征，通过分析、比较给药前后生物体液中小分子代谢物轮廓的改变，从而进行药物疗效和毒性的评价与预测。

6. **药物基因组学**　研究影响药物吸收、分布、代谢、排泄等个体差异的基因特性，以及基因变异所致的不同病人对药物的不同反应。最终根据个体基因信息实施精准的给药方案，以提高药物的疗效并降低药物相关毒副反应。

### 二、药剂学

1. **新剂型和制剂开发**　如结合临床需求研制缓释制剂、控释制剂、脂质体等新型制剂或将经过临床长期考验的医院制剂开发为新药。

2. **药物配伍研究**　根据药物和辅料的理化性质及作用机制，预测药物的配伍变化，探讨其产生变化的原因和规律，设计合理的处方工艺，避免不良药物配伍，保证用药安全。

3. **药物稳定性研究**　考察制剂在制备和保存期间可能发生的物理化学变化，探讨可能的影响因素，开发避免或延缓药物降解、增加药物制剂稳定性的方法或预测制剂在贮存期间的有效期。

### 三、药物经济学

运用经济学的原理和方法，结合临床药学、流行病学和生物统计学等多学科的原理和方法，分析比较不同药物干预方案间或对比其他非药物干预方案的成本与效益，评价药物治疗方案的优劣，从而为国家卫生政策的制定（如基本药物筛选、医疗保险药品目录制定、非处方药物遴选等）、药品的研发、市场开发以及临床用药提供决策支持。

### 四、循证药学

循证药学是循证医学的理念与方法在与药学学科需求和特点结合后所产生的一个分支学科。主要指药师针对某一临床用药相关的问题，系统性地收集文献，利用统计学原理对数据进行分析和总结，评估药物研究的证据，以获知药物的疗效、安全性以及经济性等资料，评价药物在合理用药方案中的作用，以此作为临床药物治疗应用的决策依据。

### 五、药学交叉学科

学科交叉点往往是科学新的生长点、新的科学前沿，有可能产生重大的科学突破，立足于学科交叉领域的药学研究也是发展医院药学的一个重要途径。通过药学与生物学、医学、化学等多学科的交叉融合，可突破药学传统的辅助应用学科的固有定位，实现从服务支撑临床向引领创新技术的转变。例如将焦磷酸测序这一生物医学分析技术与临床药学相结合，通过DNA突变检测与分析为肿瘤等疾病的药物治疗和疗效评估提供重要参考，使临床药物治疗实现个体化。此外，药学学科内各研究方向的理论、研究方法与技术也常具有相互交叉的潜力，可从中发掘新的研究方向。例如对药物代谢动力学与药物基因组学进行整合，在药物代谢产物与个体基因表达之间建立相关性，为临床用药提供更多信息，实现药物精准治疗。

## 第二节　各类科研课题的特点及要求

### 一、科研课题的定义与内涵

科研课题是为解决一个科学技术问题而提出设想和依据，有具体目标、设计、实施方案与措施的一个最基本研究单元。具体指开展科学技术研究的一系列有明确目标的复杂活动，必须在特定的预算、资源和时间限定内依据规则完成，并可对研究成果进行客观评价。科研课题项目主要由各级政府及其职能部门或其下属基金委公开发布课题申报通知，由各科研机构统一组织人员申报（投标）从而得以立项，获得一定的资金资助。

### 二、国家级科研课题的特点与要求

国务院于2014年部署国家科技计划管理改革，于2016年开始将原有的100多个科技计划整合成国家重点研发计划、国家自然科学基金、国家科技重大专项、技术创新引导专项、基地和人才专项等五大类。

## （一）国家重点研发计划

国家重点研发计划是国家科技计划管理改革后实施的最新科技计划，由原科技部管理的973计划、863计划、国家科技支撑计划、国际科技合作与交流专项，国家发展和改革委员会、工信部共同管理的产业技术研究与开发资金以及原农业部、原卫生和计划生育委员会等13个部门管理的公益性行业科研专项等整合而成。该计划主要针对事关国计民生的重大社会公益性研究以及事关产业核心竞争力、整体自主创新能力和国家安全的重大科学技术问题，旨在突破国民经济和社会发展主要领域的技术瓶颈。目前，科技部已公布国家重点研发计划重点专项40个，其中与医药领域相关的重点专项包括“精准医学研究”“生殖健康及重大出生缺陷防控研究”“重大慢性非传染性疾病防控研究”和“蛋白质机器与生命过程调控”等课题专项（表38-1）。预申报时间为前一年度年的11月，正式申报时间为当年1月，支持年限为3～4年，平均资助额度为1000万元。重点专项项目申报推荐单位包括国务院有关部门、地方科技委、行业协会、评估结果为A类的产业技术创新战略联盟及科技服务业创新发展行业试点联盟等四类。

申报人只能牵头和负责1个项目，有在研项目的项目负责人（不含任务或课题负责人）不得参与申报；项目骨干的申报项目和在研项目总数不得超过2个，包括改革前的国家科技重大专项、国家重点研发计划等。项目负责人须具有高级技术职称或博士学位，年龄小于60周岁，每年用于项目的工作时间不得少于6个月。

表38-1　与医药领域相关的国家重点研发计划重点专项

| 重点专项 | 2017年立项数目 | 总资助额度（亿元） | 各专项下与医药领域相关的重点任务 |
|---|---|---|---|
| 精准医疗 | 36 | 6.4 | ①新一代临床用生命组学技术的研发；②大规模人群队列研究；③精准医学大数据的资源整合、存储、利用与共享平台建设；④疾病预防诊治方案的精准化研究（包括药物个性化应用评价与临床应用研究、疾病诊疗规范及应用方案的精准化研究、个体化治疗靶标发现与新技术研发）；⑤精准医疗集成应用示范体系建设 |
| 重大慢性非传染性疾病防控研究 | 34 | 3.8 | ①心脑血管疾病防控技术研究（包括国产溶栓药物治疗急性缺血性卒中安全性、有效性及卫生经济学研究）；②恶性肿瘤防控技术研究；③慢性阻塞性肺疾病防控技术研究；④糖尿病及代谢疾病防控技术研究；⑤神经精神疾病防控技术研究 |
| 生殖健康及重大出生缺陷防控研究 | 11 | 2.0 | ①生殖健康相关疾病临床防治研究；②人类生殖细胞与胚胎发育相关机制研究；③出生缺陷和不孕不育防治技术及产品研发平台 |
| 蛋白质机器与生命过程调控 | 35 | 7.8 | ①重大基础科学问题研究；②重大技术方法研究（包括新一代蛋白质组学分析技术研究和高维度蛋白质组学研究等）；③重大应用基础研究（包括基于蛋白质机器的创新药物研究） |



## （二）国家自然科学基金

国家自然科学基金由国务院科学技术部直属事业单位国家自然科学基金委员会受理，是国家创新体系的重要组成部分和支持基础研究的主渠道之一。国家自然科学基金坚持“支持基础研究、坚持自由探索、发挥导向作用”的战略定位，依照“依靠专家、发扬民主、择优支持、公正合理”的原则进行评审，面向全国，重点资助具有良好研究条件、研究实力的高等院校和科研机构中的研究人员。国家自然科学基金下设8个科学部，每个学部包括若干专业方向，其中与药学相关的专业方向主要为医学科学部的H28中药学、H30药物学及H31药理学（表38-2）。

表38-2　与药学相关的国家自然科学基金专业代码

| H30　药物学 | | H31　药理学 | | H28　中药学 | |
|---|---|---|---|---|---|
| H3001 | 合成药物化学 | H3101 | 神经精神药物药理 | H2801 | 中药资源 |
| H3002 | 天然药物化学 | H3102 | 心血管药物药理 | H2802 | 中药鉴定 |
| H3003 | 微生物药学 | H3103 | 老年病药物药理 | H2803 | 中药药效物质 |
| H3004 | 生物技术药学 | H3104 | 抗炎与免疫药物药理 | H2804 | 中药质量评价 |
| H3005 | 海洋药学 | H3105 | 抗肿瘤药物药理 | H2805 | 中药炮制 |
| H3006 | 特种药物 | H3106 | 抗感染药物药理 | H2806 | 中药制剂 |
| H3007 | 药物设计与药物信息 | H3107 | 代谢型疾病药物药理 | H2807 | 中药药性理论 |
| H3008 | 药剂学 | H3108 | 消化与呼吸系统药物药理 | H2808 | 中药神经药理 |
| H3009 | 药物材料 | H3109 | 血液、泌尿与生殖系统药物药理 | H2809 | 中药心血管药理 |
| H3010 | 药物分析 | H3110 | 药物代谢与药物动力学 | H2810 | 中药抗肿瘤药理 |
| H3011 | 药物资源 | H3111 | 临床药理 | H2811 | 中药内分泌及代谢药理 |
| H3012 | 药物学其他科学问题 | H3112 | 药物毒理 | H2812 | 中药抗炎与免疫药理 |
| | | H3113 | 药理学其他科学问题 | H2813 | 中药抗病毒与感染药理 |
| | | | | H2814 | 中药消化与呼吸药理 |
| | | | | H2815 | 中药泌尿与生殖药理 |
| | | | | H2816 | 中药药代动力学 |
| | | | | H2817 | 中药毒理 |
| | | | | H2818 | 民族药学 |
| | | | | H2819 | 中药学其他科学问题 |

1. **重大项目**　重大项目面向科学前沿和国家经济、社会、科技发展及国家安全的重大需求中的重大科学问题，开展多个学科交叉研究和综合性研究。2017年共批准了“十三五”期间第二批共9个重大项目，其中涉及医药领域5项，共资助0.3亿元，资助年限5年。

2. **重点项目**　重点项目支持从事基础研究的科学技术人员针对已有较好基础的研究方向或学科生长点开展深入、系统的创新性研究，促进学科发展，推动若干重要领域或科学前沿取得突破。重点项目体现了有限目标、有限规模、重点突出的原则，重视学科交叉与渗透，有效利用国家和部门现有重要科学研究基地的条件，积极开展实质性的国际合作与交流。每年各学部根据该领域的学科发展战略和优先资助方向，通过广泛调研，经专家研讨确定该年度的重点立项领域，由申请人自主申请。2017年重点项目共资助667项，平均资助强度298万元，资助期限为5年，其中医学科学部共设立39个重点立项领域，资助率为17.45%。

3. **面上项目**　面上项目支持从事基础研究的科学技术人员在科学基金资助范围内自主选

题，开展创新性科学研究，其申请人应具有承担基础研究课题或者从事基础研究的经历；具有高级技术职称或具有博士学位，或者有两名与其研究领域相同、具有高级技术职称的科学技术人员推荐。面上项目合作研究单位不得超过2个，资助期限为4年。2017年共资助面上项目18136项，平均资助强度为58.92万元/项，资助率为22.59%，其中医学科学部共资助4455项，平均每项54.35万元，资助率为19.4%，其中主要资助药物学和药理学基础研究的医学科学九处，2017年资助率为21.28%。

**4. 国家重大科研仪器研制项目**　国家重大科研仪器研制项目面向科学前沿和国家需求，以科学目标为导向，鼓励和培育有原创思想的探索性科研仪器研制，着力支持以下三类仪器设备的研制：对促进科学发展、开拓研究领域具有重要作用的原创性科研仪器设备；通过关键核心技术突破或集成创新，用于发现新现象、揭示新规律、验证新原理、获取新数据的科研仪器设备；具有广泛应用前景的新颖科学仪器和部件。该项目包括部门推荐和自由申请两个亚类，资助期限为5年，合作研究单位一般不超过5个。2017年共批准国家重大科研仪器研制项目83项，共计投资5.9亿元。

**5. 国家杰出青年科学基金项目**　国家杰出青年科学基金项目主要支持在基础研究方面已取得突出成绩的青年学者，促进青年科学技术人才的成长，吸引海外人才，培养和造就一批进入世界科技前沿的优秀学术带头人。项目申请人应未满45周岁，并具有高级技术职称或者具有博士学位。当年申请及正在承担优秀青年科学基金项目的人员不得申请（但结题当年可以提出申请）。此外，作为负责人正在承担或者承担过杰出青年科学基金项目的人员也不得再次申请。2017年度国家杰出青年科学基金项目共资助198项，资助强度为343万元/项，资助率为7.4%，资助期限为5年。

**6. 优秀青年科学基金项目**　优秀青年科学基金项目旨在支持在基础研究方面已取得较好成绩的青年学者自主选择研究方向开展创新研究，促进青年科学技术人才的快速成长，培养一批有望进入世界科技前沿的优秀学术骨干。该类项目申请人应未满38周岁（女性40周岁），并具有高级技术职称或博士学位，已获得国家杰出青年基金或优秀青年基金项目的人员不得申报。2017年优秀青年科学基金项目共资助399项，资助年限为3年，资助强度为130万元/项，资助率为8.2%。

**7. 青年科学基金项目**　青年科学基金项目支持青年科学技术人员在基金资助范围内自主选题，开展基础研究工作，培养青年科学技术人员独立主持科研项目、进行创新研究的能力，激发青年科学技术人员的创新思维，培养基础研究后继人才。项目申请人年龄应小于35周岁（女性40周岁），应具有高级技术职称或具有博士学位，或有2名与其研究领域相同且具有高级技术职称的科学技术人员推荐。符合上述条件的在职攻读博士研究生学位的人员，经导师同意可以通过其受聘单位申请。作为负责人正在承担或者承担过青年科学基金项目的人员不得再次申请。2017年共资助青年科学基金项目17523项，资助强度达到22.84万元/项，资助期限为3年，资助率为22.41%，其中医学科学九处资助率为23.29%，平均每项资助20万元。从2019年起，青年科学基金项目中不再列出参与者，评审专家重点关注申请人本人独立主持科研项目、进行创新研究的能力。

### （三）国家科技重大专项

国家科技重大专项是为了实现国家目标，通过核心技术突破和资源集成，在一定时限内完成的重大战略产品、关键共性技术和重大工程，是我国科技发展的重中之重。《国家中长期科学技术发展规划纲要（2006—2020年）》确定了转基因生物新品种培育、重大新药创制、艾滋病和病毒性肝炎等重大传染病防治等16个重大专项，涉及信息、生物等战略产业领域、能源资源环境和人民健康等重大紧迫问题以及军民两用技术和国防技术。科技部作为国家主管科技工作的部门，会同国家发展和改革委员会、财政部等有关部门，执行重大专项实施中的方案论证、综合平衡、评估验收和研究制定配套政策工作。申报单位应为中国大陆境内注册1年以上的企事业法人单位，课题负责人申报当年不超过60周岁且须具有副高级及以上技术职称，或已获得博士学位两年以上并有固定工作单位。该项目申报时间为每年7月。

### （四）其他

技术创新引导专项主要是充分发挥市场的作用，通过风险补偿、后补助、创资引导等方式，按照市场规律引导支持企业技术创新活动，促进科技成果转化和资本化产业化，包括创新型企业培育、科技与金融结合、产学研合作专项和科技富民惠民专项。其覆盖了火炬计划、星火计划、高新技术企业、工程技术研发中心、科技惠民等相关内容。基地和人才专项是对科技部管理的国家（重点）实验室、国家工程技术研究中心、科技基础条件平台、创新人才推进计划，国家发展和改革委员会管理的国家工程实验室、国家工程研究中心、国家认定企业技术中心等合理归并，进一步优化布局，按功能定位分类整合所形成。

## 三、省级科研课题的特点与要求

除国家级科研课题外，还有省、直辖市和自治区各行政部门组织申报的科研课题，下面以江苏省为例，简述省级科研课题的特点与要求。

### （一）省自然科学基金

省自然科学基金按照青年科技人才创新专题和面上项目两个类别进行申报，前者又分为省杰出青年基金项目、省优秀青年基金项目和省青年基金项目三个层次。项目的类型和国家自然科学基金有相似之处，与药学相关的资助领域为医药卫生科学，申报时间为每年2～3月，资助项目的研究期限一般为2～3年。

**1. 省杰出青年基金项目** 以培养能进入国家杰出青年基金人选的高层次青年科技人才为目标，支持省内优秀青年科研人才面向本省和国家需求开展创新研究，造就拔尖人才，培育创新团队，显著增强省基础研究的影响力和若干重要科学领域的自主创新能力。省杰出青年基金项目每项资助经费不超过100万元并采取限额推荐方式。申请人应具有博士学位或副高级及以上技术职称，年龄不超过40周岁并主持过省级或省级以上科技计划项目，已获国家杰出青年科学基金、973青年科学家专题、国家优秀青年基金项目资助的不得申报该类项目。

**2. 省优秀青年基金项目** 在已验收通过的省青年基金资助的科研人才中，遴选部分课题研究已取得标志性成果的优秀青年科技人才，予以持续支持。已获国家杰出青年科学基金、973青年科学家专题、国家优秀青年基金项目、省杰出青年基金项目资助的不再支持。省优秀青年基金项目每项资助经费不超过50万元。

**3. 省青年基金项目** 以培养造就青年科研骨干、建设高水平基础研究后备人才队伍为目标，鼓励支持青年科技人员积极投入创新活动、自由探索，在实施创新驱动发展战略、建设具有全球影响力的产业科技创新中心中做出贡献。申请人应具有博士学位或副高级及以上技术职称；男性年龄不超过35周岁（女性38周岁）且未主持过省级及以上科技计划项目。省青年基金项目采取自由申报方式，不限制推荐名额，每项资助经费不超过20万元。

**4. 省自然科学基金面上项目**　以获得基础研究创新成果为主要目的，着眼于总体布局，突出重点领域，凝聚优势力量，激励原始创新，提升本省基础研究整体水平。面上项目采取限额推荐方式，每项资助经费不超过10万元。

### （二）省重点研发计划（社会发展）项目

项目围绕前瞻性产业技术创新专项实施，推进科技惠民行动计划，聚焦人口健康、生态环境和公共安全等重点领域的创新需求，着力提升科技惠民的能力和水平，为经济社会发展及生态文明建设提供有效支撑。项目分四类组织，包括重大科技示范、临床前沿技术、医药项目和社会发展面上项目。申请时间为每年3月，均实行限额推荐方式组织申报。省重点研发计划中，同一项目负责人限报一个项目，同时作为项目骨干最多可再参与申报一个项目，项目骨干的申报项目和在研项目总数不超过2个，同一项目负责人不得同时申报重点研发计划和成果转化计划。

**1. 重大科技示范项目**　申报单位须为项目建设与运行的主体，鼓励与管理部门、科研机构、有关企业联合申报。每个项目资助经费不超过300万元；承担单位自筹经费与省资助经费比例不低于2∶1。该类项目的每个指南方向各设区市（地级市）或省有关部门限报2项。

**2. 临床前沿技术项目**　重点支持重大疾病的前沿诊疗技术；每个项目资助经费不超过200万元；承担单位自筹经费与省资助经费比例不低于1∶1。每个三级甲等医院限报10项，如高校、科研机构或企业牵头申报，必须联合省内三级甲等医院，并附单位间签署的合作协议。

**3. 医药项目**　重点支持2014年以来已获得相关的临床批件、临床医疗器械注册证书，并对全省医药产业提质增效促进作用大的创新药物和医疗器械产品。医药项目实行奖励性后补助支持方式。

**4. 社会发展面上项目**　包括新型临床诊疗技术和公共卫生项目，重点支持常见病、多发病和重大传染性疾病的创新性诊疗和防控技术，每个项目资助经费原则上不超过50万元，承担单位自筹经费与省资助经费比例不低于1∶1。每个三级甲等医院限报10项。

### （三）江苏省六大人才高峰项目

"六大人才高峰"高层次人才选拔培养的范围为在本省重点行业领域、战略性新兴产业承担项目研发、实施科技成果转化的高层次人才和人才团队，其中重点行业和战略新兴产业均包括生物技术和医药卫生领域，申请时间为每年6月。高层次人才项目根据其申报项目的应用性、先进性、创新性和人才的培养潜力等评价要素，分为A、B、C三类，由省财政分别予以资助15万元、10万元和4万元。创新人才团队项目的资助金额为20万元。高层次人才项目负责人应具有硕士及以上学位或副高级以上技术职称，高技能人才应具备高级技师技术资格，年龄一般不超过45周岁。创新人才团队项目团队带头人一般应具有博士学位或正高级技术职称，年龄一般不超过50周岁。团队成员应有长期合作关系和相对集中的研究方向，具有合理的专业结构和年龄结构，团队核心成员人数一般不超过5人。

# 第三节　药学科研课题申请书的撰写

## 一、科研课题申请书的基本内容与填写

科研课题申请书一般包括申请人基本信息、立项依据、研究内容与目标、研究方案及可行性分析、特色与创新、研究基础与工作条件等部分。

### （一）基本信息

1. **个人信息**　包括身份证号、电子邮箱、联系电话、单位地址和邮编等，填写应准确。职称应为依托单位正式聘任的职称名称，学位为课题申请时已获得的学位。

2. **申请代码**　每个科学部的学科属性和支持重点都有所侧重，应当仔细研读基金申报指南，掌握专业领域倾斜性项目和优先资助方向，特别是本课题相关资助项目在各学科近年所获资助情况。

3. **课题组成员**　人数以6～10人为宜，人员职称层次应呈正三角形。课题研究分工应涵盖所有的研究内容和方案，分工应与个人的研究基础和专长相对应。应注意的是，同一参与者在不同课题下的研究时间相加应不超过12个月。

4. **经费预算**　填写时应详细阅读申报指南，充分了解该类课题资助力度和经费限制，据实填写并说明项目、单价、数量、检测标准等内容。

5. **摘要**　摘要是整个申请书的精髓，应包含存在的问题、研究内容、研究方法和技术步骤、研究结果、科学意义和应用前景等内容。由于摘要有字数限制，因此撰写时应惜字如金，反复推敲。

### （二）立项依据

首先，立题依据应当反映申请人对课题研究现状的把握，以及其学术积累和研究眼光，结合科学研究发展趋势来论述科学意义。因此，在填写时要认真筛选，展示精华，将与研究课题相关的、权威性的、国内外最新的学术成果进行论述，增加自己立题依据的权威性，不可刻意回避某些对自己观点不利的最新工作。参考文献以标准方式标注，同时尽量选择近5年内在高水平期刊发表的代表性论文。如果申请人已有工作基础，尤其是与申请课题相关的工作，最好将相关结果以及发表的论文列上，以增加可信度，也使评审人能较全面地了解申请人。青年项目更关注申请人的创新性思路和科学素养，对前期研究基础的要求有所放宽。其次，必须阐明申请人要从事本项研究的理由，可以结合科学研究发展趋势来论述科学意义或结合国民经济和社会发展中迫切需要解决的关键科学和技术问题来论述其应用前景。最后，论述内容应该在逻辑上密切相关，论证过程要围绕项目的主线展开并贯穿始终，通过翔实有力的分析，体现课题的新颖之处。

### （三）研究内容与目标

研究内容围绕解决课题中的科学问题，具体描述为实现课题研究目标所需研究的全部内容，各项之间应有递进和依托关系。研究目标应该符合自然科学基金侧重基础研究的要求，着眼于研究和解决科学问题或学术性问题。

### （四）拟解决的关键科学问题

应提出在课题实施过程中起瓶颈作用的2～3个科学问题，不包括一般技术问题及外部条件问题，并且最好与立项依据有所对应。

### （五）研究方案

针对研究内容逐项描述研究方案，包括采用的技术方法、可能出现的问题及应对措施。该部分可以附上技术路线图，以体现整个方案的思路，形象地说明研究阶段的划分以及各阶段间的信息反馈和循环方式等。

### （六）可行性分析

该部分应论述整个研究课题是否可行，也是申请人说服评审专家的第一次机会。可行性包括理论可行、条件可行和研究团队可行等方面。理论可行是指完成主要研究内容的基础理论在学科领域内已得到公认。条件可行是指完成该课题所依托的实验平台的硬件条件和软件条件能够支撑课题的顺利开展，前者包括场地、仪器、人员等，后者则包括政策法规和科研氛围等。研究团队能力应重点描述人员的层次结构，并结合研究内容和人员特点简述团队分工，或陈述主要成员的典型科研业绩作为完成课题的能力保障。可行性分析重点应放在方案的思路上，通过可行性分析能够让同行感觉到申请项目有关研究的实施是有保障的，而不是强调项目组参加人员和仪器设备条件方面的优势。

### （七）特色与创新

特色指课题在试验方法、计算方法、研究思路、分析角度、研究结果等方面具有的优势及形成的鲜明特点；创新则指研究成果明显高于本学科目前的成果水平，或提出了新理论、新观点、新技术、新方法。

### （八）研究基础

研究基础是指申请人及其合作者与本项目有关的研究工作经历、积累和已取得的研究工作成绩等。在申报国家社科基金项目前要做好充分的学术准备，体现在课题论证中就是有切实的、有说服力的前期研究成果。任何创新都是在前期不断研究、学习、积累中产生的，前期成果是证明申报者有能力完成申报课题研究实力的佐证，因此有直接关系的前期成果对于申报能否成功起着非常重要的作用。凡获得国家自然科学基金面上资助的项目都要与申报课题相关的、在业内有影响力的学术成果作为支撑，以反映申报者的深厚功底和研究实力。

## 二、药学科研课题申报中的常见问题

### （一）应根据哪些原则进行正确的科研选题

1．创新性　科学研究贵在创新，没有科学命题上的创新就谈不上研究方法的创新。研究者应该通过仔细检索文献及查阅资料的方法，掌握本领域国内外的最新进展及学科最新的研究动态，结合专业优势和前期工作积累，瞄准前沿，选择好研究方向。例如可以关注自己专业相关的高影响力期刊或Nature、Science、Cell等国际顶级期刊上的最新相关研究，还可以留意近年诺贝尔生理医学奖项，因为获奖者的相关研究常会成为学科热点的风向标。创新性的科研选题还可以有以下来源：学科发展所面临的棘手问题、临床工作中遇到的特殊问题、在文献中寻找新思路和空白点、边缘学科的交叉领域以及不同学术观点的争论。在提出论题后仍然要进行全面的文献查阅，以了解该选题在世界范围内的研究历程，关注前人是否已有相关研究报道。

**2. 需要性** 选题应该满足社会需要和学科自身发展需要，从而推动科学发展和社会进步。因此医院药学科研选题应该以解决临床实际问题为导向，服务于临床，服务于病人，以提高临床合理用药水平。

**3. 科学性** 选题需要以一定的科学理论和科学事实为根据，在确定一个选题后还需要着重考虑是否与现有的知识相矛盾。在开题前进行充分的文献查阅，既要关注前人是否已进行相关研究报道，也要注意该选题是否与前人已有的结论相冲突。但也不应全盘迷信前人成果，敢于有理有据地提出自己的科学假说。

上述原则之间常会有所矛盾，很能找到某个既最有必要又最有可能、既最有创新性又最具科学性的选题，只能综合上述原则，甚至折中后选出相对合理的课题。

### （二）国家自然科学基金的评审过程是怎样的

国家自然科学基金的申请类别包括：重大项目、重点项目、面上项目、国家重大科研仪器研制项目、国家杰出青年科学基金项目、优秀青年科学基金项目和青年科学基金项目等，申请时间为每年的2～3月。国家自然科学基金的评审主要按照学科初审、同行评议、学科评审组评审、委员会议审批四步进行。学科初审是指学科负责人对一些存在明显缺陷、基本不符合资助要求的项目进行筛选，不予送同行评议。同行评议是指每个申请项目邀请3～5位同行专家着重对项目的创新性和研究价值进行评议，结果分为A、B、C、D 4个等级。学科组评审是指根据同行评议结果，选择优秀项目提请学科评审组逐项审议并进行无记名投票，获投票人数1/2以上的项目予以通过。最后，获得学科评审组会议通过的项目交予国家自然科学基金委员会批准，予以资助。

### （三）个人同时参与的科研课题项目最多可有几项

**1. 国家自然科学基金** 申请人同年只能申请1项国家自然科学基金同类型项目，上年度获得面上项目、重点项目、重大项目等资助项目的负责人，本年度不得作为申请人申请同类型项目。连续两年申请面上项目未获资助者暂停面上项目申请1年。

（1）具有高级技术职称的人员　申请和正在承担（均包括负责人和主要参与者）面上项目、重点项目、重大项目、青年科学基金、优秀青年科学基金、国家杰出青年科学基金等项目总数合计限为3项；申请优秀青年科学基金项目和国家杰出青年科学基金项目时不限项；申请和承担仪器类项目总数限1项。

（2）不具有高级技术职称的人员　作为申请人或负责人正在承担的项目数限1项；申请国家青年科学基金或者国家杰出青年科学基金项目的，申请时不限项；作为青年科学基金项目负责人，在结题当年可以申请面上项目；在保证有足够的时间和精力参与项目研究工作的前提下，作为主要参与者申请或者承担各类型项目数量不限。需要注意的是，个人所有申请和在研的国家自然科学基金项目的每年累积工作（月）不应超过12个月。

2. **省自然科学基金**　该计划在研项目负责人只可申报杰出青年科学基金项目，不得申报本计划其他项目；同一项目负责人限报一个项目，同时作为项目骨干最多可再参与申报一个项目，项目骨干的申报项目和在研项目总数不超过2个；连续2年申报省青年基金项目未获资助的项目申报人，暂停1年青年基金项目申报资格。

## （四）各类科研项目对申请者的年龄和职称/学历有哪些要求

各类科研项目对申请者的年龄和职称/学历的要求见表38-3。

表38-3　各类科研项目申请人条件

| 项目名称 | 年龄 | 职称/学历 | 其他条件 |
|---|---|---|---|
| 国家重点研发计划 | ＜60岁 | 高级技术职称/博士学位 | 无 |
| 国家科技重大专项 | ＜60岁 | 副高级技术职称/博士学位 | 或已获得博士学位两年以上并有固定工作单位 |
| 国家自然科学基金项目 | | | |
| 重点项目 | 无 | 高级技术职称 | 无 |
| 重大项目 | 无 | 高级技术职称 | 无 |
| 面上项目 | 无 | 高级技术职称/博士学位 | ①或者有两名与其研究领域相同、具有高级技术职称的科学技术人员推荐；②在职攻读研究生学位人员经过导师同意可以通过其受聘单位申请；③连续两年未获资助，暂停申请1年 |
| 杰出青年科学基金项目 | ＜45岁 | 高级技术职称/博士学位 | ①当年申请及正在承担优秀青年科学基金项目的人员不得申请（结题当年可以提出申请）；②承担过杰出青年科学基金项目的人员不得再次申请 |
| 优秀青年科学基金项目 | ＜38岁（女性40岁） | 高级技术职称/博士学位且所获省青年基金已验收 | 获得过国家杰出青年科学基金或优秀青年科学基金项目资助的不得申请 |
| 青年科学基金项目 | ＜35岁（女性40岁） | 高级技术职称/博士学位 | ①或者有两名与其研究领域相同、具有高级技术职称的科学技术人员推荐；②在职攻读博士研究生学位的人员，经导师同意可以通过其受聘单位申请 |
| 省自然科学基金项目 | | | |
| 面上项目 | 无 | 无 | 无 |
| 省杰出青年基金项目 | ＜40岁 | 副高级技术职称/博士学位，且主持过省级或省级以上科技计划项目 | 已获国家杰出青年科学基金和优秀青年基金项目资助的不得申报该类项目 |
| 省优秀青年基金项目 | | 副高级技术职称/博士学位 | 已获国家杰出青年科学基金和国家优秀青年基金项目、省杰出青年基金项目资助的不再支持 |
| 省青年基金项目 | ＜35岁（女性38岁） | 副高级技术职称/博士学位，且未主持过省级及以上科技计划项目 | 无 |

续表

| 项目名称 | 年龄 | 职称/学历 | 其他条件 |
|---|---|---|---|
| 江苏省六大人才高峰项目（高层次人才） | ＜45岁 | 副高级以上技术职称/硕士学位 | 无 |
| 江苏省六大人才高峰项目（创新人才团队） | ＜50岁 | 正高级以上技术职称/博士学位 | 无 |
| 省重点研发计划（社会发展）项目 | ＜57岁 | 本省注册的企、事业单位或其他科研机构在职人员 | 无 |

## （五）如何为科研课题配备合理的项目团队

结构合理的研究队伍应该具有一定的学历职称梯度，年龄结构合理。一般项目团队由6～10人组成，申请人和主要研究人员要有较好的学术、科研资历和较好的学术水平，青年基金项目人员配置的要求可适当放宽，此外，项目梯队还应体现对青年科技人才和学生的培养。项目参与人的简历和分工需要有针对性地倾向于课题的研究方向，并与自身的研究基础相符。同时，还应注意申请人每年累积工作（月）不应超过12个月，同时不能违反各科研课题的限项规定。

## （六）如何填写课题经费预算

申请人应该按照各类课题申请指南或相应经费管理办法中的规定认真填写，并列出各项经费的计算依据，如可以采取“单价×数量=经费”的方式进行说明。

以国家自然科学基金为例，其项目基金分为直接费用和间接费用，申请人只需编报直接费用预算。直接费用包括如下费用。

（1）设备费　购置或试制专用仪器设备，对现有仪器设备进行升级改造，以及租赁外单位仪器设备而发生的费用。其中，购置5万元以上固定资产设备应逐项说明与项目研究的直接相关性及必要性。

（2）材料费　各种原材料、辅助材料、低值易耗品等的采购及运输、装卸、整理等费用。

（3）测试化验加工费　支付给外单位的检验、测试、化验及加工等费用。总费用在10万元及以上的量大及价高的测试化验加工需要填写明细。

（4）燃料动力费　大型仪器设备在运行期间发生的可以单独计量的水、电、气等费用。

（5）差旅/会议/国际合作与交流费　包括开展项目发生的外埠差旅费、市内交通费用以及为了组织开展学术研讨、咨询以及协调工作而发生的会议费用，本科目不超过直接费用10%的，不需要提供预算测算依据。

（6）出版/文献/信息传播/知识产权事务费　在项目研究过程中支付的出版费、资料费、专用软件购买费和专利申请等费用。

（7）劳务费　支付给参与项目研究的研究生、博士后、访问学者以及项目聘用研究人员的劳务费用，应分别说明以上人员在项目研究中承担的工作任务、劳务费发放标准的依据。

（8）专家咨询费　支付给临时聘请的咨询专家的费用。

（张晏洁　芮建中　周国华）

第七篇

# 应急救治药品保障

# 第三十九章　突发事件的药品保障

## 第一节　地　震

### 一、地震灾害后疾病流行的原因

地震一般是指地壳中因岩体断裂释放能量而引起的震动，同台风、暴雨、洪水、雷电等一样，是一种自然现象。由于其特殊性，故震后疾病容易流行，其原因主要有如下。

（1）饮水问题　饮用平时不喝的井水、泉水、水库里的积水，安全性降低，极易造成肠道传染病的暴发和流行。

（2）心理因素　露天宿营、震后天气变化大、群众精神紧张等综合作用下，人的免疫能力相对较差。

（3）居住环境恶劣　环境卫生差，造成细菌传播，人群中传染病传播迅速。

（4）食物问题　过期、被水泡过、保管不当等易造成食品污染。

（5）医疗保健受阻　交通不畅，信息中断，疫情监测不及时，计划免疫措施无法执行，传染病易发生流行。

### 二、地震灾害后疾病的发病特点

依地震灾害伤员的疾病特点，地震灾害医学救援分为三个阶段，见表39-1。

表39-1　地震灾害医学救援的三个阶段

| 种类 | 时期 | | |
|---|---|---|---|
| | 早期（应急阶段） | 中期（亚急期） | 晚期（恢复期） |
| 伤病种类 | 外伤 | 内科疾病 | 精神疾病，疫情 |
| 药品种类 | 镇痛药、抗感染药、止血药、水和电解质类药物 | 治疗上呼吸道感染、肠胃炎、胃痛、皮肤病的药物 | 治疗精神障碍的药物，疫苗、防疫用各类消毒剂 |

### 三、地震灾害的药品保障目录

1. 抗休克药　肾上腺素（注射剂）、地塞米松（片剂、注射剂）、氢化可的松（注射剂、片剂）、多巴胺（注射剂）、间羟胺（注射剂）、盐酸多巴酚丁胺（注射剂）、去甲肾上腺素（注射剂）、异丙肾上腺素（注射剂）。

2. **解毒药**　阿托品（注射剂、片剂）、亚甲蓝（注射剂）。

3. **麻醉与镇痛药**　曲马多（注射剂、片剂、胶囊剂）、氯胺酮（注射剂）、吗啡（注射剂、片剂）、芬太尼（注射剂、贴剂）、盐酸哌替啶（注射剂）、盐酸布桂嗪（片剂、注射剂）、恩氟烷（吸入剂）、异氟烷（吸入剂）、硫喷妥钠（注射剂）、盐酸利多卡因（注射剂）、盐酸布比卡因（注射剂）、盐酸丁卡因（注射剂）。

4. **抗菌药**

（1）头孢菌素类　头孢曲松（注射剂）、头孢噻肟（注射剂）、头孢哌酮钠舒巴坦钠（注射剂）、头孢拉定（注射剂、胶囊剂）、头孢氨苄（胶囊剂）、头孢硫脒（注射剂）。

（2）青霉素类　青霉素钠（注射剂）、阿莫西林（胶囊剂）、阿洛西林（注射剂）、美洛西林（注射剂）、替卡西林克拉维酸钾（注射剂）、哌拉西林他唑巴坦（注射剂）。

（3）抗厌氧菌类　甲硝唑（注射剂、片剂、胶囊剂）、替硝唑（注射剂、片剂、胶囊剂）。

（4）喹诺酮类　左氧氟沙星（注射剂、片剂、胶囊剂）、环丙沙星（注射剂、片剂、胶囊剂）、诺氟沙星（胶囊剂）。

（5）四环素类　多西环素（片剂、胶囊剂）、四环素（片剂）。

（6）氨基糖苷类　阿米卡星（注射剂、洗剂）、硫酸庆大霉素（注射剂）、硫酸奈替米星（注射剂）。

（7）大环内酯类　红霉素（片剂、胶囊剂、注射剂）、琥乙红霉素（颗粒剂、片剂、胶囊剂）、罗红霉素（片剂、胶囊剂）、阿奇霉素（胶囊剂、片剂、颗粒剂）。

（8）碳青霉烯类　亚胺培南（注射剂）、帕尼培南（注射剂）、美罗培南（注射剂）。

（9）糖肽类　万古霉素（注射剂）、替考拉宁（注射剂）。

（10）唑烷酮类　利奈唑胺（注射剂）。

（11）抗真菌类　氟康唑（注射剂、胶囊剂）、伊曲康唑（片剂、胶囊剂）、伏立康唑（注射剂、片剂）、卡泊芬净（注射剂）、两性霉素B（注射剂）、制霉素（片剂）。

（12）抗病毒类　阿昔洛韦（片剂、胶囊剂、注射剂）、利巴韦林（片剂、胶囊剂、注射剂）。

5. **抗结核病药**　对氨基水杨酸钠（片剂）、利福平（胶囊剂）、硫酸链霉素（注射剂）、盐酸乙胺丁醇（片剂、胶囊剂）、异烟肼（片剂、注射剂）、吡嗪酰胺（片剂、胶囊剂）、氨苯砜（片剂）。

6. **液体及代血浆类**　羟乙基淀粉（注射剂）、5%葡萄糖（注射剂）、0.9%氯化钠（注射剂）、甘露醇（注射剂）、口服补液盐（散剂）、低分子右旋糖酐（注射剂）、氯化钾（片剂、颗粒剂、注射剂）、复方氯化钠（注射剂）、碳酸氢钠（片剂、注射剂）、门冬氨酸钾镁（注射剂、片剂）。

7. **生物制品**　冻干人血白蛋白（注射剂、2～8℃、避光）、精制抗蛇毒血清（注射剂、2～8℃、避光）、凝血Ⅷ因子（注射剂、2～8℃、避光）、人纤维蛋白原（注射剂、2～8℃、避光）、破伤风抗毒素（注射剂、2～8℃、避光）、A群脑膜炎球菌多糖疫苗（注射剂、2～8℃、避光）、乙型脑炎灭活疫苗（注射剂、2～8℃、避光）、人用狂犬病疫苗（注射剂、2～8℃、避光）、口服霍乱活疫苗（胶囊剂、2～8℃、避光）、双价肾综合征出血热灭活疫苗（注射剂、2～8℃、避光）、抗狂犬病血清（注射剂、2～8℃、避光）、肉毒抗毒素（注射剂、2～8℃、避光）、抗蛇毒血清（注射剂、2～8℃、避光）。

8. **感冒药** 利巴韦林（片剂）、复方对乙酰氨基酚（片剂）、板蓝根（颗粒剂）、藿香正气（溶液剂）、维C银翘（片剂）、蜡样芽孢杆菌活菌（片剂、2～8℃、避光）、复方酚麻美敏（片剂）、枸橼酸喷托维林（片剂）、复方磷酸可待因（口服溶液剂）、盐酸溴己新（片剂）、盐酸氨溴索（片剂、口服溶液剂）。

9. **止血药** 氨甲环酸（片剂、注射剂）、氨甲苯酸（注射剂、片剂）、维生素$K_1$（注射剂、片剂）、酚磺乙胺（注射剂、片剂）、注射用蛇毒血凝酶（注射剂、2～8℃、避光）。

10. **解热镇痛药** 阿司匹林（片剂、胶囊剂）、布洛芬（片剂、胶囊剂）、对乙酰氨基酚（片剂、胶囊剂）、吲哚美辛（片剂、胶囊剂）。

11. **外用药** 阿昔洛韦（软膏剂）、地塞米松（软膏剂）、硝酸咪康唑（软膏剂）、氯霉素（滴眼剂）、红霉素（眼膏剂）、云南白药（软膏剂、贴剂）、克霉唑（软膏剂）、联苯苄唑（外用溶液剂、软膏剂）、硝酸咪康唑（软膏剂）、酮康唑（软膏剂）、环吡酮胺（软膏剂）、盐酸特比萘芬（软膏剂）。

12. **消化系统用药**

（1）抗酸药 西咪替丁（片剂、注射剂）、法莫替丁（胶囊剂、注射剂）、奥美拉唑（胶囊剂、注射剂）。

（2）胃肠动力药 莫沙必利（颗粒剂、胶囊剂）。

## 四、地震灾害后不同时间段医疗队随行药品保障目录

1. **灾后72小时内** 肾上腺素（注射剂）、地塞米松（片剂、注射剂）、氢化可的松（注射剂、片剂）、多巴胺（注射剂）、间羟胺（注射剂）、去甲肾上腺素（注射剂）、异丙肾上腺素（注射剂）、曲马多（注射剂、片剂、胶囊剂）、氯胺酮（注射剂）、吗啡（注射剂、片剂）、芬太尼（注射剂、贴剂）、盐酸哌替啶（注射剂）、盐酸利多卡因（注射剂）、羟乙基淀粉（注射剂）、5%葡萄糖（注射剂）、0.9%氯化钠（注射剂）、甘露醇（注射剂）、口服补液盐（散剂）、低分子右旋糖酐（注射剂）、氯化钾（片剂、颗粒剂、注射剂）。

2. **灾后一星期** 头孢曲松（注射剂）、头孢噻肟（注射剂）、头孢拉定（注射剂、胶囊剂）、头孢硫脒（注射剂）、青霉素钠（注射剂）、阿莫西林（胶囊剂）、美洛西林（注射剂）、哌拉西林他唑巴坦（注射剂）、甲硝唑（注射剂、片剂）、替硝唑（注射剂、片剂）、左氧氟沙星（注射剂、片剂、胶囊剂）、环丙沙星（注射剂、片剂、胶囊剂）、氟哌酸（胶囊剂）、多西环素（片剂、胶囊剂）、四环素（片剂）、阿米卡星（注射剂、洗剂）、硫酸庆大霉素（注射剂）、硫酸奈替米星（注射剂）、红霉素（片剂、注射剂）、罗红霉素（片剂、胶囊剂）、阿奇霉素（胶囊剂、片剂、颗粒剂、注射剂）、亚胺培南（注射剂）、美罗培南（注射剂）、万古霉素（注射剂）、替考拉宁（注射剂）。

3. **灾后1个月** 盐酸小檗碱（片剂）、利巴韦林（片剂）、复方对乙酰氨基酚（片剂）、板蓝根（颗粒剂）、虎杖冲剂（颗粒剂）、藿香正气水（酊剂）、维C银翘片（片剂）、多潘立酮片（片剂）、蜡样芽孢杆菌活菌（片剂）、甘露聚糖（片剂）、复方酚麻美敏（片剂）、枸橼酸喷托维林（片剂）、复方磷酸可待因（口服溶液剂）、盐酸溴己新（片剂）、盐酸氨溴索（片剂、口服溶液剂）、

氯化铵（片剂）。

4. 灾后3～6个月　西咪替丁（片剂、注射剂）、法莫替丁（胶囊剂、注射剂）、奥美拉唑（胶囊剂、注射剂）、莫沙必利（颗粒剂、胶囊剂）、冻干人血白蛋白（注射剂）、精制抗蛇毒血清（注射剂、2～8℃、避光）、凝血Ⅷ因子（注射剂）、人纤维蛋白原（注射剂）、破伤风抗毒素（注射剂、2～8℃、避光）、A群脑膜炎球菌多糖疫苗（注射剂、2～8℃、避光）、乙型脑炎减毒活疫苗（注射剂、2～8℃、避光）、人用狂犬病疫苗（注射剂、2～8℃、避光）、口服霍乱活疫苗（胶囊剂）、抗狂犬病血清（注射剂、2～8℃、避光）、肉毒抗毒素（注射剂、2～8℃、避光）、抗蛇毒血清（注射剂、2～8℃、避光）。

# 第二节　水　灾

## 一、水灾后疾病流行的原因

水灾泛指洪水泛滥、暴雨积水和土壤水分过多对人类社会造成的灾害。一般所指的水灾，以洪涝灾害为主。由于水灾的危害，疾病容易流行，其原因主要如下。

（1）环境卫生恶化　使原来隐蔽局限的钩体病、血吸虫病等自然疫源性传染病的疫源地暴露和扩散，造成人间和兽间疫情扩大。

（2）疾病虫媒传播途径的变化　蚊子引起的虫媒传染病、鼠间鼠疫等疾病形成人间鼠疫等疾病的传播将会急剧增多。

（3）易感人群增加，感染机会增多，医疗保健受阻。一般的计划免疫措施受阻，可控制的传染病易发。

（4）水源和食物污染　造成水源性和食源性传染病高发。

## 二、水灾后疾病的发病特点

水灾后疾病发病呈现以肠道传染病为主，以虫媒及自然疫源性传染病、呼吸道传染病、灾后心理疾病（失眠、精神恍惚、反应迟钝、敏感易哭、梦魇、舞蹈病、抑郁和各种心理障碍）及灾后综合征（神经系统、内分泌和免疫功能失调，如高血压、心律失常、胃溃疡、肠功能紊乱、月经失调等）发病上升为特征，主要疾病种类及特点见表39-2。

表39-2　水灾后主要疾病发病种类及特点

| 疾病种类/常见疾病 | 传染源或病原 | 传播途径 | 易感人群 |
|---|---|---|---|
| 1. 消化道传染病 | | | |
| 霍乱 | 传染源是病人和带菌者 | 主要通过粪-口直接污染或通过摄入受污染的水和食物发生传播 | 儿童和成人都可患病 |
| 痢疾 | 传染源是病人和带菌者 | 以粪-口传播为主，也可以通过苍蝇、蟑螂等污染食物，还可以通过病人用过的餐具、玩具、工具等传播 | 各年龄段人群皆可染病，小儿发病率较成人高，尤以1～4岁小儿发病率最高 |

第三十九章

续表

| 疾病种类/常见疾病 | 传染源或病原 | 传播途径 | 易感人群 |
|---|---|---|---|
| 病毒性肝炎（甲型肝炎） | 主要传染源是急性病人和隐性病人 | 主要经粪-口途径传播 | 发病以儿童和青少年多见 |
| 伤寒 | 传染源为遭病菌污染的水源，或者是被伤寒者或带菌者接触过的食物 | 主要经粪-口途径，病菌随病人或带菌者的粪便排出，污染水和食物，或经手及苍蝇蟑螂等间接污染水和食物而传播 | 灾区群众 |
| 脊髓灰质炎 | 隐性感染者为最主要的传染源 | 直接接触传播 | 1～6岁儿童 |
| 隐孢子虫病 | 感染隐孢子虫并能排出卵囊的人和多种动物，都是本病的传染源 | 经被卵囊污染的食物或饮水传播，也可通过口腔分泌物或飞沫传播；同性恋者可导致直接传播，人与感染的宠物玩耍也可造成传播 | 所有人群 |
| 贾第虫病 | 传染源主要为病人与无症状包囊携带者 | 以水源传播为主，经粪-口途径亦很重要 | 2～25岁各年龄组均可受感染，尤以儿童、青壮年多见 |
| 2. 呼吸道传染病 | | | |
| 百日咳 | 病人及无症状带菌者是传染源 | 主要通过飞沫经呼吸道传播 | 人群对本病普遍易感，幼儿发病率高 |
| 流行性脑脊髓膜炎 | 病人和带菌者是主要的传染源 | 通过病人或带菌者咳嗽、打喷嚏的飞沫散布到空气传播 | 人群普遍易感，但成人70%～80%可通过隐性感染获得终身免疫，故发病多为儿童 |
| 麻疹 | 麻疹病人是唯一的传染源 | 空气、飞沫传播 | 未接受疫苗的学龄前儿童、免疫失败的十几岁儿童和青年人易感 |
| 军团菌病 | 军团菌科细菌 | 由空调、供水系统、雾化吸入污染的水源引起感染 | 多发生于中老年或有慢性疾病病人 |
| 流行性感冒 | 流感病人及隐性感染者为主要传染源 | 主要通过空气中的飞沫、人与人之间的接触或与被污染物品的接触传播 | 人群普遍易感 |
| 猩红热 | β（乙）型A群溶血性链球菌 | 呼吸、空气、飞沫传播 | 多见于小儿，尤以2～8岁居多 |
| 白喉 | 传染源为病人与带菌者 | 通过飞沫传播，也可通过被污染的手、玩具、文具、食具以及食物传播并造成流行 | 人群对本病普遍易感，而儿童易感性最高 |

续表

| 疾病种类/常见疾病 | 传染源或病原 | 传播途径 | 易感人群 |
|---|---|---|---|
| 3．虫媒及自然疫源性疾病 | | | |
| 疟疾 | 疟疾病人及带虫者是疟疾的传染源 | 自然传播媒介是按蚊 | 人群普遍易感 |
| 乙型脑炎 | 传染源为家畜家禽，主要是猪，其次为马、牛、羊、狗、鸡、鸭等 | 主要传播媒介是蚊类 | 人类普遍易感 |
| 血吸虫病 | 在我国的血吸虫病流行区，人、牛和不圈养的猪是主要的传染源 | 经含有血吸虫虫卵的粪便污染水源、钉螺的存在以及人群接触疫水传播 | 人类普遍易感 |
| 4．虫媒及自然疫源性疾病 | | | |
| 钩端螺旋体病 | 传染源主要为野鼠和猪 | 直接接触传播 | 人群对钩体普遍易感 |
| 出血热 | 主要传染源为野鼠类 | 经鼠传播 | 发病年龄以青壮年为主，多为野外作业劳动者 |

## 三、重大水灾的药品保障目录

### 1. 消化系统用药

（1）抗酸药及治疗消化性溃疡的药物　复方氢氧化铝（片剂）、硫糖铝（片剂、胶囊剂、混悬剂）、西咪替丁（片剂、胶囊剂、注射剂）、盐酸雷尼替丁（片剂、胶囊剂、注射剂）、奥美拉唑（胶囊剂、注射剂）、枸橼酸铋钾（片剂、胶囊剂、颗粒剂）。

（2）胃肠解痉药　硫酸阿托品（片剂）、氢溴酸山莨菪碱（片剂、注射剂）。

（3）泻药与止泻药　酚酞（片剂）、开塞露（甘油制剂）、硫酸镁（口服溶液剂）、复方地芬诺酯（片剂）、盐酸洛哌丁胺（胶囊剂）、双八面体蒙脱石（散剂）、双歧杆菌制剂（片剂、2～8℃、避光）。

（4）止吐药与胃肠动力药　盐酸甲氧氯普胺（片剂、注射剂、避光）、多潘立酮（片剂）。

（5）助消化药　胰酶（片剂、胶囊剂）、乳酶生（片剂）、多酶（片剂）。

### 2. 心血管系统用药

（1）心功能不全及心律失常用药　地高辛（片剂）、去乙酰毛花苷（注射剂）、酒石酸美托洛尔（片剂）、硫酸奎尼丁（片剂、胶囊剂）、盐酸胺碘酮（注射剂）、盐酸普鲁卡因胺（注射剂）、盐酸普罗帕酮（片剂、注射剂）、盐酸普萘洛尔（片剂）、盐酸美西律（片剂、胶囊剂）、盐酸维拉帕米（注射剂）。

（2）抗心绞痛药　硝苯地平（片剂）、硝酸甘油（片剂、注射剂）、硝酸异山梨酯（片剂）。

（3）抗高血压药　甲磺酸酚妥拉明（注射剂）、复方降压片（片剂）、盐酸哌唑嗪（片剂）、卡托普利（片剂）、尼群地平（片剂、胶囊剂）、苯磺酸氨氯地平（片剂）、硝普钠（注射剂）。

（4）抗休克药　盐酸肾上腺素（注射剂）、重酒石酸去甲肾上腺素（注射剂）、盐酸多巴胺（注

第三十九章

射剂）、盐酸多巴酚丁胺（注射剂）、盐酸异丙肾上腺素（注射剂）、重酒石酸间羟胺（注射剂）。

（5）调脂药　非诺贝特（片剂、胶囊剂）、辛伐他汀（片剂）。

**3. 呼吸系统用药**

（1）镇咳祛痰和感冒药　复方甘草（片剂、合剂）、枸橼酸喷托维林（片剂）、氯化铵（片剂）、盐酸溴己新（片剂）、盐酸氨溴索（片剂、溶液剂）、复方酚麻美敏（片剂）、复方盐酸伪麻黄碱（缓释胶囊剂）。

（2）平喘药　氨茶碱（片剂、注射剂）、硫酸沙丁胺醇（喷雾剂、粉雾剂）。

**4. 中枢神经系统用药**

（1）镇痛药　芬太尼（注射剂、贴剂）、盐酸吗啡（片剂、注射剂）、盐酸哌替啶（注射剂）、盐酸布桂嗪（片剂、注射剂）、盐酸曲马多（胶囊剂、注射剂）。

（2）解热镇痛抗炎药　阿司匹林（片剂、胶囊剂）、复方阿司匹林（片剂）、布洛芬（片剂、胶囊剂）、对乙酰氨基酚（片剂、胶囊剂）。

（3）镇静催眠药　苯巴比妥（片剂、注射剂）、水合氯醛（口服溶液剂）。

（4）抗焦虑药　地西泮（片剂、注射剂）、氯硝西泮（片剂、注射剂）、艾司唑仑（片剂）。

（5）抗抑郁药　盐酸丙米嗪（片剂）、盐酸多塞平（片剂、胶囊剂）、盐酸阿米替林（片剂）、盐酸氯米帕明（片剂、注射剂）。

（6）抗精神病药　奋乃静（片剂、注射剂）、氟哌啶醇（片剂、注射剂）、舒必利（片剂、注射剂）、盐酸氯丙嗪（片剂、注射剂）、盐酸三氟拉嗪（片剂）、盐酸氟奋乃静（片剂、注射剂）。

**5. 麻醉药**　恩氟烷（吸入剂）、硫喷妥钠（注射剂）、盐酸氯胺酮（注射剂）、盐酸利多卡因（注射剂）、盐酸普鲁卡因（注射剂）、盐酸布比卡因（注射剂）、盐酸丁卡因（注射剂）。

**6. 抗微生物药**

（1）抗菌药　阿莫西林（片剂、胶囊剂）、氨苄西林钠（注射剂）、苯唑西林钠（注射剂）、青霉素（注射剂）、苄星青霉素（注射剂）、哌拉西林钠（注射剂）、头孢氨苄（片剂、胶囊剂）、头孢唑林钠（注射剂）、头孢呋辛（片剂、注射剂）、头孢噻肟钠（注射剂）、头孢哌酮钠舒巴坦钠（注射剂）、头孢曲松钠（注射剂）、硫酸庆大霉素（注射剂）、硫酸奈替米星（注射剂）、盐酸四环素（片剂）、盐酸多西环素（片剂、胶囊剂）、红霉素（片剂、胶囊剂、注射剂）、罗红霉素（片剂、胶囊剂）、阿奇霉素（胶囊剂、片剂、颗粒剂、注射剂）、盐酸林可霉素（注射剂）、盐酸克林霉素（胶囊剂、注射剂）、复方磺胺甲噁唑（片剂、胶囊剂）、磺胺嘧啶（片剂、胶囊剂、注射剂）、诺氟沙星（片剂、胶囊剂）、左氧氟沙星（片剂、注射剂）、环丙沙星（片剂、胶囊剂）、甲硝唑（片剂、胶囊剂、注射剂）、呋喃妥因（片剂）、呋喃唑酮（片剂）、盐酸小檗碱（片剂）。

（2）抗结核病及抗麻风病药　对氨基水杨酸钠（片剂）、利福平（胶囊剂）、硫酸链霉素（注射剂）、盐酸乙胺丁醇（片剂、胶囊剂）、异烟肼（片剂、注射剂、遮光）、吡嗪酰胺（片剂、胶囊剂）、氨苯砜（片剂）、醋氨苯砜（注射剂、避光）。

（3）抗真菌药　制霉素（片剂）、氟康唑（片剂、胶囊剂、注射剂）、酮康唑（片剂、胶囊剂）、伊曲康唑（片剂、胶囊剂）。

（4）抗病毒药　阿昔洛韦（片剂、胶囊剂、注射剂）、利巴韦林（胶囊剂、注射剂）。

7. 抗寄生虫病药

（1）抗疟药　硫酸奎宁（片剂）、磷酸伯氨喹（片剂）、磷酸氯喹（片剂、注射剂）、青蒿琥酯（片剂、注射剂）。

（2）抗血吸虫病药　吡喹酮（片剂）、硫氯酚（片剂、胶囊剂）、枸橼酸乙胺嗪（片剂）。

（3）驱肠虫药　甲苯咪唑（片剂）。

8. 抗变态反应药　马来酸氯苯那敏（片剂、注射剂）、盐酸苯海拉明（片剂、注射剂）、盐酸异丙嗪（片剂、注射剂）、氯雷他定（片剂）、盐酸赛庚啶（片剂）、盐酸西替利嗪（片剂）。

9. 激素药　地塞米松（片剂、注射剂）、氢化可的松（注射剂）、泼尼松龙（片剂、注射剂）。

10. 泌尿系统用药　呋塞米（注射剂、片剂）、甘露醇（注射剂）。

11. 眼科用药　阿昔洛韦（滴眼剂）、红霉素（眼膏剂）、利福平（滴眼剂）、硫酸庆大霉素（注射剂、滴眼剂）、氯霉素（滴眼剂）、磺胺醋酰钠（滴眼剂）、四环素醋酸可的松（软膏剂）、盐酸金霉素（眼膏剂、滴眼剂）、氧氟沙星（滴眼剂、眼膏剂）、地塞米松磷酸钠（滴眼剂）。

12. 耳鼻喉科及口腔科用药　复方硼砂（漱口液）、盐酸麻黄碱（滴鼻剂）、氧氟沙星（滴耳剂）、酚甘油（滴耳剂）、过氧化氢（滴耳剂）。

13. 皮肤科用药　阿昔洛韦（软膏剂）、红霉素（软膏剂）、克霉唑（软膏剂）、联苯苄唑（外用溶液剂、软膏剂）、硝酸咪康唑（软膏剂）、盐酸特比萘芬（片剂、软膏剂）、清凉油（膏剂）复方醋酸地塞米松（乳膏剂、软膏剂）。

14. 维生素及水、电解质和酸碱平衡调节药　维生素B族（片剂）、维生素C（片剂、注射剂、避光）、氯化钾（片剂、注射剂）、0.9%氯化钠（注射剂）、5%葡萄糖（注射剂）、葡萄糖氯化钠（注射剂）、复方氯化钠（注射剂）、碳酸氢钠（片剂、注射剂）、门冬氨酸钾镁（注射剂）、口服补液盐（散剂）。

15. 生物制品　多价气性坏疽抗毒素（注射剂、2～8℃、避光）、抗狂犬病血清（注射剂、2～8℃、避光）、抗炭疽血清（注射剂、2～8℃、避光）、破伤风抗毒素（注射剂、2～8℃、避光）、肉毒抗毒素（注射剂、2～8℃、避光）。

16. 感冒药　藿香正气水（口服溶液剂）、十滴水（口服溶液剂）、保济丸（丸剂）、板蓝根（颗粒剂）。

## 四、重大水灾后不同时间段医疗队随行药品保障目录

1. 灾后72小时以内　青霉素（注射剂）、阿莫西林（片剂）、头孢曲松钠（注射剂）、阿奇霉素（胶囊剂、片剂、颗粒剂、注射剂）、诺氟沙星（胶囊剂）、左氧氟沙星（注射剂）、硫酸庆大霉素（注射剂）、复方磺胺甲噁唑（片剂）、红霉素（软膏剂）、多西环素（片剂）、甲硝唑（注射剂、片剂）、盐酸小檗碱（片剂）、利巴韦林（片剂）、盐酸甲氧氯普胺（注射剂）、双八面体蒙脱石（散剂）、口服补液盐（散剂）、盐酸多巴酚丁胺（注射剂）、盐酸肾上腺素（注射剂）、盐酸异丙肾上腺素（注射剂）、去乙酰毛花苷（注射剂）、重酒石酸去甲肾上腺素（注射剂）、卡托普利（片剂）、地高辛（片剂）、盐酸普萘洛尔（片剂）、硝酸甘油（片剂）、硝酸异山梨酯（片剂）、复方酚麻美敏（片剂）、盐酸氨溴索（片剂）、氨茶碱（片剂）、硫酸沙丁胺醇（气雾剂）、对乙酰氨基酚（片剂）、阿司匹林（片剂）、盐酸吗啡（注射剂）、苯巴比妥（片剂）、地西泮（注

第三十九章

射剂、片剂）、盐酸氯丙嗪（片剂）、吡喹酮（片剂）、磷酸伯氨喹（片剂）、磷酸氯喹（片剂）、青蒿琥酯（片剂）、马来酸氯苯那敏（片剂）、盐酸异丙嗪（注射剂、片剂）、地塞米松（注射剂、片剂）、泼尼松龙（片剂）、呋塞米（片剂）、甘露醇（注射剂）、维生素B族（片剂）、维生素C（注射剂、片剂）、10%氯化钾（注射剂）、0.9%氯化钠（注射剂）、5%葡萄糖（注射剂）、复方氯化钠（注射剂）、碳酸氢钠（片剂）、复方硼砂（漱口液）、盐酸麻黄碱（滴鼻剂）、四环素醋酸可的松（软膏剂）、阿昔洛韦（片剂）、清凉油（膏剂）、复方醋酸地塞米松（乳膏剂）、利福平（滴眼剂）、阿昔洛韦（滴眼剂）、藿香正气水（酊剂）、板蓝根（颗粒剂）、清开灵（注射剂）、速效救心丸（丸剂）。

**2. 灾后一星期** 硫酸阿托品（注射剂）、氢溴酸山莨菪碱（注射剂）、酚酞（片剂）、开塞露（甘油制剂）、双八面体蒙脱石（散剂）、双歧杆菌制剂（片剂）、盐酸甲氧氯普胺（注射剂）、多潘立酮（片剂）、乳酶生（片剂）、地高辛（片剂）、去乙酰毛花苷（注射剂）、盐酸普萘洛尔（片剂）、盐酸维拉帕米（片剂）、硝苯地平（片剂）、硝酸甘油（片剂）、硝酸异山梨酯（片剂）、复方降压片（片剂）、盐酸肾上腺素（注射剂）、重酒石酸去甲肾上腺素（注射剂）、盐酸多巴胺（注射剂）、盐酸多巴酚丁胺（注射剂）、盐酸异丙肾上腺素（注射剂）、重酒石酸间羟胺（注射剂）、非诺贝特（片剂）、辛伐他汀（片剂）、复方甘草（片剂）、枸橼酸喷托维林（片剂）、氯化铵（注射剂）、盐酸氨溴索（片剂）、复方酚麻美敏（片剂）、氨茶碱（片剂）、硫酸沙丁胺醇（气雾剂）、盐酸吗啡（注射剂）、盐酸哌替啶（注射剂）、阿司匹林（片剂）、布洛芬（片剂）、对乙酰氨基酚（片剂）、苯巴比妥（片剂）、水合氯醛（口服溶液剂）、地西泮（注射剂、片剂）、盐酸阿米替林（片剂）、盐酸氯胺酮（注射剂）、盐酸普鲁卡因（注射剂）、青霉素（注射剂）、头孢氨苄（片剂）、头孢噻肟钠（注射剂）、头孢曲松钠（注射剂）、硫酸庆大霉素（注射剂）、硫酸奈替米星（注射剂）、盐酸四环素（片剂）、盐酸多西环素（片剂）、红霉素（软膏剂）、阿奇霉素（胶囊剂、片剂、颗粒剂、注射剂）、盐酸克林霉素（胶囊剂）、复方磺胺甲噁唑（片剂）、磺胺嘧啶（片剂）、诺氟沙星（胶囊剂）、左氧氟沙星（注射剂）、呋喃妥因（片剂）、呋喃唑酮（片剂）、盐酸小檗碱（片剂）、盐酸乙胺丁醇（片剂）、异烟肼（片剂）、制霉素（片剂）、氟康唑（胶囊剂）、阿昔洛韦（片剂）、利巴韦林（片剂）、磷酸伯氨喹（片剂）、磷酸氯喹（片剂）、甲苯咪唑（片剂）、马来酸氯苯那敏（片剂）、盐酸异丙嗪（注射剂、片剂）、氯雷他定（片剂）、盐酸赛庚啶（片剂）、地塞米松（注射剂、片剂）、氢化可的松（片剂）、泼尼松龙（片剂）、氧氟沙星（片剂）、复方硼砂（漱口液）、盐酸麻黄碱（滴鼻剂）、氧氟沙星（滴耳剂）、酚甘油（滴耳剂）、克霉唑（软膏剂）、清凉油（膏剂）、复方醋酸地塞米松（软膏剂）、维生素B族（片剂）、维生素C（注射剂、片剂）、0.9%氯化钠（注射剂）、复方氯化钠（注射剂）、碳酸氢钠（片剂）、门冬氨酸钾镁（片剂）、口服补液盐（散剂）、多价气性坏疽抗毒素（注射剂、2～8℃、避光）、抗狂犬病血清（注射剂、2～8℃、避光）、抗炭疽血清（注射剂、2～8℃、避光）、破伤风抗毒素（注射剂、2～8℃、避光）、肉毒抗毒素（注射剂、2～8℃、避光）、藿香正气水（酊剂）、十滴水（口服溶液剂）、保济丸（丸剂）、板蓝根（颗粒剂）、复方氢氧化铝（片剂）、奥美拉唑（片剂）、开塞露（甘油制剂）、双八面体蒙脱石（散剂）、盐酸甲氧氯普胺（注射剂）、多潘立酮（片剂）、地高辛（片剂）、酒石酸美托洛尔（片剂）、盐酸普萘洛尔（片剂）、盐酸维拉帕米（片剂）、硝苯地平（片剂）。

3. 灾后1个月　硝酸甘油（片剂）、硝酸异山梨酯（片剂）、复方降压片（片剂）、卡托普利（片剂）、盐酸肾上腺素（注射剂）、重酒石酸去甲肾上腺素（注射剂）、非诺贝特（片剂）、辛伐他汀（片剂）、复方甘草（片剂）、盐酸氨溴索（片剂）、复方酚麻美敏（片剂）、氨茶碱（片剂）、硫酸沙丁胺醇（气雾剂）、阿司匹林（片剂）、布洛芬（片剂）、对乙酰氨基酚（片剂）、苯巴比妥（片剂）、水合氯醛（口服溶液剂）、地西泮（注射剂、片剂）、盐酸阿米替林（片剂）、奋乃静（片剂）、舒必利（片剂）、盐酸氯丙嗪（片剂）、盐酸利多卡因（注射剂）、盐酸普鲁卡因（注射剂）、阿莫西林（片剂）、青霉素（注射剂）、头孢噻肟钠（注射剂）、头孢曲松钠（注射剂）、硫酸庆大霉素（注射剂）、盐酸多西环素（片剂）、红霉素（软膏剂）、阿奇霉素（胶囊剂、片剂、颗粒剂、注射剂）、盐酸克林霉素（胶囊剂）、复方磺胺甲噁唑（片剂）、磺胺嘧啶（片剂）、诺氟沙星（胶囊剂）、左氧氟沙星（注射剂）、甲硝唑（注射剂、片剂）、呋喃妥因（片剂）、呋喃唑酮（片剂）、盐酸小檗碱（片剂）、利福平（片剂）、盐酸乙胺丁醇（片剂）、异烟肼（片剂）、氟康唑（胶囊剂）、阿昔洛韦（片剂）、利巴韦林（片剂）、硫酸奎宁（片剂）、磷酸伯氨喹（片剂）、磷酸氯喹（片剂）、青蒿琥酯（片剂）、吡喹酮（片剂）、枸橼酸乙胺嗪（片剂）、马来酸氯苯那敏（片剂）、盐酸异丙嗪（注射剂、片剂）、氯雷他定（片剂）、地塞米松（注射剂、片剂）、氢化可的松（片剂）、泼尼松龙（片剂）、四环素醋酸可的松（软膏剂）、复方硼砂（漱口液）、盐酸麻黄碱（滴鼻剂）、氧氟沙星（滴耳剂）、酚甘油（滴耳剂）、过氧化氢（滴耳剂）、硝酸咪康唑（软膏剂）、清凉油、复方醋酸地塞米松（软膏剂）、维生素B族（片剂）、维生素C（注射剂、片剂）、10%氯化钾（注射剂）、0.9%氯化钠（注射剂）、5%葡萄糖（注射剂）、复方氯化钠（注射剂）、碳酸氢钠（片剂）、门冬氨酸钾镁（片剂）、口服补液盐（散剂）、藿香正气水（酊剂）、十滴水（口服溶液剂）、保济丸（丸剂）、板蓝根（颗粒剂）。

4. 灾后3～6个月　西咪替丁（片剂）、奥美拉唑（片剂）、双八面体蒙脱石（散剂）、盐酸甲氧氯普胺（注射剂）、多潘立酮（片剂）、地高辛（片剂）、酒石酸美托洛尔（片剂）、盐酸胺碘酮（片剂）、盐酸普萘洛尔（片剂）、盐酸美西律（片剂）、盐酸维拉帕米（片剂）、硝苯地平（片剂）、硝酸甘油（片剂）、硝酸异山梨酯（片剂）、复方降压片（片剂）、卡托普利（片剂）、苯磺酸氨氯地平（片剂）、盐酸肾上腺素（注射剂）、重酒石酸去甲肾上腺素（注射剂）、非诺贝特（片剂）、辛伐他汀（片剂）、复方甘草（片剂）、盐酸氨溴索（片剂）、复方盐酸伪麻黄碱（片剂）、氨茶碱（片剂）、硫酸沙丁胺醇（气雾剂）、芬太尼（片剂、贴剂）、阿司匹林（片剂）、布洛芬（片剂）、对乙酰氨基酚（片剂）、地西泮（注射剂、片剂）、盐酸阿米替林（片剂）、盐酸氯米帕明（片剂）、奋乃静（片剂）、舒必利（片剂）、盐酸氯丙嗪（片剂）、盐酸利多卡因（注射剂）、盐酸普鲁卡因（注射剂）、阿莫西林（片剂）、青霉素（注射剂）、苄星青霉素（注射剂）、头孢氨苄（片剂）、头孢噻肟钠（注射剂）、头孢曲松钠（注射剂）、硫酸庆大霉素（注射剂）、盐酸多西环素（片剂）、红霉素（软膏剂）、阿奇霉素（胶囊剂、片剂、颗粒剂、注射剂）、盐酸克林霉素（胶囊剂）、复方磺胺甲噁唑（片剂）、磺胺嘧啶（片剂）、诺氟沙星（胶囊剂）、左氧氟沙星（注射剂）、甲硝唑（注射剂、片剂）、呋喃妥因（片剂）、呋喃唑酮（片剂）、盐酸小檗碱（片剂）、利福平（片剂）、硫酸链霉素（注射剂）、盐酸乙胺丁醇（片剂）、异烟肼（片剂）、氟康唑（胶囊剂）、阿昔洛韦（片剂）、利巴韦林（片剂）、磷酸伯氨喹（片剂）、磷酸氯喹（片剂）、青蒿琥酯（片剂）、马来酸氯苯那敏（片剂）、盐酸异丙嗪（注射剂、片剂）、氯雷他定（片剂）、地塞米松（注射剂、片剂）、氢化可的松（片剂）、泼尼松龙（片剂）、四环素醋酸可的松（软膏剂）、氧氟沙星（片剂）、复方硼砂（漱口液）、盐酸麻黄碱（片剂）、过氧化氢（滴耳剂）、克霉唑（软膏剂）、清凉油（膏剂）、复方醋酸地塞米松（软膏剂）、维生素B族（片剂）、维生素C（注射剂、片剂）、10%氯化钾（注射剂）、0.9%氯化钠（注射剂）、5%葡萄糖（注射剂）、碳酸氢钠（片剂）、门冬氨酸钾镁（片剂）、口服补液盐（散剂）、藿香正气水（酊剂）、十滴水（口服溶液剂）、保济丸（丸剂）、板蓝根（颗粒剂）。

## 第三节　重大冰雪灾害

### 一、冰雪灾害后疾病流行的原因

冰雪灾害，是指因长时间大量降冻雨或降雪造成大范围积雪结冰成灾的自然现象。由于冰雪灾后的特殊性，疾病容易流行，其原因主要如下。

（1）环境卫生恶化　自然疫源地的暴露、扩散，厕所畜圈倒塌、生活垃圾无法处理等生物性污染骤增；消化系统疾病、食源性传染病和疫情等易造成流行。

（2）易感人群增加　感染机会增多，机体易感性增加。低温易引发支气管炎、肺炎等呼吸道感染，如流行性感冒、流行性脑脊髓膜炎、百日咳、麻疹及风疹等疾病。

（3）持续低温引发多种疾病　持续长时间的严寒低温天气，冻伤、心绞痛、心肌梗死、脑卒中等心脑血管系统疾病极易发生；道路交通事故、摔伤、骨折等，一氧化碳中毒事故也会增多；同时易引发抑郁症、内分泌失调、食物中毒；还可能导致维生素缺乏出现相关疾病，如败血症等。

### 二、冰雪灾害后疾病的发病特点

冰雪灾害后疾病的发病呈现出以冻伤、心脑血管疾病、食物中毒、一氧化碳中毒、呼吸道传染病、肠道传染病、精神障碍、意外事故以及灾后心理疾病发病上升为特点（表39-3）。

表39-3　冰雪灾后主要疾病发病种类

| 疾病种类/事故 | 常见疾病及症状/事故 |
|---|---|
| 消化系统疾病 | 霍乱、痢疾、病毒性肝炎、伤寒及肠功能紊乱等 |
| 呼吸系统疾病 | 肺炎、支气管炎、流行性感冒、百日咳、流行性脑脊髓膜炎等 |
| 运动系统及皮肤疾病 | 骨折、软组织挫伤、关节脱位、冻伤等 |
| 心脑血管系统疾病 | 高血压、心绞痛、心肌梗死、脑卒中、心律失常等 |
| 心理疾病 | 失眠、精神恍惚、反应迟钝、敏感易哭、梦魇、抑郁症以及各种各样的心理障碍 |
| 灾后综合征 | 胃溃疡、上消化道出血、糖尿病、内分泌失调、免疫功能失调、月经失调以及癌症等 |
| 意外事故 | 交通事故等 |

### 三、重大冰雪灾害的药品保障目录

1. 消化系统用药

（1）抗酸药及治疗消化性溃疡药　硫糖铝（片剂、胶囊剂）、盐酸雷尼替丁（片剂、注射剂）、奥美拉唑（胶囊剂、注射剂）。

（2）胃肠解痉药　硫酸阿托品（片剂）、氢溴酸山莨菪碱（片剂、注射剂）。

（3）泻药与止泻药　酚酞（片剂）、开塞露（甘油制剂）、硫酸镁（口服溶液剂）、盐酸洛哌丁胺（胶囊剂）、双八面体蒙脱石（散剂）。

（4）止吐药与胃肠动力药　盐酸甲氧氯普胺（片剂、注射剂）、多潘立酮（片剂）。

（5）助消化药　多酶（片剂）、乳酶生（片剂）。

2. 心血管系统用药

（1）心功能不全及心律失常用药　地高辛（片剂）、去乙酰毛花苷（注射剂）、酒石酸美托洛尔（片剂、注射剂）、硫酸奎尼丁（片剂、胶囊剂）、盐酸胺碘酮（片剂、注射剂）、盐酸普鲁卡因胺（注射剂）、盐酸普罗帕酮（片剂、注射剂）、盐酸普萘洛尔（片剂）、盐酸美西律（片剂、胶囊剂）、盐酸维拉帕米（片剂、注射剂）。

（2）抗心绞痛药　硝苯地平（片剂、胶囊剂）、硝酸甘油（片剂、注射剂）、硝酸异山梨酯（片剂）。

（3）抗高血压药　复方降压片（片剂）、盐酸哌唑嗪（片剂）、卡托普利（片剂）、马来酸依那普利（片剂、胶囊剂）、氯沙坦（片剂）、尼群地平（片剂、胶囊剂）、苯磺酸氨氯地平（片剂）、硝普钠（注射剂）。

（4）抗休克药　盐酸肾上腺素（注射剂）、重酒石酸去甲肾上腺素（注射剂）、盐酸多巴胺（注射剂）、盐酸多巴酚丁胺（注射剂）、重酒石酸间羟胺（注射剂）。

（5）调脂药　非诺贝特（片剂、胶囊剂）、辛伐他汀（片剂）。

3. 脑及周围血管扩张药　尼莫地平（片剂、注射剂）、氟桂利嗪（胶囊剂）、维生素E烟酸酯（片剂）、血塞通（片剂、注射剂）、醒脑静（注射剂）、银杏叶提取物（片剂、注射剂）。

4. 呼吸系统用药

（1）镇咳祛痰和感冒药　复方甘草（片剂、合剂）、枸橼酸喷托维林（片剂）、复方磷酸可待因（口服溶液剂）、氯化铵（片剂）、盐酸溴己新（片剂）、盐酸氨溴索（片剂、口服溶液剂、注射剂）、复方酚麻美敏（片剂、口服溶液剂）、氨咖黄敏胶囊剂（胶囊剂）、酚麻美敏（片剂、口服溶液剂）。

（2）平喘药　氨茶碱（片剂、注射剂）、硫酸沙丁胺醇（喷雾剂、粉雾剂、雾化剂）、异丙托溴铵（气雾剂、雾化剂）。

5. 中枢神经系统用药

（1）镇痛药　盐酸吗啡（片剂、注射剂）、芬太尼（贴片、注射剂）、盐酸哌替啶（注射剂）、盐酸布桂嗪（片剂、注射剂）、盐酸曲马多（胶囊剂、注射剂）。

（2）解热镇痛抗炎药　阿司匹林（片剂、胶囊剂）、复方阿司匹林（片剂）、布洛芬（片剂、胶囊剂）、对乙酰氨基酚（片剂、胶囊剂）、吲哚美辛（片剂、胶囊剂）。

（3）镇静催眠药　苯巴比妥（片剂、注射剂）、水合氯醛（口服溶液剂）。

（4）抗焦虑药　地西泮（片剂、注射剂）、氯硝西泮（片剂、注射剂）、艾司唑仑（片剂）、阿普唑仑（片剂）。

（5）抗抑郁药　盐酸丙米嗪（片剂）、盐酸多塞平（片剂、胶囊剂）、盐酸阿米替林（片剂）、盐酸氯米帕明（片剂、注射剂）、帕罗西汀（片剂）、氟西汀（胶囊剂）。

（6）抗精神病药　奋乃静（片剂、注射剂）、氟哌啶醇（片剂、注射剂）、舒必利（片剂、注射剂）、盐酸氯丙嗪（片剂、注射剂）、氯氮平（片剂）、利培酮（片剂）。

6. 麻醉药　恩氟烷（吸入剂）、异氟烷（吸入剂）、硫喷妥钠（注射剂）、丙泊酚（注射剂）、盐酸利多卡因（注射剂）、盐酸普鲁卡因（注射剂）、盐酸布比卡因（注射剂）、盐酸丁卡因（注射剂）。

7. 抗微生物药

（1）抗菌药　阿莫西林（片剂、胶囊剂）、氨苄西林钠（注射剂）、苯唑西林钠（注射剂）、青霉素（注射剂）、苄星青霉素（注射剂）、哌拉西林钠（注射剂）、头孢氨苄（片剂、胶囊剂）、头孢唑林钠（注射剂）、头孢呋辛（片剂、注射剂）、头孢噻肟钠（注射剂）、头孢哌酮钠舒巴坦钠（注射剂）、头孢曲松钠（注射剂）、硫酸庆大霉素（注射剂）、硫酸奈替米星（注射剂）、盐酸四环素（片剂）、盐酸多西环素（片剂、胶囊剂）、红霉素（片剂、胶囊剂、注射剂）、罗红霉素（片剂、胶囊剂）、阿奇霉素（胶囊剂、片剂、颗粒剂、注射剂）、盐酸林可霉素（注射剂）、盐酸克林霉素（胶囊剂、注射剂）、复方磺胺甲噁唑（片剂、胶囊剂）、磺胺嘧啶（片剂、胶囊剂、注射剂）、诺氟沙星（片剂、胶囊剂）、左氧氟沙星（片剂、注射剂）、环丙沙星（片剂、胶囊剂）、甲硝唑（片剂、胶囊剂、注射剂）、呋喃妥因（片剂、胶囊剂）、呋喃唑酮（片剂）、盐酸小檗碱（片剂）。

（2）抗结核病药　对氨基水杨酸钠（片剂）、利福平（胶囊剂）、异烟肼（片剂、注射剂、避光）、吡嗪酰胺（片剂、胶囊剂）。

（3）抗真菌药　制霉素（片剂）、氟康唑（片剂、胶囊剂、注射剂）、硝酸咪康唑（片剂、胶囊剂）、酮康唑（片剂、胶囊剂）。

（4）抗病毒药　阿昔洛韦（片剂、注射剂）、利巴韦林（片剂、注射剂）。

8. 抗寄生虫病药　阿苯达唑（片剂）、左旋咪唑（片剂）。

9. 抗变态反应药　马来酸氯苯那敏（片剂、注射剂）、盐酸苯海拉明（片剂、注射剂）、盐酸异丙嗪（片剂、注射剂）、盐酸赛庚啶（片剂）。

10. 血液系统用药　氨甲苯酸（片剂、注射剂）、氨甲环酸（注射剂）、酚磺乙胺（注射剂）、低分子肝素（注射剂）、右旋糖酐40（注射剂）、血凝酶（注射剂）。

11. 泌尿系统用药　呋塞米（片剂、注射剂）、氢氯噻嗪（片剂）、甘露醇（注射剂）。

12. 激素及内分泌系统用药　地塞米松（片剂）、甲泼尼松（片剂、注射剂）、曲安奈德（注射剂）、普通胰岛素（注射剂、2～8℃、避光）、预混胰岛素（注射剂、2～8℃、避光）、二甲双胍（片剂）、格列苯脲（片剂）、阿卡波糖（片剂）。

13. 眼科用药　阿昔洛韦（滴眼剂）、氯霉素（滴眼剂、眼膏剂）、磺胺醋酰钠（滴眼剂）。

14. 耳鼻喉科及口腔科用药　复方硼砂（漱口液）、盐酸麻黄碱（滴鼻剂）、氧氟沙星（滴耳剂）。

15. 皮肤科用药　阿昔洛韦（软膏剂）、红霉素（软膏剂）、克霉唑（软膏剂）、酮康唑（软膏剂、洗剂）、环吡酮胺（软膏剂）、醋酸曲安奈德尿素（软膏剂）、盐酸特比萘芬（片剂、软膏剂）、冻伤膏（膏剂）。

16. **维生素及水、电解质和酸碱平衡调节药**　维生素C（片剂、注射剂、避光）、维生素$B_1$（片剂、注射剂）、维生素$B_6$（注射剂）、氯化钾（片剂、注射剂）、0.9%氯化钠（注射剂）、5%葡萄糖（注射剂）、葡萄糖氯化钠（注射剂）、复方氯化钠（注射剂）、碳酸氢钠（片剂、注射剂）、门冬氨酸钾镁（注射剂）。

17. **生物制品**　抗狂犬病血清（注射剂、2～8℃、避光）、破伤风抗毒素（注射剂、2～8℃、避光）、破伤风人免疫球蛋白（注射剂、2～8℃、避光）。

18. **中成药**　万花油（搽剂）、正红花油（搽剂）、冰栀伤痛（气雾剂）、云南白药（粉剂、气雾剂、酊剂）、万应止痛膏（贴膏剂）、正骨水（搽剂）、伤科跌打片（片剂）、接骨七厘片（片剂）、麝香壮骨膏（贴膏）、愈伤灵（胶囊剂）、藿香正气（胶囊剂、口服溶液剂）、十滴水（口服溶液剂）、保济丸（丸剂）、板蓝根（颗粒剂）、双黄连口服液（口服溶液剂）、橘红化痰片（片剂）、克咳胶囊（胶囊剂）、复方三七片（片剂）、小儿止咳糖浆（糖浆剂）、四季抗病毒口服液（口服溶液剂）、银黄含片（片剂）。

## 四、重大冰雪灾害后不同时间段医疗队随行药品保障目录

1. **灾后72小时以内**　地高辛（片剂）、去乙酰毛花苷（注射剂）、盐酸普萘洛尔（片剂）、硝酸甘油（片剂）、尼群地平（片剂）、复方降压片（片剂）、盐酸肾上腺素（注射剂）、重酒石酸去甲肾上腺素（注射剂）、尼莫地平（片剂）、复方甘草（片剂）、枸橼酸喷托维林（片剂）、氯化铵（注射剂）、复方酚麻美敏（片剂）、氨咖黄敏（片剂）、氨茶碱（片剂）、硫酸沙丁胺醇（气雾剂）、芬太尼（片剂，贴剂）、复方阿司匹林（片剂）、盐酸利多卡因（注射剂）、盐酸普鲁卡因（注射剂）、青霉素（注射剂）、头孢曲松钠（注射剂）、氨苄西林钠（注射剂）、阿莫西林（片剂）、头孢呋辛酯（片剂）、利巴韦林（片剂）、氨甲苯酸（片剂）、酚磺乙胺（注射剂）、血凝酶（注射剂）、甘露醇（注射剂）、地塞米松（注射剂、片剂）、冻伤膏（软膏剂）、维生素C（注射剂、片剂）、维生素$B_1$（片剂）、10%氯化钾（注射剂）、0.9%氯化钠（注射剂）、5%葡萄糖（注射剂）、葡萄糖氯化钠（注射剂）、破伤风抗毒素（注射剂、2～8℃、避光）、万花油（搽剂）、冰栀伤痛（气雾剂）、云南白药（散剂）、盐酸雷尼替丁（片剂）、硫酸阿托品（注射剂）、酚酞（片剂）、开塞露（甘油制剂）、盐酸甲氧氯普胺（注射剂）、乳酶生（片剂）、酒石酸美托洛尔（片剂）、硫酸奎尼丁（片剂）、盐酸胺碘酮（片剂）。

2. **灾后一星期**　盐酸普鲁卡因胺（注射剂）、盐酸普罗帕酮（注射剂）、盐酸美西律（片剂）、盐酸维拉帕米（片剂）、硝苯地平（片剂）、硝酸异山梨酯（片剂）、盐酸哌唑嗪（片剂）、卡托普利（片剂）、马来酸依那普利（片剂）、氯沙坦（片剂）、苯磺酸氨氯地平（片剂）、硝普钠（注射剂）、盐酸多巴胺（注射剂）、盐酸多巴酚丁胺（注射剂）、重酒石酸间羟胺（注射剂）、非诺贝特（片剂）、辛伐他汀（片剂）、氟桂利嗪（片剂）、维生素E烟酸酯（胶囊剂）、血塞通（片剂）、银杏叶提取物（注射剂）、复方磷酸可待因（口服溶液剂）、氯化铵（注射剂）、盐酸溴己新（片剂）、盐酸氨溴索（片剂）、复方酚麻美敏（片剂）、异丙托溴铵（气雾剂）、盐酸吗啡（注射剂）、盐酸哌替啶（注射剂）、阿司匹林（片剂）、布洛芬（片剂）、水合氯醛（口服溶液剂）、地西泮（注射剂、片剂）、艾司唑仑（片剂）、阿普唑仑（片剂）、恩氟烷（吸入剂）、异氟烷（吸入剂）、硫喷妥钠（注射剂）、丙泊酚（注射剂）、盐酸布比卡因（注射剂）、盐酸丁

卡因（注射剂）、哌拉西林钠（注射剂）、头孢氨苄（片剂）、苯唑西林钠（注射剂）、头孢唑林钠（注射剂）、硫酸阿米卡星（注射剂）、罗红霉素（软膏剂）、红霉素（软膏剂）、去甲万古霉素（注射剂）、阿奇霉素（胶囊剂、片剂、颗粒剂、注射剂）、盐酸林可霉素（胶囊剂）、复方磺胺甲噁唑（片剂）、磺胺嘧啶（片剂）、环丙沙星（片剂）、诺氟沙星（胶囊剂）、左氧氟沙星（注射剂）、甲硝唑（注射剂、片剂）、替硝唑（片剂）、呋喃妥因（片剂）、呋喃唑酮（片剂）、盐酸小檗碱（片剂）、异烟肼（片剂）、氟康唑（胶囊剂）、阿昔洛韦（片剂）、马来酸氯苯那敏（片剂）、氨甲环酸（片剂）、低分子肝素（注射剂）、右旋糖酐40（注射剂）、呋塞米（片剂）、甲泼尼龙（片剂）、曲安奈德（注射剂）、普通胰岛素（注射剂、2～8℃、避光）、预混胰岛素（注射剂、2～8℃、避光）、二甲双胍（片剂）、格列苯脲（片剂）、阿卡波糖（片剂）、复方硼砂（片剂、漱口液）、维生素$B_6$（注射剂）、复方氯化钠（注射剂）、碳酸氢钠（片剂）、门冬氨酸钾镁（片剂）、破伤风人免疫球蛋白（注射剂、2～8℃、避光）、抗狂犬病血清（注射剂、2～8℃、避光）、正红花油（搽剂）、万应止痛膏（贴膏剂）、正骨水（酊剂）、伤科跌打片（片剂）、接骨七厘片（片剂）、麝香壮骨膏（膏剂）、板蓝根（颗粒剂）、双黄连（口服溶液剂）、橘红化痰片（片剂）、克咳胶囊（胶囊剂）、小儿止咳糖浆（糖浆剂）、银黄含片（片剂）、硫糖铝（片剂）、奥美拉唑（片剂）、氢溴酸山莨菪碱（注射剂）、硫酸镁（注射剂）、盐酸洛哌丁胺（胶囊剂）、双八面体蒙脱石（散剂）、多潘立酮（片剂）、多酶（片剂）、盐酸布桂嗪（注射剂）。

3. 灾后1个月　盐酸曲马多（片剂）、对乙酰氨基酚（片剂）、吲哚美辛（片剂）、苯巴比妥（片剂）、氯硝西泮（片剂）、盐酸丙米嗪（片剂）、盐酸多塞平（片剂）、盐酸阿米替林（片剂）、帕罗西汀（片剂）、盐酸氯米帕明（片剂）、奋乃静（片剂）、氟哌啶醇（片剂）、舒必利（片剂）、盐酸氯丙嗪（片剂）、利培酮（片剂）、氯氮平（片剂）、对氨基水杨酸钠（片剂）、利福平（片剂）、制霉素（片剂）、硝酸咪康唑（软膏剂）、环吡酮胺（软膏剂）、醋酸曲安奈德尿素（软膏剂）、盐酸特比萘芬（片剂）、阿苯达唑（片剂）、左旋咪唑（片剂）、盐酸苯海拉明（片剂）、盐酸异丙嗪（注射剂、片剂）、盐酸赛庚啶（片剂）、氢氯噻嗪（片剂）、阿昔洛韦（片剂）、氯霉素（片剂）、磺胺醋酰钠（滴眼剂）、盐酸麻黄碱（片剂）、氧氟沙星（片剂）、阿昔洛韦（片剂）、红霉素（软膏剂）、克霉唑（片剂）、复方酮康唑（软膏剂）、复方三七片（片剂）、愈伤灵胶囊（胶囊剂）、藿香正气水（酊剂）、十滴水（口服溶液剂）、保济丸（丸剂）。

## 第四节　火　灾

### 一、火灾后疾病流行的原因

在各类自然灾害中，火灾不受时空限制，发生频率最高。火灾直接对人体造成皮肤创伤，创面易受微生物感染，故易引发局部和全身性感染性疾病。严重烧伤及吸入性损伤病人易产生内部器官性损伤，并由此导致继发性器官感染或衰竭。

### 二、火灾后疾病发病的特点

（1）火灾直接引起的皮肤烧伤及其并发症　火灾中引起烧伤。皮肤是身体最大的器官，严重烧伤时，保护身体内环境稳定的功能受到破坏或丧失，从而引起烧伤病人出现休克、感染、多器官功能不全等危及生命的严重并发症。烧伤不是单纯的局部损伤，而是全身性疾病。

（2）火灾烟气所致的损伤和中毒　火灾事故中烟气（包含有毒有害成分、腐蚀性成分、颗粒物等）是伤害生命的主要因素，主要包括：①毒性效应（CO、HCN等）引起昏迷，丧失意识及人体功能；②窒息性效应（$CO_2$等）缺氧引起呼吸频率加快，从而加速毒性效应；③刺激性效应（$SO_2$，HCl等）使呼吸道疼痛和呼吸困难，数小时后肺部发炎等；④灼伤性效应（高温颗粒物）皮肤裸露部分与上呼吸道灼伤，阻碍逃生。

（3）火灾后伴发的心理疾病　火灾后的心理疾病，如烦躁不安、压抑、悲伤、注意力不集中，丧失工作能力，并伴心血管、消化、精神系统的躯体症状，烧伤、皮肤毁容产生自卑心理。

## 三、重大火灾药品保障目录

1. 心血管系统用药

（1）心功能不全及心律失常用药　地高辛（片剂）、去乙酰毛花苷（注射剂）、酒石酸美托洛尔（片剂、注射剂）、硫酸奎尼丁（片剂、胶囊剂）、盐酸胺碘酮（片剂、注射剂）、盐酸普鲁卡因胺（注射剂）、盐酸普罗帕酮（片剂、注射剂）、盐酸普萘洛尔（片剂）、盐酸美西律（片剂、胶囊剂）、盐酸维拉帕米（片剂、注射剂）。

（2）抗心绞痛药　硝苯地平（片剂、胶囊剂）、硝酸甘油（片剂、注射剂）、硝酸异山梨酯（片剂、喷雾剂）。

（3）抗休克药　盐酸肾上腺素（注射剂）、重酒石酸去甲肾上腺素（注射剂）、盐酸多巴胺（注射剂）、盐酸多巴酚丁胺（注射剂）、重酒石酸间羟胺（注射剂）、普鲁卡因肾上腺素（注射剂）、盐酸去氧肾上腺素（注射剂）、盐酸异丙肾上腺素（注射剂、气雾剂）。

2. 中枢神经系统用药

（1）镇痛药　盐酸吗啡（片剂、注射剂）、芬太尼（贴片、注射剂）、盐酸哌替啶（注射剂）、盐酸布桂嗪（片剂、注射剂）、盐酸曲马多（片剂、胶囊剂、注射剂）。

（2）镇静催眠药　苯巴比妥（片剂、注射剂）、水合氯醛（口服溶液剂）。

（3）抗焦虑药　地西泮（片剂、注射剂）、氯硝西泮（片剂）、氯氮䓬（片剂）、艾司唑仑（片剂）、阿普唑仑（片剂）、美沙唑仑（片剂、颗粒剂）、谷维素（片剂）。

（4）抗抑郁药　阿米替林（片剂）、多塞平（片剂、注射剂）、氯米帕明（片剂、注射剂）、氟西汀（胶囊剂）、帕罗西汀（片剂）、舍曲林（片剂）、文拉法辛（胶囊剂）。

3. 麻醉药　恩氟烷（吸入剂）、异氟烷（吸入剂）、硫喷妥钠（注射剂）、丙泊酚（注射剂）、盐酸利多卡因（注射剂）、盐酸普鲁卡因（注射剂）、盐酸布比卡因（注射剂）、盐酸丁卡因（注射剂）、咪达唑仑（片剂）、盐酸氯胺酮（注射剂）。

4. 抗微生物药

（1）抗菌药　阿莫西林（片剂、胶囊剂）、氨苄西林钠（注射剂）、苯唑西林钠（注射剂）、青霉素（注射剂）、头孢噻肟钠（注射剂）、头孢唑林钠（注射剂）、苄星青霉素（注射剂）、哌拉西林钠（注射剂）、头孢哌酮钠舒巴坦钠（注射剂）、头孢曲松钠（注射剂）、硫酸阿米卡星（注射剂）、硫酸庆大霉素（注射剂）、硫酸奈替米星（注射剂）、头孢拉定（片剂、胶囊剂）、头孢氨苄

（片剂、胶囊剂）、头孢呋辛（片剂、注射剂）、青霉素V钾（片剂、颗粒剂）、盐酸四环素（片剂）、盐酸多西环素（片剂、胶囊剂）、红霉素（片剂、胶囊剂、注射剂）、罗红霉素（片剂、胶囊剂）、阿奇霉素（胶囊剂、片剂、注射剂）、盐酸林可霉素（注射剂）、盐酸克林霉素（胶囊剂、注射剂）、磷霉素钠（注射剂）、诺氟沙星（片剂、胶囊剂）、左氧氟沙星（片剂、注射剂）、环丙沙星（片剂、胶囊剂）、盐酸洛美沙星（胶囊剂、滴眼剂、滴耳剂）、加替沙星（片剂）、甲硝唑（片剂、胶囊剂、注射剂、泡腾片、栓剂）、替硝唑（注射剂、栓剂、片剂、胶囊剂）、呋喃妥因（片剂、胶囊剂、口服混悬剂）、呋喃唑酮（片剂）、复方磺胺甲噁唑（片剂、胶囊剂）、盐酸小檗碱（片剂）。

（2）抗真菌药　制霉素（片剂）、氟康唑（片剂、胶囊剂、注射剂）、硝酸咪康唑（片剂、胶囊剂）、酮康唑（片剂、胶囊剂）、伊曲康唑（胶囊剂）。

（3）抗病毒药　阿昔洛韦（片剂、胶囊剂、注射剂、软膏剂、颗粒剂、滴眼剂）、利巴韦林（注射剂、片剂、颗粒剂、口服溶液剂、滴眼剂、滴鼻剂）。

**5. 眼科用药**　阿昔洛韦（滴眼剂）、氯霉素（滴眼剂、眼膏剂）、磺胺醋酰钠（滴眼剂）、地塞米松磷酸钠（滴眼剂）、利福平（滴眼剂）、红霉素（眼膏剂）、四环素醋酸可的松（滴眼剂）、盐酸金霉素（眼膏剂）、氧氟沙星（滴眼剂、眼膏剂）。

**6. 耳鼻喉科及口腔科用药**　复方硼砂（片剂、漱口液）、盐酸麻黄碱（滴鼻剂）、氧氟沙星（片剂）、酚甘油（滴耳剂）、过氧化氢（滴耳剂）。

**7. 维生素及水、盐、电解质和酸碱平衡调节药**　维生素C（片剂、注射剂、避光）、维生素$B_1$（片剂、注射剂）、维生素$B_6$（注射剂）、氯化钾（片剂、注射剂）、0.9%氯化钠（注射剂）、5%葡萄糖（注射剂）、葡萄糖氯化钠（注射剂）、复方氯化钠（注射剂）、碳酸氢钠（片剂、注射剂）、门冬氨酸钾镁（注射剂）、维生素A（胶丸剂）、维生素AD（胶丸剂、滴剂）、左卡尼汀（注射剂、口服溶液剂）、复方维生素B（片剂）、烟酸（片剂、注射剂）、维生素$B_2$（片剂、注射剂）、维生素E（片剂、注射剂、胶丸剂）、多种维生素（注射剂）、复方乳酸钠葡萄糖（注射剂）、复方乳酸钠山梨醇（注射剂）。

**8. 外用药**　愈创蓝油烃（软膏剂、避光、密闭、凉处）、亚细亚皂苷（软膏剂）、磺胺嘧啶银（霜剂）、疤痕贴（贴剂）、獾油（油剂）。

**9. 抗毒素、免疫血清及免疫增强剂**　破伤风抗毒素（注射剂、2~8℃、避光）、多价气性坏疽抗毒素（注射剂、2~8℃、避光）、破伤风抗毒血清（注射剂、2~8℃、避光）、转移因子（片剂、注射剂、–20℃以下保存）

**10. 血液制品**　人血白蛋白（注射剂、2~8℃、避光）、人免疫球蛋白（注射剂、2~8℃、避光）、破伤风人免疫球蛋白（注射剂、2~8℃、避光）、冻干铜绿假单胞菌免疫人血浆（注射剂、2~8℃、避光）。

## 第五节　矿　难

常见的矿难有瓦斯爆炸、煤尘爆炸、井下火灾、井下透水、顶板塌方、电气安全等。瓦斯爆炸事故占到矿难事故的54%左右。矿难事故伤害多涉及青壮年男性，往往造成严重社会问题。

### 一、矿难后疾病发生的原因

矿难事故诱因很多，如矿山通风系统不完善，造成工作面瓦斯积聚，遇电火花、掘进爆破引起瓦斯爆炸事故；越界开采防水煤柱，私挖滥采积累的大量未经处理的采空区形成薄弱地带，受采动影响和蠕变作用的破坏及降水影响，可诱发顶板冒落、地表塌陷，老空区积水或地下水溃入井下，从而导致透水事故发生等；许多化工产品易燃易爆，泄漏后遇可燃因素就可能造成重大人员伤亡。

### 二、矿难后疾病发生的特点

矿难事故是急性、强烈重大创伤应激性事件，可迅速造成人的心理、生理和行为的改变。常见的矿难事故疾病为机械伤、压埋伤、挤压伤、爆震伤、化学性气体中毒伤、复合伤等。

### 三、矿难的药品保障目录

1. 血容量扩充药　低分子右旋糖酐（注射剂）、羟乙基淀粉（注射剂）。

2. 消化系统用药　西咪替丁（注射剂）。

3. 抗休克药　肾上腺素（注射剂）、去甲肾上腺素（注射剂）、多巴胺（注射剂）、间羟胺（注射剂）、尼可刹米（注射剂）。

4. 中枢神经系统用药

（1）镇痛药　吗啡（注射剂、片剂）。

（2）抗焦虑药　地西泮（注射剂、片剂）、艾司唑仑（片剂）。

5. 抗微生物药　头孢曲松（注射剂）、诺氟沙星（片剂）、甲硝唑（注射剂、片剂）。

6. 激素药　地塞米松（注射剂、片剂）。

7. 泌尿系统用药　呋塞米（注射剂）、甘露醇（注射剂）。

8. 维生素及水、电解质和酸碱平衡调节药　0.9%氯化钠（注射剂）、5%葡萄糖（注射剂）、10%葡萄糖酸钙（注射剂）、口服补液盐Ⅱ（散剂）、氯化钾（注射剂、口服溶液剂）。

9. 生物制品　破伤风抗毒素（注射剂、2～8℃、避光）。

10. 消肿止痛药　獾油（油剂）。

## 第六节　化学物质伤害突发事件

### 一、化学物质伤害发生的原因

化学物质伤害是指由化学物质造成的人员伤亡、财产损失或环境污染事故。随着化学工业的飞速发展，化学物质事故的规模和频率也在逐年上升。

（1）技术因素　化工厂选址不当，设备陈旧，生产车间缺乏维护，生产设施和工艺流程落后，未按照安全规定和操作规程不规范。

（2）人为因素　生产过程严重缺乏责任心，玩忽职守。

（3）自然因素　地震、洪水、海啸等不可抗拒的自然环境变化，造成设施严重破坏，有毒有害的化学物质外泄，造成化学物质损害。

## 二、化学物质伤害的特点

（1）突发性、难治性　化学物质损害的发生具有突发和难以预料性。短时间内可造成大量有害化学物质外泄，引起燃烧、爆炸等次生灾害。初期确定中毒物质很难，容易出现误诊误治。事故现场包括缺氧、剧毒、高温，救护设备及药品搬运通道受阻，绝大多数化学毒物无特效解毒剂，化学物质所引起的损害需较强的综合救治能力。

（2）群体性、扩散性　突发化学物质中毒事故多发生于公共场所，易出现同一区域的群体性中毒。危害最大的是毒性气体，有挥发性的有毒液体污染地面、道路和工厂设施时，可引起污染区扩散，造成间接中毒。水源污染也是重要的污染途径。

（3）环境污染，危害极大　有毒气体在高低、疏密不一的居民区及围墙内易滞留。有毒液体和一些高浓度、水溶性好的有毒气体能长期污染环境。毒物的长期危害不仅表现为毒物内在毒性的持久效应，还包括并发的精神和社会影响。

（4）心理影响和致伤伤员的远期效应　突发化学物质伤害事故现场约75%的人出现轻重不同的恐怖综合征，提示人员抢救治疗必须越快、越早越好，同时应在整体治疗时，对突发中毒伤员的远期效应进行兼顾和并治，在可能的条件下进行预防。

## 三、化学物质伤害的药品保障目录

1. 消化系统用药

（1）抗酸药及治疗消化性溃疡药　复方氢氧化铝（片剂），硫糖铝（片剂、胶囊剂、混悬剂）、西咪替丁（片剂、胶囊剂、注射剂）、盐酸雷尼替丁（片剂、胶囊剂、注射剂）、奥美拉唑（胶囊剂、注射剂）、枸橼酸铋钾（片剂、胶囊剂、颗粒剂）。

（2）胃肠解痉药　硫酸阿托品（片剂）、氢溴酸山莨菪碱（片剂、注射剂）。

（3）泻药与止泻药　酚酞（片剂）、开塞露（甘油制剂）、硫酸镁（口服溶液剂）、复方地芬诺酯（片剂）、盐酸洛哌丁胺（胶囊剂）、双八面体蒙脱石（散剂）、双歧杆菌制剂（片剂、2～8℃避光）。

（4）止吐药与胃肠动力药　盐酸甲氧氯普胺（片剂、注射剂）、多潘立酮（片剂）。

（5）助消化药　胰酶（片剂、胶囊剂）、乳酶生（片剂）、多酶（片剂）。

2. 心血管系统用药

（1）心功能不全及心律失常用药　地高辛（片剂）、去乙酰毛花苷（注射剂）、酒石酸美托洛尔（片剂）、硫酸奎尼丁（片剂、胶囊剂）、盐酸胺碘酮（注射剂）、盐酸普鲁卡因胺（注射剂）、盐酸普罗帕酮（片剂、注射剂）、盐酸普萘洛尔（片剂）、盐酸美西律（片剂、胶囊剂）、盐酸维拉帕米（注射剂）。

（2）抗心绞痛药　硝苯地平（片剂）、硝酸甘油（片剂、注射剂）、硝酸异山梨酯（片剂）。

（3）抗高血压药　甲磺酸酚妥拉明（注射剂）、复方降压片（片剂）、盐酸哌唑嗪（片剂）、卡托普利（片剂）、尼群地平（片剂、胶囊剂）、苯磺酸氨氯地平（片剂）、硝普钠（注射剂）。

（4）抗休克药　盐酸肾上腺素（注射剂）、重酒石酸去甲肾上腺素（注射剂）、盐酸多巴胺（注射剂）、盐酸多巴酚丁胺（注射剂）、盐酸异丙肾上腺素（注射剂）、重酒石酸间羟胺（注射剂）。

（5）调脂药　非诺贝特（片剂、胶囊剂）、辛伐他汀（片剂）。

3. 呼吸系统用药

（1）镇咳祛痰和感冒药　复方甘草（片剂、合剂）、枸橼酸喷托维林（片剂）、氯化铵（片剂）、盐酸溴己新（片剂）、盐酸氨溴索（片剂、溶液剂）、复方酚麻美敏（片剂）、复方盐酸伪麻黄碱（胶囊剂）。

（2）平喘药　氨茶碱（片剂、注射剂）、硫酸沙丁胺醇（喷雾剂、粉雾剂、雾化剂）。

4. 中枢神经系统用药

（1）镇痛药　芬太尼（注射剂、贴剂）、盐酸吗啡（片剂、注射剂）、盐酸哌替啶（注射剂）、盐酸布桂嗪（片剂、注射剂）、盐酸曲马多（胶囊剂、注射剂）。

（2）解热镇痛抗炎药　阿司匹林（片剂、胶囊剂）、复方阿司匹林（片剂）、布洛芬（片剂、胶囊剂）、对乙酰氨基酚（片剂、胶囊剂）。

（3）镇静催眠药　苯巴比妥（片剂、注射剂）、水合氯醛（口服溶液剂）。

（4）抗焦虑药　地西泮（片剂、注射剂）、氯硝西泮（片剂、注射剂）、艾司唑仑（片剂）。

（5）抗抑郁药　盐酸丙米嗪（片剂）、盐酸多塞平（片剂、胶囊剂）、盐酸阿米替林（片剂）、盐酸氯米帕明（片剂、注射剂）。

（6）抗精神病药　奋乃静（片剂、注射剂）、氟哌啶醇（片剂、注射剂）、舒必利（片剂、注射剂）、盐酸氯丙嗪（片剂、注射剂）、盐酸三氟拉嗪（片剂）、盐酸氟奋乃静（片剂、注射剂）。

5. 麻醉药　恩氟烷（吸入剂）、硫喷妥钠（注射剂）、盐酸氯胺酮（注射剂）、盐酸利多卡因（注射剂）、盐酸普鲁卡因（注射剂）、盐酸布比卡因（注射剂）、盐酸丁卡因（注射剂）。

6. 抗微生物药

（1）抗菌药　阿莫西林（片剂、胶囊剂）、氨苄西林钠（注射剂）、苯唑西林钠（注射剂）、青霉素（注射剂）、苄星青霉素（注射剂）、哌拉西林钠（注射剂）、头孢氨苄（片剂、胶囊剂）、头孢唑林钠（注射剂）、头孢呋辛（片剂、注射剂）、头孢噻肟钠（注射剂）、头孢哌酮钠舒巴坦钠（注射剂）、头孢曲松钠（注射剂）、硫酸庆大霉素（注射剂）、硫酸奈替米星（注射剂）、盐酸四环素（片剂）、盐酸多西环素（片剂、胶囊剂）、红霉素（片剂、胶囊剂、注射剂）、罗红霉素（片剂、胶囊剂）、阿奇霉素（胶囊剂、片剂、颗粒剂、注射剂）、盐酸林可霉素（注射剂）、盐酸克林霉素（胶囊剂、注射剂）、复方磺胺甲噁唑（片剂、胶囊剂）、磺胺嘧啶（片剂、胶囊剂、注射剂）、诺氟沙星（片剂、胶囊剂）、左氧氟沙星（片剂、注射剂）、环丙沙星（片剂、胶囊剂）、甲硝唑（片剂、胶囊剂、注射剂）、呋喃妥因（片剂、胶囊剂）、呋喃唑酮（片剂）、盐酸小檗碱（片剂）。

（2）抗结核病及抗麻风病药　对氨基水杨酸钠（片剂）、利福平（胶囊剂）、硫酸链霉素（注射剂）、盐酸乙胺丁醇（片剂、胶囊剂）、异烟肼（片剂、注射剂、避光）、吡嗪酰胺（片剂、胶囊剂）、氨苯砜（片剂）、醋氨苯砜（注射剂、避光）。

（3）抗真菌药　制霉素（片剂）、氟康唑（片剂、胶囊剂、注射剂）、酮康唑（片剂、胶囊剂）、伊曲康唑（片剂、胶囊剂）。

（4）抗病毒药　阿昔洛韦（片剂、胶囊剂、注射剂）、利巴韦林（胶囊剂、注射剂）。

7. **抗变态反应药** 马来酸氯苯那敏（片剂、注射剂）、盐酸苯海拉明（片剂、注射剂）、盐酸异丙嗪（片剂、注射剂）、氯雷他定（片剂）、盐酸赛庚啶（片剂）、盐酸西替利嗪（片剂）。

8. **激素** 地塞米松（片剂、注射剂）、氢化可的松（注射剂）、泼尼松龙（片剂、注射剂）。

9. **泌尿系统用药** 呋塞米（注射剂、片剂）、甘露醇（注射剂）。

10. **眼科用药** 阿昔洛韦（滴眼剂）、红霉素（眼膏剂）、利福平（滴眼剂）、硫酸庆大霉素（注射剂、滴眼剂）、氯霉素（滴眼剂）、磺胺醋酰钠（滴眼剂）、四环素醋酸可的松（软膏剂）、盐酸金霉素（眼膏剂、滴眼剂）、氧氟沙星（滴眼剂、眼膏剂）、地塞米松磷酸钠（滴眼剂）。

11. **耳鼻喉科及口腔科用药** 复方硼砂（漱口液）、盐酸麻黄碱（滴鼻剂）、氧氟沙星（滴耳剂）、酚甘油（滴耳剂）、过氧化氢（滴耳剂）。

12. **皮肤科用药** 阿昔洛韦（软膏剂）、红霉素（软膏剂）、克霉唑（软膏剂）、联苯苄唑（外用溶液剂、软膏剂）、硝酸咪康唑（软膏剂）、盐酸特比萘芬（片剂、软膏剂）、清凉油（膏剂）、复方醋酸地塞米松（乳膏剂、软膏剂）。

13. **维生素及水、电解质和酸碱平衡调节药** 维生素B族（片剂）、维生素C（片剂、注射剂、避光）、氯化钾（片剂、注射剂）、0.9%氯化钠（注射剂）、5%葡萄糖（注射剂）、葡萄糖氯化钠（注射剂）、复方氯化钠（注射剂）、碳酸氢钠（片剂、注射剂）、门冬氨酸钾镁（注射剂）、口服补液盐（散剂）、氯化钙（注射剂）、10%葡萄糖酸钙（注射剂）。

14. **生物制品** 破伤风抗毒素（注射剂、2～8℃、避光）。

15. **解毒剂** 乙酰半胱氨酸（注射剂）、活性炭（片剂）、丹曲林（注射剂）、去铁胺（注射剂）、二巯丙醇（注射剂）、依地酸钙钠（注射剂）、依地酸二钴（注射剂）、氟马西尼（注射剂）、亚硝酸钠（注射剂）、青霉胺（片剂）、毒扁豆碱（注射剂）、解磷定（注射剂）、硫代硫酸钠（注射剂）、亚甲蓝（注射剂）。

16. **其他药** 胰岛素（注射剂、2～8℃、避光）、三磷酸腺苷（注射剂）、胞二磷胆碱（注射剂）、辅酶A（注射剂、2～8℃、避光）、止血敏（注射剂、2～8℃、避光）、蛇毒血凝酶（注射剂、2～8℃、避光）、氨甲苯酸（注射剂）、藿香正气水（口服溶液剂）、保济丸（丸剂）、板蓝根（颗粒剂）。

# 第七节 药物中毒

## 一、药物中毒发生的原因

药物中毒是指用药剂量超过极量而引起的中毒。通常为病人误服，超剂量服用，或者临床不合理用药造成的。出现问题时，应及时前往医院救治。

## 二、常见药物中毒的药品保障目录

### （一）神经系统常用药物中毒的解毒药物

1. **巴比妥类药物中毒** 0.025%高锰酸钾（洗胃溶液剂）、25%硫酸钠（口服溶液剂）、50%

葡萄糖（注射剂）、纳洛酮（注射剂）。

**2. 苯二氮䓬类药物中毒**　氟马西尼（注射剂）、0.025%高锰酸钾（洗胃溶液剂）、25%硫酸钠（口服溶液剂）、维生素C（注射剂）、呋塞米（注射剂）、纳洛酮（注射剂）。

**3. 甲喹酮中毒**　0.025%高锰酸钾（洗胃溶液剂）、25%硫酸钠（口服溶液剂）、10%葡萄糖（注射剂）、氯化钾（注射剂）、纳洛酮（注射剂）。

**4. 甲丙氨酯中毒**　0.025%高锰酸钾（洗胃溶液剂）、25%硫酸钠（口服溶液剂）、10%葡萄糖（注射剂）、利他林（注射剂）、安钠咖（注射剂）、麻黄碱（注射剂）。

**5. 水合氯醛中毒**　25%硫酸钠（口服溶液剂）、10%葡萄糖（注射剂）、毒毛花苷K（注射剂）、去甲肾上腺素（注射剂）、间羟胺（注射剂）。

**6. 三环类抗抑郁药中毒**　吐根糖浆（口服溶液剂）、0.025%高锰酸钾（洗胃溶液剂）、0.2%~0.5%活性炭（混悬剂）、25%硫酸钠（口服溶液剂）、毒扁豆碱（注射剂）、普鲁卡因胺（注射剂）、利多卡因（注射剂）、毒毛花苷K（注射剂）、毛花苷丙（注射剂）。

**7. 抗精神失常药物中毒**　0.025%高锰酸钾（洗胃溶液剂）、25%硫酸钠（口服溶液剂）、0.9%氯化钠（注射剂）、甘露醇（注射剂）、山梨醇（注射剂）、维生素C（注射剂）、利他林（注射剂）、尼可刹米（注射剂）、苯妥英钠（注射剂）、地西泮（注射剂）。

**8. 抗癫痫药物中毒**

（1）苯妥英钠中毒　0.9%氯化钠（注射剂）、1%~2%鞣酸（洗胃溶液剂）、25%硫酸钠（口服溶液剂）、10%葡萄糖（注射剂）、洛贝林（注射剂）、尼可刹米（注射剂）。

（2）卡马西平中毒　0.2%~0.5%活性炭（混悬剂）、呋塞米（注射剂）。

（3）丙戊酸钠中毒　呋塞米（注射剂）、纳洛酮（注射剂）。

**9. 镇痛药物中毒**

（1）阿片类药物中毒（吗啡、哌替啶、芬太尼等可参考）　0.025%高锰酸钾（洗胃溶液剂）、0.2%~0.5%活性炭（混悬剂）、25%硫酸钠（口服溶液剂）、洛贝林（注射剂）、尼可刹米（注射剂）、纳洛酮（注射剂）、纳洛芬（注射剂）。

（2）水杨酸类药物中毒［包括阿司匹林（片剂）、水杨酸钠、水杨酰胺、氟苯水杨酸、水杨酸甲酯、水杨酸苯酯等］　1%~2%碳酸氢钠（口服溶液剂）、0.025%高锰酸钾（洗胃溶液剂）、0.2%~0.5%活性炭（混悬剂）、50%硫酸镁（口服溶液剂）、5%碳酸氢钠（注射剂）。

（3）对乙酰氨基酚中毒　0.025%高锰酸钾（洗胃溶液剂）、乙酰半胱氨酸（注射剂、胶囊剂）、5%葡萄糖（注射剂）、维生素C（注射剂）、胱氨酸（片剂）、甲硫氨酸（片剂）。

### （二）循环系统药物中毒的解毒药

**1. 强心苷类药物中毒［包括洋地黄、洋地黄毒苷、地高辛（片剂）、去乙酰毛花苷（注射剂）、毒毛花苷等］**　1%~2%鞣酸（洗胃溶液剂）、50%硫酸镁（口服溶液剂）、氯化钾（注射剂）、依地酸二钠（注射剂）、阿托品（注射剂）、利多卡因（注射剂）、苯妥英钠（注射剂）。

**2. 奎尼丁中毒**　普萘洛尔（注射剂）、乳酸钠（注射剂）。

### （三）呼吸系统药物中毒的解毒药

**1. 氨茶碱中毒**　0.025%高锰酸钾（洗胃溶液剂）、0.2%~0.5%活性炭（混悬剂）、50%硫酸镁（口服溶液剂）、氯化钾（注射剂）、苯巴比妥（注射剂）、呋塞米（注射剂）、阿托品（注射剂）。

2. **麻黄碱中毒** 0.025%高锰酸钾（洗胃溶液剂）、2%碳酸氢钠（洗胃溶液剂）、50%硫酸镁（口服溶液剂）、氯丙嗪（注射剂）、苯巴比妥（注射剂）、亚硝酸异戊酯（吸入剂）、硝酸甘油（片剂）。

3. **可待因中毒** 0.025%高锰酸钾（洗胃溶液剂）、25%硫酸钠（口服溶液剂）、10%葡萄糖（注射剂）、维生素C（注射剂）、洛贝林（注射剂）、尼可刹米（注射剂）。

## （四）中草药中毒的解毒药

1. **乌头类中毒** 0.025%高锰酸钾（洗胃溶液剂）、1%～2%鞣酸（洗胃溶液剂）、25%硫酸钠（口服溶液剂）、硫酸阿托品（注射剂）、安钠咖（注射剂）、洛贝林（注射剂）、利多卡因（注射剂）、普罗卡因胺（注射剂）。

2. **天南星中毒** 0.025%高锰酸钾（洗胃溶液剂）、1%～2%鞣酸（洗胃溶液剂）、25%硫酸钠（口服溶液剂）、生姜水（口服溶液剂）。

3. **洋金花和曼陀罗中毒** 0.025%高锰酸钾（洗胃溶液剂）、50%硫酸镁（口服溶液剂）、0.9%氯化钠（注射剂）、毛果芸香碱（注射剂）、新斯的明（注射剂）、肾上腺皮质激素（注射剂）、中药解毒剂（绿豆120g、金银花60g、连翘30g、甘草15g，口服溶液剂）。

4. **巴豆中毒** 0.025%高锰酸钾（洗胃溶液剂）、0.2%～0.5%活性炭（混悬液）、5%葡萄糖（注射剂）、肾上腺素（注射剂）、硫酸阿托品（注射剂）。

5. **马钱子中毒** 0.025%高锰酸钾（洗胃溶液剂）、2%碳酸氢钠（洗胃溶液剂）、25%硫酸钠（口服溶液剂）、苯巴比妥（注射剂）、水合氯醛（口服溶液剂）、5%葡萄糖（注射剂）、0.9%氯化钠（注射剂）。

6. **天仙子中毒** 1%～2%鞣酸（洗胃溶液剂）、0.025%高锰酸钾（洗胃溶液剂）、25%硫酸钠（口服溶液剂）、新斯的明（注射剂）、毛果芸香碱（注射剂）、毒扁豆碱（注射剂）、5%葡萄糖（注射剂）、0.9%氯化钠（注射剂）、20%甘露醇（注射剂）。

7. **苍耳子中毒** 1%～2%鞣酸（洗胃溶液剂）、0.025%高锰酸钾（洗胃溶液剂）、10%葡萄糖（注射剂）、维生素K（注射剂）、甲硫氨基酸（注射剂）、氢化可的松（注射剂）、地塞米松（注射剂）。

8. **苦杏仁中毒** 0.033%高锰酸钾（洗胃溶液剂）、3%过氧化氢（洗胃溶液剂）、硫酸亚铁（口服溶液剂）、亚硝酸异戊酯（吸入剂）、3%亚硝酸钠（注射剂）、硫代硫酸钠（注射剂）、亚甲蓝（注射剂）、依地酸二钴（注射剂）。

9. **蓖麻子中毒** 0.025%高锰酸钾（洗胃溶液剂）、50%硫酸镁（口服溶液剂）、5%葡萄糖（注射剂）、0.9%氯化钠（注射剂）、维生素C（注射剂）、氢化可的松（注射剂）、抗蓖麻毒血清（注射剂）、乳酸钠（注射剂）、碳酸氢钠（注射剂）。

10. **相思子中毒** 葡萄糖氯化钠（注射剂）、0.9%氯化钠（注射剂）、氢化可的松（注射剂）、碳酸氢钠（注射剂）。

11. **毒芹中毒** 0.033%高锰酸钾（洗胃溶液剂）、3%鞣酸（洗胃溶液剂）、50%硫酸镁（口服溶液剂）、新斯的明（注射剂）。

12. 白果中毒　10%硫代硫酸钠（注射剂）、0.033%高锰酸钾（洗胃溶液剂）、硫酸亚铁（口服溶液剂）、依地酸二钴（注射剂）、谷氨酸钴（注射剂）。

13. 蟾酥中毒　0.025%高锰酸钾（洗胃溶液剂）、50%硫酸镁（口服溶液剂）、0.9%氯化钠（注射剂）、维生素C（注射剂）、阿托品（注射剂）、利多卡因（注射剂）。

14. 砒霜中毒　硫酸亚铁与氧化镁（混悬剂）、二巯丙醇（注射剂）、二巯丁二钠（注射剂）、5%葡萄糖（注射剂）、0.9%氯化钠（注射剂）、维生素C（注射剂）。

15. 斑蝥中毒（外用中药误食）氢氧化铝凝胶（口服溶液剂）、0.2%～0.5%活性炭（混悬剂）、50%硫酸镁（口服溶液剂）、5%葡萄糖（注射剂）、0.9%氯化钠（注射剂）、B族维生素（注射剂）、辅酶A（注射剂）、三磷酸腺苷（注射剂）、加兰他敏（注射剂）。

# 第八节　常见化合物中毒

## 一、常见化学品皮肤灼伤的局部处理药品保障目录

1. 强酸（硫酸、硝酸、盐酸等）2%～5%碳酸氢钠（外用溶液剂）、氧化镁甘油（糊剂）。

2. 强碱（氢氧化钠、氢氧化钾等）2%醋酸（外用溶液剂）、4%硼酸（外用溶液剂）、3%硼酸（外用溶液剂）、5%硼酸（软膏剂）。

3. 氢氟酸　饱和氢氧化钙（外用溶液剂）、10%葡萄糖酸钙（注射剂）、氧化镁甘油（糊剂）。

4. 黄磷　2%硫酸铜（外用溶液剂）、5%碳酸氢钠（外用溶液剂）、0.9%氯化钠（注射剂）。

5. 苯酚　甘油、30%～50%乙醇（外用溶液剂）、饱和硫酸钠液（外用溶液剂）。

6. 氧化钙（生石灰）2%醋酸（外用溶液剂）。

7. 硝酸银　0.9%氯化钠（注射剂）、5%碳酸氢钠（外用溶液剂）。

## 二、特殊解毒药保障目录

1. 金属中毒解毒药　此类解毒药多为螯合剂，常用的有氨羧螯合剂和巯基螯合剂。

（1）铅中毒　依地酸二钠钙（$CaNa_2EDTA$，注射剂）、二乙烯三胺五乙酸（DTPA，注射剂）。

（2）砷、汞、金等中毒　二巯丙醇（BAL，注射剂）、二巯丁二钠（$Na_2$–DMS，注射剂）。

（3）铅、铬中毒　二巯丙磺钠（Na–DNPS，注射剂）。

（4）铅、汞、铜中毒　青霉胺（片剂）。

2. 氰化物中毒解毒药　1%硫代硫酸钠（洗胃溶液剂）、10% 4-二甲氨基酚（注射剂）、亚硝酸异戊酯（吸入剂）、3%亚硝酸钠（注射剂）、25%硫代硫酸钠（注射剂）、依地酸二钴（注射剂）。

3. 高铁血红蛋白血症解毒药［苯胺、硝基苯、三硝基甲苯、亚硝酸钠、硝酸甘油（片剂）、苯醌等中毒引起的高铁血红蛋白血症］亚甲蓝（注射剂）。

## 三、常见金属化合物中毒的药品保障目录

1. 汞化合物中毒　2%碳酸氢钠（洗胃溶液剂）、50%硫酸镁（口服溶液剂）、5%二巯丙磺

钠（注射剂）、二巯丙醇（注射剂）、10%葡萄糖酸钙（注射剂）、50%葡萄糖（注射剂）、10%硫代硫酸钠（注射剂）、0.9%氯化钠（注射剂）。

2. **铅化合物中毒** 2%碳酸氢钠（洗胃溶液剂）、50%硫酸镁（口服溶液剂）、5%硫代硫酸钠（注射剂）、依地酸钙钠（注射剂）、0.9%氯化钠（注射剂）、5%葡萄糖（注射剂）、二巯丁二钠（注射剂）、盐酸半胱氨酸（注射剂）、阿托品（注射剂）、10%葡萄糖酸钙（注射剂）、甘露醇（注射剂）。

3. **锌化合物中毒** 50%硫酸镁（口服溶液剂）、二巯丙醇（注射剂）、依地酸钙钠（注射剂）。

4. **可溶性钡化合物中毒** 5%硫酸钠（洗胃溶液剂）、25%硫酸钠（口服溶液剂）、利多卡因（注射剂）、硝酸甘油（片剂）、亚硝酸异戊酯（吸入剂）、氯化钾（注射剂）、维生素C（注射剂）、能量合剂（注射剂）、二巯丁二钠（注射剂）。

5. **可溶性银化合物中毒** 10%氯化钠（注射剂）、0.9%氯化钠（注射剂）、25%硫酸钠（口服溶液剂）。

6. **可溶性铜化合物中毒** 0.025%高锰酸钾（洗胃溶液剂）、镁乳（混悬剂）、25%硫酸钠（口服溶液剂）。

7. **铊化合物中毒** 普鲁士蓝（口服溶液剂）、1%碘化钠或碘化钾溶液（口服溶液剂）、0.2%～0.5%活性炭（混悬剂）、25%硫酸钠（口服溶液剂）、双硫腙（口服溶液剂）、10%葡萄糖（注射剂）、维生素C（注射剂）、B族维生素（注射剂）、地塞米松（注射剂）。

8. **锑及其化合物中毒** 阿托品（注射剂）、二巯丁二钠（注射剂）、二巯丙磺钠（注射剂）、二巯丙醇（注射剂）、维生素C（注射剂）、B族维生素（注射剂）。

9. **铍及其化合物中毒** 氨茶碱（注射剂）、苯巴比妥（注射剂）、克林霉素（注射剂）、环丙沙星（注射剂）、头孢曲松（注射剂）、醋酸泼尼松（注射剂）、地塞米松（注射剂、软膏剂）、2%硼酸（外用溶液剂）、0.1%依沙吖啶（外用溶液剂）、炉甘石洗剂（混悬剂）。

10. **钒及其化合物中毒** 依地酸钙钠（注射剂）、二巯丙醇（注射剂）、氯化铵（片剂）、氨茶碱（注射剂）、地塞米松（注射剂）、皮炎平（软膏剂）、氟轻松（软膏剂）、硫代硫酸钠（注射剂）。

11. **镉及其化合物中毒** 依地酸二钠钙（注射剂）、二巯丁二钠（注射剂）、维生素$D_2$（注射剂）、苯丙酸诺龙（注射剂）、维生素C（注射剂）、B族维生素（注射剂）。

12. **锰及其化合物中毒** 依地酸二钠钙（注射剂）、二巯丁二钠（注射剂）、对氨水杨酸钠（注射剂）、苯海索（片剂）、金刚烷胺（片剂）、美多巴（片剂）、5-羟色氨酸（片剂）。

## 四、常见非金属化合物中毒的药品保障目录

1. **有机磷中毒** 1%碳酸氢钠（洗胃溶液剂）、0.02%高锰酸钾（洗胃溶液剂）、0.2%～0.5%活性炭（混悬剂）、25%硫酸钠（口服溶液剂）、洛贝林（注射剂）、尼可刹米（注射剂）、多巴胺（注射剂）或去甲肾上腺素（注射剂）、解磷定（注射剂）、氯磷定（注射剂）、苯可磷（注射剂）、硫酸阿托品（注射剂）、苯巴比妥（注射剂）、0.9%氯化钠（注射剂）。

2. **有机氯中毒** 0.2%硫酸铜（口服溶液剂）、0.2%硫酸锌（口服溶液剂）、0.2%～0.5%活性炭（混悬剂）、25%硫酸钠（口服溶液剂）、苯巴比妥（注射剂）、地西泮（注射剂）。

3. **苯及其衍生物中毒** 2%碳酸氢钠（洗胃溶液剂）、0.2%～0.5%活性炭（混悬剂）、25%

硫酸钠（口服溶液剂）、洛贝林（注射剂）、尼可刹米（注射剂）、多巴胺（注射剂）、去甲肾上腺素（注射剂）、10%葡萄糖酸钙（注射剂）、苯巴比妥钠（注射剂）、2%碳酸氢钠（外用溶液剂）。

4. **亚硝酸钠中毒**　0.2%～0.5%活性炭（混悬剂）、25%硫酸钠（口服溶液剂）、亚甲蓝（注射剂）、维生素C（注射剂）、安钠咖（注射剂）、洛贝林（注射剂）、尼可刹米（注射剂）。

5. **乙醇中毒**　纳洛酮（注射剂）、安钠咖（注射剂）、利他林（注射剂）、5%葡萄糖（注射剂）、0.9%氯化钠（注射剂）、胰岛素（注射剂）。

6. **甲醇中毒**　10%乙醇（注射剂）、5%葡萄糖（注射剂）、纳洛酮（注射剂）、碳酸氢钠（注射剂）、0.9%氯化钠（注射剂）。

7. **一氧化碳中毒**　甘露醇（注射剂）、呋塞米（片剂）、地塞米松（注射剂）、甲氯芬酯（注射剂）、胞二磷胆碱（注射剂）、能量合剂（注射剂）。

8. **毒蛇咬伤中毒**　0.25%～0.5%盐酸普鲁卡因（注射剂）、地塞米松（注射剂）、季德胜蛇药（片剂）、南通蛇药二号（片剂）、上海蛇药（片剂、冲剂、注射剂）、精制抗蝮蛇毒血清（注射剂，2～8℃、避光）、精制抗五步蛇毒血清（注射剂，2～8℃、避光）、精制抗眼镜蛇毒血清（注射剂，2～8℃、避光）、精制抗银环蛇毒血清（注射剂，2～8℃、避光）、精制抗金环蛇毒血清（注射剂，2～8℃、避光）、精制抗蝰蛇毒血清（注射剂，2～8℃、避光）、精制多价抗蛇毒血清（注射剂，2～8℃、避光）。

9. **灭鼠药中毒**

（1）磷化锌中毒　2%碳酸氢钠（洗胃溶液剂）、25%硫酸钠（口服溶液剂）、维生素C（注射剂）、碳酸氢钠（注射剂）、10%葡萄糖酸钙（注射剂）。

（2）安妥中毒（硫脲类灭鼠药）　0.025%高锰酸钾（洗胃溶液剂）、25%硫酸钠（口服溶液剂）、10%葡萄糖酸钙（注射剂）、10%硫代硫酸钠（注射剂）。

（3）敌鼠钠中毒（茚满二酮类抗凝血剂）　0.2%～0.5%活性炭（混悬剂）、25%硫酸钠（口服溶液剂）、维生素$K_1$（注射剂）、5%葡萄糖（注射剂）、地塞米松（注射剂）。

# 第九节　食物中毒

## 一、食物中毒发生的原因

食物中毒是指人摄入了含有生物性、化学性有毒有害物质后或把有毒有害物质当作食物摄入后所出现的非传染性的急性或亚急性疾病。产生的原因如下。

（1）原料选择不严格　食品本身有毒，或受活菌及其毒素污染，或食品腐败变质。

（2）食品在生产、加工、运输、贮存、销售等过程中不注意卫生，生熟不分造成食品污染。

（3）食品从业人员本身带菌　个人卫生差，造成对食品的污染。

（4）有毒化学物质混入食品中并达到中毒剂量。

## 二、食物中毒的特点

食物中毒的原因不同，症状各异，但一般都具有如下流行病学和临床特征。

（1）潜伏期短　一般由几分钟到几小时，呈暴发流行。

（2）病人临床表现相似　多以急性胃肠道症状为主。

（3）发病与食入某种食物有关　病人在近期同一段时间内都食用过同一种“有毒食物”。

（4）一般人与人之间不传染。

（5）明显的季节性　夏秋季多发生细菌性和有毒动植物食物中毒，冬春季多发生肉毒中毒和亚硝酸盐中毒等。

## 三、食物中毒救治的药品保障目录

1. 消化系统用药

（1）抗酸药及治疗消化性溃疡药　碳酸氢钠（片剂、注射剂）、雷尼替丁（片剂、糖浆剂、注射剂）、硫糖铝（片剂、胶囊剂、混悬剂）、西咪替丁（片剂、胶囊剂、注射剂）、法莫替丁（片剂、胶囊剂、注射剂）、奥美拉唑（胶囊剂、注射剂）。

（2）泻药与止泻药　硫酸镁（合剂、灌肠剂、口服溶液剂）、鞣酸蛋白（片剂）。

（3）止吐药与胃肠动力药　甲氧氯普胺（片剂、注射剂）、多潘立酮（片剂）。

2. 心血管系统用药

（1）心功能不全及心律失常用药　苯妥英钠（片剂、注射剂）、利多卡因（注射剂）。

（2）抗高血压药　甲磺酸酚妥拉明（注射剂）、哌唑嗪（片剂）、硝普钠（注射剂）。

（3）抗休克药　肾上腺素（注射剂）、去甲肾上腺素（注射剂）、多巴胺（注射剂）、盐酸异丙肾上腺素（注射剂）、间羟胺（注射剂）。

（4）钙拮抗药　尼莫地平（片剂、注射剂）。

3. 呼吸系统用药　麻黄碱（片剂、注射剂）、氨茶碱（片剂、注射剂）、沙丁胺醇（喷雾剂、粉雾剂、注射剂）。

4. 中枢神经系统用药

（1）解热镇痛抗炎药　布洛芬（片剂、胶囊剂）、对乙酰氨基酚（片剂、胶囊剂）。

（2）镇静催眠药　苯巴比妥（片剂、注射剂）、异戊巴比妥（片剂、注射剂）、水合氯醛（口服溶液剂）。

（3）抗焦虑药　地西泮（片剂、注射剂）、艾司唑仑（片剂）。

（4）抗精神病药　氯丙嗪（片剂、注射剂）。

（5）中枢兴奋药　尼可刹米（注射剂）、胞磷胆碱（注射剂）、士的宁（片剂）、细胞色素C（注射剂）。

5. 泌尿系统用药

（1）利尿药　呋塞米（片剂、注射剂）。

（2）脱水药　甘露醇（注射剂）。

6. 肾上腺皮质激素及促肾上腺皮质激素　甲泼尼龙（片剂、注射剂）、地塞米松（片剂、注射剂）、氢化可的松（注射剂）。

7. 自主神经系统用药

（1）抗胆碱药　阿托品（片剂、注射剂、滴眼剂）、东莨菪碱（片剂、注射剂）、山莨菪碱（片剂、注射剂)。

(2)β受体阻断药　普萘洛尔(片剂、注射剂)。

(3)拟胆碱药　毒扁豆碱(滴眼剂)、新斯的明(片剂、注射剂)、毛果芸香碱(滴眼剂)。

(4)抗肾上腺素药　酚妥拉明(片剂、注射剂)。

**8. 血液系统用药**

(1)抗贫血药　促红素(注射剂、2～8℃、避光)。

(2)促凝血药　维生素$K_1$(注射剂)、鱼精蛋白(注射剂,2～8℃、避光)。

(3)促白细胞增生药　鲨肝醇(片剂)、利血生(片剂)。

**9. 抗菌药**　氨苄西林(注射剂)、头孢氨苄(片剂、胶囊剂、颗粒剂)、头孢拉定(片剂、胶囊剂)、头孢呋辛(片剂、注射剂)、头孢哌酮钠舒巴坦钠(注射剂)、硫酸阿米卡星(注射剂)硫酸庆大霉素(注射剂)、四环素(片剂)、琥乙红霉素(颗粒剂、片剂、胶囊剂)、罗红霉素(片剂、胶囊剂)、盐酸林可霉素(注射剂)、复方磺胺甲噁唑(片剂、胶囊剂)、磺胺嘧啶(片剂、胶囊剂、注射剂)、环丙沙星(片剂、胶囊剂、注射剂)、诺氟沙星(片剂、胶囊剂)、左氧氟沙星(片剂、注射剂)、盐酸小檗碱(片剂)、制霉素(片剂)、咪康唑(片剂、胶囊剂)、酮康唑(片剂、胶囊剂)。

**10. 抗变态反应药**　马来酸氯苯那敏(片剂、注射剂)、阿司咪唑(片剂)、苯海拉明(片剂、注射剂)、盐酸异丙嗪(片剂、注射剂)。

**11. 抗病毒药**　阿昔洛韦(片剂、胶囊剂、注射剂)、利巴韦林(片剂、胶囊剂、注射剂)。

**12. 眼科用药**　红霉素(眼膏剂)、氯霉素(滴眼剂)、氧氟沙星(滴眼剂)。

**13. 皮肤科用药**　联苯苄唑(外用溶液剂、软膏剂)、硝酸咪康唑(软膏剂)、酮康唑(软膏剂)。

**14. 维生素及水、电解质和酸碱平衡调节药**　维生素C(片剂、注射剂、避光)、维生素E(片剂、胶丸剂、注射剂)、维生素$B_1$(片剂、注射剂)、维生素$B_6$(片剂、注射剂、软膏剂)、氯化钾(片剂、颗粒剂、注射剂)、0.9%氯化钠(注射剂)、5%葡萄糖(注射剂)、5%葡萄糖氯化钠(注射剂)、复方氯化钠(注射剂)、碳酸氢钠(片剂、注射剂)。

**15. 解毒药**　纳洛酮(注射剂)、烯丙吗啡(注射剂)、谷胱甘肽(注射剂)、鞣酸(软膏剂)、活性炭(粉剂)。

(王　昌　刘晶晶)

第三十九章

# 第四十章　特殊境况的药品保障

## 第一节　高原环境

医学上，通常将海拔2500m以上地区称为高原。高原环境由于大气压的降低，人体血氧饱和度急剧下降，常出现低氧症状，对人体的健康影响甚大。人们从平原进入高原后，在低压、缺氧的条件下，人体要进行一系列适应性调节，可出现呼吸系统、消化系统、循环系统、神经系统的应激反应，随着个体的年龄、性别、健康状况、精神状态等不同，反应程度也有差异。高原反应较为普遍的表现有：胸闷、气短、头痛、头晕、干咳、乏力、恶心、呕吐、厌食、失眠、发绀、微发热等；因空气干燥紫外线强而出现皮肤粗糙、嘴唇干裂、鼻衄等；严重者会出现反应迟钝，情绪不宁，精神亢奋，思考力和记忆力减退，听、视、嗅、味觉异常，产生幻觉等，甚至发生浮肿、休克或痉挛等现象。

### 一、高原反应的防治

1. 高原反应的预防　阶梯式进入；适当运动：初入高原要减少体力活动，保护心脏，可有效地预防高原反应；必要的药物预防；合理膳食：在高原应以高糖、高蛋白质、低脂肪饮食为主，适当补充维生素，以提高机体对高原适应能力；足量饮水；限制吸烟及饮酒；注意防寒保暖；通风：房间保持良好的通风，有助于缓解夜间缺氧；保持良好的心态；充分沟通：遇到身体不适，及时告诉随行人员，及时发现，及时治疗。

2. 高原肺水肿的治疗

（1）绝对卧床休息，取斜坡卧位。

（2）吸氧是治疗和抢救中的主要措施。

（3）降低肺动脉压　氨茶碱，加入葡萄糖注射液中缓慢静脉注射，4～6 小时后可重复。或用酚妥拉明，加入葡萄糖注射液中缓慢静脉注射。

（4）减少肺血容量　脱水剂或利尿剂，如20%甘露醇静脉滴注，或呋塞米静脉注射。

（5）降低肺毛细血管通透性　氢化可的松加入葡萄糖液中静脉滴注；或地塞米松静脉注射、静脉滴注或肌内注射。大剂量维生素C静脉滴注也可。

（6）控制呼吸道感染　抗菌药物。

（7）就地抢救病情稳定后，有条件者可及早将病人转送至低海拔处，在转送途中不能中断治疗。应持续吸氧，氧流量一般为3～6L/min，直至病人神志清醒后2～3日酌情停氧。

3. 高原脑水肿的治疗

（1）对症治疗　绝对卧床休息，保持呼吸道通畅，采用对症支持治疗。

（2）氧疗　应尽早给予高浓度高流量吸氧。

（3）药物治疗　口服乙酰唑胺，静脉滴注地塞米松，静脉滴注20%甘露醇，呋塞米稀释于25%葡萄糖注射液中静脉注射，可降低颅内压，改善脑循环。根据病情酌情选用皮质激素、脑保护剂等药物。

（4）低温治疗　使用体表冰袋、冰帽或冰水灌肠等法降温。

## 二、高原环境的药品保障目录

1. 预防高原反应药　利舒康胶囊（胶囊剂）、红景天（胶囊剂）、大株红景天（片剂、胶囊剂）、狭叶红景天（片剂）、复方党参（片剂、密封）、硝苯地平（片剂、喷雾剂）、乙酰唑胺（片剂）、肌苷（片剂、注射剂）。

2. 消化系统用药

（1）泻药与止泻药　酚酞（片剂）、蒙脱石（散剂）。

（2）止吐药与胃肠动力药　甲氧氯普胺（片剂）、多潘立酮（片剂）。

3. 心血管系统用药　硝苯地平（片剂、喷雾剂）。

4. 呼吸系统用药　平喘药：氨茶碱（片剂、注射剂）。

5. 中枢神经系统用药

（1）解热镇痛抗炎药　布洛芬（胶囊剂、片剂、泡腾片、搽剂）、止痛片（片剂）、对乙酰氨基酚缓释片（片剂）。

（2）抗焦虑药　地西泮（片剂、注射剂）。

6. 抗菌药　诺氟沙星（胶囊剂）、阿莫西林（胶囊剂、片剂、注射剂）、阿奇霉素（片剂、胶囊剂、注射剂）。

7. 抗变态反应药　苯海拉明（片剂、注射剂）、氯雷他定（片剂）。

8. 激素药　地塞米松（片剂、注射剂、软膏剂）。

9. 泌尿系统用药　呋塞米（片剂、注射剂）。

10. 维生素及水、电解质和酸碱平衡调节药　维生素C（泡腾片、片剂）、葡萄糖（口服溶液剂）。

11. 中成药　复方丹参滴丸（丸剂）、牛黄解毒片（片剂）、藿香正气（丸剂、胶囊剂）、云南白药（喷雾剂、气雾剂）、板蓝根（颗粒剂）、维C银翘（片剂）、连花清瘟（胶囊剂）、西洋参（片剂）。

# 第二节　高寒冻伤

地理学意义上的高寒指的是一种气候特征，是由于高纬度或高海拔形成的特别寒冷的气候区。通常气温随海拔升高而逐渐降低，海拔每升高1000m，气温下降6℃。寒冷引起的局部组织或全身损伤称为冻伤，为外周环境寒冷性损伤。高原地区通常气温较低、干燥多风、昼夜温差大，冻伤是高原高寒地区常见病之一，多发生在海拔4000～5000m或以上，空气稀薄、缺氧、干燥、风大地区。

## 一、高寒冻伤的防治

适当运动，预防寒冷，要及时活动面部肌肉，如做皱眉、挤眼、咧嘴等动作，用手揉搓面、耳、鼻等部位；保持鞋袜的干燥，出汗多时应及时更换或烘干，潮湿的情况下更易冻伤；入冬前1个月补充维生素A、维生素C和矿物质，可口服烟酰胺片、钙片，以提高机体耐寒力；防冻膏涂搽易患处；若冻伤可于43℃左右的水中浸泡复温，能在5～7分钟内复温最好，最迟不应超过20分钟，复温后外涂冻伤膏，无菌纱布轻轻包扎。

## 二、高寒冻伤的药品保障目录

1. 维生素及矿物质药　维生素A（片剂）、维生素C（片剂）、烟酰胺（片剂、注射剂）、钙片（片剂）。

2. 防冻药　防冻膏或冻伤膏（软膏剂）。

3. 止痛止痒药　风油精（搽剂）。

4. 生物制品　破伤风抗毒素（注射剂、2～8℃、避光）。

# 第三节　高湿高温环境

高湿是一个相对概念，指某种气候或天气特点。基本上相对湿度在60%以上的环境可认为是高湿环境。高湿环境和寒冷、高热环境一样，可对人体造成损伤，是导致或诱使疾病发作的重要因素之一。相对而言，湿伤肺、湿伤脾胃、湿伤肌肤、湿痹关节的发生率较高。

高温环境是指温度超过人体舒适程度的环境。高温环境主要见于热带、沙漠地带，以及一些高温作业、某些军事活动和空间活动场所。高温给人体带来高温烫伤和全身性高温反应，如头晕、头痛、胸闷、心悸、恶心、虚脱、昏迷等。中暑是高温环境下威胁人类健康的主要疾病，是由于体热平衡失调，水盐代谢紊乱或因阳光直射头部导致脑膜、脑组织受损等引起的急性过热疾病的总称，主要有暂时性的热疲劳、热疹、热射病、热衰竭、热痉挛、日射病等。

## 一、急性过热疾病的预防

（1）合理安排工作时间，加强个人防护。

（2）多喝凉茶水或喝些淡盐水、绿豆汤等，饮水方式以少量多次为宜，适当使用防暑降温用品和补充维生素A、维生素C、维生素$B_1$、维生素$B_2$含量丰富的食品。

（3）遇有“高温病”人，应尽快让其脱离高温环境，擦去汗水，喝些盐茶水，服用清凉药物，如病情较重应立即送医院抢救。

## 二、高湿高温环境的药品保障目录

1. 消化系统用药

（1）助消化药　乳酶生（片剂）。

（2）肠道感染用药　盐酸小檗碱（片剂）。

2. 维生素及水、电解质和酸碱平衡调节药　0.9%氯化钠（注射剂、溶液剂）。

3. 皮肤科用药　炉甘石洗剂。

4. 中成药　十滴水（口服溶液剂）、仁丹（丸剂）、人丹（丸剂）、清凉油（膏剂）、藿香正气（丸剂、口服溶液剂）、维C银翘（片剂）、复方小活络丸（丸剂）、祛风止痛胶囊（胶囊剂）、复方倍氯米松樟脑乳膏（软膏剂）、祖师麻膏药（贴膏剂）。

## 第四节　沙漠环境

沙漠，主要是指地面完全被沙覆盖、植物非常稀少、雨水稀少、空气干燥的荒芜地区。沙漠自然形成的风暴和沙尘与干燥空气联合作用可对暴露人体的皮肤、眼睛、呼吸道等组织、器官、系统造成直接或间接的影响和损害。

### 一、沙漠环境的求生原则

（1）喝足水、带足水、学会找水；

（2）要“夜行晓宿”，不可在烈日下行动；

（3）动身前一定要通告自己的路线，动身与抵达的日期；

（4）前进过程中留下记号，以便救援人员寻找；

（5）学会寻找食物的方法；

（6）学会发出求救信号的各种方法；

（7）沙漠中应该少食多餐，减少体液的排出。

### 二、沙漠环境疾病的防治

1. 机体脱水及急救　脱水衰竭病人救治的关键是迅速充分补水，纠正脱水和缓解心血管过重负担，纠正循环衰竭。急救措施：将病人迅速移至荫凉通风处，脱离热暴露；脱去或松开衣服，躺平，脚垫高或按摩肢体，促进血液回流；对有明显血容量减少症状（即心动过速、站立眩晕）者，开始由静脉小心地给予200～250ml 0.9%氯化钠溶液或5%葡萄糖氯化钠注射液。

2. 中暑及急救　高温、干热致机体大量出汗失水（失盐）、脱水、循环衰竭、体温骤升是沙漠环境中暑发生的重要特点。急救措施：迅速将病人转移至荫凉处；实行降温；保持呼吸道通畅；送入院、补液、补水等。

3. 冷伤及预防　冷伤是环境寒冷因素作用机体所引起的外周组织损伤和全身性体温过低的总称。外周损伤包括冻结性、非冻结性损伤、全身体温过低（也称事故性体温过低，包括浸泡性全身体温过低和暴露性或衰竭性体温过低）。沙漠冬季干冷低温环境容易发生外周组织冻结性损伤和暴露性或衰竭性全身体温过低。预防：减少冷暴露，加强身体保暖，减少体热散失；加强冷环境生存能力的训练、营养支持与水化；加强对伤病员的保暖防冻等。

4. 皮肤损伤及防护　风沙、干燥空气可使暴露皮肤、鼻腔和喉部黏膜发干、鼻腔出血、嘴唇开裂或发生皲裂；可致皮肤和眼睛黏膜刺激或磨伤；继发感染等。强烈的日光可使暴露眼睛产生刺激和使皮肤灼伤。防护：戴风镜或风沙镜；在干燥风沙大的沙漠环境不应使用接目镜片；实行“海绵浴”，海绵或湿布擦拭皮肤，至少每日一次；用头巾、大手帕或大口罩保护口鼻部，减少尘土吸入；应用油膏、凡士林和唇裂条（“chap stick”）涂抹鼻孔和嘴唇，减轻干燥和防止干裂；应用晒黑洗剂防日光灼伤皮肤。

## 三、沙漠环境的药品保障目录

1. 心血管系统用药　抗心绞痛药　硝酸甘油（片剂）、硝苯地平（片剂）。

2. 中枢神经系统用药

（1）解热镇痛抗炎药　阿司匹林（片剂、胶囊剂）。

（2）抗焦虑药　地西泮（片剂、注射剂）。

3. 抗微生物药　乙酰螺旋霉素（片剂）、阿莫西林（片剂、胶囊剂）、盐酸小檗碱（片剂）。

4. 抗变态反应药　马来酸氯苯那敏（片剂）、阿司咪唑（片剂）、赛庚啶（片剂）、茶苯海明（片剂）。

5. 水、电解质和酸碱平衡调节药　0.9%氯化钠（溶液剂、注射剂）、5%葡萄糖（注射剂）。

6. 中成药　藿香正气丸（丸剂）、清凉油（软膏剂）、正红花油（搽剂）、云南白药（胶囊剂、酊剂、膏剂、气雾剂）、氨咖黄敏胶囊（胶囊剂）、银翘解毒丸（丸剂）、草珊瑚含片（片剂）、西瓜霜含片（片剂）、驱蚊油（酊剂）。

7. 外伤用药　创可贴（贴剂）。

# 第五节　烫　伤

烫伤是由无火焰的高温液体（沸水、热油、钢水）、高温固体（烧热的金属等）或高温蒸气等所致的组织损伤。烫伤的程度，一般分为三度。Ⅰ度烫伤：烫伤只损伤皮肤表层，局部轻度红肿、无水疱、疼痛明显。Ⅱ度烫伤：烫伤是真皮损伤，局部红肿疼痛，有大小不等的水疱。Ⅲ度烫伤：烫伤是皮下，脂肪、肌肉、骨骼都有损伤，并呈灰或红褐色。

## 一、烫伤的紧急处理

Ⅰ度烫伤应立即脱去衣袜后，将无破损创面放入冷水中浸洗半小时；Ⅱ度烫伤，大水疱可用消毒针刺破水疱边缘放水，涂上烫伤膏后包扎，松紧要适度；Ⅲ度烫伤应用干净布包住创面及时送往医院，即Ⅱ、Ⅲ度烫伤迅速送医院治疗。不能在创面上涂紫药水或膏类药物，影响病情观察与处理。严重烫伤切记不能用生冷水冲洗或者浸泡伤口，否则会引起肌肤溃烂，加重伤势，增加留疤的概率。

## 二、烫伤的药品保障目录

中成药　万花油（搽剂）、烫伤膏（软膏剂）。

# 第六节　溺　水

溺水是人体淹没在水中，呼吸道被水堵塞或喉痉挛引起的窒息性疾病。溺水时可有大量的水、泥沙、杂物经口、鼻灌入肺内，可引起呼吸道阻塞、缺氧和昏迷直至死亡。溺水后常见病人手足掌皮肤皱缩苍白，四肢冰冷，昏迷，瞳孔散大，双肺有啰音，呼吸困难，心音低且不规则，血压下降，胃充水扩张。恢复期则可能出现肺炎、肺脓肿。溺水过程十分迅速，常常在4～5分钟或5～6分钟内即死亡。

### 一、溺水的急救

首先将伤员抬出水面，立即清除其口、鼻腔内的水、泥及污物，用纱布（手帕）裹着手指将伤员舌头拉出口外，解开衣扣、领口，以保持呼吸道通畅；然后抱起伤员的腰腹部，使其背朝上、头下垂进行倒水，或者抱起伤员双腿，将其腹部放在急救者肩上，快步奔跑使积水倒出，或急救者取半跪位，将伤员的腹部放在急救者腿上，使其头部下垂，并用手平压背部进行倒水；呼吸停止者应立即进行人工呼吸，一般以口对口吹气为最佳；心跳停止者应先进行胸外心脏按压；肺部吸入水应尽早给100%氧及行气管内间歇正压通气给氧。

### 二、溺水的药品保障目录

1. 呼吸系统用药

（1）镇静催眠药　苯巴比妥（片剂、注射剂）。

（2）抗焦虑药　地西泮（片剂、注射剂）。

（3）抗精神病药　氯丙嗪（注射剂）。

2. 中枢神经系统用药　中枢兴奋药　盐酸洛贝林（注射剂）、尼可刹米（注射剂）、贝美格（注射剂）、甲氯酚酯（注射剂）。

3. 抗微生物药　克林霉素（胶囊剂、注射剂）、甲硝唑（片剂、注射剂、栓剂）、环丙沙星（片剂、注射剂）、亚胺培南（注射剂）、青霉素（片剂、注射剂）、氨曲南（注射剂）。

4. 激素　地塞米松（片剂、注射剂）、氢化可的松（注射剂）、甲泼尼龙（片剂、注射剂）。

5. 泌尿系统用药　呋塞米（注射剂、片剂）、甘露醇（注射剂）。

6. 水、电解质和酸碱平衡调节药　25%葡萄糖（注射剂）、50%葡萄糖（注射剂）。

## 第七节　蛇咬伤

蛇咬伤指被蛇牙咬入了肉，特别是指毒蛇咬后所造成的伤口。普通的蛇咬伤轻度刺痛，有的可起小水疱，无全身性反应。而被毒蛇咬伤后，局部有两排深粗牙痕，有出血、疼痛、红肿，并向躯体近心端蔓延；附近淋巴结肿大，有压痛，起水疱；全身症状有发热、寒战、头晕、头痛、乏力、恶心、呕吐、嗜睡、腹痛、腹泻、视物不清、鼻出血，严重者惊厥、昏迷、心律失常、呼吸困难、麻痹和心、肾衰竭等。

### 一、蛇咬伤的急救

尽可能减少活动，就地进行处理；立即用布带或止血带等在毒蛇咬伤肢体的近心端（即靠近心脏的一端）约5 cm处进行绑扎，以减少毒素的吸收和扩散，待局部伤口得到应有的处理后及时解除绑扎，以免循环障碍；可选用泉水、清水、冷开水冲洗伤口；寻找并拔除其毒牙后，可用干净的锐器、瓷片或玻璃划破伤口或以毒蛇牙痕为中心做十字形切开，深达皮下，再施以挤压；也可用拔火罐、器械负压吸出等排毒方法；及时送医院。

### 二、蛇咬伤的药品保障目录

1. 排毒药　1：5000的0.025%高锰酸钾（洗胃溶液剂）。

2. 解毒药　抗蛇毒血清（注射剂、2～8℃、避光）、南通蛇药（片剂）、上海蛇药（片剂、注射剂、冲剂）、新鲜半边莲（外用中草药）、七叶一枝花（外用中草药）、八角莲（外用中草药）、田薹黄（外用中草药）、白花蛇舌草（外用中草药）。

## 第八节　水母蜇伤

水母蜇伤是人通过皮肤接触水母（又称海蜇），因急性过敏和中毒反应而引起的皮肤局部或全身反应性疾病。局部症状：蜇伤后皮肤呈红色、褐色或紫色，烧灼样刺痛，瘙痒。全身中毒症状：恶心呕吐、头痛头晕、乏力、关节痛等。可致命征象（过敏性休克）：可快速蔓延的荨麻疹症状、喉头肿胀、呼吸困难、神志改变、休克，甚至心脏骤停。

### 一、水母蜇伤的急救

镇定、迅速离开水母存在的区域；去除触须：用醋或海水冲洗，用镊子或棍棒去除触须；抑制毒素释放：用海水或食醋浸泡或冲洗15～30分钟；抑制刺丝囊的激活：涂抹剃须膏或苏打膏；剃出刺丝囊：可用剃须刀或银行卡等卡类物品；严重蜇伤需要包扎，以防止感染；眼部蜇伤可用人工泪液冲洗；口腔内蜇伤可用稀释后的醋酸漱口并吐出；及时就医。

### 二、水母蜇伤的药品保障目录

1. 消化系统用药　胃肠解痉药　硫酸阿托品（片剂、注射剂）、氢溴酸山莨菪碱（片剂、注射剂）。

2. 心血管系统用药　心功能不全及心律失常用药　普萘洛尔（片剂）。

3. 中枢神经系统用药

（1）镇痛药　曲马多（胶囊剂、注射剂、栓剂、片剂）、盐酸哌替啶（片剂、注射剂）。

（2）解热镇痛抗炎药　对乙酰氨基酚（片剂）。

（3）抗焦虑药　地西泮（片剂、注射剂）。

4. 麻醉药　盐酸氯胺酮（注射剂）。

5. 抗变态反应药　苯海拉明（片剂、注射剂、糖浆）、氯苯那敏（片剂）、氯雷他定（片剂）。

6. 激素　氢化可的松（片剂、软膏剂、滴眼剂、注射剂）、地塞米松（片剂、注射剂）。

7. 水、电解质和酸碱平衡调节药　5%碳酸氢钠（注射剂）。

（王　荣　栗志远　陈玉艳）

# 第四十一章　疫情防控的药品保障

## 第一节　传染性非典型肺炎

### 一、传染性非典型肺炎的特点

传染性非典型肺炎（SARS），又称严重急性呼吸综合征，是由一种新型冠状病毒引起的，其特点有传播快、发病急、毒性大、死亡率高。其主要侵害肺组织器官，使支气管肺泡透明样变，肺组织纤维化和肺硬化，肺顺应性消失，导致严重气体交换障碍急性呼吸衰竭死亡。目前还无SARS的特效药物，所以药物治疗主要用于综合性的对症和支持疗法，包括糖皮质激素、抗菌药物、抗病毒药物及免疫增强剂。

### 二、传染性非典型肺炎的药品保障目录

1. **糖皮质激素**　甲泼尼龙（片剂、注射剂）、氢化可的松（片剂、注射剂）、地塞米松（片剂、注射剂）。

2. **抗菌药**　左氧氟沙星（片剂、注射剂）、莫西沙星（片剂、注射剂）、阿奇霉素（片剂、注射剂）、罗红霉素（片剂、注射剂）、头孢曲松（注射剂）、头孢哌酮舒巴坦（注射剂）。

3. **抗真菌药**　伊曲康唑（片剂、胶囊剂、注射剂）、氟康唑（片剂、胶囊剂、注射剂）。

4. **抗病毒药**　利巴韦林（片剂、注射剂）、齐多夫定（片剂、注射剂）、拉米夫定（片剂）。

5. **免疫增强药**　干扰素（注射剂、2~8℃、避光）、胸腺肽（片剂、注射剂）。

## 第二节　禽流感

### 一、禽流感的特点

人禽流感是由禽甲型流感病毒的变异型引起的人畜共患急性呼吸道传染病。其主要经呼吸道传播，通过密切接触感染禽类及其分泌物、排泄物，受病毒污染的水及直接接触病毒毒株被感染，冬春季节多见。临床表现与季节性流感和其他流感症状类似，如高热、咳嗽、少痰、咽喉痛、全身乏力以及厌食等，严重者可致死亡。临床主要选择神经氨酸酶抑制剂进行抗病毒治疗。

### 二、禽流感的药品保障目录

1. **抗病毒药**　奥司他韦（颗粒剂、胶囊剂）、帕拉米韦（片剂、注射剂）、扎那米韦（注射剂）。

2. 中成药　连花清瘟（胶囊剂、颗粒剂）、痰热清（注射剂）、喜炎平（注射剂）。

## 第三节　鼠　疫

### 一、鼠疫的特点

鼠疫是鼠疫杆菌以鼠蚤传播为主的烈性传染病，系广泛流行于野生啮齿动物间的一种自然疫源性疾病。临床上表现为发热、严重毒血症症状、淋巴结肿大、肺炎、出血倾向等。治疗原则是早期、联合、足量、应用敏感的抗菌药物。

### 二、鼠疫的药品保障目录

抗菌药　链霉素（注射剂）、四环素（片剂、胶囊剂）、庆大霉素（片剂、注射剂）、左氧氟沙星（片剂、注射剂）、莫西沙星（片剂、注射剂）、复方磺胺甲噁唑（片剂）。

## 第四节　疟　疾

### 一、疟疾的特点

疟疾是经按蚊叮咬或输入带疟原虫者的血液而感染疟原虫所引起的虫媒传染病。寄生于人体的疟原虫共有四种，即间日疟原虫、三日疟原虫、恶性疟原虫和卵形疟原虫。主要表现为周期性规律发作，全身发冷、发热、多汗，长期多次发作后，可引起贫血和脾肿大。常用治疗药物为氯喹、青蒿素和青蒿琥酯等。

### 二、疟疾的药品保障目录

抗寄生虫病药　氯喹（片剂、注射剂）、青蒿素（片剂）、青蒿琥酯（片剂、注射剂）、乙胺嘧啶（片剂）、奎宁（片剂）。

## 第五节　血吸虫病

### 一、血吸虫病的特点

血吸虫也称裂体吸虫。血吸虫寄生于多数脊椎动物，卵穿过静脉壁进入膀胱，随尿排出。血吸虫病是继疟疾之后的全球第二大寄生虫病，全球至少有76个国家发现了血吸虫，主要分布在非洲、南美洲和亚洲。血吸虫流行的地区多为经济落后、卫生医疗设施贫乏的江河流域，可重复感染，使得血吸虫病难以控制。

### 二、血吸虫病的药品保障目录

抗寄生虫药　吡喹酮（片剂、注射剂）、氯硝柳胺（片剂）。

## 第六节　流行性出血热

### 一、流行性出血热的特点

流行性出血热是由流行性出血热病毒引起的一种疫源性传染病。流行性出血热基本病变是全身小血管和毛细血管的大规模损害，引起血管的通透性、脆性增加，扩张充血引起严重水肿、血浆外渗、出血和微循环障碍，从而引发多脏器功能障碍的病变损伤，严重会导致出血性休克和急性肾衰竭。发病急，死亡率高，目前尚无特效疗法。

### 二、流行性出血热的药品保障目录

1. **治疗肾损害药**　普萘洛尔（片剂、注射剂）、酚妥拉明（注射剂）、氨茶碱（片剂、注射剂）。

2. **抗病毒药**　利巴韦林（颗粒剂、片剂、注射剂）。

3. **免疫抑制药**　环磷酰胺（片剂、注射剂）。

4. **非甾体抗炎药**　阿司匹林（片剂）。

## 第七节　流行性乙型脑炎

### 一、流行性乙型脑炎的特点

流行性乙型脑炎是由乙型脑炎病毒引起的一种严重威胁人畜健康的急性中枢神经系统疾病，该病主要分布与亚洲和西太平洋地区，以中国及东南亚地区流行最为严重，经蚊传播，多见于夏秋季。临床上急起发病，有高热、意识障碍、惊厥、强直性痉挛和脑膜刺激征等症状，重型病人病后往往留有后遗症，属于血液传染病。目前尚无治疗该病的特效药。

### 二、流行性乙型脑炎的药品保障目录

1. **抗病毒药**　干扰素（注射剂，2～8℃、避光）、利巴韦林（颗粒剂、片剂、注射剂）、双嘧达莫（片剂、注射剂）。

2. **抗菌药**　米诺环素（胶囊剂、片剂、注射剂）。

3. **抗惊厥药**　苯巴比妥钠（片剂、注射剂）、地西泮（片剂、注射剂）。

4. **改善脑水肿药**　甘露醇（注射剂）、地塞米松（片剂、注射剂）。

## 第八节　钩端螺旋体病

### 一、钩端螺旋体病的特点

钩端螺旋体病（简称钩体病）是由各种不同类型的致病性钩端螺旋体（简称钩体）所引起的一种急性全身性感染性疾病，属自然疫源性疾病，鼠类和猪是两大主要传染源。临床特点为起病

急骤，早期有高热、全身酸痛、软弱无力、结膜充血、腓肠肌压痛、浅表淋巴结肿大等钩体毒血症状；中期可伴有肺出血、肺弥漫性出血、心肌炎、溶血性贫血、黄疸、全身出血倾向、肾炎、脑膜炎、呼吸衰竭、心力衰竭等靶器官损害表现；晚期多数病例恢复，少数病例可出现发热、眼葡萄膜炎以及脑动脉闭塞性炎症等多种与感染后的变态反应有关的后发症。肺弥漫性出血、心肌炎、溶血性贫血、肝、肾衰竭为常见致死原因。

## 二、钩端螺旋体病的药品保障目录

1. **抗菌药** 青霉素（注射剂）、庆大霉素（颗粒剂、片剂、注射剂）、四环素（片剂）。
2. **糖皮质激素** 氢化可的松（注射剂）。
3. **治疗脏器出血药** 东莨菪碱（片剂、注射剂）、酚妥拉明（注射剂）。

（赵安鹏 岳新瑞）

# 第四十二章　地方病防治的药品保障

## 第一节　甲状腺肿

### 一、甲状腺肿的特点

甲状腺肿按地区分布来分类可分为地方性和散发性甲状腺肿两种。地方性甲状腺肿是特定的环境碘缺乏导致的甲状腺肿。当缺碘时，甲状腺细胞不能合成足够的甲状腺激素，血中甲状腺激素浓度下降，甲状腺激素对垂体分泌TSH的抑制作用减弱，垂体中TSH的分泌增加，血中TSH水平升高，引起甲状腺肥大增生。地方性甲状腺肿大以预防为主，可补充使用含碘食盐，对于甲状腺肿大明显病人，可以使用左甲状腺素（L-T4），对甲状腺肿明显、有压迫症状者应积极采取手术治疗。

### 二、甲状腺肿的药品保障目录

复方碘溶液（口服溶液剂）、碘化钾（片剂）、甲状腺片（片剂）。

## 第二节　地方性克汀病

### 一、地方性克汀病的特点

地方性克汀病和地方性缺碘有关，多出现在地方性甲状腺肿流行区。该病的病因是胚胎期和出生后早期的缺碘与甲状腺激素功能低下所造成的大脑发育障碍。

地方性克汀病和先天性甲状腺功能减退表现不完全相同，有以下几种临床类型。

1. **神经型**　身高低于正常，甲状腺肿占15.3%，多数为轻度肿大，中度和重度智力低下占80.6%，表情淡漠，聋哑，有精神缺陷，痉挛性瘫痪，眼睛多有斜视，可伴有神经肌肉运动障碍，走路不稳，步态蹒跚，膝关节屈曲，神经检查不正常。这些病人没有明显的甲状腺功能减退症状，用甲状腺素治疗无效。

2. **黏液性水肿**　有严重甲状腺功能减退的表现，有典型甲状腺功能减退面容，如鼻梁低，舌大伸出口外，颜面水肿，表情呆傻；便秘和全身黏液性水肿较突出；智力减低较轻，有的能说话；矮小明显，生长迟缓；甲状腺肿大占28%；性发育明显较晚和缓慢。有些病人呈家族性发病，即一家族有多人发病。这些病人甲状腺素治疗有一定效果。

3. **混合型**　多数病人是神经型和黏液性水肿表现同时存在。

早期诊断地方性克汀病要注意以下几个方面：①病人必来自缺碘甲状腺肿流行区；②临床

有精神神经障碍，表情呆板，语言发育迟缓，听力障碍，甚至有脑神经异常等症状；③甲状腺功能检查，血T4低，TSH增高；④骨龄落后，头颅骨、骨盆、股骨头骨骺可见点彩样改变。

### 二、地方性克汀病的药品保障目录

碘化钾（片剂）。

## 第三节　克山病

### 一、克山病的特点

克山病（Keshan disease，KD）是一种原因不明的心肌病，亦称地方性心肌病（endemic cardiomyopathy，ECD），始见于我国黑龙江省克山县，故命名为克山病。主要病理改变是心肌实质变性、坏死和纤维化，最终导致心脏收缩与舒张功能衰竭。

### 二、克山病的药品保障目录

维生素C（注射剂）、5%葡萄糖（注射剂）、辅酶A（注射剂）、辅酶Q10（注射剂）、果糖二磷酸钠（注射剂）、氯丙嗪（注射剂）、异丙嗪（注射剂）、地西泮（注射剂）、多巴胺（注射剂）、间羟胺（注射剂）、酚妥拉明（注射剂）、吗啡（注射剂）。

## 第四节　大骨节病

### 一、大骨节病的特点

卡斯钦-贝克病（Kaschin-Beck disease）即大骨节病，是一种地方性多发性、对称性、变形性骨关节疾病，主要发生在儿童期。发病早期骨关节疼痛，手指弯曲或指末节下垂。大骨节病的病因初步认为是真菌毒素，原则上可参考骨质增生的治疗方法。

### 二、大骨节病的药品保障目录

硒维康口嚼片（片剂）、维生素E（胶囊剂）、硫酸软骨素钠（片剂）、维生素C（片剂）、乳酸钙（片剂）、维生素D（片剂）。

## 第五节　布鲁菌病

### 一、布鲁菌病的特点

布鲁菌病是一种细胞内寄生小球杆状菌引起的疾病，该病菌为革兰阴性菌，主要感染动物，牛、羊、猪、狗、骆驼、鹿等动物，主要是通过接触感染的动物或者食用被感染的食物以及实验室接触等方式传播给人类。

## 二、布鲁菌病的药品保障目录

四环素（片剂）、链霉素（注射剂）、利福平（胶囊剂、片剂）、多西环素（片剂）、氧氟沙星（片剂、注射剂）。

（李文斌　张娟红　张明霞）

# 第四十三章　常用消杀剂

## 第一节　化学消毒剂

能够杀灭病原微生物并达到消毒水平的化学制剂称为化学消毒剂。其中杀灭微生物的能力较强，可以达到灭菌水平的又称为灭菌剂。按化学成分与性质，可将常用化学消毒剂分为8类：①含氯消毒剂；②过氧化物类消毒剂；③醛类消毒剂；④杂环类气体消毒剂；⑤醇类消毒剂；⑥酚类消毒剂；⑦季铵盐类消毒剂；⑧其他类消毒剂。

化学消毒剂的使用方式多种多样，可归纳为三大类：①用消毒剂溶液浸泡、擦拭、喷洒或进行气溶胶喷雾，多数消毒剂都可采用此种方式；②用气体或烟雾进行熏蒸，主要有杂环类气体消毒剂、甲醛、过氧乙酸以及含氯消毒剂；③直接用药物粉剂处理，主要为含氯消毒剂。

化学消毒的效果受消毒时的多种因素影响，一般认为热力消毒效果更可靠，因此，多在不具备热力处理的条件时，或对不能用热力处理的物品，才选择合适的消毒剂，使用化学法消毒。

### 一、含氯消毒剂

含氯消毒剂是指溶于水中可产生次氯酸的消毒剂。本类消毒剂分为无机化合物类与有机化合物类。前者以次氯酸盐为主，杀菌作用较快，但性质不稳定；后者以氯胺类为主，性质稳定，但杀菌作用较慢。

含氯消毒剂的杀菌机制为：形成的次氯酸作用于菌体蛋白质。次氯酸分解形成新生态氧，将菌体蛋白质氧化。

本类消毒剂的作用多与有效氯含量成正比，因此，使用剂量一般按药物的有效氯含量计算。

目前常用的含氯消毒剂有：漂白粉、三合二、次氯酸钠、氯化磷酸三钠、二氧化氯、二氯异氰尿酸钠、三氯异氰尿酸、二氯二甲基乙内酰脲与氯溴二甲基乙内酰脲等。

【理化性状】

（1）漂白粉　别名含氯石灰、氯化石灰。是一种混合物，主要成分为次氯酸钙[$Ca(OCl)_2$]，另含氢氧化钙、碳酸钙与氯化钙等。纯品为白色粉末，有氯臭。能溶于水，溶液浑浊，有大量沉渣。其水溶液呈碱性，pH随浓度增加而升高。含有效氯25%～32%（g/g）。稳定性差，遇日光、热、潮湿等分解加快。对物品有漂白与腐蚀作用。

（2）三合二　化学名称为三次氯酸钙合二氢氧化钙[$3Ca(OCl)_2 \cdot 2Ca(OH)_2 \cdot 2H_2O$]。性质与漂白粉相似。有效氯含量比较高，达56%～60%（g/g），较漂白粉稳定，溶液中杂质沉淀较漂白粉少。

（3）次氯酸钠（NaClO）　别名高效漂白粉、次亚氯酸钠。纯品为白色粉末，通常为灰绿色结晶，在空气中不稳定。工业上将氯气通入氢氧化钠溶液中，制成白色次氯酸钠乳状液，含有效氯8%～12%（g/ml）。小型发生器采用电解食盐水法制取次氯酸钠溶液，含有效氯约1%（g/ml）。次氯酸钠有氯的气味，能与水混溶，溶液呈碱性。乳状原液的pH值高达12，随水溶液稀释度的增加，pH值可降至7～9。性质不稳定，遇热分解加速。对物品有漂白与腐蚀作用。

（4）氯化磷酸三钠（$Na_3PO_4 \cdot NaClO \cdot 12H_2O$）为含次氯酸钠的白色结晶，有微弱氯臭，含有效氯3%（g/g）左右。易溶于水，溶液呈碱性。贮存中易吸水潮解。对物品有漂白作用。

（5）二氧化氯（$ClO_2$）在常温下为气体，有强烈刺激性，可溶于水中。由于其气体易爆，难以用钢瓶压缩贮存，一般现制现用。常用亚氯酸钠与酸性活化剂（枸橼酸、盐酸等）配制二氧化氯的二元型包装制剂。

（6）二氯异氰尿酸钠（$C_3N_3O_3C_{l2}Na$）别名优氯净。为白色晶粉，有浓厚的氯气味，含有效氯60%～64.5%（g/g），性质稳定。易溶于水，溶解度为25%（25℃）。溶液呈弱酸性，其1%水溶液的pH值为5.8～6.0，浓度增高，pH值变化很小。溶于水中产生次氯酸，水溶液稳定性较差。

（7）二氯二甲基乙内酰脲（$H_6C_5N_2O_2Cl_2$）别名二氯二甲基海因。为白色粉末或颗粒，含有效氯60%～66%（g/g）。性质较稳定，溶于水。对铜、铝等金属有一定腐蚀作用。

（8）三氯异氰尿酸（$C_3N_3O_3Cl_3$）为白色晶粉，有较浓的氯气味，含有效氯≥89.7%（g/g）。溶于水，但溶解度较低（溶解度为2%）。溶液酸性，其1%水溶液pH2.7～2.9。对金属有一定腐蚀作用。

（9）氯溴二甲基乙内酰脲（$H_6C_5N_2O_2ClBr$）别名溴氯海因。为白色粉末，含有效氯约44%（g/g）。性质较稳定，微溶于水。对金属有一定腐蚀作用。

【杀菌作用】除二氧化氯外，其他含氯消毒剂溶于水中形成次氯酸，由之产生杀菌作用。漂白粉与三合二在溶液中形成次氯酸的多少与pH值有关，pH值愈低，次氯酸形成愈多。二氯异氰尿酸钠水解常数较高，杀菌能力较大多数其他氯胺类消毒剂强。与次氯酸盐类消毒剂相比，在低浓度下二氯异氰尿酸钠作用较慢；在高浓度下，因其溶液可保持弱酸性，所以杀菌效果有时优于次氯酸盐类。二氯二甲基乙内酰脲、溴氯二甲基乙内酰脲、三氯异氰尿酸杀菌能力与二氯异氰尿酸钠相似。与上述含氯消毒剂（有效氯化合价为+1价）相比，二氧化氯的氯为+4价，氧化能力更强，杀菌能力亦较强。

上述含氯消毒剂杀菌谱广，对细菌繁殖体、病毒、真菌孢子及细菌芽孢都有杀灭作用。

【影响杀菌因素】（1）浓度与作用时间　药物浓度愈高，作用时间愈久，杀菌效果愈好。但漂白粉与三合二药物浓度增高，其溶液pH值亦随之上升，有时需延长作用时间才能灭菌。

（2）pH　pH值愈低，杀菌作用愈强。其原因在于，酸度愈大，二氧化氯活化率较高，杀菌能力较强。其他含氯消毒剂的杀菌作用主要依赖于溶液中未分解的次氯酸浓度，而溶液pH值愈低，未分解的次氯酸愈多。随着pH值上升，愈来愈多的次氯酸分解成氢离子与次氯酸根离子，而失去杀菌作用。

（3）温度　温度增高可加强杀菌作用，但不能对次氯酸钠溶液加热，否则会导致其分解，使杀菌效果降低。

第四十三章

（4）有机物　有机物的存在可损耗有效氯，影响其杀菌作用。其对低浓度消毒液的影响比较明显。例如，漂白粉杀灭蜡状杆菌芽孢，在水悬液中，1%（g/ml）浓度药物作用30分钟即可，加入20%（ml/ml）马血清后，需作用60分钟。其对淀粉、脂肪、醇类的影响较小（甲醇对次氯酸钠反而有增效作用），糖类中仅果糖的影响较大。但有机物对二氯异氰尿酸钠影响较小。

（5）还原性物质　硫代硫酸盐、亚铁盐、硫化物、含氨基化合物等还原性物质，可降低其杀菌作用。在消毒污水时应予以注意。

（6）水质的硬度　硬度小于400mg/L，对其杀菌作用影响不大。

【应用】二氧化氯主要用于饮水消毒（5～10mg/L）。若用于消毒器材，一般用含二氧化氯1000～3200mg/L溶液浸泡15～30分钟。

其他含氯消毒剂对食具消毒，可用有效氯含量≥200mg/L的溶液（相当于0.1%漂白粉溶液或0.05%优氯净溶液）浸泡30～60分钟。消毒被结核杆菌或肝炎病毒污染的用具、墙壁、地面，采用含有效氯≥10 000mg/L的溶液（相当于2.5%优氯净溶液）浸泡用具15～60分钟，喷洒墙壁、地面后作用1～2小时；消毒被细菌芽孢污染者，采用含有效氯≥20 000mg/L的溶液（相当于5%优氯净溶液）分别如上处理；消毒污染了其他细菌繁殖体与病毒时，只需用含有效氯≥2000mg/L的溶液如上处理。消毒排泄物，可用含有效氯≥20 000mg/L的溶液2份与1份排泄物混匀（对含水分较多的排泄物，可直接加干粉，漂白粉用量为排泄物的1/5），一般对肠道传染病病人的排泄物作用2～4小时，对肝炎或肠结核者的作用6小时，对肠道炭疽者的作用12小时。

可将漂白粉或三合二加入福尔马林中，用产生的蒸汽进行熏蒸消毒。用药比例为三合二7g或漂白粉8g配比8ml福尔马林。

将多聚甲醛干粉与二氯异氰尿酸钠干粉按24：76的比例混合，制成醛氯合剂，点燃后产生具有杀菌作用的气体。因两药相混后可逐渐反应而自燃，故应于临用前混合。在温度18～20℃，相对湿度大于70%的条件下，用药量为3g/m$^3$，点燃后关闭门窗作用1小时，可杀灭室内表面细菌繁殖体99.90%以上。

将金属还原剂或酸性增效剂与高锰酸钾及二氯异氰尿酸钠干粉相混，可制成氯烟熏剂或酸氯烟熏剂，点燃后产生杀菌作用较强的气体。在温度18～20℃，相对湿度70%～80%的条件下，用药量为10g/m$^3$，点燃后关闭门窗作用1小时，氯烟熏剂的杀菌效果接近于多聚甲醛熏蒸消毒；酸氯烟熏剂的效果远比多聚甲醛好，可将室内表面蜡状杆菌芽孢杀灭99.98%。在上述条件下，用酸氯烟熏剂1.5g/m$^3$作用1小时，即可将室内表面细菌繁殖体杀灭99.90%以上。

【注意事项】（1）配制溶液应先测定有效氯含量、二氧化氯浓度。例如，漂白粉有效氯含量不低于25%（g/g）时，配制5%（g/ml）漂白粉溶液的有效氯≥10 000mg/L；当其有效氯含量降至20%（g/g）时，则需配制6.25%（g/ml）漂白粉溶液。

（2）消毒纺织品、金属制品时，使用浓度不宜过高，作用时间不宜过长。消毒后尽快用水清洗，去除残余药物，以减轻腐蚀与漂白。

（3）室外少量使用时，人应居于上风向；大量使用时，应戴防毒面具或口罩、橡胶手套，穿防护服或长靴与围裙。室内喷洒消毒，工作人员如停留较久，应戴防毒面具，其他人员需待充分通风后再进入。

（4）药物应贮于密闭容器内，放置阴凉、干燥、通风处，以减少有效氯丧失与氯气积累。

（5）稀释次氯酸钠应使用冷水，以免其受热分解。

## 二、过氧化物类消毒剂

过氧乙酸、过氧化氢与臭氧为国内常用的过氧化物类消毒剂。其中，过氧乙酸的杀菌能力最强，使用最广泛。

【理化性状】（1）过氧乙酸（$CH_3COOOH$） 别名过醋酸。为混合水溶液，主要成分是过氧乙酸，另含过氧化氢、乙酸（醋酸）、硫酸等。属氧化剂，呈无色透明液体，具弱酸性，有刺激性酸味。易挥发，可溶于水与乙醇等有机溶剂。熔点0.1℃，沸点110℃，相对密度为1.226。腐蚀性强，有漂白作用。性质不稳定，遇热或有机物、重金属离子、强碱等易分解。含量>45%（g/ml）的高浓度溶液，经剧烈碰撞或加热可爆炸（闪点40℃）。我国市售消毒用过氧乙酸浓度多在20%（g/ml）左右，一般无此危险。

（2）过氧化氢（$H_2O_2$） 别名双氧水。属氧化剂，为无色、几乎无臭的水溶液，具弱酸性。有漂白作用，对金属有轻度腐蚀作用。遇光、有机物、金属离子和碱易分解，在水中可分解为水及氧。遇还原剂，其具氧化作用；遇比其更强的氧化剂，则起还原作用。市售多为不低于29%（g/ml）过氧化氢溶液。

（3）臭氧（$O_3$） 别名三氧。属强氧化剂，常温下为淡蓝色的爆炸性气体，有特殊臭味，比空气重。经冷压处理可成液体。其液体沸点为-112.3℃，相对密度为1.71。可溶于水。腐蚀性强，有漂白作用。稳定性极差，常温下即可自行分解为氧，其在大气中常温下半衰期约为16分钟。

【杀菌作用】（1）过氧乙酸杀灭微生物首先是依靠其强大的氧化能力。通过氧化作用使酶失去活性，导致微生物死亡。其次，过氧乙酸亦具有酸的特性，可通过改变细胞内的pH而损伤微生物。因此，过氧乙酸杀菌作用远较一般的酸与过氧化物强。

过氧乙酸的气体与溶液都有较强的杀菌作用，是一种高效灭菌剂。过氧乙酸溶液杀灭繁殖体型微生物，需0.01%～0.5%浓度作用0.5～10分钟；对肝炎病毒与结核杆菌，需0.5%浓度作用30分钟；杀灭细菌芽孢则需1%浓度作用5分钟左右。对肉毒杆菌毒素亦有较好的破坏作用。

（2）过氧化氢可形成氧化能力很强的自由羟基，臭氧易释放出新生氧，过氧化氢与臭氧是依靠氧化作用，破坏蛋白质结构而杀菌。3%过氧化氢溶液可杀灭细菌繁殖体，高于10%过氧化氢溶液才能杀灭细菌芽孢。0.1mg/L臭氧作用5 秒钟可杀灭水中大肠埃希菌，对水中枯草杆菌芽孢，需59～728mg/L臭氧作用30～90分钟才能全部杀灭。

【影响杀菌因素】（1）浓度与作用时间　杀菌作用随浓度的增加与作用时间的延长而加强。例如，过氧乙酸浓度系数为1.0～2.3，即浓度减半，作用时间需延长为原来的2～5倍。

（2）有机物　可降低其杀菌效果。其对过氧乙酸杀灭细菌繁殖体的影响大于其对杀灭细菌芽孢的影响，如以20%（ml/ml）血清保护，前者所需药液浓度需增加4～15倍，后者仅2～3倍。

（3）温度　温度低可减弱过氧乙酸与过氧化氢杀菌能力，但即使温度低至-20℃，过氧乙酸仍有一定杀菌作用。温度低有利于臭氧溶于水中，其杀菌效果较好。

（4）还原性物质　溶液中加入20%～70%（ml/ml）醇类，可加强过氧乙酸杀菌作用1～4倍。其中以加入甲醇或异丙醇的效果较好，但包括醛在内的其他一些还原性物质，可减弱此类消毒剂杀菌作用。

（5）相对湿度　空气中的相对湿度对过氧乙酸蒸汽与臭氧气体杀菌效果有影响。相对湿度在40%～80%时，可有较明显的杀菌作用，其中以80%最好。相对湿度低至20%，杀菌作用微弱，失去实用意义。

（6）pH　在溶液呈酸性时，杀菌作用较强。

【应用】（1）过氧乙酸　过氧乙酸溶液常用于浸泡、喷洒、擦抹、气溶胶喷雾等。所需纯过氧乙酸浓度或用量与作用时间见表43-1，处理温度以室温（15～25℃）为准。配制好的稀释溶液放于有盖塑料容器内，常温（15～25℃）下保存时间不宜超过2日。

表43-1　过氧乙酸溶液消毒处理剂量

| 消毒对象 | 处理方法 | 过氧乙酸浓度 | 作用时间 |
| --- | --- | --- | --- |
| 皮肤表面 | 擦拭、浸洗（手） | 0.2% | 1～2分钟 |
| 黏膜 | 含漱、滴眼 | 0.02% | – |
| 服装 | 喷洒 | 0.1%～0.5% | 30～60分钟 |
|  | 浸泡 | 0.04% | 2小时 |
| 餐具 | 洗净浸泡 | 0.5%～1.0% | 30～60分钟 |
| 蔬菜、水果 | 洗净浸泡 | 0.2% | 10～30分钟 |
| 室内表面（芽孢） | 气溶胶喷雾 | 2%（8ml/m³） | 30分钟 |
| 污染表面 | 喷洒、擦拭 | 0.2%～1.0% | 30～60分钟 |
| 体温计 | 擦净浸泡 | 0.04% | 2小时 |
|  | 擦净浸泡 | 0.5% | 15～30分钟 |
| 饮用水 | 加入搅匀 | 1mg/L | 30分钟 |
|  | 加入搅匀 | 10mg/L | 10分钟 |
| 污水（肠道菌） | 加入搅匀 | 100mg/L | 1小时 |

在低温下消毒，必要时可在药液中加乙醇或乙二醇防冻。不同温度下所需防冻剂浓度可见表43-2。

表43-2　不同防冻剂于不同温度下在过氧乙酸溶液中的含量

| 防冻剂 | 在过氧乙酸溶液中的含量（%，ml/ml） | | | | |
| --- | --- | --- | --- | --- | --- |
|  | 0℃ | -10℃ | -20℃ | -30℃ | -40℃ |
| 乙二醇 | 5 | 25 | 36 | 45 | 53 |
| 乙醇 | 10 | 20 | 30 | 40 | 60 |

以气溶胶喷洒消毒室内时，先关闭门窗，以JM-2型喷雾器在固定点将过氧乙酸溶液喷成平均直径小于30μm的细雾，待雾粒扩散并作用到规定时间再开窗通风。该处理既起喷洒消毒作用，也起熏蒸作用，用药量较省。对细菌芽孢污染的表面，每立方米喷雾2%溶液8ml，作用30分

钟（在18℃以上的室温下），杀灭率可达99.90%。

在室内进行普通喷雾消毒时，每立方米喷雾0.5%溶液32ml，关闭门窗作用，亦可兼收熏蒸效果。

将过氧乙酸加水稀释成浓度为5%的溶液，盛于陶瓷或搪瓷容器中，加热使其蒸发，用于对密闭性较好的房间内表面污染的消毒。当室温在20℃，相对湿度为70%～90%时，对细菌繁殖体用过氧乙酸1g/m$^3$（相当于5%溶液20ml）熏蒸60分钟；对细菌芽孢用量为3g/m$^3$，熏蒸90分钟。因其蒸汽穿透能力较差，消毒处理时应为之创造接触物品的有利条件。加热蒸发药液时，如在室外不能控制热源，应在药液蒸发将完时，戴防毒面具进入，将火源熄灭，以免损坏容器。

（2）过氧化氢　过氧化氢溶液可用于浸泡、喷洒、擦抹、气溶胶喷雾等。对物品消毒，可用3%～6%过氧化氢溶液（等于原液的5～10倍稀释液）浸泡20分钟以上；对物品灭菌则需用10%～25%过氧化氢溶液作用1小时以上。

（3）臭氧　臭氧主要用于饮用水、工业与生活污水、室内空气的消毒。对饮用水，根据水质好坏，加臭氧0.5～6.0mg/L，作用5～10分钟。对污水，加臭氧100～200mg/L，作用30分钟以上。消毒室内空气，对密闭性较好的房间用臭氧5～10mg/m$^3$作用30分钟以上，30mg/m$^3$作用15分钟以上。

【注意事项】（1）消毒液于用前以清洁水配制，配制时应先测定有效成分含量，按实际含量稀释。

（2）谨防高浓度药液溅到眼内或皮肤、衣服上，不慎溅及，应即时用水冲洗。消毒皮肤、黏膜的药液浓度要准确，不宜超量。

（3）金属器械与天然纤维纺织品经浸泡消毒后，应尽快用清水将药物冲洗干净，以防被腐蚀或漂白。

（4）药液应贮存于阴凉通风处。

（5）臭氧对人体有害，空气允许浓度为0.2mg/m$^3$，消毒空气时人不宜在室内。

## 三、醛类消毒剂

常用的醛类消毒剂为甲醛与戊二醛。醛类消毒剂对微生物作用主要靠醛基。其作用于菌体蛋白质（包括酶）的巯基、羟基、羧基、氨基，使之烷基化，引起蛋白质变性、凝固，造成微生物死亡。

【理化性状】（1）甲醛（$CH_2O$）为无色、具有强烈刺激性气味的可燃气体。可溶于水、醇，易聚合，有还原性。用于消毒的是其36%（g/g）水溶液（通常称为福尔马林或甲醛水），或者白色粉末状聚合物（称为多聚甲醛）。

国产福尔马林含10%～12%甲醇，以防止聚合，有甲醛臭，在冷处久置会因部分聚合而浑浊，能与水、乙醇任意混溶，溶液呈酸性。

多聚甲醛含甲醛91%～99%（g/g），常温下不断分解放出甲醛气体，加热时分解加速，放出甲醛气体与少量水蒸气。难溶于水，但可溶于热水或碱溶液中。

（2）戊二醛[$CHO(CH_2)_3CHO$]　纯品为无色油状液体，味苦，挥发性较低，挥发速度比水和乙醇慢。气味较小，有微弱的醛气味。易溶于水、乙醇和其他有机溶剂。溶液呈弱酸性。在

4℃时稳定，随着温度升高聚合速度加快。在酸性条件下相对稳定，随着溶液pH值增高，聚合速度加快，pH值高于9时，可迅速聚合。

【杀菌作用】甲醛、戊二醛的水溶液与气体皆可杀灭各型微生物，但杀灭细菌芽孢所需剂量较大。

（1）甲醛水溶液对伤寒杆菌，用0.2%浓度作用60分钟，或3%浓度作用5分钟；对肉毒杆菌毒素与葡萄球菌毒素，用5%浓度作用30分钟；对结核杆菌，用4%浓度作用5分钟；灭活各种病毒，一般使用0.05%～5%浓度作用10分钟；对细菌芽孢，则需用8%浓度作用6小时，或2%浓度作用32小时。甲醛气体亦是如此，使用浓度为15mg/L，作用2小时可杀灭细菌繁殖体，作用12小时才能杀灭细菌芽孢。

（2）2%（g/ml）碱性戊二醛水溶液，作用2分钟可杀灭细菌繁殖体，作用5分钟可杀灭真菌与结核杆菌，作用10分钟能灭活除乙型肝炎病毒外的其他病毒；但对细菌芽孢，则需作用4 小时以上才能杀灭。戊二醛杀菌作用较甲醛强2～10倍。

【影响杀菌因素】（1）浓度与作用时间　溶液浓度越高，作用时间延长，杀菌作用越好。但甲醛溶液随着浓度增加，甲醛聚合亦愈多，待非聚合甲醛含量保持恒定后，浓度再增加，杀菌效果亦不再明显增长。戊二醛常用其2%碱性水溶液或异丙醇溶液，随其浓度下降，杀菌作用减弱。

（2）温度　温度增加，杀菌效果加强。对甲醛的影响更显著，用5%甲醛水溶液杀灭炭疽杆菌芽孢，在20℃下需作用32小时，在37℃下则作用90分钟即可。对戊二醛的影响较甲醛小，用2%碱性戊二醛水溶液杀灭炭疽杆菌芽孢，在40℃下作用2分钟的杀灭率与在20℃下作用15分钟的杀灭率相同。

（3）有机物　蛋白质被甲醛凝固后，药液不易渗透，存于其深处的微生物因受到保护而不易杀灭。只在有机物含量较高时，才对低浓度碱性戊二醛的杀菌作用有影响，即使菌悬液中存在20%（ml/ml）血清，对杀菌效果影响仍不大。

（4）pH　对戊二醛的影响较大，在碱性情况下（pH 7.5～8.5）杀菌效果较好。

（5）相对湿度　对甲醛气体的杀菌效果有影响。相对湿度低于60%，甲醛气体杀菌作用显著降低；在过饱和状态下，因纺织品吸水过多，影响甲醛气体的穿透。最适相对湿度为70%～90%。

（6）多孔性物品　可吸收甲醛气体，减少空气中甲醛的浓度。若多孔性物品过多，熏蒸消毒时应增加甲醛用量。

【应用】（1）溶液的应用　多用于浸泡。所用甲醛溶液可以是水溶液、醇溶液或石油乳剂。25%福尔马林水溶液可用于消毒体温计，在20℃下需作用10分钟以上。6%福尔马林水溶液消毒器械，室温下需浸泡1小时。0.2%～0.4% 福尔马林水溶液可用于疫苗中灭活病毒，灭活过的病毒仍保留抗原性。10%福尔马林水溶液加0.5%四硼酸盐，11%福尔马林异丙醇溶液加0.1%硼砂与1%萜品醇，都可用以浸泡消毒金属器械，且后者可用于医疗器械灭菌。常用的还有12.5%福尔马林乙醇（75%）溶液（25℃下泡24 小时可杀灭细菌芽孢）、含20%甲醛的水（石）油乳剂（用于消毒毛毯）等。

消毒用的戊二醛有水溶液与醇溶液。2%碱性戊二醛水溶液或醇溶液（用浓度为70%的异丙醇配制）的pH值为7.5～8.5（用碳酸氢钠调整，其浓度约为0.3%），可用于消毒或灭菌不宜加热处理的外科、泌尿科器械，通常浸泡10～30分钟（灭菌需浸泡10 小时）后，取出用无菌水漂洗干净。配制好的2%碱性戊二醛水溶液在20℃室温下经14日后，因其浓度降低，杀菌作用明显减退。酸性强化戊二醛，是在2%戊二醛溶液中加入0.25%聚氧乙烯脂肪醇醚（或其他某些非离子型表面活性剂）配制而成。此类复方溶液仍保持酸性（pH 3.4），故较稳定，室温下贮存18个月，杀菌能力不减。另外，因复方有协同、增效作用，故杀菌能力与碱性戊二醛相似。高频超声波可增强复方的杀菌效果。酸性强化戊二醛经碳酸氢钠调整pH值至7.0，即得中性戊二醛。中性戊二醛溶液稳定性比碱性溶液好，但不及酸性强化戊二醛，在室温下可反复使用3周；其对金属的腐蚀性比酸性强化戊二醛弱，仅对碳钢制品有一定损害。



（2）熏蒸处理　甲醛可用于在消毒间或密闭容器内对污染物品的消毒。由于其气体穿透性差，不能消毒用布、纸、塑料膜包装好的物品。

可用下列方法产生甲醛气体：①加热福尔马林或多聚甲醛；②化学反应法，先将氧化剂［0.025%高锰酸钾（洗胃溶液剂）、漂白粉或三合二］放入容器中，然后徐徐注入福尔马林，药物配比可参见表43-3；③蒸汽喷雾法，以蒸汽（压力2～3kg/cm$^2$）作动力，通过雾化器将福尔马林喷成气溶胶，使之扩散于空中蒸发气化。

表43-3　甲醛熏蒸消毒间内物体表面消毒处理剂量

| 产生甲醛蒸汽方法 | 微生物类型 | 使用药物与剂量 | 作用时间（h） |
|---|---|---|---|
| 福尔马林加热法 | 细菌繁殖体 | 福尔马林 12.5～25ml/m$^3$ | 12～24 |
| | 细菌芽孢 | 福尔马林 25～50ml/m$^3$ | 12～24 |
| 福尔马林高锰酸钾法 | 细菌繁殖体 | 福尔马林 40ml/m$^3$ | |
| | | 高锰酸钾 30g/m$^3$ | 12～24 |
| 福尔马林漂白粉法 | 细菌繁殖体 | 福尔马林 20ml/m$^3$ | |
| | | 漂白粉 20g/m$^3$ | 12 |
| 福尔马林三合二法 | 细菌繁殖体 | 福尔马林 40ml/m$^3$ | |
| | | 三合二 35g/m$^3$ | 1 |
| | 细菌芽孢 | 福尔马林 80ml/m$^3$ | |
| | | 三合二 70g/m$^3$ | 2 |
| 多聚甲醛加热法 | 细菌芽孢 | 多聚甲醛 10～20g/m$^3$ | 12～24 |

注：温度为18～20℃，相对湿度为70%～90%。

蒸汽喷雾法多只用于消毒间处理。消毒间可以是固定的建筑，也可以安设在特制的消毒车上。

在消毒间内处理时，应充分暴露拟消毒物品的表面，并将相对湿度维持在70%～90%，温度应在18℃以上。药物用量与作用时间随产生甲醛气体的方法、消毒的物品与微生物种类而异。以蒸汽喷雾法产生甲醛蒸汽处理皮毛服装时，根据微生物种类，福尔马林用量为37～125ml/m$^3$，作用时间为45～165分钟（表43-4）。

表43-4 甲醛熏蒸消毒皮毛服装的处理剂量

| 微生物类型 | 温度（℃） | 福尔马林用量（ml/m³） | 作用时间（min） | 挂衣密度（套/m²） |
|---|---|---|---|---|
| 细菌繁殖体 | 58～59 | 37 | 45 | 5 |
| | 49～51 | 75 | 90 | 5 |
| 结核杆菌 | 58～59 | 50 | 120 | 5 |
| | 58～59 | 75 | 60 | 5 |
| 细菌芽孢 | 58～59 | 125 | 165 | 3 |
| 皮肤真菌 | 58～59 | 125 | 165 | 5 |

注：相对湿度为70%～90%。

消毒后需驱散有臭味的甲醛气味。一般多用自然通风，但因甲醛气体扩散能力差，需时较长。如急于排除臭味，可将25%氨水加热蒸发或喷雾以中和之。氨水用量为所用福尔马林之半，中和作用时间为30分钟。

戊二醛气体亦可用于密闭空间内表面的熏蒸消毒，因其不易在物体表面聚合，故优于甲醛。有人用于消毒微生物安全操作箱，将浓度10%的溶液蒸发，用量为1.06ml/L，在室温下，相对湿度大于75%时，作用过夜。

【注意事项】（1）甲醛对人有一定毒性与刺激性，使用时应注意防护。戊二醛亦有一定毒性，避免吸入，若眼触及，应立即用水冲洗。用甲醛、戊二醛溶液消毒的外科器械，必须用无菌水充分冲洗后才能使用。

（2）温度、湿度对熏蒸处理的效果影响较大，处理时应保持在要求的范围内。

（3）熏蒸处理时，消毒物品间应有一定空隙，尽量将污染表面暴露在外面。

## 四、环氧乙烷

环氧乙烷（$C_2H_4O$）为常用的杂环类气体消毒剂，常见的该类消毒剂还有环氧丙烷、乙型丙内酯等。这类化合物是通过对微生物蛋白质分子的烷基化作用，干扰酶的正常代谢而使微生物死亡。这类消毒剂的液体与气体都有杀菌作用，但大多作为气体消毒剂使用。

【理化性状】别名氧化乙烯、氧丙环。液体无色透明，具乙醚气味，在4℃时的相对密度为0.89。沸点10.8℃，只能灌装于特制安瓿，或耐压金属罐中。在60℃时，蒸气压力为5kg/cm²。在常温常压下为气体，其气体易燃易爆，闪点＜0℃，空气中浓度达3%以上即有爆炸危险。环氧乙烷气体具有良好的扩散和穿透能力，可穿透玻璃纸、马粪纸、聚乙烯薄膜、聚氯乙烯薄膜以及薄层的油和水等，对空气的相对密度为1.49（40℃）。环氧乙烷液体与气体能溶于水、乙醇和乙醚，在水中与金属盐类反应可生成金属氢氧化物，使溶液pH值升高。

环氧乙烷液体可溶解聚乙烯、聚氯乙烯；而其气体则对塑料无损坏，亦不损坏金属、棉毛、橡胶、合成纤维，但可损坏赛璐珞制品。

【杀菌作用】对环氧乙烷抵抗力最差的是酵母菌和真菌，最强的是细菌芽孢，细菌繁殖体与病毒介于其中。在细菌繁殖体中，金黄色葡萄球菌的抗力较大肠埃希菌强。环氧乙烷杀灭细菌芽孢与杀灭细菌繁殖体所需浓度的比值较低，一般在10以内。环氧乙烷气体熏蒸亦可破坏肉毒杆菌毒素。

环氧乙烷液体在1%～5%浓度下，作用数小时，可杀灭各种微生物。

环氧乙烷气体杀灭细菌芽孢所需时间随浓度而异。例如在室温下（25℃），浓度为88.4mg/L，需作用24小时，浓度为442mg/L，作用4小时，浓度为884mg/L，作用2小时即可。

【影响杀菌因素】（1）温度　温度升高可加强环氧乙烷的杀菌作用。

（2）浓度　浓度愈高，杀菌所需时间愈短。

（3）相对湿度　对熏蒸消毒效果影响很大，小型处理以30%～50%为宜；对大型物品（容积超过0.15m$^3$），要求的相对湿度较高，在60%～80%为宜。过湿，因水解反应，可损耗环氧乙烷；过于干燥，有机物质形成硬壳，可妨碍环氧乙烷穿透，增加消毒的困难。

（4）物品性质　不同性质物品对环氧乙烷气体的杀菌作用亦有影响。纸、布等有孔材料消毒效果好，玻璃、金属等无孔材料较差。塑料、橡胶、水液等可吸收大量环氧乙烷，降低作用浓度，使杀菌效果下降。例如，1g橡胶在10%环氧乙烷气体中消毒后测定，可吸收环氧乙烷15.4mg。盐类晶体可保护其中的微生物，不被环氧乙烷所作用。

【应用】环氧乙烷沸点较低，在室温下即可气化。小型消毒使用的药量较小，可依靠自然蒸发。大型消毒使用药量较多，可加温促其蒸发。加温不得使用明火，只能用热水浴，温度不宜超过60℃。

加热环氧乙烷铝罐或钢瓶时，应先将阀门打开后，再往水浴容器中徐徐倒入热水。给药完毕，应先将热水放掉或移走才能关闭阀门。

（1）保温瓶消毒法　适用于室内温度较低时对小型物品的消毒处理，如小型精密仪器、医疗器械、敷料和橡胶手套等。在保温瓶中加入45℃热水至瓶的1/3～1/2处，将拟消毒物品与用双层布制小袋（层间絮以棉花）包好的环氧乙烷安瓿放入聚乙烯袋内（安瓿颈部保持向上），自袋外将安瓿颈掰断，立即放入保温瓶内，盖上盖，让环氧乙烷自然气化，进行消毒。用药量为1ml/L（890mg/L），作用16～24小时。

（2）塑料袋消毒法　适用于对中、小型物资装备进行消毒，如服装、医疗用具、手术包、敷料、通讯器材、测绘仪器及文件等。塑料袋常用0.2～0.5mm厚聚氯乙烯膜制作，消毒时用由角铝与铁夹组成的铝夹并中间衬以橡胶条的封袋口，将物品与盛有环氧乙烷的容器放入袋内，封好袋口，于室温（>15℃）下使环氧乙烷自然气化，进行消毒，用药量为1.5ml/L（1335mg/L），作用16～24小时。

（3）丁基橡胶袋法　适用于快速消毒小型物品，特别是对外科手术器械与敷料进行灭菌。袋底部装有专用的通气小管，可与装环氧乙烷小型铝罐的出气口相连，以便在袋外给药。装入物品并扎好袋口后，由袋外给药（打开铝罐阀门后再用热水加热铝罐，促环氧乙烷气化），待袋鼓足时停止给药，隔10分钟再如前给药一次。两次给药总量约为2.5g/L。在室温（>20℃）下作用2小时。

（4）塑料篷幕消毒法　适用于大型物品的消毒。篷幕侧面开孔并装以固定的双向接头，外接环氧乙烷钢瓶，内接聚乙烯散药软管（内径10mm，管壁厚4mm并每隔30cm钻1个3mm直径小孔，供铺于幕内均匀分散环氧乙烷气体）。堆放物品于幕内（行列间留适当空隙）、安放散药软管、封闭幕口后，由幕外如丁基橡胶袋法给药。用药量为0.4kg/m$^3$时，在环境温度＞15℃条件下作用40～48小时；或以0.7kg/m$^3$，作用20～24小时。

（5）消毒柜法　市售有大、中、小型环氧乙烷消毒柜，并可控制柜内温度与相对湿度，适合经常性对大、中、小型物品的消毒处理。其环氧乙烷用量、控制柜内温度与湿度、作用时间等，参见产品说明书。在55～60℃、相对湿度60%～80%的条件下，一般用900～1000mg/L药量，作用6 小时。

【注意事项】（1）环氧乙烷易燃易爆，且有一定毒性，使用时必须注意安全。经环氧乙烷消毒的物品，必须将残留药物驱散后才能使用。

（2）给药前，应详细检查所用容器有无破裂漏气之处，如有则应修补或更换。给药后，亦应经常检查有无漏气处，以便及时采取措施，防止继续渗漏。

（3）消毒时，应注意环境温度与相对湿度，勿超出规定范围。拟消毒物品的温度过低，应事先在消毒场所放置至接近环境温度，再进行消毒处理。

（4）环氧乙烷穿透性能好，但仍是有限的。因此，消毒时仍需尽量为其穿透创造条件。

（5）环氧乙烷不宜用于食品消毒。

（6）工作人员应事先熟悉环氧乙烷性能、使用方法及安全操作要求。

【安全守则】环氧乙烷是一种易燃易爆并具有中等毒性的危险药品。为保证消毒的安全进行，除做好有关物资器材的准备外，工作人员应事先熟悉其性能与使用方法，认真按下列安全守则进行操作。

（1）贮存时，环氧乙烷瓶口必须关严。贮存场所应通风，防晒，温度低于40℃，不得有火源或转动的马达。装有环氧乙烷的铝罐或安瓿不得放于电冰箱中。搬运时应轻拿轻放。

（2）消毒现场（大量使用时应在30～50m内）不得有明火、变电设备、转动的马达及其他可产生火星的设备与操作。

（3）投药时，应徐徐打开钢瓶阀门，勿使药液突然喷出。钢瓶的出气口不得朝向人的面部。如皮肤、黏膜或眼睛不慎沾上环氧乙烷液体，应立即用水冲洗，防止烧伤。

（4）在消毒袋外打开安瓿时，事先应将安瓿置冰浴中10～20分钟。打开时，安瓿颈不得对着人脸。

（5）大规模消毒只能在室外或防爆建筑中进行。现场除防爆灯外，禁止使用其他电气设备，并设消防器材，以防万一。

（6）加热装有环氧乙烷的容器，应在容器阀门打开后进行，加热不宜太猛。给药完毕，应先将热水放掉或移走，再关闭阀门。

（7）消毒过程中，严禁穿带钉鞋进入现场，以防摩擦产生火花，引起爆炸事故。经常用浸以加有适量酚酞的饱和硫代硫酸钠无色溶液（如呈浅红色，可加适量盐酸消除）的滤纸测消毒容器可疑部位，发现漏气（滤纸变为粉红色）应立即修补。

（8）消毒完毕，必须先打开门窗，再打开容器，排散环氧乙烷气体。室内环氧乙烷气味很浓时，除防爆灯外，绝不可开其他电灯照明。

（9）橡胶、塑料、有机玻璃等防护用品与医疗器械，消毒后必须通风散气，待环氧乙烷挥发后才可穿戴、使用。

（10）工作人员如出现头晕、恶心、呕吐等中毒症状，应立即离开现场，到通风良好处休息。重者须及时送医疗部门进行治疗。

## 五、醇类消毒剂

常用的醇类消毒剂有乙醇、异丙醇。醇类消毒剂杀灭微生物依靠三种作用：①破坏蛋白质的肽键，使之变性；②侵入菌体细胞，解脱蛋白质表面的水膜，使之失去活性，引起微生物新陈代谢障碍；③溶菌作用。

【理化性状】（1）乙醇（$C_2H_5OH$） 别名酒精。医用乙醇浓度不低于94.58%（ml/ml），为无色透明液体，易挥发，有辛辣味，易燃烧。其沸点为78.5℃，闪点9～11℃。与水能以任意比例混合。

变性酒精为乙醇中添加了有毒物质，如甲醇、甲醛、升汞等，从而不能饮用，但可用于消毒，其效果与乙醇相同。

（2）异丙醇（$CH_3CHOHCH_3$） 别名2-丙醇。浓度不低于98.5%，为无色透明可燃性液体，有类似丙酮、乙醇混合的气味，味微苦。沸点为82.5℃，闪点11.7℃。能与水、乙醇混合。

【杀菌作用】乙醇对细菌繁殖体、病毒与真菌孢子有杀灭作用。革兰阳性菌较革兰阴性菌抗力略强。对细菌芽孢无效。

60%～70%乙醇，作用5分钟可杀灭细菌繁殖体（包括结核杆菌）；对病毒，因多包于蛋白质之中，需时较长（3～10分钟）；对乙型肝炎病毒效果尚有争论；对真菌孢子则需作用30～60分钟之久。乙醇浓度低于30%时，对细菌繁殖体的杀灭亦需延长到数小时至1日以上。

异丙醇可杀灭细菌繁殖体、部分病毒与真菌孢子等，不能杀灭细菌芽孢。

【影响杀菌因素】（1）浓度　杀菌需有一定量的水。浓度在95%以上的乙醇，一接触菌体便引起菌体表层蛋白质凝固，形成保护膜，阻碍乙醇分子继续渗入，而导致杀菌能力减弱。因此，稀释到一定程度，杀菌作用才能达到较好水平。过浓或过稀，杀菌作用都减弱。乙醇浓度为65%～80%，异丙醇浓度为50%～70%较适合。

（2）有机物　醇可使蛋白质变性凝固形成保护层影响杀菌作用，故不宜用于消毒被血、脓、粪便等污染的表面。

（3）温度　杀菌能力随温度升高而加强，但不如酚类、醛类明显。

【应用】对细菌芽孢无杀灭作用，不能用于灭菌，只能用于消毒。

消毒时，一般用75%乙醇水溶液或60%异丙醇水溶液浸泡、涂擦，作用时间为5～60分钟。体温计在浸泡前先擦去黏液，手在浸泡前先用肥皂和水擦洗。

消毒结核病病人的痰液，加2倍量的95%乙醇，作用30～60分钟。对于干燥的痰膜，则需用70%乙醇作用30分钟以上，浓度高于70%，效果反而不好。

乙醇、异丙醇亦可作为溶剂，加强碘、氯己定、戊二醛等消毒剂的应用。

【注意事项】（1）不能用于外科器械灭菌。

（2）消毒前，尽量将物品表面黏附的有机物清除。

（3）不宜用于消毒涂有醇溶性涂料的表面。

（4）注意使用浓度，浸泡处理时，勿使物体带有过多水分。

（5）应放于有盖容器内，以免有效成分挥发。

## 六、酚类消毒剂

常用的酚类消毒剂有甲酚皂溶液、对氯间二甲苯酚。其杀菌作用的机制有：①高浓度时可裂解并穿透细胞壁，与菌体蛋白质结合，引起蛋白质变性；②低浓度时，较高分子的酚类衍生物可使细胞的主要酶系统（氧化酶、脱氢酶、催化酶等）失去活性，干扰物质代谢；③降低溶液表面张力，酚类消毒剂积聚在菌体细胞上，增加细胞壁的渗透性，使菌体内含物逸出，改变了细胞蛋白质的胶质状态，致细菌死亡；④酚类易溶于细胞类脂体中，因而能积存在细胞中，其羟基与蛋白质的氨基起反应，破坏细胞的功能。

【理化性状】（1）甲酚皂溶液（$C_6H_4OHCH_3$）别名煤酚皂溶液或来苏儿，是以三种甲酚异构体为主的煤焦油分馏物与肥皂配成的复方。市售的甲酚皂溶液含甲酚48%～52%（ml/ml）。其配方为甲酚500ml，植物油173g，氢氧化钠27g，加蒸馏水至全容量为1000ml。

甲酚皂溶液的沸点191～201℃，熔点30～36℃。可溶于水及醇中，溶液碱性，呈透明浅棕色。性质稳定，耐贮存。

（2）对氯间二甲苯酚溶液　原液含对氯间二甲苯酚4.8%（ml/ml），为黄色透明液体，具有皂酚气味。振摇时产生大量泡沫。可溶于水与醇中，溶液碱性。性质较稳定。

【杀菌作用】可杀灭细菌繁殖体、真菌与某些种类的病毒（主要是亲脂性病毒），常温下对细菌芽孢无杀灭作用。常用浓度可破坏肉毒杆菌毒素。

甲酚皂溶液中主要杀菌成分为甲酚，肥皂使甲酚易溶于水，并可降低表面张力。肥皂种类与用量对杀菌作用有影响。以椰子油脂肪酸肥皂最好，其次为豆油、蓖麻油脂皂，花生油脂肪酸或橄榄油肥皂较差。肥皂用量过多易使溶液碱性过大，从而使杀菌效果降低；用量过少，溶液在低温下不能保持透明和稳定。

【影响杀菌因素】（1）浓度与作用时间　浓度愈高，作用时间愈长，杀菌效果愈好。

（2）有机物　可减弱其杀菌能力，但对较高分子量的酚类影响较小。相比之下，对从煤焦油中提取的其他高沸点酚类消毒剂影响较大，对甲酚皂溶液的影响较小。

（3）温度　升温可加速其杀菌作用，当由20℃升至40℃时，消毒时间可缩短一半。

（4）食盐　可加强其杀菌作用。

（5）pH　酸可加强其杀菌作用。

（6）其他物质　乙醇、氯化铁、氯化亚铁可增强其杀菌能力；肥皂可降低表面张力，用量适当亦可增强杀菌能力。因为硬水可使肥皂沉淀，所以用硬水配制的甲酚皂消毒液杀菌能力降低。

【应用】一般多用1%～5%浓度的甲酚皂水溶液浸泡、喷洒或擦抹污染物体表面，作用30～60分钟。用1.9%对氯间二甲苯酚水溶液浸泡衣物。对结核杆菌，用5%浓度甲酚皂水溶液作用1～2小时。为加强杀菌作用，可将药液加热至40～50℃。

若用甲酚皂溶液浸泡金属器械，可加1.5%～2.0%碳酸氢钠作防锈剂。

消毒皮肤，可用1%～2%甲酚皂溶液浸泡。用1%浓度刷手2分钟，消毒效果优于肥皂流水洗手，但远不及0.2%过氧乙酸水溶液。对伤口、皮肤亦可用4.6%对氯间二甲苯酚水溶液冲洗。过氧乙酸、甲酚皂溶液和肥皂流水洗手的消毒效果见表43-5。

表43-5 过氧乙酸、甲酚皂溶液和肥皂流水洗手的消毒效果

| 消毒剂 | 试验人次 | 对照平均菌数（CFU/人） | 洗后平均菌数（CFU/人） | 平均灭除率（%） |
|---|---|---|---|---|
| 0.2%过氧乙酸水溶液 | 86 | 94 287 | 2 | 99.99 |
| 1.0%甲酚皂水溶液 | 23 | 31 270 | 258 | 99.17 |
| 肥皂+流水 | 41 | 23 717 | 370 | 98.44 |

【注意事项】（1）因此类消毒剂溶液毒性较大，气味易滞留，故不可用于消毒食物或食具。

（2）因甲酚皂溶液刺激性强，消毒皮肤所用浓度不能超过2%，并且此类消毒剂溶液均勿用于消毒黏膜。

（3）配制甲酚皂水溶液勿使用硬度过高的水，否则应加大甲酚皂浓度。



## 七、季铵盐类消毒剂

季铵盐类消毒剂是一种阳离子表面活性剂，其结构通式为：

$$\left[\begin{array}{c} R_1 \\ | \\ R_4\text{—}N\text{—}R_2 \\ | \\ R_3 \end{array}\right]^+ X^-$$

其中，$R_1\sim R_4$代表有机根，它们与氮原子结合成阳离子基团，为杀菌的有效部分。X为阴离子，如卤素、硫酸根或其他类似的阴离子。用作消毒剂的季铵盐，在$R_1\sim R_4$中，一般有1～2个是碳链长达8～18的烷基（短于或长于此碳链者，杀菌能力差）。

本类消毒剂杀菌作用机制主要有：①改变细胞的渗透性，使菌体破裂；②使蛋白质变性；③抑制细菌体内某些酶（如脱氢酶、氧化酶以及分解葡萄糖、琥珀酸盐、丙酮酸盐的酶），使之失去活性；④因其有良好的表面活性，可高浓度聚集于菌体表面，影响细菌的新陈代谢。对酶的抑制，有的是可恢复的，由此可解释其抑菌作用。随着药物浓度增加或作用时间延长，这种可恢复性逐渐减弱，以至不可恢复。

由于季铵盐类消毒剂表面活性作用强，因此将之从菌体表面去除亦较难，一般得使用化学中和剂。由于忽略这种特性，往往在杀菌试验中导致错误结论。

我国市售的季铵盐类消毒剂有苯扎溴铵（新洁尔灭）、苯扎氯铵（洁尔灭）、百毒杀与新洁灵消毒精，以及复合季铵盐消毒液。

【理化性状】（1）苯扎溴铵（$C_{22}H_{40}BrN$） 为溴化二甲基苄基烃铵（别名十二烷基二甲基苯甲基溴化铵）的混合物。常温下为淡黄色胶状体，低温下形成蜡状固体；具有芳香气味（不纯者有令人不愉快的气味），极苦。易溶于水或乙醇，溶液澄明，呈碱性，振摇时产生大量泡沫，具有表面活性作用。耐光、耐热，性质较稳定，可长期贮存。

（2）苯扎氯铵（$C_{22}H_{40}ClN$）是氯化二甲基苄基烃铵的混合物。为白色蜡状固体或黄色胶状体；溶于水或乙醇，水溶液呈中性或弱碱性，振摇时产生大量泡沫，具有表面活性作用。

（3）百毒杀 化学名称为双十烷基二甲基溴化铵，别名双癸甲溴铵，为双长链季铵盐。易与水混合，具有表面活性作用。原液浓度为50%（g/ml），性质较稳定。对某些金属有轻微腐蚀。

（4）新洁灵消毒精　化学名称为溴化双十二烷基二甲基乙撑二铵，为双长链季铵盐。易溶于水，具有表面活性作用。原液浓度为5%～10%（g/ml）。

【杀菌作用】苯扎溴铵与苯扎氯铵对化脓性病原菌、肠道菌与部分病毒有较好的杀灭作用；对结核杆菌与真菌的杀灭效果不好；对细菌芽孢仅有抑菌作用。

百毒杀对金黄色葡萄球菌、大肠埃希菌、铜绿假单胞菌等细菌繁殖体有一定的杀灭能力。新洁灵消毒精对金黄色葡萄球菌、大肠埃希菌、白色念珠菌等有一定的杀灭作用。一般来说，本类消毒剂对革兰阳性菌的杀灭能力较革兰阴性菌强；抑菌浓度远低于杀菌浓度。

【影响杀菌因素】（1）有机物　有机物的存在，可减弱本类消毒剂的杀菌作用。

（2）pH　可影响杀菌效果，pH值愈低，所需杀菌浓度愈高。

（3）温度　温度升高可加强其杀菌作用。

（4）水质硬度　配制溶液用水的硬度过高，可降低其杀菌能力。硬水对百毒杀杀菌能力的影响较小。

（5）拮抗物质　含阴离子的肥皂或洗衣粉等洗涤剂，碘、碘化钾、蛋白银、硝酸银、硫酸锌、酒石酸、硼酸、水杨酸盐、枸橼酸及其盐类、黄降汞、升汞、氯化锌、白陶土、过氧化物、磺胺类等药物，以及钙、镁、铁、铝等金属离子，都对之有拮抗作用。

（6）吸附　本类消毒剂易吸附于各种物体表面，浸泡纤维织物时吸附量较大，可影响其在随后溶液中的浓度。

【应用】对污染物品表面消毒，可用0.1%～0.5%浓度的溶液浸泡、擦抹或喷洒，作用10～60分钟。

消毒皮肤可用0.1%～0.5%浓度的溶液涂抹、浸泡。消毒黏膜可用0.02%溶液冲洗。

【注意事项】（1）本类消毒剂易被微生物污染，最好随用随配，配好后放置时间一般不宜超过2～3日。使用次数较多，或发现溶液变色、发浑以至产生较多沉淀时，应随即更换。每次更换药液时，盛放的容器应进行灭菌处理。

（2）物品表面（或皮肤）沾有拮抗药物，应洗净后再消毒。不得与肥皂或其他阴离子洗涤剂同用，也不可与碘或过氧化物等消毒剂合用。

（3）配制的水溶液，使用时避免形成泡沫，因泡沫中药物浓度比溶液中高，影响药物的均匀分布。

（4）因本类消毒剂不能杀灭结核杆菌和细菌芽孢，不是灭菌剂，不宜用于消毒粪便、痰液等排泄物与分泌物，不宜用于对手术器械灭菌或浸泡无菌器材。

## 八、其他类消毒剂

目前常用的其他类消毒剂有氯己定（洗必泰）、碘、碘伏、0.025%高锰酸钾、高氧化还原电位酸性水等。

1. 胍类化合物　其杀菌机制主要有：①吸附于细胞表面，破坏细胞膜，造成胞质组分渗漏；②抑制脱氢酶的活性；③高浓度时可凝聚胞质组分。最常见的胍类化合物主要有氯己定，近年来也出现新结构的胍类化合物（如聚氯亚甲基胍），其性质与前者非常接近。

【理化性状】氯己定化学名称为1，6-双（正对氯苯双胍）己烷，别名双氯苯双胍己烷。因其难溶于水，一般多制成盐酸盐、醋酸盐或葡糖酸盐使用。

其盐酸盐或醋酸盐为白色晶粉，无嗅，味苦，无吸湿性，性质稳定。在20℃时，水中溶解度分别为0.06%与1.9%，加入适量的阳离子或非离子表面活性剂，或提高水温，可增加溶解度。可溶于乙醇。

其葡糖酸盐多为20%无色或浅黄色水溶液，无嗅，味苦，能与水、醇、甘油等互溶。性质稳定，耐贮存。

【杀菌作用】可杀灭革兰阳性与阴性菌的细菌繁殖体，但对结核杆菌、某些真菌以及细菌芽孢仅有抑菌作用。其水溶液与醇溶液都有较好的杀菌作用。抑菌浓度可低达$10^{-5}$～$10^{-6}$。

【影响杀菌因素】有机物的存在可减弱其杀菌作用。

因系阳离子消毒剂，与阴离子洗涤剂有拮抗作用。有0.1%以上肥皂存在时，可显著降低其杀菌效果；但当肥皂浓度减至0.001%时，影响不大（一般洗手后残留肥皂的影响甚微）。

与下列药物不宜配伍使用：阿拉伯胶、硝酸银、蜂蜡、煌绿、藻朊酸钠、硫酸铜、羧甲基纤维素钠、荧光素钠、甲醛、红汞、硫酸锌等。

碱性条件可加强杀菌效果，pH值低于8时，效果锐减。

【应用】手可使用其0.5%（5000mg/L）水溶液或乙醇（70%）溶液浸泡、擦抹，浸泡时间为3分钟。擦抹法为擦拭2遍，作用2分钟。

对阴道、膀胱或伤口黏膜消毒，用0.05%～0.1%（500～1000mg/L）水溶液冲洗。

对低危险性物品，可用其0.1%～0.5%（1000～5000mg/L）水溶液或乙醇（70%）溶液喷洒、浸泡、擦抹。作用时间为10～60分钟。

【注意事项】（1）勿使用硬度过高的水配制溶液。水质过硬可使氯己定与碳酸盐或硫酸盐产生复分解反应而出现浑浊。配制时应将水软化，或用蒸馏水与去离子水。配制的溶液存放时，如有结晶沉淀，应加热至90℃使之复溶。

（2）不要与肥皂及其他拮抗消毒剂同用。

（3）若创面脓液过多，应延长冲洗时间，至冲洗液变清。

（4）不宜用于消毒粪便、痰液等排泄物与分泌物。

（5）因不能杀灭结核杆菌和细菌芽孢，故不宜用于对外科器械的灭菌。

**2. 碘**　属于卤族元素，亦有人将之与含氯消毒剂统称为卤素类消毒剂。碘液中起杀菌作用的主要是碘元素本身。它可直接卤化菌体蛋白质，与蛋白质的氨基结合，使菌体的蛋白质和酶受到破坏，微生物因代谢功能发生障碍而死亡。

【理化性状】是一种非金属元素，蓝黑色鳞晶或片晶，有金属光泽，性脆，熔点114℃，沸点184℃，易升华。蒸汽呈紫色。微溶于水，能溶于碘化钾溶液、醇、醚、三氯甲烷、二硫化碳、四氯化碳及苯。碘的饱和溶液呈弱酸性。碘在溶液中除呈双原子游离碘（$I_2$）外，还可呈三原子碘的络离子（$I_3^-$）以及碘离子（$I^-$）、次碘酸根离子（$IO^-$）与碘酸根离子（$IO_3^-$）。双原子游离碘杀菌能力比三原子碘的络离子强，在溶液中它们的变化是可逆的。

【杀菌作用】具有广谱杀菌作用，且对各种微生物的杀灭剂量比较相近。50mg/L浓度作用10分钟可杀灭细菌繁殖体；60mg/L作用30分钟，可杀灭细菌芽孢；10mg/L作用5～10分钟或125～375mg/L作用1分钟，即可使病毒灭活；对皮肤真菌，用12～300mg/L浓度即可杀灭。2%碘液作用1分钟，可杀灭各种微生物。

【影响杀菌因素】（1）酸碱度 在酸性条件下，游离碘增多，杀菌作用较强；在碱性条件下，游离碘减少，杀菌作用减弱。在浓度很低的水溶液中，上述影响明显；当浓度高于0.02%时，pH值在2.2～8.0范围内，都可保持较好的杀菌作用。

（2）有机物 可降低碘的杀菌作用。在1000mg/L浓度的溶液中，存在少量有机物，可借加入0.1%盐酸以克服，若有机物过多，则其杀菌作用基本丧失。外科消毒使用的碘液，浓度较高（2%），有机物的影响可忽略不计。

（3）碘化物溶液中如有大量碘化物存在时，可使游离碘变为过碘化物，从而失去或减弱了杀菌作用。配制碘液时，加入约等量的碘化钾，对杀菌作用无影响。

（4）温度 影响较小，在0～5℃下，杀菌作用比室温下稍迟缓，作用时间需延长20分钟。

【应用】一般用水溶液或酊剂进行消毒处理。皮肤、伤口消毒，用2%碘酊或碘液涂搽，作用1分钟，需要时可用70%乙醇将残余碘擦净。黏膜或伤口用0.05%～0.1%碘液冲洗。外科小件器材、体温计和洗手刷在2%碘液中浸泡5分钟。

碘酊（2%）的配方：碘2g，碘化钾（钠）1.5g，蒸馏水48ml，乙醇（95%）或异丙醇加至100ml。

碘液（2%）的配方：碘2g，碘化钾（钠）2.4g，蒸馏水加至100ml，配制以上碘制剂时，先将碘化钾（钠）溶于水与乙醇中，然后再加碘。

碘液的杀菌能力与液体中游离碘的颜色深浅成正比。如在1∶4000浓度碘液中加入有机物（10%肉汤），其颜色立即退到和1∶10000浓度相似，其杀菌效果也相应下降。在2ml 1∶1000碘液中加入二滴2mol/L氢氧化钠，碘色褪尽，杀菌作用亦完全消失。应用中，可以借药液颜色深浅判断其杀菌能力。

【注意事项】（1）碘在室温下可升华，易挥发，固体碘与配制的溶液应存于密闭容器中。时间过久，溶液颜色变浅，应测定碘的含量，将浓度补足。

（2）使用低浓度碘液消毒时，应根据介质的酸碱度及所含有机物的量，考虑添加浓度或延长作用时间。

（3）宜及时清除物品表面沾有的碘液，以免长期作用引起损害。

（4）碘（特别是碘酊）对伤口刺激性强，用时应注意。

**3. 碘伏** 是碘以表面活性剂为载体的不定型络合物。其中，表面活性剂兼有助溶作用。该消毒剂中的碘在水中可逐渐释放，以保持较长时间的杀菌作用。常用的有聚乙烯吡咯烷酮、聚乙氧基乙醇、聚乙烯醇等。

【理化性状】原液呈深棕色。气味较小，水溶性较好。因含表面活性剂，易起泡沫，有清洁剂的作用。着色作用小，物品染上后较易洗去。原液稳定，此外，尚有固体碘伏，用时现配成溶液。消毒用的稀溶液稳定性较差，2日后有效碘下降率达50%以上。其消毒液对黏膜刺激性小，毒性低，对银、铝、二价合金有一定腐蚀作用。

【杀菌作用】具有广谱杀菌作用，对细菌芽孢与真菌孢子的作用较弱。用含50mg/L有效碘溶液作用8分钟，可杀灭大肠埃希菌、铜绿假单胞菌、金黄色葡萄球菌等细菌繁殖体；200mg/L有效碘溶液作用30分钟，可破坏乙型肝炎表面抗原抗原性，作用15分钟可灭活脊髓灰质炎病毒。然而，杀灭细菌芽孢需100mg/L有效碘作用2小时以上。虽然用含20mg/L有效碘溶液作用不到1分钟可杀灭90%黑曲霉孢子，但用含446mg/L有效碘溶液作用1小时亦不能杀灭纯黄丝衣霉孢子。对白色念珠菌，用含10000mg/L有效碘溶液作用5分钟，方可杀灭99.99%以上。

【影响杀菌因素】（1）温度　在10～30℃范围内，温度影响较小。温度增至40℃以上，杀菌效果有明显提高。

（2）有机物　可降低碘伏的杀菌作用。当菌液中加有20%小牛血清或5%酵母悬液时，碘伏的杀菌作用明显减弱。

（3）拮抗物质　因其含有离子表面活性剂，故与该离子表面活性剂有拮抗作用的物质，可使杀菌作用减弱。

【应用】一般稀释成一定浓度的水溶液使用。卫生性消毒皮肤，用500mg/L有效碘溶液刷洗、涂擦，作用2分钟，或用750mg/L有效碘溶液刷洗1分钟。外科洗手，用3000～5000mg/L有效碘溶液刷洗3分钟。注射部位皮肤消毒，用3000～5000mg/L有效碘溶液擦拭2遍，作用2分钟。对阴道黏膜或伤口黏膜消毒，可用250mg/L有效碘溶液冲洗3～5分钟。对创口及口腔黏膜消毒，用500mg/L有效碘溶液擦拭，作用3～5分钟。对物品消毒，可用2000mg/L有效碘溶液浸泡0.5～2小时。

碘伏溶液颜色的深浅与含有效碘多少有关。当有效碘含量下降至10mg/L以下时，颜色基本消失，杀菌作用亦消失。

【注意事项】（1）消毒用的稀溶液稳定性差，宜现用现稀释。

（2）消毒时，若有机物含量较多，应提高有效碘浓度或延长作用时间。

（3）避免与拮抗药物同用。

（4）尽量不用于消毒银、铝与二价合金的器具，以免器具受腐蚀损坏。

4. 高锰酸钾（$KMnO_4$）　为强氧化剂，依靠其氧化能力杀灭微生物。主要是将酶的巯基（—SH）氧化成硫硫基（—S—S—），使酶失去活性，导致微生物死亡。

【理化性状】别名过锰酸钾、灰锰氧。为深紫色晶体，有金属光泽，性质稳定，耐贮存。在240℃下分解，释放出氧。能溶于水，呈紫色溶液，在10℃溶解度为4%，在20℃时为6.5%。其水溶液在酸、碱条件下都不稳定，易为醇类、亚铁盐、碘化物等分解。

【杀菌作用】0.01%～0.1%浓度的溶液作用10～30分钟，可杀灭细菌繁殖体、病毒，破坏肉毒杆菌毒素。2%～5%浓度的溶液作用24小时，可杀灭细菌芽孢。

【影响杀菌因素】温度升高可加强其杀菌作用。有机物可降低其消毒效果。

碘化物及其他还原性物质对之有拮抗作用，使杀菌效果降低。

【应用】多用其水溶液喷洒、浸泡、擦抹。可用其0.1%浓度的溶液消毒皮肤、水果和饮具。可用0.01%～0.02%浓度溶液消毒黏膜，冲洗伤口（对吞服某些有机毒物中毒，可用以洗胃）。对污染的物体表面，使用浓度可由0.1%增至1%～2%，作用时间一般为10～60分钟。

将高锰酸钾加于福尔马林中，可产生甲醛气体，用于熏蒸消毒；也可与二氯异氰尿酸钠等配成烟雾剂进行熏蒸消毒。0.1%～1%高锰酸钾溶液可用于除臭。

【注意事项】（1）存放于密闭容器中，勿使其与有机物接触。

（2）水溶液暴露于空气中易分解，宜用时现配。

（3）消毒后容器应及时洗净。若着色时间较久，一般清洗不易去除，可用过氧乙酸或草酸溶液洗净。

（4）勿用湿手直接拿取本药的结晶，以免染色或腐蚀。

（5）消毒黏膜应将使用浓度限制在规定范围，以免引起不良反应。

（6）有机物或其他拮抗物质过多，不宜用本药消毒。

5. 高氧化还原电位酸性水　为将含0.05%氯化钠的水置一阳极与阴极间隔有阳离子交换膜的电解槽内，通以高压电流，使之电解，在阳极产生含有氧、活性氯等的混合溶液。该液依靠其高氧化还原电位与活性氯杀灭微生物。

【理化性状】原液pH值为2.0～3.0，氧化还原电位为1050～1190mV。稳定性差，宜现用现制。该液在光照下氧化还原电位可降至700mV以下，其中活性氯遇光（主要是紫外线）和有机物会被破坏。对皮肤和黏膜刺激性较小。

【杀菌作用】原液作用30秒，可杀灭大肠埃希菌、金黄色葡萄球菌、沙门菌、肠炎弧菌、真菌，作用5分钟可杀灭白色念珠菌，作用20分钟可杀灭枯草杆菌黑色变种芽孢。

【影响杀菌因素】温度升高可加强其杀菌作用。随该液氧化还原电位下降，杀菌能力减弱。有机物可降低其消毒效果。当乙型肝炎表面抗原悬液中含小牛血清≥1.5%（ml/ml）时，该液作用10分钟亦不能将其抗原性破坏；而对不含小牛血清者作用30秒，即可将之破坏。

【应用】高氧化还原电位酸性水可用于冲洗伤口，对手冲洗消毒。对物品消毒，可用其擦抹、浸泡，作用2～20分钟。消毒室内空气时，可用其喷雾（$30ml/m^3$），作用30分钟。

【注意事项】（1）存放于密闭容器中，置于避光处。存放时间不宜超过3日。

（2）物品表面沾有较多有机物，应洗净后再消毒。

（3）浸泡处理时，勿使物品带有过多水分，以免稀释药液，降低效果。

（4）该液对铜、铝、碳钢有一定腐蚀作用，使用时应予注意。

## 第二节　杀虫剂

### 一、有机磷类

1. 敌百虫

【理化性质】纯品为白色粉末，具有芳香气味。熔点 83～84℃，沸点100℃/13.33Pa，相对密度1.73，挥发度20℃时为$0.11mg/m^3$，能溶于三氯甲烷、乙醚等有机溶剂，难溶于水。

【毒性】对人、畜毒性很低。对大白鼠经口$LD_{50}$为625mg/kg；小白鼠经口$LD_{50}$为580mg/kg。

【杀虫性能】主要是胃毒和触杀作用。

【常用剂型】粉剂、颗粒剂、可湿性粉剂等。

【使用方法和剂量】颗粒剂：撒布，使用浓度为 0.1%～2.0%，用于灭苍蝇、蟑螂。

粉剂：喷粉或撒布，使用浓度为2.5%，使用剂量：$0.5g/m^2$，用于灭蝇蛆、蚤。

可湿性粉剂：加水稀释后喷洒。使用浓度为0.1%～1.0%，使用剂量：$0.5～1.0kg/m^2$。用于灭蚊幼虫、蝇蛆、蜱等。

2. 敌敌畏

【理化性质】本品为无色透明液体，稍带芳香气味。沸点84℃/13.33Pa，相对密度1.415，挥发度20℃时为145mg/$m^3$，能溶于多种有机溶剂，稍溶于水。

【毒性】对人、畜中等毒性。对大白鼠经口$LD_{50}$为70～80mg/kg。

【杀虫性能】具有熏蒸、触杀和胃毒作用，击倒作用极强。

【常用剂型】乳油、油剂、烟剂等。

【使用方法和剂量】乳油：喷洒，使用浓度0.1%～0.5%，使用剂量0.1～0.5g/$m^2$。用于灭蚊、蝇、蚤、蜚蠊。熏蒸，使用剂量0.1～0.5g/$m^3$，用于灭蚊、蝇、蜚蠊、臭虫。

油剂：喷雾，使用浓度0.3%，使用剂量0.001g/$m^3$。用于灭蚊、蝇。

烟剂：烟熏，使用剂量0.1g/$m^3$。用于灭蚊、蝇、蚤。

气雾剂：使用浓度0.5%，使用剂量0.001g/$m^3$，用于灭蚊、蝇。

3．马拉硫磷

【理化性质】纯品为浅黄色油状液体。沸点156～157℃/13.33Pa，相对密度1.23，挥发度20℃时为2.26mg/$m^3$，能溶于多种有机溶剂，微溶于水。具有大蒜臭味。

【毒性】对人、畜低毒。对大白鼠经口$LD_{50}$为1375mg/kg。小白鼠经口$LD_{50}$为885mg/kg。

【杀虫性能】具有触杀和胃毒作用。杀虫效力中等。

【常用剂型】乳油、超低容量制剂等。

【使用方法和剂量】2%水溶液原油滞留喷洒，50ml/$m^2$用于灭蚊；50%乳油超低容量喷雾，用于灭蜱、螨。

4．倍硫磷

【理化性质】纯品为无色或浅黄色油状液体。无臭，沸点78℃/13.33Pa，相对密度1.250，挥发度20℃时为2.26mg/$m^3$，能溶于多种有机溶剂，微溶于水。具有大蒜臭味。

【毒性】对人、畜较低毒。对大白鼠经口$LD_{50}$为190mg/kg。

【杀虫性能】具有触杀和胃毒作用。对昆虫击倒作用较慢，残留效期长。

【常用剂型】乳油、粉剂、可湿性粉剂等。

【使用方法和剂量】乳油：使用浓度为0.1%～2%，使用剂量为0.5～2g/$m^2$，用于灭蚊、蝇、蟑。

粉剂：喷粉，使用浓度为2%，使用剂量为0.5～2g/$m^2$，用于灭蚤、虱、臭虫。

可湿性粉剂：使用浓度为2%，使用剂量为1.0g/$m^2$，滞留喷洒，用于室内灭臭虫。

5．辛硫磷

【理化性质】纯品为浅黄色油状液体。沸点102℃/13.33Pa，相对密度1.176，能溶于多种有机溶剂，微溶于水。

【毒性】对人、畜低毒。对大白鼠经口$LD_{50}$为1882～2066mg/kg。

【杀虫性能】以触杀作用为主，兼有胃毒作用。

【常用剂型】乳剂、油剂等。

【使用方法和剂量】乳剂：滞留喷洒，使用浓度为4%，使用剂量为2g/$m^2$，用于灭蚊、蝇。超低容量喷雾：使用浓度为20%油剂，使用剂量为0.037～0.12L/$m^2$。

6．双硫磷

【理化性质】纯品为白色结晶固体。相对密度1.586，能溶于多种有机溶剂，不溶于水。

【毒性】对人、畜低毒。对大白鼠经口$LD_{50}$为2000mg/kg，小白鼠经口$LD_{50}$为1300mg/kg。

【杀虫性能】专一性杀蚊幼虫。

【常用剂型】乳剂、颗粒剂等。

【使用方法和剂量】乳剂：使用浓度为0.5%，用于灭蚊幼虫。颗粒剂：使用浓度为1%～5%，7.5～20千克/公顷。

7．杀螟松

【理化性质】原药为红棕色油状液体，带有蒜臭味。相对密度1.323，能溶于多种有机溶剂，不溶于水。

【毒性】对人、畜毒性较低。对大白鼠经口$LD_{50}$为503mg/kg。

【杀虫性能】广谱触杀性杀虫剂。

【常用剂型】乳油、可湿性粉剂等。

【使用方法和剂量】乳剂：喷洒，使用剂量为2g/m$^2$，用于灭蚊、蝇、臭虫。

可湿性粉剂：滞留喷洒，使用剂量为1～2g/m$^2$，用于杀灭蚊、蝇、臭虫。

原油：超低容量喷雾，使用剂量为0.03～0.05ml/m$^2$，用于室外灭蚊。

8．乙酰甲胺磷

【理化性质】纯品为白色晶体。相对密度1.35，能溶于水和多种有机溶剂。

【毒性】对人、畜中等毒性。对大白鼠经口$LD_{50}$为605～1100mg/kg。对鱼安全。

【杀虫性能】具有触杀、内吸、和熏蒸作用。

【常用剂型】乳油、颗粒剂毒饵等。

【使用方法和剂量】颗粒剂毒饵，常用1%乙酰甲胺磷配制成毒饵用于灭蟑螂。

9．毒死蜱

【理化性质】纯品为白色结晶颗粒。熔点42.5～43℃，微溶于水，可溶于多种有机溶剂。

【毒性】对人、畜中等毒性。对大白鼠经口$LD_{50}$为135～160mg/kg。

【杀虫性能】具有触杀和胃毒作用。

【常用剂型】乳剂、颗粒剂、可湿性粉剂毒饵等。

【使用方法和剂量】颗粒剂毒饵，常用0.5%的毒死蜱配制成毒饵用于灭蟑螂。乳剂，10～40g/hm$^2$，用于空间喷雾，灭蚊效果好。

10．二溴磷

【理化性质】纯品为白色结晶固体。熔点25.5～26.5℃，相对密度1.97，不溶于水，易溶于多种有机溶剂。

【毒性】对人、畜中等毒性。对大白鼠经口$LD_{50}$为430mg/kg。

【杀虫性能】具有触杀和胃毒作用。

【常用剂型】乳油。

【使用方法和剂量】50%乳油稀释后喷洒处理，用于防治蚊蝇等。

## 二、氨基甲酸酯类

### 1. 恶虫威

【理化性质】纯品为无色晶体。熔点124.6～128.7℃，相对密度0.69，易溶于多种有机溶剂。

【毒性】对人、畜中等毒性，对大白鼠经口$LD_{50}$为40～156mg/kg。

【杀虫性能】具有触杀、胃毒和内吸作用。

【常用剂型】粉剂、可湿性粉剂、悬浮剂和颗粒剂等。

【使用方法和剂量】配制成20%可湿性粉剂后喷洒处理，可用于防治蚊、蝇、蚤和蜚蠊等。

### 2. 残杀威

【理化性质】纯品为白色结晶粉末。熔点91.5℃，相对密度1.19，稍溶于水，易溶于多种有机溶剂。

【毒性】对人、畜中等毒性，对大白鼠经口$LD_{50}$为170～200mg/kg。

【杀虫性能】广谱，具有触杀和胃毒作用。

【常用剂型】可湿性粉剂、颗粒剂、乳油等。

【使用方法和剂量】常用剂量为0.03%～0.075%。若防治水稻叶蝉、稻飞虱，用2%～3%粉剂喷粉，或以0.05%～0.1%乳剂喷雾，或用4%颗粒剂进行防治；若防治水稻螟虫，用15%乳油稀释400倍喷雾。

## 三、拟除虫菊酯类

### 1. 烯丙菊酯

【理化性质】本品为淡黄色油状液体，略带芳香气味。相对密度1.005～1.015。不溶于水，溶于多种有机溶剂。

【毒性】对人、畜几乎无毒，对大白鼠经口$LD_{50}$大于1000mg/kg。长期接触对人、畜无不良影响。

【杀虫性能】具有熏蒸和触杀作用。主要用于蚊香、电热蚊香片以及与其他杀虫剂复配成喷射剂和气雾剂等。

【常用剂型】主要用于蚊香和电热蚊香片等。

【使用方法和剂量】一般蚊香中烯丙菊酯含量为0.1～0.6%，电热蚊香片每片含量80mg。用于房间灭蚊，效果好。

### 2. 生物丙烯菊酯

【理化性质】本品为黄褐色黏稠液体，有轻微芳香气味。不溶于水，溶于多种有机溶剂。

【毒性】工业品对大白鼠经口$LD_{50}$为440～730mg/kg，对眼和皮肤无刺激性。

【杀虫性能】主要为触杀作用，杀虫效力优于烯丙菊酯，击倒力很强，主要用于蚊香、电热蚊香片以及与其他杀虫剂复配成喷射剂和气雾剂等。

【常用剂型】主要用于蚊香和电热蚊香片等。

【使用方法和剂量】一般蚊香中烯丙菊酯含量为0.1～0.3%，用于房间灭蚊，效果好。

### 3. 苄呋菊酯

【理化性质】本品为白色或浅黄色固体，熔点40～55℃，不溶于水，溶于多种有机溶剂。

【毒性】对人、畜毒性极低，对大白鼠经口$LD_{50}$为2500mg/kg，

【杀虫性能】广谱，有较强的触杀作用，对昆虫的击倒作用较慢。

【常用剂型】气雾剂、乳剂、超低容量制剂等。

【使用方法和剂量】空间喷雾使用浓度为0.15%，滞留喷洒使用浓度为0.2～0.5%，室外喷雾防治蚊蝇使用剂量为2～4g/hm²。

### 4. 胺菊酯

【理化性质】纯品为白色结晶，熔点71～73℃，不溶于水，溶于多种有机溶剂。

【毒性】对人、畜毒性极低，对大白鼠经口$LD_{50}$大于4640mg/kg。

【杀虫性能】对昆虫击倒作用极快，但致死作用差，有复苏现象，一般与致死作用较强的杀虫剂配伍使用。

【常用剂型】气雾剂、乳剂、喷射剂等。

【使用方法和剂量】用于防治蚊、蝇、蚤等，乳油使用浓度为0.5%，喷射剂使用浓度为0.5%，气雾剂使用浓度为0.3%。

### 5. 甲醚菊酯

【理化性质】本品为黄色或红棕色透明油状液体，相对密度为0.98，不溶于水，溶于多种有机溶剂。

【毒性】对人、畜毒性很低，对大白鼠经口$LD_{50}$为4040mg/kg。

【杀虫性能】对昆虫击倒速度快，致死作用优于胺菊酯。

【常用剂型】气雾剂、乳剂、蚊香、喷射剂等。

【使用方法和剂量】用于防治蚊、蝇、蚤等，乳油使用浓度为0.8%，喷射剂使用浓度为0.3%，气雾剂使用浓度为0.5%。

### 6. 右旋苯醚氰菊酯

【理化性质】本品为黄色黏稠液体，不溶于水，溶于多种有机溶剂。

【毒性】对人、畜毒性很低，对大白鼠经口$LD_{50}$为350mg/kg左右。

【杀虫性能】对昆虫击倒速度中等，具有较强的触杀和残效性。对蟑螂有特别效果。

【常用剂型】气雾剂、喷射剂等。

【使用方法和剂量】该品在室内以0.005%～0.05%分别喷洒，对家蝇有明显驱赶作用，而当浓度降至0.0005%～0.001%时，又有引诱作用。该品处理羊毛可极有效防治袋谷蛾、幕谷蛾和单色毛皮。在以该品和氯菊酯、右旋苯醚、甲氰、氰戊等浸泡蚊帐所做防蚊试验中，浸泡蚊帐9个月后对尖音库蚊的药效，以该品最佳。

### 7. 氯菊酯

【理化性质】本品为淡黄色油状液体，熔点为25～30℃，相对密度为1.23。不溶于水，溶于多种有机溶剂。

【毒性】对人、畜几乎无毒，对大白鼠经口$LD_{50}$为2370mg/kg，但对鱼有毒性。

【杀虫性能】是一种高效广谱杀虫剂，对蚊、蝇、蜚、蠊均有良好的效果，刺激性小，应用广泛。

【常用剂型】气雾剂、喷射剂、可湿性粉剂等。

【使用方法和剂量】滞留喷洒灭蚊0.5g/m$^2$，灭蝇0.0625g/m$^2$。空间喷雾灭蚊5g/hm$^2$，灭蝇5～10g/hm$^2$。世界卫生组织灭虱推荐使用浓度为0.5%的粉剂或1%的液体。

8. 氯氰菊酯

【理化性质】本品为淡黄色至棕色黏稠液体。难溶于水，溶于多种有机溶剂。

【毒性】对大白鼠经口$LD_{50}$为450mg/kg，对鱼有大毒，对蜜蜂、蚕有剧毒。

【杀虫性能】具有触杀和胃毒作用，杀虫谱广，作用迅速，对有些昆虫还有拒食作用。

【常用剂型】乳油、超低容量制剂、可湿性粉剂等。

【使用方法和剂量】滞留喷洒灭蚊0.5g/m$^2$，灭蝇0.025～0.1g/m$^2$。空间喷雾灭蚊1～3g/hm$^2$，灭蝇2～5g/hm$^2$。也可使用1%的超低容量制剂进行超低容量喷雾。

9. 顺式氯氰菊酯

【理化性质】本品为白色至奶油色结晶固体。熔点为82～83.5℃，难溶于水，溶于多种有机溶剂。

【毒性】对大白鼠经口$LD_{50}$为60～80mg/kg。

【杀虫性能】对昆虫具有很高的触杀和胃毒作用，击倒迅速，具有杀卵活性。

【常用剂型】乳油、可湿性粉剂、悬浮剂等。

【使用方法和剂量】滞留喷洒灭蚊0.02～0.03g/m$^2$，灭蝇0.015～0.03g/m$^2$，灭蟑和臭虫0.01～0.03g/m$^2$。

10. 高效氯氰菊酯

【理化性质】本品为白色或略带奶油色结晶或粉末。熔点为60～65℃，难溶于水，溶于多种有机溶剂。

【毒性】对大白鼠经口$LD_{50}$为649mg/kg。对鱼、蚕大毒，对蜜蜂有毒。对皮肤和黏膜有刺激。

【杀虫性能】对昆虫具有很强的触杀和胃毒作用，击倒迅速，持效强，杀虫谱广，具有杀卵活性。对卫生害虫的毒力大于顺式氯氰菊酯。

【常用剂型】乳油、可湿性粉剂、悬浮剂等。

【使用方法和剂量】滞留喷洒灭蚊蝇0.015～0.03g/m$^2$，灭蟑0.01～0.03g/m$^2$，灭臭虫、跳蚤0.01～0.03g/m$^2$。

11. 溴氰菊酯

【理化性质】本品为无气味的白色晶体。熔点为101～102℃，难溶于水，溶于多种有机溶剂。

【毒性】对哺乳动物中等毒性。对大白鼠经口$LD_{50}$为135mg/kg。对鱼、蚕高毒，对蜜蜂有毒。

【杀虫性能】对昆虫具有极强的触杀和胃毒作用，击倒迅速，持效长，杀虫谱广。

【常用剂型】可湿性粉剂、悬浮剂等。

【使用方法和剂量】滞留喷洒灭蚊0.01～0.025g/m$^2$，灭蝇0.0075～0.015g/m$^2$，灭蟑0.03～0.05g/m$^2$，灭臭虫、跳蚤0.025g/m$^2$。空间喷雾灭蚊蝇0.5～1.0g/m$^2$。处理蚊帐防蚊15～25mg/m$^2$。

12. 高效氟氯氰菊酯

【理化性质】本品为白色固体，无特殊气味。熔点为49.2℃，难溶于水，溶于多种有机溶剂。

【毒性】对哺乳动物中等毒性。对大白鼠经口$LD_{50}$为70mg/kg左右。对眼睛皮肤有刺激。

【杀虫性能】对昆虫具有很强的触杀和胃毒作用，击倒迅速，持效长，杀虫谱广。对螨也有较好的杀灭作用。

【常用剂型】可湿性粉剂、微胶囊悬浮剂等。

【使用方法和剂量】滞留喷洒灭蚊0.02～0.03g/m$^2$，处理蚊帐防蚊10～20mg/m$^2$，灭蝇0.01～0.03g/m$^2$，灭蟑0.03～0.05g/m$^2$，灭臭虫、跳蚤0.025g/m$^2$。空间喷雾灭蚊蝇0.5～1.0g/hm$^2$。

13. 氟氯氰菊酯

【理化性质】本品为棕色含有结晶的黏稠油液，无特殊气味。难溶于水，溶于多种有机溶剂，对碱不稳定，对酸稳定。

【毒性】对哺乳动物毒性较低。对雄性大白鼠经口$LD_{50}$为550～750mg/kg，对雌性大白鼠经口$LD_{50}$为1200mg/kg。对鱼毒性大，对蜜蜂也有毒性。

【杀虫性能】为高效、广谱杀虫剂，主要杀虫作用为触杀和胃毒，击倒迅速，持效期长。

【常用剂型】可湿性粉剂、悬浮剂、水乳剂等。

【使用方法和剂量】滞留喷洒灭蚊0.02～0.05g/m$^2$，处理蚊帐防蚊0.03～0.05g/m$^2$。灭蝇0.03g/m$^2$。空间喷雾灭蚊蝇1.0～2.0g/hm$^2$。

14. 醚菊酯

【理化性质】纯品为白色结晶固体，熔点36.4～37.7℃，沸点208℃/7.2×10$^2$Pa，在水中溶解度很小，溶于多种有机溶剂。

【毒性】对哺乳动物毒性较低。对大白鼠经口$LD_{50}$为42880mg/kg。对鱼毒性极低。

【杀虫性能】高效、广谱，持效长，具有触杀和胃毒作用。

【常用剂型】可湿性粉剂。

【使用方法和剂量】滞留喷洒灭蚊蝇0.03～0.10g/m$^2$，灭蟑螂0.100g/m$^2$。

15. 氯氟醚菊酯

【理化性质】纯品为白色粉末，工业品为淡棕色固体，熔点：48～50℃，密度：1.2329，难溶于水，易溶于三氯甲烷、丙酮、乙酸乙酯等有机溶剂，在弱酸性介质中稳定，常温避光贮存稳定。

【毒性】对大鼠急性经口$LD_{50}$为＞500mg/kg，属低毒，对大鼠急性经皮$LD_{50}$＞2000mg/kg，对大鼠急性吸入$LC_{50}$＞2000mg/m$^3$，对眼、皮肤无刺激性，属弱致敏。

【杀虫性能】本品为新型含氟菊酯，可用于防治蚊、蝇、蟑螂、臭虫等害虫，对双翅目害虫如蚊类有快速击倒作用，活性为富右旋反式烯丙菊酯15倍以上。

【常用剂型】片剂、溶液。

【使用方法和剂量】蚊香使用浓度0.05%～0.08%；电热蚊香片使用浓度每片5～7.2mg；液体蚊香使用浓度0.4%～0.6%（240小时）；滞留喷洒3.3～5mg/m$^2$。

16. 四氟醚菊酯

【理化性质】工业品为淡黄色透明液体，熔点10℃，相对密度1.2173，难溶于水，易溶于有机溶剂。在中性、弱酸性介质中稳定，但遇强酸和强碱能分解，对紫外线敏感。

【毒性】属中等毒性，对大鼠急性经口$LD_{50}$＜500mg/kg。

【杀虫性能】本品蒸气压非常高，是除右旋烯炔菊酯外蒸气压最高的产品，活性水平能超过四氟苯菊酯，具有快速扩散并形成快速击倒蚊蝇的性能。

【常用剂型】气雾剂、溶液。

【使用方法和剂量】将药物喷洒在布上，至于风扇或空调，使药物随风挥发。气雾剂浓度0.01%～0.05%，溶液浓度为0.8%～1.5%。

## 四、有机氟类

### 1．氟虫胺

【理化性质】纯品为白色晶体，熔点96℃，不溶于水，溶于多种有机溶剂。

【毒性】对大白鼠经口$LD_{50}$为543mg/kg。

【杀虫性能】具有胃毒和触杀作用，药效迟缓，毒饵中有效成分过高对蟑螂有驱避作用。

【常用剂型】胶饵、颗粒毒饵。

【使用方法和剂量】灭蟑螂胶饵1.0%，颗粒毒饵1.0%。

### 2．氟虫腈

【理化性质】纯品为白色固体，熔点200～201℃，密度1.477～1.626（20℃）。蒸气压$3.7 \times 10^{-7}$Pa（20℃）；分配系数（25℃）lgP为4.0。水中溶解度1.9mg/L（蒸馏水，20℃），1.9mg/L（pH5），2.4mg/L（pH9）；其他溶剂中溶解度（20℃，g/L）：丙酮545.9，二氯甲烷22.3，甲苯3.0，已烷＜0.028。在pH5～7的水中稳定，在pH9时缓慢水解，$DT_{50}$约为28日，在太阳光照下缓慢降解，但在水溶液中经光照可快速分解。

【毒性】对大白鼠经口$LD_{50}$为100mg/kg。对眼睛和皮肤无刺激。

【杀虫性能】具有胃毒和触杀作用，高效、广谱。

【常用剂型】颗粒剂、胶悬剂、杀蟑饵剂。

【使用方法和剂量】25～50克/公顷，叶面喷施，可有效防治马铃薯叶甲、小菜蛾、粉纹菜蛾、墨西哥棉铃象甲和花蓟马等。

### 3．伏蚁腙

【理化性质】本品为黄色至橙色晶体，熔点185～190℃，不溶于水，溶于多种有机溶剂。

【毒性】对大白鼠经口$LD_{50}$为1131～1300mg/kg。

【杀虫性能】具有胃毒作用，药效迟缓，毒饵中有效成分过高对蟑螂有驱避作用。

【常用剂型】胶饵、颗粒毒饵。

【使用方法和剂量】按点投放，投放量为0.1～0.15g/$m^2$，有效成分含量0.73%～1%。

## 五、生物杀虫剂

### 1．苏云金杆菌以色列亚种

【理化性质】是一种对昆虫有毒性的革兰阳性杆菌。

【毒性】对人、畜无害，对环境无不良影响。

【杀虫性能】对卫生害虫具有胃毒作用，药物发挥作用慢，对库蚊、按蚊和蚋有效，对中华按蚊效果差。

【常用剂型】粉剂、片剂、颗粒剂、乳剂等。

【使用方法和剂量】喷洒或投放，灭蚊0.6～2g/$m^3$水体。

### 2．球型芽孢杆菌

【理化性质】普遍存在于土壤或水土系统中，球型芽孢杆菌在培养过程中孢子囊、细胞壁、伴孢体内可形成原毒素蛋白。

【毒性】对人、畜无害，对环境无不良影响。

【杀虫性能】对卫生害虫具有胃毒作用，药物发挥作用慢，对库蚊效果较好，对伊蚊效果差。

【常用剂型】悬浮剂等。

【使用方法和剂量】喷洒或投放，灭蚊0.5～3.5g/$m^3$水体。

## 六、昆虫生长调节剂

1．除虫脲

【理化性质】淡黄色液体，对光、热不稳定。

【毒性】对大白鼠经口$LD_{50}$大于4640mg/kg，在有效剂量条件下，对鸟、鱼、虾、蜜蜂等无明显不良影响。

【杀虫性能】具有高效、低毒、广谱等特点，主要是胃毒和触杀作用，作用较慢。

【常用剂型】悬浮剂、乳油、可湿性粉剂等。

【使用方法和剂量】灭蝇蛆，1%喷洒孳生地，100ml/$m^2$。灭蚊幼，125～200ml/$hm^2$。

2．灭幼脲

【理化性质】原药为白色结晶，熔点：190～201℃，折射率：1.5221，溶解性：丙酮中溶解度为10g/L，不溶于水。

【毒性】对大白鼠经口$LD_{50}$大于10000mg/kg，对鱼低毒，对甲壳类动物有一定毒性。

【杀虫性能】抑制昆虫几丁质合成，用量极低，对人、畜安全，不污染环境。

【常用剂型】悬浮剂等。

【使用方法和剂量】灭蝇蛆，25%按0.4～0.8ml/$m^2$喷洒处理孳生地。灭蚊幼，25%按0.4～0.8ml/$m^2$喷洒处理水面。

3．吡丙醚

【理化性质】纯品为淡黄色晶体，熔点45～47℃，相对密度1.23。难溶于水，能溶于多种有机溶剂。

【毒性】对大白鼠经口$LD_{50}$大于5000mg/kg，属于低毒杀虫剂，对鱼低毒。

【杀虫性能】保幼激素类几丁质合成抑制剂，具有高效、持效长等特点。

【常用剂型】乳油、颗粒剂、可湿性粉剂、水乳剂、微乳剂、悬浮剂等。

【使用方法和剂量】灭蚊幼，直接投入水中，颗粒剂10～20mg/$m^2$。防治蝇幼虫使用剂量为0.05～0.1g/$m^2$，喷射剂防治人蚤使用浓度为0.1～0.5g/L，喷射剂防治宠物跳蚤使用浓度为0.3～3g/L，喷射剂防治蜚蠊使用浓度为0.4～1g/L。

（鹿　辉　孙月梅）

# 附 录

# 附录一　常用医学检验项目正常参考值及临床意义

常用医学检验项目临床血液学检验和体液检验见附表1-1，临床化学检验见附表1-2，临床免疫学检验见附表1-3，临床微生物学检验见附表1-4，遗传学检验见附表1-5，分子生物学检验见附表1-6。

附表1-1　临床血液学检验和体液检验

| 检验项目名称及英文缩写 | 标本类型 | 法定单位 | 正常参考值 | 简要临床意义 |
|---|---|---|---|---|
| 白细胞检验 | | | | |
| 白细胞计数（WBC） | | $\times 10^9$/L | 成人：4.0～10.0<br>儿童：5.0～12.0<br>新生儿：10.0～20.0 | 病理↑：常见于急性感染、严重组织损伤、中毒、大出血和白血病等<br>病理↓：常见于病毒感染、伤寒、副伤寒、理化损伤、脾功能亢进等 |
| 白细胞分类计数（D. C） | $EDTA-K_2$抗凝血（紫色盖真空管） | % | 分叶核粒细胞50～70<br>杆状核粒细胞1～5<br>嗜酸性粒细胞0.5～5<br>嗜碱性粒细胞0～1<br>淋巴细胞20～40<br>单核细胞3～8 | ↑：中性粒细胞增多见于急性化脓性感染、急性出血、溶血、手术后、尿毒症、粒细胞性白血病等；嗜酸性粒细胞增多见于变态反应、寄生虫病和某些皮肤病等；淋巴细胞增多见于百日咳、传染性单核细胞增多症、慢性淋巴细胞性白血病等疾病<br>↓：中性粒细胞减少见于伤寒、副伤寒、流感等；淋巴细胞减少见于某些传染病急性期 |
| 嗜酸性粒细胞计数（EOS） | | $\times 10^6$/L | 50～300 | ↑：常见于变态反应性疾病、寄生虫感染、皮肤病、嗜酸性粒细胞白血病、慢性粒细胞白血病等<br>↓：常见于长期应用肾上腺皮质激素后或急性传染病早期 |
| 红细胞检验 | | | | |
| 红细胞计数（RBC） | $EDTA-K_2$抗凝血（紫色盖真空管） | $\times 10^{12}$/L | 男：4.0～5.0<br>女：3.5～5.5<br>新生儿：6.0～7.0 | 主要用于诊断红细胞增多症和各种类型的贫血 |
| 血红蛋白（HGB） | | g/L | 男：120～160<br>女：110～150 | 与红细胞计数相同 |

注：↑表示检验数值升高；↓表示检验数值降低。

续表

| 检验项目名称及英文缩写 | 标本类型 | 法定单位 | 正常参考值 | 简要临床意义 |
|---|---|---|---|---|
| 红细胞检验 | | | | |
| 血细胞比容（Hct） | EDTA-$K_2$抗凝血（紫色盖真空管） | | 男：0.40 ~ 0.50<br>女：0.37 ~ 0.48 | ↑：见于大面积烧伤和各种脱水患者<br>↓：见于各种贫血或血液稀释 |
| 平均红细胞容积（MCV） | | fl | 82 ~ 100 | 大细胞性贫血MCV↑；正常细胞贫血时MCV正常；单纯小细胞和小细胞低色素贫血MCV |
| 平均红细胞血红蛋白（MCH） | | pg | 27 ~ 31 | ↑：主要见于巨幼细胞贫血<br>↓：主要见于缺铁性贫血、慢性失血性贫血、尿毒症 |
| 平均红细胞血红蛋白浓度(MCHC) | | g/L | 320 ~ 360 | 大细胞性、正常细胞性和单纯小细胞性贫血MCHC均正常<br>↓：主要见于小细胞低色素贫血 |
| 红细胞分布宽度（RDW） | | % | 11.6 ~ 15.0 | ↑：表示红细胞体积大小不均一，主要见于缺铁性贫血、地中海贫血和巨幼细胞贫血 |
| 红细胞沉降率（ESR） | 枸橼酸钠抗凝 | mm/h | 男：0 ~ 15<br>女：0 ~ 20 | 病理性增高主要见于各种炎症、贫血、高球蛋白血症、恶性肿瘤等 |
| 网织红细胞计数（Ret） | EDTA-$K_2$抗凝血（紫色盖真空管） | | 成人：0.005 ~ 0.015<br>儿童：0.02 ~ 0.06 | ↑：表示骨髓造血功能旺盛，常见于急性贫血和急性大出血；恶性贫血和缺铁性贫血治疗有效时，Ret显著增多<br>↓：常见于再生障碍性贫血 |
| 血小板检验 | | | | |
| 血小板计数(PLT) | EDTA-$K_2$抗凝血（紫色盖真空管） | $\times 10^9$/L | 100 ~ 300 | ↑：常见于原发性血小板增多症、急性溶血和慢性粒细胞白血病等<br>↓：常见于DIC、再生障碍性贫血、白血病、脾功能亢进和血小板减少性紫癜等 |
| 平均血小板体积（MPV） | EDTA-$K_2$抗凝血（紫色盖真空管） | fl | 6.8 ~ 13.5 | 骨髓增生低下造成的血小板减少MPV不变或减少；由于血小板破坏增加而引起的血小板减少MPV则增大 |
| 血小板压积(PCT) | | | 男：0.108 ~ 0.272<br>女：0.114 ~ 0.282 | 与血小板计数意义相同 |
| 血小板分布宽度（PDW） | | % | 15.5 ~ 18.1 | ↑：常见于慢性粒细胞白血病、急性非淋巴细胞白血病化疗病人以及血小板减少病人 |
| 血液流变学检查 | | | | |
| 全血黏度 | 专用管肝素抗凝血（绿色盖真空管） | mPa·s | 高切200：4.46 ~ 6.16<br>中切100：4.93 ~ 6.57<br>中切30：5.26 ~ 6.85<br>低切5：10.78 ~ 13.56 | ↑：常见于脑血管病、红细胞增多症、冠心病、糖尿病、高血压、慢性支气管炎、肺心病、脉管炎、结缔组织疾病活动期等 |
| 全血还原黏度 | 专用管肝素抗凝血（绿色盖真空管） | mPa·s | 8.07 ~ 13.23 | 同全血黏度，反映了单位红细胞压积而产生增比黏度的能力 |
| 血浆黏度 | | mPa·s | 1.56 ~ 1.68 | 反映体内生物大分子（如纤维蛋白原、球蛋白、血脂）对血细胞黏度的影响 |

续表

| 检验项目名称及英文缩写 | 标本类型 | 法定单位 | 正常参考值 | 简要临床意义 |
|---|---|---|---|---|
| 出血与止血初筛检查 | | | | |
| 凝血酶原时间（PT） | $10^9$mmol/L枸橼酸钠 1：9抗凝血（蓝色盖真空管） | s | 10.7 ~ 14.4 | 检查外源性凝血系统的一种过筛试验。延长主要见于凝血因子Ⅱ、Ⅴ、Ⅶ、Ⅹ缺乏，维生素K缺乏，低纤维蛋白原血症，原发/继发纤维蛋白溶解等；缩短主要见于高凝状态、血栓性疾病等 |
| 凝血酶原活动度 | | % | 80 ~ 160 | 主要用于人工肝支持治疗等手术监测 |
| 国际标准化比率（INR） | | | 0.9 ~ 1.15 | 常用于心脏手术后等口服抗凝剂监测，口服抗凝剂INR应为2 ~ 4 |
| 部分凝血活酶时间测定（APTT） | $10^9$mmol/L枸橼酸钠 1：9抗凝血（蓝色盖真空管） | s | 24.9 ~ 36.8 | 检查外源性凝血系统的一种过筛试验。延长常见于凝血因子Ⅷ、Ⅸ、Ⅺ、Ⅻ水平降低和凝血因子Ⅴ、Ⅹ严重缺乏，原发/继发纤维蛋白溶解亢进等；缩短常见于高凝状态、血栓栓塞性疾病等 |
| 凝血酶时间测定（TT） | | s | TT8：16 ~ 26.1<br>TT5：11 ~ 17.8 | 延长常见于肝素增多或类肝素抗凝物存在、纤维蛋白原减少、纤维蛋白降解产物增多、尿毒症、肝衰竭、肿瘤广泛转移和异常蛋白血症等 |
| 纤维蛋白原（FIB） | $10^9$mmol/L枸橼酸钠 1：9抗凝血（蓝色盖真空管） | g/L | 演算法：1.89 ~ 5.94<br>沉淀法：2.0 ~ 4.0 | ↑：常见于急、慢性感染性疾病如肺结核、肺炎等；高血压、急性心肌梗死；尿毒症；DIC代偿期等<br>↓：常见于DIC消耗性低凝期及纤溶期、重症肝炎、肝硬化、重度贫血以及低（无）纤维蛋白血症等 |
| 血浆硫酸鱼精蛋白副凝固试验（3P） | | | 阴性 | 阳性常见于DIC早期或中晚期；晚期肝硬化、癌转移和肾病亦可呈阳性 |
| 凝血酶时间延长纠正试验 | | | 纠正与否 | 纠正说明纤维蛋白原减少，仍延长表示肝素或肝素类物质增多 |
| 红斑狼疮细胞（LEC） | 5ml静脉血（玻璃管） | | 无LEC | LEC常见于SLE活动期，其他如RA、慢性肝炎、硬皮病、皮肌炎亦可有LEC |
| 溶血性贫血检验 | | | | |
| 溶血十项：G-6-PD活性比值 | $10^9$mmol/L枸橼酸钠 1：9抗凝血（蓝色盖真空管）和不抗凝静脉血各一管 | | 1.00 ~ 1.67 | 下降常见于红细胞葡萄糖-6-磷酸脱氢酶缺乏者 |
| 血红蛋白电泳 | | | 无异常Hb区带 | 地中海贫血可出现$HbA_2$异常区带 |
| 抗碱血红蛋白测定 | | % | 1.0 ~ 3.1 | ↑：常见于β-地中海贫血;急性白血病、红白血病、淋巴瘤等也可轻度升高 |
| $HbA_2$测定 | | % | 1.1 ~ 3.2 | ↑：是β-地中海贫血的一个重要特征<br>↓：常见于缺铁性贫血及其他血红蛋白合成障碍性疾病 |
| 直接抗人球蛋白试验 | | | 阴性 | 阳性常见于自身免疫性溶血性贫血、药物免疫性溶血性贫血等 |

续表

| 检验项目名称及英文缩写 | | 标本类型 | 法定单位 | 正常参考值 | 简要临床意义 |
|---|---|---|---|---|---|
| 溶血十项 | 间接抗人球蛋白试验 | $10^9$mmol/L枸橼酸钠1：9抗凝血（蓝色盖真空管）和不抗凝静脉血各一管 | | 阴性 | 阳性证明血清中存在游离的不完全抗体，如新生儿同种免疫性溶血性贫血 |
| | 酸溶血试验（Ham's） | | | 阴性 | 阳性主要见于阵发性睡眠性血红蛋白尿症（PHN），某些自身免疫性溶血性贫血发作严重时亦可阳性 |
| | 蔗糖溶血试验 | | | 阴性 | 作为PHN的简易过筛试验；再生障碍性贫血、巨幼细胞贫血和免疫性溶血性贫血病人也可偶有阳性 |
| | 热溶血试验 | | | 阴性 | 阵发性睡眠性血红蛋白尿症为阳性，其他溶血性贫血病人可有不同程度的溶血 |
| | 蛇毒因子溶血试验 | | % | ＜6% | 阵发性睡眠性血红蛋白尿症常>12% |
| 尿液检验 | | | | | |
| 尿沉渣图文分析（包括尿常规检验中的尿液化学分析） | | 随机尿 | | WBC：＜18个/微升，RBC：＜21个/微升<br>鳞状上皮＜21个/微升，透明管型＜0.65个/微升，无其他病理成分 | 主要用于肾脏疾病、尿路感染、结石、肿瘤等疾病的诊断和疗效观察 |
| 尿常规检验颜色和透明度 | | | | 呈淡黄色透明 | 血尿常见于泌尿系统结石、结核、肿瘤等疾病；乳糜尿常见于丝虫病；脓尿见于泌尿系统及邻近器官的化脓性感染 |
| 酸碱度（pH） | | | 试带法 | 4.6～8.0 | ↑：常见于膀胱炎、肾盂肾炎细菌分解尿素和代谢性碱中毒等<br>↓：常见于代谢性酸中毒、糖尿病、食肉类蛋白质类食物等 |
| 尿胆原（URO） | | 随机尿 | 试带法 | 阴性或弱阳性 | 溶血性黄疸常为阳性<br>阻塞性黄疸常为阴性 |
| 尿胆红素（BIL） | | | | 阴性 | 阳性常见于肝细胞性黄疸和阻塞性黄疸；溶血性黄疸常为阴性 |
| 尿隐血（BLO） | | | | 阴性 | 阳性常见于血尿和血红蛋白尿，如肾炎、肾结石、肾结核等 |
| 尿蛋白（PRO） | | | | 阴性 | 阳性常见于肾炎、肾病综合征、肾移植后等 |
| 尿酮体（KET） | | | | 阴性 | 阳性常见于糖尿病酮症酸中毒、剧烈呕吐、禁食和全麻后 |
| 尿亚硝酸盐（NIT） | | | | 阴性 | 阳性常见于大肠埃希菌等硝酸盐还原酶阳性细菌所致尿路感染和标本陈旧或污染致假阳性 |

附录一

续表

| 检验项目名称及英文缩写 | 标本类型 | 法定单位 | 正常参考值 | 简要临床意义 |
| --- | --- | --- | --- | --- |
| 尿液检验 | | | | |
| 白细胞（LEU） | | | 阴性 | 阳性常见于肾盂肾炎和尿路感染；其影响因素较多，不可代替显微镜镜检 |
| 尿葡萄糖（GLU） | | 试带法 | 阴性 | 阳性常见于糖尿病、肾性尿糖等 |
| 比密（SG） | 随机尿 | | 随机：1.003～1.030<br>晨尿：>1.020<br>新生儿：1.002～1.004 | ↑：常见于急性肾小球肾炎、高热、心功能不全、脱水、糖尿病<br>↓：常见于慢性肾功能不全、尿崩症 |
| 人绒毛膜促性腺激素（HCG） | | 免疫胶体金法 | 阴性 | 主要用于早孕诊断，异位妊娠与急腹症的鉴别，恶性葡萄胎、绒毛膜上皮癌、畸胎瘤等疾病的诊断与疗效观察 |
| 尿含铁血黄素定性（Rouse） | | 普鲁士蓝 | 阴性 | 阳性：常见于各种血管内溶血性疾病及阵发性血红蛋白尿症 |
| 乳糜尿定性 | | 苏丹Ⅲ染色 | 阴性 | 阳性：常见于丝虫病等所致淋巴管堵塞 |
| 本周氏蛋白定性（B-J） | 随机尿 | 凝溶法 | 阴性 | 阳性常见于多发性骨髓瘤、巨球蛋白血症，恶性淋巴瘤等亦可呈阳性 |
| HCG稀释试验 | | | 阴性 | 主要用于恶性葡萄胎、绒毛膜癌的诊断和疗效观察 |
| 3小时尿细胞计数 | 3小时尿 | | WBC：男＜7万<br>女＜14万<br>RBC：男＜3万<br>女＜7万 | 慢性肾小球肾炎以红细胞增多为主；肾盂肾炎时以白细胞增多为主 |
| 尿三杯试验 | | | 一、二、三均清亮且镜检无异常 | 用于确定泌尿系感染炎症所在部位，第一杯（＋）提示尿道疾病；第二杯（＋）提示膀胱疾病，第三杯（＋）提示肾脏疾病 |
| 尿理化分析 | 随机尿 | | 折射率：<br>1.3380～1.3420<br>渗透压：<br>600～1000mosm/kg$H_2O$ | 主要评价肾脏的浓缩稀释功能和肾脏排泄功能 |
| 脑脊液检验 | | | | |
| 脑脊液常规 性状 | 第三管脑脊液 | | 无色透明水样液体 | 红色常见于蛛网膜下隙出血、脑出血、硬膜下血肿等；黄色常见于陈旧性蛛网膜下隙出血、脑出血、脑栓塞、化脓性脑膜炎、心功能不全、含铁血红素沉着症等；乳白色常见于化脓性脑膜炎；微绿色常见于铜绿假单胞菌性脑膜炎；褐色或黑色见于中枢神经系统的黑色素瘤、黑色素肉瘤；浑浊常见于化脓性脑膜炎、结核性脑膜炎；毛玻璃状常见于结核性、病毒性脑膜炎 |

续表

| 检验项目名称及英文缩写 | | 标本类型 | 法定单位 | 正常参考值 | 简要临床意义 |
|---|---|---|---|---|---|
| 脑脊液检查 | | | | | |
| 脑脊液常规 | 潘氏试验（Pandy） | 第三管脑脊液 | | 阴性或弱阳性 | 轻度升高（+～++）常见于病毒性脑膜炎、真菌性脑膜炎、乙型脑炎等<br>明显升高（++以上）常见于化脓性脑膜炎、结核性脑膜炎、脑出血、蛛网膜下隙出血及梗阻等 |
| | 细胞计数 | | | 无红细胞、白细胞极少。成人：（0～8）$\times 10^6$/L<br>儿童：（0～10）$\times 10^6$/L<br>且多为淋巴细胞 | 明显增高常见于细菌性脑膜炎<br>中度升高常见于结核性脑膜炎<br>轻度升高常见于病毒性脑膜炎 |
| | 脑脊液墨汁染色 | | | 无新型隐球菌 | 发现即可诊断隐球菌性脑膜炎 |
| 浆膜腔积液检验 | | | | | |
| 胸腹水常规 | 性状 | 临床医生无菌抽取量应大于30ml | | 淡黄色或草绿色，透明，无凝块 | 漏出液一般为淡黄色或黄绿色，透明，不易凝固；渗出液一般为黄色脓性或脓血性浑浊，易凝固，常见于化脓性细菌感染；积液浑浊常见于结核性胸、腹膜炎；绿色见于铜绿假单胞菌感染；黄色见于严重黄疸；血性常见于急性结核性胸、腹膜炎，肿瘤等；乳白色见于胸导管或淋巴管阻塞所致的乳糜性积液 |
| | 比重 | | | | 漏出液：<1.018<br>渗出液：>1.018 |
| | 李凡他试验 | | | | 漏出液：阴性<br>渗出液：阳性 |
| 胸腹水常规 | 细胞计数 | 临床医生无菌抽取量应大于30ml | | | 漏出液：<$100\times 10^6$/L<br>渗出液：>$500\times 10^6$/L |
| | 细胞分类 | | | | 漏出液以淋巴细胞为主<br>渗出液中性粒细胞增多，常见于急性炎症；淋巴细胞增多见于慢性炎症；嗜酸性粒细胞增多见于过敏及寄生虫感染；大量红细胞出现见于出血、结核、肿瘤等 |
| 粪便检验 | | | | | |
| 粪便常规检验 | | 采集粪便的脓血或黏液部位 | 显微镜检查 | 无红细胞<br>偶见白细胞 | 红细胞增多常见于肠道下段黏膜炎症、糜烂或出血；白细胞增多常见于肠炎、菌痢等 |
| 粪便隐血检查（OB） | | | | 阴性 | 阳性常见于消化道出血，如溃疡病、恶性肿瘤、肠结核等；消化道恶性肿瘤时可持续阳性，溃疡病时呈间断阳性 |
| 粪便找阿米巴 | | 碘染色法 | 无阿米巴 | | 若查到溶组织阿米巴、脆弱双核阿米巴、结肠内阿米巴包囊即可诊断有关的阿米巴病 |
| 粪便找寄生虫卵 | | 饱和盐水浮集法 | 无虫卵 | | 如查到相关的寄生虫卵即可诊断该种寄生虫病 |

附表1-2　临床化学检验

| 检验项目名称及英文缩写 | 标本类型 | 法定单位 | 正常参考值 | 简要临床意义 |
|---|---|---|---|---|
| 肝功能检查 | | | | |
| 血清丙氨酸氨基转移酶（ALT、GPT） | 采取空腹静脉血置红色盖真空管 | U/L | 0～40 | ↑：①肝胆疾病：传染性肝炎、肝癌、肝硬化活动期、中毒性肝炎等；②心脑血管疾病：心肌梗死、心肌炎、脑出血等；③某些药物或毒物引起：氯丙嗪、乙醇、有机磷等；④其他有多发性肌炎、重症糖尿病等。但注意严重肝损伤时易出现胆酶分离，即黄疸加重而ALT逐渐下降 |
| 血清天冬氨酸氨基转移酶（AST、GOT） | | U/L | 0～40 | ↑：①由于AST在心肌细胞内含量较多，心肌梗死时往往升高；②急、慢性肝炎，肝硬化活动期等肝脏疾病；③其他如肌炎、胸膜炎、肾炎、肺炎等 |
| 血清碱性磷酸酶（ALP） | 采取空腹静脉血置红色盖真空管 | U/L | 成人：42～140 | ↑：①肝胆疾病：阻塞性黄疸、急性或慢性黄疸性肝炎、肝癌等；②骨骼疾病：纤维性骨炎、佝偻病、骨转移癌、骨折修复期等。儿童ALP应高于成人 |
| 血清γ-谷氨酰转移酶（γ-GT、GGT） | | U/L | 男：8～64<br>女：8～45 | 原发性肝癌、胰腺癌和乏特氏壶腹周围癌时血清γ-GT显著升高；嗜酒或长期接受苯巴比妥等药物者血清γ-GT也常常升高；其他如急性肝炎、慢性活动性肝炎、阻塞性黄疸、急性胰腺炎等都可以升高 |
| 血清总蛋白（TP） | 采取空腹静脉血置红色盖真空管 | g/L | 60～85 | ↑：①见于腹泻、呕吐、高热等引起的相对增高；②见于球蛋白合成增加，如多发性骨髓瘤<br>↓：①血浆中水分增加，血浆被稀释；②营养不良和消耗增加，如长期食物中蛋白质含量不足或因肠道疾病引起的吸收不良和严重结核病、甲状腺功能亢进、恶性肿瘤等消耗性疾病；③合成障碍，主要是肝功能障碍；④蛋白质丢失过多，常见于严重烧伤、肾病综合征等 |
| 血清白蛋白（ALB） | | g/L | 35～55 | ↑：常见于血浆浓缩所致的相对增加<br>↓：主要见于营养不良、严重灼伤、肝功能障碍、腹水、肾病以及妊娠晚期等 |
| 血清球蛋白（GLB） | | g/L | 20.0～30.0 | ↑：常见于肝硬化、慢性肝炎、多发性骨髓瘤、疟疾、活动性肺结核 |
| 白蛋白/球蛋白（A/G） | | | 1.5～2.5：1 | ↓：常见于慢性活动性肝炎、肝硬化、肾病症、类脂质肾病、低蛋白血症等 |
| 血清总胆红素（TBIL） | 采取空腹静脉血置红色盖真空管 | μmol/L | 5.0～20.0 | ↑：常见于①肝前性黄疸、溶血性黄疸、阵发性血红蛋白尿、恶性贫血、新生儿黄疸、输血后溶血、急性溶血性贫血等；②肝后性黄疸、肝外胆道阻塞、结石、肿瘤、肝炎、急性肝萎缩、中毒性肝炎等 |
| 直接胆红素（DBIL） | | μmol/L | 0～7.0 | ↑：见于阻塞性黄疸、肝癌、胆石症、胰头癌等 |
| 间接胆红素（IBIL） | | μmol/L | 3.0～15.0 | ↑：见于溶血性黄疸、新生儿黄疸等 |

续表

| 检验项目名称及英文缩写 | 标本类型 | 法定单位 | 正常参考值 | 简要临床意义 |
|---|---|---|---|---|
| 肝功能检查 | | | | |
| 血清总胆汁酸（TBA） | 采取空腹静脉血置红色盖真空管 | μmol/L | 0～10 | 是肝病的较早期诊断指标，↑：主要见于肝癌、肝硬化、急性黄疸型肝炎、慢性重型肝炎以及药物致肝损伤等 |
| 腺苷脱氨酶（ADA） | | U/L | 血清 0～25 | ↑：见于肝实质性损伤的肝疾病，特别是肝硬化病人，阻塞性黄疸病人大多数血清ADA活性正常，因此测定血清ADA活性有助于阻塞性黄疸和肝细胞性黄疸的鉴别诊断。另外，传染性单核细胞增多症、粟粒性结核、风湿热、溶血性贫血、白血病以及部分肿瘤病人均血清ADA活性升高 |
| α-L-岩藻糖苷酶（AFU） | | U/L | 5～40 | 原发性肝癌（PHC）病人血清中α-L-岩藻糖苷酶（AFU）活性显著升高，与AFP联合监测可提高肝癌的检出率，特别是对AFP阴性和小细胞肝癌的诊断价值更大。慢性肝炎和肝硬化病人AFU亦增加，但一般仅轻度升高，且随疾病的治愈和好转而下降；PHC病人的血清AFU持续升高，幅度较大，有助于鉴别诊断。同时血清AFU还可作为PHC术后监测、追踪观察的较理想指标 |
| 血清5′-核苷酸酶（5′-NT） | | U/L | 0～11 | ↑：主要见于肝胆胰系统疾病及某些恶性肿瘤，故有较特异的诊断价值。胆管结石或肿瘤所致之肝外胆管阻塞，以及氯丙嗪、肝癌或肝硬变引起肝内胆汁淤积时，患者血清5′-NT活性可升高。在以肝实质细胞受损为主的病变如传染性肝炎的病人，血清5′-NT活性正常或只呈中度升高 |
| 肾功能检查 | | | | |
| 血清尿素氮（BUN）或称血清尿素（Ure） | 静脉血置红色盖真空管 | mmol/L | 成人：2.8～7.2<br>儿童：1.8～6.5<br>>60岁：2.8～7.8 | ↑：生理性常见于高蛋白饮食；病理性常见于：①肾前性，见于水肿、脱水；②肾性，见于急性肾小球肾炎、肾病晚期、肾衰竭、慢性肾盂肾炎以及中毒性肾炎等；③肾后性，见于前列腺肥大、尿路结石、尿道狭窄、膀胱肿瘤等<br>↓：常见于严重的肝病、心功能不全等引起的血液浓缩 |
| 血清肌酐（Cre） | 静脉血置红色盖真空管 | μmol/L | 男：44～133<br>女：44～106 | ↑：见于肾肌酐排出能力差，如急性肾炎早期轻度升高，慢性肾炎明显升高；巨人症、肢端肥大症病人体内肌酐生成过多<br>↓：常见于肌肉萎缩时 |
| $\beta_2$-微球蛋白（$\beta_2$-MG） | | mg/L | 0～0.2 | 血清$\beta_2$-MG水平不仅能反映肾功能的状况，而且还可以用于肾移植排异反应。另外，某些肿瘤亦可引起其升高 |
| 血清尿酸（UA） | | μmol/L | 男：180～440<br>女：150～350 | 血清尿酸增多主要见于痛风，其次急性肾炎、慢性肾炎、白血病、恶性肿瘤等均可有升高 |
| 糖尿病检查 | | | | |
| 血清葡萄糖（GLU） | 空腹静脉血（红色盖） | mmol/L | 3.89～6.11 | ①生理性高血糖常见于饭后1～2小时、摄入高糖食物后或情绪紧张时；②病理性升高常见于糖尿病，也可以见于慢性胰腺炎和颅外伤、颅内出血、脑膜炎等所致的颅内压升高等；③生理性低血糖常见于饥饿；④病理性低血糖常见于胰岛B细胞增生或肿瘤、生长素或肾上腺皮质激素分泌不足、严重肝病等病人 |

续表

| 检验项目名称及英文缩写 | 标本类型 | 法定单位 | 正常参考值 | 简要临床意义 |
| --- | --- | --- | --- | --- |
| 糖尿病检查 | | | | |
| 糖化血红蛋白（GHb） | EDTA-$K_2$抗凝血（紫色盖真空管） | % | 微柱法4.72～8.12<br>比色法3.6～6.0 | 反映糖尿病病人较长时间（1～2个月）血糖控制水平的良好指标，常用于糖尿病的疗效观察和用药监测 |
| 餐后2小时血糖 | 餐后2小时血 | mmol/L | ＜7.0 | 用于糖尿病的诊断，如隔日两次均大于11.1 mmol/L即可确诊糖尿病 |
| 口服葡萄糖耐量试验（OGTT） | 严格按规定时间抽取静脉血 | mmol/L | 空腹：3.89～6.11<br>1/2小时：＜11.1<br>1小时：7.78～8.89<br>2小时：应恢复至空腹水平 | ①糖尿病性糖耐量：空腹≥7.8 mmol/L，峰时后移，峰值>11.1 mmol/L，2小时不能恢复到正常水平；也见于腺垂体肾上腺皮质功能亢进。②糖耐量受损：空腹血糖为6.11～7.8 mmol/L，2小时血糖为7.8～11.1mmol/L。③平坦型耐量曲线：糖负荷后血糖不以正常形式增加，常见于小肠吸收不良、肾上腺功能低下等。④储存延迟型耐量曲线：糖负荷后血糖浓度急剧升高，峰值出现早且大于11.1mmol/L，但2小时值又低于空腹水平，常见于胃切除和严重肝病 |
| *β*-羟丁酸 | 静脉血 | mmol/L | 0.03～0.3 | 用于糖尿病酮症酸中毒的监测 |
| 血脂全套检查（抽血前3天应避免高脂、高蛋白质饮食） | | | | |
| 血清总胆固醇（Chol，CHO） | 空腹12小时取静脉血 | mmol/L | 3.35～5.72 | ↑：常见于动脉粥样硬化、肾病综合征、胆总管阻塞、糖尿病、甲状腺功能减退等<br>↓：常见于恶性贫血、溶血性贫血、甲状腺功能亢进、感染和营养不良 |
| 血清三酰甘油（TAG） | 空腹12小时取静脉血 | mmol/L | 0.48～1.70 | ↑：常见于动脉粥样硬化、肾病综合征、胆道阻塞、糖尿病、甲状腺功能减退、急性胰腺炎、糖原贮积病、妊娠后期等<br>↓：常见于甲状腺功能亢进和肝功能严重低下，有严重营养不良时亦可降低 |
| 高密度脂蛋白胆固醇（HDL-C） | 空腹12小时取静脉血 | mmol/L | 0.91～1.78 | 冠心病的保护因子，抗动脉粥样硬化的脂蛋白。↑：常见于家族性高HDL-C血症、饮酒、运动、妊娠和药物（雌激素、胰岛素、烟酸制剂、维生素C等）；↓：常见于少运动者、心脑血管疾病、高脂血症、肝硬化、糖尿病和慢性肾功能不全者等 |
| 超敏C反应蛋白（hs-CRP） | | mg/L | 0～3 | hs-CRP对健康人群首发心血管事件，冠心病病人再发心血管事件，脑卒中、周围血管事件均有重要的预测价值。目前比较一致的观点是冠心病病人入院时hs-CRP > 10mg/L提示再发事件可能性大，出院患者hs-CRP > 3mg/L即有预测价值 |
| 同型半胱氨酸（HCY） | 静脉血置红色盖真空管 | μmol/L | 6.0～17.0 | 血液同型半胱氨酸（HCY）增加时，心血管疾病的危险也增加。HCY水平还与神经管畸形、肾功能损害、甲状腺功能低下、糖尿病、妇女绝经期后血管并发症发生、免疫性疾病、肿瘤及阿尔茨海默病等有一定关系 |
| 载脂蛋白AⅠ（ApoⅠ） | | g/L | 1.0～1.6 | ApoAⅠ是高密度脂蛋白的主要结构蛋白，其测定可以直接反映高密度脂蛋白的含量与功能；降低常见于高脂血症、冠心病、肾病综合病和肝实质性病变等；ApoAⅠ缺乏症（Tangier病）属染色体隐性遗传病，血清中几乎无ApoA |

续表

| 检验项目名称及英文缩写 | 标本类型 | 法定单位 | 正常参考值 | 简要临床意义 |
| --- | --- | --- | --- | --- |
| 血脂全套检查（抽血前3天应避免高脂、高蛋白质饮食） | | | | |
| 低密度脂蛋白胆固醇（LDL-C） | 静脉血置红色盖真空管 | mmol/L | 1.60 ~ 3.12 | 被认为是冠心病的危险因子，致动脉粥样硬化的脂蛋白。当LDL-C在3.13 ~ 4.14 mmol/L时为危险边缘 |
| 载脂蛋白B（ApoB） | | g/L | 0.60 ~ 1.10 | ApoB低密度脂蛋白的主要结构蛋白，其测定可以直接反映低密度脂蛋白的含量与功能<br>↑：常见于高脂血症、冠心病、银屑病等<br>↓：常见于肝实质病变 |
| 心肌酶谱检查 | | | | |
| 血清天冬氨酸氨基转移酶（AST、GOT） | 静脉血置红色盖真空管 | U/L | 0 ~ 40 | 由于AST在心肌细胞内含量较多，心肌梗死往往升高；心肌炎时亦可轻度升高 |
| 血清乳酸脱氢酶（LDH、LD） | 静脉血置红色盖真空管 | U/L | 15 ~ 220 | ↑：常见于心肌梗死、肺梗死、肝炎、肿瘤、肝病等；溶血可致其假阳性升高 |
| α-羟丁酸脱氢酶（HBDH） | | U/L | 72 ~ 182 | 为LDH同工酶，作为急性心肌梗死的一个辅助诊断指标 |
| 心肌肌钙蛋白I（CTnI） | | μg/L | 0 ~ 0.1 | CTnI对心肌损伤具有高度的特异性，可用于诊断或排除急性心肌梗死、心肌损伤和钝性心肌外伤；CTnI的改变亦能反映再灌注情况 |
| 肌红蛋白I（Mb） | | μg/L | 0 ~ 84 | Mb为肌肉损伤特别敏感的标志物，特别是AMI心肌损伤时上升最快，但对心肌的特异性不高 |
| 缺血修饰白蛋白（IMA） | 静脉血置红色盖真空管 | U/ml | >64.7 | 缺血修饰白蛋白在心肌缺血后数分钟内即迅速升高，是心肌缺血发生后到发生细胞坏死之前的一个非常早期的指标。本试验通过测定白蛋白与钴结合能力（ACB）值来反映缺血修饰白蛋白的含量 |
| 血清肌酸激酶（CK、CPK） | | U/L | 25 ~ 190 | 急性心肌梗死时，此酶活性4 ~ 6小时升高，18 ~ 36小时达高峰。其升高见于各种类型进行性肌萎缩、骨骼肌损伤、肌营养不良、病毒性心肌炎、脑血管意外、脑膜炎、剧烈运动等 |
| 肌酸激酶同工酶（CKMB） | | U/L | 0 ~ 25 | 急性心肌梗死时，血清CKMB升高，先于总活力升高，24小时达高峰，48 ~ 72小时恢复正常，若72小时后仍保持高值，说明梗死在扩大，若72小时恢复正常后又升高，说明心肌梗死复发 |
| 电解质、无机离子检查 | | | | |
| 血清钾测定（K） | 静脉血置红色盖真空管 | mmol/L | 3.50 ~ 5.50 | ↑：常见于肾功能障碍、肾上腺皮质功能减退、组织挤压伤、休克、重度溶血、使用钾制剂过多和释放性高钾血症<br>↓：常见于钾摄入不足、钾过度丢失、细胞外钾内移、肾上腺皮质功能亢进等 |
| 血清钠测定（Na） | | mmol/L | 135 ~ 145 | ↑：常见于肾上腺皮质功能亢进如原发性醛固酮增多症、肾小管对钠的重吸收增加、严重脱水、脑性高血钠（脑外伤、脑血管意外、垂体肿瘤等）<br>↓：见于腹泻、呕吐等致胃肠道失钠；严重肾盂肾炎、糖尿病等致尿路丢失 |

续表

| 检验项目名称及英文缩写 | 标本类型 | 法定单位 | 正常参考值 | 简要临床意义 |
|---|---|---|---|---|
| 电解质、无机离子检查 | | | | |
| 血清氯化物测定（Cl） | 静脉血置红色盖真空管 | mmol/L | 95～106 | ↑：见于肾功能不全、尿路梗阻、呼吸性碱中毒和氯化物摄入过多等<br>↓：见于呕吐、胃肠造瘘等所致的摄入不足或丢失过多 |
| 血清钙测定（Ca） | | mmol/L | 2.08～2.60 | ↑：见于甲状旁腺功能亢进、维生素D中毒、肿瘤骨转移或甲状旁腺肿瘤<br>↓：常见于甲状旁腺功能减退、严重肝病、肾功能不全、肾远曲小管性酸中毒和维生素D缺乏等 |
| 二氧化碳结合力（$CO_2$-CP） | 静脉血置红色盖真空管 | mmol/L | 19.0～27.0 | ↑：常见于代谢性碱中毒<br>↓：常见于代谢性酸中毒 |
| 血清镁测定（Mg） | | mmol/L | 0.67～1.20 | ↑：常见于肾功能不全（尤其是少尿无尿期）、多发性骨髓瘤、严重脱水、阿狄森病、糖尿病昏迷、甲状腺或甲状旁腺功能减退等<br>↓：常见于镁摄入不足、尿排镁量过多、使用氨基糖苷类抗生素、原发性醛固酮增多症、甲状腺或甲状旁腺功能亢进等 |
| 血清磷测定（PHOS、IP） | 静脉血置红色盖真空管 | mmol/L | 成人：0.97～1.62<br>儿童：1.29～1.94 | ↑：常见于急性或慢性肾衰竭、维生素D中毒、甲状旁腺功能减退等<br>↓：常见于肾小管变性病变如范科尼综合征、维生素D缺乏、甲状腺功能亢进等 |
| 血清铁测定（Fe） | | μmol/L | 成年男性：11.0～28.3<br>成年女性：8.6～27.0 | ↑：常见于巨幼细胞贫血、再生障碍性贫血、溶血性贫血和急性肝细胞损伤、坏死性肝炎<br>↓：常见慢性失血（如肾炎、肾结核、溃疡病、阴道出血）、食物中长期缺乏铁或铁吸收障碍等 |
| 微量元素检查 | | | | |
| 铜测定（Cu） | 手指血 | μmol/L | 儿童：9.0～35.0<br>成人：8.0～35.0 | 缺铜会出现情绪不稳定，头发变黄、容易出血、体内黑色素不足，易出现皮肤过敏、皮肤白化等 |
| 锌测定（Zn） | | μmol/L | 儿童：73～180<br>成人：69～184 | 缺锌会出现味觉、消化、食欲明显下降，智力下降：吃纸、土、煤等，口腔溃疡，儿童多动症，视觉减退，脱发等 |
| 钙测定（Ca） | | mmol/L | 儿童：1.1～1.6<br>成人：1.1～1.75 | 缺钙会出现儿童易患佝偻病，发育缓慢，牙齿不齐，骨软骨病，夜间熟睡时脚抽筋等。孕妇、乳母缺钙易致胎儿和婴儿钙质得不到补充 |
| 铁测定（Fe） | | μmol/L | 儿童：42～160<br>成人：39～159 | 缺铁会出现贫血、注意力下降、面色苍白、虚弱、疲劳、头痛、呼吸急促、皮肤萎黄、易感染等 |
| 镁测定（Mg） | | mmol/L | 儿童：0.7～1.5<br>成人：0.6～1.5 | 缺镁会出现极度疲劳，肌肉痉挛，身体虚弱，神经紧张，心跳过速，注意力分散；但过量时影响钙的吸收和利用，还会引起运动功能障碍 |
| 镉测定（Cd） | | μg/dl | 0 ～0.74 | 对人体肾、肝有危害，易导致肺水肿、高血压、骨软化症等 |
| 铅测定（Pb） | | μg/L | <100相对安全<br>100～199高铅血症<br>200～249轻度铅中毒<br>250～449中度铅中毒<br>>450重度铅中毒 | 对生长阶段的儿童智能、心理、发育和体格生长均有不良影响，是对神经系统有害的的金属元素 |

续表

| 检验项目名称及英文缩写 | 标本类型 | 法定单位 | 正常参考值 | 简要临床意义 |
|---|---|---|---|---|
| 胰功能检查 | | | | |
| 淀粉酶测定（AMS、Amy） | 采取静脉血和随机尿 | U/L | 0～220<br>0～900 | ↑：常见于急慢性胰腺炎、胰腺癌、胆管疾病、胃穿孔、肠梗阻、急性阑尾炎、腮腺炎、唾液腺炎等。急性胰腺炎时8～12小时血清Amy开始升高，12～24小时达高峰；尿Amy约于起病后12～24小时开始升高，下降也比血晚，故在急性胰腺炎后期测尿Amy更有价值 |
| 血清脂肪酶（LPS） | | U/L | 0～190 | 胰腺是血清脂肪酶的主要来源，血清LPS增高常见于急性胰腺炎和胰腺癌，偶见于慢性胰腺炎；此外，肠梗阻、十二指肠穿孔亦可升高 |
| 胰淀粉酶（P-AMY） | | U/L | 17～115 | ↑：常见于胰腺炎、胰腺癌 |
| 降钙素原（PCT） | 静脉血置红色盖真空管 | ng/ml | 0～0.5 | PCT是一种用于严重细菌感染诊断、治疗与监测的非创伤性临床实验室新指标。在正常人血清中PCT含量极低，在除甲状腺创伤或肿瘤外，系统炎症反应综合征（SIRS）、败血症、急慢性肺炎、急性胰腺炎、活动性肝炎等病人血清中显著升高，尤其对SIRS、败血症，PCT是一个非常敏感特异的血清学标志，血清PCT及其组分均显著升高，且可在感染后2小时检测到。而在病毒感染、肿瘤及手术创伤时则保持低水平，因此在临床上具有广泛而又重要的应用价值 |
| 血清乳酸（Lac） | | mmol/L | 1.25～3.60 | Lac水平升高主要见于乳酸中毒而致的代谢性酸中毒；呼吸衰竭或低灌注状态引起的组织缺氧可见危及生命的乳酸中毒；在败血病和恶性肿瘤等情况时组织耗氧量增大也可引起乳酸升高。剧烈运动也可引起血乳酸水平升高，但一般很快恢复正常 |
| 胆碱酯酶（CHE） | 采取静脉血 | U/L | 速率法<br>3600～12900U/L | 对有机磷中毒诊断及预后估计有重要意义，是评价肝脏合成功能的灵敏指标<br>↑：见于甲状腺功能亢进、糖尿病、高血压等<br>↓：常见于有机磷中毒、肝癌、肝硬化、急慢性肝炎、阿米巴肝脓肿等 |
| 脑脊液生化 | | | | |
| 脑脊液蛋白（CSF-Pro） | 第二管脑脊液 | mg/L | 新生儿：200～1200<br>儿童：200～400<br>成人：150～450 | ↑：常见于感染性脑膜炎、脑血栓、脑脓肿、流行性脑炎、蛛网膜下隙出血、脑外伤等<br>↓：见于甲状腺功能亢进及良性颅内压升高等 |
| 脑脊液腺苷脱氨酶（ADA） | | U/L | | 脑脊液ADA活性增高常见于结核性脑膜炎、中枢神经系统白血病、脑栓塞等 |
| 脑脊液氯化物 | | mmol/L | 120～132 | 血氯增加，脑脊液氯化物相应增加；结核性脑膜炎明显降低；化脓性脑膜炎稍低 |
| 脑脊液葡萄糖 | 第二管脑脊液 | mmol/L | 2.5～4.5 | ↑：见于病毒性脑炎、乙型脑炎、脑肿瘤和糖尿病等<br>↓：见于化脓性脑膜炎、结核性脑膜炎、脑脓肿等 |

续表

| 检验项目名称及英文缩写 | 标本类型 | 法定单位 | 正常参考值 | 简要临床意义 |
| --- | --- | --- | --- | --- |
| 胸腹水生化 | | | | |
| 胸腹水总蛋白 | 无菌取浆膜腔积液 | g/L | <25 | 辅助鉴别漏出液和渗出液，漏出液一般<25g/L，渗出液一般>40 g/L |
| 胸腹水乳酸脱氢酶 | | U/L | 积液LDH与血清LDH之比应<0.6 | 积液LDH与血清LDH之比≥0.6时，多为渗出液；反之则多为漏出液 |
| 胸腹水腺苷脱氨酶（ADA） | 无菌取浆膜腔积液 | U/L | 0～25 | 结核性胸膜炎病人胸腔积液中ADA活性明显高于癌性或心衰性胸腔积液中的酶活性，且积液ADA/血清ADA的比值大于1，测定血清和胸腔积液的ADA酶活性及其比值是诊断结核性胸膜炎的一项可靠的有效指标 |
| 胸腹水葡萄糖 | | mmol/L | 积液GLU与血清GLU之比≥ 0.5 | 比值<0.5多为渗出液，常见于风湿性积液、积脓、结核性积液、恶性肿瘤性积液等 |
| 血气分析 | | | | |
| 血液酸碱度（pH） | 肝素化抗凝动脉血针头用橡皮密封与空气隔绝 | | 7.35～7.45 | pH>7.45为碱中毒，pH<7.35为酸中毒 |
| 二氧化碳分压（$PCO_2$） | | mmHg | 35～45 | ↑：提示肺通气不足，见于呼吸性酸中毒或代谢性碱中毒；↓：提示肺换气过度，见于呼吸性碱中毒或代谢性酸中毒 |
| 氧分压（$PO_2$） | | mmHg | 80～100 | 氧分压是表示溶解在血中的氧气所产生的张力，低于55mmHg即有呼吸衰竭，低于30mmHg即有生命危险 |
| 剩余碱（BE） | | mmol/L | −3～+3 | 剩余碱为代谢性酸碱平衡指标；↑：常见于代谢性碱中毒，↓：常见于代谢性酸中毒 |
| 缓冲碱（BB） | | mmol/L | 45～55 | ↑：常见于代谢性碱中毒；↓：常见于代谢性酸中毒 |
| 标准碳酸氢盐（SB） | | mmol/L | 22～26 | ↑：常见于代谢性碱中毒；↓：常见于代谢性酸中毒 |
| 实际碳酸氢盐（AB） | | mmol/L | 22～27 | 其变化和机体代谢与呼吸因素均有关，应结合其他指标综合分析，AB与SB均低为代谢性酸中毒，AB与SB均高为代谢性碱中毒，AB>SB为呼吸性酸中毒，AB<SB为呼吸性碱中毒 |
| 总二氧化碳（$TCO_2$） | 肝素化抗凝动脉血针头用橡皮密封与空气隔绝 | mmol/L | 23～31 | 总二氧化碳主要代表$CO_2$和$HCO_3^-$之和 |
| 血氧饱和度（Sat $O_2$） | | % | 92～99 | 判断缺氧程度和呼吸功能的重要指标 |
| 肺泡动脉氧分压差（$AaDO_2$） | | mmHg | 5～15 | 为判断肺气体交换障碍的指标之一，其显著增大表示肺的氧合功能障碍；中度增加一般吸入纯氧即可纠正 |
| 24小时尿化学检验 | | | | |
| 24小时尿钾测定（UrK） | 24小时尿加甲苯或二甲苯防腐 | mmol/24h | 25～100 | ↑：见于肾上腺皮质功能亢进、醛固酮增多症、长期使用失钾性利尿剂；↓：见于肾上腺皮质功能减退、酸中毒 |
| 24小时尿钠测定（UrNa） | | mmol/24h | 130～260 | ↑：见于肾小管重吸收功能减低、糖尿病及使用利尿剂等；↓：见于胃肠道失钠、出汗过多、皮肤灼伤、慢性肾炎等 |

续表

| 检验项目名称及英文缩写 | 标本类型 | 法定单位 | 正常参考值 | 简要临床意义 |
|---|---|---|---|---|
| 24小时尿化学检验 | | | | |
| 24小时尿氯化物测定（UrCl） | 24小时尿加甲苯或二甲苯防腐 | mmol/24h | 170～250 | 氯化物增减情况基本同尿钠一致 |
| 24小时尿钙测定（UrCa） | | mmol/24h | 成人：2.5～7.5<br>婴儿：＜1.0 | ↑：见于甲状旁腺功能亢进、肿瘤骨转移、维生素D中毒等；↓：见于甲状旁腺功能减退、佝偻病、尿毒症等 |
| 24小时尿无机磷测定（UrIP） | 24小时尿加甲苯或二甲苯防腐 | mmol/24h | 成人：12.9～42.0<br>儿童：16.0～26.0 | ↑：见于甲状旁腺功能亢进；↓：见于肾功能不全、甲状腺功能减退、软骨病、结节病 |
| 24小时尿镁测定（UrMg） | | mmol/24h | 3.00～5.00 | ↑：见于肾小管性酸中毒、原发性醛固酮增多症、甲状旁腺功能亢进、肿瘤骨转移等；↓：见于长期禁食、吸收不良者、甲状旁腺功能减退 |
| 24小时尿尿酸测定（UrUA） | | μmol/24h | 2400～5900 | ↑：见于痛风、肝脏疾病等<br>↓：见于肾功能不全等 |
| 24小时尿肌酐测定（UrCr） | 24小时尿加甲苯或二甲苯防腐 | mmol/24h | 6.2～16.1 | ↑：见于伤寒、破伤风、消耗性疾病等<br>↓：常见于肾功能不全、肌萎缩等 |
| 24小时尿尿素测定（UrUre） | | mmol/24h | 360～540 | ↑：见于高热致组织分解代谢增加<br>↓：见于肝实质性病变及肾功能障碍 |
| 24小时尿蛋白测定 | | mg/24h | 10～150 | 病理性蛋白尿见于肾病、炎症、肿瘤等；生理性蛋白尿见于剧烈体力劳动、高热、寒冷刺激等 |
| 24小时尿糖测定 | 24小时尿加浓盐酸防腐 | mmol/24h | 0～5.55 | ↑：见于糖尿病、甲状腺功能亢进、肢端肥大症、柯兴综合征、家族性糖尿病、糖尿病肾病综合征、应激性糖尿病、进食过多等 |
| 24小时香草扁桃酸（VMA） | | μmol/24h | 15.7～88.6 | ↑：主要见于嗜铬细胞瘤。此外，神经母细胞瘤、交感神经节细胞瘤、胰岛细胞瘤等亦可增高 |
| 尿蛋白电泳分析 | 随机尿 | | | 判断蛋白尿是否有选择性 |
| 脑脊液蛋白免疫电泳分析 | 脑脊液 | | 无大分子球蛋白 | 根据有无大分子球蛋白判断血-脑屏障是否损伤 |

附表1-3　临床免疫学检验

| 检验项目名称及英文缩写 | 标本类型 | 法定单位 | 正常参考值 | 简要临床意义 |
|---|---|---|---|---|
| 血液免疫球蛋白全套（IgG、IgA、IgM、C3） | 静脉血置红色盖真空管 | g/L | IgG：7.23～16.85<br>IgA：0.69～3.82<br>IgM：0.63～2.77<br>C：30.85～1.93 | Ig增高见于系统性红斑狼疮、类风湿性关节炎、慢性活动性肝炎、肝硬化、慢性感染、多发性骨髓瘤、原发性巨球蛋白血症及某些肿瘤。Ig降低：见于先天性体液免疫（或联合）免疫缺陷、肾病综合征、淋巴瘤、免疫抑制药治疗后<br>C3增高见于RA、风湿热、强直性脊柱炎、病毒性肝炎、糖尿病、伤寒、大叶性肺炎、甲状腺炎、某些恶性肿瘤等。C3降低见于原发性混合性冷球蛋白血症、Ⅱ型膜增生型肾小球肾炎、SLE、自身免疫性慢性活动性肝炎、营养不良等 |

续表

| 检验项目名称及英文缩写 | 标本类型 | 法定单位 | 正常参考值 | 简要临床意义 |
| --- | --- | --- | --- | --- |
| 酸性糖蛋白（AAG） | 静脉血置红色盖真空管 | mg/L | 500 ~ 1500 | AAG是主要的急性时相反应蛋白，在急性炎症时增高，其与免疫防御功能有关。AAG可以结合利多卡因和普萘洛尔，在急性心肌梗死时AAG作为一种急性时相反应蛋白可以升高，而干扰药物剂量的有效浓度<br>AAG的测定目前主要作为急性时相反应的指标，风湿病、恶性肿瘤及心肌梗死病人亦常增高，营养不良、严重肝损害等情况下降低。$\alpha_1$-酸性糖蛋白的检测对肝脏疾病病情的估计及判断预后有重要价值。对肝炎、肝硬化和肝癌的鉴别诊断有一定的辅助意义 |
| 轻链Kappa链和Lambda链检测 |  | mg/L | Kappa链：598 ~ 1329<br>Lambda链：280 ~ 665 | 在免疫球蛋白合成异常激活时，重链和轻链的合成速度迅速提高，升高常见于多发性骨髓瘤、巨球蛋白血症和淋巴瘤等，轻链病亦升高 |
| 转铁蛋白（TRF） | 静脉血置红色盖真空管 | mg/L | 成人：2200 ~ 4000<br>新生儿：1300 ~ 2750 | 血浆中TRF水平可用于贫血的诊断和对治疗的监测。在缺铁性低血色素贫血中TRF的水平增高（由于其合成增加），但其铁的饱和度很低（正常值为30% ~ 38%）。相反，如果贫血是由于红细胞对铁的利用障碍（如再生障碍性贫血），则血浆中TRF正常或低下，但铁的饱和度增高<br>TRF在急性时相反应中往往降低。在炎症、恶性病变时常随着白蛋白、前白蛋白同时下降。在慢性肝疾病及营养不良时亦下降，可以作为营养状态的一项指标。妊娠及口服避孕药或雌激素注射可使TRF升高 |
| 抗环瓜氨酸肽抗体（抗CCP） | 静脉血置红色盖真空管 | RU/ml | <25 | 抗CCP对类风湿性关节炎（RA）的诊断有高度的特异性，抗CCP抗体对RA诊断的敏感性为50% ~ 70%，特异性为96%；抗CCP抗体是RA早期诊断的特异性指标，而RF可作为疾病损伤严重性的较好标志物。因此，联合检测抗CCP抗体和RF对RA的诊断及预后有很大的意义 |
| IVT变应原筛查（特殊变应原筛查） |  |  | 阴性 | 现可检测的特殊变应原有17种：屋尘、尘螨、粉螨、猫毛发皮屑、狗毛发皮屑、点青霉、交链孢霉、黑根霉、蟑螂、蚊子、普通豚草、蒿属植物、白桦、榆树、梧桐、桉树、桑树 |
| 食物不耐受（食入物变应原筛查） | 静脉血置红色盖真空管 |  | 阴性 | 发现食物不耐受，需对血液中食物IgG抗体水平进行检测，可检测的食物抗体有14种：牛肉、牛奶、鸡肉、猪肉、鳕鱼、大米、玉米、虾、螃蟹、大豆、鸡蛋、西红柿、蘑菇、小麦 |
| 脑脊液免疫球蛋白全套（CSF- IgG、IgA、IgM） |  | mg/L | IgG：0 ~ 30<br>IgA：0 ~ 11.1<br>IgM：0 ~ 6.93 | CSF-IgG显著增高见于亚急性硬化性脑炎、多发性硬化症、结核性脑炎、神经性梅毒等；CSF-IgA增高见于脑血管病；CSF-IgM明显升高见于急性化脓性脑膜炎，轻度升高见于急性、病毒性脑膜炎 |

续表

| 检验项目名称及英文缩写 | 标本类型 | 法定单位 | 正常参考值 | 简要临床意义 |
|---|---|---|---|---|
| 抗链球菌溶血素"O"（ASO） | 静脉血置红色盖真空管 | IU/ml | 0～200 | ↑：见于A群溶血性链球菌感染、急性肾小球肾炎、急性咽炎、扁桃体炎、心内膜炎、产褥热、风湿性心肌炎、心包炎、RA、急性肾小球肾炎等 |
| 类风湿因子（RHF、RF） | | IU/ml | 0～30 | ↑：常见于类风湿性关节炎、SLE、结缔组织病等 |
| C-反应蛋白（CRP） | | mg/L | 0～8 | 见于感染、肿瘤、组织坏死等 |
| 肿瘤相关抗原测定 | | | | |
| 癌胚抗原（CEA） | 静脉血或其他体液 | μg/L | <5.0 | 常用于恶性肿瘤的辅助诊断、预后判断和疗效观察，↑：常见于大肠癌、肺癌、泌尿生殖腺癌、乳腺癌和白血病等 |
| 总前列腺特异性抗原（PSA） | 静脉血置红色盖真空管 | ng/ml | 0～4 | 为前列腺癌的特异标志物，前列腺癌时血清PSA水平明显升高；但前列腺肥大、前列腺炎时亦可有增高 |
| 游离前列腺特异性抗原（FPSA） | | ng/ml | 0～0.42 | 为前列腺癌的特异标志物，前列腺癌时血清FPSA水平明显升高 |
| 糖类抗原125（CA125） | | kU/L | 0～32.68 | CA125是一种存在于胎儿体腔上皮中的糖蛋白抗原，其明显增高常见于卵巢癌；其他宫颈癌、肝癌等可升高 |
| 糖类抗原19-9（CA19-9） | | kU/L | 0～38.36 | ↑：常见于胰腺癌、胆管癌、胆囊癌，胃癌、结肠癌和直肠癌亦可有升高 |
| 糖类抗原15-3（CA15-3） | | ng/ml | 0～23.08 | 明显升高见于乳腺癌，其他如转移性卵巢癌、结肠癌、支气管肺癌亦可升高 |
| 糖类抗原242（CA242） | 静脉血置红色盖真空管 | kU/L | <20 | ↑：主要见于胰腺癌、结肠直肠癌，其他胆管癌、胃癌亦可升高 |
| 肿瘤特异性增长因子（TSGF） | | U/ml | 0～64 | ↑：常见于各种类型的恶性肿瘤 |
| 神经元特异性烯醇化酶（NSE） | | ng/L | <20 | ↑：见于小细胞性肺癌和儿童神经母细胞瘤，特别中小细胞性肺癌患者的阳性率高达92% |
| 组织多肽抗原（TPA） | | ng/L | <1.2 | ↑：常见于直肠癌、肝癌、胃癌、食管癌、胆管癌、卵巢癌等，TPA还可以用于肿瘤的预后观察 |
| 自身免疫性疾病检查 | | | | |
| ENA自身抗体谱 | 静脉血置红色盖真空管 | | 抗Sm，抗rRNP<br>抗SSA，抗SSB<br>抗Scl-70<br>抗Jo-1<br>抗U1RNP<br>均为阴性 | 抗Sm是SLE的特异性标志物，但阳性率偏低，30%～40%，若与抗ds-DNA同时检测可提高SLE的诊断率；抗核糖体抗体（抗rRNP）阳性常见于混合结缔组织病；抗SSA和抗SSB常见于干燥综合征（SS），抗SSB意义更大，但两者升高亦可于其他自身免疫性疾病；抗Scl-70是进行性系统硬化症伴弥散性硬皮病的标志抗体；抗Jo-1是多发性肌炎皮肌炎的血清标志抗体。抗U1RNP阳性常见于混合结缔组织病、SLE |

续表

| 检验项目名称及英文缩写 | 标本类型 | 法定单位 | 正常参考值 | 简要临床意义 |
|---|---|---|---|---|
| 抗核抗体（ANA） | 静脉血置红色盖真空管 | | 阴性 | 阳性常见于SLE、药物性狼疮、硬皮病、皮肌炎、RA、重症肌无力等 |
| 抗双链DNA（抗ds-DNA） | | | 阴性 | 对SLE有较高的特异性，特别是并发狼疮性肾炎时；其滴度与SLE的活动程度相关；其他结缔组织病亦可阳性 |
| 抗单链DNA（抗ss-DNA） | 静脉血置红色盖真空管 | | 阴性 | 常见于多种自身免疫性疾病，但特异性较差 |
| 肿瘤特异性增长因子（TSGF） | | U/ml | ＜71 | ↑：常见于各种类型的恶性肿瘤 |
| 免疫血清学检查 | | | | |
| 甲型肝炎抗体（HAV-IgM） | 静脉血置红色盖真空管 | | 阴性 | 阳性常见于急性甲型肝炎感染期 |
| 丙型肝炎抗体（抗HCV） | | | 阴性 | 用于丙型肝炎的诊断 |
| 人类免疫缺陷病毒抗体（抗HIV） | | | 阴性 | 阳性见于艾滋病病人或病毒携带者 |
| 乙型肝炎六项 表面抗原（HBsAg） | 静脉血置红色盖真空管 | 注意六项综合分析常见模式有大三阳、小三阳 | 阴性 | 阳性常见于急、慢性HBV感染和HBV病毒携带者 |
| 表面抗体（HBsAb） | | | 阴性或阳性 | 阳性常见于乙肝疫苗注射后或者是乙型肝炎恢复期 |
| e抗原（HBeAg） | | | 阴性 | 阳性常见于急性HBV感染，HBV在肝细胞内复制 |
| e抗体（HBeAb） | | | 阴性 | 阳性常见于慢性HBV感染 |
| 核心抗体（HBcAb） | | | 阴性 | 阳性提示HBV急性感染或既往感染过 |
| 核心抗体IgM（HBc-IgM） | | | 阴性 | 阳性常见于乙型肝炎近期感染或HBV在体内持续复制且提示有传染 |
| 丙型肝炎抗原（HCV-Ag） | 静脉血置红色盖真空管 | | 阴性 | 丙型肝炎早期感染诊断指标（感染后14天可检测到）；丙型肝炎确诊指标（丙肝病毒感染后直接检测指标）；丙型肝炎治疗评价指标（丙肝治疗有效后抗原可以转阴）；丙型肝炎筛查指标（丙肝抗原比抗体出现的要早近2个月，因此可用于丙肝早期筛查）；建议将丙肝核心抗原和丙肝抗体联合检测（指标之间可相互补充，减少实验误差） |
| 流行性出血热抗体（EHF-IgM） | | | 阴性 | 阳性为流行性出血热病毒感染 |
| 柯萨奇病毒抗体（CVB-IgM） | | | 阴性 | 阳性为柯萨奇病毒感染所致的心肌炎、小儿肺炎、流行性胸痛等 |
| 戊型肝炎病毒抗体（抗HEV） | | | 阴性 | 阳性为戊型肝炎病毒感染 |

续表

| 检验项目名称及英文缩写 | 标本类型 | 法定单位 | 正常参考值 | 简要临床意义 |
| --- | --- | --- | --- | --- |
| 病毒全套 TORCH | 静脉血置红色盖真空管 | | CMV、HSV-I、HSV-Ⅱ、风疹、弓形虫之IgM、IgG十项全为阴性 | 主要用于优生优育检查，妇女感染其一（IgM出现阳性）可致流产、早产、胎儿畸形及死亡；若分娩时胎儿经产道感染可引起严重的新生儿疾病，故其可以作为孕期常规检项目 |
| 丁型肝炎三项（HDV-Ag、HDV-IgG、HDV-IgM） | | | 阴性 | 阳性为丁型肝炎病毒感染，HDV-IgM阳性一般为近期感染，HDV-IgG阳性一般为既往感染 |
| 沙眼衣原体抗体（CT） | 泌尿道或生殖道分泌物 | | 阴性 | 阳性提示有沙眼衣原体感染 |
| 梅毒血浆反应素试验（RPR） | | | 阴性 | 用于梅毒筛查诊断，阳性需进一步做确诊试验予以诊断，检测RPR滴度可监测病情进展及疗效观察 |
| 梅毒螺旋体血凝试验（TPHA） | 静脉血置红色盖真空管 | | 阴性 | 梅毒确诊试验，阳性即可诊断为梅毒或曾经感染梅毒，特异性强 |
| 梅毒螺旋体特异性抗体（抗-TP） | | | 阴性 | 梅毒确诊试验，阳性即可诊断为梅毒或曾经感染梅毒，特异性强 |
| 肺炎支原体抗体（MP- IgM、IgG） | | | 阴性 | 阳性以上提示有肺炎支原体感染，1：8以上可确认 |
| 轮状病毒 | 专用管留取新鲜粪便 | | 阴性 | 引起婴幼儿腹泻的常见病原体 |
| 肥达反应（WR） | | | H＜1：160，O、A、B、C均＜1：80 | H及O效价均增高时可诊断为伤寒，O及A、B、C 之一同时增高时可相应诊断为副伤寒甲、乙、丙 |
| 唐氏（DS）综合征筛查 | 静脉血置红色盖真空管 | | 无风险 | 在孕中期（孕15～20周），唐氏综合征胎儿孕妇血清中甲胎蛋白（AFP）降低，β-HCG升高，比正常至少高2倍。检测孕妇血清中的甲胎蛋白（AFP）和β-绒毛膜促性腺激素（F-β-HCG / β-HCG）的浓度。结合孕妇的年龄、体重、孕周、种族、既往病史等因素进行综合性纠正分析，得到妊娠唐氏综合征的风险率，检出率为67%～83%或更高 |
| 抗心磷脂抗体（ACA） | | | IgG和IgM均为阴性 | 习惯性流产、系统性红斑狼疮、类风湿性关节炎、肺梗死、肺栓塞、血管阻塞性失明、血小板减少症等病人血清中均有较高的ACA。神经梅毒等病人脑脊液中也可能测出ACA |
| 抗子宫内膜抗体（EM-Ab） | 静脉血置红色盖真空管 | | 阴性 | 是子宫内膜异位症的一种非创伤性辅助诊断指标，阳性可致不孕症，经治疗转阴后可恢复生育 |
| 抗精子抗体（AS-Ab） | | | 阴性 | 阳性说明血清、精浆或宫颈黏液中存在精子抗体，可致不育症，经治疗转阴可恢复生育 |
| 结核抗体（抗PPD-IgG） | 静脉血或各种穿刺液 | | 阴性 | 阳性表示有结核分枝杆菌感染 |

续表

| 检验项目名称及英文缩写 | 标本类型 | 法定单位 | 正常参考值 | 简要临床意义 |
|---|---|---|---|---|
| 循环免疫复合物（CIC） | 静脉血置红色盖真空管 | | <8.3U/L | 阳性常见于SLE、膜增殖性肾炎、RA、肿瘤和慢性乙肝、疟疾等传染病 |
| 胰岛细胞抗体（ICA） | | | 阴性 | 阳性常见于胰岛素依赖型糖尿病病人 |
| 谷氨酸脱羧酶抗体（GAD-Ab） | | | 阴性 | 阳性常见于胰岛素依赖型糖尿病病人，与ICA同时检测更具特异性 |

## 附表1-4　临床微生物学检验

| 检验项目名称及英文缩写 | 标本类型 | 正常参考值 | 简要临床意义 |
|---|---|---|---|
| 痰或咽拭子培养加药敏 | 深咳晨痰或咽拭子 | 正常咽喉杂菌 | 检查肺部感染或咽喉炎等的致病微生物 |
| 血培养加药敏 | 无菌采集静脉血 | 无菌生长 | 检查菌血症、毒血症、脓毒血症等的致病微生物 |
| 尿液培养加药敏 | 无菌收集中段尿 | 无菌生长，菌落计数<$10^5$/ml多考虑杂菌污染 | 检查肾炎、肾盂肾炎、尿路感染等的致病微生物 |
| 粪便培养加药敏 | 取脓血、黏液部分粪便 | 无致病菌生长 | 检查腹泻、肠道感染等的致病微生物，常用于细菌性痢疾、伤寒、副伤寒，肠球菌、白色念珠菌、酵母菌等感染 |
| 脑脊液培养加药敏 | 无菌抽取脑脊液的第一管 | 无菌生长 | 检查化脓性脑膜炎等的致病微生物 |
| 胸腹水培养加药敏 | 无菌抽取胸腹水 | 无菌生长 | 检查感染性胸腹腔积液的致病微生物 |
| 胆汁培养加药敏 | 无菌采集胆汁 | 无菌生长 | 检查感染胆囊炎等的致病微生物 |
| 高渗培养加药敏 | 无菌收集中段尿 | 无L型细菌生长 | 主要用于泌尿系统的L型细菌感染的诊断 |
| 霍乱弧菌培养 | 无菌采集米汤样粪便 | 无霍乱弧菌生长 | 主要用于霍乱弧菌感染的诊断 |
| 真菌培养 | 无菌采集各类型标本 | 无真菌生长 | 用于各部位真菌感染的诊断 |
| 淋球菌培养加药敏 | 泌尿道生殖道分泌物 | 无淋球菌生长 | 主要用于泌尿、生殖道的淋球菌感染 |
| 支原体培养加药敏（UU+Mh） | 无菌采集泌尿道、生殖道分泌物、前列腺液 | 无支原体生长 | 主要用于支原体感染所致的非淋菌性尿道炎诊断 |
| 厌氧培养加药敏 | 尽量避免接触空气无菌采集、送检 | 无厌氧菌生长 | 用于各部位厌氧菌感染的诊断 |
| 创口分泌物或脓汁培养 | 无菌棉拭子采集或针筒抽取 | 无菌生长 | 检查创口感染的致病微生物 |

附表1-5 遗传学检验

| 检验项目名称及英文缩写 | 标本类型 | 正常参考值 | 简要临床意义 |
|---|---|---|---|
| 染色体检查 | 静脉血 | 男核型：46，XY<br>女核型：46，XX<br>无异常区带 | 染色体异常常见于不明原因的习惯性流产、性分化异常、两性畸形病人；原因不明的不孕症病人；原发、继发闭经病人；先天性智力低下等 |
| 骨髓染色体检查 | 骨髓 | 无异常区带，无缺失、易位 | 协助诊断各类型白血病 |

附表1-6 分子生物学检验

| 检验项目名称及英文缩写 | 标本类型 | 正常参考值 | 简要临床意义 |
|---|---|---|---|
| 乙型肝炎病毒DNA检测（HBV-DNA） | EDTA-$K_2$抗凝血（紫色盖真空管） | ≤500拷贝/毫升 | 拷贝数超过正常范围提示有HBV感染；检测乙肝病毒拷贝数可为疗效观察及预后判断提供客观依据 |
| 丙型肝炎病毒RNA检测（HCV-RNA） | | ≤500拷贝/毫升 | 拷贝数超过正常范围提示有HCV感染，特别是丙型肝炎病毒感染的“窗口期”更有意义 |
| 沙眼衣原体DNA检测（CT-DNA） | 泌尿生殖道分泌物，前列腺液 | ≤500拷贝/毫升 | 拷贝数超过正常范围提示有沙眼衣原体感染 |
| 解脲支原体DNA检测（UU-DNA） | 泌尿生殖道分泌物，前列腺液 | ≤500拷贝/毫升 | 拷贝数超过正常范围提示有解脲支原体感染 |
| 淋球菌DNA检测（NG-DNA） | 泌尿生殖道分泌物，前列腺液 | ≤500拷贝/毫升 | 拷贝数超过正常范围提示有淋球菌感染 |
| 结核杆菌DNA检测（TB-DNA） | 无菌采集晨痰或其他体液 | ≤500拷贝/毫升 | 拷贝数超过正常范围提示有结核杆菌感染 |
| 单纯疱疹病毒DNA检测（HSV-DNA） | 取病变部位穿刺液或分泌物 | ≤500拷贝/毫升 | 拷贝数超过正常范围提示有单纯疱疹病毒感染，被认为与宫颈癌的发生有重要意义 |
| EB病毒DNA检测（EB-DNA） | 抗凝静脉血 | ≤500拷贝/毫升 | 拷贝数超过正常范围提示有EB病毒感染，对鼻咽癌等的诊断有重要意义 |
| 乳头瘤病毒DNA检测（HPV-DNA） | 取病变部位组织或分泌物 | ≤500拷贝/毫升 | 拷贝数超过正常范围提示有乳头瘤病毒感染 |

# 附录二 麻醉药品、精神药品和毒性药品目录

麻醉药品品种目录（2013年版）见附表2-1；精神药品品种目录（2013年版）中的第一类精神药品目录见附表2-2，第二类精神药品目录见附表2-3。

附表2-1 麻醉药品品种目录（2013年版）

| 序号 | 中文名称 | 英文名称 | CAS号 | 备注 |
|---|---|---|---|---|
| 1 | 醋托啡 | acetorphine | 25333-77-1 | |
| 2 | 乙酰阿法甲基芬太尼 | acetyl-alpha-methylfentanyl | 101860-00-8 | |
| 3 | 醋美沙多 | acetylmethadol | 509-74-0 | |
| 4 | 阿芬太尼 | alfentanil | 71195-58-9 | |
| 5 | 烯丙罗定 | allylprodine | 25384-17-2 | |
| 6 | 阿醋美沙多 | alphacetylmethadol | 17199-58-5 | |
| 7 | 阿法美罗定 | alphameprodine | 468-51-9 | |
| 8 | 阿法美沙多 | alphamethadol | 17199-54-1 | |
| 9 | 阿法甲基芬太尼 | alpha-methylfentanyl | 79704-88-4 | |
| 10 | 阿法甲基硫代芬太尼 | alpha-methylthiofentanyl | 103963-66-2 | |
| 11 | 阿法罗定 | alphaprodine | 77-20-3 | |
| 12 | 阿尼利定 | anileridine | 144-14-9 | |
| 13 | 苄替啶 | benzethidine | 3691-78-9 | |
| 14 | 苄吗啡 | benzylmorphine | 36418-34-5 | |
| 15 | 倍醋美沙多 | betacetylmethadol | 17199-59-6 | |
| 16 | 倍他羟基芬太尼 | beta-hydroxyfentanyl | 78995-10-5 | |
| 17 | 倍他羟基-3-甲基芬太尼 | beta-hydroxy-3-methylfentanyl | 78995-14-9 | |
| 18 | 倍他美罗定 | betameprodine | 468-50-8 | |
| 19 | 倍他美沙多 | betamethadol | 17199-55-2 | |
| 20 | 倍他罗定 | betaprodine | 468-59-7 | |
| 21 | 贝齐米特 | bezitramide | 15301-48-1 | |
| 22 | 大麻和大麻树脂与大麻浸膏和酊 | cannabis and cannabis resin and extracts and tinctures of cannabis | 8063-14-7<br>6465-30-1 | |

续表

| 序号 | 中文名称 | 英文名称 | CAS号 | 备注 |
|---|---|---|---|---|
| 23 | 氯尼他秦 | clonitazene | 3861-76-5 | |
| 24 | 古柯叶 | coca leaf | | |
| 25 | 可卡因* | cocaine | 50-36-2 | |
| 26 | 可多克辛 | codoxime | 7125-76-0 | |
| 27 | 罂粟浓缩物* | concentrate of poppy straw | | 包括罂粟果提取物*，罂粟果提取物粉* |
| 28 | 地索吗啡 | desomorphine | 427-00-9 | |
| 29 | 右吗拉胺 | dextromoramide | 357-56-2 | |
| 30 | 地恩丙胺 | diampromide | 552-25-0 | |
| 31 | 二乙噻丁 | diethylthiambutene | 86-14-6 | |
| 32 | 地芬诺辛 | difenoxin | 28782-42-5 | |
| 33 | 二氢埃托啡* | dihydroetorphine | 14357-76-7 | |
| 34 | 双氢吗啡 | dihydromorphine | 509-60-4 | |
| 35 | 地美沙多 | dimenoxadol | 509-78-4 | |
| 36 | 地美庚醇 | dimepheptanol | 545-90-4 | |
| 37 | 二甲噻丁 | dimethylthiambutene | 524-84-5 | |
| 38 | 吗苯丁酯 | dioxaphetyl butyrate | 467-86-7 | |
| 39 | 地芬诺酯* | diphenoxylate | 915-30-0 | |
| 40 | 地匹哌酮 | dipipanone | 467-83-4 | |
| 41 | 羟蒂巴酚 | drotebanol | 3176-03-2 | |
| 42 | 芽子碱 | ecgonine | 481-37-8 | |
| 43 | 乙甲噻丁 | ethylmethylthiambutene | 441-61-2 | |
| 44 | 依托尼秦 | etonitazene | 911-65-9 | |
| 45 | 埃托啡 | etorphine | 14521-96-1 | |
| 46 | 依托利定 | etoxeridine | 469-82-9 | |
| 47 | 芬太尼* | fentanyl | 437-38-7 | |
| 48 | 呋替啶 | furethidine | 2385-81-1 | |
| 49 | 海洛因 | heroin | 561-27-3 | |
| 50 | 氢可酮* | hydrocodone | 125-29-1 | |
| 51 | 氢吗啡醇 | hydromorphinol | 2183-56-4 | |
| 52 | 氢吗啡酮* | hydromorphone | 466-99-9 | |
| 53 | 羟哌替啶 | hydroxypethidine | 468-56-4 | |
| 54 | 异美沙酮 | isomethadone | 466-40-0 | |
| 55 | 凯托米酮 | ketobemidone | 469-79-4 | |
| 56 | 左美沙芬 | levomethorphan | 125-70-2 | |

续表

| 序号 | 中文名称 | 英文名称 | CAS号 | 备注 |
|---|---|---|---|---|
| 57 | 左吗拉胺 | levomoramide | 5666-11-5 | |
| 58 | 左芬啡烷 | levophenacylmorphan | 10061-32-2 | |
| 59 | 左啡诺 | levorphanol | 77-07-6 | |
| 60 | 美他佐辛 | metazocine | 3734-52-9 | |
| 61 | 美沙酮* | methadone | 76-99-3 | |
| 62 | 美沙酮中间体 | methadone intermediate | 125-79-1 | 4-氰基-2-二甲氨基-4，4-二苯基丁烷 |
| 63 | 甲地索啡 | methyldesorphine | 16008-36-9 | |
| 64 | 甲二氢吗啡 | methyldihydromorphine | 509-56-8 | |
| 65 | 3-甲基芬太尼 | 3-methylfentanyl | 42045-86-3 | |
| 66 | 3-甲基硫代芬太尼 | 3-methylthiofentanyl | 86052-04-2 | |
| 67 | 美托酮 | metopon | 143-52-2 | |
| 68 | 吗拉胺中间体 | moramide intermediate | 3626-55-9 | 2-甲基-3-吗啉基-1，1-二苯基丁酸 |
| 69 | 吗哌利定 | morpheridine | 469-81-8 | |
| 70 | 吗啡* | morphine | 57-27-2 | 包括吗啡阿托品注射液* |
| 71 | 吗啡甲溴化物 | morphine methobromide | 125-23-5 | 包括其他五价氮吗啡衍生物，特别包括吗啡-*N*-氧化物，其中一种是可待因-*N*-氧化物 |
| 72 | 吗啡-*N*-氧化物 | morphine-*N*-oxide | 639-46-3 | |
| 73 | 1-甲基-4-苯基-4-哌啶丙酸酯 | 1-methyl-4-phenyl-4-piperidinol propionate（ester） | 13147-09-6 | MPPP |
| 74 | 麦罗啡 | myrophine | 467-18-5 | |
| 75 | 尼可吗啡 | nicomorphine | 639-48-5 | |
| 76 | 诺美沙多 | noracymethadol | 1477-39-0 | |
| 77 | 去甲左啡诺 | norlevorphanol | 1531-12-0 | |
| 78 | 去甲美沙酮 | normethadone | 467-85-6 | |
| 79 | 去甲吗啡 | normorphine | 466-97-7 | |
| 80 | 诺匹哌酮 | norpipanone | 561-48-8 | |
| 81 | 阿片* | opium | 8008-60-4 | 包括复方樟脑酊*、阿桔片* |
| 82 | 奥列巴文 | oripavine | 467-04-9 | |
| 83 | 羟考酮* | oxycodone | 76-42-5 | |
| 84 | 羟吗啡酮 | oxymorphone | 76-41-5 | |

续表

| 序号 | 中文名称 | 英文名称 | CAS号 | 备注 |
| --- | --- | --- | --- | --- |
| 85 | 对氟芬太尼 | para-fluorofentanyl | 90736-23-5 | |
| 86 | 哌替啶* | pethidine | 57-42-1 | |
| 87 | 哌替啶中间体A | pethidine intermediate A | 3627-62-1 | 4-氰基-1-甲基-4-苯基哌啶 |
| 88 | 哌替啶中间体B | pethidine intermediate B | 77-17-8 | 4-苯基哌啶-4-羧酸乙酯 |
| 89 | 哌替啶中间体C | pethidine intermediate C | 3627-48-3 | 1-甲基-4-苯基哌啶-4-羧酸 |
| 90 | 苯吗庚酮 | phenadoxone | 467-84-5 | |
| 91 | 非那丙胺 | phenampromide | 129-83-9 | |
| 92 | 非那佐辛 | phenazocine | 127-35-5 | |
| 93 | 1-苯乙基-4-苯基-4-哌啶乙酸酯 | 1-phenethyl-4-phenyl-4-piperidinol acetate（ester） | 64-52-8 | PEPAP |
| 94 | 非诺啡烷 | phenomorphan | 468-07-5 | |
| 95 | 苯哌利定 | phenoperidine | 562-26-5 | |
| 96 | 匹米诺定 | piminodine | 13495-09-5 | |
| 97 | 哌腈米特 | piritramide | 302-41-0 | |
| 98 | 普罗庚嗪 | proheptazine | 77-14-5 | |
| 99 | 丙哌利定 | properidine | 561-76-2 | |
| 100 | 消旋甲啡烷 | racemethorphan | 510-53-2 | |
| 101 | 消旋吗拉胺 | racemoramide | 545-59-5 | |
| 102 | 消旋啡烷 | racemorphan | 297-90-5 | |
| 103 | 瑞芬太尼* | remifentanil | 132875-61-7 | |
| 104 | 舒芬太尼* | sufentanil | 56030-54-7 | |
| 105 | 醋氢可酮 | thebacon | 466-90-0 | |
| 106 | 蒂巴因* | thebaine | 115-37-7 | |
| 107 | 硫代芬太尼 | thiofentanyl | 1165-22-6 | |
| 108 | 替利定 | tilidine | 20380-58-9 | |
| 109 | 三甲利定 | trimeperidine | 64-39-1 | |
| 110 | 醋氢可待因 | acetyldihydrocodeine | 3861-72-1 | |
| 111 | 可待因* | codeine | 76-57-3 | |
| 112 | 右丙氧芬* | dextropropoxyphene | 469-62-5 | |
| 113 | 双氢可待因* | dihydrocodeine | 125-28-0 | |
| 114 | 乙基吗啡* | ethylmorphine | 76-58-4 | |
| 115 | 尼可待因 | nicocodine | 3688-66-2 | |
| 116 | 烟氢可待因 | nicodicodine | 808-24-2 | |
| 117 | 去甲可待因 | norcodeine | 467-15-2 | |

附录二

续表

| 序号 | 中文名称 | 英文名称 | CAS号 | 备注 |
| --- | --- | --- | --- | --- |
| 118 | 福尔可定* | pholcodine | 509-67-1 | |
| 119 | 丙吡兰 | propiram | 15686-91-6 | |
| 120 | 布桂嗪* | bucinnazine | | |
| 121 | 罂粟壳* | poppy Shell | | |

注：①上述品种包括其可能存在的盐和单方制剂（除非另有规定）；②上述品种包括其可能存在的异构体、酯及醚（除非另有规定）；③品种目录有*的麻醉药品为我国生产及使用的品种。

附表2-2　精神药品品种目录（2013年版）中的第一类精神药品目录

| 序号 | 中文名称 | 英文名称 | CAS号 | 备注 |
| --- | --- | --- | --- | --- |
| 1 | 布苯丙胺 | brolamfetamine | 64638-07-9 | DOB |
| 2 | 卡西酮 | cathinone | 71031-15-7 | |
| 3 | 二乙基色胺 | 3-[2-(diethylamino)ethyl]indole | 7558-72-7 | DET |
| 4 | 二甲氧基安非他明 | (±)-2,5-dimethoxy-alpha-methylphenethylamine | 2801-68-5 | DMA |
| 5 | （1,2-二甲基庚基）羟基四氢甲基二苯吡喃 | 3-(1,2-dimethylheptyl)-7, 8, 9, 10-tetrahydro-6,6,9-trimethyl-6*H* dibenzo[b,d]pyran-1-ol | 32904-22-6 | DMHP |
| 6 | 二甲基色胺 | 3-[2-(dimethylamino)ethyl]indole | 61-50-7 | DMT |
| 7 | 二甲氧基乙基安非他明 | (±)-4-ethyl-2,5-dimethoxy-*α*-methylphenethylamine | 22139-65-7 | DOET |
| 8 | 乙环利定 | eticyclidine | 2201-15-2 | PCE |
| 9 | 乙色胺 | etryptamine | 2235-90-7 | |
| 10 | 羟芬胺 | (±)-*N*-[alpha-methyl-3,4-(methylenedioxy)phenethyl] hydroxylamine | 74698-47-8 | *N*-hydroxy MDA |
| 11 | 麦角二乙胺 | (+)- lysergide | 50-37-3 | LSD |
| 12 | 乙芬胺 | (±)-*N*-ethyl-alpha-methyl-3,4-（methylenedioxy）phenethylamine | 82801-81-8 | *N*-ethyl MDA |
| 13 | 二亚甲基双氧安非他明 | (±)-*N*-alpha-dimethyl-3,4-(methylenedioxy)phenethylamine | 42542-10-9 | MDMA |
| 14 | 麦司卡林 | mescaline | 54-04--6 | |
| 15 | 甲卡西酮 | methcathinone | 5650-44-2（右旋体），49656-78-2（右旋体盐酸盐），112117-24-5（左旋体），66514-93-0（左旋体盐酸盐）. | |
| 16 | 甲米雷司 | 4-methylaminorex | 3568-94-3 | |
| 17 | 甲羟芬胺 | 5-methoxy-α-methyl-3,4-（methylenedioxy）phenethylamine | 13674-05-0 | MMDA |

续表

| 序号 | 中文名称 | 英文名称 | CAS号 | 备注 |
|---|---|---|---|---|
| 18 | 4-甲基硫基安非他明 | 4-methylthioamfetamine | 14116-06-4 | |
| 19 | 六氢大麻酚 | parahexyl | 117-51-1 | |
| 20 | 副甲氧基安非他明 | *p*-methoxy-alpha-methylphenethylamine | 64-13-1 | PMA |
| 21 | 赛洛新 | psilocine | 520-53-6 | |
| 22 | 赛洛西宾 | psilocybine | 520-52-5 | |
| 23 | 咯环利定 | rolicyclidine | 2201-39-0 | PHP |
| 24 | 二甲氧基甲苯异丙胺 | 2,5-dimethoxy-alpha，4-dimethylphenethylamine | 15588-95-1 | STP |
| 25 | 替苯丙胺 | tenamfetamine | 4764-17-4 | MDA |
| 26 | 替诺环定 | tenocyclidine | 21500-98-1 | TCP |
| 27 | 四氢大麻酚 | tetrahydrocannabinol | | 包括同分异构体及其立体化学变体 |
| 28 | 三甲氧基安非他明 | （±）-3,4,5-trimethoxy-alpha-methylphenethylamine | 1082-88-8 | TMA |
| 29 | 苯丙胺 | amfetamine | 300-62-9 | |
| 30 | 氨奈普汀 | amineptine | 57574-09-1 | |
| 31 | 2,5-二甲氧基-4-溴苯乙胺 | 4-bromo-2,5-dimethoxyphenethylamine | 66142-81-2 | 2-CB |
| 32 | 右苯丙胺 | dexamfetamine | 51-64-9 | |
| 33 | 屈大麻酚 | dronabinol | 1972-08-3 | $\delta$-9-四氢大麻酚及其立体化学异构体 |
| 34 | 芬乙茶碱 | fenetylline | 3736-08-1 | |
| 35 | 左苯丙胺 | levamfetamine | 156-34-3 | |
| 36 | 左甲苯丙胺 | levomethamfetamine | 33817-09-3 | |
| 37 | 甲氯喹酮 | mecloqualone | 340-57-8 | |
| 38 | 去氧麻黄碱 | metamfetamine | 537-46-2 | |
| 39 | 去氧麻黄碱外消旋体 | metamfetamine racemate | 7632-10-2 | |
| 40 | 甲喹酮 | methaqualone | 72-44-6 | |
| 41 | 哌醋甲酯* | methylphenidate | 113-45-1 | |
| 42 | 苯环利定 | phencyclidine | 77-10-1 | PCP |
| 43 | 芬美曲秦 | phenmetrazine | 134-49-6 | |
| 44 | 司可巴比妥* | secobarbital | 76-73-3 | |
| 45 | 齐培丙醇 | zipeprol | 34758-83-3 | |

续表

| 序号 | 中文名称 | 英文名称 | CAS号 | 备注 |
| --- | --- | --- | --- | --- |
| 46 | 安非拉酮 | amfepramone | 90-84-6 | |
| 47 | 苄基哌嗪 | benzylpiperazine | 2759-28-6 | BZP |
| 48 | 丁丙诺啡* | buprenorphine | 52485-79-7 | |
| 49 | 1-丁基-3-（1-萘甲酰基）吲哚 | 1-butyl-3-(1-naphthoyl)indole | 208987-48-8 | JWH-073 |
| 50 | 恰特草 | catha edulis forssk | | Khat |
| 51 | 2,5-二甲氧基-4-碘苯乙胺 | 2,5-dimethoxy-4-iodophenethylamine | 69587-11-7 | 2C-I |
| 52 | 2,5-二甲氧基苯乙胺 | 2,5-dimethoxyphenethylamine | 3600-86-0 | 2C-H |
| 53 | 二甲基安非他明 | dimethylamfetamine | 4075-96-1 | |
| 54 | 依他喹酮 | etaqualone | 7432-25-9 | |
| 55 | [1-（5-氟戊基）-1*H*-吲哚-3-基]（2-碘苯基）甲酮 | 1-[(5-fluoropentyl)-1*H*-indol-3-yl]-（2-iodophenyl）methanone | 335161-03-0 | AM-694 |
| 56 | 1-（5-氟戊基）-3-（1-萘甲酰基）-1*H*-吲哚 | 1-(5-fluoropentyl)-3-(1-naphthoyl)indole | 335161-24-5 | AM-2201 |
| 57 | γ-羟丁酸* | gamma-hydroxybutyrate | 591-81-1 | GHB |
| 58 | 氯胺酮* | ketamine | 6740-88-1 | |
| 59 | 马吲哚* | mazindol | 22232-71-9 | |
| 60 | 2-（2-甲氧基苯基）-1-（1-戊基-1*H*-吲哚-3-基）乙酮 | 2-(2-methoxyphenyl)-1-(1-pentyl-1*H*-indol-3-yl)ethanone | 864445-43-2 | JWH-250 |
| 61 | 亚甲基二氧吡咯戊酮 | methylenedioxypyrovalerone | 687603-66-3 | MDPV |
| 62 | 4-甲基乙卡西酮 | 4-methylethcathinone | 1225617-18-4 | 4-MEC |
| 63 | 4-甲基甲卡西酮 | 4-methylmethcathinone | 5650-44-2 | 4-MMC |
| 64 | 3,4-亚甲二氧基甲卡西酮 | 3,4-methylenedioxy-*N*-methylcathinone | 186028-79-5 | Methylone |
| 65 | 莫达非尼 | modafinil | 68693-11-8 | |
| 66 | 1-戊基-3-（1-萘甲酰基）吲哚 | 1-pentyl-3-（1-naphthoyl）indole | 209414-07-3 | JWH-018 |
| 67 | 他喷他多 | tapentadol | 175591-23-8 | |
| 68 | 三唑仑* | triazolam | 28911-01-5 | |

附表2-3 精神药品品种目录（2013年版）中的第二类精神药品目录

| 序号 | 中文名称 | 英文名称 | CAS号 | 备注 |
|---|---|---|---|---|
| 1 | 异戊巴比妥* | amobarbital | 57-43-2 | |
| 2 | 布他比妥 | butalbital | 77-26-9 | |
| 3 | 去甲伪麻黄碱 | cathine | 492-39-7 | |
| 4 | 环己巴比妥 | cyclobarbital | 52-31-3 | |
| 5 | 氟硝西泮 | flunitrazepam | 1622-62-4 | |
| 6 | 格鲁米特* | glutethimide | 77-21-4 | |
| 7 | 喷他佐辛* | pentazocine | 55643-30-6 | |
| 8 | 戊巴比妥* | pentobarbital | 76-74-4 | |
| 9 | 阿普唑仑* | alprazolam | 28981-97-7 | |
| 10 | 阿米雷司 | aminorex | 2207-50-3 | |
| 11 | 巴比妥* | barbital | 57-44-3 | |
| 12 | 苄非他明 | benzfetamine | 156-08-1 | |
| 13 | 溴西泮 | bromazepam | 1812-30-2 | |
| 14 | 溴替唑仑 | brotizolam | 57801-81-7 | |
| 15 | 丁巴比妥 | butobarbital | 77-28-1 | |
| 16 | 卡马西泮 | camazepam | 36104-80-0 | |
| 17 | 氯氮䓬 | chlordiazepoxide | 58-25-3 | |
| 18 | 氯巴占 | clobazam | 22316-47-8 | |
| 19 | 氯硝西泮* | clonazepam | 1622-61-3 | |
| 20 | 氯拉䓬酸 | clorazepate | 23887-31-2 | |
| 21 | 氯噻西泮 | clotiazepam | 33671-46-4 | |
| 22 | 氯噁唑仑 | cloxazolam | 24166-13-0 | |
| 23 | 地洛西泮 | delorazepam | 2894-67-9 | |
| 24 | 地西泮* | diazepam | 439-14-5 | |
| 25 | 艾司唑仑* | estazolam | 29975-16-4 | |
| 26 | 乙氯维诺 | ethchlorvynol | 113-18-8 | |
| 27 | 炔己蚁胺 | ethinamate | 126-52-3 | |
| 28 | 氯氟䓬乙酯 | ethylloflazepate | 29177-84-2 | |
| 29 | 乙非他明 | etilamfetamine | 457-87-4 | |
| 30 | 芬坎法明 | fencamfamin | 1209-98-9 | |
| 31 | 芬普雷司 | fenproporex | 16397-28-7 | |
| 32 | 氟地西泮 | fludiazepam | 3900-31-0 | |
| 33 | 氟西泮* | flurazepam | 17617-23-1 | |
| 34 | 哈拉西泮 | halazepam | 23092-17-3 | |

续表

| 序号 | 中文名称 | 英文名称 | CAS号 | 备注 |
|---|---|---|---|---|
| 35 | 卤沙唑仑 | haloxazolam | 59128-97-1 | |
| 36 | 凯他唑仑 | ketazolam | 27223-35-4 | |
| 37 | 利非他明 | lefetamine | 7262-75-1 | SPA |
| 38 | 氯普唑仑 | loprazolam | 61197-73-7 | |
| 39 | 劳拉西泮* | lorazepam | 846-49-1 | |
| 40 | 氯甲西泮 | lormetazepam | 848-75-9 | |
| 41 | 美达西泮 | medazepam | 2898-12-6 | |
| 42 | 美芬雷司 | mefenorex | 17243-57-1 | |
| 43 | 甲丙氨酯* | meprobamate | 57-53-4 | |
| 44 | 美索卡 | mesocarb | 34262-84-5 | |
| 45 | 甲苯巴比妥 | methylphenobarbital | 115-38-8 | |
| 46 | 甲乙哌酮 | methyprylon | 125-64-4 | |
| 47 | 咪达唑仑* | midazolam | 59467-70-8 | |
| 48 | 尼美西泮 | nimetazepam | 2011-67-8 | |
| 49 | 硝西泮* | nitrazepam | 146-22-5 | |
| 50 | 去甲西泮 | nordazepam | 1088-11-5 | |
| 51 | 奥沙西泮* | oxazepam | 604-75-1 | |
| 52 | 奥沙唑仑 | oxazolam | 24143-17-7 | |
| 53 | 匹莫林* | pemoline | 2152-34-3 | |
| 54 | 苯甲曲秦 | phendimetrazine | 634-03-7 | |
| 55 | 苯巴比妥* | phenobarbital | 50-06-6 | |
| 56 | 芬特明 | phentermine | 122-09-8 | |
| 57 | 匹那西泮 | pinazepam | 52463-83-9 | |
| 58 | 哌苯甲醇 | pipradrol | 467-60-7 | |
| 59 | 普拉西泮 | prazepam | 2955-38-6 | |
| 60 | 吡咯戊酮 | pyrovalerone | 3563-49-3 | |
| 61 | 仲丁比妥 | secbutabarbital | 125-40-6 | |
| 62 | 替马西泮 | temazepam | 846-50-4 | |
| 63 | 四氢西泮 | tetrazepam | 10379-14-3 | |
| 64 | 乙烯比妥 | vinylbital | 2430-49-1 | |
| 65 | 唑吡坦* | zolpidem | 82626-48-0 | |
| 66 | 阿洛巴比妥 | allobarbital | 58-15-1 | |
| 67 | 丁丙诺啡透皮贴剂* | buprenorphine transdermal patch | | |
| 68 | 布托啡诺及其注射剂* | butorphanol and its injection | 42408-82-2 | |

续表

| 序号 | 中文名称 | 英文名称 | CAS号 | 备注 |
|---|---|---|---|---|
| 69 | 咖啡因* | caffeine | 58-08-2 | |
| 70 | 安钠咖* | caffeine sodium benzoate | | CNB |
| 71 | 右旋芬氟拉明 | dexfenfluramine | 3239-44-9 | |
| 72 | 地佐辛及其注射剂* | dezocine and its injection | 53648-55-8 | |
| 73 | 麦角胺咖啡因片* | ergotamine and caffeine tablet | 379-79-3 | |
| 74 | 芬氟拉明 | fenfluramine | 458-24-2 | |
| 75 | 呋芬雷司 | furfennorex | 3776-93-0 | |
| 76 | 纳布啡及其注射剂 | nalbuphine and its injection | 20594-83-6 | |
| 77 | 氨酚氢可酮片* | paracetamol and hydrocodone bitartrate tablet | | |
| 78 | 丙己君 | propylhexedrine | 101-40-6 | |
| 79 | 曲马多* | tramadol | 27203-92-5 | |
| 80 | 扎来普隆* | zaleplon | 151319-34-5 | |
| 81 | 佐匹克隆 | zopiclone | 43200-80-2 | |

注：1. 上述品种包括其可能存在的盐和单方制剂（除非另有规定）。
2. 上述品种包括其可能存在的异构体（除非另有规定）。
3. 品种目录有*的精神药品为我国生产及使用的品种。

（王东兴）

# 附录三 美国国家职业安全与卫生研究所抗肿瘤药及其他危害职业暴露药品目录

2004年美国国家职业安全与卫生研究所（National Institute for Occupational Safety and Health，NIOSH）将符合以下6条标准之一的任何药物均定为危险药物，即对人或动物具有致癌性、致畸性或发育毒性、生殖毒性、低剂量应用时的器官毒性、遗传毒性的药物，以及与现有危险药物在结构和毒性上相仿的新药。NIOSH危害药物目录自2010年起每两年更新修订一次，2016版再次增加药物34种，最新2018年的更新中增加了24种。

2016年版美国国家职业安全与卫生研究所抗肿瘤药及其他危害职业暴露药物目录和2018年拟增补药品分为三类药品：抗肿瘤药、非抗肿瘤药和具有不良生殖影响的非抗肿瘤药。第一类药：抗肿瘤药见附表3-1；第二类药：非抗肿瘤药见附表3-2；第三类药：具有不良生殖影响的非抗肿瘤药见附表3-3。

附表3-1 第一类药：抗肿瘤药

| 英文名称 | 中文名称 | 英文名称 | 中文名称 | 英文名称 | 中文名称 |
|---|---|---|---|---|---|
| abiraterone | 阿比特龙 | docetaxel | 多西他赛 | nilotinib | 尼洛替尼 |
| ado-trastuzumab emtansine | 曲妥珠单抗抗体偶联物 | doxorubicin | 多柔比星 | omacetaxin | 三尖杉碱 |
| afatinib | 阿法替尼 | enzalutamide | 恩杂鲁胺 | oxaliplatin | 奥沙利铂 |
| altretamine | 六甲蜜胺 | epirubicin | 表柔比星 | paclitaxel | 紫杉醇 |
| amsacrine | 安吖啶 | eribulin | 艾日布林 | panobinostat | 帕比司他 |
| anastrozole | 阿那曲唑 | erlotinib | 埃罗替尼 | pazopanib | 帕唑帕尼 |
| arsenic trioxide | 三氧化二砷 | estramustine | 雌莫司汀 | pemetrexed | 培美曲塞 |
| axitinib | 阿西替尼 | etoposide | 依托泊苷 | pentostatin | 喷司他丁 |
| azacitidine | 阿扎胞苷 | everolimus | 依维莫司 | pertuzumab | 帕妥珠单抗 |
| bacillus calmette guerin vaccine | 卡介苗 | exemestane | 依西美坦 | pomalidomide | 泊马度胺 |
| belinostat | 贝利司他 | floxuridine | 氟尿苷 | ponatinib | 帕纳替尼 |
| bendamustine | 苯达莫司汀 | fludarabine | 氟达拉滨 | pralatrexate | 氨基蝶呤 |

续表

| 英文名称 | 中文名称 | 英文名称 | 中文名称 | 英文名称 | 中文名称 |
|---|---|---|---|---|---|
| bexarotene | 贝沙罗汀 | fluorouracil | 氟尿嘧啶 | procarbazine | 甲基苄肼 |
| bicalutimide | 比卡鲁胺 | flutamide | 氟他胺 | regorafenib | 瑞格非尼 |
| bleomycin | 博来霉素 | fulvestrant | 氟维司琼 | romidepsin | 罗米地辛 |
| bortezomib | 硼替佐米 | gemcitabine | 吉西他滨 | sorafenib | 索拉非尼 |
| bosutinib | 伯舒替尼 | gemtuzumab | 吉姆单抗 | streptozocin | 链脲菌素 |
| brentuximab vedotin | 本妥昔单抗偶联物 | ozogamicin | 奥佐米星 | sunitinib | 舒尼替尼 |
| busulfan | 白消安 | goserelin | 戈舍瑞林 | tamoxifen | 他莫昔芬 |
| cabazitaxel | 卡巴他赛 | histrelin | 组氨瑞林 | temozolomide | 替莫唑胺 |
| cabozantinib | 卡博替尼 | hydroxyurea | 羟基脲 | temsirolimus | 西罗莫司 |
| capecitabine | 卡培他滨 | idarubicin | 伊达比星 | teniposide | 替尼泊苷 |
| carboplatin | 卡铂 | ifosfamide | 异环磷酰胺 | thioguanine | 硫鸟嘌呤 |
| carfilzomib | 卡非佐米 | imatinib | 伊马替尼 | thiotepa | 塞替派 |
| carmustine | 卡莫司汀 | irinotecan | 伊立替康 | topotecan | 拓扑替康 |
| chlorambucil | 苯丁酸氮芥 | ixazomib | 艾沙佐米 | toremifene | 托瑞米芬 |
| cisplatin | 顺铂 | ixabepilone | 伊沙匹隆 | trametinib | 曲美替尼 |
| cladribine | 克拉屈滨 | letrozole | 来曲唑 | trifluridine/tipiracil（combination only） | 曲美替尼和达拉非尼（复方制剂） |
| clofarabine | 氯法拉滨 | leuprolide | 醋酸亮丙瑞林 | triptorelin | 曲普瑞林 |
| crizotinib | 克唑替尼 | lomustine | 洛莫司汀 | valrubicin | 戊柔比星 |
| cyclophospamide | 环磷酰胺 | mechlorethamine | 氮芥 | vandetanib | 凡德他尼 |
| cytarabine | 阿糖胞苷 | megestrol | 甲地孕酮 | vemurafenib | 维罗非尼 |
| dabrafenib | 达拉非尼 | melphalan | 美法仑 | vinblastine | 长春碱 |
| dacarbazine | 氮烯咪胺 | mercaptopurine | 巯嘌呤 | vincristine | 长春新碱 |
| dactinomycin | 更生霉素 | methotrexate | 氨甲蝶呤 | vinorelbine | 长春瑞滨 |
| dasatinib | 达沙替尼 | mitomycin | 丝裂霉素 | vismodegib | 维莫德吉 |
| daunorubicin | 柔红霉素 | mitotane | 米托坦 | vorinostat | 伏立诺他 |
| decitabine | 地西他滨 | mitoxantrone | 米托蒽醌 | ziv-afliberecept | 阿柏西普 |
| degarelix | 地加瑞克 | nelarabine | 奈拉滨 | | |

附表3-2　第二类药：非抗肿瘤药

| 英文名称 | 中文名称 | 英文名称 | 中文名称 | 英文名称 | 中文名称 |
|---|---|---|---|---|---|
| abacavir | 阿巴卡韦 | lefiunomide | 来氟米特 | risperidone | 利培酮 |
| alefacept | 阿法赛特 | lenalidomide | 来那度胺 | sirolimus | 西罗莫司 |
| carbamazepine | 卡马西平 | liraglutide recombinant | 重组利拉鲁肽 | spironolactone | 螺内酯 |
| apomorphine | 阿扑吗啡 | medroxyprogester one acetate | 醋酸甲羟孕酮 | tacrolimus | 他克莫司 |
| azathioprine | 硫唑嘌呤 | methimazole | 甲巯咪唑 | teriflunomide | 特立氟胺 |
| chloramphenicol | 氯霉素 | mipomersen | 米泊美生 | thalidomide | 沙利度胺 |
| cidofovir | 西多福韦 | mycophenolate mofetil | 霉酚酸酯 | tofacitinib | 托法替布 |
| cyclosporine | 环孢素 | mycophenolic acid | 霉酚酸 | uracil mustard | 乌拉莫司丁 |
| deferiprone | 去铁酮 | nevirapine | 奈韦拉平 | valganciclovir | 更昔洛韦 |
| dexrazoxane | 右雷佐生 | ospemifene | 欧司哌米芬 | zidovudine | 齐多夫定 |
| diethylstilbestrol | 己烯雌酚 | oxcarbazepine | 奥卡西平 | bevacizumab | 贝伐珠单抗 |
| divalproex | 双丙戊酸钠 | palifermin | 帕利夫明 | blinatumomab | 博纳吐单抗 |
| entecavir | 恩替卡韦 | paliperidone | 帕利哌酮 | botulinum toxins, all forms including abobotulinimtoxin A and onabotulinumto xin A | 肉毒毒素（所有类型） |
| estradiol | 雌二醇 | phenoxybenzamine | 酚苄明 | ceritinib | 赛立替尼 |
| estradiol/progester one combinations | 雌激素/孕激素（复方） | phenytoin | 苯妥英 | clobazam | 氯巴占 |
| estrogens, conjugated | 共轭雌激素 | pipobroman | 哌泊溴烷 | cobimetinib | 考比替尼 |
| estrogens, esterified | 酯化雌激素 | progesterone | 孕酮 | darbepoetin alfa | 达依泊汀α |
| estropipate | 哌嗪雌酮 | progestins | 孕激素 | dihydroergotamine | 双氢麦角胺 |
| fingolimod | 芬戈莫德 | propylthiouracil | 丙硫氧嘧啶 | exenatide | 艾塞那肽 |
| fluoxymesterone | 甲睾酮 | raloxifene | 雷洛昔芬 | inotuzumab ozogamicin | 奥英妥珠单抗 |
| fosphenytoin | 磷苯妥英 | rasagiline | 雷沙吉兰 | urofollitropin | 尿促卵泡素 |
| ganciclovir | 更昔洛韦 | | | | |

附表3-3　第三类药：具有不良生殖影响的非抗肿瘤药物

| 英文名称 | 中文名称 | 英文名称 | 中文名称 | 英文名称 | 中文名称 |
|---|---|---|---|---|---|
| acitretin | 阿维A | macitentan | 马西替坦 | ulipristal | 乌利司他 |
| alitretinoin | 阿利维A酸 | mentropin | 促生育素 | valproate/valproic acid | 丙戊酸钠/丙戊酸 |
| ambrisentan | 安贝生坦 | methyltestosterone | 甲睾酮 | vigabatrin | 氨己烯酸 |
| bosentan | 波生坦 | mifepristone | 米非司酮 | voriconazole | 伏立康唑 |
| cabergoline | 卡麦角林 | misoprostol | 米索前列醇 | warfarin | 华法林 |
| cetrorelix | 西曲瑞克 | nafarelin | 那法瑞林 | ziprasidone | 齐拉西酮 |
| chorionic gonadotropin | 绒毛膜促性腺激素 | oxytocin | 催产素 | zoledronic acid | 唑来膦酸 |
| clomiphene | 克罗米芬 | pamidronate | 帕米磷酸二钠 | zonisamide | 唑尼沙胺 |
| clonazepam | 氯硝西泮 | paroxetine | 帕罗西汀 | interferon beta-1b | β-干扰素1b |
| colchicine | 秋水仙碱 | pasireotide | 帕瑞肽 | isotretinoin | 异维A酸 |
| dinoprostone | 地诺前列酮 | pentetate calcium trisodium | 喷替酸钙钠 | ivabradine | 伊伐布雷定 |
| dronedarone | 决奈达隆 | peginesatide | 促红细胞生成素聚乙二醇肽 | lenvatinib | 乐伐替尼 |
| dutasteride | 度他雄胺 | plerixafor | 普乐沙福 | miltefosine | 米替福新 |
| eslicarbazepine | 艾司利卡西平 | ribavirin | 利巴韦林 | olaparib | 奥拉帕尼 |
| ergonovine/methylergonovine | 麦角新碱/甲基麦角新碱 | riociguat | 利奥西呱 | osimertinib | 奥希替尼 |
| finasteride | 非那雄胺 | telavancin | 泰拉万星 | sonidegib | 索尼吉布 |
| fluconazole | 氟康唑 | temazepam | 替马西泮 | trabectedin | 曲贝替定 |
| ganirelix | 加尼瑞克 | testosterone | 睾酮 | trastuzumab | 曲妥珠单抗 |
| icatibant | 艾替班特 | topiramate | 托吡酯 | triazolam | 三唑仑 |
| lomitapide | 洛美他派 | tretinoin | 维A酸 | | |

（彭　程）

附录三

# 附录四　中国人民解放军制剂规范（2015年版）

2015年版《中国人民解放军医疗机构制剂规范》，以下简称《军队制剂规范》，主要有以下特点。

（1）按凡例、正文两部分编排，附录不再收载，制剂通则、通用检测方法和指导原则等全部按最新版《中国药典》要求执行；正文又分中药制剂和化学制剂两部分，收载中药制剂67个，化学制剂239个；索引分中文索引和剂型索引，剂型索引将306个品种按27类剂型列出，并标注曾用名方便查找使用。

（2）《中国药典》已收载、多年不配和尚未完成标准提高的86种制剂没有收载；新增72种制剂；所收载的306种制剂全部经过了检验复核，并对184个品种的质量标准进行了修订提高，对名称相同、临床用途不同的制剂按用途和剂型进行了拆分。

（3）充分应用了现代检验技术。本版《军队制剂规范》更多采用了光谱分析、色谱分析等仪器分析方法，如中药制剂普遍采用了液相色谱法进行含量测定，化学制剂也大量应用了液相色谱法、气相色谱法、分光光度法等分析方法进行定性、定量，提高了分析专属性、准确度和灵敏度。

（4）增加和完善了检测项目的有效性。如口服溶液剂增加了pH值检查，口服固体制剂增加了溶出度检查项目，酊剂增加了乙醇量检查，栓剂增加了含量均匀度检查等项目，中药制剂大幅度增加了有效成分的含量测定和专属性鉴别及含量测定，检测项目和方法更加科学合理。

（5）安全性控制要求大幅提升。绝大多数品种增加了对微生物限度或无菌、细菌内毒素的检查；中药制剂根据处方增加了毒性成分限量检查，滴眼剂和静脉输液增加了渗透压摩尔浓度检查项，加强了对杂质的控制，扩大了对残留溶剂、抑菌剂、抗氧化剂、防腐剂的控制。

（6）指导性、实用性和规范性进一步增强。在制剂质量标准中设置注解项目，详细描述了操作注意事项，以指导和规范医疗机构制剂配制和检验操作；注明了起草单位、复核单位、处方提供单位（处方来源），方便追溯；按最新版《中国药典》，对制剂质量标准项目设置、名称、术语、计量单位、试药及试液等进行了规范，并在凡例中对质量标准正文应包括的制剂名称、处方、制法、性状、鉴别、检查、含量测定、功能与主治或作用与用途、用法用量、注意、规格、贮藏、注解等项目的设定含义进行了详细说明。

## 一、《军队制剂规范》（2015年版）新增品种

### 中药制剂（40）

八正颗粒
丹龙颗粒
乌甘胶囊
元胡祛痛散
双黄烧伤油膏
气血双补口服液
风湿痹痛胶囊
冰黄生肌膏
冰榆涂剂
红伤丸
抗感解毒颗粒
杜参益肾颗粒
芩榆烧伤喷雾剂
芪及散
和肝利胆颗粒
固本益肠胶囊
板柴口服液
金莲风热颗粒
金蒲连颗粒
复方麦冬咽炎合剂
复方软肝胶囊
复方青花颗粒
复方枳术胶囊
复方党参颗粒
复方荷叶胶囊
复方黄番口服液
柏石水调散
栀红酊
荆苏风寒颗粒
蚁肝丸
桃红丸
海金散
通塞益脑口服液
清肝解毒胶囊
麻杏抗感颗粒
黄芪四君散
黄连止泻胶囊
蓝山口服液
蓝青颗粒
强筋壮骨逐风膏

### 化药制剂（32）

止汗搽剂
水杨酸滴耳液
发洗剂1号
发洗剂2号
甘油薄荷涂剂
甲硝唑漱口液
皮肤墨水
克霉唑普鲁卡因甘油
炉甘石硫涂剂
炉甘石薄荷脑涂剂
环孢素滴眼液（0.05%）
环孢素滴眼液（1%）
复方呋喃西林糊
复方间苯二酚涂剂
复方苯海拉明软膏
复方氧化锌洗剂
复方氯霉素涂剂
枸橼酸盐口服溶液
氧化锌涂剂
盐酸丁卡因胶浆
氯苯醇搽剂
氯麻滴鼻液

附录四

氯霉素水杨酸酊
氯霉素氢化可的松滴耳液
硝酸甘油软膏
硫酸锌口服溶液
葡萄糖酸锌口服溶液
硼酸氧化锌粉
羧甲基纤维素钠胶浆
薄荷脑醋酸铝涂剂
颠茄口服溶液
麝香草酚滴耳液

## 二、《军队制剂规范》（2015年版）具体制剂品种

### 中药制剂

**片剂（1）**
复方葛根片
**颗粒剂（20）**
八正颗粒
丹龙颗粒
内消颗粒
抗感解毒颗粒
杜参益肾颗粒
花针感冒颗粒
和肝利胆颗粒
金莲风热颗粒
金蒲连颗粒
复方山楂颗粒
复方青花颗粒
复方茵陈颗粒
复方党参颗粒
胃乐舒颗粒
胃灵颗粒
荆苏风寒颗粒
益胃颗粒
清咽颗粒
麻杏抗感颗粒
蓝青颗粒
**喷雾剂（1）**
芩榆烧伤喷雾剂
**涂剂（2）**
冰榆涂剂
复方紫草油
**栓剂（1）**
痔疮栓
**丸剂（5）**
红伤丸
复方川芎滴丸
复方黑参丸
蚁肝丸
桃红丸
**软膏剂（2）**
双黄烧伤油膏
冰黄生肌膏
**洗剂（1）**
复方三七漱口液
**胶囊剂（9）**
乌甘胶囊
乌参八味胶囊
风湿痹痛胶囊
固本益肠胶囊
复方软肝胶囊
复方枳术胶囊
复方荷叶胶囊
清肝解毒胶囊
黄连止泻胶囊
**合剂（11）**
小儿退热镇惊口服液
小儿润肺止咳口服液
双根口服液
气血双补口服液

板柴口服液
复方豆蔻合剂
复方麦冬咽炎合剂
复方黄番口服液
通塞益脑口服液
麻杏口服液
蓝山口服液
**膏剂（1）**
强筋壮骨逐风膏
**酊剂（6）**
土荆皮酊
五味子酊
补骨脂酊
陈皮酊
栀红酊
茶黄酊
**鼻用制剂（1）**
复方辛夷滴鼻液
**散剂（6）**
元胡祛痛散
芪及散
复方青黛散
柏石水调散
海金散
黄芪四君散

## 化 药

**注射剂（14）**
心肌保护液
心脏停搏液
牙用盐酸利多卡因注射液
乳酸钠氯化钠注射液
复方乳酸钠注射液
复方枸橼酸钠注射液
复方醋酸钠注射液
浓盐酸普鲁卡因注射液
结肠透析液
盐酸利多卡因注射液
氯化钠注射液
葡萄糖氯化钾注射液
碘化钠注射液
糖盐钾注射液
**眼用制剂（13）**
乙二胺四醋酸二钠滴眼液
人工泪滴眼液
环孢素滴眼液（0.05%）
环孢素滴眼液（1%）
氢溴酸后马托品眼膏
氢溴酸后马托品滴眼液
荧光素钠滴眼液
盐酸丁卡因眼膏
盐酸环胞苷眼膏
眼膏基质
氯地滴眼液
硫酸阿托品滴眼液
羧甲基纤维素钠滴眼液
**洗剂（5）**
过氧乙酸洗剂
复方氧化锌洗剂
复方硼砂溶液
硼酸洗剂
醋酸氯已定洗剂
**涂剂（36）**
发洗剂 1 号
发洗剂 2 号
甘油止痒涂剂
甘油薄荷涂剂
甲醛水杨酸涂剂
甲醛甲酚涂剂
甲癣涂剂
冰醋酸涂剂
次碳酸铋油
克霉唑普鲁卡因甘油

含酚炉甘石涂剂
炉甘石涂剂
炉甘石硫涂剂
炉甘石薄荷脑涂剂
复方丁香油涂剂
复方间苯二酚涂剂
复方乳酸依沙吖啶涂剂
复方乳酸涂剂
复方炉甘石涂剂
复方氯霉素涂剂
复方硫涂剂
复方碘化锌甘油涂剂
复方碘甘油
氟化钠甘油
浓碘甘油
骨蜡
氧化锌油
氧化锌涂剂
盐酸丁卡因涂剂
硝酸氨银涂剂
硫代硫酸钠涂剂
硼酸甘油涂剂
樟脑苯酚溶液
薄荷脑醋酸铝涂剂
麝香草酚丁香油
麝香草酚醇溶液

**糖浆剂（5）**

马来酸氯苯那敏糖浆
枸橼酸铁铵糖浆
盐酸苯海拉明糖浆
氯化铵糖浆
硫酸亚铁糖浆

**软膏剂（21）**

水杨酸软膏
水杨酸硫软膏
呋喃西林软膏
尿素软膏
制霉菌素软膏
单软膏
鱼肝油软膏
复方松馏油软膏
复方苯甲酸软膏
复方苯海拉明软膏
复方硫软膏
复方樟脑软膏
复方醋酸氯己定软膏
氧化锌软膏
维A酸软膏
氯霉素羊毛脂软膏
硝酸甘油软膏
聚乙二醇软膏
醋酸磺胺米隆软膏
薄荷苯酚软膏
鞣酸软膏

**乳膏剂（21）**

止痒乳膏
甲硝唑乳膏
尿素硅油乳膏
乳膏基质1号
乳膏基质2号
乳膏基质3号
乳膏基质4号
乳膏基质5号
乳膏基质6号
复方二氧化钛乳膏
复方氯倍他索乳膏
复方酮康唑氯倍他索乳膏
复方醋酸氟轻松乳膏
倍他米松尿素乳膏
盐酸达克罗宁乳膏
盐酸苯海拉明乳膏
硅油乳膏1号

硅油乳膏 2 号
硫乳膏
醋酸氯己定乳膏
磺胺嘧啶银乳膏

**冲洗剂（7）**

甲硝唑冲洗剂
呋喃西林冲洗剂
硫酸新霉素冲洗剂
硫酸镁冲洗剂
碱式硫酸铁冲洗剂
醋酸冲洗剂
醋酸氯己定冲洗剂

**片剂（4）**

呋喃西林片
复方硼砂漱口片
氯霉素泡腾片
硼酸片

**膜剂（3）**

甲硝唑膜
复方维 A 酸膜
复方硫酸庆大霉素膜

**口服溶液剂（24）**

三钾口服溶液
水合氯醛口服溶液
甘油氯化钠口服溶液
甘草远志口服溶液
远志口服溶液
咳喘宁口服溶液
复方水合氯醛口服溶液
复方硫酸锌口服溶液
复方碘溶液
枸橼酸盐口服溶液
枸橼酸钾口服溶液
盐酸普鲁卡因溶液
氯化钾溶液
硫酸锌口服溶液
硫酸镁口服溶液
稀盐酸口服溶液
葡萄糖酸锌口服溶液
碘化钾口服溶液
碘化钾溶液
酸性龙胆口服溶液
薄荷水
颠茄口服溶液
硅油混悬剂 1 号
硅油混悬剂 2 号

**糊剂（7）**

干髓糊剂
牙周塞糊剂
复方水杨酸糊
复方呋喃西林糊
复方松馏油糊
氧化锌糊
锌麝酚醛糊剂

**灌肠剂（2）**

复方甘油灌肠液
硫酸镁甘油灌肠液

**耳用制剂（8）**

水杨酸滴耳液
克霉唑滴耳液
苯酚甘油滴耳液
氯霉素氢化可的松滴耳液
硼酸甘油滴耳液
硼酸滴耳液
碳酸氢钠滴耳液
麝香草酚滴耳液

**凝胶剂（6）**

双氯芬酸钠凝胶
心电图导电胶浆
肠镜润滑剂
盐酸丁卡因胶浆
超声波接触胶浆

羧甲基纤维素钠胶浆

**搽剂（22）**

止汗搽剂

止痒搽剂

水杨酸搽剂

含碘复方苯甲酸醇搽剂

松节油乳

炉甘石乳

苯扎溴铵搽剂

苯酚薄荷乳

复方苯甲酸搽剂

复方苯海拉明搽剂

复方桉油搽剂

复方氨搽剂

复方氯霉素搽剂

复方硫酸铜搽剂

复方樟脑搽剂

复方鞣酸搽剂

氨薄荷搽剂

氯苯醇搽剂

氯霉素搽剂

硫代硫酸钠搽剂

樟脑搽剂

薄荷油搽剂

**酊剂（6）**

苯扎溴铵酊

复方土荆皮酊

浓薄荷水

浓碘酊

氯霉素水杨酸酊

醋酸氯己定酊

**其他类剂型（16）**

人工唾液

三碘甲烷纱条

牙髓塑化剂

戊二醛溶液

灭菌枸橼酸钠溶液

甲硝唑漱口液

皮肤墨水

多聚甲醛牙髓失活剂

苯扎溴铵器械消毒液

复方苯酚溶液

复方羟苯乙酯醇溶液

复方替硝唑溶液

液化苯酚

羟苯乙酯醇溶液

硫软皂

醋酸氯己定器械消毒液

**散剂（10）**

三酸散

小儿痱子粉

复方乳酸依沙吖啶散

复方锌硼散

复方鞣酸蛋白散

洗肠散

胃肠透析盐

盖髓剂

痱子粉

硼酸氧化锌粉

**涂膜剂（1）**

复方鞣酸涂膜

**鼻用制剂（8）**

扑麻滴鼻液

苯海拉明麻黄碱滴鼻液

复方呋喃西林滴鼻液

复方环丙沙星滴鼻液

复方鱼肝油滴鼻液

复方薄荷脑滴鼻液

氯麻滴鼻液

磺胺嘧啶麻黄碱滴鼻液

（吴　燕）

# 附录五　医药学常用词汇英文及缩写

医药学常用词汇英文及缩写中的处方常用缩写见附表5-1，药物剂量的英文表示法见附表5-2，病原学常用术语英文缩写见附表5-3。

附表5-1　处方常用缩写

| 英文缩写 | 中文含义 | 英文缩写 | 中文含义 | 英文缩写 | 中文含义 |
|---|---|---|---|---|---|
| ac | 餐前 | Co./ Comp. | 复方的 | Enem. | 灌肠剂 |
| pc | 餐后 | sig./S. | 用法、指示 | Supp. | 栓剂 |
| am | 上午 | Rp/R | 请取 | Aq dest | 蒸馏水 |
| pm | 下午 | Rx | 处方药 | iv./V. | 静脉注射 |
| 12n | 中午12点 | OTC | 非处方药 | im./M. | 肌内注射 |
| 12mn | 午夜12点 | Cap. | 胶囊 | iv gtt./iv drip/VD | 静脉滴注 |
| prn | 必要时（多次） | Tap. | 片剂 | H/ih | 皮下、皮下注射 |
| sos | 紧急时（1次） | gtt. | 滴剂、滴 | id | 皮内注射 |
| hs | 临睡前 | Pulv. | 散剂 | ia | 动脉注射 |
| St./Stat. | 立即 | Amp. | 安瓿剂 | ic | 心内注射 |
| qn | 每晚1次 | Inj. | 注射剂 | is | 椎管内注射 |
| qh | 每小时1次 | Mist. | 合剂 | it | 鞘内注射 |
| q4h | 每4小时1次 | Aq. | 水剂、水 | ip | 腹腔注射 |
| qd | 每日1次 | Emul. | 乳剂 | po | 口服 |
| qod | 隔日1次 | Ung. | 软膏剂 | ig | 灌胃 |
| bid | 每日2次 | Sol. | 溶液 | ext./ad us.ext. | 外用 |
| tid | 每日3次 | Liq. | 溶液、液 | in/inhal. | 吸入 |
| qid | 每日4次 | Syr. | 糖浆剂 | pr | 灌肠 |
| qw | 每周1次 | Pil. | 丸剂 | ad us.int. | 内服 |
| biw | 每周2次 | Tr. | 酊剂 | Ft. | 配成 |
| tiw | 每周3次 | Neb. | 喷雾剂 | add | 加至 |

续表

| 英文缩写 | 中文含义 | 英文缩写 | 中文含义 | 英文缩写 | 中文含义 |
|---|---|---|---|---|---|
| qow | 隔周1次 | Garg. | 含漱剂 | ad | 加 |
| q2w | 每两周1次 | rtt./gutt. | 滴、滴眼剂 | aa | 各、各个 |
| DC | 停止 | collyr. | 洗眼剂 | et | 及、和 |
| OD | 右眼 | Ocul. | 眼膏 | Dil | 稀释的 |
| OS/OL | 左眼 | Lot. | 洗剂 | Dos | 剂量 |
| OU | 双眼 | Linim. | 搽剂 | ss | 一半 |
| qs | 适量 | Crem. | 乳膏剂（冷霜） | NS | 氯化钠溶液（一般指0.9%氯化钠注射液） |
| Cit. | 急速 | Past. | 糊剂 | GS | 葡萄糖溶液（一般指多种规格葡萄糖注射液） |
| No./N. | 数目、个 | Ol. | 油剂 | GNS | 葡萄糖氯化钠溶液（一般指葡萄糖氯化钠注射液） |

附表5-2　药物剂量的英文表示法

| 英文 | 中文含义 | 英文 | 中文含义 |
|---|---|---|---|
| daily dose | 一日剂量 | minimum dose（minimal dose） | 最小有效量 |
| single dose | 单次剂量 | optimum dose | 最适剂量 |
| divided dose | 均分剂量 | toxic dose（intoxicating dose） | 中毒剂量 |
| average dose | 平均剂量 | fatal dose（lethal dose） | 致死剂量 |
| initial dose | 起始剂量 | preventive dose | 预防剂量 |
| subsequent dose | 继续剂量 | therapeutical dose | 治疗剂量 |
| maintenance dose | 维持剂量 | emergency dose | 应急剂量 |
| large dose | 大剂量 | oral dose | 口服剂量 |
| small dose | 小剂量 | subcutaneous dose | 皮下用剂量 |
| medium dose | 中剂量 | intravenous dose | 静脉用剂量 |
| effective dose | 有效剂量 | hypnotic dose | 催眠剂量 |
| maximum dose | 最大量，极量 | anesthetic dose | 麻醉剂量 |

附表5-3　病原学常用术语英文缩写

| 英文缩写 | 英文全称 | 中文 |
| --- | --- | --- |
| ABA | A.baumannii | 鲍曼不动杆菌 |
| AKK | akkermansia muciniphila | AKK菌/嗜黏蛋白-艾克曼菌 |
| AmpC酶 | AmpC enzyme/Ampc β-lactamase | 头孢菌素酶/AmpC β-内酰胺酶 |
| AST | antimicrobial susceptibility test | 抗菌药物敏感试验 |
| CA-MRSA | community-acquired methicillin-resistant staphylococcus aureus | 社区获得性耐甲氧西林金黄色葡萄球菌 |
| CD | clostridium difficile | 艰难梭菌 |
| CFU | colony-forming units | 菌落形成单位 |
| CMV | cytomegalovirus/cytomegalic inclusion disease virus | 巨细胞病毒 |
| CNS | coagulase negative staphylococcus | 凝固酶阴性葡萄球菌 |
| CP | chlamydia pneumoniae | 肺炎衣原体 |
| CPE | carbapenemase producing enterobacteriaceae | 产碳青霉烯酶的肠杆菌 |
| CR | carbapenem resistant | 耐碳青霉烯 |
| CRAB/CRABA | carbapenem resistant acinetobacter baumannii | 耐碳青霉烯鲍曼不动杆菌 |
| CRPA/CRPAE | carbapenem resistant pseudomonas aeruginosa | 耐碳青霉烯铜绿假单胞菌 |
| CRE | carbapenem-resistant enterobacteriaceae | 耐碳青霉烯类肠杆菌（如耐碳青霉烯类大肠埃希菌和耐碳青霉烯类肺炎克雷伯菌） |
| CT | chlamydozoa trachomatis | 沙眼衣原体 |
| CV | coxsackie virus | 柯萨奇病毒 |
| EBV | Epstein-Barr virus | EB病毒 |
| ECHOV | enterocytopathic human orphan virus | 致肠细胞病变人孤儿病毒/埃可病毒 |
| ECO/*E.coli* | escherichia coli | 大肠埃希菌 |
| ESBLs | extended spectrum beta-lactamases | 超广谱β-内酰胺酶 |
| EV/HEV | enterovirus/human enterovirus | 肠道病毒 |
| FICI | fractional inhibitory concentration index | 联合抑菌指数 |
| GABHS/GAS | group A β-haemolytic streptococci/ group A streptococci | A群β溶血性链球菌/A群乙型溶血性链球菌 |
| GBS | group B hemolytic streptococci | B群溶血性链球菌 |
| HA-MRSA | hospital-acquired methicillin-resistant staphylococcus aureus | 医院获得性耐甲氧西林金黄色葡萄球菌 |

续表

| 英文缩写 | 英文全称 | 中文 |
|---|---|---|
| HHV | human herpes virus | 人类疱疹病毒 |
| HI | haemophilus influenzae | 流感嗜血杆菌 |
| Hib | haemophilus influenzae type b | B型流感嗜血杆菌 |
| HIV | human immunodeficiency virus | 人类免疫缺陷病毒 |
| HP | helicobacter pylori | 幽门螺杆菌 |
| HPV | human papillomavirus | 人乳头瘤病毒 |
| hVRSA | heterogenous vancomycin resistant staphylococcus aureus | 异质性万古霉素中介耐药的金黄色葡萄球菌 |
| HZV | herpes zoster virus | 带状疱疹病毒 |
| I | intermediate | 中度敏感 |
| CPKP | carbapenemase producing klebsiella pneumoniae | 碳青霉烯酶肺炎克雷伯菌 |
| KP | klebsiella pneumoniae | 肺炎克雷伯菌 |
| MBC | minimal bactericidal concentration | 最低杀菌浓度 |
| MC | moraxella catarrhalis | 卡他莫拉菌 |
| MCRG | mobilized colistin resistance gene | 多黏菌素耐药基因 |
| MDRB | multidrug-resistant bacteria | 多重耐药菌 |
| MDR-AB | multidrug-resistant A.baumannii | 多重耐药鲍曼不动杆菌 |
| MDR-KP | multidrug-resistant klebsiella pneumoniae | 多重耐药肺炎克雷伯菌 |
| MDRO | multidrug-resistant organis | 泛指所有重要的多重耐药菌 |
| MDR-PA | multi-resistant pseudomonas aeruginosa | 多重耐药铜绿假单胞菌 |
| MIC | minimal inhibitory concentration | 最低抑菌浓度 |
| MP | mycoplasma pneumoniae | 肺炎支原体 |
| MPC | mutant prevention concentration | 防突变浓度 |
| MRCNS | methicillin resistant coagulase negative staphylococcus | 耐甲氧西林凝固酶阴性葡萄球菌 |
| MRSA | methicillin resistant staphylococcus aureus | 耐甲氧西林金黄色葡萄球菌 |
| MRSE | methicillin resistant staphylococcus epidermidis | 耐甲氧西林表皮葡萄球菌 |
| MSCNS | methicillin susceptible coagulase negative staphylococcus | 甲氧西林敏感的凝固酶阴性葡萄球菌 |
| MSSA | methicillin sensitive staphylococcus aureus | 甲氧西林敏感金黄色葡萄球菌 |

续表

| 英文缩写 | 英文全称 | 中文 |
| --- | --- | --- |
| MSW | mutant selection window | 突变选择窗 |
| NDM-1 | New Delhi metallo-beta-lactamase 1 | 新德里金属-β-内酰胺酶1 |
| PAE | post-antibiotic effects | 抗生素后效应 |
| PA | pseudomonas aeruginosa | 铜绿假单胞菌 |
| PAFE | post-antifungal effect | 抗真菌后效应 |
| PALE | post-antibiotic leukocyte enhancement | 抗菌药物后白细胞活性增强效应 |
| PBPs | penicillin binding proteins | 青霉素结合蛋白 |
| PC | pneumocystis carinii | 卡氏肺孢子菌 |
| PDRB | pandrug resistant bacteria | 泛耐药细菌 |
| PDR-AB | pandrug resistant acinetobacter baumannii | 泛耐药鲍曼不动杆菌 |
| PDR-PAE | pandrug resistant pseudomonas aeruginosa | 泛耐药铜绿假单胞菌 |
| PIRSP | penicillin intermediate resistant streptococcus pneumoniae | 青霉素中度敏感或低度耐药肺炎链球菌 |
| PNSP/PNSSP | penicillin-nonsusceptible streptococcus pneumoniae | 青霉素不敏感肺炎链球菌 |
| PRSP | penicillin resistant streptococcus pneumoniae | 耐青霉素肺炎链球菌 |
| PSSP | penicillin-susceptible streptococcus pneumoniae | 青霉素敏感肺炎链球菌 |

（彭 程）

# 附录六　原子量表

原子量表见附表6-1。

附表6-1　原子量表（C=12.00）

| 中文名称 | 英文名称 | 符号 | 原子量 |
|---|---|---|---|
| 氢 | Hydrogen | H | 1.00794（7） |
| 氦 | Helium | He | 4.002602（2） |
| 锂 | Lithium | Li | 6.941（2） |
| 硼 | Boron | B | 10.811（7） |
| 碳 | Carbon | C | 12.0107（8） |
| 氮 | Nitrogen | N | 14.0067（2） |
| 氧 | Oxygen | O | 15.9994（3） |
| 氟 | Fluorine | F | 18.9984032（5） |
| 钠 | Sodium（Natrium） | Na | 22.989770（2） |
| 镁 | Magnesium | Mg | 24.3050（6） |
| 铝 | Aluminium | Al | 26.981538（2） |
| 硅 | Silicon | Si | 28.0855（3） |
| 磷 | Phosphorus | P | 30.973761（2） |
| 硫 | Sulfur | S | 32.065（5） |
| 氯 | Chlorine | Cl | 35.453（2） |
| 氩 | Argon | Ar | 39.984（1） |
| 钾 | Potassium（Kalium） | K | 39.0983（1） |
| 钙 | Calcium | Ca | 40.078（4） |
| 钛 | Titanium | Ti | 47.867（1） |
| 钒 | Vanadium | V | 50.9415（1） |
| 铬 | Chromium | Cr | 51.9961（6） |
| 锰 | Manganese | Mn | 54.938049（9） |
| 铁 | Iron（Ferrum） | Fe | 55.845（2） |
| 钴 | Cobalt | Co | 58.933200（9） |
| 镍 | Nickel | Ni | 58.6934（2） |
| 铜 | Copper（Cuprum） | Cu | 63.546（3） |

续表

| 中文名称 | 英文名称 | 符号 | 原子量 |
| --- | --- | --- | --- |
| 锌 | Zinc | Zn | 65.39（2） |
| 镓 | Gallium | Ga | 69.723（1） |
| 锗 | Germanium | Ge | 72.64 |
| 砷 | Arsenic | As | 74.92160（2） |
| 硒 | Selenium | Se | 78.96（3） |
| 溴 | Bromine | Br | 79.904（1） |
| 锶 | Strontium | Sr | 87.62（1） |
| 锆 | Zirconium | Zr | 91.224（2） |
| 钼 | Molybdenum | Mo | 95.94（1） |
| 锝 | Technetium | Tc | [99] |
| 钯 | Palladium | Pd | 106.42（1） |
| 银 | Silver（Argentum） | Ag | 107.8682（2） |
| 镉 | Cadmium | Cd | 112.411（8） |
| 铟 | Indium | In | 114.818（3） |
| 锡 | Tin（Stannum） | Sn | 118.710（7） |
| 锑 | Antimony（Stibium） | Sb | 121.760（1） |
| 碘 | Iodine | I | 126.90447（3） |
| 碲 | Tellurium | Te | 127.60（3） |
| 氙 | Xenon | Xe | 131.293（6） |
| 钡 | Barium | Ba | 137.327（7） |
| 镧 | Lanthanum | La | 138.9055（2） |
| 铈 | Cerium | Ce | 140.116（1） |
| 钬 | Holmium | Ho | 164.93032（2） |
| 镱 | Ytterbium | Yb | 173.04（3） |
| 钨 | Tungsten（Wolfram） | W | 183.84（1） |
| 铂 | Platinum | Pt | 195.078（2） |
| 金 | Gold（Aurum） | Au | 196.96655（2） |
| 汞 | Mercury（Hydrargyrum） | Hg | 200.59（2） |
| 铅 | Lead（Plumbum） | Pb | 207.2（1） |
| 铋 | Bismuth | Bi | 208.98038（2） |
| 钍 | Thorium | Th | 232.0381（1） |
| 铀 | Uranium | U | 238.02891（3） |

注：原子量末位数的准确度加注在其后括号内。

# 附录七　中华人民共和国常用法定计量单位

常用的我国法定计量单位包括：①国际单位制的基本单位，见附表7-1；②国际单位制的辅助单位，见附表7-2；③国际单位制中具有专门名称的导出单位，见附表7-3；④国家选定的非国际单位制单位，见附表7-4。

附表7-1　国际单位制的基本单位

| 量的名称 | 单位名称 | 单位符号 |
| --- | --- | --- |
| 长度 | 米 | m |
| 质量 | 千克 | kg |
| 时间 | 秒 | s |
| 电流 | 安〔培〕 | A |
| 热力学温度 | 开〔尔文〕 | K |
| 物质的量 | 摩〔尔〕 | mol |
| 发光强度 | 坎〔德拉〕 | cd |

附表7-2　国际单位制的辅助单位

| 量的名称 | 单位名称 | 单位符号 |
| --- | --- | --- |
| 平面角 | 弧度 | rad |
| 立体角 | 球面度 | sr |

附表7-3　国际单位制中具有专门名称的导出单位

| 量的名称 | 单位名称 | 单位符号 | 其他表示实例 |
| --- | --- | --- | --- |
| 频率 | 赫〔兹〕 | Hz | $s^{-1}$ |
| 力、重力 | 牛〔顿〕 | N | $kg \cdot m/s^2$ |
| 压力、压强、应力 | 帕〔斯卡〕 | Pa | $N/m^2$ |
| 能量、功、热 | 焦〔尔〕 | J | $N \cdot m$ |

续表

| 量的名称 | 单位名称 | 单位符号 | 其他表示实例 |
|---|---|---|---|
| 功率、辐射通量 | 瓦〔特〕 | W | J/s |
| 电荷量 | 库〔仑〕 | C | A · s |
| 电位、电压、电动势 | 伏〔特〕 | V | W/A |
| 电容 | 法〔拉〕 | F | C/V |
| 电阻 | 欧〔姆〕 | Ω | V/A |
| 电导 | 西〔门子〕 | S | A/V |
| 磁通量 | 韦〔伯〕 | Wb | V · s |
| 磁通量密度、磁感应强度 | 特〔斯拉〕 | T | $Wb/m^2$ |
| 电感 | 亨〔利〕 | H | Wb/A |
| 摄氏温度 | 摄氏度 | ℃ | |
| 光通量 | 流〔明〕 | lm | cd · sr |
| 光照度 | 勒〔克斯〕 | lx | $lm/m^2$ |
| 放射性活度 | 贝可〔勒尔〕 | Bq | $s^{-1}$ |
| 吸收剂量 | 戈〔瑞〕 | Gy | J/kg |
| 剂量当量 | 希〔沃特〕 | Sv | J/kg |

附表7-4 国家选定的非国际单位制单位

| 量的名称 | 单位名称 | 单位符号 | 换算关系和说明 |
|---|---|---|---|
| 时间 | 分<br>〔小〕时<br>天〔日〕 | min<br>h<br>d | 1 min＝60 s<br>1 h＝60 min＝3600 s<br>1 d＝24 h＝86400 s |
| 平面角 | 〔角〕秒 | （”） | 1”＝（π/648000）rad（π为圆周率） |
| | 〔角〕分 | （’） | 1’＝60”＝（π/10800）rad |
| | 度 | （°） | 1°＝60’＝（π/180）rad |
| 旋转速度 | 转每分 | r/min | 1 r/min＝（1/60）$s^{-1}$ |
| 长度 | 海里 | n mile | 1 n mile＝1852m（只用于航程） |
| 速度 | 节 | kn | 1 kn＝1 n mile/h＝（1852/3600）m/s（只用于航程） |
| 质量 | 吨<br>原子质量单位 | t<br>u | 1 t＝$10^3$kg<br>1 u≈1.6605655 × $10^{-27}$kg |
| 体积 | 升 | L（l） | 1 L＝1$dm^3$＝$10^{-3}m^3$ |
| 能 | 电子伏 | eV | 1 eV≈1.6021892 × $10^{-19}$J |
| 级差 | 分贝 | dB | |
| 线密度 | 特〔克斯〕 | tex | 1 tex＝1 g/km |

（王 敏）

# 附录八　英制和公制单位换算

英制单位换算见附表8-1，公制单位换算见附表8-2。

附表8-1　英制单位换算

| | |
|---|---|
| 长度单位 | 1英寸（in）= 2.5400厘米（cm） |
| | 1英尺（ft）=12英寸（in）=0.3048米（m） |
| | 1码（yd）=3英尺（ft）= 0.9144米（m） |
| | 1英里（mile）=1760码（yd）= 1.6093千米（km） |
| 面积单位 | 1平方码（$yd^2$）=9平方英尺（$ft^2$）=0.8361平方米（$m^2$） |
| | 1英亩（ac）=4840平方码（$yd^2$）= 4046.86平方米（$m^2$） |
| | 1平方英里（$mile^2$）= 640英亩（ac）= 259.0公顷（ha） |
| | 1平方英寸（$in^2$）= 6.4516平方厘米（$cm^2$） |
| 体积单位 | 1立方码（$yd^3$）=27立方英尺（$ft^3$）=0.7646立方米（$m^3$） |
| | 1立方英寸（$in^3$）=16.387立方厘米（$cm^3$） |
| 重量单位 | 1盎司（oz）=28.350克（g） |
| | 1磅（lb）=16盎司（oz）=0.4536千克（kg） |

附表8-2　公制单位换算

| | |
|---|---|
| 长度 | 1千米（km）=0.621英里（mile） |
| | 1米（m）=3.281英尺（ft）=1.094码（yd） |
| | 1厘米（cm）=0.394英寸（in） |
| | 1英里（mile）=1.609千米（km） |
| | 1英尺（ft）=0.3048米（m） |
| | 1英寸（in）=2.54厘米（cm） |
| | 1码（yd）=0.9144米（m） |
| | 1英尺（ft）=12英寸（in） |
| | 1码（yd）=3英尺（ft） |
| | 1英里（mile）=5280英尺（ft） |
| | 1海里（n mile）=1.1516英里（mile） |

续表

| | |
|---|---|
| 面积 | 1平方公里（$km^2$）=100公顷（ha）=247.1英亩（acre）=0.386平方英里（$mile^2$） |
| | 1平方米（$m^2$）=10.764平方英尺（$ft^2$） |
| | 1公顷（ha）=10000平方米（$m^2$）=2.471英亩（acre） |
| | 1平方英里（$mile^2$）=2.590平方公里（$km^2$） |
| | 1英亩（acre）=0.4047公顷（ha）=$4.047 \times 10^3$平方公里（$km^2$）=4047平方米（$m^2$） |
| | 1平方英尺（$ft^2$）=0.093平方米（$m^2$） |
| | 1平方英寸（$in^2$）=6.452平方厘米（$cm^2$） |
| | 1平方码（$yd^2$）=0.8361平方米（$m^2$） |
| 体积 | 1立方米（$m^3$）=1000升（liter）=35.315立方英尺（$ft^3$） |
| | 1立方英寸（$in^3$）=16.3871立方厘米（$cm^3$） |
| | 1立方英尺（$ft^3$）=0.0283立方米（$m^3$）=28.317升（liter） |
| | 1 千立方英尺（Mcf）=28.317 立方米（$m^3$） |
| 质量 | 1吨（t）=1000千克（kg）=2205磅（lb） |
| | 1千克（kg）=2.205磅（lb） |
| | 1磅（lb）=0.454千克（kg） |
| | 1盎司（oz）=28.350克（g） |
| 密度 | 1千克/米$^3$（$kg/m^3$）=0.001克/厘米$^3$（$g/cm^3$）=0.0624磅/英尺$^3$（$lb/ft^3$） |
| | 1磅/英尺$^3$（$lb/ft^3$）=16.02千克/米$^3$（$kg/m^3$） |
| | 1磅/英寸$^3$（$lb/in^3$）=27679.9千克/米$^3$（$kg/m^3$） |
| | 1磅/美加仑（lb/gal）=119.826千克/米$^3$（$kg/m^3$） |
| | 1磅/英加仑（lb/gal）=99.776千克/米$^3$（$kg/m^3$） |
| 运动黏度 | 1英尺$^2$/秒（$ft^2/s$）=$9.29030 \times 10^{-2}$米$^2$/秒（$m^2/s$） |
| | 1斯（St）=$10^{-4}$米$^2$/秒（$m^2/s$）=1厘米$^2$/秒（$cm^2/s$） |
| | 1厘斯（cSt）=$10^{-6}$米$^2$/秒（$m^2/s$）=1毫米$^2$/秒（$mm^2/s$） |
| 动力黏度 | 1泊（P）＝0.1帕·秒（Pa·s） |
| | 1厘泊（cP）=$10^{-3}$帕·秒（Pa·s） |
| | 1千克力秒/米$^2$（$kgf \cdot s/m^2$）=9.80665帕·秒（Pa·s） |
| | 1磅力秒/英尺$^2$（$lbf \cdot s/ft^2$）=47.8803帕·秒（Pa·s） |
| 力 | 1牛顿（N）＝0.225磅力（lbf）=0.102千克力（kgf） |
| | 1千克力（kgf）=9.81牛顿（N） |
| | 1磅力（lbf）=4.45牛顿（N） |
| | 1达因（dyn）=$10^{-5}$牛顿（N） |
| 压力 | 1巴（bar）=$10^5$帕（Pa） |
| | 1千帕（kPa）=0.145磅力/英寸$^2$（psi）=0.0102千克力/厘米$^2$（$kgf/cm^2$）=0.0098大气压（atm） |
| | 1物理大气压（atm）=101.325千帕（kPa）=14.696磅/英寸$^2$（psi）=1.0333巴（bar） |
| | 1毫米水柱（$mmH_2O$）=9.80665帕（Pa） |
| | 1毫米汞柱（mmHg）=133.322帕（Pa） |
| | 1托（Torr）=133.322帕（Pa）<br>1达因/厘米$^2$（$dyn/cm^2$）=0.1帕（Pa） |

# 附录九　常用化学试剂级别的分类

试剂规格基本上按纯度（杂质含量的多少）划分，共有优级纯试剂、分析纯试剂、化学纯试剂、实验试剂、基准试剂、光谱纯试剂、高纯试剂等7种。

国家和主管部门颁布质量指标的主要有优级纯试剂、分级纯试剂和化学纯试剂3种。

（1）优级纯试剂（guaranteed reagent，GR），又称一级品或保证试剂，纯度99.8%，这种试剂纯度最高，杂质含量最低，适合于重要精密的分析工作和科学研究工作，使用绿色标签。

（2）分析纯试剂（analytical reagent，AR），又称二级试剂，纯度99.7%，略次于优级纯，适合于重要分析及一般研究工作，使用红色标签。

（3）化学纯（chemically pure，CP）试剂，又称三级试剂，纯度≥ 99.5%，与分析纯相差较大，适用于工矿、学校一般分析工作，使用蓝色（深蓝色）标签。

（4）实验试剂（laboratory reagent，LR），又称四级试剂。

除了上述级别外，目前国内市场上尚有基准试剂、光谱纯试剂、高纯试剂。

（1）基准试剂（primary reagent，PT）专门作为基准物用，可直接配制标准溶液。

（2）光谱纯（spectrum pure，SP）试剂表示光谱级纯净，但由于有机物在光谱上显示不出，所以有时主成分达不到99.9%以上，使用时必须注意，特别是作基准物时，必须进行标定。

（3）高纯（high purity，HP）试剂指纯度远高于优级纯的试剂（≥99.99%）。

国外试剂厂生产的化学试剂的规格趋向于按用途划分，常见的如生化试剂（biochemical，BC）、生物试剂（biological reagent，BR）、生物染色剂（biological stain，BS）、络合滴定用（forcomplexometry，FCM）。

# 附录十 常用干燥剂

干燥剂是指能除去潮湿物质中水分的物质，常分为两类：化学干燥剂，如硫酸钙和氯化钙等，通过与水结合生成水合物进行干燥；物理干燥剂，如硅胶与活性氧化铝等，通过物理吸附水进行干燥。常用干燥剂见附表10-1。

附表10-1 常用干燥剂

| 名称 | 化学分子式 | 吸水能力 | 干燥速度 | 酸碱性 | 再生方式 |
|---|---|---|---|---|---|
| 硫酸钙 | $CaSO_4$ | 小 | 快 | 中性 | 163℃烘干再生 |
| 氧化钡 | $BaO$ | – | 慢 | 碱性 | 不能再生 |
| 五氧化二磷 | $P_2O_5$ | 大 | 快 | 酸性 | 不能再生 |
| 氯化钙（熔融过） | $CaCl_2$ | 大 | 快 | 中性 | 200℃烘干再生 |
| 高氯酸镁 | $Mg(ClO_4)_2$ | 大 | 快 | 中性 | 烘干再生（251℃分解） |
| 氢氧化钾（熔融过） | $KOH$ | 大 | 快 | 强碱性 | 不能再生 |
| 氧化铝 | $Al_2O_3$ | 大 | 快 | 中性 | 110～300℃烘干再生 |
| 浓硫酸 | $H_2SO_4$ | 大 | 快 | 强酸性 | 蒸发浓缩再生 |
| 硅胶 | $SiO_2$ | 大 | 快 | 酸性 | 120℃烘干再生 |
| 氢氧化钠（熔融过） | $NaOH$ | 大 | 快 | 强碱性 | 不能再生 |
| 氧化钙 | $CaO$ | – | 慢 | 碱性 | 不能再生 |
| 活性无水硫酸铜 | $CuSO_4$ | 大 | – | 弱酸性 | 150℃烘干再生 |
| 硫酸镁 | $MgSO_4$ | 大 | 快 | 弱酸性 | 200℃烘干再生 |
| 硫酸钠 | $Na_2SO_4$ | 大 | 慢 | 中性 | 烘干再生 |
| 碳酸钾 | $K_2CO_3$ | 中 | 慢 | 碱性 | 100℃烘干再生 |
| 金属钠 | $Na$ | – | – | 碱性 | 不能再生 |

注：①酸性干燥剂，浓硫酸、五氧化二磷，用于干燥酸性或中性气体，其中浓硫酸不能干燥硫化氢、溴化氢、碘化氢的强还原性的酸性气体；五氧化二磷不能干燥氨气；②中性干燥剂，无水氯化钙，一般气体都能干燥，但无水氯化钙不能干燥氨气和乙醇；③碱性干燥剂，碱石灰（CaO与NaOH、KOH的混合物）、生石灰（CaO）、NaOH固体，用于干燥中性或碱性气体。

（李　翔）

# 附录十一　部分中药名著简介

部分中药名著简介见附表11-1。

附表11-1　部分中药名著简介

| 著作名称（别名） | 著作人 | 成书时间 | 著作主要内容 | 学术价值 |
|---|---|---|---|---|
| 伤寒杂病论（伤寒论，金匮要略） | 张仲景 | 公元200～210年 | 全书10卷共22篇，记载了397法，列方113首，药物82种。提出了完整的组方原则，介绍了伤寒用汗、吐、下等治法，并将八法具体运用到方剂之中，介绍了桂枝汤、麻黄汤、大青龙汤、小青龙汤、白虎汤、麻杏石甘汤、葛根黄芩黄连汤、大承气汤、小承气汤、调胃承气汤、大柴胡汤、小柴胡汤等代表名方。首次记载了人工呼吸、药物灌肠和胆道蛔虫治疗方法 | 是我国最早的最有影响力的临床诊疗经典著作，并被公认为中医方书的鼻祖。系统地分析了伤寒的原因、症状、发展阶段和处理方法，创造性地确立了对伤寒病的“六经分类”的辨证施治原则，奠定了理、法、方、药的理论基础。所列方剂的药物配伍比较精炼，主治明确 |
| 神农本草经（神农本草，本草经，本经） | 作者不详，神农为其托名 | 东汉末期（公元2世纪） | 载植物药252种、动物药67种、矿物药46种。根据效果分为上、中、下三品。上品120 种，滋补强壮、延年益寿药为主，无毒或毒性很弱，可以久服。中品120种，治病补虚兼有，有毒或无毒，当斟酌使用；下品125种，治病攻邪，多具毒性，不可久服。此外，简要记述了药学的基本理论（四气五味、有毒无毒、配伍法度、剂型选择、服药方法等） | 我国现存最早的药学专著，系统总结了战国时期到汉以前用药经验，经秦汉医家不断地抄录增补而成，为本草学发展奠定了基础，被奉为四大经典之一，被今人誉为世界上第一部药典 |
| 吴普本草（吴氏本草） | 吴普 | 魏代（公元3世纪初） | 全书共6卷，载药441种。介绍药性寒温五味良毒，最为详细 | 古代中药学著作，流传于世达数百年，后代有不少著作引述了它的内容 |
| 本草经集注 | 陶弘景 | 梁代，公元500年左右 | 本书是《神农本草经》现存最早注本。在《神农本草经》365种药物的基础上，增加汉魏以来名医的用药经验，取材于《名医别录》所载药物365种。全书7卷，载药达730种。将药物分为玉石、草木、虫兽、果、菜、米食和有名未用7类 | 本书首创按药物自然属性分类的方法对药物形态、行为、产地、采制、剂量、真伪等做了较为详尽的论述。强调产地和采制、方法与疗效的密切关系，首创“诸病通用药”。考定了古今用药的度量衡，规定了汤、酒、膏、丸的制作规范，初步确立了综合性本草著作的编写模式 |

续表

| 著作名称（别名） | 著作人 | 成书时间 | 著作主要内容 | 学术价值 |
| --- | --- | --- | --- | --- |
| 日华子诸家本草（日华子本草，吴越日华子集） | 日华子（大明或田明详待考） | 五代 | 原书共20卷。据宋·掌禹锡考，收载的药物600多味 | 本书内容丰富、实用，是研究中药和五代药学史的重要文献 |
| 海药本草 | 李旬（回族） | 公元9世纪末10世纪初 | 原书共6卷，共辑药物124种，包括玉石部8种，草部38种，木部48种，兽部3种，虫鱼部16种，果部9种，米谷部1种，器用部1种。特别是对香药的记载多达50余种，是当时其他本草著作所不及的。书中记述了药名释义、药物出处、产地、药物形态、真伪鉴别、品质优劣、性味、采收、主治、附方、服法、炮制、禁忌、畏恶等 | 是我国最早的一部外来药专著。丰富了我国药物学，对我国古代药物学发展有一定贡献，也是回族医学的重要基础与典籍 |
| 雷公炮炙论 | 雷敩 | 南朝刘宋时代 | 全书分为正文、图和图经三部分。介绍了300种中药的炮制方法，提出炮制可以提高疗效，降低毒性，便于贮存、调剂和制剂 | 是我国古代第一部炮制专著，对后世炮制的发展产生了极大的影响 |
| 食疗本草（补养方） | 孟诜撰<br>张鼎增补 | 成书于唐代（公元612～713年） | 全书共3卷。原书有条目138条，张鼎补其不足者89种，共227条。除收有许多卓有疗效的药物和单方外，还记载了部分药物禁忌。食疗方下均注明药性，其次分记功效、禁忌，间或夹有形态、产地等。另有动物脏器的食疗方法和藻菌类食品的医疗应用，产妇、小儿等饮食宜忌等记述 | 是我国现存最早的食疗专著，也是世界上现存最早的食疗专著，唐代食物药治病专书。后世多有引用，是一部研究食疗和营养学的重要文献，对研究本草文献及饮食疗法发展史，有重要参考价值 |
| 新修本草（唐本草） | 李勣（ji）、苏敬等21人 | 唐代（公元659年） | 全书54卷，收载药物达850种。由药、图经、本草三部分组成，分为玉石、草、木、兽禽、虫、鱼、果菜、米谷、有名未用等九类。开创图文对照法编撰药学专著的先例。在保持原文的基础上，对古书未载者加以补充，对错误予以修订。增加了民间习用的外来药和民间经验用药 | 隋唐时期本草代表作，是我国历史上第一部官修药典性本草，对后世医药学的发展影响极大；也是世界上第一部由国家颁布的药典。流传于海内外，对世界科技史有重大贡献 |
| 本草衍义（本草广义） | 寇宗奭 | 北宋，宋政和6年（公元1116年） | 全书共上、下两部，计20卷，载药472种。对证类本草所载药物的功用、效验做了补充，品种做了鉴别。内容涉及医药学理论及具体单味药的名称考定、鉴别、炮制、运用等各方面，还记载了大量单方验方。是作者临症经验的总结，强调了要按年龄老少、体质强弱、疾病新久等决定药量 | 此书将《素问》中的药理原则运用于解释药效，这种方法至金元时期更为系统化，在北宋与金元药学发展过程中起着一定的纽带作用。本书具有很高的学术价值，在临床上很有意义。在本草学史上也有较为重要的地位 |
| 经史证类备急本草（证类本草） | 唐慎微 | 宋代 | 搜集了大量单方、验方。全书共33卷，载药1558种，较前增加476种。附方3000余首。该书图文并茂，方药并收 | 收集了民间用药的宝贵经验，集宋以前本草之大成，具有极高的学术价值和文献价值 |

续表

| 著作名称（别名） | 著作人 | 成书时间 | 著作主要内容 | 学术价值 |
| --- | --- | --- | --- | --- |
| 太平惠民和剂局方（和剂局方） | 陈师文等 | 宋代 | 全书共10卷，附指南总论3卷。分伤风、伤寒、痰饮、诸虚等14门，载方788首。所收方剂均是中医中药方剂，记述了其主治、配伍及具体修制法 | 是全世界第一部由官方主持编撰的成药标准、临床方书，是从事中医临床、教学、科研以及从事中药炮制、制剂、调剂研究工作的必读书籍之一 |
| 汤液本草 | 王好古 | 元代（公元1289年） | 全书共3卷。卷上为药性总论部分，选辑李杲《药类法象》《用药心法》的部分内容并做了若干补充。卷中、下分论药物，分草、木、果、菜、米谷、玉石、禽、兽、虫等9部，共收238种药物 | 本书总结了张元素、李杲等金元诸名医的药学理论，强调了药物的归经、药物气味的阴阳所属及升降浮沉，对所载药物的药性与功治做了详尽的发挥，对后世产生了较大影响 |
| 本草蒙筌 | 陈嘉谟 | 明嘉靖44年（公元1565年） | 全书共12卷，载药742种，内容有药物的产地、采集时间、品种鉴别、炮制方法、药性四气五味、升降浮沉、归经及七情、服法等，按声律写成对偶句体裁，便于记诵 | 明代早期很有特色的中药学入门书，李时珍写《本草纲目》曾参考过。本书对炮制方法做了概括性归纳，对加入辅料炮制药物所起的作用做了明确的论述，除介绍古代及当代经验外，提出了自己的独创见解，对后代中药炮制的发展产生了较大影响 |
| 本草纲目 | 李时珍 | 明代。历时数十年编成，刊于1590年 | 全书共52卷，约200万字，附方11000余首，载药1892种，新增药物374种。按药物的自然属性，分为水、火、土、金石、草、谷、菜、果、木、器服、虫、鳞、介、禽、兽、人16纲，60类。每一味药项下，详细介绍了名称、产地、形态、真伪鉴别、采集、炮制、性味功能、主治。结合采药经验，广泛介绍了动物学、植物学、矿物学、冶金学等多学科知识，吸取了大量的民间药和外来药。发明项下介绍了作者自己的发现和经验 | 本草学代表作，全面总结了明以前我国药学发展的成就，将本草的药性理论发展提高到一个空前高度；收集了大量医药文献，参考典籍800余种；介绍了李时珍自己的发现和经验，丰富了本草学的内容，是我国乃至世界科技史的辉煌成就。在编写体例上，体现了当时最先进的分类方法。这种科学分类法是中国本草学最完备的分类系统 |
| 雷公炮制药性解 | 李中梓撰，钱允治增补 | 成书于明代万历末（公元1619年）；刊刻于天启二年（公元1622年） | 全书共6卷，收载了335种常用中药的性味、归经、有毒无毒、功效主治、使反畏恶、使用宜忌、真伪辨别及炮制方法等内容。卷一收金石部33种、果部18种、谷部11种；卷二收草部42种；卷三收草部54种；卷四收草部54种；卷五收木部58种；卷六收菜部10种、人部10种、禽兽部19种、虫鱼部26种 | 是一部较为详备的药性、炮制方面的专著。有关内容屡为《中药大辞典》等中药书籍引用。简便实用，适用于中医临床医师、中药采集炮制人员及广大的中医药爱好者使用 |

续表

| 著作名称（别名） | 著作人 | 成书时间 | 著作主要内容 | 学术价值 |
|---|---|---|---|---|
| 本草备要 | 汪昂 | 清朝康熙三十三年（公元1694年） | 主要取材于《本草纲目》和《神农本草经疏》。共8卷及“药性总义”一篇，分草、木、果、谷菜、金石水土、禽兽、鳞介鱼虫、人、日食菜物等部。收常用药物478种，续增日食菜物54种（另有版本载增补品62种，共计540种），描述了各味药物的性味、归经、主治、禁忌、产地、采集、收贮、畏恶、炮制等，保存了许多文献学资料，如附方、药物传说、医案、医药典故、药物炮制、药食宜忌等 | 是一部内容简明扼要且实用的临床药物手册。书中所载500多味药物中，绝大多数为现今常用药，此外，第一次系统谈及养生。不失为一部融合中医药的知识性、趣味性、文献性、通俗性为一体的药学专著 |
| 本经逢原 | 张璐 | 清代康熙三十四年（1695年） | 全书4卷，记述700余种药物，以临床实用为主。参照《本草纲目》将药物分为32部，每种先记载其性味、产地、炮制，然后记述《本经》原文，非《本经》药物则直接阐述其功治，且杂引各家之说及附方 | 专门注解本草知识的著作，为当时临床用药指南读物。记载作者众多独到见解与经验心得，在当时影响很大 |
| 本草纲目拾遗 | 赵学敏 | 清代，刊于1765年 | 全书10卷，载药921 种，新增药物716种前所未载，创古本草增收新药之冠。按《本草纲目》16纲分类，增加藤、花两纲 | 拾《本草纲目》之遗，并对其加以补充，同时对其错误加以订正，总结了16～18世纪本草学发展的新成就 |
| 本草求真 | 黄宫绣 | 清代乾隆己丑年（公元1769年） | 全书10卷，载药520味，分上、下两编，上编7卷，按药物品性分为补、涩、散、泻、血、杂、食物7类，每类又各分若干子目。对每种药物，分述其气味、功能、禁忌、配伍和制法等；下编3卷，就药物与脏腑病证之关系，六淫偏胜之所宜做了扼要的介绍 | 首次采用药物功效分类法，于每味药下注明该药的部属和卷首目录序号，具本草著作中很有进步意义的索引形式，便于查阅，且有助于学者辨析药物的异同，指导临床遣药组方。是一部将中医药学紧密结合、临床实用价值较高的本草专著 |
| 全国中草药汇编 | 谢宗万 | 1975年 | 全书分上、下两册，共收中草药2200种左右。各药均按名称、来源、形态、生境、栽培、采制、化学、药理、性味功能、主治用法、附方制剂等顺序编写，并附以墨线或彩色图 | 全书内容丰富，资料较准确、可靠，并在一定程度上结合现代医学科学知识，绘图精致，可供科研和临床参考 |
| 中华本草 | 国家中医药管理局《中华本草》编委会 | 1999年 | 全书共34卷，前30卷为中药，后4卷为民族药，分为藏药、蒙药、维药、傣药各1卷；收载药物8980种，插图8534幅；增加了化学成分、药理、制剂、药材鉴定和临床报道等内容 | 为当代本草学代表作。全面总结了中华民族传统药学成就，在深度和广度上超过了以往的本草文献，填补了《本草纲目》问世以来中药文献整理的空白，反映了20世纪中药学科发展水平 |

续表

| 著作名称（别名） | 著作人 | 成书时间 | 著作主要内容 | 学术价值 |
|---|---|---|---|---|
| 现代中药学大辞典 | 宋立人 | 2001年 | 全书上、下两册，词目3590条，以药物临床应用为主体，选用药物2254种，阐明其性能、功用、配伍、用法；选录了历代本草有关论述、古今古方、验方、单方以及中西医结合的现代临床报道；对药物的来源、（植、动、矿物等）品种、形态、分布、原植（动）物的栽培（饲养）、药材的分析鉴定、成分、药理的研究成果进行了专项叙述；另附药图1117幅 | 中药学专科性的工具书。本书收集的资料和古今文献涉及多种学科，尤其注意选收了新的研究成果，不仅切合临床医疗实用，而且对中医药学的教学、科研、药品检定及新药开发利用等方面都有参考价值 |
| 中药大辞典 | 南京中医药大学 | 2006年 | 全书分上、下、附编3册，上、下册为正文，收载药物6008味，每一味药物下设异名、基源、原植（动、矿）物、栽培（饲养）、采收加工（或制法）、药材、成分、药理、炮制、药性、功用主治、用法用量、选方、临床报道、各家论述等内容 | 中医药或相关领域工作者和中医药爱好者的重要工具书，得到了国内外广大读者的普遍好评 |

（刘　萍）

# 参考文献


[1] 杨世民. 药事管理学 [M]. 北京：人民卫生出版社，2016.
[2] 边振甲. 中华医学百科全书药事管理学 [M]. 北京：中国协和医科大学出版社，2017.
[3] Bartlett，Auwaerte，Pharn原著. ABX指南：感染性疾病的诊断与治疗 [M]. 2版. 马小军，徐英春，刘正印译. 北京：中国协和医科大学出版社，2012.
[4] Gomella原著. 急诊用药指南[M]. 姜东辉，左祥荣，秦永新译. 北京：人民军医出版社，2016.
[5] Rowland，Tozer原著. 临床药代动力学与药效动力学 [M]. 4版. 陈东生，黄璞主译. 北京：人民卫生出版社，2012.
[6] Sanford原著. 热病—桑福德抗微生物治疗指南 [M]. 46版. 范洪伟，吕玮，王焕玲，等译. 北京：中国协和医科大学出版社，2017.
[7] Sweetman原著. 马丁代尔药物大典 [M]. 37版. 李大魁，金有豫，汤光，等译. 北京：化学工业出版社，2014.
[8] 陈新谦，金有豫，汤光. 新编药物学 [M]. 18版. 北京：人民卫生出版社，2019.
[9] 樊代明. 整合医学—理论与实践 [M]. 西安：世界图书出版有限公司，2017.
[10] 国家药典委员会. 中华人民共和国药典：一部 [M]. 2015年版. 北京：中国医药科技出版社，2015.
[11] 国家药典委员会. 中华人民共和国药典：四部 [M]. 2015年版. 北京：中国医药科技出版社，2015.
[12] 国家药典委员会. 临床用药须知：化学药和生物制品卷（2015年版）[M]. 北京：中国医药科技出版社，2017.
[13] 侯宁. 临床静脉用药调配与配伍速查 [M]. 2版. 北京：化学工业出版社，2018.
[14] 阚全程. 医院药学 [M]. 北京：中华医学电子音像出版社，2016.
[15] 抗菌药物临床应用指导原则修订委员会. 抗菌药物临床应用指导原则（2015年版）[M]. 北京：人民卫生出版社，2015.
[16] 刘治军，韩红蕾. 药物相互作用基础与临床 [M]. 2版. 北京：人民卫生出版社，2015.
[17] 米文杰，陈迹，李林. 静脉用药集中调配基础操作指南[M]. 北京：人民卫生出版社，2017.
[18] 沈建平，宗希乙. 432种静脉注射剂配伍指南 [M]. 4版. 北京：人民军医出版社，2011.
[19] 孙淑娟，于翠香. 临床药物治疗案例解析丛书—感染性疾病 [M]. 北京：人民卫生出版社，2012.
[20] 唐镜波. 452种注射剂安全应用与配伍 [M]. 7版. 郑州：河南科学技术出版社，2014.

[21] 卫生部合理用药专家委员会．中国医师/药师临床用药指南［M］．2版．重庆：重庆出版集团重庆出版社，2014.
[22] 吴永佩，蒋学华，蔡卫民．临床药物治疗学总论［M］．北京：人民卫生出版社，2017.
[23] 颜青，夏培元，扬帆，等．临床药物治疗学感染性疾病［M］．北京：人民卫生出版社，2017.
[24] 杨世杰．药理学［M］．2版．北京：人民卫生出版社，2013.
[25] 国家卫生计生委合理用药专家委员会，中国医师协会高血压专业委员会．高血压合理用药指南［M］．2版．北京：人民卫生出版社，2017.
[26] 国家卫生计生委医政医管局，国家卫生计生委合理用药专家委员会．国家抗微生物治疗指南［M］．2版．北京：人民卫生出版社，2017.
[27] 中国国家处方集编委会．中国国家处方集：化学药品与生物制品卷（2010版）［M］．北京：人民军医出版社，2010.
[28] 周虹，潘燕，李卫东．中西药物注射剂使用指南［M］．北京：中国医药科技出版社，2011.
[29] 吴永佩，焦雅辉．临床静脉用药调配与使用指南［M］．北京：人民卫生出版社，2010.
[30] 刘红霞．药用辅料速查手册［M］．2版．北京：化学工业出版社，2013.
[31] 吕立华，邓铁宏，胡容峰．药剂学［M］．北京：化学工业出版社，2017.
[32] 张健泓．药物制剂技术［M］．2版．北京：人民卫生出版社，2014.
[33] 谢朝良，杨懋勋，刘敬．药物制剂前处理实用技术［M］．北京：化学工业出版社，2013.
[34] 闫素英．药学服务与沟通技能［M］．北京：人民卫生出版社，2015.
[35] 秦红兵．药学服务实务［M］．北京：人民卫生出版社，2013.
[36] 王育琴，李玉珍，甄建存，等．医院药师基本技能与实践［M］．北京：人民卫生出版社，2013.
[37] 高申，李宏建．临床药学实践教学指导［M］．北京：中国医药科技出版社，2016.
[38] 康震，金有豫，朱珠，等．药学监护实践方法［M］．北京：化学工业出版社，2016.
[39] 魏敏杰，杜智敏．临床药理学［M］．2版．北京：人民卫生出版社，2014.
[40] 赵志刚，费宇彤．药品超说明书使用循证评价［M］．北京：中国协和医科大学出版社，2017.
[41] 王秋香，赵珉，路芳，等．静脉用药集中调配实用技术［M］．北京：中国医药科技出版社，2015.
[42] 曾繁典，郑荣远，詹思延，等．药物流行病学［M］．北京：中国医药科技出版社，2016.
[43] 王辰，姚树坤．精准医学：药物治疗纲要［M］．北京：人民卫生出版社，2016.
[44] 王拥军，赵志刚．精准医疗与药物治疗个体化实操手册［M］．北京：北京科学技术出版社，2017.
[45] 国家自然科学基金委员会．2018年度国家自然科学基金项目指南［M］．北京：科学出版社，2018.
[46] 吴久鸿，吴晓玲．突发事件中的药学保障与药品供应［M］．北京：化学工业出版社，2010.
[47] 张石革，崔嵘，袁英，等．459种中西药注射剂配伍变化及临床应用检索表［M］．北京：北京科学技术出版社，2010.
[48] 谢惠民．合理用药［M］．5版．北京：人民卫生出版社，2012.
[49] 殷立新，张力辉．老年人用药指导［M］．北京：人民卫生出版社，2012.

[50] 赵志刚，高海春，王爱国. 注射剂的临床安全与合理应用［M］. 北京：化学工业出版社，2008.

[51] 刘新春，米文杰，马亚兵. 静脉药物配置中心临床服务与疑难精解［M］. 北京：人民卫生出版社，2009.

[52] 李方，张健. 临床静脉输注药物使用手册［M］. 北京：人民军医出版社，2009.

[53] 国家自然科学基金委员会. 2018年度国家自然科学基金项目指南［M］. 北京：科学出版社，2018.

[54] 国家卫生计生委合理用药专家委员会，中国药师协会. 冠心病合理用药指南［J］. 中国医学前沿杂志（电子版），2016，8（6）：19-108.

[55] 国家卫生计生委合理用药专家委员会，中国药师协会. 心力衰竭合理用药指南［J］. 中国医学前沿杂志（电子版），2016，8（9）：9-66.

[56] 于乐成，侯金林. 2016年美国胃肠病学院临床指南：肝脏疾病与妊娠［J］. 临床肝胆病杂志，2016，32（4）：619-627.

[57] 中国腹膜透析相关感染防治专家组. 腹膜透析相关感染的防治指南［J］. 中华肾脏病杂志，2018，34（2）：139-148.

[58] 中国老年保健医学研究会老年合理用药分会，中华医学会老年医学分会，中国药学会老年药学专业委员会，等. 中国老年人潜在不适当用药判断标准（2017年版）［J］. 药物不良反应杂志，2018，20（1）：2-8.

[59] 中国睡眠研究会. 中国失眠症诊断和治疗指南［J］. 中华医学杂志，2017，97（24）：1844-1856.

[60] 合理用药国际网络中国中心组临床安全用药组，中国药理学会，中国药学会医院药学专业委员会，等. 处方环节用药错误防范指导原则（2017）［J］. 药物不良反应杂志，2017，19（2）：84-88.

[61] 合理用药国际网络中国中心组临床安全用药组，中国药理学会药源性疾病学专业委员会，中国药学会医院药学专业委员会，等. 医疗机构药品实物流与信息流管理相关用药错误防范技术指导原则［J］. 药物不良反应杂志，2017，19（4）：241-245.

[62] 母义明，朱大龙，李焱，等. 速效胰岛素类似物临床应用专家指导意见［J］. 药品评价，2016，13（21）：13-17.

[63] 中国医师协会肾脏内科医师分会. 中国肾脏疾病高尿酸血症诊治的实践指南［J］. 中华医学杂志，2017，97（25）：1927-1936.

[64] 中华医学会风湿病学分会. 原发性痛风诊断和治疗指南［J］. 中华风湿病学杂志，2011，15（6）：410-413.

[65] 中华医学会呼吸病学分会. 社区获得性肺炎诊断和治疗指南［J］. 中华结核和呼吸杂志，2006，29（10）：651-655.

[66] 中华医学会呼吸病学分会. 中国成人社区获得性肺炎诊断和治疗指南（2016年版）［J］. 中华结核和呼吸杂志，2016，39（4）：253-279.

[67] 中华医学会呼吸病学分会慢性阻塞性肺疾病. 慢性阻塞性肺疾病诊治指南（2013年修订

版）[J]. 中华结核和呼吸杂志，2013，36（4）：255-264.

[68] 中华医学会糖尿病学分会. 中国2型糖尿病防治指南（2013年基层版）[J]. 中华全科医师杂志，2013，12（8）：675-696.

[69] 中华医学会外科学分会，中华外科杂志编辑委员会. 围手术期预防应用抗菌药物指南[J]. 中华外科杂志，2006，44（23）：1594-1596.

[70] 中华医学会围产医学分会. 妊娠期铁缺乏和缺铁性贫血诊治指南[J]. 中华围产医学杂志，2014，17（7）：451-454.

[71] 中华医学会重症医学分会. 呼吸机相关性肺炎诊断、预防和治疗指南（2013）[J]. 中华内科杂志，2013，52（6）：524-543.

[72] 中华医学会重症医学分会. 血管内导管相关感染的预防与治疗指南（2007）[J]. 中华外科杂志，2008，46（19）：1441-1449.

[73] 四川美康医药软件研究开发有限公司. MCDEX合理用药信息支持系统[DB/OL]. 2018-04-01.

[74] 萧惠莱. FDA对处方药说明书妊娠哺乳期和生殖潜能的新要求[J]. 药物评价研究，2015，38（2）：128-134.

[75] 闫雪莲，刘晓红. 解读评价老年人不适当用药的标准：2012修订版Beers标准[J]. 临床药物治疗杂志，2013，11（2）：44-47.

[76] 曾平，刘晓红，闫雪莲，等. 老年人潜在不适当用药Beers标准：2015新修订版介绍[J]. 中国实用内科杂志，2016，36（1）：34-36.

[77] 夏培元. 职业暴露抗肿瘤药和其他危险药物对医务人员的危害及防护[J]. 药物不良反应杂志，2008，10（5）：335-339.

[78] 刘金玲，任俊辉，孟德胜. 静脉药物调配中心化疗药物调配注意事项[J]. 中国药房，2010，21（13）：1210.

[79] 赵稚嫚. 静脉输液与静脉输液加药混合集中配制的比较与思考[J]. 中国医药指南，2012，10（11）：395-397.

[80] 李广辉，李晓华，赖耀文，等. JCI标准下PIVAS的质量管理实践[J]. 中国药房，2015，26（16）：2229-2232.

[81] 蒋志平，彭骞，王方杰，等. 基于JCI标准下PIVAS医院感染控制和管理体系的建立[J]. 儿科药学杂志，2016，22（3）：48-51.

[82] 陈新. PIVAS的职业风险和防护[J]. 医药前沿，2013，10：266-267.

[83] 梅昕，蒋云根，黄大江. 以循证药学为基础构建医院合理用药体系[J]. 中国医院，2015，19（9）：74-76.

[84] 周静超，刘春生，侯庆香，等. 常用药代动力学软件的应用概况[J]. 解放军药学学报，2017（2）：176-179.

[85] 桂裕亮，陈尊，田国祥，等. 临床研究设计方案要点之临床试验方案设计的几点思考[J]. 中国循证心血管医学杂志，2017，9（6）：641-643.

[86] 盛晓燕，许俊羽，梁雁，等. Ⅰ期药物临床试验标准操作规程的制定和管理[J]. 中国临

床药理学杂志，2017，33（14）：1357-1359.

［87］杜萍，李鹏飞，刘丽宏．I 期药物临床试验标准操作规程的特点［J］．中国临床药理学杂志，2017，33（13）：1244-1247.

［88］朱凤昌，王爱国，韩凤，等．美国FDA《特定药物的生物等效性指导原则》高变异性药物生物等效性指导原则调研［J］．中国药物评价，2016，33（5）：397-401.

［89］李静．临床医学研究常用设计方案实施方法［J］．中国实用儿科杂志，2008，23（1）：73-80.

［90］王丹，沈璐．药品不良反应主动监测的方法与我国的应用［J］．中国药物评价，2012；29（1）：85-87.

［91］蔡兵，刘青，周晓枫．药品安全主动监测方法简介［J］．药物流行病学杂志，2013；22（8）：439-443.

［92］王啸宇，郭代红．基于电子医疗档案的药品不良反应主动监测系统建设及应用［J］．中国药物应用与监测，2016，13（1）：1-5.

［93］陈超，郭代红，薛万国，等．住院患者药品不良事件主动监测与评估警示系统的研发［J］．中国药物警戒杂志．2013，10（7）：411-414.

［94］谢峥，郭苗苗，阮祥梅．静脉药物调配中心（PIVAS）细胞毒性药物的质量控制及安全防护［J］．中国医院药学杂志，2015，35（18）：1703-1705.

［95］王啸宇，郭代红，徐元杰．基于文本分类技术的住院患者药源性变态反应主动监测模块研究［J］．中国药物应用与监测，2016，13（2）：71-73

［96］张伶俐，张扬，曾力楠，等．美国临床药师的工作职责及定位［J］．中国药房，2016，27（34）：4753-4756.

［97］吴东．临床思维及其动态特征［J］．中华诊断学电子杂志，2015，3（2）：90-97.

［98］翟颖，蒋萍，朱立勤，等．临床思维在临床药师药学实践中的作用［J］．药学服务与研究，2014，14（6）：421-424.

［99］付青姐，凌志扬，李明春．精准医疗下的药学服务［J］．解放军药学学报，2016，32（6）：574-576.

［100］魏芬芳，孙宇昕，郑永侠，等．多国或一国多中心临床试验联合伦理审查机制研究［J］．中国药物警戒，2017（08）：470-476.

［101］邵蓉，楼洪刚，杨丹丹，等．临床研究伦理审查现状及其问题探讨［J］．中国肿瘤，2015，24（10）：830-833.

［102］周丽，胡明，Patrick D．Fuller，等．美国住院药师培训项目及其对我国临床药师培训的启示［J］．中国临床药学杂志，2014，23（6）：380-384.

［103］陈蓉，游一中，邵志高，等．英格兰社区药师的药学服务及对国内药师参与慢病管理的启示［J］．中国医院药学杂志，2015，35（17）：1612-1615.

［104］郑颖，陈红，梅赖瑛．简述社区药学服务概况及展望［J］．中医药管理杂志，2013，21（11）：1147-1149.

［105］吴永佩，颜青．我国临床药学发展的回顾与思考［J］．中国临床药学杂志，2014，23（1）：

1-8.

[106]蒋学华，李喜西，胡明，等．临床药师毕业后规范化培训的思考［J］．中国医院药学杂志，2010，30（12）：1051-1053.

[107]王淑洁，郭红，于保平，等．门诊药房住院药师带教工作的实践与思考［J］．中国药房，2014，25（28）：2686-2688

[108]李晓玲，唐静，闫素英，等．住院药师师资实践教学能力培训与考核体系构建［J］．中国医院药学杂志．2016，36（11）：873-877

[109]徐元杰，郭代红，孙艳，等．住院药师规范化培训质量管理体系的构建［J］．中国医院药学杂志．2015，35（9）：769-772.

[110]李琳琳，龚时薇．我国药学服务研究的内容与发展趋势［J］．中国医院药学杂志．2012，32（2）：147-150.